T0218685

HANDBUCH DER MIKROSKOPISCHEN ANATOMIE DES MENSCHEN

BEARBEITET VON

W. BARGMANN · A. BENNINGHOFF · M. BIELSCHOWSKY · S. T. BOK · J. BRODERSEN
H. v. EGGELING · R. GREVING · G. HÄGGQVIST · A. HARTMANN · R. HEISS
T. HELLMAN · G. HERTWIG · H. HOEPKE · A. JAKOB † · W. KOLMER †
H. LAUBER · J. LEHNER · A. MAXIMOW † · G. MINGAZZINI † · W. v. MÖLLEN-
DORFF · V. PATZELT · H. PETERSEN · W. PFUHL · H. PLENK · B. ROMEIS
J. SCHAFFER · G. SCHALTENBRAND · R. SCHRÖDER · S. SCHUMACHER · E. SEIFERT
H. SPATZ · H. STIEVE · PH. STÖHR JR. · F. K. STUDNIČKA · E. TSCHOPP
C. VOGT · O. VOGT · F. WASSERMANN · F. WEIDENREICH · K. W. ZIMMERMANN †

HERAUSGEGEBEN VON

WILHELM v. MÖLLENDORFF
ZÜRICH

FÜNFTER BAND

VERDAUUNGSAPPARAT
DRITTER TEIL: ZÄHNE · DARM
ATMUNGSAPPARAT

Springer-Verlag Berlin Heidelberg GmbH

VERDAUUNGSAPPARAT

DRITTER TEIL: ZÄHNE · DARM

ATMUNGSAPPARAT

BEARBEITET VON

W. BARGMANN – ZÜRICH · R. HEISS – KÖNIGSBERG/PR.
J. LEHNER – WIEN · V. PATZELT – WIEN · H. PLENK – WIEN

MIT 426 ZUM TEIL FARBIGEN
ABBILDUNGEN

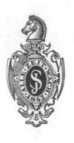

Springer-Verlag Berlin Heidelberg GmbH

ISBN 978-3-642-98863-9   ISBN 978-3-642-99678-8 (eBook)
DOI 10.1007/978-3-642-99678-8

Inhaltsverzeichnis.

Verdauungsapparat III.

Inhaltsverzeichnis. **XIII**

Der Atmungsapparat.

Von Professor Dr. R. Heiss, Königsberg i. Pr. (Mit 101 Abbildungen).

Anhang.

---

[1] Über den feineren Bau des Arbor alveolaris siehe den folgenden Abschnitt von
W. Bargmann.

Berichtigung.

S. 842. In der Unterschrift der Abb. 33 muß es heißen: Dicke des Bündels bei
$1:17{,}9\,\mu$, bei $2:14{,}5\,\mu$, zwischen 3 und $4:30{,}7\,\mu$.

Der Darm[1].

Von VIKTOR PATZELT, Wien.

Mit 169 Abbildungen.

Einleitung.

Der gröbere wie auch der feinere Bau des menschlichen Darmes ist das Ergebnis der langen phylogenetischen Entwicklung dieses neben der äußeren Bedeckung ältesten und zugleich wichtigsten Organes des tierischen Körpers. Der Darm hat sich dabei, wie die heute lebenden Vertreter der einzelnen *Tiergruppen* zeigen, sehr verschiedenen Verhältnissen angepaßt, wozu die seine Wand bildenden Zellen zum Teil von den primitivsten Formen her die mannigfachsten Entwicklungspotenzen besitzen. Darauf beruht jene Variabilität, die am Darm, wie auch an anderen Organen, bald da, bald dort in der *Tierreihe* hervortritt und sich in der Differenzierung besonderer Zellen, Gewebe und Abschnitte als Anpassung an die jeweiligen Bedürfnisse, vor allem hinsichtlich der Ernährung, äußert. Oft wird dabei derselbe Zweck auf ganz verschiedene Weise erreicht und dies führte im Laufe der Phylogenese zu Spaltungen durch Bildung neuer Formen, die mit der fortschreitenden Vervollkommnung immer mehr voneinander abwichen und schließlich Unterschiede in der gesamten Organisation des *Tieres* bewirkten. Vieles davon ist bei Veränderungen in den Lebensbedingungen später wieder verschwunden, während zugleich die tastende Anpassung an diese und eine zeitweilig stärker hervortretende Variationsbereitschaft aus inneren Gründen innerhalb der durch die Entwicklungspotenzen gezogenen Grenzen immer neue Formen hervorbrachten. Diese können an ältere Vorfahren, aber auch an Glieder anderer Familien, die unter ähnlichen Verhältnissen entstanden sind, erinnern und stellen dann ohne nähere Verwandtschaft Konvergenzerscheinungen dar. Mitunter kommen ältere vererbte Anlagen auch noch mehr oder weniger weit zur Ausbildung, trotzdem sie ihren ursprünglichen Zweck nicht mehr erfüllen; vollkommen überflüssige Gebilde verschwinden aber meist rasch und durch ausgedehnte Rückbildungen können scheinbar primitivere Formen entstehen. Die Art der Organisation des ganzen Darmsystemes, die sich auf diese Weise herausgebildet hat, läßt daher vielfach, aber durchaus nicht immer, die Abstammung des Trägers erkennen.

Die phylogenetische Ausgestaltung des Darmes spiegelt sich, wie in allgemeinstem Sinne bereits J. F. MECKEL (1812, S. 48) festgestellt hat, auch in der Ontogenese wieder, und die Kenntnis beider bildet die Grundlage für das Verständnis der Verhältnisse beim erwachsenen *Menschen*. Deshalb wird im folgenden zunächst der Darm der *Wirbellosen* und der *Wirbeltiere* allgemein, dann die erste Entwicklung und die Histogenese des *menschlichen* Darmes, und schließlich der feinere Bau des Darmes im ausgebildeten Zustand vergleichend unter besonderer Berücksichtigung des *Menschen* behandelt.

Angaben über den Darm der *Wirbellosen* finden sich vor allem in den Büchern und Beiträgen von LEYDIG (1857), MILNE EDWARDS (1859), C. VOGT

---

[1] Abgeschlossen Ende März 1936.

und Yung (1885—94), Lang (1900—01, 1912, 1921), Gegenbaur (1901),
K. C. Schneider (1902), Biedermann (1911), Guieysse-Pellissier (1913),
Claus-Grobben-Kühn (1932), H. Hoffmann (1931) und Harms (1933), die durch
zahlreiche Untersuchungen aus neuerer Zeit ergänzt werden, doch konnte hierauf
in diesem Rahmen nur kurz eingegangen werden. Für den Darm der *Wirbeltiere*,
der wegen der Beziehungen zum menschlichen eingehender behandelt werden
mußte, kommen dazu das zusammenfassende Werk Oppels (1897), in dem fast
die ganze ältere Literatur berücksichtigt ist, und die Darstellungen einzelner
Typen von R. Krause (1921—23), neben einer außerordentlich großen Zahl
neuerer Abhandlungen. Eine vergleichende Übersicht der Entwicklung stammt
von Maurer (1902—06). Eingehende Beschreibungen des menschlichen Darmes
mit Einschluß der älteren Literatur finden sich in den entsprechenden Handbuch-
abschnitten von Verson (1871), Oppel (1897), Renaut (1899), v. Enber (1902)
und Prenant (1911), wozu noch die neueren Lehrbücher von Holmgren (1920),
Levi (1935), v. Möllendorff (1935), Maximow (1930), Szymonowicz-R. Krause
(1930), H. Petersen (1931) und Schaffer (1932) kommen, während die Entwicklung besonders von Koelliker (1879), O. Schultze (1897), Lewis (1911)
und A. Fischel (1929, 1931) behandelt wurde.

I. Die Ausbildung und funktionelle Differenzierung des Darmes in der Tierreihe und sein allgemeiner Bau.

1. Die Nahrungsaufnahme bei den primitivsten Tieren.

Manche *Protozoen*, wie die *Gregarinen* und die ebenfalls parasitisch lebenden
Opalinen aus der Gruppe der *Infusorien* nehmen ähnlich wie pflanzliche
Organismen ihre Nahrung in gelöstem Zustand osmotisch durch die ganze Körperoberfläche oder durch Fortsätze dieser auf. Von den meisten anderen *Protozoen*,
wie den *Moneren, Amöben, Radiolarien,* den *Acineten* unter den *Infusorien,* und
von den *Heliozoen* werden kleinste feste Teilchen an beliebigen Stellen der Körperoberfläche durch Umfließen oder mittels Fortsätzen phagozytiert, oder auch
einfach in den Körper hineingezogen und dann in Vacuolen verdaut, worauf
die Reste wieder zur Ausstoßung kommen. Dagegen erfolgt die Nahrungsaufnahme bei den höheren *Protozoen* meist nur an einer bestimmten Körperstelle,
die schon bei manchen *Flagellaten* mundartig gestaltet ist. Manche *Ciliaten*
besitzen an dieser „Mundöffnung" auch verschiedene Einrichtungen zur Erzeugung eines Strudels und anschließend einen von einer Cuticula begrenzten
„Schlund", der tief ins Innere führt und manchmal noch mit einem der Nahrungsaufnahme dienenden, beweglichen Reusenapparat ausgestattet ist. Diese höheren,
einzelligen Organismen weisen auch eine Art After auf, eine bestimmte Körperstelle, durch die die Nahrungsreste ausgestoßen werden.

Ähnliche Einrichtungen, wie sie bereits diese niedersten *Tiere* zeigen,
kommen in vollkommenerer Weise im vielzelligen Körper der *Metazoen* allmählich zur Ausbildung, wobei die einzelnen, den Darm begrenzenden Zellen
zunächst in Bau und Funktion noch an die *Protozoen* erinnern. Sie nehmen, wie
besonders Metschnikoff (1884) gezeigt hat, bei *Schwämmen, Nesseltieren* und
niederen *Würmern,* mitunter auch noch bei höheren *Würmern* und *Arthropoden*
die Nahrung in Form von gar nicht oder nur unvollkommen verdauten Stücken
mittels Pseudopodien durch amöboide Bewegungen phagocytär auf, verdauen
sie endoplasmatisch und geben sie dann an die Umgebung weiter. Diese die
Ernährung besorgenden Zellen stehen frei nebeneinander und weisen an der
Oberfläche, ähnlich wie manche *Flagellaten*, einen Kragen und Geißeln oder einen
Wimperbesatz auf (Abb. 1). Bei verschiedenen *Coelenteraten* umgeben die

Darmepithelzellen unter Verschmelzung zu einem Plasmodium auch größere Nahrungsbestandteile und scheiden bei der innigen Berührung vielleicht auch Enzyme ab, um sie zu verdauen, was einen Übergang zur extracellulären Verdauung darstellen würde. Ähnliche primitive Formen der Ernährung zeigen noch manche höhere *Tiere*, besonders wenn es infolge von Parasitismus zu Rückbildungen gekommen ist. So geht bei den acölen *Turbellarien* das Schlundrohr in ein verdauendes Parenchym aus einer Plasmamasse mit Kernen über und bei anderen *Würmern (Cestoden, Acanthocephalen*, Männchen von *Rotatorien*, manchen *Nematoden)*, wie auch bei einigen *Crustaceen*, hat der Parasitismus sogar zu einem mehr oder weniger weitgehenden Schwund des Darmes geführt, so daß die Ernährung hauptsächlich durch die Körperoberfläche erfolgt.

Bei den meisten *Tieren* beruht die Ernährung durch den Darm im ausgebildeten Zustand auf **Resorption**, also auf der Aufnahme der durch extracelluläre Verdauung gespaltenen Stoffe. Eine mit intracellulärer Verdauung verbundene Aufnahme unverdauter Nahrungsstoffe, die Schlottke (1934), gleichgültig ob diese gelöst oder ungelöst sind, als **Phagocytose** bezeichnet, findet nach diesem Autor unabhängig von der Art der Nahrung und deren Vorbereitung nur bei den *Coelenteraten, Turbellarien, Rotatorien, Pantopoden,* sämtlichen *Spinnentieren* und außerdem in der Mitteldarmdrüse der *Mollusken* statt, nicht aber in der Leber der *Cephalopoden*. Im Darmepithel dieser *Tiere,* das, wie

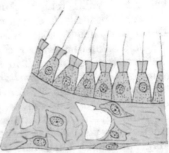

Abb. 1. Nährzellen aus einer Radialtube von *Sycon (Kalkschwamm)*, mit Kragen und Geißel.
[Aus H. HOFFMANN (1931), Fig. 34.]

Schlottke (1934) angibt, immer vom primären Entoderm, den Dotterzellen, stammt, finden sich kolbenförmige Drüsenzellen mit Eiweißkörnchen und große, blasige, verdauende Zellen, die oft 1 oder 2 Geißeln haben, gespeichertes Fett und Eiweiß, später aber Exkrete enthalten, ferner Ersatzzellen für diese nach der Verdauung degenerierenden Zellen und manchmal auch noch Schleimzellen, wie bei Behandlung der verschiedenen Darmepithelzellen erwähnt wird.

Auch die *Wirbeltiere* zeigen im Anfang ihrer Entwicklung noch primitive Formen der Ernährung, die bei einem großen Teil zunächst in der Phagocytose des Dotters durch das Entoderm des Dottersackes besteht, bei den *Säugetieren* aber durch die entodermale Allantois und das ektodermale Chorionepithel erfolgt, die sogar mütterliches Gewebe auflösen können, wie später bei der Entwicklung (S. 16) besprochen wird.

2. Die phylogenetische Entwicklung des Darmes und seine verschiedenen Formen bei den Metazoen.

Der Verdauungsapparat erhält zuerst die Form eines offenen Sackes. So besitzen manche *Spongien*, ähnlich der während der Entwicklung auftretenden Gastrula, eine von Geißelzellen ausgekleidete Gastralhöhle mit einer einzigen Öffnung [Spitzer (1933)]. Bei den meisten *Schwämmen* aber münden in jene als eigene Resorptionsorgane die über den ganzen Körper verteilten Geißelkammern, die durch die Porenkanälchen mit der Oberfläche in Verbindung stehen und auf ·diesem Wege mit dem zuströmenden Wasser die Nahrung erhalten. Diese wird von den Geißelzellen phagocytär aufgenommen, während jenes in den gemeinsamen Oscularraum und durch dessen Mündung wieder nach außen gelangt. Eine einzige Öffnung als Mund und After zugleich besitzt ferner der blindsackartige Darm der *Nesseltiere,* von dem Ausläufer entsprechend dem radiären

Körperbau in die Tentakel eindringen. Bei *Hydromedusen* anastomosieren solche Gänge am Rande miteinander und in ähnlicher Weise durchsetzen Kanäle die Scheibe der *Quallen*, um an Stelle eines Gefäßsystemes die Nährstoffe im Körper zu verteilen, während bei *Anthozoen* nur Gastralfächer vorhanden sind.

Demselben Zwecke dienen auch die Verzweigungen des afterlosen Darmes der bereits bilateral symmetrisch gebauten *Plattwürmer* und bei *Yungia* und *Cycloporus papillosus* stehen die Darmäste sogar mit der Außenwelt in offener Verbindung. Bei *Alloeocoelen*, von denen die *Tricladen* abzuleiten sind, weist der Darm Divertikel auf, deren Ausbildung nach Steinböck (1924) mit jener der Körpermuskulatur Hand in Hand geht; diese ist auch bei *Crossocoelen* um so kräftiger, je mächtiger die Divertikel hervortreten, während den *Holocoelen* beide fast völlig fehlen. Auch bei *Caliphylla* unter den *Mollusken* durchzieht der verzweigte Darm den ganzen Körper und eine ähnliche Bildung ist das vom Darm ausgehende, regelmäßig verzweigte Gastrovascularsystem der *Seesterne*, die erst sekundär einen radiären Körperbau erhalten, noch kein vollständiges Gefäßsystem und zum Teil auch keinen After besitzen. Bei den *Capitelliden* aus der Gruppe der *Anneliden*, bei fast allen *Echiniden* und einzelnen *Enteropneusten* kommt ein Nebendarm vor, der bei ersteren durch Wasseraufnahme der Atmung dienen soll.

Eine andere Entwicklungsrichtung führt bei einem Teil der *Würmer* zur Ausbildung von Spalten in der Umgebung des Darmes, die sich zum Coelom vergrößern und den Darm immer mehr von der äußeren Körperwand trennen. Dies hat zur Folge, daß die vom Darmepithel resorbierte Nahrung bei den *Coelomaten* zunächst in die Leibeshöhle gelangt und in dieser durch die Kontraktionen des Hautmuskelschlauches verteilt wird. Schon bei den *Nemertinen* bilden sich hierfür aber auch besondere Bahnen aus, die sich bei höheren *Würmern*, *Arthropoden* und *Mollusken* mit den in der mesodermalen Darmwand unter dem Epithel reichlich vorhandenen Spalten verbinden und so zu dem die Nährstoffe im ganzen Körper verbreitenden Gefäßsystem werden, wie später (S. 296) besprochen wird. Bei einzelnen *Anneliden*, vielen *Copepoden*, den meisten *Milben*, den *Bryozoen* und bei *Sagitta* [Claus-Grobben-Kühn (1932)] hat dieses infolge besonderer Verhältnisse eine Rückbildung erfahren.

Da der Darm nun nicht mehr für die Verteilung der Nahrung zu sorgen hat, vereinfacht sich seine Gestalt. Er wird mit der Verlängerung des Körpers bei den *Würmern* zunächst zu einem mehr oder weniger gestreckten Schlauch, der hauptsächlich Verdauungssäfte ausscheidet und die durch sie gelöste Nahrung absorbiert.

Gleichzeitig gliedert sich der Verdauungskanal in mehrere Abschnitte und erhält zu dem bei *Turbellarien* und *Trematoden* noch der Aufnahme und Ausscheidung dienenden Mund bei *Nematoden* am hinteren Körperende durch Einstülpung und Durchbrechung des Ektoderms einen After als zweite Öffnung nach außen. Der an diesen anschließende Enddarm ist meist kurz, erreicht aber bei *Krebsen* und einzelnen *Insekten*, wie der *Maulwurfgrille*, als ektodermale Bildung zum Ausgleich für den hier sehr kurzen, allein vom Entoderm stammenden Mitteldarm eine bedeutende Länge. Ebenso entsteht an Stelle des ursprünglichen Gastralmundes als vordere Öffnung bei *Chaetognathen*, *Tunicaten* und den höheren *Tieren* ein sekundärer Mund durch Verbindung des blind geschlossenen vorderen Darmendes mit einer Einbuchtung des Ektodermes. Er wird in mannigfacher Weise mit Werkzeugen zur Aufnahme und Zerkleinerung der Nahrung ausgestattet, die dann vom anschließenden Vorderdarm in mundhöhlen-, kropf- und magenartigen Erweiterungen mechanisch und chemisch verarbeitet wird. Diese Gliederung des ganzen Verdauungskanales findet sich in ziemlich gleichartiger Weise von den *Anneliden* aufwärts. Eine als Magen bezeichnete Erweiterung am Anfang des Mitteldarmes kann bei *Mollusken* eine besondere Ausgestaltung erfahren.

Der eigentliche Darm, der hier weiterhin allein zu behandeln ist, bildet bei manchen *Würmern* einen geraden Schlauch, wird aber bald zur Vergrößerung seiner resorbierenden Oberfläche länger als der Körper, der sich bei den meisten höheren Tieren wieder verkürzt. Er legt sich daher schon bei einzelnen *Anneliden,* wie *Sipunculus nudus* und bei vielen *Arthropoden* in Windungen und Schlingen, während er bei ungeflügelten *Insekten* und *Larven* von geflügelten noch gestreckt verläuft. Die *Mollusken* besitzen eine Darmschleife, deren beide Öffnungen einander stark genähert sind, während der Darm der *Seeigel* zwei Schlingen bildet, die kreisförmig horizontal übereinander liegen oder sekundär entsprechend dem Körperbau jeder Art regelmäßig gewunden sind [A. BONNET (1924)]. Bei den *Tunicaten* bildet der Darm eine Schlinge oder einen großen Knäuel, wie dies auch bei den meisten *Wirbeltieren* der Fall ist. Unter diesen besitzen die primitivsten Vertreter, wie *Amphioxus lanceolatus, Cyclostomen,* die *Cobitiden* von den *Fischen* und die *Gymnophionen,* im Anfang der Entwicklung aber auch die *Säugetiere* noch einen gestreckten Darm, während sich bei den höheren *Wirbeltieren* im ausgebildeten Zustand der oft sehr lange Mitteldarm in eine mehr oder weniger große Zahl von Windungen legt, woran bei *Säugetieren* meist auch der Enddarm in wechselndem Ausmaß teilnimmt. Bei mehreren Gruppen von *Fischen* [JACOBSHAGEN (1915, 1931, 1934)], *Larven* von *Anuren,* bei vielen *Vögeln* [GADOW (1891)] und manchen *Säugetieren* [ZIETSZCHMANN (1925), PATZELT (1925), BONFERT (1928)] führt die Verlängerung des Darmes durch ein besonderes Wachstum an verschiedenen Stellen zur Bildung regelmäßiger Spiralen von sehr wechselnder Form. Genauere Angaben über die verschiedene Gestaltung des Darmes bei den einzelnen *Wirbeltier*gruppen finden sich im Abschnitt III (S. 251ff.).

Daß sich im Laufe der phylogenetischen Entwicklung des Darmes bei den einzelnen *Tier*gruppen auch die Art der Ernährung geltend gemacht hat, zeigt sich schon bei *Insekten* und *Mollusken* und ebenso bei manchen *Fischen* [v. EGGELING (1907)] und höheren *Tieren* darin, daß Fleischfresser meist einen kurzen und mehr geraden, Pflanzenfresser einen langen und stärker gewundenen Darm besitzen. So ist dieser auch unter den *Säugetieren* nach MAGNAN (1912, 1913, 1914) bei den *Insectivoren* am kürzesten und hat bei diesen und den *Carnivoren* die kleinste Oberfläche. Ebenso zeigen sich in der Ausbildung der einzelnen Darmabschnitte, besonders des Dickdarmes, wie im folgenden (S. 12f.) besprochen wird, Einflüsse der Nahrung, und Versuche mit verschieden gefütterten *Ratten* haben zu ähnlichen Ergebnissen geführt [REVILLIOD (1908), G. WETZEL (1928, 1930 u. a.)]. Die größere Länge des Darmes der *Pinnipedier* und *Hyäniden* im Vergleich zu anderen Fleischfressern erklärt REVILLIOD (1908) aus der noch nicht vollkommenen Anpassung an die schwerverdauliche Kost. Aber auch bei den Zahnwalen bestehen beträchtliche Unterschiede in der Darmlänge und Ausnahmen von jener Regel zeigen sich auch bei *Vögeln* und besonders bei *Reptilien* [JACOBSHAGEN (1920)] und *Amphibien* [JACOBSHAGEN (1915c)]. Manchmal scheint sich die Ernährungsart eher in der verschiedenen Weite des Darmes zu äußern; so haben die pflanzenfressenden *Raupen* einen kurzen, aber dicken, die fleischfressenden *Heuschrecken* einen langen, sehr dünnen Darm, doch spielt dabei offenbar auch die Körperform eine Rolle. Außer von dieser und den besonderen Verhältnissen in der Bauchhöhle [SÜSSBACH (1905)] hängt die Darmlänge bei den *Wirbeltieren* auch von der Körpergröße [NOÉ (1902)], dem Geschlecht [YUNG (1907)], dem Alter [REVILLIOD (1908)] und dem Ernährungszustand [YUNG (1904)] ab. Ein Wechsel in der Ernährungsart während der Entwicklung kann aber ebenfalls zu entsprechenden Veränderungen am Darm führen, wie die Resorption großer Teile desselben bei der Metamorphose vieler

Insekten zeigt. Beim *Karpfen* erfährt der Darm zu Beginn der herbivoren Lebensweise eine starke Verlängerung [W.M. und M. L. Smallwood (1931)]. Die *Larven* der *Anuren* hingegen verlieren, wie später (S. 235) beschrieben wird, ihre große Darmspirale mit dem Übergang zum Landleben [Milne Edwards 1860)] und einer an Ballast viel ärmeren, ausschließlich animalen Nahrung binnen 24—48 Stunden, während derer die *Tiere* nichts fressen, aber ihren kräftigen Schwanz resorbieren [Reuter (1900 b), Janes (1934)]. Auch die Größe jener Doppelspirale hängt nach den Versuchen Babáks (1903, 1904, 1906) u. a. von der Art der Ernährung ab, indem sie ihre höchste Ausbildung bei ausschließlich pflanzlicher Nahrung erreicht, während rein animale eine Verkürzung des Darmrohres um mehr als ein Drittel und zugleich eine Erweiterung auf das Doppelte zur Folge hat. Dies beruht, wie auch Yung (1905) betont, hauptsächlich auf den Unterschieden in der Verdaulichkeit und im Volumen der Nahrung und wird weniger durch mechanische als durch chemische Reize beeinflußt. Bujard (1908) meint allgemein, daß vor allem die Menge der Nahrungsreste den längeren Darm der Pflanzen- gegenüber den Fleischfressern bedingt. Bei den Fruchttauben hat die Anpassung an die Ernährung durch Kernfrüchte nach Cadow (1933) gegenüber der Haus*taube* teilweise zu einer Verkürzung des Darmes geführt. Hykes und Moravec (1933) finden bei verschieden ernährten Jungfischen den längsten Darm bei den Vegetariern und den kürzesten bei den Fleischfressern.

Neben einer Zunahme seiner Länge erfährt der Darm bei manchen *Anneliden* und den meisten *Arthropoden* eine Vergrößerung durch segmentale Erweiterungen und Taschen oder durch blindsackartige Anhängsel, die sich auch bei *Fischen* finden und an die ursprünglichen Verzweigungen des Darmes vieler niedriger *Tiere* erinnern. Bei *Krebsen* und manchen *Insekten,* deren Darm fast nur aus dem hier ektodermalen Vorder- und Enddarm besteht, ist der Mitteldarm in der Bildung solcher Divertikel aufgegangen, die bei *Käfern* mitunter weite Säcke darstellen, und bei einzelnen *Insektenlarven* endet dieser Darmabschnitt überhaupt blind, ohne Zusammenhang mit dem ausschließlich exkretorischen Enddarm. Es handelt sich dabei zunächst um einfache Ausstülpungen der Darmwand, die eine Vergrößerung der resorbierenden Oberfläche darstellen, vielfach aber außerdem der Sekretion und wahrscheinlich auch der Exkretion dienen, da sich Unterschiede im Epithel ausbilden. Durch engeren Zusammenschluß werden die Divertikel so allmählich zu einem eigenen Organ, der vielfach als „Leber" bezeichneten Mitteldarmdrüse, wie sich bei verschiedenen Vertretern der *Mollusken* in allen Übergangsstadien verfolgen läßt. Diese Verdauungsdrüse kann durch zunehmende Verzweigung der Gänge eine beträchtliche Größe erlangen, nimmt aber noch unmittelbar Nahrungsbestandteile auf. Aus ihr ist, wie später (S. 11) besprochen wird, durch fortschreitende Arbeitsteilung die eigentliche Leber der *Wirbeltiere* entstanden, die beim *Amphioxus* noch eine einfache Ausstülpung des Darmrohres darstellt und auch beim *Menschen* zunächst in Form einer Bucht angelegt wird. Bei verschiedenen Gruppen von *Fischen* aber finden sich neben der Leber am Anfang des Darmes, ähnlich wie bei den erwähnten niederen *Tieren,* Anhänge, die fälschlich als Appendices pyloricae (Abb. 126) bezeichnet und später (S. 250) genauer beschrieben werden.

Schließlich kann der Darm noch durch Faltung eine Vergrößerung seiner Oberfläche erfahren. So durchzieht eine besonders große, am Querschnitt T- oder rinnenförmige Längsfalte als Typhlosolis den Mitteldarm bei den meisten *Anneliden,* wie dem Regenwurm (Abb. 2), und bei vielen *Mollusken,* besonders den *Muscheln.* Eine ähnliche Falte findet sich auch bei verschiedenen niederen *Wirbeltieren* zur Vergrößerung der Schleimhautoberfläche; so besitzen die

Petromyzonten neben kleineren Längsfalten der Schleimhaut im Mitteldarm eine mächtige Längsfalte, die eine einzige langgezogene Spiraltour beschreibt, die große Gefäße enthält und sekundäre Schleimhauterhebungen trägt [JACOBS-HAGEN (1915)]. Sie bildet den Übergang zu einer Spiralfalte, die bei verschiedenen Gruppen von *Fischen* in sehr wechselnder Ausbildung vorkommt; sie kann mit ihrem freien Ende spiralig eingerollt sein oder mit dem ganzen Darm um dessen Längsachse in mehr oder weniger zahlreichen spiraligen Windungen gedreht sein, wie später (S. 250) beschrieben wird. Nach Befunden an Koprolithen waren früher auch bei manchen *Amphibien*, die jetzt ausgestorben sind, und

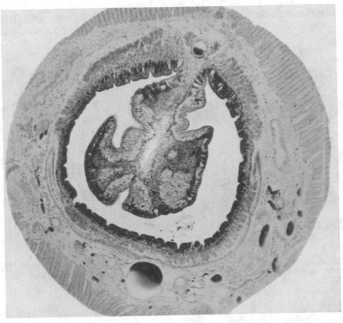

Abb. 2. Querschnitt durch den Darm von *Lumbricus terrestris (Regenwurm)* mit Längsfalte (Typlosolis und schwacher Muskelhaut. Subl.-Alk.-D. Häm.-Eosin. Vergr. 46×. (Präparat von R. BAECKER.)

im Enddarm von *Ichthyosauriern* Spiralfalten vorhanden [RÜCKERT (1896) GEGENBAUR (1901), HOERNES (1904)]. Bei der Schildkrötengattung *Trionyx* findet sich, wie von C. K. HOFFMANN (1890) und besonders eingehend von JACOBSHAGEN (1915d) beschrieben wurde, im Mitteldarm gegenüber dem Mesenterialansatz eine hohe, längs verlaufende, von der Schleimhaut und der Submucosa gebildete, schwach entwickelte Rollfalte, die in der unteren Dünndarmhälfte rasch an Höhe abnimmt und verstreichbar wird, wie andere sich hier hinzugesellende Falten. Die Doppelspirale am Anfang des Dickdarmes der *Wühlmaus* weist in ihrem inneren zuführenden Schenkel annähernd gegenüber dem Mesenterialansatz eine große Längsfalte auf (Abb. 128), die sich gegen die Spitze des Konvolutes zwischen den kleineren Falten verliert [PATZELT (1925)].

In viel größerer Verbreitung finden sich aber an der inneren Oberfläche des Darmes kleinere Vorwölbungen von sehr wechselnder Form, wodurch ein für verschiedene *Tiere* charakteristisches Schleimhautrelief entsteht. So führt die ungleiche Höhe der Epithelzellen vielfach schon bei *Hydrozoen, Anthozoen* und *Quallen*, besonders aber bei *Würmern*, wie *Cerebratulus marginatus* und *Eisenia rosea*, ferner bei manchen *Arthropoden*, besonders *Insekten*, und bei *Mollusken*, wie *Chiton siculus*, zur Bildung von Falten, die ganz auf das

Epithel beschränkt und vorwiegend längs gerichtet sind. Mitunter entstehen
aber auch durch die unregelmäßige Anordnung der Epithelzellen papillenartige
Erhebungen und Einsenkungen, wie bei *Capitelliden* unter den *Ringelwürmern*,
bei dem *Protracheaten Peripatus capensis* und dem *Enteropneusten Ptychodera
clavata* [K. C. SCHNEIDER (1902)]. Im Darm mancher *Anneliden, Krebse, Mollusken* und *Echinodermen* kommen durch Beteiligung des mesenchymalen
Gewebes in Zusammenhang mit der Tätigkeit der Muskulatur höhere Falten
zustande. Bei den *Wirbeltieren* sind solche in wechselnder Weise netzartig,
längs, quer oder zickzackförmig angeordnet, und zwar entstehen, wie bereits
J. F. MECKEL (1817) im Darm von *Reptilien* festgestellt hat, aus der waben-
artigen Beschaffenheit der inneren Oberfläche durch Schwund der queren Wände
die sehr verbreiteten Längsfalten, durch Schwund der Längswände aber die

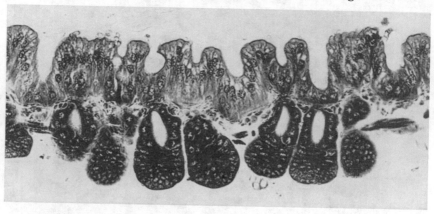

Abb. 3. Längsschnitt durch den Darm von *Cetonia aurata (Rosenkäfer)* mit quergestreifter Muskulatur und
geschlossenen Krypten, die die ganze Wand durchsetzen. Zenker-D. Häm.-Eosin. Vergr. 210×.
(Präparat von R. BAECKER.)

viel selteneren Querfalten und durch unvollständige Unterbrechungen und
verstärkendes lokales Wachstum kommen allerhand Übergangsformen zustande.
Durch dieses Oberflächenrelief, das in naher Beziehung zur Anordnung der
Gefäße steht, wird eine größere Dehnung des Darmes ermöglicht, die Fortbewegung des Darminhaltes beeinflußt und die Resorption der Nahrung gefördert; seine Ausbildung wechselt daher auch in verschiedenen Darmabschnitten,
wie hauptsächlich auf Grund der Untersuchungen von v. EGGELING (1907),
JACOBSHAGEN (1913, 1915c, 1920, 1929), S. MÜLLER (1922), CLARA (1927) und
MATHIS (1928) später (S. 250ff.) für die einzelnen *Wirbeltier*gruppen genauer
beschrieben wird.

Schon bei manchen *Fischen* finden sich auch mehr oder weniger hohe
kammförmige Vorsprünge; aus diesen gehen durch eine besondere Ausbildung des
Blut- und Lymphgefäßsystems die später (S. 263ff.) zu besprechenden Zotten
der höheren *Wirbeltiere* hervor, die als Resorptionsorgane in Verbindung mit
verschiedenen Faltensystemen das Schleimhautrelief vervollkommnen.

Vertiefungen, wie sie nach LEYDIG (1857) bei *Annulaten, Echinodermen*
und *Mollusken* zwischen den netzförmigen Falten des Darmes vorhanden sind,
werden zu Regenerationsorten des Darmepithels. Bei vielen *Insekten* finden
sich als solche kleine Zellknospen an der Basis des Epithels oder, wie bei *Käfern*,
geschlossene, die ganze Darmwand durchsetzende Säckchen (Abb. 3), die sich
nur zur Erneuerung des Oberflächenepithels nach innen öffnen [BIZZOZERO
(1892, 1893)]. Im Darm der *Wirbeltiere* vollzieht sich diese Regeneration

ebenfalls an Stellen, die vom Lumen abgerückt sind und ein recht verschiedenes Aussehen zeigen, wie später (S. 153 ff.) besprochen wird. Meist sind es, wie schon bei manchen *Fischen*, schlauchförmige Krypten, die zugleich bei Dehnung zur Vergrößerung der Oberfläche beitragen und bei höheren *Wirbeltieren* auch wichtige sekretorische Funktionen ausüben.

3. Die ursprünglichen Funktionen des Darmes und die fortschreitende Arbeitsteilung durch Ausbildung besonderer Organe und Abschnitte.

Der Darm der niederen *Metazoen* übt noch Funktionen aus, für die bei höher organisierten *Tieren* eigene Organe vorhanden sind. Diese haben meist vom Darm ihren Ausgang genommen und teilweise eine sehr verschiedene Ausbildung erfahren. Oft wurden sie aber im Laufe der Phylogenese unter Anpassung an die geänderten Lebensbedingungen durch Organe anderer Herkunft ersetzt. Dabei hat sich der Darm selbst unter zunehmender Ausgestaltung immer mehr auf die Nahrungsaufnahme beschränkt.

Bei den niedersten *Metazoen* beherbergt das Darmepithel auch die Urgeschlechtszellen, die von BOVERI (1887) und HAECKER (1897) bei Wirbellosen bis zu den Furchungszellen zurückverfolgt wurden und bei den *Acoelen* unter den *Würmern* den Körper noch durch den Darm verlassen [STEINBÖCK (1924)]. Aber auch bei den höchsten *Wirbeltieren* liegen die Urgeschlechtszellen zunächst im Entoderm des Hinterdarmes, wandern jedoch frühzeitig zur weiteren Ausbildung in die hiefür bestimmten Geschlechtsorgane aus, mit deren Ausführungsgängen der Darm phylo- und ontogenetisch noch lange in engster Verbindung bleibt [NUSSBAUM (1880), v. BERENBERG-GOSSLER (1912, 1914), FUSS (1912), GUTHERZ (1919), KOHNO (1925), POLITZER (1928, 1933), A. FISCHEL (1930), SPITZER (1933)].

Zugleich mit der Ernährung besorgt der Darm der niederen *Metazoen* zum Teil auch die Atmung, indem sein Epithel ähnlich wie jenes der äußeren Körperoberfläche dem Wasser, das der Nahrung reichlich beigemengt ist, Sauerstoff entnimmt. Zu gleichem Zweck kann das Epithel aber auch eine eigenartige Symbiose mit sauerstoffbildenden Algen eingehen, die als Zoochlorellen und Zooxanthellen in den Darmepithelzellen verschiedener *Coelenteraten* vorkommen. Eigene Atmungsorgane fehlen auch den *Chaetognathen* unter den *Würmern* noch ganz, während bei den *Capitelliden* der Nebendarm durch Aufnahme von Wasser eine solche Funktion ausüben soll und beim *Regenwurm* den sog. Kalkdrüsen am Oesophagus eine Rolle bei der Atmung zugeschrieben wird. Manche *Würmer* und *Crustaceen* aber, wie auch *Bryozoen* und *Echinodermen* besitzen bereits kiemenartige Anhänge der Körperoberfläche, die bei den *Dekapoden* unter den *Krebsen* und bei einem Teil der *Mollusken* in eigenen Höhlen liegen, während die Kiemen der *Enteropneusten, Tunicaten* und niederen *Wirbeltiere* an den Vorderdarm angeschlossen sind. Dagegen sind bei den im Wasser lebenden *Larven* von *Insekten* am Hinterleib Tracheenkiemen vorhanden, die bei *Libellenlarven* in das Innere des Enddarmes gelangen. Bei vielen ausgebildeten *Insekten* aber finden sich in diesem die tracheenhaltigen Rectalpapillen, denen eine respiratorische Funktion zugeschrieben wird [LEYDIG (1857), E, O. ENGEL (1924)]. Bei *Holothurien* dringen vom Enddarm aus die sog. Wasserlungen als stark verzweigte Schläuche in den Körper ein.

Neben diesen verschiedenen Respirationsorganen beteiligt sich aber der Darm bei den im Wasser lebenden *Tieren* auch weiterhin an der Atmung, wie schon LEYDIG (1857, S. 396) angenommen hat. So wird bei manchen *Mollusken* nach GEGENBAUR (1901) durch rhythmische Öffnung und Schließung des Afters Wasser in den Darm aufgenommen und in ihm durch einen gegen den Magen gerichteten Flimmerstrom wie auch durch die Peristaltik aufwärts geleitet. Ähnliches wird für *Krebse* angegeben. Aber auch bei *Fischen* kann die Aufnahme von Sauerstoff durch den Darm noch eine größere Bedeutung erlangen. Bei den in sauerstoffarmem Wasser und selbst im Schlamm zeitweilig austrocknender Sümpfe lebenden *Cobitiden* weist der Darm zu diesem Zweck teilweise ein vascularisiertes Epithel auf, dessen vollkommenste Ausbildung im hinteren Teil des Darmes vom *Schlammpeitzger* später (S. 86 f.) beschrieben wird; einen Teil der Kohlensäure scheiden diese Tiere durch die Haut aus [Lupu (1907, 1925), Busnita (1925, 1927) u. a.].

Bei den am Lande lebenden Tieren dagegen hat die zunehmende Konsistenz der Nahrung zur Folge, daß die Atmung schließlich fast ganz von anderen Organen übernommen wird. So dringt bei den *Arachnoideen, Myriapoden* und *Insekten* von der äußeren Körperoberfläche aus in alle Organe das als Tracheen bezeichnete, stark verzweigte Röhrensystem ein, das die Gewebe mit Luft versorgt. Bei einem Teil der *Schnecken* dagegen bildet sich die Mantelhöhle in eine Lunge um, während sich jene der meisten *Wirbeltiere*, ebenso wie die ihr entsprechende Schwimmblase [v. Ledebur (1929) u. a.] vieler *Fische*, vom Vorderdarm aus entwickelt.

Bei den niedersten Tieren, aber auch bei *Würmern* und *Arthropoden* enthalten die Darmepithelzellen verschiedenste Einschlüsse, die sie als Abfallprodukte des Stoffwechsels zur Ausscheidung bringen. Dadurch beteiligen sie sich ebenso wie die durchwandernden Lymphzellen an der Exkretion, die das Epithel besonders im Dickdarm auch bei den höchsten Tieren in beschränktem Maße ausübt. Eigene Organe hierfür fehlen außer den niedrig organisierten *Chaetognathen* auch noch den *Bryozoen* und *Echinodermen*, bei denen aber ein Teil des Coelomepithels exkretorisch wirkt. Die *Tunicaten* besitzen nur einzelne Zellen oder geschlossene Bläschen mit Konkrementen, die in der Nähe des Darmes liegen und als „Speicherniere" aufgefaßt werden. Dagegen weisen schon die niederen *Würmer*, viele *Arthropoden* und die *Brachiopoden* selbständig mündende Schläuche, die Nephridien, auf, die vom Mesoderm stammen, meist durch einen Wimpertrichter mit der Coelomhöhle in Verbindung stehen und den Nieren der *Mollusken* und höheren *Tiere* entsprechen. Ähnliche exkretorische Schläuche münden bei einem Teil der *Arthropoden* in den hinteren Mitteldarm, oder, wie besonders bei *Insekten*, als Malpighi sche Gefäße in den Anfang des Enddarmes. Bei *Seesternen* weist dieser kleine Divertikel auf, denen eine ähnliche Bedeutung zugeschrieben wurde.

Auch die wichtigen Funktionen der großen Verdauungsdrüsen versieht der Darm zunächst selbst und bildet dafür erst mit den steigenden Anforderungen der Nahrung und des ganzen Stoffwechsels allmählich eigene, sich von der Darmwand sondernde Organe aus. So schreibt Dehorne (1924) den Darmepithelzellen von *Spulwürmern* die Funktion von Leberzellen zu, weil sie reichlich Glykogen, Fett und auch eine Art Gallenpigment enthalten. Bei *Oligochaeten* sollen die Chloragogenzellen, die den Darm begleiten und mitunter reichlich Glykogen enthalten, die Rolle einer Leber spielen und ebenso speichern nach Randow (1924) bei *Juliden* die Zellen der nach außen von der Ringmuskelschichte des Darmes liegenden Hüllschichte Glykogen und Fett.

Schon bei manchen *Röhrenquallen*, wie den *Velellen* und *Porpiten*, bilden mit Pigment erfüllte Drüsenzellen an bestimmten Stellen des Gastrovascularraumes größere Ansammlungen, die als Leber bezeichnet werden. Die zu den *Borstenwürmern* gehörenden *Aphroditeen* besitzen am Mitteldarm die schon erwähnten Anhängsel (S. 6), die der Resorption, Sekretion und Exkretion dienen; sie entsprechen den sog. Leberschläuchen, die bei *Crustaceen* in sehr wechselnder Zahl und Anordnung am Mitteldarm vorhanden sind. Bei *Malakostraken* geht dieser fast ganz in der Bildung solcher langer Anhängsel auf, die sich auch bei den *Larven* von *Dekapoden* finden, bei den ausgebildeten *Tieren* aber zu der großen, aus unzähligen Schläuchen bestehenden Mitteldarmdrüse, dem Hepatopankreas, vereinigen. Diese weist glykogenspeichernde und fermentbildende Zellen auf [W. JACOBS (1928)], spielt infolge der Kürze des Mitteldarmes die Hauptrolle bei der Verdauung und Resorption und dient auch der Exkretion. Dasselbe gilt von der Mitteldarmdrüse der *Arachnoideen*, die von den hinteren, stark verzweigten Darmdivertikeln gebildet wird, während die vorderen Schläuche zwar von einem hohen Drüsenepithel ausgekleidet sind, aber selbständig bleiben. Auch viele *Insekten*, besonders *Käfer*, besitzen solche Drüsen in Form schlauch- oder sackförmiger Anhänge am Mitteldarm. Bei den *Schnecken* zeigt sich dieser Entwicklungsgang der Mitteldarmdrüse in allen Stadien, von einfachen, den Schläuchen der *Aphroditeen* ähnelnden Darmdivertikeln bei *Nudibranchiern* oder hintereinander liegenden, schmalen, drüsigen Seitentaschen bis zu einer großen mehrlappigen Drüse, wie sie auch bei den meisten anderen *Mollusken* vorhanden ist. Sie schließt sich an eine blindsackartige Ausstülpung des Darmes an, von der aus Nahrungsteilchen durch die von Flimmerepithel ausgekleideten Gänge [MERTON (1923)] regelmäßig bis in das Ende der Drüsenschläuche gelangen. Diese bestehen aus zwei Arten von Epithelzellen, den Kalkzellen und den Fermentzellen, von denen letztere in einem bestimmten Arbeitsrhythmus aktive Lipase sezernieren, Nahrungsstoffe resorbieren und Glykogen wie auch Fett speichern [BARFURTH (1883, 1885), KRIJGSMAN (1925, 1928), BAECKER (1932)]. Bei *Cephalopoden* findet sich an den Ausführungsgängen der Mitteldarmdrüse, die nun in ihrer Hauptmasse einer Leber entspricht, eine selbständige kleine Drüse als Pankreas, während *Brachiopoden*, *Enteropneusten* und *Tunicaten* noch ein einheitliches Hepatopankreas besitzen, den *Echinodermen* und *Chaetognathen* aber auch dieses ganz fehlt.

Beim *Amphioxus* hat die Leber, die auch bei den höchsten Säugetieren als Ausbuchtung des Dünndarmes angelegt wird, die Form eines einfachen Schlauches, in den aber im Gegensatz zu den *Wirbellosen* kein Darminhalt mehr eindringt. Bei *Myxinoiden* stellt sie noch eine stark verzweigte Drüse mit blind endigenden Schläuchen dar, während bei *Petromyzonten* durch Anastomosen zwischen diesen schon vor der Metamorphose ein Netz entsteht und danach das ganze Ausführungsgangsystem der Rückbildung verfällt, so daß die Leber vollständig zu einer endokrinen Drüse wird und mit dem Darm nur mehr durch die Pfortader verbunden ist [OPPEL (1900), R. KRAUSE (1923)]. Durch diese gelangen aus dem Darminhalt, der bei den *Wirbellosen* noch in die Leber selbst eindringt, Nahrungsstoffe mit Ausnahme der in das Lymphgefäßsystem übertretenden Fette zunächst in das Capillarnetz dieser dem allgemeinen Blutkreislauf vorgeschalteten Drüse. Dasselbe gilt auch für alle höheren *Wirbeltiere*, bei denen aber die Abflußwege der Galle durchwegs erhalten bleiben. Die Mündung in den Darm erfolgt ebenso wie beim Pankreas in wechselnder Weise und zum Teil in Gemeinschaft mit diesem, wie später (S. 331 ff.) besprochen wird. Das Pankreas kommt bei *Cyclostomen* in gleicher Weise wie bei allen höheren *Wirbeltieren* zur Anlage, verwandelt sich aber bei ausgebildeten *Petromyzonten* ebenfalls durch Schwund seiner Ausführungsgänge scheinbar ganz in eine endokrine Drüse [OPPEL (1900), R. KRAUSE (1923)]. Dagegen treten in dem exokrin bleibenden Pankreas der übrigen *Wirbeltiere* schon bei *Teleostiern* eigene endokrine Organe als LANGERHANSsche Inseln auf, die dem *Zitterrochen* nach R. KRAUSE (1921—23) noch fehlen.

Im Anschluß an diese Ausbildung eigener Organsysteme für die ursprünglich vom Darm selbst ausgeübten Funktionen kommt es gleichzeitig mit der schon erwähnten Ausgestaltung des Vorderdarmes zu einer zunehmenden Differenzierung

und Arbeitsteilung im Verdauungskanal, so daß der eigentliche Darm hauptsächlich die Resorption der Nahrung besorgt, während deren Vorbereitung
großenteils im Vorderdarm erfolgt. Manche *Insekten* besitzen an dessen Ende
einen mit Chitinbildungen ausgekleideten muskulösen Kaumagen für die
mechanische, und anschließend einen Chylusmagen für die chemische Verarbeitung der Nahrung (BUGNION (1921)]. Bei *Schnecken* findet sich ein Kropf
und ohne scharfe Abgrenzung gegen den Oesophagus eine ziemlich lange, bauchige,
im Innern gefaltete Erweiterung des Mitteldarmes als Magen [BAECKER (1932)].
Dieser enthält bei *Muscheln* den aus einer eiweißartigen Substanz bestehenden
Kristallstiel und kann bei *Cephalopoden* in mehrere Abschnitte gegliedert sein,
deren *Nautilus* vier verschiedene aufweist. Auch bei *Amphioxus, Cyclostomen,
Holocephalen, Dipnoern* und verschiedenen *Teleostiern* geht die Speiseröhre noch
unmittelbar in den Mitteldarm über [OPPEL (1896), FOLLMANN (1927), BABKIN
und BOWIE (1928), SCHACHT (1931), JACOBSHAGEN (1931)] und erst bei einem
Teil der *Fische* tritt vor diesem ein selbständiger Magen mit besonderen Drüsen
zur fermentativen Zerlegung der Nahrung auf. Sein feinerer, besonders bei
manchen *Säugetieren* sehr komplizierter Bau ist in einem eigenen Abschnitt
dieses Bandes von PLENK (1932) eingehend behandelt worden.

    Der Magen grenzt sich nach beiden Seiten ziemlich scharf ab, doch treten
in der benachbarten Zone des Mitteldarmes schon bei manchen *Amphibien*
und *Reptilien* Schleimdrüsen auf, die jenen des Pylorus ähneln und bei den
Säugetieren als sog. BRUNNERsche Drüsen eine sehr wechselnde Ausbildung
erfahren [OPPEL (1896)], wie später (S. 169ff.) besprochen wird. Durch sie und
vor allem durch die Einmündung von Leber und Pankreas erhält der Anfangsteil
des Mittel- oder Dünndarmes, der schon bei niederen *Wirbeltieren* auf Grund
der anatomischen Verhältnisse als Duodenum bezeichnet wird, noch eine
besondere Bedeutung für die Verdauung der Nahrung; resorbiert wird diese
zum größeren Teil erst in dem anschließenden, viel längeren Jejunum und
Ileum, die hauptsächlich in der Ausbildung des Innenreliefs Unterschiede
zeigen, ohne daß aber eine schärfere Abgrenzung dieser drei Abschnitte des
Mitteldarmes gegeneinander möglich wäre. Auch gegen den Enddarm fehlt
eine solche noch bei den niedersten und manchen höheren *Wirbeltieren,* während
bei *Fischen* bereits eine Klappe angedeutet sein kann, deren Ausbildung selbst
bei den *Säugetieren* noch sehr wechselt, wie später (S. 351ff.) besprochen wird.

    Der End- oder Dickdarm ist wie bei den meisten *Wirbellosen* auch bei
den niederen *Wirbeltieren* noch sehr kurz, gewinnt aber zugleich mit der besonderen Ausbildung seiner Schleimhaut zunehmend an Bedeutung und erreicht
bei manchen Säugetieren eine beträchtliche Länge, so daß anatomisch mehrere
Abschnitte von etwas wechselndem Bau unterschieden werden können. Sein
Anfang weist bei *Selachiern* als besonderes Anhangsgebilde die fingerförmige
Caecaldrüse auf und erfährt mitunter schon bei *Fischen* und *Amphibien*
eine Ausbuchtung, die bei den höheren *Wirbeltieren* als Blinddarm sehr verschiedene Formen annehmen, aber auch ganz fehlen kann. Dies wird später
(S. 357ff.) behandelt und ebenso (S. 378ff.) das Darmende, das bei einem Teil
der *Fische* und den meisten höheren *Wirbeltieren* ähnlich wie schon bei manchen
Wirbellosen nicht unmittelbar nach außen, sondern in eine Kloake mündet,
die auch die Ausführungswege des Urogenitalapparates aufnimmt, und erst bei
den *Säugetieren* kommt es wieder zur Bildung eines selbständigen Afters,
der noch mit verschiedenen Drüsen mehr oder weniger reich ausgestattet wird.

    In der wechselnden Ausbildung der einzelnen Darmabschnitte zeigt
sich, ebenso wie dies oben (S. 5f.) für die Größe des ganzen Darmes erwähnt
wurde, der Einfluß der Nahrung, der sich bei *Säugetieren* vor allem an dem
phylogenetisch jungen Dickdarm geltend macht. So ist besonders das Caecum,

das außerdem nach später (S. 364) zu besprechenden Angaben in einer Wechselbeziehung zum Magen steht, und das Colon nach MAGNAN (1912, 1913, 1914)
bei Herbi- und Granivoren am stärksten ausgebildet und mitunter spiralig-
gewunden, bei Carni- und Frugivoren dagegen schwach entwickelt und auch
am Rectum zeigen sich ähnliche Unterschiede. Abweichungen von dieser Regel
können auf einen Nahrungswechsel während der Stammesentwicklung beruhen,
wie dies bei *Tauben* und *Eulen* später (S. 255) erwähnt wird.   Ebenso fand
REVILLIOD (1908) bei Versuchen an *Ratten* neben einer wechselnden Beschaffenheit der Zotten, daß vegetabilische Kost mechanisch durch die größere Menge
der Rückstände eine geringe Verlängerung des Dünndarmes und eine starke
des Dickdarmes bewirkt, während sich bei Fleischkost als Anpassung an die
sonst nicht in solchem Maße stattfindende Verdauung schwer aufschließbarer
Eiweißmengen der resorbierende Dünndarm und besonders das Duodenum verlängern, hingegen der Dickdarm und der Blinddarm stark verkürzen. MANGOLD
und HAESELER (1930) kamen zu ähnlichen Ergebnissen, doch waren die Veränderungen außerordentlich gering.   Nach G. WETZEL (1928, 1930, 1931) und
U. WETZEL (1934) aber ist bei pflanzlicher Kost, die einen längeren Dickdarm
und schwereren Blinddarm zur Folge hat, der Dünndarm zwar verhältnismäßig
kürzer, doch ist seine Wand dicker und sein Gewicht in Beziehung zum Körpergewicht größer als bei Fleisch*ratten*.   KESTNER (1929) konnte dagegen bei den
vegetarisch ernährten *Tieren,* besonders bei den Weibchen, nur eine Vergrößerung
des Blind- und Dickdarmes, aber keine deutlichen Unterschiede am Dünndarm
feststellen.

Aus den Messungen von KLIMMECK (1922) beim *Schwein* ergeben sich aber auch
nach dem Alter und der Rasse Unterschiede in der Länge der einzelnen Darmabschnitte. Von PAN (1920) wurde sogar bei verschiedenen *Menschen*rassen
ein Wechsel der Darmlänge festgestellt, der auf der verschiedenen Ernährung
beruhen soll. Nach den zahlreichen Angaben über die Länge, das Volumen, das
Gewicht und die Größe der Oberfläche des Darmes bestehen beim *Menschen*
aber auch beträchtliche individuelle Schwankungen neben Geschlechts-
und Altersunterschieden, wobei auch das Verhältnis zwischen den einzelnen
Abschnitten wechselt [H. NEUMAYER (1900), RICHTER (1904), B. ROBINSON (1905),
LIVINI (1919), WALLENIUS (1920), JELLENIGG (1921), BRYANT (1924) u. a.)].
Nach den Messungen von HORN (1931) beträgt die Länge des Dickdarmes 1,5 m
und die des ganzen Darmes 8,32 m, mitunter aber auch über 10 m.   Sie ist
proportional der Körpergröße und beim Mann größer als beim Weibe. Einflüsse der Nahrung und Rassenunterschiede konnten von diesem Autor nicht
nachgewiesen werden.

4. Das Auftreten der einzelnen Schichten des Darmes in der Tierreihe und sein konstruktiver Bau.

Die fortschreitende Differenzierung des Darmes in der aufsteigenden *Tier-*
reihe erstreckt sich auch auf den Bau seiner Wand. Diese wird bei den primitivsten *Metazoen* nur von einem einschichtigen Epithel gebildet, dessen Zellen
neben der Aufnahme der Nahrung und anderen früher (S. 9ff. besprochenen Funktionen auch eine wichtige motorische Aufgabe erfüllen, indem sie selbst durch bewegliche Geißeln oder einen Flimmersaum an ihrer Oberfläche den Darminhalt
weiterbefördern. Bei *Hydrozoen* und *Anthozoen* verbreitert sich die Basis der
Epithelzellen zu einem quergestellten, kontraktilen Fortsatz, der sich an der
motorischen Funktion beteiligt (Abb. 4) [K. C. SCHNEIDER (1902), ROSKIN (1923)],
worauf an anderer Stelle (S. 75) eingegangen wird. Die meisten *Würmer* besitzen hiefür bereits eine selbständige, vom Mesoderm stammende Muskulatur,

so daß die Darmwand nun aus der vom entodermalen Epithel und spärlichem Mesenchym gebildeten S c h l e i m h a u t und der nach außen anschließenden M u s k e l h a u t besteht, die sich schon bei den *Wirbellosen* in der Regel in eine innere Ring- und äußere Längsfaserlage gliedert (Abb. 2, 3). Dazu kommt als äußere Überkleidung bei jenen *Würmern*, die eine Leibeshöhle aufweisen, noch eine Bindegewebsschichte mit dem Cölomepithel, das die Verschieblichkeit der einzelnen Bauchorgane gegeneinander ermöglicht. Diese als S e r o s a bezeichnete Schichte ist bei den höheren *Tieren* durch eine lockere, subseröse Bindegewebslage, in der auch Gefäße und Nerven verlaufen, mit der Muskulatur verbunden.

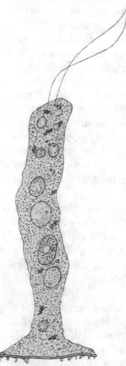

Abb. 4. Nährmuskelzelle des Entoderms von *Hydra fusca (Süßwasserpolyp)*, mit 2 Wimpern und basaler Muskelfaser. [Aus K. C. SCHNEIDER (1902), Fig 483.]

Unterhalb des Oberflächenepithels beginnt sich das Mesenchym bereits bei niederen *Wirbeltieren* zu einem lymphoretikulären Gewebe zu differenzieren, das die P r o p r i a der Schleimhaut bildet und an seiner Grenze gegen die aus dickeren kollagenen Bündeln bestehende äußere Bindegewebszone, die dann zur Submucosa wird, schon bei einzelnen *Fischen* glatte Muskelfasern enthält. Diese bilden stellenweise eine zusammenhängende Schichte, die sich bei den höheren *Wirbeltieren* allmählich als M u s c u l a r i s m u c o s a e über den ganzen Darm ausbreitet und meist wieder aus einer inneren zirkulären und einer äußeren longitudinalen Lage besteht. Sie ermöglicht eine selbständige Anpassung der Schleimhaut an die Menge und Beschaffenheit des Darminhaltes und schützt sie dadurch auch vor Schädigungen durch scharfe oder spitzige Körper, die durch Umdrehen in eine weniger gefährliche Lage gebracht werden können [A. EXNER (1902), BIENENFELD (1903)]. Außerdem ziehen bei den *Vögeln* und *Säugetieren* glatte Muskelfasern auch in die Falten und Zotten der Schleimhaut hinein.

In dieser Weise vervollkommnet dient die Schleimhaut oder M u c o s a, die mit dem Darminhalt in innigster Berührung steht, hauptsächlich der Sekretion und Resorption, während die Muskelhaut oder M u s c u l a r i s p r o p r i a unter gleichzeitiger Entleerung der Sekrete die Ingesta durchknetet und gegen den Anus weiter befördert [NUHN (1878), OPPEL (1897), GOERTTLER (1932)]. Die notwendige Verschieblichkeit dieser beiden Hauptschichten der Darmwand ermöglicht eine zwischen ihnen liegende Zone von lockerem Bindegewebe [H. PETERSEN (1931)], die als S u b m u c o s a bezeichnet wird und nach den im folgenden behandelten mechanischen Gesichtspunkten gebaut ist, aber zugleich noch eine andere Bedeutung hat. Sie enthält rund herum und in der Längsrichtung zusammenhängende Gefäßnetze, von denen aus die Schleimhaut gleichmäßig mit der dem jeweiligen Funktionszustand entsprechenden Blutmenge versorgt wird, und außerdem ist sie reich an Nerven, die einen Plexus bilden und von diesem aus zur Schleimhaut ziehen, weshalb sie früher auch als Tunica nervea bezeichnet wurde.

Haben somit alle Schichten der Darmwand ihre besondere Bedeutung, so bilden sie doch besonders in mechanischer Hinsicht ein zusammengehöriges Ganzes. GOERTTLER (1931, 1932) vergleicht nach Untersuchungen am menschlichen Darm das Schleimhaut- und das Muskelrohr mit dem Seelen- und Mantelrohr eines Geschützes. Das innere hat den Druck unmittelbar aufzunehmen und ist dagegen durch den schräg gekreuzten Verlauf seiner Fasern in allen

Dimensionen gleichmäßig geschützt, während das äußere Rohr durch den regulierbaren Widerstand der Muskulatur zum Abfangen von Querspannungen dient, weshalb auch die zirkuläre Schichte besonders stark ausgebildet ist. Beide Rohre können infolge der zwischen ihnen befindlichen, locker gefügten Submucosa ineinander hin und her gleiten, wobei die Anordnung der Bündel von besonderer Bedeutung ist. Diese verlaufen in der Submucosa, wie auch B. BRAUN (1931) beim *Hammel* festgestellt hat, unter mehr oder weniger rechtem Winkel sich kreuzend, spiralig nach beiden Seiten um das Darmlumen und zugleich in der Richtung gegen den Anus von außen nach innen. Gleichgerichtete Faserzüge bilden nach GOERTTLER (1932), wie im III. Abschnitt bei den einzelnen Schichten beschrieben wird, die Fortsetzung durch die Schleimhaut bis zur inneren und durch die Muskelhaut und Serosa bis zur äußeren Oberfläche, doch ist die Angabe, daß auch die Fasern der Muscularis mucosae in den gleichen Richtungen angeordnet sind, nach einer Untersuchung von R. BAECKER (1933) nur teilweise richtig. Die Gefäße und Nerven sollen in den Lücken der Submucosa ebenfalls parallel zu jenen Bündeln verlaufen und durch sie vor Zerrung geschützt werden, zugleich aber auch deren mechanische Aufgabe unterstützen. In gefülltem Zustand bilden die Gefäße nach GOERTTLER (1932) eine Art Schwellkörper, was die Verschieblichkeit des inneren gegen das äußere Rohr erleichtert.

Durch diesen Bau kann die Darmwand dem wechselnden Druck des Inhaltes bis zu einem gewissen Grad nachgeben, während eine übermäßige Dehnung verhindert wird. Die Schleimhaut paßt sich der Dehnung durch Vergrößerung in beiden Richtungen mit Hilfe des Überschußmaterials im Oberflächenrelief an, dessen Falten, Zotten und Krypten nach GOERTTLER (1932) in gleicher Weise schief spiralig angeordnet sind wie die Fasern des Bindegewebes und ebenfalls mit dem Kontraktionszustand ihre Lage ändern. Auf ähnliche Art führt die Verschiebung von Material aus der Tiefe in die Fläche zu einer allseitigen Vergrößerung der ganzen Darmwand, so daß unter gewissen Umständen auch eine gleichzeitige Dehnung beider Muskelschichten nicht unmöglich ist. Sobald die Bindegewebsbündel aber durch Dehnung ein praktisch flächenhaftes Gitter bilden, erfolgt durch ihre Spannung und die mit Flüssigkeit gefüllten Räume dazwischen eine elastische aber kurze Abbremsung. Eine stärkere Erweiterung des Lumens wird dann bis zu einem gewissen Grad durch Umordnung der Bündel mittels der schräg zu ihnen verlaufenden Fasern der äußeren Muskelschichten ermöglicht, die aber zugleich eine übermäßige Dehnung verhindern. Da nun durch eine Dehnung der Ringmuskulatur die Bindegewebsbündel mehr quergestellt werden, hat eine Erweiterung des Darmrohres zugleich eine Verkürzung und eine Kontraktion der Längsmuskulatur zur Folge. So führen die regelmäßigen Beziehungen zwischen dem Bindegewebsgerüst und der äußeren Muskulatur der Darmwand nach GOERTTLER (1932) zur Automatik der Peristaltik, die durch synchrone Bewegungen beider Muskelschichten in entgegengesetztem Sinne erfolgt, worauf später (S. 290) eingegangen wird. Die Änderungen der Länge und Weite des Darmes sind danach eine Funktion der Winkel, unter denen sich die undehnbaren Bindegewebsbündel kreuzen; sie wechseln von einem Extrem zum andern rund um das Dreifache, woraus sich die sehr verschiedenen Angaben über die Maße des Darmes erklären.

Seine Festigkeit erhält der Darm also in erster Linie durch die Submucosa und auch durch die Muskelhaut. Sie ist nach Versuchen von MULLER (1915—1916) bei der *Katze* im Caecum, das bei dem Druck einer Quecksilbersäule von 874 mm zerreißt, geringer als im Dünndarm, wo der Berstungsdruck im Jejunum 1458 mm und im Ileum 1282 mm beträgt. Da in einem Hohlzylinder die Neigung zum Zerreißen in der Längsrichtung doppelt so groß ist als in zirkulärer, verläuft auch im Darm ein entstandener Riß gerade und parallel zur Längsachse.

II. Die Entwicklung des menschlichen Darmes.

1. Der Dottersack, die Allantois und die Ernährung der Wirbeltiere während ihrer Entwicklung.

Schon vor der Anlage des eigentlichen Darmes beginnt das Entoderm des Dottersackes bei *Wirbeltieren* mit dotterreichen Eiern seine ernährende Tätigkeit, indem es den Dotter, also geformte Elemente, großenteils unmittelbar, vielleicht unter Abscheidung von Sekreten, aufnimmt, chemisch verarbeitet und durch die benachbarten Gefäße dem sich entwickelnden Embryo zuführt [H. VIRCHOW (1891, 1892), ABE (1924) u. a.]. In den dotterarmen Eiern der *Säugetiere* finden sich dotterhaltige Zellen höchstens angedeutet [ETERNOD (1906)], doch lösen sich abgestoßene entodermale Zellen im flüssigen Inhalt des Dottersackes auf [BRANCA (1908)], der ebenfalls vom Epithel resorbiert wird. Bei *Marsupialiern, Insectivoren* und *Nagetieren,* wie besonders *Maus* und *Ratte,* beteiligt sich das Dottersackentoderm, das teilweise einen Bürstensaum besitzt, auch an der Aufnahme von Stoffen aus dem unmittelbar benachbarten mütterlichen Gewebe, worauf sein Gehalt an Glykogen, Fett und Hämoglobinschollen beruht [A. ROBINSON (1892), SOBOTTA (1901, 1913), GROSSER (1909), LEHNER (1914), ASAI (1914), LITWER (1928), LAMBERTINI (1929)].

Der Inhalt des Exocöls soll ebenfalls in die Gefäße der Dottersackwand unter Vermittlung des äußeren Cölomepithels aufgenommen werden [ETERNOD (1906), GROSSER (1913, 1914), BRANCA (1921)]. Das Gefäßsystem des Dottersackes übernimmt aber auch bei der placentaren Ernährung zunächst die Zufuhr der Nahrung, indem es durch die sich entwickelnden Zotten mit dem Trophoblast in Verbindung tritt und so bei *Beuteltieren* eine Dottersackplacenta bildet [OSBORN (1887), I. P. HILL (1900)]. Bei *Fledermäusen* werden die Chorionzotten zunächst ebenfalls von Dottersackgefäßen vascularisiert, doch verdrängt die Allantois mit ihren Gefäßen die Omphaloplacenta bald vollkommen [BERKELBACH VAN DER SPRENKEL (1932)]. Eine solche tritt auch bei *Insectivoren, Nagern* und *Landraubtieren* auf, ohne aber eine große Bedeutung zu erlangen [GROSSER (1909)].

Das Epithel des Dottersackes kann der Leber ähnlich werden [Graf SPEE (1896a, b), SAXER (1896)] und bei verschiedenen *Tieren,* wie besonders bei *Dasyprocta,* sekretorische Erscheinungen zeigen [BECHER (1921)]. Bei *Fledermäusen* bildet es nach BERKELBACH VAN DER SPRENKEL (1932) durch Wucherung Follikel, die sich von dem allmählich verschwindenden Dottersacklumen abschnüren, auch untereinander nicht zusammenhängen und von einem Capillarnetz umsponnen werden; ihre Zellen sind mit Sekretkörnchen gefüllt und zeigen auch später noch Mitosen. So wird der Dottersack, dessen Verbindungsgang zum Darm verschwunden ist, während die Gefäße erhalten bleiben, schließlich offenbar zu einem endokrinen Organ. Ähnliches dürfte nicht nur für höhere *Säugetiere* [NORBERG (1912), BROMAN (1913)], sondern auch für *Vögel* und *Reptilien* gelten, bei denen der Dottersack ganz in die Bauchhöhle aufgenommen wird. Sein Verhalten beim *Menschen* wird im folgenden Abschnitt besprochen.

In Verbindung mit dem reichen Blutgefäßsystem wird die Wand des Dottersackes aber auch zu einer Hauptbildungsstätte von Blutzellen [Graf SPEE (1896), SAXER (1896)] und diese Funktion, an der das Entoderm vielleicht ebenfalls beteiligt ist [STIEVE (1926), FLORIAN (1928, 1930)], zeigt sich in geringerem Grade auch noch bei den höchsten *Säugetieren,* deren Vasa omphalomesenterica lange erhalten bleiben, obwohl ihr Dottersack jede unmittelbare Beziehung zur Placenta verloren hat und sich auch vom Darm bald trennt.

Bei den *Amnioten* geht außerdem aus der ventralen Wand des Hinterdarmes die Allantois hervor, die bei *Tieren,* deren Eier abgelegt werden, in diesen neben der Atmung auch unmittelbar eine ernährende Funktion ausübt, indem sie mittels blutgefäßhaltiger Zotten das Eiweiß resorbiert. Auch bei der Bildung der Placenta mancher *Säugetiere* spielt sie, wie oben erwähnt wurde, vorübergehend eine Rolle.

Während der Entwicklung der *Säugetiere* zeigen die verschiedenen Anhangsgebilde somit bis zu einem gewissen Grade eine Wiederholung der Phylogenese, doch übernimmt die Ernährung des Embryos fast ganz das vom ektodermalen Trophoblast gebildete Chorion mit dem Amnion [KRÖLLING (1923), SPITZER (1933)]. Ersteres tritt frühzeitig mit der Uterusschleimhaut in mehr oder weniger innige Verbindung, wie etwas ähnliches vereinzelt auch schon bei lebendgebärenden *Fischen* und *Eidechsen* vorkommt, und vermittelt dadurch die Ernährung, die Atmung und die Abscheidung der Zersetzungsprodukte des Embryos, der nun zu einer Art Parasit am mütterlichen Organismus wird. Aus einem Teil des Chorion entwickelt sich die Placenta [GROSSER (1909, 1922, 1929)], die in einfachster Ausbildung auch bei lebendgebärenden *Reptilien* vorkommt und sehr verschiedene Formen annimmt. Ihre Gefäße entstehen im Anschluß an den Dottersack und die Allantois, auch wenn diese, wie beim *Menschen,* nur rudimentäre Gänge bilden. Sie legt sich bei manchen *Säugern* als Placenta epitheliochorialis nur innig an das Epithel der unversehrten Uterusschleimhaut an, bei anderen verbindet sie sich nach Auflösung von mütterlichem Gewebe als Placenta syndesmo- oder endotheliochorialis unmittelbar mit dem Bindegewebe oder den Gefäßwänden selbst; bei ihrer weitestgehenden Ausbildung, der Placenta haemochorialis des *Menschen,* werden die mütterlichen Blutgefäße sogar eröffnet, so daß das ektodermale Chorionepithel der Placentarzotten unmittelbar vom mütterlichen Blut umspült wird. Es erhält also je nachdem nur die von der mütterlichen Uterusschleimhaut abgegebenen und bereits vorbereiteten Stoffe, wie die Uterinmilch, als Embryotrophe, oder nimmt selbst durch seine mit einem Stäbchensaum ausgestattete Oberfläche, ähnlich wie das Darmepithel, die Nahrungsbestandteile als Haemotrophe unmittelbar aus dem mütterlichen Blute auf, und zwar außer Wasser mit den darin gelösten Salzen und Gasen auch unveränderte organische Stoffe. Diese verarbeitet es großenteils zu den Bausteinen für das individualspezifische Eiweiß, um sie dann erst an das Blut des Embryos abzugeben, und leitet umgekehrt auch die Abfallprodukte aus dessen Stoffwechsel an das mütterliche Blut weiter.

Die stufenweise Ausbildung der placentaren Ernährung bis zu ihrer höchsten Form wiederholt sich auch während der individuellen Entwicklung des *Menschen* [A. FISCHEL (1929)]. Zunächst wird das Ei durch die verdauende Einwirkung des Chorionepithels auf das mütterliche Gewebe und Blut mit Embryotrophen ernährt [GROSSER (1929)], bis es durch die Entwicklung der Placenta Haemotrophe aus dem mütterlichen Blute für seinen weiteren Aufbau bis zur Geburt erhält. Obwohl nach physiologischen Befunden am Ende des 4. Embryonalmonates bereits nahezu alle Verdauungsenzyme gebildet werden [KOSCHTOJANZ (1931) u. a.] und nach dem Auftreten von Meconiumeinschlüssen im Zottenepithel des mittleren und tieferen Dünndarmes zu dieser Zeit auch eine Resorption aus dem Darminhalt stattfindet, kann diese doch bis zur Geburt keine nennenswerte Rolle spielen und die Bestandteile des Darminhaltes lassen auch noch keine Verdauungstätigkeit erkennen [PATZELT (1931)].

2. Der Dottersack, die erste Anlage des Darmes und die Bildung des Anus beim Menschen.

Nachdem das menschliche Ei durch Flüssigkeitsaufnahme und Abhebung der Trophoblastschale zur Keimblase geworden ist und das restliche Material sich als primitives embryonales Mesoderm um den in die Höhle ragenden

2

Embryonalknoten ausgebreitet hat [v. Möllendorff (1921a)], entsteht aus diesem am Ende der 2. Woche der ektodermale Amnionsack und der zunächst kleinere entodermale Dottersack, der dann ersteren vorübergehend an Größe übertrifft [Grosser (1924)]. Die aneinander grenzenden Wandabschnitte beider bilden gemeinsam mit dem spärlichen zwischen ihnen befindlichen primären Mesoderm den Embryonalschild. Dieser besteht somit aus drei Keimblättern, die im Primitivknoten zusammenhängen. An letzteren schließt sich frühzeitig der Primitivstreifen an und caudal von diesem findet sich eine Stelle, an der das Ektoderm der Markamnionhöhle dem Entoderm des Dottersackes primär angelagert ist, weshalb sie als Kloakenmembran

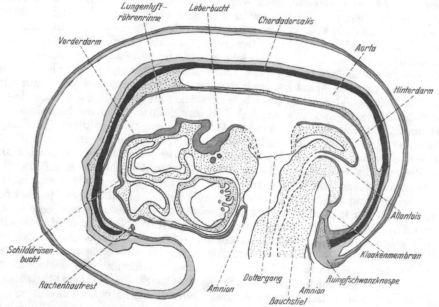

Abb. 5. Sagittalschnitt durch einen menschlichen Embryo mit 25 Urwirbelpaaren (2,7 mm gr. L.). Vergr. 45×. (Nach Politzer und Sternberg 1930, Abb. 7.)

gedeutet wird [Florian und Völker (1929)]. Vom Primitivstreifen aus dringt sekundäres Mesoderm seitwärts vor [Rossenbeck (1923)] und schiebt sich zwischen Ekto- und Entoderm ein [Graeper (1929)].

Der Dottersack wird zunächst von einem einfachen, platten Epithel ohne deutliche Zellgrenzen ausgekleidet [Linzenmeyer (1914), v. Möllendorff (1921), Rossenbeck (1923)], das dann unter dem Embryonalschild zunächst höher wird und überall Kernteilungen und deutliche Zellgrenzen zeigt [Stieve (1926), Florian (1928)], während die Zellen an der Peripherie dieses dorsalen Gebietes auffallend leer erscheinen [Fetzer und Florian (1930)], vielleicht infolge reichlicheren Glykogengehaltes. Später und besonders nach Ausbildung von Ursegmenten ist das entodermale Epithel dorsal platt, peripher aber mehr oder weniger hochprismatisch und im übrigen Dottersack niedrig, jedoch etwas wechselnd [Eternod (1906), Debeyre (1913), Grosser (1913, 1924), Boerner-Patzelt und Schwarzacher (1923), Sternberg (1927)]. Bei einem Embryo mit 18 Ursegmentpaaren besteht das Epithel des Dottersackes aus einer Lage isoprismatischer Zellen mit oxyphilem Plasma [Politzer (1928)]. An der ventralen Wand des Dottersackes bildet es Knospen und drüsenförmige Divertikel, die durch Abgliederung zu Zysten werden und dann vermutlich zugrunde gehen [FRASSI (1908), DEBEYRE (1913), GROSSER (1913, 1924), v. MÖLLENDORFF (1921 b), ROSSENBECK (1923), FAHRENHOLZ (1927), STERNBERG (1927), LAMBERTINI (1929)]. Nach ETERNOD (1906) enthält der Dottersack eine eiweißhaltige, zunächst goldgelbe, sich aber bei Einwirkung des Lichtes rasch unter Trübung entfärbende Flüssigkeit und oft, aber nicht immer [STIEVE (1926)], abgestoßene Zellen; dies ist nicht ausschließlich eine postmortale [FAHRENHOLZ (1927)], sondern zum Teil sicher eine natürliche Erscheinung und wird als verflüssigter Dotter gedeutet [DEBEYRE (1913), GROSSER (1913, 1924), STERNBERG (1927), FETZER und FLORIAN (1930)].

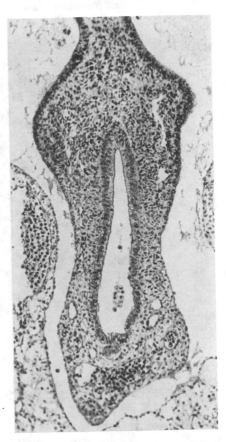

Abb. 6. Querschnitt durch den Darm mit dem Nabelbläschen von einem 4 mm langen menschlichen Embryo. BOUIN-H. Eisenhämatoxylin-Eosin. Vergr. 100×.

Der als Nährmaterial dienende Inhalt des Dottersackes vermehrt sich zunächst noch durch Sekretion seines Epithels [DEBEYRE (1913), POLITZER (1928), LAMBERTINI (1929)], dem später eine innersekretorische Rolle zugeschrieben wird [GROSSER (1924)]. In der mesodermalen Umhüllung, deren Dicke an verschiedenen Stellen wechselt, finden sich besonders an der unteren Seite des Dottersackes schon sehr früh, aber auch bei Embryonen mit 18 Ursegmentpaaren noch zahlreiche Blutbildungsinseln und Gefäßanlagen [FETZER (1910), BOERNER-PATZELT und SCHWARZACHER (1923), GROSSER (1924), STERNBERG (1927), FAHRENHOLZ (1927), POLITZER (1928), LAMBERTINI (1929)].

Schon vor der Ausbildung der Ursegmente beginnt sich der Dottersack mit der zunehmenden Abhebung des Kopfforsatzes in diesen als Anlage des Vorderdarmes auszubuchten und bei einem Embryo mit 4 Ursegmentpaaren enthält nach STERNBERG (1927) auch der sich vom Boden der Amnionhöhle abhebende Schwanzteil bereits einen kurzen Hinterdarm, der dadurch entsteht, daß der hinterste Abschnitt des Dottersackes vom Schwanz her in die ventrale Allantois und den darüberliegenden Hinterdarm geteilt wird. Dieser ist dorsal durch die Darmrinne mit dem Vorderdarm verbunden (Abb. 5). Indem das rinnenförmig einschneidende Ektoderm mit dem Mesoderm den sich verlängernden Embryonalkörper allmählich auch von der ventralen Seite umwächst, hebt es ihn immer mehr vom Dottersack ab und schnürt zugleich dessen Verbindung mit dem Darm ein, der sich vom Ende der 4. Woche an (Abb. 6) auch durch die Unterschiede im auskleidenden Epithel deutlich gegen jenen abgrenzt [A. FISCHEL (1929, S. 284), PATZELT (1931, S. 274)]. Durch diese zunehmende Annäherung der vorderen Darmpforte mit der ventral von ihr sich ausbildenden Leberbucht an die hintere Darmpforte (Abb. 5) kommt es schließlich zur vollständigen Verschmelzung der beiden gleichzeitig in die Länge wachsenden Darmabschnitte und dabei wird die Verbindung des nun einheitlichen Darmes

mit dem als Nabelbläschen außerhalb des Embryonalkörpers bleibenden Teil
des Dottersackes zum Dottergang (Ductus omphaloentericus). Schließlich
löst sich auch dieser bei Embryonen von 4—8 mm Länge vom Darm ab, doch
bleibt an dessen ventraler Seite mitunter ein Rest in Form einer bis zur äußeren
Darmoberfläche reichenden, oder auch über diese hinausragenden Ausstülpung
des Epithels erhalten, die später am Scheitel der Nabelschleife sitzt (Abb. 7)
und als Meckelsches Divertikel auch bei etwa 2% der erwachsenen *Menschen*
noch an der dem Mesenterialansatz gegenüberliegenden Seite des Ileum nahe
seinem Übergang in das Caecum vorhanden ist. Da somit ein kleines vor der

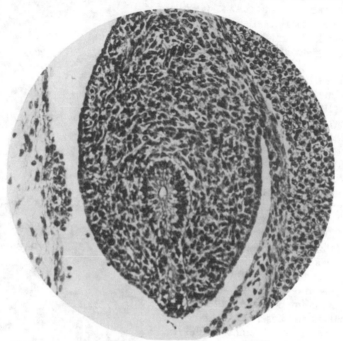

Abb. 7. Querschnitt durch den Dünndarm eines menschlichen Embryos von 13 mm gr. L. Scheitel der
Nabelschleife mit Meckelschem Divertikel als Epithelgang, der bis an die Oberfläche reicht.
Bouin-Hämat.-Eosin. Vergr. 232×.

Leberbucht liegendes Stück des Vorderdarmes und auch ein Stück des hinter
dem Dottersack liegenden Hinterdarmes in den späteren Dünndarm einbezogen
wird, stehen dessen Grenzen mit den zuerst angelegten Abschnitten des Darmes
in keinem Zusammenhang.

Das erweiterte blinde Ende des Hinterdarmes, der caudal ohne scharfe
Grenze in das undifferenzierte Gewebe der Rumpfschwanzknospe übergeht
[Politzer (1928, 1930)], stellt die (entodermale) Kloake dar, in die später
auch die Urnierengänge münden (Abb. 5). Von ihr leiten Kermauner (1906)
und v. Berenberg-Gossler (1913, 1914) nach teratologischen Befunden den
ganzen Dickdarm mit dem unteren Teil des Ileum ab. An der ventralen Seite
des Hinterdarmes in der Umgebung des Abganges der Allantois enthält das
Epithel nach Politzer (1928a, b, 1930) bei Embryonen mit 4 und 7 Ursegmentpaaren zahlreiche Urkeimzellen, die nach diesem Autor (1933) schon bei
0,3 mm langen Embryonen im caudalen Bereich des entodermalen Dottersack-
epithels nachweisbar, bei Embryonen mit 18—27 Ursegmentpaaren teilweise
aber bereits in das benachbarte mesodermale Gewebe eingedrungen sind; von

hier wandern sie weiter in die Keimdrüsenanlagen [KOHNO (1925), A. FISCHEL (1930) u. a.], wie dies früher (S. 9) bei niederen *Tieren* erwähnt wurde.

Vom caudalen Ende der Kloake aus beginnt sich nach CHWALLA (1927) bei Embryonen von etwa 3 mm Länge als Ausbuchtung gegen die weiterwachsende Schwanzknospe der Schwanzdarm zu bilden, der bis an ihre Spitze vordringt und bei etwa 6 mm langen Embryonen seine größte Länge erreicht, sich dann aber schon, zunächst in seinem mittleren Teil, zurückzubilden beginnt und bei etwa 8 mm Länge nur mehr einen soliden fadenförmigen Epithelstrang darstellt, während der Anfang als kleines Divertikel an der dorsalen Wand der Kloake immer weiter kranial rückend am längsten erhalten bleibt, bis zum Anfang des 2. Monates aber normalerweise vollständig verschwindet [A. FISCHEL (1929)].

Zwischen dem Schwanzdarm und der Allantois steht das Entoderm der Kloake mit dem Ektoderm noch in unmittelbarer Berührung und bildet die Kloakenmembran (Abb. 5), wie nach FLORIAN und VÖLKER (1929) schon bei v. MÖLLENDORFFs Ei „Wo“ und den nächst älteren Embryonen [FETZER und FLORIAN (1930), FLORIAN (1927)] zu sehen ist. Gegen ihr dorsales Ende wächst später aus kranialer Richtung eine frontale Scheidewand aus mesodermalem Gewebe der Kloake vor und trennt von dieser als Septum urorectale [CHWALLA (1927)] das dorsal liegende Rectum ab, das bei einem Embryo von 9,4 mm Länge nur noch mit dem caudalen Kloakenabschnitt, dem Sinus urogenitalis, durch den Kloakengang in Verbindung steht [LEWIS (1911)]. Bei Embryonen von etwa 16 mm gr. L., manchmal etwas früher oder später, kommt es nach POLITZER (1931) zum Untergang der Kloakenmembran, so daß sich nun beide Kanäle in die Amnionhöhle öffnen und das von entodermalem Epithel überzogene Kloakenseptum den medianen Teil des primären Dammes bildet. Da die ventrale und dorsale Wand des Rectum zunächst aneinander liegen, erscheint dessen Lumen kranial von der ehemaligen Kloakenmembran durch teilweise Verklebung des Epithels stark verengt, mitunter sogar verschlossen, und erweitert sich erst bei Embryonen von 25—30 mm gr. L. (Abb. 58). Eine vom dorsalen Teil der Kloakenmembran stammende Analmembran aber, wie sie auch F. P. JOHNSON (1914) und CHWALLA (1927) annehmen, gibt es nach POLITZER (1931) nicht und das Entoderm, dessen deutliche Grenze später mit den Resten der Kloakenmembran verschwindet, setzt sich vom Rectum auf den primären Damm in Form einer medianen Längsrinne fort, die nach POLITZER (1932) entgegen älteren Ansichten nicht durch Verwachsung der Dammfalten, sondern durch allmähliche Einebnung des Dammes infolge Zunahme des Bindegewebes und der Muskulatur des Beckenbodens verschwindet. Der median-sagittal verlaufende, entodermale, aus zwei Lagen sich stärker färbender Zellen bestehende Epithelstreifen ist beiderseits durch eine tief einschneidende Trennungsfurche gegen das höhere, hellere Ektoderm abgegrenzt und kann im Falle einer Hemmungsmißbildung, wie solche von KERMAUNER (1924) erwähnt werden, als schmaler Schleimhautstreifen bestehen bleiben. Normalerweise wird er nach POLITZER (1932) durch das laterale ektodermale Epithel verdrängt, indem sich dieses über ihn median vorwölbt und in der Mittellinie verwächst, während sich gleichzeitig in dieser dichtes Bindegewebe zu einem allmählich höher werdenden Kamm erhebt. Dadurch kommt die besser als Crista perinei zu bezeichnende Raphe am definitiven Damm zustande, der nun ganz von ektodermalem Epithel überzogen ist. Der hintere, vom Urogenitalkanal nun vollständig abgetrennte Teil der als ektodermale Kloake bezeichneten, äußeren Einwölbung bildet die Aftergrube und den Anus mit dem anschließenden Proktodaeum. Die Grenze zwischen ento- und ektodermalem Gebiet läßt sich nach POLITZER (1931, 1932) nun nicht mehr genau feststellen. Eine Störung der

Entwicklungsvorgänge kann auch eine Atresia ani und andere Mißbildungen zur Folge haben [ANDERS (1927)].

Das Epithel des Vorderdarmendes und der Darmrinne besteht bei einem Embryo von 4 Ursegmentpaaren nach STERNBERG (1927) aus mehr oder weniger isoprismatischen Zellen mit fein oxyphil gekörntem Plasma, einer verdichteten Oberflächenzone und kuppenförmigen Fortsätzen, enthält rundliche oder längliche in 1—2 Reihen liegende Kerne, die bei der Mitose an die Oberfläche rücken, und ist durch eine Basalmembran gegen das darunterliegende Gewebe abgegrenzt; an der dorsalen Seite und caudal ist das Epithel niedriger. Der Querschnitt durch das Ende des Vorderdarmes hat bei einem Embryo mit 7 Ursegmentpaaren nach POLITZER (1930) die Form eines Trapezes mit der schmalen Seite ventral, während jener des Hinterdarmes ein auf der Spitze stehendes Dreieck

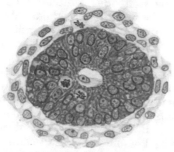

Abb. 8. Querschnitt durch den Dünndarm eines menschlichen Embryos von 11 mm gr. L. Einschichtiges Epithel mit Glykogen und Mitosen. Abgestoßene Epithelzelle im Lumen. ZENKER-D. Häm.-Bests Carmin. Vergr. 410×.

darstellt und von einem breiteren Epithel ausgekleidet ist, dessen Kerne in verschiedener Höhe liegen. An der dorsalen Seite der Darmrinne und des Hinterdarmes ist das Epithel auch bei einem Embryo mit 18 Ursegmentpaaren niedriger als weiter seitlich [POLITZER (1928)]. Der mit dem Dottersack noch in offener Verbindung stehende Darm eines 4 mm langen Embryos mit 30 Ursegmentpaaren besitzt ebenfalls ein besonders in dorso-ventraler Richtung weites Lumen (Abb. 6). Sein einschichtiges, etwas wechselnd hochprismatisches Epithel wird nach hinten niedriger und weist einen feinen Oberflächensaum auf; die Kerne liegen vorwiegend basal, teilweise und besonders während der Mitose näher dem Lumen [PATZELT (1931)]. Dagegen hat der Darm eines 5 mm langen, 5 Wochen alten Embryos infolge des mit der Nabelschleifenbildung beginnenden stärkeren Längenwachstums [FORSSNER (1907), PERNKOPF (1922)] ein viel engeres, vorwiegend rundliches Lumen. Das hochprismatische Epithel ist entgegen vielfachen anderen Angaben auch in diesem und den folgenden Stadien einschichtig [PATZELT sen. (1882), A. FISCHEL (1929), PATZELT (1931)] und die durchschnittlich in zwei Reihen näher der Basis liegenden Kerne rücken bei der Mitose gegen das Lumen, was beweist, daß mindestens die meisten Zellen sich auch durch die ganze Dicke der Epithelschichte erstrecken (Abb. 8). Das Epithelrohr ist von einer mäßig breiten, indifferenten Mesenchymschichte mit den darin sich verzweigenden Gefäßen umgeben und die äußere Oberfläche des nun die typische schlauchartige Gestalt zeigenden Darmes überzieht das einschichtige, isoprismatische Coelomepithel (Abb. 27).

3. Die anatomische Gestaltung des Darmes und die ersten Entwicklungsvorgänge in seiner Wand.

Schon bei 4 mm langen Embryonen läßt das Epithelrohr des Darmes nach PERNKOPF (1922) durch Entstehung von Verengerungen und Erweiterungen, wie auch durch eine leichte ventrale Krümmung als beginnende Ausbildung der Nabelschleife die späteren Abschnitte erkennen.

Das Duodenum zeichnet sich bald durch einen größeren Durchmesser aus und wächst zwar weniger als der übrige Dünndarm, aber doch stärker als die Wirbelsäule in die Länge, wodurch es eine Ausbiegung nach rechts erhält. Wachstumsunterschiede seiner Wand, wie auch die Drehung und schwanzwärts gerichtete Wendung der Nabelschleife bewirken Lageveränderungen mit einer Rotation, die zur endgültigen Gestalt (Abb. 10) und zur teilweisen Verwachsung mit der Leibeshöhlenwand führen [W. Vogt (1917, 1920), Pernkopf (1925)].

Bei einer Länge von 6 mm bildet sich nach Pernkopf (1922) an der ventralen Seite des caudalen Schenkels der in Entwicklung begriffenen Nabelschleife bereits eine ampullenartige Erweiterung, die bei 12 mm langen Embryonen zu einem Divertikel der caudalen Wand nahe dem Schleifenscheitel wird und die Anlage des Blinddarmes mit dem Wurmfortsatz darstellt (Abb. 9). Inzwischen hat sich die Darmschleife bereits zu drehen begonnen und ist bei 10 mm Länge in den Nabelstrang eingetreten, wo ihre beiden Schenkel bei 12 mm langen Embryonen in einer transversalen Ebene liegen, der ursprünglich

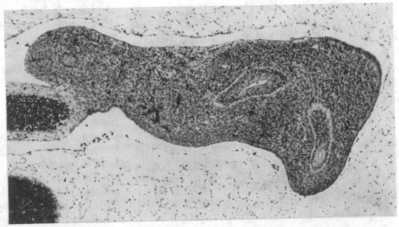

Abb. 9. Darm eines menschlichen Embryos von 13 mm gr. L. Links Querschnitt durch das Ileum, in der Mitte Caecum, rechts Wurmfortsatz. Bouin-H. Eisenhäm.-Eosin. Vergr. 76×.

kraniale rechts, der caudale links (Abb. 10). Die beiden Übergangsbiegungen, die primäre Flexura duodenojejunalis und die primäre Colonflexur befinden sich nahe beieinander. Der in der Bauchhöhle verbleibende Endabschnitt des Darmes bildet die Anlage des Colon descendens, sigmoideum und rectum (Abb. 10), verläuft aber zunächst noch ohne stärkeres Längenwachstum median, annähernd parallel zur Wirbelsäule. Dagegen wächst der Dünndarm innerhalb des Nabelschnurbruches stark in die Länge und bildet nach Pernkopf (1925) vier Schleifen, die sich bei einem Embryo von 30 mm Sch.St.L. zu einem kugelförmigen Konvolut zusammenlegen (Abb. 11). Durch die nun folgende starke Vergrößerung des sagittalen Bauchhöhlendurchmessers werden diese Dünndarmschleifen allmählich in die Bauchhöhle zurückgezogen, worauf bei etwa 40 mm Sch.St.L. die Rückbildung des Bruchsackes folgt, der bei 50 mm Sch.St.L. in der Regel ganz verschwindet [Bardeen (1914) u. a.]. Störungen dieser Vorgänge können zu einem bleibenden Nabelschnurbruch und anderen Lageanomalien führen [Anders (1927)]. Innerhalb der Bauchhöhle führt der Darm nun die zweite Hälfte seiner Drehung um 360⁰ aus und bildet dann in wechselnder Anordnung zwei Pakete von Schleifen [F. P. Mall (1897, 1898), W. Vogt (1917, 1920), Pernkopf (1925), Scammon und Kittelson (1927) u. a.]. Der Blinddarm, der schon im Nabelbruchsack später nahe dem Eingang liegt, gelangt aus diesem zunächst an die Unterseite der Leber und bildet mit dem sich immer mehr abgrenzenden Wurmfortsatz $1\frac{1}{2}$ Windungen. Indem sich dann zwischen ihm und dem bereits verhältnismäßig langen Colon transversum das Colon ascendens ausbildet [R. H. Hunter (1928)], wird der Blinddarm schließlich in die rechte Fossa iliaca geschoben, wobei es auch zu verschiedenen Anomalien kommen kann [Bolk (1902), Anders (1927)]. Damit erhält bei Embryonen von 150—200 mm Sch.St.L. der ganze Dickdarm seine typische Gestalt und durch die Verwachsung seines Gekröses mit der Leibeshöhlenwand ebenso wie die Wurzel des Dünndarmgekröses seine endgültige Lage. Durch abnorme Entwicklung [Anders (1927)] kann es zur Entstehung eines Megalocolon [Wiedekopf (1914), dalla Valle (1919), Viscontini (1921) u. a.] oder eines Mikrocolon [Szenes (1930) u. a.] kommen.

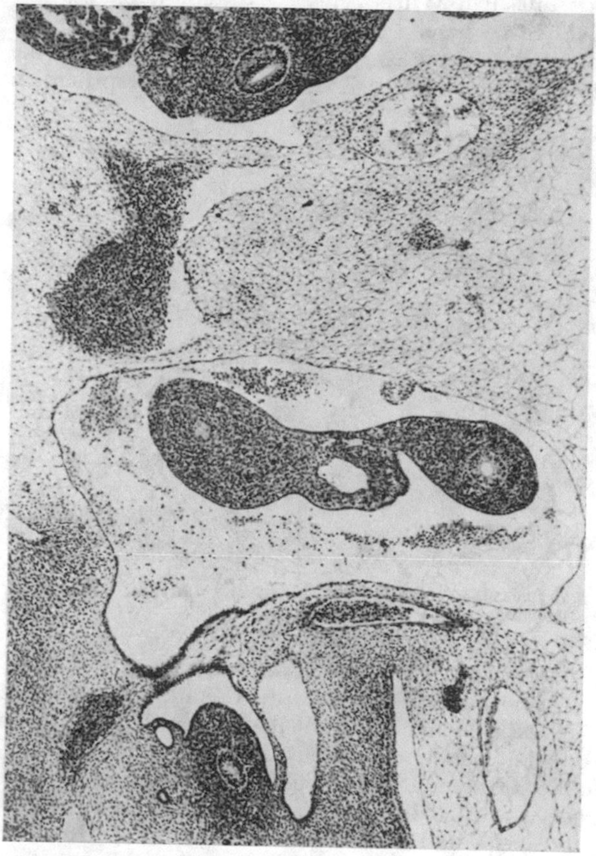

Abb. 10. Darm eines menschlichen Embryos von 8,5 mm gr. L. Oben Duodenum mit verbreitertem Epithel und Gallengang, in der Mitte Nabelschleife mit Dünndarm links und Caecum rechts, unten Rectum. Bouin-Hämat.-Eosin. Vergr. 48×.

Die mit der Ausbildung der Darmwand zusammenhängenden Entwicklungsvorgänge beginnen fast durchwegs am Anfang des Dünndarmes und schreiten gegen sein Ende fort, um sich erst dann über den Dickdarm von dessen Ende und Anfang her auszubreiten. Als Vorbereitung für die Entwicklung des Oberflächenreliefs findet zunächst im Epithel ebenso wie anschließend im darunterliegenden Bindegewebe eine starke Vermehrung der Zellen statt. Dadurch kommt es im Duodenum schon in der 6. Woche zu einer Verbreiterung der Epithelschicht, die in einem nächst dem Magen dorsal und etwas nach rechts gelegenen Gebiet (Abb. 10) am stärksten ist [Anders (1925), Patzelt (1931)]. Hier schieben sich die Epithelzellen zuerst von der zu kleinen Basis gegen das Lumen vor und füllen es dann auch weiter abwärts mehr oder weniger aus, so daß schließlich innerhalb der Epithelmasse, in der auch sekundär Lücken auftreten, nur mehr kleinere und größere, ganz unregelmäßig verteilte und nur teilweise zusammenhängende Hohlräume übrigbleiben (Abb. 12). Das eigentliche Darmlumen wird dabei entgegen den Angaben Schriddes (1908) tatsächlich stellenweise vollständig unterbrochen, wie von Tandler (1900) festgestellt und von Forssner (1907, 1913a, b), F. P. Johnson (1910), Broman (1911), Anders (1925), Pernkopf (1925), Patzelt (1931) und Cho (1931) bestätigt wurde.

Dieser epitheliale Verschluß des Duodenum kann mehr oder weniger vollkommen schon bei 7 mm langen Embryonen [Patzelt (1931)], nach Treutler

(1931) sogar bei einer Länge von 5 mm eintreten und bei 13—16 mm langen Embryonen finden sich in dem bereits stark gebogenen Duodenum ober- und unterhalb der Gallengangmündung scheinbar regelmäßig vollkommen solide Stellen (Abb. 13). Zur Bildung eines wirklichen Syncytium, wie ANDERS (1925) meint, kommt es dabei nicht, da die Zellgrenzen im Epithel nirgends vollständig verschwinden. Sowohl der Grad, wie auch die Ausdehnung und Dauer dieser Epithelwucherung, die sich allmählich vom Anfang des Duodenum bis auf jenen des Jejunum fortsetzt, wechseln etwas und in gleicher Richtung bildet sich danach wieder ein voll-

ständiges Lumen aus, indem die Hohlräume sich vergrößern und mitein-ander verschmelzen. Dies beginnt im oberen Duo-denum bereits bei 16 mm langen Embryoncn und bei einer Länge von 30,5 mm ist entsprechend den Angaben FORSSNERs (1907) ein Epithelver-schluß normalerweise auch tiefer nicht mehr vorhanden. Nekrobioti-sche Prozesse spielen bei seiner Lösung entgegen der Annahme von AN-DERS (1925) keine nen-nenswerte Rolle, da nur ausnahmsweise größere Epithelgruppen, die den Zusammenhang mit dem Bindegewebe verloren haben, zugrunde gehen [PATZELT (1931)]. Zu-nächst bleiben aber stel-lenweise noch Epithel-brücken, Buchten und kleine Zysten zurück (Abb. 14) und wenn in die epithelialen Scheide-wände vorzeitig Bindege-webe hineinwächst, kann

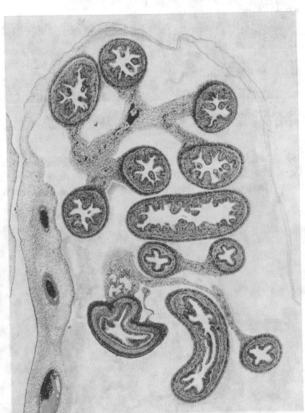

Abb. 11. Darm im Nabelbruch eines menschlichen Embryos von 33,5 mm Sch.-St.-L. Oben Jejunum, unten Ileum, links Mündung in das Caecum, das nach rechts in den Wurmfortsatz übergeht. Alc.-Form.-H.-Eisenhämat.-Eosin. Vergr. 19×.

aus dem vorübergehenden epithelialen Verschluß eine dauernde Atresie werden [TANDLER (1900), FORSSNER (1913b), ANDERS (1927)], die im Duo-denum verhältnismäßig häufiger vorkommt [FUHRMANN (1915), COCKAYNE (1917), WAGSTAFFE (1924), RALSTON (1925), WAKELEY (1930), BATINI (1931) u. a.]. Meist dürften solche dauernde Verschlüsse aber einen anderen Ursprung haben, da sie auch in den tieferen Darmabschnitten vorkommen [FOWLER (1914), VESZPRÉMI (1914), HELLSTEN und HOLMDAHL (1923), TOBECK (1925), PATRY (1926), VALLOIS, COLLE, DI CARRERA, GUIBAL und CHAPTAL (1927), HAHN (1928), HENNES (1929), MONTPELLIER und EZES (1930), POPPER (1930), ANTONOW (1931), BRÜCKNER (1934) u. a.], während es eine das Lumen zeitweilig verschließende Epithelwucherung beim *Menschen* nur im Anfang des Dünndarmes gibt.

Ein vorübergehender Epithelverschluß des Duodenum wurde von TANDLER (1900) auch bei *Ratten* und *Meerschweinchen*, und gleichzeitig von FILIMOWSKI (1900) beim

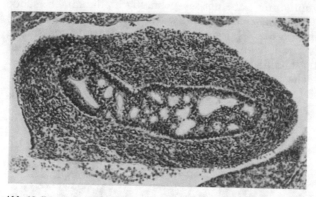

Hunde festgestellt, während es nach FORSSNER (1907) beim *Igel* nur zu einer Wucherung des Epithels mit Verengerung des Lumens und auch bei *Katze* und *Kaninchen* zu keiner vollständigen Obliteration kommt. Eine Neigung hiezu besteht nach FORSSNER (1907) auch bei niederen *Wirbeltier*klassen an verschiedenen Stellen des Darmkanales, so bei *Vögeln* im Oesophagus und Colon,

Abb. 12. Längsschnitt durch das Duodenum eines menschlichen Embryos von 15 mm gr. L. Epithelialer Verschluß des Lumens mit kleinen Lücken. BOUIN-Hämat.-Eosin. Vergr. 83×.

bei *Reptilien* nur in ersterem und bei *Selachiern* im Oesophagus und in dem Darmabschnitt zwischen Spiralklappe und Rectaldrüse. Bei dem Tiefseefisch *Gastrostomus Bairdii* fand NUSBAUM-HILAROWICZ (1915) das Lumen im

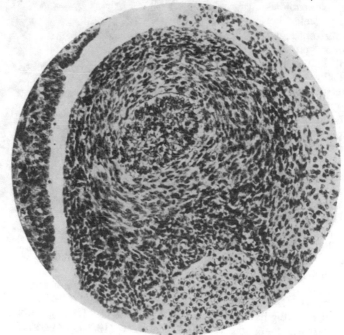

Abb. 13. Querschnitt durch das Duodenum eines menschlichen Embryos von 13 mm gr. L. Vollständiger epithelialer Verschluß des Lumens. BOUIN-Hämat.-Eosin. Vergr. 232×.

vorderen Mitteldarm durch Verwachsung gegenüberliegender Schleimhautfalten zu Septen in mehrere nebeneinander befindliche Hohlräume geteilt.

Im übrigen Dünndarm des *Menschen* führt die Vermehrung der Epithelzellen nur zu einer allmählich bis an sein Ende fortschreitenden Verbreiterung des Epithels mit Anordnung der Kerne in mehreren Reihen und ebenso erscheint in der 9. Woche die Epithelschicht des ganzen Dickdarmes verbreitert, wo die Zellvermehrung bei 7 mm langen Embryonen am Anfang und Ende beginnt (Abb. 8). Ähnlich wie im Duodenum, aber in viel geringerem Ausmaße, kann es dabei auch im anschließenden Jejunum, am Ende des Ileum, im Caecum, Wurmfortsatz und am Ende des Rectum zum Auftreten kleiner Zysten innerhalb der Epithelschichte kommen [LEWIS (1911), F. P. JOHNSON (1913), PERNKOPF (1928), PATZELT (1931)], wie dies auch an anderen Stellen, z. B. im Magen [PLENK (1931)], beobachtet wurde. Das Lumen wird zwar stellen-

weise, besonders im mittleren Dickdarm, außerordentlich eng und am Ende des Rectum kann es wohl gelegentlich zu einer vorübergehenden Epithelverklebung kommen [KOLLMANN(1898,S.351),KEIBEL (1896), CHWALLA (1927), POLITZER (1931)], ein ähnlicher Verschluß des Lumens wie im Duodenum aber tritt entgegen den Angaben von KREUTER (1905, 1909, 1913) und LIVINI (1913) normalerweise weder im tieferen Dünn- noch im Dickdarm ein [F. P. JOHNSON (1910), PERNKOPF (1928), PATZELT

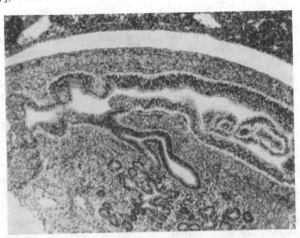

Abb. 14. Längsschnitt durch das Duodenum eines menschlichen Embryos von 21 mm Sch.-St-.L. Mündung des Ductus choledochus mit dem Ductus pancreaticus major. Alc.-Form.-D. Häm.-Eosin. Vergr. 73×.

(1931)]. In der Kloake kommt bei manchen Säugetieren nach POLITZER (1934) eine Verklebung regelmäßig vor.

Nur um weniges später als im Epithel beginnt auch unmittelbar unter diesem im Bindegewebe eine starke Vermehrung der Zellen, die ebenfalls vom Anfang des Dünndarmes nach abwärts fortschreitet. Es entsteht dadurch bereits bei Embryonen von 13,5 mm Länge eine aus besonders zahlreichen längsgestellten Zellen bestehende Schichte, die von der Basis des Epithels bis zu den in der Mitte der mesenchymalen Wand verlaufenden Gefäßen reicht und in der 9. Woche im ganzen Dünndarm vorhanden ist (Abb. 13). Eine gleichartige Schichte entsteht auch im Dickdarm durch die bei 17 mm langen Embryonen an seinen beiden Enden beginnende Vermehrung der hypoepithelialen Mesenchymzellen. Mit der Vergrößerung der Oberfläche während der Ausbildung von Zotten verschwindet diese Schichte in der 9. und 10. Woche wieder, indem die Zellen mehr auseinander rücken, ebenso wie in dem überziehenden Epithel, dessen Kerne sich dabei allmählich in einer mittleren, später basalen Reihe anordnen.

Schon I. F. MECKEL (1817) und später besonders v. LANGER (1887) haben auf die Ähnlichkeit des Schleimhautreliefs im embryonalen Dünn- und Dickdarm hingewiesen, zugleich aber hervorgehoben, daß die in beiden Abschnitten sich entwickelnden Zotten im Dünndarm schlanker, im Dickdarm niedriger sind. Über die entwicklungsmechanischen Vorgänge bei der Ausbildung des ganzen Schleimhautreliefs wurden die verschiedensten Ansichten vertreten. Nach BARTH (1868) und BRAND (1877) sollte das emporwachsende Bindegewebe nicht nur die Zotten, sondern durch deren teilweise Verbindung auch die Krypten und selbst die BRUNNERschen Drüsen bilden. Dagegen ließ VOIGT (1899) alle diese Gebilde ohne Beteiligung des Bindegewebes nur dadurch zustande kommen, daß das Epithel die zuvor glatte Oberfläche zerklüftet. Nach Baginsky (1882) entstehen die Krypten wie die Brunnerschen Drüsen ausschließlich durch sprossendes Eindringen des Epithels, das nach Lambertini (1929) auch im Darm durch den von Rufini angenommenen „sticotropismo" auf die selbständig wachsende mesenchymale Grundlage einen formgebenden Einfluß ausübt. Eine Beteiligung beider Gewebe an der Ausbildung des Schleimhautreliefs im Dünn- und Dickdarm haben schon Koelliker (1879), Patzelt sen. (1882), O. Schultze (1897) und v. Nagy (1912) angenommen. Trotz einer gewissen Übereinstimmung in der Art der Schleimhautentwicklung besteht aber zwischen beiden Darmabschnitten von Anfang an auch ein wesentlicher Unterschied. Während im Dünndarm die Zottenbildung vom Mesenchym ausgeht und das Epithel sich erst später bei der Anlage der Krypten beteiligt, werden im Dickdarm Krypten und Zotten gleichzeitig zuerst innerhalb des Epithels angelegt, worauf dann das eindringende Bindegewebe die Zottenanlagen weiter gegen das Darmlumen vorwölbt [Patzelt (1931), wie bei der genaueren Beschreibung in den folgenden Abschnitten gezeigt wird.

Von vielen Autoren [I. F. Meckel (1817), Berry (1900), Hilton (1900, 1902), Forssner (1907), Bujard (1909), Broman (1911), Pernkopf (1925), Cho (1931), Hara (1931)] wurde angenommen, daß die Zotten durch Zerteilung von Längsfalten entstehen, da solche im Darm niederer und selbst höherer *Wirbeltiere* mitunter allein vorkommen und teilweise auch Übergangsformen zu Zotten bilden, oder sich in solche fortsetzen. v. Nagy (1912) meint, daß im Dünn- und Dickdarm durch die Faltenbildung zunächst unregelmäßige Erhebungen entstehen, die in ersterem bei der raschen Oberflächenvergrößerung immer mehr voneinander getrennt werden, so daß sich dann einzelne Zotten erheben. Cremer (1921) findet in Übereinstimmung mit den von Jacobshagen (1929) auf Grund zahlreicher vergleichender Untersuchungen vertretenen Ansichten, daß sich die Zotten an den die Gefäße gegen Druck und Zug schützenden Ecken eines Faltennetzes entwickeln. Gegen einen Zerfall von Falten in Zotten haben sich besonders F. P. Johnson (1910, 1913) beim *Menschen,* Mathis (1928) bei *Fledermäusen* und Clara (1928) bei *Vögeln* ausgesprochen. M. Heidenhain (1911) meint umgekehrt, daß die Leistenbildung der Darmschleimhaut höherer *Wirbeltiere* überhaupt sekundär durch mangelnde Trennung vorhandener Zottenanlagen entstanden ist und A. Fischel (1929) betont mit Recht, daß letztere im größten Teil des menschlichen Dünndarmes vor den Falten erscheinen. Im oberen Dünndarm bilden die Zotten, deren Entwicklung im folgenden Abschnitt besprochen wird, erst in der 9.—10. Woche vorübergehend längs oder etwas schräg verlaufende Reihen und im Ileum entwickeln sie sich nicht aus Falten, sondern in parallelen Reihen auf den 3—4 niedrigsten Längsfalten, die hier schon vor ihnen in der 8. und 9. Woche, zunächst als Verbreiterungen des Epithels, dann auch des Mesenchyms erscheinen (Abb. 11) und mit der Vergrößerung der Darmoberfläche in der 12.—14. Woche allmählich wieder verschwinden. Ebenso werden im Dickdarm schon in der 9.—11. Woche zunächst nur vom Epithel, dann auch vom Mesenchym 3—4 Längswülste gebildet, worauf sich erst die Krypten und Zotten in Reihen parallel zu diesen, und zwar auf den Erhebungen rascher als zwischen ihnen, entwickeln, doch verschwinden die Falten auch hier während des Oberflächenwachstums in der 12. und 13. Woche ohne weitere Beteiligung an der Zottenentwicklung [Patzelt (1931)], die später (S. 50ff.) beschrieben wird.

4. Die Histogenese des Dünndarmes.

Die Zotten des Dünndarmes werden nicht, wie Sacerdotti (1894), F. P. Johnson (1910) und Lewis (1911) angeben, zunächst als Verdickungen des

Epithels angelegt, das im ganzen durch die vorausgehende Zellvermehrung stark verbreitert ist, sondern an der schon zuvor etwas uneben gewordenen Grenze gegen das Bindegewebe beginnen sich bei 18 mm langen Embryonen am Anfang des Dünndarmes kleine dichte An-sammlungen mesenchymaler Zellen zu bilden (Abb. 15), die das Epithel immer mehr einbuchten und es bald auch gegen das Darmlumen vorwöl-ben. Dabei können die teil-weise unregelmäßige Kerne zeigenden Mesenchymzellen so-gar ein wenig zwischen die Enden der Epithelzellen ein-dringen (Abb. 16). Von Anfang an finden sich in diesen binde-gewebigen Zapfen Blutgefäße [FORSSNER (1907), H. M. EVANS (1911), v. NAGY (1912), LAMBER-TINI (1929)], die bei der Bildung von Falten und Zotten im Darm überhaupt eine wichtige Rolle spielen, wie schon v. LANGER (1887) und JACOBSHAGEN (1929)

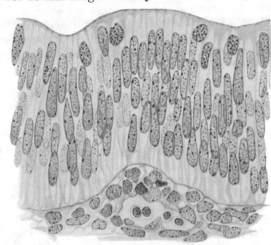

Abb. 15. Zottenanlage aus dem Jejunum eines menschlichen Embryos von 21 mm Sch.-St.-L. Unter dem Epithel Ansammlung mesenchymaler Zellen und ein Gefäß mit roten Blutkörperchen. Alc.-Form.-D. Häm. Vergr. 665×.

festgestellt haben und besonders eingehend bei der *Maus* von SPANNER (1931a, b) beschrieben wurde. Vielleicht geben die Gefäße sogar den ersten lokalen Anstoß zur Entwicklung von Zotten, in denen sie (Abb. 17) sich auch gleich zu ver-zweigen beginnen [PATZELT (1930, 1931)]. Auf ähnliche Weise entstehen die

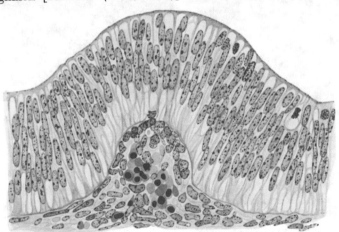

Abb. 16. Anwachsende Zotte aus dem Jejunum eines menschlichen Embryos von 21 mm Sch.-St.-L. Blutgefäße in einer dichten Ansammlung mesenchymaler Zellen, die gegen das Epithel vordringen. Alc.-Form.-H. Eisenhäm.-Eosin. Vergr. 443×.

Zotten nach v. PAP (1933) auch beim *Huhn* und nach MAZZANTI (1935) beim *Meerschweinchen.*

Diese Zottenanlagen breiten sich beim *Menschen* in der 8.—10. Woche allmäh-lich bis an das Ende des Dünndarmes aus und in gleicher Weise entstehen neue Zotten zwischen den älteren, die rasch wachsen und bereits im 4. Monat eine Länge von 0,5 mm erreichen (Abb. 29). In der Spitze der Zotte bilden die Gefäße mehrere Schlingen und die Epithelzellen rücken zunächst an dieser, dann auch tiefer immer mehr auseinander, wobei die ganze Epithelschichte etwas schmäler wird und die Zellkerne sich in einer Reihe nahe der Mitte, später aber an der Basis anordnen. Der zunächst am stärksten wachsende Spitzenteil der Zotte ist damit im wesentlichen fertig ausgebildet und das Wachstum vollzieht sich weiterhin langsamer interstitiell und hauptsächlich im basalen Abschnitt, wo Epithel und Mesenchym noch eine dichtere Beschaffenheit haben. Dabei verbreitern sich die Zotten zugleich an der Basis, bekommen statt der zunächst fingerförmigen eine mehr oder weniger blattförmige Gestalt [v. Langer (1887)] und stellen sich, offenbar in Verbindung mit dem Dickenwachstum des ganzen Darmrohres, quer zu seiner Längsachse. Am längsten sind die Zotten in der Mitte des Dünndarmes (Abb. 18), wo sie bei der Geburt 720 μ messen, also ungefähr halb so lang sind, wie beim Erwachsenen. Glatte Muskelfasern, die sich aus indifferenten Zellen des Stromas entwickeln und

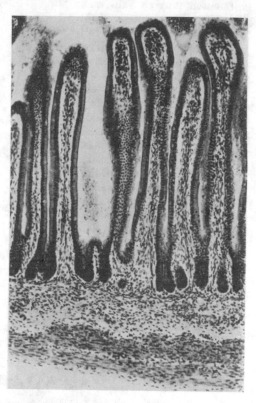

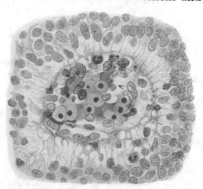

Abb. 17. Ähnliches Entwicklungsstadium einer Zotte wie in Abb. 16 aus dem Jejunum eines menschlichen Embryos von 21 mm Sch.-St.-L. Flachschnitt durch das Epithel mit Mesenchymzapfen und Blutgefäßen. Alc.-Form.-D. Häm.-Eosin. Vergr. 474×.

Abb. 18. Längsschnitt durch das Jejunum eines menschlichen Embryos von 430 mm Sch.-F.-L. Lange Zotten mit einzelnen glatten Muskelfasern und kurze Krypten, die sich durch Spaltung vermehren. Alc.-Form.-D. Häm.-Eosin. Vergr. 76×.

nur teilweise mit der viel früher auftretenden Muscularis mucosae zusammenhängen, erscheinen in den Zotten erst in der 26. Woche und bleiben bis zur Geburt spärlich [Bien (1913), Patzelt (1931)].

Entsprechend dem Flächenwachstum des Darmes findet zunächst, wie auch Berry (1900) und v. Nagy (1912) festgestellt haben, noch eine starke Vermehrung der Zotten durch Bildung neuer Anlagen statt, die später spärlicher werden, doch kommen selbst zur Zeit der Geburt noch kürzere, am Ende breitere und dichtere Zotten zwischen weiter ausgebildeten vor. Auf gleiche Weise dürfte, wie bereits Baginsky (1882) im Gegensatz zu v. Langer (1887) angenommen hat, die Zahl der Zotten neben ihrer Größe selbst nach der Geburt noch zunehmen, wofür auch die Befunde M. Heidenhains (1911) bei jungen *Katzen* und Spanners (1931) bei jungen *Mäusen* sprechen. Dabei scheint es vorzukommen, daß sich Zotten früher oder später während ihres Längenwachstums teilen und dann zwei, oder selbst mehr kürzere oder längere Spitzen aufweisen. Ob solche verzweigte Zotten, die besonders in älteren Entwicklungsstadien häufiger vorkommen, auch durch nachträgliche Spaltung entwickelter Zotten von der Spitze gegen die Basis im Sinne der Teilkörpertheorie entstehen können, wie BERRES (1837) und M. HEIDENHAIN (1911, 1921, S. 140f.) glauben, während dies von CLARA (1927) bei *Vögeln* nur für die Zottenanlagen angenommen wird, scheint zweifelhaft, da dieser Vorgang jedenfalls nicht der normalen Entwicklung entspricht [PATZELT (1931)]. MATHIS (1928) führt solche scheinbare Mehrlingsbildungen bei *Fledermäusen* auf ungleichmäßige Verwachsung zurück. PETRILLI (1904) will bei 6 Monate alten menschlichen Embryonen Zotten gefunden haben, die ausschließlich an der Spitze miteinander anastomosieren.

Die Entstehung der Krypten des Dünndarmes wurde im Sinne der früher (S. 27f.) besprochenen Ansichten der Autoren über die Entwicklung des Schleimhautreliefs auf verschiedene Weise erklärt. Während KOELLIKER (1852), BAGINSKY (1882), KOLLMANN (1898), F. P. JOHNSON (1910), LEWIS (1911), CREMER (1921) und LAMBERTINI (1929) sie hauptsächlich als hohle Ausstülpungen des Epithels in die Schleimhaut hinein entstehen lassen, nehmen BRAND (1877) und v. LANGER (1887) an, daß sie durch das Emporwachsen von Scheidewänden zwischen den an der Basis verbreiterten Zotten gebildet werden, was nach BAGINSKY (1882) und v. NAGY (1912) nur zu ihrer Verlängerung beiträgt. Die erste Anlage der Krypten erfolgt im Dünndarm jedenfalls wesentlich anders als im Dickdarm und beginnt im oberen Abschnitt eigentlich schon in der 8. Woche, indem das seinen ursprünglichen Charakter noch behaltende Epithel mit mehreren Kernreihen an der Basis der Zotten ganz allmählich durch deren zunehmende Zahl und in der 9.—11. Woche durch die Bildung von Verbindungsfältchen zwischen ihnen zu rundlichen, gegen das Bindegewebe sich vorwölbenden Gruppen angeordnet wird, die in der 12. Woche zwischen den unregelmäßigen, teilweise netzartig zusammenhängenden Leisten, kleine, in quer stehende Furchen übergehende Grübchen bilden (Abb. 19). Von Anfang der 13. Woche an dringen die Kryptenanlagen in Form von Knospen mit engem Lumen ein wenig in die Tiefe, wie dies auch KULL (1925) und v. PAP (1933) beim *Huhn* beschreiben, und erreichen so eine Länge von 50—90 μ (Abb. 20). Da die größeren Gefäßverzweigungen auch weiterhin in der Mitte zwischen der Ringmuskulatur und den Kryptenenden liegen, die im Duodenum bereits in der 12. Woche zum Ausgangspunkt von BRUNNERschen Drüsen werden und in der 17. Woche auch schon einzelne PANETHsche Zellen enthalten, und da in der 19. Woche durch die unmittelbar unter den Krypten auftretende Muscularis mucosae die Grenze gegen die Submucosa festgelegt wird, kann das Wachstum der Krypten schon um diese Zeit nicht mehr, wie bei den BRUNNERschen Drüsen, durch sprossendes Eindringen erfolgen. Ihre Verlängerung wird vielmehr durch interstitielles Wachstum bewirkt und außerdem wird durch Verbindungsfalten zwischen den Zotten auch ein Teil des Übergangsgebietes in die Krypten einbezogen. Auf diese Weise erreichen die Krypten, über deren Maße BAGINSKY (1882), F. P. JOHNSON (1910) und PATZELT (1931) Angaben machen, im Duodenum bis zur Geburt eine Länge von 180 μ, während sie im tieferen Dünndarm die längste Zeit nur kleine Grübchen an quergestellten Furchen darstellen und auch bei der Geburt mit 100 μ noch nicht einmal halb so lang sind, wie beim Erwachsenen.

Schon in der 12. Woche beginnt die Vermehrung der Dünndarmkrypten durch Spaltung älterer Anlagen, die zur Zeit des stärksten Wachstumes des Darmes besonders rege ist und in etwas verringertem Maße auch während der späteren Entwicklung noch stattfindet. Dabei bilden sich zunächst seitliche

Knospen am Grunde der Krypten oder mitunter auch etwas höher und gerade an diesen Epithelsprossen zeigt sich deutlich, daß die Krypten des Dünndarmes im Gegensatz zu jenen des Dickdarmes, wie auch A. Fischel (1929) angibt, ein wenig in die Tiefe wachsen; dann werden diese neuen Krypten durch empor-wachsende mesenchymale Scheidewände von der Stammkrypte meist bis zur Mündung abgespalten, was neben anderen Autoren schon Baginsky (1882) und v. Nagy (1912) festgestellt haben. Dieser Vermehrungsvorgang stimmt also vollkommen mit der typischen Entwicklung der Krypten überein. Bilden sich auf solche Art an einer Krypte gleichzeitig mehrere neue, dann bekommt sie vorübergehend ein verzweigtes Aussehen, und wenn die Spaltung unterhalb

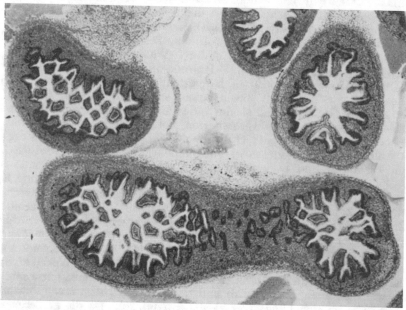

Abb. 19. Tiefere Jejunumschlingen eines menschlichen Embryos von 60 mm Sch.-St.-L. Zotten und Krypten, rechts oben ein Divertikel. Alc.-Form.-D. Häm.-Eosin. Vergr. 32×.

der Mündung stehen bleibt, kann sie es auch dauernd behalten. Mitunter ent-wickelt sich eine solche knospenförmige Anlage überhaupt nicht weiter und wird später zu einem Grübchen mit Panethschen Zellen an der Seite der ursprüng-lichen Krypte, wie in der Abb. 86 zu sehen ist [Patzelt (1931)]. Auf gleiche Weise nimmt die Zahl der Krypten, wie Baginsky (1882) angibt, auch nach der Geburt noch beträchtlich zu.

Während die breiten niedrigen Längsfalten im Ileum von Embryonen aus der 8.—13. Woche, wie früher (S. 28) ausgeführt wurde, mit der Ausbildung des Schleimhautreliefs allmählich verschwinden, treten hier um den 7. Monat über größeren Gefäßen wieder Längsfalten auf, die auch von Bloch (1903) erwähnt werden, deren Höhe aber hauptsächlich vom Kontraktionszustand ab-hängt. Die Plicae circulares sind nach I. F. Meckel (1817), Stracker (1909), Pernkopf (1925) im 6. Monat anatomisch sichtbar, beginnen sich aber nach Delamare (1903), F. P. Johnson (1910), Lewis (1911) und Patzelt (1931) am An-fang des Dünndarmes schon in der 13. Woche durch Verbreiterung des Mesenchyms über größeren Gefäßen zu entwickeln und erreichen bei 5 Monate alten Embryonen nach Bloch (1903) bereits eine Höhe von 1—2 mm; sie breiten sich allmählich nach abwärts aus, wobei sie im tieferen Dünndarm nach Cremer (1921) teils quer, teils längs verlaufend ein Netz bilden, ähnlich wie vorübergehend auch, im Dickdarm. Bei der Geburt entspricht ihre Höhe im Duodenum nach BA-GINSKY (1882) bereits der dreifachen Dicke der Darmwand. Für ihre Ausbildung ist, wie auch JACOBSHAGEN (1929) meint, vor allem der Verlauf der in der Submucosa sich ausbreitenden Gefäße bestimmend.

Bei Beginn seiner Entwicklung weist der Dünndarm, wie früher (S. 22) beschrieben wurde, ein aus zunehmend dichter gedrängten, hochprismatischen Zellen bestehendes Epithel auf, dessen Kerne sich allmählich in mehreren Reihen anordnen. Der schon zuvor an seiner Oberfläche sichtbare feine Saum läßt bereits bei 7 mm langen Embryonen kleine Knötchen erkennen, verbreitert sich dann und erscheint bei einem Embryo von 21 mm Sch.St.L. als Stäbchensaum, der in der 20. Woche jenem des Erwachsenen vollkommen gleicht (Abb. 22).

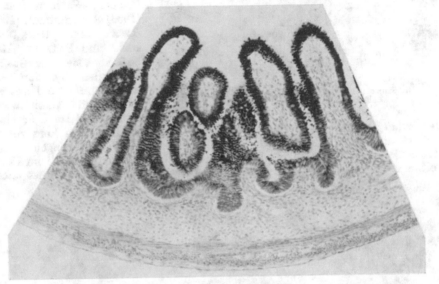

Abb. 20. Querschnitt durch den Dünndarm eines menschlichen Embryos von 92 mm Sch.St.L. Lange Zotten, deren Epithel sehr reich an Glykogen ist, und kurze Krypten, deren Epithel weniger Glykogen enthält. Alc.-abs.-D. Häm.-Bests. Carmin. Vergr. 103×.

Manche Zellen zeigen aber in der 8. und 9. Woche, ähnlich wie dies von der 15. Woche an mitunter in den Krypten zu sehen ist, an der Oberfläche kleine Fortsätze und Bläschen, als ob sie sezernieren würden. Während der Ausbildung der Zotten rücken die Epithelzellen zunächst an der Spitze, dann auch tiefer allmählich auseinander, wobei sich ihre Kerne in einer mittleren, später basalen Reihe anordnen; dasselbe vollzieht sich mit der anschließenden Ausbildung der Krypten auch in dem länger seinen ursprünglichen Charakter bewahrenden Epithel zwischen den Zotten.

Von Anfang an ist das Epithel des Dünndarmes reich an Glykogen (Abb. 8), das dann an den Zotten nach abwärts und in den Krypten gegen deren Grund immer mehr abnimmt (Abb. 20, 56) und später teilweise in den Intercellularlücken des Oberflächenepithels (Abb. 34) zu liegen scheint [PATZELT (1931)]. Nach MARUYAMA (1928) nimmt der Glykogengehalt des Darmepithels bei Säugerembryonen mit langsamer Entwicklung, wie dem *Meerschweinchen*, allmählich zu, bei solchen mit rascher Entwicklung, wie beim *Kaninchen* und *Hund*, ab. Das Darmepithel menschlicher Embryonen enthält ferner nach ARIMA (1927) Vacuolen und fadenförmige Gebilde, nur selten aber Körnchen und Stäbchen. An den Zottenspitzen des Ileum finden sich von der 14. Woche an im Epithel teils bräunliche, teils stark oxyphile Körner und Schollen, deren Menge und Größe weiterhin zunimmt. Während solche Einschlüsse im oberen Dünndarm ganz fehlen und an seinem Ende etwas spärlicher sind, füllen sie im größten Teil des Ileum vom 4.—7. Monat fast das ganze Zottenepithel (Abb. 21) und an den Zottenspitzen, wo sie am reichlichsten vorhanden sind, bleiben sie bei dem allmählichen Schwund gegen die Geburt

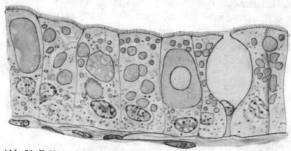

hin auch am längsten erhalten. Tobeck (1925) findet sie auch unterhalb einer Atresie und hält sie für in den Epithelzellen eingedickten Schleim. Nach A. Schmidt (1903), J. E. Schmidt (1905), Parat (1921, 1922, 1923, 1924) und Patzelt (1931) bestehen sie aus Stoffen, die aus dem Meconium resorbiert wurden und aus verschlucktem Amnionwasser stammen. Im Dünndarm

Abb. 21. Zottenepithel aus dem Dünndarm eines Embryos von 340 mm Sch.St.L. Saumzellen mit Meconiumeinschlüssen und Becherzelle. Zenker-D. Häm.-Eosin. Vergr. 965×.

des *Hundes* beginnt dieser Prozeß nach J. E. Schmidt (1905) erst kurz vor der Geburt und geht 14 Tage nach dieser zu Ende. Als Veränderungen bei der ersten Nahrungsaufnahme hat Croussé (1928) bei der weißen *Ratte* im Darmepithel eine Verlängerung der Zellen, eine Aufwärtsbewegung des Kernes infolge

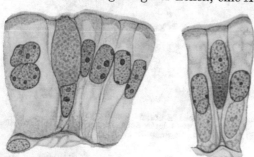

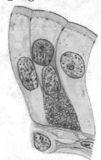

Abb. 22. Zottenepithel aus dem Dünndarm eines menschlichen Embryos von 33,5 mm Sch.St.L. Links Saumzelle mit 2 Kernen, rechts Entwicklungsstadium einer Becherzelle mit Schleim unterhalb des Kernes. Alc.-Form.-Azan. Vergr. 1138×.

Abb. 23. Basalgekörnte Zelle im Zottenepithel eines menschlichen Embryos von 60 mm Sch.St.L. Alc.-Form.-D. Häm.-Eosin. Vergr. 900×.

Schwundes eines eiförmigen Körpers in der Mitte der Zelle, eine Zunahme länglicher Plastosomen an der Oberfläche und nahe dieser das Auftreten von Vakuolen, wahrscheinlich als Folge der Verdauungstätigkeit, festgestellt.

Becherzellen, deren Auftreten von J. E. Schmidt (1905) und v. Nagy (1912) in den 3. Monat verlegt und von Sacerdotti (1894) beim *Schwein* eingehend beschrieben wurde, beginnen sich im menschlichen Jejunum schon in der 9. Woche durch Ausbildung von Schleim in einzelnen Epithelzellen (Abb. 22) zu entwickeln [Patzelt (1931), Clara (1934)] und bekommen allmählich das typische Aussehen; sie breiten sich dann, an Zahl zunehmend, rasch weiter aus. Ihre Menge ist später an den Mündungen der Krypten am größten und nimmt gegen das Ende des Dünndarmes zu, ist aber besonders groß an der Mündung des Ductus choledochus und pancreaticus minor (Abb. 151), während sich über Follikeln besonders wenig Becherzellen finden.

Gelbe, basalgekörnte Zellen beginnen sich nach den Befunden von CORDIER (1926), PATZELT (1931), CLARA (1934) und FRIEDMANN (1934) in der 12. Woche zwischen den Zotten und vereinzelt auch höher an diesen im ganzen Dünndarm, wie gleich anschließend auch im Dickdarm, aus Epithelzellen zu entwickeln (Abb. 23), indem sich an der verbreiterten Basis unter dem etwas in die Höhe gerückten Kern zunächst das Plasma verdichtet; hierauf treten in diesem immer mehr feine Körnchen auf, die sich zunächst blaß, dann kräftig mit sauren Farbstoffen färben, mit chromhaltigen Fixierungsflüssigkeiten bräunen, nach CLARA (1934) auch die Silber- und Diazoreaktion geben und, wie dieser Autor bestätigt, nach Fixierung in Alkohol-Formalin gut erhalten bleiben [PATZELT (1931)], während sie in den letzten Embryonalmonaten, ebenso wie nach HAMPERL (1925b) beim Erwachsenen, von alkoholischen Gemischen gelöst werden. Die gelben Zellen stammen somit vom Entoderm und wandern nicht aus den Nerven [DANISCH (1924)] oder dem Bindegewebe [KULL (1925)] ein, was auch SCHACK

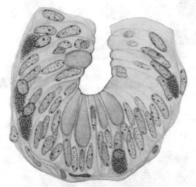 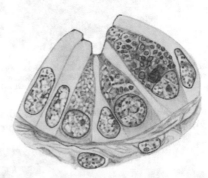

Abb. 24. Krypte aus dem Dickdarm eines menschlichen Embryos von 92 mm Sch.St.L. Becherzellen und basalgekörnte Zellen. ZENKER-D. Häm.-Eosin. Vergr. 587×.

Abb. 25. Grund einer Krypte aus dem Dünndarm eines menschlichen Embryos von 230 mm Sch.F.L. PANETHsche Körnerzellen in Entwicklung. ZENKER-Azocarmin-MALLORY. Vergr. 1200×.

(1932) und andere Autoren nicht bestätigen konnten. Unmittelbare Beziehungen der gelben Zellen zu Blutcapillaren, wie PARAT (1924) angibt, oder zu Wanderzellen, wie TÖRÖ (1931) glaubt, lassen sich nicht feststellen, und sie treten entgegen der Meinung dieses Autors auch zweifellos schon vor Beginn der Sekretion des Pankreas auf. Sie sind später hauptsächlich in den Krypten zahlreich vorhanden und können sogar Gruppen bilden (Abb. 24). Besonders reichlich finden sie sich an den Anlagen der BRUNNERschen Drüsen, während sie sich später mehr vereinzelt an der Peripherie der verzweigten Schläuche ausbreiten. Auch im Gallen- und Pankreasgang kommen bereits in der 13. Woche gelbe Zellen vor.

Viel früher als BLOCH (1903), J. E. SCHMIDT (1905), L. FISCHL (1910) und LEWIS (1911) angeben, treten auch schon PANETHsche Zellen auf. Bereits in der 17. Woche finden sich nach PATZELT (1931) und CLARA (1934) im Duodenum am Grunde der Krypten Zellen mit verhältnismäßig groben oxyphilen Körnern oberhalb des Kernes und daneben als Entwicklungsstadien Zellen, in denen die Körnchen erst angedeutet sind (Abb. 25) oder mitunter nur das Plasma auffallend oxyphil gefärbt ist. Die PANETHschen Zellen entstehen also nicht, wie KULL (1911) nach Befunden bei *Mäusen* und bei einem 7 Monate alten menschlichen Embryo glaubt, durch allmähliche Umwandlung eines Teiles der Becherzellen, sondern aus noch undifferenzierten Epithelzellen, die zuerst durch ihre hellere Beschaffenheit auffallen und sich zunächst noch mitotisch vermehren können. Sie kommen außer am Grunde der Krypten, die sie ausnahmsweise noch etwas in die Muscularis mucosae hinein verlängern können, vereinzelt auch höher in diesen vor. Während die Panethschen Zellen am Anfang des Dünndarmes langsam an Zahl zunehmen, treten sie allmählich

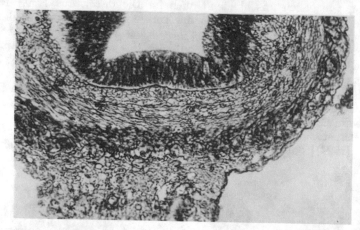

Abb. 26. Querschnitt durch das Ileum eines menschlichen Embryos von 30,5 mm Sch.St.L. Argyrophile Fasern als Basalmembran, in den beiden Zonen der mesenchymalen Schichte und in der Muskelschichte. Alc.-Form.-Hortega. Vergr. 192×.

auch in tieferen Abschnitten auf, doch sind sie selbst beim Neugeborenen im Ileum erst verhältnismäßig spärlich vorhanden und auch im Duodenum teilweise

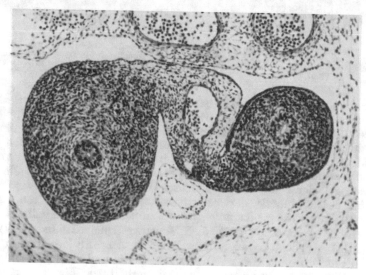

Abb. 27. Querschnitt durch die Nabelschleife beim Durchtritt durch die Bauchwand eines menschlichen Embryos von 11 mm gr. L. Links Dünndarm mit dickerer Wand aus teilweise zirkulär angeordneten Mesenchymzellen, rechts Dickdarm mit etwas weiterem Lumen und höherem Cölomepithel. Zenker-D. Häm.-Eosin. Vergr. 111×.

noch in Entwicklung begriffen. Von Anfang an kommen sie außerdem in den Brunnerschen Drüsen nahe ihrer Mündung vor und beim Neugeborenen vereinzelt auch in den Drüsen des Duct. pancreaticus minor [Patzelt (1931)].

Unter dem Epithel des Dünndarmes findet sich, wie schon bei Beginn der Ausbildung des Darmes überhaupt, eine Membrana propria, die aus einem dichten Geflecht argyrophiler Fasern besteht und bei einem 11 mm langen Embryo bereits platte Zellen enthält (Abb. 26) ebenso wie später auch an den Zotten und Krypten [BAGINSKY (1882), PATZELT (1931)].

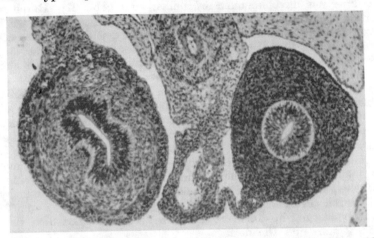

Abb. 28. Querschnitt durch die Nabelschleife beim Durchtritt durch die Bauchwand eines menschlichen Embryos von 21 mm Sch.St.L. Links Dünndarm mit Zottenanlagen und deutlicher Ringmuskulatur, rechts Dickdarm mit undifferenzierter mesenchymaler Wand. Alc.-Form.-D. Häm.-Eosin. Vergr. 111×.

Die indifferenten Zellen der mesenchymalen Darmwand beginnen sich in der 6. Woche am Anfang des Dünndarmes im Inneren zirkulär anzuordnen, was ebenso wie die übrigen Differenzierungsvorgänge nach abwärts fortschreitet.

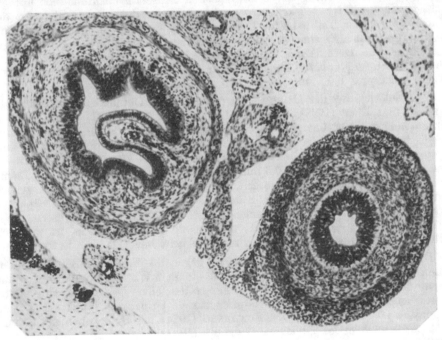

Abb. 29. Querschnitt durch die Nabelschleife beim Durchtritt durch die Bauchwand eines menschlichen Embryos von 30,5 mm Sch.St.L. Links Dünndarm mit großer Zotte und äußerer Muskelhaut, rechts Dickdarm mit feinzackigem Lumen und sich differenzierender Ringmuskulatur. Alc.-Form.-D. Häm.-Eosin. Vergr. 111×.

Dann lockern sich die Zellen unter dem Epithel etwas auf, und bei einem 11 mm langen Embryo entwickeln sich in der ganzen mesenchymalen Darmwand bereits argyrophile Fasern, die bald ein dichtes Gerüst bilden, mit der Mallory-Färbung aber nur unvollkommen darstellbar sind (Abb. 27). Durch rege Zellvermehrung bildet sich, wie früher (S. 27) erwähnt wurde, in der 7. Woche im oberen Dünndarm zwischen dem Epithel und den in der Mitte der Darmwand verlaufenden Gefäßen eine besondere Zone aus dichter und längs angeordneten Mesenchymzellen, zwischen denen auch die argyrophilen Fasern eine gleiche Richtung annehmen (Abb. 26). Diese Schichte entspricht nicht der späteren Schleimhaut, sondern erscheint als Vorbereitung für die Entwicklung des Schleimhautreliefs und verschwindet in der 9. und 10. Woche allmählich wieder, indem die Zellen auseinander rücken und in den Zotten wie auch zwischen den Krypten das zellreichere retikuläre Gewebe der Mucosa bilden. Der äußere Teil jener Schichte wird in die beiderseits der mittleren Gefäßzone (Abb. 29) sich entwickelnde Submucosa einbezogen, die im 5. Monat durch zunehmende, besonders außen sehr reichliche Ausbildung kollagener Fasern eine faserige Beschaffenheit annimmt. Vorübergehend enthalten auch die Mesenchymzellen etwas Glykogen [Patzelt (1931)]. Die beigefügten Abb. 27, 28 und 29 zeigen diese Differenzierung in drei verschiedenen Entwicklungsstadien der ganzen Wand des Dünn- und Dickdarmes.

Zwischen diesen beiden Schichten beginnt sich nach annähernd übereinstimmenden Angaben von Baginsky (1882), Lewis (1911), Bien (1913), A. Fischel (1929), Patzelt (1931) und Cho (1931) in der 19. Woche am Anfang und gleich anschließend auch in den tieferen Abschnitten des Dünndarmes die Muscularis mucosae zu entwickeln. Diese läßt in der 21. Woche bereits deutlich zwei Schichten erkennen; nur im Duodenum sind infolge der zunehmenden Ausbildung der Brunnerschen Drüsen großenteils bloß unregelmäßige Züge glatter Muskelfasern vorhanden. In dem unmittelbar an den Magen grenzenden Teil geht die Differenzierung der mesodermalen Darmwand überhaupt etwas langsamer vor sich, während sie im übrigen vom Anfang gegen das Ende des Dünndarmes fortschreitet. Die Muskelfasern entstehen hier ebenso wie in der äußeren Muskelhaut aus Mesenchymzellen, nicht wie Livini (1912) behauptet hat, aus den basalen Abschnitten der Epithelzellen.

Die Entwicklung der Muscularis propria des Dünndarmes beginnt nach Keibel und Elze (1908), Lewis (1911) und Patzelt (1931) damit, daß bei 10 mm langen Embryonen im tieferen Duodenum zuerst die Ringmuskelschichte angelegt wird, die schon bei einem Embryo von 21 mm Sch.St.L. bis zum Ende des I eum reicht (Abb. 28). Als erste Anlage der Längsmuskulatur finden sich bei einem Embryo von 30,5 mm Sch.St.L. in der äußeren Zone der Darmwand längsgestellte Zellen (Abb. 29), die in der 10. Woche bereits zu glatten Muskelfasern werden, aber auch in der 13. Woche noch etwas mehr Glykogen enthalten als die schon vollkommen ausgebildeten zirkulären Fasern. Wie Baginsky (1882), Gundobin (1891) und Bloch (1903) angeben, ist auch im Säuglingsdarm die ganze Muskulatur noch viel schwächer als beim Erwachsenen.

Die mesenchymale Serosa grenzt sich gegen ihr Epithel durch eine Membrana propria ab (Abb. 26), die bereits bei einem 6 Wochen alten Embryo aus einem dichten Geflecht argyrophiler Fasern besteht. Das den Darm außen überziehende einschichtige, niedrig-prismatische Coelomepithel enthält im Gegensatz zu den Angaben von Sundberg (1924) bei Embryonen des 3. und 4. Monates auch etwas Glykogen [Patzelt (1931)].

Elastische Fasern treten nicht, wie R. Fischl (1903) angibt, erst nach der Geburt, sondern bereits bei einem 27 Wochen alten Embryo [Patzelt

(1931)] in der Wand des Dünndarmes auf. Außer feinen Fasern in der Submucosa finden sich solche besonders zwischen den beiden Muskelschichten, spärlicher auch innerhalb dieser und an der äußeren Oberfläche.

Wanderzellen, die im Bindegewebe der Schleimhaut entstehen, dringen bereits bei 9 Wochen alten Embryonen vereinzelt und weiterhin reichlicher in das Epithel ein. Bei 12 Wochen alten Embryonen finden sich in der Schleimhaut des Dünndarmes auch schon vereinzelt eosinophile Leukocyten, die bis zur Geburt verhältnismäßig spärlich bleiben, während Plasmazellen, wie J. E. SCHMIDT (1905) angibt, selbst zur Zeit der Geburt noch ganz fehlen. Dagegen beginnen sich am Ende des 6. Monates bereits Mastzellen in der Submucosa zu entwickeln, indem lymphocytäre Zellen in ihrem Plasma zunehmend mehr basophile Körnchen ausbilden, wie dies von LEHNER (1924) beschrieben wurde. Sie finden sich vom 8. Monat an auch in der Muskelhaut und der Serosa, kommen vereinzelt außerdem in der Mucosa vor, sind aber auch beim Neugeborenen in der Submucosa am zahlreichsten [PATZELT (1931)].

In der 15. Woche bilden die durch lokale Zellvermehrung und -differenzierung entstandenen Lymphocyten bereits in der Schleimhaut des tieferen Dünndarmes dichtere Ansammlungen, womit die Entwicklung von Solitärknötchen beginnt, die nach R. BONNET (1912), HELLMAN (1921), CREMER (1921), PATZELT (1931) und CHO (1931) im 5. Monat deutlich als solche hervortreten. Sie wölben sich im Dünndarm teilweise stärker gegen das Lumen vor, oft in verbreiterte Zotten sich fortsetzend; teilweise dehnen sie sich unter die Krypten etwas in die Submucosa aus und liegen im Duodenum auch tief zwischen den BRUNNERschen Drüsen. Ihre Zahl nimmt weiter zu, ist aber nach HELLMAN (1921) auch bei der Geburt noch mäßig und geringer als im Dickdarm; in Verbindung mit diesem werden (S. 59) noch einige Einzelheiten ihrer Entwicklung besprochen. Beim *Kaninchen* wurde diese von HARTMANN (1914) und LATTA (1921), bei anderen *Haustieren* von CARLENS (1928) eingehend untersucht.

Gleichzeitig mit der ersten Anlage der Follikel treten auch schon Gruppen von solchen auf, die sich zu den PEYERschen Platten weiter entwickeln. KOELLIKER (1861) fand diese zuerst im 6. Monat und LEWIS (1911) bei einem Embryo von 240 mm Sch.St.L., BAGINSKY (1882) dagegen schon bei einem 4 Monate alten Embryo, und nach HELLMAN (1921) sind ihre Anlagen als besondere Differenzierungen mit einem dichteren Gefäßnetz in der Submucosa schon erkennbar, bevor das lymphoreticuläre Gewebe zur Ausbildung kommt, was CARLENS (1928) auch beim *Rind* festgestellt hat. Die Platten bestehen aus einer wechselnden Anzahl von Follikeln, die verschieden dicht neben- und mitunter auch übereinander in dem Reticulum aus argyrophilen Fasern liegen, aus dem schon um das Ende des 5. Monates die ganze Anlage besteht (Abb. 52). Durch Zunahme der Lymphocyten in ihrer Umgebung können die Follikel schon vor der Geburt zu einer mehr oder weniger zusammenhängenden Masse verschmelzen. Von typischen Keimzentren ist in ihnen auch beim Neugeborenen noch nichts zu sehen, doch dürfte eine dichtere Mitte, die in einzelnen Follikeln schon in der 26. Woche festgestellt werden konnte, wohl mit deren Anlage zusammenhängen. Meist bilden die Follikel zwischen den etwas unregelmäßigen Zotten und Falten der Oberfläche Vorwölbungen, über denen das Epithel weniger Becherzellen enthält; mitunter aber liegen sie viel tiefer und können dann durch einen Spalt, der sie glockenförmig umgibt, mit dem Darmlumen in Verbindung stehen. Die Muscularis mucosae fehlt im Bereiche der PEYERschen Platten großenteils, kann aber zwischen weiter auseinander liegenden Follikeln stellenweise angelegt sein. Schon während der Entwicklung kommen solche Follikelhaufen in allen Abschnitten des Dünndarmes vor, werden aber gegen sein Ende am größten und zahlreichsten. Nach der Geburt findet außer einer beträchtlichen Vergrößerung nach BAGINSKY (1882) und HELLMAN (1921) auch noch eine Vermehrung der Platten statt. Oft erscheinen diese im ganzen mehr oder weniger in die Darmwand eingesenkt und sind zum Teil von einem Wall, einer pantoffelförmigen Falte oder ähnlich angeordneten verbreiterten Zotten umgeben (Abb. 30), wie bereits BERRES (1837), KOELLIKER (1861), HENLE (1866), JACOBSHAGEN (1915) und CREMER (1921) festgestellt haben. Dies erklärt sich aus dem Zusammenhang, der zweifellos zwischen den PEYERschen Platten und den im Dünndarm junger Embryonen vorkommenden Divertikeln besteht [PATZELT (1931, 1933)].

Schon bei 13 mm langen Embryonen entstehen zunächst nahe dem Scheitel der Nabelschleife, später auch höher und tiefer, gegenüber dem Mesenterial-

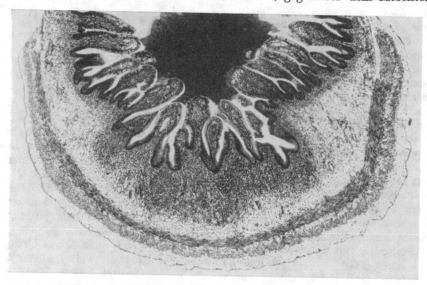

Abb. 30. Querschnitt durch das Ende des Ileum eines menschlichen Embryos aus dem 6. Monat. PEYERsche Platte in die Darmwand etwas eingesenkt. ZENKER-D. Häm.-Eosin. Vergr. 44×.

ansatz kleine Ausbuchtungen des Darmlumens, um die sich die Epithelzellen, wie bereits KEIBEL (1905) beschrieben hat, ähnlich einer Sinnesknospe radiär anordnen, worauf sie sich unter rascher Vermehrung immer tiefer in das Binde-gewebe einsenken (Abb. 31). Dabei wird auch die Bucht dieser Divertikel zunehmend tiefer, so daß Säckchen und weiterhin kurze und selbst längere Gänge entstehen, die zwischen Epithel und Muskelhaut parallel zum Darm-lumen verlaufen (Abb. 32) und mit ihrem blinden Ende nach abwärts gerichtet sind, sich aber außerdem auch ein Stück nach aufwärts erstrecken können [LEWIS und THYNG (1908), ELZE (1909), PATZELT (1931)]. Solche Divertikel kommen auch bei Embryonen der verschiedensten *Säugetiere* vor [BROMAN und RITZ (1913)]. Bis in die 10. Woche treten beim *Menschen* noch neue sinnes-knospenartige Anlagen von Divertikeln auf, die sich dann in verschiedener Größe und wechselnder Zahl vom Anfang des Jejunum, in dem sie aber spärlicher sind, bis an das äußerste Ende des Ileum erstrecken. LEWIS (1911) hat bei einem Embryo 32, OSLER sogar 53 solche Divertikel festgestellt. Im Duodenum zeigen sich manchmal nach Lösung des epithelialen Verschlusses einzelne tiefere Buchten, die vielleicht ähnlich zu deuten sind. Mit dem Flächenwachstum des ganzen Darmes erweitert sich ihre Öffnung, wie auch LEWIS (1911) annimmt, immer mehr, wobei die kleineren Divertikel allmählich verstreichen, so daß sie später nicht mehr zu erkennen sind. Die größeren werden zu einer mehr oder weniger tiefen, entsprechend dem Verlauf des Ganges caudal gerichteten Tasche mit faltenartigen seitlichen Rändern. Ihr Grund bildet in der Darmwand eine immer breiter werdende seichte Grube, in der sich gegen Ende des 3. Monates Zotten und im 4. Monat auch Krypten entwickeln, wie in der Abb. 19 und an einem Modell F. P. JOHNSONs (1910, Abb. 23) zu sehen ist. Dieser Autor fand in der Umgebung bereits lymphoreticuläres Gewebe in Entwicklung begriffen, das sich im 5. Monat am Boden der ehemaligen Divertikel deutlich ausbildet [PATZELT (1931)]. Dadurch entstehen bei Embryonen aus dem 6. und 7. Monat die von JACOBSHAGEN (1915) und CREMER (1921) beschriebenen PEYERschen Platten mit einer pantoffelförmigen Randfalte am caudalen Pol (Abb. 30). Diese verstreicht mit dem weiteren Wachstum der Darmwand allmählich, so daß sie um die Zeit der Geburt höchstens noch angedeutet erscheint, wie in Fig. 4 auf

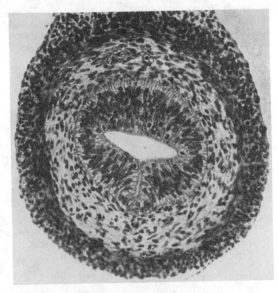

Abb. 31. Querschnitt durch den Dünndarm eines menschlichen Embryos von 22 mm Sch.St.L. Anlage eines Divertikels. ZENKER-D. Häm.-Eosin. Vergr. 207×.

Tafel 20 des Atlas von BERRES (1837) zu sehen ist; die Platten selbst lassen jedoch diese Entstehung noch durch ihre tiefere Lage in der Darmwand erkennen [KOELLIKER (1861), HENLE (1866, S. 176)]. Scheinbar können sich aber auch später noch PEYERsche Platten ohne solche Beziehungen zu Divertikeln entwickeln. Die Divertikel, die jedenfalls nur ausnahmsweise bis in die Muscularis propria eindringen, wie dies LEWIS und THYNG (1908) einmal gefunden haben, stellen also Einsenkungen des Darmlumens zu dem sich später in der Tiefe entwickelnden lymphoreticulären Gewebe dar [PATZELT

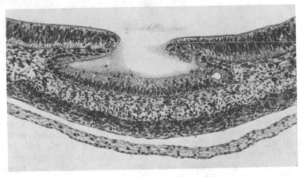

Abb. 32. Längsschnitt durch das Ileum eines menschlichen Embryos von 27 mm gr. L. Großes Divertikel mit breiter Öffnung. BOUIN-H. Eisenhäm.-Eosin. Vergr. 111×.

(1931, S. 423f.)], ähnlich wie sich dies auch bei der Anlage großer lymphoreticulärer Organe an anderen Stellen und mitunter selbst bei Solitärknötchen des tierischen (S. 221f.) und menschlichen (S. 230) Darmes zeigt [PATZELT (1933)]. Ausnahmsweise aber können einzelne Divertikel wohl auch als solche bestehen bleiben [LEWIS (1911), BROMAN (1913), HEIGEL (1913), ASCHOFF (1923), LAUCHE (1924) oder zu Zysten werden [LEWIS und THYNG (1908), PATZELT (1931, S. 478)], doch muß eine Vorwölbung durch die äußere Muskelhaut auf spätere Dehnung zurückgeführt werden.

Von Oppel (1907, S. 250) wurden diese Divertikel als Drüsenanlagen, von Lewis und Thyng (1908), Lewis (1911) und Broman (1913) als rudimentäre Pankreasanlagen gedeutet. D. Engel (1921, 1923) hat von ihnen die als Carcinoide bezeichneten, von Aschoff (1910, 1923) als Schleimhautnaevi aufgefaßten Epithelwucherungen abgeleitet. Lauche (1924) nimmt im Anschluß an diese Autoren an, daß das Epithel der embryonalen Darmdivertikel sich nach verschiedenen Richtungen differenzieren kann, und versucht so, die dysontogenetischen Heterotopien des Darmes auf diese Epithelknospen als gemeinsamen

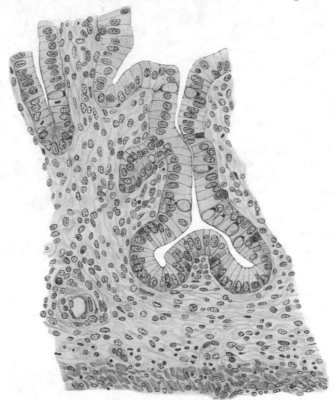

Abb. 33. Aus dem Duodenum eines menschlichen Embryos von 90 mm Sch.St.L. Hohle Anlage einer Brunnerschen Drüse mit zahlreichen basalgekörnten Zellen. Zenker-D. Häm.-Eosin. Vergr. 300 ×.

Ursprung zurückzuführen. Dabei soll es von ausschlaggebender Bedeutung sein, ob die Epithelknospe ein Lumen hat, ob ihr Zusammenhang mit dem Entoderm bestehen bleibt und wie tief sie in die Darmwand eindringt, da sie sich je nachdem mehr in der Richtung des Darmepithels oder aber des Pankreas weiter entwickelt, wobei auch phylogenetische Verhältnisse maßgebend sein könnten. So sollen nach Lauche (1924) auf dieser Grundlage außer den aus „Basalzellen" oder „Inselgewebe" bestehenden, bisher als Carcinoide zusammengefaßten Wucherungen auch die verschiedenen Formen des Adenomyoms entstehen, indem sich bei geringer Tiefe des Divertikels Darmkrypten, bei größerer aber akzessorische Pankreasdrüsen entwickeln, unter wechselnder Beteiligung von glatter Muskulatur, die durch die Divertikel in ihrer Ausbildung gestört wird. Ebenso soll es zur Bildung der verschiedenen Chorista kommen, wenn die Verbindung mit dem Darmlumen verlorengegangen ist, was D. Engel (1921) und Lauche (1924) auch für einzelne Divertikel annehmen. Einmal fand letzterer Autor im Jejunum eines 9 Monate alten Knaben am Mesenterialansatz ein enges Divertikel mit radiär von allen Seiten einmündenden Drüsen, umgeben von einem Mantel aus lymphoreticulärem Gewebe. Das regelmäßige Vorkommen und die Lage der frühembryonalen Dünndarmdivertikel, ihr scheinbar stets bestehender Zusammenhang mit dem Darmlumen und der durch alle Stadien verfolgbare Übergang in Peyersche Platten scheint aber, wie auch FEYRTER (1931) hervorhebt, dagegen zu sprechen, daß sie als Ausgangsbildungen für die Entwicklung jener Wucherungen und insbesondere von akzessorischem Pankreasgewebe aufgefaßt werden können, das im Gegensatz zu den Divertikeln hauptsächlich in höheren Abschnitten des Darmes, selbst im Magen auftritt und sich an der Seite des Mesenterialansatzes findet. Auch die Carcinoide stehen zu den frühembryonalen Dünndarmdivertikeln nach FEYRTER (1934) in keiner genetischen Beziehung.

Die BRUNNERschen Drüsen des Duodenum ließ KOELLIKER (1861) als solide Sprossen, ähnlich wie die kleinen Schleimdrüsen der Mundhöhle, entstehen und gab hiefür zunächst ebenso wie nach ihm BAGINSKY (1882), TOURNEUX (1909) und BRITES (1927a, b) den 5. Monat an, während er später (1879) ihr Auftreten in den 4. Monat verlegte, womit die Angaben von ANILE (1903), FUSARI (1904) und PRENANT (1911) übereinstimmen. F. P. JOHNSON (1910) und LEWIS (1911) finden ihre erste Anlage als Ausstülpungen der Krypten bei einem Embryo von 78 mm Sch.St.L., A. FISCHEL (1929) und PATZELT (1931) schon am Ende des 3. Monates. Sie dringen von den kurzen Krypten aus als gewundene hohle Schläuche in die Gefäßzone der Submucosa vor, bekommen dabei schon deutliche Ausbuchtungen, die dann zu abzweigenden Schläuchen werden, und bestehen aus etwas helleren, schwach basophilen Zellen (Abb. 33). Wie

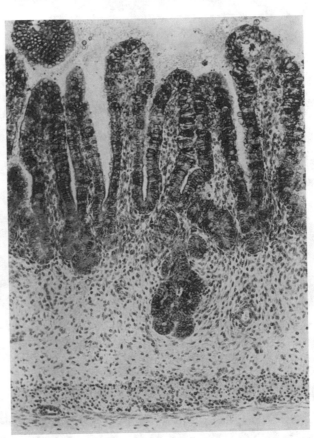

Abb. 34. Duodenum eines menschlichen Embryos von 230 mm gr. L. Entwicklung einer BRUNNERschen Drüse. Glykogen im Epithel. ZENKER-D. Häm.-Bests Carmin. Vergr. 120×.

PARAT (1924) gleichfalls angibt, finden sich an den ersten Knospen auffallend viel gelbe Zellen, die auch später in der Übergangszone zu den Krypten besonders zahlreich sind. Unter gleichzeitiger Verzweigung gelangen die Drüsenschläuche am Anfang des Duodenum bald fast bis zur Ringmuskulatur (Abb. 34) und in der 14. Woche erstrecken sich Anlagen der BRUNNERschen Drüsen in abnehmender Größe bereits über das ganze Duodenum. Ihre weitere Vergrößerung erfolgt dann nicht mehr durch Vordringen der äußersten Enden, sondern zusammen mit der Verbreiterung der ganzen Submucosa durch interstitielles Wachstum und Bildung neuer Seitenäste; diese entstehen aus dichteren Knospen, die sich an den älteren Schläuchen unter Vermehrung der Zellen gegen das Bindegewebe ausbuchten, nicht durch Spaltung der schon vorhandenen Endstücke von außen nach innen, wie dies M. Heidenhain (1921) bei anderen Drüsen beschreibt [Patzelt (1931)].

Am Ende des 6. Monates nehmen die Brunnerschen Drüsen am Anfang des Duodenum fast die ganze Breite der Submucosa ein und verschmelzen hier schließlich zu einem zusammenhängenden Lager (Abb. 35), während sie unterhalb der Gallengangmündung, wo sie auch beim Erwachsenen viel kleiner sind, nur bis zur Mitte der Submucosa reichen und weiter nach abwärts immer kleiner werden Gruppen bilden. Nach Brites (1927 b) sind die Brunnerschen Drüsen am Anfang des Duodenum nicht am zahlreichsten, aber am größten und am stärksten verzweigt, bei ungleichmäßiger Verteilung. In der Pars descendens sind sie kleiner, bis zur Mündung der Pankreasgänge aber besonders zahlreich, und bilden hier ein vorderes und hinteres Band, während sie sich an der dem Pankreas zugewendeten Seite am spärlichsten finden. Von der Gallengangmündung abwärts vermindert sich ihre Zahl, so daß sie in der Pars horicontalis nur mehr in großen Zwischenräumen liegen und bis zum Jejunum ganz verschwinden. Nach Anlage der Muscularis mucosae, die im Anfang des Duodenum nur aus einzelnen Zügen besteht, tiefer aber eine geschlossene Schichte bildet, finden sich einzelne, mitunter etwas verzweigte Schläuche von Brunnerschen Drüsen auch nach innen von dieser.

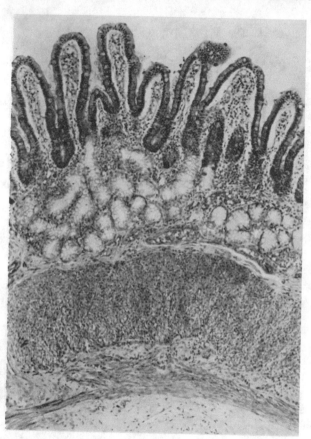

Abb. 35. Längsschnitt durch das Duodenum eines neugeborenen *Menschen*. Gebiet der stärksten Ausbildung der Brunnerschen Drüsen. Form.-D. Häm.-Eosin. Vergr. 94×.

Der Inhalt der Drüsenzellen, die zuvor etwas Glykogen enthalten, färbt sich bereits in der 18. Woche teilweise, besonders nahe dem Lumen, in der für diesen Schleim charakteristischen Weise mit Bests Carmin (Abb. 34), aber auch mit Muchämateïn und mit Molybdänhämatoxylin. In ihrem feineren Bau einschließlich des Binnenapparates zeigen die Zellen in der 20. Woche bereits das typische Aussehen. Bei älteren Embryonen bis zur Geburt wechselt die Menge des Schleimes etwas, doch sind viele Zellen bereits vollständig mit solchem gefüllt. Von der typischen Mündungsstelle an den Enden der Krypten (Abb. 35) können sich die Drüsenzellen bis fast zum Darmlumen fortsetzen. Umgekehrt kommen Panethsche Zellen häufig in dem an die Krypten grenzenden Teil der Drüsenschläuche, einzelne Becherzellen aber auch noch etwas tiefer vor und gelbe Zellen breiten sich hier vielfach an der Peripherie der Schläuche aus. Ganz vereinzelt können beim Embryo wie beim Erwachsenen sogar Belegzellen in den Brunnerschen Drüsen auftreten [Patzelt (1931)]. Außen werden die Schläuche gleich nach ihrer Ausbildung von einer Membrana propria umgeben, die aus argyrophilen Fasern besteht und, wie bereits Baginsky (1882) bei einem 7 Monate alten Embryo festgestellt hat, auch platte Zellen enthält. Zwischen den dicht nebeneinanderliegenden Drüsenschläuchen findet sich gleichfalls ein Gerüst argyrophiler Fasern, in dem ebenso wie in den bindegewebigen Septen und der übrigen Submucosa Mastzellen vorkommen.

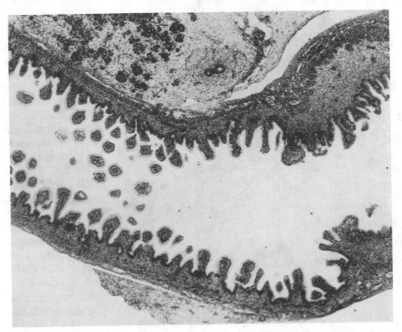

Abb. 36. Pylorus-Duodenum-Übergang eines menschlichen Embryos von etwa 73 mm Sch.St.L. Alc.-Form.-D. Häm.-Eosin. Vergr. 37×.

Nach der Geburt (Abb. 35) erfahren die Brunnerschen Drüsen noch eine beträchtliche Vergrößerung, wobei auch die Zahl ihrer Schläuche stark zunimmt [Baginsky (1882), Gundobin (1891)].

Der Übergang des Magens in das Duodenum ist schon bei Beginn der Reliefentwicklung ein plötzlicher und vollzieht sich nach Ausbildung des Pylorus am Anfang des 4. Monates an dessen vorstehendem Rand (Abb. 36), später aber an der Außenseite des vorspringenden Wulstes nahe der ihn umgebenden Furche, indem die Krypten an die Stelle der Magengrübchen treten und die Trennungsleisten zwischen diesen sich in die Dünndarmzotten fortsetzen [Patzelt (1931), Gianelli (1934)]. Dabei treten schon kurz bevor sich der Übergang an der Oberfläche vollzieht in der Tiefe Krypten und Brunnersche Drüsen auf. Diese sind, wie auch aus den Angaben von Lewis (1911), Plenk (1931) und Gianelli (1934) hervorgeht, in ihrer Entwicklung von den erst etwa 2 Wochen später auftretenden Pylorusdrüsen vollkommen unabhängig, von denen sie sich, ebenso wie später, durch die größere Breite der Schläuche und die höheren, besonders hellen Zellen unterscheiden.

Die zunächst runde, mehr trichterförmige Mündung des Gallenganges, der nach Stracker (1909) bei einem 8 mm langen Embryo fast noch ein ebenso weites Rohr ist, wie der Darm selbst (Abb. 10), wird mit dessen rascherem Wachstum, wie schon I. F. Meckel (1817) festgestellt hat, zu einem Längsspalt. Nach den Angaben von Helly (1900), Stracker (1909) und Patzelt (1931) durchsetzt der Gallengang die Darmwand schräg nach abwärts gerichtet und nimmt dabei an seiner äußeren Seite den Ductus pancreaticus major auf (Abb. 14). Durch das stärkere Wachstum des gemeinsamen Endstückes wölbt sich dieses um das Ende des 2. Monates immer mehr gegen das Darmlumen vor und führt so zur Ausbildung der Plica longitudinalis. In der 9. Woche erscheint der sich erweiternde Mündungsabschnitt bereits von einer dichteren Zellansammlung umgeben, aus der sich weiterhin unregelmäßig angeordnete, teils zirkulär, teils längs verlaufende Muskelbündel entwickeln (Abb. 37). Nach Porsio (1932) sollen sie durchwegs der Darmmuskulatur entstammen, aus der sie noch lange Nachschub erhalten, wie später (S. 340) ausgeführt wird. Zwischen ihnen sind in der 13. Woche auch schon reichlich Nerven vorhanden. Die

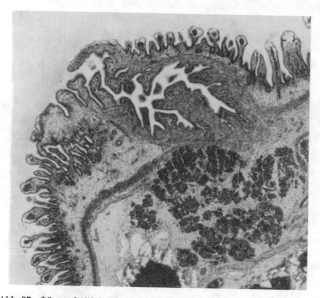

Abb. 37. Längsschnitt durch das Duodenum eines menschlichen Embryos von 230 mm gr. L. Plica longitudinalis mit Gallengangmündung. Zenker-D. Häm.-Eosin. Vergr. 26×.

Lippen an der Mündung werden nach Helly (1900) weiter in die Länge gezogen und beginnen dann von ihrem caudalen Ende aufwärts zu verschmelzen, was nach Stracker (1909) mit der zunehmenden Erhebung gegen das Darmlumen zur Ausbildung des Frenulum führt, dessen caudaler Teil erst viel später, ähnlich wie die Kerckringschen Falten, entsteht. In dem weiten, das Divertikel darstellenden Endabschnitt treten in der 12. Woche kleine Unregelmäßigkeiten auf, aus denen sich zunehmend höher werdende, vorwiegend längs verlaufende Falten und dazwischenliegende Einbuchtungen entwickeln.

In dem hochprismatischen Epithel des Gallenganges treten bereits in der 13. Woche einzelne gelbe Zellen und an der Mündung Becherzellen auf, deren Menge rasch zunimmt, so daß sie hier später eine auffallend dichte Ansammlung bilden und sich in abnehmender Zahl, besonders auf den Falten, bis in die getrennten Gänge hinein erstrecken. In der 15. Woche beginnen sich von den Furchen und Buchten aus kleine Drüsen zu entwickeln, die sich später ein wenig verzweigen und in mäßiger Menge Schleim enthalten; sie sind den Brunnerschen Drüsen sehr ähnlich, gleichen ihnen aber nicht vollkommen (Abb. 37), wie später (S. 338) ausgeführt wird. Das dichte Gerüst argyrophiler Fasern, das noch im 5. Monat die Grundlage der Plica bildet, wird bis zur Geburt fast ganz durch kollagene Bündel ersetzt. Unter dem Epithel entwickelt sich ein dichtes Blutgefäßnetz. Von der sich auch auf die getrennten Gänge fortsetzenden glatten Muskulatur zweigen bei älteren Embryonen Bündel in das Frenulum ab [STRACKER (1909), PATZELT (1931)]. An der Außenseite der Plica entwickelt sich das typische Dünndarmrelief mit der Muscularis mucosae und kleinen BRUNNERschen Drüsen, doch verschwinden gegen die Mündung die Krypten und an die Stelle der Zotten, die auch am freien Rande des Frenulum fehlen, treten die unregelmäßigen Falten (Abb. 37). Pankreasgewebe erstreckt sich nur ausnahmsweise bis in die Plica hinein, im Gegensatz zur Papilla minor, was sich daraus erklärt, daß der Duct. pancreaticus major zunächst gewöhnlich außerhalb der Darmwand in den Gallengang mündet, in die er sich auch später nur ein kurzes Stück einsenkt [HELLY (1900), STRACKER (1909)].

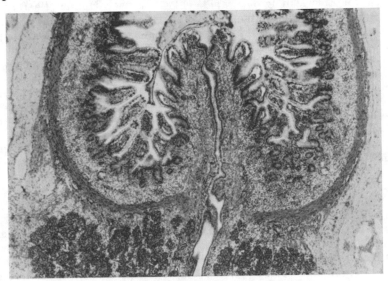

Abb. 38. Querschnitt durch das Duodenum eines menschlichen Embryos von 195 mm gr. I.. Papilla duodenalis mit Ductus pancreaticus minor. ZENKER-D. Häm.-Eosin. Vergr. 40×.

Der Ductus pancreaticus minor hat nach HELLY (1900) und PATZELT (1931) zunächst die gleiche Größe wie der sich mit dem Gallengang vereinigende Duct. pancr. major. Er mündet noch in der 8. Woche trichterförmig in das Lumen des Darmes, dessen Wand er erst schief, dann steiler durchsetzt. Durch das stärkere Wachstum dieses Endstückes entsteht allmählich die Papilla duodenalis (minor) (Abb. 38), die aber gegenüber der sich ähnlich entwickelnden Plica mit dem stärker schräg verlaufenden Ende des Gallenganges im Wachstum zurückbleibt, so daß sich, wie schon O. HAMBURGER (1892) festgestellt hat, ein mit dem Alter zunehmender Größenunterschied ausbildet. Aus einer dichteren Ansammlung mesenchymaler Zellen, die den Duct. pancreaticus minor bereits in der 10. Woche umgibt, entwickeln sich am Ende des 3. Monates ebenfalls glatte Muskelfaserbündel, die sich unregelmäßig durchflechten, vorwiegend aber mehr längs angeordnet erscheinen. Nach PORSIO (1933) bildet dieser Schließmuskel ebenfalls eine Abzweigung der Darmmuskulatur und nimmt bis zum 10. Lebensjahr an Stärke zu. Im übrigen besteht die Papille schon gegen Ende des 5. Monates aus kollagenem Bindegewebe (Abb. 38). Das Innere des viel dünneren Ganges weist kleine Unregelmäßigkeiten auf, zeigt vor der Mündung eine mäßige Erweiterung und bekommt später einen gewundenen Verlauf mit seitlichen Ausbuchtungen [PORSIO (1933)]. Es ist von einem hochprismatischen, später schleimbildenden Epithel ausgekleidet, in dem außer gelben Zellen auch Becherzellen auftreten, die an der Spitze der Papille schon vom 5. Monat an eine auffallend dichte Ansammlung bilden und sich innerhalb des Ganges teilweise oxyphil färben können. Etwas später als in der Plica entwickeln sich in der Papille von den Buchten des Ganges aus ebenfalls kurze, gewundene und etwas verzweigte Schleimdrüsen, die auch einzelne Panethsche Zellen enthalten können. An der Mündung der meist mehr oder weniger kegelförmigen und etwas schief stehenden Papille, die später (S. 342) eingehend behandelt wird, gehen die Falten in Zotten über, zu denen im 5. Monat weiter außen Krypten und auch kleine Brunnersche Drüsen hinzukommen (Abb. 151).

Schon vor Entwicklung der Papille entstehen nach Helly (1900) am Ende des Ganges seitliche Ausstülpungen, aus denen in der 10. Woche Pankreas-alveolen hervorgehen. Diese bilden in der 13. Woche bereits kleine Läppchen an der Basis der Papille, nehmen weiterhin noch an Größe zu und finden sich hier in wechselnder Menge, teilweise von glatter Muskulatur durchzogen, bei Embryonen fast regelmäßig. Später scheint das Pankreasgewebe in der Papille eine teilweise Rückbildung zu erfahren, da auch nach den Angaben von Feyrter (1931) fast die Hälfte der Erwachsenen in der Papille keines mehr aufweist. Sowohl vom Epithel des Duct. pancreaticus minor wie auch von seinen mucoiden Drüschen können sich nach Feyrter (1931, S. 535f.) schon vor der Geburt solide, meist hell und mehr oder weniger geschrumpft aussehende Zellgruppen abschnüren, die vielleicht den Langerhansschen Inseln des Pankreas an die Seite zu stellen sind, wie später (S. 344) besprochen wird.

5. Die Histogenese des Dickdarmes.

Die Ausbildung der Schleimhaut des Dickdarmes beruht zwar, wie bereits (S. 27f.) festgestellt wurde, auf ähnlichen entwicklungsmechanischen Vorgängen wie im Dünndarm, doch zeigen sich von Anfang an auch wesentliche Unterschiede, da die Entwicklung hier vom Epithel ausgeht. Auch im Dickdarm vermehren sich zunächst in der früher besprochenen Weise, wie im Dünndarm, aber später und vom Ende und Anfang ausgehend die Zellen des Epithels, wobei es zum Auftreten von Vacuolen in diesem [Cho (1932)], aber entgegen der Angabe von Horowitz (1933) u. a. gewöhnlich zu keinem Verschluß kommt. Dann folgt eine starke Vermehrung der Zellen des darunterliegenden Mesenchyms, so daß in der 9. Woche als Vorbereitung für die Reliefentwicklung eine breite Epithelschichte und unter dieser eine besondere Mesenchymschichte aus dicht gelagerten und in der Längsrichtung angeordneten Zellen vorhanden ist [Patzelt (1931)], wie die Abb. 27—29 zeigen.

Nach der später zu besprechenden, schon in der 8. Woche beginnenden Ausbildung von Falten am Ende des Rectum entstehen bei einem Embryo von 27 mm Sch.St.L. im anschließenden Dickdarm, dann ebenso im Caecum und weiterhin auch im übrigen Dickdarm (Abb. 29) zunächst durch Verbreiterung des Epithels 3—4 Längswülste [v. Nagy (1912), Patzelt (1931)]. Darauf vermehrt sich unter diesen in der 10.—12. Woche das Bindegewebe und beteiligt sich so an der Vergrößerung der Falten. Mit der fortschreitenden Ausbildung des Oberflächenreliefs und dem Wachstum des ganzen Darmes werden die Falten immer undeutlicher, worauf am Ende des 4. Monates durch Verbreiterung der Submucosa meist über größeren Gefäßen unregelmäßige Falten entstehen, die sich nach Cremer (1921) im ganzen Dickdarm mit Ausnahme des Wurmfortsatzes zu einem grobmaschigen Netz verbinden, in der 20. Woche aber wieder verschwinden.

Schon am Anfang der 9. Woche, bei einem Embryo von 27 mm Sch.St.L., beginnen sich in der breiten Epithelschichte des Rectum Krypten zu bilden

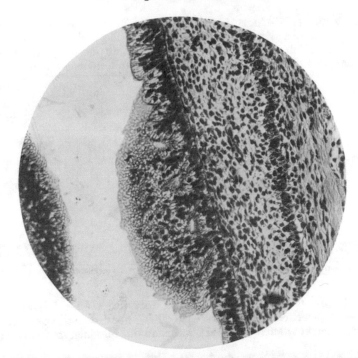

Abb. 39. Seitliche Wand der Ampulle des Rectum eines menschlichen Embryos von 45 mm Sch.St.L. Erste Anlage von Krypten im Epithel, teilweise im Flachschnitt. BOUIN-Hämal.-Eosin. Vergr. 220×.

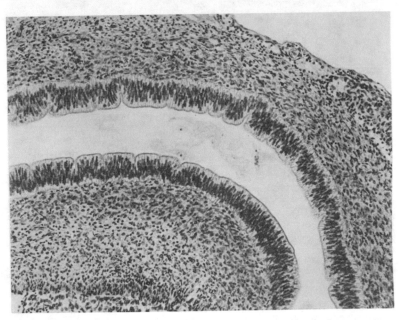

Abb. 40. Längsschnitt durch das Colon sigmoideum eines menschlichen Embryos von 60 mm Sch.St.L. Endoepitheliale Anlage der Krypten und Zotten. Alc.-Form.-D. Häm.-Eosin. Vergr. 147×.

(Abb. 39). Dabei entstehen zunächst, wie schon PATZELT sen. (1882) fest-gestellt hat und von F. P. JOHNSON (1913), PERNKOPF (1928) und PATZELT (1931) gegenüber Voigt (1899) u. a. bestätigt wurde, grübchenförmige Vertiefungen, in deren Bereich sich die Epithelzellen mit tieferliegenden Kernen radiär anordnen, während sich um diese endoepithelialen Kryptenanlagen die Epithelzellen verlängern und garbenförmige Gruppen mit hochstehenden Kernen als

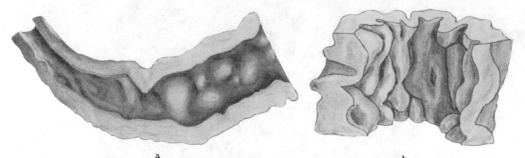

a   b

Abb. 41. a Rekonstruktion des Epithels aus dem Jejunum eines menschlichen Embryos von 22,8 mm nach F. P. Johnson (1910) Fig. 18 b. Entwicklung von Zotten als rundliche Erhebungen ohne regelmäßige Anordnung. Vergr. 73×. b Rekonstruktion des Epithels aus dem Colon transversum eines menschlichen Embryos von 65 mm nach F. P. Johnson (1913) Fig. 20. Unregelmäßig gefaltete Oberfläche mit Entwicklung von Krypten und Zotten. Vergr. 89×.

Zottenanlagen bilden (Abb. 40). Unter fortschreitender Verbreiterung der Epithelschichte vertiefen sich die Grübchen, über denen vorwiegend quergestellte Furchen entstehen (Abb. 41), während das Mesenchym in der 11. Woche

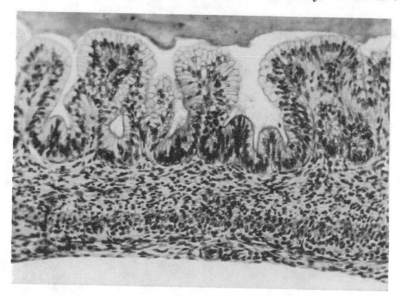

Abb. 42. Längsschnitt durch den Anfang des Colon sigmoideum eines menschlichen Embryos von 72 mm Sch.St.L. Die Krypten sind bereits von Mesenchym umgeben, das bis in die Zotten hineinreicht. Zenker-H. Eisenhäm.-Eosin. Vergr. 185×.

unter den außerordentlich langen Epithelzellen der Zottenanlagen kleine Fortsätze auszubilden beginnt, unter den Krypten aber flach eingedellt wird. Diese Veränderungen im Epithel schreiten nach aufwärts fort, beginnen in der 11. Woche ebenso im Caecum und angrenzenden Wurmfortsatz und zeigen sich in der 12. Woche auch in der Colonschleife, wo zunächst, entsprechend den Angaben v. Nagys (1912) und Biens (1911, 1913), wohl infolge des starken

Längenwachstums hauptsächlich Furchen auftreten, zwischen denen sich die Zottenanlagen erheben (Abb. 42). Die Entwicklung des Schleimhautreliefs geht auf den sich unmittelbar zuvor bildenden Längswülsten etwas rascher vor sich als in den Furchen, und die Zotten- und Kryptenanlagen stehen in Längsreihen parallel zu den Falten, die jedoch an ihrer Entwicklung nicht unmittelbar beteiligt sind und in der 12.—14. Woche allmählich verschwinden. CREMER (1921) glaubt, daß die Zotten des Dickdarmes an den Ecken des von ihm beschriebenen Faltennetzes entstehen.

In gleicher Reihenfolge der einzelnen Abschnitte kommt es bis zum Ende des 3. Monates im ganzen Dickdarm zur Ausbildung richtiger Zotten, indem

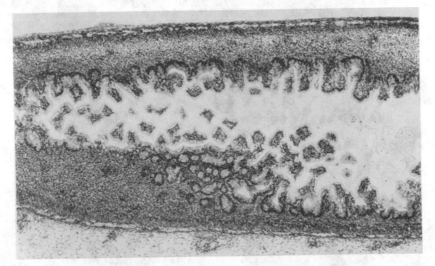

Abb. 43. Flachschnitt durch das Colon transversum eines menschlichen Embryos von 87 mm Sch.St.L. Fortschreitende Entwicklung von Krypten und Zotten. Alc.-Form.-D. Häm.-Eosin. Vergr. 51×.

das Mesenchym, ähnlich wie im Dünndarm, unter Beteiligung von Blutgefäßen zu dichteren Zapfen auswächst und so jene garbenförmigen Epithelzellgruppen, die dann den Überzug des fingerförmigen Stromas bilden, immer mehr gegen das Darmlumen emporhebt. Diese Zotten stehen aber im Gegensatz zu jenen des Dünndarmes auch während der weiteren Entwicklung nur mit ihren Enden vollkommen frei, während sie tiefer durch das Epithel zunächst mit einzelnen, dann mit allen benachbarten Zotten verbunden sind; dadurch tragen sie bereits zur Verlängerung der zwischen ihnen liegenden, ursprünglich grübchenförmigen Krypten bei, die entgegen der Annahme VOIGTs (1899) und CREMERS (1921) nicht aktiv in die Tiefe wachsen. Bald aber vereinigt sich an der Basis der Zottenanlagen auch deren bindegewebiges Stroma unter Verschmälerung zu dünnen Scheidewänden um die Krypten, die dadurch weiter gegen das Darmlumen verlängert werden, während die Zotten noch gegen dieses vorwachsen. Durch diesen Vorgang, der von KOELLIKER (1861, 1879), BARTH (1868), BRAND (1877), PATZELT sen. (1882), O. SCHULTZE (1897), BROMAN (1911), BIEN (1913), PATZELT (1931), CHO (1932) und HOROWITZ (1933) im wesentlichen übereinstimmend beschrieben wird, entsteht um die Mitte des 4. Monates in der mittleren Zone der Schleimhaut ein zunächst vom Epithel, tiefer auch vom Bindegewebe gebildetes Netz, in dessen Lücken sich die kurzen Krypten öffnen, während sich innerhalb der Balken die runden Querschnitte des Stromas der Zotten finden, die sich kuppenförmig über das Netz erheben (Abb. 43).

Weiterhin verbreitert sich das ganze Schleimhautrelief hauptsächlich durch interstitielles Wachstum und erreicht so bereits in der 15. Woche von den Spitzen der Zotten bis zum Grunde der Krypten eine Höhe von 450 μ, die in den nächsten Wochen bei kontrahiertem Darm sogar 0,5 mm (Abb. 44) überschreitet, also ungefähr doppelt so groß wird wie beim Neugeborenen. Dabei sind die Krypten im Colon descendens verhältnismäßig am kleinsten und die Zotten am längsten. Diese bleiben zwar im Dickdarm, wie bereits I. F. Meckel (1817) festgestellt hat,

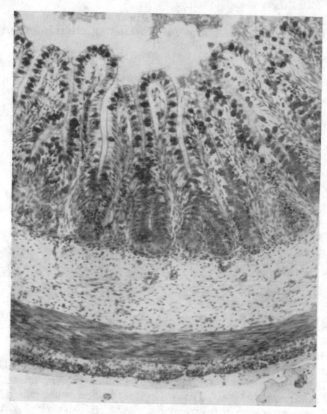

Abb. 44. Querschnitt durch das Colon transversum eines menschlichen Embryos aus dem 6. Monat. Deutliche Unterschiede des Epithels der Zotten und Krypten, die auch viel mehr Becherzellen enthalten; Anlage der Muscularis mucosae. Zenker-D. Häm.-Eosin. Vergr. 98 ×.

kürzer als jene des Dünndarmes, bestehen aber auch aus einem Gerüst argyrophiler Fasern mit Gefäßschlingen. Sie treten in der hier (Abb. 45) aus dem Atlas von Berres (1837) wiedergegebenen Flächenansicht der injizierten Dickdarmschleimhaut eines menschlichen Embryos aus dem 4. Monat besonders deutlich hervor, womit gegenüber anderen Ansichten [Bien (1913), Horowitz (1933)] bewiesen erscheint, daß diese Erhebungen, trotzdem sie sich von den Dünndarmzotten schon auf dieser Entwicklungsstufe unterscheiden, doch mit Recht als Zotten bezeichnet werden [Patzelt (1931)]. Dies zeigt auch ein Vergleich des Dünn- und Dickdarmes aus dem Bereiche der Valvula coli in der Abb. 52.

Im Zustande der Dehnung, in dem sich während der weiteren Entwicklung bei zunehmender Füllung immer größere Teile des Dickdarmes befinden, sinkt die Breite des Schleimhautreliefs beträchtlich und beträgt am Ende des 5. Monates

um 300 μ, bei sehr starker Dehnung auch noch weniger; davon entfällt nahezu
je ein Drittel auf die schlauchförmigen Krypten und die sich kuppenförmig
erhebenden Zotten, während die zwischen beiden liegende, mehr netzartige

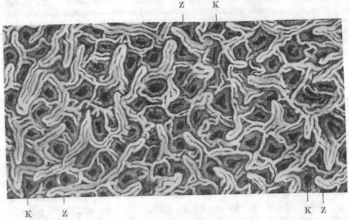

Abb. 45. Flächenbild der injizierten Dickdarmschleimhaut eines menschlichen Embryos aus dem 4. Monat
nach BERRES (1837) Tafel 22, Fig. 2. Deutliches Hervortreten der Zotten (Z) zwischen den Krypten (K).

Übergangszone etwas breiter ist (Abb. 46). An den Krypten fällt ihr großer
Reichtum an Becherzellen auf, wodurch sie sich von dem Epithel der
Zotten und ihrer Verwachsungszone scharf abheben, wie dies auch in der

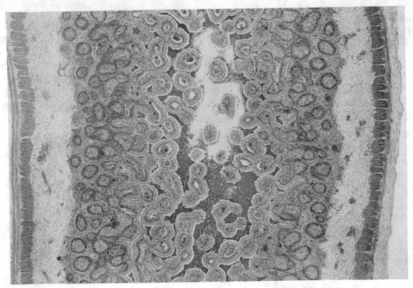

Abb. 46. Flachschnitt durch den gedehnten Dickdarm eines etwa 6 Monate alten menschlichen Embryos.
Kurze freie Zotten, die durch netzartige Verbindung in die Krypten übergehen. ZENKER-D. Häm.-Eosin.
Vergr. 44×.

Abb. 44 zu sehen ist. Sie dringen gar nicht in die Tiefe, sondern bleiben
immer gleich weit von den in der Mitte der Mesenchymschichte verlaufenden
Gefäßen entfernt und werden nach außen in der 20. Woche auch bereits durch
die Anlage der Muscularis mucosae begrenzt, verlängern sich aber bis zur Geburt

noch nahezu auf das Doppelte, während die Zotten immer mehr verschwinden [Patzelt (1931)].

Über die Art, wie dies vor sich geht, wurden die verschiedensten Ansichten vertreten. Die früher erwähnten Autoren nahmen an, daß die Krypten so wie am Anfang ihrer Ausbildung auch weiterhin durch emporwachsende Scheidewände auf Kosten der Zotten verlängert werden. Dagegen hat Voigt (1899), der annimmt, daß die Krypten als Hohlsprosse in die Tiefe dringen, eine Verwachsung der Zotten abgelehnt und auch Hilton (1900), Lewis (1911) und Cremer (1921) nehmen eine allmähliche Verkürzung der Zotten ganz ohne jede Beteiligung an der Kryptenbildung an. Fusari (1904) und Chamberlain (1909) haben die Herstellung der ebenen Dickdarmschleimhaut auf eine Retraktion des Stromas und anschließenden Abfall des Epithels der Zotten zurückgeführt, was offenbar auf mangelhafter Erhaltung des Untersuchungsmaterials beruht, während es beim *Meerschweinchen* nach den Angaben von Schirman (1898), die durch eine Untersuchung von Zawisch-Ossenitz (1935) im wesentlichen bestätigt werden, wirklich zu einer teilweisen Abstoßung des nur aus Epithel bestehenden Abschnittes der auffallend langen Dickdarmzotten kommt.

Der Vergleich aller Entwicklungsstadien bei verschiedenen Kontraktionszuständen hat jedoch ergeben [Patzelt (1931)], daß zwar die zuerst gebildete basale Zone der Zotten in die Krypten einbezogen wird, daß aber später zugleich mit der noch zu besprechenden Vermehrung der Krypten, ähnlich wie bei einer Dehnung, eine allmähliche Abflachung der Zotten eintritt [Cho (1932)], die zugleich mangels einer Vermehrung bei dem starken Flächenwachstum der Darmschleimhaut immer weiter auseinander rücken. Im feineren Bau und in der Anordnung der Gefäße prägt sich aber noch lange das Bild der ehemaligen Zotten deutlich aus, die schließlich ganz kleine Vorwölbungen an der Oberfläche des Netzes bilden und beim Neugeborenen nur mehr stellenweise angedeutet erscheinen, während sich das ganze Schleimhautrelief gleichzeitig entsprechend verschmälert.

Im Rectum, das dem übrigen Dickdarm in der ganzen Entwicklung vorauseilt, verschwinden die Zotten, die hier etwas kürzer bleiben [Cho (1932)], schon in der 20. Woche und in der 30. Woche ist an der Oberfläche der Schleimhaut bloß ein Netz vorhanden, dessen Lücken sich verkleinern, indem allmählich auch die Scheidewände zwischen den gemeinsam in diese mündenden Krypten bis zur Oberfläche vorwachsen und sich verbreitern. Dies führt dazu, daß beim Neugeborenen hier bereits 270 μ lange, mit einer etwas erweiterten Mündung bis zur Oberfläche reichende Krypten vorhanden sind.

Im übrigen Dickdarm sind die Krypten bei der Geburt erst bis zum oberen Drittel der 200—250 μ breiten Schleimhaut fertig ausgebildet (Abb. 49) und münden, entsprechend ihrer Vermehrung durch Spaltung, wie v. Langer (1887) angibt, gruppenweise in die rundlichen Lücken, die von den Leisten des Netzes umgeben sind. Dies kommt besonders deutlich in der hier (Abb. 47) wiedergegebenen Flächenansicht von der injizierten Dickdarmschleimhaut eines Neugeborenen aus dem Atlas von Berres (1837, Fig. 1 auf Tafel 22) zum Ausdruck. Auch jetzt zeigt sich noch derselbe Unterschied zwischen dem an Becherzellen viel reicheren Epithel des von vornherein als Krypte ausgebildeten Abschnittes und jenem in der von den Zotten stammenden Übergangszone, wie dies selbst beim erwachsenen *Menschen* zu sehen ist; besonders deutlich aber tritt dies bei *Spitzmäusen* hervor [Hamperl (1923)], die in diesem Bereiche Panethsche Zellen besitzen, was bei deren Besprechung (S. 134) erwähnt wird. Bei sehr starker Dehnung wird dieses oberflächliche Schleimhautnetz in die Begrenzung des Darmlumens einbezogen. Bis zum 4. Monat nach der Geburt haben sich nach v. Langer (1887) zwischen allen Krypten bis zur Oberfläche Substanzbrücken ausgebildet, die zunächst noch dünn sind, mit den Jahren aber immer breiter werden und so zu dem siebartigen, von Berres (1837) mit einem Wespennest verglichenen und in der Abb. 142 aus seinem Atlas wiedergegebenen Aussehen der Dickdarmschleimhaut führen. Die Krypten selbst aber verlängern sich nach der Geburt durch interstitielles Wachstum noch auf mehr als das Doppelte [BAGINSKY (1882)].

Die Angabe BLOCHS (1903), daß bei Kindern bis zum Ende des 2. Lebensjahres in einem großen Teil des Dickdarmes zwischen den für diesen charakteristischen Darmschleimdrüsen

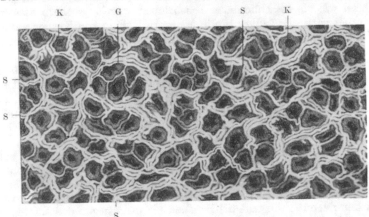

Abb. 47. Flächenbild von der injizierten Dickdarmschleimhaut eines neugeborenen Kindes nach BERRES (1837) Tafel 22. Fig. 1. Anordnung der sich vermehrenden Krypten (K) in Gruppen (G) mit Scheidewänden (S); Übergang zu dem in Abb. 142 dargestellten Zustand der Schleimhaut beim Erwachsenen.

mehr oder weniger reichlich Darmsaftdrüsen des Dünndarmes vorkommen, ist unrichtig. Die Krypten der beiden Darmabschnitte unterscheiden sich aber schon während ihrer Ausbildung [v. NAGY (1912)], die im Dickdarm noch mehr gegenüber der typischen Entwicklung von sprossend in das Bindegewebe eindringenden Drüsen abweicht. Die Umwandlung des ursprünglichen Zottenreliefs in das spätere Kryptenrelief des Dickdarmes gibt nach Art eines Modelles der Pilz Irpex fuscoviolaceus wieder, der nach v. EBNER an der Unterseite in der Nähe des Stieles Stacheln, am Hutrand aber Löcher aufweist und dazwischen alle Übergänge durch Verschmelzung der Stacheln zu Blättern und Waben zeigt [SCHAFFER (1927, S. 39)]. Dasselbe läßt sich sehr gut in der Übergangszone beider Schleimhäute an der Valvula coli verfolgen, wie später (S. 355) besprochen wird.

Schon bald nach ihrer Anlage beginnen sich die Krypten des Dickdarmes durch Spaltung vom Grunde gegen die Oberfläche zu vermehren, doch zeigt sich auch hiebei ein Unterschied gegenüber den ein wenig in die Tiefe wachsenden Krypten des Dünndarmes.

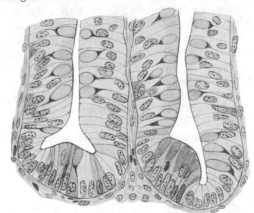

Abb. 48. Aus dem Dickdarm eines menschlichen Embryos von 195 mm gr. L. Beginnende Spaltung der Krypten vom Grunde nach aufwärts. ZENKER-D. Häm.-Eosin. Vergr. 348×.

Ähnlich wie bei der ersten endoepithelialen Anlage der Dickdarmkrypten bildet sich dabei an ihrem verbreiterten Grund zunächst ganz innerhalb des Epithels an jeder Seite eine Knospe aus helleren Zellen, worauf sich die dazwischenliegenden Epithelzellen stark verlängern (Abb. 48), und dann erfolgt durch eine sich unter ihnen gegen das Darmlumen erhebende bindegewebige Scheidewand die Spaltung. Auf diese Weise vermehren sich die Krypten entsprechend der Vergrößerung der Schleimhautfläche durch lange Zeit sehr lebhaft und in etwas geringerem Maße hält dies auch zur Zeit der Geburt und selbst darnach noch an, wie später (S. 159f.) besprochen wird.

Die Ausbildung der verschiedenen Gewebe und ihrer einzelnen Bestandteile, über die auch Cho (1932) und Horowitz (1933) einige, teilweise etwas abweichende Angaben machen, vollzieht sich im Dickdarm etwas später, aber in ganz ähnlicher Weise, wie sie im Dünndarm beschrieben wurde, weshalb dies hier nur kurz behandelt wird. Das zuvor breite, mehrere Reihen von Kernen aufweisende und reichlich Glykogen enthaltende Epithel wird auch im Dickdarm mit der Ausbildung des Oberflächenreliefs schmäler, wobei sich die Kerne der hochprismatischen Zellen schließlich in einer basalen Reihe anordnen (Abb. 40, 42). Die ersten Becherzellen erscheinen in der 11. Woche im untersten Dickdarm und breiten sich mit der Reliefentwicklung weiter aus, wobei sie im Bereiche des Schleimhautnetzes und besonders in den Krypten zahlreicher sind als an den Zotten, deren Epithel dagegen mehr Glykogen enthält. In unmittelbarem Anschluß an den Dünndarm treten bei 12 Wochen alten Embryonen auch im Dickdarm schon vereinzelte gelbe Zellen auf, die in den Krypten bald sehr zahlreich sind, sich aber auch im Oberflächenepithel der Zotten, besonders des Blinddarmes, finden. In großer Zahl sind sie im 7. Monat in dem auffallend hohen Oberflächenepithel des Wurmfortsatzes vorhanden, wo sie mit ihrem Kern und den darunter liegenden Körnchen oft ganz gegen das Lumen gerückt erscheinen. Als Ausnahme wurden schon in der 18. Woche in den vergrößerten Krypten des Wurmfortsatzes (Abb. 55) und in der 26. Woche auch vereinzelt im Blinddarm Panethsche Zellen festgestellt [Patzelt (1931)].

Unter dem Epithel des Dickdarmes bildet sich schon zu Beginn der Differenzierung seiner mesodermalen Wand eine aus Gitterfasern bestehende Membrana propria, die später auch platte Zellen enthält. In dem mesenchymalen Gewebe, zwischen dessen dicht gelagerten Zellen bereits bei einem 11 mm langen Embryo argyrophile Fasern auftreten, beginnen sich am Anfang der 8. Woche, ebenso wie bei den meisten Differenzierungsvorgängen später als im Dünndarm und von beiden Enden des Dickdarmes ausgehend, die Zellen im Inneren zunächst zirkulär anzuordnen und dann unter dem Epithel aufzulockern. Darauf bildet sich in der 8. Woche zwischen dem Epithel und den in der Mitte verlaufenden Gefäßen, wie im Dünndarm, eine Zone aus besonders dicht gelagerten und längs gerichteten Zellen aus (Abb. 42). Diese verschwindet während der Entwicklung des Schleimhautreliefs im Laufe des 4. und 5. Monates allmählich, indem ihr innerer Teil zu der retikulären Mucosa (Abb. 50), und der äußere Teil zusammen mit der nach außen von den Gefäßen liegenden zellärmeren Zone zur Submucosa wird, in der sich zunehmend mehr kollagene Fasern ausbilden (Abb. 43). Die zwischen diesen beiden Schichten sich entwickelnde Muscularis mucosae erscheint am Ende des Dickdarmes in den Columnae rectales, wo sich auch das Oberflächenrelief am raschesten entwickelt, bereits in der 14. Woche, also früher als im ganzen übrigen Darm, tritt in der 19. Woche auch am Anfang des Dickdarmes auf und ist am Ende des 5. Monates in seinem ganzen Verlauf als dünne, aus einer inneren zirkulären und einer äußeren Längsfaserlage bestehende Schichte vorhanden (Abb. 44), worin die Angaben von Patzelt (1931), Cho (1932) und Horowitz (1933) nahezu übereinstimmen.

Die Ringfaserschichte der Muscularis propria beginnt sich bei 22 mm langen Embryonen [Lewis (1911), Patzelt (1931), Cho (1932), Horowitz (1933)] am Ende des Rectum zu entwickeln und wird noch im Laufe der 8. Woche im ganzen Dickdarm angelegt, also ebenfalls später als im Dünndarm, wie der Vergleich der Abb. 27—29 zeigt. In der 12. Woche tritt im Rectum und Caecum die Längsmuskelschichte auf und an der Colonschleife bilden sich als Anlagen der Taenien Verbreiterungen der aus länglichen Zellen bestehenden Mesenchymschichte zwischen dem Plexus myentericus und der Serosa (Abb. 42, 43). Die glatten Muskelfasern, die sich nun auch hier entwickeln, enthalten in der 13. Woche noch mehr Glykogen als die schon weiter differenzierten zirkulären Fasern. Am Querschnitt durch das Colon transversum bei einem Embryo von 75 mm Sch.St.L. findet sich nach LEWIS (1911) entlang dem Mesenterialansatz eine halbmondförmige Verdickung als Taenia mesocolica, die auch später am besten ausgebildet ist, doch treten in der 14. Woche in der den ganzen Dickdarm umgebenden Längsmuskelschichte auch die beiden anderen Taenien bereits deutlich hervor [LINEBACK (1925), PATZELT (1931)]. Um die 20. Woche erreichen die Taenien die Dicke der Ringmuskulatur und sind

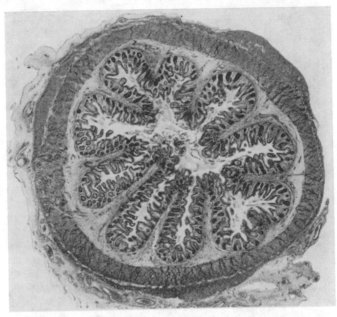

Abb. 49. Querschnitt durch das kontrahierte Colon ascendens eines menschlichen Embryos von 430 mm gr. L. Zotten nur noch angedeutet, Taenien in der zusammenhängenden Längsmuskelschichte deutlich ausgebildet. Alc.-Form.-D. Häm.-Eosin. Vergr. 15×.

nun nach HOROWITZ (1933) fast doppelt so stark wie die dazwischenliegende Längsmuskulatur. Makroskopisch tritt zu dieser Zeit nach THAYSEN und HESS (1916) und PERNKOPF (1928) die Taenie am Gekröseansatz deutlich hervor, und im 7. bis 8. Monat werden auch die gegenüberliegenden äußerlich sichtbar (Abb. 49.) Dabei bleiben sie aber noch durch dünne Muskelfaserlagen zu einem geschlossenen Rohr verbunden, in dem erst zur Zeit der Geburt schmale Unterbrechungen auftreten. Diese werden vor allem durch die Vergrößerung des Darmrohres und vielleicht außerdem, wie BROMAN (1911) annimmt, durch die Dehnung bei der regelmäßigen Darmtätigkeit bewirkt.

Die Plicae semilunares beginnen nach HOROWITZ (1933) schon bei 140 mm Sch.St.L. aufzutreten, doch meint PERNKOPF (1928), daß die im kontrahierten Colon transversum bei Embryonen von 175 mm Sch.St.L. sichtbaren ringförmigen Einschnürungen auf der mangelhaften Ausbildung der Längsmuskelschichte mit ihren Taenien beruhen und noch nicht den bloß ein Drittel des Umfanges einnehmenden Haustra entsprechen, die erst nach der Geburt in typischer Weise hervortreten. THAYSEN und HESS (1916) haben die haustrale Segmentation als Kontraktionserscheinung erklärt.

Das Coelomepithel, das ebenfalls durch eine aus argyrophilen Fasern
bestehende Membrana propria gegen das darunterliegende Bindegewebe abgegrenzt erscheint, ist zunächst besonders am Anfang des Dickdarmes, wohl in
Zusammenhang mit dem bevorstehenden starken Wachstum bei Ausbildung
des Blinddarmes, höher, nach Horowitz (1933) sogar mehrschichtig, und
besteht dann aus einer Schichte von isoprismatischen Zellen (Abb. 28), während
es im übrigen platt ist. Schon bei einem Embryo von 80 mm Sch.St.L. bildet

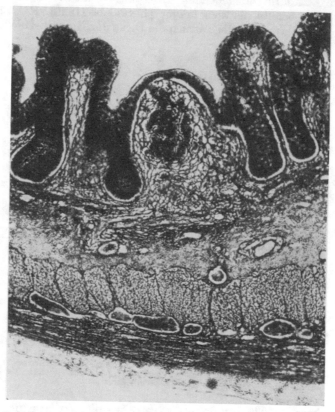

Abb. 50. Längsschnitt durch das Caecum eines menschlichen Embryos aus dem 6. Monat. Anlage eines Solitär-
follikels und Übergang der argyrophilen Fasern der Submucosa in kollagene Bündel. Alc.-Form.-Hortega.
Vergr. 144×.

die Serosa nach Pernkopf (1928) infolge stärkeren Wachstums am Colon descendens eine mächtige, am Rande eingekerbte Falte, aus der die nach I. F. Meckel
(1817) im 5. Monat noch fettfreie Anhänge darstellenden Appendices epiploicae hervorgehen. Bei Embryonen von 200 mm Sch.St.L. sind nach
Pernkopf (1928) bereits breite, mit Fett erfüllte Falten und Lappen vorhanden, die sich weiterhin hauptsächlich entlang der Taenia libera auch
höher und tiefer am Dickdarm entwickeln. Die von F. Mann (1912) in den embryonalen Appendices epiploicae beschriebenen lymphoiden Zellgruppen sind
nach Seifert (1927) wahrscheinlich primäre Milchflecke ebenso wie im Netz,
dem diese Anhänge gleichzusetzen sind.
    Elastische Fasern, die zuerst in der Wand der Gefäße in der Serosa
auftreten [Cho (1932)], sind an der Basis der Columnae rectales und im Bereiche des Anus schon in der 25. Woche vorhanden und treten im Gegensatz

zu den Angaben R. FISCHLs (1903) bei einem Embryo von 360 mm Sch.St.L. wie im Dünndarm auch im ganzen Dickdarm auf, wo sie in der Submucosa nur spärlich, in der Längsmuskelschichte aber ziemlich reichlich vorhanden sind; beim Neugeborenen finden sie sich hauptsächlich in der Muskelhaut, parallel zu deren Fasern verlaufend, ferner zwischen den beiden Muskelschichten und in der Serosa nahe der äußeren Oberfläche [PATZELT (1931)].

Lympho- und Leukocyten, die frühzeitig wie im Dünndarm auch in der Wand des Dickdarmes entstehen, treten zunächst vereinzelt, später reichlicher durch das Epithel in den Darminhalt über. Mastzellen erscheinen im Dickdarm ebenfalls am Ende des 6. Monates in der Submucosa und finden sich später in geringerer Menge auch in den anderen Schichten, während Plasmazellen selbst beim Neugeborenen noch nicht vorhanden sind. Die Literatur hierüber wurde beim Dünndarm (S. 39) erwähnt.

Nach den Angaben von BAGINSKY (1882), F.P.MALL (1897), STÖHR (1897a, 1898), LEWIS (1911), HELLMAN (1921), PATZELT (1931), CHO (1932) und HOROWITZ (1933) bilden die Lymphocyten gegen Ende des 4. und im 5. Monat an verschiedenen Stellen des Dickdarmes in dem sich verdichtenden Mesenchym bereits Ansammlungen, die sich bald als Solitärfollikel abgrenzen (Abb. 50). Diese wölben sich über die Propria hinaus etwas gegen die Submucosa vor, wobei die Muscularis mucosae unter ihnen eine Lücke aufweist. Gleichzeitig mit ihrer Entwicklung füllen sich die benachbarten Lymphgefäße mit Zellen [STÖHR (1898), PATZELT (1931)].

v. DAVIDOFF (1887) hat angenommen, daß sich Lymphocyten aus dem Darmepithel entwickeln und daß die Lymphknötchen Stellen sind, wo dies mit besonderer Energie vor sich geht und jede Grenze zwischen beiden Geweben tatsächlich aufgehört hat. Ähnliche Ansichten über die Beziehungen zwischen dem Epithel und dem lymphoretikulären Gewebe des Darmes haben auch RÜDINGER (1891a, b, 1895) und KLAATSCH (1883) vertreten, besonders aber RETTERER (1892, 1893, 1909), der gemeinsam mit LELIÈVRE (1910a, b) eine solche Umwandlung im menschlichen Wurmfortsatz beschrieben hat und daher von einem „tissu angiothélial" spricht. Auch HARTMANN (1914) betont die innigen Beziehungen zum Oberflächenepithel. Dagegen hat vor allem STÖHR (1889, 1897a, b, 1898) am menschlichen und tierischen Darm festgestellt, daß die durch das Darmepithel wandernden Leukocyten in keiner genetischen Beziehung zu diesem stehen, wie auch die Follikel nicht aus ihm hervorgehen, und zu dem gleichen Ergebnis sind TOMARKIN (1893), CZERMACK (1893), KÜCHENMEISTER (1895) und KOLLMANN (1900) gekommen. Während STÖHR (1897a, b, 1898) aber meint, daß die ersten Leukocyten aus dem zirkulierenden Blut stammen dürften, leiten KÜCHENMEISTER (1895) und KOLLMANN (1900) die Lymphocyten der Follikel von fixen Zellen der Propria ab, ebenso wie auch HELLMAN (1921), CARLENS (1928), PATZELT (1931) und CHO (1932); bezüglich ihrer Herkunft aus dem Epithel aber sagt HELLMAN (1930) in diesem Handbuch Bd. VI/1 wohl mit Recht, daß diese Ansicht „definitiv widerlegt" ist, worauf später (S. 229) noch eingegangen wird.

Trotzdem besteht zwischen dem Epithel und der Anlage von Lymphknötchen zweifellos eine enge Beziehung, wie schon von HIS (1862), GULLAND (1891) und KÜCHENMEISTER (1895) auch an anderen Orten festgestellt wurde. Nach E. KLEIN (1878) entwickeln sich beim *Schwein* Follikel an Einsenkungen der Darmschleimhaut und nach TOMARKIN (1893), KÜCHENMEISTER (1895) und STÖHR (1897b, 1898) dringen beim *Meerschweinchen* Krypten durch die Muscularis mucosae in die Submucosa bis zu den hier schon zuvor in der Nähe der Gefäße sich entwickelnden Follikeln, um diese mit dem Darmlumen zu verbinden. Die lymphatischen Darmkrypten im Dickdarm des *Rindes* aber entstehen nach CARLENS (1928) in der Weise, daß sich Knötchen um Krypten entwickeln, die zunächst fast bis in die Muscularis propria hineinwachsen. Auch im menschlichen Wurmfortsatz geht der Entwicklung des lymphoreticulären Gewebes eine auffallende Verlängerung der Krypten bis in die Submucosa voraus, wie später (S. 63f.) ausgeführt wird, und etwas ähnliches zeigt sich bei dem früher (S. 40f.) besprochenen Zusammenhang zwischen den PEYERschen Platten und den frühembryonalen Darmdivertikeln [PATZELT (1933)].

6. Die Ausbildung der Valvula ileocaecalis (coli).

An der Mündung des Dünndarmes in den Dickdarm zeigt sich bis zum 3. Monat weder eine Andeutung einer Klappe noch ein wesentlicher Unterschied im Bau der Wand (Abb. 11). Die Entwicklung der Valvula ileocaecalis wird nach Pernkopf (1928) bei einem Embryo von 38,3 mm Sch.St.L. durch eine Abknickung zwischen Colon und Caecum mit Abplattung des einmündenden Ileum eingeleitet. Erst in der 11. Woche bildet sich ein vorspringender Wulst, in den sich die Ringmuskulatur bald bis an den freien Rand hineinwölbt, während sich an der Oberfläche das Schleimhautrelief zu entwickeln beginnt (Abb. 51). I. F. Meckel (1817) hat in der allmählich zunehmenden

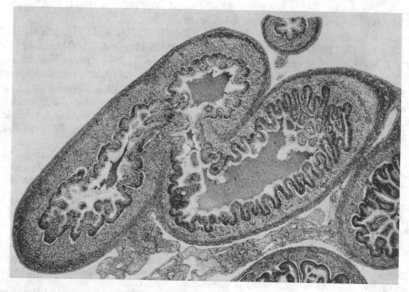

Abb. 51. Mündung des Ileum (rechts) in das Caecum (links) und Entwicklung der Valvula coli bei einem menschlichen Embryo von 72 mm Sch.St.L. Oben Querschnitt durch den Wurmfortsatz. Zenker-D. Häm.-Eosin. Vergr. 32×.

Abgrenzung von Dünn- und Dickdarm eine Übereinstimmung mit der Ausbildung dieses Überganges in der aufsteigenden *Tier*reihe festgestellt. Die Vergrößerung der Klappe erfolgt nicht, wie Toldt (1894) angenommen hat, durch zunehmende Einfaltung, sondern durch interstitielles Wachstum [Pernkopf (1928), Patzelt (1831)], worauf noch in Verbindung mit der vergleichenden Besprechung (S. 353) eingegangen wird.

Die Ringmuskulatur bildet zunächst einen einfachen Streifen, der sich entlang dem Klappenrand etwas verbreitert, an der Basis aber in zwei Schichten teilt, die in jene des Dünn- und Dickdarmes übergehen. In diesen Zwickel setzt sich der Plexus myentericus des benachbarten Darmes fort und auch von der sich inzwischen ausbildenden Längsmuskulatur, die zum großen Teil außen über den Klappenansatz hinweg vom Dünndarm zum Dickdarm zieht, zweigen Zellen ab und werden zu Muskelfasern, die gegen den Klappenrand gerichtet sind und den Nervenplexus in zwei zwischen ihnen und der jederseitigen Ringmuskulatur sich ausbreitende Geflechte trennen. Mit dem weiteren, sich hauptsächlich im basalen Abschnitt vollziehenden Wachstum der Klappe, die im 7. Monat ein in das Caecum hineinragendes Rohr mit zwei ein wenig vorspringenden Lippen bildet, entwickeln sich auch diese Schichten in zunehmend größerer Ausdehnung, so daß die Längsmuskelfasern in der 30. Woche über die Mitte hinaus und beim Neugeborenen bis zum inneren Drittel der Klappe reichen.

Einen ähnlichen Bau wie die Klappe zeigt das dorsal an die beiden Lippen anschließende, ebenfalls eine Vorwölbung der Muskulatur enthaltende Frenulum posterius, das nach PERNKOPF (1928) ebenfalls bei einem Embryo von 38,3 mm Sch.St.L. bereits angedeutet ist und entgegen der Annahme TOLDTs (1894) keine Einknickung der Darmwand darstellt.

Der Übergang des Dünndarmepithels in das hellere Epithel des Dickdarmes erfolgt zunächst am Rande der Grimmdarmklappe, doch wurden am Ende

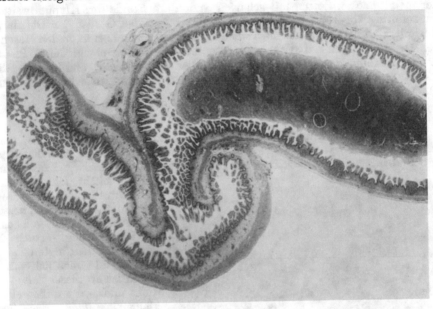

Abb. 52. Valvula coli eines menschlichen Embryos von 230 mm gr. L. Im Ileum rechts unten eine PEYERsche Platte, im Caecum lange Zotten ZENKER-D. Häm.-Eosin. Vergr. 13×.

des 3. Monates einzelne Inseln hellerer Zellen mit endoepithelialen Kryptenanlagen schon kurz vor dem Beginn des Dickdarmes innerhalb des Dünndarmepithels gefunden [PATZELT (1931)]. Das Schleimhautrelief dieser Übergangszone zeigt bei seiner weiteren Ausbildung nach v. LANGER (1887) im Dickdarm zwar etwas plumpere Formen, läßt aber das Übereinstimmende des entwicklungsmechanischen Vorganges an beiden Seiten der Klappe besonders deutlich erkennen und weist gegen Ende des 5. Monates auch im Bereiche des Blinddarmes ausgesprochene Zotten mit auffallend langen freien Enden auf (Abb. 52). BERRES (1837) hat diesen Übergang sehr schön in einem Flächenbild (Tafel 23, Fig. 1) von der injizierten Schleimhaut der ausgebreiteten Grimmdarmklappe eines menschlichen Embryos, der wahrscheinlich aus dem 5. Monat stammte, wiedergegeben, wobei die Unterschiede hauptsächlich in der Form der beiderseitigen Zotten bestehen, während das entsprechende Bild vom Erwachsenen (Tafel 22, Fig. 3), das in der Abb. 156 wiedergegeben ist, den ganzen Gegensatz des endgültigen Zustandes zum Ausdrucke bringt, der sich während der zweiten Hälfte der Schwangerschaft in der schon früher für die beiden Darmabschnitte beschriebenen Weise ausbildet.

Dabei finden sich aber in den letzten Monaten vor der Geburt oft auch an der Dickdarmseite der Valvula ileocaecalis noch ausgesprochene Dünndarmzotten, die allerdings rasch kürzer werden und ausnahmsweise können die Krypten hier auch noch Panethsche Zellen enthalten. Beginnt das Dickdarmrelief aber schon am Rande der Klappe, so zeigt es doch an dieser noch eine größere Breite. Eingesprengte zottenfreie Stellen hat v. Langer (1887) bei einem Kinde aus dem 2. Monat nach der Geburt schon am Ende des Ileum, allerdings im Bereiche einer Peyerschen Platte, gefunden, deren Oberfläche allerhand Unregelmäßigkeiten aufzuweisen pflegt. Beim Neugeborenen vollzieht sich der Schleimhautübergang nach den eingehenden Untersuchungen dieses Autors in der Weise, daß ziemlich rasch an die Stelle der fadenförmigen oder membranösen Zotten mit scharfen Enden am Rande der Klappe breitere, zungenförmig abgerundete treten, von deren Basen das Gerüst der Dickdarmschleimhaut ausgeht, das nur noch wenige Rudimente von Zotten, in den Maschen aber Drüsengruppen aufweist; so zeigen sich hier die verschiedenen Phasen der Entwicklung des Dickdarmreliefs in allen Übergängen, ähnlich wie dies v. Ebner bei dem früher (S. 55) erwähnten Pilz festgestellt hat [Schaffer (1927), S. 39].

7. Die Entwicklung des Blinddarmes mit dem Wurmfortsatz.

Das Caecum beginnt sich, wie früher (S. 23) besprochen wurde, beim 6 mm langen Embryo [Pernkopf (1922), Patzelt (1931)] am caudalen Ende der bereits in Ausbildung begriffenen Nabelschleife als ampullenartige Erweiterung zu entwickeln. Diese weist an der ventralen Seite ein besonders hohes Epithel auf, dessen Kerne in einer breiteren basalen Zone liegen. Auch die aus dicht gedrängten Zellen bestehende mesenchymale Wand ist an dieser Seite verdickt und weist außen einen kleinen spitzen Vorsprung auf. Gegen diese Verdickung der ventralen Darmwand bildet sich nun eine Ausbuchtung des Lumens, die sich am Ende der 6. Woche zu einer Tasche vertieft (Abb. 9).

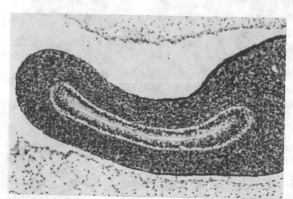

Abb. 53. Längsschnitt durch den Wurmfortsatz eines menschlichen Embryos von 19 mm gr. L. Bouin-Hämal.-Eosin. Vergr. 91×.

Mit dieser ist auch bereits der Wurmfortsatz angelegt, während ein solider Zipfel an der Außenseite nach Pernkopf (1928) die Anlage des ventralen Mesenterium darstellt, das später beim Auftreten des dorsalen an Bedeutung verliert. Bei einem 13 mm langen Embryo setzt sich das breite, unregelmäßig dreieckige Lumen des Caecum bereits in Form eines dünnen Epithelrohres in den äußeren Zipfel hinein fort, der sich nun als Wurmfortsatz weiter entwickelt. Dieser entsteht also nicht erst sekundär infolge Aussprossung aus dem Blinddarm und auch nicht dadurch, daß der Grund des Caecum in der 8. Woche im Dickenwachstum zurückbleibt, wie unter anderem Jacobshagen (1922) annimmt [Pernkopf (1928), Patzelt (1931)], sondern er bildet sich von Anfang an zu einem besonderen Organ aus, das zu dieser Zeit schon einen langen, dünnen Schlauch darstellt (Abb. 53). I. F. Meckel (1817) hat bereits festgestellt, daß der ganze Anhang anfangs verhältnismäßig am längsten und weitesten ist. Die Länge und Form des Wurmfortsatzes wechselt aber nach Borman und Krolevez (1928) schon beim Embryo stark.

In der 10. Woche beginnt sich in der mesenchymalen Wand des Wurmfortsatzes die Ringmuskelschichte zu entwickeln, und das zuvor schon verbreiterte Epithel bildet nun im Caecum Längswülste (Abb. 11), die sich allmählich gegen das Ende ausbreiten. Nach Ausbildung einer dichteren mesenchymalen Innenzone aus längsgestellten Zellen kommt es in der 11. Woche, ebenso wie unmittelbar zuvor im benachbarten Dickdarmabschnitt, zur endoepithelialen Anlage von Krypten und Zotten. Gegen letztere erheben sich bei einem Embryo von 72 mm Sch.St.L. bereits Bindegewebszapfen [PATZELT (1931), CHO (1932)]. In der 13. Woche treten im Epithel die ersten Becherzellen auf, die vorübergehend besonders zahlreich sind [HOROWITZ (1933)]. Zugleich

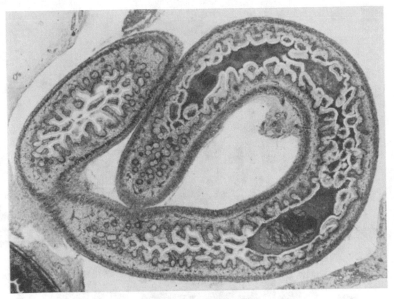

Abb. 54. Längsschnitt durch den Wurmfortsatz eines menschlichen Embryos von 155 mm gr. L. Zotten und Krypten, teilweise im Flachschnitt. ERLICKI und Essigs.-D. Häm.-Eosin. Vergr. 19×.

beginnt sich außen bereits die Längsmuskulatur zu entwickeln. Die Längsfalten im Innern, die durch Beteiligung des Bindegewebes noch etwas höher geworden sind, verschwinden mit der fortschreitenden Ausbildung des Oberflächenreliefs, dessen Krypten sehr viel Becherzellen enthalten und dessen Zotten etwas plumper sind als im übrigen Dickdarm (Abb. 54).

Da sich die Zotten und die Krypten nicht entsprechend vermehren, rücken sie während des besonders starken Flächenwachstums schon im 4. Monat immer weiter auseinander. In der 15. Woche weicht die Entwicklung des Oberflächenreliefs im Wurmfortsatz auch insofern von der anderer Dickdarmabschnitte ab, als die Krypten, die nach v. NAGY (1912) hier eine Übergangsstellung zwischen jenen des Dünn- und des Dickdarmes einnehmen, nun fast bis zur Muscularis propria in die Tiefe wachsen und sich dabei auch stark erweitern. Sie enthalten außer sehr vielen Becherzellen am Grunde undifferenzierte Zellen und ausnahmsweise in der 19. Woche auch schon PANETHsche Zellen (Abb. 55). Durch sie wird zugleich die in der 19. Woche bereits zur Anlage kommende Muscularis mucosae ausgestülpt, die dann die Krypten mit einer Hülle aus dünnen Zellen umgibt [LEWIS (1911), F.P. JOHNSON (1913), PATZELT (1931), CHO (1932)].

Das Oberflächenrelief des Wurmfortsatzes bekommt nun im Gegensatz zum benachbarten Dickdarm ein recht unregelmäßiges Aussehen, das sich nach einer Abbildung (Tafel 23, Fig. 2) im Atlas von Berres (1837) auch in dem Verhalten der Gefäße entsprechend ausdrückt. Die auseinanderrückenden Zotten werden immer niedriger und die Krypten bilden um die 21. Woche teilweise bis zu 200 μ lange und 64 μ weite Säcke mit einer aus platten Zellen bestehenden Umhüllung. In dem wuchernden Mesenchym kann sich schon in der 20. Woche reichlich lymphoreticuläres Gewebe entwickeln, oft aber ist dessen Menge noch ziemlich gering. Dabei werden die Krypten mitunter an ihrer Mündung stark verengt oder auch ganz abgeschnürt, so daß bis zu 400 μ weite, von platten mesenchymalen Zellen umgebene Zysten entstehen [Stöhr (1897a, 1898), F. P. Johnson (1913a), Patzelt (1931)]. Diese Erscheinungen,

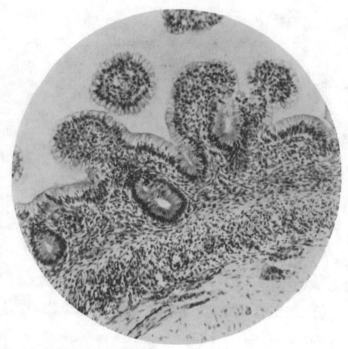

Abb. 55. Aus dem Wurmfortsatz eines menschlichen Embryos von 230 mm gr. L.   Zotten und eine bereits vergrößerte Krypte mit Panethschen Zellen am Grunde. Zenker-D. Häm.-Eosin. Vergr. 136×.

die bereits individuelle, vielleicht mit der Konstitution zusammenhängende Schwankungen zeigen, erreichen gegen Ende des 6. Monates ihren Höhepunkt. Wie die beigefügte Abb. 56 zeigt, überschreiten die Krypten zu dieser Zeit schon im Bereiche der allmählichen Verjüngung des Blinddarmes zum Wurmfortsatz die durch die Muscularis mucosae gezogene Grenze und zeigen dann in ihrer Größe, Form und Anordnung eine auffallende Unregelmäßigkeit. Zwischen ihnen enthält die Propria, die im übrigen verhältnismäßig arm an Lymphocyten ist, neben breiteren lymphoreticulären Massen entsprechend den Angaben Stöhrs (1897a, 1898) und F. P. Johnsons (1913), zu denen noch die neueren von Cho (1932) und Horowitz (1933) kommen, auch schon einzelne ziemlich gut begrenzte Follikel, in deren Bereich die Muscularis mucosae unterbrochen ist. Wenn die Abschnürung vom Darmlumen eine gerade in Spaltung begriffene Krypte getroffen hat, entstehen mehrkammerige Cysten. In der Umgebung der vergrößerten Krypten findet sich auch in der Submucosa ein ähnliches Gerüst aus argyrophilen Fasern, wie es in der ganzen Mucosa vorhanden ist.

Das merkwürdige Verhalten der Krypten im Wurmfortsatz hängt, wie schon früher (S. 59) erwähnt wurde, zweifellos mit der Ausbildung dieses Darmabschnittes zu einem lymphoreticulären Organ zusammen, da die Anlage solcher auch an anderen Stellen mit einer Wucherung des Epithels verbunden ist [PATZELT (1933)].

Während der weiteren Entwicklung verflachen die Zotten vollständig und die vergrößerten Krypten wie auch die Zysten erfahren nun eine rasche Rückbildung, die bis zum 8. Monat größtenteils vollzogen ist. CREMER (1921) hält es für möglich, daß diese mit der Anlage von Solitärfollikeln zusammenhängt,

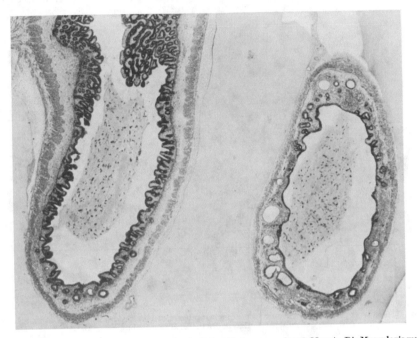

Abb. 56. Blinddarm und Wurmfortsatz eines menschlichen Embryos aus dem 6. Monat. Die Muscularis mucosae wird beim Übergang von den vergrößerten Krypten durchbrochen, die rechts große Zysten bilden; im Darminhalt Plattenepithelzellen mit reichlichem Glykogen (dunkel). D. Häm.-Bests Carmin. Vergr. 18×.

doch liegen solche Krypten nur ab und zu im Bereiche von Follikeln, die sich größtenteils erst später und ohne jede Beziehung zu ihnen entwickeln [STÖHR (1898), F. P. JOHNSON (1913a), PATZELT (1931)]. Durch rege Spaltung findet nun eine starke Vermehrung der Krypten statt, die zum Teil auch weiterhin verschmälert bis in die Submucosa ragen. Sie weisen an den Enden sehr viel Becherzellen auf, erscheinen noch unregelmäßig verteilt und erreichen bei der Geburt eine Länge von 288 μ, verkürzen sich aber bei stärkerer Dehnung, die besonders durch die häufige Füllung des ganzen Wurmfortsatzes mit abgestoßenen Plattenepithelzellen bewirkt wird, und münden dann trichterförmig an der ebenen Oberfläche. Das Oberflächenepithel wird während dieser Zeit auffallend hoch, zeigt mittelständige Kerne und enthält sehr viel gelbe Zellen, deren Kerne und Körnchen ganz nahe an das Lumen gerückt sind. Der Lymphocytengehalt der Schleimhaut wechselt etwas, erscheint aber noch verhältnismäßig gering. Größere, deutlich begrenzte Follikel beginnen sich im Wurmfortsatz zwar nicht, wie NAGOYA (1913) angibt, erst nach dem 8. Monat zu entwickeln, sind aber, wie auch RIBBERT (1893) festgestellt hat, bei älteren Embryonen und nach BERRY und Lack (1906) und Patzelt (1931) entgegen den Angaben von F. P. Johnson (1913a) und Horowitz (1933) auch beim Neugeborenen noch spärlich (Abb. 57), doch befinden sich zu dieser Zeit bereits weitere Follikel in Entwicklung. Zur Bildung von Keimzentren kommt es nach Nagoya (1913) erst nach dem 2. Monat und die nun immer zahlreicher werdenden Follikel wölben sich in den ersten Lebensjahren noch einzeln in ziemlich regelmäßiger Verteilung stark gegen das Lumen vor; meist reichen sie zugleich bis in die Submucosa, so daß die Muscularis mucosae vielfach unterbrochen erscheint. Sein endgültiges Aussehen aber erhält der Wurmfortsatz erst im späteren Kindesalter, wie an anderer Stelle (S. 369 ff) ausgeführt wird. Von den während der

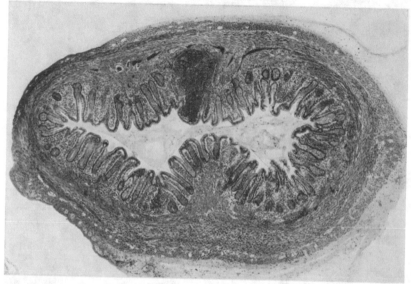

Abb. 57. Querschnitt durch den Wurmfortsatz eines neugeborenen Kindes. Stark gefüllte Lymphgefäße im Bereiche des einzigen Follikels. Orth.-D. Häm.-Eosin. Vergr. 36×.

Entwicklung entstehenden Zysten können ausnahmsweise einzelne erhalten bleiben und beim Neugeborenen [Patzelt (1931)] wie auch später mehr oder weniger große, bis zur Muskelhaut reichende Hohlräume bilden. In solchen kann das Epithel stellenweise einen Flimmersaum aufweisen [Hayek (1929)], was auf ihre frühe Entstehung und die größeren Entwicklungspotenzen des Epithels in jenen Zysten, wie auch auf die nahen Beziehungen zwischen Stäbchen- und Flimmersaum hinweist.

Die Rückbildungserscheinungen an den Krypten des Wurmfortsatzes während seiner Entwicklung wurden von Kollmann (1898) als Beweis für die auch von anderen Autoren angenommene allgemeine Degeneration dieses Organes betrachtet. Ebenso wie andere Gründe, die später (S. 376f) erwähnt werden, spricht aber auch seine eigenartige Entwicklung vielmehr dafür, daß es sich entsprechend den Angaben von Pernkopf (1928) nicht nur um einen kataplastischen Blinddarmabschnitt handelt, wie in letzter Zeit auch von Jacobshagen (1922) angenommen wurde, sondern daß der Wurmfortsatz ein besonderes Organ darstellt; seine spezifische Ausbildung mit der fortschreitenden Entwicklung von lymphoreticulärem Gewebe kommt schon in dem besonderen Verhalten der Krypten vor der Mitte der Schwangerschaft zum Ausdruck.

8. Die Ausgestaltung des Anus und des anschließenden Rectum.

Vor dem Darmende, dessen erste Entwicklung bis zur Anlage des Anus früher (S. 21) besprochen wurde, findet sich schon in der 6. Woche eine ampullenförmige Erweiterung, die F. P. JOHNSON (1914) als Bulbus analis bezeichnet hat, und der von diesem nach außen führende enge Gang weist noch eine kleine Erweiterung auf, die von F. P. JOHNSON (1914) Bulbus terminalis genannt wurde. Zwischen diesen beiden Auftreibungen, die auch von HOLMDAHL (1914), CHWALLA (1927), PERNKOPF (1928) und PATZELT (1931) beschrieben werden, liegt in der

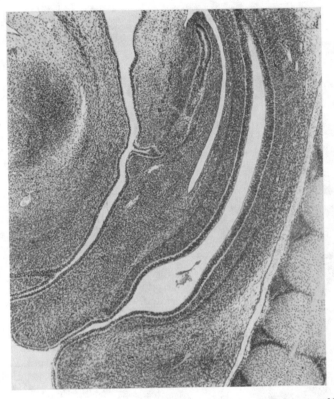

Abb. 58. Sagittalschnitt durch das Rectum mit der Ampulle und durch den Anus eines menschlichen Embryos von 23 mm gr. L. Ende der Muscularis propria über dem Bulbus terminalis. BOUIN-Hämal.-Eosin. Vergr. 45×.

8. Woche das Ende der Darmmuskulatur (Abb. 58). Der Bulbus analis dürfte bereits der Ampulle oder Pars ampullaris des Rectum entsprechen, obwohl F. P. JOHNSON (1914) aus dem caudalen Teil die Zona columnaris hervorgehen läßt, während CHWALLA (1927) deren Epithel vom Bulbus terminalis ableitet. Die erste Columna rectalis beginnt sich nach diesem Autor schon bei einem Embryo von 19,88 mm Sch.St.L. an der vorderen Wand als Schleimhautfalte zu entwickeln; dann erscheinen solche auch an den Seiten und hinten, worauf in größerer Zahl sekundäre Falten auftreten, und von hier aus schreitet die Faltenbildung in den nächsten Wochen nach v. NAGY (1912) und CREMER (1921) in kranialer Richtung fort. Während die Columnae am Ende des Rectum allmählich eine beträchtliche Höhe erreichen, dringen von den Furchen dazwischen, wie HOLMDAHL (1914) angibt, solide Epithelbildungen, ähnlich wie Drüsen, gegen die umgebende Muskulatur und den Anus vor und werden dann,

5*

indem sie durch Dehiszenz allmählich ein Lumen bekommen, zu den Sinus rectales (Abb. 59), wie auch das in der Abb. 60 wiedergegebene Modell von F. P. JOHNSON (1914) zeigt. Etwas weiter kranial bilden sich nach CREMER (1921) in der 14. Woche, nach LEWIS (1911) 2 Wochen später, bei einem Embryo von 120 mm Sch.St.L. als Plicae transversales 3—4 zirkuläre oder spiralige Falten, was HOLMDAHL (1914) auf das stärkere Längenwachstum des Rectum zurückführt. Indem sich dieses hiebei zuerst nach rechts, dann nach links und dann wieder nach rechts biegt, entstehen nach diesem Autor bei einer Länge von ungefähr 13 cm Querfalten, deren größte mittlere zur Plica Kohlrauschi wird.

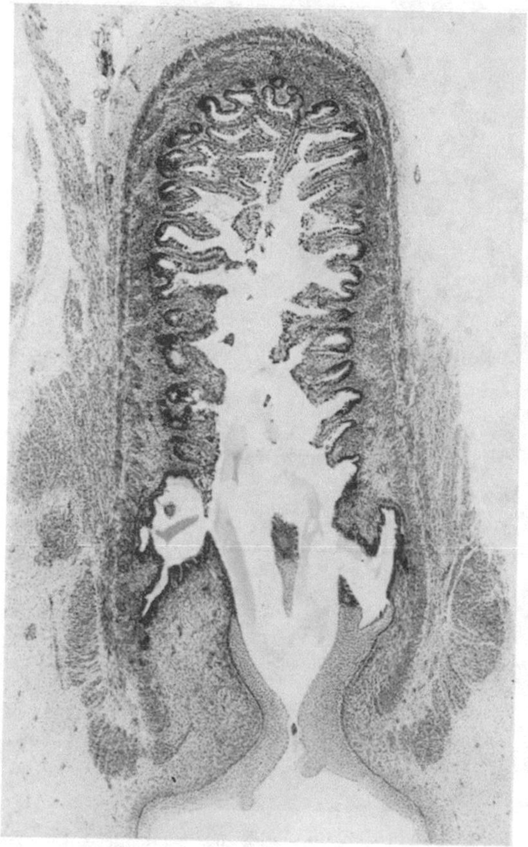

Da das Ende des Rectum auch zur Zeit der Geburt bei gleichem Kontraktionszustand einen viel größeren Querschnitt hat als der höhere Dickdarm und der größeren Wanddicke auch eine größere Dehnungsfähigkeit entspricht, kommt die Ampulle des Mastdarmes nicht, wie BODENHAMER (1884) und andere Autoren meinen, erst nach der Geburt durch die willkürliche Zurückhaltung des Stuhles zustande, die nur, wie auch HOLMDAHL (1914) meint, die endgültige Ausbildung der schon während des 2. Embryonalmonates auftretenden Anlage noch beeinflussen kann.

Der Übergang des hochprismatischen Darmepithels in das geschichtete Pflasterepithel vollzieht sich zunächst allmählich knapp vor der Mündung des engen Analkanales und auch bei einem 11 Wochen alten Embryo noch nahe dem in querer Richtung etwas verbreiterten Anus, während sich im kranialen

Abb. 59. Frontalschnitt durch Rectum und Anus eines 14 Wochen alten menschlichen Embryos. Sinus rectales und Musc. sphincter internus und externus. Alc.-Form.-D. Häm.-Eosin. Vergr. 22×.

Teil der Zona columnaris bereits Krypten entwickeln. Diese enthalten bald reichlich Becherzellen und unter ihnen tritt hier schon bei einem 14 Wochen alten Embryo die Muscularis mucosae auf. Wo beide aufhören, weist die Schleimhaut zunächst noch ein einfaches, hochprismatisches Epithel auf, das dann mehrstufig bis geschichtet wird; in den bereits tiefe Buchten bildenden Sinus enthält es keine Becherzellen mehr und geht dann am Anfang des Analkanales in geschichtetes Pflasterepithel über (Abb. 59). An den Columnae rectales bildet die Epithelgrenze nach HOLMDAHL (1914) schon frühzeitig Zacken, ähnlich wie auch später. Das geschichtete Pflasterepithel verbreitert sich nach außen rasch, indem die reichlich Glykogen enthaltenden Zellen blasige Beschaffenheit annehmen und so in das gleichartige Epithel der Aftergrube übergehen. Hier entstehen nach OTIS (1905) in der 5. Woche durch Wucherung des Ekto- und Entoderms jederseits die Analhöcker, die dann zusammen mit einem Wulst hinter dem After in der 10. Woche einen Ring um diesen bilden. Der mesodermale Anteil dieses Analringes, in dessen Tiefe sich der M. sphincter ani externus entwickelt, verschwindet allmählich, so daß der Anus in der 12. Woche nur noch von einem Torus aus blasigem Pflasterepithel umgeben ist (Abb. 59). Dieses verdichtet sich dann zur typischen Epidermis, die aber im Bereiche des ehemaligen Wulstes, wo die Zellen auch am längsten die blasige Beschaffenheit bewahren, noch in der 25. Woche etwas Glykogen enthält, und gleichzeitig bildet sich nach vorn in der früher (S. 21) besprochenen Weise der definitive Damm aus.

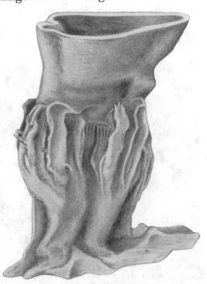

Abb. 60. Rekonstruktion des Epithels der Pars analis resti eines menschlichen Embryos von 240 mm Länge nach F. P. JOHNSON (1914) Fig. 20. Sinus rectales und Entwicklung von Proktodaealdrüsengängen. Vergr. 4×.

Schon bei einem Embryo von 30 mm Sch.St.L. beginnt nach OTIS (1905) am Ende des Darmes ein Umbau des dreischichtigen Epithels, indem die mittleren Zellen hier ebenfalls eine blasige Beschaffenheit annehmen und die über ihnen liegenden hochprismatischen Zellen zur Abstoßung bringen. Dadurch breitet sich das blasige Epithel im Analkanal nach aufwärts aus und reicht im 7. Monat bis zum Anfang der Sinus rectales, wo der Umbau selbst zur Zeit der Geburt noch nicht ganz abgeschlossen ist [W. O. BRAUN (1901), OTIS (1905), PATZELT (1931)]. Eine Abgrenzung des ekto- und entodermalen Gebietes ist, wie früher (S. 21) erwähnt wurde, schon zuvor nicht mehr mit Sicherheit möglich [POLITZER (1931, 1932)]. Nach den Angaben von HAMPERL (1925), CHWALLA (1927), PERNKOPF (1928) u. a. reicht es mindestens bis zur Linea sinuosa analis, die beim Erwachsenen die Grenze des geschichteten Pflasterepithels darstellt.

Von dem Epithel der Zona columnaris aus beginnen sich nach F. P. JOHNSON (1914) und PATZELT (1931) in der 14. Woche hauptsächlich an den Enden der Sinus einzelne Epithelknospen und -zapfen als erste Anlagen der Proktodaealdrüsen zu bilden, von denen sich 6—8 weiter verästeln und in der 20. Woche schon bis in die Muskulatur eingedrungen sind (Abb. 60). Sie weisen bei Embryonen von 240 mm Sch.St.L. bereits einzelne sekretorische Alveolen auf [F. P. JOHNSON (1914)], deren Zahl auch beim Neugeborenen gering ist. In ihrer Umgebung finden sich Lymphocytenansammlungen, und die Ausführungsgänge zeigen ampullenartige Erweiterungen mit geschichtetem Pflasterepithel.

Innerhalb des Analkanals beginnt das geschichtete Pflasterepithel nahe der Mündung am Ende des 5. Monates oberflächlich zu verhornen und verdichtet sich dann in diesem Bereiche unter Verkleinerung der Zellen immer mehr, während es am inneren Rande beim Übergang in die Zona columnaris auch zur Zeit der Geburt noch auf eine kurze Strecke eine blasige Beschaffenheit zeigt und reichlich Glykogen enthält. Von seiner Basis aus dringen auch im Bereiche der Zona intermedia in der 20. Woche Epithelzellgruppen in das Bindegewebe ein als Anlagen von Talgdrüsen, die sich nach der 25. Woche rasch vergrößern und beim Neugeborenen nahe der Mündung und in Verbindung mit Haaren auch um diese herum außerordentlich zahlreich und groß sind.

Die dichtfaserige Bindegewebsschichte der Zona columnaris enthält schon in der 14. Woche reichlich längsgestreckte Zellen, aus denen sich glatte Muskelfasern entwickeln. Solche finden sich in der 20. Woche, wie auch später, hauptsächlich im basalen Teil der zugleich reichlich Gefäße enthaltenden Columnae rectales. Sie treten an deren Anfang selbständig in der Tiefe der Submucosa auf, während die am Ende der Mastdarmschleimhaut vorwiegend aus längsverlaufenden Fasern bestehende Muscularis mucosae unter den letzten Krypten unregelmäßig wird und sich im Bereiche der Sinus rasch verliert. Zu dieser Längsmuskulatur, die gegen den Anus wieder verschwindet, gesellen sich bereits

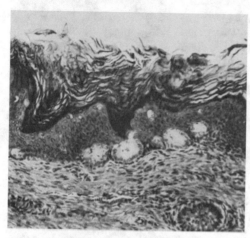

Abb. 61. Endoepitheliale apokrine Drüsen an der Basis der Epidermis des Anus eines Neugeborenen. Orth.-D. Häm.-Eosin. Vergr. 134×.

in der 25. Woche, früher als im übrigen Darm, reichlich elastische Fasern, die sich fast bis an den Rand der Schließmuskulatur nach abwärts erstrecken. Auch Mastzellen sind am Anfang des 7. Monates im Bindegewebe dieses Gebietes bereits besonders reichlich vorhanden [Patzelt (1931)].

Das Ende der Ringmuskulatur des Rectum, das in der 8. Woche zwischen dem Bulbus analis und terminalis liegt, verdickt sich allmählich zum glatten M. sphincter ani internus, an den sich gegen das Ende des Analkanales der quergestreifte M. sphincter ani externus unmittelbar anschließt, indem er einen sich nach außen vergrößernden Ring parallel zur Hautoberfläche bildet. An seiner konkav gewölbten Seite strahlt von außen die ebenfalls etwas verbreiterte, glatte Längsmuskulatur des Rectum zwischen die quergestreiften Bündel hinein, begleitet von elastischen Fasern, die besonders reichlich in dem sich nach außen verbreiternden Raum zwischen den beiden Schichten der Muscularis propria vorhanden sind.

Beim Neugeborenen finden sich zwischen den beiden Schließmuskeln und vereinzelt auch nach innen von ihnen bereits Lamellenkörperchen, und am äußeren Rande des glatten Sphinkter beginnen zunächst an der Basis der Längsfalten Läppchen von Fettzellen aufzutreten, deren Menge mit dem Übergang in die äußere Haut stark zunimmt. Hier finden sich in das Fettgewebe eingebettet reichlich große Talgdrüsen an dünnen Haaren, von denen auch die Entwicklung apokriner Drüsen ausgeht. Außerdem treten an den Falten des Anus und in seiner Umgebung zur Zeit der Geburt in wechselnder Menge, stellenweise kleine Gruppen bildend, an der Basis der Epidermis und auch an der äußeren Wurzelscheide der Haare kleine, höchstens ein wenig gegen das Bindegewebe vorgewölbte apokrine Drüsen auf, deren Lumen durch die darüber hinwegziehende Hornschichte verschlossen ist (Abb. 61). Diese endoepithelialen Drüsen verschwinden sehr bald wieder ebenso wie gleichartige, von Kraucher (1931) in der menschlichen Skrotalhaut während der Entwicklung beobachtete Drüschen. Da sich außerdem ähnliche helle Zellen einzeln oder in kleinen Gruppen innerhalb der Epidermis finden, scheint es sich bei jenen vergänglichen Drüsenbildungen um den Ausdruck einer Entwicklungspotenz des ganzen Epithels zur Bildung apokriner Drüsen zu handeln, die sich zu dieser Zeit auch in Form hypoepithelialer Schläuche entwickeln [Patzelt (1931)].

9. Die Entwicklung der Blutgefäße, Lymphgefäße und Nerven des Darmes.

Die zunächst segmental angelegten und sich dann unter Anastomosenbildung in caudaler Richtung verschiebenden Blutgefäße dringen vom Gekröseansatz in den Darm ein [ENDRES (1892), TANDLER (1903)] und beginnen sich bei einem 5 mm langen Embryo in dessen mesenchymaler Wand zu verzweigen. Sie breiten sich hier hauptsächlich in der Mitte der mesenchymalen Schichte aus und bilden jenes flächenhafte Netz, das später in der Submucosa liegt. Auch diese Entwicklung der Gefäße schreitet in kranio-caudaler Richtung fort und geht im Dickdarm am spätesten, aber in ähnlicher Weise vor sich [H. M. EVANS (1911), S. 630, SPALTEHOLZ (1923)]. Von dem submukösen Netz ziehen dann Zweige annähernd senkrecht zur inneren Oberfläche, wo sie eine wichtige Rolle bei der Ausbildung des Schleimhautreliefs spielen [PATZELT (1931)], wie bei dieser (S. 29) besprochen wurde.

Die Lymphgefäße des Darmes entwickeln sich nach HEUER (1908) beim *Schwein* den Blutgefäßen folgend in peripherer Richtung. Sie bilden im Dünndarm des *Menschen* in der 14. Woche unterhalb der großen, in der Mitte der Submucosa verlaufenden Blutgefäße bereits ein weites Netz [PATZELT (1931)] und sind bei einem Embryo von 120 mm Sch.St.L. auch in das Rectum von außen eingedrungen [LEWIS (1911)]. BAGINSKY (1882) hat bei einem 4 Monate alten Embryo zwischen den beiden Muskelschichten weite Lymphräume beschrieben, die mit großen, runden, sich später abplattenden Zellen ausgekleidet sind. Am Ende des 6. Monates treten auch die zentralen Chylusgefäße in den Zotten deutlich hervor. In allen Darmabschnitten enthalten die Lymphgefäße um das Ende des 4. Monates stellenweise Ansammlungen verschiedener Blutzellen, die scheinbar hier gebildet werden, und auch später sind sie überall mit Lymphocyten mehr oder weniger stark gefüllt.

Schon bei 10—11 mm langen Embryonen sind nach LEWIS (1911), OSHIMA (1929) und PATZELT (1931) in der mesenchymalen Wand des Dünndarmes ziemlich viele einzeln und in feinen, von argyrophilen Fasern umscheideten Bündeln verlaufende Nerven mit Neuroblasten vorhanden, die mit den Nerven außerhalb des Darmes zusammenhängen und bald zum Teil zirkulär verlaufende Stränge bilden, während am Mesenterialansatz deutliche Ganglienzellen auftreten. Durch die Anlage der Ringmuskulatur in zwei Zonen getrennt, bilden die Nerven außen, wie auch CHO (1931, 1932) bei einem 20 mm langen Embryo festgestellt hat, den Plexus myentericus, dessen Entwicklung nach abwärts und vom Mesenterialansatz, wo die Maschen auch später am dichtesten sind, gegen die freie Darmseite fortschreitet. Durch die Ausbildung der äußeren Längsmuskulatur kommt dieser Plexus in der 9. Woche zwischen die beiden Schichten der Muscularis propria zu liegen, während sich gleichzeitig nach außen von ihr der Plexus subserosus entwickelt [CHO (1932)]. In der 11. Woche bildet der Plexus myentericus nach YANASE (1908) ein dichtes Netz mit kleinen, stellenweise erst angedeuteten Lücken und nur teilweise zellfreien Strängen bei unregelmäßiger Verteilung der Ganglienzellgruppen. Die zunächst eckigen, dann rundlichen Lücken werden zunehmend größer, während sich die Ganglienzellen hauptsächlich in den Knotenpunkten der sich verlängernden, etwas verschieden starken Faserstränge ansammeln. Dazwischen findet YANASE (1908) von der 11. Woche an feinere sekundäre Netze. Nach den im wesentlichen ähnlichen Befunden dieses Autors (1907) am Darm des *Meerschweinchens* entwickelt sich der Plexus myentericus beim *Menschen* verhältnismäßig viel früher und mächtiger. Die Ganglienzellen, deren Ausbildung TELLO (1924) bei *Huhn* und *Maus* beschreibt, sind beim *Menschen* nach CHO (1932) zunächst apolar und unipolar, werden aber schließlich durchwegs multipolar.

Mit den durch die Ringmuskelschichte ziehenden Nervenfasern scheinen nach Oshima (1929) schon in der 8. Woche auch Ganglienzellen in die innere Mesenchymschichte einzuwandern, wo die Nerven unterhalb der großen Gefäße verlaufen und dann bei einem Embryo von 80 mm gr. L., wie auch Cho (1932) festgestellt hat, ein zartes Netz bilden, das den Plexus submucosus darstellt und ebenfalls Ganglien aufweist, während sich gegen das Epithel hin und in den Zotten zu dieser Zeit noch keine Nervenfasern finden. Spindelförmige Zellen, die sich den Fasern stellenweise anlagern, sind wahrscheinlich Schwann-sche Zellen. Bei einem 23 Wochen alten Embryo fanden Breiter und Frey (1862) bereits ähnlich wie beim Neugeborenen und Erwachsenen einen eng-maschigen Plexus submucosus mit Zellansammlungen in den Knotenpunkten und im Verlaufe der Stämmchen, die von Scheiden umhüllt sind.

Im Dickdarm verläuft die Entwicklung der Nerven langsamer, aber in ähnlicher Weise [Cho (1932), Horowitz (1933)]. Nach Lineback (1922) sind bei einem 23 mm langen Embryo in Übereinstimmung mit der Wachstums-richtung der Muskulatur die Äste aus dem Plexus hypogastricus zum Colon weiter ausgebildet als jene des Plexus mesentericus zur Caecalgegend. Sie bilden um den Dickdarm nach Horowitz (1933) bei 37 mm Sch.St.L., am Colon de-scendens nach Bien (1913) bei 56 mm Sch.St.L. den Plexus myentericus, der später im Bereiche der Taenien Anschwellungen aufweist, und bei 144 mm Sch.St.L. zeigt sich auch der Plexus submucosus mit spindeligen Zellen, die bei 230 mm Sch.St.L. am äußeren Rande Ketten zu bilden beginnen. Etwas später entwickeln sich die Nervenplexus auch im Wurmfortsatz, wo sie nach Cho (1932) bei 55 mm gr. L. auftreten und bei 90 mm gr. L. untereinander verbunden sind.

10. Der Inhalt und die Tätigkeit des Darmes während der Embryonalzeit und sein Entwicklungszustand bei der Geburt.

Schon im Nabelbläschen junger menschlicher Embryonen kommen, wie früher (S. 19) erwähnt wurde, auch bei bestem Erhaltungszustand abgestoßene Zellen vom auskleidenden Epithel vor (Abb. 6) und im Lumen des Darmes liegen von der 6. Woche an ebenfalls oft einzelne Zellen, die wahrscheinlich von seinem Epithel stammen. In der 7. und 8. Woche finden sich auch bei Ausschluß jeder Verletzung mitunter einzelne rote Blutkörperchen im Darmlumen und um das Ende des 2. Monates erscheinen in ihm bereits Leuko-cyten, die durch das Epithel hindurchgewandert sind; ihre Menge nimmt all-mählich zu und bei einem 12 Wochen alten Embryo konnten unter ihnen auch schon einzelne eosinophil gekörnte festgestellt werden [Patzelt (1931)]. Am Anfang des 3. Monates treten an verschiedenen Stellen deutliche Gerinnsel hervor (Abb. 40) und beim 11 Wochen alten Embryo enthält nach Yanase (1908) bereits der ganze Dünndarm Meconium (Abb. 51, 52). Dieses zeigt vorwiegend eine oxyphile, körnige Beschaffenheit, doch ist auch etwas Schleim beigemengt, der im Dickdarm zunächst die Hauptmasse bildet. Neben Leuko-cyten erscheinen nun im Darminhalt immer mehr Epithelzellen (Abb. 62), die teilweise ein blasiges Aussehen zeigen und aus dem Anfang des Verdauungs-kanales stammen dürften; sie enthalten, wie auch Sundberg (1924) angibt, reichlich Glykogen, das sich außerdem durch lange Zeit frei im Darminhalt findet. Platte Epithelzellen, die ebenfalls Glykogen enthalten, stammen ferner zum Teil zweifellos von der Epidermis, kommen mit dem verschluckten Frucht-wasser in den Dünndarm und, wie auch dessen übriger Inhalt, weiter in den Dickdarm, der nach Schenk (1896) beim 5 Monate alten Embryo schon mit Meconium gefüllt ist (Abb. 56). Bei der Geburt kann der Wurmfortsatz mit solchen Plattenepithelzellen ganz vollgestopft sein. Auf gleiche Weise gelangen abgestoßene Haare des Embryos in den Dünn- und Dickdarm [R. Bonnet (1912)], ebenso wie auch Fett von der Vernix caseosa. Durch die Beimengung von Galle bekommt das Meconium, das auch verschiedene Salze und besonders im Dickdarm sehr viel Schleim enthält, eine gelblich grünliche Färbung, die im oberen Dünndarm bis zur Geburt hell bleibt, nach abwärts aber durch die zunehmende Anreicherung dunkler wird und allmählich einen schwarzgrünen Ton annimmt [Lewis (1911)]. Durch die Galle dürfte auch die gelbliche Färbung der früher (S. 34) erwähnten Einschlüsse bewirkt werden, die sich von der 14. Woche an bis gegen die Geburt im Zottenepithel des tieferen Dünndarmes finden. Bakterien und Gase sind im Darme des Embryos noch nicht vorhanden [Tourneux (1909), Lewis (1911)], wie später (S. 401f) besprochen wird.

Obwohl nach den Angaben von Physiologen [Koschtojanz (1931) u. a.] am Ende des 4. Embryonalmonates bereits nahezu alle Verdauungsenzyme im Darm und seinen großen Anhangsdrüsen gebildet werden, spricht doch der gute Erhaltungszustand der verschiedenen Zellen und das reichliche Vorhandensein von Glykogen im Darminhalt gegen eine nennenswerte Verdauungstätigkeit vor der Geburt. Dagegen findet eine Resorption von Nährstoffen aus dem Meconium, das zu den Embryotrophen gehört, in beschränktem Ausmaß zweifellos schon vom 3. Monat an statt [Parat (1924)], wie jene Meco-niumeinschlüsse im Zottenepithel beweisen, durch

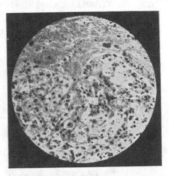

Abb. 62. Darminhalt aus dem Ileum eines etwa 6 Monate alten menschlichen Embryos. Abgestoßene Plattenepithelzellen und Leukocyten. Zenker-H. Eisenhäm.-Eosin. Vergr. 143×.

deren Ausstoßung die sog. Meconiumkörperchen entstehen [J. E. Schmidt (1905), v. Möllendorff (1925) u. a.]. Ebenso dürfte aus dem Meconium ein Teil des Glykogens der Epithelzellen stammen [Patzelt (1931)] und nach Stickel (1910) enthalten diese und die Chylusbahnen der Darmwand in der zweiten Hälfte der Schwangerschaft auch feinste Fetttröpfchen. Parat (1923) hat eine Verminderung des Phosphorgehaltes im Meconium während der Entwicklung festgestellt. Nach Hanasawa (1931) ist die Resorption bei älteren Embryonen und Säuglingen verschiedener *Säugetiere* im Wurmfortsatz und Blinddarm am lebhaftesten und wird auch nach aufwärts im Mitteldarm schwächer, doch ist sie bei *Säuglingen* im oberen Teil des Mitteldarmes im Gegensatz zu Embryonen gesteigert, während sie im Rectum mit dem Eintritt der sekretorischen Tätigkeit noch schwächer wird; hier findet kurz vor der Geburt eine besonders reichliche Schleimbildung statt [Aschoff (1923)].

Die Wanderung einzelner Bestandteile des Darminhaltes aus höheren Abschnitten gegen das Ende des Darmes ermöglicht es, die Peristaltik zu verfolgen. Schon in der 8. Woche zeigt das Darmlumen besonders im Ileum eine auffallend stark wechselnde Weite, was zunächst auf passiver Dehnung der Darmwand beruhen dürfte. In dieser entwickelt sich nach der schon früher erfolgten Anlage der Ringmuskulatur und der Nerven im Laufe der 9. und 10. Woche auch die Längsmuskulatur, womit die Voraussetzungen für den Beginn der Peristaltik gegeben sind, die Yanase (1907, 1908) nach teilweise unrichtigen Annahmen beim *Meerschweinchen* und *Menschen* für neurogener Natur hielt. Sie wurde von diesem Autor zuerst bei einem 11 Wochen alten menschlichen Embryo festgestellt, im Verhältnis zur Tragzeit also viel früher als beim *Meerschweinchen*.

Am Anfang des 9. Monates ist der Darm im wesentlichen fertig ausgebildet. Zu dieser Zeit befinden sich alle Bestandteile seiner Wand, wie bei deren Besprechung im einzelnen ausgeführt wurde, in einem funktionsfähigen Zustand, doch stehen sie auch beim Säugling gegenüber der Ausbildung beim Erwachsenen noch beträchtlich zurück [BAGINSKY (1882), GUNDOBIN (1891), DELAMARE (1903), BLOCH (1903), ADAM und FROBOESE (1925), PATZELT (1931) u. a.]. Besonders schwach sind beim Neugeborenen die elastischen Fasern und alle Muskelschichten entwickelt, während die Blutgefäße, Lymphgefäße und Nerven in der Schleimhaut des Säuglingsdarmes verhältnismäßig reichlich vorhanden sind [GUNDOBIN (1891)]. Der Dickdarm ist nach den Angaben von JACOBSHAGEN (1929) bis zum 9. Säuglingsmonat verhältnismäßig länger als später und wird erst nach der Geburt beträchtlich weiter als der Dünndarm, der, wie auch B. ROBINSON (1905) angibt, einige Monate nach der Geburt besonders stark in die Länge wächst. Die Ausbildung des Wurmfortsatzes zu einem lymphoreticulären Organ vollzieht sich größtenteils während der ersten Kindheit, wie später (S. 372) besprochen wird.

III. Die Bestandteile der Darmwand, ihr feinerer Bau und ihre Funktion in der Tierreihe und beim erwachsenen Menschen.

1. Die Phylogenese des Darmepithels und seine verschiedenen Oberflächendifferenzierungen.

Bei den niedersten *Metazoen* besteht die ganze Darmwand nur aus epithelartig in einer Reihe angeordneten Zellen, die eine gewisse amöboide Beweglichkeit besitzen und die Nahrung phagocytär, häufig mittels Pseudopodien, aufnehmen [METSCHNIKOFF (1878, 1880, 1884)], wie früher (S. 2) besprochen wurde. So lassen auch die zu den niedersten *Würmern* gehörenden *Turbellarien* an der Oberfläche des bei der Verdauung eine zusammenhängende Plasmamasse bildenden Darmepithels keine deutliche Differenzierung erkennen und auch bei dem gleichfalls auf einer niedrigen Organisationsstufe stehenden *Protracheaten* *Peripatus capeusis* fehlt eine solche [K. C. SCHNEIDER (1902)]. Meistens aber erfährt die innere Oberfläche des Darmepithels eine besondere Ausbildung, die mit der verschiedenen Beschaffenheit des Darminhaltes bei den einzelnen *Tier*gruppen wechselt.

Im Verdauungskanal verschiedener *Wirbelloser* kommt es in einzelnen, teilweise noch dem Vorderdarm angehörenden Abschnitten an der Oberfläche des Epithels zur Ausbildung einer festeren Schichte, die hauptsächlich mechanischen Zwecken dient. Eine solche Cuticula weist bei manchen *Mollusken* auch der als Magen bezeichnete Abschnitt des Mitteldarmes auf und bei *Muscheln* enthält dieser in einer sackartigen Ausstülpung den auf ähnliche Weise entstehenden „Kristallstiel", der hauptsächlich aus aufgespeichertem Eiweiß besteht und im Winter als Nährmaterial dient. Viele *Arthropoden* besitzen in magenartigen Erweiterungen, die noch von ektodermalem Epithel ausgekleidet sind, außer einer Cuticula mit Porenkanälchen auch zahnförmige Bildungen, die durch Chitinisierung eine besondere Härte erlangen und mitunter sogar verkalken, wie bei *Krebsen*. Ebenso findet sich in dem sehr langen, ektodermalen Enddarm von *Crustaceen* [KOELLIKER (1858)] und manchen *Insekten*, wie der *Maulwurfgrille*, an der Oberfläche des Epithels eine dicke, zweischichtige Chitincuticula und bei *Juliden* kommen hier nach RANDOW (1924) auch Chitinzähnchen und -härchen vor, während das entodermale Epithel des bei manchen *Arthropoden*

sehr kurzen Mitteldarmes einen Stäbchensaum aufweist. Eine aus Chitin bestehende Cuticularbildung ist auch die bei vielen *Insekten* die festeren Bestandteile des Darminhaltes umhüllende peritrophische Membran, die bis zum
After weiter wächst, um mit dem Kot stückweise ausgeschieden zu werden
[H. PETERSEN (1912), EVENIUS (1925) u. a.]. Nach TCHANG-YUNG-TAI (1929)
entsteht sie bei *Schmetterlingsraupen* aus dem Bürstensaum des Epithels und
haftet diesem zunächst fest an, um sich dann von ihm in ganzen Streifen
loszulösen. HOLMGREN (1902) hat angenommen, daß die Chitincuticula im
Mitteldarm verschiedener *Arthropoden* durch Verklebung und Chitinisierung
von Cilien entsteht, wogegen bereits BIEDERMANN (1914) Stellung genommen hat.

Bei vielen niederen *Tieren* müssen die Entodermzellen die Nahrung, die
mit reichlichem Wasser aufgenommen wird, selbst weiter befördern. Zu diesem
Zweck besitzen sie bei *Spongien* an ihrem freien Ende innerhalb eines als Kragen
bezeichneten, vorstehenden Randes eine kräftige Geißel mit Basalkorn und
in die Zelle sich fortsetzender Wurzel (Abb. 1), wie bereits (S. 2) beschrieben
wurde. Sowohl ihr Bau wie ihre Funktion gibt diesen Zellen eine Ähnlichkeit mit
gewissen *Flagellaten* und M. HEIDENHAIN (1907) hat den Kragen auch mit der
Schwanzmanschette unreifer Spermien verglichen. Bei *Hydrozoen*, wie *Hydra
fusca*, haben die Epithelzellen zwei Geißeln und an der Basis, wie ebenfalls
früher (S. 13) erwähnt wurde, einen zirkulär gestellten, kontraktilen Fortsatz,
ähnlich einer Muskelfaser, zur Unterstützung der motorischen Funktion (Abb. 4)
[K. C. SCHNEIDER (1902)]. Nach ROSKIN (1923) besteht dieser aus einem
langen, flüssigen und kontraktilen Plasmasäulchen, das von einer dünnen festen
Membran umgeben ist und in seiner Mitte eine elastische Skelettfaser enthält.
Einen solchen Fortsatz zeigen meist auch die Darmepithelzellen der *Anthozoen*,
die jedoch an ihrer Oberfläche statt des freien Kragens verbindende Schlußleisten aufweisen. Die *Seesterne* besitzen in ihren verzweigten Darmanhängen
Epithelzellen mit einem zarten Kragen und einer Geißel mit Wurzelfaser und ebenso zeigen die langen, schmalen Zellen des flimmernden Epithels im primitiven
Darm des *Amphioxus* nach STUDNIČKA (1899), JOSEPH (1902), K. C. SCHNEIDER
(1902), R. KRAUSE (1923) u. a. noch einen Kragen über den Schlußleisten und eine
lange Geißel mit Fußstück und Wurzel; die Kerne dieser Zellen sind in mehreren
Reihen angeordnet, ähnlich wie auch im Darmepithel der *Schildkröte Emys
europaea*, das einen mehrstufigen Bau zu haben scheint [N. G. KOLOSSOW und
SABUSSOW (1930)]; sonst kommt ein solches Epithel nur im Anfang der Entwicklung vor. Die Schlußleisten bestehen nach CHLOPKOW (1928) auch bei
Säugetieren aus den durch eine Kittsubstanz miteinander vereinigten Randver-
dickungen zweier benachbarter Epithelzellen und können durch entsprechende
Behandlung getrennt werden, woraus sich eine gewisse Übereinstimmung mit
jenen Kragenbildungen ergibt.

Statt der einzeln stehenden Geißeln tragen die Entodermzellen bei *Quallen*
einen dichten Besatz von Wimpern und auch nach dem Auftreten einer selbständigen Darmmuskulatur findet sich bei vielen *Würmern* [MILNE EDWARDS
(1859)], *Radiaten* [KOELLIKER (1858)] und höheren *Tieren* an der Oberfläche
des Darmepithels ein Flimmersaum, der sich an der Fortbewegung des Darminhaltes beteiligt. Die Härchen können an der Basis in verschiedene Abschnitte
gegliedert sein, wie besonders von M. HEIDENHAIN (1907, 1911) und in diesem
Handbuch (Bd. II/1, S. 52) von SCHAFFER (1927) beschrieben wurde. Schon
bei *Schnurwürmern* weisen sie Basalknötchen auf, von denen in das Innere
der Zellen Wimperwurzeln ziehen, die nach ENGELMANN (1880) und HOR-
TEGA (1917) bei der *Teichmuschel* einen mit der Spitze gegen die Zellbasis
gerichteten Kegel bilden. Darüber finden sich als unbewegliche Sockel der
eigentlichen Flimmerhaare häufig, wie beim *Regenwurm*, Fußstäbe [FRENZEL

(1886)], auf die gegen das Lumen mitunter noch eine als Bulbus bezeichnete Verdickung folgt. Die Basalknötchen können auch eine hantelförmige Gestalt annehmen. *Ptychodera clavata* zeigt eine solche mehrfache Gliederung des Flimmersaumes, dessen Cilien außerdem an ihrer Basis durch eine Zwischensubstanz zu einem Cuticularsaum verbunden sind [K. C. Schneider (1902)].

Die Struktur des Wimperapparates wechselt schon bei verschiedenen Arten der *Würmer* [Koelliker (1858), Studnička (1899)] und oft auch im Darm desselben *Tieres*, wobei die Cilien stellenweise sogar ganz fehlen können. Dies steht wahrscheinlich in einem Zusammenhang mit der Funktion, da nach Greenwood (1892) und Gurwitsch (1904) beim *Regenwurm* während der Fettverdauung statt beweglicher Cilien ein Stäbchensaum auftritt, wie er anschließend besprochen wird. Ein solcher Wechsel vollzieht sich manchmal beim Übergang auf die Typhlosolis, deren Epithelzellen beim *Regenwurm* nur einen Stäbchensaum [Joseph (1902)] und bei der *Teichmuschel* nebst Schlußleisten auch einen Kragen und lockerer angeordnete Cilien mit deutlicher Struktur an der Basis zeigen [K. C. Schneider (1902)]. Im Darm von *Schnecken* weist das Epithel, dessen Zellen bei der *Napfschnecke* in der oberflächlichen Zone Pigmentkörnchen enthalten [Graham (1932)], ebenfalls einen Flimmersaum von wechselndem Bau auf, an den sich auch zarte Fasern im Cytoplasma anschließen können; außerdem findet sich manchmal an seiner Basis eine Cuticula, die stellenweise auch allein vorkommt und gestreift oder ganz homogen erscheinen kann [Holmgren (1902), Erhard (1910), Prenant (1916), Baecker (1932)]. Dieser Wechsel und die verschiedenen Übergangsformen lassen Beziehungen zwischen diesen Strukturen erkennen [Frenzel (1886)], die auch S. Mayer (1898) und Prenant (1899) bei höheren *Tieren* festgestellt haben, obwohl nach Studnička (1899), Joseph (1902) und M. Heidenhain (1907, 1911) zwischen den einzelnen Bestandteilen keine vollkommene Homologie besteht; hierauf wird noch bei Besprechung des Stäbchensaumes (S. 80 f.) eingegangen.

Einen Flimmersaum trägt auch das Darmepithel von verschiedenen *Echinodermen* und *Tunicaten* [Koelliker (1858), K. C. Schneider (1902)]. Ferner finden sich im Darm von *Petromyzonten* Flimmerzellen [J. Müller (1845), Leydig (1853), Langerhans (1873), Edinger (1877)], daneben aber auch Zellen mit Stäbchensaum [Claypole (1895)], in die sich die ersteren nach R. Krause (1923) umwandeln können; beim *Ammocoetes* ist entgegen anderen Angaben wohl vorwiegend ein Stäbchensaum vorhanden [Joseph (1902)], wie ihn unter den *Cyclostomen* auch die *Myxinoiden* besitzen [Edinger (1877), Schreiner (1898), Maas (1899)]. *Selachier* haben während der Entwicklung gleichfalls ein wimperndes Darmepithel [Leydig (1857)], ebenso junge *Salmoniden* [Corti (1921)] und *Protopterus* [Parker (1889)], *Amia calva* [Hilton (1900)] und einige *Teleostier* [Koelliker (1858), Eberth (1860), Edinger (1877)] weisen auch später im Darm stellenweise Flimmerzellen auf. Ebenso kommen solche in einem Teil des Darmes von *Larven* der *Anuren* vor [Marchese Corti (1850), Rathke (1855), Leydig (1857), S. H. u. S. Th. Gage (1890), S. Mayer (1898)]; nach v. Brunn (1883) erstrecken sie sich vom Gallengang aus auch bei den erwachsenen *Tieren* noch auf die unmittelbar angrenzende innere Fläche des Darmes, wo sie auch von Eimer (1884) beim *Frosch* festgestellt wurden. Wiedersheim (1883) hat im Darm des *Grottenolmes* neben Zellen mit pseudopodienartigen Fortsätzen Flimmerzellen gefunden und ebenso Dorris (1934) bei *Larven* von *Ambystoma punctatum*. Die Auffassung Osawas (1914, 1917), daß der Stäbchensaum im Darm verschiedener *Amphibien* tatsächlich ein Flimmersaum sei, ist aber zweifellos unrichtig und die Angabe Blanchards (1880), daß das Rectum erwachsener *Tritonen* zeitweilig Flimmerzellen enthalte, kann ebenfalls nicht bestätigt werden. Auch *Alligator sinensis* soll nach Taguchi (1920) im Enddarm ein Epithel mit Flimmerhärchen besitzen. Bei *Hühnern, Enten* und einer *Eule* fand EBERTH (1860, 1862) während der Entwicklung vorübergehend Flimmerzellen in den Blinddärmen, die nach v. SCHUMACHER (1922, 1925) bei erwachsenen *Waldhühnern* solche neben äußerst merkwürdigen Übergangsformen zu sekretorischen Zellen (Abb. 63) enthalten, wie später (S. 362 f.) besprochen wird. Beim *Hund* wurden von GRUBY und DELAFOND (1843), bei der *Maus* von E. KLEIN (1881) Flimmerzellen im Darm beschrieben, doch dürften diese von keinem Autor bestätigten Angaben auf den später zu besprechenden Veränderungen beruhen, die der Stäbchensaum durch verschiedene Einwirkungen erfahren kann.

Beim *Menschen* treten Flimmerzellen normalerweise nur im Vorderdarm vorübergehend während der Entwicklung auf,

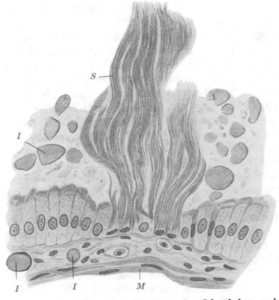

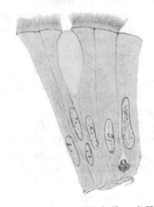

Abb. 63. Epithel aus dem Blinddarm des *Schneehuhnes* nach v. SCHUMACHER (1922) Abb. 7. Unscharf begrenzter Stäbchensaum und dazwischen lange Büschel von Schleimfäden *(S)*. *I* Darminhalt, *M* Muscularis propria. Formol-Hämatox.-VAN GIESON. Vergr. 550×.

Abb. 64. Oberflächenepithelzellen mit Härchensaum aus dem Wurmfortsatz eines erwachsenen Menschen mit Oxyuren. Alc.-Form.-H. Eisenhäm. Vergr. 950×.

doch beschreibt K. W. ZIMMERMANN (1898) im Colon sigmoideum eines Hingerichteten an der Oberfläche des Epithels einen mehr oder weniger dichten Besatz von Fäden, die im Gegensatz zu Flimmerhaaren überall gleich dick und fein gekörnt waren und zwischen den helleren Stäbchen der Cuticula ohne Abgrenzung durch Basalknötchen in das Cytoplasma übergingen; manche Zellen wiesen nur einzelne solche Fäden auf, die oft umgebogen waren und daher vom Autor für weiche, zur Aufnahme der Nahrung dienende Pseudopodien gehalten wurden. Auch T. WATANABE (1932, 1933) fand bei einer größeren Zahl normaler Fälle in verschiedenen Abschnitten des menschlichen Dickdarmes dem Epithel eine Art Flimmerzellen beigemengt, die aber je ein deutliches selbständiges Zentralkörperchen enthielten. PLENK hat im Laboratorium einmal an der Oberfläche des Epithels eines frisch gezupften Dickdarmes feine Fortsätze in einer eigentümlichen Bewegung gesehen, die sich aber von einer typischen Flimmerbewegung unterschied, und HAMPERL (1928) fand in den Schläuchen am Rande eines Adenocarcinoms des Mastdarmes einen scheinbaren Flimmersaum. Eine solche Umwandlung des typischen Stäbchensaumes zeigt ferner das in Abb. 64 wiedergegebene Epithel aus einem sonst normalen menschlichen Wurmfortsatz, das, vielleicht unter dem Einfluß eines im Lumen liegenden kleinen Oxyuris, teilweise nur einen ganz schmalen Oberflächensaum und stellenweise einen Besatz aus feinen Härchen mit Basalknötchen aufwies. In allen diesen Fällen scheint es sich aber nur um Veränderungen des Stäbchensaumes zu handeln, der dadurch einem Flimmersaum mehr oder weniger ähnlich wird, wie dies in der später (S. 81) zu besprechenden Weise auch durch Reagenzien bewirkt werden kann. Dagegen hat Hayek (1929) in kleinen Zysten eines scheinbar während der ersten Lebensjahre obliterierten Wurmfortsatzes einzelne typische Flimmerzellen festgestellt und im normalen Wurmfortsatz eines Neugeborenen fand Patzelt (1931) am Epithel einer Zyste, die wahrscheinlich ein Überbleibsel von den während der Entwicklung vorübergehend auftretenden Bildungen (S. 64) war, ebenfalls eine abweichende, an einen unvollkommen ausgebildeten Flimmersaum erinnernde Oberflächendifferenzierung. Feyrter (1931) hat an Polypen des menschlichen Dünn- und Dickdarmes Übergangsformen zwischen Stäbchen- und Wimpersaum beschrieben und dabei auch Beziehungen zu Sekretionsvorgängen festgestellt, wie später (S. 82) besprochen wird. Wiederholt wurden ferner beim *Menschen* Flimmerzellen in Zysten gefunden, die in der Nachbarschaft des Darmes vorkommen und wahrscheinlich Reste des Ductus omphaloentericus [Roth (1881), Dittrich (1889), Colmers (1906), Kostlivy (1907)] oder teilweise solche des embryonalen Schwanzdarmes [Hildebrand (1895)] darstellen, in denen schon während der Entwicklung Flimmerzellen auftreten können [Alezais und Peyron (1921)]. Aus diesen Beobachtungen ergeben sich ebenfalls Beziehungen zwischen Flimmer- und Stäbchensaum, die auch in der gleich zu besprechenden Struktur des letzteren zum Ausdrucke kommen.

Nach Marchese Corti (1850) verschwindet die Flimmerbewegung, die im Darm von *Frosch*- und *Krötenlarven* zunächst die Beförderung des Inhaltes gegen den After unterstützt, im allgemeinen mit der Ausbildung der beiden Muskelschichten, und ebenso hat schon tiefer in der *Tier*reihe die zunehmende Konsistenz des Darminhaltes und die Übernahme seiner Weiterbeförderung durch die Muskulatur, die bereits bei *Würmern* als selbständiger Bewegungsapparat des Darmes auftritt, zum Schwund der beweglichen Flimmerhaare geführt. Solche fehlen den meisten *Arthropoden* und *Wirbeltieren* ganz, werden aber auch schon bei *Eingeweidewürmern*, ferner bei *Arenicola* und an bestimmten Stellen im Darm anderer *Anneliden* und mancher *Mollusken*, vor allem wohl zum Schutze des Oberflächenepithels, durch eine Cuticula ersetzt, die bei *Crustaceen* sogar aus Chitin besteht [Koelliker (1858)]. Sie kann, wie dies bereits Leydig (1857) bei einer *Raupe* festgestellt hat, von Porenkanälchen durchsetzt erscheinen und unter der Einwirkung von Wasser das Aussehen eines Haarbesatzes annehmen oder eine senkrechte Streifung zeigen, die auf einer ähnlichen Struktur beruht, wie sie an der Basis mancher Flimmersäume vorhanden ist. So hat Studnička (1899) im Darm von *Ascaris* einen Oberflächensaum aus nicht flimmernden Wimpern beschrieben, die durch eine aus dem Zellkörper ausgeschiedene festere Masse zusammengeklebt sein können. Eine gewisse Übereinstimmung zwischen beiden Oberflächendifferenzierungen zeigt sich ferner, wie oben (S. 76) erwähnt wurde, im Darm mancher *Würmer* und *Schnecken* beim Übergang flimmender in flimmerlose Stellen [Joseph (1902)].

Bei den *Wirbeltieren* weist das Darmepithel bis auf das früher erwähnte, hauptsächlich niedere Vertreter betreffende Vorkommen von Flimmerzellen eine gestreifte Cuticula auf, die als Stäbchensaum bezeichnet wird und bei den *Säugetieren* im Bereiche des ganzen Darmes die typische Oberflächendifferenzierung darstellt.

Dieser Cuticularsaum wurde bereits von Henle (1837) festgestellt, hat aber nach der historischen Darstellung von Oppel (1897), v. Ebner (1902) und Zipkin (1903) zunächst verschiedene Deutungen erfahren. v. WITTICH (1857) und FORTUNATOW (1877) erklärten ihn noch für eine postmortale Erscheinung. Andere Autoren, wie BRÜCKE (1854), MOLESCHOTT und MARFELS (1854), WIEGANDT (1860), DÖNITZ (1864), F. E. SCHULZE (1867, 1869) und v. THANHOFFER (1874) hielten ihn für eine Sekretmasse in der Öffnung der Zellen. KOELLIKER (1854, 1856), der eine ähnliche, früher vertretene Auffassung bald änderte, entdeckte fast gleichzeitig mit FUNKE (1856) und WELKER (1857) am Darmepithel verschiedener *Wirbeltiere* die senkrechte Streifung des Cuticularsaumes, die zunächst auf feine Porenkanälchen zurückgeführt, aber auf Grund der Veränderungen durch Einwirkung von Reagenzien auch mit einem Flimmersaum verglichen wurde. DONDERS (1857), LEYDIG (1857), FRIEDREICH (1858) und BALOGH (1860) haben ebenfalls Kanälchen angenommen, während BRETTAUER und STEINACH (1857) den Saum als ein Aggregat von Stäbchen auffaßten, welcher Ansicht sich R. HEIDENHAIN (1858, 1888), LIPSKY (1867), ALBINI und RENZONE (1868), C. RABL (1885), I. P. MALL (1888), NICOLAS (1891), FLEMMING (1898), STUDNIČKA (1899), SAINT-HILAIRE (1903) und die meisten Autoren der folgenden Zeit angeschlossen haben.

v. THANHOFFER jun. (1931) ist auf Grund von Versuchen mit dem Mikrodissektionsapparat zu der Ansicht gekommen, daß die Streifung des Saumes an den Darmepithelzellen vom *Frosch* nur eine optische, keine morphologische Eigenschaft sei und daß die Cuticula aus einer homogenen, weichen Masse bestehe, die sich falten und durch Dehnung verdünnen läßt, schließlich aber an den eingedrungenen Nadeln und nicht in einer bestimmten Struktur zerreißt und sich auch ohne Zeichen eines tiefergehenden Zusammenhanges vom Cytoplasma trennen läßt. Eine stäbchenartige Struktur ist jedoch ebenso wie an frisch isolierten Darmepithelzellen auch nach Färbung mit Eisenhämatoxylin, Molybdänhämatoxylin oder MALLORYS Gemisch in der lichteren Grundsubstanz des Saumes zu sehen und besonders gut läßt sie sich mit BESTS Carmin darstellen [KRIEGER (1914), PATZELT (1928)], welche Färbung hier ebenso wie bei dem feinen Oberflächensaum in den Fundusdrüsen des Magens nicht auf der Anwesenheit von Glykogen beruht, da sie ähnlich wie bei manchen schleimigen Sekreten auch nach Behandlung der Schnitte mit Speichel eintritt (Abb. 66).

Außer dieser senkrechten Streifung zeigt die Cuticula, wie bereits ERDMANN (1867) und EIMER (1869) festgestellt haben, auch noch eine solche parallel zur Oberfläche, wodurch sie meist deutlich in zwei Schichten geteilt erscheint. Der feinere Bau des Saumes, der sich aus diesen verschiedenen Strukturen ergibt, wurde in neuerer Zeit bei verschiedenen *Wirbellosen* von JOSEPH (1902), bei *Amphibien* von M. HEIDENHAIN (1899) und PRENANT (1899), bei *Vögeln* von GRESCHIK (1912) und CLARA (1926), bei *Säugetieren* von STUDNIČKA (1899), ZIPKIN (1903), SCHÄPPI (1916) und BUNNAG (1922) und beim *Menschen* von K. W. ZIMMERMANN (1899) trotz teilweise verschiedener Deutung im wesentlichen übereinstimmend beschrieben.

Der Stäbchensaum erreicht an den Zotten des menschlichen Dünndarmes eine Höhe von 1,7 μ, im Mastdarm nach SCHAFFER (1891) bis zu 3,6 μ, und läßt eine breitere äußere und eine schmälere, meist dunkler gefärbte, innere Zone unterscheiden (Abb. 65), zwischen denen nach ZIPKIN (1903) und CLARA (1926) eine Art Grenzmembran vorhanden zu sein scheint. Die den beiden Schichten eigentümliche Streifung senkrecht zur Oberfläche wird durch etwa 0,5 μ breite, stäbchenförmige Gebilde bewirkt, die in ungefähr ebenso breiten Abständen nebeneinander stehen (Abb. 66) und entsprechend den beiden Zonen quer unterteilt erscheinen, wie das beigefügte Schema (Abb. 67) zeigt. Der längere, distale Abschnitt, das Außenglied, macht den Eindruck eines Stäbchens, während der kürzere proximale Abschnitt, das Innenglied, teilweise etwas breiter erscheint und nach Eisenhämatoxylinfärbung bei sorgfältiger Differenzierung basal ein in der Oberfläche des Zellkörpers steckendes, elliptisches dunkles Knötchen, das sog. Basalellipsoid, erkennen läßt, das bereits von R. HEIDENHAIN (1888) und I. P. MALL (1888) gesehen wurde; es ähnelt den Blepharosomen der Flimmerhaare und steht nach PRENANT (1899) und SCHAEPPI (1916) auch mit Fäden des Cytoplasmas in Verbindung, die später (S. 92 f) behandelt werden. Zwischen den beiden Gliedern des Stäbchens, an der Grenze der äußeren und inneren Zone des Saumes findet sich ein winziges, von Zipkin (1903) und Clara (1926) als Grenzkorn bezeichnetes, kugeliges Körperchen. Nach einer Berechnung von Zipkin sind im Darm von *Inuus rhesus* an der 20,6 μ großen, von den Schlußleisten begrenzten Oberfläche einer Epithelzelle 41 Knötchen mit den zugehörigen Stäbchen vorhanden.

Nach R. Heidenhain (1888) kann der Cuticularsaum durch Behandlung mit Wasser, Essigsäure und anderen Mitteln oft über viele Zellen als zusammenhängende Membran losgelöst werden, doch geben Zipkin (1903) und Clara (1926) an, daß er zwischen den Zellen über den Schlußleisten eine Lücke zeigt. Wie schon Koelliker (1856)

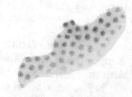

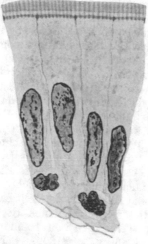

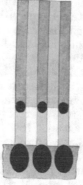

Abb. 66. Flächenansicht des Stäbchensaumes aus dem Duodenum eines 26jährigen Mannes. Formol-Bests Carmin. Vergr. etwa 2600 ×.

Abb. 65. Zottenepithel mit Stäbchensaum aus dem Jejunum eines erwachsenen *Menschen*. Orth-H. Eisenhäm.-Azan. Vergr. 1170×.

Abb. 67. Schema des Stäbchensaumes vom menschlichen Darmepithel. Vergr. etwa 5000×.

festgestellt hat, können die Stäbchen unter Umständen auch isoliert werden, was hauptsächlich auf Veränderung und Lösung der sie verbindenden Kittsubstanz beruhen dürfte. Sie haben nach R. Heidenhain (1888) eine ziemliche Festigkeit und scheinen sich bei Behandlung mit 2% Kochsalzlösung aus der weicheren, quellungsfähigen Zwischensubstanz herauszuziehen. Eine solche wird auch von Prenant (1899), Studnička (1899) und Clara (1926) angenommen, obwohl sie manchmal fehlen soll; wenn Zipkin (1903) ihr Vorhandensein überhaupt bezweifelt, so geht dieses doch schon daraus hervor, daß meist auch zwischen den Stäbchen eine schwächere Färbung zu sehen ist. In der Flächenansicht kann die Cuticula auch etwas größere helle Stellen zeigen (Abb. 68) und K. C. Schneider (1902) gibt an, daß die Zwischensubstanz oft porenartige Unterbrechungen aufweist.

Albini und Renzone (1868) haben die Stäbchen der Cuticula am Darmepithel geradezu als ruhende Flimmerhärchen bezeichnet und auch zwischen den einzelnen Bestandteilen dieser beiden Oberflächendifferenzierungen besteht, wie oben (S. 76) angegeben wurde, eine gewisse Übereinstimmung, die schon von Frenzel (1886) festgestellt und von vielen Autoren [S. Mayer (1898), Prenant

(1899), STUDNIČKA (1899), OSAWA (1911), SCHAFFER (1927), T. WATANABE (1933)] als Zeichen eines engen morphologischen Verhältnisses zwischen Stäbchen- und Flimmersaum aufgefaßt wurde. STUDNIČKA (1899), JOSEPH (1902) und M. HEIDENHAIN (1907, 1911) haben allerdings die Ansicht vertreten, daß es sich hiebei nicht um eine wirkliche Homologie handelt, und besonders hervorgehoben, daß die basalen Knötchen des Stäbchensaumes nicht umgewandelte Centrosomen sind, doch trifft dies auch für die Blepharosomen nicht durchwegs zu [SCHAFFER (1927)].

Diese Stäbchen haben aber bis in die jüngste Zeit eine verschiedene Deutung erfahren. Sie wurden anfangs von KOELLIKER (1856) und vielen Autoren, die sich mit den später zu besprechenden Resorptionsvorgängen beschäftigten, für Kanälchen gehalten, durch die Stoffe aus dem Darmlumen in die Zellen gelangen können. Auch KRIEGER (1914) nimmt solche an, da er in der äußeren und manchmal auch in der gegen das Zellinnere gelegenen Öffnung mit BESTs Carmin einen glykogenartigen Stoff zu finden glaubt und SCHAEPPI (1916) hält die Stäbchen ebenso wie auch die anschließenden Fäden für feinste Röhrchen. Dagegen hat bereits FLEMMING (1870, 1898) darauf hingewiesen, daß sich ähnliche Strukturen an Stellen finden, wo keine Verdauungsresorption stattfindet, wie an den Fühlern von *Landschnecken* und am Hautepithel von *Amphibienlarven,* und die meisten Autoren erblicken in ihnen pseudopodienartige Fortsätze des Cytoplasmas, die ausgestreckt, eingezogen und auch seitlich

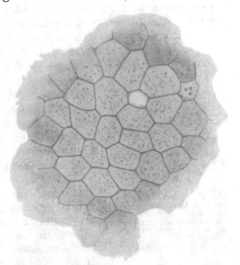

Abb. 68. Flächenansicht der Schlußleisten und des Stäbchensaumes mit einer Becherzelle (hell) dazwischen. Jejunum eines erwachsenen *Menschen*. ORTH-Azan. Vergr. 1200 ×.

bewegt werden können, da sie mitunter eine schiefe Stellung zeigen [v. THANHOFFER (1874), WIEDERSHEIM (1884), WIEMER (1884), KYRKLUND (1886), R. HEIDENHAIN (1888), M. HEIDENHAIN (1899), ZIPKIN (1903)]. Nach ZAWARYKIN (1883) können die Stäbchen der Cuticula flächenhaft auseinandergehen und wie kurze Cilien aussehen. R. HEIDENHAIN (1888) sah nach Injektion von 10—20% Magnesiumsulfat in eine Darmschlinge vom *Kaninchen* statt der Stäbchen an der Oberfläche der Epithelzellen ungemein feine, lange Härchen hervortreten; diese Erscheinung dürfte manche Beobachtungen über scheinbare Flimmersäume an Darmepithelzellen, wie solche oben (S. 77 f.) erwähnt wurden, erklären, wobei noch zu berücksichtigen ist, daß auch die Entstehung echter Kinocilien auf dem Wege der Pseudopodienbildung erfolgt [SCHAFFER (1927)].

Über Unterschiede, die der Stäbchensaum hinsichtlich seiner Breite und seiner Struktur bei verschiedenen Funktionszuständen zeigen soll, stimmen die Angaben nicht überein. R. HEIDENHAIN (1888) fand unabhängig von solchen ein wechselndes Aussehen des Saumes an derselben Zotte. PÉTERFI (1914) behauptet, daß die stark lichtbrechende Cuticula bei der Resorption verschwindet und die Stäbchen nur während dieser vorhanden sind. Nach WATKIN (1924) dagegen soll der Stäbchensaum bei Ratten nach Hunger die Form eines Bürstenbesatzes annehmen.

Wie über die Struktur des Stäbchensaumes herrschen auch über seine funktionelle Bedeutung verschiedene Ansichten. Zweifellos schützt er die

Epithelzellen gegen schädigende Einwirkungen des Darminhaltes. Austerlitz und Landsteiner (1898) wie auch Williamson und Brown (1923) geben an, daß er auch keine Bakterien in sie eindringen läßt, doch können nach Kumagai (1922) und Sata (1922) Tuberkelbacillen bei *Kaninchen* vom Plasma der Darmepithelzellen aufgenommen werden, was während der ersten 6 Lebensmonate in geringem Maße, bei einjährigen *Tieren* dagegen reichlich und schnell erfolgen soll. Nach Versuchen von Spadolini und Castelli (1927) ist die Widerstandskraft des Darmepithels gegen eindringende Bakterien und ihre Toxine von der hormonalen Funktion der Epithelkörperchen abhängig, was die Pathogenese gewisser Intoxikationen und Infektionen intestinalen Ursprunges erklären könnte. Außerdem spielt die Cuticula bei der Aufnahme von Stoffen aus dem

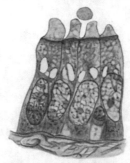

Abb. 69. Sezernierende Zellen aus einer Krypte des Duodenum eines erwachsenen *Menschen*. Binnenapparat hell. Form.-Mallory. Vergr. 1286×. (Präparat von Prof. Feyrter.)

Darminhalt eine wichtige Rolle; diese erfolgt nach der meist verbreiteten Ansicht durch die stäbchenförmigen Gebilde, doch wird auch die Zwischensubstanz dafür in Betracht gezogen [I. P. Mall (1888), K. C. Schneider (1902)]. Der Stäbchensaum setzt sich aber im menschlichen Dünndarm, wie Schaffer (1891) im Gegensatz zu anderen Autoren richtig angibt, bis in den Grund der Krypten fort, wo Darminhalt kaum mehr hinkommt, vielmehr hauptsächlich eine Sekretion stattfindet, die auch Oppel (1905) den Saumzellen in beschränktem Maße zuschreibt. Henschen (1904) findet bei *Wirbellosen, Fischen, Reptilien* und *Vögeln*, daß sich in den Darmepithelzellen unter der Cuticula Sekret ansammeln kann, um dann in Form eines Ballons in das Lumen ausgestoßen zu werden, ähnlich wie bei der von van Gehuchten (1890) bei *Fliegenlarven* beschriebenen blasenförmigen Sekretion. Holz (1909) beschreibt bei *Nematus* und Greschik (1915) bei *Larven* von *Tenthrediniden,* daß ein angeblich aus dem Kern stammendes Sekret in Form von Körnern und Bläschen durch den Cuticularsaum hindurchtritt, dessen Stäbchen bei *Wirbellosen* schon früher von Joseph (1902) als eine Art Sekretbildung erklärt wurden. In der Tiefe tierischer und menschlicher Darmkrypten haben ferner Zipkin (1903), Clara (1926) und Feyrter (1931) sekretorische Erscheinungen festgestellt, wobei sich an der Oberfläche der Epithelzellen büschel- und lappenförmige Fortsätze bilden und abschnüren, wie dies in Abb. 69 zu sehen ist; aus den merkwürdigen Befunden v. Schumachers (1922, 1925) in den Blinddärmen von *Waldhühnern*, die an anderen Stellen (S. 77 u. 362f.) beschrieben werden, geht ferner hervor, daß auch Flimmersäume ganz allmählich in Sekretionsprodukte übergehen können (Abb. 63). An Polypen aus menschlichen Därmen hat Feyrter (1931) außer Epithelzellen mit gestreiftem Oberflächensaum solche gefunden, bei denen dieser einem Flimmerbesatz mit Basalknötchen ähnelt, während andere wieder fädige Strukturen innerhalb einer sich mit Schleimfarbstoffen färbenden, nach innen und außen unscharf begrenzten Oberflächenzone aufwiesen oder auch klumpige, zungen-, tropfen- und fadenförmige Fortsätze zeigten, die eine stattliche Länge erreichen, sich teilweise mit Schleimfarbstoffen färben und an Stereocilien oder eine apokrine Sekretion erinnern. Schließlich gibt Chlopkow (1928) an, daß die Stäbchen der Cuticula bei der Umwandlung von Saumzellen in Becherzellen zu einem Büschel zusammenrücken, das aus dem sich verengenden Schlußleistenring nach Art eines Pfropfes hervorgeht und dann verschwindet, während die verdichtete Substanz des Saumes ins Innere der Zelle sinkt und einen trichterförmigen Sekretionsapparat bildet, wie später (S. 118) besprochen wird.

Als besondere Oberflächendifferenzierung finden sich zwischen den Darmepithelzellen um ihren oberen Rand an der Basis des Cuticularsaumes Schlußleisten (Abb. 68), die, wie früher (S. 75) erwähnt wurde, bereits bei *Anthozoen* an Stelle des freien Kragens der niedersten *Metazoen* vorkommen. Sie wurden von M. HEIDENHAIN (1892), der sie im Darm vom *Salamander* zuerst beschrieben hat, und von COHN (1895) für eine strukturlose Kittsubstanz gehalten, die die Spalten zwischen den Epithelzellen gegen das Darmlumen vollständig abschließt und auch das Eindringen von Mikroorganismen verhindert. A. KOLOSSOW (1898) glaubte dagegen, daß sie nur die Verwachsungslinie der veränderten Zellmembranen darstellen und CHLOPKOW (1928) wies nach, daß sie aus den verdickten Zellrändern, die wohl den Kragenbildungen bei niederen *Tieren* an die Seite gestellt werden können, und aus einer sich weniger stark färbenden Kittsubstanz bestehen, die unter der Einwirkung bestimmter Fixierungsflüssigkeiten quillt oder auch sich löst und noch besondere, ausdehnungsfähige Verbindungsfäden enthält. An den Knotenpunkten der Schlußleisten findet dieser Autor ferner dunkel gefärbte Körnchen oder schwarz umränderte Öffnungen, über denen der Cuticularsaum unterbrochen ist, so daß durch sie die Produkte der Zellen und Wanderzellen in das Darmlumen gelangen können. Bei der Umwandlung von Saumzellen in Becherzellen bilden die Schlußleisten einen engeren Ring, von dem aus der von CHLOPKOW (1928) beschriebene Sekretionsapparat in das Innere der Zelle geht. Die Weite des Schlußleistennetzes wechselt mit der Form der Zelle, so daß es, wie auch K. W. ZIMMERMANN (1898) angibt, in den Krypten (Abb. 96, 101) viel enger ist als an der Oberfläche der Zotte (Abb. 68).

2. Der Bau des Darmepithels der Wirbeltiere, sein Zusammenhang mit der Unterlage und seine funktionelle Differenzierung.

Das die ganze Darmoberfläche beim *Menschen* wie schon bei den niedersten *Tieren* überziehende Epithel wurde nach verschiedenen Deutungen durch LEEUWENHOEK (1687), LIEBERKÜHN (1745), DÖLLINGER (1828), J. MÜLLER (1832) und TREVIRANUS (1835) zuerst von HENLE (1837) richtig erkannt.

Außer der verschiedenen Ausbildung seiner Oberfläche zeigt das Darmepithel, abgesehen von den bereits am Anfang dieses Abschnittes (S. 74f.) besprochenen Verhältnissen bei den niedersten *Metazoen*, in der *Tier*reihe eine weitgehende Übereinstimmung im Aussehen und in der Anordnung seiner Zellen. Diese haben eine mehr oder weniger schmale, hohe Gestalt, stehen fast immer in einer Reihe nebeneinander und bilden so als einschichtiges, hochprismatisches Epithel (Abb. 71) die Auskleidung der inneren Oberfläche des ganzen Darmes bis zu dem oft durch Zwischenformen vermittelten Übergang in das Epithel der äußeren Körperoberfläche. Beim *Amphioxus* sowie bei manchen *Fischen* (Abb. 91) und *Schildkröten* besteht das Epithel des Darmes, ähnlich wie in frühen Entwicklungsstadien der höheren *Wirbeltiere* (Abb. 15), aus besonders schmalen, langen, dichtgedrängten Zellen, so daß deren Kerne in verschiedener Höhe liegen und mehrere Reihen bilden, wobei vielleicht mitunter nicht alle Zellen bis zur Oberfläche reichen; einen solchen mehrstufigen Bau des Epithels nehmen N. G. KOLOSSOW und SABUSSOW (1930) im Mittel- und Enddarm der europäischen *Sumpfschildkröte* an. Im Enddarm niederer *Wirbeltiere*, wie der *Rochen* [R. KRAUSE (1923)], kann das Epithel auch mehrschichtig werden. Bei *Marsupialiern* erstreckt sich, wohl infolge der besonderen Nahrung, das auch den Magen auskleidende geschichtete Pflasterepithel bis in das Gebiet der BRUNNERschen Drüsen des Darmes hinein [OPPEL (1896, 1897)]. Beim *Menschen* kann geschichtetes Pflasterepithel in der Nähe des Anus oder im Bereiche einer künstlichen Afteröffnung [Hamperl (1928)] und an Mastdarmpolypen [Feyrter (1931)] auftreten.

In Übereinstimmung mit einer zunächst auch von R. Heidenhain (1858) vertretenen Ansicht haben Eimer (1869, 1884), v. Thanhoffer (1874), v. Davidoff (1887), Grünhagen (1887) und jüngst noch Törö (1928) nach Befunden im Darm verschiedener *Säugetiere* und des *Menschen* angenommen, daß die Epithelzellen mit mehr oder weniger langen Fortsätzen in das darunterliegende Bindegewebe hineinreichen und mit dessen Zellen zusammenhängen, wodurch präformierte Wege für die Resorption des Fettes zustande kommen sollten. Wiegandt (1860) und Schaeppi (1916) glaubten eine direkte Kontinuität zwischen den Fortsätzen der Epithelzellen und den Fasern des Zottenbindegewebes zu finden. Dagegen haben Goodsir (1842), Donders (1854), Letzterich (1866, 1867), Debove (1872, 1874), Drasch (1881), R. Heidenhain (1888), Schaffer (1891), Kasakoff (1912) u. a. festgestellt, daß die Epithelzellen einer Basalmembran aufsitzen, deren Bau später (S. 193) besprochen wird. Obwohl sie mit dieser im Leben zweifellos innig verbunden sind [v. Ebner (1902)], kommt es postmortal besonders an den Dünndarmzotten (Abb. 127) infolge der Kontraktion ihrer Muskulatur [Heitzmann (1868)], aber auch an der Oberfläche des Dickdarmes sehr schnell zu einer Abhebung. Deshalb ist das Epithel im Darm von Leichen oft ganz abgefallen und bei der Fixierung kann es infolge der Einwirkung der Reagenzien auf die Muskelfasern durch einen mehr oder weniger großen Spalt von dem geschrumpften Zottenstroma getrennt oder an seiner Basis in lange Fortsätze ausgezogen und aufgefasert werden [R. Heidenhain (1888), Schaffer (1891)]. Dies hat früher, aber auch noch in jüngster Zeit zu allerhand falschen Deutungen Veranlassung gegeben. So glaubten Grünhagen (1887) und Vosseler (1895, 1902) am Gipfel der Zotten einen Porus zu finden, durch den Nahrungsstoffe unmittelbar aus dem Darmlumen in das Zottenstroma gelangen sollten, und auch die Abhebung des Epithels an den Zotten hielten sie für eine natürliche Erscheinung, die durch die Ansammlung von Flüssigkeit mit lymphoiden Zellen zustande kommt. Mingazzini (1900, 1901) schloß aus Befunden bei verschiedenen *Tieren*, daß diese Spalträume bei der nach Art einer inneren Sekretion erfolgenden Weitergabe der absorbierten Stoffe entstehen, indem sich die basalen Teile der Epithelzellen in eine flüssige Substanz umwandeln. Ähnliche Ansichten wurden von Reuter (1901, 1903), Tavernari (1915), Frazzetto (1931) und Spadolini (1934) vertreten und auch Adam und Froboese (1925) geben an, daß Fetttröpfchen von den Epithelzellen in die fakultativ präexistenten Grünhagenschen Räume ausgeschieden werden, um von hier in die Saftspalten des Zottenstromas zu gelangen, worauf sich dieses dann wieder an das Epithel anlegt.

Dagegen wurde diese Erscheinung schon von Heitzmann (1868), R. Heidenhain (1888) und Schaffer (1891), später besonders von Biscossi (1908), Vernoni (1908), Demjanenko (1909), F. P. Martin (1910), Corti (1912), Amprino (1933) u. a. als ein Kunstprodukt erkannt, das eine Folge mangelhafter Fixierung ist und vor allem auf der starken Kontraktion der Zottenmuskulatur beruht. Ch. C. und M. Th. Macklin (1926) haben dies bestätigt und festgestellt, daß das „Mingazzini-Phänomen" auch auf der Höhe der Verdauung bei erhaltener Blutzirkulation nicht zu sehen ist, aber schon 5—10 Minuten nach deren Aufhören an den Zottenspitzen durch Bildung von Vakuolen unterhalb des Kernes einzutreten beginnt und dann durch deren Zusammenfließen zur kuppenförmigen Abhebung des Epithels führt, wobei die Flüssigkeit in dem entstehenden Spalt hauptsächlich aus dem Zottenstroma stammt. Durch die Anwesenheit wasserentziehender Stoffe im Darmlumen kann dies verzögert, durch ungeeignete Fixierungsmittel beschleunigt werden. Dasselbe zeigt sich auch an dem in der

Abb. 127 wiedergegebenen Schnitt von einem Jejunum, das gleich nach der Exstirpation unaufgeschnitten fixiert wurde: während die Zotten auf der Höhe der KERCKRINGschen Falten, wo die Fixierungsflüssigkeit vom Lumen aus zuerst einwirken konnte, gut erhalten sind, haben sich tiefer zwischen den Falten unter dem Epithel Spalten gebildet. Dabei können Leukocyten, die gerade aus dem Zottenstroma in das Epithel eindringen, stark in die Länge gezogen werden und dadurch Fortsätze an der Basis der Epithelzellen vortäuschen, wie sie nach dem eben Gesagten (S. 84) früher von manchen Autoren angenommen wurden.

Im Zusammenhang mit entzündlichen Veränderungen können ähnliche Erscheinungen aber auch während des Lebens auftreten, wie MAHLER, NONNEN-BRUCH und WATZKA (1932) nach Reizung der Dünndarmschleimhaut von *Hunden* mit konzentrierter Paprikaaufschwemmung oder mit dem noch rascher wirkenden Crotonöl beobachtet haben. Als Folge der dadurch bewirkten Hyperämie der Zottenspitzen, die zu einer starken Vermehrung der Gewebsflüssigkeit führt, bilden sich schon nach 5 Minuten oberflächliche Flüssigkeitsbläschen, die oft zellige Elemente enthalten; dabei wird das Epithel vom Zottenstroma abgehoben und mit der fortschreitenden Vergrößerung der Blase stark abgeflacht, bis sie gegen das Darmlumen platzt.

Während das Darmepithel bei den niedersten *Metazoen*, wie früher (S. 2) besprochen wurde, auch gröbere Nahrungsteilchen durch Phagocytose aufnehmen kann, kommt die Nahrung bei den höheren *Tieren* nur in mehr oder weniger vollkommen gelöster Form zur Resorption. Zu diesem Zweck wird sie bereits bei *Hydroidpolypen* und *Hydromedusen* teilweise und bei höheren *Tieren* ausschließlich innerhalb des Darmlumens verdaut, was die Ausscheidung von Sekreten mit verschiedenen Fermenten erfordert. Noch bei *Arthropoden* und *Echinodermen* üben dieselben Darmepithelzellen neben der resorbierenden zugleich eine sekretorische Tätigkeit aus [BIEDERMANN (1898), K. C. SCHNEIDER (1902), LOELE (1914), RANDOW (1924)]. Aber auch bei höheren *Tieren* und selbst beim *Menschen* besteht nach dem über die Struktur des Stäbchensaumes Gesagten (S. 82) die Möglichkeit einer Ausscheidung neben der Resorption, und in den Krypten des Dünndarmes kann der Saum sogar ganz in der Sekretbildung aufgehen.

Außerdem zeigt sich aber schon bei niederen *Tieren* im Darmepithel eine Arbeitsteilung, die zur Bildung verschiedener Zelltypen mit besonderen Aufgaben führt; so treten neben den hauptsächlich der Resorption dienenden Zellen mit den im vorhergehenden Abschnitt besprochenen Oberflächendifferenzierungen andere auf, die verschiedene Sekrete ausscheiden [LANG (1912)]. Bei *Hydra fusca* finden sich nach K. C. SCHNEIDER (1902) am Eingang des Darmes Schleim-zellen und in diesem selbst Eiweißzellen, die hier noch ebenso wie das übrige Darmepithel Geißeln besitzen. Weiterhin aber entbehren die Drüsenzellen meist solcher Oberflächendifferenzierungen und dienen nun ausschließlich der Bildung baso- oder oxyphiler Körnchen, die hiernach meist als mucinöse und albumoide Sekrete unterschieden werden. Nach K. C. SCHNEIDER (1902) kommen bei *Quallen* und *Mollusken* nur Schleimzellen, bei *Würmern*, bei *Peripatus capensis* und beim *Amphioxus* nur Eiweißzellen vor, während *Anthozoen*, *Seesterne* und *Enteropneusten* beide Arten von Drüsenzellen in wechselnder Menge aufweisen. Bei *Petromyzon fluv.* gehen die Flimmerzellen nach R. KRAUSE (1921—23) in sekretorische Zellen mit oxyphilen Körnchen und schmalem, undeutlich streifigem Cuticularsaum über, um sich nach Ausstoßung der Körnchen wieder in Flimmerzellen zu verwandeln. Bereits bei manchen *Fischen* kommen zu den das Darmlumen aller höheren *Wirbeltiere* auskleidenden Saumzellen als eine besondere Form die basalgekörnten, gelben Zellen und neben den basophilen Schleim enthaltenden Becherzellen treten die in ihrer Form ähnlichen, zuerst von Helly (1905) bei *Torpedo marmorata* beschriebenen „acidophilen Becherzellen" auf, die sich nach Rogosina (1928, 1930) auch bei *Acipenser ruthenus* und nach Schacht bei dem *Teleostier Belonesox* finden und vielleicht Vorläufer der schon bei einzelnen *Urodelen* vorkommenden oxyphilen Körnchenzellen von Paneth darstellen. Im Darm der meisten höheren *Wirbeltiere* sind somit vier Typen von Epithelzellen zu unterscheiden, die sich teilweise noch ineinander verwandeln können und in den folgenden Abschnitten einzeln besprochen werden.

Entsprechend den funktionellen Erfordernissen steht das Darmepithel durch die später (S. 193) behandelte Grenzmembran an seiner Basis in enger Verbindung mit einem Capillarnetz, das auch einen mäßigen Gasaustausch ermöglicht, wie in Zusammenhang mit dem Darminhalt (S. 401) besprochen wird. Um diesen zu erleichtern, weist der Darm bei einigen *Fischen* teilweise ein vascularisiertes Epithel auf.

So besteht der Darm des *Schlammpeitzgers, Misgurnus (Cobitis) fossilis*, nach Lupu (1907) aus drei Abschnitten, von denen der vordere, zur Verdauung dienende einen ähnlichen Bau wie bei anderen *Fischen* zeigt, während die anschließende Übergangszone keine Falten, ein niedrigeres Epithel und reichlich Blutgefäße aufweist, die im hinteren Abschnitt ein besonders dichtes Netz bilden, wie schon Ermann (1808), Treviranus (1814) und Carus (1834) bekannt war. Während aber Leydig (1853) glaubte, daß hier das auskleidende Epithel ganz fehlt, haben Eberth (1862), Lorent (1878) und Paneth (1889) festgestellt, daß die Blutgefäße innerhalb des Epithels in der Richtung der Darmachse verlaufen und nahe der Oberfläche ein ziemlich regelmäßiges Netz bilden. Nach Chr. Jacobs (1898), Calugareanu (1907), Lupu (1907) und Bușnița (1925, 1927) drängen sie die Zellen des einschichtigen, hochprismatischen Epithels auseinander, wodurch auch deren Kerne deformiert werden, doch hängen die Epithelzellen über den Capillaren mit ihren zu dünnen polygonalen Platten verbreiterten Enden zusammen, so daß in der Flächenansicht nach Versilberung der Zellgrenzen ein Endothel vorgetäuscht wird. Die Epithelzellen sollen sich nach Lupu (1908) aus basalen Ersatzzellen regenerieren und bilden zwischen den Capillaren Gruppen um die eingestreuten Becherzellen.

In der Übergangszone vor dem respiratorischen Darmabschnitt besteht das Epithel nach Lupu (1910) fast nur aus Becherzellen, die durch ihre Sekretion die hier eine Zeitlang zurückgehaltenen Nahrungsreste in einen Schleimsack einhüllen, der dann im ganzen entleert wird. Dies erfolgt unter Mitwirkung der quergestreiften Muskulatur des digestiven Darmabschnittes sehr rasch, so daß die Darmatmung eine möglichst geringe Störung erfährt. Nach Bușnița (1927) wird aber ein solcher Schleimsack auch bei einigen anderen *Fischen*, die kein vascularisiertes Epithel besitzen, gebildet; er fehlt hingegen nach diesem Autor ebenso wie die Becherzellen bei hungernden *Tieren* infolge der Ausschaltung von Nahrung und Luft.

Durch diese Einrichtung werden bei dem in sauerstoffarmem Wasser und selbst im Schlamm austrocknender Sümpfe lebenden *Schlammpeitzger* die Kiemen in der unmittelbaren Aufnahme von Sauerstoff unterstützt und können nach Calugareanu (1907) zeitweilig auch ganz ersetzt werden, wobei die Ausscheidung der Kohlensäure durch die Haut erfolgt. Bușnița (1927) betont aber, daß auch bei diesem *Tier* neben der Darmatmung jene durch die Kiemen und die Haut, die beide eine weit größere Oberfläche besitzen, eine wichtige Rolle spielt. Außerdem dient ein Teil der verschluckten Luft nach Bușnița und Menkes (1931), die ihre Verteilung im ganzen Verdauungskanal mittels Röntgenstrahlen verfolgt haben, auch zur Füllung der Schwimmblase. Im Gegensatz zu Lupu (1925) findet Bușnița (1927) ferner beim *Schlammpeitzger* nicht eine Hyperglobulie, sondern einen größeren Hämoglobingehalt der roten Blutkörperchen, deren Kernplasmarelation 1 : 3, bei dem verwandten *Carassius auratus* dagegen 1 : 2 beträgt. Abolin (1924) gibt an, daß bei jüngeren *Tieren* die Blutsinus, die hauptsächlich in der Submucosa liegen, in geringerer Zahl vorhanden sind und daß auch die subepithelialen Capillaren dünn und spärlich erscheinen. Die Schleimhaut soll nach ihm besonders reich an elastischen Fasern sein, doch konnten Scheuring (1925) und Bușnița (1927) solche nur in der Umgebung der Gefäße und in der

Nachbarschaft der Muskulatur feststellen. Wenn *Schlammpeitzger* durch vollständigen Sauerstoffmangel zu erhöhter Darmatmung gezwungen werden, kommt es nach ABOLIN (1924) zu einer starken Füllung der Sinus, dann zu Blutextravasaten, starker Zellvermehrung und Vorwölbung der Epitheldecke über den Sinus, wodurch die respiratorische Oberfläche des Epithels vergrößert wird und eine Anpassung an die gesteigerte Funktion erfolgt. Nach $4^1/_2$ Monaten zeigen sich aber Erschlaffungssymptome, vielleicht wegen der eingetretenen pathologischen Veränderungen des Enddarmes, die zum Tode der *Tiere* führen.

BABÁK (1907) gibt an, daß die Kiemenatmung bei *Cobitis taenia* und *Nemachilus (Cobitis) barbatula* nicht so vollkommen durch die Darmatmung ersetzt werden kann, wie bei *Misgurnus fossilis* und *anguillicaudatus*. Dementsprechend finden BUṢNIṬA (1925), LUPU (1928) und BUṢNIṬA und MENKES (1931), daß der Darm bei *Cobitis taenia* im Gegensatz zu *Misgurnus fossilis* seiner ganzen Länge nach von Falten durchzogen wird und überall der Verdauung dient, bis auf die vorspringenden Spitzen der Zotten, die allein die Atmung versehen; diese erreicht daher hier nur eine halb so große Intensität, wie beim *Schlammpeitzger*. JACOBSHAGEN (1929) hat auch im Epithel der Spiralfalte von *Lungenfischen* Capillaren festgestellt, die durch zarte Schlingen aus kollagenen Fasern an der Basalmembran befestigt sind und vielleicht eine Darmatmung ermöglichen.

3. Die Saumzellen, ihr Untergang und ihre Vermehrung unter normalen und abnormen Verhältnissen.

Die überwiegende Mehrzahl der hochprismatischen Zellen, aus denen das Darmepithel besteht, trägt an der freien Oberfläche den oben (S. 79 f.) beschriebenen Stäbchensaum, der auch in die Krypten hineinreicht. Diese Zellen, für die ZIPKIN (1903) und CLARA (1926) den Namen Hauptzellen gebrauchen, werden daher wohl am besten mit GRÜNHAGEN (1887) und F. P. MARTIN (1910) als Saumzellen bezeichnet, obwohl sie in der Tiefe der Krypten, wie bei diesen (S. 167) besprochen wird, als Zeichen einer sekretorischen Tätigkeit auch kuppenförmige Fortsätze (Abb. 69) aufweisen können [FEYRTER (1931), SAWADA (1935)].

Ihre Form wird fälschlich als zylindrisch bezeichnet, da sie am Querschnitt, wie die Flächenansicht des Schlußleistennetzes (Abb. 68) zeigt, 4—8-eckig sind, also eher eine hochprismatische Gestalt haben. Diese ist aber auch von der wechselnden Oberflächengestaltung abhängig, die bedingt, daß die Zellen an den Wölbungen der Zotten, wo sie die größte freie Oberfläche haben, sich gegen die Basis verschmälern (Abb. 71), während sie in den Krypten, besonders am Grunde, eine breitere Basis aufweisen und sich gegen das Lumen pyramidenförmig zuspitzen (Abb. 69, 100); daher ist hier auch das Schlußleistennetz viel enger, wie die Abb. 96 und 101 zeigen. Außerdem wird die Form der Saumzellen noch durch den Kontraktionszustand der Muskulatur beeinflußt [Graf SPEE (1885), R. HEIDENHAIN (1888), M. HEIDENHAIN (1911)]. Mitunter weisen die Saumzellen an ihrer Basis breitere, polygonale Fußplatten auf (Abb. 73), die bei manchen *Tieren* an einzelnen Ecken noch zu kürzeren oder längeren Fortsätzen ausgezogen erscheinen [M. HEIDENHAIN (1899)] und meist durch stärker färbbare Säume ähnlich den Schlußleisten eingefaßt sind [A. KOLOSSOW (1898)], so daß hier nach SCHAEPPI (1907) ebenfalls ein, wenn auch lockerer, Zusammenhang zwischen den Zellen besteht. Dieser Autor sah ferner beim *Frosch* Zellen mit gespaltenem basalem Fortsatz, was LUNA (1911) ebenfalls beobachtet hat; dazwischen fand er basale Zellen, die nicht bis zur Oberfläche reichen, was bei der *Maus* seltener vorkommen soll. Beim *Menschen* reichen die Epithelzellen stets bis zum Lumen und besitzen daher durchwegs jenen Stäbchensaum, der im Dünndarm bis zum Grund der Krypten reicht, während er sich in den Krypten des Dickdarmes rascher verdünnt, wie SCHAFFER (1891) in Übereinstimmung mit VERSON (1871), KLOSE (1880), R. HEIDENHAIN (1888) und KRUSE

(1888) gegenüber G. Schwalbe (1872), W. Krause (1876), Toldt (1888) und Paneth (1888) festgestellt hat. Daß die Zellen der Krypten oft, wie besonders gut an Isolationspräparaten zu sehen ist, mit ihrem basalen Ende etwas nach abwärts gekrümmt erscheinen und so mitunter die Form eines Posthornes annehmen (Abb. 73, 97), hängt nach Schaffer (1891) mit der Regeneration der Epithelzellen in der Tiefe und ihrer anschließenden Verschiebung nach aufwärts zusammen, wie später (S. 163) besprochen wird.

Unter den *Wirbellosen* erreichen die Darmepithelzellen nach Leydig (1857) bei vielen *Gastropoden* und *Arthropoden* eine beträchtliche Größe, die bei verschiedenen *Wirbeltieren* ebenfalls außerordentlich schwankt. So sind nach M. Heidenhain (1911) auf der gleichen Grundfläche beim *Hecht* sechsmal soviel Zellen vorhanden wie beim *Salamander*, doch wechselt dies auch mit der Form der Zellen. Nach F. P. Martin (1910) sind sie bei den verschiedenen *Haustieren* teils im Dünndarm, teils im Dickdarm höher. Beim *Menschen* sind die Saumzellen an den Zotten je nach dem Kontraktionszustand 22—31 μ, in den Krypten aber durchschnittlich nur 18,7 μ lang und 6—9 μ breit [Schaffer (1891), v. Ebner (1902)].

Stöhr (1891), Cloetta (1893), Oppel (1897), v. Ebner (1902), Corti (1906, 1912) und Luna (1911) haben die Ansicht vertreten, daß die Zellen des Darmepithels lückenlos miteinander verbunden sind und scheinbare Intercellularbrücken erst postmortal durch Schrumpfung entstehen. Dagegen hat schon Grünhagen (1887) von netzförmig untereinander zusammenhängenden Füßen gesprochen und nach Schäfer (1885), R. Heidenhain (1888), I. P. Mall (1888), Nicolas (1891), Cohn (1895), Carlier (1896), K. C. Schneider (1902), Saint-Hilaire (1903), F. P. Martin (1910), M. Heidenhain (1911) und Greschik (1912) sind die Zellen in ihrem basalen Abschnitt durch schmälere und breitere Brücken miteinander verbunden, während nach A. Kolossow (1898) das verdichtete periphere Plasma Lamellen zwischen den Seitenflächen der Zellen bilden soll. Nach Weigl (1906), der besonders auf die Entstehung von Kunstprodukten durch Schrumpfung geachtet hat, gehen, wie dies auch Greschik (1912) bei *Vögeln* zu sehen glaubt, Fibrillen des Plasmas durch die Brücken in die Nachbarzellen, wodurch auf diese Reize übertragen werden können. Schaeppi (1907), der beim *Frosch* mitunter auch zwischen weiter auseinanderliegenden Zellen Verbindungsbrücken findet, glaubt ebenfalls, daß sie einen „nervösen Rapport" zwischen den Darmepithelzellen vermitteln, von denen nur jede 10.—12. mit einem im Epithel endenden Nervenästchen in unmittelbarer Berührung stehen soll; außerdem schließt dieser Autor aus der wechselnden Dicke, die auch die einzelnen Brücken zeigen, daß diese zugleich contractil sein dürften. Zwischen ihnen und den Zellen des Darmepithels sind Intercellularlücken vorhanden [Cohn (1895), M. Heidenhain (1911)], die, wie schon Watney (1874) festgestellt hat, besonders deutlich hervortreten, wenn sie mit Fett gefüllt sind, da sie sich bei der Assimilation gleichzeitig mit einer Verlängerung der Zellen erweitern [Tirelli (1928, 1929)]. I. P. Mall (1888) konnte sie auch durch Injektion mit Farbstoff füllen und Arnold (1911, 1914) fand in ihnen bei Vitalfärbungsversuchen Methylenblau, Kumagai (1922) aber beim Kaninchen sogar aus dem Darminhalt aufgenommene Tuschteilchen. Sie sind durch Schlußleisten gegen das Darmlumen begrenzt und beginnen unter diesen zunächst als dünne, an den Kanten zwischen den Zellen verlaufende Kanälchen, um sich tiefer zu verbreitern, so daß der basale Abschnitt der Zellen von einem zusammenhängenden, oft ganz mit Fetttropfen erfüllten Raum umgeben ist (Abb. 77). In dieser basalen Zone hängen die Epithelzellen nach allen Seiten durch einige dünnere oder dickere Intercellularbrücken mit ihren Nachbarn zusammen und zeigen daher in einem parallel zur Zottenoberfläche geführten Querschnitt nächst dem dünnen basalen

Ende, wo die Brücken am längsten sind, ein sternförmiges Aussehen, während sie im Bereiche des Zellkernes infolge der Verschmälerung der Spalten meist zackig erscheinen; noch höher liegen sie mit zunehmend breiteren Teilen ihrer Seitenflächen aneinander, zwischen denen sich einzelne, mit Molybdänhämatoxylin dunkel färbbare Knötchen finden (Abb. 70). Besonders gut sind die Zellbrücken zu sehen, wenn gerade ein Leukocyt zwischen den Epithelzellen hindurchwandert (Abb. 73) oder wenn die Intercellularlücken wie in der Abb. 78 durch Ansammlung von Fett gedehnt

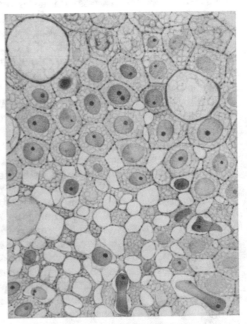

waren, das dann bei der weiteren Behandlung der Präparate in Lösung ging. Dasselbe zeigen die von M. Th. Macklin (1928) wiedergegebenen Abb. 9—11 aus den Abhandlungen von Reuter (1903) und Schaeppi (1907).

Statt einer Zellmembran, wie sie im Hinblick auf die Becherzellen zunächst auch den Saumzellen zugeschrieben wurde [Wiegandt (1860), v. Thanhoffer (1874), Koelliker (1889)], besitzen diese nach übereinstimmender Auffassung der meisten Autoren [Arnstein (1867), R. Heidenhain (1888), Nicolas (1891), Stöhr (1892), Weigl (1906), M. Heidenhain (1911), Clara (1926) u. a.] als äußere Begrenzung nur eine dichtere Ektoplasmaschichte.

Grünhagen (1887) fand in Isolationspräparaten mitunter Saumzellen mit zwei übereinanderliegenden Kernen, in der Regel aber ist nur ein solcher vorhanden. Er hat in den Oberflächenzellen die Form

Abb. 70. Flachschnitt durch das Zottenepithel aus dem Jejunum eines erwachsenen *Menschen*. Intercellularbrücken und -lücken mit Wanderzellen und dazwischen Becherzellen. Orth-Molybdänhämatox. Vergr. 1230 ×.

eines Ellipsoides, liegt mit dem größten, beim *Menschen* 10 μ langen Durchmesser in der Längsrichtung der Zellen und befindet sich meist an der Grenze des mittleren und basalen Drittels dieser Zellen, während er in den Kryptenzellen rundlich ist, beim *Menschen* nur 7,5 μ mißt und näher der Basis liegt [Schaffer (1891), F. P. Martin (1910)]. Er enthält ein spärliches Chromatingerüst und ein oder mehrere, runde oder längliche, in der Mitte oder auch am Rande liegende Kernkörperchen. Nach Carleton (1920) enthalten diese ein oder zwei, selten bis zu fünf mit der Silbermethode von Cajal darstellbare Nucleolini, die bei der *Katze* gewöhnlich rund und 0,2—0,5 μ, beim *Frosch* etwa 1—1,5 μ groß sind; sie scheinen bei der Mitose durch Zerschnürung an der Teilung der Kernkörperchen teilzunehmen, so daß sie ziemlich gleichmäßig auf die Tochterzellen verteilt werden und dann das Zentrum für je einen neu auftretenden Nucleolus bilden.

Mingazzini (1901) und Vernoni (1908) finden bei verschiedenen *Tieren*, daß der in der ruhenden Zelle chromatinreichere und näher der freien Oberfläche liegende Kern während der Tätigkeit länger, unregelmäßig und chromatinärmer wird. Liu (1930) gibt dagegen an, daß das Chromatin während der Absorption zunimmt und nach Corti (1907, 1912) vermindert es sich im Winterschlaf, um schließlich fast zu verschwinden. Kamenev (1933) findet im Plasma vitalgefärbter Zellen des Darmepithels vom *Frosch* in großer Zahl Einschlüsse, die sich wie Chromatin verhalten, woraus er auf eine Beteiligung des Kernes am Stoffwechsel schließt. Nach Béguin (1904) sammelt sich das Chromatin bei *Bufo calamita* und *Lacerta stirpium* nach reichlicher Fütterung größtenteils im Zentrum und bildet den oft enormen Nucleolus. Champy (1911) gibt an, daß sich die Kernkörperchen während der Absorption vermehren. Die großen Epithelzellen im Enddarm von *Sphinx Euphorbiae* weisen nach Leydig (1857) einen verästelten Kern auf. Biedermann (1898) fand im Epithel des Mitteldarmes von *Larven* des *Mehlwurmes* im Kern und auch im Plasma Eiweißkristalloide, die als Reservestoffe dienen dürften, und Bulliard und Girond (1923) beschreiben in den Kernen des Magen-Darmepithels eines *Brachiopoden* acido- und siderophile Kristalloide, die die Kerne in die Länge ziehen und aus ihnen und den Zellen ausgestoßen werden können. In den Kernen der Darmepithelzellen von *Salamandra maculata* kommen nach R. Heidenhain (1888) häufig Entwicklungsstadien von *Coccidien* als *Parasiten* vor.

Dicht unter der Cuticula hat K. W. Zimmermann (1898) in Saumzellen des menschlichen Darmes das Mikrozentrum festgestellt, das meist aus einem Diplosom innerhalb eines kleinen, etwas helleren Hofes besteht (Abb. 71, 75). Die Verbindungslinie zwischen beiden Centrosomen zeigt eine wechselnde Stellung, doch verläuft sie meist schräg zur Längsachse der Zelle, wie auch T. Watanabe (1933) für den *Menschen* angibt, während sie nach Clara (1926) bei *Vögeln* in dieser liegen soll. T. Watanabe (1933) gibt ferner an, daß sich das Diplosom beim *Menschen* in den Zellen des Kryptengrundes nahe der freien Oberfläche befindet und gegen den Krypteneingang allmählich eine tiefere Lage, angeblich bis seitlich und selbst unterhalb vom Kern, annimmt, während es an den Zotten nicht so stark verlagert ist. Dem widersprechen aber die Befunde K. W. Zimmermanns (1898), wonach die Centrosomen zwar in stark verlängerten Zellen etwas von der Cuticula abrücken können, jedoch immer noch vom Kern weit entfernt bleiben, was er mit motorischen Vorgängen bei der Nahrungsaufnahme und bei der sich näher der Oberfläche abspielenden Kernteilung in Zusammenhang bringt; allerdings beschränkt sich diese bei den höheren *Tieren*, wie später (S. 96) besprochen wird, ganz auf die Zellen der Krypten. Im wesentlichen dasselbe Verhalten zeigt das Mikrozentrum auch bei den verschiedensten *Tieren* [Joseph (1902), Zipkin (1903), Guieysse-Pellissier (1913) u. a.].

Zwischen dem Kern und dem Diplosom ist gelegentlich schon in frisch isolierten Epithelzellen der Zotten und Krypten, besonders aber nach kräftiger Färbung des Cytoplasmas, wie auch Zipkin (1903), Greschik (1912, 1914) und Clara (1926) angeben, ein helles Gebilde zu sehen (Abb. 69, 71), das sich mit Imprägnationsmethoden als der sog. Netzapparat (Abb. 72) erweist. Dieser hat hier, ebenso wie in anderen Zellen, sehr verschiedene Deutungen erfahren und wird nach den Ausführungen von Schaffer (1927) in diesem Handbuch (Bd. II/1, S. 31) am besten als Binnenapparat bezeichnet.

Die gewundenen Stränge, aus denen dieser besteht, wurden von Saint-Hilaire (1903) in den Darmepithelzellen von *Amphiuma* als Fäden beschrieben, die von der Zellhülle ausgehen sollten. Holmgren (1902, 1904) meinte, daß sie im Darmepithel ebenso wie in verschiedenen anderen Zellen nicht eine autochthone Differenzierung des Cytoplasmas, sondern exogene, meist kanalisierte Gebilde darstellen, die sich in pericelluläre Fäden und zwischen den Zellen liegende, an der Oberfläche direkt in das Schlußleistennetz übergehende bindegewebige Membranellen fortsetzen. Schon Watkin (1874) glaubte zwischen den Zellen des Oberflächenepithels wie auch der Krypten ein bindegewebiges Reticulum zu finden, das bis zur Oberfläche reicht und in den Knotenpunkten Kerne aufweist. Holmgren (1904) bezeichnete die ganze Einrichtung als Trophospongium und auch Biscossi (1908) gibt an, daß die oberhalb des Kernes liegenden Kanälchen sich in weiter basal verlaufende intercelluläre fortsetzen. Dagegen hat Weigl (1906) festgestellt, daß solche zwischenzellige Gebilde durch Schrumpfung, Abhebung und Faltung des Ektoplasmas vorgetäuscht werden und daher Kunstprodukte sind. Nach Cajal (1904) stehen die von ihm durch Versilberung dargestellten binnenzelligen Kanälchen mit der Kittsubstanz zwischen den Zellen in Verbindung, während GOLGI (1909) mit seiner Versilberungsmethode besonders beim *Frosch* fand, daß es sich um ein geschlossenes System von Kanälchen handelt, das er als apparato reticolare bezeichnete und zur Zelltätigkeit in Beziehung brachte.

Daß der Binnenapparat keine Verbindung mit dem Rand und der Umgebung der Zellen hat, bestätigt auch CORTI (1920, 1924, 1925, 1926), der ferner angibt, daß seine Substanz sich mit keinem Farbstoff färbt, keine Fettkörper enthält, durch Eiweiß fällende Mitte nicht gefällt wird und vollkommen hyalin erscheint. Sie hat im Leben zweifellos eine dünnflüssige Beschaffenheit und reduziert außer Silberlösungen auch Osmiumtetroxyd nach einem von KOPSCH angegebenen und von KOLATSCHEV (1916) abgeänderten Verfahren, so daß der ganze Binnenapparat dann schwarz imprägniert erscheint. Er wird auf Grund dieser Deutung auch als Vacuom oder Lacunom bezeichnet, während KOPSCH (1926) für ihn den Namen Binnengerüst oder Endopegma vorschlug. Nach HERMANOWNA (1932) soll dagegen das Vacuom einen körnigen Charakter haben und an den Fasern des GOLGI-Apparates hängen, von dem es sich noch dadurch unterscheidet, daß es sich vital mit Neutralrot färbt.

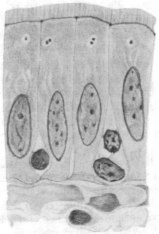

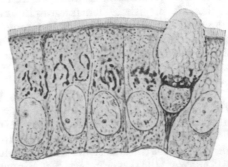

Abb. 71. Saumzellen mit Diplosom aus dem Jejunum eines erwachsenen *Menschen*. Binnenapparat ist angedeutet zu sehen. Orth.-H. Eisenhäm. Vergr. 1230×.

Abb. 72. Saumzellen und Becherzelle mit Binnenapparat aus dem Duodenum eines 44jährigen Mannes nach KOPSCH (1926), Fig. 29. Chrom-Osmium-Bichromat-Osmium. Vergr. 1500×.

Dieser Binnenapparat ist nach Befunden von WEIGL (1911, 1912), CORTI (1920, 1924, 1926) und N. G. KOLOSSOW und SABUSSOW (1930) in den Saumzellen des Darmes aller *Wirbeltier*gruppen in gleichartiger Ausbildung vorhanden; die Lacunen schwanken nach CORTI bei verschiedenen *Tieren* in Größe und Zahl sehr wenig und scheinen in einem bestimmten Verhältnis zum übrigen Cytoplasma, wie auch zum Chondriom und Kern zu stehen, ohne daß es zu einer Mischung oder gegenseitigen Beeinflussung kommt. Im wesentlichen das gleiche Verhalten zeigt der Binnenapparat nach CORTI (1925) auch beim *Menschen*. Er liegt infolge der schmalen hohen Form der Epithelzellen an den Zotten und in den Krypten, wie KOPSCH (1926) ebenfalls angibt „oberhalb des Kernes, kommt dicht heran an dessen Pol und besteht aus einer Anzahl von Balken, die in der Längsrichtung der Zellen verlaufen, aber etwas mehr miteinander in Verbindung stehen, als es bei *Tieren* der Fall ist"; sie sind in der lebenden Zelle etwas voluminöser als im imprägnierten Zustande. Nach T. WATANABE (1933) erscheinen sie im Querschnittsbild lamellös, sind mitunter mehr knäuelartig angeordnet und können auch an der Seite des Kernes liegen. Der ganze Binnenapparat ist nach diesem Autor beim *Menschen* halb so groß wie der Kern und zeigt in allen Darmabschnitten das gleiche Aussehen, ist aber an der Schleimhautoberfläche komplizierter gebaut als in den Krypten, wo er sich stärker färbt.

Dagegen findet HANASAWA (1932) beim *Kaninchen*, daß der Binnenapparat an den Zottenspitzen, wo sich hauptsächlich die Resorption vollzieht, schwach erscheint, in den Krypten aber, wo die Sekretion im Vordergrund steht, besonders in den verschiedenen Abschnitten des Dickdarmes, gut ausgebildet ist. Ebenso soll der Binnenapparat bei saugenden *Tieren* entsprechend dem Überwiegen der Resorption in allen Darmabschnitten noch schwach entwickelt sein, wie dies auch in der spätembryonalen Zeit der Fall ist. Seine Entwicklung beginnt nach diesem Autor bei älteren Embryonen an beiden Enden des Darmes, wo die Aktivität der Zellen am größten ist, und erfolgt am spätesten im Blinddarm und Wurmfortsatz; sie geht Hand in Hand mit dem allmählichen Verschwinden einer großen Vacuole, die sich zunächst häufig oberhalb des Binnenapparates im distalen Zellabschnitt findet und von Glykogen oder Fett herrührt.

CORTI (1926) findet bei *Maus* und *Igel*, daß die Schleifen des Binnenapparates, die während des Hungers zwei- bis dreimal so hoch wie breit sind, 10 Minuten nach der Nahrungsaufnahme mit dem Übertritt von Flüssigkeit aus dem Magen in den Darm sofort heller werden und bläschenartig anschwellen, ohne daß sich sonst etwas ändert. Beim *Igel* hat CORTI (1925) den Binnenapparat auch am Ende des Winterschlafes, also während der Ruhe der spezifischen Funktion, in den Darmepithelzellen festgestellt und meint, daß er vielleicht ein sich mit dem Zellsekret vermengendes Ferment bildet. Auch HANASAWA (1932) findet, daß der Binnenapparat mit steigender Funktion der Zelle größer und komplizierter wird, und hält ihn, wie dies andere Autoren für verschiedene Drüsenzellen, z. B. die Becherzellen [NASSONOW (1923)] angeben, für einen Vermittler der Sekretbildung.

Während der Resorption konnte WEIGL (1911, 1912) keine wesentlichen Veränderungen am Binnenapparat feststellen, wogegen CRAMER und LUDFORD (1925) finden, daß der Binnenapparat bei der Fettresorption zu einem voluminösen Netz wird, an dessen Strängen Fett auftritt, und WEINER (1926, 1928) schließt hieraus ebenfalls, daß er ein Fetteinschlüsse ausarbeitendes Organoid ist. Nach MIYASAWA (1931) verändert der Binnenapparat dabei seine Form und Lage, gelangt nach LIU (1930) in das Oberflächenende der Zelle und soll hier zerfallen. Auch Vitalfarbstoffe treten nach KAMENEV (1933) zuerst an den Strängen des Binnenapparates auf, die dabei zunächst keine Veränderung, später aber Verdickungen und Bildung von Vacuolen zeigen. TIRELLI (1928) hält ihn nach Befunden bei dem *Knochenfisch Gambusia holbrooki* für ein Depot von Wasser mit Kolloiden von hohem Dispersionsgrad und gelösten Kristalloiden, die von den Zellkolloiden mit niedrigem Dispersionsgrad allmählich resorbiert werden, so daß das Lacunom nach Herstellung des Gleichgewichtes in der während der Assimilation Wasser verlierenden Zelle verschwindet. Versuche an *Ratten* haben nach BENAZZI (1929) ergeben, daß der Binnenapparat gegen erhöhte Temperatur und Autolyse empfindlich ist, nicht aber gegen destilliertes Wasser und hypertonische Lösungen, während Gaben von verschiedenen Medikamenten nach SAWADA (1935) ebenfalls Veränderungen bewirken.

Das Cytoplasma der Zellen des Oberflächenepithels erscheint bald fein gekörnt, bald wabenartig von kleinen Vacuolen durchsetzt, die auch zu größeren zusammenfließen können, während es in den Zellen der Krypten weniger vacuolisiert oder feiner gekörnt ist [SCHAFFER (1891), ASHER (1908), M. HEIDENHAIN (1911)]. Unmittelbar unter dem Cuticularsaum hat es eine mehr homogene Beschaffenheit [PÉTERFI (1914)] und läßt auch im übrigen Zelleib mehrere Zonen unterscheiden [F. P. MARTIN (1910) u. a.], welche Gliederung der Saumzellen tiefer in den Krypten allmählich verschwindet [CLARA (1933)] und hauptsächlich auf dem gleich zu besprechenden Verhalten der Plastosomen beruht.

Ähnlich den früher (S. 75) beschriebenen Wimperwurzeln in den Flimmerzellen des Darmes mancher *Wirbelloser* finden sich auch in den Geißelzellen von *Syphonophoren* [SCHAEPPI (1916)] und in den Saumzellen des Darmes anderer *Wirbelloser*, besonders verschiedener *Arthropoden* [CONKLIN (1897),

MARLIN (1902), K. C. SCHNEIDER (1902), PRENANT (1904)] längs verlaufende
Fasern. Auch bei *Wirbeltieren* und selbst beim *Menschen* wurden im Cytoplasma
der Saumzellen solche Längsfasern beschrieben, die mehr oder weniger deutlich
an die Stäbchen des Oberflächensaumes anschließen und angeblich durch quer
verlaufende Fasern zu einem Netzwerk verbunden sein können [E. KLEIN (1879),
R. HEIDENHAIN (1888), BIZZOZERO (1893)]. C. RABL (1885) faßt sie als „Filar-
substanz auf, die am freien Ende der Zelle eine so mächtige Entwicklung gewinnt,
daß von der Zwischensubstanz kaum mehr etwas übrig bleibt."

Im Darmepithel des *Frosches*, wo schon R. HEIDENHAIN (1888) manchmal
eine Längsstreifung gesehen hat, beschreibt M. HEIDENHAIN (1899, 1911) in
der Längsrichtung der Zellen verlaufende Fasern, die im Bereiche des Kernes
nach einer Seite zusammengedrängt erscheinen, wodurch die Zellen eine seitliche Symmetrie erhalten. Manchmal zeigt die ganze Fasermasse eine schwach
spiralige Drehung um die Längsachse, die auch an zwei Seiten in entgegengesetzter Richtung erfolgen kann; außerdem wechselt die Anordnung der Fasern
mit dem Dehnungszustand der Zellen, so daß diese ein sehr wechselndes Aussehen erhalten. Unterhalb des Kernes ist die Faserung infolge der dichteren
Beschaffenheit des Plasmas, durch die sie überhaupt oft verdeckt wird, meist
weniger deutlich sichtbar und gegen das freie Ende verläuft sie sich allmählich
in dem alveolären Bau. Die Fibrillen zeigen zahlreiche feinste Querverbindungen und erscheinen undeutlich körnig, beim *Salamander* aber regelrecht
quer gegliedert, was M. HEIDENHAIN (1911) als Kontraktionserscheinung zu deuten
versucht. Ebenso meint er, daß quer oder schräg gestellte, durch den distalen
Zellabschnitt gehende Balken, die von den Fasern durchzogen werden und von
ihm (1899) zuerst den sog. Basalfilamenten an die Seite gestellt wurden, als
stehengebliebene Kontraktionswellen aufzufassen sind.

Solche längsverlaufende Fasern wurden im Darmepithel verschiedener
Amphibien auch von PRENANT (1899), K. C. SCHNEIDER (1902) und HORTEGA
(1917) festgestellt, von letzterem ebenso bei *Reptilien*, ferner von GRESCHIK
(1912), nach dem sie auch in die Zellbrücken überzugehen scheinen, und von
CLARA (1926) bei *Vögeln* beschrieben. Bei *Säugetieren* und beim *Menschen* wird
eine ähnliche Längsstreifung der Saumzellen von E. KLEIN (1879), M. HEIDEN-
HAIN (1899), v. EBNER (1902), K. C. SCHNEIDER (1902) und F. P. MARTIN (1910)
erwähnt, doch ist sie meist weniger deutlich. Dagegen findet sie SCHAEPPI
(1916) im Dünndarm der weißen *Ratte* besonders schön in den Epithelzellen
an der Basis der Zotten, wo die Fasern etwas derber sind, und auch in den
Krypten. Die Fäden sind viel weniger zahlreich als beim *Frosch*, verlaufen
leicht spiralig oder fast geradlinig, mitunter, wie besonders in den Krypten,
wellig gekrümmt allseits um den Kern bis in die Nähe der Fußplatte und setzen
in den Zellen der Zotten und der Krypten distal an den deutlich voneinander
getrennten Basalkörperchen des Cuticularsaumes an; aus abgebrochenen Zellen
können sie als feine kurze Stäbchen herausragen. LIVINI (1912) hat im basalen
Teil der Zottenepithelzellen von menschlichen Embryonen parallel zur Längsachse verlaufende Fibrillenbündel beschrieben und angenommen, daß sich diese
Epithelzellen in glatte Muskelfasern umwandeln können, was aber keine Bestätigung erfahren hat.

M. HEIDENHAIN (1899, 1911) hält diese Fasern in den Saumzellen für Tonofibrillen, die dem intraepithelialen Seitendruck entgegenwirken, meint aber,
daß sie auch bei der Resorption eine Rolle spielen, indem sie das durch die
Zellen hindurchtretende Wasser ansaugen und weiterbefördern. Dieselbe Vorstellung hat SCHAEPPI (1916) zu der Hypothese veranlaßt, daß die Fasern
ebenso wie ihre Fortsetzungen innerhalb des Oberflächensaumes feinste Röhrchen sind.

Ein längsgestreiftes Aussehen können die Saumzellen aber auch durch die Anordnung ihrer Plastosomen erhalten. Altmann (1894) hat sie unter dem Namen Bioplasten als Stäbchen und Körnchen beschrieben, die Längsreihen bilden und nur die oberflächliche Zone unter dem Saum freilassen. Sie entsprechen Bendas (1900, 1901) Mitochondrien und M. Heidenhains (1907, 1911) gemeinen Plasmamikrosomen, von denen dieser aber noch meinte, daß sie in den Darmepithelzellen möglicherweise Artefakte darstellen; indessen hat sie Arnold (1911) auch in den lebenden Zellen beobachtet und hat ebenso wie Asher (1908) ein wechselndes Aussehen bei verschiedenen Funktionszuständen

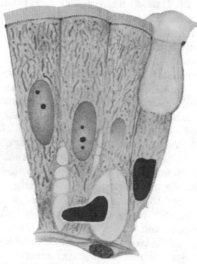

Abb. 73. Saumzellen und Becherzelle von einer Zotte aus dem Jejunum eines erwachsenen *Menschen*. Plastosomen und Intercellularlücken mit einer Wanderzelle. Orth.-H. Eisenhäm.-Azan. Vergr. 1230×.

festgestellt. Bei *Wirbellosen* wurden ähnliche Einschlüsse in den Darmepithelzellen von *Distomum hepaticum* durch Prenant (1904) und von *Ascaris* durch Goldschmidt (1904) beschrieben, von diesem aber als Chromidialapparat aufgefaßt.

Die Plastosomen werden nach ihrer Form auch in Chondriosomen und Chondrioconten eingeteilt und in ihrer Gesamtheit als Chondriom bezeichnet. Sie stellen eine besondere, von allen anderen Bestandteilen der Zelle verschiedene Differenzierung des Cytoplasmas dar [Corti (1924)]. Nach Untersuchungen von Hermanowna (1932) bei *Triton cristatus* unterscheiden sie sich vom Vacuom und Golgi-Apparat dadurch, daß sie bei stärkster Anhäufung im distalen Abschnitt doch in der ganzen Zelle verteilt sind, sich, wie auch Miyasawa (1931) angibt, vital mit Janusgrün und nach Fixierung in Hellys Flüssigkeit mit dem alkoholischen Eisenhämatein von Dobell-Hischler färben.

Nach den Angaben von Corti (1906, 1912), Asher (1908), Policard (1910), Levi (1912), Clara (1926, 1933), N. G. Kolossow und Sabussow (1930), Miyasawa (1931) u. a. sind die Plastosomen bei Vertretern verschiedener *Wirbeltier*klassen nahe der Oberfläche und unter dem Kern meist reichlich, über diesem im Bereiche des Binnenapparates dagegen spärlich vorhanden und fehlen unmittelbar unter dem Cuticularsaum ganz, so daß die Zellen dadurch in vier Zonen geteilt erscheinen. Die Längsreihen, in denen die Plastosomen besonders im basalen Zellabschnitt meist angeordnet sind, können sich auch teilen und in querer Richtung zu einem Netz verbunden sein. Hanasawa (1931) findet bei *Säugetieren* in verschiedenen Darmabschnitten Unterschiede in der Menge und Verteilung der Plastosomen, die sich auch im Laufe der Entwicklung ändern. Nach Eklöf (1914) kommen zwischen den einzelnen Plastosomen, die sich auch verzweigen können, regelmäßig Verbindungen vor. Im Vergleich zu den verhältnismäßig groben Plastosomen beim *Hund* und *Kaninchen* findet sie dieser Autor im *menschlichen* Darmepithel äußerst fein und gleichmäßig im ganzen Zelleib verteilt (Abb. 73), doch zeigen sie hier im wesentlichen das gleiche Verhalten wie bei *Tieren*. Nach T. Watanabe (1932) sind sie im oberen Abschnitt der Saumzellen am dichtesten angeordnet und kurz stäbchenförmig, sehr reichlich aber auch unterhalb des Kernes, wo sie meist granulär oder kurz stäbchenförmig erscheinen; hingegen liegen oberhalb des Kernes in geringerer Zahl lang- oder kurzfadenförmige Plastosomen und in der Gegend des Binnenapparates sind sie noch spärlicher und länglich, während sie dicht an der Zellwand und besonders unter dem Cuticularsaum ganz fehlen. In den Zellen der Krypten sind sie gewöhnlich in geringerer Menge vorhanden, und im oberen Darmabschnitt scheinen sie regelmäßiger angeordnet zu sein als im unteren. Schon 2—3 Stunden nach der Entnahme machen sich, wie T. Watanabe (1933) durch weitere Untersuchungen am menschlichen Darm festgestellt hat, an den Plastosomen Veränderungen bemerkbar, wobei sie sich allmählich in eine Art von Vacuolen verwandeln, so daß sie nach 8 Stunden ganz verschwunden sind. Nach Benazzi (1929) kommt es hiezu bei *Ratten* 18—20 Stunden nach dem Tode, ebenso wie auch eine Temperatur von über 50⁰ zu ihrem allmählichen Schwund führt.

Altmann (1894) hat ebenso wie schon Nicolas (1891) eine Beteiligung der von ihm beschriebenen Körnchen an der Fettresorption angenommen und nach Arnold (1904, 1911) sollen sie in den Darmepithelzellen der Resorption, Assimilation, Synthese und Aufspeicherung dienen und auch bei den mit der Verdauung verbundenen Sekretionsvorgängen Veränderungen zeigen. Hierüber wurden weiterhin in einer großen Zahl von Untersuchungen verschiedene Ansichten vertreten. Nach den großenteils übereinstimmenden Angaben von Corti (1906, 1912), Asher (1908), Demjanenko (1909), Zillinberg-Paul (1909), Champy (1911), Busacchi (1916), Weiner (1928), Liu (1930), Hanasawa (1931), Miyasawa (1931) und Sawada (1935) sind die Plastosomen bei Hunger besonders zahlreich und deutlich, während sie im resorbierenden Darmepithel durch andere Einschlüsse in den Hintergrund gedrängt werden und nach manchen Autoren sogar ganz verschwinden, nach anderen besonders im distalen Zellabschnitt eine Verminderung erfahren, ihre Lage ändern, kleiner und statt fadenförmig körnig werden, was nach Corti (1912) auch im Winterschlaf der Fall ist. Nach Champy (1909, 1911), der eine Sekretion der Saumzellen in zwei verschiedenen Richtungen annimmt und darauf die bipolare Anordnung ihrer Plastosomen zurückführt, sollen diese während der Absorption besonders von Eiweiß und Fett, wobei auch Liu (1930) die stärksten Veränderungen an ihnen findet, in Körnchen zerfallen, dadurch ihre Oberfläche für die Beteiligung an der Synthese jener Stoffe in den Zellen vergrößern und sich auch in Fett- und Sekretkörnchen umwandeln. Ferner sollen die Plastosomen nach Injektion von Pilocarpin verschwinden, doch findet Eklöf (1914), daß sie durch dieses ebenso wie durch Atropin keine Verminderung erfahren und danach dasselbe Bild wie im Ruhestand zeigen. Während der Resorption aber sollen sie sich nach diesem Autor besonders im oberen Abschnitt der Saumzellen sogar erheblich vermehren, woraus er schließt, daß sie aus dem Lumen aufgenommene Stoffe zu ihrer Neubildung benützen. Gleichzeitig hat Péterfi (1914) die Ansicht vertreten, daß die Plastosomen durch Absorption lipoidartiger Stoffe aus dem interplasmatischen Medium an das Plasmagerüst entstehen und bei der Resorption zu Körnchen werden, um sich schließlich, durch die Fermentwirkung verflüssigt, mit der in Form von Tropfen angesammelten Nahrung zu vermischen, wie sie auch bei nicht ganz frischem Zustand oder infolge der zerstörenden Wirkung von Reagenzien in vacuolisierte Kügelchen zerfallen; dabei können an derselben Zotte nebeneinanderliegende Zellen verschiedene Stadien zeigen. Veränderungen wurden an den Plastosomen auch von Benazzi (1929) bei Einwirkung von destilliertem Wasser und hypertonischen Lösungen und von Sawada (1935) nach Anwendung von Medikamenten festgestellt. Im Gegensatz zu Altmann (1894), Arnold (1904), Champy (1909) und Noll (1910) meint Policard (1910), daß die mit Beginn der Fettresorption in Körner zerfallenden Plastosomen nur eine indirekte Rolle bei der Reifung der unter dem Einfluß des Kernes stehenden Fetttropfen spielen; eine unmittelbare Umwandlung in solche lehnen auch v. Möllendorff (1925), Weiner (1928) und Miyasawa (1931) ab und Levi (1912) findet, daß sie sich bei allen derartigen Vorgängen passiv verhalten. S. P. Miller (1922) gibt dagegen an, daß die stäbchenförmigen Plastosomen im Darm der weißen *Ratte* bei Hunger und Fehlen von Vitaminen, nicht aber bei Ersticken, kugelig und in ihrer Zahl bis zu völligem Schwund verringert werden, während Tirelli (1928, 1929) bei einem *Knochenfisch* im Hungerzustand nur eine Abnahme ihrer Menge feststellen konnte. Sawada (1935) findet nach der Nahrungsaufnahme ein kompensatorisches Verhältnis zwischen Mito- und Metachondrien, indem zunächst erstere vorherrschen, dann aber die Mitochondrien ab- und die Metachondrien zunehmen.

Nach Befunden von Ramond (1904) bei verschiedenen *Haussäugetieren* kommen an den Darmzotten Zellen des Oberflächenepithels zur Abstoßung, die dann mit der Nahrung nach abwärts bewegt werden und dabei einem allmählichen Degenerationsprozeß verfallen. Nach Jassinowsky (1925) werden beim *Kaninchen* in jeder Minute auf 1 qcm im Dünndarm bis 8000, im Wurmfortsatz 1500 und im übrigen Dickdarm nur 400—700 Epithelzellen abgestoßen. Aber auch innerhalb des Epithels der Krypten und besonders der Zotten gehen zweifellos ständig Zellen zugrunde, die zunächst zusammengedrückt werden und vorübergehend als dichtere, sich dunkel färbende schmale Zellen erscheinen (Abb. 83, 100). Diese stellen keine besondere Zellart dar, sondern sind durch alle Übergänge mit den vollvegetierenden Formen verbunden [Stöhr (1892), Kultschitzky (1897), Zipkin (1903), Vernoni (1908), Prenant (1911), Busacchi (1916), Clara (1926)]. Außer Saumzellen werden auch zugrunde gehende Becherzellen [Paneth (1888), Stöhr (1892), Struiken (1893), Majéwski (1894), Galeotti (1895), Eklöf (1914)] und nach W. Möller (1899) gleich diesen auch Panethsche Körnchenzellen zu solchen schmalen Zellen; ebenso können die Becherzellen aber vorübergehend nach Entleerung ihres Sekretes ein ähnliches Aussehen annehmen und nach Chlopkow (1928) entstehen schmale Zellen auch bei der Umwandlung von Saumzellen in Becherzellen. Eklöf (1914) hat beim *Hund* nach Injektion von Pilocarpin im Darmlumen reichlich schleimiges Sekret und im Epithel wenig Becherzellen, aber viele schmale Zellen gefunden. Nach Dias-Amado (1933) sollen diese hingegen von indifferenten basalen Ersatzzellen stammen und sowohl zu Becherzellen wie zu Saumzellen werden können.

Der Ersatz der zugrunde gehenden Epithelzellen erfolgt durch eine rege Zellvermehrung, die sich, wie später (S. 154) besprochen wird, im Darm der *Wirbeltiere* mit der zunehmenden Gliederung seiner Innenfläche immer mehr auf die tiefer gelegenen, geschützten Stellen beschränkt und bei den *Säugetieren* ausschließlich in den Krypten vor sich geht, von wo die Zellen allmählich gegen die Oberfläche rücken.

Die Zellvermehrung erfolgt im Darmepithel normalerweise auf dem Wege der Mitose, wie zuerst beim *Salamander* von Pfitzner (1882), dann auch bei verschiedenen *Säugetieren* und beim *Menschen* von Flemming (1885), Saccozzi (1885), R. Heidenhain (1886, 1888), Grünhagen (1887), Bizzozero und Vassale (1885, 1887), Paneth (1888), Schaffer (1891) u. a. festgestellt wurde. Dieser Teilungsvorgang, der im 2. Band dieses Handbuches von Wassermann (1929) und neuerdings von Politzer (1934, S. 52) allgemein behandelt wurde, zeigt im Darmepithel einige Besonderheiten, womit auch die bereits besprochene Lage des Mikrocentrum in größerer Entfernung vom Kern ganz nahe der Oberfläche zusammenhängt.

Vor Beginn der indirekten Kernteilung scheint es nach der Beschreibung von K. W. Zimmermann (1898) zunächst zu einer vorübergehenden Verschmelzung der beiden Centrosomen zu kommen. Um das einfache Centrosom bildet sich dann ein länglicher heller Hof, der von einer dunklen, spindelförmigen

Zone umgeben ist; diese ist am basalen Ende mit dem Kern durch einen in der Zellachse verlaufenden Faden verbunden, der als Leitfaden dienen und beide Gebilde durch seine Kontraktion einander näher bringen soll. Durch die gegenseitige Annäherung gelangt der helle Hof bis an den Kern, während die dunkle Zone sich gegen die Zelloberfläche verbreitert und hier verwaschen in das übrige Cytoplasma übergeht. Nun wandern die inzwischen durch Teilung entstandenen

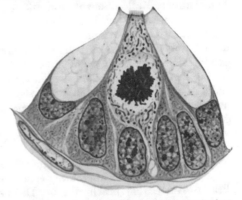

beiden Centrosomen an entgegengesetzte Pole des der Oberfläche genäherten Kernes, der sich darauf ebenfalls zu teilen beginnt. Gleichzeitig rundet sich die Zelle ab, so daß sie, wie GRÜNHAGEN (1887) meinte, nicht mehr bis zur bindegewebigen Unterlage zu reichen scheint, während PANETH (1888) angibt, daß nur der Kern emporrückt. Tatsächlich nehmen die Saumzellen bei der Karyokinese meist die Form eines niedrigen Kelches an, dessen kurzer, schmaler, am Ende verbreiterter Fuß den Zusammenhang mit der Basis aber bewahrt und in dessen geräumigem oberen Teil sich nun die Chromosomen ausbilden. Diese sind von einem

Abb. 74. Epithel einer Krypte aus dem Jejunum eines 30jährigen Mannes. Saumzelle am Beginn der Mitose mit Plastosomen. ZENKER-H. Eisenhäm. Vergr. 1375×.

helleren Hof umgeben (Abb. 74), während die übrige Zelle auffallend verdickte Plastosomen enthält. Die Chromosomen ordnen sich weiterhin zu einer Teilungsspindel an, die sich zunächst längs, dann aber in dem erweiterten distalen Zellabschnitt mehr oder weniger quer zur Zellachse stellt (Abb. 75).

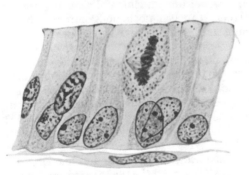

Abb. 75. Epithel einer Krypte aus dem Colon sigmoideum eines erwachsenen *Menschen*. Aster-Stadium der Mitose einer Saumzelle Alc.-Form.-H. Eisenhäm. Vergr. 1250×.

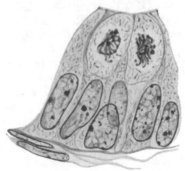

Abb. 76. Epithel einer Krypte aus dem Jejunum eines 30jährigen Mannes. Zellteilung. ZENKER-H. Eisenhäm.-Azan. Vergr. 1360×.

Dementsprechend erfolgt nach Trennung der beiden Chromosomengruppen die Teilung der ganzen Zelle senkrecht zur Oberfläche. Dabei scheint sich die eine Tochterzelle so abspalten zu können, daß sie zunächst als elliptisches Gebilde in der oberflächlichen Zone des Epithels liegt und erst sekundär wieder den Zusammenhang mit der Basis gewinnt (Abb. 76). Schließlich nehmen beide Zellen wieder die typische, mehr pyramidenförmige Gestalt an, wobei die Kerne unter Verdichtung an die Basis und die Centriolen gegen die Oberfläche wandern. Nach W. M. und M. L. SMALLWOOD (1931) entstehen im Darmepithel sich entwickelnder *Karpfen* an bestimmten Stellen durch Mitosen, deren Lage nicht mit der Zellachse übereinstimmt, und durch allmähliches Verschwinden der Zellgrenzen Kernnester in einem Syncytium, das später wieder zu typischem Epithel wird.

Die sich vermehrenden Kerne des Kryptenepithels werden nach DUSTIN (1932) u. a. ähnlich wie in den Keimzentren der lymphoretikulären Organe durch X- und Gammastrahlen und durch verschiedene Chemikalien, wie Arsenik, Quecksilber, Zink, Benzol und manche Farbstoffe, geschädigt. So bewirkt auch Trypaflavin nach Versuchen dieses Autors ein vorübergehendes vollständiges Aufhören der mitotischen Kernvermehrung in den Krypten und während dieser Zeit treten in der Vermehrungszone im apikalen Abschnitt der Zellen große, sich wie Basichromatin verhaltende Kugeln auf, die dann massenhaft in das Lumen ausgestoßen werden und bei Wiederbeginn der mitotischen Kernteilung ganz verschwunden sind, also mit deren Unterbrechung in Zusammenhang zu stehen scheinen. Nach weiteren Versuchen von DUSTIN (1933) treten dieselben Sekretionserscheinungen schon bei jungen *Mäusen* vor der Entwicklung von Krypten auf und nehmen mit deren Ausbildung zu, wobei sie sich auf die Vermehrungszone beschränken.

GRÜNHAGEN (1887) hat angegeben, daß in Isolationspräparaten gelegentlich Saumzellen mit zwei übereinanderliegenden Kernen vorkommen und GUIEYSSE-PELLISSIER (1911) beschreibt im Darmepithel von Scyllium Amitosen, doch treten solche zweifellos nur ausnahmsweise auf und als typische Art der Zellvermehrung hat im Darmepithel die Karyokinese zu gelten. Unter den nun zu besprechenden abnormen Verhältnissen kann es aber neben anderen Störungen auch zu Amitosen ohne anschließende Zellteilung kommen.

Wie schon erwähnt wurde, können die Saumzellen durch verschiedene Eingriffe, die sich meist auch an anderen Bestandteilen der Darmwand auswirken, mehr oder weniger schwer geschädigt werden. Schon längeres Hungern ruft in ihnen gegenüber dem normalen Ruhestand Veränderungen hervor [CORTI (1920)]. D'ANCONA (1921, 1926) hat bei jungen *Aalen,* die im Gegensatz zu erwachsenen, selbst nach 22monatigem Hungern noch vollkommen lebensfähigen *Tieren* nach 5monatigem Fasten nur 40% ihres Körpergewichtes besitzen und dem Absterben nahe sind, ein starkes Sinken der Größe verschiedener Zellen festgestellt, die im Darmepithel $^1/_4$ ihres Volumens verloren hatten. Bei einem *Frosch,* der 18 Monate gehungert hatte, fand ich aber nur eine geringe Verkleinerung der Epithelzellen im Darm. Nach SUN (1927) wird im Darm von *Mäusen,* die im Winter bei 10° nach 24stündigem Hungern denselben Zustand zeigen wie im Sommer bei 20—25° nach 64 Stunden, das Epithel der Zottenspitzen, nachdem zunächst die Kerne unsichtbar geworden sind, zu einer strukturlosen Masse; bei rechtzeitiger Wiederfütterung stößt es sich mit dem zerstörten Teil der Zotte ab, die dann binnen 4—10 Stunden wieder vollkommen hergestellt wird. S. P. MILLER (1927) fand bei ungenügend ernährten *Ratten* neben einem Ödem der Schleimhaut eine Atrophie der Muskulatur und besonders der Zotten und Krypten, in denen sich ebenfalls Degenerationserscheinungen an den Kernen und Veränderung am Plasma zeigten. Nach E. M. MILLER (1928) kommt es bei *Schildkröten,* die bis zu 18 Monate ohne Nahrung und Wasser gehalten wurden, zu einer allgemeinen Abschilferung des Epithels und zur Atrophie der Drüsenzellen neben fettiger Degeneration der Submucosa, in der ebenso wie auch in der Mucosa große syncytiale Bezirke auftreten.

Bestrahlung der Darmschleimhaut mit Licht von kurzer Wellenlänge führt nach Versuchen von DAWSON (1927) beim *Hund* zu Zerstörungen von wechselndem Ausmaße, wobei eine Leukocyteninfiltration fehlt und das persistierende Epithel eine starke Proliferation und Entdifferenzierung zeigt. Bei kürzerer Bestrahlung kommt es zur Infiltration der Schleimhaut mit Makrophagen und zu einer starken Vermehrung der Becherzellen; außerdem treten im Epithel verstreut vom Entoderm stammende mono- und multinucleäre, phagocytäre Riesenzellen auf, von denen erstere durch monozentrische Mitosen, letztere nicht durch Zellverschmelzung, sondern durch Mitosen entstehen sollen, wobei die Zahl der Chromosomen mindestens doppelt so groß ist wie normal.

Die Epithelisation von experimentellen Wunden oder tuberkulösen Geschwüren erfolgt im Darm nach den Angaben von ZAÉWLOSCHINE (1919) u. a. vom erhaltenen Grund der Krypten und vom Wundrande aus, indem sich zunächst ein Syncytium darüber ausbreitet, aus dem dann platte, allmählich hochprismatisch werdende Zellen hervorgehen, worauf erst in geringem Maße eine Vermehrung durch Mitose erfolgt. Von jenem Epithel und manchmal, besonders bei Verletzungen, auch von Resten alter Krypten aus entwickeln sich dann neue, indem sich Drüsenzellgruppen einsenken.

Bereits DRZEWINA (1912) hat im Darmepithel verschiedener *Knochenfische*, die gehungert hatten, Riesenzellen beschrieben, die durch Verschmelzung entstehen und 3—10, mitunter sogar über 30 Kerne enthalten, von denen ein Teil aus eingeschlossenen Leukocyten zu stammen scheint. GUIEYSSE-PELLISSIER (1912) hat diese Erscheinung nach Befunden bei *Kaninchen* und *Meerschweinchen* als Karyoanabiose bezeichnet und meint, daß sich dabei das Plasma von Leukocyten mit dem der Darmepithelzellen vermischt, während ihr Kern an Volumen zunimmt, heller und so dem Epithelzellkern ähnlich wird, der selbst immer blasser und schließlich durch den Leukocytenkern ersetzt werden soll. GOLDNER (1929) findet nach Massenabstoßung des Darmepithels bei *Ratten*, denen Ricinusöl gegeben wurde, an Stellen, wo das Epithel erhalten blieb, neben Mitosen und Amitosen syncytiale Massen und eine Fragmentation der Kerne, auf die ebenfalls eine Wiederbelebung im Sinne der Karyoanabiose durch Eindringen mesenchymaler Wanderzellen in das Cytoplasma folgen soll.

4. Die Resorption der Nahrung und anderer Stoffe durch die Saumzellen und ihre Weiterleitung.

Die Saumzellen bilden den schützenden Abschluß für die darunterliegenden Gewebe und üben in den Krypten außerdem eine Sekretion aus, wie früher (S. 82) besprochen wurde; in beschränktem Maße gilt dies vielleicht auch für die Zellen des Oberflächenepithels, deren wichtigste Aufgabe in der Aufnahme der Nahrungsbestandteile aus dem Darmlumen und ihrer Weitergabe an das Blut- und Lymphgefäßsystem besteht. Inwieweit an deren Verarbeitung einzelne Bestandteile der Saumzellen beteiligt sind, wurde bereits im vorhergehenden besprochen.

Im folgenden soll zunächst eine allgemeine Übersicht über die sehr verschiedenen Auffassungen vom Resorptionsvorgang gegeben werden. Wie LIEBERKÜHN (1760) haben auch noch GRÜNHAGEN (1887) und VOSSELER (1895, 1902) Öffnungen an den Zottenspitzen angenommen, durch die der Speisebrei zum Teil direkt in das Lymph- und Blutgefäßsystem gelangen sollte. LETZERICH (1866, 1867) hielt die Becherzellen für offene Mündungen des Lymphsystems. WATNEY (1874), EIMER (1869, 1884), R. HEIDENHAIN (1888), ARNOLD (1911) u. a. haben auch eine interepitheliale Resorption in Betracht gezogen. HELVETIUS (1723) hielt die Enden der Darmepithelzellen für ein Sieb von schwammartigem Bau und auch GRUBY und DELAFOND (1843), BRÜCKE (1864) und v. THANHOFFER (1874) nahmen an, daß die Zottenepithelzellen offen sind und daß durch ihre Fortsätze und solche der Bindegewebszellen präformierte Wege bis zum Chylusgefäß zustande kommen; EIMER (1869, 1884), v. BASCH

(1865, 1870) und Brand (1884) meinten, daß die resorbierten Stoffe sich in den Bindesubstanzsträngen des Zottenstromas weiter bewegen, während R. Heidenhain (1888) betonte, daß dies in den pericellulären Räumen erfolgt. Von Hofmeister (1885, 1886, 1887), Zawarykin (1883, 1885, 1887), Schäfer (1884, 1885), Eimer (1884), Oppel (1897), W. Möller (1899) und Törö (1929, 1930, 1931) wurde den Leukocyten eine mehr oder weniger wichtige Rolle bei der Aufnahme und Weiterbeförderung von Nahrungsstoffen, besonders Fett, zugeschrieben, wogegen Wiemer (1884), R. Heidenhain (1888) u. a. deren Beteiligung hieran gegenüber jener der Epithelzellen als nebensächlich bezeichnet haben.

Dem Cuticularsaum des Darmepithels, dessen verschiedene Beurteilung früher (S. 81) besprochen wurde, hat Eimer (1884) bei der Auswahl der durchtretenden Stoffe die Funktion einer endosmotischen Membran beigelegt. Auch Friedenthal (1900) meint, daß sich die mit der Resorption verbundenen Erscheinungen durch Kombination von osmotischer Aufsaugung und Filtration erklären lassen, und Pflüger (1902) sagt, daß alle Verdauung Hydrolyse, alle Resorption Hydrodiffusion sei. Dagegen hat schon Hoppe-Seyler (1881) hervorgehoben, daß der Resorptionsprozeß nicht einfach ein Diffusionsvorgang ist, und auch R. Heidenhain (1888), Ellenberger und Scheunert (1909) u. a. meinen, daß sich zahlreiche Beobachtungen über Unterschiede bei der Resorption verschiedener Substanzen nur aus einer aktiveren Beteiligung der Epithelzellen an dieser erklären lassen. Renaut (1899), Drago (1900), Mingazzini (1900, 1901), Reuter (1901, 1903), Monti (1903), Asher (1908), Demjanenko (1909) u. a. halten das verschiedene Aussehen des Zottenepithels in den einzelnen Phasen der Verdauung und Resorption für den Ausdruck einer inneren Sekretion. Nach Zillinberg-Paul (1909) wird dies noch dadurch gestützt, daß Pilocarpininjektion in den Darmepithelzellen dasselbe granuläre Bild wie bei starker Darmtätigkeit verursacht, doch reagieren die Saumzellen hierauf, wie Groebbels (1927) bemerkt, immerhin anders als typische Drüsenzellen. Ferner hat Oppel (1903) dagegen eingewendet, daß bei einer inneren Sekretion die Stoffe von der Basis wieder zur Basis, bei der Resorption jedoch von der Oberfläche zur Basis gelangen. Vor allem aber handelt es sich bei den in dieser Weise gedeuteten Erscheinungen an der Basis des Epithels teilweise ebenso wie bei den früher (S. 84) besprochenen, schon von Grünhagen (1887) irrtümlich mit der Resorption in Zusammenhang gebrachten Spaltbildungen unter dem Epithel um Kunstprodukte infolge mangelhafter Fixierung.

Nach einer mit anderen Beobachtungen kaum in Einklang zu bringenden Darstellung von Péterfi (1914) weist die freie Oberfläche der Darmepithelzellen eine homogene Cuticula und eine strukturlose Hyaloplasmaschichte auf, die durch ihren Gehalt an Lipoiden im Ruhezustand impermeabel sind. Bei der Resorption soll es durch die Fermente des Darminhaltes zu einer teilweisen Verdauung der stark lichtbrechenden Cuticula kommen, die nun permeabel wird und eine Stäbchenstruktur zeigt; gleichzeitig erfolgt durch Einwirkung des Kernes eine Verflüssigung des Cytoplasmas, die das Oberflächenspannungsgleichgewicht im Zellinneren, das aus einem Plasmagerüst und einem interplasmatischen, lipoidhaltigen Medium besteht, stört. Dies führt zum Verschwinden der Mitochondrien, mit deren Substanz sich die nun von der Zelle absorbierte Nahrung vermischt, so daß größere Tropfen entstehen.

Im Anschluß an die früher (S. 95) erwähnten Ansichten anderer Autoren über die Beteiligung der Plastosomen an diesen Vorgängen meint Champy (1911), daß sie bei der Resorption von Stoffen, die unverändert in das Blut gelangen, wie Salz und Zuckerarten, nur eine katalytische Rolle spielen, indem sie die Stoffe ohne Zerfall aus dem hyalinen Plasma frei machen, während sie bei der Resorption von Fett und Eiweißkörpern, die verändert in den Kreislauf gelangen, auch eine Synthese bewirken. In einen mehr oder weniger innigen Zusammenhang mit diesen Vorgängen wurde auch der Zellkern [POLICARD (1910) u. a.] und ganz besonders der Binnenapparat [ASHER (1908), CORTI (1921), WEINER (1928) u. a.] gebracht, dessen Wasservorrat nach TIRELLI (1928) während der Assimilation verbraucht werden soll, wie ebenfalls schon (S. 92) erwähnt wurde.

Die Weiterbeförderung der Nahrungsstoffe erfolgt in ähnlicher Weise wie ihre Aufnahme durch die Saumzellen. Meist findet keine sichtbare Ablagerung in diesen statt [OPPEL (1900)]; wenn es aber infolge Anreicherung zu einer solchen gekommen ist, werden die Einschlüsse allmählich durch das Cytoplasma wieder gelöst. Aus den Epithelzellen gelangen die Stoffe, meist dem Gefälle folgend, in die zwischen jenen liegenden Lücken und durch die Basalmembran in die mit dieser zusammenhängenden Blutcapillaren oder weiter durch die Lücken des Stromas, meist ebenfalls ohne sichtbares Hervortreten, bis in das zentrale Chylusgefäß, wobei die Zottenmuskulatur und die Strömung der von den peripheren Blutcapillaren ausgeschiedenen Lymphe mitwirken [R. HEIDENHAIN (1888)].

Sehr gut kann die Resorption von Darminhalt durch das Epithel und die Weiterbeförderung bis in die Gefäße an gefärbten Stoffen verfolgt werden, wie die Versuche mit Vitalfärbung gezeigt haben. Nach dem früher Gesagten lassen sich mit Janusgrün die Plastosomen ebenso wie in anderen Zellen auch in den Saumzellen vital färben [MIYASAWA (1931), HERMANOWNA (1932)]; bei der Behandlung mit anderen Vitalfarbstoffen treten in diesen aber auch farbige Einschlüsse auf, die gewiß nur als vorübergehende Ablagerungen zu betrachten sind.

O. SCHULTZE (1887), MITROPHANOW (1889), A. FISCHEL (1901), HÖBER (1901), G. SCHMIDT (1906) und andere Autoren haben mit basischen, lipoidlöslichen Farbstoffen, wie Neutralrot oder Methylenblau, in den lebenden Darmepithelzellen gefärbte Körnchen erhalten, die zu den Plastosomen in Beziehung gebracht wurden. So glaubte besonders ARNOLD (1911, 1914) zu finden, daß der Farbstoff ebenso wie Fett und Glykogen immer an Granula gebunden wird, die in Reihen angeordnet sind und sich durch ihre Lage in Plasmafäden als Strukturbestandteile der Zellen erweisen. Auch CHAMPY (1911) meint, daß die mit Neutralrot gefärbten Körner wenigstens zum Teil durch Umbildung der Mitochondrien entstehen. Dagegen hat M. HEIDENHAIN (1911) hervorgehoben, daß die vitalgefärbten Körnchen mit anderen Methoden nicht zu sehen sind und v. MÖLLENDORFF (1920, 1924, 1925) hat nachgewiesen, daß durch basische Farbstoffe in der Regel Einschlüsse gefärbt werden, die vorübergehender Natur sind und nach der Art der Nahrung sehr wechseln, wie auch aus der Färbung von Fetteinschlüssen durch Nilblausulfat hervorgeht; es handelt sich somit um eine Anfärbung von resorbiertem Material, das sich in kolloidalem Lösungszustand befindet und sauer reagiert, wobei die Plastosomen wahrscheinlich ganz unbeteiligt sind. Infolge dieses sich bei verschiedenen Farbstoffen zeigenden Zusammenhanges der Vitalfärbung im Darm mit der Resorption anderer Stoffe wechselt das Färbungsergebnis ebenso wie letztere in den verschiedenen Darmabschnitten; so führt die Behandlung mit Neutralrot nach v. MÖLLENDORFF (1925) im oberen Dünndarm, wo vor allem Fett resorbiert wird, zu ganz anderen Bildern als im caudalen, wo bei Säuglingen resorbiertes Eiweiß abgelagert wird.

Von den sauren Farbstoffen glaubten HÖBER (1901) und KATZENELLEN-BOGEN (1906), daß sie wie Kohlehydrate und andere in Lipoiden unlösliche Stoffe nur auf interepithelialem Weg aufgenommen werden und auch OKUNEFF (1922) vertritt noch die Ansicht, daß das Darmepithel für solche ganz undurchlässig sei. Subcutane Injektion führt dagegen, wie Goldmann (1909, 1912), M. H. Kuczynski (1922) u. a. festgestellt haben, zu einer Speicherung durch histiocytäre Wanderzellen, besonders in den Zottenspitzen. Nach v. Möllendorff (1913, 1924, 1925) werden aber auch die sauren Vitalfarbstoffe von den Saumzellen selbst resorbiert und gespeichert, während Wassiljeff (1925) findet, daß sie durch diese zwar hindurchgehen, dabei aber die Zellen schwer schädigen und nur diffus färben. Kagan (1927, 1929) kommt zu einem ähnlichen Ergebnis und sagt, daß die Resorption sehr langsam vor sich geht, bei Hunger aber eine Steigerung erfährt. Sie hängt nach Pick (1932) auch von den elektrolytischen Ladungsverhältnissen im Darm ab. Nach Kamenev (1933) wird durch die Ablagerung von Farbstoffkörnchen infolge einer Pufferwirkung die Stärke des Eindringens anderer Farbstoffe aus dem Darmlumen in das Blut geschwächt.

Nach W. H. Schultze (1906) und W. V. Simon (1909) können auch Rußteilchen vom Darmepithel resorbiert werden und Kumagai (1922) hat bei *Kaninchen* festgestellt, daß Tuscheteilchen ebenso wie auch Carmin und Eisen aus Blutkörperchenpulver durch die Epithelzellen des Darmes in die darunterliegenden Lymphknötchen gelangen und daß sogar lebende und abgetötete Tuberkelbacillen vom Cytoplasma der Saumzellen aufgenommen werden, ohne irgendeine lokale Veränderung in den Geweben hervorzurufen, was Sata (1922), Umeda (1929) u. a. bestätigt haben. Die Widerstandskraft des Darmepithels gegen eindringende Bakterien und Toxine hängt nach Spadolini und Castelli (1927) von der hormonalen Funktion der Epithelkörperchen ab, wie früher (S. 82) erwähnt wurde. Während aber Kumagai (1922) und Sata (1922) angeben, daß die Resorption fester Substanzen im Darm von älteren *Tieren* viel leichter erfolgt als bei jungen, findet v. Möllendorff (1925), daß Tusche nur bei saugenden *Mäusen* in die Darmepithelzellen eindringt und daß auch die Resorption und Speicherung von Trypanblau aus dem Darminhalt bei Säuglingen in reichlicherem Maße erfolgt als bei erwachsenen *Tieren*, woraus er schließt, daß der Cuticularsaum nur Teilchen von bestimmter Größe durchläßt und bei Säuglingen noch eine weniger dichte Beschaffenheit hat. Bei parenteraler Behandlung des *Muttertieres* gelangt der Farbstoff mit der Milch in den Dünndarm des Säuglings und wird hier unterhalb der die obere Dünndarmhälfte einnehmenden Fettresorptionszone an Stelle des Gallenfarbstoffes aufgenommen, der sonst besonders an der Grenze zwischen mittlerem und unterem Drittel des Dünndarmes eine Gelbfärbung der nun blau erscheinenden Schleimhaut bedingt, während die allmählich mit einer grünen Mischfärbung beginnende Resorptionszone des Gallenfarbstoffes hiedurch eine Verschiebung bis an das Ende des Dünndarmes und in das Caecum erfährt. Dabei wird das Trypanblau ähnlich wie der Gallenfarbstoff durch die Meconiumkörperchen im Darm menschlicher Embryonen, hauptsächlich im Epithel der Zottenspitzen von intraplasmatischen Tropfen festgehalten, die ebenfalls aus dem Darminhalt stammen, wahrscheinlich aus Eiweißkörpern bestehen und im Darminhalt von saugenden *Mäusen* reichlicher vorhanden sind als bei erwachsenen *Tieren*.

Rascher erfolgt die Aufnahme, wenn 1% Trypanblau unmittelbar in den Darm von Säuglingen gebracht wird. Bei erwachsenen *Tieren* kommt es dagegen auf diese Weise nach v. Möllendorff (1925) nur zu einer schwachen Speicherung des Farbstoffes, der im Epithel teilweise ausgeflockt zu werden scheint. Die Resorption erfolgt dabei hauptsächlich im unteren Mitteldarm, nicht aber im Enddarm [Hanasawa (1931)]. Infolge Verminderung des Farbstoffgefälles vom Darm gegen das Blut durch die Anreicherung der Lymphe mit Farbstoff erscheint dieser nach v. Möllendorff (1925) auch bei subcutaner Injektion im Darmepithel in verschiedenen Stadien der Ausflockung, nachdem er durch die Sekrete von Leber, Pankreas und Magen in den Darmkanal gelangt ist. Da deren Absonderung aber beim Säugling viel geringer ist, hat bei diesem auch die parenterale Zufuhr eine viel schwächere Wirkung als beim Erwachsenen. Die Färbung beginnt dabei, wie schon GOLDMANN (1909, 1912) beschrieben hat, am Pylorus und nimmt bereits im tieferen Jejunum ab, um im Dickdarm wieder kräftiger zu werden. Die starke Beteiligung des Caecum erklärt v. MÖLLEN-DORFF (1925) aus dem langen Aufenthalt des Darminhaltes und der damit zusammenhängenden starken Wasserresorption und Anhäufung des Farbstoffes in diesem Abschnitt. Außer vom Epithel wird der Farbstoff dabei auch von wandernden Stromazellen der Darmschleimhaut gespeichert und außerdem zum Teil auf dem Blut- und Lymphwege in den Körper befördert, zum Teil von Becherzellen und PANETHschen Zellen ausgeschieden. Gleichzeitige parenterale Einverleibung von Lithioncarmin führt zur Speicherung des gefütterten Farbstoffes im Zottenstroma. Beim *Frosch* wird Trypanblau, wie HUPPERT (1926) angibt, nach Injektion vom Darmepithel nicht gespeichert, wohl aber wenn es per os allein oder mit Nahrung gegeben wird. Zugleich mit Säure verfüttert wird es vom Epithel stärker aufgenommen, doch erfährt dieses dadurch eine Schädigung; bei Zusatz von Alkali kommt es, wie schon POHLE (1921) festgestellt hat, zu einer Verlangsamung der Resorption ohne Speicherung des Farbstoffes. Durch gleichzeitige Verfütterung oder Injektion von Neutralrot wird das Trypanblau in den Körnchen überfärbt und in das Stroma gedrängt.

In gleicher Weise wie bei diesen Vitalfärbungen kann es nach v. MÖLLEN-DORFF (1925) auch zur Resorption von Farbstoffen kommen, die im Darminhalt normalerweise vorhanden sind oder durch abnorme fermentative Vorgänge aus Eiweißspaltprodukten gebildet werden. Dies gilt vor allem vom Gallenfarbstoff, der nach den Versuchen von ROGER und BINET (1921) in das Blut gebracht ähnlich wie die sauren Vitalfarbstoffe durch den Darm ausgeschieden wird und in seinem Inhalt auch nach Unterbindung des Gallenganges nicht fehlt. Durch ihn kann in den Saumzellen eine Färbung von Eiweißeinschlüssen zustande kommen, die in diesen bei menschlichen Embryonen und bei Säuglingen verschiedener *Tiere* auftreten, wie früher (S. 34) besprochen wurde. Bei der sog. Pseudomelanose sind besonders im Stroma der Zottenspitzen des oberen Dünndarmes, aber auch tiefer und im Dickdarm Zellen mit Pigment vorhanden, die neben Eisen angeblich auch Schwefel enthalten können. Dagegen beruht die echte Melanose, die hauptsächlich den Dickdarm betrifft, auf der Resorption eines unter dem Einflusse einer Tyrosinase aus Eiweißabbauprodukten entstandenen Melanins, womit sich die Ablagerung von eisenhaltigen hämatogenen Pigmenten verbinden kann [W. V. SIMON (1909), HUECK (1922), ASCHOFF (1923)].

Ähnlich wie der Gallenfarbstoff macht nach K. WATANABE (1929) auch der Harnstoff einen Circulus vitiosus durch. Er wird bei *Kaninchen* im Duodenum, in das er schon bei normaler Kost durch den Gallengang kommt, resorbiert und kann intra- und intercellulär im Epithel und in den tieferen Schichten der Schleimhaut nachgewiesen werden; bei reichlicher Fütterung von Harnstoff wird dieser auch im Jejunum resorbiert, im oberen und unteren Colon dagegen ausgeschieden, was nach Injektion in die Ohrvene in allen Darmabschnitten festgestellt werden konnte, ebenso wie auch nach Unterbindung der Nierengefäße und bei experimentellen Nephritiden.

Aus diesen experimentellen Befunden ergibt sich, daß außer echten Lösungen auch kolloidal gelöste Stoffe, wie dies bei den meisten Vitalfärbungen der Fall ist, und selbst in Wasser unlösliche gröbere Teilchen, wie Ruß, durch den Stäbchensaum in die Darmepithelzellen eindringen können und hier zu kleineren und größeren Einschlüssen angehäuft werden. Besonders auffällig zeigt sich dies in der Aufnahme von Tusche durch die Saumzellen bei saugenden *Mäusen* im Gegensatz zu erwachsenen *Tieren*. v. Möllendorff (1925) glaubt daher, teilweise in Übereinstimmung mit älteren experimentellen Beobachtungen, daß Säuglinge, die in der Muttermilch nur arteigene Stoffe als Nahrung bekommen, auch einen großen Teil des Fettes in unverseiftem Zustand und ungespaltenes Eiweiß resorbieren, daß aber am Ende der Saugperiode mit der beginnenden Aufnahme artfremder Nahrung, die erst durch die bei jungen *Tieren* noch nicht in gleichem Maße abgesonderten Fermente zerlegt wird, eine Abdichtung des Epithels erfolgt.

Da die einzelnen Nahrungsbestandteile durch eine verschieden lange Einwirkung von Verdauungssäften für die Resorption vorbereitet werden, erfolgt diese, wie sich auch bei Versuchen mit Vitalfarbstoffen zeigt, in verschiedenen Abschnitten des Darmes. In seinem Anfangsteil wird hauptsächlich Fett resorbiert und tiefer anschließend Eiweiß, während im unteren Ileum und besonders im Caecum, wo der Darminhalt am längsten liegen bleibt und dabei stark eingedickt wird, die Aufnahme von Wasser, die mit den darin gelösten Stoffen im ganzen Darm vor sich geht, ihren höchsten Grad erreicht.

R. Heidenhain (1888) hat aus verschiedenen Versuchen geschlossen, daß das Wasser sowohl durch die Epithelzellen wie auch durch die Kittsubstanz zwischen diesen hindurch zum Zottenparenchym gelangt, wo es hauptsächlich von den unmittelbar unter dem Epithel liegenden Blutcapillaren aufgenommen wird, während in das zentrale Chylusgefäß nur eine sehr geringe Menge, beiläufig ein Zehntel, gelangt. Da das Zottenchylusgefäß bei Pflanzenfressern, wie dem *Kaninchen,* viel umfangreicher ist und dem Epithel daher näher liegt, dürfte es bei diesen an der Fortschaffung der Darmflüssigkeit einen größeren Anteil haben als bei Fleischfressern. Als Höchstleistung fand R. Heidenhain (1888) eine Resorption von 8 cmm Flüssigkeit auf 1 qcm Schleimhautfläche in einer Minute, gibt aber an, daß die Menge nach Befunden von Rohrmann in einer Darmschlinge vom *Hund* noch auf das Doppelte steigen kann und nicht in allen Darmabschnitten mit gleicher Energie erfolgt.

Schon vom Magen an nimmt das Epithel mit dem Wasser auch darin gelöste, vor allem mineralische Substanzen aus der Nahrung auf, um sie gleich an das darunterliegende Blutcapillarnetz weiter zu geben. Bei besonders reichlicher Zufuhr kann es auch zu deren Ablagerung innerhalb der Saumzellen kommen, die dann im Duodenum am reichlichsten ist und gegen den Anus abnimmt. Dies konnte bezüglich des Eisens verfolgt werden, das dabei in der Umgebung des Kernes der Epithelzellen wie auch in Zellen des Stromas in Form von Körnern auftritt [R. Schneider (1890), Samojloff (1891), Hall (1896), Hochhaus und Quincke (1896), A. B. MacCallum (1896), Hueck (1905, 1922), Champy (1911), Arnold (1914)]. Nach Tartakowsky (1903) wird Eisen bei *Kaninchen* im ganzen Darm in Form einfacher, leicht nachweisbarer Verbindungen resorbiert, während zur Ausscheidung nur komplizierte organische Verbindungen kommen sollen. Kawashima (1923) findet im Darm von *Mäusen* nach Eisenfütterung, die bei normaler Ernährung nur eine geringe Ablagerung besonders im Blinddarm zur Folge hat, bei gleichzeitiger Speckdiät, durch die es zu einer Schädigung der Darmwand kommt, eine mäßige, bei Eigelb-Milch-Diät aber eine beträchtliche Speicherung in den mesenchymalen Reticulumzellen, besonders der Propria, und in der Muscularis.

Nach den Versuchen von Lipski (1893) und Swirski (1899) soll die Speicherung von Eisen genau so wie bei Trypanblau im ganzen Dünn- und Dickdarm auf Resorption beruhen, wobei nach v. Möllendorff (1925) die Anreicherung der schwer resorbierbaren Substanzen im Darminhalt nach unten immer mehr zunimmt, während vielfach in den tieferen Darmabschnitten, besonders im Dickdarm, eine Ausscheidung angenommen wurde [Hochhaus und Quincke

(1896) u. a.]. Boggino (1931) findet beim *Meerschweinchen* durch Injektionsversuche mit verschieden leicht löslichen Eisensalzen, daß diese, ganz besonders die schwerlöslichen Verbindungen, vor allem von den Histiocyten der Schleimhaut des Dünn- und Dickdarmes gespeichert werden und durch die Becherzellen mit dem Schleim zur Ausscheidung kommen, die daher in den Krypten des Dickdarmes am stärksten ist. Champy (1911) u. a. glaubten, daß es sich bei den Leukocyten mit siderophoren Körnchen, die nur am Ende des Absorptionsaktes vorkommen, um eine Exkretion handelt.

In ähnlicher Weise werden auch die mit der Nahrung aufgenommenen Kohlehydrate als Zucker resorbiert und an das Blut weiter gegeben. Bei Embryonen, deren Gewebe überhaupt mehr Glykogen enthalten [Bernard (1859)], kommt es auch im Darmepithel zu einer oft reichlichen Ansammlung von solchem [Lubarsch (1906), Maruyama (1928), Patzelt (1931) u. a.], wie bei der Entwicklung (S. 33) erwähnt wurde, während es nach der Geburt infolge des raschen Durchganges in den Saumzellen meist ganz fehlt [Schiele (1880), Barfurth (1885), Gierke (1907)]. Nur wenn infolge reichlicher Aufnahme eine Stauung in der Weiterbeförderung eintritt, kann in ihnen Glykogen in geringer Menge auftreten [Creighton (1896), Fichera (1904)]. Auch Arnold (1914) fand beim *Frosch* nach Fütterung mit Dextrose nur manchmal im Darmepithel Zellen, die unterhalb der Cuticula reichlich Glykogen enthielten, während sich über und unter dem Kern und in den Zellen der Krypten solches nur spärlich fand, im ganzen Darmepithel des *Meerschweinchens* aber überhaupt fehlte. Eine Beteiligung der Plastosomen an der Abscheidung von Glykogen, wie sie noch Arnold (1911, 1913, 1914) annahm, und dessen Bindung an Strukturbestandteile der Zelle oder an eine eigene Trägersubstanz, wie dies von vielen Autoren in verschiedenen Zellen behauptet wurde, läßt sich auch in den Saumzellen nicht nachweisen, wobei noch darauf hingewiesen sei, daß nicht alles Glykogen ist, was auf Grund der Färbung mit Bests Carmin dafür gehalten wurde, da dieses unter anderem auch manche Schleimarten färbt [Patzelt (1928)].

Nach Untersuchungen von Mahler, Nonnenbruch und Weiser (1932) an *Hunden, Kaninchen* und *Menschen* wird die Resorption von Traubenzucker durch schwache Reize deutlich gefördert, durch starke nach kurzer Beeinflussung gehemmt; durch gleichzeitige Einbringung von Tierkohle wird sie verzögert und ebenso durch Schleimstoffe bei guter Durchmischung mit der Zuckerlösung, während die Resorption bei Schichtenbildung sprunghaft ist. Hefe und Hefeextrakt wirken durch Anregung der Zottentätigkeit auch beim *Menschen* wie bei der *Ratte* fördernd, während Galle beim *Menschen* keine einheitliche Wirkung hat und starke Füllung oder Blähung des Darmes die Resorptionsgeschwindigkeit in beschränktem Maße vermindert.

Die Eiweißstoffe der Nahrung werden durch die Einwirkung der verschiedenen Verdauungsfermente großenteils weitgehend zerlegt. R. Heidenhain (1888), Drago (1900) u. a. haben angenommen, daß sie in Form von Peptonen zur Resorption kommen, aber schon in der Epithelschichte in Eiweiß zurückverwandelt werden, das von hier unmittelbar in die Blutgefäße gelangt. Stickel (1910) hat den während der Verdauung gegen die Basis der Saumzellen fortschreitenden Schwund der Körnchen mit der Rückverwandlung der Peptone in Eiweiß in Zusammenhang gebracht. Nach Kutscher und Seemann (1902) werden die Eiweißkörper vor der Resorption bis zur Bildung kristallinischer Produkte, wie Leucin, Tyrosin, Lysin und Argonin, gespalten, die morphologisch nicht nachweisbar sind, aber bereits in der Darmwand eine Verkuppelung mit anderen Körpern erfahren. Reuter (1903) meint, daß sie in leichtlöslicher Form durch das Epithel bis in das Lumen des Chylusgefäßes gelangen und dann erst in gerinnbares Eiweiß umgewandelt werden. Nach Champy (1911) und Arnold (1914) hat die Resorption albumoider Substanzen eine vollständige Umwandlung der Chondriokonten in Granula zur Folge.

Hofmeister (1885, 1886, 1887) und W. Möller (1899) haben angenommen, daß Leukocyten die gelösten Peptone resorbieren, in Albuminate zurückverwandeln und in Form von Körnchen zu den verschiedenen Organen weiterbefördern, während Oppel (1897, 1900) nur eine Beteiligung dieser Zellen an der Rückverwandlung als möglich hinstellt. Kultschitzky (1897) glaubte, daß die Körnchen der Leukocyten aus Stoffen bestehen, die von den basalgekörnten Zellen des Epithels aus dem Darminhalt resorbiert und an sie weitergegeben werden. Nach Törö (1929, 1930, 1931) sollen die Körnchen beider Zellarten zueinander in einem umgekehrten Mengenverhältnis stehen und bei der Resorption von Eiweiß infolge einer Änderung der Wasserstoffionenkonzentration auftreten, da die Zellen die Eiweißprodukte neutralisierende Stoffe ausscheiden. Die Einwände gegen diese Auffassung von den Körnchen der gelben Zellen werden bei diesen (S. 148f.) besprochen und ebenso wird das Verhalten der Zellen des Stromas während dieser Vorgänge später (S. 210ff.) eingehend behandelt.

Nach Voit (1893) und anderen Autoren können Eiweißkörper mit wenigen Ausnahmen auch ohne vorausgegangene Peptonisierung im genuinen oder denaturierten Zustand die Darmwand passieren [Oppel (1900, S. 136)] und Macallum (1924) fand bei *Ratten* und *Meerschweinchen* nach übermäßiger Fütterung mit Eidotter im Darmepithel eigenartige Einschlüsse, die aus unveränderten Substanzen des Dotters bestehen und durch Platzen der Zellen in das Darmlumen entleert werden sollen. Ganghofer und Langer (1904), wie auch Ascoli und Vigano (1903) geben an, daß bei neugeborenen *Säugetieren* fremde Proteine unverändert aufgenommen werden, während dies wenige Tage später nicht mehr möglich ist.

Auch Einschlüsse von Eiweiß, das solange ungespalten resorbiert wird, als normalerweise nur arteigenes in den Darm gelangt, treten vor und nach der Geburt in den Saumzellen mitunter regelmäßig auf; sie können durch Gallenfarbstoff gefärbt sein und werden, wie oben besprochen wurde, bei enteraler Zufuhr von Vitalfarbstoffen durch deren Einlagerung besonders deutlich sichtbar [v. Möllendorff (1925)]. So enthalten die Epithelzellen in den tieferen Abschnitten des Dünndarmes von menschlichen Embryonen aus dem 3.—7. Monat nach J. E. Schmidt (1905) u. a. teilweise als Meconiumeinschlüsse in großer Menge eigenartige Körner und Schollen (Abb. 21), die im 8. Monat nur mehr an den Zottenspitzen vorhanden sind und noch vor der Geburt ganz verschwinden [Patzelt (1931)]; sie bestehen aus Stoffen, die aus dem Meconium resorbiert werden, ebenso wie auch der diesem beigemengte Gallenfarbstoff, durch den sie mehr oder weniger stark gefärbt sind, wie auch A. Schmidt (1903) und Aschoff (1923) angegeben haben. Nach Parat (1923, 1924) enthalten sie hauptsächlich ein Phosphorproteid, das aus verschlucktem Amnionwasser stammt, wie früher (S. 34) besprochen wurde. Ähnliche Einschlüsse von einem gelartigen Eiweißkörper, der sich ebenfalls mit Gallenfarbstoffen imbibieren kann, hat Stickel (1910) in den Epithelzellen des unteren Dünndarmes bei *menschlichen* Säuglingen beschrieben, die allerdings nicht ihre normale Nahrung erhalten hatten. Auch bei verschiedenen *Haustieren*, deren Embryonen nach Parat (1924) keine derartigen Epitheleinschlüsse aufweisen, wurden solche im Säuglingsstadium mehrfach festgestellt. So haben R. Heidenhain (1888) und J. E. Schmidt (1905) im Darmepithel von saugenden *Hunden* in den ersten Tagen Eiweißeinschlüsse gefunden, die am 12. Tag bereits vollständig fehlten, während beim neugeborenen *Kaninchen* überhaupt keine solchen vorhanden waren. HEUSER (1921) hat ähnliche Einschlüsse bei Beuteljungen von *Opossum* festgestellt und nach v. MÖLLENDORFF (1925) liegen den durch Galle oder mit Trypanblau vital gefärbten Einschlüssen im Darmepithel saugender *Mäuse* ebenfalls resorbierte Eiweißsubstanzen zugrunde. In allen diesen Fällen dürfte die Ursache der Ablagerung die zu reichliche Aufnahme dieser Stoffe sein und bei menschlichen Embryonen sollen die Meconiumeinschlüsse der Saumzellen nach J. E. SCHMIDT (1905) und v. MÖLLENDORFF (1925) infolge mangelhafter Eignung, vielleicht wegen der Vermischung mit Galle, wieder ausgestoßen werden und so die bereits von TARDIEU und ROBIN (1857) beschriebenen Meconiumkörperchen bilden.

Im wesentlichen die gleichen Vorgänge, wie sie bei der Aufnahme der verschiedenen anderen Stoffe in Erscheinung treten, spielen sich auch bei der Resorption von Fett ab, das schon ARNSTEIN (1867) in Leukocyten und Epithelzellen der Darmwand festgestellt hat. Infolge der guten Darstellbarkeit wurde der Weg des Fettes durch die Darmwand weiterhin besonders eingehend in einer großen Zahl von Untersuchungen verfolgt, die aber zu sehr verschiedenen Auffassungen führten.

Manche Autoren [ZAWARYKIN (1883, 1885), SCHÄFER (1884), EIMER (1884) u. a.] haben, wie schon erwähnt wurde, auch bei der Resorption des Fettes wieder den Wanderzellen, die später (S. 210) eingehend besprochen werden, eine wichtige Rolle zugeschrieben, während WIEMER (1884), R. HEIDENHAIN (1888) u. a. deren Beteiligung nur für eine Nebenerscheinung hielten und auch das Fett den Weg durch die Saumzellen nehmen ließen. Nach KISCHENSKY (1901) soll es aber bei neugeborenen *Katzen* zum Teil auch durch die Zwischenzellräume des Epithels resorbiert werden, wie dies auch WUTTIG (1905) angibt und schon früher von WATNEY (1874) und GRÜNHAGEN (1887) angenommen wurde.

Da der unmittelbare Übertritt von Neutralfett durch den Cuticularsaum in die Darmepithelzellen meist nicht feststellbar ist, hydrolytisch gespaltenes Fett diesen aber zweifellos ebenso wie andere gelöste Stoffe durchsetzen kann, haben PEREWOSNIKOFF (1876), GRÜNHAGEN (1887), KREHL (1890), FLEMMING (1898), ROSSI (1908), VERNONI (1908), WHITEHEAD (1909), NOLL (1910) u. a. angenommen, daß die Fettstoffe nur in Form von Fettsäuren oder Seifen resorbiert werden. WEINER (1928) konnte aber bei der Fettresorption besonders im Darm von *Fledermäusen* keine Seifen, sondern nur Fettsäuren feststellen, die in Form von stäbchen- und wurmartigen Gebilden aus dem Darmlumen zwischen den Stäbchen des Saumes hindurch in die Epithelzellen der Zotten gelangen, wo sie dann an Größe zunehmen und allmählich zur Oberflächenzone der erst etwas später auftretenden rundlichen Tropfen von Neutralfett werden. Ebenso sollen die Fettsäuren aus dem Epithel in das Zottenstroma und weiter in das zentrale Chylusgefäß übertreten, was teilweise auch ohne vorhergehende Synthese und Aufspeicherung von Neutralfett erfolgt, wie bereits OPPEL (1898, 1899, 1900) und NOLL (1910) betont haben, während PFLÜGER (1900, 1902) meinte, daß in den Epithelzellen aus dem gespaltenen Fett sofort wieder Neutralfett entsteht. Zu einer solchen Synthese und darauffolgenden Spaltung würde es dann an allen Stellen kommen, wo während der Resorption von gelöstem Fett Neutralfett auftritt. Nach TEICHMANN (1861) u. a. müßte dieser Wechsel auf dem Wege vom Darmlumen bis in das Chylusgefäß dreimal erfolgen, was auch M. HEIDENHAIN (1907) hervorhebt, doch läßt sich dies nach ARNOLD (1914) nicht als Einwand gegen die Annahme einer Resorption des Fettes in gelöster Form anführen, weil das Fett gleich so weiter befördert werden kann.

Da aber nach dem früher (S. 102f.) Gesagten auch gröbere Teilchen besonders bei Säuglingen den Cuticularsaum durchsetzen können, besteht kein Grund zu bezweifeln, daß dies bei den feinen Tröpfchen des durch die Galle emulgierten Fettes ebenfalls möglich ist, was bereits OPPEL (1896), NOLL (1908) u. a. angenommen haben und nach v. MÖLLENDORFF (1925) vielleicht sogar in größerem Umfang statt hat. v. BASCH (1870), EIMER (1884), KISCHENSKY (1901) und WUTTIG (1905) haben auch innerhalb des Cuticularsaumes Fetttröpfchen beobachtet, doch soll dies nach ARNOLD (1904, 1914) nur sehr vereinzelt vorkommen und auf hängengebliebenem Darminhalt oder aus dem Epithel herausgepreßtem Fett beruhen. Nach Versuchen von HOFBAUER (1900, 1901),

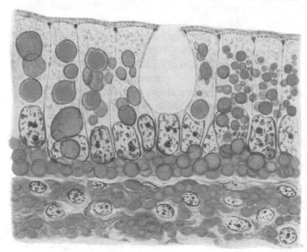

der bei Fütterung von gefärbtem Fett solches in den Chyluswegen wieder fand, hielt S. EXNER (1901) den Durchtritt von tropfenförmigem Fett durch das Epithel ebenfalls für wahrscheinlich, während PFLÜGER (1900) betonte, daß dadurch die Aufnahme von unverseiftem Fett nicht bewiesen wird; außerdem konnte BIEDERMANN (1898) bei ähnlichen Versuchen an *Mehlwürmern* im Darmepithel nur ungefärbtes Fett feststellen und ARNOLD (1904, 1914) fand nach Fütterung von *Fröschen* mit Alkannaseife nur an geschädigten Stellen

Abb. 77. Fettresorption im Dünndarm eines erwachsenen *Menschen*. Fetttropfen im Epithel und Stroma einer Zotte. Formol-D. Häm.-Sudan III. Vergr. 1350×. (Präp. von Prof. FEYRTER.)

der Darmwand eine Färbung des Gewebes, den größten Teil der reichlichen Fetttröpfchen aber ungefärbt.

Infolge der bereits (S. 102) erwähnten Verdichtung des Stäbchensaumes beim Übergang von der Milch zur endgültigen Nahrung tritt das Fett später meist nur in submikroskopischer Form durch ihn hindurch und bildet erst unmittelbar danach sichtbare Tröpfchen. Diese sind daher nahe der Oberfläche, wo sie zuerst erscheinen, immer am kleinsten und fließen dann tiefer zu größeren zusammen (Abb. 77); dementsprechend vergrößern sich auch nach DRAGO (1900, 1901) die Epithelzellen im Laufe der Fettresorption zunächst hauptsächlich zwischen dem Saum und dem Kern, der gegen die Basis gedrängt wird, und dann um diesen, wo durch Konfluenz Fetttropfen entstehen, die 2—3mal so groß wie der Kern werden können [WEINER (1928)]. Schließlich verschwindet das Fett allmählich aus den Saumzellen, die dabei wieder kleiner werden, während es nun zum Auftreten von Fetttröpfchen in den Intercellularspalten des Epithels kommen kann (Abb. 78). NAUMANN (1913) hält die Bildung von Fetttröpfchen, die nicht nur bei reichlicher Fettzufuhr, sondern auch bei Fütterung mit stark verdünnten Seifenlösungen im Darmepithel auftreten können, für den primären Vorgang und glaubt, daß alles Fett zunächst von den Zellen gespeichert wird, während schon R. HEIDENHAIN (1888) meinte, daß durchgehendes Fett bei geringer Menge in den Epithelzellen nicht angehäuft wird; auch OPPEL (1897, 1900, 1906), v. EBNER (1899), NOLL (1908, 1910), VERNONI (1908), STICKEL (1910) und ARNOLD (1914) nehmen mit Recht an, daß die Abscheidung und Aufspeicherung von Fett in Form größerer Tröpfchen ebenso wie bei anderen Stoffen nur eine sekundäre Begleiterscheinung erhöhter Resorption ist, die zu einer Stauung in der Weiterbeförderung führt. Nach CRAMER und LUDFORD (1925) kommt es zum sichtbaren Auftreten von Fett während der Resorption nur, wenn die Nahrung Vitamin A und B enthält. v. MÖLLENDORFF (1925) hat im Darmepithel von *Mäuse*säuglingen regelmäßig große Tropfen gefunden, die emulgiertes Fett enthalten, und daraus geschlossen, daß im Inneren der Saumzellen ein Übergang aus diesem in einen gelösten Zustand binnen verhältnismäßig kurzer Zeit stattfinden kann.

KREHL (1890), NICOLAS (1891), ALT-MANN (1894), ARNOLD (1904, 1911, 1914), CHAMPY (1910), NOLL (1910), POLICARD (1910), WEINER (1928) und andere Autoren nehmen in Übereinstimmung mit Angaben für andere Zellen an, daß an der Bildung von Fetteinschlüssen im Darmepithel **Plastosomen** mehr oder weniger un-mittelbar beteiligt sind, wie bei diesen (S. 95) erwähnt wurde, doch findet eine vollständige Umwandlung ebensowenig statt wie bei anderen Speicherungsvor-gängen und es dürfte sich dabei vielmehr um eine allgemeine Fähigkeit des Cyto-plasmas handeln. Nach Beobachtungen von BISCOSSI (1908) im Darm des *Sper-lings* soll sich das resorbierte Fett in den Epithelzellen über dem Kern im Bereiche von HOLMGRENS Trophospongien sammeln und von da in die weiter basal gelegenen intercellulären Fortsätze dieser Kanälchen übergehen. Eine Beteiligung des **Binnen-apparates** an der Fettresorption nehmen,

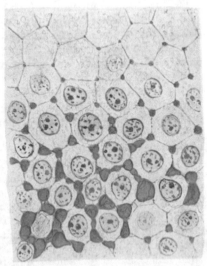

Abb. 78. Dasselbe wie Abb. 77. Flachschnitt durch das Epithel mit Fetttropfen in den Intercellularlücken.

wie ebenfalls schon früher (S. 92) besprochen wurde, auch CRAMER und LUDFORD (1925) an und WEINER (1926, 1928) meint, daß dieser nach seiner Färbbarkeit mit Methoden, die auch zur Darstellung von Fetten dienen, Lipoide enthält und daß er bei der Bildung von Fetttröpfchen, die zuerst an seinen Balken auftreten, ohne Veränderung seiner Lage eine Abnahme seiner Masse erfährt, während sich die Stränge unter Auftreten von Varicositäten und Vacuolen verkürzen und verdicken; so wird der Binnenapparat schließlich in unregelmäßige Schollen zergliedert, bleibt aber nach vorhergehender Lösung der Fetttropfen, die in seiner Umgebung infolge Zusammenfließens am reichsten und größten sind, darstellbar. Nach diesem Autor dürften die Plastosomen, deren bipolare Lagerung er darauf zurückführt, daß die Saumzellen sowohl an ihrer Oberfläche aus dem Darmlumen wie auch an ihrer Basis aus dem Zottenstroma Stoffe aufnehmen, teilweise an der Synthese der aufgenommenen Fettsäuren zu Neutralfett beteiligt sein, während der Binnenapparat dann dessen Konzentration und tropfenförmige Abscheidung aus der zunächst ultramikroskopischen Emulsion vornehmen soll. MIYASAWA (1931) behauptet, daß das in unsichtbarem Zustand durch die Cuticula gehende Fett durch ein in den Metachondrien vorhandenes Enzym infolge eines Reduk-tionsprozesses in Form von Tröpfchen in den Balken des Binnenapparates erscheint, der später wegen der allgemeinen Schrumpfung nicht mehr zu erkennen ist.

In ähnlicher Weise wie die Aufnahme aus dem Darmlumen vollzieht sich auch die **Weiterbeförderung** des frisch resorbierten oder vorübergehend im Epithel tropfenförmig gespeicherten Fettes. Es gelangt zunächst ebenso wie andere Stoffe in die Intercellularspalten, aus diesen jedoch nicht unmittelbar in das Blut, wie schon R. HEIDENHAIN (1888) gegenüber BERNARD (1885) festgestellt hat, sondern bewegt sich mit dem Strom der von den peripheren Blutcapillaren ausgeschiedenen Lymphe unter Mitwirkung der Zottenmuskulatur durch die Lücken des Stromas in das zentrale Chylusgefäß. Nach REUTER (1901), ARNOLD (1914), ADAM und FROBOESE (1925), TÖRÖ (1928) und MIYASAWA (1931) gelangt es bis hierher in feinster Emulsion, während OPPEL (1903), NOLL (1908, 1910) u. a. meinen, daß es teilweise erst innerhalb des Lymphgefäßes aus der wasserlöslichen Verbindung in Neutralfett zurückverwandelt wird. WEINER (1932) findet, daß die schon im Darmlumen gebildete Fettsäure durch das Epithel, wo sich die durch Lösung der Neutralfetteinschlüsse entstehende dazu gesellt, hindurchtritt, um weiterhin intercellulär durch das Zottenstroma und dann intracellulär durch das Plasma des Lymphgefäßendothels in die sich erweiternden Chylusgefäße zu wandern; die Synthese zu Neutralfett erfolgt erst in den Lymphfollikeln der Darmschleimhaut und vor allem, besonders bei größerer Menge, in den Sinus der mesenterialen Lymphknoten, aber immer extracellulär durch ein Ferment, das wahrscheinlich von Zellen des lympho-retikulären Gewebes ausgeschieden wird, so daß die Aufspeicherung von Neutral-fett in histiocytären Elementen der Lymphknoten nur eine Nebenerscheinung ist.

Auf dem langen Wege des vom Epithel resorbierten Fettes bis in das zentrale Chylusgefäß kann es bei Eintritt einer Stauung überall zur Bildung größerer Tropfen kommen. Solche können, wie EIMER (1869), v. BASCH (1870), WATNEY (1874), GRÜNHAGEN (1887), RANVIER (1894), REUTER (1903), M. TH. MACKLIN (1928) u. a. festgestellt haben, auch in den Intercellularspalten des Epithels auf-treten (Abb. 78), wo sie sich nach NOLL (1910) im Gegensatz zum Fett im Chylus auch mit Osmium gut schwärzen; besonders viel Fett findet sich oft im Zotten-stroma, dessen Lücken ganz damit ausgefüllt sein können (Abb. 77). Eine Aufspeicherung von Neutralfett in den Zellen des Zottenstromas kommt dabei nach WEINER (1932) ebenfalls nur als Nebenerscheinung vor.

Nach dem früher (S. 104) über die verschiedenen Resorptionszonen des Darmes Gesagten erfolgt die Aufnahme von Fett aus der zugeführten Nahrung hauptsächlich in der oberen Hälfte des Dünndarmes, gleich anschließend an den Magen, doch sind daran auch hier nicht alle Zotten gleichmäßig beteiligt; selbst die einzelne Zotte zeigt nicht überall die gleichen Phasen der Fettresorption, die stets an der Spitze am lebhaftesten ist [R. HEIDENHAIN (1888), MINGAZZINI (1901), ADAM und FROBOESE (1925)]. Nach J. und S. BONDI (1909) können auch die Zellen der Krypten vereinzelte Fettropfen enthalten und bei Hunger, Phlorrhizinvergiftung und Entfernung des Pankreas waren gerade diese stark mit Fett gefüllt, das auch aus den Säften des Stromas aufgenommen werden kann. Gelegentlich in Becherzellen vorkommendes Fett stammt nach WEINER (1928) wahrscheinlich noch aus der Zeit der Umwandlung einer Saumzelle in eine solche. In Form allerfeinster Tröpfchen ist Fett nach STICKEL (1910) auch schon bei menschlichen Embryonen aus der zweiten Hälfte der Schwanger-schaft im Darmepithel und in den Chylusbahnen vorhanden, während sich bei genährten Neugeborenen bereits größere Tropfen finden.

Im unteren Ileum und im Colon sigmoideum von normalen Säuglingen fanden ADAM und FROBOESE (1925) im Gegensatz zu der sehr lebhaften Fett-resorption im oberen Jejunum nur spärliche Fetttröpfchen im Epithel. Daß dieses aber im Dickdarm ebenfalls die Fähigkeit besitzt, Fett zu resorbieren, gibt auch EVANGELISTA (1908) an; bei *Fledermäusen* hat dies bereits EIMER (1884) festgestellt, während NAKASHIMA (1914) bei *Mäusen* im Dick- und Mast-darm nach künstlicher Einführung von Fett keine solchen Resorptionsvorgänge wie im Dünndarm fand. Bei der *Scholle* ist das Rectum nach Versuchen von

DAWES (1930) ebenfalls zur Fettresorption befähigt, die allerdings im Dünndarm in viel stärkerem Maße stattfindet und schon im Magen beginnt.

Die Zeitdauer vom Beginn der Fettresorption bis zum Auftreten sichtbarer Einschlüsse wechselt nach KREHL (1890) und WEINER (1928) sowohl bei verschiedenen *Tieren* wie auch unter verschiedenen Umständen und im Winter unterbleibt eine solche beim *Frosch* fast ganz. Eine Abhängigkeit der Fettresorption von der Außentemperatur hat sich auch aus Versuchen von NAUMANN (1913) ergeben, nach denen beim *Frosch* die Abgabe der im Darmepithel entstandenen Fetttropfen bei 2—3° C außerordentlich verzögert ist.

Nach den Versuchen von MAHLER und NONNENBRUCH (1932) wird die Resorption von Öl im Dünndarm von *Ratten* durch Reizung mittels einer dünnen Paprikalösung gefördert, noch mehr jedoch, im Gegensatz zu Traubenzucker, durch eine konzentrierte, schwere Veränderungen setzende Lösung verstärkt, so daß dann das Epithel der Zottenspitzen die Spalten des Stromas und die Chylusgefäße bis in die Submucosa mit Öl gefüllt sind, während das Epithel der tieferen Zottenabschnitte und der Krypten frei davon bleibt; wie weit dabei aber die Anregung der Sekretion von Leber und Pankreas und die nachgewiesene Hyperämie der Schleimhaut im Spiele sind, läßt sich nicht entscheiden.

5. Die Becherzellen.

Nach dem früher Gesagten (S. 85) enthält das Darmepithel schon bei vielen *Wirbellosen* Schleim sezernierende Zellen und solche kommen in ihm auch bei den *Fischen* und allen höheren *Wirbeltieren* stets vor.

Sie wurden zuerst von HENLE (1837) im Darmepithel beschrieben und von LEYDIG (1857) als Schleimzellen erkannt, welche Bezeichnung auch BIZZOZERO (1888—1893) wegen der wechselnden Form beibehalten hat; von ECKER (1857) wurden sie mit einem Becher verglichen und von F. E. SCHULZE (1867) wegen dieser Form Becherzellen genannt. Ihr Sekret zeichnet sich nach der Feststellung v. EBNERS (1873) dadurch aus, daß es sich mit Blauholzextrakt färbt, und läßt sich ebenso auch mit anderen basischen Farbstoffen darstellen. EIMER (1868), LIST (1886), PANETH (1888), STÖHR (1892), BRÜHL (1898) u. a. haben die schleimerzeugenden Elemente des Darmepithels eingehend behandelt, die zunächst auch verschiedene andere Deutungen erfahren haben. So wurden sie als postmortale und durch die Reagenzien bewirkte Kunstprodukte aufgefaßt [DÖNITZ (1864, 1866), LIPSKY (1867), ERDMANN (1867) u. a.], als Vacuolen bezeichnet und für die offenen Mündungen des Lymphgefäßsystems im Epithel gehalten [LETZERICH (1866, 1867)], ferner mit Leukocyten [DONDERS (1852—53), EBERTH (1861), EIMER (1867)] und auch mit der Fettresorption in Zusammenhang gebracht [KOELLIKER (1852), ARNSTEIN (1867)], wie aus den zusammenfassenden Darstellungen von OPPEL (1897) und v. EBNER (1902) u. a. zu entnehmen ist. Eine allgemeine Beschreibung der mannigfachen Erscheinungsformen von Becherzellen an den verschiedenen Stellen ihres Auftretens unter gleichzeitiger Berücksichtigung der neueren Literatur hat in diesem Handbuch (Bd. II/1, S. 107f.) bereits SCHAFFER (1927) gegeben; die folgende Darstellung beschränkt sich daher auf die den Darm betreffenden Befunde.

Die Becherzellen erscheinen in dem frisch von der Darmzotte abgehobenen und von der Fläche betrachteten Epithel als einzeln eingestreute, stark lichtbrechende, je nach der Einstellung kleinere oder größere rundliche Gebilde zwischen den umgebenden polygonalen Saumzellen, wie dies auch in einem Flächenbild vom Schlußleistennetz zum Ausdrucke kommt (Abb. 68, 96, 101). Sie haben im gefüllten Zustand isoliert die Form eines Bechers, bauchigen Trinkglases oder sog. Römers [ECKER (1857)], können aber auch kurz gestielt erscheinen (Abb. 77, 79). Infolge der Regeneration aller Epithelzellen in der Tiefe der Krypten wird die Gestalt der Becherzellen zugleich mit der zunehmenden Reifung durch das Emporrücken und die damit zusammenhängende schiefe Stellung beeinflußt [PATZELT sen. (1882)]; ihre in den Krypten breitere Basis wird dabei gegen die Oberfläche immer mehr verschmälert [BIZZOZERO (1888, 1889, 1892, 1893), ZIPKIN (1903), F. P. MARTIN (1910) u. a.], was sich schon während der embryonalen Entwicklung geltend macht [Sacerdotti (1894)]. Die Form der Becherzellen hängt ferner von ihrer Füllung mit Schleim und dem Sekretionszustand ab und bei den verschiedenen *Tieren* auch vom Bau des umgebenden Epithels. So sind sie bei den *Vögeln* meist keulenförmig [Cloetta (1893), Zietzschmann (1911), Greschik (1912), Clara (1926)], in dem hohen, aus schmalen Zellen bestehenden Darmepithel der *Sumpfschildkröte* mehr kelchförmig [N. G. Kolossow und Sabussow (1930)] und bei *Fischen* in ähnlicher Weise wechselnd geformt [Edinger (1877), Bizzozero (1889—1893, 1904), Helly (1905) u. a.]. Die Höhe der Becherzellen entspricht jener der umgebenden Saumzellen; sie ist daher in den Krypten geringer als an den Zotten und, wie F. P. Martin (1910) angibt, bei

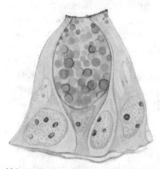

Abb. 79. Becherzelle aus einer Krypte im Jejunum eines erwachsenen *Menschen.* Verschiedener Reifezustand der Schleimkörnchen, die sich vereinzelt auch in den Nachbarzellen, besonders im Bereiche des Binnenapparates, finden. Orth-Azan. Vergr. 1184×.

Pferd, Schwein und *Katze* im Dünndarm, bei *Wiederkäuern* im Dickdarm größer, beim *Hund* dagegen in beiden Darmabschnitten ungefähr gleich. Die Becherzellen liegen den benachbarten Zellen nach Carlier (1896) ohne Intercellularbrücken fest an. Von Cloetta (1893), v. Brunn (1894) u. a. wurde den Becherzellen eine Membran zugesprochen, während Struiken (1893) eine solche abgelehnt hat. Jedenfalls ist aber der meist verbreiterte, schleimhaltige Teil der Becherzellen, den F. E. Schulze (1867) als Theka bezeichnet hat, nach außen durch eine verdichtete Exoplasmaschichte begrenzt, die bei starker Füllung den Eindruck einer Zellmembran machen kann und von den meisten Autoren fälschlich allein unter dem Namen Theka beschrieben wurde, wie Schaffer (1927) hervorhebt.

Der meist kurze plasmatische Fußteil der Becherzellen enthält den Kern, der in den jungen, unreifen Zellen noch länglich oval ist, mit der zunehmenden Ausbildung von Schleim in dem darüberliegenden Zellteil aber mehr oder weniger stark quer zur Zellachse abgeplattet und gegen die Basis gedrängt wird, so daß er oft schüsselförmig erscheint (Abb. 74) und besonders an den Zotten tiefer liegt als in den benachbarten Saumzellen; außerdem fällt er hier meist durch die dunklere Färbung auf. Bei *Vögeln* zeigt sich eine solche Beeinflussung der Form des Kernes in den Becherzellen nach Clara (1926) seltener als bei *Säugetieren*.

In der Nähe der Stelle, wo sich nach Bizzozero (1893) die Kernteilung vollzieht, nämlich in der Mitte des schleimhaltigen Teiles der Becherzelle oder etwas darunter, selten etwas darüber, hat K. W. Zimmermann (1898) beim *Menschen* innerhalb eines fadenförmigen Fortsatzes des Cytoplasmas zwischen den Schleimkörnchen einen einfachen Zentralkörper entdeckt, der in einem kleinen hellen Hof mit feinsten Pünktchen an der Peripherie liegt, während sich die äußere Umgebung dieses in den Becherzellen schwer auffindbaren Systems dunkler färbt; nur selten konnte dieser Autor ein deutliches Diplosom feststellen. Auch Zipkin (1903) spricht bei Beschreibung der Becherzellen im Dünndarm von *Inuus rhesus* nur von einem einfachen Zentralkörper. Dagegen findet T. Watanabe (1933) in den Becherzellen der *menschlichen* Darmschleimhaut ein Diplosom, das sehr oft im Bechermund liegen soll, woraus er schließt, daß es mit dem Schleim aus dem Becher ausgetrieben wird. Ein Diplosom wurde in den Becherzellen des Darmes auch von Clara (1926) bei *Vögeln* und von Guieysse-Pellissier (1913) bei *Scyllium catulus* festgestellt. Nach S. Tschassownikow (1914) soll das Diplosom an der Bereitung des Schleimes beteiligt sein.

Das Cytoplasma der Becherzellen färbt sich mit sauren Anilinfarben [M. Heidenhain (1907)] und bildet außer der äußeren Begrenzung im schleimhaltigen Teil zwischen den Körnchen nur ein mehr oder weniger deutlich hervortretendes Wabenwerk (Abb. 85), während es sich im basalen Abschnitt um den Kern in etwas größerer Menge findet und der Zelle hier eine dichtere Beschaffenheit verleiht. Nur in diesem Bereiche enthält es, wie Eklöf (1914), Corti (1924), N. G. Kolossow und Sabussow (1930), Hanasawa (1931) u. a. für den *Menschen* und verschiedene *Tiere* übereinstimmend angeben, Plastosomen (Abb. 73), die in den Becherzellen viel weniger zahlreich sind als in den Saumzellen, aber dasselbe Aussehen und dieselbe Anordnung zeigen; sie sind beim *Hund* in den Becherzellen ebenso wie in den Saumzellen gröber als beim *Menschen* [Eklöf (1914)]. T. Watanabe (1932) beschreibt sie bei letzterem als lang- oder kurzfadenförmige Gebilde, die besonders dicht unterhalb des Kernes liegen, in unreifen Becherzellen aber auch zwischen den Schleimkörnchen vorkommen. Sie sollen an deren Bildung, wie Eklöf (1914) meint, auf irgendeine Weise beteiligt sein, obwohl der Schleim sicher nicht ausschließlich ein Produkt der Tätigkeit der Plastosomen ist. Florey (1932) hat aber für ihre Mitwirkung bei der Schleimbildung auf Grund von Untersuchungen an verschiedenen *Tieren* keinerlei Anhaltspunkte gefunden und sagt, daß die Plastosomen durch die Ansammlung von Schleim zu einer Masse zusammengepreßt zu werden scheinen und bei Aufhören des Druckes wieder fadenförmige Gestalt annehmen können; dagegen zeigten sie bei Versuchen mit Senföl ebenso wie die Plastosomen der Saumzellen Veränderungen, die vielleicht auf die entzündliche Reizung zurückzuführen sind. Ebensowenig sahen Dornesco und Valverde (1930) bei der weißen *Ratte* einen Formwechsel, der auf eine sekretorische Tätigkeit hinweisen würde, oder eine Umwandlung in Schleimkörnchen am Chondriom der Becherzellen, das basal aus einer Masse kurzer Stäbchen, an der Peripherie aber aus geschlängelten Fäden besteht; solche reichen auch bis zwischen die Vacuolen des Binnenapparates hinein, deren Oberfläche so ein netzartiges Aussehen erhält, wie besonders nach Imprägnation mit reduziertem Silbernitrat oder Osmiumtetroxyd zu sehen ist. Außerdem geben diese Autoren an, daß das Chondriom in den Becherzellen weniger Lipoide und mehr Eiweiß als in den benachbarten Saumzellen enthält und sich daher nicht mit Sudan III färbt.

Zwischen dem Kern und der Schleimansammlung liegt in den Becherzellen der von Cajal (1915), Corti (1920, 1924), Nassonow (1923), Hanasawa (1932) u. a. bei verschiedenen *Tieren* beschriebene Binnenapparat. Er besteht nach ersterem Autor bei *Kaninchen*, *Meerschweinchen* und *Katze* in Zellen, die noch kein Sekret enthalten, nur aus wenigen einzelnen Stücken, wird mit zunehmender Sekretbildung zu einem Gerüst, dessen Balken hauptsächlich in der Längsrichtung der Zelle verlaufen und weiterhin noch stärker werden, in ganz großen Becherzellen aber zerfallen und ein sich dem Sekret beimengendes Ferment bilden sollen. Dagegen hat Corti (1924) festgestellt, daß das Gerüst bei starker Füllung der Zelle mit Sekret durch dieses zusammengedrückt wird. Kopsch (1926) gibt an, daß es in ganz gefüllten Becherzellen des menschlichen Darmes bikonkav ist, einzelne Balken aber an der Außenfläche nach oben ragen (Abb. 72). Nach T. Watanabe (1933) wechselt mit dem Plasmavolumen auch die Form und Größe des Binnenapparates, dessen Strukturelemente sich stärker färben als in den Hauptzellen und nicht in den Schleimbecher eintreten. Nach Hanasawa (1932) verlaufen die in bikonkaver Form angeordneten Fäden beim erwachsenen wie auch beim jungen *Kaninchen* entlang der äußeren Zellwand nach aufwärts als lange Schlingen, die im Querschnitt durch die Zelle ringförmig aussehen und Schleimkörnchen enthalten; diese werden nach Versuchen bei verschiedenen *Tieren* im Bereiche des Binnenapparates gebildet, der dabei aber nicht verbraucht, sondern nur gegen die Basis verlagert wird. Nassonow (1923), der bei *Tritonen* findet, daß das Gerüst oben auf jüngeren Stufen auch geschlossen ist, sich später aber öffnet, ist ebenfalls zu dem Ergebnis gekommen, daß die primären Sekretkörnchen ebenso wie in anderen Drüsenzellen an den Maschen des Binnen-apparates erscheinen und sich nach Erreichung einer bestimmten Größe davon loslösen, um sich in dem an das Lumen grenzenden Zellabschnitt anzusammeln; dabei können sich kleine Stücke den Körnchen anschließen, ohne daß das Gerüst aber, wie Cajal (1915) meinte, ganz zerfällt und sich dem Sekret beimischt. Eine Beteiligung des Binnenapparates an der Schleimbildung hält auch Clara (1926) nach der Lage der ersten Körnchen für wahrscheinlich.

Der die Theka der Becherzellen meist mehr oder weniger füllende Schleim kann ein sehr verschiedenes Aussehen zeigen. Er besteht in der lebenden Zelle aus mäßig stark lichtbrechenden, matt glänzenden Körnchen, nimmt aber, wenn diese etwas gequollen und dicht aneinander gepreßt sind, ein mehr homogenes Aussehen an [F. P. Martin (1910), Schaffer (1927)]. Die Körnchen sind ver-schieden groß und können eine Bewegung zeigen. Die jüngeren liegen am Grunde des Bechers meist noch in etwas reichlicherem Cytoplasma, das gegen die Ober-fläche, wie oben erwähnt wurde, in ein feines, die reifen Körnchen umgebendes Wabenwerk übergeht; hier können letztere eine mehr flüssige Beschaffenheit annehmen, so daß vielleicht auch Vacuolen mit flüssigem Inhalt entstehen [Ranvier (1884)]. Auch dabei ist aber zu berücksichtigen, daß sich an den Schleimkörnchen postmortale Veränderungen sehr rasch geltend machen und die meisten wäßrigen, besonders die alkalischen oder sauren Reagenzien eine Quellung bewirken, wodurch der ganze schleimhaltige Abschnitt ein sehr ver-schiedenes Aussehen erhält, wie sich am Schnittpräparat nach den mannig-fachen Vorbehandlungen zeigt. Es können dadurch ebenfalls netz- und waben-artige Strukturen zustande kommen, wie sie in Becherzellen von verschiedenen Stellen durch Schiefferdecker (1884), List (1886), Kultschitzky (1897) beschrieben und auch von Clara (1926) u. a. für natürlich gehalten wurden, während v. Ebner (1902) sie auf Grund des Vergleiches mit lebenden Becher-zellen als Gerinnungsformen infolge der Einwirkung von Reagenzien erklärte. Oft kommt es auch zu einer Zusammenballung von verändertem Schleim in Form eines nächst der Oberfläche liegenden Pfropfes oder zum Austreten un-regelmäßiger Massen (Abb. 87), was manche Autoren [F. P. Martin (1910), Clara (1926)] für einen natürlichen Sekretionsvorgang halten. Es wird dabei an-genommen, daß die nur im unreifen Zustand vorhandenen Körnchen intra vitam schon in den Zellen unter Wasseraufnahme zusammenfließen, was von der Peripherie gegen das Zentrum fortschreitet, doch glaubt M. Heidenhain (1907) in Übereinstimmung mit anderen Autoren, daß dies seltener ist als man ge-wöhnlich annimmt, und meist dürften die Körnchen erst bei der Ausscheidung zerfließen [Metzner (1906)]. Dornesco und Valverde (1930) meinen, daß der zunächst sehr wäßrige Schleim mit seiner Entfernung vom Kern konzen-trierter wird, um schließlich infolge Hydrolyse zu einem Pfropf zusammen-zufließen, der dann in das Lumen austrat.

Arnold (1914) hat festgestellt, daß die Schleimtröpfchen in jungen Becher-zellen durch intravitale Färbung darstellbar sind, da sie nach Fütterung von Neutralrot dieses in Form kleinerer und größerer Körner enthalten. v. Möllendorff (1913) schließt aus seinen diesbezüglichen Versuchen, daß die zur Becherzelle bestimmte Zelle aus dem Zottenbindegewebe den eben resorbierten Farbstoff in ihr basales Cytoplasma aufnimmt und dann innerhalb der ungefärbten Masse gefärbte Körnchen bildet, die mit deren Vermehrung und Vergrößerung wachsen, bis der Schleim mit dem in ihm enthaltenen Farb-stoff aus der Zelle herausquillt und diese zu einer schmalen Zelle wird.

Während viele Fixierungsmittel nur die jungen, widerstandsfähigeren Schleimkörnchen erhalten, auf die reifen aber quellend wirken und damit ihre Färbbarkeit mehr oder weniger stark beeinträchtigen oder verändern, lassen sich durch manche Gemische, wie Sublimat-Osmiumtetroxyd [M. HEIDENHAIN (1907)], Alkohol-Formalin [SCHAFFER (1908, 1927)], Kaliumbichromat-Formol [CLARA (1926)] oder durch konz. Pikrinsäure [F. P. MARTIN (1910)] auch die reifen Schleimkörnchen der Becherzellen gut fixieren und dann mit den bekannten Schleimfärbungsmitteln und verschiedenen anderen basischen Farbstoffen darstellen, wobei sich ebenfalls Unterschiede im Reifegrade zeigen können (Abb. 79). Manche Farbstoffe, wie Jodgrün, Safranin, Thionin oder auch DELAFIELDS Hämatoxylin, verleihen ihnen einen metachromatischen Ton [PANETH (1888) u. a.]. BESTS Carmin kann ebenfalls frisch gebildeten und in geringerem Grad auch reifen Schleim färben, was aber entgegen den Angaben von ARNOLD (1911, 1914) und KRIEGER (1914) nicht auf einer Beimengung von Glykogen beruht, da diese Färbung auch nach Behandlung der Schnitte mit Speichel eintritt und für bestimmte Arten von Schleim, wie jenen der BRUNNERschen Drüsen, sogar typisch ist [PATZELT (1928)].

Das reif ausgeschiedene Sekret der Becherzellen besteht wahrscheinlich nicht nur aus Mucin, sondern aus einem Gemisch verschiedener nahe verwandter Stoffe [HOYER (1890), F. P. MARTIN (1910), CLARA (1926) u. a.] und CAJAL (1915) hat angenommen, daß ihm auch ein vom Binnenapparat gebildetes Ferment beigemengt ist. Durch seine alkalische Reaktion stumpft der Schleim die in den Darm gelangenden Säuren ab und schützt dadurch das Oberflächenepithel gegen diese; da der Magen von Fleischfressern mehr Salzsäure bildet, meint GROEBBELS (1927), daß das besonders reichliche Vorkommen von Becherzellen im Darm von *Hund* und *Katze* hiemit zusammenhängen könnte. Vor allem aber schützt der Schleim die Mucosa gegen mechanische Einwirkungen des Darminhaltes und erhöht dessen Gleitfähigkeit [MARCELLIN (1903), F. P. MARTIN (1910)], weshalb auch der Dickdarm mehr Becherzellen aufweist als der Dünndarm.

In Übereinstimmung mit vielen anderen Autoren gibt auch F. P. MARTIN (1910) noch an, daß die Becherzellen an ihrem oberen, von den Schlußleisten ringförmig umgebenen Ende eine runde, scharf begrenzte Öffnung besitzen, durch die der Schleim ausfließt, wie dies in fixierten Präparaten häufig zu sehen ist (Abb. 87); dieses Stoma soll durch die zunehmende Ansammlung von Schleim und dessen Verflüssigung entstehen. Dagegen hat v. EBNER (1902) mit Recht hervorgehoben, daß es zu einem Platzen der Zellen im Leben nicht kommt und daß an der lebenden Becherzelle auch kein Stoma vorhanden ist, das erst beim Zusammenfließen des Inhaltes infolge Reagenswirkung entsteht. CHLOPKOW (1928) hat am distalen Ende der Becherzellen im Darm verschiedener *Säugetiere* einen besonderen Sekretionsapparat beschrieben, der sich bei der Umwandlung von Saum- in Becherzellen aus dem Stäbchensaum entwickelt, wie später (S. 118) ausgeführt wird. Er besteht aus einem von den Schlußleisten gebildeten sphinkterartigen Ring und einem nach innen anschließenden, aus der Grundsubstanz der Cuticula hervorgegangenen, mit der Spitze bis nahe zum Kern reichenden Trichter, an dessen Scheitel und Mantel zur inneren Seitenwand der Zelle ziehende, aus dem Cytoplasma entstandene Fibrillen ansetzen. Dieser Apparat, in dessen unmittelbarer Umgebung auch die ersten Schleimtropfen auftreten, hebt sich mit der Zunahme der Schleimmasse deutlicher ab und ist zunächst an der Oberfläche von einem fest schließenden Ring ohne Öffnung umgeben. Durch Kontraktion der von der Trichterspitze zur äußeren Wand der Zelle ziehenden Fäden wird der Scheitel gespalten und gegen die Oberfläche fortschreitend bis zum Schlußring auseinander gezogen; indem sich so die

Mantelfläche des Kegels bis zur äußeren Zellwand erweitert, entsteht ein umgekehrter Trichter, dessen spitzes Ende mit der Dehnung des Ringes an der Oberfläche nun erst eine Öffnung bekommt, durch die dann Schleim ausgestoßen wird. Indem sich der Kegel nach Ausscheidung einer dem Bedürfnis entsprechenden Schleimmenge durch Zusammenziehung des Ringes wieder schließt, wird die Absonderung durch den Apparat reguliert; seine Funktion soll nicht nur mechanisch durch Druck, sondern auch durch chemische und nervöse Reize, die jene Fäden zur Kontraktion und Erschlaffung bringen, veranlaßt werden. So kann sich dieser Prozeß mehrmals wiederholen, während die Schleimbildung ununterbrochen vor sich geht.

Im Gegensatz zu FRIES (1867), KNAUFF (1867), EIMER (1868), STEINHAUS (1888), BIZZOZERO (1889) u. a., die glaubten, daß die Becherzellen nur einmal sezernieren, haben später die meisten Autoren wie PATZELT sen. (1882), LIST (1886), PANETH (1888), HOYER (1890), MAJEWSKI (1894), GALEOTTI (1895), KULTSCHITZKY (1897), W. MÖLLER (1899), v. EBNER (1902), GUIEYSSE-PELLISSIER (1913), CORTI (1921), CLARA (1926) und SCHAFFER (1927) angenommen, daß die Becherzellen nicht bei der Sekretion zugrunde gehen, sondern ebenso wie andere Drüsenzellen wiederholt absondern, also eine längere Lebensdauer besitzen. M. HEIDENHAIN (1907) meint, daß es bei langsamer Sekretion zu einem gleichbleibenden Zustand ohne Verbrauch der Körnchen kommt, während diese bei extremer Tätigkeit vollkommen verschwinden. So zeigen die Becherzellen nach Injektion von Atropin dasselbe Aussehen wie bei physiologischer Funktion [EKLÖF (1914)], während Pilocarpin die Sekretion dermaßen steigert, daß die Becherzellen sich vollkommen erschöpfen und, wie KLOSE (1880) und R. HEIDENHAIN (1888) angegeben haben, das Aussehen von gewöhnlichen Zylinderzellen annehmen, oder zu den sog. schmalen Zellen werden, wie PANETH (1888), STÖHR (1892), STRUIKEN (1893), GALEOTTI (1895) und W. MÖLLER (1899) annehmen und auch EKLÖF (1914) aus der Vermehrung dieser Zellen bei gleichzeitiger Verminderung der Becherzellen schließt; am 3. Tag nach der Pilocarpininjektion füllen sich die Zellen nach MAJEWSKI (1894) wieder mit Schleim. CHLOPKOW (1928) gibt an, daß sich der Kern nach Entleerung des Schleimes bis in das obere Drittel der Becherzelle hebt und hält die schmalen Zellen für ein Entwicklungsstadium der Becherzellen vor Ausbildung von Schleim, doch haben schon PATZELT sen. (1882), LIST (1886), PANETH (1888), HOYER (1890), SCHAFFER (1891), W. MÖLLER (1899) und NASSONOW (1923) die Ansicht vertreten, daß die entleerten Becherzellen durch die benachbarten Zellen zusammengedrückt werden und so als schmale Zellen erscheinen, was v. MÖLLENDORFF (1913) auch bei Versuchen mit verschiedenen Vitalfarbstoffen an weißen *Mäusen* verfolgt hat. Daß aus anderen Zellen ebenfalls schmale Zellen entstehen können [CLARA (1926)], wurde früher (S. 96) besprochen. Oft folgt jedoch, ohne daß schmale Zellen entstehen, eine Sekretionsphase gleich auf die vorhergehende [GALEOTTI (1895), CLARA (1926)] und ZIPKIN (1903) fand im normalen Darm von *Inuus rhesus* nie vollkommen leere Becherzellen. Schließlich kann es aber auch durch gänzliche Verschleimung zum Untergang von Becherzellen kommen.

Wie an anderen Stellen können sich die Becherzellen nach BIZZOZERO (1888, 1889, 1892, 1902—03), STRUIKEN (1893), K. C. SCHNEIDER (1902), ZIPKIN (1903), SCHAFFER (1927) u. a. auch im Darm nahe dem Kryptengrund unmittelbar durch Mitose vermehren, die sich innerhalb der Schleimansammlung vollzieht (Abb. 85), doch ist dies zweifellos selten. Der größte Teil der Becherzellen des Darmepithels entsteht ebenso wie beim Embryo [SACERDOTTI (1894)] zugleich mit den Saumzellen aus indifferenten Zellen, die im tieferen Teil der Krypten stets mehr oder weniger reichlich Mitosen zeigen.

Eine nähere Beziehung zwischen Saum- und Becherzellen, wonach letztere nur eine vorübergehende Form und Funktionsphase der ersteren darstellen würden, haben viele Autoren abgelehnt, da sie in den Becherzellen spezifisch ausdifferenzierte Zellen sui generis erblickten [LEYDIG (1857), F. E. SCHULZE (1867), FRIES (1867), ELLENBERGER (1884, 1908), BIZZOZERO (1889), RANVIER (1894), SACERDOTTI (1894), GEGENBAUR (1899), W. MÖLLER (1899), MONTI (1903), DEIMLER (1904), F. P. MARTIN (1910) u. a.]. Auch ZIPKIN (1903) hat keine Übergangsformen zwischen beiden Zellarten gefunden, während ARNOLD (1914) diese Frage als noch nicht entschieden bezeichnet. Dagegen haben v. BASCH (1865, 1869, 1874), ARNSTEIN (1867), LIPSKY (1867), EIMER (1868), EDINGER (1877), E. KLEIN (1878, 1879), DRASCH (1881), PATZELT sen. (1882), v. THANHOFFER (1885), HUMILEWSKY (1887), PANETH (1888), STEINHAUS (1888), HOYER (1890), SCHAFFER (1891, 1927), MAYEWSKI (1894), KULTSCHITZKY (1897), STÖHR (1902), J. E. SCHMIDT (1905), M. HEIDENHAIN (1907, 1911), OSAWA (1910—1911), v. MÖLLENDORFF (1913), NASSONOW (1923), CLARA (1926), TÖRÖ (1930), ROGICK (1931) u. a. angenommen, daß sich Saumzellen in Becherzellen umwandeln können, und daß auch der umgekehrte Vorgang möglich ist, ja, daß jede dieser beiden Zellformen nur eine Phase der cyclischen Veränderungen darstellt [OSAWA (1910—1911)]. Zahlreiche Beobachtungen haben diesen Vorgang schließlich außer Zweifel gestellt. Nach EIMER (1868), STRUIKEN (1893), v. EBNER (1902) u. a. kommen niemals oder nur ausnahmsweise zwei Becherzellen nebeneinander vor; ihre Menge nimmt aber in den Krypten und an den Zotten nach oben ab [SCHAFFER (1891)], wechselt überhaupt [ARNSTEIN (1867), DRASCH (1881), PANETH (1888), CLARA (1926)] und wird bei Hunger und bei katarrhalischen Zuständen größer, ohne daß sich eine entsprechende Vermehrung der Mitosen nachweisen läßt. Es erfolgt also eine Umkehr der Funktion, bei der dann nach M. HEIDENHAIN (1907, S. 358f.) der basale Teil der Becherzelle dieselbe Struktur zeigt, wie die Saumzellen. Auch Übergangsformen zwischen beiden Zellarten kommen vor. So haben HOYER (1890) und SCHAFFER (1891) Saumzellen gesehen, die auch Schleim enthielten und FLOREY (1932) findet, daß Becherzellen einen Bürstensaum bekommen können, hält aber trotzdem eine Rückverwandlung für unwahrscheinlich. CLARA (1926) hat in den gewöhnlichen Epithelzellen des Darmes und der Kloake bei *Vögeln* Schleimbildung festgestellt. Nach Angaben von ROGICK (1931) enthalten bei der *Elritze* alle Darmepithelzellen in ihrer Mitte Schleim. Übergangsformen zwischen Saum- und Becherzellen hat auch v. MÖLLENDORFF (1913) bei Verfolgung des ganzen Funktionszyklus im Darm von *Mäusen* nach Injektion von Vitalfarbstoffen festgestellt und bei den nun zu besprechenden Angaben über die Ausbildung des Schleimes werden solche ebenfalls erwähnt.

Nach M. HEIDENHAIN (1907) treten bei beginnender Schleimbildung in den Zellen, die zunächst oft noch einen Stäbchensaum zeigen, an verschiedenen Stellen des Cytoplasmas, beim *Salamander* vereinzelt auch unterhalb des Kernes, in großer Menge kleinste Körnchen auf, die oft in Längsreihen angeordnet sind und gleich die charakteristischen Eigenschaften des Mucins zeigen, während SCHIEFFERDECKER (1884) u. a. mit sauren Farbstoffen darstellbare Vorstufen beschrieben haben. DORNESCO und VALVERDE (1930) lehnen die Unterscheidung eines Prämucins ebenfalls ab, finden aber bei neugeborenen *Ratten*, daß der Schleim in Vakuolen entsteht, die sich mit Mucicarmin färben und im Bereiche des Binnenapparates von Zellen liegen, die bereits durch eine starke Chromophilie auffallen. An derselben Stelle haben auch CLARA (1926) u. a. die ersten, sich mit Thionin mehr blauviolett färbenden Schleimtröpfchen festgestellt; manche Autoren schließen daraus auf eine unmittelbare Beteiligung des Binnenapparates an der Schleimbildung, wie bei diesem erwähnt wurde. GALEOTTI (1895) läßt

die ersten Sekretkörnchen im Kern auftreten und Chlopkow (1928) schließt aus
dessen Lageveränderungen auf eine Teilnahme an der Sekretbildung. Metzner
(1907) hat das wechselnde Verhalten des Kernes zwar ebenfalls auf den Austritt
gelöster Substanzen zurückgeführt, meint aber, daß die zunächst sehr kleinen
Körnchen vom Cytoplasma gebildet werden und daß eine Beteiligung von
Formbestandteilen nicht sicher begründet ist. Dies gilt, wie Schaffer (1927)
u. a. hervorheben, auch für die Plastosomen, deren von Eklöf (1914), Meves
(1918) u. a. angenommene Rolle bei der Schleimbildung früher (S. 113) erwähnt wurde.

Die Schleimtröpfchen sammeln sich nach M. Heidenhain (1907) allmählich
am freien Ende der Zelle in Form einer körnigen Querzone an und vergrößern
sich durch Verschmelzung, wodurch die sich entwickelnden Becherzellen eine
zunehmend größer werdende Theca bekommen; zugleich mit deren Ausdehnung
in basaler Richtung wird der Kern durch den sich vermehrenden Schleim gegen
die Basis gedrängt und oft schüsselförmig eingewölbt, während vom Cytoplasma
zwischen den Körnchen nur ein feines Wabenwerk übrig bleibt. Dornesco
und Valverde (1930) meinen, daß die Schleimtröpfchen zunächst in der Nähe
des Kernes sehr wäßrig sind und in größerer Entfernung davon konzentrierter
werden, schließlich aber infolge Hydrolyse zu einem Pfropf zusammenfließen,
und so ausgestoßen werden, wogegen jedoch die früher (S. 115) erwähnten
Angaben anderer Autoren sprechen.

Nach Clara (1926) ist die sich bildende Schleimkappe an der Oberfläche
noch vom Stäbchensaum überzogen, der durch die zunehmende Vorwölbung
von der Basis her eine Verkürzung erfährt und dann in der abschließenden
Membran verschwindet, die schließlich eingeschmolzen oder eingerissen werden
soll. Dagegen findet Chlopkow (1928), der die Entwicklung von Becherzellen
aus Saumzellen besonders eingehend beschreibt, daß dabei der Schlußleistenring
am distalen, sich verschmälernden Ende kleiner wird und die Stäbchen der von
diesem umschlossenen Cuticula zu einem Büschel zusammenrücken, das schließlich verschwindet; darauf sinkt die Grundsubstanz des Cuticularsaumes in das
Innere der Zelle und bildet den Trichter des früher (S. 115f.) beschriebenen
Sekretionsapparates, der an seiner Basis mit dem Schlußleistenring zusammenhängt und sich mit seiner Spitze bis zu dem bei Beginn der Ausbildung
dieses Apparates in das obere Drittel der Zelle emporgerückten Kern verlängert.
Zugleich sollen die Zellen, deren Cytoplasma sich während dieser Veränderungen
vor der Ausbildung von Schleim stärker färbt, zu den sog. schmalen Zellen
werden, in denen nun auch die vom Trichter an die Seite der Zelle ziehenden
Fibrillen entstehen. Aus den Lageveränderungen des Kernes, der nach der
Entleerung sich wieder in das obere Drittel der Zelle hebt, schließt der Autor
auf seine Beteiligung an diesen Vorgängen.

Auch bei der früher (S. 34) behandelten embryonalen Entwicklung zeigen
sich in ähnlicher Weise die nahen Beziehungen zwischen den sich zuerst ausbildenden Saumzellen und den gleich als nächste Zelltype, also ebenfalls sehr
früh auftretenden Becherzellen [Sacerdotti (1894), J. E. Schmidt (1905),
Patzelt (1931), W. M. und M. L. Smallwood (1931)].

Die Menge der Becherzellen schwankt in weiten Grenzen, ist dabei vom
Funktionszustand, aber nicht vom Alter abhängig und wechselt auch bei den
verschiedenen *Tier*arten [F. P. Martin (1910)]. Sie ist bei Fleischfressern viel
größer als bei Pflanzenfressern [List (1886), Schriever (1899), Hock (1899),
Clara (1926)] und auch die *Maus* besitzt mehr Becherzellen als das *Kaninchen*
oder *Meerschweinchen* [Kauko (1928)].

Die Zahl der Becherzellen nimmt, wie dies schon beim Embryo und Neugeborenen der Fall ist, auch beim erwachsenen *Menschen* und bei allen anderen

Wirbeltieren im allgemeinen gegen den After zu [F. E. Schulze (1867), Klose (1880), Sacerdotti (1894), J. E. Schmidt (1905), F. P. Martin (1910), Guieysse-Pellissier (1913), Clara (1926), N. G. Kolossow und Sabussow (1930), Rogick (1931) u. a.]. Sie ist daher im Dickdarm größer als im Dünndarm und von den einzelnen Abschnitten des ersteren weist nach den Angaben von Harvey (1908) beim *Menschen* das Rectum die meisten, das Colon transversum die wenigsten Becherzellen auf; aus Unterschieden in der Färbung schließt dieser Autor außerdem auf eine verschiedene Natur des Schleimes in den genannten Dickdarmabschnitten. Beim *Kaninchen* nehmen die Becherzellen nach Kauko (1928) ähnlich wie auch beim *Meerschweinchen* im Duodenum nach abwärts ein wenig ab und erst beim Übergang des Jejunum in das Ileum wieder zu, wobei ihre Menge beim *Kaninchen* mit der Länge der Zotten parallel geht, so daß die relative Dichte fast gleich bleibt. Besonders zahlreich sind sie beim *Kaninchen*, *Meerschweinchen* und bei der *Maus* an der Dickdarmklappe und in der äußersten Spitze des Blinddarmes. Bei *Spelerpes fuscus* nimmt die Zahl der Becherzellen, die an der Basis der Schleimhautfalten unregelmäßig verteilt liegen, nach Streiff (1930) im Dickdarm bis zur Kloake ab.

Auch bei den höheren *Tieren* sind die Becherzellen in den Einsenkungen zahlreicher als an der Oberfläche und deren Erhebungen. Beim *Menschen* finden sich die meisten in den Krypten des Dickdarmes, an deren Ende sie nach Schaffer (1891) oft mit plasmatischen Zellen abwechseln (Abb. 99), während an der Mündung 5—6 solche zwischen ihnen liegen können (Abb. 100); ein ähnliches Verhältnis besteht auch in den Krypten und an den Zotten des Dünndarmes (Abb. 130). Ebenso findet Kauko (1928), daß die Becherzellen beim *Meerschweinchen*, *Kaninchen* und bei der *Maus* im Dünn- und Dickdarm vom Grund der Krypten gegen deren Mündung gleichmäßig abnehmen und am basalen Drittel der Zotten zahlreicher sind als an der Spitze; im Oberflächenepithel des Dickdarmes stehen sie nahe der Kryptenmündung am dichtesten.

Aus den indifferenten Zellen, die nahe dem Grund der Krypten meist reichlicher vorhanden sind, erfolgt auch die Regeneration der Becherzellen, die von hier mit dem übrigen Epithel emporrücken, wobei sie sich weiter ausbilden und die Färbbarkeit des Schleimes noch zunimmt [Patzelt sen. (1882), Bizzozero (1888, 1893), Sacerdotti (1894), F. P. Martin (1910), Karasek (1933)]; die ältesten Becherzellen finden sich daher an der Spitze der Zotten, doch erlangen sie ihre volle Reife teilweise, wie auch im Dickdarm, schon in den Krypten (Abb. 98).

Die Verteilung der Becherzellen wechselt nach den genauen Angaben von Kauko (1928) selbst bei so nahe verwandten *Tieren* wie *Maus*, *Kaninchen* und *Meerschweinchen*. An den Zotten im Dünndarm finden sich bei ersterer am meisten, bei letzterem am wenigsten Becherzellen, was dadurch teilweise ausgeglichen wird, daß die Krypten, die immer mehr Becherzellen enthalten, im Dünndarm der *Maus* die wenigsten, beim *Kaninchen* dagegen die meisten aufweisen; umgekehrt sind die Becherzellen in den Krypten des Dickdarmes bei der *Maus* am zahlreichsten und beim *Kaninchen* am spärlichsten, doch nehmen sie bei diesem nach abwärts so stark zu, daß sie im Rectum die anderen Zellen fast ganz verdrängen. Nach Clara (1926) steigt die Zahl der Becherzellen bei *Vögeln* im Fundus der Krypten in dem Maße, als deren Ausbildung abnimmt, so daß die stummelförmigen Einsenkungen gegen die Kloake zu fast nur aus Becherzellen bestehen.

R. Heidenhain (1888) und F. P. Martin (1910) heben nach Befunden bei verschiedenen *Haustieren* hervor, daß sich in der Umgebung der Peyerschen Platten an den Zotten und in den Krypten wie auch im Epithel über den Follikeln selbst auffallend viel Becherzellen finden, während Hofmeister

(1885, 1887) angegeben hat, daß die Becherzellen im Dünn- und Dickdarm dort fehlen, wo das Epithel unmittelbar an Follikel grenzt. Kauko (1928) findet bei verschiedenen *Nagetieren* ebenfalls, daß über den Follikeln keine Becherzellen vorhanden sind, während das gegenüberliegende Epithel besonders reich an solchen ist und auch beim *Menschen* enthält das Epithel unmittelbar über den Follikeln meist weniger Becherzellen.

Besonders reichlich finden sich Becherzellen beim *Menschen* vor der Geburt an den Mündungsstellen von Leber und Pankreas in den Darm, wie an anderer Stelle (S. 46, 48) erwähnt wird.

Nach Monti (1903) sind die Becherzellen im Darme des *Murmeltieres* auch während des Winterschlafes in typischer Ausbildung vorhanden; dagegen scheinen sie im Darm von *Spelerpes fuscus* nach Streiff (1930) hiebei eine Verringerung zu erfahren. Béguin (1904) gibt an, daß der Darm von *Bufo calamita* und *Lacerta stirpium* bei genährten *Tieren* mehr Becherzellen enthält als im Hungerzustande, in dem sie beim *Alligator* nach Reese (1913) ganz zu fehlen scheinen.

Pathologischerweise kommt es bei Anwesenheit von Taenien und Askariden im Darm der *Katze* und von *Coccidien* beim *Kaninchen* nach Hoyer (1890) zu einer Verminderung der Becherzellen in ihrer Zahl, während sie nach Befunden von F. P. Martin (1910) im Darm einer *Ziege* nach Invasion von Coccidien in das Darmepithel in der Umgebung eine erhebliche Vermehrung zeigten; dagegen konnte Clara (1926) bei *Hühnern* mit Darmparasiten keine Unterschiede feststellen. Eine besonders reichliche Ausbildung erfahren die Becherzellen nach J. E. Schmidt (1905) bei krebsiger Stenose und bei funktioneller Ausschaltung des Darmes.

6. Die oxyphilen Panethschen Körnchenzellen.

Wie früher (S. 85) besprochen wurde, kommen schon bei verschiedenen *Wirbellosen* im Darmepithel außer Schleimzellen, die durch eine basophile Körnung ausgezeichnet sind, auch andere sekretorische Zellen vor, die oxyphile Körnchen enthalten, daher meist als albumoide oder seröse Drüsenzellen betrachtet und von Ooba (1924) bei *Elaphe quadrivirgata* den Panethschen Zellen der *Wirbeltiere* gleichgestellt werden.

Unter den niederen *Wirbeltieren* weist *Petromyzon Planeri* im Anfangsteil des Mitteldarmes sekretorische Epithelzellen mit mehr oder weniger groben oxyphilen Körnchen auf, die sich nach Baecker (1934) in dem Essigsäure enthaltenden Zenkerschen Gemisch zu lösen scheinen; sie werden teilweise schon innerhalb der Zellen verflüssigt und dann entleert, worauf diese sezernierenden Zellen wieder das Aussehen von Flimmerzellen annehmen, aus denen sie auch hervorgehen [Langerhans (1873), R. Krause (1923)]. Das Darmepithel von *Myxine glutinosa* enthält nach Schreiner (1898) und Maas (1899) ebenfalls Drüsenzellen mit oxyphilen Körnchen in dem keulenförmigen freien Ende.

Bei *Torpedo marmorata* hat Helly (1905) „acidophil gekörnte Becherzellen" beschrieben, von denen er meint, daß sie am ehesten den Panethschen Zellen im Darm höherer *Wirbeltiere* an die Seite gestellt werden können; sie finden sich schon im Magen, am zahlreichsten im anschließenden Mitteldarm und spärlicher auch noch im Spiraldarm und im Ausführungsgang des Pankreas. Im Darm liegen sie in Buchten und an Vorwölbungen ganz unregelmäßig im Epithel verstreut und bestehen aus einem schmalen basalen Teil, der einen auffallend großen, kugelrunden Kern mit großem Kernkörperchen enthält, und aus einem becherförmig verbreiterten, oft kugelförmigen, bis zum Lumen reichenden Zellabschnitt, der mit groben, aber verschieden großen, stark lichtbrechenden, sich mit sauren Farbstoffen färbenden Körnchen gefüllt ist (Abb. 80); diese werden in das Darmlumen entleert, bilden große Ballen und stellen ein bisher unbekanntes Sekret dar, das von jenem der Schleimzellen zweifellos verschieden ist, da auch keine Übergangsformen zu solchen vorkommen. Essigsäure bewirkt eine mehr oder weniger vollkommene Lösung der Körnchen wie in den PANETH-schen Zellen, während Formolalkohol sie erhält [BAECKER (1934)]. Dieselben Zellen finden sich gemäß den Angaben von R. KRAUSE (1923) im Darmkanal von *Torpedo ocellata*; bei anderen *Selachiern* hat sie HELLY (1905) vergebens

gesucht, doch konnte KOLSTER (1907) bei einem *Haifisch, Centrophorus granulosus,* im Magenoberflächen-epithel gleichartige Zellen feststellen. Ferner hat ROGOSINA (1928, 1930) bei *Acipenser ruthenus* im ganzen Ver-dauungstrakt von der Kardia des Magens ab-wärts vollkommen iden-tische Zellen gefunden, die sich auch von den basalgekörnten Zellen des Darmepithels unter-scheiden und etwas größere Körnchen als die Schleimzellen auf-weisen können; obwohl die Autorin es für mög-lich hält, daß man noch Übergangsformen zu letzteren finden wird, stellt sie doch vor allem

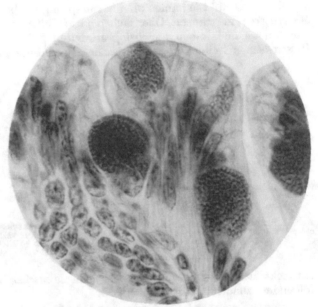

Abb. 80. Oxyphile Körnchenzellen im Darmepithel von Torpedo ocellata. Alc.-Form.-D. Häm.-Eosin. Vergr. 800 ×. (Präp. u. Photogr. von R. BAECKER.)

einen Vergleich mit den PANETHschen Zellen an. Ähnliche oxyphil gekörnte Zellen wurden schließlich von SCHACHT (1931) bei dem *Cyprinodonten Belonesox* im Schlund und im Dünndarm kurz unter seinem Anfang festgestellt.

Die oxyphil gekörnten Drüsenzellen im Darm dieser *Fische* zeigen zweifellos eine auffallende Übereinstimmung mit den typischen PANETHschen Zellen der *Säugetiere* und die Unterschiede beziehen sich eigentlich nur auf die teilweise durch ihre Lage im Oberflächenepithel bedingte Form und auf die mit den besonderen anatomischen und physiologischen Verhältnissen zusammenhängende Ausbreitung über höhere Abschnitte des Verdauungskanales, so daß sie wohl mit BAECKER (1934) phylogenetisch als Vorläufer der PANETHschen Zellen betrachtet werden können. Ferner kommen, wie im folgenden eingehend besprochen wird, bei einzelnen *Urodelen* im Darmepithel oxyphil gekörnte, sekretorische Zellen vor, die den PANETHschen Körnchenzellen nahezu gleichen, und bei einigen *Reptilien* finden sich solche, die mit ihnen vollkommen identisch sind. Bei den *Vögeln* dagegen, von denen überhaupt nur wenige Arten oxyphile Körnchenzellen im Darmepithel besitzen, zeigen diese nicht ganz das typische Verhalten der PANETHschen Zellen und auch bei den einzel-nen Gruppen der *Säugetiere* wechselt deren Vorkommen und Verhalten noch beträchtlich.

Vialli (1929) meint, daß in dem wechselnden Auftreten dieser Zellen die Verwandtschaft der *Tiere* im System zum Ausdruck kommt, doch scheint dies nach Baecker (1934) nur für die höchsten *Wirbeltiere* bis zu einem gewissen Grad zuzutreffen, da sich bei den *Amphibien* und *Reptilien* noch einzelne Arten derselben Gattung hierin gegensätzlich verhalten. Ein Vergleich der bisher vorliegenden Befunde ergibt ferner, daß die oxyphilen Körnchenzellen bei jenen *Tiergruppen*, die solche überhaupt besitzen, verschiedene Grade der Ausbildung und im allgemeinen mit der fortschreitenden Organisation eine zunehmende Differenzierung zeigen, phylogenetisch also noch in Entwicklung begriffen zu sein scheinen. Sie kamen offenbar ursprünglich bei einzelnen tiefer stehenden *Wirbeltieren* im ganzen Oberflächenepithel eines zunächst größeren Gebietes zur Anlage und haben nur bei bestimmten höheren *Tier*gruppen die für die Panethschen Zellen charakteristische Ausbildung erreicht, in der sie zuerst

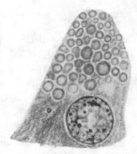 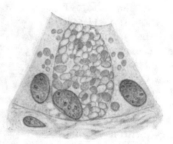

Abb. 81. Panethsche Körnchenzelle aus dem Jejunum eines erwachsenen *Menschen*. Basale plasmatische Zone. Orth-Dominici-Tischutkin. Vergr. 2250×.

Abb. 82. Panethsche Körnchenzellen aus dem Dünndarm eines erwachsenen *Menschen*. Zwei erschöpfte Zellen mit spärlichen Körnchen und eine stark gefüllte Zelle. Alc.-Form.-D. Häm.-Eosin. Vergr. 1138×.

entdeckt wurden und die sie auch beim *Menschen* zeigen, weshalb diese im folgenden zunächst besprochen wird.

Schon G. Schwalbe (1872) hat am Grunde der Krypten des Dünndarmes bei *Maus, Ratte* und *Fledermaus* im frischen Zustand Zellen mit glänzenden Körnern gesehen und von der *Ratte* auch abgebildet. Später wurden solche Zellen von Ranvier (1887) und gleichzeitig eingehender unter der Bezeichnung „Körnchenzellen" bei *Maus* und *Ratte* von Paneth (1887, 1888) beschrieben, mit dessen Namen sie seitdem verbunden sind. R. Heidenhain (1888) hat diese Befunde bei der *Maus* bestätigt und beim *Meerschweinchen* dieselben Zellen gefunden, die dann Nicolas (1890, 1891, 1894) auch im Darm der *Eidechse*, des *Eichhörnchens*, der *Fledermaus* und des *Menschen* festgestellt hat. In unvollkommenem Erhaltungszustand wurden sie im menschlichen Dünndarm schon von Paneth (1888) gesehen, genauer aber erst von Schaffer (1891) und K. W. Zimmermann (1898) beschrieben.

Die Form und Größe der typischen Panethschen Zellen, wie sie sich beim *Menschen* finden, entspricht im allgemeinen jener der benachbarten Saumzellen. Da sie im Darm der *Säugetiere* vorwiegend am Grunde der Krypten liegen, haben sie meist eine pyramidenförmige Gestalt mit mehr oder weniger breiter Basis und schmälerem, bis zum Lumen reichendem, distalem Ende (Abb. 81). Dies ändert sich aber nicht nur mit der Lage, sondern vor allem auch mit dem Sekretionszustand, indem die Zellen bei starker Füllung fast kugelrund (Abb. 82), nach vollkommener Entleerung dagegen ganz schmal werden (Abb. 83), und wenn sie, wie dies mitunter vorkommt, höher hinaufrücken und ausnahmsweise sogar bis auf die Zotten gelangen, verschmälert sich ihre Basis, so daß sie bei starker Füllung einer Becherzelle ähnlich werden können (Abb. 84).

Die äußere Begrenzung der Panethschen Zellen wird von einer verdichteten Exoplasmaschichte gebildet, die die Zellen ohne Andeutung einer Stäbchenstruktur auch gegen das Lumen abschließt [Schaffer (1891)]. Zwischen den

Körnchen erscheint das Cytoplasma auf ein mehr oder weniger feines Wabenwerk beschränkt, während es im basalen Abschnitt meist in größerer Menge angesammelt ist (Abb. 81) und diesem eine stärkere Affinität zu basischen Farbstoffen verleiht. Hier hat S. KLEIN (1906) ferner eine radiäre, fädige Struktur beschrieben, die er mit den Basalfilamenten identifiziert und für die Muttersubstanz der Sekretkörner hält. EKLÖF (1914) meint, daß diese Struktur, die auch OPPEL (1911) an der Basis der PANETHschen Zellen vom *Menschen* festgestellt hat, wegen der viel gröberen und nicht immer fadenförmigen Beschaffenheit nicht den Plastosomen entsprechen kann.

An der Basis der Zellen liegt auch der rundliche Kern, der meist quer zur Längsachse gestellt und in gefüllten Zellen platt gedrückt ist [TRAUTMANN (1910)], aber nie so stark wie in den Becherzellen, da ihn die Sekretkörnchen nicht so sehr gegen die Basis drängen, sondern manchmal teilweise umgeben. Er färbt sich meist kräftig und enthält in der Regel ein einziges, kugelrundes Kernkörperchen [F. P. MARTIN (1910)].

Während K. W. ZIMMERMANN (1898), ZIPKIN (1903) und CLARA (1926) weder beim *Menschen* noch bei verschiedenen *Tieren* in den Körnchenzellen ein Cytocentrum nachweisen konnten, hat T. WATANABE (1933) in jenen des *Menschen* ein Diplosom beschrieben, das in der supranucleären verdichteten Plasmamasse liegen soll. CORTI (1920) hat zunächst beim *Igel* ebenso wie in den übrigen Darmepithelzellen auch in den PANETHschen Zellen dicht über dem Kern einen Binnenapparat festgestellt, doch wurde ein diesem entsprechendes Gebilde bereits von NICOLAS (1891) in einer solchen Zelle vom *Menschen* als grobes Maschenwerk abgebildet; wie in anderen Zellen kann er auch hier in der stärker gefärbten Umgebung als helles Gebilde deutlich hervortreten. Nach T. WATANABE (1933) ist er in den menschlichen PANETHschen Zellen ungefähr so groß wie der Kern und stark färbbar, zeigt einen plexiformen Bau, in der Polaransicht ein lamellöses Aussehen und enthält in den Maschen Sekretkörnchen. In den oxyphilen Körnchenzellen von *Vögeln* fand CLARA (1926) in der Mitte zwischen Kern und Oberfläche ebenfalls eine helle Stelle mit Vakuolen, die er für den Binnenapparat hielt.

Außerdem enthält das Cytoplasma nach den Angaben von CORTI (1912) und besonders von EKLÖF (1914) in allen Abschnitten der PANETHschen Zellen, auch zwischen den Sekretkörnchen, am zahlreichsten aber in der basalen Zone feine, großenteils in Reihen parallel zur Längsachse der Zelle angeordnete Plastosomen, die jenen in den Saumzellen ähneln, aber spärlicher und dicker sind; sie zeigen beim *Kaninchen* und *Menschen* das gleiche Verhalten, sind aber bei ersterem vielleicht etwas gröber und sollen die Matrix für die Sekretkörnchen sein, die aus knospenförmigen Anschwellungen der Fäden entstehen. POLICARD (1920) hat diese Annahme mangels von Übergangsformen abgelehnt und gibt an, daß die PANETHschen Zellen äußerst arm an Plastosomen sind, die als sehr kleine Körnchen nur unter dem Kern und seitlich von ihm liegen. CITTERIO (1929) findet in den PANETHschen Zellen von *Cercocebus lunulatus* kurze Fäden, die den Kern umgeben und auch zwischen die Körnchen hineindringen. Beim *Menschen* liegen die Plastosomen nach T. WATANABE (1932) als lange oder kurze Fäden, vorwiegend parallel zur Zellachse in einiger Entfernung um den Kern zwischen den Körnchen; sie sollen aber auffallend spärlich sein und wahrscheinlich in Sekretkörnchen übergehen. Beim *Schwein* verhalten sich die Plastosomen in den Körnchenzellen nach CLARA (1933) ähnlich wie in den Saumzellen, zeigen aber Anschwellungen; eine Abschnürung von Körnchen konnte der Autor hier jedoch nicht nachweisen. In den Körnchenzellen von *Vögeln* fand CLARA (1926, 1934) stäbchenförmige Plastosomen, die meist in der Längsrichtung angeordnet sind, teilweise aber auch Netze zu bilden scheinen, manchmal ebenfalls

Anschwellungen zeigen und die Ablösung von Sekretkörnchen in allen Stadien erkennen lassen sollen.

Die hauptsächlich den Raum oberhalb des Kernes, manchmal aber fast die ganze Zelle füllenden Sekretkörnchen liegen meist unregelmäßig dicht gedrängt nebeneinander, können aber bei geringerer Menge und Größe nach Beobachtungen beim *Menschen* [OPPEL (1911)] und bei verschiedenen *Tieren* [MATHIS (1928), CLARA (1933)] in der mittleren Zone der Zellen in Längsreihen angeordnet erscheinen. Wenn nur wenig Körnchen vorhanden sind, liegen sie im oberflächlichen Zellabschnitt [MATHIS (1928)]. Wie die Zahl kann auch die Größe der Körnchen selbst in ein und derselben Zelle sehr wechseln [TRAUT-MANN (1910), MATHIS (1928)]; am größten sind oft die tiefsten Körnchen, wie auch GRESCHIK (1922) bei *Vögeln* findet. Beim *Maulwurf* sind die Körnchen der PANETHschen Zellen nach HAMPERL (1923) auffallend fein, bei *Spitzmäusen* dagegen besonders grob. S. KLEIN (1906) hat in Zusammenhang mit der Sekretion Veränderungen der Form, Zahl und Größe der Körnchen festgestellt, hält aber halbmondförmige Körnchen für die Folge unvollständiger Fixierung. MIRAM (1911) findet bei Hunger und Kohlehydratnahrung grobe, bei Fettnahrung sehr feine Körnchen.

In frisch isolierten Zellen besitzen die Körnchen ein ziemlich starkes Lichtbrechungsvermögen, das jedoch schwächer ist als bei Fett. Sie sind gegen Wasser resistent und zeigen im Gegensatz zu Schleim keine Neigung zu quellen [PANETH (1888), v. EBNER (1899)]. Nach L. FISCHL (1910) und POLICARD (1920) werden sie von Essigsäure oder Mineralsäuren und bei längerer Einwirkung auch von 5% Kalilauge gelöst, während sie gegen konzentrierte Kaliumkarbonatlösung widerstandsfähig sind, was PANETH (1888) und v. EBNER (1899) auch für Kalilauge angeben. Ihre große Empfindlichkeit gegen Säuren zeigt sich auch bei der Verwendung von Fixierungsflüssigkeiten, die solche enthalten, wie die ZENKERsche Flüssigkeit [v. EBNER (1899), L. FISCHL (1910), F. P. MARTIN (1910), TANG (1922)] oder das FLEMMINGsche Gemisch [PANETH (1888), METZNER (1906)], doch kann die Säurewirkung offenbar durch andere Zusätze aufgehoben werden, da BOUINs Gemisch die Körnchen nach KARASEK (1933) zu erhalten scheint. Auch von reinem Alkohol werden die Körnchen teilweise gelöst [PANETH (1888), L. FISCHL (1910), BAECKER (1934)], doch bestehen hierin wieder Unterschiede zwischen verschiedenen *Tier*arten [BOERNER-PATZELT (1935, 1936)]. MÜLLERs Flüssigkeit ist zu ihrer Fixierung ebenfalls ungeeignet und auch Sublimat allein erhält sie nicht gut [ZIPKIN (1903), J. E. SCHMIDT (1905), L. FISCHL (1910), GRESCHIK (1922)]. Nach F. P. MARTIN (1910) sind bei Verwendung von letzterem die PANETHschen Zellen zwar bei der *Maus*, nicht aber bei *Pferd* und *Esel* zu sehen.

Der verschiedene Einfluß der Fixierungsmittel, der auch bei den einzelnen *Tier*arten noch etwas wechselt, wurde oft nicht genügend berücksichtigt und daraus erklären sich manche widersprechende Angaben über das Vorkommen und Aussehen der PANETHschen Zellen. Sehr gut werden sie mit ihren Körnchen von Formol allein fixiert [BLOCH (1903)], besonders aber von Formol in Verbindung mit MÜLLERs Flüssigkeit [W. MÖLLER (1899), J. E. SCHMIDT (1905), STÖHR (1909), F. P. MARTIN (1910), KULL (1913), WEISSBART (1919), GRESCHIK (1922), CLARA (1926, 1933)]. Formolalkohol, den TANG (1922) verwendet hat, ist nach BAECKER (1934) weniger geeignet, während BOERNER-PATZELT (1936) ihn neben Formol für das sicherste Fixierungsmittel hält. Eine gute Fixierung bewirkt ferner das Kaliumbichromat-Osmium-Gemisch von ALTMANN oder METZNER [F. P. MARTIN (1910), TRAUTMANN (1910), WEISSBART (1919)], aber auch Osmiumtetroxyd allein [PANETH (1888), v. EBNER (1899), METZNER (1906), F. P. MARTIN (1910)] und besonders konzentrierte Pikrinsäure, die aber eine stärkere Affinität der Körnchen für Hämatoxylin zur Folge hat [PANETH (1888), L. FISCHL (1910), F. P. MARTIN (1910), WEISSBART (1919)]. Nach einer Untersuchung von BOERNER-PATZELT (1935) bewirkt Pikrinsäure eine starke Verschiebung des isoelektrischen Punktes nach der sauren Seite; auch hierin ergaben sich jedoch Unterschiede selbst zwischen so nahe verwandten *Tieren* wie *Maus* und *Meerschweinchen*. Eine Voraussetzung für die gute Darstellung der Körnchenzellen ist aber ein möglichst lebensfrischer Zustand des Materiales, denn bei einer *Maus*, die nach dem Tode 24 Stunden bei Zimmertemperatur liegen gelassen und dann erst fixiert wurde, fand L. FISCHL (1910) die Körnchen im gefärbten Schnitt verschwommen.

Während L. FISCHL (1910) durch vitale Behandlung mit Neutralrot keine Färbung der Körnchen in den PANETHschen Zellen erhielt, konnte v. MÖLLEN-DORFF (1913) in diesen eine Speicherung injizierter Vitalfarbstoffe feststellen und POLICARD (1920) hat auf diese Weise ihr Verhalten während des Sekretions-vorganges verfolgt. Sehr gut lassen sich die Körnchen nach entsprechender Fixierung mit sauren Farbstoffen darstellen, obwohl sie nicht so stark oxyphil sind, wie die Körnchen der eosinophilen Leukocyten [J. E. SCHMIDT (1905), FUSARI (1906)]; daß sich hiefür am besten die ALTMANNsche Färbung mit Anilin-Säurefuchsin-Pikrinsäure eignet, wie TRAUTMANN (1910) und WEISSBART (1919) angeben, konnte BAECKER (1934) nicht bestätigen. Die Körnchen können aber durch die Vorbehandlung, besonders mit Pikrinsäure, die nach BOERNER-PATZELT (1935) ähnlich wie auch Osmiumtetroxyd und Krystallponceau eine Beizwirkung ausübt, auch eine stärkere Affinität zu basischen Farbstoffen, wie Alauncochenille, verschiedenen Hämatoxylinen, Methylenblau, Methylgrün oder Safranin erhalten [PANETH (1888), L. FISCHL (1910), F. P. MARTIN (1910), TRAUT-MANN (1910), CLARA (1926), MATHIS (1928)], was nach BAECKER (1934) auch für die Körnchenzellen des *Salamanders*, nicht aber für jene der *Rochen* gilt. Nach PANETH (1888), SCHAFFER (1891), TRAUTMANN (1910) und F. P. MARTIN (1910) färben sich manchmal Körnchen von PANETHschen Zellen auch mit Schleimfarbstoffen, während POLICARD (1920), TANG (1922) und CLARA (1933) dies nicht feststellen konnten. Nach BOERNER-PATZELT (1936) gelingt die Färbung der Körnchen mit Mucicarmin nach Fixierung mit Formol oder Formolalkohol, wenn ihr Umschlagspunkt unter p_H 7 liegt. Das Verhalten zu Farbstoffen zeigt aber ebenso wie andere Eigenschaften der Körnchen bei verschiedenen *Tieren* kleine Unterschiede [KULL (1912)]; so nehmen die Körnchenzellen der *Urodelen* auch im reifen Zustand aus dem MALLORY-Gemisch statt des Orange hauptsächlich das Anilinblau auf [BAECKER (1934)]. Die Färbung hängt außer-dem entgegen der Meinung POLICARDs (1920), der Färbungsunterschiede zwischen den einzelnen Körnchen nur auf die Technik zurückführen will, zweifellos vom Reifezustand ab [W. MÖLLER (1899), MATHIS (1928)]; BOERNER-PATZELT (1935) findet bei der *Maus*, daß der Umschlagspunkt der jüngeren Granula weiter im sauren Bereich liegt als jener der älteren, meist größeren, und so erklärt sich wohl auch, daß die Körnchen nach MALLORY-Färbung in nebeneinander-liegenden Zellen die Töne aller Komponenten dieses Gemisches zeigen können (Abb. 83). Nach Befunden von NICOLAS (1891) bei *Maus*, *Ratte* und *Eichhörnchen* sollen die Körnchen aus einer schwach färbbaren Hauptmasse und einer stark oxyphilen Schale bestehen, doch glaubt BAECKER (1934) wohl mit Recht, daß es sich dabei um Kunstprodukte handeln dürfte. Mit Sudan erhielt POLICARD (1920) keine Färbung. KRIEGER (1914) fand in den PANETHschen Zellen der *Katze* nahe dem Lumen regelmäßig mit BESTs Carmin sich färbende Körner, die er für Glykogen hält, doch ist zu berücksichtigen, daß dieser Autor infolge Unterlassung der Speichelprobe vor Ausführung der Färbung auch Schleim, der die gleiche Färbung annehmen kann [PATZELT (1927, 1928)], irrtümlich als

Glykogen bezeichnet hat. Die wechselnde Färbbarkeit der Körnchen bei verschiedenen *Tieren* und verschiedener Fixierung entspricht dem Verhalten ihres isoelektrischen Punktes, der nach Formolfixierung zwischen p_H 5 und 6, nur bei *Maus, Ratte* und *Mensch* höher liegt, bei letzterem zwischen p_H 7,5 und 8 [Boerner-Patzelt (1936)].

Viele Autoren wie K. W. Zimmermann (1898), S. Klein (1903, 1906), Oppel (1911), Eklöf (1914), Weissbart (1919), Policard (1920) und Clara (1926) rechnen die Panethschen Zellen hauptsächlich auf Grund der Affinität ihrer Körnchen für saure Farbstoffe zu den serösen Drüsenzellen und Bensley (1908) hebt besonders die Übereinstimmung mit den Pankreaszellen hervor;

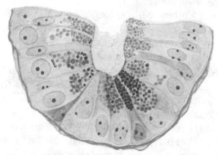

Abb. 83. Ende einer Krypte aus dem Jejunum eines erwachsenen *Menschen*. Basalgekörnte Zelle und verschiedene Entwicklungs- und Funktionsstadien von Panethschen Zellen, Becherzellen und schmalen Zellen. Orth-Azan. Vergr. 694×.

bereits Paneth (1887, 1888) und L. Fischl (1910) haben indessen darauf hingewiesen, daß das Verhalten der Körnchen gegen verschiedene Reagenzien und Farbstoffe damit nicht in Einklang steht und daß sich mit sauren Farbstoffen besonders in unreifem Zustand auch Schleimkörnchen färben können. Bizzozero (1889, 1892, 1893) hat die Körnchenzellen daher in Übereinstimmung mit seinen Befunden über die Regeneration des Darmepithels aus der Tiefe der Krypten nur für Jugendformen der Becherzellen gehalten, in die sie mit dem Emporrücken unter Änderung ihres Sekretes übergehen sollen; diese Auffassung, gegen die auch das viel spätere Auftreten der Körnchenzellen während der Entwicklung spricht [Patzelt (1931), Karasek (1933)], stieß aber gleich auf allgemeine Ablehnung [Oppel (1897), K. W. Zimmermann (1898)] und auch das Vorkommen der von jenem Autor bei *Mäusen* beschriebenen Übergangsformen wurde von Nicolas (1891), W. Möller (1899), Monti (1903), J. E. Schmidt (1905), Trautmann (1910), L. Fischl (1910) und Oppel (1910—11) geleugnet. Dagegen hat Prenant (1907) die Ansicht vertreten, daß die Panethschen Zellen eine besondere Art von Schleimzellen sind, deren Sekret weder mit dem der Becherzellen noch mit jenem der Speicheldrüsen identisch ist, was auch Kostitch (1924) nach Befunden im Dickdarm vom *Igel* annimmt. Ebenso meinen Clara (1926), Patzelt (1927) und Baecker (1934), daß die Substanz der Körnchen chemisch den Glykoproteïden näher stehen dürfte, sich jedoch auch von gewöhnlichem Schleim unterscheidet, wie schon W. K. Zimmermann (1898), L. Fischl (1910), Trautmann (1910) und Tang (1922) im Hinblick auf ihr Verhalten gegen Alkohol, Essigsäure und Neutralrot hervorgehoben haben. Boerner-Patzelt (1936) meint, daß die Panethschen Zellen vor allem durch die verschiedene Größe und Färbungsintensität der Körnchen immer leicht von Becherzellen zu unterscheiden sind. F. P. Martin (1910) kam zu dem Schlusse, daß die Panethschen Zellen Mucingranula und andere Körnchen enthalten, oder daß diese sich aus verschiedenen Substanzen zusammensetzen, und glaubt daher, wie auch Weissbart (1919) und Policard (1920) annehmen, daß es sich um seromuköse Zellen handelt, die außer Mucin noch ein seröses, enzymhaltiges Sekret liefern.

In einer gewissen Übereinstimmung mit der bereits erwähnten Auffassung Bizzozeros meint Kull (1913), daß die Panethschen Zellen überhaupt keine scharf bestimmte Zellart mit stets gleichen Eigenschaften sind, sondern einen Sammelbegriff darstellen. Bei *Mensch* und *Maus* fand er (1911, 1912) im Gegensatz zu *Ratte, Meerschweinchen, Igel* und *Fledermaus* sogar Übergangsformen zu Becherzellen, aus denen die PANETHschen Zellen entstehen sollen. Solche stellte er bereits im Ileum eines 7 Monate alten menschlichen Embryos fest, während sich die PANETHschen Zellen bei der *Maus* erst in den auf den Wurf folgenden Tagen aus Zellen entwickeln, die zunächst verschiedene Körnchen enthalten. Von diesen in der Regenerationszone liegenden Zellen wird ein Teil an den Seiten der Krypten allmählich zu Becherzellen, während andere gegen den Grund der Krypten rücken und sich hiebei in PANETHsche Zellen umwandeln; einzelne höher auftretende Übergangsformen gelangen dagegen an die Zotten, wo sie dann zugrunde gehen, weil sie hier nicht die geeigneten Lebensbedingungen finden. Die Zahl der Übergangsformen ist nach diesem Autor bei *Mäusen* 4—6 Stunden nach der Fütterung am geringsten, nach 24—48stündigem Hungern dagegen besonders groß, was aber BOERNER-PATZELT (1935) nicht bestätigen konnte. Nach CHUMA (1923) sollen auch in Darmschleimhautinseln pathologischer menschlicher Mägen am Grunde der Krypten PANETHsche Zellen durch Umwandlung aus Becherzellen entstehen. BAECKER (1934) hat im Darmepithel der *Bisamratte* und des *Salamanders* bei verschiedener Fixierung Zellen gefunden, die basal oxyphile und gegen das Lumen basophile Körnchen und Schollen enthielten, während andere Zellen nur eine Art dieser Sekretkörnchen aufwiesen. Dasselbe hat bereits GRESCHIK (1922) im Darm des *Salamanders* und auch an den Seiten der Krypten und

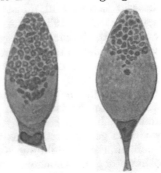

Abb. 84. Umwandlungsstadien von PANETHschen Körnchenzellen in Becherzellen aus einer Krypte und von einer Zotte aus dem Jejunum eines erwachsenen *Menschen.* Orth-D. Häm.-Eosin. Vergr. 1009 ×.

Zotten bei einigen *Vögeln* gesehen, doch hielt er die oxyphilen Körnchen in den zugleich Schleim enthaltenden Zellen für Prämucin und lehnte KULLS Auffassung ab, indem er die PANETHschen Zellen für spezifische Drüsenzellen erklärte. Ebenso sind PANETH (1888), v. EBNER (1902), MONTI (1903), ZIPKIN (1903), S. KLEIN (1903, 1906), BENSLEY (1908), L. FISCHL (1910), F. P. MARTIN (1910), TRAUTMANN (1910), OPPEL (1910—11), SCHAFFER (1933) und CLARA (1926) dafür eingetreten, daß die PANETHschen Zellen aus indifferenten Darmepithelzellen entstehen und dann zeitlebens als besondere Zellform erhalten bleiben. Die Angaben über eine schleimige Umwandlung der Körnchen führt POLICARD (1920) auf technische Veränderungen, wie Quellung und Verklebung, zurück.

Verschiedene Autoren [W. MÖLLER (1899), VIALLI (1929), CLARA (1933), BAECKER (1934)] haben aber darauf hingewiesen, daß Becherzellen in Kryptenenden mit zahlreichen PANETHschen Zellen fehlen, während sie beim Zurücktreten dieser in ihnen stets zahlreich vorhanden sind. Daß ferner eine Umwandlung von PANETHschen Zellen in Becherzellen möglich ist, beweisen die hier wiedergegebenen zwei Zellen aus einem tadellos erhaltenen und durchaus normalen menschlichen Darm (Abb. 84). Wahrscheinlich kommt es dazu aber nur, wenn oxyphile Körnchenzellen ausnahmsweise oberhalb der Regenerationszone entstanden sind und dann mit dem umgebenden Epithel gegen die Mündung der Krypten und weiter an den Zotten emporgeschoben werden. Immerhin beweisen diese Befunde ebenso wie das später zu besprechende Verhalten der noch auf einer etwas niedrigeren Ausbildungsstufe stehenden oxyphilen Körnchenzellen des *Salamanders* [BAECKER (1934)], daß die PANETHschen Zellen, die zweifellos als eine besondere sekretorische Zellart aufzufassen sind, den Schleimzellen näher stehen als albumoiden Drüsenzellen [PATZELT (1927)], wofür auch der

Umstand spricht, daß zwischen ihnen nicht Sekretcapillaren vorhanden sind, wie schon Trautmann (1910) festgestellt hat, sondern Schlußleisten.

Daß die Panethschen Zellen während der Entwicklung unabhängig von den viel früher auftretenden Becherzellen entstehen, kann heute nicht mehr bezweifelt werden. Sie erscheinen bei der *Maus* nach Karasek (1933) erst nach dem 14. Lebenstag, gleichzeitig mit der Entwicklung der Krypten. Beim *Menschen*, dessen Jejunum schon in der 9. Woche Becherzellen aufweist, fand L. Fischl (1910) im Gegensatz zu den Angaben von Bloch (1903), J. E. Schmidt (1905), Kull (1911) und Lewis (1911) bei einem 4 Monate alten menschlichen Embryo am Grunde der Krypten Zellen, die sich mit Eosin dunkler färben und feinste Körnchen enthalten; von der 17. Woche an sind nach Patzelt (1931) und Clara (1934) bereits typische Panethsche Zellen vorhanden, die sich entgegen der Angabe von Kull (1912) nicht aus Becherzellen, sondern aus indifferenten Epithelzellen entwickeln, wie früher (S. 35f.) beschrieben wurde. Im Duodenum eines 2 Tage alten Kindes enthält nach L. Fischl (1910) jede Krypte mindestens 2—3 Panethsche Zellen, die oft ziemlich weit an den Seiten hinaufreichen und teilweise strotzend gefüllt sind, während im Endstück des Ileum nur ganz vereinzelte vorhanden sind. Dies gleicht sich dann bald aus, so daß der Darm im Kindesalter Panethsche Zellen weder in geringerer Menge, wie Marfan und Bernard (1899) angeben, noch in reichlicherer Ausbildung als beim Erwachsenen enthält, wie Bloch (1903) behauptet. In gleicher Weise entstehen auch später Panethsche Zellen an den Seiten der Krypten aus indifferenten Zellen, in denen zunächst kleine Körnchen auftreten [Nicolas (1891), Struiken (1893)]. Nach Claras (1926) Beobachtungen bei *Vögeln* können sich auch Saumzellen in oxyphile Körnchenzellen umwandeln. Dieser Autor fand ferner ebenso wie Greschik (1922) bei *Vögeln* einige Male Mitosen in den hier noch nicht ganz typisch ausgebildeten Panethschen Zellen, deren Körnchen dann in der ganzen Zelle verstreut lagen. Bei *Säugetieren* und beim *Menschen* scheinen dagegen weder im erwachsenen noch im embryonalen Zustand mitotische Teilungen von Panethschen Zellen vorzukommen [J. E. Schmidt (1905), L. Fischl (1910), Mathis (1928)] und auch Amitosen wurden in ihnen bisher nicht festgestellt [Zipkin (1903)].

Bei der Ausbildung der Körnchen soll außer dem Cytoplasma nach Nicolas (1891) und W. Möller (1899) auch der Kern eine Rolle spielen, indem er zwar nicht, wie Paneth (1888) angegeben hat, ganz verschwindet, sich aber in seiner Größe und seinem Bau verändert und zunächst ganz ähnliche oxyphile Körnchen enthält. Eine Beteiligung der Plastosomen bei der Sekretbildung, wie sie nach dem früher (S. 123) Gesagten von mehreren Autoren angenommen wird, hat Policard (1920) abgelehnt. Die neugebildeten, zunächst sehr kleinen und einzeln liegenden Körnchen scheinen, wie auch Boerner-Patzelt (1935) durch Vergleich ihres p_H festgestellt hat, stärker sauer, also weniger oxyphil zu sein als die reifen, meist größeren und dicht gedrängten Körnchen vor der Sekretion der Zellen. Der Ausstoßung des Sekretes scheint bei *Urodelen* nach Baecker (1934) eine weitgehende Herabsetzung der Färbbarkeit mit Verflüssigung vorauszugehen, was nach Vialli (1929) teilweise auch für *Reptilien* gilt. W. Möller (1899) und Prenant (1907) glaubten, daß die Körnchen auch bei *Säugetieren* innerhalb der Zellen verflüssigt werden, die dabei ein retikuliertes Aussehen annehmen und dann das Sekret durch eine Öffnung oder durch eine Art Filtration entleeren sollen, doch konnte Policard (1920) an den Körnchen keinerlei Veränderungen und weder eine Auflösung vor der Ausscheidung noch ausgestoßene Körnchen im Lumen feststellen. Ein solches Zerfließen der Körnchen und die Entstehung eines Netzwerkes in den Zellen ist wohl meist die Folge einer Quellung der Körnchen bei ungeeigneter Fixierung [Schaffer (1891),

L. FISCHL (1910)]. Tatsächlich werden sie als solche ausgeschieden und finden sich dann frei im Lumen (Abb. 85), wie bei *Torpedo* von HELLY (1905), bei *Reptilien* von VIALLI (1929) und bei verschiedenen *Säugetieren* von PANETH (1888), NICOLAS (1891), W. MÖLLER (1899), L. FISCHL (1910) und F. P. MARTIN (1910) festgestellt und von TRAUTMANN (1910) auch in einer Abbildung veranschaulicht wurde; CITTERIO (1929) und BAECKER (1934) haben dies bestätigt und MATHIS (1928) fand bei *Fledermäusen* besonders große Körnchen im Kryptenlumen. Nach NICOLAS (1891) schmelzen die ausgestoßenen Körnchen zusammen, vermischen sich mit Schleim und bilden so stark färbbare Koagula im Kryptenlumen.

Während PANETH (1888) glaubte, daß die Zellen im Anschluß an die Sekretion zugrunde gehen, nehmen NICOLAS (1891) und die meisten anderen Autoren an, daß die Zellen danach neue Körnchen bilden. Mit der Entleerung verschmälern sie sich und gleichen dann den noch nicht differenzierten Epithelzellen [NICOLAS (1890), PRENANT (1907), F. P. MARTIN (1910), TRAUTMANN (1910), EKLÖF (1914), CLARA (1926)]. Infolge Verdichtung des Cytoplasmas können die Zellen aber auch stärker färbbar werden und so das Aussehen der sog. schmalen Zellen (Abb. 83) oder „cellules intercalaires" annehmen [NICOLAS (1891), W. MÖLLER (1899), ZIPKIN (1903), KOSTITCH (1924), CLARA (1926)], von denen manche schließlich wohl zugrunde gehen, was KULL (1911) ähnlich wie bei den Becherzellen nach einigen sekretorischen Kreisläufen annimmt.

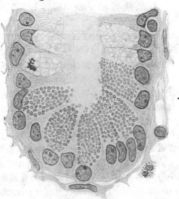

Abb. 85. Ende einer Krypte aus dem Jejunum eines erwachsenen *Menschen.* Gefüllte PANETHsche Zellen in Sekretion begriffen; links Becherzelle mit Mitose. Formol-D. Häm.-Eosin. Vergr. 677×.

Meist dürfte sich aber die zyklische Sekretion in gleichmäßigem Wechsel durch längere Zeit fortsetzen.

Abgesehen von den bereits am Anfang dieses Abschnittes besprochenen Epithelzellen mit oxyphilen Sekretkörnchen, die im Darm verschiedener *Fische* vorkommen und wohl als Abart der PANETHschen Zellen betrachtet werden können, zeigt sich deren Ausbildung in der ganzen Reihe der *Wirbeltiere*, ja sogar in der Gruppe der *Säugetiere* noch auf verschiedensten Stufen der phylogenetischen Entwicklung und bei den meisten *Amphibien, Reptilien* und *Vögeln*, wie auch verschiedenen *Säugetieren* fehlen sie überhaupt noch ganz.

Die Angaben von TRAUTMANN (1910) und TANG (1922), daß NICOLAS bei *Triton, Frosch, Schildkröte, Otter* und *Blindschleiche* solche gefunden hätte, ist, wie BAECKER (1934) feststellt, unrichtig, da NICOLAS (1891) zwar beim *Salamander*, nicht aber bei den genannten *Tieren* oxyphile Körnchenzellen nachgewiesen hat. Auch GRESCHIK (1922) fand bei *Salamandra maculata* regellos auf den Falten verstreut Zellen mit größeren und kleineren oxyphilen Körnchen; da er aber auch Becherzellen sah, die neben Schleim im Inneren des Kelches oder über dem Kern oxyphile Körner aufwiesen, meinte er, daß es sich um Schleimzellen mit Prämucinkörnchen handelt. Nach den Ergebnissen der Untersuchung von BAECKER (1934), mit denen auch die Befunde von BOERNER-PATZELT (1936) im wesentlichen übereinstimmen, gehören diese Zellen aber zweifellos zur Gruppe der PANETHschen Zellen, doch scheinen sie den Becherzellen noch etwas näher zu stehen und auch in solche übergehen zu können. Sie fehlen im Anfang des Dünndarmes und finden sich etwas tiefer, teils in den die Stelle der Krypten einnehmenden Zellknospen, teils an den Seiten der Schleimhauterhebungen, sind meist regellos verteilt und liegen fast immer einzeln; sie reichen bis in den oberen Enddarm und verschwinden gegen die Kloake zu. Im Gegensatz zu den Becherzellen treten sie erst etwa 24 Wochen nach der Metamorphose auf. Die Körnchen sind zum Unterschied von jenen der typischen Panethschen Zellen höherer *Tiere* etwas schwächer färbbar und zeigen eine größere Neigung zum Quellen und Zerfließen; nach Verwendung von sauren Fixierungsmitteln sind sie infolge Lösung nicht mehr zu erkennen. In gleicher Weise, aber in etwas geringerer Menge finden sich diese Zellen auch im Mittel- und Enddarm von *Salamandra atra*, während sie bei den Gattungen *Molge, Ambystoma, Pleurodeles* und bei allen *Anuren* fehlen [Baecker (1934)].

Unter den *Reptilien* besitzen die *Eidechsen*, wie schon Nicolas (1890, 1891) beschrieben und abgebildet hat, im Darmepithel Zellen, die wenige, ziemlich grobe, oxyphile Körner enthalten, aber auch einen Stäbchensaum tragen können. Nach Vialli (1929) sind Panethsche Zellen bei den *Sauriern* in der Regel vorhanden, doch sollen sie bei *Agama inermis* fehlen, während Baecker (1934) sie bei *Agama stellio* hauptsächlich an der Basis der Schleimhauterhebungen ebenso wie bei einigen anderen *Eidechsen* im Mitteldarm, nicht aber im Enddarm fand. Auch bei *Eunectes latiscutatus* kommen nach Mori (1935) oxyphil gekörnte Zellen im Darmepithel vor. Vialli (1929) hat solche ferner bei *Testudo ibera* festgestellt, doch scheinen sie bei den *Schildkröten* im allgemeinen zu fehlen und ebenso bei der *Blindschleiche* und verschiedenen *Schlangen*, wie auch Nicolas (1891) und Baecker (1934) angeben. Nach Taguchi (1920) sind sie bei *Crocodilus vulgaris* und *porosus* und bei *Alligator sinensis* in den Krypten des ganzen Darmes vorhanden, nehmen nach abwärts allmählich zu und finden sich vereinzelt noch in den Krypten des *Koprodaeum*; daß sie Törö (1930) beim *Krokodil* vermißte, dürfte auf der Verwendung saurer Fixierungsmittel beruhen.

Von den *Vögeln* besitzen nach Clara (1926) nur jene, deren Darm gut entwickelte Krypten aufweist, oxyphile Körnchenzellen, die außerdem nicht ganz das typische Aussehen zeigen und bei nahe verwandten Arten fehlen können. Sie wurden schon von Greschik (1922) bei verschiedenen *Drosseln*, bei *Hirundo rustica* und *Acrocephalus palustris* festgestellt. Clara (1924, 1926, 1934) fand sie ebenfalls bei der Familie der *Turdidae* im ganzen Mittel- sowie im Enddarm, wo ihre Körnchen aber durchwegs kleiner sind, und selbst noch in vereinzelten Krypten der Kloake, während sie in jenen der Blinddärme nicht immer vorhanden sind. Ebenso finden sie sich nach diesem Autor bei der verwandten *Erithacus rubecula*, vielleicht auch bei *Prunella modularis* und *Nucifraga caryocatactes*, ferner weniger reichlich bei der *Gans* und *Ente*, nicht dagegen bei *Hirundo urbica*. Citterio (1932) hat sie etwas weniger häufig als im Blinddarm der *Ente* auch bei *Aegialitis dubia* festgestellt, während sie beim *Haubentaucher* wie bei vielen anderen *Vögeln* fehlen [Baecker (1934)]. Boerner-Patzelt (1936) fand sie ebenfalls bei der *Amsel* und einer *Schwalbe*, nicht aber beim *Nußhäher*, der von Fleischfressern stammt. Die oxyphilen Körnchenzellen liegen bei den *Vögeln* am Grunde, aber auch höher an den Seiten der Krypten und besitzen keinen Stäbchensaum. Die Körnchen füllen mitunter die ganze Zelle, meist aber sind sie, besonders in den höher liegenden Zellen, nur in einer schmalen Zone nächst dem Lumen vorhanden. Sie werden nach Greschik (1922) nie so groß wie bei der *Maus* und können sich schon innerhalb der Zellen verflüssigen, die sich dann im ganzen oxyphil färben. Auch Übergangsformen zu Becherzellen sollen vorkommen.

Unter den *Säugetieren* besitzen bereits *Monotremen* und *Marsupialier* oxyphile Körnchenzellen. So hat Oppel (1897) bei *Echidna aculeata, Ornithorhynchus* und *Dasyurus* im Darm frühzeitig Epithelzellen festgestellt, die zwar nicht ganz das typische Aussehen von Panethschen Zellen zeigen, ihnen scheinbar aber doch zugerechnet werden können. Bei *Didelphys virginiana* finden sich solche

nach S. KLEIN (1903, 1906) und BENSLEY (1908) nicht nur am Grunde, sondern
mit Becher- und Saumzellen vermischt auch an den Seiten der Zotten. Typische
PANETHsche Zellen besitzen die *Insectivoren* [KULL (1912, 1913), CORTI (1920),
HAMPERL (1923), KOSTITCH (1924), MORI und TAKETOMI (1935), BOERNER-
PATZELT (1936)], die *Chiropteren* [G. SCHWALBE (1872), NICOLAS (1890, 1891),
KULL (1913), HAMPERL (1923), MATHIS (1928), KARASEK (1933)] und besonders
die *Nagetiere*, wie *Maus, Ratte, Haselmaus, Meerschweinchen, Kaninchen, Eichhörnchen, Murmeltier, Hamster, Bisamratte* und *Ziesel*, bei denen ihre Ausbildung
teilweise den vollkommensten Grad erreicht, aber ebenso wie die Menge auch
etwas wechselt [G. SCHWALBE (1872), PANETH (1887, 1888), R. HEIDENHAIN
(1888), NICOLAS (1890, 1891), W. MÖLLER (1899), MONTI (1903), METZNER
(1906), F. P. MARTIN (1910), TANG (1922), BAECKER (1934), BOERNER-PATZELT
(1935, 1936)]. In der Gruppe der *Affen* wurden bisher bei *Inuus rhesus* [ZIPKIN
(1903)] und bei *Cercocebus lunulatus* [CITTERIO (1929)] PANETHsche Zellen
festgestellt.

Den *Raubtieren* fehlen solche nach den meisten Autoren [PANETH (1888), HOCK
(1899), MÖLLER (1899), K. C. SCHNEIDER (1902), DEIMLER (1905), J. E. SCHMIDT
(1905), L. FISCHL (1910), F. P. MARTIN (1910), EKLÖF (1914), KULL (1925), BAECKER
(1934)], doch liegen aus neuerer Zeit auch gegenteilige Angaben vor. So behaupten ihr Vorhandensein bei der *Katze* TRAUTMANN (1910), KRIEGER (1914)
und WEISSBART (1919), nach dem sie sich in der Duodenaldrüsenzone einzeln
liegend finden, nach abwärts aber noch spärlicher werden. Beim *Hund* hat
TRAUTMANN (1910) PANETHsche Zellen vermutet, ohne sie aber sicher nachweisen zu können und WEISSBART (1919) gibt an, daß sie hier noch spärlicher
sind als bei der *Katze*, und nur in der Duodenaldrüsenzone einzeln am Grunde
der Krypten vorkommen, während TANG (1922) sie nur bei *Hunden* fand, die
10 Tage gehungert hatten. Nach der Abbildung von WEISSBART (1919) erscheint
es aber wahrscheinlich, daß eine Verwechslung mit den basalgekörnten, gelben
Zellen vorliegt, wie auch KULL (1925) und BAECKER (1934) annehmen, die durch
eigene Untersuchung bei der *Katze* ebenfalls zu einem negativen Ergebnis
kamen. Auch bei anderen Fleischfressern, wie *Fuchs, Iltis, Hermelin* und *Wiesel*
konnte BAECKER (1934) trotz günstiger Fixierung keine PANETHschen Zellen
nachweisen. Im Darm der *Huftiere* scheinen oxyphile Körnchenzellen in der
Regel vorhanden zu sein, doch ist ihre Ausbildung mitunter eine sehr unvollkommene. Typische PANETHsche Zellen wurden bei *Pferd* und *Esel* festgestellt
[F. P. MARTIN (1910), TRAUTMANN (1910—11), BOERNER-PATZELT (1936)] und
unter den Wiederkäuern beim *Schaf* [W. MÖLLER (1899)], während sie bei der
Ziege entgegen den Angaben von DEIMLER (1905), F. P. MARTIN (1910) und
TRAUTMANN (1910) nach BAECKER (1934) zwar auch deutlich erkennbar sind, sich
aber durch die schwächere Färbbarkeit ihrer Körnchen unterscheiden; beim *Rind*
haben W. MÖLLER (1899), BAECKER (1934) und BOERNER-PATZELT (1936) im
Gegensatz zu DEIMLER (1905) und F. P. MARTIN (1910) ebenfalls oxyphile
Körnchenzellen gefunden, doch sind die Granula in ihnen so spärlich, daß sie
sich selbst unter günstigen Umständen nur wenig von der Umgebung abheben.
Dasselbe gilt für das *Schwein*, bei dem ihr Vorkommen von W. MÖLLER (1899),
F. P. MARTIN (1910) und TEHVER (1929) geleugnet, von ELLENBERGER (1911) und
TANG (1922) als zweifelhaft bezeichnet, von CLARA (1932, 1933) aber nachgewiesen
wurde. Sie finden sich hier nur im Duodenum und zeigen, ähnlich wie bei den
niedersten *Säugetieren*, eine gekörnte Innenzone, die am Grunde der Krypten
am größten ist, in ihrer Mitte viel schmäler wird und im Mündungsabschnitt
ganz fehlt. In manchen Krypten enthält auch das Ende gar keine Körnchenzellen, während es in anderen ganz aus solchen besteht. Die Körnchen verhalten
sich auch gegen Fixierungsmittel ähnlich wie jene der typischen PANETHschen

Zellen, färben sich aber mit sauren Farbstoffen nicht so lebhaft, bleiben kleiner als bei anderen *Säugetieren* und füllen die Zellen niemals ganz aus; wenn sie spärlich und klein sind, können sie in Längsreihen angeordnet sein. Eine Ausstoßung der Körnchen in das Lumen wurde nicht beobachtet. Diese Zellen, die auch BAECKER (1934) beim *Schwein* feststellen konnte, sind vielleicht ebenso wie bei den niederen *Säugetieren* und manchen *Vögeln* primitivere Stadien der sich im Laufe der Phylogenese zu PANETHschen Zellen differenzierenden Darmepithelzellen, die ja in den Krypten auch eine Sekretion ausüben können. Sie gleichen nach CLARA (1933) beim *Schwein* den Saumzellen auch hinsichtlich

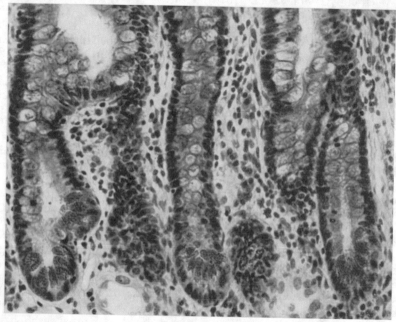

Abb. 86. PANETHsche Körnchenzellen am Ende der Krypten und in einer seitlichen Bucht (links) aus dem Jejunum eines erwachsenen *Menschen*. Formol-D. Häm.-Eosin. Vergr. 323×.

des Binnenapparates und des Chondrioms, dessen Fäden aber in der Körnchenzone nicht selten knopfförmige Anschwellungen ohne sicher nachweisbare Abschnürung von Körnern zeigen. BOERNER-PATZELT (1936) meint aber, daß es sich beim *Schwein* nach dem abweichenden Verhalten der Körnchen überhaupt nicht um PANETHsche, sondern um Oberflächenzellen mit spezifischer Sekretionsfunktion handelt, die vielleicht jene ersetzen.

Beim *Menschen* finden sich PANETHsche Zellen nach BLOCH (1903) und J. E. SCHMIDT (1905) bereits im Duodenum fast in jeder Krypte und im übrigen Dünndarm am Grunde aller Krypten, wo ihre Zahl etwas wechselt, aber gegen das Ileum und in diesem noch zuzunehmen scheint (Abb. 85). Meist liegen, wie SCHAFFER (1891) angibt, 5—6 Körnchenzellen dicht aneinander gedrängt, oder nur durch einzelne schmale indifferente Zellen getrennt, während Becherzellen zwischen ihnen nach W. MÖLLER (1899) gewöhnlich nicht vorkommen. Gelegentlich finden sich einzelne Körnchenzellen höher in den Krypten und ausnahmsweise sogar an den Zotten [BLOCH (1903), KAUFMANN-WOLF (1911)], was KULL (1911) schon bei einem 7 Monate alten menschlichen Embryo festgestellt hat. Solche PANETHsche Zellen, die aus der Regenerationszone der Krypten mit den übrigen Epithelzellen nach oben geschoben wurden, können sich dann, wie früher erwähnt und in der Abb. 84 gezeigt wurde, in Becherzellen umwandeln. Ausnahmsweise kann ferner außer am Grunde auch an der Seite einer Krypte eine Gruppe von Körnchenzellen vorhanden sein, die radiär um eine grübchenförmige Einsenkung des Lumens angeordnet sind (Abb. 86); in diesem Falle dürfte sich während der Entwicklung eine neue Krypte durch seitliche Aussprossung angelegt haben, ohne durch Emporwachsen einer Scheidewand gänzlich abgespalten worden zu sein, so daß nur ein zweiter Kryptengrund mit PANETHschen Zellen entstanden ist [PATZELT (1931)].

Ungleichmäßigkeiten in der Lagerung der PANETHschen Zellen zeigen sich bei *Tieren* teilweise in viel höherem Grade und erklären sich wohl aus der Phylogenese, in deren Lauf sich ihre Beschränkung auf den Grund der Krypten überhaupt erst ausgebildet hat. Wie die oxyphilen Körnchenzellen einiger *Fische*, finden sich auch jene der *Salamander* und *Eidechsen* meist gleichmäßig über die Schleimhaut verteilt, doch sind bei manchen *Reptilien*, wie den *Krokodilen*, schon die den Krypten entsprechenden Vertiefungen der Schleimhaut bevorzugt [BAECKER (1934)]. Bei *Vögeln* liegen sie an den Seiten der Krypten, aber auch der Zotten [GRESCHIK (1922), CLARA (1924, 1926), CITTERIO (1932)] und bei den *Säugetieren* kommen noch verschiedene Abweichungen von der für die höchsten Formen typischen Lagerung am Grunde der Krypten vor. So finden sich bei *Echidna*, *Ornithorhynchus* und *Dasyurus* oxyphile Körnchenzellen nach OPPEL (1897) in der ganzen Ausdehnung der Krypten; bei der *Beutelratte* liegen sie nach S. KLEIN (1903) außer am Grunde der rudimentären Krypten mit Becher- und Saumzellen vermischt auch an den Seiten der Zotten. Beim *Rind* erstrecken sich die oxyphilen Körnchenzellen nach W. MÖLLER (1899) bis zur Mitte der Krypten und in jenen des *Schweines* reichen die körnchenhaltigen Zellen nach CLARA (1933) ebenfalls etwas weiter nach oben. Bei *Fledermäusen* liegen sie nach MATHIS (1928) überhaupt nicht im blinden Ende der umgebogenen Krypten, sondern an jener Stelle, die der Muscularis mucosae am nächsten kommt und vereinzelt auch noch etwas höher; CLARA (1933) meint daher, daß die PANETHschen Zellen das Bestreben zeigen, sich möglichst der Muscularis mucosae zu nähern, was aber BAECKER (1934) beim *Ziesel*, dessen Krypten häufig abgebogen sind, nicht bestätigen konnte. In höherer Lage wurden PANETHsche Zellen auch beim *Maulwurf* von HAMPERL (1923) und beim *Igel* von KOSTITCH (1924) gefunden. Bei *Sorex vulgaris* und *Neomys fodiens* aber liegen sie nach HAMPERL (1923) sogar typischerweise im Halsteil der Krypten und auch noch dort, wo deren Epithel in jenes der Zotten übergeht. Bei den meisten *Säugetieren* aber stellt das auch von PANETH (1888), ZIPKIN (1903), TRAUTMANN (1910) und F. P. MARTIN (1910) beobachtete Vorkommen PANETHscher Zellen oberhalb des Kryptengrundes, wie es bereits beim *Menschen* besprochen wurde, eine Ausnahme dar. KULL (1911) meint, daß die von ihm bei der *Maus* in den höheren Kryptenabschnitten beschriebenen Übergangsformen zu Becherzellen mit der Bewegung des ganzen Epithels auf die Zotten gelangen und gegen deren Spitze verschwinden, weil sie hier nicht die geeigneten Lebensbedingungen für ihre Weiterentwicklung zu typischen PANETHschen Zellen finden.

TRAUTMANN (1910) gibt für die von ihm untersuchten *Haussäugetiere* an, daß die Menge der PANETHschen Zellen umgekehrt wie beim *Menschen* vom Duodenum nach abwärts abnimmt, was auch KARASEK (1933) bei einer *Fledermaus* festgestellt hat. Dagegen findet KAWAMURA (1928) bei *Nagern*, daß ihre Verteilung bei den verschiedenen Arten und Individuen wechselt. Bei der *Maus* sind sie im Duodenum spärlich, im Jejunum aber doppelt so zahlreich; beim *Kaninchen* fehlen sie im Duodenum, wie auch W. MÖLLER (1899) angibt, fast ganz, während im Jejunum und Ileum jede Krypte 2—5 Körnchenzellen aufweist, und beim *Meerschweinchen* enthalten diese in jedem der drei Dünn-darmabschnitte nur 2—3 solche.

Die Panethschen Zellen können aber die Grenzen des Dünndarmes auch etwas überschreiten und ihre Vorläufer scheinen nach beiden Seiten ein größeres Ausbreitungsgebiet besessen zu haben. Die oxyphilen Körnchenzellen mancher *Fische* finden sich auch im Magen und Oesophagus und bei den *Urodelen*, *Reptilien* und *Vögeln*, die solche aufweisen, erstrecken sie sich meist bis in den Enddarm. In geringerem Ausmaß kommt dies auch bei *Säugetieren* vor. So finden sich nach F. P. Martin (1910) bei der *Maus*, nach Trautmann (1910) bei *Pferd* und *Esel* Panethsche Zellen auch im Caecum, aber nicht tiefer. Bei *Fledermäusen* kommen sie nach Mathis (1928) noch im obersten Enddarm-abschnitt vor. In dem sehr kurzen Darm der kleinen *Hufeisennase*, der keinen Blinddarm und keine deutliche Abgrenzung des Dickdarmes erkennen läßt, sind die Panethschen Zellen nach Karasek (1933) bis zu einer Entfernung von 4—4,2 cm vom Pylorus in den Krypten reichlich vorhanden, während sie in dem restlichen Drittel des Darmes, das noch Zotten, nur kleine Krypten und reichlich Becherzellen enthält, immer spärlicher werden und schließlich ganz verschwinden. Beim *Maulwurf* weist der Dickdarm nach Hamperl (1923) fast bis zum Anus Körnchenzellen am Grunde der Krypten auf und ebenso fand sie Kostitch (1924) im Dickdarm des *Igels* am Grunde und manchmal auch ziemlich hoch an den seitlichen Wänden der Krypten; bei *Spitzmäusen* aber liegen sie nach Hamperl (1923) ähnlich wie im Dünndarm auch in den Krypten des Dickdarmes meist weiter oben, an der Stelle, von wo an die embryonalen Zotten verwachsen, und bei *Neomys fodiens* finden sich einzelne sogar im Oberflächen-epithel selbst noch knapp vor dem Übergang in das geschichtete Pflasterepithel.

Beim *Menschen*' kommen Panethsche Zellen verhältnismäßig häufig im Wurmfortsatz vor. J. E. Schmidt (1905) fand sie in 50% der untersuchten Organe, unabhängig vom Alter und von pathologischen Veränderungen, in sehr wechselnder Menge; während manchmal in einem ganzen Schnitt nur eine Körnchenzelle vorhanden ist, kommen auch Gruppen von solchen am Ende der Krypten vor, kaum jemals aber in vielen nebeneinander (Abb. 162). Bloch (1903) behauptete, daß er bei Säuglingen Panethsche Zellen im Dickdarm nicht nur anschließend an den Dünndarm, sondern ziemlich konstant auch noch im unteren Colon descendens gefunden und nur im Colon sigmoideum und Rectum vermißt habe, während er bereits bei einem zweijährigen Kind ebenso wie später keine solchen mehr im Dickdarm nachweisen konnte. Gegen diese Angaben wurde bereits früher (S. 55) in Übereinstimmung mit J. E. Schmidt (1905) und L. Fischl (1910) Stellung genommen, welche Autoren ebenfalls sagen, daß sie im normalen Dickdarm des Erwachsenen niemals Panethsche Zellen gefunden hätten. Nach Hamperl (1923) kommen sie dagegen auch beim erwachsenen *Menschen* im Colon ascendens und transversum einzeln oder zu mehreren vereinigt vor und Feyrter (1931) konnte sie in allen Abschnitten des Dickdarmes bis zum After feststellen, doch kommt ihrem Auftreten in diesem bei ihrer geringen Menge gewiß keine besondere Bedeutung zu. Etwas reichlicher können sie an patho-logisch veränderten Stellen auftreten [Eklöf (1914), Feyrter (1931) u. a.], wie im folgenden besprochen wird.

Die Potenz zur Ausbildung Panethscher Zellen kann sich im Duodenum bis in die von den Krypten ausgehenden Brunnerschen Drüsen erstrecken, deren Ausführungsgänge mitunter auch andere Zellen des Kryptenepithels enthalten, so daß sich der Übergang oft allmählich vollzieht [Oppel (1911)]. Schon K. W. Zimmermann (1898) hat gekörnte Zellen in den Duodenaldrüsen beschrieben und etwas später haben Bloch (1903) und L. Fischl (1910) fest-gestellt, daß diese beim *Menschen* mitunter, aber recht spärlich, Panethsche

Zellen enthalten. OPPEL (1911) beobachtete solche im Duodenum eines 21jährigen Hingerichteten nicht nur in den Ausführungsgängen, sondern auch in den submukös gelegenen Endgängen der BRUNNERschen Drüsen in sehr wechselnder, teilweise aber beträchtlicher Zahl und gab zwar zu, daß sie vielleicht nicht in allen Abschnitten des Duodenum und auch nicht bei allen *Menschen* vorkommen, glaubt aber doch, daß es sich dabei um eine vom *Menschen* erworbene und bei ihm bereits erblich gewordene, seiner besonderen Tätigkeit entsprechende Anpassung handelt. Ebenso fand KAUFMANN-WOLF (1911) in den BRUNNERschen Drüsen des *Menschen* neben den vor ihr schon früher (1906) beschriebenen Belegzellen auch PANETHsche Zellen. Ihr Auftreten in diesen Drüsen, das auch von HORISAWA (1913) bestätigt wurde, kann aber nicht als eine typische Erscheinung betrachtet werden und scheint sich außerdem meist auf das Mündungsgebiet der größeren Gänge und die in der Mucosa liegenden Schläuche zu beschränken (Abb. 104), nur ganz ausnahmsweise aber auch auf größere submuköse Drüsenabschnitte zu erstrecken. DEIMLER (1905) und WEISSBART (1919) konnten bei verschiedenen *Haussäugetieren* nichts Ähnliches finden, doch wurden PANETHsche Zellen von HORISAWA (1913) bei *Meerschweinchen* und *Ratte* und von TEHVER (1929) beim *Pferd* in den BRUNNERschen Drüsen festgestellt und nach MATHIS (1928) enthalten diese auch bei der *Zwergfledermaus* innerhalb der Mucosa und bei der gemeinen *Fledermaus* sogar in der Submucosa bis an ihr Ende PANETHsche Zellen.

Außerdem kommen beim *Menschen* PANETHsche Zellen nach HAMPERL (1928) zwischen den Zellen der sog. mukoiden Drüsen vor, die im Bereiche von Gastroenterostomien auch auf der Seite des Dünndarmes auftreten können, und von SALTYKOW (1901) wurden sie sogar in einigen Schläuchen eines Drüsenzellenkrebses des Magens festgestellt. Im Magen kommen sie ferner nach BLOCH (1903), CHUMA (1923) und HAMPERL (1928) im Bereiche der meist infolge chronischer Gastritis auftretenden Darmschleimhautinseln am Grunde der Krypten in wechselnder Menge vor; CHUMA (1923) läßt sie hier durch Umwandlung aus Becherzellen entstehen. Nach K. SCHWALBE (1905) aber können in seltenen Fällen sogar die im Oesophagus vorkommenden Magenschleimhautinseln mit Drüsen vom kardialen Typus Becherzellen und PANETHsche Zellen enthalten.

Pathologische Verhältnisse scheinen auf die PANETHschen Zellen keinen besonderen Einfluß auszuüben. Sie sind im Dünndarm bei Gastritis chronica reichlich vorhanden [KOKUBO (1903) u. a.] und finden sich in ihm nach THOREL (1898) auch bei katarrhalischen oder atrophischen Zuständen und ebenso fast konstant in allen Geschwulstarten des Darmkanales, besonders in den Randpartien. Nach den eingehenden Untersuchungen von FEYRTER (1931) kommen PANETHsche Zellen in drüsigen Polypen nicht nur des Dünndarmes sondern sehr häufig auch des Dickdarmes vor; sie finden sich hier zwar in der Regel nur in einigen wenigen Schläuchen, doch immerhin reichlicher als in der normalen Dickdarmschleimhaut, und liegen ebenso wie sonst gewöhnlich am Grunde der Krypten, selten auch höher. Dies hat bereits J. E. SCHMIDT (1905) an zwei Polypen des Dickdarmes festgestellt und außerdem fand dieser Autor PANETHsche Zellen einmal in einem Adenocarcinom des Colon nahe der gesunden Schleimhaut. EKLÖF (1914) hat im mittleren Dickdarm einer Frau in der Nachbarschaft eines Krebses reichlich Körnchenzellen angetroffen und daraus geschlossen, daß ein chronischer Reizzustand sie vermehren kann.

Über das Verhalten der PANETHschen Zellen unter verschiedenen Ernährungsverhältnissen und über die Bedeutung ihres Sekretes finden sich in der Literatur ganz verschiedene Angaben. Nach MONTI (1903) sind sie beim *Murmeltier* auch im Winterschlaf vorhanden und MATHIS (1928) konnte an ihnen bei *Fledermäusen* während des Winterschlafes, nach längerem Hungern und während der Verdauung keine Unterschiede in der Menge und Verteilung feststellen. L. Fischl (1910) fand die oxyphilen Körnchenzellen bei *Mäusen* 2 Stunden nach der Fütterung bei vorhergegangenem 24stündigem Hungern mit auffallend großen Körnchen strotzend gefüllt, während sie nach 48stündigem Hungern schmal waren und fast durchwegs spärliche Körnchen aufwiesen, die nahe dem Lumen und vereinzelt auch in diesem lagen. Nach Miram (1911) hat Hunger bei *Mäusen* die Ansammlung grober Körnchen und später eine Atrophie der Panethschen Zellen zur Folge. Nach Versuchen von Cordier (1923) an *Mäusen* sind 25 Minuten nach Injektion von Pilocarpin alle Körnchenzellen fast ganz entleert, worauf sie sich nach einer Stunde wieder regenerieren.

Das wechselnde Vorkommen der Panethschen Zellen bei den verschiedenen *Säugetier*gruppen führte zu der von J. E. Schmidt (1905), L. Fischl (1910) und F. P. Martin (1910) vertretenen Meinung, daß sie in einer spezifischen Beziehung zur Verdauung pflanzlicher Stoffe stehen und auch Clara (1926) glaubt, daß sie vor allem ein amylolytisches Ferment erzeugen, obwohl sie zweifellos auch bei fleischfressenden *Tieren* wie den *Insectivoren* vorkommen. Gerade dies hat dagegen S. Klein (1906) zu der Ansicht veranlaßt, daß die Panethschen Zellen nicht, wie auch Ellenberger und Scheunert (1909) angeben, Sekretin, Erepsin oder Enterokinase erzeugen, die bei anderen *Tieren* ebenfalls vorkommen, sondern ein proteolytisches Ferment sezernieren und daß sie überhaupt nicht mit einer besonderen Nahrungsart in Verbindung gebracht werden können; dies stellen neuerdings auch Vialli (1929) und Baecker (1934) im Hinblick auf das Verhalten bei *Urodelen* und *Sauropsiden* in Abrede, während Boerner-Patzelt (1936) aus dem wechselnden Verhalten der Körnchen besonders bei verschiedenen *Säugetieren* auf Unterschiede des von ihnen gelieferten Sekretes und damit auf einen Zusammenhang mit der Nahrung schließt. Sie unterscheidet danach Fleischfresser, die keine Panethschen Zellen haben, Omnivoren, die solche mit einem isoelektrischen Punkt über p_H 6,0 besitzen, und Pflanzenfresser, bei denen dieser um p_H 5 liegt. Der Widerspruch, der darin liegt, daß die Körnchenzellen einerseits bei Herbivoren, andererseits bei den fleischfressenden *Insectivoren* vorkommen, würde nach dieser Autorin wegfallen, wenn man annimmt, daß sie hauptsächlich als Säureregulatoren funktionieren.

Bei Fütterungsversuchen an *Mäusen* findet Miram (1911), daß Kohlehydrate zwar zu einer reichlichen Ansammlung besonders grober Körnchen führen, den Panethschen Zellen bei deren Verarbeitung aber keine wichtige Rolle zukommt; auch Eiweißnahrung scheint keine besonderen Veränderungen hervorzurufen. Ebenso ergaben Versuche von de Filippi (1929) bei weißen *Ratten*, daß ausschließliche Ernährung mit gekochtem Hühnereiweiß oder Kohlehydraten auf die Körnchenzellen keinen zahlenmäßigen Einfluß hat. Dagegen bewirkt Fettnahrung nach Miram (1911) bei *Mäusen* eine bedeutende Vermehrung der Körnchen, die viel feiner sind und in großer Menge in das Lumen ausgeschieden werden, woraus dieser Autor schließt, daß die Panethschen Zellen nicht nur während der Ernährung mit Milch in der Jugend, sondern zeitlebens ein für die Fettverdauung notwendiges Sekret absondern. Auch Sawada (1935) nimmt an, daß sie eine Lipase liefern.

Nach Versuchen v. Möllendorffs (1913) an weißen *Mäusen* beteiligen sich die Panethschen Zellen in den höheren Abschnitten des Dünndarmes nach Erschöpfung der Becherzellen auch an der Ausscheidung injizierter Vitalfarbstoffe, die mehr oder weniger reichlich in ihrem Sekret enthalten sind. Tang (1922) hat nach dem gegensätzlichen Verhalten beim *Schwein* und bei verschiedenen *Nagetieren* besondere Beziehungen zwischen den Panethschen Zellen und den gelben, basalgekörnten Zellen angenommen, da die einen in dem

Maße zunehmen sollen wie die anderen abnehmen, doch erscheint ein solcher Zusammenhang, abgesehen von den neueren Angaben über das Vorkommen oxyphiler Körnchenzellen beim *Schwein*, auch wegen der Verschiedenheit der beiden Zellarten wenig wahrscheinlich, wie später (S. 149) besprochen wird.

7. Die gelben oder basalgekörnten Zellen.

Fast bei allen *Wirbeltieren* finden sich im Epithel des ganzen Darmes Zellen, die hauptsächlich in ihrem basalen Abschnitt eine eigenartige Körnung aufweisen. Sie wurden nach dem besonderen Verhalten und der Lage dieser Körnchen als gelbe Zellen [J. E. SCHMIDT (1905), HAMPERL (1925, 1927), FEYRTER (1934), FRIEDMANN (1934)], als basalgekörnte Zellen [KAUFMANN-WOLF (1911), KULL (1912), CLARA (1924, 1932, 1933)], als chromaffine oder enterochromaffine Zellen [CIACCIO (1906), KULL (1925), VIALLI (1929), DE FILIPPI (1929, 1930), TEHVER (1930)], aber auch als chromophile [KULL (1913), SUDA (1918)], ferner als argentaffine [MASSON (1914)] oder chromo-argentaffine Zellen [CORDIER (1926)] bezeichnet. Oft werden diese Zellen auch mit dem Namen eines der ersten Beschreiber, wie KULTSCHITZKY, SCHMIDT, CIACCIO belegt, wobei sich ebenfalls ein Mangel an Übereinstimmung zeigt. Am besten sind sie jedenfalls durch die vor allem auffallende, wenn auch nicht ausschließlich basale Lage der Körnchen und deren Verwandtschaft zu Pigmenten, die hauptsächlich in der Darstellung zum Ausdruck kommt, gekennzeichnet.

Die basalgekörnten Zellen wurden schon von R. HEIDENHAIN (1870) und TOLDT (1880) im Magen des *Hundes* und *Kaninchens* gesehen [TEHVER (1930), PLENK (1932)], im Darm aber zuerst von NICOLAS (1890, 1891) bei der *Eidechse* als Zellen mit feinen, vorwiegend unter dem stark in die Höhe gerückten Kern angesammelten Körnchen beschrieben und in Abb. 40 seiner zweiten Mitteilung am Grunde einer Falte abgebildet. KULTSCHITZKY (1896, 1897) hat im Darm vom *Hund* in den Krypten und auch in den Zotten Epithelzellen mit „acidophilen" Körnern festgestellt, von denen er meinte, daß sie Produkte der Resorption seien, dann ausgestoßen und von Leukocyten aufgenommen werden, deren Körnchen mit jenen in den Epithelzellen identisch sein sollen. K. W. ZIMMERMANN (1898) hat dieselben Zellen in den Krypten des *menschlichen* Duodenum als flaschenförmige, helle Gebilde von unbekannter Bedeutung beschrieben und W. MÖLLER (1899) hat sie im Dünn- und Dickdarm verschiedener *Haussäugetiere* im Oberflächen- und etwas reichlicher im Kryptenepithel gefunden, die Identität ihrer Körnchen mit jenen der Leukocyten aber mit Recht bezweifelt. BLOCH (1903) konnte diese Zellen auch bei Säuglingen an den Zotten und besonders in den Krypten feststellen, doch wurde noch von ELLENBERGER (1911) und EKLÖF (1914) bezweifelt, daß es sich um eine eigene Zellart von besonderer Bedeutung handelt, wie dies inzwischen auch von J. E. SCHMIDT (1905), CIACCIO (1906), KAUFMANN-WOLF (1911), KULL (1912), MASSON (1914) und PAVONE (1915) betont, seither aber noch durch eine große Zahl von Untersuchungen bestätigt wurde.

Unter den niederen *Wirbeltieren* zeigen die basalgekörnten Zellen noch keine allgemeine Verbreitung. Sie fehlen nach CORDIER (1926) und DE FILIPPI (1930a) bei *Petromyzon Plan.*, bei den *Dipneusten* und im Darm der *Ganoiden*, von denen aber *Acipenser ruthenus* nach ROGOSINA (1928) im Bereiche der Kardia des Magens typische, versilberbare gelbe Zellen aufweist, und auch bei *Teleostiern* wurden sie vermißt; nach KULL (1925) sollen aber beim *Hecht* in der unteren Hälfte des Darmes stellenweise an jeder Falte Zellen mit basal angeordneten oxyphilen Körnchen vorkommen, die sich jedoch mit Chrom nicht bräunen. Von den *Selachiern* scheint nur ein Teil gelbe Zellen zu besitzen [CORDIER (1926), DE FILIPPI (1930a), TÖRÖ (1931), MORI (1935)]. Bei *Amphibien* wurden sie von CIACCIO (1907), KULL (1925), besonders aber fast durchwegs von DE FILIPPI (1930b) und auch von CITTERIO (1935) gefunden, obwohl CORDIER (1926) und TÖRÖ (1931) teilweise gegenteilige Angaben machen; dies führen VIALLI und ERSPAMER (1933) und CLARA (1933a, 1936), der sie bei *Salamandra maculosa* auch histochemisch genau untersucht hat, auf die verwendeten Methoden zurück. Unter den *Reptilien* scheinen solche Zellen bei allen Gruppen vorzukommen [NICOLAS (1891), KULL (1925), DIAS-AMADO (1925), VIALLI (1929), N. G. KOLOSSOW und SABUSSOW (1930), TÖRÖ (1930, 1931), CLARA (1932), CITTERIO (1935)]. Die untersuchten *Vögel* weisen bis auf einige fragliche Befunde durchwegs basalgekörnte Zellen auf [CIACCIO (1907), MUTHMANN (1913), CORDIER (1921, 1923, 1926), GRESCHIK (1922), CLARA (1924, 1926, 1934), KULL (1925), CITTERIO (1931, 1935), SIMARD und VAN CAMPEN-HOUT (1932)]. CITTERIO (1929) fand auch im lymphoiden Dotterblindsack erwachsener und in der Bursa Fabricii junger *Vögel* gelbe Zellen. In der Reihe der *Säugetiere* wurden sie bei allen untersuchten Gruppen von den *Insectivoren* aufwärts schon von den ersten Beschreibern festgestellt [KULT-SCHITZKY (1897), W. MÖLLER (1899), J. E. SCHMIDT (1905), CIACCIO (1907), SIMARD (1934) u. a.].

In ihrer Form passen sich die basalgekörnten Zellen im allgemeinen

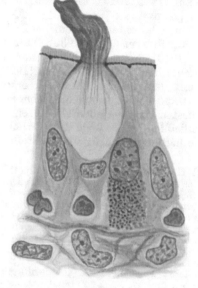

Abb. 87. Gelbe, basalgekörnte Zelle neben einer sezernie-renden Becherzelle im Zottenepithel aus dem Jejunum eines erwachsenen *Menschen* (sog. Chromreaktion). ORTH-D. Häm.-Eosin. Vergr. 1773 ×.

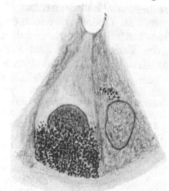

Abb. 88. Gelbe, basalgekörnte Zelle aus einer Krypte des Duodenum eines erwachsenen *Menschen* (sog. Silberreaktion). Formol-Versilberung nach MASSON-Lithiumcarmin. [Nach HAMPERL (1925)].

den benachbarten Epithelzellen an, zeigen aber eine größere Veränderlichkeit [HAMPERL (1925), TEHVER (1930), FRIEDMANN (1934)]. Während sie an den Zotten fast eine prismatische Gestalt annehmen können (Abb. 87), haben sie in den Krypten eine mehr oder weniger breite Basis (Abb. 88). Oft verschmälern sie sich gegen das Lumen so sehr, daß man nicht leicht feststellen kann, ob sie bis zur Oberfläche reichen, was aber in der Regel der Fall ist. Nach HAMPERL (1925) sind sie durchschnittlich 21—24 μ lang und an der Basis 8—12 μ breit. Manchmal erscheinen sie zwischen den benachbarten Zellen noch mehr gegen die Basis gedrängt, so daß sie sich an der Peripherie fast platt ausbreiten oder sich etwas nach außen vorwölben. In den BRUNNERschen Drüsen können sie zu ganz platten, unregelmäßig zackig begrenzten Zellen werden, die ähnlich wie Korb-zellen an der Peripherie der Drüsenschläuche liegen [HAMPERL (1925)] und sicher keine Verbindung mit dem Lumen haben (Abb. 90), sich aber durch Übergangsformen von typischen kegelförmigen Zellen ableiten lassen. TANG (1922) hat beim *Kaninchen* an den BRUNNERschen Drüsen eine polypenartige gelbe Zelle beschrieben. Auch an den Magendrüsen können sie eine breite, fast sternförmige, verzweigte Basis zeigen [HAMPERL (1927a)] und nach FEYRTER (1934) kommt dies gelegentlich auch im Dünn- und Dickdarm an den Zotten und in den Krypten vor.

Die freie Oberfläche der basalgekörnten Zellen stimmt nach CLARA (1926, 1933) im allgemeinen mit jener der benachbarten Epithelzellen überein; sie kann an den Zotten (Abb. 87) eine größere Ausdehnung erlangen und bei *Tieren* wie auch beim *Menschen* einen deutlichen Stäbchensaum aufweisen [KULTSCHITZKY (1897), KULL (1912), MASSON (1914), GRESCHIK (1922), CLARA (1926, 1933a), FEYRTER (1934), FRIEDMANN (1934)].

Der etwa 6 μ große Kern der basalgekörnten Zellen (Abb. 88) liegt meist an der Grenze zwischen dem basalen und mittleren Drittel [HAMPERL (1925)], erscheint besonders in den Krypten der *Säugetiere* im Vergleich zu den anderen Epithelzellen weiter gegen das Lumen gerückt, hat eine rundliche, mitunter querovale oder auch kegelförmige Gestalt und eine bläschenartige Beschaffenheit, ist chromatinarm und läßt oft keine deutlichen Kernkörperchen erkennen [J. E. SCHMIDT (1905), KULL (1911, 1925), MASSON (1914), HAMPERL (1925), TEHVER (1930), CLARA (1933), FRIEDMANN (1934), MORI (1935)]. Im Oberflächenepithel und bei niederen *Wirbeltieren* zeigt der Kern ein ähnliches Aussehen wie in den benachbarten Epithelzellen und kann sogar tiefer liegen als in diesen [CLARA (1925, 1932, 1933a, 1934), VIALLI (1929), DE FILIPPI (1930)]. KULL (1925) nimmt an, daß die Zellen sich nach Ausstoßung der Körnchen in leerem Zustand mitotisch teilen können. MASSON (1914) und PARAT (1924) glaubten, daß die basalgekörnten Zellen nach Amitose und Querteilung einer Darmepithelzelle durch besondere Differenzierung der basalen Tochterzelle entstehen, was bereits von CORDIER (1921, 1926) u. a. widerlegt wurde, doch glaubt FRIEDMANN (1934), daß beide Zellen nach einer Querteilung Körnchen ausbilden können, und daß es so zu einer Verdrängung aus dem Epithel kommt. Sowohl Mitosen wie auch einwandfreie Amitosen konnten in den gelben Zellen bisher nicht festgestellt werden, doch bildet HAMPERL (1927) eine solche mit zwei Kernen ab und einmal fand ich auch eine dreikernige, was FEYRTER (1934, S. 377) an verschiedenen Stellen des Darmes wiederholt gesehen hat. Für eine amitotische Vermehrung der gelben Zellen spricht nach FRIEDMANN (1934) auch das Vorkommen von Doppelzellen und von 3—4kernigen, drusenartigen Gebilden.

Das Cytoplasma der basalgekörnten Zellen erscheint besonders beim *Menschen* infolge seiner geringen Färbbarkeit hell [MORI (1935)] und ist an der Basis von Zellen, die sich noch in Entwicklung befinden, mitunter wolkig verdichtet [FRIEDMANN (1934)]. Es enthält nach Befunden bei verschiedenen *Tiergruppen* nur wenige, mitunter auch gar keine typischen Mitochondrien [CORDIER (1926), CLARA (1928), VIALLI (1929)]. K. W. ZIMMERMANN (1898) hat zwischen oberem und mittlerem Drittel der Zelle einen einfachen Zentralkörper nachgewiesen, während KULL (1925) und CLARA (1933) angeben, daß meist ein Diplosom dicht unter der Oberfläche vorhanden ist. Oberhalb des Kernes findet sich auch ein Binnenapparat, der jenem der Saumzellen ähnelt, doch sind die besonders in stark mit Körnchen gefüllten Zellen deutlich hervortretenden Vacuolen meist geringer an Zahl und kleiner [CORDIER (1926), CLARA (1928, 1932, 1933a)]. Kanälchen und ähnliche Gebilde zwischen den Körnchen unterhalb des Kernes wurden von KULL (1925) fälschlich ebenfalls als Binnenapparat aufgefaßt [HAMPERL (1925), CLARA (1926, 1928), MORI (1935)].

Die basalgekörnten Zellen enthalten kein Glykogen [DANISCH (1924)] und nach HAMPERL (1925) und FEYRTER (1934) auch kein mit Sudan färbbares Fett. DANISCH (1924) und besonders ERÖS (1928), der die Chrom-Hämatoxylinmethode nach DIETRICH-KRAUS verwendete, erhielten dagegen ein positives Resultat, ZANARDI (1934) fand gelegentlich einige mit Sudan III färbbare Vacuolen und nach MASSON (1932) bestehen die Körnchen teilweise aus einem in Toluol löslichen Körper. In den als Carcinoide bezeichneten Geschwülsten, deren Zellen den gelben Zellen an die Seite gestellt werden können, finden sich nach H. ALBRECHT (1911), OBERNDORFER (1912), MARESCH (1913), HASEGAWA (1923) u. a. Neutralfette und doppelbrechende Lipoide, in solchen Tumoren aus dem Wurmfortsatz sogar meist in reichlicher Menge; sie sind hier in der Regel nicht an der dem Stroma zugekehrten Basis, sondern jenseits des Kernes in der den anderen Zellen des Komplexes zugewendeten Zellhälfte angesammelt. FEYRTER (1934) hat in diesen Geschwulstzellen dem Lipofuscin mindestens sehr nahe stehende Farbstoffkörnchen gefunden.

Der basale Abschnitt der gelben Zellen ist meist ganz angefüllt mit den für sie charakteristischen, vorwiegend sehr feinen Körnchen. Beim *Menschen* liegen diese hauptsächlich unter dem Kern, nach FRIEDMANN (1934) aber nicht selten auch oberhalb dieses und HAMPERL (1931) konnte mit der Silbermethode von GROS-SCHULTZE häufig über dem Kern Körnchen darstellen, die aber von etwas anderer Beschaffenheit sind. Ein ähnliches Verhalten zeigen die Körnchen bei allen *Säugetieren* mit Ausnahme des *Meerschweinchens*, bei dem sie nach übereinstimmenden Angaben von KULL (1911), CORDIER (1921, 1926), HAMPERL (1925), G. SCHUMANN (1936) u. a. die ganze Zelle füllen bis auf einen kleinen, nächst dem Lumen gelegenen Abschnitt, was MORI (1935) auch bei der *Katze* findet. Nach CLARA (1926) kommt dasselbe mitunter bei *Vögeln* vor, deren gelbe Zellen sonst ebenfalls nur im basalen Abschnitt Körnchen aufweisen. Bei *Reptilien* dagegen wurden solche von VIALLI (1929) und CLARA (1932) häufiger auch oberhalb des Kernes festgestellt, doch liegen sie hier weniger dicht, machen oft den Eindruck als ob sie aufgelöst würden und lassen die Gegend des Binnenapparates stets frei. Unter den *Amphibien* sind nach DE FILIPPI (1930b) bei vielen Arten fast die ganzen Zellen mit Körnchen gefüllt und CLARA (1933) findet sie beim *Salamander* ebenfalls nur selten ausschließlich basal; bei *Spelerpes* und *Pelobates* aber liegen sie nach DE FILIPPI (1930b) nur im basalen Zellabschnitt und bei *Selachiern* sind sie nach demselben Autor (1930a) ebenfalls vorwiegend basal angesammelt.

Außer diesen Unterschieden bei verschiedenen *Tieren* zeigt sich individuell ein Wechsel im Vorkommen und Aussehen der Körnchen oberhalb des Kernes, das besonders von CORDIER (1923, 1926), HAMPERL (1925) und G. SCHUMANN (1936) beim *Meerschweinchen* festgestellt wurde. Dies ist, wie auch CLARA (1932, 1933) meint, auf eine Lösung und Ausscheidung der Körnchen im distalen Zellabschnitt zurückzuführen und das schon von CIACCIO (1906) und GRESCHIK (1922) beschriebene Vorkommen von Vacuolen und Kanälchen im basalen Zellabschnitt zwischen den Körnchen wird ebenfalls auf deren Lösung zurückgeführt [HAMPERL (1925), CLARA (1926), ERÖS (1928), DE FILIPPI (1930), FRIEDMANN (1934)].

Die Körnchen sind, wie schon CORDIER (1926) festgestellt hat, auch in den frisch isolierten Zellen zu sehen und lassen sich supravital mit Neutralrot färben, doch sind sie gegen Fäulnis sehr empfindlich und daher 4—5 Stunden nach dem Tode meist nicht mehr sicht- und darstellbar [HAMPERL (1925), SPRAFKE (1927), ERÖS (1928), FEYRTER (1934)]. Die sich hiebei abspielenden Veränderungen kommen besonders deutlich in dem Verhalten gegenüber verschiedenen Silbermethoden zum Ausdrucke, von denen jene nach GROS-SCHULTZE im Gegensatz zu der von MASSON angegebenen auch bei nicht ganz frischer Fixierung noch Körnchen zur Darstellung bringt [HAMPERL (1931)].

Gegenüber den gebräuchlichen Fixierungsmitteln verhalten sich die Körnchen der gelben Zellen ebenfalls verschieden, wobei nach CLARA (1932, 1933, 1936) die Wirkung auf den Seitenrest des Benzolringes der die Körnchen bildenden Dioxybenzolverbindung von ausschlaggebender Bedeutung ist. Da das Alkohol-Formalin-Gemisch von SCHAFFER die Körnchen bei jungen menschlichen Embryonen gut erhält, später aber löst, scheint auch ihr Reifezustand eine Rolle zu spielen [PATZELT (1931), CLARA (1934)]. Gegen Säuren sind die Körnchen nach CORDIER (1925) recht widerstandsfähig. Von den gebräuchlichen Fixierungsflüssigkeiten eignen sich im allgemeinen nach HAMPERL (1925, 1927) und CORDIER (1926) jene, die Pikrinsäure, Essigsäure, Trichloressigsäure und starken Alkohol in größerer Menge oder vorwiegend Sublimat enthalten, schlecht für die Darstellung der Körnchen, während Gemische aus Kaliumbichromat und Formol diese besonders gut erhalten; ersteres verleiht ihnen zugleich eine mehr oder weniger kräftige gelbe Färbung [J. E. SCHMIDT (1905)], erlaubt aber auch ihre Versilberung nach der Methode von MASSON (1914), wofür Formol am besten geeignet ist, während Alkohol und Sublimat die Reduktionsfähigkeit der Körnchen schädigen, ohne indessen ihre Darstellung durch Färbung zu verhindern [HAMPERL (1927b), CLARA (1934a, b)]. Beim *Salamander* werden die Körnchen nach CLARA (1933a) durch BOUINs Gemisch gelöst, während sie bei *Vögeln* erhalten bleiben. VIALLI und ERSPAMER (1933) und CLARA (1934a, b) schließen aus diesem Verhalten der Körnchen, daß sie nur die Träger der spezifischen Substanz sind und trotz deren Zerstörung erhalten bleiben können, und daß sie im Laufe der Entwicklung eine Veränderung erfahren.

Durch Fixierung mit Bleiacetat-Formol nach LISON (1931) wird die spezifische Substanz der Körnchen nach CLARA (1936) stabilisiert und ihre nachträgliche Lösung verhindert, die nach den Befunden von VIALLI und ERSPAMER (1933) und von CLARA (1936) bei *Amphibien* durch Celloidin- im Gegensatz zur Paraffineinbettung mitunter bewirkt wird, worauf bei allen diesbezüglichen Untersuchungen zu achten ist; diese Fixierung liefert daher die zuverlässigsten Ergebnisse und verbessert die Darstellung der Körnchen mit den spezifischen Methoden.

Auch ohne Chromierung können die Körnchen im ungefärbten Schnitt eine blaßgelbliche Färbung zeigen [MASSON (1924), HAMPERL (1925), CORDIER (1926)]. CLARA (1932) meint, daß diese ebenso wie bei anderen Reduktionsvorgängen schon durch die Fixierung in dem gewöhnlich sauren Formol zustande kommen kann, doch hat FEYRTER (1934) dabei einmal eine derart kräftige gelbe Farbe der Körnchen gesehen, daß eine natürliche Eigenfärbung wahrscheinlich erschien.

Nach ERÖS (1932) und HAMPERL (1932) zeigen die Körnchen der gelben Zellen außerdem im Fluoreszenzmikroskop eine gelbliche Eigenfluoreszenz, wie sie unter anderem an vielen Lipoiden und auch an Lipofuscin im Gegensatz zu Melanin zu sehen ist.

Eine ausgesprochen gelbe Färbung erhalten die Körnchen durch Behandlung mit verschiedenen Oxydationsmitteln, wie 2% Natriumjodat oder Kaliumpermanganat, und in gleicher Weise ist auch ihre Bräunung durch Kaliumbichromat (Abb. 87) zu erklären, die nach SCHACK (1932) im Gegensatz zu anderen Angaben auch an Schnitten von Formolmaterial noch gelingt, wenn man sie nach der Entparaffinierung in eine mit Eisessig angesäuerte Kaliumbichromatlösung bringt. Diese schon von J. E. SCHMIDT (1905) entdeckte „Chromreaktion" beruht nicht auf einer spezifischen Verbindung mit dem Chrom, sondern ebenso wie bei den Markzellen der Nebenniere [VERNE (1923), GERARD, CORDIER und LISON (1930)] auf teilweiser Oxydation der in den Körnchen enthaltenen phenolartigen Substanz und Bildung einer gelbgefärbten Chinonverbindung durch Kupplung mit dem noch nicht oxydierten Teil [HAMPERL (1925), CORDIER und LISON (1930), CLARA und CANAL (1932)]. Wie später (S. 144) noch besprochen wird, kommt es aber sowohl bei *Säugetieren* wie auch bei *Vögeln* nicht in allen basalgekörnten Zellen durch Behandlung mit Chromsalzen zu einer solchen Gelbfärbung und bei *Reptilien* und tiefer stehenden

Wirbeltieren fällt diese überhaupt schwächer aus [Vialli (1929), de Filippi (1930), Clara (1932, 1933)]; Kull (1925) konnte sie an den von ihm beim *Hecht* beschriebenen Zellen überhaupt nicht erzielen.

Auch bei der von Masson (1914) gefundenen „Silberreaktion" der Körnchen (Abb. 88), für die Hamperl (1925) ein etwas abgeändertes Verfahren angegeben hat, bildet sich, wie zunächst von Gerard, Cordier und Lison (1930) für die Nebennierenmarkzellen festgestellt wurde, infolge Oxydation und Kupplung mit noch nicht oxydierter Substanz eine gelbe Chinonverbindung, die erst bei längerer Einwirkung sekundär infolge der Reduktion der ammoniakalischen Silberlösung durch metallisches Silber geschwärzt wird [Cordier und Lison (1930)]. Nach Feyrter (1934) ist bei der Silberreaktion dieser Körnchen aber vor allem zu berücksichtigen, daß sie nur nach Fixierung in Formalin eintritt, weshalb dessen Wirkung zunächst aufzuklären wäre. Die Körnchen der gelben Zellen verhalten sich hiebei vor allem ähnlich wie das Melanin und seine Vorstufen, haben aber eine weniger energische Reduktionskraft [Hamperl (1925), Masson (1932)]. Andere für die Darstellung der Körnchen in den gelben Zellen verwendete Silbermethoden, bei denen die Reduktion durch besondere Reagenzien wie Formol oder Pyrogallol vorgenommen wird, so auch die Stückversilberung nach Hasegawa (1923) und die Abänderung von Törö (1931) sind weniger spezifisch, da nach Hamperl (1932) je nach der verwendeten Methode ein kleinerer oder größerer Kreis verschiedenartiger Zellen zur Darstellung kommt. In gleicher Weise wie bei den *Säugetieren* lassen sich die Körnchen der gelben Zellen nach Clara (1933) auch bei *Vögeln* und *Reptilien* versilbern, während dies von tiefer stehenden *Wirbeltieren* zunächst nur bei einem Embryo von *Spinax niger* [Cordier (1926)] und im Bereiche der Kardia des Magens von *Acipenser ruthenus* [Rogosina (1930)] gelungen ist. Mit der weniger spezifischen Versilberungsmethode von Gros-Schultze aber hat Clara (1933a) auch beim *Salamander* gelegentlich eine Färbung der Körnchen erhalten und unter Berücksichtigung des oben über die Vorbehandlung Gesagten kann diese nach Vialli und Erspamer (1933) und Clara (1936) bei *Amphibien* ebenso wie bei höheren *Tieren* erzielt werden.

Masson (1932) hat nun weiterhin festgestellt, daß der reduzierende, phenolartige Bestandteil der Körnchen teilweise an einen in Toluol löslichen Körper gebunden ist, aber auch, wahrscheinlich als anschließender Reifungszustand, von diesem getrennt vorkommt und dann in Toluol unlöslich ist, woraus sich zum Teil die wechselnde Menge und Größe der Körnchen in versilberten Schnitten erklärt. Da die Körnchen außerdem selbst in den einzelnen Zellen eine verschiedene Reduktionsfähigkeit besitzen, so daß sie auf Grund dieser nur unvollständig zur Darstellung kommen, behandelt Masson (1932) dünne Stücke vor der Einbettung mit 3% Silberlösung, die von den Körnchen adsorbiert oder gebunden wird, sie aber großenteils nicht bräunt, und führt dann eine vollständige Reduktion durch das Formol-Pyrogallol-Gemisch von Cajal herbei; indem er die Stücke außerdem vor der Versilberung mit ammoniakalischem Alkohol behandelt, erreicht er, daß nur die Körnchen der gelben Zellen, diese aber vollständig und durchwegs in gleichem Aussehen zur Darstellung gebracht werden.

Sehr gut lassen sich die Körnchen der gelben Zellen durch Färbung darstellen, wobei sie vor allem saure, zum Teil aber auch, besonders wenn sie in Auflösung begriffen sind [Friedmann (1934)], basische Farbstoffe annehmen. In Verbindung mit einer durch die vorausgegangene Fixierung in einer chromhaltigen Flüssigkeit bewirkten Bräunung entstehen dabei Mischtöne, durch die sich die Körnchen sehr deutlich von der Umgebung abheben [Hamperl (1925), Clara (1933)]. In geradezu spezifischer Weise färben sie sich nach Clara (1935) mit wäßrigen Lösungen von Hämatoxylin, Gallocyanin, Coelestinblau, Gallaminblau und Kernechtrot, von denen die beiden letzteren, ganz besonders Gallaminblau, auch nach Zusatz von Beizen (Chrom- bzw. Natriumalaun) eine außerordentlich scharfe, nur für diese Körnchen bezeichnende Färbung ergeben; da diese nach vorausgegangener Oxydation der Körnchensubstanz bei unverändertem Farbton der übrigen Gewebsbestandteile ausbleibt, scheinen daran auch chemische Vorgänge beteiligt zu sein. Um etwas Ähnliches dürfte es sich auch bei der in Abb. 108 wiedergegebenen Färbung einer gelben Zelle mit Muchämateïn handeln.

Bei den Färbungen können, wie schon CIACCIO (1907) festgestellt hat, Unterschiede in der Beschaffenheit der Körnchen zum Vorschein kommen, indem die Gelbfärbung durch Chrom ebenso wie auch die Bräunung durch Silber [TEHVER (1930), TÖRÖ (1931), PESSIN (1931), VIALLI und ERSPAMER (1933)], in manchen Zellen sehr gering ausfällt oder ganz unterbleibt, die Affinität zu sauren Farbstoffen dann aber um so mehr hervortritt. Ähnlich wie bei den *Säugetieren* zeigt sich dies auch bei *Vögeln* und *Reptilien* [KULL (1912, 1925), CLARA (1932)], während sich die Körnchen bei den niederen *Wirbeltieren*, wie erwähnt, gegenüber jenen Darstellungsmethoden auch je nach der Vorbehandlung verschieden verhalten [CLARA (1935)]. KULL (1912) wollte diese von ihm als „acidophile" Zellen bezeichnete Abart zunächst ganz von den „chromaffinen" trennen, fand aber später (1925), daß sich erstere allmählich in letztere verwandeln. Da jedenfalls Übergangsformen zwischen beiden Zelltypen vorkommen und diese sich morphologisch und nach CLARA (1932) auch gegenüber der Diazoreaktion gleich verhalten, dürfte es sich, wie auch CIACCIO (1913), GRESCHIK (1922), CHUMA (1923) und HAMPERL (1925) annehmen, nur um graduelle, vielleicht auf verschiedenen Reife- oder Funktionszuständen beruhende Unterschiede handeln; CLARA (1932, 1933) meint, daß dabei möglicherweise der am Benzolring hängende Restkomplex eine Rolle spielt, und daß die eigentliche spezifische Substanz in den Körnchen als Trägern in wechselnder Konzentration vorhanden sei, oder auch ganz fehlen kann; er tritt daher für eine Unterteilung der basalgekörnten Zellen in gelbe und acidophile ein. In ähnlicher Weise unterscheiden VIALLI und ERSPAMER (1933) bei *Hund* und *Katze* zwei Typen von basalgekörnten Zellen, doch hält es CLARA (1935) nach weiteren Untersuchungen für möglich, daß die negativen Reaktionsergebnisse in den acidophilen Zellen auf einer besonders leichten Löslichkeit ihrer spezifischen Substanz beruhen (Abb. 83).

Aus den eben erwähnten Darstellungsmethoden und aus Versuchen mit verschiedenen anderen Reagenzien haben sich auch Einblicke in den chemischen Aufbau dieser Körnchen ergeben. Eine gewisse Übereinstimmung mit den Markzellen der Nebenniere und melanotischen Pigmenten, die sich in dem auf Reduktion beruhenden Verhalten gegen Chrom- und Silbersalze zeigt, hat HAMPERL (1925) veranlaßt, als gemeinsame reduzierende Grundlage auch in den Körnchen der gelben Zellen Brenzkatechin anzunehmen, und zu einem ähnlichen Ergebnis ist auch CORDIER (1927) gekommen. Nach VERNE (1923) beruht die als „Chromreaktion" bezeichnete Bräunung der Nebennierenmarkzellen durch Kaliumbichromat auf einer Oxydation und, wie GERARD, CORDIER und LISON (1930) gezeigt haben, der anschließenden Kupplung des entstehenden Chinons mit der noch nicht oxydierten aromatischen Substanz zu einer braun gefärbten Verbindung. Dasselbe spielt sich bei der sog. „Silberreaktion" ab, bei der dann noch eine Imprägnation mit dem reduzierten Silber dazukommt. CORDIER und LISON (1930) und CLARA und CANAL (1932) haben die gleichen Vorgänge an den Körnchen der gelben Zellen festgestellt und deren Aufbau noch weiter durch histochemische Untersuchung analysiert, wie CLARA (1933) in seiner zusammenfassenden Darstellung eingehend bespricht. Da hiebei aber die Fixierung in Formol vorausgesetzt wird, ist nach FEYRTER (1934) zu berücksichtigen, daß dessen Wirkung noch nicht geklärt erscheint.

So bewirkt die Kupplung mit verschiedenen Diazoverbindungen in alkalischer Lösung eine durch Säurezusatz nicht verstärkbare gelbliche bis rötliche Färbung der Körnchen, was darauf schließen läßt, daß in ihnen eine freie Phenolverbindung von verhältnismäßig einfacher Zusammensetzung vorhanden ist, an der sich, wie schon Cordier und Lison (1930) angenommen haben, mindestens eine freie Hydroxylgruppe in ortho-Stellung befindet. Diese Diazokupplungsreaktion fällt nach Clara (1932, 1933a) bei *Säugern, Vögeln* und *Reptilien* positiv aus, geht aber bei letzteren kaum über gelb hinaus und gelingt bei *Amphibien* nur nach Paraffineinbettung [Vialli und Erspamer (1933)] oder nach Fixierung durch Bleiacetat-Formol, die zugleich die Stärke der Farbtöne hebt [Clara (1935)].

Da nun die einwertigen Phenole die ammoniakalische Silberlösung nicht reduzieren, ist nach Cordier und Lison (1930) in den Körnchen sicher mehr als eine Hydroxylgruppe vorhanden und da Chinon nur mit ein- und zweiwertigen Phenolen gefärbte Verbindungen gibt, beweist die positive Chinonadditionsreaktion das Vorhandensein von zwei Hydroxylgruppen, die sich nach der durch Oxydationsmittel bewirkten Gelbfärbung in ortho-Stellung befinden müssen.

Dasselbe beweist das von Clara (1932) beschriebene Verhalten der Körnchen gegen Eisenchlorid und auch der positive Ausfall der von Quastel (1931) für ortho-Dioxybenzolderivate angegebenen Farbreaktion mit Eisessig-Ammoniummolybdat. Diese beiden Reaktionen gelingen aber nach Clara (1932, 1933a) nur bei *Säugern* und *Vögeln* und fallen auch bei diesen nicht sehr deutlich aus. Sehr gut werden dagegen die Körnchen der gelben Zellen dieser beiden *Tiergruppen* in einem dunkelbraunen bis grauschwarzen Ton durch progressive Färbung mit Helds Molybdänhämatoxylin und besonders mit dem von Clara (1933) angewendeten Ammoniummolybdat-Molybdänhämatoxylin hervorgehoben, die auf demselben chemischen Vorgang wie die Quastelsche Reaktion zu beruhen scheint. Diese Färbung gelingt auch schwach bei *Reptilien,* bei *Amphibien* dagegen nur, wenn die hier leichter eintretende Lösung der spezifischen Substanz nach den oben (S. 141) gegebenen Vorschriften vermieden wird [Vialli und Erspamer (1933), Clara (1936)].

Während somit bei den niederen *Wirbeltieren* in den Körnchen der gelben Zellen nur ein Dioxybenzolderivat nachgewiesen erscheint, enthalten sie bei den höheren *Wirbeltieren* ein Derivat eines Orthodioxybenzols, das in para-Stellung zu einer Hydroxylgruppe eine mehr oder weniger komplizierte Seitenkette aufweist. Die chemische Zusammensetzung dieses Restkomplexes

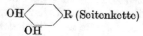

ist noch unbekannt und auch die Annahme von Cordier und Lison (1930), daß er verhältnismäßig einfach gebaut sei, ist nach Clara (1933) noch nicht bewiesen. Er scheint das Verhalten der Körnchen gegen Reagenzien zu beeinflussen, das in der *Tier*reihe und auch während der Entwicklung wechselt. So scheinen die Körnchen bei höheren *Tieren* eine größere Resistenz zu besitzen [Clara (1933)] und beim *Menschen* werden sie in jüngeren Embryonalstadien durch Fixierung in Alkohol-Formalin gut erhalten, später dagegen gelöst [Patzelt (1931), Clara (1933)].

Das besprochene Verhalten der Körnchen bei den verschiedenen Reaktionen zeigt, wie auch aus einer Tabelle von Clara (1933a) hervorgeht, daß die chemische Konstitution der Körnchen in der aufsteigenden Reihe der *Wirbeltiere* erst allmählich jene Beschaffenheit erlangt, die bei den *Vögeln* und *Säugetieren* durch diese Reaktionen charakterisiert ist. Aber auch bei letzteren färben sich die Körnchen in den sog. acidophilen Zellen mit den oxydierenden Chrom- und Silbersalzen nicht, während sie die übrigen Reaktionen in gleicher Weise wie die reduzierenden Körnchen geben.

Masson (1924), Kull (1925), Tehver (1930), Hamperl (1931) und Clara (1933) machen Angaben über ein verschiedenes Verhalten der oberhalb des Kernes liegenden Körnchen, die zunächst Silber nicht mehr reduzieren und dann schlechter färbbar werden, was auf verschiedene Reifezustände und eine allmähliche Auflösung der Körnchen gegen das Lumen hin schließen läßt. Dabei wird der distale Teil der Zelle nach Friedmann (1934) auch erst deutlich sichtbar, doch nimmt diese Autorin nicht eine Ausscheidung an der Oberfläche, sondern an der Basis an. Die gelösten Stoffe können Kanälchen und Vacuolen bilden, die manchmal unter dem Kern liegen und der Zelle ein unregelmäßiges, ausgebuchtetes Aussehen verleihen, das nicht auf Schrumpfung beruht. Schließlich entstehen durch die Auflösung der Körnchen nach FRIED-MANN (1934) die leeren Zellen, die auch von KULL (1925), TEHVER (1930) und anderen Autoren beschrieben wurden und nur durch ihren höher liegenden Kern auffallen. Danach würden die gelben Zellen einen Sekretionszyklus zeigen, was aber für die ganz auf die Basis des Epithels beschränkten Formen besonders in den Duodenaldrüsen kaum gelten kann, wie auch FEYRTER (1934, S. 383) meint.

Die gelben Zellen finden sich im Verlaufe des ganzen Darmes meist einzeln in das Epithel eingestreut, manchmal liegen aber, wie oben (S. 139) erwähnt wurde, auch zwei, ganz ausnahmsweise mehr nebeneinander. Sie kommen im Oberflächenepithel zwischen und an den Schleimhauterhebungen vor [KULTSCHITZKY (1896), CORDIER (1923), CLARA (1926, 1933), FRIEDMANN (1934) u. a.], doch erscheint die Angabe KULLS (1912), daß die Darmzotten des *Menschen* an 5 μ dicken Längsschnitten 3—5 solche aufweisen (Abb. 87), als Durchschnittszahl jeden-falls zu hoch. Bei *Sala-mandra maculosa* findet sie CLARA (1933a) an den Falten sogar reichlicher als in der tieferen Zone des Oberflächenreliefs, wo ihre Zahl sonst meist grö-ßer ist. Ihr Hauptsitz sind bei den höheren *Wirbel-tieren,* wie auch MORI (1935)

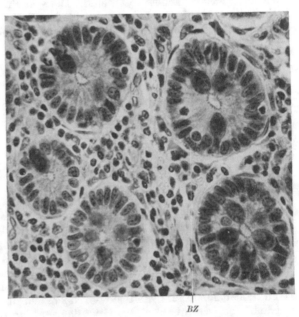

Abb. 89. Flachschnitt durch die Schleimhaut des Jejunum eines er-wachsenen *Menschen.* Krypten im Querschnitt, *BZ* basalgekörnte (gelbe) Zelle, Zellen der Propria. Orth-D. Häm.-Eosin. Vergr. 452×.

angibt, die Krypten (Abb. 89), die nach J. E. SCHMIDT (1905) beim *Men-schen* 2—4, nach KULL (1912) sogar 6—10 gelbe Zellen aufweisen. FRIED-MANN (1934) hat im unteren Drittel der Krypten, wo sie vorwiegend liegen, durchschnittlich 3—5, manchmal aber 6—8 oder auch gar keine gefunden. Im Dickdarm sind die gelben Zellen gewöhnlich auf die Krypten beschränkt. Im Enddarm der *Taube* aber liegen sie nach CLARA (1926) im Gegensatz zum *Huhn* größtenteils im Oberflächenepithel.

Von den Krypten setzen sich die gelben Zellen auch auf die BRUNNER-schen Drüsen fort, wo ihr Vorkommen beim *Menschen* [J. E. SCHMIDT (1905), SUDA (1918), PARAT (1924), HAMPERL (1925), KULL (1925)] und auch bei ver-schiedenen *Säugetieren* [SUDA (1918), TEHVER (1930), CLARA (1932)] nach Menge und Verteilung sehr wechselt und von CLARA (1933) als Heterotopie bezeichnet wird. Sie treten beim *Menschen* schon an den ersten Anlagen der BRUNNER-schen Drüsen verhältnismäßig zahlreich auf und wachsen mit ihnen unter gleichzeitiger Vermehrung in die Tiefe [PATZELT (1931)], so daß sie sich beim Erwachsenen hauptsächlich nächst den Ausführungsgängen finden, an den sich weiter verzweigenden Schläuchen aber früher oder später verschwinden. Sie breiten sich meist an der Basis aus, so daß sie den Schläuchen oft nur peripher angelagert erscheinen und keine Verbindung mit dem Lumen besitzen (Abb. 90, 108).

Auch im Diverticulum Vateri, in der Papilla Santorini, in den Hauptgängen des Pankreas und in deren Drüsen kommen beim *Menschen* und bei *Säugetieren* gelbe Zellen vor [Cordier (1921, 1926), Kull (1925), Clara (1926, 1933), Feyrter (1929, 1934), Tehver (1930), Patzelt (1931)]. Nach Kull (1925) erstrecken sie sich beim *Meerschweinchen* sogar bis in die mittleren Pankreasgänge und nach Tehver (1930) kommen sie beim *Rind* auch in den Drüsen der Gallenblase vor, während sie in den Gallengängen noch nicht sicher nachgewiesen sind. Die von Peyron (1924) und von Peyron und Corsy (1925) in der Leber menschlicher Embryonen als Vorstufe der Gallensekretion beschriebenen Körnchen können deshalb, weil sie sich ebenfalls mit

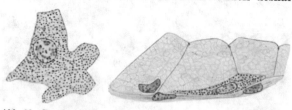

der Silbermethode von Masson imprägnieren, wohl noch nicht zu den gelben Zellen in Beziehung gebracht werden, und dasselbe gilt von argentaffinen Zellen im Pankreas, die nach Lasowsky (1931) keine Affinität zu Chromsalzen haben.

Abb. 90. Basalgekörnte (gelbe) Zelle von der Peripherie einer Brunnerschen Drüse aus dem Duodenum eines erwachsenen *Menschen*. Links von der Fläche, rechts im Schnitt. Formol-Versilberung nach Masson-Hamperl. Vergr. 969×.

Im menschlichen und tierischen Magen wurden die gelben Zellen schon gesehen, ehe sie im Darm entdeckt und als solche beschrieben waren, wie aus der eingehenden Darstellung von Plenk (1932) in diesem Handbuch (Bd. V/2, S. 177f.) hervorgeht. Unter Hinweis auf diese sei hier nur kurz erwähnt, daß gelbe Zellen in Darmschleimhautinseln des Magens [Masson (1914, 1923), Chuma (1923), Kull (1925)], aber auch an Pylorus-, Fundus- und Kardiadrüsen vorkommen [Harvey (1907), Twort (1924), Hamperl (1925), Kull (1925), Lim und Ma (1926), Feyrter (1934)]. Nach Hamperl (1927) sind sie im normalen menschlichen Magen nur sehr spärlich, bei chronischer Gastritis dagegen auffallend reichlich vorhanden. Tehver (1929) glaubt, daß es sich auch bei den Nussbaumschen und Stöhrschen Zellen um gelbe Zellen handelt.

Nach Kull (1925) sollen gelbe Zellen beim *Meerschweinchen* in geringerer Zahl auch noch im mehrschichtigen Pflasterepithel des Oesophagus vorkommen, was aber Tehver (1930) nicht bestätigen konnte. Feyrter (1934) hat jedoch beim *Menschen* versilberbare Zellen im geschichteten Pflasterepithel der Speiseröhre und in den Drüsen vom kardialen Typus nachgewiesen und auch in den Krypten und den Proktodaealdrüsen der Pars analis recti fand er Elemente vom Aussehen der gelben Zellen. Ob verästelte Pigmentzellen, die in diesem Bereiche vorkommen und dieselbe Silberreaktion geben, ebenfalls zu ihnen in Beziehung gebracht werden können, bedarf noch der Aufklärung [Feyrter (1931, 1934)]. Auch im Oesophagus von *Alligator mississippiensis* finden sich nach Citterio (1935) hauptsächlich in den mittleren Lagen des geschichteten Pflasterepithels flaschenförmige Zellen, deren Körnchen dieselben Reaktionen geben wie in den gelben Zellen.

Beim Vergleich der Menge der gelben Zellen, der allerdings schwer genau durchzuführen ist, ergeben sich Unterschiede zwischen den einzelnen *Tier*arten und -gruppen, wie besonders aus Claras (1933) zusammenfassender Darstellung hervorgeht. Der *Mensch* besitzt ziemlich viel gelbe Zellen, besonders groß aber ist ihre Zahl beim *Schwein, Meerschweinchen* und *Kalb,* geringer beim *Rind* und sehr klein bei *Maus* und *Ratte* [SUDA (1918), TANG (1922), KULL (1925), CORDIER (1926), TEHVER (1930)]. Bei *Vögeln* ist sie geringer als bei *Säugetieren*, verhältnismäßig groß aber bei *Athene noctua, Huhn* und *Taube*, kleiner bei *Passeres* [KULL (1925), CORDIER (1926), CLARA (1926, 1928, 1934)]. Unter den *Reptilien* besitzen die *Saurier* die meisten, die *Ophidier* sehr wenig gelbe Zellen [VIALLI (1929)] und bei den *Amphibien* wechselt deren Menge ebenfalls [VIALLI (1929)], doch ist sie hier überhaupt viel kleiner als bei den höheren *Wirbeltieren* [CLARA (1936)]. Unter den *Selachiern* ist sie bei *Scyllium stellare* größer als bei *Torpedo ocellata* und *Raja astorius*, bleibt aber überhaupt kleiner als bei höheren *Tieren* [DE FILIPPI (1930)].

Außerdem sollen sich in der Menge der gelben Zellen individuelle [KAHLAU (1931), CLARA (1933) G. SCHUMANN (1936)], funktionelle [HAMPERL (1927)] und auch Altersunterschiede [TEHVER (1930)] geltend machen, doch sind hierüber noch genauere Feststellungen notwendig. FRIEDMANN (1934) hat beim *Menschen* keine Abhängigkeit vom Alter gefunden.

Auch in den einzelnen Darmabschnitten ist das Epithel verschieden reich an gelben Zellen. J. E. SCHMIDT (1905) und CORDIER (1925) haben zwar angegeben, daß diese gleichmäßig über den ganzen Darm verteilt sind, doch finden HAMPERL (1925), CITTERIO (1929), TEHVER (1930), KAHLAU (1931), CLARA (1933), FRIEDMANN (1934) und MORI (1935), daß sie beim *Menschen* und bei verschiedenen *Säugetieren* am Anfang des Dünndarmes am zahlreichsten sind und gegen den Anus allmählich abnehmen. Letzteres scheint aber nicht für den ganzen Darm zu gelten. KULL (1925) gibt sogar an, daß die gelben Zellen im Dickdarm bedeutend zahlreicher sind als im oberen Dünndarm und auch TEHVER (1930) findet beim ausgewachsenen *Rind* gleichfalls die meisten basalgekörnten Zellen im Dickdarm und ebenso MORI (1935) bei der *Katze*. Auch beim *Menschen* steigt ihre Menge im Dickdarm gegen das Rectum wieder an. Besonders reichlich kommen sie ferner im menschlichen Wurmfortsatz vor [CORDIER (1926), CLARA (1933)], wo sie schon beim Embryo ein besonderes Verhalten zeigen [PATZELT (1931), SCHACK (1932)], wie bei der Entwicklung (S. 65) besprochen wurde. Nach den Untersuchungen von FEYRTER (1934), der aber zugleich das individuell wechselnde Verhalten betont, findet sich ferner beim *Menschen* im Rectum kurz vor dem Anus eine Zone, in der die gelben Zellen auffallend zahlreich sein können. Bei *Huhn* und *Taube* findet CLARA (1926) im Gegensatz zu KULL (1925) im Enddarm weitaus mehr basalgekörnte Zellen als im Mitteldarm und bei den *Amseln* nimmt ihre Zahl nach CLARA (1934) in den Krypten ebenfalls gegen den After zu, doch scheint bei manchen *Vögeln* auch das umgekehrte Verhalten vorzukommen [CORDIER (1921), CITTERIO (1931)]. Verschieden sind die Befunde auch bei *Reptilien*, doch findet VIALLI (1929), daß die spärlichen gelben Zellen bei *Tropidonotus natrix* im Enddarm etwas zahlreicher werden. Bei *Amphibien* sollen sie im allgemeinen gegen den Anus abnehmen [CLARA (1936)], was DE FILIPPI (1930) besonders deutlich bei *Bufo vulgaris* feststellen konnte, und bei *Salamandra maculata* findet sie CLARA (1933a) nur in einer schmalen Zone unmittelbar hinter dem Pylorus in größerer Menge, tiefer bloß sehr spärlich und im Enddarm gar nicht. Dagegen sollen nach KULL (1925) beim *Hecht* basalgekörnte Zellen nur in der unteren Darmhälfte in größerer Zahl vorkommen.

Über die funktionelle Bedeutung der gelben Zellen bestehen sehr verschiedene Ansichten, die aber großenteils für die besonderen Eigentümlichkeiten dieser Zellen keine befriedigende Erklärung geben. Die vorwiegend basale Lage und die scheinbar geringere Veränderlichkeit der Körnchen wie auch ihr frühzeitiges Auftreten beim Embryo lassen sie als Ablagerungsprodukte erscheinen, die nicht so unmittelbar am Stoffwechsel beteiligt sind wie zur

ständigen Ausscheidung bestimmte Sekrete, und nach ihrer chemischen Beschaffenheit könnten die Körnchen vielleicht zum Auftreten von Pigmenten
in einer Beziehung stehen. Die Formenmannigfaltigkeit der gelben Zellen dürfte
mit ihrer später zu besprechenden Neigung, sich aus dem Epithelverband
herauszulösen [Masson (1928), Feyrter (1931), Schack (1932), Simard (1933,
1934), Zanardi (1934) u. a.] in Zusammenhang stehen, die unter pathologischen Umständen deutlicher hervortritt und zur Bildung einer besonderen
Art von Geschwülsten, der Carcinoide, führt, von denen Aschoff (1910, 1923)
annimmt, daß ihre Mutterzellen in einer genetischen Verwandtschaft zu jenen
der Hautnaevi stehen. Alle diese Eigentümlichkeiten lassen es vielleicht berechtigt erscheinen, die gelben Zellen als epitheliale Pigmentzellen des
Darmes zu betrachten [Feyrter (1929, 1931, 1934, S. 385), Schack (1932)].
Sie könnten dann den Langerhansschen Zellen der Epidermis an die Seite
gestellt werden, wobei die Unterschiede zwischen beiden auf die verschiedene
Beschaffenheit und Aufgabe des ento- und ektodermalen Epithels zurückzuführen wären. Die meisten Autoren aber haben aus den im folgenden zu
besprechenden physiologischen und pathologischen Beobachtungen andere
Schlüsse auf die Funktion der gelben Zellen gezogen.

Schon W. Möller (1899) meinte, daß die Körnchen der gelben Zellen vielleicht
als ein Ferment in das Sekret übergehen oder als ein Exkretionsprodukt von
den nahe gelegenen Lymphcapillaren aufgenommen werden. Eine exokrine
Sekretion nehmen Cordier (1923, 1925, 1926), Hamperl (1925) und Zanardi
(1934) auf Grund von Versuchen mit Pilocarpin an, nach dessen Injektion
die Körnchen beim *Meerschweinchen* wie in anderen Drüsenzellen rasch aus
dem lumenseitigen Teil der gelben Zellen verschwinden, um nach $1^1/_2$ Stunden
wieder regeneriert zu werden. Tehver (1930) und Erspamer (1935) haben
aber bei ähnlichen Versuchen an *Meerschweinchen, Hunden* und *Katzen* keine
nennenswerten Veränderungen in der Zahl und Struktur der gelben Zellen gefunden und nach letzterem Autor bewirken auch Histamin und Acetylcholin
beim *Kaninchen* keine solchen. Ebenso konnte G. Schumann (1936) bei Behandlung von *Meerschweinchen* mit Pilocarpin, Histamin und Atropin keine eindeutige Beeinflussung erkennen. Clara (1928, 1933) schließt indessen ebenfalls
auf einen Sekretionszyklus, da er ebenso wie auch Friedmann (1934) u. a. das
abweichende Verhalten der oberhalb des Kernes liegenden Körnchen, das Auftreten von Vacuolen und Kanälchen zwischen diesen und das Vorkommen leerer
Zellen, welche Erscheinungen oben (S. 145) besprochen wurden, auf eine Auflösung von Körnchen zurückführt. Feyrter (1934) meint, daß eine schleimige
Absonderung zweifellos stattfindet, zu der aber die Körnchen in keiner Beziehung
stehen müssen. Bei der später zu besprechenden Auswanderung können basalgekörnte Zellen sich innerhalb des Bindegewebes um ein Lumen anordnen und
in dieses scheinbar eine kolloidähnliche Masse ausscheiden [Masson (1924),
Schack (1932)]. Zanardi (1934) und Mori (1935) nehmen ebenfalls eine exokrine Sekretion an, doch kann eine solche im Hinblick auf die schmale und
mitunter auch ganz fehlende Verbindung mit dem Darmlumen wohl nicht
die einzige Aufgabe dieser Zellen sein, was auch Tehver (1930), Schack (1932)
und Erspamer (1935) bezweifeln.

Ebenso spricht die Form und Lage eines Teiles der gelben Zellen dagegen,
ihnen eine resorbierende Funktion von wesentlicher Bedeutung zuzuschreiben, wie dies zuerst Kultschitzky (1896) getan hat. Dieser Autor meinte,
daß die oxyphilen Körnchen dieser Epithelzellen vielleicht von ihnen aus dem
Darminhalt aufgenommen oder aus aufgenommenen Produkten gebildet und
später so oder anders den Leukocyten übergeben werden, deren oxyphile
Körnchen dann durch Phagocytose in sie gelangen. Eine ähnliche Auffassung

vertritt Törö (1931), der die basalgekörnten Zellen nicht für spezifische Elemente hält, sondern glaubt, daß sie nur vorübergehend unter dem Einfluß des Darminhaltes entstehen, weshalb er sie als Chemoregulatoren bezeichnet; sie sollen zur Regulierung der Wasserstoffionenkonzentration des Darminhaltes saure Substanzen ausscheiden, was zum Auftreten basischer, daher oxyphiler Körnchen infolge der Störung des eigenen Gleichgewichtes führt, nach deren Behebung die Zellen wieder zu gewöhnlichen Darmepithelzellen werden. In ähnlicher Weise sollen diese Zellen durch ihre Ausscheidungen auch die zunächst ungekörnten Zellen des Stromas beeinflussen und so deren Granulierungen hervorrufen. Dagegen hat schon W. Möller (1899) darauf hingewiesen, daß die Körnchen in den gelben Zellen stets zuerst an der Basis auftreten, und bezweifelt, daß Beziehungen zwischen ihnen und den Körnchen der Leukocyten bestehen. Gegen die Auffassung Törös spricht ferner außer seinen eigenen, gleich zu besprechenden Angaben über Hungertiere das frühe Auftreten der gelben Zellen während der Entwicklung und Hamperls (1927) Beobachtung über deren gehäuftes Vorkommen in Mägen mit chronischer Gastritis bei verschiedenem Verhalten des Magensaftes sowie Erspamers (1935) Feststellung, daß die durch Histamin bewirkte Zunahme der Säure im Magensaft auf die gelben Zellen keinen merklichen Einfluß ausübt.

Die Angaben über eine Abhängigkeit der gelben Zellen vom Verdauungszustand und Veränderungen in ihrem Aussehen widersprechen sich teilweise [Ciaccio (1907), Suda (1918), Tang (1922), Dias-Amado (1924)]. Ciaccio (1907), Cordier (1926) und Törö (1931) haben bei verschiedenen *Tieren* auch während des Winterschlafes basalgekörnte Zellen festgestellt und nach letzterem Autor soll ihre Zahl bei Hungertieren sogar am größten sein, doch hat Kull (1912) sie bei hungernden und gefütterten *Tieren* ungefähr in gleicher Weise gefunden.

Einen Einfluß der Nahrung nimmt Kultschitzky (1896) an, der findet, daß die Körnchen der gelben Zellen nach reichlicher Fleischfütterung bedeutend vermehrt, nach 6—7tägigem Hungern und mehrmaliger Gabe von 15 g Magnesiumsulfat dagegen nicht vorhanden sind. Nach Cordier (1926) erfahren die gelben Zellen bei *Mäusen* durch Eiweißfütterung eine Vermehrung, was auch de Filippi (1929) und Törö (1931) bei *Ratten* finden.

Zur Annahme eines Wechselverhältnisses zwischen der Menge der basalgekörnten und der Panethschen Zellen kamen Tang (1922) und Cordier (1926), nach denen beim *Eichhörnchen*, bei *Maus* und *Ratte* erstere spärlich, letztere dagegen reichlich vorhanden sind, während sich beim *Meerschweinchen* das umgekehrte Verhältnis findet. Besonders zahlreich aber sind die basalgekörnten Zellen bei Fleischfressern [Cordier (1926)], wie *Hund* und *Katze*, und vor allem beim *Schwein* [Tang (1922), Tehver (1930), Clara (1932)], die alle keine typischen Panethschen Zellen besitzen. Ein ähnlicher Gegensatz findet sich nach Clara (1926) unter den *Vögeln* zwischen *Gans* und *Huhn*, doch lehnt Kull (1912) wohl mit Recht einen Zusammenhang zwischen diesen beiden Zellen ab.

Auf eine endokrine Funktion der basalgekörnten Zellen wird aus ihren besonders innigen Beziehungen zu Blut- und Lymphcapillaren geschlossen, die immer unter ihnen vorhanden sein sollen [W. Möller (1899), Parat (1924), Kull (1925), Tehver (1930)], was aber nach Hamperl (1925, 1927), Cordier (1926) und Clara (1926, 1928) für alle Darmepithelzellen in gleicher Weise gilt und auch durch künstliche Spalten vorgetäuscht wird. In gleichem Sinne wurde ferner die an die Nebennierenmarkzellen erinnernde aber unrichtig beurteilte „Chromreaktion" gedeutet, die schon Ciaccio (1907) veranlaßt hat, die gelben Zellen zu den chromaffinen Zellen in Beziehung zu bringen. Auch die vorwiegend basale Lage der Körnchen hat manche Autoren darin bestärkt, eine Ausscheidung an der Basis anzunehmen [Friedmann (1934)] und daher den gelben Zellen eine endokrine Funktion zuzuschreiben [Corti (1921), Danisch (1924), Kull (1925), Tehver (1930), Citterio (1935) u. a.]. Masson (1914) hat die gelben Zellen, besonders auf Grund der von ihnen abgeleiteten Tumoren, in ihrer Gesamtheit für eine endokrine, den Langerhansschen Inseln homologe Drüse erklärt. Parat (1924) nimmt in Anschluß an Villémin (1922) an, daß sie das Sekretin bilden, wogegen sich aber Cordier (1925) ausgesprochen hat. Von Erös (1928) wurden die basalgekörnten Zellen mit den oxyphilen Zellen des Hypophysenvorderlappens verglichen und auf Grund verschiedener Eingriffe mit dem ganzen endokrinen System in innigen Zusammenhang gebracht. Eine Senkung des Blutzuckergehaltes durch Insulingaben, Nebennieren- und Schilddrüsenexstirpation hat nach Erös (1930, 1933) erst als akute Wirkung eine Verminderung, dann als chronische eine Vermehrung der basalgekörnten Zellen zur Folge, während umgekehrt eine Steigerung des Blutzuckergehaltes durch Adrenalingaben, Pankreasentfernung, Abkühlung und Hungern zunächst eine Vermehrung, dann eine Verminderung bewirken soll. Nach Versuchen von Kahlau (1931) bei *Meerschweinchen* vermehren sich die gelben Zellen bei akuter Insulinwirkung schwächer als bei chronischer, stärker bei Thyreoidea- und am stärksten durch Tonephinwirkung, doch sind die Schwankungen bei den behandelten·*Tieren* noch größer als bei unbehandelten. Die Feststellung des Mengenverhältnisses ist aber bei den gelben Zellen überhaupt schwer mit der notwendigen Genauigkeit möglich und da es sich bei allen diesen Versuchen um keine großen Unterschiede handelt, kann ihnen wohl, wie auch Clara (1933) meint, keine große Beweiskraft für die endokrine Funktion der gelben Zellen zugesprochen werden und eine Verwandtschaft mit den Nebennierenmarkzellen hat mit Recht auch Greschik (1922) bezweifelt. Die Behauptung von Erös (1933), daß die gelben Zellen zur Blutbildung in Beziehung stehen und bei perniziöser Anämie atrophieren, hat bisher keine Bestätigung erfahren [Friedmann (1934)].

Masson (1914, 1922, 1928) vertritt die Ansicht, daß die gelben Zellen eine „Neurokrinie" [Masson und Berger (1923)] ausüben, indem sie ein Sekret an den Nervenplexus abgeben, der die Kryptenenden umgibt. Zwischen den Zellen dieser beiden Gebilde soll es, wie auch Pessin (1931) und Schack (1932) in pathologischen Wurmfortsätzen finden, zur Bildung eines Syncytium kommen. Gleichzeitig sollen Epithelzellen, in denen dabei argyrophile Körnchen aufzutreten beginnen, in die Propria auswandern; von diesen können einzelne weiter in die Muscularis mucosae und in die Äste des Meissnerschen Plexus im inneren Teil der Submucosa gelangen, während andere oft größere Gruppen mit einem zentralen, eine kolloidähnliche Masse enthaltenden Lumen bilden. Hierin wird ebenfalls ein Beweis für ihre sekretorische Funktion erblickt, mittels deren die basalgekörnten Zellen wenigstens unter dem Einflusse entzündlicher Reize die Nerven zum Wachstum anregen sollen. In engstem Zusammenhang mit ihnen wuchert auch die Muskulatur [Masson (1930)], zu der die ausgewanderten gelben Zellen gleichfalls in naher Beziehung stehen sollen.

Simard (1932) hat mit einer von Rogers (1931) angegebenen Silbermethode bei Embryonen von *Rind* und *Huhn* in Zellen mit basaler Körnung und auch in Zellen, die keine solche aufwiesen, aber als besondere Form zu derselben Gruppe gehören, ein Netz dargestellt, das ähnlich wie bei den Riechzellen an der Basis mit Nervenfasern in unmittelbarem Zusammenhang stehen soll. Eine Kontinuität oder Kontiguität der basalgekörnten Zellen mit Nerven behauptet dieser Autor (1934a) auch bei einem *Kuh*embryo zu finden und im tieferen Dünndarm eines *Seehundes* stellt er (1934b) diese Zellen auch in den Nerven fest, in die sie normalerweise auswandern können. Damit bestätigt er zugleich MASSONS (1928) Ansicht über die entodermale Herkunft des Schleimhaut-Nervenplexus, doch konnten SPRAFKE (1927), HAMPERL (1927) und ERÖS (1928) keinen Zusammenhang der gelben Zellen mit Nervenfasern nachweisen. Für die von MASSON für möglich gehaltene Umwandlung ausgewanderter basalgekörnter Zellen in Ganglien- und Gliazellen hat auch SCHACK (1932) keine Anhaltspunkte gefunden.

Auf eine gewisse Bewegungsfähigkeit der gelben Zellen läßt schon ihre sehr wechselnde Form und Lage schließen [FRIEDMANN (1934)]. Nach DANISCH (1924), der sie von sympathischen Zellen des MEISSNERschen Plexus ableitet, und nach DIAS-AMADO (1925), der sie für Wanderzellen hält, sollen sie erst sekundär in das Epithel gelangen. Auch KULL (1925) läßt die basalgekörnten Zellen im Bindegewebe der Propria entstehen, aus dem sie bei Hühnerembryonen am 15.—16. Brütungstag unter allmählicher Zunahme der erst nahe dem Epithel auftretenden, zunächst spärlichen, oxyphilen Körnchen in das Epithel einwandern, wo die Körnchen am 17.—18. Tag chromaffin werden. Dagegen geben SIMARD und VAN CAMPENHOUT (1932) an, daß die gelben Zellen beim Huhn am Ende des 11. Bebrütungstages im Epithel entstehen, um später in die Submucosa auszuwandern, während sie nach V. PAP (1933) erst einen Tag nach der Ausbrütung auftreten. Durch die Untersuchungen von PARAT (1914), CORDIER (1926), TEHVER (1930), PATZELT (1931), CLARA (1934), FRIEDMANN (1934), SIMARD (1934) und ZANARDI (1934) erscheint aber festgestellt, daß die basalgekörnten Zellen bei Tieren und Menschen, wie früher (S. 35) besprochen wurde, beim Embryo im Epithel selbst entstehen, normalerweise in diesem bleiben und auch weiterhin noch aus Darmepithelzellen hervorgehen können.

Bei den Angaben über eine Auswanderung der gelben Zellen, die SIMARD (1933, 1934) besonders nachdrücklich als einen normalen Vorgang bezeichnet, dürfte es sich zum Teil um eine Verwechslung mit den auch beim Menschen im Darmstroma vorkommenden, ebenfalls Silberlösungen reduzierenden, pigmentführenden Bindegewebszellen handeln [HAMPERL (1927, 1932), SPRAFKE (1927), ERÖS (1928), TEHVER (1930), CLARA (1933), ZANARDI (1934)], die nach KAHLAU (1931) zu den gelben Zellen in einem umgekehrten Mengenverhältnis stehen und im Dickdarm am zahlreichsten sein sollen, jedenfalls aber nicht mit ihnen identisch sind. ERÖS (1928) konnte eine Auswanderung von basalgekörnten Zellen aus dem Epithel weder im Magen, noch im Darm feststellen und RÖSSLE (1930) hat dies auch in einer großen Zahl menschlicher Wurmfortsätze nie gesehen, doch kann es in diesen unter pathologischen Verhältnissen nach den Befunden von MASSON (1914, 1928), FEYRTER (1931, 1934), SCHACK (1932) und ZANARDI (1934) zweifellos dazu kommen, daß aus den Krypten Epithelzellen ausknospen, wuchern und dabei die typischen chrom- und argentaffinen Körnchen ausbilden.

Durch übermäßige Wucherung dieser Zellen können die besonders im Wurmfortsatz, aber auch in allen anderen Darmabschnitten und im Magen vorkommenden Carcinoide entstehen, die nach der zusammenfassenden Darstellung von W. V. SIMON (1916) und der neueren von FEYRTER (1934) eine sehr verschiedene Beurteilung erfahren haben, wie hier nur kurz besprochen werden soll. Sie wurden von OBERNDORFER (1907, 1912) und SALTYKOW (1912) in eine Reihe mit dem Adenomyom und dem Nebenpankreas gestellt und von letzterem Autor wie auch von MATHIAS (1922) vor allem zu den LANGERHANSSchen Inseln in Beziehung gebracht, während D. ENGEL (1921, 1923) und LAUCHE (1924) sie als Choristome von den frühembryonalen Dünndarmdivertikeln ableiten, wogegen aber deren Lage und weitere Entwicklung spricht [PATZELT (1931, 1933), FEYRTER (1931)], die früher (S. 40ff.) behandelt wurde. ASCHOFF (1910, 1923) betrachtet die Carcinoide als Schleimhautnaevi, weil die gelben Zellen, zu denen sie auch von

Oberndorfer (1912), Huebschmann (1910), Masson (1914, 1928) und Hase-gawa (1923) in Beziehung gebracht werden, im Hinblick auf ihre Wander-fähigkeit eine gewisse Ähnlichkeit mit Chromatophoren zeigen [Aschoff, Diskussionsbemerkung zu Hamperl (1927)]. Nach Feyrter (1931a) besteht nun zwischen den gelben Zellen, den Langerhansschen Inseln und den von ihm (1931b) in den Ausführungsgängen des Pankreas beschriebenen kleinen Zell-gruppen eine gewisse Verwandtschaft, für die auch die gemeinsame Versilber-barkeit nach der Methode von Gros-Schultze spricht [Hamperl, Diskussions-bemerkung zu Feyrter (1931a)].

8. Die Regeneration des Darmepithels und die Phylogenese der Krypten, ihr Bau und ihre Funktion.

Abgesehen von der bisher nicht bewiesenen, früher (S. 99) erwähnten Annahme, daß sich an der Regeneration des Darmepithels Elemente des Bindegewebes beteiligen, gibt es auch unter der Voraussetzung, daß dieser Vorgang auf das Epithel beschränkt ist, noch verschiedene Möglichkeiten. Nach den von Dias-Amado (1933) zusammengefaßten Angaben der Literatur hierüber erfolgt die Regeneration durch Mitose, oder durch Verjüngung der gealterten Zellen, ferner von Syncytien oder von besonderen Regenerationszellen aus. Dias-Amado (1933) selbst meint, ohne die anderen Möglichkeiten zu leugnen, nach seinen Befunden bei verschiedenen *Säugetieren*, daß die Epithelzellen unter physiologischen Umständen bei der Ankunft des Chymus einzeln oder in Gruppen von 3—6 und mehr in verschiedener Höhe der Zotten, nie aber in den Krypten abgestoßen werden, wie schon R. Heidenhain (1888), Bizzo-zero (1892) u. a. festgestellt haben. Die so entstandenen Lücken werden durch die sich an der Basalmembran hinaufschiebenden Nachbarzellen wieder aus-gefüllt, wie von Patzelt sen. (1882) und Bizzozero (1888) beschrieben wurde. An die Stelle dieser Zellen können in der Tiefe nach Dias-Amado (1933) besondere, an der Basis liegende Ersatzzellen treten, wie sie hauptsächlich bei verschiedenen *Wirbellosen* von Rengel (1896) u. a. und bei *Cobitis fossilis* von Lupu (1908) beschrieben wurden, nach Dias-Amado (1933) aber in geringer Menge auch bei *Säugetieren* vorkommen. Obwohl der Autor ausdrücklich sagt, daß es sich dabei nicht um Leukocyten handelt, erscheint doch eine Verwechslung möglich, so daß der Nachweis solcher Ersatzzellen im Darmepithel der *Säugetiere* noch nicht erbracht ist. Neben ihnen spielen nach Dias-Amado (1933) bei der Regeneration eine wichtige Rolle die von Paneth (1888), Struiken (1893), Majewski (1894), Vernoni (1908), Busacchi (1916) u. a. beschriebenen, aber verschieden gedeuteten „schmalen Zellen", die bereits früher (S. 96) besprochen wurden; sie stammen nach diesem Autor vielleicht von basalen Zellen, können sowohl zu Becher- wie zu Saumzellen werden und gleiten dann, wie im folgenden beschrieben wird, wegen der festeren Verbindung mit der Basalmembran in schiefer Stellung an dieser nach oben.

Im allgemeinen erfolgt die Vermehrung der Epithelzellen des Darmes nach dem bei den einzelnen Formen Gesagten durch mitotische Teilung von Zellen, die noch wenig differenziert sind, wie von Pfitzner (1882), Flemming (1885), Bizzozero und Vasale (1885), R. Heidenhain (1888), Zipkin (1903) u. a. nach Befunden im Darm verschiedener *Tiere* beschrieben wurde. Dieser Vorgang, der bei den Saumzellen (S. 96f.) eingehend behandelt wird, beginnt in der Regel damit, daß der Kern aus der Reihe der übrigen, basal liegenden Kerne gegen das Lumen rückt und sich so dem nahe der Oberfläche liegenden Diplosom nähert. Indem sich die Zelle nun um das in ihrer distalen Hälfte entstehende Spirem beträchtlich verbreitert, erhält sie eine mehr rundliche

Gestalt, bleibt aber durch einen schmalen, oft kaum erkennbaren Fortsatz mit der Basis in Verbindung (Abb. 74). Dann bildet sich die Kernspindel aus und stellt sich quer zur Längsachse der Zelle ein, so daß die Teilung nun senkrecht zur freien Oberfläche erfolgen kann, wie dies die Einschichtigkeit des Epithels erfordert (Abb. 75). Dabei entsteht die neue Zelle zunächst als seitliche Ausbuchtung an der Mutterzelle und schnürt sich dann allmählich in fast kugeliger Form von dieser ab (Abb. 76), worauf durch einen dünnen Fortsatz wieder die Verbindung mit der Basis hergestellt wird. Die neu gebildeten Kerne beider Zellen wandern schließlich an die Basis zurück.

Nach MONTI (1903) hört die mitotische Zellvermehrung beim *Murmeltier* während des Winterschlafes sowohl im Epithel wie in den Lymphknötchen des Darmes auf. Beim *Lachs* soll nach GULLAND (1898) kurz vor der Wanderung in das Süßwasser im Darm ein katarrhalischer Zustand mit Abstoßung des Epithels beginnen. Beim *Karpfen* nimmt das Epithel des Darmes während der Entwicklung nach W. M. und M. L. SMALLWOOD (1931) an Stellen mit besonders reger Vermehrung vorübergehend eine syncytiale Beschaffenheit an, wie dies auch von anderen Autoren bei der Regeneration des Darmepithels beschrieben wurde. So meint GOLDNER (1929), daß Mitosen viel weniger häufig sind als gewöhnlich angenommen wird, und daß sie allein ebenso wie die selten vorkommenden Amitosen für die Regeneration des Darmepithels nicht genügen, wenn künstlich eine Massenabstoßung bewirkt wird. Dabei findet er in Übereinstimmung mit den Angaben von ZAÉWLOSCHINE (1919), daß es zur Bildung syncytialer Massen kommt, deren Kerne aber nach Ausstoßung der ursprünglich vorhandenen von aus dem Bindegewebe eingewanderten Zellen geliefert werden, ähnlich wie bei dem von GUIEYSSE-PELLISSIER (1911) als Karyoanabiose beschriebenen Vorgang. Nach ZAÉWLOSCHINE (1919) entwickeln sich nach experimenteller Excision aus dem neuen Epithel Krypten durch Einsenkung von Zellgruppen in das Bindegewebe, während sie unter pathologischen Umständen, wie bei tuberkulösen Geschwüren, von den verschonten Resten alter Krypten ausgehen.

Bei vielen *Wirbellosen*, deren Darm noch kein bleibendes regelmäßiges Schleimhautrelief aufweist, enthält das Epithel in seiner basalen Zone eigene Regenerationszellen [LANG (1912)]. So finden sich nach RANDOW (1924) auch bei *Juliden* noch über den ganzen Darm verteilt indifferente Epithelzellen, die sich vermehren. Bei dem *Rankenfüßer Balanus perforatus* zeigt das Epithel nach MONTEROSSO (1923) ein mit dem Verdauungszyklus wechselndes Aussehen und wird im Mitteldarmabschnitt periodisch abgestoßen, aufgelöst und durch Neubildung ersetzt, wie dies auch bei anderen *Arthropoden* vorkommt. Bei manchen *Käfern*, wie *Melolontha*, und bei *Feldheuschrecken* findet der Epithelersatz nach BIZZOZERO (1893) in zahlreichen, kleinen, soliden, von der Basis des Epithels in die Darmwand hineinragenden „Keimzentren" statt, die im Darm verstreut liegen und nach HOLLANDE (1927) aus besonderen Ursprungszellen entstehen. Bei anderen *Käfern* fand BIZZOZERO (1892, 1893) im Darm als einzigen Sitz von Mitosen sackförmige Einsenkungen des Epithels, die sich mitunter durch die ganze Darmwand hindurch nach außen vorbuchten und gegen das Darmlumen gewöhnlich abgeschlossen sind, wie in der Abb. 3 vom Darm eines *Rosenkäfers* zu sehen ist. Nur während der sich in kurzen Zwischenräumen, bei *Hydrophilus* nach 1—7 Tagen, wiederholenden Abstoßung des Oberflächenepithels, durch dessen Zerstörung nach BIEDERMANN (1898) die Verdauungssekrete frei werden, kommt es zur Eröffnung dieser Säckchen und der Entleerung ihres Sekrets an die Oberfläche; dann breiten sich an dieser die anschließenden Epithelzellen der Säckchen aus, während die Vermehrung am Grunde durch mitotische Teilung der hier ganz undifferenzierten Zellen erfolgt. In dieser

Weise wird das Darmlumen neu ausgekleidet und dadurch wieder der Verschluß der Säckchen herbeigeführt.

Bei den niedrigsten Vertretern der *Wirbeltiere* erfolgt die Regeneration des Darmepithels ohne bestimmte Herde von eingestreuten indifferenten Zellen aus. Dies gilt für *Amphioxus* und *Myxine* [Schreiner (1898), Maas (1899), Jacobshagen (1932)] und auch bei *Cobitis fossilis* dienen dem Epithelersatz nach Lupu (1908) an der Basis liegende, dreieckige, stark färbbare Zellen, die dann gegen die Oberfläche vorwachsen. Bei den höheren *Wirbeltieren* aber vollzieht sich die Regeneration des Darmepithels vorwiegend oder ausschließlich an tiefer liegenden Stellen zwischen den verschiedenartigen Erhebungen der Schleimhaut; von hier aus rücken die jungen Zellen zum Ersatz der zugrunde gehenden an die Oberfläche hinauf, womit auch die später (S. 163) zu besprechenden Veränderungen in ihrer Form und Stellung zusammenhängen. Dieser Vorgang wurde zuerst von Patzelt sen. (1882), dann von Bizzozero (1888, 1889, 1893) eingehend beschrieben, von Rufini (1927) unter der Bezeichnung „sticotropismo" als Gestaltungsfaktor von allgemeiner Bedeutung aufgefaßt und neuerdings von Dias-Amado (1933) untersucht.

In der älteren Literatur finden sich hierüber einige abweichende Angaben, die aber auf ungeeigneten Untersuchungsmethoden beruhen dürften. So glaubte Watney (1874) beim *Kaninchen* im Oberflächenepithel häufig Mitosen zu finden und auch Ramond (1904) kam auf Grund von Untersuchungen bei verschiedenen *Säugetieren* zu der Auffassung, daß die Deckzellen der Zotten durch Vermehrung an diesen selbst entstehen. Grünhagen (1887) hat hingegen angegeben, daß Mitosen zwar beim *Frosch* im Oberflächenepithel nicht selten seien, daß sie aber bei *Tieren*, die Krypten besitzen, viel häufiger in diesen vorkommen und von R. Heidenhain (1888) und Stöhr (1892) wurde festgestellt, daß die Zellen an den Zotten und Falten äußerst selten Kernteilungen zeigen. Nach Bizzozero und Vasale (1885, 1887), Schaffer (1891), Hock (1899), M. Heidenhain (1899), F. P. Martin (1910) u. a. kommen Mitosen bei den höheren *Wirbeltieren* höchstens an der Basis der Zotten vor, wie dies auch Karasek (1933) bei der kleinen *Hufeisennase* findet, oder fehlen an diesen überhaupt, wie Cloetta (1893), v. Ebner (1902), Zipkin (1903) und Greschik (1912) angeben, nach denen sie gänzlich auf die Krypten beschränkt sind. Karasek (1933) findet bei *Mäusen* während der embryonalen Entwicklung Mitosen zunächst überall auf den Falten, später bloß an der Basis der Zotten und zwischen diesen, schließlich aber nur mehr in den Krypten, die sich erst nach der Geburt vom Anfang des Dünndarmes allmählich nach abwärts entwickeln und um den 20. Tag den Blinddarm erreichen. Beim *Menschen* finden sich die Mitosen nach Schaffer (1891) am zahlreichsten im basalen Teil der Krypten mit Ausnahme des Fundus, wo sie spärlicher sind oder ganz fehlen, und nehmen gegen die Mündung ab, ohne hier aber vollkommen zu fehlen. Bizzozero (1892) fand im Rectum von *Maus* und *Hund* 5—8 Mitosen in jeder Krypte, doch liegen sie bei diesen *Tieren* nur in den unteren $\frac{3}{5} - \frac{2}{3}$, beim *Kaninchen* dagegen auch im Hals der Krypten, und ähnliches gilt für den Dünn- und Dickdarm anderer *Tiere*.

Durch die allmähliche Ausbildung besonderer Regenerationsherde des Darmepithels sind bei den *Wirbeltieren* ähnlich den eben beschriebenen Säckchen in der Darmwand mancher *Käfer* eigene Organe entstanden, die als Krypten der Darmschleimhaut zugleich eine sekretorische Funktion ausüben und außerdem zur Vergrößerung der inneren Oberfläche dienen.

Schon bei *Larven* von *Petromyzon Planeri* fand Bizzozero (1893) Mitosen nur in der von ihm als „Fornix" bezeichneten Furche seitlich von der Basis der Spiralklappe, wie dies nach Schaffer (1895) auch im Kiemendarm der

Fall ist. Ebenso erfolgt der Ersatz des Darmepithels bei vielen *Fischen*, *Amphibien* und *Reptilien* am Grunde der Schleimhauterhebungen [KINGSBURY (1899), BIZZOZERO (1903, 1904) u. a.], zwischen denen sich oft mehr oder weniger tiefe Einsenkungen finden. Solche Grübchen, die durch Querverbindungen von Längsfalten entstehen, wurden schon von EDINGER (1877) als Vorläufer der Darmkrypten höherer *Wirbeltiere* aufgefaßt, die auch KOELLIKER (1879), PATZELT sen. (1882), STÖHR (1892) u. a. onto- und phylogenetisch von Grübchen ableiten, und in neuerer Zeit hat JACOBSHAGEN (1911, 1913) auf Grund von Untersuchungen bei *Fischen* ein Netzwerk für die Grundform des Oberflächenreliefs

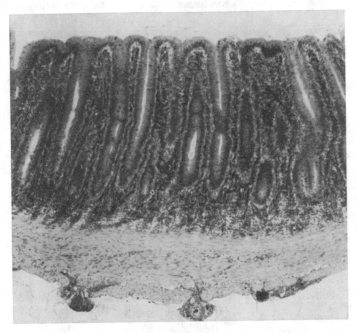

Abb. 91. Querschnitt durch den Mitteldarm eines *Karpfens*. Orth-D. Häm.-Eosin. Vergr. 62×.

im Darme erklärt. So finden sich im Darm verschiedener *Selachier* und *Ganoiden* [LEYDIG (1857), MACALLUM (1886), H. PETERSEN (1908), JACOBSHAGEN (1915b), R. KRAUSE (1923)] Schleimhauteinsenkungen in Form von Grübchen und bei manchen *Teleostiern* [RUDOLPHI (1802), MELNIKOW (1867), EDINGER (1877), PILLIET (1885), v. EGGELING (1907), JACOBSHAGEN (1915a), FOLLMANN (1927)] haben sie bereits die Form von Schläuchen, die den Krypten der höchsten *Wirbeltiere* recht ähnlich sind. Diese Übereinstimmung zeigt sich auch in der analogen Entwicklung. So kommt die bienenwabenartige Beschaffenheit der Schleimhaut, die im ausgebildeten Darm des *Karpfens* auf den eingelagerten Schläuchen beruht (Abb. 91), nach einer noch nicht veröffentlichten Untersuchung von BAECKER ähnlich wie im menschlichen Dickdarm zustande; es bilden sich zunächst Falten, an deren Basis sich, wie W. M. und M. L. SMALLWOOD (1931) beschreiben, Kerne in Nestern innerhalb der Epithelschicht mitotisch vermehren, worauf unter teilweiser Verwachsung der Falten Schläuche entstehen.

Bei *Urodelen*, wie dem *Feuersalamander*, *Axolotl*, *Necturus*, *Proteus*, *Pleurodeles*, dem japanischen *Riesensalamander* u. a., finden sich nach LEYDIG (1857), LEVSCHIN (1870), WIEDERSHEIM (1875), PESTALOZZI (1878), SACCHI (1886),

R. Heidenhain (1888), Oppel (1889, 1897), Bizzozero (1892, 1893), Kingsbury (1894), Nicolas (1894), Osawa (1907), Jacobshagen (1915c) und Baecker (1934) im Mittel- und Enddarm Epithelknospen, die in die bindegewebige Schleimhaut hineinragen und meist kein deutliches Lumen erkennen lassen (Abb. 92), ähnlich den obenerwähnten Epithelzellgruppen im Darm mancher *Insekten*; sie sind, wie Oppel (1897c) mit Recht hervorhebt, die Vorstufen der Krypten im Darm der höheren *Wirbeltiere*, üben aber offenbar noch keine sekretorische Funktion aus [Biedermann (1912)], sondern stellen ausschließlich Regenerationsherde des Darmepithels dar, die auch Entwicklungsstadien von Becher- und Panethschen Zellen enthalten können und schon

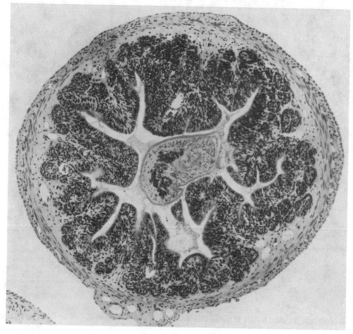

Abb. 92. Querschnitt durch den Mitteldarm eines *Feuersalamanders*. Solide Zellknospen am Grunde der Furchen *Parasit* im Lumen, Alc.-Form.-D. Häm.-Eosin. Vergr. 41×.

bei jungen *Larven* aus dichteren Zellansammlungen im Epithel entstehen, wie Baecker (1934) entgegen den Angaben von Nicolas (1894) festgestellt hat. Bei *Anuren* haben Sacchi (1886) und Osawa (1914) ähnliche Gebilde beschrieben, doch scheint es sich hier nur um breitere Einsenkungen zu handeln, in denen die Regeneration des Darmepithels erfolgt [C. K. Hoffmann (1873, 1878), Jacobshagen (1915c)].

Bei manchen *Reptilien*, wie *Eidechsen* und *Schlangen*, findet der Ersatz des Darmepithels ebenfalls in solchen Buchten statt [Gianelli und Giacomini (1896), Jacobshagen (1920), R. Krause (1922)], die scheinbar auch mit den von Sacchi (1886) bei *Lacerta viridis* beschriebenen Schleimdrüsen gemeint sind. Die von Osawa (1897) bei *Hatteria punctata* an der Valvula pylorica beschriebenen, den Krypten im Darm höherer *Tiere* ähnlichen Drüsen sind wahrscheinlich als Vorläufer der Duodenaldrüsen aufzufassen. Bei *Python* [C. K. Hoffmann (1890)], *Anguis fragilis* [Gianelli und Giacomini (1896)] und *Pseudopus apus* [Oppel (1897)] finden sich im caudalen Darmabschnitt fast solide Epithelknospen mit reichlichen Mitosen; auch verschiedene *Schildkröten* wie *Clemys caspica*,

Emys europaea und *Testudo graeca* besitzen im Enddarm Epithelknospen ohne deutliches Lumen oder kurze, ziemlich weite Säckchen oder selbst etwas längere Schläuche mit kolbenförmig verbreitertem Ende und sehr dünnem Ausführungsgang [MACHATE (1879)], und einzelne *Schildkröten* wie *Chelemys victoria* und *Trionix chinensis* weisen bereits im Mitteldarm solche Krypten auf [MACHATE (1879), C. K. HOFFMANN (1890), JACOBSHAGEN (1915d), VIALLI (1929), N. G. KOLOSSOW und SABUSSOW (1930)]. Bei *Krokodiliern* sind entgegen der älteren Angabe C. K. HOFFMANNS (1890) nach TAGUCHI (1920) im Mitteldarm, wo auch TÖRÖ (1930) Krypten beschreibt, und im Enddarm kurze, breite oder schmälere, einfache Krypten mit einzelnen PANETHschen Zellen vorhanden.

Unter den *Vögeln* besitzen nur die *Schneehühner* nach v. SCHUMACHER (1921) im Ileum und Caecum gar keine und im Duodenum und Enddarm bloß rudimentäre Krypten; ihre Form wechselt aber auch im Darm der übrigen *Vögel* sehr [ZIETZSCHMANN (1911), CLARA (1926)]. Sie erscheinen nach CLARA (1927) bei *Waldhühnern* nur als halbkugelige oder napfförmige Epithelknospen, sind bei *Hirundo urbica* kugelförmig, bei der *Taube* länger und teilweise gegabelt mit erweitertem Ende, können beim *Huhn* etwas gewunden bis in die Muscularis mucosae eindringen und stellen bei *Gans* und *Sperling*, besonders aber bei den *Drosseln* lange dünne, gewundene Schläuche dar, die einen engen Mündungsabschnitt mit niedrigerem Epithel und reichlichen Becherzellen aufweisen und zum Teil verzweigt sind oder büschelförmig angeordnet erscheinen. Beim *Haushuhn* bezeichnet sie A. KRÜGER (1926) als alveolotubulös und berechnet ihre Gesamtzahl auf 3—3½ Millionen. Neben der Schleimbildung durch die Becherzellen hat CLARA (1927) auch an den übrigen Zellen in den tieferen Abschnitten der langen schlauchförmigen Krypten sekretorische Erscheinungen festgestellt; daß in ihnen bei einzelnen *Vögeln*, wie den *Drosseln* und *Enten*, auch den PANETHschen Zellen ähnliche oxyphile Körnchenzellen vorkommen, wurde bereits bei diesen (S. 130) besprochen. In den tieferen Darmabschnitten werden die Krypten kürzer und reicher an Becherzellen [LEYDIG (1854, 1857), GADOW (1891), CLOETTA (1893), R. KRAUSE (1922)] und als stummelförmige, fast nur aus Becherzellen bestehende Aussackungen sind sie nach CLARA (1926) auch in der Kloake noch vorhanden. Nach den Untersuchungen von KULL (1925) und v. PAP (1933) beginnen sich die Krypten beim *Huhn* am 12. und 13. Tag zwischen den kurz zuvor auftretenden Zottenanlagen durch Sprossenbildung des Epithels in die Tiefe zu entwickeln. Der Bau und das ganze Verhalten der Darmkrypten bei den *Vögeln* beweist, daß sie nicht nur der Regeneration des Epithels dienen, wie CLOETTA (1893) angibt, sondern auch eine sekretorische Funktion ausüben.

So sind die Darmkrypten im Laufe der Phylogenese aus Regenerationsherden des Darmepithels hervorgegangen; diese wurden zum Schutze allmählich vom Darmlumen tiefer in die Wand verlagert und nahmen dabei die Form von Schläuchen an. Sie stellen bei allen *Säugetieren* einen wesentlichen Bestandteil der Schleimhaut des ganzen Darmes dar und besorgen den Zellersatz, zeigen aber wie bei den *Vögeln* auch eine sekretorische Tätigkeit und dienen außerdem der Oberflächenvergrößerung.

Diese Krypten des Darmes werden meist mit dem Namen LIEBERKÜHNs als ihrem Entdecker verknüpft, waren aber bereits MALPIGHI (1688, 1698) bekannt und werden nach BOEHM (1835), MANDL (1838—1847), MILNE EDWARDS (1860) u. a. auch von PEYER (1681), BRUNNER (1715), VERHEYEN (1726) und anderen Autoren vor LIEBERKÜHN (1745) erwähnt. Nach BIZZOZERO (1887), SAPPEY (1894), OPPEL (1897), W. MÖLLER (1899) und v. EBNER (1902) wurden sie zuerst von GALEATI (1731, 1748) genauer beschrieben, der aber nach CORTI (1922) richtig Gusmano GALEAZZI hieß und die Krypten wahrscheinlich schon 1725 gesehen, 1731 aber bereits abgebildet und als Drüsen bezeichnet hat; die Angaben LIEBERKÜHNs über die von diesem „folliculi" genannten Gebilde stammen dagegen erst aus dem Jahre 1745 und sind außerdem weniger genau, so daß sie dessen Namen mit Unrecht führen. Nach diesen historischen Aufklärungen erscheint es am richtigsten, ohne jede Beifügung eines Namens bloß von Darmkrypten zu sprechen. Über ihre Bedeutung herrschten schon unter den älteren Anatomen verschiedene Ansichten. A. v. Haller (1760—1765) hielt sie für besondere Schleimdrüsen, Hedwig (1797) dagegen für die Anfangsteile der Resorptionsorgane; Rudolphi (1828) hat sich zuerst jener, dann dieser Auffassung angeschlossen, während Boehm (1835) sie als sezernierende Einsenkungen der Schleimhaut bezeichnete. Koelliker (1852) faßte sie als Drüsen auf, die den Darmsaft bilden, und stellte fest, daß sie aus einem einschichtigen Zylinderepithel bestehen; F. E. Schulze (1866) hat in diesem als erster Becherzellen gefunden, zu denen dann als weitere Elemente die bereits von G. Schwalbe (1872) erwähnten, nach Paneth (1887) benannten oxyphilen Körnchenzellen und die von Nicolas (1890) im Darm der *Eidechse* entdeckten und von Kultschitzky (1896) beim *Hund* beschriebenen basalgekörnten gelben Zellen kamen. Patzelt sen. (1882) und Bizzozero (1888) haben nachgewiesen, daß die Krypten als Sitz der Mitosen auch der Regeneration des gesamten Darmepithels dienen.

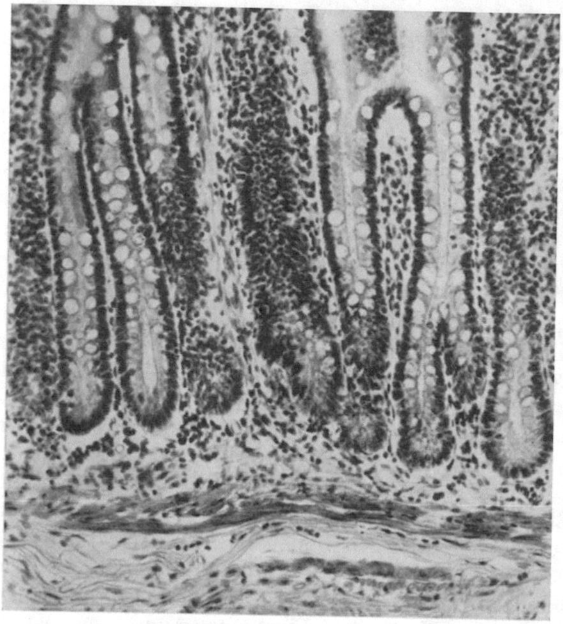

Die Darmkrypten der *Säugetiere* zeigen im wesentlichen dasselbe Verhalten wie bereits bei einzelnen *Reptilien* und den meisten *Vögeln*. Die Unterschiede in ihrem Bau sind bei den verschiedenen Gruppen verhältnismäßig gering; nur bei den *Monotremen* und *Marsupialiern* ist es zu einer besonderen Ausbildung der Krypten gekommen, deren sekretorische Funktion gerade bei diesen niedersten Vertretern der *Säugetiere* durch den eigenartigen, verzweigten Bau

Abb. 93. Teilweise gespaltene Krypten aus dem Jejunum eines erwachsenen *Menschen*. Orth-D. Häm.-Eosin. Vergr. 158×.

besonders zum Ausdruck gebracht wird. So enthält die Darmschleimhaut von *Echidna aculeata* nach Oppel (1897) Schläuche, die gegen ihr Ende oxyphile Körnchenzellen aufweisen und sich in größerer Zahl zu einem gemeinsamen Ausführungsgang vereinigen, der dann in das Darmlumen mündet; diese Verzweigung der Krypten nimmt gegen das Darmende ab. Noch stärker ist eine solche bei *Ornithorhynchus anatinus* ausgebildet, in dessen Dünn- und Dickdarm die weiten, gewundenen Ausführungsgänge mit den zahlreich hineinmündenden Drüsenschläuchen noch in einen als Mündungsring bezeichneten engen Abschnitt übergehen; dieser weist ein niedrigeres Epithel auf und ist außen von ringförmig angeordneten Zellen umgeben, die nach der Beschreibung glatten Muskelfasern ähneln. Der mehr wurmfortsatzartige Blinddarm dieses *Tieres* enthält dagegen Krypten ohne Ausführungsgang und Mündungsring. Auch bei manchen *Beuteltieren*, wie *Dasyurus hallucatus* und *Perameles obesula*, vereinigen sich nach Oppel (1897) mehrere Krypten zu einem gemeinsamen Mündungsabschnitt, wogegen sie im Darm der *Beutelratte* nach S. Klein (1903) eine rudimentäre Ausbildung zeigen.

Stark verzweigte Krypten wurden ferner von Woodhead und Gray (1888—89) im Darm des *Narwales* beschrieben. Ebenso hat Neuville (1923) in der Valvula ileocaecalis des indischen und afrikanischen *Elefanten* Krypten gefunden, die teilweise den BRUNNERschen Drüsen ähneln, und in geringerem Grade konnte NEUVILLE (1922) dasselbe bei der *Giraffe* feststellen. Mäßige Verzweigungen können die Krypten auch beim *Schwein* [MILNE EDWARDS (1860)], besonders aber beim *Hund* [J. P. MALL (1888)], *Rind, Schaf* und *Kaninchen* zeigen [SAPPEY (1894)]. Nach F. P. MARTIN (1906) und MLADENOWITSCH (1907) kommen ferner fast bei allen *Haussäugetieren* am Ende der Krypten einfache, selten doppelte Teilungen vor, nicht aber vielfache Verästelungen, was ZIPKIN (1903)

auch im Dünndarm von *Inuus rhesus* und FELDMANN (1923) im Dick- und Dünndarm des braunen *Bären* beschreibt. Beim *Meerschweinchen* findet TOMARKIN (1893) meist in Verbindung mit Follikeln tiefer in die Submucosa reichende Krypten, die mitunter stark ausgebuchtet und verzweigt sind. Letzteres kommt, wie schon (S. 157) erwähnt wurde, auch bei *Vögeln* vor, deren Krypten teilweise eine höhere Ausbildung zeigen als bei den meisten *Säugetieren* [CLARA (1927)]. Beim *Menschen* können ebenfalls mehrere Krypten eine gemeinsame Mündung haben, wie die Abb. 93 aus dem Dünndarm zeigt, oder es erscheinen einzelne am Ende in wechselnder Ausdehnung gespalten, wie in der Abb. 94 aus dem Dickdarm zu sehen ist, und den geringsten Grad solcher Verzweigungen stellt wohl die

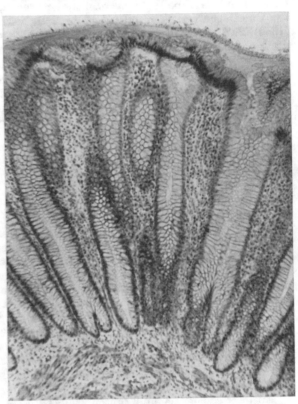

Abb. 94. Teilweise gespaltene Krypten aus dem Rectum eines 27jährigen Mannes. Becherzellen in besonders großer Menge. Alc.-Form.-D. Häm.-Eosin. Vergr. 87×.

in der Abb. 86 wiedergegebene seitliche Ausbuchtung mit PANETHschen Zellen an einer Dünndarmkrypte dar, was in ähnlicher Weise ebenfalls schon bei *Vögeln* beobachtet wurde [CLARA (1927)]. NAGOYA (1913) hat im menschlichen Wurmfortsatz zweimal Verästelungen von Krypten gefunden.

Da bei der Vermehrung der Krypten während der Entwicklung, wie früher (S. 31f.) besprochen wurde, eine Längsspaltung vom Grund gegen die Mündung stattfindet, erklären sich alle derartigen Befunde, wie Teilung, Verzweigung, büschelförmige Anordnung und Gruppenbildung von Krypten ohne weiteres aus mehr oder weniger reichlich und vollkommen erfolgten Spaltungen, die in allen Stadien stehen bleiben können. M. HEIDENHAIN (1921) nimmt einen ähnlichen Vorgang an, der sich aber auch während des späteren Lebens abspielen soll, und stützt sich dabei auf seine Synthesiologie. Gleich den Scheitelknospen der großen Drüsen hält er die Enden der Dünndarmkrypten für teilungsfähige Adenomeren und meint, daß auch das rein periphere Auftreten der PANETHschen

Zellen sich aus der Beschränkung der sekretorischen Funktion auf die Drüsenendstücke erklärt. Clara (1927) hat sich dieser Auffassung nach seinen Befunden am *Vogel*darm angeschlossen, doch scheint die einfachere Erklärung
aus der normalen Entwicklung, bei der auch das mitunter abweichende Verhalten der Panethschen Zellen keine Schwierigkeiten bereitet, vollkommen
auszureichen.

In der Regel stellen aber die Darmkrypten der *Säugetiere* einfache
Schläuche dar, die dicht nebeneinander stehen, meist gerade und senkrecht
zur Oberfläche verlaufen, oft ein kolbenartig verbreitertes Ende haben [Klose
(1880), Paneth (1888), Schaffer (1891)] und bis unmittelbar oder doch nahe an
die Muscularis mucosae reichen. Ihre Länge ist meist im Dickdarm bedeutend
größer, was sich aus der früher (S. 51 ff.) behandelten Entwicklung des Oberflächenreliefs erklärt, wechselt aber auch bei verschiedenen *Säugetieren* beträchtlich. Nach der Zusammenstellung von F. P. Martin (1906) ist die Dicke der
Drüsenschichte aber beim *Hund* im Duodenum und Jejunum sogar größer als
im Dickdarm und an diesen schließt sich in der Reihenfolge jener des *Esels*
und *Rindes* an, während die Krypten im Ileum des *Hundes* viel kürzer, am
kürzesten aber im Dünndarm der *Ziege* sind.

Daß die Krypten nicht immer gerade verlaufen, wurde bereits bei den
Vögeln auf Grund der Angaben von Clara (1927) erwähnt und gilt auch für
viele *Säugetiere*. Mehr oder weniger geschlängelte Krypten finden sich nach
Bizzozero (1892) beim *Kaninchen* und nach F. P. Martin (1906) und P. Schumann (1907) im Dünndarm vom *Pferd*, ferner im Dünn- und Dickdarm vom *Rind*,
Schaf und von der *Ziege*, wo sie besonders unregelmäßig sind, doch werden sie
fast bei allen *Tieren* gegen das Rectum mehr gerade; dies gilt nach F. P. Martin
(1906) und Clara (1933) auch für den Dickdarm des *Schweines*, in dessen Dünndarm die Krypten schief und leicht geschlängelt verlaufen, um an der Muscularis mucosae mitunter rechtwinkelig umzubiegen. Bei verschiedenen *Fledermäusen* sind die Enden der auffallend kurzen Krypten nach Mathis (1928)
und Karasek (1933) ebenfalls in der Richtung gegen den Anus umgebogen,
wobei dann die Panethschen Zellen nicht am Grunde, sondern an der der
Muscularis mucosae am nächsten kommenden, tiefsten Stelle liegen, was aber
für die ebenfalls umgebogenen Krypten des *Ziesels* nach Baecker (1934) nicht
gilt. Bei *Inuus rhesus* hat Zipkin (1903) ebenfalls einen wechselnden Verlauf
der Krypten festgestellt.

Mitunter erscheinen die Krypten wie bei *Vögeln* [Clara (1927)] verlängert,
so daß sie bis in die Muscularis mucosae, oder sogar in die Submucosa reichen.
Neuville (1923) fand dies in der Valvula ileocaecalis des *Elefanten*. Beim
Menschen können die Krypten nach Brites (1927) in höherem Alter im Bereiche
der Flexura sigmoidea, nicht aber an anderen Stellen des Dickdarmes, in wechselnder Zahl die Muscularis mucosae durchbrechen und durch Vereinigung zu
kleinen Gruppen mikroskopische Hernien der Mucosa in die Submucosa bilden.
Über der Mitte von Follikeln fehlen in allen Darmabschnitten Krypten meist
vollkommen, während sie in ihrer Umgebung reichlich vorhanden sind; wo
aber im Bereiche der Follikel die Muscularis mucosae fehlt und die Grenze
gegen die Submucosa verwischt ist, können Krypten, die meist weiter als gewöhnlich sind und ein höheres Epithel aufweisen, bis tief in diese reichen. Beim
erwachsenen *Menschen* kommt dies nach Orth (1900), Aschoff (1923), Lauche
(1924) u. a. schon normalerweise besonders im Wurmfortsatz, in einem Drittel
der Fälle aber auch im übrigen Dickdarm, und zwar besonders häufig bei
Dysenterie wie auch in Zusammenhang mit anderen pathologischen Erscheinungen vor. Während der Entwicklung dringen die Krypten im menschlichen
Wurmfortsatz nach Stöhr (1897) und Patzelt (1931) sogar regelmäßig fast

bis zur Muscularis propria in die Tiefe, doch erfahren sie mit der fortschreitenden Entwicklung von lymphoreticulärem Gewebe meist wieder eine vollständige Rückbildung, wie früher (S. 64f.) beschrieben wurde. Dagegen bleiben im Dickdarm des *Meerschweinchens* solche große Krypten, deren Verlängerung mit der Entwicklung der Follikel in der Submucosa zusammenhängt, dauernd bestehen [TOMARKIN (1893), STÖHR (1897, 1898)]. Auch bei *Vögeln* [MUTHMANN (1913) u. a.] und *Echidna* [KLAATSCH (1893)] wurden im Ileocaecum und Colon, meist in Follikeln, tubuläre und flaschenförmige Einsenkungen beschrieben, die stark verzweigt, aber nach ihrem Bau mit den Krypten identisch sein sollen, und FLORENCE (1922) hat bei jungen *Kälbern* und *Schweinen* ähnliche Gebilde gefunden, die aber beim erwachsenen *Tier* durch Follikel ersetzt zu werden scheinen. CARLENS (1928) hat das Verhalten dieser „lymphatischen Darmkrypten", die später (S. 222) eingehend behandelt werden, im Dickdarm verschiedener *Huftiere* auch während der Entwicklung genau beschrieben. Das lymphoreticuläre Gewebe entwickelt sich hier im Anschluß an das Auftreten tief in die Submucosa hineinreichender Epitheleinsenkungen, die wohl nicht mehr als gewöhnliche Krypten aufgefaßt werden können, sondern eher ein Bindeglied zu jenen frühembryonalen Darmdivertikeln darstellen, die der Anlage von PEYERschen Platten vorausgehen [PATZELT (1931, 1933)], wie an anderen Stellen besprochen wird. Trotz der auffälligen Beziehungen zwischen diesen epithelialen und mesenchymalen Gebilden können aber die Leukocyten selbst zweifellos nicht vom Epithel abgeleitet werden, wie STÖHR (1898) mit Recht hervorgehoben hat. Daß im späteren Leben Krypten im Innern eines Follikels auch einer teilweisen Rückbildung verfallen können, was RÜDINGER (1891) im Wurmfortsatz vom *Menschen* und beim *Hund* beschrieben, aber falsch gedeutet hat, beweist die in der Abb. 116 wiedergegebene Krypte aus einem normalen menschlichen Dickdarm, deren Epithel teilweise aus abgeplatteten Zellen besteht.

Außer der Länge und sonstigen Ausbildung der Krypten wechselt auch ihre Menge trotz gleichen Kontraktionszustandes bei verschiedenen *Tieren* und in den einzelnen Darmabschnitten. Schon NUHN (1878) hat angegeben, daß sie bei herbivoren *Tieren* stärker entwickelt sind als bei carnivoren. Nach F. P. MARTIN (1906) und P. SCHUMANN (1907) besitzen *Einhufer* und das *Schwein* auf gleicher Flächeneinheit verhältnismäßig weniger Krypten als *Wiederkäuer* und Fleischfresser; ihre Zahl ist ferner im Dickdarm und besonders im Caecum erheblich geringer als im Dünndarm, wie zunächst von LIPSKY (1867) beim *Kaninchen*, dann allgemein bei *Haussäugetieren* von F. P. MARTIN (1906) und MLADENOWITSCH (1907) festgestellt wurde.

In der Anordnung der Krypten zeigt sich insofern eine gewisse Regelmäßigkeit, als sie sich besonders im Dünndarm nach dem Schleimhautrelief richtet, wie dies MATHIS (1928) bei *Fledermäusen* beschreibt. Mitunter bilden die Krypten Gruppen, wie oben erwähnt wurde. Im Dünndarm von *Inuus rhesus* erscheinen solche nach ZIPKIN (1903) quergestellt und entsprechen den Furchen zwischen den Zotten, doch dringen die Krypten teilweise in letztere ein und münden an ihrer seitlichen Oberfläche, so daß die Länge der Krypten sehr wechselt. Im menschlichen Dickdarm sind die Krypten nach GOERTLER (1932) und BAECKER (1934) diagonal, in zwei sich unter nahezu rechtem Winkel kreuzenden, spiralig um die Längsachse des Darmes verlaufenden Liniensystemen angeordnet.

Die epithelialen Krypten sind außen von einer Membrana propria aus argyrophilen Fasern und eingelagerten platten Zellen umgeben, die sich als Grenzschichte des Bindegewebes gegen das Oberflächenepithel und seine Abkömmlinge überall im Darm findet [PLENK (1927)] und daher später (S. 191ff.)

gesondert besprochen wird. Daß sich in der Basalmembran der Krypten bei allen *Haussäugetieren* auch Kerne von glatten Muskelfasern nachweisen lassen, wie F. P. MARTIN (1906) behauptet, ist unrichtig. Bei der Isolierung der Krypten durch Zerzupfen der frischen Schleimhaut geht diese Hülle manchmal mit und verleiht ihnen eine scharflinige Begrenzung; meist aber bleibt sie mit der Propria in Zusammenhang, weshalb die nackten Krypten dann besonders leicht in Stücke oder auch in die einzelnen Zellen zerfallen. In inniger Verbindung mit der Membrana propria steht auch das die Krypten unmittelbar umgebende Blutcapillarnetz, das ebenfalls später (S. 300 ff.) besprochen wird.

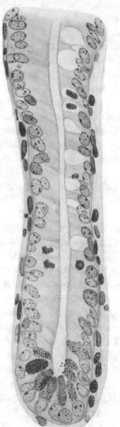

Bei der vergleichenden Beschreibung im vorhergehenden Abschnitt wurden auch Unterschiede zwischen den Krypten der verschiedenen Darmabschnitte erwähnt. Ihre Ausbildung ändert sich bereits bei manchen *Reptilien* und noch mehr bei den *Vögeln* vom Magen gegen den Anus und in gleicher Richtung nimmt die Menge der Becherzellen in ihnen zu. Bei den *Säugetieren* ist beides meist sehr deutlich ausgeprägt, wozu bei jenen Arten, die PANETHsche Zellen besitzen, noch deren Verschwinden im Dickdarm kommt. Schon die Entwicklung geht in diesem etwas anders vor sich, was durch teilweise Einbeziehung der zunächst auftretenden Schleimhauterhebungen zu einer viel größeren Länge der Krypten führt und so mit zu der scharfen Abgrenzung beider Darmabschnitte gegeneinander beiträgt. Die Unterschiede der Krypten in diesen sind aber nicht bei allen *Säugetieren* so deutlich ausgebildet wie beim *Menschen,* von dem daher die folgende Beschreibung ausgeht. Die genaueren Angaben über die vier die Krypten bildenden Epithelzellarten finden sich in den diesen gewidmeten Abschnitten und ebenso wird das Vorkommen von Wanderzellen, die sich nach F. P. MARTIN (1906) im Epithel der Krypten weniger zahlreich finden als in dem der Zotten, gesondert besprochen (S. 207 ff.).

Abb. 95.   Abb. 96.

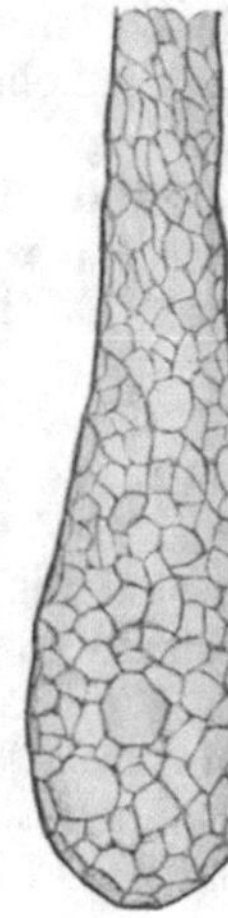

Abb. 95. Längsschnitt durch eine Krypte aus dem Dünndarm eines erwachsenen *Menschen.* PANETHsche Zellen, Becherzellen, Mitosen, Zellen der Membrana propria. Alc.-Form.-H. Eisenhäm.-Eosin. Vergr. 476×.

Abb. 96. Schlußleistennetz einer Krypte aus dem Jejunum eines 30jährigen Mannes. ZENKER-H. Eisenhäm. Vergr. 1000×.

Die Krypten des Dünndarmes sind beim *Menschen* (Abb. 95) nach v. EBNER (1902) 320—450 μ, nach SCHAFFER (1891, 1922) 0,1—0,3 mm, durchschnittlich 230 μ lang und 63—80 μ breit (Abb. 89), verschmälern sich aber an der Mündung auf 45—67 μ (Abb. 96). Sie bestehen hauptsächlich aus den bereits beschriebenen Saumzellen, die hier niedriger sind und im Gegensatz zu jenen der Zotten eine schmale Oberfläche und eine breitere Basis haben, an der auch der rundliche Kern liegt; nahe dem Grunde nehmen sie eine indifferente Beschaffenheit an und können daher in die verschiedenen anderen Zellformen übergehen. Wie früher (S. 154) besprochen wurde, vollzieht sich in den Krypten auch die Regeneration des gesamten Darmepithels, weshalb sich in ihnen fast immer Mitosen (Abb. 95) finden, mitunter 5—7 in einer einzigen [PANETH (1888), SCHAFFER (1891)]; sie liegen teilweise um den Eingang, hauptsächlich aber in der Tiefe der Krypten, beim *Menschen* jedoch fast nie am Grunde selbst [FLEMMING (1885), SCHAFFER (1891)], während BIZZOZERO (1892) im Duodenum der grauen *Maus* zuweilen auch an der äußersten Spitze zwischen den PANETHschen Zellen Mitosen fand. Durch diese Vermehrung in der Tiefe werden die darüberliegenden Zellen gleichzeitig mit ihrer Differenzierung zu Saum- oder Becherzellen gegen die Mündung emporgeschoben. Dabei nehmen sie, wie oben (S. 88) erwähnt wurde, infolge der festeren Verbindung mit der Unterlage eine schiefe, nach oben-innen gerichteteStellung an (Abb. 95) und erhalten zugleich eine konvex gegen die Oberfläche gekrümmte Form mit abgeplatteter zungenförmiger Basis, die unter die nächst tieferen Zellen zu liegen kommt [PATZELT sen. (1882), BIZZOZERO (1888, 1892)]. Da aber ganz am Grunde der Krypten meist keine Zellvermehrung stattfindet, müssen zum Ersatz auch Zellen von unmittelbar oberhalb nach unten rücken, wie PANETH (1888), OPPEL (1897 S. 213) und KULL (1911) annehmen. Der Stäbchensaum verschmälert sich mit der abnehmenden Differenzierung der Zellen in den Krypten von der Mündung gegen ihr Ende, kann aber an diesem entgegen den Angaben von G. SCHWALBE (1872), W. KRAUSE (1876), TOLDT (1884) und PANETH (1888), wie VERSON (1871), KLOSE

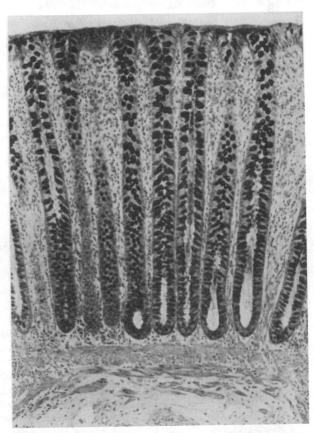

Abb. 97. Schleimhaut aus dem Rectum einer 35jährigen Frau. Krypten mit zahlreichen Becherzellen, Muscularis mucosae teilweise in 3 Schichten. Alc.-Form.-D. Häm.-Eosin. Vergr. 100×.

(1880), R. HEIDENHAIN (1888), KRUSE (1888) und SCHAFFER (1891) festgestellt haben, noch vorhanden sein.   Beim *Schwein* hat ihn CLARA (1933) am Ende der Dünndarmkrypten gänzlich vermißt, während er ihn im Enddarm gelegentlich fand.   Mitunter zeigen die überall durch Schlußleisten verbundenen Zellen (Abb. 96) in der Tiefe auch beim *Menschen*, wie schon bei *Vögeln* [CLARA (1926)], lappige Fortsätze (Abb. 69), was auf eine sekretorische Tätigkeit [FEYRTER (1931), SAWADA (1935)] hinweist und früher (S. 82) erwähnt wurde.   Zwischen diesen Zellen finden sich in mäßiger Menge, nach SCHAFFER (1891) in manchen Dünndarmkrypten des *Menschen* 10—15, in anderen nur 2—3 Becherzellen, die am Grunde meist ganz fehlen, da sie größtenteils aus den Zellen der Regenerationszone oder aus Saumzellen hervorgehen und ebenso wie diese erst an den Zotten, wo sich auch ihr Schleim stärker

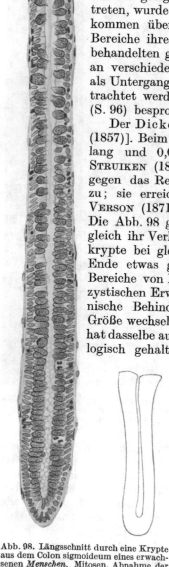

färbt, die volle Reife erlangen [Bizzozero (1888, 1892), F. P. Martin (1910), Karasek (1933)]; daß sich die Becherzellen ausnahmsweise auch durch Mitose vermehren können, wurde bei diesen besprochen (S. 116) und in der Abb. 85 gezeigt. Am Grunde der Dünndarmkrypten finden sich dagegen bei vielen *Säugetieren* in wechselnder Zahl, beim *Menschen* meist 5—6 Panethsche Zellen, die dicht nebeneinander liegen oder durch einzelne indifferente Zellen getrennt sind (Abb. 95), von denen sie nach Entleerung ihrer Sekretkörnchen oft kaum zu unterscheiden sind; daß sie gelegentlich auch an anderen Stellen der Krypten auftreten, wurde bei ihrer Beschreibung (S. 133) erwähnt. Außerdem kommen überall im Epithel der Krypten, besonders aber im Bereiche ihres Endes, die in einem eigenen Abschnitt (S. 145) behandelten gelben, basalgekörnten Zellen vor (Abb. 89), ferner an verschiedenen Stellen eingestreut „schmale Zellen", die teils als Untergangs- teils als Jugendformen anderer Epithelzellen betrachtet werden [Dias-Amado (1933) u. a.], wie ebenfalls früher (S. 96) besprochen wurde.

Der **Dickdarm** besitzt wesentlich größere Krypten [Leydig (1857)]. Beim *Menschen* sind sie nach v. Ebner (1902) 0,4—0,5 mm lang und 0,011—0,017 mm breit, während ihr Lumen nach Struiken (1893) 20—30 μ mißt (Abb. 97). Ihre Länge nimmt gegen das Rectum und selbst noch in diesem nach abwärts zu; sie erreicht hier nach Schaffer (1891) 524—623 μ, nach Verson (1871) 0,7 mm, während ihre Breite 69—79 μ beträgt. Die Abb. 98 gibt eine solche Krypte aus dem Rectum und zugleich ihr Verhältnis zu der in Abb. 95 dargestellten Dünndarmkrypte bei gleicher Vergrößerung wieder. Die Weite ist oft am Ende etwas größer (Abb. 97, 99) und schwankt besonders im Bereiche von Follikeln stark; mitunter kommt es in solchen zu zystischen Erweiterungen, was Schaffer (1891) auf die mechanische Behinderung des Sekretabflusses durch die in ihrer Größe wechselnden Lymphknötchen zurückführt. Klose (1880) hat dasselbe auch im Dünndarm beschrieben, hier aber für pathologisch gehalten. Das Epithel gleicht im Mündungsabschnitt, der ja durch teilweise Verschmelzung der ursprünglich angelegten Zotten während der Entwicklung entstanden ist, noch dem Oberflächenepithel, abgesehen von der abweichenden Form der Zellen (Abb. 100). Der zunächst noch vorhandene Stäbchensaum wird tiefer meist rasch undeutlich [Klose (1880), R. Heidenhain (1888)] und zugleich nimmt die Menge der Saumzellen stark ab, die der Becherzellen aber entsprechend zu (Abb. 98, 99). Am Grunde stehen letztere am dichtesten [Struiken (1893)], so daß sie hier oft nur durch eine, höchstens durch 2—3 andere Zellen getrennt sind, wie am besten ein Flachschnitt bei Darstellung der Schlußleisten zeigt (Abb. 101); dagegen liegen im oberen Kryptendrittel oft 5—6 Saumzellen zwischen zwei Becherzellen, die hier meist reicher an Schleim sind [Schaffer (1891)].

Abb. 98. Längsschnitt durch eine Krypte aus dem Colon sigmoideum eines erwachsenen *Menschen*. Mitosen, Abnahme der zahlreichen Becherzellen gegen die Mündung, Membrana propria. Alc.-Form.-D. Häm.-Eosin. Vergr. 215 ×. Daneben Umriß der in Abb. 95 dargestellten Krypte aus dem Dünndarm bei gleicher Vergrößerung.

Im ganzen wechselt die Menge der Becherzellen in den Krypten des Dickdarmes zwar, doch ist sie in der Regel viel größer als in jenen des Dünndarmes und kann unter Umständen so zunehmen, daß die Krypten ganz aus solchen zu bestehen scheinen (Abb. 94). Sie zeigen ebenso wie die Saumzellen tiefer in den Krypten meist eine weniger vollkommene Ausbildung [STRUIKEN (1893)], denn auch im Dickdarm vollzieht sich hier die Regeneration des gesamten Epithels, dessen Zellen daher wieder gegen die Mündung der Krypten eine schiefe Stellung einnehmen, ebenso wie im Dünndarm (Abb. 97, 98). Die Mitosen finden sich in etwas wechselnder Zahl hauptsächlich in den indifferenten Zellen. Nach STRUIKEN (1893) liegen sie beim *Menschen* zahlreich an der Grenze zwischen dem untersten und dem zweiten Drittel, nach BIZZOZERO (1889, 1892) bei *Hund* und *Maus* nur in den tieferen drei Fünfteln, und

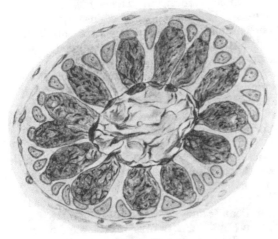 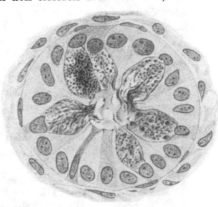

Abb. 99.   Abb. 100.

Abb. 99 und 100. Querschnitte durch eine Krypte nahe dem Grund (links) und nahe der Mündung (rechts). Verschiedene Menge der Becherzellen, schmale Zellen, Membrana propria. Alc.-Form.-D. Häm.-Eosin. Vergr. 610×.

zwar 5—8 Mitosen in jeder Krypte, während sie beim *Kaninchen* auch im Hals vorkommen. Bei diesem und dem Hund hat BIZZOZERO (1892) auch in Becherzellen Mitosen gefunden. Vereinzelt enthält das Epithel der Dickdarmkrypten außerdem wieder schmale Zellen (Abb. 100), die sich nach STRUIKEN (1893) besonders im Oberflächenepithel finden und nach diesem Autor und PANETH (1888) Endstadien von Becherzellen darstellen, aber, wie früher (S. 96) besprochen wurde, auch anders gedeutet werden [DIAS-AMADO (1933) u. a.]. Gelbe, basalgekörnte Zellen sind in den Dickdarmkrypten besonders nahe dem Grunde ebenfalls vorhanden, während PANETHsche Zellen in ihnen meist ganz fehlen. Nur gelegentlich kommen beim *Menschen* und manchen *Säugetieren* im Blinddarm oder Wurmfortsatz noch Krypten vor, die solche mitunter auch in Gruppen enthalten (Abb. 162) und vereinzelt können PANETHsche Zellen auch in tieferen Abschnitten noch auftreten. Regelmäßig finden sie sich dagegen in den Dickdarmkrypten wie bei manchen *Urodelen, Reptilien* und *Vögeln* auch beim *Igel* und *Maulwurf* am Grunde, bei *Spitzmäusen* hingegen näher der Mündung [HAMPERL (1923), KOSTITCH (1924), BAECKER (1934)] wie früher (S. 134) besprochen wurde.

Dadurch kann sich der Unterschied zwischen Dünn- und Dickdarmkrypten bis zu einem gewissen Grad verwischen, wie dies zum Teil für den Dickdarm der *Fledermaus* überhaupt gilt [MATHIS (1928), KARASEK (1933)]. Er tritt außerdem je nach dem Funktionszustand der verschiedenen Zellen in den Krypten nicht immer gleich deutlich hervor und darauf dürfte die schon früher (S. 134) hinsichtlich der Angaben über die Panethschen Zellen abgelehnte Behauptung Blochs (1903) zurückzuführen sein, daß sich beim Säugling auch im Dickdarm bis hinab in das Colon descendens zwischen den typischen Darmschleimdrüsen in mehr oder weniger großer Zahl Darmsaftdrüsen des Dünndarmes eingestreut finden, die sich dann mit zunehmendem Alter des Kindes an Zahl vermindern, um mit 2 Jahren ganz zu verschwinden.

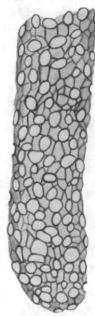

Abb. 101. Schlußleistennetz einer Krypte aus dem Colon sigmoideum eines erwachsenen *Menschen*. Verteilung der helleren Becherzellen. Alc.-Form.-H. Eisenhäm. Vergr. 1000 ×.

Über die funktionelle Bedeutung der Darmkrypten wurden verschiedene, zum Teil gegensätzliche Ansichten vertreten, was auch in den für sie gewählten Bezeichnungen zum Ausdruck kommt; sie haben alle eine gewisse Berechtigung und lassen sich auch vereinigen, was schon für die besondere Stellung dieser Gebilde spricht, ebenso wie ihre früher (S. 31 u. 54) behandelte Entwicklung, die nur zum Teil der von Drüsen gleicht und außerdem Unterschiede im Dünn- und Dickdarm zeigt.

Bizzozero (1888, 1889, 1892, 1893) hat die Darmkrypten auf Grund von Befunden, die teilweise schon von Patzelt sen. (1882) beschrieben worden sind, als in die Tiefe versenkte Regenerationsherde und die Panethschen Zellen als unreife Jugendformen von Becherzellen aufgefaßt. Daß letzteres unrichtig ist, wurde bereits früher (S. 126) festgestellt, doch beweist die fast vollständige Beschränkung der meist reichlichen Mitosen auf die Krypten, daß sich in ihnen der Ersatz des ganzen Darmepithels vollzieht, worin zweifellos eine wichtige und wohl auch die ursprüngliche Aufgabe der Krypten liegt [Schaffer (1891), Stöhr (1896), Hock (1899), v. Ebner (1902) u. a.]; dies ergibt sich auch aus der vergleichenden Betrachtung am Anfang dieses Abschnittes, da jene Epithelknospen im Darm von *Amphibien* und *Reptilien*, die zweifellos die Vorläufer der Krypten bei den höheren *Tieren* sind und an die Zellgruppen im Darm mancher *Insekten* erinnern, doch nur als Regenerationsherde betrachtet werden können, wie dies schon Bizzozero (1892, 1893) tat, während Oppel (1897c), ohne diese Bedeutung zu leugnen, selbst in solchen Gebilden in erster Linie Vorstufen von Drüsen erblickt.

Daneben kommt aber schon bei manchen *Vögeln*, wie den *Drosseln*, nach Clara (1927, 1934) in der Form und Länge der Krypten und der Ausbildung eines eigenen Mündungsabschnittes, wie auch in dem Verhalten ihrer Zellen besonders deutlich zum Ausdrucke, daß sie nach Art von schlauchförmigen Drüsen eine Sekretion ausüben, und das von Oppel (1897) beschriebene eigentümliche Verhalten bei *Monotremen* und *Marsupialiern* kann wohl überhaupt nur in der Auffassung dieser Krypten als Drüsen eine Erklärung finden. Für solche wurden die Darmkrypten schon von ihren Entdeckern gehalten und ebenso weiterhin von Todd und Bowman (1866), G. Schwalbe (1872), Nuhn (1878), Klose (1880), R. Heidenhain (1880), Ellenberger (1884, 1908), Paneth (1888), Toldt (1888), Oppel (1897), Rauber (1897), Voigt (1898), W. Möller (1899), Bloch (1903), Monti (1903), Zipkin (1903), Deimler (1905) und F. P. Martin (1906, 1910), der sie als Darmeigendrüsen bezeichnet hat. Ranvier (1887) hat sie zu den gemischten Drüsen gerechnet, während Renaut (1899) und Oppel (1905) sie als seröse bezeichnen. An der Sekretion beteiligen sich nicht nur die in ihrem Epithel mehr oder weniger reichlich eingestreuten,

Schleim bildenden Becherzellen und außerdem im Dünndarm der meisten *Säugetiere* die den Grund der Krypten einnehmenden oxyphilen Körnchenzellen von PANETH, sondern auch die noch nicht zu Saumzellen differenzierten Epithelzellen der tieferen Kryptenabschnitte [FEYRTER (1931), SAWADA (1935)], wie früher (S. 82) besprochen wurde. Da aber das Vorkommen und die Menge dieser verschiedenen Zellen in den Krypten wechselt, muß auch deren Sekret eine verschiedene Beschaffenheit haben. Dies gilt in besonderem Maße beim *Menschen* für die Krypten des Dünn- und Dickdarmes, weshalb bereits KLOSE (1880) erstere als Darmsaftdrüsen, letztere als Darmschleimdrüsen bezeichnet hat, welche Unterscheidung von vielen Autoren übernommen wurde. Sie trifft aber schon für einen Teil der *Säugetiere* nicht mehr in vollem Ausmaß zu, da die PANETHschen Zellen bei manchen vollständig fehlen und bei anderen auch im Dickdarm regelmäßig vorhanden sind. Ein weiterer schon erwähnter Unterschied zwischen den Krypten des Dünn- und Dickdarmes, der sich in ihrer verschiedenen Länge äußert, hängt mit der verschiedenen Ausbildung des Schleimhautreliefs zusammen und ist wie dieses zum Teil durch die Beschaffenheit des Darminhaltes, also durch die Nahrung bedingt; der Längenunterschied ist daher auch nicht immer gleich ausgeprägt, geht aber bis auf den Beginn der Entwicklung zurück, die früher (S. 28) behandelt wurde. Gerade in dieser zeigt sich jedoch wieder ein wesentlicher Unterschied gegenüber der Entwicklung aller anderen Drüsen, mit denen die Krypten daher nicht auf eine Stufe gestellt werden können, wie auch STÖHR (1896) hervorgehoben hat, obwohl ihre sekretorische Funktion zweifellos von großer Bedeutung ist. Dies beweisen auch die Angaben KARASEKs (1933), daß sich die Krypten im Dünndarm der *Maus* überhaupt erst nach der Geburt entwickeln und am 20. Lebenstag zugleich mit einer kräftigen Entwicklung der PANETHschen Zellen ihre funktionstüchtige Ausbildung erlangen, also gerade zu der Zeit, wo an die Stelle der Muttermilch die Erwachsenennahrung tritt, während das *Meerschweinchen*, das frühzeitig gemischte Nahrung zu sich nimmt, schon früher wohlentwickelte Krypten besitzt.

Der Zusammensetzung der Darmkrypten aus verschiedenen Elementen und den Unterschieden im Dünn- und Dickdarm entspricht auch die Beschaffenheit des Darmsaftes, doch ist die Ableitung seiner einzelnen Bestandteile aus bestimmten Zellen noch nicht gelungen, wobei im Dünndarm außerdem die Duodenaldrüsen zu berücksichtigen sind. Der Darmsaft besteht in diesem nach den von BABKIN (1928) zusammengestellten Angaben der Literatur aus Schleimklümpchen und einem dünnflüssigen, hellgelben, oft opalescierenden Anteil von deutlich alkalischer Reaktion, dessen isoelektrischer Punkt beim *Hund* bei p_H 8,3 liegt. Er enthält ein proteolytisches Ferment, das Erepsin, ferner die Enterokinase, die das Eiweißferment des Pankreassaftes aktiviert, und Nuclease, während Arginase sich nur in der Schleimhaut findet, ohne in den Darmsaft überzutreten; außerdem sind in diesem noch Lipase, verschiedene Kohlehydratfermente und Sekretin vorhanden, das die Sekretion anregt. Der Saft des Blinddarmes besteht beim *Hund* ebenfalls aus einem die Kotbildung befördernden schleimigen und einem dünnflüssigen, opaleszierenden, alkalischen Teil, der keine Enterokinase, hingegen in geringer Menge Erepsin, noch ein peptolytisches Ferment, Nuclease und verschiedene Kohlehydratfermente enthält, während seine lipolytische Wirkung sehr schwach ist; außerdem erhöht er die Wirkung des Fett- und Stärkefermentes des Pankreassaftes.

v. NAGY (1912) meint, daß im Dünndarm Drüsen mit aktiver Wucherung des Epithels und Sekretion, im Dickdarm aber Krypten als reine Oberflächenbildungen vorhanden sind; als solche wurden sie hier von CLARA (1926) ebenfalls jenen des Dünndarmes gegenübergestellt, während CREMER (1921) sagt, daß es sich auch im Dickdarm nicht um Krypten, sondern um selbständig durch Einsprossungen in das Bindegewebe entstehende, wirkliche Drüsen handelt. Hoppe-Seyler (1881) hat die Krypten überhaupt nur als Oberflächen-vergrößerung aufgefaßt, was von Paneth (1888) und R. Heidenhain (1888) mit Recht abgelehnt wurde, aber insofern eine Berechtigung hat, als ihr Mündungsabschnitt bei starker Dehnung des Darmrohres unter gleichzeitiger Verkürzung der Krypten auseinander gezogen wird und dadurch eine stärkere Vergrößerung der Oberfläche ermöglicht. Dies entspricht auch dem Verhalten des Epithels, das im Mündungsabschnitt schon jenem der Oberfläche ähnelt (Abb. 100) und besonders im Dickdarm während der Entwicklung mit dem Verschwinden der ursprünglichen Oberflächenerhebungen erst sekundär in die Krypten einbezogen wird. Spalteholz (1897) fand im gedehnten Dünn-darm des *Hundes* eine Verkürzung der Krypten auf $\frac{3}{4} - \frac{2}{3}$ bei gleichzeitiger beträchtlicher Erweiterung ihres Lumens und Vergrößerung der Zwischen-räume. Harvey (1908) hat im Colon vom *Menschen* und *Hund* festgestellt, daß die Länge der Krypten ebenso wie die Wanddicke im umgekehrten, die Größe der interglandulären Räume im geraden Verhältnis zur Dehnung steht, und meint, daß dabei durch Ausdehnung der Drüsenmündungen die epitheliale Oberfläche des Darmes vergrößert wird, was bei sehr starker Dehnung auch von Hamperl und von Patzelt (1931, S. 469) beobachtet wurde. Ebenso fand F. P. Johnson (1913) im Dünndarm verschiedener *Haussäugetiere*, daß bei der Erweiterung des Darmlumens zugleich mit einer Verkürzung und Verbreiterung der Zotten und Krypten durch die Entfaltung der letzteren eine größere Epithel-menge dem Darminhalt ausgesetzt, die resorbierende Oberfläche also ver-größert wird; außerdem gelangt auf diese Weise der Inhalt der Krypten in das Darmlumen. Bei *Meerschweinchen* und *Maus* können die Krypten infolge starker Dehnung des Darmes ganz verschwinden.

Kultschitzky (1897) hat angenommen, daß auch in den Krypten des Darmes eine Resorption stattfindet und brachte damit die basalgekörnten Zellen in Verbindung. Von Kischensky (1902) und Wuttig (1905) wurden bei *Katzen*, von Bondi (1909) bei *Hunden* Fetttröpfchen in den Epithelzellen der Krypten festgestellt, doch haben Erdmann (1867), R. Heidenhain (1888), Bizzozero (1892), Drago (1900), Mingazzini (1901), Clara (1927) und Weiner (1928) eine Resorption in den Krypten abgelehnt. Karasek (1933) hat bei der *Maus* und *Fledermaus* festgestellt, daß eine Fettresorption nur an den Zotten, nicht aber in den Krypten stattfindet und daß eine solche bei jungen *Mäusen* auch in dem an Stelle der sich erst später ausbildenden Krypten zwischen den Zotten liegenden Epithel fehlt, trotzdem dieses zweifellos mit der Nahrung in Berüh-rung kommt. Geringe Fetteinschlüsse, die dieser Autor im Kryptenepithel bei der *Katze* fand, dürften nach seiner Meinung ebenso wie die zum Aufbau der Zellen nötigen Stoffe aus dem abströmenden Chylus innerhalb der Schleimhaut aufgenommen worden sein. Beim *Menschen* läßt sich selbst während reichlicher Fettresorption durch die Zotten im Kryptenepithel kein solches feststellen.

Nach Befunden von Monti (1903) kommt es beim *Murmeltier*, dessen Krypten im Sommer immer zahlreiche Mitosen über die ganze Länge verstreut aufweisen, während des Winterschlafes in diesen zum Stillstand der Proliferation und zu einer vollständigen Obliteration ihres Lumens. S. P. Miller (1927) fand bei weißen *Ratten*, die von der Geburt an durch längere Zeit ungenügend ernährt wurden, daß die Krypten atrophisch waren und daß ihre Zellen Veränderungen des Plasmas und eine Degeneration der Kerne zeigten.

Die Krypten des Darmes haben somit eine dreifache Aufgabe, indem sie für die Regeneration des gesamten Darmepithels sorgen, eine Sekretion

ausüben und bei Dehnung des Darmes zur Vergrößerung der Oberfläche beitragen [PATZELT (1931, S. 489)]. Daraus erklärt sich die besondere Art ihrer
Entwicklung, das Auftreten von vier verschiedenen Zellen in ihnen und ihre
wechselnde Ausbildung in den einzelnen Darmabschnitten und bei verschiedenen *Tieren*. Letzteres zeigt sich besonders bei niederen *Wirbeltieren*, da die
einzelnen Funktionen der Krypten im Laufe der phylogenetischen Entwicklung in verschiedener Weise zur Geltung gekommen sind. Der besonderen
Stellung dieser Elementarorgane der Darmschleimhaut entspricht aber die
Bezeichnung „Darmkrypten" gemäß einem Vorschlag v. BRUNNS (1894)
besser als der gebräuchliche Name „LIEBERKÜHNsche Drüsen", der historisch
unrichtig ist und nur eine Teilfunktion zum Ausdrucke bringt. Durch Unterscheidung von Dünn- und Dickdarmkrypten kann ihrer verschiedenen Ausbildung in diesen beiden Darmabschnitten Rechnung getragen werden [PATZELT
(1931)].

9. Die BRUNNERschen Duodenaldrüsen.

Bei den *Wirbellosen* finden sich sekretorische Zellen verschiedener Art
im allgemeinen nur einzeln in das Oberflächenepithel des Darmes eingestreut,
wie früher (S. 85) besprochen wurde. *Piscicola* weist nach LEYDIG (1857)
eigentümliche große, zu mehreren von einer gemeinschaftlichen Kapsel umgebene Zellen auf, die vielleicht Drüsen darstellen, und im Darm von *Cephalopoden* sollen schlauchförmige Drüsen vorkommen. Im Darm der *Wirbeltiere*
üben die schon bei manchen *Fischen* auftretenden Krypten nebst anderen
Aufgaben die Funktion von Drüsen aus; sie können, wie im vorhergehenden
Abschnitt ausgeführt wurde, im Dünndarm der höheren *Wirbeltiere* verschiedene
sekretorische Zellen enthalten und an seinem Anfang eine stärkere Ausbildung
zeigen. Außerdem setzen sich, wie im folgenden besprochen wird, bei manchen
Amphibien, *Reptilien* und *Vögeln* Drüsen vom Pylorus ein wenig in den anschließenden Dünndarm fort, so daß dieser Teil abgesehen von der Einmündung
der großen Drüsen auch durch die Ausgestaltung seiner eigenen Schleimhaut
eine besondere Bedeutung für die Verdauung erhält. Bei den *Säugetieren* aber
enthält die Wand des obersten Dünndarmabschnittes außerdem eigene Drüsen,
die zu jenen des Pylorus, an die sie sich unmittelbar anschließen, zweifellos
in naher Beziehung stehen und mit BRUNNER (1686, 1715) als Glandulae
duodeni bezeichnet werden können, obwohl sie dessen anatomische Grenze
meist nicht erreichen, mitunter aber auch überschreiten.

Die schon von MIDDELDORPF (1846) vertretene Meinung, daß diese Drüsen
nur bei *Säugetieren* vorkommen, erfährt nach OPPEL (1897) insofern eine Einschränkung, als bereits bei niederen *Wirbeltieren* die letzten Pylorusdrüsen den
Sphinkter überschreiten ohne die Darmschleimhaut zu verdrängen und so als
Vorläufer der Duodenaldrüsen bei den *Säugetieren* erscheinen. Sie sollen dann
zwischen Magen und Gallengangmündung zu einer exzessiven Entwicklung
gekommen sein und die Muscularis mucosae durchbrochen haben, doch stellen
sie in ihrer heutigen Ausbildung bei den *Säugetieren* selbständige Drüsen dar,
wie auch ihre von den Pylorusdrüsen unabhängige Entwicklung beweist.

Bereits bei *Urodelen* können sich die Pylorusdrüsen ohne scharfe Abgrenzung
etwas gegen den Darm ausbreiten [WIEDERSHEIM (1875), OPPEL (1897b, c)].
PESTALOZZI (1878) fand am Anfang des Dünndarmes von *Siredon pisciformis*
schlauchförmige Drüsen mit etwas erweiterten Enden und bei einigen *Anuren*
wie *Rana esculenta* und *Bufo vulgaris* zeigen die letzten Pylorusdrüsen nach
GIANELLI (1903) insofern ein abweichendes Verhalten, als sie zum Teil durch
die Muscularis mucosae hindurch in die Submucosa eindringen und sich auch
in den Anfangsteil des Darmes fortsetzen.

Unter den *Reptilien* besitzt *Hatteria punctata* nach Osawa (1897) in der Nachbarschaft des Magens den Krypten ähnliche Drüsen, während der übrige Darm keine Krypten enthält und bei *Testudo graeca* unterscheiden sich die letzten Pylorusdrüsen nach Oppel (1896, 1897), ohne die Muscularis mucosae zu überschreiten, von den übrigen dadurch, daß sie ein niedrigeres Epithel aufweisen und am Ende kugelig ausgebuchtet sind. Bei *Krokodilen* aber finden sich am Anfang des Dünndarmes nach C. K. Hoffmann (1890) und Taguchi (1920) einfache, den kleineren Pylorusdrüsen ähnliche Schleimdrüsen, die allmählich in die Krypten übergehen, und da sie sich auch mit Bests Carmin färben, wohl schon als Duodenaldrüsen besonderer Art bezeichnet werden können.

Den *Vögeln* fehlen solche nach Gadow (1891) und Calhoun (1933) noch vollständig, doch findet sich bei manchen zwischen Muskelmagen und Dünndarm eine schmale Zone von Drüsen [Oppel (1897), Zietzschmann (1908), Plenk (1932), Calhoun (1933)], die nach Clara (1934) bei den *Amseln* Pylorusdrüsen ähneln, in ihren Endschläuchen aber keine mukoiden Substanzen enthalten. Die letzten dieser Drüsen haben beim *Huhn*, wie Oppel (1897b) auch in Abb. 192 wiedergibt, ohne die Muscularis mucosae zu durchbrechen umgebogene Enden, die sich kolbig erweitern, hinsichtlich ihres Epithels aber noch ganz den Charakter der Magendrüsen zeigen, während Darmkrypten erst mit der Änderung des Oberflächenepithels und dem Auftreten von Zotten beginnen. Ein ähnliches Verhalten der Drüsen im Zwischenstück beschreibt Zietzschmann (1908) bei *Gans* und *Taube*.

Eine geringe Ausbreitung der Duodenaldrüsen scheint auch bei den *Säugetieren* das ursprüngliche zu sein. So nehmen sie bei *Monotremen* und *Marsupialiern* nach Oppel (1896, 1897) und Bensley (1903) nur ein kleines Gebiet des Dünndarmes zwischen Magen und Gallengangmündung ein, bilden hier aber infolge ihrer mächtigen Entwicklung besonders bei ersteren einen dicken Wulst und zeigen bei diesen niedersten Vertretern der *Säugetiere* überhaupt eine etwas abweichende Ausbildung. Sie sind bei *Echidna aculeata* und ähnlich auch bei *Ornithorhynchus anatinus* aus vielen Drüsenschläuchen zusammengesetzt, die aus kleineren und vor allem schmäleren Zellen bestehen als bei anderen *Tieren* und sich zu größeren Sammelgängen vereinigen; zu Gruppen angeordnet, münden sie teilweise noch im Gebiete des vom Oesophagus durch den ganzen Magen bis hierher reichenden geschichteten Pflasterepithels. Dieses eigentümliche Verhalten der Duodenaldrüsen wie auch des Magens dürfte eine sekundäre, durch die Nahrung bedingte Veränderung sein. Bei dem fleischfressenden *Marsupialier Perameles obesula* können die Brunnerschen Drüsen nach Oppel (1896—97) sogar etwas in die Ringmuskelschichte eindringen, während sie bei der pflanzenfressenden *Phalangista vulpecula* nur aus ganz kurzen, wenig verzweigten, in der Submucosa liegenden Schläuchen bestehen. Beim *Opossum* beginnen sie nach Bensley (1903) kurz oberhalb des Epithelüberganges und erstrecken sich über 5 mm tief in die Submucosa hinein, bilden aber nur einen 6,7 mm breiten Ring.

Bei den *Edentaten* schließen sich die Duodenaldrüsen unmittelbar an die verhältnismäßig großen Pylorusdrüsen an, denen sie auch sehr ähnlich sehen, so daß eine Unterscheidung nur auf Grund der Lage in der Submucosa möglich erscheint. Dies gibt Oppel (1897) für *Manis javanica* an, bei der sich der Pylorus nach unten überhaupt nicht scharf abgrenzt und die submukösen Duodenaldrüsen schon in der schmalen, an das geschichtete Epithel anschließenden Zone von Magenepithel beginnen, um bereits ein Stück oberhalb der Gallengangmündung zu verschwinden; ebenso betont die Ähnlichkeit mit den Pylorusdrüsen Helly (1899) bei *Dasypus villosus*, dessen verästelte tubulöse Drüsen den größten Teil des Duodenum einnehmen.

Die Duodenaldrüsen der *Insectivoren* nehmen ebenfalls nur eine schmale, sich aber gegen den Pylorus ohne Übergang scharf abgrenzende Zone ein, außerhalb deren einzeln eingestreute Drüsen nicht vorkommen [NAGELE (1929)]. Dieser Ring ist beim *Igel* etwa 1 cm lang und verhältnismäßig dick [FLOWER (1872), CARLIER (1893), OPPEL (1897), BENSLEY (1903)], erscheint beim *Maulwurf* für das freie Auge gelbweiß [LEYDIG (1854, 1857), ANILE (1903)] und hat bei *Spitzmäusen* eine noch geringere Ausdehnung. Die Drüsen bestehen nach NAGELE (1929) aus Schläuchen, die beim *Igel* etwas reichlicher, beim *Maulwurf* nur vereinzelt in der Mucosa liegen, bei der *Wasserspitzmaus* aber ganz auf die Submucosa beschränkt und weniger dicht angeordnet sind.

Auch bei den *Fledermäusen* finden sich die Duodenaldrüsen nur als geschlossene Masse einen schmalen Ring bildend [OPPEL (1897), ANILE (1903)], der nach MATHIS (1928) ohne allmählichen Übergang zu den Drüsen des Pylorus unmittelbar hinter diesem seine größte Dicke besitzt und bei der *Zwergfledermaus* kaum 1 mm, bei *Vespertilio murinus* etwa 2 mm breit ist; einzelne Drüsenschläuche liegen stets auch in der Mucosa.

Verhältnismäßig gering ist die Menge der Duodenaldrüsen auch noch im Darm der *Raubtiere*. Sie bilden unmittelbar unter der Grenze des Pylorus, an der sich hier auch ein Ring von lymphoreticulärem Gewebe findet [WATNEY (1877), A. KUCZYNSKI (1890)], eine zusammenhängende Masse, deren Ausdehnung beim *Hund* 1—2 cm [A. KUCZYNSKI (1890), CASTELLANT (1898), DEIMLER (1905)], beim *Fuchs* etwa 2 cm [OPPEL (1897)], beim *Marder* fast 1 cm [A. KUCZYNSKI (1890)], beim nordamerikanischen *Mink (Lutreola vison)* 12 mm [BENSLEY (1903)] und bei der *Katze* 2—4 cm [A. KUCZYNSKI (1890), STÖHR (1899), ANILE (1901), DEIMLER (1905)] beträgt, doch können einzelne Drüsen bei letzterer noch in einem anschließenden 2 cm langen Darmstück vorkommen und beim *Hund* 6—8 cm nach abwärts bis zur Mündung des Ductus pancreaticus reichen [CASTELLANT (1898), BENSLEY (1903), TRAUTMANN (1907)]. Bei *Hund* und *Marder* können sich die Drüsen schon innerhalb der Mucosa verzweigen. Gegenüber Farbstoffen zeigen sie bei den *Carnivoren* nach A. KUCZYNSKI (1890) dasselbe Verhalten wie die Pylorusdrüsen, doch ist N. TSCHASSOWNIKOW (1926) bei der *Katze* wegen Unterschieden, auf die später (S. 186 f.) eingegangen wird, für die vollkommene Selbständigkeit und Unabhängigkeit beider Drüsenarten eingetreten. Nach ANILE (1901) tritt bei jungen *Tieren* der tubulöse Charakter deutlich hervor, doch sind die Enden der Drüsenschläuche, wie bereits ELLENBERGER (1884) angegeben hat, kolbig aufgetrieben. Beim amerikanischen *Bären* sind die Duodenaldrüsen nach MIDDELDORPF (1846) in großer Menge vorhanden, aber nicht so dicht gelappt und FELDMANN (1923) findet sie beim braunen *Bären* ebenfalls reichlich und stark verzweigt in der Submucosa und gelegentlich auch in der Mucosa liegend. Beim *Waschbär* fand sie BENSLEY (1903) auf eine Strecke von 35 mm Länge im Anfang des Dünndarmes. MIDDELDORPF (1846) gibt ferner an, daß sie bei *Phoca annellata* einen dichten, zwei Daumen breiten Ring bilden und gegen die Gallengangmündung spärlicher werden, um schließlich ganz zu verschwinden.

Beim *Narwal* beschreiben WOODHEAD und GRAY (1888—89) an die wahren Pylorusdrüsen anschließend Drüsen, die samt ihren kurzen Ausführungsgängen von Zügen glatter Muskulatur durchsetzt und umgeben sind, so daß sie in eine Art von submukösem Gewebe eingebettet liegen.

Bei den *Nagern* zeigen die Duodenaldrüsen eine sehr wechselnde, mitunter aber viel größere Ausbreitung und teilweise auch Besonderheiten in ihrer feineren Ausbildung. So sind sie bei den *Muriden* ziemlich schwach entwickelt, indem sie nur nächst dem Pylorus, ohne Übergang plötzlich beginnend, eine dichte Ansammlung bilden, die sich bei der *Ratte* 5—9 mm, bei der *Maus* 1,5 bis 4 mm nach abwärts erstreckt, und dasselbe Verhalten zeigt sich auch bei der japanischen *Tanzmaus* [Grimm (1866), Watney (1877), A. Kuczynski (1890), Oppel (1897), Castellant (1898), Bensley (1903), U. Wetzel (1934)]. Nach A. Kuczynski (1890) besteht bei der *Ratte* eine größere Ähnlichkeit mit den Pylorusdrüsen als bei der *Maus*. Noch deutlichere Unterschiede zeigt hingegen nach den Angaben von Bensley (1903) die *Weißfußmaus*, bei der die Duodenaldrüsen einen 2,6 mm breiten Ring bilden, die *Haselmaus*, bei der sie sich über 3,5 mm erstrecken, und die *Bisamratte*, bei der sie ebenfalls nur eine schmale Zone einnehmen. Beim *Hamster* färben sie sich nach Roscher (1909) im Gegensatz zu den Pylorusdrüsen nicht nach den Darstellungsmethoden für Schleim, sondern mit sauren Farbstoffen, doch vollzieht sich der Übergang allmählich. Im Dünndarm des *Eichhörnchens* nehmen die Duodenaldrüsen dagegen nach Bensley (1903) ein 24,6 mm langes Stück ein und auch beim *Ziesel* reichen sie über die Gallengangmündung hinaus [Oppel (1897)]. Beim *Murmeltier* erstrecken sie sich nach Bensley (1903) über 9,5 cm, beim *Stachelschwein* über mehr als 12 cm und beim *Biber* wurden diese Drüsen schon von Brunner (1715, S. 33) bis weit unterhalb der Gallengangmündung festgestellt. Ein 10 cm langes, die anatomische Grenze des Duodenum überschreitendes Gebiet nehmen sie ferner nach A. Kuczynski (1890), Bensley (1903) und Anile (1903) beim *Meerschweinchen* ein, bei dem sie als Fortsetzung der Pylorusdrüsen erscheinen [A. Kuczynski (1890)]; beim *Kaninchen* aber, bei dem sie ebenso wie beim *Feldhasen* auch hinsichtlich ihrer Zusammensetzung aus verschiedenen Anteilen eine besondere Stellung einnehmen, konnten sie sogar 30—50 cm nach abwärts verfolgt werden [G. Schwalbe (1872), A. Kuczynski (1890), Bensley (1903), N. Tschassownikow (1928a)].

G. Schwalbe (1872) hat zuerst im Duodenum des *Kaninchens* eine zweite Art von Drüsenabschnitten festgestellt, die er auf Grund der Ähnlichkeit für eine Ergänzung des schwach ausgebildeten Pankreas hielt. Bentkowsky (1876) hat diese Befunde bestätigt, hinsichtlich der Deutung jedoch in Frage gestellt, ob es sich um wesentliche oder nur funktionelle Unterschiede handelt. Dekhuyzen (1889) nahm letzteres an, da er Übergangsformen zwischen den sehr verschieden aussehenden Zellen zu finden glaubte, doch hebt A. Kuczynski (1890) hervor, daß sie zweierlei Gruppen an den Schläuchen derselben Drüse bilden können, von denen die einen mit den Läppchen des Pankreas übereinstimmen. Auch Anile (1903) glaubte, daß es sich nur um verschiedene Sekretionszustände handelt, und ebenso Bogomoletz (1903), der meinte, daß die Duodenaldrüsen des *Kaninchens* sowohl ein Eiweißsekret wie auch Schleim absondern, und angibt, daß ersteres bei Eiweißfütterung in größter und bei Fettfütterung in geringerer Menge gebildet wird, während Kohlehydratfütterung eine Absonderung großer Mengen von Schleim zur Folge hat, die er aber für ein sekundäres Moment in der Tätigkeit der Drüsen hält. Die albuminösen Abschnitte, die auch Berdal (1894) für besondere Bildungen hielt, zeigen aber nach Castellant (1898) eine bestimmte Verteilung und bestehen nach Bensley (1903) im Gegensatz zu den hellen, sich mit Schleimfarbstoffen färbenden Schläuchen aus andersartigen dunklen Zellen; sie besitzen nach diesem Autor eine radiär gestreifte basale Zone mit reichlichem prozymogenem Nucleoproteid, das die mikrochemische Reaktion für Eisen und Phosphor gibt, und eine apikale Zone, die mit feinen Zymogenkörnchen gefüllt ist. Nach N. Tschassownikow (1928a) treffen diese Angaben nicht nur für das *Kaninchen*, sondern auch für den *Feldhasen* zu. Die dunklen Drüsenstücke bilden am Anfang des Duodenum eine kleine Minderzahl, nehmen aber nach abwärts so zu, daß sie an der Mündung des Pankreasganges den hellen nicht mehr nachstehen; diese zeigen ferner das typische Verhalten der Schleimschläuche von anderen *Tieren*, die dunklen hingegen sind alveolär, weisen Sekretcapillaren auf und bestehen aus Zellen, die infolge der reichlichen Chondriosomen eine positive Reaktion auf Eisen und Phosphor geben, in ihrem Bau jenen des Pankreas gleichen und nach der Methode von PISCHINGER (1926) auch denselben isoelektrischen Punkt wie im Pankreas besitzen [PATZELT (1933)]. Diese dunklen Drüsenalveolen münden durch plötzlichen Übergang ohne Schaltstücke in die Schleimschläuche. N. TSCHASSOW-NIKOW (1928b) fand aber auch im Gegensatz zu den negativen Versuchsergeb-nissen von BOGOMOLETZ (1903) nach Unterbindung und Durchschneidung des Pankreasganges, die vom *Kaninchen* viel besser vertragen wird als von *Hund* und *Katze,* daß die dunklen Zellen eine verstärkte, beschleunigte sekretorische Tätigkeit und zunächst eine Hypertrophie zeigen, wobei einzelne auch mehr-kernig werden können; 10—14 Tage nach dieser Operation kommt es dann unter Auftreten zahlreicher Mitosen zu einer Hyperplasie und Bildung immer größer werdender Konglomerate, so daß nach 3—4 Wochen der gestörte Chemis-mus wieder hergestellt ist und das weitere Verhalten des *Tieres* bis zu einem Jahr nach der Operation vollkommen normal erscheint. Die dunklen Abschnitte der Duodenaldrüsen können somit das in seinem exokrinen Anteil degene-rierte Pankreas ersetzen, während die Schleimschläuche hiebei keine dauernde Veränderung erleiden.

Eine besonders mächtige, aber ebenfalls wechselnde und teilweise eigenartige Ausbildung zeigen die Duodenaldrüsen der *Huftiere,* deren Ausbreitungsgebiet hier vom anatomischen Begriff des Duodenum besonders stark abweicht [HOCK (1899)]. Sie erstrecken sich beim *Pferd* 6—8 m, beim *Esel* etwa 5 m, beim *Schwein* 3—5 m, beim *Rind* 4—6 m, beim *Schaf* 60—70 cm und bei der *Ziege* nur 20—25 cm nach abwärts [GRAFF (1880), SCHAAF (1884), ELLENBERGER (1884), OPPEL (1897), DEIMLER (1905), TRAUTMANN (1907), FAVILLI (1934)]. Beim *Hirsch* sollen sie nach BRUNNER (1715) am Anfang des Duodenum dicht, tiefer spärlicher und kleiner sein, jenseits des Gallenganges aber ganz fehlen. Der Übergang von den Pylorusdrüsen vollzieht sich beim *Pferd* nach WATNEY (1877) sehr allmählich, indem auch die Duodenaldrüsen anfangs teilweise in der Mucosa, tiefer aber nur mehr in der Submucosa liegen. Nach A. KUCZYNSKI (1890) setzen sich die Pylorusdrüsen wie beim *Pferd* auch beim *Schwein* und *Rind* mit übereinstimmendem Bau unmittelbar in das Duodenum fort, während sie beim *Schaf* als gesonderte Drüsen an der Übergangsstelle zum Darm in die Submucosa eindringen und sich mit den hier auftretenden, durch ein weiteres Lumen ausgezeichneten Duodenaldrüsen mischen, um erst tiefer zwischen diesen ganz zu verschwinden. TEHVER (1929) stellt eine solche Mischung in Abrede, findet jedoch bei *Schaf* und *Rind* im Gegensatz zu anderen *Tieren* deutliche Unterschiede zwischen Pylorus- und Duodenaldrüsen. Da aber bei letzteren die verschiedenen Funktionszustände besonders große Unterschiede im Aussehen bedingen, können Angaben über eine Mischung und Zusammen-setzung aus verschiedenen Drüsenanteilen sehr leicht auf Täuschungen beruhen, was manche Widersprüche in den Angaben erklären dürfte. Ebenso wie aber die Duodenaldrüsen des *Kaninchens* zweifellos eine Ausnahme darstellen, so scheint dies auch für jene vom *Pferd* und *Schwein* zu gelten.

v. EBNER (1902) hat bereits festgestellt, daß beim *Pferd* ein kleiner Teil der Duodenaldrüsen mit DELAFIELDS Hämatoxylin eine deutliche Färbung annimmt. Nach VILLÉMIN (1920) finden sich bei diesem in der breiten Drüsen-schichte des oberen, birnförmig erweiterten, dickwandigen Teiles des Duodenum außer den typischen BRUNNERschen Drüsen, die sich in kleinen, immer mehr auseinander rückenden Gruppen weiter auf den unteren dünnwandigen Teil erstrecken, zunächst auch seröse Drüsen, die unter der Mündung des Pankreas-ganges verschwinden und deren Zellen nebst Fetttröpfchen mit Eosin färbbare

Sekretkörnchen enthalten. Nach Tehver (1929) bestehen die Endstücke der dunklen Läppchen, die sich bis 5 cm in den Pylorus hinein erstrecken können, nur aus serösen Zellen oder aus solchen und mukösen gemischt. Die ersteren dunklen Zellen enthalten apikal kleine Sekretkörnchen und basal nebst einem stets runden, kleinen Kern Filamente aus sehr feinen basophilen Längsfäden und einige stäbchenförmige Plastosomen dazwischen. Sie sind nach diesem Autor seröse Zellen sui generis mit unbekannter Funktion, da es sich mangels von Übergangsformen zu den mukösen nicht um verschiedene Funktionszustände handeln kann und auch keine Verwandtschaft mit dem Pankreas oder mit Magendrüsen feststellbar ist. Villémin (1920) meint, daß diese Zellen ein proteolytisches Ferment absondern, wodurch die mangelhafte Ausbildung des verhältnismäßig kleinen Magens beim *Pferd* ersetzt wird. Nach Tehver (1929) weisen auch die Duodenaldrüsen des *Schweines*, ähnlich wie beim *Pferd*, seröse Abschnitte auf, von denen dasselbe gilt.

Beim *Nilpferd* enthält nach Niedzwetzki (1925) ein etwa 1 m langes U-förmiges Stück des Dünndarmes Duodenaldrüsen. Sehr reichlich finden sich solche ferner nach den Angaben von Waldeyer (1892) und von Pilliet und Boulart (1895) bei *Sirenen*, doch bilden sie hier keine einheitliche Schichte, sondern liegen in kleinen Gruppen hauptsächlich in den Längsfalten und erreichen angeblich nur an wenigen Stellen die Submucosa; ihre Ausführungsgänge zeigen ampulläre Erweiterungen.

Bezüglich der *Affen* besagt eine alte Angabe von Watney (1877), daß sich der Übergang von den Pylorus- in die Duodenaldrüsen allmählich vollzieht, und daß letztere hauptsächlich in den Plicae circulares liegen. Bei *Cercopithecus cynomolgus* finden sie sich nach der Beschreibung und einer Abbildung von Middeldorpf (1846) in wechselnder Form erst dichter, dann spärlicher.

Ziemlich reich an Duodenaldrüsen ist auch der Darm des *Menschen*, doch sollen sie nach Giacomini (1884) beim Neger weniger entwickelt sein als beim Europäer. Im allgemeinen fällt bei diesem ihr Gebiet wirklich mit den anatomischen Grenzen des Duodenum fast genau zusammen und da sie hier entdeckt wurden, bezieht sich auch der Name auf die Verhältnisse beim *Menschen*.

Wepfer (1679, S. 119) hat als erster im Duodenum einer Hingerichteten nach Entfernung der Faserhaut zu Gruppen angeordnete größere Schleimdrüsen gefunden. Bald danach hat Brunner (1686, 1688), der nach seiner Erhebung in den Adelstand auch von Brunn genannt wurde [Hyrtl (1875), S. 623], beim *Menschen* und *Hund* und etwas später (1715) auch bei einigen anderen *Säugetieren* diese Drüsen beschrieben und als Pancreas secundarium oder Glandulae duodeni bezeichnet, doch wurden sie von Boehm (1835), Cl. Bernard (1835), Bischoff (1838), Todd (1842) und Middeldorpf (1846), die als nächste die ersten Angaben ergänzt und teilweise berichtigt haben, trotz der Priorität Wepfers Brunnsche oder Brunnersche Drüsen genannt und letztere Bezeichnung hat sich dann allgemein eingebürgert. Middeldorpf (1846), der sie beim *Menschen* und einer Reihe von *Säugetieren* untersuchte und ihre wechselnde Ausdehnung mit der Art der Nahrung in Zusammenhang brachte, vertrat auch die Ansicht, daß sie nicht mit dem Pankreas identisch seien und einen zusammengesetzt acinösen Bau hätten.

Die Form der Duodenaldrüsen wurde auch von Leydig (1857), Frey (1859), Milne Edwards (1860), Werber (1865), Henle (1866) und Verson (1871) als traubenförmig, von Schlemmer (1869) dagegen als tubulös bezeichnet. G. Schwalbe (1872) kam auf Grund eingehender Untersuchungen zu der richtigen Erkenntnis, daß die Duodenaldrüsen aus Schläuchen und Alveolen bestehen, also eine Zwischenform darstellen, doch wurde dies noch durch längere Zeit nicht allgemein anerkannt; der Grund hiefür liegt wohl vor allem in dem sehr wechselnden Aussehen dieser Drüsen in verschiedenen Funktionszuständen. So hielten sie auch weiterhin Toldt (1888), Gegenbaur (1888) und Bogomoletz (1903) für acinös oder richtiger alveolär, Bentkowski (1876), Schiefferdecker (1884), Schenk (1885), Flemming (1888), A. Kuczynski (1890), Stöhr

(1896), RENAUT (1879), HELLY (1899), ANILE (1901) und NAGELE (1929) für tubulös. Die von G. SCHWALBE (1872) vertretene Ansicht, daß es sich hier um alveolotubuläre Drüsen handelt, fand dagegen die Zustimmung von R. HEIDEN-HAIN (1872, 1880), ELLENBERGER (1884), S. MAYER (1887), KOELLIKER (1889) und SCHAFFER (1891); den Beweis für ihre Richtigkeit aber erbrachten nebst E. MÜLLERs (1895) Darstellung des Gangsystemes mit der GOLGI-Methode die Untersuchungen an Isolationspräparaten von DRASCH (1881) und PEISER (1903), wie auch die von MAZIARSKI (1901) und DE WITT (1903) hergestellten Plattenmodelle. Die gleiche Auffassung wurde weiterhin von BÖHM und

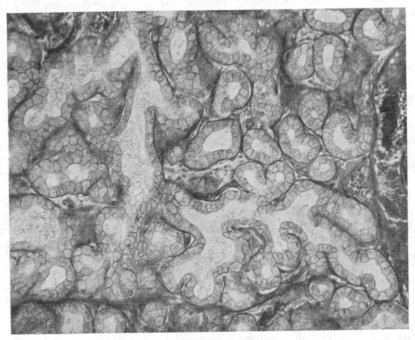

Abb. 102. Verzweigung einer BRUNNERschen Drüse aus dem Duodenum einer 19jährigen Frau. Zellen erschöpft, Lumen gefüllt, wechselnd weit. ZENKER-Molybdänhäm. Vergr. 165×.

v. DAVIDOFF (1895), BENSLEY (1903), TRAUTMANN (1907), SZYMONOWICZ (1915), MATHIS (1928), TEHVER (1929) u. a. vertreten. Der zunächst senkrecht in die Tiefe führende Ausführungsgang teilt sich in eine Anzahl nach allen Richtungen verlaufender, oft bis zu 0,4 mm langer, gewundener Schläuche, die sich weiter verzweigen, dabei an den Teilungsstellen und Biegungen sackförmige Ausbuchtungen zeigen und mit bläschenartigen Erweiterungen enden [G. SCHWALBE (1872), SCHAFFER (1891)]. Daß diese nicht nur durch schräg angeschnittene Mündungsstellen und Windungen vorgetäuscht werden, wie SPATH (1926) meint, ist besonders deutlich an erschöpften Drüsen zu sehen, wie die Abb. 102 zeigt.

Der Übergang der Drüsen des Pylorus in jene des Duodenum vollzieht sich in etwas wechselnder Weise, doch widersprechen sich die Angaben hierüber ebenso wie über den Grad der Ähnlichkeit beider Drüsen. Nach BERDAL (1894) reichen beim *Hund* schon einzelne Pylorusdrüsen bis in die Submucosa. Dasselbe findet A. KUCZYNSKI (1890) in der Übergangszone beim *Schaf*, wo sich die Pylorusdrüsen in der Submucosa mit den durch ein weiteres Lumen ausgezeichneten Duodenaldrüsen mischen sollen; beim *Pferd, Schwein* und *Rind*

setzen sich nach diesem Autor wie bei der Mehrzahl der *Säugetiere* beide Drüsenarten entsprechend ihrem übereinstimmenden Bau unmittelbar ineinander
fort, während die Duodenaldrüsen der *Ratte* und *Maus* ohne Übergang unvermittelt am Anfang des Dünndarmes auftreten. Auch Castellant (1898) gibt
an, daß sich diese bei der *Ratte* zum Unterschied vom *Hund* anatomisch und
histologisch von den Pylorusdrüsen trennen lassen. Beim *Menschen* sollen
nach Böhm und v. Davidoff (1895, 1898) und Orator und Paschkis (1923)
Pylorusdrüsen noch im Duodenum und Duodenaldrüsen schon im Magen vorkommen. N. Tschassownikow (1926, 1928) behauptet, daß sich der Übergang
bei der *Katze* ebenfalls allmählich vollzieht, indem die ersten in der Submucosa
liegenden Duodenaldrüsen eingestreut typische Pylorusdrüsenzellen enthalten,
und daß sich bei *Kaninchen* und *Maus* in der Übergangszone gemischte Drüsen
mit verschiedenen Endstücken finden. Bei einem Teil dieser Angaben dürfte
indessen nicht genügend berücksichtigt sein, daß eine Unterscheidung der
einzelnen Endstücke beider Drüsenarten im Hinblick auf die starken Funktions-
unterschiede wohl nicht immer mit voller Sicherheit möglich ist, zumal Duodenal-
drüsenschläuche auch in der Mucosa liegen können und die ersten meist schon
kurz vor den Darmkrypten auftreten [Deimler (1905) u. a.]. In der Regel
schließen sie, wie schon Schlemmer (1869) angegeben hat, unmittelbar an die
Pylorusdrüsen an, ohne daß sich eine scharfe Grenze ziehen läßt, die beim
Menschen nach Spath (1926) auch nicht genau mit dem Pylorus zusammenfällt. Bei *Tieren* wechselt dies etwas, wie aus den vergleichenden Angaben
hervorgeht und auch später (S. 187) noch besprochen wird.

Daß das Ausbreitungsgebiet der Duodenaldrüsen bei den verschiedenen
Säugetieren sehr wechselt, hat ebenfalls die vergleichende Beschreibung gezeigt.
Nach A. Kuczynski (1890) ist es verhältnismäßig am größten bei *Pferd, Rind,
Schwein, Kaninchen* und *Meerschweinchen*, mittelgroß bei *Mensch, Ratte* und
Maus, und am kleinsten bei *Hund, Katze* und *Marder*, besonders aber bei den
Fledermäusen und *Insectivoren*. Meist ist die caudale Grenze überhaupt nicht
scharf bestimmbar. Beim *Menschen* erstrecken sich die Duodenaldrüsen nach
Anile (1903) vom Pylorus 25—30 cm nach abwärts, während Helly (1903)
17—21 cm angibt und in einem Falle von freiem Mesenterium commune ohne
Flexura duodenojejunalis eine Ausdehnung des Drüsengebietes von 14 cm festgestellt hat; er schlägt gleichzeitig mangels anderer sicherer Abgrenzungs-
möglichkeiten des Duodenum hiefür die Ausbreitung dieser Drüsen als geeig-
netes Merkmal vor. Dies haben auch Mathis (1928) und Nagele (1929) befür-
wortet, ebenso wie schon Scheunert und Grimmer (1906), die als Grund
hiefür die sehr wechselnde Ausbreitung der Drüsen bei den verschiedenen *Tieren*
und die mangelnde Übereinstimmung mit den anatomischen Grenzen des
Duodenum angeben. Gerade dadurch wird aber die allgemeine Verwendung
des morphologischen Begriffes Duodenum, der dem Namen nach überhaupt
nur für den *Menschen* paßt, zur Bezeichnung des funktionell durch den Drüsen-
gehalt vom übrigen Dünndarm gesonderten Abschnittes eigentlich unmöglich.
Villémin (1911, 1913) hat beim *Menschen* als Grenze des Duodenum eine Einziehung, die schon beim reifen Embryo vorhanden ist, und eine muskulöse
„Valvula duodenojejunalis" beschrieben, die sich als Verdickung der Ringmuskulatur im 4.—6. Jahr entwickelt; beide sollen von den Duodenaldrüsen
niemals überschritten werden, als deren Grenze beim *Menschen* schon früher
im allgemeinen die Flexura duodenojejunalis angenommen wurde [v. Ebner
(1902), Helly (1903)]. Die Duodenaldrüsen können aber nicht nur bereits
beträchtlich höher aufhören [Spath (1926)], sondern auch darüber hinausreichen [W. Krause (1876), Oppel (1897), Castellant (1898)]. Brites (1927)
fand in der Submucosa liegende Pakete dieser Drüsen im Jejunum einer

35 jährigen Frau sogar noch 20 cm vom Angulus duodenojejunalis entfernt und bei einem 19jährigen Mann in einem Divertikel 6 cm unterhalb jenes.

Außerdem bestehen innerhalb dieses Bereiches große Unterschiede in der Ausbildung der Duodenaldrüsen, die im allgemeinen in caudaler Richtung abnimmt. Unmittelbar hinter dem Pylorus liegen die Drüsen so dicht, daß sie nicht einzeln gegeneinander abgrenzbar sind und in der Submucosa eine geschlossene, dicke, ringförmige Masse bilden, die fast bis zur Muscularis propria reicht (Abb. 103). Wie bei den meisten *Tieren* [DEIMLER (1905)] liegen aber auch beim *Menschen* stets einzelne Drüsenschläuche oder ganze Läppchen

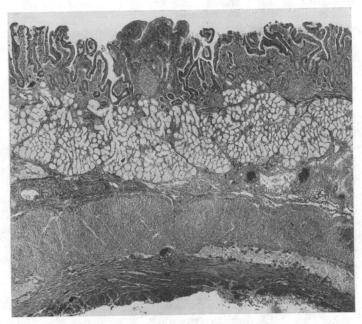

Abb. 103. Längsschnitt durch das Duodenum einer 52jährigen Frau. Form und Anordnung der BRUNNERschen Drüsen, in der Mitte Magenepithelinsel ohne Zotten. ZENKER-AZAN. Vergr. 27×.

und selbst größere Massen auf eine längere Strecke in der Mucosa [COBELLI (1865), VERSON (1871), W. KRAUSE (1876), RENAUT (1879), A. KUCZYNSKI (1890), SCHAFFER (1891)]. Nach SPATH (1926) soll das unterhalb der Gallengangmündung in der Regel nicht mehr der Fall sein, doch kommt dies wohl in allen Abschnitten des Duodenum vor und gerade die letzten Drüsen, die mitunter schon im Jejunum liegen, pflegen sich entweder knapp unter der Muscularis mucosae oder ganz nach innen von dieser auszubreiten; sie verlaufen hier als wenig oder gar nicht verzweigte, meist kurze, etwas gekrümmte Schläuche schräg oder fast quer zu den Krypten, in deren Ende sie münden (Abb. 104). Diese wechselnde Lage dürfte mit der Entwicklung zusammenhängen, indem die zuerst angelegten Drüsen am tiefsten eindringen und sich auch während des noch längere Zeit nach der Geburt andauernden Wachstums am stärksten ausbreiten, wogegen die nach Anlage der hier erst spät auftretenden Muscularis mucosae aussprossenden Drüsenschläuche in der Mucosa verbleiben.

Die besonders reichliche Entwicklung der Drüsen am Anfang des Duodenum unter teilweiser Einbeziehung der Mucosa hat auch eine sehr unregelmäßige Ausbildung der Muscularis mucosae zur Folge; sie weist kleinere und größere Lücken auf, besteht vielfach nur aus dünnen Bündeln und kann stellenweise sogar ganz fehlen, während sie an anderen Stellen die mächtige Drüsenmasse in zwei Schichten teilt [Renaut (1879), A. Kuczynski (1890)]. Diese wird nach abwärts, wie Castellant (1898), v. Ebner (1902), Helly (1903), Spath (1926) u. a. angeben, rasch dünner und lockert sich in kleinere und größere Drüsengruppen auf, die im absteigenden Stück des Duodenum weiter abnehmen und zugleich eine etwas wechselnde Verteilung zeigen; verhältnismäßig reich-lich sind sie im Bereiche der Vaterschen Ampulle ausgebildet [Castellant (1898)]. Eine genaue Untersuchung von Brites (1927) bei einem 5 Monate alten Embryo hat jedoch ergeben, daß die Duodenaldrüsen in der unmittel-baren Nachbarschaft des Pylorus zwar am größten und am gleichmäßigsten

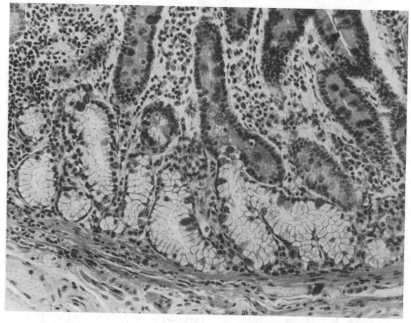

Abb. 104. Einzelne kurze Schläuche von Brunnerschen Drüsen in der Schleimhaut am Anfang des Jejunum eines erwachsenen *Menschen*. Panethsche und basalgekörnte Zellen zwischen die Drüsenzellen eingestreut. Orth.-D. Häm.-Eosin. Vergr. 223×.

verteilt, aber nicht am zahlreichsten sind, da der obere Teil der Pars descendens etwas mehr enthält; in dieser bestehen ferner Unterschiede an den verschiedenen Seiten, indem die Zahl vorn am größten, hinten kleiner, außen noch geringer und an der Seite des Pankreas am kleinsten ist. Unterhalb der Gallengang-mündung finden sich auch beim Erwachsenen nur mehr rundliche Gruppen von 0,2—3,4 mm Durchmesser [v. Ebner (1902)], die vorwiegend im First oder auch in der Wurzel der Plicae circulares liegen und weiter nach abwärts immer kleiner werden, ebenso wie die einzelnen Drüsen selbst, die auch nicht mehr so tief in die Submucosa reichen, sondern sich mehr in ihrer inneren Zone ausbreiten. Im horizontalen Teil und weiter bis zum Ende des Duodenum rücken die Drüsen noch mehr auseinander, so daß die Zwischenräume über-wiegen und schließlich auf größere Strecken nur mehr kleine Gruppen oder einzelne Drüsen zu finden sind, die, wie schon erwähnt wurde, ganz auf die Mucosa beschränkt sein können.

Sowohl das zusammenhängende Lager wie die größeren Gruppen lassen meist keine einzeln abgrenzbaren Drüsen erkennen, sondern werden nur durch bindegewebige Septa, wie G. Schwalbe (1872) beschrieben, Drasch (1881) durch Präparation festgestellt und Peiser (1903) bestätigt hat, in größere Lappen geteilt, von denen jeder wieder aus sekundären und tertiären Läppchen zusammengesetzt ist (Abb. 103); in jedes dieser führt immer ein Ast des Ausführungsganges hinein, der sich darin unter vielen Biegungen weiter in längere und kürzere gewundene Schläuche verzweigt. Diese Art der Verästelung unter möglichst langer Erhaltung eines Hauptstammes findet sich nach Deimler (1905) auch bei *Pferd, Esel, Schwein* und *Katze*, während sie bei den *Wiederkäuern* dendritisch ohne Hauptstamm erfolgt; dementsprechend ist auch die Läppchenbildung bei letzteren viel geringer, am stärksten dagegen bei *Hund* und *Katze,* an die sich *Schwein, Pferd* und *Esel* anschließen. Die Septa bestehen,

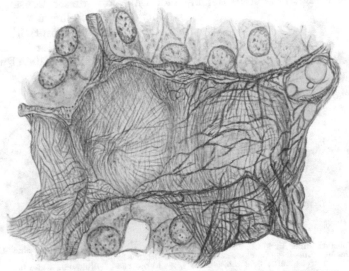

Abb. 105. Basalmembran der Brunnerschen Drüsen aus dem Duodenum eines 17jährigen Mannes. Gröbere und feinere Geflechte aus argyrophilen Fasern. Zenker-Hortega. Vergr. 1084×.

wie die ganze Submucosa, aus kollagenen Bündeln mit eingelagerten elastischen Fasern und enthalten verschiedene Wanderzellen, Mastzellen und Plasmazellen, die auch größere Gruppen bilden können. Nach Berdal (1894) sollen ferner bei der Ausstoßung des Sekretes glatte Muskelfasern eine Rolle spielen, die sich, wie auch Trautmann (1907) angibt, nebst elastischen Fasern im Verlaufe der Drüsen an diese anlagern, doch lassen sich solche meist nur im Bereiche der Muscularis mucosae feststellen. Die Septa dringen, immer feiner werdend, zwischen die kleinsten Läppchen und die sie zusammensetzenden Drüsenschläuche ein. Diese sind unmittelbar von einer Membrana propria umgeben, die aus einem dichten Geflecht von argyrophilen Fasern mit eingelagerten platten Zellen besteht (Abb. 105). Beim *Rind* und *Schwein* ist das die Drüsenschläuche umgebende Bindegewebe nach Anile (1903), der auch periglanduläre Lymphräume beschreibt, reichlich mit lymphoiden Elementen infiltriert und bei *Wiederkäuern* finden sich nach Tehver (1929) zwischen den Epithelzellen besonders viele Schollenleukocyten.

In den bindegewebigen Scheidewänden verzweigen sich auch die zu- und abführenden Gefäße, die die Drüsenschläuche bandartig umschlingen und in das engmaschige Capillarnetz übergehen. Ferner bilden die Nerven, die aus dem Plexus submucosus stammen, nach Drasch (1881) zwischen den Drüsenlappen gröbere und feinere Netze mit eingelagerten Ganglienzellen;

sie versorgen einerseits die Gefäße, andererseits legen sich feine Äste an die Drüsenschläuche an und teilen sich, stellenweise Verdickungen zeigend, in feinste Fasern, die um die Schläuche ein dichtes Geflecht bilden und bis zwischen die Drüsenzellen eindringen können.

Die Duodenaldrüsen bestehen, abgesehen von vereinzelt eingestreuten anderen Zellen, die später (S. 189f.) besprochen werden, sowohl in den meist etwas erweiterten Enden, wie auch in den anschließenden Schläuchen und Gängen aus gleichartigen Zellen, die durch Schlußleisten miteinander verbunden sind (Abb. 106); Sekretcapillaren, die von G. Schwalbe (1872) und E. Müller (1895) beschrieben wurden, sind nicht vorhanden, wie auch Trautmann (1907), N. Tschassownikow (1926) und Nagele (1929) festgestellt haben. Es zeigt sich hierin ebenfalls der mucoide Charakter dieser Drüsen, dem auch der Bau der Zellen und das Verhalten ihres Sekretes entspricht.

Das Aussehen der Duodenaldrüsen wechselt sehr je nach dem Funktions-

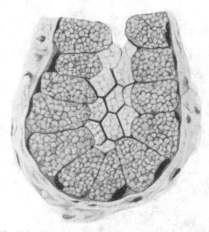

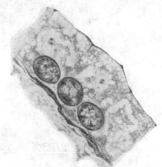

Abb. 106. Endstück einer Brunnerschen Drüse aus dem Anfang des Jejunum eines erwachsenen *Menschen*. Zellen mit Sekret gefüllt, Schlußleisten. Orth.-Molybdänhäm. Vergr. 1000×.

Abb. 107. Erschöpfte Zellen einer Brunnerschen Drüse aus dem Duodenum einer 30jährigen Frau. Kerne rund, Diplosom. Kaiserling I-H. Eisenhäm. Vergr. 1428×.

zustand [R. Heidenhain (1872), E. Klein (1879), Drasch (1881), Castellant (1898) u. a.]. Bensley (1902) hat drei Stadien unterschieden, von denen aber eines den Übergang zwischen den beiden Extremen bildet, die auch Deimler (1905) bei *Haussäugetieren* und Oppel (1911) beim *Menschen* beschreiben. Im Erschöpfungszustand sind die Zellen, wie die Abb. 107 vom *Menschen* zeigt, fast breiter als hoch und haben einen runden, etwas von der Basis abgerückten Kern. Das Cytoplasma zeigt eine fädig-körnige, dichte Beschaffenheit und wird von hellen Gängen durchzogen, die sich über dem Kern und seitlich von ihm ausbreiten. Mit dem Auftreten von Sekret, das zunächst aus kleinen, mit Eisenhämatoxylin färbbaren Körnchen besteht, bilden sich in der Zelle verschiedene Zonen aus. K. W. Zimmermann (1898) unterscheidet ebenso wie auch Castellant (1898) an der Oberfläche eine helle Sekretsammelstelle, darunter eine mittlere dunklere Zone und an der Basis wieder eine hellere mit dem zunächst ovalen Kern, der allmählich eine platte Form annimmt (Abb. 109). Nach Bensley (1902), der in den Zellen zwei Zonen unterscheidet, sind die Sekretkörnchen proximal durch gröbere Plasmabalken getrennt als distal. Bei äußerster Füllung schließlich erscheinen die Zellen viel höher und heller als nach der Ausscheidung des Sekretes; ihr Kern liegt wie in anderen Schleimzellen platt, mitunter schlüsselförmig an die Basis oder oft in eine Ecke gedrängt und ist von feinnetzförmigem Cytoplasma umgeben, das im übrigen Zellkörper gröbere, unregelmäßige Maschen um die dicht gedrängten großen Sekretkörnchen

bildet (Abb. 108, 109). In diesem Zustand sind die Zellen auch durch eine deutlicher hervortretende Exoplasmaschichte scharf gegeneinander abgegrenzt und
infolge der Vergrößerung oft etwas gegen das Lumen vorgewölbt, so daß die
Schlußleisten zwischen ihnen eingesenkt und mitunter noch etwas in die
Tiefe verbreitert erscheinen.

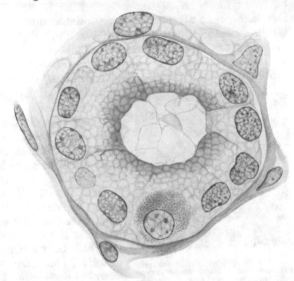

Frisch isoliert sehen die Zellen nach v. EBNER (1902)
ebenfalls gekörnt aus und
zeigen nach G. SCHWALBE
(1872) häufig kurze Fort-
sätze, die sich unter die benachbarten Zellen einschie-
ben und an die Membrana
propria anlegen. Bei der
Ausscheidung des Sekretes
verkleinert sich die Zelle,
und der Kern nimmt wie-
der eine runde Form an
(Abb. 112, 108).

Bereits HOLMGREN (1904)
hat in den Zellen der Duodenaldrüsen des *Menschen*
eine von ihm als Tropho-
spongium gedeutete Struk-
tur festgestellt, die dem
etwas später von GOLGI
(1909) als „Apparato reticolare interno" beschriebe-

Abb. 108. Schlauch einer BRUNNERschen Drüse am Ende der Sekretion aus dem Duodenum einer 30jährigen Frau. Basalgekörnte
(gelbe) Zelle, Membrana propria. Kaiserling I-Muchämateïn.
Vergr. 1146×.

nen Binnenapparat entsprechen dürfte. Nach KOLSTER (1913) sitzt dieser
dem Kern kuppenförmig auf, so daß er auch seitlich von ihm sichtbar sein
kann. KOPSCH (1926) hat ihn beim *Menschen* mit der von KOLATCHEV modifizierten Osmiummethode dargestellt
und gibt an, daß er in prall mit Sekret
gefüllten Zellen ähnlich wie in den

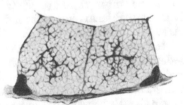

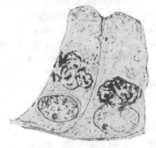

Abb. 109. Gefüllte Zellen einer BRUNNERschen Drüse
aus dem Duodenum eines 40jährigen Mannes. Kerne
platt an der Basis liegend, Plasma gefärbt, Binnenapparat. Sublimat-Kochsalz-H. Eisenhäm.
Vergr. 1250×.

Abb. 110. Halbentleerte Zellen einer BRUNNERschen
Drüse von einem 44jährigen Mann. Binnenapparat
imprägniert. Chrom-Osmium-Bichromat-Osmium.
Vergr. 1500×. (Nach KOPSCH Abb. 28.)

Schleimzellen der Trachealdrüsen aus feinen Balken besteht, die im intergranu-
lären Cytoplasma des basalen Zellabschnittes liegen und dicht an die Seiten-
fläche der Zellen herankommen können, wie dies auch in der Abb. 109 zu sehen
ist. Ähnlich erscheint der Binnenapparat auch in den Zellen der Ausführungsgänge. Dagegen liegt er in weniger Sekret enthaltenden Drüsenzellen
als kugeliges Gebilde oberhalb des Kernes und besteht aus dicken Balken,
die sehr enge Maschen bilden (Abb. 110). Auch T. WATANABE (1933) findet

beim *Menschen*, daß der Binnenapparat, der aus verschieden dicken und langen, fadenförmigen Elementen besteht, einen dichten und einen mehr lockeren Typus unterscheiden läßt und im Querschnittsbild lamellös aussieht. In sekret-gefüllten Zellen sieht man ihn auch nach Färbung mit Molybdän- oder Eisen-hämatoxylin beim *Menschen* ungefähr in der Mitte der Zelle zwischen den Sekretkörnchen als netzartiges, scheinbar durch den Druck zusammengepreßtes Gebilde deutlich hervortreten (Abb. 109). So wurde der Binnenapparat schon von BENSLEY (1903), LEHNER (1923), N. TSCHASSOWNIKOW (1926, 1928) und M. TH. MACKLIN (1928, Abb. 18) beim *Menschen* und verschiedenen *Tieren* beob-achtet, während TEHVER (1929) beim *Schaf* einen hellen hufeisenartig gebogenen Hohlraum als Negativbild des Binnenapparates betrachtet.

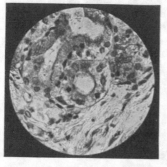

Abb. 111. Sezernierende und erschöpfte Schläuche einer BRUNNERschen Drüse aus dem Duodenum einer 30jährigen Frau. In der Mitte Mitose einer Drü-senzelle. Kaiserling I-Muchämateïn. Vergr. 240×.

Daß sich die Zellen der Duodenaldrüsen auch beim erwachsenen *Menschen* noch durch Mitose teilen können, zeigt die Abb. 111, doch kommt dies wohl nur ausnahmsweise vor. K. W. ZIMMER-MANN (1899) hat in der Mitte ihrer oberfläch-lichen Zone regelmäßig ein Diplosom in einer etwas helleren Stelle eines dunkleren verwasche-nen Streifens gefunden, der in der Achse bis zum Kern zu reichen scheint und vielleicht einen Einfluß beider Organe aufeinander vermittelt. Nach N. TSCHASSOWNIKOW (1926) liegt das Diplo-som bei der *Katze* nahe der Oberfläche der Zellen. T. WATANABE (1933) gibt an, daß es beim *Men-schen* gewöhnlich vorhanden ist, aber etwas tiefer, in der verdichteten supranukleären Plasmamasse liegt, wie es auch die hier beigefügte Abb. 107 wiedergibt, doch ist es meist zwischen den übrigen Körnchen dieser Zellen kaum sicher festzustellen.

EKLÖF (1912) fand in den Duodenaldrüsen des *Hundes* während des Hungerns innerhalb des die ganze Zelle durchsetzendes Plasmanetzes Plasto-somen, die rund oder oval, mitunter aber auch länger sind und dann die Form gerader oder gekrümmter Fädchen oder Stäbchen haben. Im Sekretions-zustand 8 Stunden nach einer reichlichen Mahlzeit konnte er nur geringe Ver-änderungen der Struktur feststellen und dasselbe intergranuläre Netz mit Plastosomen zeigte sich auch nach Injektion von Pilocarpin, während das Aussehen der Zellen nach Injektion von Atropin unverändert blieb. Beim *Menschen* fand dieser Autor ebenfalls ein weitmaschiges Netz von Fäden; er meint, daß die Chondriosomen eine große Bedeutung für die Sekretion haben, aber keine Matrix für die Sekretkörnchen bilden. HANASAWA (1931) erwähnt, daß die Plastosomen in den Duodenaldrüsen des *Menschen* während der Funk-tion wie in den Becherzellen nur um den Kern, in der Ruhezeit aber am oberen Teil des Kernes verstreut liegen. Nach T. WATANABE (1932) verhalten sie sich ähnlich wie in den Zellen der Pylorusdrüsen, doch tritt ihre Anordnung in den Duodenaldrüsen besser hervor; ihre Dichte nimmt mit der zunehmenden Hellig-keit in der Richtung gegen die Funktionsoberfläche der Zelle ab. N. TSCHASSOW-NIKOWs (1928) Untersuchungen beim *Kaninchen* ergaben, daß die in den ruhenden Zellen spärlichen Plastosomen während der Sekretbildung an Menge zunehmen. Bei der *Katze* fand dieser Autor (1926) nach der Sekretion besonders reichlich fadenförmige Plastosomen hauptsächlich an der Basis und über dem Binnen-apparat; eine Verwandlung in Sekretkörnchen konnte er aber nicht verfolgen.

Die reifen Sekretkörnchen der Duodenaldrüsen färben sich nach SCHIEF-FERDECKER (1884) mit Dahlia und Methylviolett, nach A. KUCZYNSKI (1890) bei manchen *Tieren* mit Anilin- und mit Azoblau und nach Schaffer (1891) schwach mit Vesuvin, im Gegensatz zum Schleim der Becherzellen aber nicht mit Delafields Hämatoxylin oder Safranin. Trautmann (1907) erhielt bei verschiedenen *Haussäugetieren* mit letzterem, ferner mit Methylblau und Mucicarmin eine Färbung, eine schwache aber auch mit manchen sauren Farbstoffen, wie Kongorot und Orange G, was auch Roscher (1909) beim *Hamster* festgestellt hat. Nach Spath (1926) nehmen die Körnchen bei Azanfärbung einen kräftig blauen Ton an, wie dies auch nach Färbung mit Mallorys Gemisch von McGill (1909) beim *Schwein* und von Nagele (1929) bei *Insectivoren* als Unterschied gegenüber den Pylorusdrüsen festgestellt wurde; nach Kulls Modifikation von Altmanns Methode zeigt das Sekret der Duodenaldrüsen gegenüber der rötlichvioletten Farbe der Pylorusdrüsen einen blauen Ton. Diese Färbungsergebnisse scheinen aber von den verwendeten Fixierungsmitteln abhängig zu sein und auch bei verschiedenen *Tieren* mit der Beschaffenheit des Sekretes zu wechseln. Dieses soll nach A. Kuczynski (1890) beim *Meerschweinchen* und *Rind* mehr, beim *Pferd* und *Kaninchen* weniger Mucin enthalten und beim *Schwein* sich gar nicht färben lassen. Castellant (1898) sah bei Verwendung von Thionin eine schwache Färbung und N. Tschassownikow (1928) beim *Feldhasen* auch die typische Metachromasie, eine stärkere Färbung aber mit Mucicarmin und Muchämateïn, die beim *Kaninchen* gar nicht und auch bei der *Katze* nach diesem Autor (1926) nur schwer angreifen.

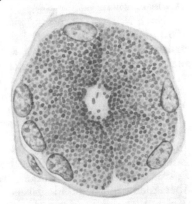

Abb. 112. Schlauch einer Brunnerschen Drüse am Anfang der Sekretion aus dem Duodenum eines 40jährigen Mannes. Mucoide Körnchen gefärbt. Sublimat-Kochsalz-D. Häm.-Bests Carmin. Vergr. 938×.

Nach Lehner (1923) färben sich die Sekretkörnchen beim *Menschen* nach Fixierung mit Formol-Alkohol mit Thionin nicht und mit den spezifischen Schleimfarbstoffen wie Muchämateïn und Mucicarmin schwach, stärker mit sauren Farbstoffen und besonders gut mit Molybdänhämatoxylin, wobei sie im Gegensatz zu dem metachromatischen blaugrauen Ton der Becherzellen die rotviolette Farbe der Lösung annehmen, ähnlich wie das Magenoberflächenepithel und lebhafter als die Pylorus- und Kardiadrüsen. Am besten aber färben sich die Sekretkörnchen der Duodenaldrüsen nach Patzelt (1927, 1928) bei Fixierung in Formol, Formol-Alkohol oder Sublimat mit Bests Carmin (Abb. 112), welche Färbung, hierauf aufmerksam gemacht, auch Spath (1926) verwendet hat. Da die Körnchen sich jedoch mit Jod nicht bräunen und nach Behandlung mit Mundspeichel ohne wesentliche Veränderung durch dieselbe Färbung darstellen lassen, können sie nicht aus Glykogen bestehen, das Krieger (1914) in den Duodenaldrüsen der *Katze* mit Bests Carmin darzustellen glaubte, sondern es muß ein besonderer Schleim sein, der infolge anderer Lage seines isoelektrischen Punktes diesen stark alkalischen Farbstoff annimmt, während der Schleim der Becherzellen dies nur schwach oder gar nicht tut [Patzelt (1927, 1928)]. Beim *Meerschweinchen* färbt sich der Schleim der Duodenaldrüsen nach Pischinger (1926) bei p_H 2,0—2,2 mit Toluidinblau isoliert, während sich der Schleim der Becherzellen hiemit erst bei p_H 3,3 zu färben beginnt. Wenn die Körnchen aber infolge mangelhafter Erhaltung oder ungeeigneter Fixierung eine Quellung erfahren haben und zu einer netzartigen oder homogenen Masse verschmolzen sind, die sich mit den gebräuchlichen Schleimfarbstoffen darstellen läßt (Abb. 108), dann fällt die Färbung mit Bests Carmin weniger gut aus. Das Sekret kann sich so an der Oberfläche der Zelle als mehr oder weniger breite Schichte oder in Form eines Pfropfes ansammeln, wie auch Castellant (1898) bei der *Maus* beschreibt, und findet sich in ähnlicher Weise als fädig-wabige Masse oft in dem erweiterten Drüsenlumen. Drasch (1881) hat auch nach Vergoldung beim *Meerschweinchen* ähnliche Unterschiede im Verhalten des Zellinhaltes festgestellt und auf verschiedene physiologische Zustände zurückgeführt. Die Ausscheidung des Sekretes soll nach N. Tschassownikows (1926) Untersuchung bei der *Katze* in der Weise erfolgen, daß die jeweils an der Oberfläche befindlichen Körnchen durch Zerreißen der dünnen Wabenwände, die sie allein vom Lumen trennen, in dieses gelangen.

Nach N. Tschassownikows (1926) Untersuchung an *Katzen* erfolgt die Sekretion der Duodenaldrüsen im Gegensatz zu den periodisch tätigen Pylorusdrüsen unaufhörlich. Dabei werden die Zellen unter Verbreiterung der proximalen Plasmazone und Emporrücken des Kernes niedriger, was in der 3. bis 5. Stunde am stärksten ausgeprägt ist; daran schließt sich der Ersatz des verbrauchten Sekretes, der mit der 10.—12. Stunde nach der Fütterung endet und so zum Ruhezustand führt, wofür Castellant (1898) einen Zeitraum von 16 Stunden angegeben hat. Nach N. Tschassownikow (1926) wird aber selbst bei stärkster Verdauung nicht das ganze Sekret verbraucht, während nach Injektion von Pilocarpin in den ersten 2—3 Stunden die meisten Zellen durch Entleerung ihres Sekretes völlig plasmatisch werden. Die ersten Spuren von Sekret entstehen nach diesem Autor in einer an den Netzapparat erinnernden, aber nicht mit ihm identischen Ansammlung sich durchflechtender körniger Stränge über dem Kern als mit Fuchsin färbbare Körner, die sich dann beim Übergang in die das Sekret enthaltende Zone in solches verwandeln. Nach Anile (1903) soll dabei das Chromatin körnig zerfallen, in das Plasma übertreten und sich in dem entstehenden Schleim auflösen; auch N. Tschassownikow (1926) glaubt bei der *Katze* aus dem Kern stammende basophile, besondere Sekretbildungen zu finden.

Deimler (1905) behauptet, daß die Schläuche der Duodenaldrüsen besonders beim *Schaf* echte Anastomosen bilden; sie münden in Gänge, die nur ein etwas weiteres Lumen haben, aber von denselben Zellen gebildet werden. Das gleiche Aussehen zeigen, wie schon Schlemmer (1869) festgestellt hat, zunächst auch noch die größten Ausführungsgänge (Abb. 102), die senkrecht aufsteigend einzeln oder häufig in Gruppen die Muscularis mucosae durchbrechen (Abb. 103) und in verschiedener Höhe in die Krypten oder auch zwischen den Zotten münden [Koelliker (1850, 1867), Donders (1856), Schlemmer (1869), Verson (1871), Renaut (1879, 1881) u. a.]. Sie können beim *Menschen* nach Schaffer (1891) eine Länge von 0,5 mm erreichen und haben nach Maziarski (1901) an der Mündung einen Durchmesser von 80 μ, an den etwas verengten Stellen hingegen von 40—50 μ, während die Alveolen 40—70 μ breit sind. Mitunter reichen jedoch einzelne, von typischem Darmepithel mit niedrigem Cuticularsaum ausgekleidete Krypten durch die Muscularis mucosae hindurch bis tief in die Submucosa zwischen die Schläuche der Duodenaldrüsen, in die sie schließlich übergehen. Ebenso fand Bensley (1903) bei *Lutreola*, daß die Drüsen am Anfang des Duodenum durch selbständige Gänge und in der Mitte zum Teil auch in Krypten münden, während diese am Ende des Duodenum bis in die Submucosa reichen können, um hier die Drüsen aufzunehmen. Letzteres hat auch Mathis (1928) bei *Fledermäusen* und Nagele (1929) bei verschiedenen *Insectivoren* festgestellt, bei denen sich ein ähnlicher Wechsel zeigt, doch sollen die Ausführungsgänge beim *Igel* nur ganz an der Oberfläche münden. Beim braunen *Bären* können die Drüsen nach Feldmann (1923) ebenfalls in verlängerte Krypten münden, aber auch bis zu den Zotten reichen. Für *Haussäugetiere* und besonders für das *Kaninchen* hat Bogomoletz (1903) angegeben, daß die Duodenaldrüsen am Grunde der Zotten direkt in das Darmlumen, niemals aber in die Krypten münden, während Deimler (1905) bei den *Haussäugetieren* ebenfalls einen Wechsel fand und A. Kuczynski (1890) hiefür schon früher gewisse Regeln aufgestellt hat; danach reichen die Ausführungsgänge bei *Hund, Katze, Marder* und *Schaf* bis an die Oberfläche der Schleimhaut, während bei *Pferd, Kaninchen, Meerschweinchen, Ratte* und *Maus* die Mündung in die Krypten erfolgt, bei *Rind* und *Schwein* aber ebenso wie beim *Menschen* beides vorkommt. Dieses wechselnde Verhalten erklärt sich wohl aus der Entwicklung, da die Duodenaldrüsen kurz nach Anlage der Krypten von deren Enden in die Tiefe wachsen und auch die anschließenden, zunächst noch indifferenten Zellen die gleichen Entwicklungspotenzen besitzen, so daß dann in wechselnder Weise, mitunter bis zur Schleimhautoberfläche Drüsenzellen oder aber bis in die Submucosa hinein Kryptenzellen das Epithel der Ausführungsgänge bilden.

Dementsprechend wechselt auch die Art des Epithelüberganges im Mündungsbereiche. Oft erfolgt er plötzlich, wobei sich die Zellen des Ausführungsganges noch unmittelbar zuvor von jenen der Schläuche kaum unterscheiden, wie N. Tschassownikow (1926) u. a. angeben, oder nur etwas niedriger werden und wenigstens an der Oberfläche Sekret aufweisen. Mitunter liegen zwischen ihnen einzelne Becherzellen eingestreut, die sich manchmal ebenso wie die Panethschen und die basalgekörnten Zellen tiefer in die Drüsen hineinerstrecken, wie später (S. 189) besprochen wird. Es können aber auch, wie K. W. Zimmermann (1898) beim *Menschen* beschreibt, besondere Ausführungsgänge vorhanden sein, deren Zellen alle Übergänge von gewöhnlichen Darmepithelzellen zu typischen Zellen der Duodenaldrüsen zeigen, indem sie noch innerhalb der Schleimhaut nach Verlust des Cuticularsaumes allmählich niedriger werden und eine helle Oberflächenzone bekommen, in die das Zentrosom hineinrückt. Einen allmählichen Übergang hat auch Deimler (1905) bei *Haussäugetieren*, Mathis (1928) bei *Fledermäusen* und Nagele (1929) bei *Insectivoren* beschrieben. Trautmann (1907) gibt an, daß sich die Gänge in der Schleimhaut zunächst verengen, niedrigere und breitere Zellen bekommen und bei der Mündung wieder erweitern. Beim *Hund* können die Ausführungsgänge nach Eklöf (1914) oberhalb der Muscularis mucosae aus dunkleren, aber keinen Cuticularsaum besitzenden Zellen bestehen, die einen größeren Kern und meist granuläre, oft zusammenhängende Plastosomen im ganzen Zelleib aufweisen, sich also sowohl von jenen der Drüsen wie der Krypten unterscheiden.

Die Duodenaldrüsen bestehen beim *Kaninchen* und *Feldhasen*, und scheinbar auch beim *Pferd* und *Schwein*, wie bei diesen *Tieren* (S. 172f.) besprochen wurde, aus mukösen und albuminösen Anteilen, sind also gemischte Drüsen. Im allgemeinen aber stellen sie reine Schleimdrüsen dar, zu denen sie auch von Renaut (1879, 1898), A. Kuczynski (1890), Schaffer (1891), Rawitz (1894), Berdal (1894), Castellant (1898), Bensley (1903), Anile (1903), Prenant und Bouin (1911), Eklöf (1914), M. Th. Macklin (1928) u. a. gerechnet wurden, während Ellenberger (1884) sie für seromukös und Piersol (1894) für serös hielt. Bogomoletz (1903) meint, daß die Schleimabsonderung nur ein sekundäres Moment in der Tätigkeit dieser Drüsen ist, die auch ein Eiweißsekret, Zymogen, liefern; bei Eiweißfütterung sollen die Zymogenkörnchen in größter, bei Fettfütterung in geringerer Menge vorhanden sein, während Kohlehydratfütterung eine Absonderung von großer Schleimmenge zur Folge hat. Auch Deimler (1905) gibt an, daß die Zellen bei den *Haussäugetieren* Schleim- und Eiweißreaktion zeigen. N. Tschassownikow (1926) glaubt, daß es sich bei der

Katze um ein spezifisches Sekret handelt, und daß die Zellen eine Übergangsstellung zwischen mukös und serös einnehmen, während er die Pylorusdrüsen
für echte Schleimdrüsen hält. Dasselbe gibt er (1928) für den *Hund* an, bei dem
die Duodenaldrüsen im Gegensatz zu den Pylorusdrüsen ununterbrochen
arbeiten sollen, während sie beim *Kaninchen* und *Hasen* periodisch tätig sind
und eher an seröse Elemente erinnern. Nach dem bereits besprochenen Bau
dieser Drüsen und dem Verhalten ihres Sekretes handelt es sich aber bei den
meisten *Tieren* wie auch beim *Menschen* um besondere Schleimdrüsen, deren
Sekret sich vom Schleim der Becherzellen beträchtlich unterscheidet, dagegen
jenem der Kardiadrüsen und damit auch dem Sekret der Pylorusdrüsen und des
Magenoberflächenepithels nahesteht, weshalb LEHNER (1923) diese Gruppe
von Drüsen, zu denen noch jene des Gallen- und Pankreasganges gehören, als
mukoide Drüsen bezeichnet hat. Nach Untersuchungen von FLOREY und
HARDING (1935) an verschiedenen *Tieren* sondern die Duodenaldrüsen einen
alkalischen, mucinhaltigen Saft ab.

Zwischen den Duodenal- und Pylorusdrüsen besteht also eine nahe Verwandtschaft, wie bereits WERBER (1865), SCHLEMMER (1869) und WATNEY
(1877) angenommen haben und wie auch aus der eingangs dieses Abschnittes
besprochenen Phylogenese hervorgeht. BENSLEY (1903) meint aber, wie dies
schon OPPEL (1897, 1905) für wahrscheinlicher hielt, daß nicht die Pylorusschleimhaut nach abwärts gewachsen ist, wogegen nach TEHVER (1929) auch
die große Ausbreitung der Duodenaldrüsen bei *Pferd* und *Rind* spricht, sondern
daß sich die Darmschleimhaut in diesem Gebiet so umgebildet hat, daß sie jener
des Pylorus ähnlich wurde; dabei wird das Vorkommen von Duodenaldrüsen
im Mündungsbereich des Pankreasganges bei *Tieren*, die wie der *Hund* oberhalb
dieses bereits eine drüsenfreie Zone aufweisen, durch eine spätere Rückbildung
in dieser oder eine Verlagerung oder eine diskontinuierliche Entstehung mit
Inselbildung erklärt. Während aber OPPEL (1905) mit BENSLEY (1903b) nur eine
ursprüngliche Identität annimmt, haben sich E. KLEIN (1879), SCHIEFFERDECKER
(1884), v. THANHOFFER (1885), SCHENK (1891), E. MÜLLER (1895), K. W. ZIMMER-
MANN (1898), HOCK (1899), GIANELLI (1903), DEIMLER (1905), PASCHKIS und
ORATOR (1923) und M. TH. MACKLIN (1928) für eine vollständige Gleichheit beider
Drüsenarten ausgesprochen und sie als Gastrointestinaldrüsen zu einer einheitlichen Drüsenzone zusammengefaßt. Von einer großen Ähnlichkeit und einer
nahen Verwandtschaft, ohne indessen eine vollständige Identität anzunehmen,
sprechen auch ECKER (1852), BRUCH (1853), COBELLI (1863), WERBER (1865),
G. SCHWALBE (1872), R. HEIDENHAIN (1872), BENTKOWSKY (1876), WATNEY
(1877), KOSSOWSKY (1880), GLINSKY (1883), BIKFALVI (1898), BÖHM und v. DAVI-
DOFF (1898), W. KRAUSE (1900), v. EBNER (1902) und ROSCHER (1909). Dagegen
halten BOGOMOLETZ (1892), BERDAL (1894), DE WITT (1903), SCHEUNERT und
GRIMMER (1906) und TRAUTMANN (1907) die Unterschiede doch für so wesentlich, daß sie die Duodenaldrüsen als eine selbständige, besondere Art betrachten.

Der Grad der im folgenden eingehend behandelten Unterschiede zwischen
den Duodenal- und Pylorusdrüsen wechselt aber bei den einzelnen *Tierarten*. So
sagt KUCZYNSKI (1890), daß die bei den meisten *Tieren* einander sehr ähnlichen
Drüsen bei *Schaf*, *Ratte* und *Maus* Verschiedenheiten zeigen, und auch CASTEL-
LANT (1898) sagt, daß sich die Duodenaldrüsen bei der *Ratte* im Gegensatz
zum *Hund* von den Pylorusdrüsen infolge wesentlicher Unterschiede im Aussehen der Zellen scharf trennen lassen. BENSLEY (1902, 1903) meint, daß die
Ähnlichkeit, die bei *Tieren* mit primitivem Magen, wie *Insectivoren* und *Carnivoren*, besonders groß ist, mit der Spezialisierung des Magens abnimmt. Nach
ANILE (1903) bilden die Duodenaldrüsen dort, wo sie schwach entwickelt sind,
wie bei *Fledermäusen* und *Maus*, eine isolierte distinkte Drüsengruppe, wo sie

aber eine größere Ausdehnung haben wie bei *Hund, Schwein, Meerschweinchen* und *Mensch*, hängen sie mit den Pylorusdrüsen durch allmählichen Übergang zusammen. Auch TEHVER (1929) findet, daß beide Drüsenarten bei *Katze* und *Hund* einander am meisten ähnlich sind, und daß sich der Übergang bei letzterem ohne bestimmte Grenze allmählich vollzieht; beim *Pferd* und *Schwein* bestehen zwischen ihnen ebenfalls keine sehr deutlichen Unterschiede, doch sind die Duodenaldrüsen hier durch das Auftreten andersartiger Läppchen gemischt. Unterschiede zeigen sich ferner in der Menge der gelben Zellen und beim *Schaf* außerdem hinsichtlich der Schollenleukocyten; beim *Schaf* und *Rind* ist aber nach diesem Autor auch der ganze Bau der Pylorus- und Duodenaldrüsen, das Aussehen der Schläuche und der einzelnen Zellen so deutlich verschieden, daß sich zwischen beiden eine scharfe Grenze ziehen läßt. Ähnliches gilt für die durch ihre geschlossene, abgesonderte Lage ausgezeichneten Duodenaldrüsen der *Fledermäuse* nach MATHIS (1928) und der *Insectivoren* nach NAGELE (1929). Ebenso hat sich N. TSCHASSOWNIKOW (1926, 1928) auf Grund seiner Untersuchungen bei *Katze* und *Kaninchen* für die Verschiedenheit beider Drüsenarten ausgesprochen und dies beim *Kaninchen*, dessen Duodenaldrüsen jedoch eine zweite, dem Pankreas nahestehende Art von Abschnitten aufweisen, auch experimentell bewiesen.

Auf chemische Unterschiede im Sekret beider Drüsenarten schließt TRAUTMANN (1907) aus seiner Beobachtung, daß Essigsäure in feucht auf den Objektträger gebrachten Paraffinschnitten bei den Pylorusdrüsen einen viel stärker lichtbrechenden Niederschlag verursacht, als in den Duodenaldrüsen. In demselben Sinn deutet er auch Unterschiede im Verhalten gegen Farbstoffe, von denen manche, wie Aurantia, Orange G und Kongorot, die Pylorusdrüsen, andere, wie Dahlia, Methylblau und Safranin, die Duodenaldrüsen stärker färben, wie teilweise schon von SCHLEMMER (1869) festgestellt wurde und besonders aus den Untersuchungen von LEHNER (1923) und SPATH (1926) beim *Menschen* hervorgeht. Auch U. WETZEL (1934) hat bei *Ratten* mit verschiedenen Färbungen wesentliche Unterschiede gefunden. Hiernach dürfte das Sekret beider Drüsen eine etwas verschiedene Zusammensetzung haben, doch läßt sich darüber noch nichts Genaueres angeben.

Deutlicher treten einige morphologische Unterschiede zwischen Pylorus- und Duodenaldrüsen hervor, die bereits bei der Besprechung der gegenseitigen Abgrenzung (S. 185 f.) erwähnt wurden und nach den Angaben für die *Nager* (S. 172) bei diesen besonders gut ausgebildet sind. Die Duodenaldrüsen zeichnen sich vor allem durch die bedeutendere Größe und tiefere Lage aus und ihre Schläuche haben eine größere Länge und ein weiteres Lumen [TRAUTMANN (1907)]. Die einzelnen Zellen sind, wie auch SPATH (1926) angibt, ebenfalls etwas größer und die verschiedenen Funktionsstadien treten an ihnen stärker hervor, woraus LEHNER (1923) schließt, daß der schleimige Anteil des Sekretes bei den Duodenaldrüsen mehr im Vordergrund steht. Gerade dieser starke funktionelle Wechsel kann aber die verhältnismäßig geringen Unterschiede zwischen beiden Drüsenarten verdecken, so daß ihre gegenseitige Abgrenzung oft schwierig ist [SPATH (1926)]. Auch in der früher (S. 45) beschriebenen Entwicklung, die bei den Duodenaldrüsen etwas früher beginnt, zeigen sich Unterschiede gegenüber den Pylorusdrüsen [DE WITT (1903), PATZELT (1931), PLENK (1931, 1932)]. Auf eine verschiedenartige Tätigkeit beider Drüsenarten weist schließlich die Beobachtung FEYRTERS (1934) hin, daß die Duodenaldrüsen manchmal, und zwar auffallend häufig bei schweren, lang andauernden Nierenschädigungen, die durch Urämie zum Tode führen, allgemeine, örtlich zur Knotenbildung gesteigerte Wucherungen zeigen, während die Pylorusdrüsen fast immer unverändert bleiben; der Autor meint, daß dabei die stellvertretende Ausscheidung harnfähiger Stoffe zunächst eine Schädigung und in deren Folge eine Wucherung der Drüsenzellen bewirkt.

Zu ähnlichen Ergebnissen haben auch die Untersuchungen der Physiologen geführt, obwohl sie einen vollständigen Einblick in die Funktion der Duodenaldrüsen noch nicht gebracht haben. Wie schon erwähnt wurde, sondern sie ununterbrochen ab [Pomarew (1902) u. a.]. Ihr Sekret ist nach den Angaben von Babkin (1928) eine farblose, sirupartige Flüssigkeit, die aus einem dünnflüssigen, durchsichtigen Anteil und Schleim von hellgrauer Farbe besteht. Seine Alkalität ist niedriger als die des Pankreassaftes und höher als die des Pylorussaftes. Grützner (1876) bezeichnete die Duodenaldrüsen als Pylorus secundarius, weil besonders die dem Pylorus näher liegenden Drüsen ein Pepsin enthaltendes Sekret liefern sollten, und auch Glässner (1902) glaubte, daß sie das gleiche Ferment wie die Pylorusdrüsen bilden, das er aber als „Propepsin" bezeichnete, weil es weder mit Pepsin noch mit Trypsin identisch ist. Dagegen kamen Scheunert und Grimmer (1906) nach Extraktversuchen zu dem Ergebnis, daß die Duodenaldrüsen im Gegensatz zu den Pylorusdrüsen weder ein proteolytisches Ferment noch Labferment, wohl aber ein amylolytisches Enzym ausscheiden, weshalb auch Trautmann (1907) meint, daß von einer funktionellen Identität beider Drüsenarten nicht gesprochen werden kann. Pawlow und Paratschenko (1904) wie auch Abderhalden und Rona (1906) haben aber festgestellt, daß der Saft der Duodenaldrüsen doch ein proteolytisches Ferment aus der Gruppe des Pepsins enthält, das nur in saurer Reaktion wirksam ist; außerdem übt er nach Babkin (1928) auf Fett, Stärke und Rohrzucker eine Wirkung aus und aktiviert die Fermente des Pankreassaftes. Die Absonderung wird nach Versuchen von Florey und Harding (1935) an Katzen, bei denen der Vagus und Splanchnicus durchschnitten war, auf dem Blutwege durch ein Secretagogum veranlaßt.

Wie schon Middeldorpf (1846) und Leydig (1857) vertreten auch Anile (1903), Villémin (1919) und Ellenberger-Baum (1926) noch die Ansicht, daß die Duodenaldrüsen bei *Pflanzenfressern* stark, bei *Omnivoren* mittelmäßig und bei *Fleischfressern* schwach ausgebildet sind. In so allgemeiner Form erweist sich diese Annahme, die bereits von G. Schwalbe (1872) mit Recht abgelehnt wurde, bei einem genaueren Vergleich in der ganzen *Säugetier*reihe, wie er im vorhergehenden gegeben wurde, als unhaltbar. Nach Deimler (1905) stehen unter den *Haussäugetieren* in dieser Hinsicht zwar *Pferd* und *Esel* an erster Stelle, doch folgen auf diese *Katze, Hund* und *Schwein,* während die *Wiederkäuer* eine viel schwächere Ausbildung der Duodenaldrüsen zeigen sollen. Aber auch bei diesen wechselt nach den oben erwähnten Angaben von Favilli (1934) u. a. die Ausbreitung ebenso wie die Menge und Größe der einzelnen Drüsen beträchtlich. Zweifellos spielt neben der Art der Nahrung auch die verschiedene Ausbildung des Magens und der Grad der Verdauung der in das Duodenum gelangenden Nahrung eine Rolle. U. Wetzel (1934) findet die Duodenaldrüsen aber bei pflanzlich ernährten *Ratten* verhältnismäßig stärker ausgebildet als nach tierischer Nahrung.

Werber (1865) hat behauptet, daß die Duodenaldrüsen zur Zeit der Geburt viel weiter in das Duodenum hineinreichen und dann eine Rückbildung erfahren. Nach Stöhr (1899) fallen bei erwachsenen *Katzen* einzelne Drüsen oder Stücke von ihnen der gänzlichen Rückbildung anheim, ohne daß es sich um krankhafte Zustände oder eine Altersinvolution handelt; dabei verdichtet sich zunächst das peritubuläre Bindegewebe, dann sterben die Drüsenzellen ab und werden schließlich durch Leukocyten der Aufsaugung entgegengeführt. Auch Anile (1903) fand oft ganze Drüsenkomplexe zurückgebildet.

Wie früher (S. 184 f.) besprochen wurde, findet in den Ausführungsgängen der Duodenaldrüsen gegen die Mündung oft ein allmählicher Übergang des Epithels in jenes der Krypten statt; manchmal liegen Zellen aus diesen auch tiefer noch zwischen den Drüsenzellen eingestreut, was von Clara (1933) als Heterotopie bezeichnet wurde. Einzelne dieser Zellen können aber schon in den ersten knospenförmigen Anlagen auftreten, die, wie früher (S. 43 ff.) beschrieben wurde, meist von den Enden der Krypten ausgehen und noch die Potenzen zur Entwicklung der verschiedenen Epithelzellen besitzen, die sich in den Krypten finden.

Nach N. Tschassownikow (1926) kommen bei der *Katze* in den Ausführungsgängen und auch in den Endschläuchen der Duodenaldrüsen nach innen wie nach außen von der Muscularis mucosae in wechselnder Zahl typische Becherzellen vor, die sich zum Unterschied von den eigentlichen Drüsenzellen mit allen Schleimfarbstoffen gut färben; auch beim *Kaninchen* konnte er (1928) solche Zellen mitunter in den Drüsenschläuchen feststellen. Ebenso beschreibt Tehver (1929) typisch färbbare Becherzellen in den Duodenaldrüsen vom *Schaf, Rind* und *Pferd;* bei letzterem fand er sie einmal sogar sehr reichlich.

Daß in den Duodenaldrüsen auch Panethsche Zellen auftreten können, wurde bereits in dem diese betreffenden Abschnitt (S. 134 f.) besprochen. K. W. Zimmermann (1898), Bloch (1903) und L. Fischl (1910) haben sie hier zuerst gesehen. In besonders reichlicher Menge fand sie Oppel (1911) stellenweise im Duodenum eines Hingerichteten, wo sie sich von den Ausführungsgängen bis in die submukösen Endschläuche der Drüsen erstreckten, von denen manche im Querschnitt 4—5 solche Zellen aufwiesen, während in anderen nur einzelne oder auch gar keine lagen. An ihrer Basis beschreibt dieser Autor eine an Basalfilamente erinnernde, fädige Struktur zwischen den Körnchen; diese zeigen in der mittleren Zone eine Reihenanordnung senkrecht zur Oberfläche, sind nahe dem Lumen etwas kleiner und sollen deutlicher hervortreten als in den typischen Panethschen Zellen, von denen sich diese Zellen auch durch die Form unterscheiden, da sie wie die eigentlichen Drüsenzellen im Vergleich zur Basis und zu den Seiten eine größere Oberfläche haben. Auch Kaufmann-Wolf (1911) und Horisawa (1913) haben in menschlichen Duodenaldrüsen solche Zellen gefunden, die nicht, wie Spath (1926) vermutet, nur besondere Sekretionsphasen darstellen, sondern zweifellos typische Panethsche Zellen sind. Sie kommen hier gewiß nicht regelmäßig vor, sind aber in den an die Krypten unmittelbar anschließenden Drüsengängen nicht selten zu finden (Abb. 104); daß sie sich tiefer in die Submucosa oder gar bis in die äußersten Endschläuche erstrecken, ist jedoch als Ausnahme zu bezeichnen. Ihr häufiges Fehlen spricht gegen Oppels (1911) Auffassung, daß es sich hier um eine vom *Menschen* erworbene und bei ihm bereits erblich gewordene, seiner besonderen Tätigkeit entsprechende Anpassung handelt, und ebenso widerspricht dem das Vorkommen dieser Zellen in den Duodenaldrüsen mancher *Tiere.* Sie wurden in diesen zwar von Deimler (1905) und Weissbart (1919) bei verschiedenen *Haussäugetieren* und von Nagele (1929) bei *Insectivoren* vermißt, von Horisawa (1913) aber bei *Meerschweinchen* und *Ratte* festgestellt. Mathis (1928) fand sie bei der *Zwergfledermaus* in Duodenaldrüsenschläuchen, die innerhalb der Mucosa liegen, während sie sich bei der gemeinen *Fledermaus* in reichlicher Menge sogar bis an deren Ende in der Submucosa erstrecken. Ebenso hat sie Tehver (1929) beim *Pferd* einmal in der ganzen Länge der Drüsen festgestellt und daraufhin bei diesem für einen regelmäßigen Bestandteil der Duodenaldrüsen gehalten, während er sie bei anderen *Säugetieren* nicht finden konnte.

Gelbe, basalgekörnte Zellen sind, wie bereits bei diesen (S. 145) erwähnt wurde, von J. E. Schmidt (1905), Suda (1918), Tang (1922), Parat (1924), Hamperl (1925), Kull (1925), Tehver (1929) und Clara (1932, 1933) beim *Menschen* und verschiedenen *Säugetieren* in den Duodenaldrüsen beschrieben worden und scheinen in diesen sogar regelmäßig, jedoch in wechselnder Menge und Ausbreitung vorzukommen. Sie finden sich beim *Menschen* schon in den ersten Anlagen der Drüsen und wachsen mit ihnen verschieden weit in die Tiefe [Patzelt (1931)], wie früher (S. 43) erwähnt wurde. Die gelben Zellen zeigen aber hier großenteils nicht die schmale, spitze Form, wie in den Krypten, sondern weisen eine mehr oder weniger breite Basis auf (Abb. 108) und können sich auch ganz platt an der Peripherie der Drüsenschläuche ausbreiten, ohne das Lumen zu erreichen (Abb. 90), wie ebenfalls schon besprochen wurde (S. 146). Hamperl (1927) meint, daß sie Schwalbes Keulenzellen entsprechen, während Tehver (1929) sie mit den von jenen angeblich vollkommen verschiedenen Stöhrschen Zellen im Pylorus identifiziert.

G. Schwalbe (1872) beschrieb in den Duodenaldrüsen des *Hundes* zwischen den gewöhnlichen Drüsenzellen besondere keulenförmige Zellen mit einem runden Kern in der Anschwellung, von der manchmal noch ein kurzer, spitzer Fortsatz nach außen geht. Nach Ellenberger (1911) färben sie sich dunkler mit Hämatoxylin, zeigen eine sehr wechselnde Form und einen in der Mitte liegenden Kern; er hält sie ebenso wie Potapjenko (1897), Deimler (1905), Kaufmann (1906) und N. Tschassownikow (1928) für identisch mit den sog. Stöhrschen Zellen. Diese wurden von Stöhr (1882) in den Pylorusdrüsen als stärker oxyphile Zellen beschrieben und im Magen zunächst als Belegzellen gedeutet, wie dies schon Nussbaum (1879) bei ähnlichen Zellen tat, dann für zusammengedrückte, sekretleere Drüsenzellen und anderes gehalten, doch dürfte es sich nach der Darstellung, die Plenk (1932) in dem den Magen betreffenden Abschnitt des 5. Bandes dieses Handbuches gibt, um gelbe Zellen handeln (Abb. 108). Im menschlichen Duodenum fand sie Kaufmann (1906) nur in den über der Muscularis mucosae liegenden Schläuchen und hielt sie für Belegzellen, da sie ohne durchgreifenden Unterschied nur kleiner und schmäler und mit jenen durch Zwischenformen verbunden sind. Nach Deimler (1905) kommen diese Zellen in den Duodenaldrüsen beim *Schaf* und *Hund* häufig, bei anderen *Haussäugetieren* nur vereinzelt vor. Horisawa (1913) beschreibt beim *Hund*, *Pferd* und *Schwein* Stöhrsche Zellen, beim *Kaninchen* Schwalbesche Zellen, kann aber nicht entscheiden, ob diese gekörnten Zellen nur bestimmte Funktionszustände sind, oder eine besondere Bedeutung haben. Weissbart (1919) hat diese Zellen ebenfalls bei *Haussäugetieren* festgestellt. N. Tschassownikow (1926) fand in den Duodenaldrüsen von *Katze* und *Hund* zwischen den Drüsenzellen in wechselnder Zahl die von Schwalbe beschriebenen Keulenzellen, die beim *Hund* eingekeilt, bei der *Katze* dagegen in der Mitte tonnenartig verbreitert erscheinen. Sie enthalten kein Sekret, sondern ein homogenes oder gekörntes, dunkler gefärbtes Plasma und einen diffusen oder Chromatinklümpchen aufweisenden Kern, der zum Unterschied von den Nachbarzellen im mittleren, erweiterten Zellabschnitt liegt. Da diese Zellen bei neugeborenen und sehr jungen *Tieren* fehlen, glaubt der Autor in Übereinstimmung mit den erwähnten Angaben für den Magen, daß es sich um degenerierende Drüsenzellen handelt. Zu derselben Auffassung kommt Tehver (1929), der beim *Schaf* besonders reichlich Zellen von ähnlichem Aussehen findet, wie sie Ellenberger (1911) beschrieben hat; sie haben eine wechselnde Gestalt, doch sind sie in der Regel schmal und innen breiter als an der Basis, an der meist der Kern liegt, und enthalten Körner wie auch stäbchenförmige Gebilde. Von ihnen sind nach diesem Autor grundverschieden die eosinophilen Stöhrschen Zellen, die eine schmale Spitze und einen breiten, zuweilen bräunlich gefärbten, basalen Abschnitt haben, ähnlich wie die gelben Zellen, für die er sie in Übereinstimmung mit Hamperl (1927) hält. Spath (1926) findet Stöhrsche Zellen in den *menschlichen* Duodenaldrüsen nur selten und beschreibt sie als schmale, hohe Zellen mit länglichem Kern und pilzhutartig gegen das Lumen vorquellendem Plasma, was er ebenso wie E. HAMBURGER (1889) im Pylorus auf den Druck benachbarter, mit Sekret gefüllter Zellen zurückführt.

Das Vorkommen von Belegzellen wurde in den Duodenaldrüsen des *Menschen* von KAUFMANN (1906) festgestellt und als atavistischer Rückschlag erklärt, während OPPEL (1911) gelegentlich ähnlicher Beobachtungen meinte, daß es sich um eine Anpassung an besonderen Funktionsbedarf handelt. SPATH (1926) fand bei starken entzündlichen Veränderungen im menschlichen Duodenum mitunter den Belegzellen gleichende Zellen. Dabei ist aber zu beachten, daß basalgekörnte Zellen, die hier jedenfalls häufiger vorkommen, recht ähnlich aussehen. Eine solche ist in der Abb. 108 vom Endschlauch einer vollkommen normalen, submukösen Duodenaldrüse wiedergegeben, doch können diese schon bei älteren Embryonen zweifellos auch typische Belegzellen enthalten [PATZELT (1931)], wie früher (S. 45) erwähnt wurde. Einzelne solche, die jenen im Magen vollkommen glichen, wurden auch beim *Schwein* von WEISSBART (1919) bis 10 cm unterhalb des Pylorus nach innen von der Muscularis mucosae festgestellt.

10. Der Zusammenhang zwischen Epithel und Bindegewebe und die Abgrenzung durch eine Basalmembran (Membrana propria).

Bei *Hydra fusca* und bei *Anthozoen* besteht das ganze Darmrohr, wie früher (S. 13) besprochen wurde, nur aus dem Epithel, dessen Zellen großenteils an ihrer Basis zirkulär verlaufende kontraktile Fortsätze aufweisen [K.C. SCHNEIDER (1902)]. Umgekehrt beschreiben LUNDAHL (1908) und McGILL (1908) bei verschiedenen *Wirbellosen* und *Urodelen* im Darm glatte Muskelfasern, die teilweise unmittelbar unter dem Epithel eine Basalmembran bilden oder sich sogar bis zwischen diese Zellen erstrecken. Bei manchen *Anneliden* sollen retraktile Fortsätze der Epithelzellen in die Tiefe eindringen und in ähnlicher Weise wurde bei *Wirbeltieren* nach dem früher (S. 84) Gesagten von R. HEIDENHAIN (1858, 1859), ARNSTEIN (1867), EIMER (1867, 1868, 1869, 1884), v. THANHOFFER (1874), GRÜNHAGEN (1887), v. DAVIDOFF (1887), TÖRÖ (1928) u. a. angenommen, daß die Zellen des Darmepithels durch mehr oder weniger lange Fortsätze mit den Bindegewebszellen des darunter liegenden Stromas unmittelbar zusammenhängen. WIEGANDT (1860), EBERTH (1864), DÖNITZ (1864), v. BASCH (1870), VERSON (1871), WATNEY (1877), PATZELT sen. (1882) und STÖHR (1889) haben dies abgelehnt und auf eine Täuschung durch Trugbilder zurückgeführt, was später von R. HEIDENHAIN (1888) selbst zugegeben und von WEIGL (1906), KASAKOFF (1912) u. a. neuerdings bestätigt wurde.

Der entodermale und der mesodermale Anteil der Darmwand sind überall voneinander durch eine Basalmembran getrennt, die sowohl das Epithel der inneren Oberfläche als auch die von diesem stammenden Krypten und Duodenaldrüsen gegen das anschließende Bindegewebe abgrenzt. Nur verschiedene Wanderzellen überschreiten diese Grenze und dringen aus ihrem Keimgewebe in das Epithel ein, um bis in das Darmlumen zu gelangen; die Versuche, sie zum Epithel in eine genetische Beziehung zu bringen, müssen ebenfalls als gescheitert bezeichnet werden, wie später (S. 207 f.) ausgeführt wird.

Im Darm der *Wirbellosen* zeigt diese Grenzmembran eine wechselnde Beschaffenheit. Schon bei den *Coelenteraten* findet sich zwischen Ekto- und Entoderm eine dünne Grenzlamelle, die zugleich das einzige Stützgebilde des Körpers darstellt. Sie ist nach IWAKIN (1925) ein epitheliales Gebilde von grobfaserigem Bau, während K. C. SCHNEIDER (1902) für *Hydra fusca* angibt, daß sie homogen sei und von beiden Keimblättern gemeinsam ausgeschieden wird. Ebenso soll bei *Anemonia sulcata* das Ento- und Ektoderm durch auswandernde Zellen die an verschiedenen Stellen sehr wechselnde bindegewebige Stützlamelle bilden. Bei *Turbellarien* findet sich als Grenze zwischen dem entodermalen Darmepithel und der von der Splanchnopleura stammenden mesodermalen Darmwand eine Basalmembran und bei *Eisenia rosea* weist diese nach K. C. SCHNEIDER (1902) Fasern und Zellen auf. *Hydrophilus piceus* besitzt nach BIZZOZERO (1892a) eine gegen verdünnte Kalilauge widerstandsfähige Chitincuticula unter dem Darmepithel.

Auch bei *Fischen* [EDINGER (1877), R. KRAUSE (1923)], *Amphibien* [DRASCH (1881), R. KRAUSE (1923)], *Reptilien* [JACOBSHAGEN (1915d), GRESCHIK (1917)] und *Vögeln* [CLARA (1926)] ist unter dem Darmepithel eine Grenzmembran vorhanden, die vom Bindegewebe stammt und nach manchen Angaben platte Zellen enthält, ähnlich wie bei den höchsten *Wirbeltieren*.

Am eingehendsten wurde diese Basalmembran bei den *Säugetieren* untersucht, doch kamen die einzelnen Autoren nach der historischen Darstellung von DRASCH (1881), SCHAFFER (1891), SPALTEHOLZ (1897), OPPEL (1897) und v. EBNER (1902) zu sehr verschiedenen Ergebnissen.

Nach GOODSIR (1842), DONDERS (1854, 1857), TODD und BOWMAN (1856, 1866) und J. v. GERLACH (1860) wird die Grenze von einer eigenen strukturlosen Membran gebildet, deren Vorhandensein aber von R. HEIDENHAIN (1858), WIEGANDT (1860), EIMER (1869), VERSON (1871), FREY (1876), PANETH (1888), KULTSCHITZKY (1897) u. a. bestritten wurde. Nach EBERTH (1864) enthält die fast ganz homogene Membran spärliche Kerne und 2—15 μ weite Lücken, die bei der *Ratte* besonders groß und deutlich sind. Im Gegensatz hiezu gibt DÖNITZ (1864) an, daß keine sichtbaren Poren in der cuticularen Membran vorhanden sind. v. DAVIDOFF (1887) aber behauptet, daß durch die Löcher die von ihm angenommenen Fortsätze der Epithelzellen hindurchgehen, was auch TÖNÖ (1928) noch glaubt, und daß die Membran selbst aus solchen besteht, also eher eine epitheliale Bildung ist. ERDMANN (1867) läßt dagegen die Membran selbst Fortsätze in das Epithel und das Stroma senden. DEBOVE (1872, 1874) fand jedoch besonders beim *Kaninchen* unmittelbar unter dem Epithel eine endotheliale Membran mit versilberbaren Zellgrenzen und auch WATNEY (1874) hat in der Basalmembran ganz platte, blasse, kernhaltige Zellen festgestellt, denen er später (1876) den Charakter eines Endothels zuspricht; ein solches haben auch v. THANHOFFER (1876), ELLENBERGER (1879), UHLYÁRIK und TÓTH (1889) u. a. unter dem Epithel angenommen. Nach G. SCHWALBE (1872) sind die Krypten und die Duodenaldrüsen von einer zarten, glashellen Membrana propria umgeben, die von Stelle zu Stelle ovale Kerne erkennen läßt und oft an dem umgebenden Bindegewebe hängenbleibt, oft sich aber mit den Schläuchen isolieren läßt. QUAIN (1882) gibt an, daß die Basalmembran aus flachen Zellen besteht und einerseits mit den verästelten Zellen des reticulären Gewebes verbunden ist, andererseits Fortsätze in das Epithel bis an dessen Oberfläche sendet. DRASCH (1881) hat festgestellt, daß sich die Membran nach Vergoldung und längerer Behandlung mit Ameisensäure ohne zu quellen mit Nadeln isolieren läßt, bei manchen *Tieren* Löcher aufweist und kleine, ästige Zellen mit großen ovalen Kernen enthält, während er einen Endothelbelag nicht nachweisen konnte; auch ein Nervengeflecht ist in ihr vorhanden und das Capillarnetz bleibt an ihr hängen. Daß dieses mit der oberflächlichen Faserschicht des Stromas innig verbunden ist, beschreiben auch R. HEIDENHAIN (1888) und SCHAFFER (1891), der findet, daß auf letzterer noch eine echte Basalmembran von außerordentlicher Feinheit mit eingestreuten großen ovalen Kernen liegt, die endothelartigen Zellen anzugehören scheinen; dieser Auffassung hat sich auch v. EBNER (1902) angeschlossen. RANVIER (1894) und BÖHM und v. DAVIDOFF (1895) geben ebenfalls an, daß die gefensterte Basalmembran aus zwei Schichten besteht, deren tiefere von der Propria gebildet wird. Bei Ornithorhynchus aber fand OPPEL (1897a) über einer solchen sehr dünnen Schichte eine stellenweise 4—5 μ dicke, von der anderen sich abhebende Membran, die keine Kerne enthält und sich an der Bildung der von ihm hier beschriebenen „Mündungsringe" beteiligt. WEIGL (1906) meint nach Befunden bei *Amphibien* und anderen *Wirbeltieren*, daß die Membrana propria aus einem strukturlosen, wohl von den Epithelzellen gebildeten Häutchen und einem bindegewebigen Teil besteht, betont aber, daß Fortsätze in das Epithel nicht vorkommen.

Eine andere Auffassung, die schon von KOELLIKER (1867) und VERSON (1871), dann in ähnlicher Weise auch von R. HEIDENHAIN (1888), J. P. MALL (1888)

u. a. vertreten wurde, geht dahin, daß es sich bei der Basalmembran unter
dem Darmepithel überhaupt nicht um ein selbständiges, isolierbares Häutchen,
sondern nur um eine Verdichtung des bindegewebigen Stromas der
Schleimhaut mit eingelagerten Zellen handelt. Spalteholz (1897) hat durch
Verdauung mit Trypsin die Grenzmembran im Zusammenhang mit dem gröberen
Gerüst der Propria dargestellt und ein Bild davon in der Enzyklopädie der
mikroskopischen Technik (3. Aufl., Bd. 3, 1927) auf Tafel 47 in Fig. 2 aus dem
Dünndarm des *Hundes* wiedergegeben; die Basalmembran weist danach zahlreiche
1—2 μ große Lücken auf und besteht aus einem außerordentlich engen Netz
von feinsten, vorwiegend zirkulär verlaufenden, retikulären Fasern, dem netzförmig anastomosierende, elastische Fasern in beträchtlicher Zahl ein- und
aufgelagert sein sollen, während ein Endothel nach diesem Autor unter dem Epithel nicht vorhanden ist. Ebenso wurde eine cuticulare Basalmembran von
F. P. Martin (1906) abgelehnt, nach dem der bindegewebigen Membrana propria
glatte Muskelfasern an- und eingelagert sein sollen. Nach Kasakoff (1912)
stehen die Fasern, die unter dem Epithel ein dichtes Netz bilden ohne mit
ihm in Verbindung zu treten, nach ihrer Beschaffenheit zwischen kollagenen
und elastischen, gehören dem retikulären Gewebe an und lassen sich mit
Bielschowskys Silbermethode darstellen.

Diese Auffassung wurde durch eine eingehende Untersuchung von Plenk
(1927) bestätigt; danach gehen die gröberen argyrophilen Fasern des Reticulum
allmählich in das dichte Geflecht feinster Gitterfasern über (Abb. 113),
das ebenso wie in anderen Organen als dünne Membran die Grenze gegen
das Epithel bildet und mit dem oberflächlichen Capillarnetz innig verbunden
ist (Abb. 133). In ihm finden sich eingelagert unregelmäßige, platte Bindegewebszellen, die sich auch durch Zupfen des frischen Gewebes isolieren
lassen und bei Versilberung nach der von Debove (1872) verwendeten Methode
an Dünndarmzotten bei Betrachtung von der Fläche teilweise wie ein Endothel
durch ein Netz geschlängelter, dunkel imprägnierter Linien getrennt erscheinen;
sie liegen aber niemals ganz an der Oberfläche, sondern sind immer noch durch
eine zarte Grundsubstanzlamelle vom Epithel getrennt, wie besonders gut in
nach Mallory gefärbten Präparaten zu sehen ist (Abb. 132). Dabei zeigt sich
außerdem, daß die einzelnen Zellen mit ihren deutlich hervortretenden Kernen
in dieser Grenzschichte verschieden tief gelagert sind, also zweifellos keine selbständige, zusammenhängende Membran bilden und stellenweise scheinen sie
auch durch breitere Lücken getrennt zu sein. Diese Zellen gehören daher zu
der Faserschicht selbst, die ursprünglich von ihnen stammt. Ebenso wie im
Dünndarm verhält sich die Basalmembran auch im Dickdarm und den gleichen
Bau wie unter dem Oberflächenepithel zeigt sie auch an den Krypten (Abb. 74,
75, 76, 95, 98, 99, 100) und an den Duodenaldrüsen (Abb. 105).

11. Die Tunica propria und die Wanderzellen der Darmschleimhaut.

Zwischen dem Epithel und der schon bei *Würmern* auftretenden selbständigen Muskulatur des Darmes breitet sich zunächst eine einfache Bindegewebsschicht aus, die gegen das Epithel die im vorhergehenden Abschnitt
besprochene Grenzschicht bildet. Sie enthält bei *Schnecken* nach Baecker (1932)
Zellen, die im Leitwulst eine blasige Form annehmen können, und argyrophile
Fasern, die auch bei den höheren *Tieren* die Propria durchsetzen. Außerdem
finden sich in dieser bei *Würmern, Arthropoden, Mollusken* und *Echinodermen*
Lymphzellen, die von hier teilweise in das Epithel und weiter in das Darmlumen auswandern, wobei ihnen die verschiedensten Rollen, wie Sekretion,
Exkretion, Resorption, Weiterbeförderung und Verteilung der Nahrung

zugeschrieben werden [K. C. Schneider (1902) u. a.], ebenso wie den verschiedenartigen Wanderzellen, die in der Darmschleimhaut der *Wirbeltiere* vorkommen und anschließend an den allgemeinen Bau der Propria gesondert behandelt werden.

Die *Wirbeltiere* weisen unter dem inneren Darmepithel anschließend an die bereits besprochene Basalmembran ebenfalls eine Bindegewebsschichte auf, die beim *Amphioxus* als ganz dünne, die Gefäße enthaltende Lage allein die äußere Hülle des Darmes bildet, während sie bei allen höheren *Wirbeltieren* die Verbindung mit der Muskelhaut herstellt und ein Teil des die ganze Darmwand durchsetzenden Bindegewebsgerüstes ist [Schaaf (1884), de Bruyne (1891), Goerttler (1931, 1932)], wie an anderer Stelle (S. 249) eingehend besprochen wird. Ihre innere Zone differenziert sich allmählich zu einer Art von lymphoreticulärem Gewebe mit eingelagerten Follikeln und wurde daher bei den *Säugetieren* schon von His (1862) und besonders von L. G. Simon (1904) mit einem über die ganze Darmlänge ausgedehnten Lymphknoten verglichen, wie später (S. 214) ausgeführt wird. Dadurch kommt es zu einer Sonderung zwischen der eigentlichen Mucosa und der darunter liegenden Submucosa, die als selbständige Schichte später besprochen wird (S. 243ff.).

Bei den *Cyclostomen* besteht die bindegewebige Schleimhaut hauptsächlich aus verästelten Zellen, zwischen denen in der äußeren Zone auch kollagene Bündel auftreten [R. Krause (1923)]. Dieser Unterschied ist bei den *Fischen* schon etwas deutlich ausgeprägt, indem die innere Zone in wechselnder Breite von einem verschiedene Lymphzellen enthaltenden reticulären Gewebe gebildet wird, an das sich außen ein dichteres Bindegewebe mit den Gefäßen und Nerven für die Schleimhaut anschließt [Eberth (1864)]. Gegen das Darmende treten in diesem Gewebe nach Pogonowska (1912) auch stärkere elastische Fasern auf, die im allgemeinen bei *Perca* und *Tinca* gut, bei *Cobitis* schwach entwickelt sind. Bei *Myxinoiden* und manchen *Fischen* grenzt sich die Propria ebenso wie bei einzelnen *Vögeln* und *Säugetieren* durch eine mehr oder weniger hyaline Schichte, die als Stratum compactum später (S. 233ff.) beschrieben wird, schärfer gegen das submuköse Gewebe ab, das bei verschiedenen *Cyclostomen* und *Lungenfischen* ein die Milz vertretendes Lymphorgan bildet, wie ebenfalls später (S. 244) besprochen wird.

Stellenweise tritt an dieser Grenze schon bei einzelnen *Fischen* eine besondere Schichte aus glatter Muskulatur auf, die der Muscularis mucosae im Darm von *Reptilien* und allen höheren *Wirbeltieren* entspricht und als solche in einem späteren Abschnitt (S. 236ff.) behandelt wird. Daß glatte Muskelfasern auch unabhängig von dieser Schichte innerhalb der Propria selbst bei den verschiedensten *Wirbeltieren* vorkommen, wird im folgenden (S. 196) besprochen.

Das reticuläre Gewebe bildet bei den *Amphibien, Reptilien, Vögeln* und *Säugetieren* in fortschreitender Ausbildung die Grundlage der Propria und enthält in zunehmender Menge verschiedene Arten von Wanderzellen, die im Anschluß an den feineren Bau dieses Gewebes (S. 200ff.) besprochen werden. Auch die in ihm einzeln oder in Gruppen auftretenden Lymphfollikel zeigen eine fortschreitende Ausbildung und werden im nächsten Abschnitt für jede dieser *Tiergruppen* behandelt.

Das die Propria im Darm der *Säugetiere* bildende reticuläre Gewebe wurde zunächst von His (1862) und dann von Koelliker (1867), Watney (1874), Frey (1876), R. Heidenhain (1888), Hoehl (1897), Kultschitzky (1897), Oppel (1897), Spalteholz (1897) u. a. beschrieben und mit jenem der Lymphknoten verglichen. In der Mannigfaltigkeit der die Lücken dieses Gewebes einnehmenden Wanderzellen besteht aber, wie schon Watney (1877) und

KULTSCHITZKY (1882) festgestellt haben, zwischen dem Stroma der Darmschleimhaut und dem eigentlichen lymphoreticulären Gewebe, das die Follikel
bildet, ein wesentlicher Unterschied, und dies hat MAXIMOW (1927) veranlaßt,
es in seiner Darstellung des Bindegewebes für dieses Handbuch (Bd. II/2, S. 330f.)
als eine selbständige Form zu behandeln.

Die Grundlage dieses Gewebes bilden typische Reticulumzellen, die nach
ihren Eigenschaften den Histiocyten nahestehen [MAXIMOW (1927)]. Sie können
Einschlüsse enthalten, die auf Phagocytose beruhen [CLARA (1926)], und
speichern nach GOLDMANN (1912) bei länger dauernder parenteraler Zufuhr
Vitalfarbstoffe, wobei sich der Dickdarm im allgemeinen schärfer färbt. Nach
v. MÖLLENDORFF (1925) wird der Farbstoff, wie schon bei den Resorptionsvorgängen (S. 102f.) besprochen wurde, in den Darm ausgeschieden, dann wieder
resorbiert und in einem mit der Funktion wechselnden Ausmaße, besonders
reichlich im Reizzustande, von den Zellen aufgenommen. So findet sich, wie auch
M. H. KUCZYNSKI (1922) festgestellt hat, im Dünndarm die stärkste Speicherung
auf der Höhe des Verdauungsprozesses in den Zottenspitzen, wo die Zellen mehr
dem Makrophagentypus entsprechen und sich in solche verwandeln können;
bei Hunger*tieren* dagegen sind die vital gefärbten Zellen im Stroma spärlicher
und kleiner. Nach KAGANS (1927, 1929) Versuchen mit Trypanblau bei verschiedenen *Säugetieren* erfolgt dessen Resorption durch den Darm nur in geringem
Ausmaß und sehr langsam, bei Hunger aber stärker; ferner wird bei direkter
Einführung in den Darm mehr resorbiert als durch den Magen. Vitalfarbstoffe
werden außerdem von den Zellen des Stromas der Follikel und der PEYERschen
Platten gespeichert, die nach UMEDA (1929) auch Kohleteilchen bei Fütterung
von Tusche und Tuberkelbacillen aufnehmen und ebenso nach WALDMANN
(1930) nach enteraler Einführung von Bacterium paratyphi eine Affektion zeigen.
MALJATZKAJA (1933) findet bei Versuchen mit Trypanblau an *Kaninchen,* daß
der Speicherungsgrad in den Zellen des Stromas und der Follikel im allgemeinen
mit dem Alter der Tiere zunimmt. Im Dünndarm wird nur das Duodenum
stärker mit Farbstoff gesättigt infolge Speicherung durch Zellen zwischen den
Duodenaldrüsen; im Dickdarm findet dagegen überhaupt eine stärkere Speicherung statt, am stärksten aber sind beim erwachsenen *Kaninchen,* besonders
im Hungerzustand, die Stromazellen der Appendix mit Farbstoff beladen. Ebenso
werden künstlich eingebrachte Eisensalze gespeichert [KAWASHIMA (1923),
BOGGINO (1931)] und Stoffe aus der Nahrung, die bei der Resorption teilweise durch die Lücken des Stromas hindurchgehen, wie auch Tuscheteilchen
und Pigmentkörnchen [UMEDA (1929)]. Dies gilt besonders für das Fett, obwohl
dessen Auftreten in den Zellen des Zottenstromas selbst für den Resorptionsvorgang meist nur eine Nebenerscheinung darstellt [WEINER (1932)], wie früher
(S. 110) besprochen wurde. MALJATZKAJA (1933) findet auch bei der Vitalfärbung
keinen direkten Zusammenhang mit der Verdauungsfunktion und meint überhaupt, daß die Stromazellen und Makrophagen keine spezifische Bedeutung für
diese haben, da sie sich ebenso bei Hunger*tieren* und in Darmabschnitten finden,
deren Verdauungsrolle gering ist.

Makrophagen, die beim *Meerschweinchen* schon physiologischerweise in
den Zottenspitzen vorhanden sind [MAXIMOW (1927)], können hier Einschlüsse
aus Eiweißgemischen enthalten, die in gelöstem Zustand aus dem Darminhalt
aufgenommen werden und zum Teil gelblich gefärbt sind; ebenso können sie
sich mit resorbiertem Trypanblau vital färben und manchmal Eisen enthalten
[M. H. KUCZYNSKI (1922), v. MÖLLENDORFF (1925)]. Um ähnliche Speicherungsvorgänge in diesen Makrophagen handelt es sich ferner bei dem Auftreten von
Pigmenten, die ebenfalls aus dem Darminhalt, und zwar vom Gallenfarbstoff stammen dürften [M. H. KUCZYNSKI (1922), v. MÖLLENDORFF (1925), UMEDA

(1929), MALJATZKAJA (1933)]. Beim *Menschen* kommt es wohl auf diese Weise zur Pseudomelanose, die sich vor allem an den Zottenspitzen des oberen Dünndarmes zeigt, oder zur echten Melanose, die hauptsächlich im Dickdarm auftritt [HUECK (1922), ASCHOFF (1923)], Erscheinungen, die ebenfalls schon bei den Resorptionsvorgängen erwähnt wurden (S. 103). Nach W. V. SIMON (1909) sind die Pigmente im menschlichen Darm und besonders im Wurmfortsatz, die mit Ausnahme jener in der glatten Muskulatur eine mehr oder weniger deutliche Eisenreaktion geben, endogener und wahrscheinlich hämatogener Natur, da neben einem physiologisch-hämatolytischen Vorgang entzündliche oder Stauungsprozesse eine wichtige Rolle spielen, während es bei neugeborenen *Hunden* durch Blut- oder Gallenresorption vom Darmlumen aus zu einer Pigmentierung der Schleimhaut kommt. Nach HOCHHAUS und QUINCKE (1896) bleibt die Eisenreaktion, die sich bei normaler Nahrung an den Zotten, allerdings nicht gleichmäßig, zeigt, nach Eisenkarenz im Stroma viel länger bestehen als im Epithel, das sie im Dickdarm überhaupt seltener zeigt; sie ist zum Teil an Körnchen gebunden, die sich auch in fixen und Wanderzellen finden.

Im Darm von niederen *Wirbeltieren* kommen Pigmentzellen oft regelmäßig und mitunter in großer Menge vor. Neben phagocytären Wanderzellen, die im folgenden (S. 201) besprochen werden, stellen diese zum Teil auch fixe Elemente dar, die bei dem *Fisch Gastrostomus Bairdii* nach NUSBAUM-HILAROWICZ (1915) im Bindegewebe des Enddarmes so zahlreich sind, daß dieser ganz schwarz erscheint.

Wie bei der Beschreibung der Muscularis mucosae (S. 236 ff.) erwähnt wird, finden sich auch unabhängig von dieser glatte Muskelfasern in das Gewebe der Propria eingeflochten. v. LANGER (1870), EDINGER (1877) und R. KRAUSE (1923) geben dies für verschiedene *Knochenfische* an; JACOBSHAGEN (1915) hat bei *Chimaera* und *Callorhynchus*, HILTON (1900) bei *Amia calva* gefunden, daß glatte Muskelfasern in die hier vorkommenden Zotten aufsteigen, und nach KULTSCHITZKY (1887) sind solche auch in dem kavernösen Gewebe der Spiralklappe von *Acipenser* reichlich vorhanden. Ebenso finden sich glatte Muskelfasern in der Darmschleimhaut von *Urodelen* und *Anuren* [LEYDIG (1857), v. LANGER (1866), LEVSCHIN (1870), C. K. HOFFMANN (1873—1878), OPPEL (1889), McGILL (1908), OSAWA (1914)]. Auch bei *Reptilien*, deren Mitteldarm vielfach noch keine Muscularis mucosae aufweist, verlaufen in der Propria glatte Muskelfasern, mitunter spärlich und in verschiedener Richtung, wie bei *Ablepharus pannonicus* [GIANELLI und GIACOMINI (1896), GRESCHIK (1917)] oder ringförmig, wie bei *Trionyx* [JACOBSHAGEN (1915)], während sie bei *Varanus* und besonders bei *Testudo graeca* sogar reichlicher in diese eingestreut sind [GIANELLI und GIACOMINI (1896)]. Bei *Krokodilen* ziehen nach TAGUCHI (1920) und TÖRÖ (1930) im Mittel- und Enddarm von der Muscularis mucosae Muskelfaserbündel zwischen den Krypten in die Zotten und bis an den Rand der Falten. Ebenso enthalten die Zotten aller höheren *Tiere* und des *Menschen*, wie bei diesen (S. 273 ff.) besprochen wird, glatte Muskelfasern, die zum Teil ebenfalls keinen Zusammenhang mit der Muscularis mucosae zeigen. Aber auch im *menschlichen* Mastdarm fand SCHAFFER (1891) solche von der Muscularis mucosae aus im Zwischengewebe der Krypten parallel zu diesen bis an die Oberfläche der Schleimhaut ziehend.

Während die Reticulumzellen mit ihren Fortsätzen in den Zottenspitzen fast allein das Gerüst bilden (Abb. 132), gesellen sich zu ihnen tiefer und zwischen den Krypten in zunehmender Menge argyrophile Fasern, die als mehr oder weniger dichtes Netz das ganze Stroma durchsetzen (Abb. 133, 113), außerdem die schon besprochene Grenzschichte unter dem Epithel (S. 193) bilden und ebenso als dichtes Geflecht die verschiedenen Gefäße und die eingelagerten glatten

Muskelfasern umhüllen; dadurch wird deren feste Verbindung mit der Umgebung hergestellt und die Übertragung ihrer Verkürzung auf diese ermöglicht [WATNEY (1874), J. P. MALL (1888),
F. P. MALL (1891, 1896),
R. HEIDENHAIN (1888),
SPALTEHOLZ (1897), KASA-
KOFF (1911, 1912)]. Die
argyrophilen Fasern ent-
stehen nach PLENK (1927)
als ein Continuum extra-
cellulär in der Grundsub-
stanz, die von den Re-
ticulumzellen und den
Zellen der Basalmembran,
aber auch von dén glat-
ten Muskelfasern und den
Endothelzellen der Capil-
laren ausgeschieden wird.
SPALTEHOLZ (1897) hat sie
in der Dünndarmschleim-
haut des *Hundes* durch
Verdauung von Paraffin-
schnitten mit alkalischer
Trysinlösung isoliert dargestellt und in der En-
zyklopädie der mikro-
skopischen Technik (1927,
Bd. 3, Tafel 17) abgebildet.
R. HEIDENHAIN (1888) gibt
an, daß das Gerüst in den
Darmzotten des *Kanin-
chens* und *Meerschwein-
chens* viel schwächer ausgebildet ist als beim *Hund*.
Nach RÖHLICH (1934)
nimmt das Gerüst aus argyrophilen Fasern im Dünn-
darm der Katze zwischen
den Mündungsabschnitten
der Krypten eine auffal-
lend grobe Beschaffenheit
an und verbindet sich
durch die in die Basis
der Zotten eindringenden
Zweige mit den in die-
sen verlaufenden Muskel-
fasern. Dadurch bewirkt
deren Kontraktion, wie
später (S. 277) ausgeführt
wird, eine Erweiterung
der Maschen des groben

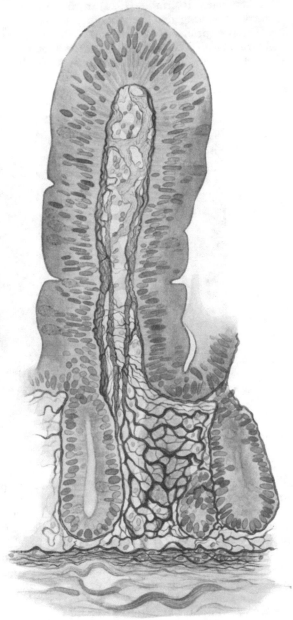

Abb. 113. Schleimhaut des Dünndarmes eines erwachsenen *Menschen*. Argyrophile Fasern bilden in den Zotten die Membrana propria und Hüllen um die Gefäße und platten Muskelfasern, tiefer und zwischen den Krypten auch ein verbindendes Gerüst. Alc.- Form.- Hortega. Vergr. 309 ×.

Gerüstes und der in dieses eingelagerten Venen und Lymphgefäßen und eine Schlängelung der sonst gerade hindurchziehenden Arterien, während eine

Kontraktion der äußeren Darmmuskulatur diese streckt und die Gerüst-maschen mit den abführenden Gefäßen verengt. Diese grobfaserige Schichte ist daher nach Röhlich (1934) nicht nur eine Sicherungseinrichtung gegen zu starke Dehnung der Schleimhaut, sondern spielt auch bei der besonders mit der Fettresorption einhergehenden Füllung und Entleerung der Zotten eine wichtige Rolle. Diese Aufgabe dürfte aber dem mit den eingelagerten glatten Muskelfasern in inniger Verbindung stehenden Gitterfasergerüst der Darm-schleimhaut auch bei allen anderen *Säugetieren* und beim *Menschen* (Abb. 113) zufallen, das im übrigen als Stütze für die darin enthaltenen Gebilde dient.

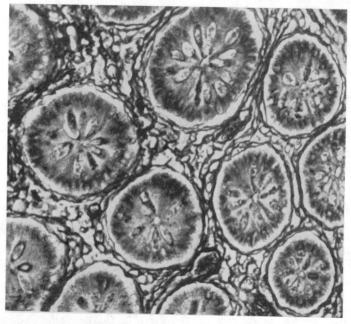

Abb. 114. Flachschnitt durch die Schleimhaut des Dickdarmes eines erwachsenen *Menschen*. Argyrophile Fasern umgeben die Krypten und Gefäße und bilden dazwischen ein wabenartiges Gerüst. Formol-Hortega. Vergr. 360×.

Dies gilt auch für den Dickdarm, wo die argyrophilen Fasern beim *Menschen* ein dichtes Wabenwerk bilden (Abb. 114).

Daneben finden sich in der Propria nach Kultschitzky (1897) und Spalte-holz (1897) auch Bündel von kollagenen Fasern, die die glatten Muskelfasern begleiten und bei der *Katze,* wo sie besonders reichlich auftreten, auch im Stroma der Zotten nicht fehlen. Im allgemeinen beschränken sie sich aber auf die Um-gebung der Gefäße und gehen weiterhin in die argyrophilen Fasern über, die sich teilweise ähnlich färben und daher oft zu jenen dazu gerechnet wurden.

Unter gewissen Umständen färben sich aber die argyrophilen Fasern auch ebenso wie die elastischen Fasern [Plenk (1927)], was ebenfalls zu Ver-wechslungen führen kann und mit ein Grund für die voneinander abweichenden Angaben über deren Ausbreitung in der Darmschleimhaut sein dürfte. Elastische Fasern wurden hier von F. P. Mall (1891, 1896) vermißt, während Legge (1896, 1897) sie bei Vertretern aller *Wirbeltier*klassen in allen Schichten aller Darm-abschnitte fand und angibt, daß sie untereinander und mit jenen der Gefäße zusammenhängen und um so zahlreicher und dicker sind, je stärker die Wand und insbesondere die Muskelhaut ist. Sie sind daher bei Fleischfressern reichlicher

vorhanden als bei Pflanzenfressern und dringen in der Dünndarmschleimhaut
des *Hundes* bis in die Zotten ein, um unter dem Epithel ein sehr feines Netz zu
bilden. Bei jungen *Tieren* sind sie nach diesem Autor noch sehr wenig entwickelt. Nach SPALTEHOLZ (1897) finden sich im Dünndarm des *Hundes*, von
den Netzen der Muscularis mucosae ausgehend, auch in der subglandulären
Schichte elastische Fasern, die zwischen den Krypten noch deutliche Netze
bilden; einzelne Züge lassen sich bis in die Zotten hinein verfolgen, wo sie sich
schwerer färben, weshalb er meint, daß sie hier vielleicht aus einem Gemisch
von Elastin und anderen Stoffen bestehen. Dagegen gibt KULTSCHITZKY (1897) an,
daß beim *Hund* am Grunde der Krypten nur mehr feinste elastische Fasern vorkommen, die weiter gegen die Zotten hin ganz verschwinden. Nach TRAUTMANNs
(1907, 1909, 1910) Untersuchungen an verschiedenen *Haussäugetieren* verlaufen
die gegen die Mündung der Krypten und in den Zotten gegen deren Spitze
abnehmenden elastischen Fasern entlang der Muskelfasern und der Blut- und
Lymphgefäße, bilden in halber Höhe der Zotten ein deutliches weitmaschiges
Netz und biegen teilweise gegen die Peripherie der Zotten quer ab.

Im Duodenum des *Menschen* bilden die elastischen Fasern nach DOBBERTIN
(1896) anschließend an den Magen ebenfalls ein mehr oder weniger dichtes
Geflecht unmittelbar unter den Krypten, deren Enden von den Ausläufern
noch umsponnen werden, und auch zwischen den Duodenaldrüsen findet sich
ein äußerst engmaschiges, feinfaseriges Netzwerk. Dieser Schlauch aus elastischen
Fasern an der Basis der Schleimhaut ist auf der Höhe der KERCKRINGschen
Falten etwas dicker und verdünnt sich schon gegen das Jejunum, besteht in
diesem oft nur aus wenigen wellenförmig verlaufenden Fasern ohne Ausläufer
zwischen die Krypten und ist im Ileum durch grobe Lücken unterbrochen,
die gegen die Valvula coli immer mehr verschwinden. Im Caecum und übrigen
Dickdarm bilden die elastischen Fasern an der äußeren Peripherie der Schleimhaut einen Schlauch von beträchtlicher Dicke, und zwar sind sie in den Plicae
sigmoideae stärker entwickelt als dazwischen; Fortsätze zwischen die Krypten,
die im Colon noch selten sind, werden im Rectum, wo die elastischen Fasern
nach PANEA (1906) bis zum Drüsenepithel reichen, sehr zahlreich und regelmäßig.
LIVINI (1899), der auch im mittleren Drittel des Dünndarmes nebst dem Flechtwerk unter den Krypten spärliche kurze elastische Fasern zwischen diesen findet,
gibt dagegen an, daß sie im Colon sigmoideum im Gegensatz zum übrigen Darm
zwischen den Krypten stark entwickelt sind. Sie beginnen sich nach diesem Autor
beim Neugeborenen zu entwickeln, während R. FISCHL (1903) selbst bei einem
8 Monate alten Kind elastische Fasern nur in der Serosa fand. Die Solitärfollikel
und PEYERschen Platten sind beim *Menschen* nach DOBBERTIN (1896) von einem
dichten Flechtwerk aus elastischen Fasern umgeben, die sie auch in großer
Zahl unter baumartiger Verästelung durchziehen sollen, während HOEHL (1897)
beim *Hund* in den Follikeln und deren Umgebung ziemlich spärliche elastische
Fasern, an ihrer Basis aber sehr starke Züge fand.

Längerer vollständiger Hunger bewirkt bei *Knochenfischen* nach ATHANASSO-
POULOS (1931) vor allem eine Verminderung der an Masse nicht sehr reichlichen
Propria, von der an der Basis der Erhebungen nur eine geringe Menge in Form
von Dreiecken übrigbleibt. Bei *Schildkröten,* die 6 und 18 Monate ohne Nahrung
und Wasser gehalten wurden, kommt es nach E. M. MILLER (1928) zu einer allgemeinen Abschilferung des Epithels und Atrophie der Drüsenzellen, zu einer
submukösen fettigen Degeneration und einer Hypertrophie von Binde- und
Lymphgewebe, in dem syncytiale Bezirke aus normalen Zellen mit granu-
liertem Plasma auftreten. REESE (1913) konnte dagegen bei hungernden und
gefütterten *Alligatoren* nur geringe Unterschiede feststellen und AMPRINO (1933)
fand bei *Wiederkäuern* nach langem Hungern keine Veränderungen im Bau

der Dünndarmschleimhaut und betrachtet diesbezügliche Befunde anderer
Autoren als Kunstprodukte infolge der angewandten Technik, wogegen aber
SPADOLINI (1934) Stellung genommen hat.

Nach Versuchen von DOGLIOTTI (1924) zeigt sich in der Darmschleimhaut
des *Hundes* beim Verheilungsprozeß eine Persistenz der Fibrillen des Reticulum und eine rasche Vermehrung seiner fixen Zellen unter Wahrung der
charakteristischen Eigenschaften des reticulären Gewebes. Um kleine Eiterungs-
herde bildet sich ein retikuläres Gewebe ähnlich jenem der Lymphknötchen,
das dann durch Narbenkollagen ersetzt wird. HÜBNER (1926) schließt aus
dem rektoskopischen Befund nach einer schweren Verletzung der inneren Dick-
darmschichten bei einer Frau auf eine weitgehende Regeneration der Schleimhaut. Nach OTTE (1896) widersteht die normale Darmschleimhaut des *Hundes*
auch bei Zerstörung des Epithels dem Magen- und Pankreassaft, während nach
Unterbindung der Arterien sehr rasch eine Selbstverdauung eintritt. Nach
SPADOLINI und CASTELLI (1927) ist die hormonale Funktion der Epithelkörperchen für die funktionelle Unversehrtheit der Darmschleimhaut von großer
Bedeutung; insbesondere soll die Widerstandskraft ihres Epithels von dessen
Gehalt an mineralischen Verbindungen abhängen und so möglicherweise einer
humoralen Regulation unterworfen sein. Eine stärkere Einwirkung von
Röntgenstrahlen auf die Darmschleimhaut führt, wie DAWSON (1927) im
Anschluß an ältere Angaben beim *Hund* feststellt, zu einer mehr oder weniger
weitgehenden Zerstörung und chronischen Geschwüren bei geringer Leuko-
cyteninfiltration nebst den früher (S. 98 f.) besprochenen Veränderungen im
Epithel; bei schwächerer Bestrahlung oder Einwirkung von Radium dagegen
kommt es ohne Zerstörung des Epithels zu einer Infiltration mit Makrophagen.

Nachdem CARNOT (1906) die Transplantation von Darmschleimhaut
beim erwachsenen *Hund* gelungen ist, hat KRONGOLD (1913) festgestellt, daß die
noch nicht funktionell differenzierte Darmschleimhaut embryonaler Ratten
nach Transplantation unter die Haut einer erwachsenen Ratte ihre Entwicklung
bis zur sekretorischen Funktion fortsetzt; es kommt zur Ausbildung von Zotten
und Krypten mit sehr reichlichen Mitosen, Becherzellen und einer Muscularis
mucosae.

In den reichlichen Lücken des reticulären Gewebes, das die Propria bildet,
finden sich Lymphocyten, Plasmazellen, Mastzellen und verschiedene Leukocyten, sowie Entwicklungs- und Fortbildungsstadien dieser Zellen. Die Darmschleimhaut ist daher auch eine wichtige Bildungsstätte dieser verschiedenen
Arten von Wanderzellen, die von hier teilweise in die Lymphe und vielleicht
auch in das Blut, vor allem aber in das Epithel und in das Darmlumen gelangen,
wie später (S. 208 ff.) besprochen wird. Schon bei niederen *Wirbeltieren* aber kommt
es im Stroma der Schleimhaut stellenweise zu dichteren Ansammlungen von
Lymphocyten, die zu den typischen Follikeln mit Keimzentren bei den
höheren *Wirbeltieren* überleiten. Solche kommen bei diesen einzeln oder auch
als größere Anhäufungen in allen Darmteilen vor, worauf im nächsten Abschnitt eingegangen wird.

Bei *Fischen* finden sich in der Propria des Darmes außer Lymphocyten,
deren Menge aber viel geringer ist als im typischen lymphoreticulären Gewebe,
oxyphil gekörnte Zellen, die nach v. LANGER (1870) besonders bei gut genährten
Tieren reichlich vorhanden sind, im Hungerzustand aber, wie DRZEWINA (1910)
bei *Labriden* findet, fehlen; sie entstehen lokal und können in das Epithel weiter
wandern [EDINGER (1877), DE WAELE (1899), P. MAYER (1917)]. Beim Hecht
sind nach R. KRAUSE (1923) auch reichlich Mastzellen vorhanden. BOLTON
(1933) findet solche bei *Salmoniden* in allen Darmabschnitten und Altersstadien,
ohne bestimmte Beziehung zum Funktionszustand. Sie sind amöboid beweglich

und stellen keine Jugendstadien oder degenerierenden Zellen dar, sondern stehen möglicherweise mit einer Stoffspeicherung in Zusammenhang. Ihre kugeligen Körnchen scheinen eine mehr flüssige Beschaffenheit zu haben und nach ihrer Zerstörbarkeit durch Säuren und Alkalien aus einem Gemisch von Eiweißkörpern zu bestehen, deren Mengenverhältnis wechselt, worauf Unterschiede in ihrer Färbbarkeit zurückzuführen sein dürften, die sich auch bei verschiedenen *Fisch*arten zeigen; so besitzt *Clupea pallasii* überall vollkommen gleichartige Zellen, deren Körnchen sich aber teilweise oxyphil färben, was innerhalb derselben Zelle wechseln kann. Nach CORTIs (1922) Untersuchungen an verschiedenen *Fischen* kommen bei diesen auch RUSSELsche Körperchen vor und TÖRÖ (1931) beschreibt beim *Katzenhai* Wanderzellen mit stark oxyphilem Plasma. OPPEL (1890) fand im Darm der *Forelle* nahe seinem Ende und besonders reichlich bei verschiedenen *Cypriniden* pigmentierte Wanderzellen, die hauptsächlich in und unmittelbar unter dem Epithel liegen; die Bedeutung dieser Zellen, die auch von PARKER (1892) und von JACOBSHAGEN (1915d) bei *Protopterus annectens* erwähnt werden und ähnlichen Zellen bei höheren *Wirbeltieren* entsprechen, wird im folgenden behandelt.

Im wesentlichen dieselben Arten von Wanderzellen finden sich auch bei den *Amphibien* und *Reptilien* in der Propria des Darmes, von der aus sie teilweise in das Epithel eindringen. Nach BÉGUIN (1904) sind sie bei *Bufo calamita* und *Lacerta stirpium* während der Verdauung verhältnismäßig selten, bei Hungertieren dagegen im Mitteldarm zahlreich und oft in großen Haufen eingelagert. Sie können wie bei den *Fischen* verschiedene, wahrscheinlich auf Phagocytose beruhende, teilweise pigmentierte Einschlüsse enthalten. Diese auch von LEYDIG (1853), R. HEIDENHAIN (1888), OSAWA (1914) u. a. bei verschiedenen *Amphibien* beschriebenen Zellen sollen nach OPPEL (1889, 1890) bei *Frosch* und *Grottenolm* nur in einer bestimmten Zone, etwa 0,5—1 mm vor Beginn des Enddarmes auftreten, kommen aber nach meinen Befunden auch an anderen Stellen des Darmes vor und sind besonders reichlich bei *Fröschen*, die sehr lange gehungert haben. Sie sind amöboid beweglich und gelangen nach OPPEL (1890) als phagocytäre Wanderzellen aus dem Epithel in die übrigen Schichten der Darmwand und in den fortführenden Lymphstrom. Ihr Pigment dürfte, wie auch R. KRAUSE (1923) angibt, aus roten Blutkörperchen stammen, die sie hier verdauen, wobei nach Abspaltung des Eisens der Rest in zunehmend dunkler werdende Körner zerfällt. Ebensolche Phagocyten finden sich in der Leber der *Amphibien*, wohin sie nach OPPEL (1890) und BRAUS (1896) wahrscheinlich aus dem Darm gelangen. Dagegen meint ENRIQUEZ (1902, 1904), daß diese Zellen von jenen der Leber verschieden sind und daß sie die in der Milz durch Zerfall von roten Blutkörperchen entstandenen Pigmentkörnchen in den Darm befördern und nach Durchsetzung des Epithels in das Darmlumen ausscheiden. Von OPPEL (1902—03 und 1904—05) wurde eine solche exkretorische Funktion aber abgelehnt. Pigmenthaltige Phagocyten hat OPPEL (1889) ferner bei *Schildkröten* gefunden, deren Darmschleimhaut neben anderen Wanderzellen nach TÖRÖ (1931) auch solche mit groben, verschieden geformten eosinophilen Körnern enthält. In größerer Menge sind Leuko- und Lymphocyten im verbreiterten Rand der großen Falte bei *Trionyx* vorhanden [JACOBSHAGEN 1915d)]. Beim *Krokodil* enthält die Darmschleimhaut nach TÖRÖ (1930, 1931) keine polymorphkernigen Granulocyten, dagegen die von WEILL (1920) im Darm von *Säugetieren* beschriebenen und auch bei *Vögeln* vorkommenden Schollenleukocyten, die er mit den aus dem Stroma in das Epithel wandernden eosinophilen Leukocyten identifiziert. Er meint, daß Körnchen, die durch deren Zerfall frei werden, von Lymphocyten, die sich in Plasmazellen verwandeln, phagocytiert werden und daß diese Makrophagen in das Epithel eindringen;

ebenso können von diesen Zellen auch Lymphocyten phagocytiert werden. Außerdem führt dieser Autor das Auftreten von Körnchen und Schollen auf eine Störung der Wasserstoffionenkonzentration des Plasmas zurück, wie später (S. 203) besprochen wird. Die Körnchen dieser aus den Lymphocyten entstehenden Zellen sollen eine oxy- und eine basophile Komponente enthalten und sich, je nachdem, welche bei der Eiweißresorption austritt, metachromatisch oder rein basophil färben; die Zellen sind nicht mit den Blutmastzellen zu verwechseln und können sich amitotisch vermehren.

Bei den *Vögeln* enthält das reticuläre Gewebe der Propria nach CLOETTA (1893), GRESCHIK (1912) und CLARA (1926) ebenfalls vor allem Lymphocyten, die in das Epithel und weiter in das Lumen wandern können, vielleicht auch wieder in die Schleimhaut zurückkehren und so bei der Nahrungsaufnahme eine Rolle spielen sollen. Daneben kommen noch größere Lymphocyten vor, ähnlich den Zellen der Keimzentren, die niemals in das Epithel eindringen und im jugendlichen Darm häufig Mitosen zeigen, ferner eosinophile Leukocyten, vorwiegend vom kristallinen Typus, die besonders in den Krypten reichlich durch das Epithel wandern und in deren Lumen mitunter große Ansammlungen bilden; sie können sich ebenso wie bei den Säugern über Mikromyelocyten aus Lymphocyten entwickeln [MJASSOJEDOFF (1926)]. Außerdem finden sich nach CLARA (1926) im Darm von *Tetrastes bonasia* und *Perdix perdix* selbst in größeren Ansammlungen, aber auf die Mucosa beschränkt, Zellen mit rundem großen Radkern und einer viel gröberen, besonders mit Orange färbbaren Körnung, und die Darmschleimhaut vom *Huhn* und einigen anderen *Vögeln* enthält auch sehr große, häufig in Mitose befindliche Zellen mit rundlichem, oft exzentrischem Kern und großen, runden, oxyphilen Körnern. Schließlich fanden CLARA (1926) und MJASSOJEDOFF (1926) in der Schleimhaut des *Vogel*darmes hauptsächlich an der Basis des Epithels der Krypten, vereinzelt auch unmittelbar unter der Basalmembran noch die schon beim *Krokodil* erwähnten Schollenleukocyten in Form großer, meist rundlicher Zellen mit rundem Kern und stark oxyphilen Körnern, die sie in wechselnder, aber für bestimmte Vogelarten charakteristischer Verteilung, Zahl und Größe enthalten; sie stellen nach CLARA (1926) eine besondere Art von Wanderzellen dar, die vielleicht aus aufgenommenen Substanzen jene Schollen bilden und durch deren Zerfall bei der Rückwanderung zu eosinophilen Leukocyten werden oder aus solchen hervorgehen. Nach DE LUCA (1905b) finden sich beim *Huhn* in der Dünndarmschleimhaut während der Verdauung auch reichlich große Mastzellen, die hauptsächlich an der Basis der Zotten auftreten, während des Fastens dagegen vorwiegend im Innern und an der Spitze liegen, weniger zahlreich und klein sind.

Die Darmschleimhaut der *Säugetiere* enthält im allgemeinen dieselben Arten von Wanderzellen, die sich in ihr schon bei den tiefer stehenden *Wirbeltieren* finden [E. H. WEBER (1847), ARNSTEIN (1867), VERSON (1871), WATNEY (1874) u. a.]. Sie entstehen zwar nicht, wie v. DAVIDOFF (1886, 1887) glaubte, im Epithel selbst, wohl aber autochthon in der Propria, besonders im Zottenstroma, wie WEILL (1920) auch aus den Schwankungen im Vorkommen der verschiedenen Formen schließt, und können sich hier mitotisch vermehren [HOFMEISTER (1887)]. R. HEIDENHAIN (1888) hat vier Zellformen unterschieden, aber gemeint, daß sie nur verschiedene Funktionszustände derselben Zellart sind. Im gefüllten Darm fand sie WEILL (1920) in viel größerer Menge als im leeren, was besonders für die gekörnten Zellen gilt, doch sind sie bei Hunger*tieren* überhaupt viel spärlicher, wie schon R. HEIDENHAIN (1888) und ERDELY (1905) festgestellt haben. Diese Autoren schreiben ihnen ebenso wie auch STÖHR (1891—92), SAMSSONOW (1908), CORTI (1922) u. a. eine Beteiligung bei der Verdauung und Resorption und bei der Entfernung von sich rückbildendem Körpermaterial zu, während OPPEL (1897) dem Durchwanderungsvorgang keine solche Bedeutung beilegt und meint, daß die in das Darmlumen gelangten Wanderzellen für den Organismus verloren sind. MONTI (1903) fand sie auch während des Winterschlafes reichlich im Stroma und Epithel der Zotten. Nach TRAUTMANN (1907) ist die Einlagerung leukocytärer Zellen im ganzen Mitteldarm bei *Schaf* und *Ziege* stärker als bei den übrigen *Haustieren*.

An Zahl stehen unter ihnen nach der eingehenden Untersuchung von WEILL (1920) bei verschiedenen *Säugetieren* an erster Stelle die kleinen Lymphocyten, die auch außerhalb der Follikel in der ganzen Darmschleimhaut diffus verteilt sind, doch ist ihre Menge hier beträchtlich geringer als im typischen lymphoreticulären Gewebe. Große Lymphocyten kommen außerhalb der Keimzentren nur beim *Meerschweinchen* reichlich vor, bei dem sie SAMSSONOW (1908) als Makrophagen beschrieben hat. Die Lymphocyten wandern teils in die Lymphgefäße ab, teils durch das Epithel in das Darmlumen, teils wandeln sie sich alle Übergangsformen zeigend in verschiedene andere Zellen um. So entstehen aus ihnen Plasmazellen, die sich in der Propria meist reichlich finden [COUNCILMAN (1898), DOMINICI (1902), ZIPKIN (1903), WEILL (1920), M. H. KUCZYNSKI (1922)]. Durch Auftreten von Vakuolen und unscharf begrenzten oxyphilen Gebilden können sie zu RUSSELschen Fuchsinkörperchen werden, die auch zwischen den Epithelzellen vorkommen und nach LUBARSCH (1895) bei *Tieren* seltener sind als beim *Menschen*, bei manchen, wie *Meerschweinchen* und *Kaninchen*, sogar ganz fehlen. Ihre Einschlüsse sind nicht von außen aufgenommene Gebilde, sondern Produkte einer inneren Plasmaveränderung und können durch ihren Druck den Kern umformen [WEILL (1920)].

Dasselbe gilt von den ebenfalls aus Lymphocyten entstehenden und einen Radkern mit Einbuchtungen und Fortsätzen zeigenden Schollenleukocyten, die nach WEILL (1920) und TÖRÖ (1931) fast immer zwischen den Epithelzellen, nur selten in der Propria liegen; ihre oxyphilen Schollen sind nicht phagocytierte rote Blutkörperchen, wie dies auch CORTI (1922) bei verschiedenen *Tierarten* annimmt, sondern entstehen gleichfalls innerhalb der Zellen, vielleicht aus Stoffen, die aus dem Darminhalt aufgenommen werden, indem kleinere Tropfen zusammenfließen, doch können sie vielleicht auch, besonders beim *Kaninchen*, in solche zerfallen. Bei *Hund, Katze* und *Maus* zeigen diese Zellen ein schwach oxyphiles Plasma und meist grobe Einlagerungen, bei *Kaninchen* und *Schwein* ein schwach basophiles Plasma und viele kleine runde Körnchen. Sie liegen bei letzterem nach CLARA (1933) immer in lacunenartigen Hohlräumen des Epithels und grenzen sich so von diesem scharf ab. Besonders reichlich findet sie TEHVER (1929) im Darmepithel der *Wiederkäuer*. Nach WEILL (1920) stellen sie keine degenerierenden Zellen dar, da sie am Anfang ihrer Ausbildung Mitosen zeigen können, und stehen den großen mononucleären Blutleukocyten nahe, die als KURLOFF-Körper bekannt sind [VALLE (1933)], doch meint MAXIMOW (1927), daß ihr endgültiges Schicksal Degeneration ist, da sie oft pyknotische Kerne besitzen und zwischen den Epithelzellen auch frei verstreute Schollen vorkommen. Nach TÖRÖ (1931) finden sie sich in größter Zahl bei Eiweißresorption und gemischter Nahrung. BOERNER-PATZELT (1936) hält es für möglich, daß sie als Pufferzellen eine Rolle spielen.

Auch die viel weniger wechselnden Mastzellen, deren Kern oft eine radiäre Struktur zeigt, entstehen teilweise aus Lymphocyten unmittelbar oder über Plasmazellen [DE WAELE (1899), MAXIMOW (1906), SAMSSONOW (1908), DOWNEY (1913), WEILL (1920), LEHNER (1924), TÖRÖ (1931)], wie auch die in der Propria reichlich vorkommenden Jugendformen mit weniger und feineren Körnchen beweisen [SÉGUIN (1912), LEHNER (1924, S. 176)]. Zu einem großen Teil aber vermehren sich die Mastzellen wahrscheinlich homoplastisch, teilweise durch

Mitose [Samssonow (1908)]. Sie wandern nach Weill (1920) und Lehner (1924) in der Propria umher und gelangen zum Teil tiefer in die Submucosa, wo sie sich stets in beträchtlicher Menge ziemlich regelmäßig verteilt finden, und in die Muskelhaut, nie dagegen in das Darmlumen und auch nur selten in das Epithel, wo ihre Körnchen bei der *Maus* und *Ratte* mehr oxyphil werden, an Größe zunehmen, miteinander verschmelzen und degenerative Veränderungen zeigen können. Bei *Ratte* und *Pferd* enthalten die Zellen nach Samssonow (1908) und Séguin (1912) zum Unterschied von jenen der Submucosa und den Mastleukocyten amphophile Körner, die aus einer basophilen, in Wasser leicht löslichen, und einer oxyphilen Substanz zusammengesetzt sein sollen. Ballantyne (1929) glaubt dagegen, daß es sich bei diesen Zellen um Plasmazellen handelt und behauptet, daß wirkliche Mastzellen im Darm der Ratte nur zwischen den Muskelbündeln an der Wurzel des Mesenterium, aber nicht in der Mucosa und Submucosa vorkommen. Nach Hamperl (1923) ist die Darmschleimhaut von *Neoyms fodiens* sehr reich an Mastzellen, die in dem kurzen Enddarm zwischen die Epithelzellen der Krypten eindringen, und der *Igel* weist nach Törö (1931) hauptsächlich basophil gekörnte Zellen auf. Nach Hardy und Wesbrook (1895) sind die Mastzellen im Darm von *Carnivoren* zahlreicher als bei *Herbivoren* und beim *Schwein* findet sie du Bois (1904) spärlich, ohne bestimmte Anordnung. Nach Kultschitzky (1897) sind sie im tätigen Darm besonders zahlreich, nach Samssonow (1908) dagegen bei Hunger*tieren* vermehrt. M. H. Kuczynski (1922) gibt an, daß die Mastzellen durch besondere Reize, die von ungewohnter oder übermäßiger Nahrung ausgehen, eine starke Vermehrung erfahren.

Reichlicher enthält die Darmschleimhaut im allgemeinen oxyphil gekörnte Wanderzellen mit gelapptem, hantel-, bohnenförmigem oder mitunter auch kompaktem rundem Kern, der zum Unterschied von jenem der Russelschen Fuchsinkörperchen und der Schollenleukocyten keine Einbuchtungen und Fortsätze aufweist [Ellenberger (1879, 1885), Preusse (1885), Schütz (1895), Zipkin (1903), Hardy und Wesbrook (1895), Kultschitzky (1897), du Bois (1904), L. G. Simon (1905), Samssonow (1908) u. a.]. Die Körner sind meist kugelig und gleich groß, bei den meisten *Tieren* kleiner als beim *Menschen* und nur beim *Meerschweinchen* stäbchenförmig [Weill (1920)]. du Bois (1904) meint, daß diese Zellen mit den eosinophilen Leukocyten des Blutes nur nahe verwandt, aber auch nach der Kernstruktur nicht identisch sind. Nach Befunden im Processus vermiformis neugeborener und junger *Kaninchen* glaubt Hartmann (1914), daß sie einwandern, während Latta (1921) meint, daß sie zum Teil aus dem Blut ausgewandert sind, zum Teil aber aus lymphoiden Hämoblasten in der Propria entstehen. Auch später dürfte höchstens ein Teil aus den Gefäßen stammen, denn sie können sich zweifellos auch lokal entwickeln [R. Heidenhain (1888), Erdely (1905), Zietzschmann (1905), Samssonow (1908), Oehler (1913)], und zwar teilweise, wie im Knochenmark, über eosinophile Myelocyten aus großen lymphoiden Hämocytoblasten, teilweise scheinbar auch auf abgekürztem Weg aus ungekörnten kleinen Lymphocyten, die sich in sog. Mikromyelocyten mit rundem Kern und Körnchen verwandeln [L. G. Simon (1905), Weill (1920), Maximow (1927)]. Außerdem können sie sich während dieser Entwicklung und, entgegen den Angaben L. G. Simons (1905), auch im fertigen Zustand mitotisch vermehren [Samssonow (1908), Weill (1920)]. Weill (1920) meint, daß diese eosinophilen Wanderzellen größtenteils an Ort und Stelle zugrunde gehen, zum Teil aber durch die Blut- und Lymphgefäße abgeführt werden und nicht selten auch durch das Epithel, wo sie bei *Ratte* und *Hund* besonders reichlich vorkommen, in den Darminhalt wandern, wie schon R. Heidenhain (1888) festgestellt hat. Beim *Schwein* sind die oxyphil gekörnten Zellen nach du Bois (1904) im Jejunum und Ileum sehr zahlreich, im Dickdarm spärlicher, und stehen in keiner bestimmten Beziehung zum Lumen, zu den Krypten, den Gefäßen oder einer Schichte. Dagegen findet ZIETZSCHMANN (1905) beim *Pferd*, daß die sehr reichlich vorhandenen Körnchenzellen im Dickdarm zahlreicher sind als im Dünndarm und hauptsächlich nahe der Muscularis mucosae liegen, indem sie sich in der inneren Zone der Submucosa und in dem tieferen Teil der Propria finden, von wo sie sich bis zur Oberfläche, auch in die Zotten hinein, ausbreiten. Beim *Maulwurf* enthält die Submucosa nach HAMPERL (1923) oft, die bindegewebige Wand des Proktodaeum regelmäßig auffallend viel eosinophile Leukocyten. Daß ihre Menge aber mit dem Funktionszustand sehr rasch wechselt, hat schon R. HEIDENHAIN (1888) festgestellt. ZILLINBERG-PAUL (1909) findet bei starker Resorption massenhaft eosinophile Myelocyten.

Spezialgranulierte Leukocyten mit typisch gelapptem Kern bilden nach WEILL (1920) einen verschwindenden Anteil unter den Wanderzellen der Darmschleimhaut, da sie in dieser nicht gebildet werden. Außerdem kommen in ihr auch bei Säugetieren pigmenthaltige Wanderzellen vor, neben denen aber, wie von OPPEL (1897, S. 434) betont und früher (S. 195 f.) erwähnt wurde, noch andere Zellen der Propria Pigmente enthalten können. So haben HEITZMANN (1868, 1883) und besonders R. HEIDENHAIN (1888) im Darm des *Meerschweinchens* sehr reichlich Phagocyten gefunden, die schon an frischen Zotten besonders in den Spitzen und auch innerhalb des Epithels als außerordentlich große, gelblich gefärbte, ovale Ballen auffallen und nach dem Vorkommen aller Übergänge sich allmählich aus Lymphocyten entwickeln; sie enthalten oft sogar mehrere phagocytierte Leukocyten in verschiedenen Stadien der Auflösung, ferner bräunliche Körper und Schollen, die vielleicht von roten Blutkörperchen herrühren, und können auch außerhalb der Zellen zugrunde gehende Leukocyten aufnehmen, so daß sie ein sehr mannigfaltiges Aussehen zeigen. Sie finden sich beim *Meerschweinchen* auch zwischen den Krypten des Dickdarmes, kommen dagegen beim *Kaninchen* nur ausnahmsweise und beim *Hund* gar nicht vor [R. HEIDENHAIN (1888)]. OPPEL (1890) meint, daß auch jene Pigmentzellen, die FLEMMING (1885) beim *Kaninchen* in Follikeln und an größeren Gefäßen gefunden hat und für Reticulumzellen hielt, nicht zu den fixen Zellen zu rechnen sind. Ferner hat OPPEL (1897) pigmentierte Wanderzellen bei *Manis javanica* im Bereiche einer PEYERschen Platte beschrieben.

LATTA (1921) findet bei *Kaninchen* aus der 2.—6. Woche nach der Geburt in dem lymphoreticulären Gewebe reichlich extravasculäre Blutbildungsherde, in denen günstige Transsudationsbedingungen vom Blut zu den lymphoiden Hämoblasten zur Erythropoese, weniger günstige Bedingungen zur Granulopoese führen sollen.

Beim *Menschen* wechselt die Menge der leukocytären Elemente in der Darmschleimhaut nach WEILL (1920), SPATH (1926) u. a. mit dem Resorptions- und Ernährungzustand und nimmt vom Pylorus nach abwärts zu. Sie zeigen hier, wie SCHAFFER (1891) in Übereinstimmung mit HOFMEISTER (1887) angibt, vielfach Mitosen, was ebenfalls mit dem Verdauungszustand zu wechseln scheint.

Unter diesen Wanderzellen finden sich nach WEILL (1920) vor allem reichlich kleine Lymphocyten, die besonders im Stroma der Zotten und unterhalb der Krypten einzeln oder häufig in kleineren und größeren Gruppen liegen, aber auch mehr oder weniger scharf abgegrenzte Follikel bilden. Sie sind gewöhnlich rund, manchmal aber lang ausgezogen und besitzen nur wenig schwach basophiles Plasma um einen runden Kern. Dieser enthält meist reichlich Chromatin in einer mehr oder weniger deutlich radiären Anordnung (Abb. 115); er kann aber auch größer, bläschenförmig und ärmer an Chromatin werden, wodurch die verhältnismäßig seltenen großen Lymphocyten mit allen Übergangsformen entstehen [WEILL (1920)]. Die Lymphocyten zeigen häufig Mitosen, auch außerhalb der Follikel. Viele wandern aus dem bindegewebigen Stroma zwischen die Zellen der Krypten und des Oberflächenepithels hinein und teilweise gelangen sie bis in das Darmlumen, wie später (S. 209f.) besprochen wird.

Durch Zunahme des Plasmas gehen aus den Lymphocyten Plasmazellen hervor, die sich nach Weill (1920) und Spath (1926) in den Zotten spärlicher, in der übrigen Darmschleimhaut dagegen reichlich finden, teils einzeln auch mitten zwischen Lymphocyten liegen, meist aber in ziemlich großen Herden verteilt erscheinen. Sie sind oval oder etwas unregelmäßig, haben ein stark basophiles, krümeliges Plasma, einen meist exzentrisch liegenden Kern, der gewöhnlich eine radiäre Struktur zeigt, und weisen oft eine juxtanucleäre Vacuole

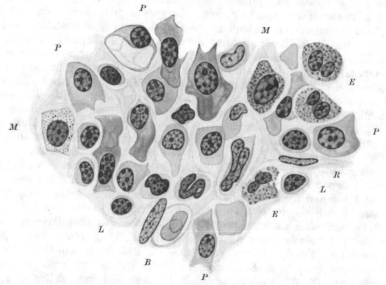

Abb. 115. Zellen der Propria aus dem Jejunum eines erwachsenen *Menschen*. Reticulumzellen (*R*), Lymphocyten (*L*), Plasmazellen (*P*), Mastzellen (*M*), (links in Entwicklung), eosinophile Leukocyten (*E*), neutrophiler Leukocyt über einer Blutcapillare (*B*). Orth-Dominici-Tischutkin. Vergr. 1375×.

auf (Abb. 115). Mitunter treten in ihnen außerdem Vacuolen von gleicher oder auch etwas verschiedener Größe auf, während das Cytoplasma zugleich mehr oxyphil wird. Noch stärker, auch an ihrem Kern veränderte Formen sind die Russelschen Fuchsinkörper, die Weill (1920) aber beim *Menschen* im Vergleich zu manchen *Tieren* selten fand.

Andere Abkömmlinge der Lymphocyten sind die Mastzellen, die sich nach Weill (1920) und Spath (1926) beim *Menschen* in allen Teilen der Darmschleimhaut ziemlich häufig, sehr selten dagegen im Epithel finden. Sie sind zum Teil kleine rundliche Zellen mit wenig schwach basophilem Plasma, das an seinem Rand mehr oder weniger kleine, oft nur punktförmige, metachromatische Körnchen und meist einen metachromatischen Radkern enthält; zum Teil sind sie voluminöser mit zahlreichen feinen Körnchen und einem runden, oft auch ovalen Kern (Abb. 115). Außer diesen hauptsächlich in den Zotten und zwischen den Krypten liegenden Übergangsformen kommen besonders subglandulär auch typisch ausgebildete histiogene Mastzellen vor, die Fortsätze aufweisen und ganz mit groben, dunkel gefärbten Körnchen gleichmäßig gefüllt sind, so daß der Kern oft verdeckt ist. Lehner (1924) hat in der Grenzzone des Duodenum gegen den Magen außer Übergangsformen zu Lymphocyten auch Mastleukocyten mit gelapptem Kern beschrieben. Im Wurmfortsatz liegen die Mastzellen nach PETRILLI (1904a) einzeln und in Gruppen in der Nähe der Blut- und Lymphgefäße.

In allen Abschnitten des menschlichen Darmes finden sich ferner nach WEILL (1920) überall in der Schleimhaut eosinophil gekörnte Zellen einzeln oder in Gruppen von 2—3, aber nicht in größeren Herden (Abb. 115). Sie sind groß und rundlich oder weisen Fortsätze auf und erscheinen ganz gefüllt mit gleichmäßig großen eosinophilen Körnern. Ihr Kern kann groß, rund und chromatinarm sein, oder bei geringer Größe radiär angeordnetes Chromatin aufweisen, wie dies den verschiedenen Typen von Myelocyten entspricht. Von diesen führt dann ein allmählicher Übergang zu den typischen eosinophilen Leukocyten mit eingebuchtetem, nieren- oder hantelförmigem Kern und mitunter enthalten sie auch zwei getrennte Kernfragmente. Nach SCHAFFER (1891) finden sich diese Zellen oft massenhaft in den Zottenspitzen, aber auch tiefer und ebenso im Mastdarm allenthalben zwischen den Krypten, an deren Grund sie mitunter sehr große Tropfen enthalten. Nach OEHLER (1913) sind sie besonders reichlich im Wurmfortsatz zwischen und unter den Krypten vorhanden. HAMPERL (1932) hat die eosinophilen Leukocyten mit einer etwas abgeänderten Oxydasefärbung gesondert dargestellt und so gefunden, daß sie innerhalb der Magenschleimhaut vorwiegend in der basalen Zone liegen; ebenso nehmen sie nach der Abb. 7 und einer ergänzenden schriftlichen Mitteilung des Autors im Dünndarm die basale „subglanduläre" Zone der Schleimhaut ein. Sie dringen aber aus der Propria, in der sie wenigstens zum Teil entstehen, nach WEILL (1920) zahlreich bis in das Epithel der Oberfläche und der Krypten ein und finden sich auch in deren Lumen. L. G. SIMON (1903) behauptet, daß man an ihnen von der Tiefe bis zum Epithel verschiedene Stadien einer Sekretion verfolgen kann und daß sie bei der Abscheidung des Darmsaftes eine große Rolle spielen.

In geringerer Menge kommen nach WEILL (1920) in der menschlichen Darmschleimhaut außerdem typische neutrophile Leukocyten vor, die jenen des Blutes gleichen (Abb. 115). ADAM und FROBOESE (1925) haben sie im kindlichen Darm in mäßiger Menge und gleichmäßiger Verteilung gefunden und die von SCHELBLE (1910) beschriebene lokale Verdauungsleukocytose bestätigt. Nach HAMPERL (1932, S. 101) nehmen sie beim Erwachsenen ebenso wie im Magen eine mehr oberflächliche Zone der Schleimhaut ein als die eosinophilen Leukocyten.

Beim Neugeborenen sind in der Darmschleimhaut von diesen verschiedenen Zellen nach J. E. SCHMIDT (1905) Mastzellen und eosinophil gekörnte Zellen verhältnismäßig spärlich, Plasmazellen aber gar nicht vorhanden. Bei pathologischen Prozessen können dagegen die beiden letzteren eine außerordentliche Vermehrung erfahren.

Im vorhergehenden wurde bereits erwähnt, daß bei allen *Wirbeltieren* wie schon bei *Wirbellosen* auch Wanderzellen im Epithel des Darmes (Abb. 70, 73) vorkommen [CORTI (1922) u. a.]. Ihr Auftreten in diesem hat frühzeitig besondere Beachtung gefunden und sehr verschiedene Deutungen erfahren, ohne daß es bis heute zu einer vollkommenen Klärung gekommen ist.

E. H. WEBER (1847) fand an der Basis des Darmepithels kleine runde Zellen, die er für junge Ersatzzellen des Epithels hielt. Auch LEYDIG (1853) hat im Epithel des *Frosch*darmes andersartige Zellen gesehen. EBERTH (1861) glaubte zunächst im Anschluß an Befunde von REMAK und BUHL in anderen Organen, daß Wanderzellen, die von ihm als Schleimkörper bezeichnet wurden, in anderen Zellen des Darmepithels entstehen und aus ihnen an die Oberfläche gelangen, während jene später herausfallen und Lücken im Epithel zurücklassen. In ähnlicher Weise nahm auch EIMER (1866) eine endogene Entstehung der Wanderzellen an und für Epithelzellen wurden diese zunächst auch noch von RINDFLEISCH (1861), KOELLIKER (1867), LANGHANS (1867) und LIPSKY (1867) gehalten, der sie über den Follikeln und an der diesen zugekehrten Seite der Krypten reichlicher fand. Inzwischen kam EBERTH (1864) zu der Überzeugung, daß diese Zellen nicht vom Epithel stammen, sondern aus dem Stroma eingewandert sind, und v. HESSLING (1866) und ARNSTEIN (1867) stellten fest, daß sie bis an die Oberfläche gelangen können. Weitere Stützen erhielt diese Auffassung durch die für verschiedene *Tiere* und den *Menschen* geltenden Angaben von EIMER (1867), FRIES (1867), VERSON (1871), MACHATE (1879), PATZELT sen. (1882) u. a. EDINGER (1877) hat die Zellen zugleich richtig als Leukocyten gedeutet und WATNEY (1877) brachte sie mit der Fettresorption in Zusammenhang und betonte, daß sie nicht innerhalb der Epithelzellen, sondern stets zwischen diesen liegen.

Diese Zellen waren auch in der Folgezeit Gegenstand zahlreicher Untersuchungen, wie aus der Zusammenstellung von OPPEL (1897) zu ersehen ist. STÖHR (1880, 1883, 1889) hat unter Berücksichtigung der ganzen älteren Literatur den Durchtritt von Wanderzellen durch verschiedene Epithelien, besonders über Follikeln, und ihre Gestaltveränderungen eingehend beschrieben und ist zu der Ansicht gekommen, daß sie nicht mit Fett beladen zurückkehren, sondern zugrunde gehen dürften. Außer FLEMMING (1885) u. a., die ähnliche Angaben machen, hat dann R. HEIDENHAIN (1888) diesem Vorgang besondere Beachtung geschenkt. Er findet, daß die Anwesenheit von Nährmaterial nicht bestimmend ist für das Eindringen der Leukocyten in das Darmepithel, das vielmehr durch Hunger oder reichliche Flüssigkeitsmengen im Darm und starke Sekretion infolge Injektion von Pilocarpin begünstigt wird; auch in einer leeren Darmschlinge waren sie massenhaft an der Oberfläche des Epithels vorhanden. Bei einer *Fledermaus* im Winterschlaf fand sie dieser Autor ebenfalls reichlich, fast nicht dagegen bei einem neugeborenen *Hund*. Im Gegensatz zu dem ablehnenden Standpunkt von PANETH (1888) und von BÖHM und v. DAVIDOFF (1895) meint auch SCHAFFER (1891), daß ein wenn auch geringerer Teil der Leukocyten bis in das Darmlumen wandert; innerhalb des Darmepithels findet er die Leukocyten beim *Menschen*, wie schon zuvor NICOLAS (1887) beim *Frosch*, vielfach in Mitose, während in neuerer Zeit WEILL (1920) angibt, daß die Lymphocyten zwischen den Epithelzellen keine Mitosen mehr zeigen.

Ebenso wie PANETH (1888) und STÖHR (1889) hat SCHAFFER (1891) jedoch die durch v. DAVIDOFF (1886, 1887) wieder zur Diskussion gestellte Ansicht, daß Wanderzellen aus den Epithelzellen des Darmes entstehen, abgelehnt. RÜDINGER (1891) hat aber neuerdings festgestellt, daß das Epithel der den Follikeln benachbarten Krypten bei der Durchwanderung von Rundzellen Veränderungen erfährt, und geglaubt, daß diesen ähnliche Gebilde aus jenen Epithelzellen entstehen. Von WATZKA (1932) wurde nun darauf hingewiesen, daß das blinde Ende der Dünndarmkrypten dort, wo solche an PEYERsche Platten grenzen, keine PANETHsche Zellen enthält, weil eine Entdifferenzierung eingetreten ist; der Autor meint daher, daß die Nachbarschaft des lymphoretikulären Gewebes nach Art einer Symbiose zu einer Steigerung der vegetativen Lebensäußerungen, wie vermehrtem Wachstum des Epithels führt, wozu SOBOTTA (1933) bemerkt, daß Veränderungen des Epithels bei Durchwanderung von Leukocyten auch an anderen Stellen des Körpers beschrieben wurde.

Der seinerzeit noch von ARNSTEIN (1867) vertretenen, aber von vielen Autoren abgelehnten Ansicht, daß Wanderzellen auch in die Epithelzellen selbst eindringen, haben sich später BÉGUIN (1904) und F. P. MARTIN (1910) angeschlossen und GUIEYSSE-PELLISSIER (1911, 1912) behauptet, daß sich das Plasma dieser eingedrungenen Leukocyten mit dem der Epithelzellen vermischt, während ihr Kern zugleich an Volumen zunimmt, heller wird und schließlich den früheren Epithelzellkern ersetzt, der immer blasser wird und zu verschwinden scheint. Diesen als Karyoanabiose bezeichneten Vorgang will auch GOLDNER (1929) bei der Regeneration des Darmepithels nach experimentell bewirkter Massenabstoßung beobachtet haben, wie früher (S. 99) erwähnt wurde.

Bei den in das Darmepithel einwandernden Zellen handelt es sich nach WEILL (1920) hauptsächlich um Lymphocyten. CORTI (1922) hält sie bei den *Säugetieren* durchwegs für kleine und mittlere Lymphocyten und JASSI-NOWSKI (1925) fand unter den auswandernden Zellen im Darm von *Kaninchen, Hund* und *Katze* ebenfalls keine polynucleären Leukocyten; wohl aber treten solche nach SINELNIKOFF und JASSINOWSKY (1927) bei länger dauernden Versuchen wegen der Ansiedlung von Bakterien als Folge der Verbindung mit der Außenwelt auf. Im menschlichen Wurmfortsatz konnte SOBOTTA (1933) im Gegensatz zu der reichlichen Durchwanderung von Lymphocyten in das Lumen eine solche für **polymorphkernige Leukocyten** ebenfalls nicht nachweisen, doch sind diese unter pathologischen Umständen im Lumen mitunter reichlich vorhanden. Schon R. HEIDENHAIN (1888) hat aber beim *Hund* eosinophile Leukocyten im Darmepithel und sogar im Lumen der Krypten festgestellt. Gelegentlich kommen in jenem auch neutrophil und basophil gekörnte Zellen vor, die aber nicht bis in das Lumen zu gelangen scheinen [MAXIMOW (1906, 1927), F. P. MARTIN (1910), WEILL (1920), LEHNER (1924), TÖRÖ (1931)]. Die **Mastzellen**, denen auch eine sekretorische oder resorptive Tätigkeit zugeschrieben wird [MAXIMOW (1927)], zeigen dabei nach WEILL (1920) und LEHNER (1924) deutlich degenerative Veränderungen. TÖRÖ (1931) glaubt, daß die Körnchen in den Wanderzellen auftreten, weil sie im Epithel unter ganz andere Stoffwechselverhältnisse kommen. Zu den in das Epithel eingewanderten Gebilden gehören schließlich noch die bereits oben (S. 203) besprochenen **Schollenleukocyten**, die gewöhnlich erst hier zu solchen werden und nur ausnahmsweise in der Propria liegen [WEILL (1920), CORTI (1922), MAXIMOW (1927), TEHWER (1929), TÖRÖ (1930, 1931), CLARA (1933)], ebenso wie die gleichfalls schon (S. 201) behandelten **pigmenthaltigen Phago-cyten**, die besonders bei niederen *Wirbeltieren* vorkommen. HOCHHAUS und QUINCKE (1896) haben durchwandernde siderophere Leukocyten im Epithel des Dünn- und Dickdarmes vom *Meerschweinchen* und besonders reichlich im Dickdarmepithel des *Frosches* nach dem Winterschlaf beschrieben.

Daß das Darmepithel im **Winterschlaf** sehr reichlich Lymphocyten enthält, haben R. HEIDENHAIN (1888) bei einer *Fledermaus*, MONTI (1903) beim *Murmeltier* und CORTI (1907) beim *Igel* festgestellt; letzterer Autor gibt zugleich an, daß sie währenddessen nur einen schmalen Plasmasaum haben, bei der Verdauung hingegen reichlicher Plasma aufweisen, aber an Zahl geringer sind. Ebenso findet auch BÉGUIN (1904) bei der *Kröte* und *Eidechse*, daß das Darmepithel während des Fastens viel, während der Verdauung dagegen verhältnismäßig wenig Wanderzellen enthält. Nach M. H. KUCZYNSKI (1922) wandern die Lymphocyten auf unbekannte Nahrungsreize hin in das Lumen aus.

Die **Menge der Wanderzellen im Epithel** schwankt außer mit dem Funktionszustand auch in den einzelnen Abschnitten des Darmes. HOFMEISTER (1885, 1886, 1887) fand sie besonders reichlich im Epithel der Zotten, während jenes der Krypten und des Dickdarmes weniger enthält, wie auch PANETH (1888) und BIZZOZERO (1892) angeben. Im Anschluß an NAGAYS (1922) Angaben, daß im Darm normale Lymphocyten in großer Menge auch außerhalb des Bereiches von Follikeln in das Lumen auswandern und dort zugrunde gehen, zählte SATAKE (1924) in den verschiedenen Darmabschnitten eines gesunden erwachsenen *Meerschweinchens* die im Epithel liegenden Wanderzellen. Neben einer geringen Menge von degenerierenden und zerfallenden Elementen, die am zahlreichsten dort sind, wo die stärkste Auswanderung vor sich geht, findet er hauptsächlich Jugendformen von Lymphocyten; diese wandern nur zu einem kleinen Teil aus den Follikeln in die Lymphgefäße, sehr zahlreich dagegen in das Epithel, das in einem 1 cm langen Stück vom Dünndarm 220000—290000, vom Blinddarm 310000—630000 und vom Dickdarm 50000—76000 Wanderzellen enthält. Dies ergibt für den Dünndarm des erwachsenen *Meerschweinchens* eine Gesamtzahl von 220000—290000 Millionen, während die Zahlen für das neugeborene *Tier* wesentlich niedriger sind, was vor allem auf der geringeren Länge des ganzes Darmes beruht. Die Auswanderung entspricht im allgemeinen dem Grad des Verdauungsvorganges in dem betreffenden Darmabschnitt, wie der Fettresorption im Dünndarm und der Kotballenbildung im Dickdarm. Im Bereiche der Peyerschen Platten, die im Dünndarm des *Meerschweinchens* fast regelmäßig angeordnet sind, ist die Auswanderung der Leukocyten wohl ein wenig größer, doch besteht hierin im allgemeinen kein Parallelismus. Muthmann (1913) findet sogar, daß im Epithel über tonsillenartigen Follikelansammlungen des Darmes durchwandernde Leukocyten ganz fehlen und meint daher, daß diese nicht dazu bestimmt sind, als solche in das Darmlumen auszuwandern. Jassinowsky (1925) hat versucht, bei *Kaninchen, Hund* und *Katze* durch Abspülung eines Stückes Darmschleimhaut und Zählung die Menge der auswandernden Lymphocyten festzustellen. Er findet beim *Kaninchen* nebst einer im allgemeinen noch etwas größeren Zahl von abgestoßenen Epithelzellen auf 1 qcm Dünndarmschleimhaut in einer Minute 4000 bis 7000 Lymphocyten, in der Appendix sogar 14500, im übrigen Dickdarm aber nur 100—400, was dem wechselnden Reichtum an lymphoretikulärem Gewebe entspricht. Da die Zahl der ausgewanderten Lymphocyten nach Unterbindung aller Gefäße des betreffenden Darmabschnittes stets für einige Zeit bedeutend anstieg, können die Lymphocyten im Darmlumen nicht aus den Gefäßen, sondern nur aus dem lymphoreticulären Gewebe stammen. Wie oben erwähnt wurde, treten dagegen nach Sinelnikoff und Jassinowsky (1927) im „chronischen Versuch" meist polynucleäre Leukocyten auf, was die Autoren auf die besondere Bakterienflora bei längerer Verbindung mit der Außenwelt zurückführen. Die Stärke der Auswanderung ist aber auch von der Verdauungsphase abhängig, wie im folgenden noch besprochen wird. Diesen Angaben steht jedoch außer der eben erwähnten Ansicht von Muthmann (1913) auch die Behauptung von Stenqvist (1934) gegenüber, daß eine Durchwanderung nicht stattfindet und die Lymphocyten, die im Darminhalt bei *Kaninchen* und *Ratte* nur selten vorkommen, in diesen mit der Abstoßung von Epithelzellen gelangen.

Trotz verschiedener Widersprüche ist wohl nicht mehr zu bezweifeln, daß die mobilen Zellen der Propria zum Teil in das Epithel eindringen können, wobei Lymphocyten weitaus an erster Stelle stehen, und daß vor allem von diesen ein nicht unbeträchtlicher Teil auch weiter bis in das Lumen des Darmes wandert. Noch viel mehr umstritten und bis heute ungenügend geklärt ist die Frage nach der Bedeutung dieses Vorganges und der Funktion der großenteils in der Propria des Darmes selbst entstehenden, beträchtlichen Menge verschiedener Arten von Wanderzellen.

Arnstein (1867) hat ebenso wie im Epithel auch in Leukocyten der Darmzotten Fett gefunden und Zawarykin (1883, 1885, 1887) glaubte, daß die Wanderzellen an der Oberfläche des Epithels mit ihren Fortsätzen feine Fetttröpfchen aus dem Darminhalt aufnehmen und dann mit diesen zurückwandern, also die Beförderung des Fettes besorgen, was auch Eimer (1884) angenommen hat. Schäfer (1884) kam zu der Ansicht, daß die Lymphkörperchen nicht nur für die Aufnahme von Fett, wie er schon früher angegeben hat, sondern allgemein bei den Assimilations- und Resorptionsvorgängen von größter Wichtigkeit sind. Ebenso hat Hofmeister (1881—1887) angenommen, daß Leukocyten die gelösten Peptone resorbieren, in Albuminate zurückverwandeln und zwischen den verschiedenen Organen verteilen. Dagegen schreibt R. Heidenhain (1888) diese Rolle den Epithelzellen und den unmittelbar darunter liegenden Blutgefäßen zu und hält auch das Vorkommen von Fett in

Leukocyten, das er ebenfalls oft feststellen konnte, in Übereinstimmung mit WIEMER (1889) für durchaus nebensächlich. Doch findet auch er in Zusammenhang mit der Resorption Veränderungen an den Leukocyten. So verschwinden die bei gewöhnlich ernährten *Hunden* besonders subglandulär überwiegenden „rotkörnigen Zellen" nach 4—7tägigem Hungern fast ganz, während sie nach einmaliger großer Fleischmenge fast allein vorhanden sind und auch in das Epithel und Lumen der Krypten eindringen; bei längerer überreicher Fleischnahrung aber nehmen diese Zellen erheblich ab, und es scheint auf sie überhaupt mehr die Quantität als die Qualität der Nahrung und eine starke Tätigkeit der Schleimhaut von Einfluß zu sein, denn sie erfahren auch durch unverdauliche, die Schleimhaut stark reizende Ingesta, wie reichliches Magnesiumsulfat, eine starke Vermehrung. Nach GRÜNHAGEN (1887) greifen die Wanderzellen in den Verdauungs- und Resorptionsvorgang überhaupt in keiner Weise ein. STÖHR (1891, 1892) hält es zwar für möglich, daß sie auch im Dienste der Nahrungsaufnahme stehen, meint aber, daß sie vor allem die Entfernung und Ausscheidung sich rückbildenden Körpermateriales besorgen, wobei sie selbst zugrunde gehen; eine sekretorische Tätigkeit wurde ihnen auch von DE WAELE (1899) zugeschrieben. OPPEL (1897) kam abschließend zu der Auffassung, daß sie auf chemotaktische Reize hin an Stellen wandern, wo sie bestimmte Stoffe finden, um dort eine schützende, verdauende, lösende oder umwandelnde Tätigkeit auszuüben und gelegentlich auch aufgenommene Stoffe an eine andere Stelle zu transportieren; dabei legt er aber nur den in das Epithel eingedrungenen Zellen eine Bedeutung bei, während die in das Lumen ausgewanderten verloren sind.

Die Untersuchungen aus neuerer Zeit haben weitere Beiträge zu diesen verschiedenen Auffassungen geliefert, ohne daß es bisher zu einer vollständigen Klärung gekommen wäre, wie auch MAXIMOW (1927) sagt. Die meisten Angaben weisen aber auf Zusammenhänge mit den Resorptionsvorgängen hin.

Bei *Fischen* hat DRZEWINA (1910) ebenso wie schon v. LANGER (1870) festgestellt, daß gefütterte *Tiere* reichlich eosinophile Leukocyten aufweisen, während hungernden solche fehlen sollen. CORTI (1920, 1921, 1922) findet in der Spiralklappe von *Neunaugenlarven,* ferner bei *Amiurus* und *Salmo* im Hungerzustand ebenso wie auch bei *Amphibien* in der Darmschleimhaut und ihrem Epithel mononukleäre Wanderzellen mit Einschlüssen, die im Gegensatz zu der Ansicht WEILLs (1920) nicht von intracellulären Vorgängen, sondern von der Auflösung roter Blutkörperchen herrühren sollen; außerdem hat dieser Autor bei niederen *Kranioten* Beobachtungen über den Transport und die Ausarbeitung von Nahrungsmaterial durch Wanderzellen in der Darmwand mitgeteilt. Einige Angaben, die hierüber auch bei anderen *Amammalien* gemacht wurden, sind bereits bei der Besprechung der einzelnen Gruppen erwähnt worden, oder werden, wie die Befunde TÖRÖS (1930, 1931) beim *Krokodil* und anderen *Tieren,* im folgenden berücksichtigt.

Besonders eingehend aber wurde der Einfluß der Ernährung und des Darminhaltes auf die Wanderzellen der Propria, wie schon von R. HEIDENHAIN (1888), auch nach der Jahrhundertwende bei *Säugetieren* untersucht. Nach den Befunden von ERDELY und ASHER (1903) und von ERDELY (1905) sind bei der *Ratte* die Lymphocyten an der Fettresorption nicht wesentlich beteiligt und Leukocyten mit bläschenförmigem Kern dort reichlicher vorhanden, wo die Darmarbeit wenig intensiv ist, während es bei einer Reizung des Darmes und einer dadurch ausgelösten stärkeren Zelltätigkeit zu einer Anhäufung oxyphil gekörnter Zellen und kleiner Lymphocyten zu kommen scheint. Die Menge der verschiedenen Zellen soll bei hungernden *Tieren* geringer sein als bei gefütterten, aber auch mit der Art der Nahrung wechseln; so finden sich bei *Ratten* mit Fleischkost reichlich kleine Lymphocyten, überwiegend aber oxyphil gekörnte Zellen, die bei Fett- und Kohlehydratnahrung auffallend zurücktreten, wogegen bei ersterer verhältnismäßig reichlich große und wenig kleine Lymphocyten, bei letzterer reichlich solche neben einer großen Menge von Zellen mit großem, bläschenförmigem, chromatinarmem Kern und wenig Plasma vorhanden sind. Eine Weiterbeförderung aufgenommener Nahrungsstoffe durch Wanderzellen wird von diesen Autoren dagegen abgelehnt. Nach M. H. KUCZYNSKI (1922) zeigen die Wanderzellen in der Darmschleimhaut von *Ratten* und *Mäusen* nach Verabreichung von Brot und Chlorophyllöl das normale Bild. Der Hungerzustand und eine reine Brot- und Speckfütterung führt zur Zellverarmung des Zottenstromas; ebenso ist die Propria nach Eiweiß-, Speckoder Käsefütterung arm an Leukocyten, während Eigelb-Milchfütterung eine Leukocytenvermehrung bewirkt, wozu es auch bei Zucker- oder Eiweißfütterung kommen kann. SATAKE (1924) hat bei seinen im vorhergehenden besprochenen Zählungen ebenfalls gefunden, daß die Auswanderung bei verhungerten *Meerschweinchen* besonders im Dünndarm vermindert ist und daß die Follikel schrumpfen, beim Inanitionstod sogar ganz verschwinden. Nach Kohlehydratnahrung kommt es zu einer Zunahme, nach Eiweißkost zu einer Abnahme der auswandernden Lymphocyten; Dauerfütterung mit Butter oder Stärke führt zu einer Hypertrophie, Peptonfütterung zu einer Atrophie der Follikel. Der Autor meint daher, daß die in so großer Menge in das Lumen auswandernden Lymphocyten eine biologische Wirkung auf die Verdauung von Fett und Kohlehydraten ausüben. Die Zahl der auswandernden Lymphocyten nimmt, wie oben erwähnt wurde, dort beträchtlich ab, wo keine Verdauung mehr stattfindet, nämlich am Ende des Ileum und im vierten Abschnitt des Dickdarmes, wo die Kotballen gebildet werden. Bei Traubenzucker- oder noch mehr bei Stärke-Diastasefütterung ist die Nahrung schon früher ganz verdaut, so daß im Blind- und Dickdarm keine Nachverdauung stattfindet, weshalb sich die geringste Auswanderung, ebenso wie im Dickdarm die Kotballenbildung, magenwärts verschiebt und die erstere sich im Dünndarm um $^1/_4$, im Blinddarm um $^1/_2$ und im Dickdarm bis zu $^1/_3$ vermindert. TÖRÖ (1928) findet bei Untersuchungen an *Kaninchen, Hunden* und *Katzen* im Hungerzustand an der Basis der zahlreichen Becherzellen viele Lymphocyten und im Stroma reichlich Histiocyten, bei Fettresorption reichlich Lympho- und Leukocyten und bei Resorption von Eiweiß in großer Zahl Mastzellen, während bei Kohlehydrat-Resorption Körnchenzellen, Histiocyten und Mastzellen fehlen, das ganze Stroma aber mit Plasmazellen angefüllt ist.

OHNO (1927, 1930) schließt aus der Wirkung von Preßsaft aus Lymphknoten und Darmfollikeln, daß die Lymphocyten ein Ferment enthalten, das den Eiweiß- und Stärkeabbau und die Fettspaltung durch den Pankreassaft aktiviert; dadurch soll den Lymphocyten, die 30 Minuten nach dem Essen am zahlreichsten in den Darmkanal auswandern und hier sofort zugrunde gehen, ebenso wie bei *Tieren* auch beim *Menschen* eine wichtige Bedeutung für die Verdauung zukommen.

Nebenbei sei an dieser Stelle die Angabe von E. F. MÜLLER (1920) erwähnt, daß die Leukocytenvermehrung während der Verdauung durch dabei in den Darmzellen entstehende Abbauprodukte zustande kommt, die als Fremdkörper parenteral einen Reiz auf das Knochenmark ausüben. Ferner haben SCHIFF und STRANSKY (1921) festgestellt, daß Aminosäuren und die tryptischen Verdauungsprodukte des Caseins durch gesteigerte Funktion des leukopoetischen Systems eine Leukocytose, die peptischen dagegen ebenso wie Milch und die meisten anderen Stoffe kurz nach der Zufuhr bei Kindern im Blut eine Leukopenie herbeiführen, die wahrscheinlich auf eine andere Verteilung der weißen Blutkörperchen im Gefäßsystem zurückzuführen ist.

In ganz anderer Weise wurde ein unmittelbarer Zusammenhang zwischen den Körnchen der Wanderzellen in der Propria und den aus der Nahrung resorbierten Stoffen von KULTSCHITZKY (1897) angenommen, indem er behauptete, daß die Körnchen der gelben, basalgekörnten Zellen, die nach dem früher (S. 148f.) Gesagten ein Produkt der resorbierendenTätigkeit dieser Zellen sein sollen, von diesen an der Basis ausgestoßen und dann von Leukocyten aufgenommen werden, deren Körnchen mit jenen identisch sein sollen. W. MÖLLER (1899) bezweifelt dies, da die Körnchen der oxyphilen Leukocyten größer sind, und glaubt, daß es sich bei jenen um mononucleäre Leukocyten mit Albuminatkörnchen handelt, die sie im Epithel aus der Nahrung aufnehmen und weiter in die Schleimhaut befördern; auf diese Weise soll es zum Auftreten der verschieden gekörnten Zellen in der Propria des Dünndarmes und in geringerer Menge auch in der des Dickdarmes kommen. ZILLINBERG-PAUL (1909) findet bei der *Ratte*, daß die Lymphocyten nach der Fütterung im Gegensatz zum Schwund der Körnchen in den Epithelzellen mit nach ALTMANN färbbaren Körnchen gefüllt sind, 10 Stunden später aber wieder den für Hunger charakteristischen Zustand zeigen. TÖRÖ (1930, 1931) kam, wie früher (S. 201ff.) erwähnt wurde, auf Grund von Untersuchungen an *Krokodilen* und verschiedenen anderen *Tieren* gleichfalls zu der Ansicht, daß die gelben Zellen, die er als chemoregulatore Darmepithelzellen bezeichnet, ihre Körnchen in das Stroma entleeren, und nimmt an, daß zwischen dem Epithel und den aus dem Bindegewebe stammenden Wanderzellen ein Gleichgewichtszustand besteht, bei dessen Herstellung die Schollenleukocyten eine Rolle spielen. Die in die Spalten des Bindegewebes gelangten Körnchen der gelben Zellen sollen dann durch saure Bestandteile des Gewebesaftes neutralisiert werden und um dessen chemisches Gleichgewicht wieder herzustellen, scheiden die Zellen des Bindegewebes daraufhin saure Substanzen aus, was in diesen selbst zum Auftreten basischer, eosinophiler Körnchen führt. Die in das Epithel eindringenden Wanderzellen werden dabei zu Schollenleukocyten. Eine basophile Granulation soll dagegen bei Eiweißresorption entstehen, indem die Zellen gegen die toxische Einwirkung der Eiweißprodukte neutralisierende antitoxische Substanzen ausscheiden, doch reagieren die Zellen verschiedener *Tiere* nach diesem Autor auf dieselbe Eiweißart mit Bildung verschieden gekörnter Zellen.

Von anderer Seite wurde der Hauptzweck der Wanderzellen des Darmes im Schutz des Organismus gegen verschiedene Schädlichkeiten, insbesondere gegen das Eindringen von Bakterien erblickt, womit vor allem die eosinophilen Leukocyten in Zusammenhang gebracht werden [DE WAELE (1899), ZIETZSCHMANN (1905) u. a.]. Auch HELLMAN (1934) hält das Wandern von Leukocyten durch das Epithel für eine sekundäre Erscheinung von geringem Umfang und meint, daß diese Zellen innerhalb der Epithelschichte eine ständig schützende Front gegen die im Darmlumen vorhandenen Bakterien bilden. Er beruft sich dabei auf eine Untersuchung von STENQVIST (1934), der bei steril aufgezogenen *Meerschweinchen,* die keine solche Bakterienflora aufwiesen, keine Wanderzellen im Epithel findet; ebenso fehlen diese, wie auch Follikel und Tonsillen, in allen anderen Schleimhäuten. Bei neugeborenen *Tieren* sind zwar lymphocytäre Zellen vorhanden, doch verschwinden diese wieder während der postembryonalen sterilen Aufzucht.

Schließlich erscheint auch das Schicksal der Wanderzellen im Darmlumen noch nicht vollkommen geklärt. Wie oben erwähnt wurde, hat man früher die Rückkehr dieser Zellen in die Darmwand und einen Transport von Nahrungsstoffen für möglich gehalten, doch überwiegt heute wohl die auch von BUNTING und HUSTON (1921) vertretene Ansicht, daß durch die Auswanderung fortwährend große Mengen von Lymphocyten zugrunde gehen. Dazu steht auch nicht im Widerspruch, daß die Lymphocyten auf geheiztem Objekttisch im Darmsaft mehrere Tage intakt bleiben können, wie Stenqvist (1934) festgestellt hat, der damit die Annahme einer Beteiligung dieser Zellen am Verdauungsvorgang durch ihren Zerfall im Darmsaft widerlegen will und nach dem oben Gesagten deren Auswanderung in das Darmlumen überhaupt ablehnt.

12. Die Follikel, Peyerschen Platten und tonsillenartigen Organe des Darmes.

Wie im vorhergehenden Abschnitt erwähnt wurde, finden sich in der Darmschleimhaut auch rundliche Einlagerungen von typischem lymphoreticulärem Gewebe in Form der Follikel, die einzeln oder auch in Gruppen und großen Ansammlungen auftreten.

Sie wurden zuerst für Drüsen mit Öffnungen gehalten, dann von Brücke (1851) und Koelliker (1852) mit den Lymphgefäßen in Zusammenhang gebracht und als Bildungsherde von Lymphocyten auch von Leydig (1857), Donders (1860), Billroth (1862), Schaaf (1884) u. a. beschrieben. His (1862), Werber (1865), Verson (1871), Watney (1877), C. K. Hoffmann (1878), Czermack (1893), Sappey (1894), Stöhr (1895) u. a. haben sie vom reticulären Gewebe der Propria abgeleitet und gegenüber anderen Ansichten festgestellt, daß sie nicht der Submucosa angehören, in die sie sich bisweilen zu einem beträchtlichen Teil hineinerstrecken können. Rüdinger (1895) glaubte noch, daß sie sich periodisch öffnen und die austretenden Leukocyten dann zerfallen.

Die plattenförmigen Ansammlungen dieses Gewebes wurden nach einzelnen Bemerkungen bei früheren Autoren genauer zuerst von Peyer (1677, 1681) beschrieben und von C. Krause (1837) als Haufen von Follikeln erkannt. Brücke (1851) hat sie als Lymphdrüsen gedeutet, und His (1862) hat das umgebende Gewebe der Propria zu deren Marksubstanz in Parallele gesetzt. L. G. Simon (1904) betrachtet den ganzen Lymphapparat des Darmes als eine über dessen ganze Länge ausgebreitete Lymphdrüse, hebt jedoch selbst hervor, daß die zugrunde gehenden Elemente im Darm nur gelegentlich zerstört, in der Mehrzahl aber ausgestoßen werden. Abgesehen davon hat aber auch das die Follikel enthaltende Stroma der Darmschleimhaut nach dem im vorhergehenden Abschnitt Gesagten als Bildungsstätte verschiedener Arten von Wanderzellen eine andere Bedeutung als die Marksubstanz der Lymphknoten.

Die Follikel zeigen ebenso wie die Darmschleimhaut selbst in der aufsteigenden Tierreihe eine fortschreitende Differenzierung. Schon in der Spiralklappe des Darmes von Ammocoetes [Mawas (1922)] und im Darme der Fische bilden die Lymphocyten stellenweise, besonders in den Spiralfalten, Anhäufungen und diffuse Infiltrationen [Edinger (1877), Ayers (1885), Parker (1889)]. Bei Anarrhinchas lupus fand Haus (1897) in der Schleimhaut des ganzen Darmes große Haufen von Rundzellen, die überall durch das Epithel zu wandern scheinen. Auch typische Follikel wurden bei Selachiern zwischen Magen und Spiralfalte [Pilliet (1891)] und bei Acipenser in letzterer selbst beschrieben. Bei dem Dipnoer Protopterus stehen sie nach Jacobshagen (1915b) mit Einsenkungen des Oberflächenepithels in Verbindung.

In der Darmschleimhaut der Amphibien kommen, wie bereits v. Recklinghausen (1862) und Grünhagen (1887) beim Frosch fanden, ebenfalls größere Ansammlungen von Lymphocyten nach Art von Follikeln vor.

Vielfach finden sich Follikel im Mittel- und Enddarm von Reptilien [Ratke (1866), Machate (1879), Gianelli und Giacomini (1896), Béguin (1904), Vialli (1929)]. Besonders zahlreich sind sie nach Taguchi (1920) im Enddarm von Crocodilus porosus, wo sie bereits Keimzentren aufweisen. Nach Törö (1930) enthalten sie beim Krokodil auch eosinophile Zellen und reichen an der Durchtrittsstelle von Gefäßen aus der Propria bis in die Submucosa. Anhäufungen nach Art der Peyerschen Platten kommen nach diesem Autor bei Krokodilen noch nicht vor.

Dagegen finden sich im Darm der *Vögel* Follikel einzeln eingestreut und auch zu größeren Ansammlungen vereinigt, wie schon TIEDEMANN (1810), BOEHM (1835), LEYDIG (1857) und MILNE EDWARDS (1860) festgestellt haben. CLARA (1926) unterscheidet ungeformte Knötchen ohne scharfe Abgrenzung und deutliche Keimzentren, solitäre Follikel, gehäufte nach Art der PEYERschen Platten und tonsillenartig in die Tiefe versenkte Ansammlungen, wie sie bereits EBERTH (1861) an den Blinddarmeingängen von *Huhn* und *Gans* beschrieben hat. Bei der *Taube* und anderen *Vögeln* werden die Blinddärme (Abb. 158), die später (S. 361) zur Besprechung kommen, sogar ganz zu lymphoreticulären Organen [BERRY (1900), R. KRAUSE (1922), CLARA (1926)] und ebenso das Dottergangdivertikel z. B. bei der *Gans* [LEYDIG (1857)], das ebenfalls später (S. 346f) behandelt wird (Abb. 153). Ferner findet sich an der dorsalen Wand der Kloake, wie bei deren Beschreibung (S. 382) erwähnt wird, als Bursa Fabricii bei manchen *Vögeln* ein charakteristisches Organ [CLARA (1926), CALHOUN (1933) u. a.], dessen Lymphfollikel während der Entwicklung besonders nahe Beziehungen zur epithelialen Auskleidung zeigen [JOLLY (1911), KEIBEL (1921), BOYDEN (1922) u. a.]. Ähnliches wurde auch für die Follikel des übrigen Darmes beschrieben und hat zur Annahme eines genetischen Zusammenhanges geführt, der bei *Säugetieren* ebenfalls bestehen soll, wie später (S. 229) besprochen wird; so behaupten RETTERER und LELIÈVRE (1910) noch, daß sich die PEYERschen Platten bei der *Ente* und anderen *Vögeln* durch Wucherung von Epithelzapfen entwickeln, aus denen das lymphoreticuläre Gewebe hervorgehen soll.

Die Solitärfollikel sind über den ganzen Darm verstreut und nehmen nach abwärts an Zahl und Größe zu; im Enddarm finden sich nach ZIETZSCH-MANN (1911) bei *Huhn* und *Ente* mehr, bei der *Taube* eher weniger. Sie liegen hauptsächlich in der Mucosa, mitunter zwischen den Zotten vorragend oder in sie hineinreichend, wie bei der *Taube* [CLOETTA (1893), ZIETZSCHMANN (1911)], können sich aber bis in die Muscularis propria vorwölben und diese sogar strangförmig durchsetzen, in welchem Falle dann meist auch subserös eine größere Lymphocytenansammlung vorhanden ist (Abb. 153). Die Ausbildung der Follikel ist individuellen Schwankungen unterworfen, doch bleiben sie wahrscheinlich großenteils während des ganzen Lebens bestehen [CLARA (1926)].

PEYERsche Platten finden sich ebenfalls im ganzen Darm der *Vögel* mit Ausnahme des Rectum und unteren Caecum, erreichen aber im Ileum ihre größte Ausdehnung. CLOETTA (1893) hat sie bei der *Taube* und CALHOUN (1933) beim *Haushuhn* vermißt, doch beträgt ihre Zahl bei diesem nach BOEHM (1835) 4—6 und bei der *Gans* 8—10, wie auch BASSLINGER (1854, 1858) angibt, während MUTHMANN (1913) 6 findet. Sie liegen nach BASSLINGER (1854, 1858) bei der *Gans* im Gegensatz zur *Ente* mit ihrem längsten Durchmesser senkrecht zur Darmachse, finden sich ziemlich regelmäßig an bestimmten Stellen gegenüber dem Mesenterialansatz, erreichen bis zu Haselnußgröße und bestehen durchschnittlich aus 10 Reihen von 4—6 Follikeln, die teilweise mit flaschenförmig verschmälertem Hals die innere Längsmuskelschichte durchbrechen, teilweise in der Schleimhaut zwischen den spärlichen Krypten unter Einziehungen der Oberfläche liegen, aber auch in die nur stellenweise vorhandenen Zotten und veränderten Falten hineinragen können. In der PEYERschen Platte eines *Sperlings* fand CLARA (1926) eigentümliche helle, landkartenartige Stellen, die aus großen, teilweise epithelartigen Zellen bestehen und auffallend reichlich eosinophile Leukocyten enthalten. Bei der *Ente* zeigt die unterste, etwa 15 cm über der Caecalmündung im Dünndarm liegende PEYERsche Platte nach MUTHMANN (1913) ein System von Quer- und Längsleisten mit Vertiefungen dazwischen, die sich am Grunde erweitern und von lymphoreticulärem Gewebe umgeben sind, ähnlich wie dies mitunter bei *Säugetieren* vorkommt.

Auch bei allen *Säugetieren* finden sich Follikel in allen Darmabschnitten teils einzeln, teils in Gruppen oder Platten und selbst in großen zusammenhängenden Massen, die Muthmann (1913) als Tonsillen bezeichnet. Von der großen Mannigfaltigkeit, die sich gerade in der Lage und Anordnung der größeren lymphoreticulären Gebilde bei verschiedenen *Säugetieren* zeigt, kann im folgenden nur eine Übersicht gegeben werden, an die sich die eingehendere Besprechung beim *Menschen* anschließt.

Die Solitärfollikel sind nach Trautmann (1907) unter den *Haustieren* bei *Wiederkäuern* am stärksten, bei *Carnivoren* schwächer ausgebildet und bei jungen *Tieren* reichlicher vorhanden als bei alten, welcher Unterschied nach May (1903) beim *Schwein* besonders groß ist. Die Follikel beschränken sich beim *Rind* vorwiegend und beim *Schwein* [Carlens (1928)] teilweise auf die Mucosa, reichen dagegen bei den meisten *Tieren* bis in die Submucosa und liegen bei *Pferd*, *Hund* und *Katze* oft besonders tief [Trautmann (1907)], doch stehen sie meist auch dann durch die Muscularis mucosae hindurch mit der Oberfläche in mehr oder weniger breiter Verbindung [His (1862), Lipsky (1867), Ellenberger (1884), E. Klein (1895), Muthmann (1913), Carlens (1928)]. Beim *Hund* besitzen sie nach Spalteholz (1897) eine Membrana propria, die dicker ist als an den Zotten und verschieden große Lücken aufweist; an ihrer Basis finden sich nach Hoehl (1897) im submukösen Gewebe starke Züge von elastischen Fasern, die im übrigen in ihrer Umgebung spärlich sind. Über den Follikeln weist die Schleimhaut oft keine Zotten und Krypten auf und bildet besonders beim *Pferd* und *Schwein* kraterförmige Einsenkungen [Trautmann (1907)]. Beim *Meerschweinchen* liegen die Follikel nach Tomarkin (1893) und Stöhr (1898) fast ganz in der Submucosa, sind aber mit der Oberfläche durch lange, besonders im Dickdarm tief in die Submucosa reichende Krypten verbunden, die sich auch bei der *Katze* zu den Follikeln verlängern. Ebenso fand W. H. Schultze (1905) bei verschiedenen *Affen* fast immer in der Submucosa liegende Follikel, in die stark verlängerte und gelegentlich verzweigte Krypten hineinwuchern.

Das Darmepithel enthält über den Follikeln meist reichlich durchwandernde Lymphocyten, aber weniger Becherzellen und wird oft viel niedriger, was auch für die im Bereiche von Follikeln liegenden Krypten gilt [Trautmann (1907)]. Die Follikel besitzen selbst keine Lymphgefäße, die nur ein Netz mit zahlreichen abführenden Stämmen um sie bilden [Teichmann (1861), His (1862), Frey (1863), Sappey (1894)], während Blutgefäße auch in das Innere eindringen [Ernst (1851), Frey (1863)], wie später (S. 307 u. 309) besprochen wird. Ähnlich wie die Rindenfollikel der Lymphknoten enthalten auch die Solitärknötchen des Darmes Keimzentren, die beim *Hund* nach Hoehl (1897) hauptsächlich in ihrem äußeren Abschnitt liegen. Sie wurden zuerst von Flemming (1885) als Bildungsstätten von Lymphocyten, von Hellman (1919, 1921, 1925) und anderen dagegen als Reaktionszentren gegen in das Gewebe eindringende Irritamente betrachtet.

Oppel (1897) hat im Darm von *Echidna* Follikel festgestellt und Niedzwetzki (1925) beschreibt sie beim *Nilpferd*. Bei den *Halbaffen* finden sich nach Jacobshagen (1929) über den Follikeln im Dünndarm entweder stark gedehnte oder gar keine Zotten und die mit ihren Enden zur Seite gedrängten Krypten lassen über ihnen meist eine Kuppe frei, die im Dickdarm über den aus der Submucosa in die Propria hineinragenden Follikeln meist kleiner und etwas eingesenkt erscheint, bei *Tarsius* aber den Boden einer steilwandigen, tiefen Grube bilden kann.

Angaben über die verbreiteteren und teilweise vielfach untersuchten Arten unter den *Säugetieren* enthält die Zusammenstellung von Oppel (1897) nebst

der im folgenden erwähnten Literatur. Nach TRAUTMANN (1907) sind die Solitär-
follikel unter den *Haustieren* beim *Rind* und *Schaf* am größten, beim *Pferd* am
kleinsten, doch wechselt dies bei allen *Tieren*. E. KLEIN (1895) findet sie im Dick-
darm größer als im Dünndarm. Auch ihre Menge wechselt bei verschiedenen
Arten, ferner mit dem Alter und in den einzelnen Darmabschnitten; sie ist beim
Hund nach TRAUTMANN (1907) im ganzen Mitteldarm verhältnismäßig gering.
Beim *Rind* treten die Solitärfollikel nach CARLENS (1928) erst kurz vor der
Geburt auf und sind beim *Kalb* nach TRAUTMANN (1907) am Ende des Ileum
besonders zahlreich. Nach STÖHR (1889, 1898) beginnen sie sich bei *Katze* und
Kaninchen zu verschiedenen Zeiten in der Schleimhaut, beim *Meerschweinchen*
in der Submucosa in der Nähe der Blutgefäße zu entwickeln. Beim *Kaninchen*
zeigen sie nach HELLMAN (1914) bis zum Alter von 5 Monaten eine Zu-, dann
eine Abnahme und im 7. Monat wieder eine Zunahme, worauf nach 10 Monaten
die Altersinvolution beginnt. Im Darm alter *Tiere* sind die Follikel daher viel
kleiner und spärlicher. Daß sie auch bei Hunger eine Rückbildung erfahren
[HOFMEISTER (1887), STÖHR (1889)] wird später (S. 232) noch besprochen.
Außerdem ist ihre Zahl starken individuellen Schwankungen unterworfen. Es
wird daher angenommen, daß die Solitärfollikel keine stabilen Gebilde darstellen, sondern auch im späteren Leben, besonders bei pathologischen Zuständen,
neu entstehen und wieder verschwinden [FLEMMING (1885), CARLENS (1928)].

Nach den Angaben von CARLENS (1928) sind die Follikel nächst dem Pylorus
immer besonders zahlreich und werden nach abwärts im allgemeinen spärlicher.
Außerdem finden sich aber, wie schon erwähnt wurde, im Dünndarm als PEYER-
sche Platten und in ähnlicher Weise bei verschiedenen *Tieren* auch im Dickdarm
stellenweise Ansammlungen von Follikeln. Eine besondere Mächtigkeit erreichen diese mitunter am Ende des Dickdarmes und im Blinddarm.
Dieser enthält nach OPPEL (1897), wenn er groß ist und Nahrungsmittel aufnimmt, lymphoreticuläre Einlagerungen in mäßiger Menge, reichlicher dagegen,
wenn er klein und in Rückbildung begriffen ist, was bei den verschiedenen
Tiergruppen unabhängig von ihrer Stellung im System wechselt. Bei vielen
Tieren sammeln sich die Follikel an der Spitze des Blinddarmes, die sich bei
Primaten, aber auch einzelnen anderen *Säugetieren* zum Processus vermiformis
differenziert [BERRY (1900), NEUVILLE (1922) u. a.], wie später (S. 364 ff.) in
einem eigenen Abschnitt behandelt wird. Aber auch tonsillenartige Anhangsgebilde aus lymphoreticulärem Gewebe können sich in diesem Bereiche ausbilden, wie im folgenden (S. 220) beschrieben wird.

PEYERsche Platten finden sich bei *Echidna* am Ende des Ileum und auch
noch ein kleines Stück oberhalb dieses dem Mesenterialansatz gegenüber in
Form ovaler, 1 cm langer Ansammlungen von etwa 30 Follikel; diese senken
sich, die Muscularis mucosae ausstülpend, in die verbreiterte Submucosa hinein
und enthalten, wie KLAATSCH (1892) beschreibt und OPPEL (1897) teilweise
bestätigt, eine stark verlängerte, am Ende erweiterte und oft verzweigte Krypte.
Bei *Ornithorhynchus* fand BEDDARD (1894) ebenfalls zwei PEYERsche Platten,
die nach OPPEL (1897) bei *Monotremen* überhaupt wenig entwickelt sind und
sekundäre Abänderungen zeigen, wie sie der Verdauungskanal dieser *Tiere*
mehrfach aufweist. Die *Marsupialier* haben außer im Ileum auch im Caecum
und in geringerer Ausdehnung selbst im Colon PEYERsche Platten, wie OWEN
(1868) angibt. Unter den *Edentaten* besitzt *Myrmecophaga jubata* nach diesem
Autor im Ileum mehrere Platten und *Manis javanica* nach OPPEL (1897) kurz
vor dem Übergang in den Dickdarm eine große Platte. FLOWER (1872) hat beim
Igel im unteren Teil des Dünndarmes gut ausgebildete PEYERsche Platten
festgestellt und DOBSON (1884) hat sie bei anderen *Insectivoren*, darunter auch
Myogale, beschrieben. Bei den *Nagern* zeigt das lymphoreticuläre Gewebe

nach Sulc (1931) ein verschiedenes, aber für jede Gattung und jede Art typisches Verhalten. So findet dieser Autor bei *Microtus* im Verlaufe des ganzen Dünndarmes an der dem Mesenterialansatz gegenüberliegenden Seite mehrfach Massen von lymphoreticulärem Gewebe in der Form und Größe einer halben Erbse, den halben Umfang des Darmes einnehmend; sie enthalten 6 bis 8 pyramidenförmige Schleimhauteinstülpungen, die an der Oberfläche mit einer kleinen Öffnung münden und von einem breiten Lager von Follikeln umgeben sind. Bei der *Maus* bestehen die Platten nach Grimm (1866) überhaupt nur aus 5—8 Follikeln. Beim *Meerschweinchen* zeigen sie nach Satake (1924) eine ziemlich regelmäßige Anordnung.

Die höheren *Säugetiere* besitzen meist mehr Peyersche Platten, doch wechselt ihre Zahl ebenso wie ihre Größe und Verteilung auch individuell, wie aus den Angaben von Ellenberger (1884), May (1903, 1905) und Carlens (1928) hervorgeht. Ihre Länge nimmt gegen das Ende des Dünndarmes zu, bleibt aber nach letzterem Autor um so kleiner, je größer die Zahl ist, so daß die Gesamtlänge der Platten gewöhnlich in einem bleibenden Verhältnis zur Länge des Dünndarmes steht. Er fand im Darm des *Pferdes,* das weitaus die meisten Platten besitzt, deren 180—320, beim *Rind* 24—49, beim *Schaf* 24—40, beim *Schwein* 14—37. Beim *Hund* sind nach Arnsdorff (1924) 5—32 Platten vorhanden, und zwar bei jungen *Tieren* mehr als bei alten; sie sind 0,2—4,7 cm lang, nicht der Größe nach angeordnet und am Anfang des Darmes oft rund. Nach Ellenberger (1884) und May (1903, 1905) beträgt ihre Zahl beim *Hund* um 20 und bei der *Katze* ebenso wie beim *Kaninchen* 4—6. Auch Arnsdorff (1924) fand bei der *Katze* unabhängig vom Alter nur 2—8 Platten. Nach den Angaben von May (1903) und Carlens (1928) besitzt diese in der caudalen Dünndarmhälfte wie alle *Haustiere* die größeren Platten, aber auch die meisten, während sich bei anderen *Haustieren* die größere Anzahl in der kranialen Darmhälfte findet.

Die Gestalt der Platten ist nach Ellenberger-Baum (1926) und Carlens (1928) bei den *Wiederkäuern* und beim *Schwein* im wesentlichen eine bandförmige, beim *Pferd* dagegen unregelmäßig, wie zerrissen, und bei *Hund* und *Katze* in den höheren Dünndarmabschnitten kreisförmig, tiefer oval. In den Platten der letzteren haben Stöhr (1893) und Tomarkin (1893) gelegentlich epitheliale Schläuche gefunden. Unter den *Halbaffen* findet Jacobshagen (1929) bei *Daubentonia* und *Nycticebus* alle Übergänge von regellos verstreuten Follikeln zu gehäuften, die gegenüber dem Mesenterialansatz lockere Gruppen, bei *Lemur,* *Propithecus* und *Tarsius* dagegen wie beim *Menschen* dicht geschlossene Platten bilden. Solcher finden sich aber höchstens 11, während andere *Primaten,* wie der *Schimpanse,* bis zu 85 besitzen.

Die erste Peyersche Platte liegt bei den *Haustieren* meist im Duodenum, aber in wechselnder Entfernung vom Magen, beim *Schwein* z. B. diesem ziemlich nahe [May (1903)]. Die letzte Platte am Ende des Ileum ist oft besonders groß und erreicht beim *Rind* eine Länge von 4 m; sie besteht aus 3—5fach übereinander liegenden Knötchen, während diese in den übrigen Platten nur nebeneinander gelagert sind [Carlens (1928)]. Beim *Schwein* beträgt ihre Länge 1,5—2,5 m, beim *Schaf* 1—2 m [Ellenberger (1884)]. Beim *Pferd* ist sie nach Carlens (1928) kürzer, dünner, nur aus einer Schichte von Follikeln bestehend, und unregelmäßiger, wie dies überhaupt von den Peyerschen Platten des *Pferdes* gilt. Beim *Hund* ist eine solche Platte am Ende des Ileum nach Arnsdorff (1924) nur in der Hälfte der Fälle vorhanden, da sie scheinbar mit dem Alter verschwindet; sie hat eine Länge von 7—29,5 cm und eine Breite von 0,6—4,4 cm. Bei der *Katze* ist sie nach diesem Autor 5,4 cm lang und 0,4—1,2 cm breit. Nach Carlens (1928) beträgt die Länge der Endplatte beim *Hund* 15—20 cm, bei der *Katze* 8—9 cm. Bei *Rind, Schaf, Ziege* und *Schwein* kann sich die letzte Peyersche Platte des Ileum mehr oder weniger weit in den Anfang des Dickdarmes hinein erstrecken. Beim *Schwein* weist sie hier nach P. Schumann (1907) an der Oberfläche Grübchen und stellenweise rudimentäre Krypten auf. Diese Platten bilden so einen Übergang zu anderen mehr oder weniger großen lymphoreticulären Einlagerungen, die sich bei verschiedenen *Säugetieren* im Bereiche der Valvula coli, des Caecum und auch des übrigenDickdarmes finden, wie im folgenden (S. 220 f.) besprochen wird.

Die typische Lage der Peyerschen Platten ist gegenüber dem Mesenterialansatz des Darmes und gewöhnlich sind sie mit ihrem größten Durchmesser parallel zu dessen Längsachse gerichtet. Beim *Pferd* gehen sie aber nach Carlens (1928) besonders im Ileum öfters um den ganzen Darm herum und Arnsdorff (1924) fand sie bei *Hund* und *Katze* nicht immer gegenüber dem Mesenterialansatz. Bei ersterem liegen die Platten im Anfangsabschnitt des Mitteldarmes nach Trautmann (1907) in grubigen Einsenkungen, tiefer dagegen meist in der Ebene der Schleimhautoberfläche oder überragen diese sogar etwas. Bei *Tapirus americanus* fand Schiller (1915) an beiden Enden der Peyerschen Platten oder manchmal nur an dem einen Ende Falten, die von der ganzen Schleimhaut und der Submucosa gebildet werden, und selbst reichlich Follikel nebst größeren Gefäßen enthalten; sie legen sich nach Art eines Pantoffels über die Platten und bildeten in einem Falle sogar eine Brücke mit einer kleinen Höhle darunter. Solche Umrandungsfalten, die bereits von Owen (1868) bei *Kamel, Giraffe* und *Hyrax* beschrieben wurden, hat Jacobshagen (1929) auch bei einem Embryo von *Propithecus* festgestellt, ebenso wie sie beim *Menschen* während der Entwicklung (S. 40) auftreten.

Die einzelnen Knötchen liegen in den Platten meist nebeneinander, mitunter aber auch übereinander, wie bei *Hund, Rind* [His (1862)] und *Ziege*, und befinden sich großenteils in der Submucosa, wie dies Feldmann (1923) auch für den braunen *Bären* angibt, ragen aber oft verschmälert durch die mitunter aufgefaserte Muscularis mucosae in die Schleimhaut hinein [Trautmann (1907), Carlens (1928)]. Sie sind bei manchen *Tieren* schärfer gegeneinander abgegrenzt, während sie bei anderen mehr ineinander übergehen, indem auch das umgebende Gewebe zellig durchsetzt ist. Ihre Keimzentren zeigen hinsichtlich Größe und Gestalt ebenfalls bedeutende Schwankungen. Feldmann (1923) findet sie beim braunen *Bären* besonders groß. Zotten und Krypten können über den Platten ganz fehlen, doch ragen letztere mitunter auch in die Knötchen hinein [Trautmann (1907)]. Niedzwetzki (1925) beschreibt beim *Nilpferd* ovale Platten, die wenig oder gar keine Zotten aufweisen. Das Epithel an der Oberfläche erfährt eine mit dem Alter zunehmende Abplattung und ist von reichlichen Wanderzellen durchsetzt [Carlens (1928)]. Die später (S. 307 u. 309) eingehend behandelten Gefäße verhalten sich wie bei den Solitärfollikeln [Brücke (1851), His (1862) u. a.].

Nach Carlens (1928) beginnt die Entwicklung der Peyerschen Platten beim *Rind* in der 12.—16. Woche, indem sich in der verbreiterten Submucosa zunächst embryonale Bindegewebszellen ansammeln und dann ein Plexus aus zahlreichen Blut- und Lymphgefäßen entsteht; erst nachdem jene Zellen am Grunde der Krypten eine dunkle Schichte ausgebildet haben, werden, wie schon His (1860, 1862) angibt, in die Maschen des primär auftretenden Reticulum Lymphocyten eingelagert. Diese entstehen, wie Flemming (1885) annimmt, an Ort und Stelle, und zwar entsprechend Hammars (1902) Angabe aus fixen Bindegewebszellen und nicht, wie Stöhr (1898) meint, in nächster Nähe von Blutgefäßen, sondern gleichmäßig verteilt; sie gehen also auch hier nicht aus epithelialen Elementen hervor [Carlens (1928)], wie an anderer

Stelle (S. 59) allgemein begründet wird. Ähnliche Angaben machen auch HARTMANN (1914) und LATTA (1921) über die Entwicklung beim *Kaninchen*, bei dem die Follikel zur Zeit der Geburt erst durch Anhäufungen verschiedener Bildungszellen angedeutet sind, in den nächsten Tagen aber eine weitere Ausbildung erfahren. HUMMEL (1935) beschreibt die Entwicklung der Follikel im Darm der weißen *Ratte* und findet, daß in den reichlichen Capillaren gleichzeitig ein eigenartiges hohes Endothel auftritt.

Eine spätere Neubildung von Platten findet nicht statt, sondern ihre Zahl nimmt, wie schon MAY (1903) festgestellt hat, allmählich ab. Nach CARLENS (1928) erfahren sie beim *Rind* bereits zur Zeit der Geschlechtsreife eine Rückbildung, die sich zuerst an der Ileocaecalplatte vollzieht, während die übrigen Platten zunächst noch eine Zunahme des lymphoreticulären Gewebes zeigen, noch vor Abschluß des allgemeinen Wachstums aber ebenfalls von der Altersinvolution ergriffen werden. Bei sehr alten *Tieren* ist die Darmwand an den Stellen der Platten oft dünner, obwohl Solitärfollikel als Reste zurückbleiben; dabei zeichnen sie sich, ähnlich wie im Anfang ihrer Ausbildung vor dem Auftreten von lymphoreticulärem Gewebe, durch die besondere Differenzierung ihres Gewebes aus. Im Gegensatz zu den *Pflanzenfressern* bleiben die PEYERschen Platten beim *Schwein* mit Ausnahme der Ileocaecalplatte bis in das späteste Alter erhalten [MAY (1903), CARLENS (1928)].

Die Ansammlung von lymphoretikulärem Gewebe am Ende des Ileum hat MUTHMANN (1913) als Tonsilla iliaca bezeichnet. Bei manchen *Säugetieren* erstreckt sich die letzte PEYERsche Platte bis in den Anfang des Dickdarmes hinein, in welchen Fällen MUTHMANN (1913) von einer Tonsilla ileocaecalis spricht; oft aber findet sich nach diesem Autor im Blinddarm als Tonsilla caecalis eine selbständige Ansammlung. Außerdem kommen an verschiedenen Stellen des Dickdarmes kleinere und größere Ansammlungen von Follikeln vor, die oft mit Einstülpungen der Schleimhaut in Verbindung stehen.

Im Bereiche der Valvula ileocaecalis hat E. KLEIN (1878) beim *Schwein* nebst Solitärknötchen Gruppen von 10—20 Krypten gefunden, die in der Submucosa von Follikeln umgeben sind und sich in eine gemeinsame Höhle öffnen, von der ein Gang durch die Muscularis mucosae an die freie Oberfläche führt. Diese von dem Autor als „flash-shaped glands" beschriebenen Gebilde hat FLORENCE (1922) ebenfalls im Ileocaecum und im Colon von jungen *Schweinen* und jungen *Kälbern* gefunden, nicht aber bei erwachsenen *Tieren*, bei denen die Krypten durch die Follikel verdrängt zu werden scheinen. NEUVILLE (1922, 1923) hat im Bereiche der Valvula coli bei der *Giraffe* Krypten von teilweise größerer Länge beschrieben, die in keiner Beziehung zu den PEYERschen Platten stehen, während er beim indischen und afrikanischen *Elephanten* verzweigte Krypten fand, zwischen denen Solitärfollikel und PEYERsche Platten vorhanden waren. In ähnlicher Weise enthält nach DERSCHEID und NEUVILLE (1924) beim *Okapi* eine an die Klappe grenzende und sich auf das Colon, aber nicht auf das Caecum erstreckende Platte 6—7 große Krypten nebst kleineren in der Umgebung.

Dichtere Ansammlungen von Follikeln finden sich ferner im Caecum, besonders an seinem blinden Ende, wo sie von KLAATSCH (1892) und OPPEL (1897) bei *Echidna*, von MAY (1903), P. SCHUMANN (1907) und CARLENS (1928) bei *Katze, Pferd* und ausnahmsweise auch beim *Rind* beschrieben wurden. Beim *Nilpferd* vermutet NIEDZWETZKI (1925) in einer lymphoreticulären Einlagerung des Colon eine Spur des fehlenden Blinddarmes. Unter den *Nagetieren* weist *Microtus* nach SULC (1931) im Caecum verstreut kleinere, scheibenförmige Erhebungen auf und bei der *Maus* finden sich Follikel nach BERRY (1900) hauptsächlich in der seitlichen Wand nahe der Spitze des Blinddarmes.

Beim *Kaninchen* aber enthält der Sacculus rotundus des Caecum und der Wurmfortsatz große Massen lymphoretikulären Gewebes, dessen einzelne Knötchen
bei fehlender Muscularis mucosae tief in der Darmwand liegen und kuppen-
artig in einen glockenförmigen Hohlraum hineinragen; dieser wird von der
umgebenden Schleimhaut gebildet und hängt durch eine verengte Öffnung mit
dem Darmlumen zusammen, so daß zwar Sekret austreten aber kein Darminhalt eindringen kann [MUTHMANN (1913), R. KRAUSE (1921)]. Nach HART-
MANN (1914) sind die Follikel hier sanduhrförmig und weisen meist an der Basis
ein Keimzentrum auf, das in der Appendix sehr große, wahrscheinlich von
Reticulumzellen stammende Zellen mit lipoiden Einschlüssen enthält; an der
Oberfläche aber sind sie von einem Epithel überzogen, in das bereits bei 14 Tage
alten *Tieren* reichlich Lymphzellen eindringen, um sich hier, wie LATTA (1921)
angibt, auch zu vermehren, aber nur selten in das Darmlumen auszuwandern.
Das Epithel wird so zu einem Reticulum, weshalb diese Bildungen nach HART-
MANN (1914) als lymphoepitheliale Organe aufzufassen sind. Bei verschiedenen
Halbaffen findet JACOBSHAGEN (1929) im Blinddarm eine fortschreitende
Zusammenlagerung der Follikel in gleicher Reihenfolge der Arten, wie sie im
folgenden für den Enddarm erwähnt wird; BEDDARD (1884) hat bei *Hapalemur
griseus* im Blinddarm zwei Follikelhaufen beschrieben. Die *Anthropoiden*
besitzen einen Wurmfortsatz, ähnlich, aber etwas kürzer wie beim *Menschen*
[NEUVILLE (1922)]. Dieser wird den Tonsillen an die Seite gestellt und erfährt
später (S. 369ff.) eine eingehendere Behandlung.

Auch im Verlaufe des Colon kommen bei verschiedenen *Säugetieren* kleinere
und größere Ansammlungen von Follikeln vor. JACOBSHAGEN (1929) findet,
daß die Follikel im Enddarm von *Halbaffen* regellos, manchmal aber am Anfang
oder gegen die Mitte etwas reichlicher eingelagert sind und daß mit ihrer Anhäufung an bestimmten Stellen die einzeln liegenden an Zahl zurücktreten.
So weisen manche *Lemuriden* und *Daubentonia* Gruppen von 6 und selbst
11 Follikeln ebenfalls in regelloser Verteilung auf und *Lemur macaco* besitzt
19, *Lemur catta* sogar 33 ausgesprochene Agmina gegenüber dem Mesenterialansatz. Bei *Hapalemur griseus* hat BEDDARD (1884) 10 solche gefunden. Nach
DOBSON (1884) kommen sie auch bei *Insectivoren* und *Nagern* und nach MIALL
und GREENWOOD (1887) beim indischen *Elephanten* im Enddarm vor. Beim
Dachs reicht nach BEDDARD (1907) eine Follikelplatte, die 12 Zoll lang ist und
ein Drittel des Darmumfanges einnimmt, vom Beginn des Colon bis 6 Zoll
oberhalb des Anus. Solche Ansammlungen von Follikeln finden sich ferner
neben kleinen Gruppen, die an verschiedenen Stellen des Dickdarmes vorkommen, nach P. SCHUMANN (1907) und CARLENS (1928) beim *Pferd* an der
Beckenflexur des Colon, ferner bei *Rind, Schaf* und *Ziege* am Ende der Anfangsschlinge des Colon, wo sie oft das ganze Darmrohr umfassen und manchmal kraterförmige Vertiefungen aufweisen.

Tiefe Einziehungen der Schleimhaut, an denen sich wie im Dünndarm
mancher *Säuger* auch die Krypten beteiligen, hat FELDMANN (1923) über großen
Follikeln im Dickdarm des braunen *Bären* beschrieben und versucht, ihre
Entstehung dadurch zu erklären, daß die Follikel die Muscularis mucosae
durchbrechen, sich unter Verdickung der Ränder und Verdünnung der Mitte
scheibenartig ausdehnen und so die Schleimhaut dellenartig hinabziehen; diese
drüsenhaltige Einstülpung tritt bei Rückbildung des Follikels an seine Stelle.
In ähnlicher Weise bildet das Epithel im Dickdarm anderer *Säugetiere* stellenweise statt typischer Krypten durch die Muscularis mucosae hindurch lacunen-
oder kryptenartige Einsenkungen, um die dann in der Submucosa einzelne halb
mondförmige oder, wie beim *Schwein*, mehrere kleine Knötchen liegen. P. SCHU-
MANN (1907) hat dies bei verschiedenen *Huftieren* und bei *Hund* und *Katze*

beschrieben und Carlens (1928) findet solche „lymphatische Darmkrypten" bei allen *Haustieren* in verschiedener Verteilung. Beim *Rind* beschränken sie sich auf das Ende der Anfangsschlinge des Colon, wo sie in großer Menge vorhanden sind, beim *Schaf* gleich caudal von dieser Stelle auf eine 1,3—1,8 m lange Zone, wo sie zahlreich und gleichmäßig verteilt sind. Beim *Pferd* finden sie sich besonders reichlich im Spitzenteil des Caecum, beim *Schwein* ziemlich gleichmäßig über den ganzen Dickdarm verteilt. Ihre Entwicklung beginnt etwas später als jene der Peyerschen Platten im Dünndarm, und zwar damit, daß Krypten durch die Muscularis mucosae bis fast zur Muskelhaut in die Tiefe dringen, worauf sich um sie in der Submucosa Anhäufungen von Lymphocyten

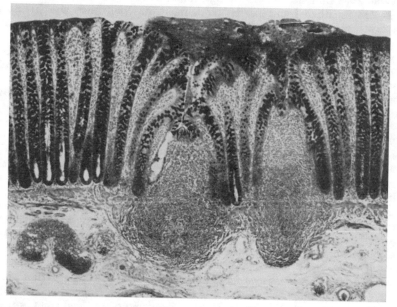

Abb. 116. Follikel in der Schleimhaut des Mastdarmes einer 35jährigen Frau. Ausbuchtung der Muscularis mucosae, links Krypte in Degeneration. Alc.-Form.-D. Häm.-Eosin. Vergr. 52×.

bilden. Sie bleiben während des ganzen Lebens bestehen, wenn auch das lymphoreticuläre Gewebe größtenteils verschwindet, was hier etwas später erfolgt, als bei den Peyerschen Platten [Carlens (1928)].

Im Rectum nimmt die Menge und Größe der Follikel nach Mladenowitsch (1907) gegen den Anus zu. Bei *Schwein, Hund* und *Katze* finden sich hier außer den kleinen auch größere scheibenförmige Knötchen mit einer Vertiefung in der Mitte. Kleine Platten von 2—4 Knötchen kommen, wenn auch selten, im Rectum aller *Haustiere* vor. Bei *Schaf* und *Ziege* finden sie sich besonders nächst der Grenze gegen die Zona columnaris. Diese selbst weist bei *Wiederkäuern* in den Sinus größere Platten auf, die sich vorwiegend zwischen beiden Schichten der Muscularis mucosae ausbreiten und beim *Rind* durch Übereinanderlagerung der Knötchen eine Dicke von 4 mm erreichen, während die Follikel bei *Schaf* und *Ziege* in einer Ebene nebeneinander liegen. So entsteht am Ende des Mastdarmes eine 10 cm breite Manschette von lymphoretikulärem Gewebe, die aber durch die Längsfalten unterbrochen ist, in deren Firsten sich nur einzelne Follikel finden. Beim *Schwein* erstrecken sich unregelmäßige, bis einige Millimeter große Platten auch auf das Gebiet der Analschleimhaut [Mladenowitsch (1907)].

Beim *Menschen* zeigen die Solitärfollikel meist, wie FR. HOFFMANN (1878) angibt, eine aufrecht eiförmige Gestalt mit oberem spitzen und unterem stumpfen Pol (Abb. 116). Ihr kleinster Durchmesser erreicht 0,8 mm, ihr größter 1,09 mm, kann aber im Dickdarm nach v. EBNER (1902) auch 2—3 mm betragen, was jedoch nach HELLMAN (1921) die äußerste Grenze ist. Mitunter haben sie im Dünndarm eine mehr kugelige oder sogar querovale Form (Abb. 118, 127), wie dies auch im Dickdarm bei starker Dehnung der Fall ist (Abb. 117). Meist liegen sie ganz in der Mucosa, doch können sie sich besonders im Dickdarm etwas in die Submucosa vorwölben, wobei sie die Muscularis mucosae ausbuchten und mitunter so verdünnen, daß sie unter ihnen eine Lücke aufzuweisen scheint (Abb. 116). Mit ihrer Kuppe können sie sich in den Furchen und an den KERCK-RINGschen Falten zwischen den Zotten in das Darmlumen vorwölben, wie

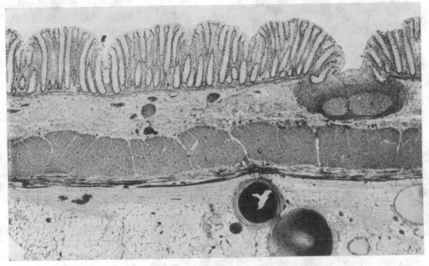

Abb. 117. Follikel im gedehnten Dickdarm eines erwachsenen *Menschen*. Oberflächenrelief mit tiefem Grübchen über dem Follikel. ZENKER-H.-Eisenhäm.-Eosin. Vergr. 29×.

KOELLIKER (1854) angibt, so daß sie unmittelbar von dem dann etwas mehr Wanderzellen enthaltenden Epithel überzogen sind, oder aber in eine Zotte hineinragen und sie dadurch beträchtlich verbreitern (Abb. 118). Seitlich sind sie meist von Krypten umgeben, die durch sie auseinander gedrängt werden und oft eine entsprechende Krümmung erhalten. Dies sieht man besonders im Dickdarm, wo sie dann gegen die Kuppe des Follikels zusammenlaufen und teilweise in ein Grübchen münden, das sich hier typischerweise über den Follikeln findet. Es hat nach v. EBNER (1902) eine längliche oder runde Öffnung von 0,17—0,25 mm Weite, die zu einer die äußerste Spitze des Follikels überziehenden und gleich seitlich einen Umschlagsrand bildenden Schleimhauteinstülpung führt (Abb. 116); so erscheint diese aber nur im kontrahierten Dickdarm, während sich der Follikel im stark dilatierten Zustand in eine breite, von Krypten freie Schleimhautbucht vorwölbt (Abb. 117). Diese Lage der Follikel im Dickdarm erklärt sich, wie auch v. EBNER (1902) annimmt, dadurch, daß der oberflächlichste Teil der Krypten hier durch teilweise Verschmelzung der zunächst auch im embryonalen Dickdarm auftretenden Zotten entsteht.

Ähnlich wie dies im vorhergehenden für manche *Tiere* als typisch angegeben wurde, hat ORTH (1900) im Darm von gesunden *Menschen* jeden Alters und Geschlechtes, besonders häufig aber bei an Dysenterie Erkrankten gefunden, daß Krypten in submukös liegende Follikel hineinreichen, was auch Lubarsch (1906) im normalen Wurmfortsatz und Löhlein (1923) bei einem Drittel der Fälle im normalen Dickdarm gesehen hat. W. H. Schultze (1905) konnte dies bei früh- und neugeborenen *Menschen* niemals feststellen und glaubt daher, daß es normalerweise nur selten vorkommt, aber durch pathologische Prozesse verursacht werden kann. Daß es durch angrenzende Follikel zu Veränderungen des Epithels von Krypten (Abb. 116) und zu deren Rückbildung kommen kann [Stöhr (1891 c)], wurde bei diesen (S. 161) besprochen.

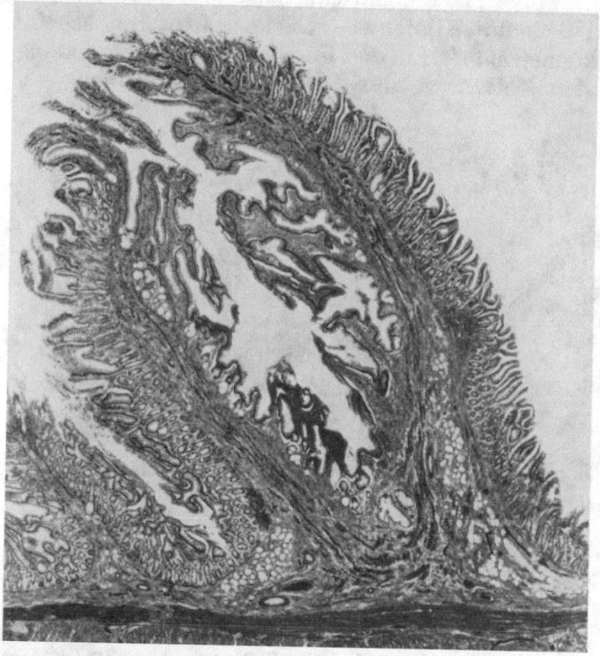

Abb. 118. Solitärfollikel mit großem Keimzentrum an einer Kerckring-schen Falte aus dem Jejunum eines erwachsenen Menschen. Zotten von verschiedener Größe und Form. Orth-D. Häm.-Eosin. Vergr. 35×.

Der feinere Bau der Lymphfollikel ist in diesem Handbuch bereits von Hellman (1930, S. 294f.) und ebenso das ihre Grundlage bildende reticuläre Gewebe, das jenem in den Rindenfollikeln der Lymphknoten gleicht [Ciaccio (1907) u. a.], von Maximow (1927, S. 335f.) beschrieben worden. Es enthält in seinen Lücken vorwiegend Lymphocyten und bildet an der Peripherie eine dichtere Hülle, die auch elastische Fasern aufweisen kann [v. Ebner (1902)] und allmählich in das umgebende Gewebe übergeht. An der Peripherie der Follikel findet sich ferner ein Netz von Lymphcapillaren, die teilweise breite, aber ganz abgeplattete Räume darstellen und nicht in das Innere eindringen [Frey (1863) u. a.], im Gegensatz zu den Blutgefäßen, die den Follikel ebenfalls mit einem dichten Netz umgeben, ihn aber auch als dünne Capillaren durchsetzen, wie beim *Menschen* zuerst von Koelliker (1854) festgestellt wurde; dieses Verhalten der verschiedenen Gefäße wird später (S. 307 und 312) eingehender besprochen.

In gut ausgebildetem Zustand, besonders bei jüngeren *Menschen,* weist in der Regel jeder Follikel als sog. Keimzentrum eine hellere kugelige oder ellipsoide Mitte aus plasmareicheren Zellen mit großen Kernen auf. Diese Zellen können Lymphocyten aus ihrer Umgebung phagocytieren, wobei deren Kerne in die von Flemming (1885) beschriebenen, sich mit Kernfarbstoffen dunkel färbenden, tingiblen Körperchen zerfallen, wie dies besonders gut im Wurmfortsatz bei entzündlichen Zuständen zu sehen ist. Unmittelbar um das Keimzentrum kann eine starke Vermehrung der Lymphocyten stattfinden, die es dann oft in konzentrischer Anordnung als dichte Zone umgeben und besonders über dem gegen das Darmlumen gerichteten Pol mitunter eine dunkle Kappe bilden, von der aus sie gegen die Oberfläche zu wandern scheinen (Abb. 161). Mit zunehmendem Alter verschwinden die Keimzentren gewöhnlich; ihre Bedeutung wird am Ende dieses Abschnittes (S. 231) besprochen.

Mitunter zeigen die Follikel des Dünn- und Dickdarmes, deren Reticulumzellen ja ebenfalls die Fähigkeit der Speicherung und Phagocytose besitzen, eine Pigmentierung und manchmal auch richtige anthrakotische Ablagerungen [ASCHOFF (1923)].

Solitärfollikel finden sich im *menschlichen* Darm überall, doch wechselt ihre Menge und Verteilung. MARTINELLI (1898) hat diese, wie auch ihre wechselnde Größe beschrieben. Nach v. EBNER (1902) sind sie im Jejunum zahlreicher als im Ileum, und im Colon meist häufiger als im Dünndarm, besonders zahlreich aber im Blind- und Mastdarm. HELLMAN (1921) hat durch Färbung und Aufhellung, eine Methode, die in etwas abgeänderter Weise auch von VOSS (1923) für makroskopische Präparate verwendet wurde, die Follikel im ganzen Darm dargestellt und gefunden, daß eine kräftige Ausbildung dieser Einlagerungen beim *Menschen* das Normale ist, also nicht immer einer pathologischen Konstitution entspricht, während die so häufige geringere Entwicklung als Folge von Inanition pathologische Ursachen hat. So ist auch ihr vollständiger Mangel zu erklären, wie schon v. EBNER (1902) angenommen hat. Doch kommen in ihrer Ausbildung auch noch andere Einflüsse zur Geltung, wie später (S. 231f.) besprochen wird.

Die Gesamtzahl der Solitärfollikel des menschlichen Dünndarmes hat PASSOW (1885) mit 0—6200 berechnet und angegeben, daß sie außerordentlich schwankt, aber während des Wachstums nicht zunimmt. Nach GUNDOBIN (1891) sind Solitärknötchen beim Säugling, in dessen Darm sie auch DE LANGE (1900) schon früh gut entwickelt findet, kleiner, höchstens 1 mm groß, aber mehr als dreimal so zahlreich. Es kommen nämlich auf 4 qcm im Dünndarm beim Säugling 20,7, beim Erwachsenen 6,2 Follikel und im Dickdarm 67,5 gegen 18,6. Für den ganzen Dünndarm berechnet GUNDOBIN (1891) beim Säugling 3953,7, beim Erwachsenen 5080 Follikel und im Dickdarm 2572,22 gegen 4678,272, so daß ihre absolute Zahl mit dem Alter wächst, und zwar im Dickdarm stärker als im Dünndarm. HELLMAN (1921) kam dagegen bei gesunden, plötzlich gestorbenen *Menschen* von 3 bis 13 Jahren im Dünndarm auf ungefähr 15000 Follikel, die bei 13jährigen größer sind als bei jüngeren; im Dickdarm schwankt ihre Zahl zwischen 7000 und 21000, also individuell in weiten Grenzen. Wie PASSOW (1885) findet auch HELLMAN (1921), daß ihre Zahl im Anfang des Duodenum oft recht beträchtlich ist, in den anschließenden Darmteilen in der Regel geringer wird, weiter nach abwärts bis zur Klappe aber ebenso wie ihre Größe immer mehr zunimmt. Dasselbe hat GUNDOBIN (1891) festgestellt, der weiter bezüglich des Dickdarmes angibt, daß ihre Menge im Colon ascendens am größten ist, dann abnimmt, im Rectum aber immer noch jene im unteren Ileum übertrifft. HELLMAN (1921) sagt ebenfalls, daß ihre Größe und in der Regel auch ihre Anzahl gegen das Rectum abnimmt, wo sie auch von KLEMOLA (1928) untersucht wurden. DUKES und BUSSEY (1926) haben mit einer etwas anderen Methode in einem Dickdarm eines Erwachsenen 2351, in einem anderen 4618 Follikel festgestellt; sie geben ferner an, daß ihre Zahl auf 1 qcm durchschnittlich 3—3,5 beträgt mit 1—7 als äußersten Grenzen, und daß sie vom proximalen Ende nach abwärts im Verhältnis von 100:120 zunimmt. Kinder besitzen mehr Follikel, doch nimmt deren Zahl im späteren Alter nicht merklich ab. Bei der Geburt sind sie, wie HELLMAN (1921, 1930) angibt und bei Besprechung der Entwicklung (S. 39) erwähnt wurde, erst in mäßiger Menge vorhanden, im Dickdarm verhältnismäßig reichlicher als in den unteren Teilen des Dünndarmes und durchwegs noch nicht scharf abgegrenzt. Die Keimzentren treten erst einige Zeit nach der Geburt auf, so im Wurmfortsatz nach NAGOYA (1913) im 2. bis 3. Lebensmonat; bei entzündlichen Prozessen aber können sie hier nach MAGERSTEDT (1908) schon während der embryonalen Entwicklung entstehen.

Mitunter liegen 2 Follikel ganz nahe beieinander (Abb. 116) oder verschmelzen sogar miteinander, so daß nur die Keimzentren getrennt bleiben
(Abb. 117). Auf gleiche Weise können auch größere Gruppen entstehen, die
einen allmählichen Übergang zu typischen PEYERschen Platten bilden. Zu
diesen rechnet HELLMAN (1921) beim *Menschen* alle Ansammlungen von mehr
als 5 Follikeln, während sie bei manchen *Tieren* überhaupt nur 2—5 Follikel
enthalten [v. EBNER (1902)].

Die PEYERschen Platten liegen im *menschlichen* Dünndarm nach v. EBNER
(1902) ausnahmslos auf der dem Mesenterialansatz gegenüberliegenden Seite
und sind länglich runde oder rundliche, parallel zur Darmachse gerichtete, platte
Organe; sie sind am deutlichsten von innen als nicht ganz scharf umschriebene,
leicht vertiefte, unklare Flecke zu sehen, aber auch von außen an einer kleinen

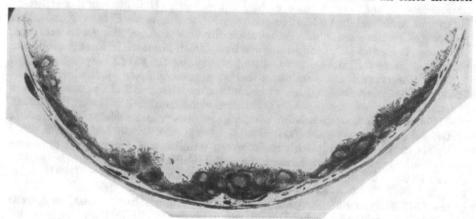

Abb. 119. PEYERsche Platte aus dem Ileum eines 5jährigen Knaben. Unregelmäßigkeit des Oberflächenreliefs
über den in wechselnder Menge angehäuften Follikeln. ZENKER-D. Häm.-Eosin. Vergr. 5×.

Wölbung der Darmwand zu erkennen und erscheinen im durchfallenden Licht
als dunklere Stellen.

An der inneren Oberfläche zeigen die Platten nach v. EBNER (1902) viele
kleine, 0,7—2,2 mm voneinander entfernte, rundliche Vertiefungen mit leichten
Vorwölbungen an ihrem Boden, die den einzelnen Follikeln entsprechen und
keine Zotten aufweisen, während solche zwischen den Grübchen vorhanden
sind. Außerdem zeigt die Schleimhautseite der Platten netzförmig zusammen-
fließende Fältchen und Öffnungen von Krypten, die in der Zahl von 6—10 kranz-
förmig die durch die Follikel bewirkten niedrigen Erhebungen umgeben. Die
KERCKRINGschen Falten sind im Bereiche der Platten gewöhnlich unterbrochen,
können sich im Jejunum aber auch auf sie fortsetzen, während sich im Ileum
statt ihrer auf den Platten häufig Reihen dichter stehender Zotten finden.
An Schnitten zeigt die Oberfläche daher eine recht unregelmäßige Beschaffenheit, indem stellenweise Zotten und mitunter auch Krypten ganz fehlen, im
Gegensatz zu dem typischen Schleimhautrelief am Rande (Abb. 119). Dieser
wölbt sich beim Neugeborenen manchmal etwas vor, so daß die Platten leicht
eingesenkt erscheinen, wie KOELLIKER (1861) und HENLE (1866, 1873) festgestellt haben. Mitunter sind sie zu dieser Zeit, wie schon BERRES (1837) auf
Tafel 22 wiedergegeben und auch CREMER (1921) gefunden hat, noch von einer
Falte oder ähnlich angeordneten Zotten umgeben, die den Rest der aus
den frühembryonalen Dünndarmdivertikeln hervorgegangenen Umrandungsfalte
darstellen, die JACOBSHAGEN (1915) bei älteren Embryonen als Pantoffelfalte
beschrieben hat, wie bei der Entwicklung (S. 40) besprochen wird.

Jede Platte besteht aus einer wechselnden Anzahl von kugeligen oder in verschiedener Richtung elliptischen [FREY (1863)], 0,4—2,2 mm großen Follikeln, die dicht neben- und teilweise auch übereinander in der Mucosa und Submucosa liegen (Abb. 119); sie reichen so einerseits bis zum Oberflächenepithel der Schleimhaut, andererseits bis zur Muskelhaut, die hier fester an jener haftet. Die Muscularis mucosae fehlt daher auf größere Strecken ganz, kann aber in breiteren Lücken zwischen den Follikeln wenigstens andeutungsweise vorhanden sein. Diese sind wohl stellenweise durch breitere Zonen von Zwischengewebe getrennt, meist aber, besonders im tieferen Teil der Schleimhaut, mehr oder weniger miteinander verschmolzen [FREY (1863)], so daß nur die sich meist scharf abhebenden, kugeligen oder elliptischen Keimzentren selbständig bleiben [v. EBNER (1902)]. Deren Ausbildung wechselt ebenso wie an anderen Stellen beträchtlich; sie sind bei Jugendlichen in der Regel vorhanden, während sie im Alter häufig fehlen [NAGOYA (1913)]. Sie werden auch hier von dünnen Blutgefäßen durchzogen, die von dem dichten Netz an ihrer Peripherie ausgehen, während die Lymphgefäße die einzelnen Follikel nur seitlich und am Grunde in Form eines Netzes umgeben, wie später (S. 312) beschrieben wird. Nach CZERMACK (1893) können die Follikel Epithelperlen als Reste abgeschnürter Krypten enthalten. Ihr feiner Bau ist derselbe wie dort, wo sie einzeln liegen.

Die Zahl der Follikel wechselt in den einzelnen Platten nach ZIEGLER (1850) zwischen 20 und 400; GUNDOBIN (1891) fand in den kleinen 30—70, während er sie in den großen nicht zählen konnte. Die großen Unterschiede in ihrer Zahl und Ausbildung beruhen nicht nur auf individuellen Eigentümlichkeiten, sondern, wie v. EBNER (1902) und NAGOYA (1913) angeben, auch auf der bei demselben Individuum während des Lebens wechselnden Neu- und Rückbildung von Lymphknötchen. Bei letzterer kann es unter Degeneration der Gefäße und ihrer Umgebung zu starken Bindegewebsanhäufungen in den Follikeln kommen.

Die Größe der PEYERschen Platten nimmt beim *Menschen* gegen das Caecum zu; ihre Länge beträgt nach v. EBNER (1902) meist 1—4 cm, kann aber auch noch geringer sein oder auf 8—13 und selbst 30 cm steigen, während die Breite 6—11—20 mm beträgt. Ihren Flächeninhalt hat PASSOW (1885) mit 24—40 qcm berechnet. Die Gesamtzahl der Platten wechselt nach diesem Autor zwischen 0 und 41, während sie nach SAPPEY (1874) 35—40, mitunter aber nur 14 oder bis 81 beträgt, was GUNDOBIN (1891) auch für das Neugeborene bestätigt, bei dem die Platten die gleiche Verteilung zeigen. v. EBNER (1902) gibt als Durchschnittszahl 20—30 und als obere Grenze 50—60 an. Nach HELLMAN (1921) kommt man zu ganz verschiedenen Zahlen, je nach der unteren Grenze, die man für die PEYERschen Platten annimmt. Unter Einrechnung aller Anhäufungen von mehr als 5 Follikeln fand er zwischen dem 3. und 14. Lebensjahr 107—135, einmal sogar 246 solche Platten, von denen 45—71 über 0,25 qcm und 26—48 mindestens 0,5 qcm groß sind. Der gesamte Flächeninhalt der PEYERschen Platten beträgt nach PASSOW (1885) höchstens 89 qcm, nach HELLMAN (1921) aber bis zu 129 qcm. GUNDOBIN (1891) gibt an, daß sie auf 100 qcm Darmfläche beim Säugling 2,3 qcm gegen 1,9 qcm beim Erwachsenen und 2,8 qcm beim unausgetragenen Kind einnehmen, so daß das Verhältnis zur ganzen Darmfläche ebenso wie ihre Zahl und Verteilung immer ungefähr gleich bleibt und die Platten im Gegensatz zu den an Zahl noch zunehmenden Solitärfollikeln nur an Größe zunehmen. Dagegen findet HELLMAN (1921), daß die PEYERschen Platten bei der Geburt zwar schon ziemlich gut ausgebildet sind, daß aber während des Kindesalters scheinbar neue entstehen können, da ihre Zahl noch zunimmt; im übrigen stellen sie recht konstante Bildungen dar, die vielleicht während des ganzen Lebens bestehen können. Ihre Anlage ist, wie bei der Entwicklung (S. 39) beschrieben wird, durch die Anordnung der Gefäße und die beginnende

Differenzierung des sie umgebenden Mesenchyms, wie HELLMAN (1921) angibt, schon vor der Einlagerung von Lymphzellen und vor dem Auftreten der eigentlichen Follikel angedeutet und ebenso bleiben die Platten später erkennbar, wenn die Follikel verschwinden. In ihrer Umgebung ist meist eine breite Zone frei von Solitärfollikeln.

PEYERsche Platten finden sich auch beim *Menschen* im ganzen Dünndarm. Sie kommen, wie schon MIDDELDORPF (1846) festgestellt hat und unter anderen auch v. EBNER (1902) und HELLMAN (1921) angeben, bereits im Anfang des Duodenum vor; nach abwärts nehmen sie an Zahl und Größe zu, so daß sie

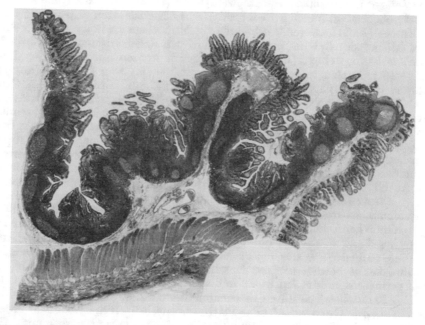

Abb. 120. PEYERsche Platte aus dem kontrahierten Jejunum eines erwachsenen *Menschen*. Teilweises Fehlen von Zotten und Krypten. Alc.-Form.-D. Häm.-Eosin. Vergr. 11×.

sich im unteren Teil des Jejunum gar nicht selten finden (Abb. 120), am zahlreichsten und größten aber im Ileum sind. In diesem Zusammenhang sei erwähnt, daß SUZUE (1927) bei einem 5 Monate alten Kind mit teilweiser Hypoplasie und Verlagerung des Thymus einen versprengten Lappen von diesem in der Wand des Ileum 40 cm oberhalb der Klappe gefunden hat.

Besonders dicht nach Art einer Tonsille sind die Lymphfollikel beim *Menschen* im Wurmfortsatz angehäuft, der später (S. 372) eingehend behandelt wird. Sie nehmen in diesem auch beträchtliche Teile der Submucosa, oft bis zur Muskelhaut, ein, doch ist ihre Zahl, wie GUNDOBIN (1891) angibt, individuellen Schwankungen unterworfen. Nach NAGOYA (1913) sind sie im Endstück etwas zahlreicher als in der Mitte des Wurmfortsatzes. Sie erlangen hier im 2. Monat nach der Geburt ihre vollkommene Ausbildung; ihre Zahl nimmt nach diesem Autor zunächst noch zu, ist im Alter von 10—20 Jahren am größten, und verringert sich dann wieder. Ihre Gestalt ist anfangs unregelmäßig, bei voller Ausbildung im 11. bis 20. Lebensjahr rundlich oder oval und wird dann wieder unregelmäßig. Die Follikel liegen hier zunächst nahe dem Grunde der Krypten, später näher dem Lumen. Ihre Größe schwankt vom 2. Monat bis zum 5. bis 7. Lebensjahr zwischen 0,6 und 0,8 mm; den größten von 1,5 mm fand der

Autor bei einem 28jährigen *Menschen*. Die Keimzentren werden mit zunehmendem Alter undeutlicher und fehlen nach dem 50. Lebensjahr ganz.

Wie im vorhergehenden Abschnitt (S. 208) eingehend besprochen wurde, hat das Auftreten verschiedener Leukocytenformen im Epithel des Darmes zur Annahme genetischer Beziehungen zwischen beiden geführt, was aber trotz vieler Versuche nie glaubhaft bewiesen werden konnte. In ähnlicher Weise wurde auf Grund der engen räumlichen Beziehungen eine Beteiligung des entodermalen Epithels des Darmes an der Anlage der Lymphfollikel angenommen.

Während v. DAVIDOFF (1887) hauptsächlich nach Befunden im Wurmfortsatz vom *Meerschweinchen* glaubte, daß die Follikel Stellen sind, wo die Bildung von Lymphzellen aus dem sich nicht scharf abgrenzenden Darmepithel mit besonderer Energie erfolgt, ging RETTERER (1892, 1893, 1909) in zahlreichen, zum Teil auch gemeinsam mit LELIÈVRE (1910) veröffentlichten Abhandlungen noch etwas weiter, wobei er (1885, 1888) an vorhergehende, in gleicher Weise gedeutete Befunde in der Bursa Fabricii der *Vögel* und den Tonsillen der Mundhöhle anknüpfte. Er fand, daß im Darm verschiedener *Tiere* und des *Menschen* bei der Entwicklung der einzeln oder gehäuft auftretenden Follikel Epithelsprosse in das Bindegewebe eindringen, die beim *Meerschweinchen* entsprechend der besonders tiefen Lage der Follikel bis in die Submucosa reichen, was dieses *Tier* für die Untersuchung besonders geeignet macht; die Enden dieser Sprosse sollen sich dann abschnüren und von Bindegewebe durchwachsen werden, worauf die auseinander gesprengten Epithelzellen zu Leukocyten werden. Diese betrachtet der Autor als Drüsenzellen und bezeichnet das ganze Gewebe als „tissu angiothélial". Außer ähnlichen Beobachtungen bei der Entwicklung der Tonsillen [GULLAND (1891)] hat besonders das bereits (S. 221) besprochene Vorkommen von Einstülpungen der Schleimhaut im Bereiche von lymphoreticulären Einlagerungen auch andere Autoren zu mehr oder weniger ähnlichen Annahmen veranlaßt. So fand KLAATSCH (1892), daß Drüsenbildungen in eigenartiger Weise am Aufbau der PEYERschen Platten von Echidna beteiligt sind und hielt es für denkbar, daß sich auch beim erwachsenen *Tier* die Proliferation lymphatischen Materials vom Darmepithel aus vollzieht. RÜDINGER (1891) hat behauptet, daß die Krypten im Wurmfortsatz und Dickdarm des *Menschen* durch die Entwicklung der Solitärfollikel eine Umwandlung erfahren und schließlich in deren Bereich zugrunde gehen, wobei aber die Kerne der Epithelzellen erhalten bleiben und sich den Leukocyten beimischen; dieser Vorgang soll sich mit den verschiedenen Stadien der Verdauung periodisch wiederholen, indem in der Zwischenzeit immer wieder eine Neubildung von Krypten erfolgt, doch wurde dies von STÖHR (1897) und v. EBNER (1902) mit Recht bezweifelt. Daß aber die lymphoreticulären Organe aus dem Epithel des Darmkanals entstehen, behauptet auch DIAKANOW (1912) auf Grund von pathologischen Beobachtungen.

Gegen solche Annahmen ist vor allem STÖHR (1892, 1898), der (1889) schon früher alle genetischen Beziehungen zwischen dem Darmepithel und den in ihm vorkommenden Wanderzellen abgelehnt hat, sehr entschieden aufgetreten, indem er insbesondere die von RETTERER behauptete Abschnürung von Epithelknospen auf Schrägschnitte zurückführte, die den Zusammenhang nicht mehr erkennen lassen. Ebenso hat TOMARKIN (1893) nachgewiesen, daß die tiefen Krypten im Darm vom *Meerschweinchen* nirgends den Zusammenhang mit den oberen Teilen verlieren und sich immer gegen das umgebende Gewebe scharf abgrenzen. KÜCHENMEISTER (1895) hat bei *Meerschweinchen* und *Kaninchen* gleichfalls keine genetischen Beziehungen zwischen Leukocyten und Krypten gefunden und zu demselben Ergebnis führten die Untersuchungen KOLLMANNS (1900) bei verschiedenen *Tieren,* besonders aber bei *Affen* und auch beim *Menschen.* HELLMAN (1930) hat daher erklärt, daß die Auffassung RETTERERS definitiv widerlegt sei.

Daß jedoch zwischen den Follikeln und dem sie überziehenden Oberflächenepithel innige funktionelle Beziehungen bestehen, zeigt sich besonders deutlich darin, daß die in jenen gebildeten Lymphocyten, wie im vorhergehenden Abschnitt (S. 209) besprochen wurde, zu einem großen Teil in das Epithel wandern. Im Blinddarm des Kaninchens geschieht dies nach RENAUT (1883) und STÖHR (1889) in solchen Massen, daß das Epithel dadurch fast verdeckt und der Schein erweckt wird, als würde das lymphoreticuläre Gewebe bis zur Oberfläche reichen. Sehr stark ist diese Durchsetzung des Oberflächenepithels auch im Bereiche der an anderer Stelle (S. 215) beschriebenen Bursa Fabricii in der Kloake der *Vögel*, was STIEDA (1880) zum Anschluß an RETTERERS (1885) Auffassung veranlaßt und zu der Bezeichnung dieses Gebildes als lymphoepitheliales Organ geführt hat. Während eine solche Deutung schon durch die Angaben von Bornhaupt (1867) und Wenckebach (1885, 1895) widerlegt wird, hält Jolly (1911) es für möglich, daß neben der Einwanderung von Lymphocyten zwischen die teils zugrunde gehenden, teils sternförmig werdenden Epithelzellen vielleicht auch einzelne von diesen zu Lymphocyten werden. Zweifellos handelt es sich aber in allen diesen Fällen, wie Hartmann (1914) bei den tonsillenartigen Gebilden im Blinddarm des *Kaninchens* nachgewiesen hat, um ein epitheliales Reticulum, das erst sekundär dadurch entsteht, daß in das Oberflächenepithel aus dem darunter liegenden lymphoreticulären Gewebe massenhaft Lymphocyten einwandern, die also ausschließlich im mesodermalen Gewebe entstehen [Patzelt (1933)]. Daß über den Zweck dieser Einwanderung sehr verschiedene Ansichten bestehen, wurde im vorhergehenden Abschnitt (S. 210ff.) ausgeführt.

Diese Beziehungen zwischen den Follikeln als Bildungsstätten der Wanderzellen und dem Oberflächenepithel, dem diese großenteils zustreben, sind, wie schon v. Ebner (1902) angenommen hat, auch der Grund, daß sich die Schleimhaut dort, wo Follikel tiefer liegen, bis zu ihnen einsenkt und sie so mit dem Darmlumen in Verbindung bringt [Patzelt (1933)], obwohl Muthmann (1913) eine Auswanderung von Zellen in dieses bezweifelt und nur eine Sekretausscheidung in solchen Ausbuchtungen annimmt. Sie finden sich, wie im vorhergehenden (S. 216ff.) bei den einzelnen Formen beschrieben wurde, über den in der Submucosa liegenden Solitärfollikeln von *Meerschweinchen, Katzen, Pferden, Schweinen, Affen* und gelegentlich auch beim *Menschen*; dazu kommen noch als besondere Form die zu tiefer liegenden großen Follikeln oder kleinen Gruppen von solchen führenden „lymphatischen Darmkrypten" im Dickdarm von *Katze, Hund, Bär* und manchen *Huftieren*, sowie ähnliche Schleimhautgrübchen beim *Menschen.* Dasselbe zeigt sich bei den verschieden gestalteten Epitheleinbuchtungen in Peyerschen Platten des Dünndarmes von *Echidna, Microtus* und der *Katze*, oder ähnlichen flächenhaft ausgebreiteten Follikelansammlungen im Dickdarm verschiedener *Huftiere* und des *Elephanten* und schließlich bei den tonsillenartigen Gebilden im Blinddarm des *Kaninchens*; hier sind die Mündungen der Buchten, die nach Muthmann (1913) durch Verwachsen der Zottenspitzen entstehen, oft so eng, daß kein Darminhalt hindurchtreten kann und das lymphoreticuläre Gewebe daher nicht mit diesem unmittelbar in Berührung kommt, sondern scheinbar zum Schutz in die Tiefe verlagert ist. In gleicher Weise erklärt sich aber auch der bei der Entwicklung (S. 40ff.) beschriebene Zusammenhang zwischen den frühembryonalen Divertikeln und der Anlage von Peyerschen Platten, sowie im *menschlichen* Wurmfortsatz die vorübergehende Bildung von tief in die Submucosa reichenden Krypten vor dem Auftreten von Follikeln in dieser.

In diesem Verhalten zeigt sich auch, worin die Funktion der einzeln oder zu mehreren, stellenweise sogar zu vielen in die Schleimhaut des Darmes eingelagerten Lymphfollikel besteht. Sie sind überall in erster Linie Bildungsstätten von Lymphocyten und haben daher zwar nicht unmittelbar eine schützende Bedeutung, wie besonders Oppel (1906) gegenüber Barclay und Smith (1903) hervorhob, nehmen aber durch jene Funktion, wie Hellman (1914, 1930, S. 302) ausführt, am Kampf gegen eindringende Bakterien und Giftstoffe teil. Nach E. Albrecht (1906) u. a. bilden sie in der Schleimhaut teils durch unmittelbare Phagocytose, teils durch Ausscheidung spezifischer Stoffe gegen schädliche Einwirkungen, die vom Darminhalt ausgehen, die erste Verteidigungslinie vor den in größerer Entfernung vom Lumen außerhalb der Darmwand liegenden Lymphknoten. Deshalb sind sie auch nach Trautmann (1926), Argaud und Billard (1927), Carlens (1928) u. a. dort in größerer Menge vorhanden, wo der Darminhalt länger liegen bleibt.

Die Vermehrung der Lymphocyten geht aber hauptsächlich an der Peripherie der Follikel vor sich, die WEST (1924) als Migrationszone bezeichnet; ihr Inneres, das aus locker gelagerten größeren Zellen bestehende Sekundärknötchen oder Keimzentrum von FLEMMING (1885) hat dagegen mit der Bildung von Lymphocyten nichts zu tun, sondern wird von HELLMAN (1921, 1930), LATTA (1921), KOZUMI (1924) und HEILMANN (1925) als Reaktionsherd gegen Giftstoffe aufgefaßt; in ihm kommt es daher auch bei gewissen Infektionskrankheiten, wie Enteritis follicularis ulcerosa zuerst zu einem Zerfall [HELLMAN (1930)], was dazu geführt hat, daß die Keimzentren als Locus minoris resistentiae betrachtet werden [OPPEL (1905)]. So hat KUMAGAI (1922) festgestellt, daß Tuberkelbacillen, wie früher (S. 102) neben anderen diesbezüglichen Angaben erwähnt wurde, durch das Darmepithel hindurch in die Follikel eindringen können und ebenso gelangen nach UMEDA (1929) Kohleteilchen aus verfütterter Tusche in diese. Bei Status lymphaticus hat HELLMAN (1921) eine Vermehrung und Vergrößerung der Keimzentren gefunden.

TSUNOTA (1910) fand bei akuter und rezidivierender Epityphlitis wiederholt, besonders kurz nach dem Anfall, in den mäßig angeschwollenen Follikeln des Wurmfortsatzes Phagocyten, die bisweilen zu 2—3 in einem Keimzentrum liegen, 20—40 μ groß sind und meist einen runden Kern enthalten, der sich auch mitotisch teilen kann, manchmal aber 2—3 Kerne aufweisen; in ihrem wabigen Plasma finden sich stets mehr oder weniger grobe Klumpen oder Körner von Chromatin, ferner Vacuolen und seltener ein gelbliches Pigment, häufig aber auch ein oder mehrere Leuko- oder Lymphocyten. Diese Zellen, die bereits oben (S. 224) besprochen wurden und auch in PEYERschen Platten vorkommen, sollen die Entzündungsprodukte beseitigen, weshalb ihre Menge zur Stärke der Entzündung sowie zur Größe und Zahl der Follikel in Beziehung steht. Um etwas Ähnliches scheint es sich bei großen oxyphilen Zellen zu handeln, die nach LATTA (1921) reichlich in den Follikeln durch weitere Differenzierung und Degeneration der lymphoiden Hämoblasten entstehen sollen, in den Darm eingebrachtes Trypanblau aufnehmen und Kernreste von phagocytierten kleinen Lymphocyten enthalten. Diese entsprechen den von FLEMMING (1885) beschriebenen „tingiblen Körperchen" die von verschiedenen Autoren auch in anderen Follikeln ebenso gedeutet wurden. CZERMACK (1893) glaubte, daß diese Gebilde durch Knospung oder Fragmentierung des eigenen Kernes der Zellen im Keimzentrum entstehen und junge, vermehrungsfähige Übergangsformen zu fertigen Blutplättchen darstellen, deren Bildung er überall für die Hauptfunktion der Keimzentren hielt. WEST (1924) faßt diese als eine Zone der Zellentwicklung und des Zellunterganges auf und sagt, daß sie in den Follikeln auf der Höhe ihrer Ausbildung vorhanden sind, in jungen oder sich zurückbildenden aber fehlen. JOLLY und SARAGEA (1924) finden, daß die Reticulumzellen der Knötchen beim Hungern phagocytäre Eigenschaften annehmen und dann Kerntrümmer, Pigmentkörner, Fetttröpfchen und hyaline Schollen in ihrem Plasma enthalten. HEILMANN (1925) gibt ebenfalls an, daß Reticulumzellen in den Follikeln zugrunde gehende Lymphocyten phagocytieren.

Neben diesen Aufgaben wurde den Follikeln des Darmes schließlich auch eine resorbierende Funktion zugeschrieben, bei der sie anschwellen und durch aufgenommenes Fett milchweiß werden können [BRÜCKE (1850), W. KRAUSE (1864), STÖHR (1889, 1898), v. EBNER (1902) u. a.]. GROSS (1927) meint, daß die Follikel im Darm sich gegenseitig beeinflussen, auf Veränderungen der Ingesta reagieren und dadurch die Darmtätigkeit allgemein regeln.

Eine kräftige Ausbildung der Follikel beruht nach HELLMAN (1921) nicht auf einer abnormen Konstitution, sondern stellt den normalen Zustand dar, der aber durch die wechselnden Lebensbedingungen in verschiedener Weise beeinflußt wird. So bewirkt üppige Fütterung nach M. H. Kuczynski (1922) eine erhebliche Zunahme, doch zeigen sich dabei nach den Versuchen von Satake (1924) Unterschiede je nach der Art der Nahrung, indem die Follikel bei Fett- und Kohlehydratnahrung infolge Zunahme der Zellen hypertrophisch, bei Eiweißnahrung aber atrophisch werden. Nach Cramer (1923) bewirkt der Mangel von Vitamin B eine Atrophie des lymphoreticulären Gewebes, wodurch die Resorption und Assimilation der Nahrungsstoffe aus dem Darm gehemmt wird, während der Mangel an Vitamin A im Dünndarm der *Ratte* zur Atrophie der Zotten und zur Nekrose ihrer freien Enden, sowie zur massenhaften Ansammlung von Bakterien im Lumen der Krypten führt.

Längeres Hungern hat eine Rückbildung der Follikel zur Folge, die beim Inanitionstod ganz verschwunden sein können [Stöhr (1889), West (1924)]. Nach Jolly und Saragea (1924) erfolgt die Rückbildung hiebei an den verschiedenen lymphoreticulären Organen in der Reihenfolge: Thymus und Bursa Fabricii, dann Milz, Appendix und Lymphknoten. Der Gewichtsverlust der Appendix vom *Kaninchen* ist dabei im Verhältnis fast doppelt so groß, wie der des ganzen Körpers. Die Follikel werden beim Hungern kleiner, die Lymphocyten spärlicher, ihre Kerne sind häufiger pyknotisch und zeigen viel seltener Mitosen; daraus schließen die Autoren, daß Teile der Kernsubstanzen, die sich in den Follikeln so reichlich finden, zur Verhinderung des Gewichtsverlustes an unentbehrlichen Organen frei werden. In Zusammenhang damit nehmen Zellen des Reticulum die früher besprochenen phagocytären Eigenschaften an und enthalten zu Gruppen gehäuft in ihrem Plasma Kerntrümmer, Pigmentkörner, Fetttröpfchen und hyaline Schollen. Ebenso hört nach Monti (1903) beim *Murmeltier* während des Winterschlafes die Zellvermehrung auf, die beim wachen *Tier* häufig im Zentrum und an der Peripherie der Follikel beobachtet wird. Schließlich geht, wie schon erwähnt wurde, auch mit dem fortschreitenden Alter eine Rückbildung der Follikel einher [May (1903, 1905), Hellman (1914), West (1924)].

Länger dauernde Krankheiten führen nach Hellman (1921) in der Regel ebenfalls zu einer Verringerung des lymphoreticulären Gewebes und auch bei *Kaninchen* mit Lebercoccidiose nimmt dieses nach Hellman (1914) eher etwas ab. Dasselbe haben Hammar und Hellman (1922) beim *Menschen* in einem Fall von Thyreoaplasie gefunden. Dagegen glaubt Hellman (1921) bei Basedowscher Krankheit und bei Benzinvergiftung eine Vermehrung des lymphoreticulären Gewebes feststellen zu können, und nach Dukes und Bussey (1926) kommt es im Dickdarm vom Erwachsenen bei Peritonitis zu einer Vermehrung der Follikel, nicht dagegen bei Adenom und Krebs des Darmes.

13. Das Stratum granulosum und compactum und die Muscularis mucosae.

Das Gewebe der Propria bildet nach Ellenberger (1884) bei manchen Säugetieren zwischen den Enden der Krypten und der äußeren Grenze der Schleimhaut noch eine besonders zellreiche Zone, die J. P. Mall (1888) im Dünndarm des *Hundes* Stratum granulosum genannt und als eine flächenhafte Ausbreitung der Lymphknötchen betrachtet hat. Diese Schichte ist durchschnittlich 12—16 μ breit und besteht nach den ergänzenden Angaben von Spaltehoz (1897) und Trautmann (1907) aus einem sehr zartfaserigen, engmaschigen Netz von Reticulumfasern, in das besonders viel Lymphzellen eingelagert sind; außerdem enthält sie Züge von glatten Muskelfasern und fibrillärem Bindegewebe, reichlich Blut- und Lymphgefäße und auch Nerven. Im Dickdarm des Hundes ist sie nach P. Schumann (1907) sehr viel schwächer. Bei anderen *Carnivoren,* wie *Hermelin* und *Wiesel,* erscheint ein Stratum granulosum kaum angedeutet und auch bei der *Katze* ist es nach Trautmann (1907)

nur sehr schwach oder stellenweise gar nicht ausgebildet. Beim *Pferd* findet es
F. P. MARTIN (1907) stellenweise als dünne Schichte, die auch feinste Netze von
elastischen Fasern enthält und teilweise mehr fibrillär gebaut ist, so daß die
Menge der Zellen ungemein wechselt. Bei *Rind, Schaf, Ziege* und *Schwein* ist
diese Schichte nach F. P. MARTIN (1907) und TRAUTMANN (1907) nicht vorhanden.
BÖHM und v. DAVIDOFF (1895) geben an. daß sich ein dünnes Stratum granulosum auch im *menschlichen* Darm nachweisen läßt.

Bei manchen *Fischen, Vögeln* und *Säugetieren* verdichtet sich das Gewebe
der Propria an ihrer äußeren Grenze zu einer zellarmen, mehr oder weniger
homogenen Faserschichte, die zuerst von MOLIN (1850) im Magen des Falken,
dann von v. LANGER (1870) im Darm von *Salmoniden* und von ZEISSL (1875) bei
der *Katze* beschrieben wurde. J. P. MALL (1888) hat sie im Darm des *Hundes*
als Stratum fibrosum bezeichnet, während F. P. MALL (1896) dafür den Namen
Stratum reticulatum vorschlug. OPPEL (1896) hat für diese Schichte die Bezeichnung **Stratum compactum** eingeführt, und zwar zunächst im Magen
verschiedener Tiere, wo ihr Vorkommen im 2. Teil dieses Bandes von PLENK
(1932, S. 8, 23, 53, 84) besprochen wird.

Im Mitteldarm findet sich bei *Myxinoiden* an die unter dem Epithel
liegende Bindegewebsschichte mit den Blutcapillaren außen anschließend eine
gleich dicke, derbe Bindegewebsschichte aus dicken, netzartig verflochtenen
Bündeln mit parallel zur Darmachse gestreckten Maschen, die von MAAS (1899)
als Stratum compactum gedeutet wurde, nach JACOBSHAGEN (1932) aber kein
so glasiges Aussehen zeigt; ihre Bündel gehen nach außen durch eine breite
Fettschichte hindurch in das feinere Gerüst der die Blutgefäße umhüllenden
lymphoreticulären Schichte über und von da oder auch direkt durch die Muskelschichte in die Serosa.

In der Klasse der *Fische* weisen Vertreter verschiedener Gruppen ein Stratum
compactum auf. Von den *Selachiern* zeigt *Raja clavata* nach KULTSCHITZKY
(1887) im Mitteldarm den Bindegewebsbündeln des Schleimhautsubstrates
beigemischt glasige, völlig zellenfreie Bündel und bei *Heptanchus cinereus*
beschreibt JACOBSHAGEN (1915 b) in dem spärlich entwickelten lymphoreticulären Gewebe ein einfaches oder sogar doppeltes kollagenes Stratum compactum, das fast hyalin ist, keine elastischen Fasern enthält und Kerne nur
an der oberen und unteren Seite aufweist. Angedeutet erscheint ein solches
nach HILTON (1900) bei dem *Ganoiden Amia calva*; besonders gut ausgebildet ist
es aber bei verschiedenen *Knochenfischen*, so nach v. LANGER (1870) bei *Huchen*
und *Forelle*, bei der es sich nach OPPEL (1897) durch den ganzen Darm erstreckt,
und nach GREENE (1913) bei einem *Lachs*, ferner nach BIENENFELD (1903)
und R. KRAUSE (1923) beim *Hecht* und nach Angaben von EDINGER (1877)
scheinbar auch bei *Syngnathus acus*. OPPEL (1897) beschreibt es außerdem
im Darm der *Schleie*, bei der es nach SUNDVIK (1907) unmittelbar der Tunica
muscularis aufliegt, ebenso wie auch bei *Lucioperca*. Dieser Autor findet ferner
bei *Cyprinoiden* alle Übergänge von netzförmig angeordneten Faserlagen und
mehrfachen Membranen, von denen bei *Perca fluviatilis* eine dicht unter dem
Epithel und eine andere innen von der Ringmuskulatur liegt, bis zu einem
einzigen Stratum compactum. ARCÁNGELI (1921) gibt an, daß sich dieses beim
Goldfisch erst im zweiten Lebensjahr aus Bindegewebszellen entwickelt, und
behauptet, daß es bei den *Fischen* vorwiegend aus Elastin besteht und bis zu
einem gewissen Grad die Bewegungen der Muskulatur ausgleicht, weshalb er
es Stratum elasticum nennen möchte, doch dürfte es sich dabei um mangelhafte Färbungsergebnisse handeln.

Bei *Amphibien* und *Reptilien* scheint ein Stratum compactum durchwegs
zu fehlen. Dagegen kommt ein solches bei *Vögeln* ebenso wie im Magen mit-

unter auch im Darm vor, wo es bei der *Gans* schon von Basslinger (1854) und bei der *Ente* im Endteil des Dünndarmes von Zietzschmann (1911), ferner beim *Waldkauz* von Bienenfeld (1903) festgestellt wurde. Arcangeli (1921) konnte es bei den *Vögeln* zwar nicht sicher nachweisen, doch gibt Clara (1926, S. 355) an, daß sich bei der *Sumpfschnepfe* das Bindegewebe am Grunde der Propria verdickt und als eine besondere Lage von derben, längsverlaufenden Bindegewebsbündeln zwischen die Kryptenenden und die Muscularis mucosae als Stratum compactum einschiebt. Ein solches findet er auch bei der *Ente*, ferner in schwächerer Ausbildung bei der *Krickente* und als 4 μ breites Band im Mitteldarm der *Hausschwalbe*.

Bei den *Säugetieren* wechselt das Vorkommen und die Ausbildung des Stratum compactum ebenfalls sehr. Bei *Dasyurus hallucatus* beginnt es nach Oppel (1897) schon im Bereiche der Duodenaldrüsen, erreicht eine Dicke von 10 μ und weist nur an seinen beiden Oberflächen in regelmäßigen Abständen lange Kerne auf. Bei *Manis javanica* scheint es nach diesem Autor auf die Mitte des Dünndarmes beschränkt zu sein und nach der Anordnung der in mäßiger Anzahl eingelagerten Kerne aus dicken homogenen Bündeln zu bestehen, die unmittelbar nach innen von der Muscularis mucosae liegen. Im Darm von *Dasypus villosus* ist ein Stratum compactum nach Helly (1899) nur höchst undeutlich zu erkennen. Unter den von Hamperl (1923) untersuchten *Insectivoren* weist nur der Maulwurf ein Stratum compactum auf, das als ganz dünne Schichte im Magen beginnt, im Dickdarm seine größte Mächtigkeit erreicht und gegen den Anus wieder vollkommen verschwindet. In einigen großen Gruppen von *Säugetieren*, wie den *Fledermäusen, Nagetieren* und *Huftieren*, scheint diese Schichte überhaupt nicht vorzukommen [Hamperl (1923), F. P. Martin (1907) u. a.].

Bei den *Carnivoren* bestehen in dieser Hinsicht große Unterschiede. Der *Hund* besitzt ein sehr gut ausgebildetes und daher besonders gründlich untersuchtes Stratum compactum, über das Kultschitzky (1882, 1888, 1897) und S. Mayer (1887) die ersten Angaben machen. Eine eingehende Beschreibung stammt von J. P. Mall (1888), nach dem unmittelbar über der Muscularis mucosae des Dünndarmes ein engmaschiges, kernloses Netzwerk mit zahlreichen rundlichen, verschieden großen Lücken vorhanden ist, durch die teilweise Gefäße hindurchtreten, während die größeren von den Zellen des innen angrenzenden Stratum granulosum ausgefüllt sind. Die Fasern der Bänder dieser Schicht quellen weder in Essigsäure noch in Kalilauge und werden von künstlichem Labsaft nicht gelöst, weshalb sie der Autor zum elastischen Gewebe rechnet. Im Gegensatz zu J. P. Mall (1888) und Roszner (1895) gibt Deimler (1905) an, daß das Stratum compactum von Muskelbündeln durchsetzt wird und findet, daß es ebenso wie auch im Darm der *Katze* bei jungen *Tieren* mehr fibrillär, bei älteren mehr hyalin ist. Nach Spalteholz (1897) besteht es hauptsächlich aus kollagenen Fasern, enthält aber daneben in geringerer Menge auch elastische und retikuläre Fasern. F. P. Martin (1907) und Trautmann (1907) finden nach Färbung mit Pikrofuchsin ein rotes, glasartiges Band von wechselnder, durchschnittlich 19 μ betragender Dicke. Es besteht im wesentlichen aus wellig in der Längsrichtung verlaufenden, teilweise parallel nebeneinander liegenden, teilweise sich aber auch innig verflechtenden Bindegewebsbündeln, denen elastische Fasern nur in mäßiger Menge beigemischt sind; trotzdem soll das Stratum compactum hochgradig elastisch sein. Während es im Dünndarm auch nach diesen Autoren von Bündeln glatter Muskelfasern durchsetzt wird, kommt dies nach F. P. Martin (1907) und P. Schumann (1907) im Enddarm, wo es außerdem viel schwächer ist, nicht vor.

Von anderen *Carnivoren* besitzt ferner der *Fuchs* ein Stratum compactum, das zwar nach Oppel (1897) bedeutend schwächer ist, aber doch eine einheitliche

Schichte darstellt, wie auch BIENENFELD (1903) und MERKEL (1926) angeben, und nach letzterem in den einzelnen Darmabschnitten großen Schwankungen unterworfen ist. Im Dünndarm der *Katze* hat HOFMEISTER (1886) eine solche Schichte aus kompaktem fibrillärem Bindegewebe beschrieben, die als feste Grundlage für das Stützgewebe der Schleimhaut deren Anpassung an die Volums-veränderungen des Darmes ermöglichen und die Weiterverbreitung der in der Schleimhaut vorhandenen gelösten und geformten Bestandteile erschweren oder verhindern soll. J. P. MALL (1888), F. P. MALL (1891) und OPPEL (1897) geben zwar an, daß der *Katze* ein Stratum compactum fehlt, doch wurde es hier auch von BIENENFELD (1903), DEIMLER (1904), F. P. MARTIN (1907), TRAUTMANN (1907) und ARCANGELI (1921) festgestellt. Es ist nach TRAUTMANN (1907) am Anfang des Duodenum am stärksten und verjüngt sich gegen das Ileum immer mehr, wo es sich mitunter streckenweise mehrfach spaltet und am Ende nur noch schwer zu erkennen ist; seine Dicke wechselt aber auch zwischenein sehr, und streckenweise wird es von Muskelfasern und anderen Elementen durchsetzt und gewissermaßen aufgefasert. Im Enddarm ist es nach F. P. MARTIN (1907) und P. SCHUMANN (1907) äußerst dünn. Beim *Iltis, Hermelin* und *Wiesel* ist das Stratum compactum nach einer noch nicht abgeschlossenen Untersuchung von BAECKER viel schwächer ausgebildet, stellenweise nur angedeutet.

Der *Mensch* besitzt kein typisches Stratum compactum, doch gibt v. EBNER (1902) an, daß es andeutungsweise vorhanden sei.

Im Gegensatz zu der von den meisten Autoren wohl mit Recht vertretenen Ansicht, daß das Stratum compactum bei den verschiedenen *Tieren* vorwiegend aus kollagenen Fasern besteht, meint F. P. MALL (1891, 1896), daß es kein weißes fibröses Gewebe enthält, sondern zum retikulierten Gewebe gehört und ebenso nimmt MEZZATESTA (1922) an, daß seine Fasern eine Art Gitterfasern, also präkollagener Natur sind. ARCANGELI (1921) aber behauptet, ähnlich wie dies ursprünglich J. P. MALL (1888) angenommen hat, daß es sich bei der *Katze,* ebenso wie auch bei *Fischen,* im Gegensatz zu anderen *Säugetieren* um Elastin handelt, und zieht daraus Schlüsse auf eine verschiedene mechanische Bedeutung dieser Schichten bei den einzelnen Säugetieren, was teilweise mit den folgenden Angaben in Widerspruch steht.

Bezüglich der Bedeutung des Stratum compactum kommt BIENENFELD (1903) auf Grund von Messungen zu dem Ergebnis, daß gerade bei jenen *Tieren,* wie dem *Fuchs,* der *Katze* und dem *Hecht,* die eine stärkere Muskelhaut besitzen und deren Darmwand nach der Art der Nahrung einer Gefährdung durch spitze Gegenstände besonders ausgesetzt ist, das Stützgerüst des Darmes in eine kompakte, sehnenartige resistentere Schichte umgewandelt ist und daß das Stra-tum compactum somit das Eindringen spitzer Körper bis zum Peritoneum oder gar bis in die Bauchhöhle verhindert. Demgegenüber ist aber hervorzu-heben, daß dies dann bei allen *Raubtieren* gleich sein müßte und daß nach eigenen Beobachtungen bei einem *Hermelin* etwa 12 Stunden nachdem es eine ganze *Maus* samt den Knochen verzehrt hatte, im Darm davon unter den geringen Resten keine Knochen mehr zu finden waren, die wahrscheinlich schon im Magen ganz entkalkt und verdaut wurden. ELLENBERGER (1890) glaubte, daß das Stratum compactum fördernd auf den Flüssigkeitsstrom in den hindurch-tretenden Gefäßen wirkt, besonders dadurch, daß die Zottenmuskulatur an ihm inseriert. OPPEL (1897) aber meint, daß in dem Stratum compactum das gesamte zusammenhängende Stützgewebe des Darmes seine stärkste Entwicklung und gewissermaßen sein Fundament findet, daß es daher der Darmwand eine erhöhte Festigkeit verleiht und zwischen den Wirkungen der außen davon liegenden Muskelschichten und der innerhalb befindlichen Schleimhaut mit ihren Organen vermittelt.

Bei der Beschreibung der Propria wurde bereits (S. 196) erwähnt, daß es in ihr auch zur Differenzierung von glatten Muskelfasern kommen kann. Insbesondere bilden solche bei den meisten *Wirbeltieren* als **Muscularis mucosae** eine zusammenhängende Schichte an der Basis der Schleimhaut und grenzen diese so gegen die sich in anderer Richtung differenzierende Submucosa ab.

Im Darm der *Neunaugen* ist im allgemeinen noch keine Muscularis mucosae ausgebildet [Schreiner (1898), R. Krause (1923), Jacobshagen (1932)], nur im Enddarm von *Myxine* wird eine solche von Maas (1899) erwähnt. Bei manchen *Selachiern* tritt sie zunächst im Bereiche der Spiralfalte auf [Leydig (1857), P. Mayer (1888)]. Sie wird hier nach Jacobshagen (1915b) meist, wie bei *Chimaera*, von Längsfasern, mitunter aber, wie bei *Chlamydoselachus*, schon von zwei verschiedenen Faserlagen gebildet [Jacobshagen (1915b)]. Auch im Spiraldarm vom *Torpedo ocellata* besteht die bereits oberhalb auftretende Muscularis mucosae nach R. Krause (1923) aus einer äußeren zirkulären und einer inneren longitudinalen Faserlage, die sich in die sekundären Leisten fortsetzen. Der *Dipnoer Protopterus annectens* weist gleichfalls eine Muscularis mucosae auf [Parker (1892)], ebenso unter den *Ganoiden Amia calva* [Hilton (1900)], nicht aber der *Stöhr* [Leydig (1857)]. Bei *Calamoichthys* finden sich nach Jacobshagen (1915b) nur in einem Teil der Spiralfalte und an der Basis der Seitenfältchen Längsmuskelbündel als Rest einer rückgebildeten Muscularis mucosae. *Teleostiern* scheint sie dagegen ganz zu fehlen [Haus (1897) u. a.], doch wurden nach dem bei der Propria Gesagten (S. 196) eingeflochtene glatte Muskelfasern dicht unter dem Darmepithel bei *Chondrostoma nasus* und beim *Hecht* als Andeutung einer Muscularis mucosae beschrieben [v. Langer (1870), Edinger (1877), R. Krause (1923)]; bei *Gastrostomus Bairdii* ist eine solche nach Nusbaum-Hilarowicz (1915) anschließend an den Magen im Anfangsteil des Mitteldarmes sogar gut ausgebildet.

Bei *Urodelen* und *Anuren* soll die Darmschleimhaut nach Leydig (1857), v. Langer (1866), Levschin (1870), C. K. Hoffmann (1873—1878), McGill (1908) u. a. ebenfalls glatte Muskelfasern enthalten, doch hat Oppel (1889) solche bei *Proteus anguineus* nur vereinzelt eingestreut gefunden, und Osawa (1914) konnte sie bei einigen *Anuren* bloß in der Nähe des eine Muscularis mucosae besitzenden Magens und in geringer Menge auch in der Dickdarmschleimhaut feststellen. Eine richtige Muscularis mucosae aber scheint dem Darm der *Amphibien* im allgemeinen noch zu fehlen [K. C. Schneider (1902), Gaupp (1904), R. Krause (1923)], so daß sich das lymphoreticuläre Gewebe nach außen unmittelbar zu einer aus kollagenen Bündeln bestehenden Zone verdichtet, an deren Grenze gegen die äußere Muskelhaut sich längsverlaufende elastische Fasernetze finden, wie sie vereinzelt auch innerhalb jener noch vorhanden sind.

Bei den *Reptilien* enthält die Schleimhaut des Mitteldarmes in ihrem lymphoreticulären Gewebe außer einer etwas wechselnden Menge von Leuko- und Lymphocyten glatte Muskelfasern, die nach Gianelli und Giacomini (1896) mitunter nur spärlich eingestreut sind und in verschiedenen Richtungen verlaufen, wie auch Greschik (1917) bei *Ablepharus pannonicus* findet, oder ringförmig angeordnet sind, wie C. K. Hoffmann (1890) und Jacobshagen (1915d) bei *Trionyx* angeben, während sie bei *Varanus* und besonders bei *Testudo graeca* reichlicher vorhanden sind [Gianelli und Giacomini (1896)]. Eine besondere Muskelschichte fehlt in der Schleimhaut des Mitteldarmes nach Machate (1879) auch bei *Emys europaea*, während C. K. Hoffmann (1890) sie hier gefunden und abgebildet hat. *Anguis fragilis* weist nach Greschik (1917) im tieferen Teil des Dünndarmes stellenweise eine feine Längsfaserschicht auf. Das *Krokodil* besitzt ebenfalls eine solche, von der nach Törö (1930) noch Bündel quer zur Darmachse zwischen den Krypten bis in die Zotten ziehen und dabei auf die Venen wie Sphinkteren wirken, wodurch es dann zu einer Erektion der Zotten kommt. Im Enddarm findet sich dagegen bei allen *Reptilien* eine eigene Muscularis mucosae, die gewöhnlich aus einer inneren zirkulären und einer äußeren longitudinalen Schichte besteht [MACHATE (1879), GIANELLI und GIACOMINI (1896)] und bei *Krokodilen* nach TAGUCHI (1920) Bündel bis an den Rand der Falten abgibt. Durch diese Muskelschichte wird von der Mucosa außen eine eigene Submucosa abgetrennt, die aus kollagenen Bündeln ohne elastischen Fasern besteht, nur spärliche Lymphocyten enthält und das weitmaschige Netz von Blut- und Lymphgefäßen nebst dem Nervenplexus beherbergt.

Die *Vögel* besitzen im ganzen Darm anschließend an die Muscularis mucosae des Magens eine Schichte von längsverlaufenden glatten Muskelfasern, die bald dünn, bald dick ist und ziemlich viel elastische Fasern enthält [BASSLINGER (1854), LEYDIG (1857), CLOETTA (1893), GRESCHIK (1912), R. KRAUSE (1922), CLARA (1926)]. Zwischen ihr und der zirkulären Schicht der äußeren Muskelhaut findet sich außer einer Lage elastischer Fasern nur bei Faltung auch etwas reichlicher Bindegewebe [R. KRAUSE (1922), CLARA (1926)], so daß eine eigentliche Submucosa im Darm der *Vögel* nicht vorhanden ist, wie auch BASSLINGER (1854) und CLOETTA (1893) angeben. Nach innen ist die Muscularis mucosae, wie schon BRÜCKE (1851) bei *Huhn* und *Gans* festgestellt hat, unscharf begrenzt, indem Bündel von ihr zwischen den Krypten bis in die Falten und Zotten hineingehen und teilweise auch ohne solchen Zusammenhang einen eigenen, selbständigen Bewegungsapparat für die Darmschleimhaut darstellen [GRESCHIK (1914), CLARA (1926)]. Zwischen der Muskelschichte und den Kryptenenden bilden im Mitteldarm mancher *Vögel* längsverlaufende kollagene Bündel von wechselnder Dicke, mit spärlichen elastischen Fasern untermischt, eine besondere Schichte, die im vorhergehenden (S. 233 f.) als Stratum compactum behandelt wurde. In der Propria, die aus einem Netz von Fasern und phagocytären Reticulumzellen besteht und verschiedene Arten von Wanderzellen enthält, verlaufen entlang den Gefäßen auch spärliche elastische Fasern, die in der Schleimhaut des ähnlich gebauten Enddarmes ebenso wie auch in und zwischen seinen Muskelschichten und in der Serosa etwas reichlicher vorhanden sind [GRESCHIK (1914)].

In der Gruppe der *Säugetiere* weist *Ornithorhynchus* nach OPPEL (1897) im Darm eine Muscularis mucosae auf, die nicht überall deutlich zwei Schichten erkennen läßt, und bei *Beuteltieren* ist sie nach den Angaben dieses Autors ebenfalls vorhanden. Beim *Igel* besteht sie nach CARLIER (1893) gewöhnlich aus einer einzigen Schichte und auch bei *Fledermäusen* fand MATHIS (1928 b) nur eine sehr dünne Schichte von längs verlaufenden Muskelfasern in der Darmschleimhaut. Bei den meisten *Säugetieren* aber ist die Muscularis mucosae aus einer inneren Ring- und einer äußeren Längsfaserschicht zusammengesetzt, wie bereits MIDDELDORPF (1846, S. 9) im Darm verschiedener Arten gesehen hat; genauer wurde ihr Verhalten dann von BRÜCKE (1851) beim *Hund* und von LIPSKY (1867) beim *Kaninchen* beschrieben und VERSON (1871), KULTSCHITZKY (1887, 1897), J. P. MALL (1888), BIENENFELD (1903), ZIPKIN (1903), F. P. MARTIN (1907), P. SCHUMANN (1907), TRAUTMANN (1907), ELLENBERGER (1911), TÖRÖ (1928), JACOBSHAGEN (1929), v. KOKAS (1930, 1932), FAVILLI (1933) u. a. machen für eine große Reihe verschiedener *Säugetiere* gleiche Angaben. Nach SCHAAF (1884) sollen die zirkulären Fasern bei manchen *Haustieren*, wie dem *Pferd*, erst tiefer im Jejunum auftreten; nach neueren Untersuchungen aber sind sie auch bei diesen bereits im Duodenum vorhanden [TRAUTMANN (1907)].

Stellenweise kommt zu diesen beiden noch eine dritte Muskelschichte hinzu, wie BIENENFELD (1903) bei der *Katze* und TRAUTMANN (1907) bei dieser und beim *Hund* im Duodenum festgestellt hat, wo die Muscularis mucosae dann aus einer inneren Längs- und einer mittleren Ringlage und einer äußeren, von längs- und schrägverlaufenden Fasern gebildeten Schichte besteht. Ebenso fand P. Schumann (1907) im Enddarm von *Pferd* und *Hund* stellenweise eine zirkuläre zwischen zwei longitudinalen Faserlagen, von denen die innere ganz dünn war.

Bienenfeld (1903) fand im Anschluß an die später zu besprechenden Versuche von A. Exner (1902), daß die Muscularis mucosae bei *Tieren*, deren Nahrung spitze Fremdkörper enthält, wie bei der *Fischotter*, im Magen und oberen Teil des Dünndarmes stärker entwickelt ist, als bei *Tieren* mit weicher Kost, wie der *Ziege*; im tieferen Dünndarm verschwindet dieser Unterschied, weil hier die Gefahr der Verletzung durch Fremdkörper geringer ist. Gegenüber der Angabe, daß die Dicke der Muscularis mucosae überhaupt in der Richtung zum Dickdarm abnimmt, fand F. P. Martin (1907), daß sie bei *Rind* und *Katze* im Duodenum, beim *Hund* im Jejunum und bei *Pferd, Esel, Ziege, Schaf* und *Schwein* im Ileum am stärksten ist. Nach Trautmann (1907) aber läßt sich in dieser Hinsicht keine allgemein gültige Regel aufstellen, da die Dicke der Muscularis mucosae bei den *Haustieren* in den verschiedenen Dünndarmabschnitten beträchtliche individuelle Unterschiede aufweist. Bei *Inuus Rhesus* besteht jede Schichte nach Zipkin (1903) meist nur aus einer Faserlage. Nach Favilli (1933) wechselt die Dicke auch mit der Gestaltung der Schleimhautoberfläche und nimmt dort zu, wo diese nach innen vorspringt, so daß für jeden bestimmten Querschnitt eine ganz bestimmte Anzahl von Muskelfaserbündeln zur Verfügung steht. v. Kokas und v. Ludány (1932) machen Angaben über die Dicke der Muscularis mucosae bei verschiedenen *Tieren* und finden, daß diese mit der Zottenbewegung in Zusammenhang steht.

Von den *Haussäugetieren* besitzt das *Pferd* und auch der *Esel* nach F. P. Martin (1907) und Trautmann (1907, 1910), der die Angaben des ersteren teilweise berichtigt, im Dünndarm die stärkste Muscularis mucosae; unter Berücksichtigung der Körpergröße aber ist sie beim *Hund* und auch bei der *Katze* verhältnismäßig besonders gut entwickelt. Bei *Rind, Schaf* und *Schwein* ist sie kaum halb so stark wie beim *Pferd*, am schwächsten aber bei der *Ziege*. Ihre Ausbildung steht nach Trautmann (1907, 1910) zu jener der Muscularis propria in einem umgekehrten Verhältnis, so daß sich beide in ihrer Wirkung gegenseitig ergänzen, wie angeblich auch ihr ganzes sonstiges Verhalten beweist. So ist die Muscularis mucosae umgekehrt wie die äußere Muskelhaut auf der antimesenterialen Seite bei *Pferd, Rind, Schaf, Ziege, Hund* und *Katze* stärker, nur beim *Schwein* auf beiden Seiten gleich stark. Im Gegensatz zur Muscularis propria ist ferner die Längsfaserschichte stärker als die zirkuläre. Dagegen steht die Stärke der Muscularis mucosae in keinem Verhältnis zur Körpergröße, zur Länge des Darmes, zur Weite seines Lumens und der Dicke seiner Wand. Sie ist gerade bei jenen *Tieren* besonders kräftig entwickelt, die angrenzend noch ein Stratum granulosum und compactum als besondere Schichten besitzen.

Im Enddarm der *Haussäugetiere* ist die Dicke der ganzen Muscularis mucosae nach F. P. Martin (1907) und P. Schumann (1907) ebenfalls beim *Pferd* am größten, dann folgen *Rind, Schwein, Hund, Esel, Schaf* und zuletzt wieder die *Ziege*. Im Vergleich zur Körpergröße aber besitzen die *Raubtiere* auch im Dickdarm die stärkste Muscularis mucosae. Bei *Wiederkäuern* und beim *Schwein* reichen die Krypten teilweise bis in diese hinein, während beim *Pferd* eine an Leukocyten reiche subglanduläre Schichte und bei *Carnivoren* ein Stratum granulosum und compactum zwischen beide eingeschaltet ist [P. Schumann (1907)].

Von den beiden Schichten der Muscularis mucosae ist nach Trautmann (1907) im Dünndarm bei *Schwein, Hund* und *Katze* die äußere longitudinale stärker als die innere zirkuläre, während beim *Pferd* beide gleich stark sind. Eine bindegewebige Trennungsschichte ist zwischen ihnen meist gar nicht vorhanden oder höchstens angedeutet. Stellenweise gehen die beiden Muskelschichten sogar ineinander über, wie schon VERSON (1871) angibt, und auch Graf SPEE (1885) und J. P. MALL (1888) haben beim *Hund* festgestellt, daß sie sich nicht vollkommen voneinander trennen lassen, weil die Fasern sich an der Grenze vielfach durchflechten. Bei *Rind, Schaf* und *Ziege* bilden die Muskelbündel nach TRAUTMANN (1907) überhaupt ein Geflecht, so daß ihre Anordnung in zwei Schichten größtenteils verwischt ist, doch besteht die Muscularis mucosae auch bei diesen *Tieren* vorwiegend aus Längs-, im übrigen hauptsächlich aus Ringfasern, während schiefe Bündel am wenigsten vertreten sind. Solche wurden schon von SCHAAF (1884) erwähnt und kommen bei verschiedenen *Haustieren* vor, ebenso wie Bündel, die von einer Schichte zur anderen verlaufen. TÖRÖ (1928) konnte bei *Kaninchen, Katze* und *Hund* ebenfalls vielfach zwischen der Längs- und Ringschichte Verbindungen durch sich kreuzende Muskelbündel feststellen. Dabei bedingen oft durchtretende Gefäße eine Richtungsänderung der Fasern; beim *Hund* bilden diese nach J. P. MALL (1888) um die Venen einen Ring und können so wie ein Schließmuskel auf sie wirken, was TÖRÖ (1928, 1930) bestätigt und auch bei *Kaninchen, Katze* und *Krokodil* findet.

Die Muskelfasern sind in der Muscularis mucosae kürzer und schmäler als in der Muscularis propria und haben nach MOLESCHOTT (1859) eine Länge von kaum 0,06 mm. Zwischen ihnen finden sich die Verzweigungen der zugehörigen Gefäße und Nerven, ferner interfasciculäres Bindegewebe, das nach F. P. MARTIN (1907) beim *Pferd* und *Esel* reichlicher, bei *Rind, Schaf, Ziege, Hund* und *Katze* dagegen nur sehr spärlich vorhanden ist. Nach KULTSCHITZKY (1897), LEGGE (1897), SPALTEHOLZ (1897) und TRAUTMANN (1909) enthalten beide Lagen der Muscularis mucosae eine sehr dichtes Netz von elastischen Fasern, deren Menge der Ausbildung der ganzen Schichte entspricht und daher in der schwachen Muscularis mucosae der *Katze* geringer ist als beim *Hund*. Wie DOGLIOTTI (1924) angibt, setzt sich das reticuläre Gewebe der Propria in die Fäserchen um die Muskelzellen fort, die ja ebenso wie an anderen Stellen von Häutchen aus argyrophilen Fasern eingehüllt sind. Eine Kontinuitätslösung in der Muscularis mucosae wird nach Versuchen DOGLIOTTIs (1924) beim *Hund* durch reticuläres Gewebe ausgefüllt, das von ihrem Stroma stammt, wobei sich auch eine gewisse Regeneration der Muskelzellen bemerkbar macht, ohne daß aber eine vollständige Restitutio ad integrum beobachtet wurde. ANILE (1902) fand innerhalb der Muscularis mucosae des Darmes verschiedener *Säugetiere* auch Ganglien in den sie versorgenden Nerven, die später (S. 326) behandelt werden.

Im Duodenum hat das Auftreten der BRUNNERschen Drüsen besonders dort, wo sie dicht beisammen liegen, eine unvollständige Ausbildung der Muskelfasern zur Folge, die dann zwischen ihnen ein Netz bilden [BIENENFELD (1903), F. P. MARTIN (1907), TRAUTMANN (1907)]; nach FAVILLI (1933) umgreifen sie die durchtretenden Ausführungsgänge, ohne daß es zu einer wirklichen Unterbrechung kommt. Abzweigende Muskelfaserbündel können zwischen die BRUNNERschen Drüsen in die Submucosa eindringen [VERSON (1871), TRAUTMANN (1907)]. Eingelagerte Follikel können ebenfalls eine Ausbuchtung [FAVILLI (1933)] oder teilweise Unterbrechung [VERSON (1871)] der Muscularis mucosae verursachen, weshalb sie auch im Bereiche der PEYERschen Platten stellenweise ganz fehlt. Durch ihre Kontraktion kann sich das umgebende Schleimhautrelief erhöhen, während die den Follikel enthaltende Stelle weniger beweglich ist und so den Grund eines Grübchens bildet, wie JACOBSHAGEN (1929) bei *Halbaffen* beschreibt.

Von der Muscularis mucosae gehen im Dünndarm glatte Muskelfasern zwischen die Krypten und in die Zotten bis zu deren Spitze, wie schon Brücke (1851) festgestellt hat und später (S. 273) besprochen wird. Bei *Pferd, Schwein* und *Wiederkäuern* fand P. Schumann (1907) auch im Enddarm Muskelbündel, die von der Muscularis mucosae in die Schleimhaut hinein abzweigen, während er dies bei den *Fleischfressern* nie feststellen konnte.

Im Darm des *Menschen* bilden die schon von Middeldorpf (1846) an der Grenze der Schleimhaut entdeckten Muskelfasern nach Brücke (1851), Verson (1871), Toldt (1888), Schenk (1891), Stöhr (1896) u. a. im allgemeinen ebenfalls zwei Schichten, doch sollen bei Kindern nach Verson (1871) vorwiegend Längsfasern vorhanden sein. Die ganze Muscularis mucosae hat nach J. v. Gerlach (1860) eine durchschnittliche Dicke von 15—18 μ; nach Verson (1871) ist sie gewöhnlich nicht stärker als 0,021 mm, kann aber auf die Hälfte und weniger sinken (Abb. 93, 104, 113). Außer den die Muskelfasern umscheidenden argyrophilen Fasern enthält sie auch elastische Fasern, die nach Panea (1906) im allgemeinen die gleiche Richtung wie die Muskelfasern zeigen, von der Vaterschen Ampulle nach abwärts allmählich abnehmen und im Ileum fast völlig verschwinden, von der Valvula coli an aber wieder zunehmen und im Dickdarm dichte Netze bilden (Abb. 121).

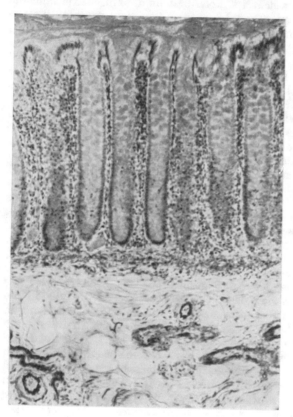

Abb. 121. Mucosa und Submucosa aus dem Colon descendens eines erwachsenen *Menschen*. Muscularis mucosae mit elastischen Fasern. Formol-s. Orcein. Vergr. 108 ×.

Nach einer Untersuchung von Baecker (1933) ist die innere Schichte der Muscularis mucosae im menschlichen Darm fast überall stärker ausgebildet und besteht aus dicht aneinander gelagerten glatten Muskelfasern, die in ihrer Hauptmasse einen regelmäßigen zirkulären Verlauf zeigen. In der äußeren Schichte sind die Muskelfasern oft lockerer angeordnet und verlaufen teilweise weniger regelmäßig, im allgemeinen aber doch parallel zur Darmachse. An den Durchtrittsstellen von Gefäßen bilden die Muskelfasern Bögen um diese, doch kommen sphinkterartige Verschlußeinrichtungen beim *Menschen* nicht vor. In allen Darmabschnitten finden sich aber stellenweise Bündel, die bogenförmig aus der einen in die andere Schichte übergehen (Abb. 122).

Von diesem allgemeinen Bau der Muscularis mucosae des *menschlichen* Darmes finden sich in manchen Abschnitten verschiedene Abweichungen. Im Duodenum wird sie besonders am Anfang durch die Brunnerschen Drüsen vielfach unterbrochen (Abb. 103) und erscheint daher als ein Netz [Prenant (1911)], in dem die Muskelfasern einen weniger regelmäßigen Verlauf zeigen und teilweise radiär nach außen und innen umbiegen. Tiefer im Duodenum nehmen sie dann die typische Anordnung an, die sie auch im ganzen Jejunum zeigen. Innerhalb der Kerckringschen Falten kommt es zu einer Auflockerung der äußeren Lage, deren Fasern hier radiär gegen das Lumen nach innen ziehen. Im Ileum verlaufen die Fasern der im übrigen gleich gebauten Muscularis mucosae in der äußeren Lage weniger regelmäßig, aber doch mindestens zur Hälfte mehr oder weniger längs. Die eingelagerten Follikel bewirken besonders im Bereiche der Peyerschen Platten Unregelmäßigkeiten und auch vollständige Unterbrechungen der Muscularis mucosae.

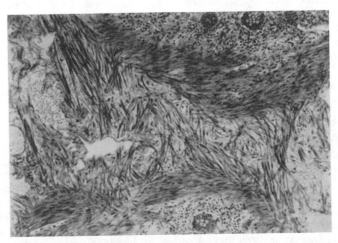

Abb. 122. Muscularis mucosae im Flachschnitt durch eine Kerckringsche Falte aus dem Jejunum einer 30jährigen Frau. Übertritt von Muskelfasern aus der dichteren inneren in die weniger regelmäßige äußere Lage. Zenker-H. Eisenhäm.-Azan. Vergr. 93×.

An der Innenseite der Valvula ileocaecalis besteht die innere Schichte der Muscularis mucosae ebenfalls aus zirkulären Fasern; in der äußeren Schichte finden sich dagegen neben längsverlaufenden auch zirkuläre und diagonale Bündel und da außerdem der Durchtritt von Gefäßen Richtungsänderungen der Fasern bewirkt, kommt hier ein mehr geflechtartiger Bau zustande. An der Blinddarmseite der Klappe besteht die ganze Muscularis mucosae ohne deutliche Sonderung in zwei Schichten aus einem nahezu regellosen, netzartigen Geflecht von verhältnismäßig starken Bündeln; unter diesen überwiegen die zirkulären nur wenig, doch ändern die einzelnen Fasern immer wieder ihre Richtung und zeigen mitunter Ausbuchtungen, als wenn sie verzweigt wären.

Im Caecum ist die innere Lage der Muscularis mucosae nach Baecker (1933) dicker als in anderen Abschnitten des menschlichen Darmes und besteht aus ausgesprochen zirkulären Fasern, während die äußere Schichte auf einige wenige unregelmäßig verlaufende Bündel reduziert ist und stellenweise ganz fehlt. Im Colon zeigt die Muscularis mucosae, abgesehen von Störungen am Rande der Haustra, den typischen Bau bei ziemlich regelmäßiger Anordnung der Fasern, doch wechselt die Dicke der ganzen Schichte, die im Colon transversum und sigmoideum auffallend gering ist. Die innere Ringfaserlage erscheint nur in der Flexura sigmoidea locker gebaut und ist meist stärker, an einzelnen Stellen aber schwächer als die äußere Lage, die aus meist locker angeordneten, vorwiegend längs-, aber auch schrägverlaufenden Bündeln besteht. Letztere sind

besonders im Colon sigmoideum zahlreicher, so daß die äußere Schichte hier fast
geflechtartig erscheint, wobei durch häufigeren Faserübertritt auch die Sonderung
in zwei Schichten verwischt wird, wie schon v. Ebner (1902) hervorgehoben
hat. Die eingelagerten Follikel bewirken eine Ausbuchtung der ganzen Schichte
mit Störungen im Faserverlauf. Stellenweise finden sich nach außen von diesen
beiden Schichten noch zirkuläre Fasern als Andeutung einer dritten Schichte.
Im Rectum kann die Muscularis mucosae eine beträchtliche Dicke erreichen,
doch wechselt diese, wie auch v. Ebner (1902) angibt, und ebenso die Stärke
der einzelnen Schichten; sowohl die innere als auch die äußere kann nach
Baecker (1933) auf wenige Faserzüge beschränkt sein und stellenweise ist nur
eine Längsfaserschichte vorhanden. Der Verlauf der Fasern wechselt ebenfalls,
indem sich außer dem typischen Verhalten stellenweise in der äußeren Schichte
schräg verlaufende Fasern finden, ohne daß es aber zur Bildung eines wirklichen
Geflechtes kommt. Mitunter weist die Muscularis mucosae des Mastdarmes
aber auch drei Schichten auf, wobei eine Längsfaserschichte zwischen zwei
zirkulären oder auch eine solche zwischen zwei longitudinalen liegen kann
(Abb. 97).

Nach innen zweigen von der Muscularis mucosae im Dünndarm Bündel
ab, die teilweise mit der Muskulatur der Zotten zusammenhängen, und vereinzelte zarte Muskelbündel ziehen nach Schaffer (1891) und v. Ebner (1902)
auch im Dickdarm gegen die Schleimhautoberfläche, wie an anderer Stelle
(S. 273) besprochen wird.

Die Untersuchung Baeckers (1933) ergab im wesentlichen eine Bestätigung
der bereits von allen früheren Untersuchern vertretenen Ansicht über den
Bau der Muscularis mucosae, die durch Goerttler (1932) in Frage gestellt
worden war; dieser behauptete, daß die Elemente der Schleimhautmuskulatur
des Darmes ebenso wie die Bindegewebsbündel und Gefäße der außen anschließenden Wandschichten unter einem Winkel von 45⁰ zur Darmachse in zwei zueinander annähernd senkrecht stehenden Richtungen spiralig um das Darmlumen verlaufen, was aber von Baecker (1933) nicht bestätigt werden konnte.

Entsprechend diesem Bau stellt die Muscularis mucosae auch hinsichtlich
ihrer Funktion nicht nur, wie Trautmann (1907) meint, eine Ergänzung
der Muscularis propria, sondern eine selbständige Schichte mit einer besonderen
Bedeutung dar, die nach Heitzmann (1868) zu jener in einem antagonistischen
Verhältnis steht, ebenso wie dies nach den Beobachtungen an den Dünndarmzotten auch für deren Muskulatur gilt [Graf Spee (1885), v. Kokas und v. Ludány
(1932), Röhlich (1934)]. v. Kokas (1930, 1932) hat ihre Tätigkeit an verschiedenen *Tieren* im lebenden Zustande verfolgt. Indem sich mit der Muscularis
mucosae zugleich die in die Schleimhaut eindringenden Bündel zusammen-
ziehen [Favilli (1933)], kommt es zu Formveränderungen der ganzen Mucosa,
wodurch diese dem jeweiligen Inhalt des Darmes angepaßt und so in ihrer Funktion unterstützt wird. Nach Versuchen von A. Exner (1902) erfolgt an Stellen,
wo spitze Gegenstände einen Reiz auf die Schleimhaut ausüben, eine lokale
Kontraktion der Muscularis mucosae wie auch der zwischen die Krypten und
in die Zotten aufsteigenden Bündel, wodurch es zur Bildung von Buchten
um die Spitzen kommt; dies verhindert deren Eindringen in die Darmwand
und bewirkt sogar eine Umdrehung eingeführter Nadeln, so daß sie dann mit
dem Kopf vorausgehen und dadurch weniger gefährlich sind. Während Bienenfeld (1903) diese Auffassung noch durch weitere Beobachtungen gestützt hat,
meint Trautmann (1907), daß diese Funktion als Schutzorgan im Vergleich zu
den anderen nur eine Nebenrolle spielt. A. Müller (1904) fand, daß gelegentlich
auch eine gegenteilige Umkehr von Nadeln vorkommt und daß die Ausschaltung
des Nervus vagus und des Plexus solaris hierauf ohne Einfluß ist. Nach Miura

(1913) wird die Schleimhaut durch die Kontraktion der Muscularis mucosae um den Darminhalt komprimiert und der resorbierte Chylus aus den Blut- und Lymphgefäßen der Zotten in die lockere weitmaschige Submucosa weiter gedrängt; im Gegensatz zur Muscularis propria, die fast ausschließlich durch den Nervus vagus versorgt wird, soll die Schleimhautmuskulatur über den Plexus Meissneri vom Sympathicus allein innerviert werden und oberhalb einer Stenose nicht hypertrophieren. Jacobshagen (1929) erblickt eine Hauptaufgabe der Muscularis mucosae nach Untersuchungen bei *Prosimiern* in der regelmäßigen, unveränderten Erhaltung des Schleimhautreliefs zur Ermöglichung seiner Funktion bei allen Tätigkeitszuständen des Mittel- und Enddarmes, was durch die von dieser Muskelschichte in die Propria hineingehenden Muskelzüge noch unterstützt wird; der Autor will dies aber nicht auf die Muscularis mucosae aller *Wirbeltiere* ausdehnen und bezweifelt, daß es eine einheitliche solche gibt.

Nach King, Arnold und Church (1922) bildet die Darmschleimhaut in Verbindung mit den später (S. 277) behandelten rhythmischen Bewegungen der Zotten, aber auch unabhängig von diesen, Erhöhungen, Vertiefungen und Runzeln; die Erregung erfolgt durch Hitze, mechanische und chemische Reize lokal und ist myogenen Ursprunges, wobei die Empfindlichkeit im Duodenum und Jejunum am größten, im Ileum hingegen nicht mehr feststellbar ist. Der Splanchnicus und der Meissnersche Plexus sind am Zustandekommen des Tonus beteiligt, während der Vagus ohne Einfluß auf diesen ist. Langecker, Mahler und Nonnenbruch (1932) haben durch Abziehen der Muskelhaut mit der Serosa und durch Abschaben der Schleimhaut Präparate der Muscularis mucosae hergestellt, wozu der Dünndarm vom *Hund* und auch vom *Menschen*, nicht aber vom *Pferd, Rind, Schwein, Schaf* und *Kaninchen* geeignet ist, und fanden dann, daß mechanische Reize und Dehnung wirkungslos sind, faradische Reizung aber eine Erhöhung des Tonus der Muscularis mucosae zur Folge hat; ebenso wirkt besonders Tonephin, ferner Adrenalin, Acetylcholin, Pilocarpin, Physostigmin, Barium, Strophantin, Lobelin und Histamin, während Campher, Papaverin und gelegentlich auch Atropin den Tonus herabsetzen. Nicotin, Digitalis-Glykoside und Gallensäure üben dagegen keine Wirkung auf diesen aus, die aber auch bei den anderen Stoffen nicht regelmäßig und sicher ist. Der Lymphdruck verstärkt die Kontraktion der gesamten Schleimhautmuskulatur. Diese bewirkt zweifellos ein Herauspressen des Blutes aus den Capillaren und fördert auch die Absonderung des Darmsaftes und die Durchmischung des Darminhaltes; sie ist von dem Auftreten einer Schleimschichte an der Oberfläche begleitet [Babkin (1928, S. 841)].

14. Die Submucosa und der konstruktive Bau der ganzen Darmwand.

Mit der zunehmenden Differenzierung der inneren, das Oberflächenepithel tragenden Bindegewebszone zu einem verschiedene Lymphzellen bildenden reticulären Gewebe sondert sich von dieser Propria der Mucosa, die in einem früheren Abschnitt behandelt wurde, immer deutlicher eine tiefere, mehr faserige Bindegewebsschichte ab, die als Submucosa [Koelliker (1867)] eine verschiebliche Verbindung zwischen der Schleimhaut und der äußeren Muskelhaut herstellt und zugleich das Verteilungs- und Sammelgebiet der Nerven und Gefäße ist. Sie wird schon bei manchen *Fischen* durch das Auftreten der zuletzt besprochenen Grenzschichten, eines Stratum compactum oder einer Muscularis mucosae, gegen das eigentliche Schleimhautgewebe scharf abgegrenzt, was aber bei den meisten *Fischen*, den *Amphibien* und teilweise auch bei den *Reptilien* noch nicht der Fall ist. Ihre Breite wechselt zunächst beträchtlich mit dem Abstand jener Schichten von der Muskelhaut.

Ein besonderes Verhalten zeigt diese Zone nach SCHREINER (1898), MAAS (1899), MAWAS (1922) und JACOBSHAGEN (1932) bei den *Myxinoiden,* deren Mitteldarm unter dem Stratum compactum zunächst eine dessen gelbrote Färbung bedingende dicke Fettschichte und nach außen anschließend zwischen weiten Blutgefäßen Stränge von lymphoreticulärem Gewebe aufweist, das, wie bereits (S. 194) erwähnt wurde, als Vorläufer der noch fehlenden Milz aufgefaßt wird. Es ist bei *Bdellostoma* umfangreicher als bei *Myxine* und wird von der Muskelhaut noch durch ein Geflecht von zirkulären derbfibrillären Bündeln getrennt [JACOBSHAGEN (1932)]. Ein ähnliches lymphoreticuläres Gewebe findet sich nach GIGLIO-TOS (1897) bei *Ammocoetes* besonders in der Spiralfalte und nimmt bei dem *Dipnoer Protopterus* nach PARKER (1892) den größeren Teil der Submucosa ein, kann sich aber bei den *Lungenfischen* nach JACOBSHAGEN (1929) mit den Gefäßen, an deren Wand es angeschlossen erscheint, auch in der Tunica intermuscularis ausbreiten.

Bei den meisten *Fischen* aber besteht diese Submucosa aus kollagenem Bindegewebe, das auch elastische Fasern [POGONOWSKA (1912)] und mitunter Pigmentzellen [JACOBSHAGEN (1915)] enthält. Zwei durch allmählichen Übergang verbundene Zonen zeigen auch die *Amphibien* und viele *Reptilien,* wie früher (S. 194) ausgeführt wurde. Im Darm jener *Fische,* die an der äußeren Grenze der Propria eine besondere Grenzschichte besitzen, weist die Submucosa nur eine sehr geringe Breite auf. Dies gilt auch für die *Krokodile* [REESE (1913,) TÖRÖ (1930)] und *Vögel* [CLOETTA (1893)]; CLARA (1926) findet sogar, daß bei diesen eine Submucosa nur bei stärkeren Faltungen des Darmrohres in Erscheinung tritt, im allgemeinen aber nicht ausgebildet ist, wie ebenfalls schon (S. 237) beschrieben wurde.

Im Darm der *Säugetiere* stellt die Submucosa meist eine breitere, sich aber mit dem Kontraktionszustand ändernde Schichte dar, die besonders in mechanischer Hinsicht für die ganze Darmwand von großer Bedeutung ist, wie am Ende dieses Abschnittes besprochen wird. Sie besteht nach Angaben für verschiedene Arten, wie *Schnabeltier* [OPPEL (1897)], *Gürteltier* [HELLY (1899)], *Haussäugetiere* [TRAUTMANN (1907)], *Rhesusaffen* [ZIPKIN (1903)], hauptsächlich aus dicken kollagenen Bündeln, die bei nicht zu starker Dehnung des Darmes in welligem Verlauf ein lockeres Geflecht bilden. Ihnen sind nach KULTSCHITZKY (1897) ziemlich reichlich elastische Fasern beigemengt, die aber in der Submucosa, wie auch TSCHAUSSOW (1898) hauptsächlich für *Hund* und *Katze* angegeben hat, spärlicher sind als in der Mucosa unterhalb der Krypten und sich nach außen von ihr in der Muskelhaut am reichlichsten finden. Im Darm von Pflanzenfressern sind sie nach LEGGE (1896, 1897) verhältnismäßig schwächer ausgebildet und fehlen in der Submucosa beim *Kaninchen* fast ganz.

Nach TRAUTMANN (1907, 1909, 1910) enthält die Submucosa des Mitteldarmes der *Haussäugetiere* weitmaschige Netze von elastischen Fasern, die im Vergleich zu den meist dünnen Fasern der Propria vorwiegend ziemlich dick sind, hierin aber teilweise von jenen der Muskelhaut noch übertroffen werden; sie durchsetzen meist einzeln die ganze Submucosa in allen Richtungen, bilden aber zum Teil, besonders nahe der Muskelhaut, auch dichtere Züge von feinen Fasern, wie dies vor allem im Jejunum der Katze der Fall ist. Hinsichtlich der Menge und Dicke sind sie unter den *Haussäugetieren* am stärksten im Dünndarm des *Hundes* und etwas schwächer bei der *Katze* ausgebildet, wobei aber das Ileum der letzteren ärmer, des ersteren reicher an elastischen Fasern zu sein scheint, als die höheren Darmabschnitte. Geringer ist ihre Menge bei den *Huftieren,* unter denen das *Pferd* an erster Stelle steht, dem sich das *Schwein* und dann *Schaf* und *Ziege* anschließen; bei diesen ist es besonders das Ileum, dessen Submucosa eine stärkere Ausbildung der elastischen Fasern zeigt. Beim *Rind*

sind sie am wenigsten zahlreich und am dünnsten, wenn auch stellenweise etwas
reichlichere Ansammlungen vorkommen. Die mitunter in die Submucosa
eingelagerten oder teilweise in sie hineinragenden Follikel werden, wie bei diesen
(S. 216) angegeben ist, teilweise von elastischen Netzen umsponnen und von einzelnen Fasern auch durchzogen. Ebenso finden sich solche zwischen den Läppchen
und um die Schläuche der Duodenaldrüsen, die sich über ein wechselnd langes

Anfangsstück des Dünn-
darmes, hauptsächlich
in der Submucosa, aus-
breiten. Im Dickdarm
der Haussäugetiere ent-
hält diese nach P. Schu-
mann (1907) ziemlich
viel elastische Fasern,
die, in verschiedener
Richtung verlaufend,
Netze bilden und die
Gefäße umhüllen. Sie
sind hier beim Pferd
am reichlichsten vor-
handen und bilden
manchmal nahe der
Muskelhaut ein dich-
teres Geflecht. Ein sol-
ches findet sich auch im
Dickdarm des Rindes,
wo die elastischen Fa-
sern aber bedeutend
spärlicher sind und in
die Septa der Muskel-
haut hineinziehen. Bei
Schaf und *Ziege* ist
ihre Menge am gering-
sten und auch beim
Schwein ist die Sub-
mucosa des Dickdar-
mes arm an elastischen
Fasern, während sie bei
den *Carnivoren* reich-
licher von spiraligen,

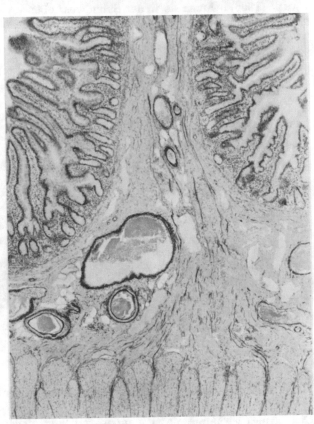

Abb. 123. Submucosa aus einem Längsschnitt durch das Jejunum eines
erwachsenen *Menschen*. Reichliche elastische Fasern, die in eine Kerckringsche Falte und zwischen die Bündel der Muscularis propria hineinziehen.
Formol - s. Orcein. Vergr. 48×.

ziemlich kurzen Fasern durchzogen wird, die einzeln ohne regelmäßige Anordnung verlaufen.

An Zellen enthält die Submucosa des Darmes außer typischen Fibroblasten
meist nur vereinzelte Plasmazellen, Lympho- und Leukocyten, von
denen auch die eosinophilen beim *Hund* nach Oehler (1913) im Vergleich zur
Propria an Zahl geringer sind. Ziemlich gleichmäßig finden sich Mastzellen
eingestreut, die hier besonders bei der *Ratte* von Lehner (1924) untersucht
wurden. Auch Fettzellen kommen in dieser Darmschichte in wechselnder,
meist aber nur geringer Menge vor. Schäppi (1931) findet beim *Hausschwein*
im Gegensatz zum *Wildschwein* mächtige Fettlager in der Submucosa, was er
als Domestikationszeichen betrachtet.

Im Darm des *Menschen* weist die Submucosa nach Dobbertin (1896) ebenfalls durchwegs nur spärliche elastische Fasern auf, die wenig regelmäßig,

teilweise zirkulär und longitudinal, einzeln oder nahe der Muskelhaut, besonders in den untersten Darmabschnitten, in mehr oder weniger dichten Bündeln verlaufen und in den mittleren Darmabschnitten die größte Dicke erreichen. Sie stehen nach Livini (1899) mit dem feineren elastischen Flechtwerk in der Schleimhaut unter den Krypten in inniger Verbindung, ziehen in die Plicae conniventes hinein (Abb. 123) und umgeben auch die Schläuche der Duodenaldrüsen. Nach Panea (1906) nehmen sie in der Submucosa ebenso wie in den nach innen davon gelegenen Schichten gegen das Caecum an Menge ab. In der Submucosa des

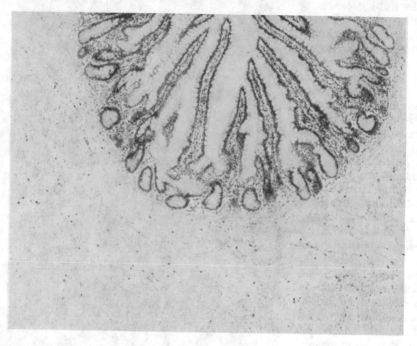

Abb. 124. Submucosa aus einem Längsschnitt durch das Jejunum eines erwachsenen *Menschen*. Zahlreiche Mastzellen (dunkel) in unregelmäßiger Verteilung. Formol- saur. Toluidinblau. Vergr. 76×.

Dickdarmes verhalten sie sich im wsentlichen gleich (Abb. 121), werden aber nach Livini (1899) im Rectum wieder zahlreicher, wobei die Längsrichtung vorwiegt. Für das Neugeborene gibt dieser Autor an, daß die elastischen Fasern, die nach dem bei der Entwicklung Gesagten (S. 38f.) im Darm sehr spät auftreten, in der Submucosa seltener sind als zwischen den Muskelfasern. R. Fischl (1903) fand hingegen auch beim 8 Monate alten Kind, abgesehen von den Gefäßen und einem dünnen Streifen in der Serosa, noch keine elastischen Fasern.

Unter den verschiedenen bereits bei den *Säugetieren* erwähnten Zellen der Submucosa finden sich, in allen Abschnitten des *menschlichen* Darmes ziemlich gleichmäßig verteilt, verhältnismäßig reichlich Mastzellen (Abb. 124), die sich hier nach Lehner (1924) in ausgebildetem Zustand zeigen, während in der Propria auch Jugendformen vorkommen. Die in dieser, ganz besonders im Wurmfortsatz, massenhaft zur Ausbildung kommenden eosinophilen Zellen nehmen nach Oehler (1913) in der Submucosa an Zahl ab und finden sich in der Muscularis propria und Serosa nur mehr vereinzelt. Zanardi (1931) beschreibt in der Submucosa des menschlichen Wurmfortsatzes verzweigte, durch eine Silbermethode darstellbare Zellen, die teilweise zu Nerven und Gefäßen in Beziehung stehen und histiocytäre Elemente in verschiedenen Reaktionsstadien sein sollen.

Außerdem enthält die Submucosa beim *Menschen* Fettzellen einzeln und in kleinen Gruppen oder in Reihen besonders in der Umgebung größerer Gefäße. Ihre Menge ist im Dünndarm im allgemeinen gering, während sie im Dickdarm recht zahlreich werden und selbst einen beträchtlichen Teil der Submucosa einnehmen können, wie der in der Abb. 135 wiedergegebene Querschnitt durch das Colon descendens zeigt. Sie dienen hier als Polster und als Füllmaterial und ermöglichen durch ihre Verschieblichkeit bei der Kontraktion der Muskelhaut einen vollständigen Verschluß des Lumens, wie ihn dieser Darmabschnitt

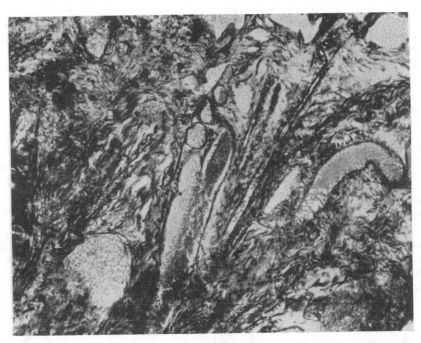

Abb. 125. Submucosa im Flachschnitt durch eine Kerckringsche Falte aus dem Jejunum einer 30jährigen Frau. Verlauf der kollagenen Bündel, Gefäße und Nerven. Zenker-H. Eisenhäm.-Azan. Vergr. 100×.

meistens zeigt. Staemmler (1924) hat in der Submucosa des Dünndarmes zwei linsengroße Knötchen beschrieben, deren Zellen er für Lipoblasten hielt. Ebenso fand Feyrter (1929) unter 1300 Därmen zweimal, und zwar im Duodenum, innerhalb der Submucosa hanfkorngroße, weißlich gelbe flache Knötchen in einer linsengroßen Ausstülpung der Schleimhaut gegen die Muskelhaut; sie bestanden aus großen eckigen oder rundlichen Zellen mit ebensolchem, meist chromatinreichem Kern und einem feinwabigen Plasma, das stark lichtbrechende und zugleich doppelbrechende Körnchen enthielt, die Fettfärbungen annahmen. Dazwischen lagen auch einige auffallend große Fettzellen. Der Autor glaubt, daß diese Gebilde auf einer Störung des Lipoidstoffwechsels beruhen.

Die Submucosa des Darmes ist aber auch ausgezeichnet durch den Reichtum an Blutgefäßen, Lymphgefäßen und Nerven, die alle hier engmaschige Netze bilden und in den Lücken des Gewebes parallel zu den kollagenen Bündeln verlaufen (Abb. 125), so daß sie von ihnen vor Zerrung geschützt werden, zugleich aber auch deren mechanische Leistung unterstützen [Goerttler (1932)]. Sie werden in dieser Schichte gleichmäßig für die nach innen von ihr liegende Schleimhaut verteilt, wie in den diese Gebilde behandelnden Abschnitten beschrieben wird; die Blutgefäße weisen in dieser Zone bei manchen *Tieren* auch besondere Einrichtungen auf, um die Blutzufuhr zur Schleimhaut dem jeweiligen Funktionszustand anzupassen, wie ebenfalls später (S. 301) besprochen wird.

Außerdem hat die Submucosa aber, wie schon (S. 14f.) erwähnt wurde, auch eine wichtige mechanische Funktion, da sie zwischen der die Verdauung und Resorption der Nahrung besorgenden Schleimhaut und der den Darminhalt durchmischenden und weiter befördernden Muskelhaut eingeschaltet ist und so beide, wie H. Petersen (1931) besonders hervorhebt, verschieblich miteinander verbindet. Diese mechanische Aufgabe der Submucosa drückt sich auch in der Anordnung und dem Verlauf der kollagenen Bündel aus, die sich nach innen teilweise bis zur Schleimhautoberfläche und nach außen in die Muskelhaut und bis zum Serosaepithel fortsetzen und so mit den Geflechten und Netzen dieser Schichten in Verbindung stehen, was teilweise auch für die elastischen Fasern gilt.

Schon Clason (1872) hat durch Präparation am Dünn- und Dickdarm festgestellt, daß die äußere festere Schichte der Submucosa aus zwei sich kreuzenden Systemen von Bindegewebsbündeln besteht, die je nach der Spannung des Darmkanales in mehr spitzem oder stumpfem Winkel nach Art eines Bauernfängers in entgegengesetzter Richtung zueinander um den Darm verlaufende Spiralen bilden und so die Festigkeit der Darmwand verstärken. Zu demselben Ergebnis kam J. P. Mall (1888) und F. P. Mall (1896) hat ebenfalls eine spiralige Anordnung der Bündel beschrieben. Carrey (1921) meint, daß diese nach Befunden bei verschiedenen *Säugetieren* ähnlich wie die Muskelfasern der Muscularis propria eine innere Spirale von geringem und eine äußere von steilem Anstiegswinkel bilden, indem sie nach links gewunden innen alle 0,5—1 mm, außen alle 4—10 mm eine ganze Umdrehung vollziehen. Nach Dogliotti (1924) besteht die Submucosa beim *Hund* aus zwei durch ganz lockeres Bindegewebe verbundenen verdichteten Schichten von Bindegewebsfasern mit dünnen elastischen Fasern. B. Braun (1931) findet beim *Hammel*, daß die kollagenen Bündel der Submucosa, sich kreuzend, ungefähr in einem Winkel von 45° zur Längsachse des Darmes verlaufen und mehrere Schichten bilden, die aber nicht scharf voneinander isoliert sind, sondern sich verflechten; daran beteiligen sich auch die elastischen Fasern, die parallel zu den Schichten diese ohne bestimmte Anordnung in allen Richtungen durchziehen. Dies hat zur Folge, daß sich der isolierte Submucosaschlauch bei Füllung nicht verkürzt, wie der Autor auch im Dünndarm des Kaninchens feststellt, da die Verkürzung in den Kreuzsystemen durch die lockere Verbindung der Schichten aufgehoben wird. Nach Goerttlers (1931, 1932) Untersuchungen am *menschlichen* Darm verlaufen die kollagenen Bündel der Submucosa in zwei sich kreuzenden Spiralen unter gleichem Winkel nach beiden Seiten um die Darmachse und zugleich radiär von außen nach innen in der Richtung gegen den Anus; sie sollen sich in dieser Weise durch die Propria bis zur inneren Oberfläche fortsetzen, wo auch die Zotten und Krypten in ebenso verlaufenden Reihen angeordnet sind und selbst die Falten doppelseitige Spiralen bilden, was jedoch vom Kontraktionszustand der Muskulatur abhängt. Aber auch in der Serosa findet Goerttler (1931, 1932) in gleicher Richtung verlaufende Bündel, die mit jenen in der Submucosa durch ein feines, die Muskelhaut durchsetzendes, regelmäßig dreidimensionales Gitter verbunden sind, so daß die Kontraktion der Muskelfasern entsprechende Veränderungen in dem ganzen Bindegewebsgerüst der Darmwand bewirkt.

Auch die elastischen Fasern, deren wechselndes Verhalten bei jeder Schichte des Darmes genauer beschrieben wird, bilden ein zusammenhängendes Ganzes, wie man am besten bei ihrer isolierten Darstellung durch eine der spezifischen Färbungen sieht. Legge (1896, 1897) fand vor allem beim *Hund* vier konzentrisch zueinander in den verschiedenen Darmschichten angeordnete und durch Fasern untereinander verbundene Netze, von denen ein außerordentlich feines unterhalb des Epithels, eines mit weiten Maschen in der Submucosa, eines im Innern der Muskelhaut und ein Netz in der Serosa liegt. Sie sollen nach diesem Autor entsprechend der Wanddicke ausgebildet und insbesondere um so zahlreicher und dicker sein, je stärker die Muskelhaut entwickelt ist, während KULTSCHITZKY (1897) sie in ein gleiches Verhältnis zur Muscularis mucosae bringt. DOBBERTIN (1896) beschreibt im *menschlichen* Darm drei ineinander verlaufende Schläuche, die durch zahlreiche Anastomosen miteinander innig verbunden sind und hauptsächlich an der Basis der Schleimhaut, ferner unmittelbar nach innen und nach außen von der Muskelhaut liegen, wozu häufig noch ein Netz zwischen deren beiden Schichten kommt. Damit stimmen im wesentlichen auch die Angaben von LIVINI (1899) und PANEA (1906) überein und ebenso jene von TRAUTMANN (1907, 1909, 1910) u. a. für verschiedene *Säugetiere*.

So bilden die kollagenen Bündel mit den elastischen Fasern, wie schon SCHAAF (1884) und DE BRUYNE (1891) festgestellt haben und auch DOGLIOTTI (1924) angibt, ein die ganze Darmwand durchsetzendes Gerüst, das nach OPPEL (1897) die Festigkeit und Elastizität des Darmrohres sichert und im Stratum compactum seine stärkste Entwicklung und seine Grundlage findet. Bei Ermangelung eines solchen ist diese Rolle wohl ganz der in der Mitte der Darmwand liegenden Submucosa zuzusprechen. Außerdem ermöglichen deren locker verflochtene Bündel nach GOERTTLER (1931, 1932) das Gleiten des Schleimhautrohres innerhalb des Muskelrohres, ebenso wie die in den Lücken parallel zu jenen verlaufenden Gefäße, die in gefülltem Zustand auch als eine Art Schwellkörper die Weiterstellung der Wand erleichtern.

Den ganzen Bau der Darmwand vergleicht GOERTTLER (1931, 1932) mit der Konstruktion eines Geschützes. Ähnlich wie dessen Seelenrohr nimmt das gleichmäßig in allen Richtungen passiv dehnbare Schleimhautrohr den Druck, der vom Inhalt ausgeht, unmittelbar auf, wobei zunächst eine Erweiterung auf Kosten des Überschußmaterials in den Falten erfolgt. Die außen anschließende Submucosa aber kann nur so weit nachgeben, als der in den Maschen zwischen den undehnbaren Bündeln befindliche flüssige Inhalt der Blut- und Lymphgefäße von innen nach außen komprimiert werden kann; jede plötzliche Überdehnung wird durch die gitterartig angeordneten Bündel elastisch, aber kurz abgebremst. Da nun alle undehnbaren Bauelemente in zwei sich kreuzenden und radiär nach innen und abwärts verlaufenden Spiralen angeordnet sind, wird die Länge und Weite des Darmes schließlich durch den Winkel bestimmt, den die Bündel mit der Querachse bilden, und zwar ist die Länge nach GOERTTLER (1932) seinem Sinus, die Weite seinem Cosinus proportional. Beide können sich von einem Extrem zum anderen rund um den dreifachen Betrag ändern, was von ELZE und GANTER (1929) bezüglich der Länge auch am lebenden Darm festgestellt wurde.

Eine stärkere Änderung des Lumens ist nur durch Umordnung der Bindegewebsbündel möglich und eine solche bewirken die schräg zu ihnen verlaufenden Muskelfasern der Muscularis propria, die nach GOERTTLER (1931, 1932) dem Mantelrohr eines Geschützes entspricht; sie ist nicht allseitig dehnbar, sondern nur zum Abfangen von Querspannungen geeignet und dient zur aktiven Druckregulierung. Durch eine Dehnung der Ringmuskulatur werden die Bindegewebsbündel mehr quergestellt, was eine Erweiterung und zugleich auch eine Verkürzung des ganzen Darmrohres zur Folge hat, denn dabei wird die Ganghöhe aller das Darmlumen umkreisenden Spiralen vermindert und vermittels des Bindegewebsgerüstes die Längsmuskulatur zur Kontraktion gezwungen. Dies gilt aber vollkommen nur, wenn der Darm schon so stark gedehnt ist, daß die

Bündel praktisch ein flächenhaftes Gitter bilden; zuvor sind sie im Raum angeordnet, und der Turgor der Wand nebst anderem verhindert ein Flacherwerden.
Durch Verschiebung des Materials aus der Tiefe in die Fläche aber kann das
Rohr allseitig vergrößert werden, so daß auch eine gleichzeitige Dehnung beider
Muskellagen nicht ganz unmöglich ist. Unter abnormen Verhältnissen kann es
auch asymmetrisch zu einer stärkeren Erweiterung des Darmes an der dem Mesenterialansatz gegenüberliegenden Seite kommen, wobei er sich in Spiralen legt.

15. Das Schleimhautrelief und die verschiedene Ausbildung der einzelnen Darmabschnitte in der Wirbeltierreihe.

Da der innere Teil der Darmwand großenteils aus Elementen besteht, die
ihre Länge nicht verändern können, führen die Kontraktionen der meist in
zwei aufeinander senkrechten Richtungen angeordneten Muskelfasern zu
wechselnden Faltenbildungen gegen das Lumen, die umgekehrt bei dessen
Füllung durch den Druck des Inhaltes unter gleichzeitiger Erschlaffung der
äußeren Muskelhaut wieder ausgeglichen werden, wie im vorhergehenden und
folgenden Abschnitt ausgeführt wird. Zu solchen vorübergehenden Faltungen der Schleimhaut kommt es nach dem früher (S. 8) Gesagten mit dem
Auftreten von Muskulatur in der Darmwand schon bei niederen *Tieren*. Zum Teil
werden die Falten aber bereits bei diesen erst durch maximale, über das gewöhnliche Ausmaß hinausgehende Dehnung zu völligem Verstreichen gebracht und
erscheinen daher als eine hiefür bestimmte Materialreserve der vorwiegend
aus undehnbaren Elementen bestehenden Schleimhaut.

Damit vollzieht sich ein allmählicher Übergang zu bleibenden Dauerfalten,
die selbst bei äußerster Dehnung nicht vollkommen verschwinden und andere
wichtige Funktionen übernehmen. Auch solche Falten kommen, wie bereits
(S. 7) erwähnt wurde, in verschiedener Verlaufsrichtung und Anordnung schon
bei *Wirbellosen* vor und finden sich in sehr wechselnder Ausbildung auch bei
allen höheren *Tieren*. Sie können je nachdem den Durchgang des Darminhaltes
erleichtern oder verzögern und vergrößern außerdem die sezernierende und
resorbierende Oberfläche der Darmschleimhaut. Aus diesem Grunde steht
ihre Ausbildung auch in enger Beziehung zu der des ganzen Darmes und wechselt
selbst in den einzelnen Abschnitten, was im folgenden unter Beschränkung
auf die allgemeinen Erscheinungen beschrieben werden soll.

Wie in dem Abschnitt über die phylogenetische Ausgestaltung des Darmes
(S. 5ff.) dargelegt wurde, kann dieser auf verschiedene Weise eine für die Ernährung
notwendige Oberflächenvergrößerung erfahren. *Neunaugen*, manche *Fische*
und einzelne höhere *Wirbeltiere* besitzen ähnlich der Typhlosolis verschiedener
Würmer, *Mollusken* und *Arthropoden* eine größere Längsfalte, die meist als
Spiralfalte auftritt [Edinger (1877), Rückert (1896), Kantarowicz (1898),
Mingazzini (1901), Neuville (1901), Oppel (1903), Neumayer (1903, 1904,
1914, 1920), Forssner (1907), Jacobshagen (1915, 1929, 1931). Bei anderen
Fischen finden sich wie bei manchen *Würmern* und *Arthropoden* Anhängsel
am Anfang des Darmes, zu dem nach Jacobshagen (1911, 1929, 1931, 1932,
1934) auch das Zwischenstück zwischen Pylorus und Einmündung des Gallen-
ganges als eine sekundäre, durch die Formentwicklung des Magens bedingte
Bildung gehört; diese mehr oder weniger zahlreichen, ähnlich wie die übrige
Darmwand gebauten und funktionierenden Appendices intestinales (pyloricae) [Edinger (1877), Haus (1897), Redeke (1900), Helbing (1903), J. A.
Weber (1903), Egounoff (1907), Jacobshagen (1915), Follmann (1927),
Dawes (1929), Blake (1930), Bühler (1930) u. a.] dienen ebenfalls zur Ver-
größerung der inneren Darmoberfläche (Abb. 126). Bei den übrigen *Fischen* und

höheren *Wirbeltieren* erfolgt die Anpassung des Darmes an die funktionellen Bedürfnisse hauptsächlich durch eine entsprechende Verlängerung in Form einer oder mehrerer Spiralen [RÜCKERT (1896), KANTAROWICZ (1898), NEU-MAYER (1903, 1904), ZIETZSCHMANN (1925), PATZELT (1925), AKAJEWSKIJ (1926), BONFERT (1928), JACOBSHAGEN (1931, 1934) u. a.] oder durch Bildung von verschieden angeordneten Schleifen und durch die mannigfaltige Gestaltung des Oberflächenreliefs. Neben Systemen gröberer Falten, die in verschiedener Richtung verlaufen können, treten schon bei manchen *Fischen* kleinere Erhebungen der Schleimhaut auf, die auch bei den höheren *Wirbeltieren* als eigentliche

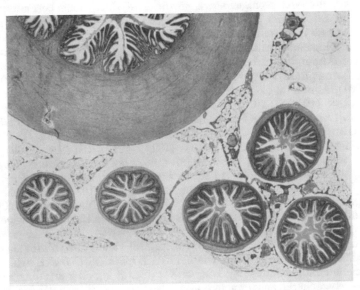

Abb. 126. Querschnitt durch den Magen und die Appendices intestinales (pyloricae) von einem *Saibling (Salmo fario)*. ORTH-Hämalaun-Eosin. Vergr. 16×. (Präparat und Photogr. von R. BAECKER.)

Zotten zu den Falten noch in naher Beziehung stehen und von HILTON (1900) sogar als homologe Bildungen erklärt wurden, sich aber bei den *Säugetieren* auf den Dünndarm beschränken. Die ebenfalls eine Vergrößerung der Schleimhautoberfläche darstellenden, schon im Darm mancher *Fische* auftretenden Grübchen und die diesen entsprechenden Krypten der höheren *Wirbeltiere*, die bei den *Säugetieren* im Dickdarm ihre größte Länge erreichen, wurden in einem früheren Abschnitt (S. 157) behandelt.

Im folgenden werden zunächst die Faltenbildungen bei den einzelnen *Wirbel*tierklassen zugleich mit Hinweisen auf die allgemeine Gestaltung und die Unterteilung des Darmes sowie dessen Entwicklung übersichtsmäßig dargestellt, während bezüglich der Einzelheiten auf die zahlreichen, dem Schleimhautrelief des Darmes gewidmeten Abhandlungen von JACOBSHAGEN und seine demnächst erscheinende Darstellung in dem Handbuch der vergleichenden Anatomie von BOLK, GÖPPERT, KALLIUS und LUBOSCH verwiesen werden muß. Im nächsten Abschnitt werden dann die Darmzotten behandelt.

In dem gestreckt verlaufenden ungegliederten Darm des *Amphioxus* finden sich nur kleine Querfalten. Der Darm der *Cyclostomen*, der noch keine deutliche Sonderung in Mittel- und Enddarm zeigt [JACOBSHAGEN (1934)], wird in ganzer Ausdehnung von Längsfalten durchzogen, die bei *Petromyzon* als sekundäre Erhebungen auch an der von RATHKE (1837) als Spiralklappe beschriebenen großen Falte vorhanden sind, gegen den After an Zahl und Größe abnehmen und nach Claypole (1895) den Zotten im Dünndarm der *Säugetiere* ähneln; zwischen ihnen bilden feine Fältchen ein Netz mit flachen Grübchen [R. Krause (1923)]. Im Mitteldarm von *Myxine*, die keine Spiralfalte besitzt [Edinger (1877) a. u.], finden sich 10—15 nahezu parallele Längsfalten, die viel breiter und meist gerade sind, bei *Bdellostoma* leicht zickzack verlaufen und nur selten ineinander übergehen, mitunter aber durch kleine Seitenfalten fast zu einem Netz verbunden sind [Maas (1899), Jacobshagen (1932)].

Bei den *Fischen* zeigt der mitunter, wie bei *Misgurnus fossilis*, gestreckte, meist aber mehr oder weniger stark gewundene Darm eine besonders mannigfache Form; infolge der besonderen Lebensbedingungen im Wasser, sowie der mitunter beengten räumlichen Verhältnisse in der Bauchhöhle und unter dem Einfluß verschiedener Ernährung kommt es zu der oben (S. 250) erwähnten Ausbildung von Appendices intestinales oder einer großen Falte meist in Verbindung mit einer Darmspirale oder von Schleifen [Rückert (1896), Yung (1898), Gegenbaur (1901), Appel und Kreuter (1905), Maurer (1906), Biedermann (1911), Jacobshagen (1915, 1929, 1931, 1934), Beauvalet (1933), Schnackenbeck (1934) u. a.], und auch das Schleimhautrelief zeigt eine sehr verschiedene Ausbildung [Rudolphi (1802), Milne Edwards (1860), Edinger (1877), Oppel (1897), Hilton (1902), Jacobshagen (1911, 1913), Blake (1930), Rogick (1931)]. Dieses besteht nach v. Eggeling (1907) bei den omnivoren *Cyprinoiden* aus besonders hohen und dichten Falten, wechselt aber auch unabhängig von der Art der Nahrung, die sich nach den von Smallwood (1931) beschriebenen Veränderungen während der Entwicklung und nach Fütterungsversuchen von Hykes und Moravec (1933) in einer größeren Länge des Darmes bei vegetarischer Ernährung äußert. Bei einer Reihe von *Knochenfischen*, wie *Cottus gobio*, *Gadus morrhua* u. a. ist die Darmschleimhaut glatt. Bei vielen aber bildet sie ein Netz, das aus niedrigen Falten besteht, wie bei den *Lophiiden*, *Cottiden* u. a. oder sehr eng und ziemlich gleichmäßig ist, wie bei *Mulliden* u. a., oder aus einem stärkeren und einem schwächeren zusammengesetzt, also doppelt ist, wie bei den *Muräniden* u. a. Solche Netze können auch durch stärkeres Hervortreten der Quer- oder Längsverbindungen in andere Faltensysteme übergehen, wie bei *Crenilabren*, *Blenniden* u. a., und stellen nach Jacobshagen (1911) die Grundform dar, von der die anderen Faltenbildungen abzuleiten sind. Bei *Pegasiden*, *Siluriden*, *Lophiobranchiern* u. a. finden sich Längsfalten, die meist wellig oder sogar zickzackförmig verlaufen, wie bei *Cetostomus*. Dagegen weisen *Salmoniden* und im hinteren Darmabschnitt auch *Clupeiden* ringförmige Querfalten auf.

Gewöhnlich sind die Falten am Anfang des Darmes stärker entwickelt und können nach hinten auch ganz verschwinden, um aber im Enddarm wieder mehr hervorzutreten [v. Eggeling (1907)]. Dieser ist meist gleich gebaut und kurz [Rudolphi (1802), Melnikow (1866), v. Langer (1870), Edinger (1877), R. Krause (1923) u. a.]; nach Jacobshagen (1915) erreicht er bei *Fischen* durchschnittlich $^1/_3$—$^1/_{10}$ der Länge des Mitteldarmes und weist nach Oppel (1897) an seinem Ende meist Längsfalten auf. Bei *Gastrostomus Bairdii*, der, wie die meisten *Tiefseefische*, eine sehr dünne Darmwand besitzt, wird das Lumen im vorderen Teil des Mitteldarmes nach Nusbaum-Hilarowicz (1915) durch Verwachsung der hohen Längsfalten in mehrere nebeneinander liegende Hohlräume geteilt, was an die Entwicklungsvorgänge im Duodenum junger *Säugetier*embryonen erinnert. Im Darm mancher *Fische* zeigen die Falten der Schleimhaut mehr oder weniger tiefe Einschnitte oder zerfallen in Kämme und zottenartige Anhänge, die später (S. 263) besprochen werden, während sich zwischen ihnen Grübchen und die früher (S. 155) beschriebenen Übergangsformen zu Krypten ausbilden.

Unter den *Amphibien* besaßen die *Stegocephalen* nach L. NEUMAYERs (1904) Untersuchungen an *Koprolithen* eine Spiralfalte. In dem besonders primitiven, gerade verlaufenden Darm der *Gymnophionen*, an dem keine deutliche Absonderung eines Enddarmes zu erkennen ist, zeigt die Schleimhaut eine netzartige Faltung, die bei Dehnung spurlos verschwindet [JACOBSHAGEN (1915), OSAWA (1917)]. Von den *Urodelen* und *Anuren* haben einige, wie *Siren, Proteus, Amphiuma* und *Hyla arborea*, ebenfalls einen sehr kurzen, fast gerade verlaufenden, die meisten aber einen längeren, mitunter, wie bei *Cryptobranchus* und *Megalobatrachus*, sogar stark gewundenen Darm [YUNG (1907), JACOBSHAGEN (1915) u. a.]. Bei den große Massen von Bodenschlamm aufnehmenden Larven der *Anuren* bildet er eine während der Metamorphose mit dem Übergang zu einer an Ballast viel ärmeren, animalen Nahrung rasch verschwindende Doppelspirale [MILE EDWARDS (1860), SACCHI (1886), RATNER (1892, 1898), REUTER (1900), BABÁK (1903, 1905, 1906), YUNG (1905), REICHENOW (1908), BOWERS (1909), PENSA (1916), KUNTZ (1924), JANES (1934)], wie früher (S. 6) erwähnt wurde.

Im ausgebildeten Zustand weist der Mitteldarm dieser *Tiere* wenigstens in seinem kranialen Teil ein konstantes, nicht verstreichbares Relief auf, das nicht nur zum Ausgleich starker Dehnung, sondern auch zur Verhinderung eines zu raschen Durchganges der Nahrung und zur Vergrößerung der sezernierenden und resorbierenden Oberfläche dient und daher ein dieser Aufgabe besonders angepaßtes Blut- und Lymphgefäßsystem enthält. Es besteht im Anfang des Mitteldarmes aus einem groben Netz hoher Falten, das bei manchen *Anuren*, wie den *Fröschen*, zunächst in parallele hohe Querfalten übergeht; diese bilden mit ihren Rändern je zwei nach abwärts gerichtete Zacken, die in kaudaler Richtung durch zwei Längsfalten miteinander verbunden sind, so daß zwei Reihen von hintereinander angeordneten, halbmondförmigen Ausbuchtungen der Schleimhaut entstehen. Gegen den Enddarm treten infolge Schwundes der Querfalten des Netzes bei *Urodelen* und *Anuren* Längsfalten auf [RUDOLPHI (1802), V. LANGER (1866), LEVSCHIN (1870)], die sich teilweise verstreichen lassen [JACOBSHAGEN (1915)]. Im Darm von *Amphiuma* zeigen die Falten nach HILTON (1902) einen Zickzackverlauf. Bei verschiedenen *Amphibien* sind die Falten nach V. LANGER (1866), LEVSCHIN (1870) und JACOBSHAGEN (1915) eingekerbt oder auch in Fortsätze geteilt, wodurch der mechanische Widerstand vermindert, die Resorption aber bedeutend gefördert wird. Nach letzterem Autor stehen jedoch alle diese mannigfachen Gestaltungen der inneren Darmoberfläche in keiner unmittelbaren Beziehung zur Nahrung, sondern sind in erster Linie phylogenetisch durch Vererbung bedingt. Zwischen den Falten finden sich im Mittel- und Enddarm der *Urodelen* die früher (S. 156) beschriebenen Epithelknospen [LEYDIG (1857), LEVSCHIN (1870), OPPEL (1889), BAECKER (1933), DORRIS (1934) u. a.] als Vorläufer von Krypten, die in typischer Ausbildung bei den *Amphibien* nicht vorkommen [JACOBSHAGEN (1915), OSAWA (1917)].

Der Enddarm bildet bei den *Perennibranchiaten* ebenso wie bei den *Gymnophionen* noch keinen selbständigen Abschnitt, kann aber bei anderen *Urodelen* eine beträchtliche Länge zeigen; im allgemeinen erreicht er $^1/_4$—$^1/_9$ der Länge des Mitteldarmes, und hebt sich dann durch Bildung einer Klappe und bei *Anuren* auch durch plötzliche Erweiterung vom Mitteldarm scharf ab. Seine Schleimhaut weist nur mehr ein einfaches Faltennetz oder Längsfalten auf, die sich mehr oder weniger vollkommen ausglätten lassen [V. LANGER (1866), C. K. HOFFMANN (1873—1878), FORSSNER (1907), JACOBSHAGEN (1915), OSAWA (1917), MORIN (1929)].

Unabhängig von der Nahrung wechselt auch bei den *Reptilien* die Länge des verhältnismäßig kurzen Darmes, der bei den langgestreckten Schlangen noch mehr gerade, bei *Eidechsen* und besonders bei *Schildkröten* und *Krokodilen* dagegen in regellos verteilten Windungen und langen Schlingen verläuft, wobei seine geringe Weite gegen den Enddarm noch abnimmt [J. F. MECKEL (1817), C. K. HOFFMANN (1890), REESE (1913), JACOBSHAGEN (1920), R. KRAUSE (1922)].

Ebenso läßt das verschieden gestaltete Schleimhautrelief des Mitteldarmes keinen Einfluß der Nahrung erkennen. *Trionyx* weist nach JACOBSHAGEN (1915) eine große, von der Submucosa gebildete Längsfalte auf. Vertreter verschiedener Gruppen, wie *Testudo graeca, Chamaeleon* und manche *Schlangen* zeigen ein einfaches Faltenwerk, das nach JACOBSHAGEN (1920) eine Anpassung an den Verlauf der Muskulatur und die Dehnbarkeit in der Längs- und Querrichtung darstellt. Dagegen herrschen bei den meisten *Eidechsen* besonders in den tieferen Abschnitten nicht völlig verstreichbare Längsfalten vor, die von RUDOLPHI (1802) auch im Darm von *Testudo orbicularis* beschrieben wurden. Bei manchen *Reptilien*, wie *Platemys*, zeigen die mehr oder weniger allein zur Ausbildung kommenden Längsfalten im Anfang einen geschlängelten, oder wie bei *Clemmys, Ringelnatter, Riesenschlange* und *Krokodil* einen Zickzackverlauf [HILTON (1902), TÖRÖ (1930)], der nach JACOBSHAGEN (1920) an die Stelle der fehlenden Querfalten tritt und bei Längsdehnung in einen gestreckten übergeht, wie dies auch nach abwärts in zunehmendem Maße der Fall ist; diese Einrichtung erleichtert die Weiterbeförderung des Darminhaltes und begünstigt zugleich die Resorption. Bei einzelnen Arten, wie der *Eidechse Tupinambis teguixin* und besonders den *Schlangen Boa* und *Eunectes*, kommen nach JACOBSHAGEN (1920) aber auch Querfalten vor, die ähnlich wie die Plicae circulares im menschlichen Dünndarm von der ganzen innerhalb der Muskelhaut liegenden Darmwand gebildet werden und den Darminhalt zurückhalten, soweit sie nicht, wie bei *Varanus*arten, durch Einschnitte unterbrochen sind.

Wie später (S. 263f.) besprochen wird, kommen bei den verschiedenen *Reptilien* auch Zotten vor, die sich vor allem an den Ecken des Faltennetzes entwickeln und mit den Falten in Verbindung bleiben oder auch ganz frei stehen können [JACOBSHAGEN (1920)]. Außerdem finden sich dazwischen, wie früher (S. 156f.) beschrieben wurde, in wechselnder Ausbildung Einbuchtungen oder solide Epithelsprossen, die im Enddarm mitunter ein Lumen bekommen und schon den Krypten ähnlich werden, bei *Krokodilen* aber als richtige Schläuche in die Schleimhaut des ganzen Darmes eingelagert sind [C. K. HOFFMANN (1890), OPPEL (1897), TAGUCHI (1920), TÖRÖ (1930)].

Der Enddarm ist weiter als der Mitteldarm, besonders weit bei der pflanzenfressenden *Testudo graeca* im Vergleich zu der fleischfressenden *Emys europaea* [BIEDERMANN (1911)], und hat bei vielen *Eidechsen* und *Krokodilen* noch eine geringe Länge, erreicht aber bei manchen *Schlangen* fast die halbe Länge des Mitteldarmes [JACOBSHAGEN (1920)] und nähert sich damit der Ausbildung bei den höchst organisierten *Tieren*. Er soll bei *Ichthyosauriern* nach der Form von *Koprolithen* eine Spiralfalte besessen haben [GEGENBAUR (1901, II, S. 174)]. Meist weist er nur ein verstreichbares Faltennetz, oft mit niedrigen Längswülsten, auf, doch kommen auch mehr oder weniger ringförmige Querfalten vor, wie bei *Eidechsen* und *Vipern* [J. F. MECKEL (1817), MILNE EDWARDS (1860), JACOBSHAGEN (1920)]; an deren Bildung kann sich auch die Ringmuskelschichte beteiligen, wie GRESCHIK (1917) bei *Ablepharus pannonicus* unterhalb des Caecum findet.

Unter den *Vögeln* wechselt die Ausbildung des Darmes selbst bei nahe verwandten Arten sehr, zeigt aber hinsichtlich der Gliederung in verschiedene Abschnitte und der Formen des Schleimhautreliefs eine Weiterentwicklung, die in mancher Beziehung an die Verhältnisse bei den *Säugetieren* erinnert; das häufige Vorkommen eines Dottergangdivertikels und doppelter Blinddärme stellen dagegen Besonderheiten dieser Klasse der *Wirbeltiere* dar, wie in den entsprechenden Abschnitten (S. 346f. und 360ff.) ausgeführt wird. Die Unterschiede in der Ausbildung des Darmes scheinen auch bei den *Vögeln* teilweise durch die Ernährungsart bedingt zu sein [MAGNAN (1911, 1913)]. Nach GADOW (1891) und MITCHELL (1902, 1916) besitzen die Früchte und Insekten fressenden *Vögel* einen verhältnismäßig sehr kurzen aber weiten Darm, während die von Fischen, Aas, Cerealien und besonders die von grünen Pflanzen lebenden *Vögel* einen sehr langen Darm haben, wie sich auch innerhalb derselben Gattung zeigen kann, z. B. unter den *Fringilliden* bei den von Körnern lebenden *Kreuzschnäbeln*. Andererseits sind aber beim *Strauß* im Gegensatz zum verwandten *Casuar* trotz ähnlicher Nahrung alle Darmabschnitte besonders lang und die *Raubvögel* besitzen entweder einen mittellangen Darm ohne Blinddärme oder einen kurzen weiten Darm mit langen Blinddärmen [GADOW (1891)]. Bei *Eulen* und *Tauben* wird die von diesen Regeln abweichende Ausbildung des Darmes auf einen Nahrungswechsel im Laufe der phylogenetischen Entwicklung zurückgeführt und CADOW (1933) hat bei *Fruchttauben* verschiedene Stadien der Anpassung an die Ernährung mit Körnern festgestellt. Bei der omnivoren *Ente* konnte MAGNAN (1914) ähnliche Unterschiede während der Entwicklung durch verschiedene Fütterung erzielen.

Der verhältnismäßig primitive Darm mancher Arten besonders unter den *Laufvögeln* schließt an das Verhalten bei den *Reptilien*, besonders den *Krokodilen* an; von jenem läßt sich die Form des Darmes bei den meisten Tag- und Nacht-*raubvögeln* ableiten und von diesen führt die fortschreitende Differenzierung in verschiedenen Richtungen zu den übrigen Gruppen [MITCHELL (1896, 1902), BEDDARD (1911)]. Dabei bildet der Darm außer der ersten, dem Duodenum der *Säugetiere* entsprechenden Schlinge um das Pankreas noch weitere Schleifen, die sich nach GADOW (1891) in vier verschiedenen Typen anordnen. Die Enden der Schleifen können sich bei *Störchen* mehrfach spiralig einrollen, oder der Darm nimmt im ganzen die Form einer mehr oder weniger großen, linksläufigen Doppelspirale an, die von R. KRAUSE (1922) bei der *Taube* genauer beschrieben wird und auch bei *Möwen, Sumpfvögeln* und verschiedenen *Passeres* vorkommt. Über die Entwicklung dieser Formen wie auch des feineren Baues des Darmes machen GADOW (1879, 1889, 1891), MINOT (1900), MAURER (1906), FORSSNER (1907), KERSTEN (1912) und MARUJAMA (1928) genauere Angaben.

In der Gestaltung des Schleimhautreliefs herrscht bei den *Vögeln* ebenfalls die größte Mannigfaltigkeit, wie schon aus den Angaben von RUDOLPHI (1802), J. F. MECKEL (1829) und STANNIUS (1846) hervorgeht. Nach MAGNAN (1911) ist die innere Oberfläche des Darmes ohne Berücksichtigung der Zotten und Krypten bei fleischfressenden *Vögeln* am kleinsten, bei omnivoren größer und bei granivoren am größten. Nach S. MÜLLER (1922) und CLARA (1927) entwickelt sich das Relief auch im Darm der *Vögel* aus einem, dem tonischen Zustande der in zwei aufeinander senkrechten Richtungen wirksamen Muskulatur angepaßten Netz mit anschließender Bindegewebsvermehrung als bleibender Grundlage, erreicht aber im Gegensatz zu den *Reptilien* seinen vollkommensten Zustand nicht am Anfang, sondern am Ende des Mitteldarmes, was CLARA (1927) aus der verschiedenen Entwicklung der Krypten erklärt. Die Unterschiede in der Ausbildung des Schleimhautreliefs beruhen zum Teil ebenfalls auf der Ernährungsart, doch kommt daneben nach S. MÜLLER (1922) vielfach auch der Einfluß der Vererbung in der weitgehenden Übereinstimmung bei verwandten Arten zur Geltung.

Nach S. MÜLLER (1922) weisen die *Corviden* ein nicht mehr ganz verstreichbares Netz von Falten ohne Fortsatzbildung auf, das weiter abwärts in zierliche Längsfalten übergeht. Indem solche sich, in zwei Richtungen verlaufend, überkreuzen und diese Stellen stärker hervortreten, entstehen daraus, wie bei *Reptilien*, mehr oder weniger deutliche, höhere Zickzacklängsfalten mit Querverbindungen

von den Winkeln zu den Nachbarfalten, wie bei *Alken, Cyanecula, Nectarinien,*
Regulus und *Hirundo urbica* [Greschik (1918), S. Müller (1922), Clara (1927)],
oder mit kürzeren Querfortsätzen, wie bei *Waldhühnern* [v. Schumacher (1921)].
Bei manchen *Singvögeln*, wie *Regulus, Emberiza* und *Calamoherpe*, folgt nach ab-
wärts noch eine Strecke mit reinen Zickzacklängsfalten ohne Querverbindungen.
Solche finden sich im Darme anderer Familien dieser Gruppe, so bei *Alauda*,
in größerer Ausdehnung und bei vielen, z. B. *Passer* und *Turdus*, sogar im ganzen
Darm. Diese Zickzackfalten verlangsamen nach v. Schumacher (1921) die
Fortbewegung der Nahrung, indem sie nur bei starker Dehnung einen gestreckten
Verlauf annehmen. Vollkommen gerade Längsfalten kommen bei *Vögeln* über-
haupt nicht vor.

Auf den Falten finden sich nach S. Müller (1922) auch abseits der Ecken
oft noch Fortsätze, an deren Gestalt sich ebenfalls der Einfluß der Nahrung
zeigt; die meisten *Vögel* aber besitzen vollkommen frei stehende Zotten, die
auch in Reihen angeordnet sein können, wie beim *Haushuhn* [Hilton (1902),
A. Krüger (1923)], was später (S. 264) zur Besprechung kommt. Außerdem
sind im Darm der *Vögel*, wie früher (S. 157) ausgeführt wurde, auch Krypten
von sehr wechselnder Form vorhanden, deren mangelhafte Ausbildung bei dem
im Winter von schwerverdaulichen Coniferennadeln lebenden *Schneehuhn* im
Vergleich zu dem nahe verwandten, omnivoren *Haushuhn* ebenfalls auf die Nahrung zurückgeführt wird [v. Schumacher (1921)].

Der Enddarm zeigt bei den *Vögeln* gegenüber dem Mitteldarm oft keine
wesentlichen Unterschiede. Er ist bei tierischer Nahrung, die wenig Abfallstoffe
ergibt, meist kurz und gerade, während er bei Pflanzenfressern, deren schwerer
verdauliche Kost hier teilweise noch gelöst und resorbiert wird, im übrigen aber
reichlicher unverdauliche Rückstände ergibt, ebenso wie die Blinddärme eine
starke Ausbildung zeigt [Gadow (1891), Magnan (1911, 1913)]; bei *Straußen*,
Rhea und *Otis* ist er zu einem richtigen Dickdarm verlängert.

Das Schleimhautrelief geht nach S. Müller (1922) oft fast unverändert
vom angrenzenden Abschnitt des Mitteldarmes auf den Enddarm über und zeigt
auch hier die verschiedensten Formen von einem regelmäßigen Netz bei *Corvus*
corone bis zu Längszickzackfalten bei *Tardus iliacus*. Manchmal aber kommt
es zu einer Änderung; so weist der Enddarm des *Gimpels* scheinbar auch im
erschlafften Zustand eine glatte Schleimhaut auf und bei *Sitta* zeigt er als tiefere
Stufe des Reliefs ein Netz statt der vorhergehenden Zickzacklängsfalten, ferner
bei *Ardea alba* ein Netz mit überwiegenden Querfalten und beim *Wellensittich*
ein Netz statt Zotten. Diese setzen sich oft ebenfalls in den Enddarm fort,
wo sie bei der *Gans* niedriger und viel breiter werden, um unmittelbar vor dem
After seitlich zu quergestellten Blättern zu verschmelzen [Basslinger (1854)].
Die Zotten können sich aber im Dickdarm gegen das Ende auch wieder verlängern, so daß sie den Zotten am Anfang des Darmes kaum nachstehen. Bei
Waldhühnern kommen unter Beteiligung der Submucosa 7—9 stark vorspringende
Längsfalten zustande, die das Lumen fast abschließen und dicht mit fingerförmigen, beim *Auer-* und *Spielhahn* ausgebuchteten Zotten besetzt sind [v. Schumacher (1921)]. Bei manchen *Vögeln* zeigt das Schleimhautrelief im Enddarm
sogar eine höhere Ausbildung, so bei *Nectarinia* Längszickzackfalten, stellenweise
mit Zotten, statt des Netzes im Mitteldarm, und öfters sind in jenem Zotten
vorhanden, wenn solche im Mitteldarm nahezu oder ganz fehlen, wie bei *Vanellus*,
Alauda u. a.; weiter abwärts zeigt das Oberflächenrelief Quer- oder Längsfalten
und verstreicht dann allmählich [Clara (1927)]. Die Krypten sind im Enddarm
nach Bartram (1901), ebenso wie meist auch die Zotten, spärlicher, ganz besonders bei *Waldhühnern* [v. Schumacher (1921)], zeigen eine wenig regelmäßige Stellung [Basslinger (1854)] und stellen einfache Schläuche dar, deren Ausbildung

gegen die Kloake weiter abnimmt [CLARA (1926)], wie früher (S. 157) beschrieben wurde.

In der Reihe der *Säugetiere* finden sich von primitiven, an niedere *Wirbeltiere* erinnernden, bis zu den höchsten Entwicklungsstufen des Darmes alle Übergangsformen. Dies zeigt sich vor allem in der verschiedenen Ausbildung der einzelnen Abschnitte. Von diesen enthält der erste, das Duodenum, in sehr wechselnder Ausdehnung verzweigte, mukoide Drüsen, die in typischer Form erst bei *Säugetieren* auftreten und in einem eigenen Abschnitt (S. 169 ff.) behandelt wurden. Der Enddarm aber erhält durch die verschiedene Ausgestaltung seines Anfanges als Blinddarm und Wurmfortsatz, durch die sehr wechselnde Länge und Anordnung des Colon und die verschiedene Ausstattung seines Mündungsabschnittes mit besonderen Drüsen eine große Mannigfaltigkeit, wie ebenfalls in eigenen Abschnitten genauer beschrieben wird. Ebenso steht das Oberflächenrelief bei manchen *Säugetieren* noch auf einer niedrigen Entwicklungsstufe, während es sich bei anderen im Dünn- und Dickdarm nach zwei verschiedenen Richtungen im höchsten Grade vervollkommnet hat. Dabei zeigt sich neben der formerhaltenden Vererbung und dem Einfluß der Ernährungsart eine gewisse Variabilität, die mitunter in auffälligen Unterschieden bei nahe verwandten Arten zum Ausdrucke kommt.

Im allgemeinen ist der Darm bei *Säugetieren* mit pflanzlicher Nahrung länger als bei Fleischfressern [J. F. MECKEL (1838), BUJARD (1909)] und ebenso wird durch verschiedene Fütterung nach G. WETZEL (1931) u. a. die Länge des ganzen Darmes und die Ausbildung seiner einzelnen Abschnitte beeinflußt, wie früher (S. 5 u. 12 f.) besprochen wurde. Manche Unterschiede, die auch die Weite des Darmes und die Gestaltung seiner inneren Oberfläche betreffen, hängen ferner mit der sehr wechselnden Ausbildung des Magens und des Blinddarmes zusammen. Die Variabilität bei der einzelnen Art scheint dagegen meist ziemlich gering zu sein und wird, wie SCHROEDER (1929) beim *Landschwein* festgestellt hat, auch durch die Veredelung nur wenig vergrößert. Bei manchen *Chiropteren* beträgt die Länge des Darmes kaum das Doppelte der Körperlänge, während sie bei Wiederkäuern wie beim *Rind* das 20fache derselben erreichen kann. Daß sie aber auch bei verwandten Arten und gleicher Nahrung mehr oder weniger wechselt, zeigt sich darin, daß sie beim *Hund* nach MERKEL (1926) bedeutend größer ist als beim *Fuchs* und bei *Cetaceen* in besonders weiten Grenzen schwankt [M. WEBER (1927), BIEDERMANN (1911)]. Dieser Wechsel hat auch eine verschiedene Anordnung der bald mehr, bald weniger zahlreichen Schleifen des Darmes zur Folge, die MITCHELL (1916) für die einzelnen *Säugetier*klassen schematisch dargestellt hat. Die besondere Verlängerung des Dickdarmes führt bei verschiedenen *Huftieren* und einzelnen *Nagern* zur Ausbildung der bereits (251) erwähnten Doppelspirale, die im folgenden (S. 261) genauer beschrieben wird. Die Gestaltung des ganzen Darmes läßt sich nach ZIETZSCHMANN (1925) zurückführen auf eine caudale Schleife des Duodenum um die vordere Gekrösearterie und eine gegenläufige kraniale Schlinge des Colon um diese, wie auch die Gefäßversorgung und die Entwicklung ergibt. Diese wurde von MAURER (1906) genauer beschrieben und bei verschiedenen *Säugetieren* besonders von SCHIRMAN (1898), DEXTER (1899, 1900), J. B. MACCALLUM (1901), HAFNER (1909), LINEBACK (1916), HEUSER (1921), P. MARTIN (1922), CORTI (1923), ANDERS (1925), ULRICH (1926), CROUSSÉ (1928), MARUYAMA (1928) und W. KRÜGER (1929) untersucht. Auf einige Besonderheiten, die sie im Vergleich zu der sonst ähnlichen Darmentwicklung des *Menschen* zeigt, wurde bei deren Schilderung hingewiesen.

Zur Vergrößerung der Schleimhautoberfläche tragen auch bei *Säugetieren* Faltenbildungen bei, zu denen aber im Dünndarm der meisten Arten noch die später (S. 265 ff.) zu besprechenden Zotten kommen. Ein reines Faltenrelief ohne solche, wie es sich bei vielen *Reptilien* und manchen *Vögeln* findet, scheint trotz widersprechender Angaben [J. F. Meckel (1826), Leydig (1857), Beddard (1894)] *Ornithorhynchus anatinus* zu besitzen, dessen Dünndarm nach Oppel (1897) etwas schräg verlaufende Querfalten aufweist. Auch bei manchen *Cetaceen* sind nach Eschricht (1841) nur Falten ohne Zotten vorhanden. Im Dünndarm des *Maulwurfes*, dem Zotten entgegen den Angaben von Rudolphi (1802, 1828) und J. F. Meckel (1829) nach Leydig (1857) nicht fehlen, verlaufen die Falten gezackt und verbinden sich untereinander teilweise zu einem Netz. Manche *Chiropteren*, wie *Vesperugo pipstrellus*, weisen nach Mathis (1928) als Oberflächenrelief hauptsächlich Falten auf, die Zickzackform haben und zunächst mehr quer verlaufen, dabei aber niedrige Spiraltouren bilden, deren Ganghöhe afterwärts zunimmt, so daß sie allmählich in die Längsrichtung übergehen, bis schließlich durch niedrige Verbindungsleisten ein seichtes Faltennetz entsteht. Besonders im hintersten Abschnitt des Dünndarmes zeigen die Falten Einkerbungen, manchmal mit rillenartigen Furchen an den Flächen, und bilden auch Zottenleisten als Übergang zu reihenförmig angeordneten Zotten, die sich bei manchen *Fledermäusen*, wie *Vespertilio murinus* am Anfang und zugleich mit der Verflachung des Faltenreliefs auch am Ende des Dünndarmes finden. Bei *Miniopteris schreibseri* sind dagegen nur Zotten und Zottenleisten in Zickzackschraubenreihen vorhanden, die zunächst quer, tiefer aber mehr längs verlaufen, was bei anderen *Fledermäusen* nicht mehr so deutlich ausgeprägt ist.

Der Dünndarm der meisten *Säugetiere* aber zeigt neben dem in erster Linie gut entwickelten Zottenrelief nur eine vorwiegend dem Kontraktionszustand entsprechende, unregelmäßige, verstreichbare Faltung der Schleimhaut, doch kommt es stellenweise auch zur Ausbildung eines bleibenden Faltenreliefs mit Zotten, das wieder verschiedene Formen zeigen kann. So weist der Dünndarm bei *Myrmecophaga* [Rapp (1843)] netzförmige Falten, bei *Elephanten* [Leydig (1857), Forbes (1879)] solche oder Querfalten, bei *Cetaceen* [Eschricht (1849)] dagegen teilweise auch längsverlaufende Falten auf. Beim *Kaninchen* zeigt der Dünndarm nach R. Krause (1921) nur wenig hervortretende Längsfalten, die zu einem weitmaschigen Netz miteinander verbunden sind, doch erwähnt Gerhardt (1909) auch quere unregelmäßige Einfaltungen der ganzen Wand. Zirkuläre Falten finden sich außer bei *Ornithorhynchus* [Oppel (1897)] auch bei *Dasypus villosus* [Helly (1899)] und bei *Wiederkäuern* [Wiedersheim (1898), Ellenberger-Baum (1926)]; besonders gut aber sind solche bei den höchsten *Säugetieren* in den kranialen Abschnitten des Dünndarmes als sog. Kerckringsche Falten ausgebildet.

Bei den *Affen* tritt nach Jacobshagen (1929) ein konstantes Faltensystem auf, das von der Submucosa gebildet wird und allmählich aus einem verstreichbaren Faltennetz entstanden ist. Ein solches findet er bei vielen *Halbaffen*, wie besonders bei *Daubentonia*, im ganzen Mitteldarm. Es zeigt anfangs etwas überhöhte Querfalten, während tiefer die kleiner werdenden Maschen in die Länge gestreckt erscheinen und schließlich vorwiegend Längsfalten vorhanden sind. Auch die *Anthropoiden* weisen ein ähnliches Submucosarelief auf, das mindestens zunächst verstreichbar bleibt, wie dies auch bei *menschlichen* Embryonen noch der Fall sein soll. Das Netz entsteht hier ebenfalls als Anpassung an die in zwei aufeinander senkrechten Richtungen wirksame Muskulatur und die Beteiligung der Submucosa ermöglicht nach Jacobshagen (1929) durch die lockere Verbindung der Schleimhaut mit der Muskelhaut einen Ausgleich der mechanischen Veränderungen bei der Füllung und Entleerung des Darmes, während die Muscularis mucosae der regelmäßigen, unveränderten

Erhaltung des Propriareliefs in allen Tätigkeitszuständen zur Erfüllung seiner Aufgabe dient. Das Vorherrschen der Querfalten im oberen Teil des Dünndarmes ist, ähnlich wie bei *Anuren*, eine Staueinrichtung, die eine gründlichere Einwirkung der Enzyme ermöglicht, während die Längsfalten in den tieferen Abschnitten durch Vergrößerung der Oberfläche hauptsächlich der Resorption dienen, was durch ihre Auflösung in Zotten noch erhöht wird. Die pantoffelartige Randfalte die bei manchen *Säugetieren* an den PEYERschen Platten

vorkommt und bei diesen (S. 219) behandelt wird, ist von JACOBS-HAGEN (1929) ebenfalls zu diesen Faltenbildungen der Submucosa gerechnet worden, läßt sich aber auf die frühembryonalen Divertikel des Darmes zurückführen [PATZELT (1931, 1933)], wie bei der Entwicklung (S. 40f.) beschrieben wird.

Beim *Menschen* weist der Dünndarm neben vorübergehenden Faltungen als konstantes Oberflächenrelief ebenfalls zirkuläre Falten auf, die hier nach MILNE EDWARDS (1860) schon von FALLOPIO (1562) und anderen Anatomen beschrieben und von KERCKRING (1670), dessen Namen sie auch tragen, als Plicae conniventes bezeichnet wurden, heute aber meist Plicae circulares genannt werden. Sie treten

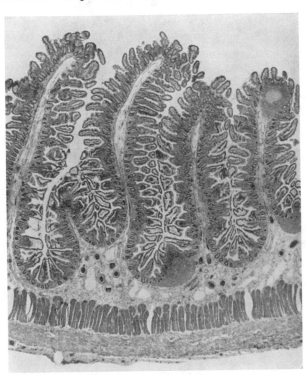

Abb. 127. Längsschnitt durch das kontrahierte Jejunum einer 30jährigen Frau. KERCKRINGsche Falten, Follikel, Bündelung der Muskelhaut. ZENKER-H. Eisenhäm.-Eosin. Vergr. 13×.

im Kontraktionszustand besonders deutlich hervor (Abb. 127), verschwinden aber im oberen Dünndarm auch bei starker Dehnung nicht ganz [FABER und BLOCH (1900)] und schimmern dann bei Füllung des Darmes mit Luft durch. Sie werden von der ganzen Schleimhaut samt der Muscularis mucosae und einem Teil der Submucosa gebildet, deren kollagene Bündel mit beigemengten elastischen Fasern ebenso wie die zur Schleimhaut ziehenden Gefäße hauptsächlich von der Basis gegen den First der Falten verlaufen (Abb. 123); andere Bündel aber stellen eine festere Verbindung zwischen den beiden Blättern der Schleimhaut her, so daß die Falten nicht ganz verstreichen können. Unter ihnen zieht noch eine basale lockere Zone der Submucosa mit der Muskelhaut und deren Umhüllung außen vorbei. Diese Querfalten können, wie BRAUS (1924) angibt, etwa 8 mm in das Darmlumen vorspringen und umkreisen dieses meist nur auf $^2/_3$ seines Umfanges oder weniger, bilden aber, wenn sie ganz herum gehen, eine Spiraltour, so daß die Enden nicht zusammentreffen, sondern in verschiedener Höhe liegen; nach GOERTTLER (1931, 1932) wird dies bei Kontraktion der zirkulären und Erschlaffung der longitudinalen

Muskulatur infolge Längsstreckung des ganzen Faltensystemes noch gesteigert. Die Enden der Falten teilen sich oft und gelegentlich gehen von ihnen auch Seitenfalten ab.

Diese Plicae circulares treten im menschlichen Duodenum erst 2—5 cm unterhalb des Pylorus als kleine, unregelmäßige Erhebungen auf, erlangen aber schon im Bereiche der Gallengangmündung, dicht aufeinander folgend, ihre volle Ausbildung, in der sie sich bis ungefähr zur Mitte des Jejunum erstrecken. Weiter nach abwärts rücken sie immer mehr auseinander und werden zugleich niedriger, so daß sie meist ungefähr in der Mitte des Ileum ganz verschwinden. Nach Kazzander (1892) hören sie manchmal 2 cm vor der Valvula coli auf, während sie in anderen Fällen, wie auch bei einem von Erhart (1933) untersuchten brasilianischen Mestizen, bis zu dieser reichen, und Braus (1924) fand einmal eine echte Plica circularis sogar im Caecum, was mit der später (S. 262) zu besprechenden Auffassung Jacobshagens (1929) von dem Relief des Dickdarmes übereinstimmt. Die Zahl der Falten schwankt nach Kazzander (1892), der bei einem Mann 678, bei einem Weibe 644 gezählt hat; beim Neugeborenen beträgt ihre Zahl nach Gundobin (1891) nur 200—400. Die Verteilung dieser den Durchgang des Darminhaltes

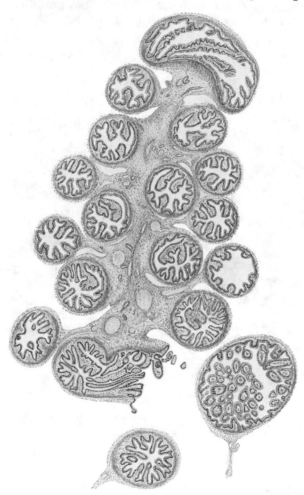

Abb. 128. Axialer Schnitt durch die Dickdarmspirale einer *Wühlmaus* (*Microtus terrestris*) kurz nach dem Wurf. Große Falte in dem inneren, zuführenden Schenkel; rechts unten Dünndarm neben Blinddarm. Zenker-D. Häm.-Eosin. Vergr. 28×.

verzögernden Falten entspricht auch beim *Menschen* der Stärke der Verdauungs- und Resorptionstätigkeit, die in der kranialen Hälfte des Dünndarmes am größten ist und gegen sein Ende abnimmt. Die über die ganze Schleimhautoberfläche dicht verteilten und sie noch beträchtlich vergrößernden Zotten und Krypten werden in den entsprechenden Abschnitten behandelt (S. 265 u. 158).

Der Enddarm zeigt in der Reihe der *Säugetiere*, wie schon erwähnt wurde, eine sehr wechselnde Ausbildung vom primitivsten Zustand, in dem gelegentlich nur ein kurzes Rectum vorhanden ist, bis zur höchsten Ausgestaltung des nach Wiedersheim (1893) als Neuerwerbung hinzukommenden Colon. Er ist besonders kurz bei verschiedenen *Insectivoren* [HAMPERL (1923)] und bei den *Chiropteren* mit Ausnahme der fruchtfressenden, bei denen er eine größere Länge zu erreichen scheint [MATHIS (1928)]. Auch die *Monotremen*, einzelne *Marsupialier*, viele *Edentaten*, die *Phoken* und die *Carnivoren*, ganz besonders *Viverra* und *Rhyzaena* [STANNIUS (1846)], aber auch manche *Prosimier*, wie *Tarsius*, besitzen einen verhältnismäßig kurzen Dickdarm, und bei den *Primaten* bildet dieser im allgemeinen ebenfalls nur einen einfachen Bogen. Dagegen erfährt der Dickdarm bei *Nagern* und *Huftieren* eine besonders mächtige Ausbildung, so daß er sogar den Dünndarm an Länge übertreffen kann [GEGENBAUR (1901), M. WEBER (1927)]. Hieran ist neben dem Blinddarm, der später (S. 366f.) behandelt wird, hauptsächlich das Colon ascendens beteiligt. Beim *Meerschweinchen* und *Kaninchen* legt sich dieses in verschiedene Windungen [SUSSDORF (1892), ZIETZSCHMANN (1925) u. a.], bei der *Wühlmaus* aber kommt es ähnlich wie auch beim *Lemming* und beim *Hamster* [BONFERT (1928)] in unmittelbarem Anschluß an den langen Blinddarm zur Bildung einer kegelförmigen Doppelspirale die, wie schon (S. 251) erwähnt wurde, neben kleineren Längsfalten in dem zuführenden, inneren Schenkel auch eine große solche enthält (Abb. 128) und außerdem mit besonderen Drüsen (Abb. 129) ausgestattet ist [PATZELT (1925)]. Die *Einhufer* besitzen eine Doppelschleife als sog. großes Colon, dessen Entwicklung ULRICH (1926) beschreibt, und bei den *Wiederkäuern* mit Einschluß des *Renntieres, Moschustieres, Zwerghirsches* und der *Antilopen* findet sich in wechselnder Ausbildung eine scheibenförmige, bei den *Schweinen*, auch dem *Pekari*, aber eine turbanförmige Doppelspirale [BEDDARD (1909), KLIMMECK (1922), ZIETZSCH-MANN (1925), AKAJEWSKIJ (1926) u. a.], die aber weder eine große Falte noch besondere Drüsen enthält. Bei zahlreichen *Lemuroiden* bildet sich

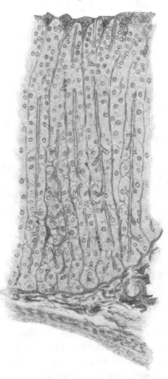

Abb. 129. Drüsen aus der Dickdarmspirale einer ausgewachsenen *Wühlmaus*. Alc.-Form.-D. Häm.-Eosin. Vergr. 132×.

von der Flexura coli dextra aus eine schwanzwärts gerichtete Schlinge, die sich bei *Propithecus* spiralig aufrollt [M. WEBER (1927)]. Kleinere Schleifen kommen besonders bei *Nagern* auch im Bereiche des Colon transversum und descendens vor und beim *Pferd* wird letzteres zu dem 3 m langen „kleinen Colon" [ZIETZSCHMANN (1925) u. a.].

Im Vergleich zum Dünndarm hat der Dickdarm meist eine größere Weite, die in seinem Verlauf besonders bei *Nagern* wechseln kann, mitunter sogar mehrmals, wie bei *Lagomys pussilus*. Bei *Hyrax capensis* ist außer dem typischen Blinddarm in das Colon noch eine blinddarmartige Erweiterung mit zwei Zipfeln eingeschaltet [GEGENBAUR (1901)] und bei *Baumschliefern* kommen sogar zwei solche Bildungen vor, die sich aber im Bau ihrer Wand vom übrigen Dickdarm nicht unterscheidet.

Bei manchen *Säugetieren*, wie *Känguruhs, Wombats, Faultieren*, einigen *Nage-* und *Huftieren* und verschiedenen *Affen*, entstehen durch die Verdickung der Längsmuskulatur zu den später (S. 285f.) zu besprechenden Taenien 1—4 Reihen von Haustra, deren Zahl in Übereinstimmung mit jenen in verschiedenen

Abschnitten des Dickdarmes mitunter wechselt, wie dies beim *Pferd* der Fall ist [Gegenbaur (1901), P. Schumann (1907), R. Krause (1921), Jacobshagen (1922), Ellenberger-Baum (1926) u. a.]. Sie können sich vom Blinddarm aus verschieden weit nach abwärts erstrecken und auch durch Abschnitte ohne Haustra und Taenien unterbrochen sein, wie bei diesen (S. 285) besprochen wird. Am Rectum fehlen sie stets und bei einem großen Teil der *Säugetiere,* darunter allen *Carnivoren* und *Wiederkäuern,* kommen im Verlaufe des ganzen Dickdarmes überhaupt keine Haustra vor. Die zwischen diesen Ausbuchtungen einspringende Wand bewirkt an der Innenseite Querfalten, die besonders im Kontraktionszustand der Taenien deutlich hervortreten, während diesen selbst Längsfalten entsprechen. Diese Gebilde sind aber nach P. Schumann (1907) keineswegs feststehend, sondern im Zustand der Erschlaffung mehr oder weniger verstreichbar und scheinen größtenteils dadurch veranlaßt zu werden, „daß mit der Serosa Gefäße zwischen zwei Taenien quer durch die Darmwand hindurchziehen, die von elastischen Fasern begleitet werden", während die Dicke der Muskulatur auf der Höhe einer Posche und in der Nähe der Falte keine wesentlichen Unterschiede zeigt.

Außer diesen durch den Bau der ganzen Darmwand bei manchen Arten bedingten Unebenheiten ist das Oberflächenrelief im Dickdarm der *Säugetiere* weniger stark ausgebildet als im Dünndarm. Die Falten sind im allgemeinen niedriger und meist netzförmig, manchmal aber verlaufen sie mehr quer oder besonders am Ende des Darmes längs. Beim *Schnabeltier* finden sich im ganzen Colon, wie schon im Ileum, Längsfalten [J. F. Meckel (1826), Owen (1839—1847, 1868)] und ebenso bei *Fledermäusen* [Robin (1881)]. Bei *Halbaffen* und bei *Menschenaffen* findet Jacobshagen (1929) auch im Dickdarm meist ein von der Submucosa gebildetes Faltensystem, das durch Dehnung verstreichbar ist und eine gleichmäßige Verteilung der Krypten ermöglicht; es besteht hauptsächlich aus Längsfalten, die durch kleinere Falten zu einem Netz verbunden sind, entsprechend der Wirkung der beiden Muskelschichten.

Beim *Menschen* legt sich die Wand des Dickdarmes bis zum Anfang des Rectum unter der Wirkung der drei Taenien ebenfalls in quergestellte Falten, die als Plicae semilunares zwischen den in drei Reihen angeordneten, sich nach außen vorbuchtenden Haustra nach innen vorspringen; beide verschwinden daher, wenn man die Taenien wegpräpariert. Nach Katsch (1918) und Braus (1924) bilden sie sich im Leben nur dann, wenn sich die Ringmuskulatur an den Stellen der Plicae zusammenzieht und dazwischen erschlafft, während die Taenien durch ihre Kontraktion die Haustra deutlich hervortreten lassen. Im Röntgenbild kann man am lebenden, mit Wismutbrei gefüllten Dickdarm sehen, wie mit der Fortbewegung des Inhaltes durch die wechselnde Kontraktion und Erschlaffung der Muskulatur die Plicae verschwinden und Haustra an ihre Stelle treten, also wandern. Außerdem sind manchmal nach Cremer (1921) und Jacobshagen (1929) von dem im 4. Embryonalmonat sich im Dickdarm aus Längs- und Querfalten der Submucosa bildenden grobmaschigen Netz, das bei 5 Monate alten Embryonen gewöhnlich wieder verschwindet, Reste noch beim Erwachsenen zu sehen und nach letzterem Autor ist außer den früher erwähnten, sich gelegentlich bis in den Dickdarm erstreckenden Kerckringschen Falten vielleicht auch die Gerlachsche Klappe als Teil eines solchen Submucosareliefs zu betrachten.

Wie bei der Entwicklung (S. 51 ff.) beschrieben wird, treten im embryonalen Dickdarm auch Zotten auf, die aber mit dem Flächenwachstum noch vor der Geburt teils eingeebnet, teils in die hier besonders langen Krypten einbezogen werden. Beim *Meerschweinchen* findet dies unter teilweiser Abstoßung des im Übermaße gebildeten Epithels statt [Schirman (1898), Zawisch-Ossenitz (1935)].

Der Dickdarm des *Kaninchens* aber weist, wie schon CUVIER (1800—1805) angibt, kurze, breite, papillenartige Erhebungen mit spitz auslaufendem oder keulenartig verdicktem Ende auf, die gegen den Mastdarm spärlicher und niedriger werden und in diesem ganz fehlen [BOEHM (1835), FREY (1863), E. KLEIN und NOBLE-SMITH (1880), R. KRAUSE (1921)]; sie besitzen Krypten und zahlreiche sekundäre Erhebungen mit einem ähnlichen Blutcapillarnetz, wie Dünndarmzotten, was auf einen Zusammenhang mit den während der Entwicklung der Dickdarmschleimhaut sich bildenden Zotten hinweist.

16. Die Zotten der Darmschleimhaut und ihre Funktion.

Die Falten der Darmschleimhaut, die bei *Petromyzon* bereits den Dünndarmzotten der *Säugetiere* ähneln [CLAYPOLE (1895)], können bei *Fischen* durch Einschnitte zu vorspringenden Kämmen werden und ein gekräuseltes oder gezacktes Aussehen bekommen. CUVIER (1810, 1835) hat solche Gebilde bei *Orthagoriscus mola* als grobe Zotten beschrieben, die nach hinten kleiner werden, um noch vor dem Mastdarm ganz zu verschwinden, und J. F. MECKEL (1829) hat sie fälschlich als verzweigte Zotten bezeichnet. Bei manchen *Fischen* haben diese Erhebungen der Schleimhaut eine warzen-, lappen- und selbst zottenförmige Gestalt und sind durch die Anordnung der Blut- und Lymphgefäße besonders deutlich als Resorptionsorgane charakterisiert [RUDOLPHI (1802, 1828), LEYDIG (1857), EDINGER (1877), ATHANASSOPOULOS (1931) u. a.]. Richtige Zotten aber, die HILTON (1902) von Falten ableitet, finden sich nach PILLIET (1885) und v. EGGELING (1907) besonders bei *Mugiliden* und nach H. PETERSEN (1908) u. a. im Darm einzelner *Selachier,* bei denen sogar glatte Muskelfasern in sie aufsteigen, wie JACOBSHAGEN (1915b) für *Chimaera* und *Callorhynchus* angibt. Dasselbe beschreibt HILTON (1900) bei dem *Ganoiden Amia calva.* Beim *Karpfen* treten nach einer noch nicht veröffentlichten Untersuchung von BAECKER während der Entwicklung an der Oberfläche der Schleimhaut Fortsätze auf, die dann aber unter Beteiligung an der Bildung von Krypten verschwinden, wie bei der ähnlich vor sich gehenden Entwicklung der menschlichen Dickdarmschleimhaut (S. 50ff.), an die auch die ausgebildete Schleimhaut im ganzen Darm dieser *Tiere* erinnert (Abb. 91).

Unter den *Amphibien* besitzen die *Gymnophionen* nur ein primitives Schleimhautrelief aus Falten, während sich bei manchen *Urodelen* im Anfang des Mitteldarmes nach JACOBSHAGEN (1915) Falten finden, die gekräuselt sind, wie bei *Amblystoma,* oder Einschnitte und stumpfe Fortsätze zeigen, wie bei *Necturus* und am Ende des Mitteldarmes vom *Salamander.* Bei diesem hat schon LEVSCHIN (1870) die sehr wechselnd geformten, bis 0,3 mm hohen Fortsätze im Anschluß an HYRTL (1860) als Zotten bezeichnet, die aus Zottenleisten als Mutterboden hervorgehen. Im Darm von *Anuren* kommen ebenfalls blattförmige Falten vor [RUDOLPHI (1802), J. F. MECKEL (1819), BUJARD (1909)] und bei *Bufo, Hyla* und *Pelobates* entstehen durch Einkerbungen und Zerteilung der auch bei anderen *Anuren* den kranialen Teil des Mitteldarmes einnehmenden Querfalten zottenartige Fortsätze, die bei der *Kröte* doppelt so hoch wie breit werden [v. LANGER (1866), JACOBSHAGEN (1915)].

Im Darm der *Reptilien* treten außer gekräuselten Falten mit Fortsätzen, die schon RUDOLPHI (1802), J. F. MECKEL (1817) und MILNE EDWARDS (1860) erwähnen, auch ganz frei stehende Erhebungen auf, wie im oberen Teil des Mitteldarmes vom *Chamaeleon.* Zungenförmige, erst quer-, dann längsgestellte Zotten finden sich bei *Anguis* [RUDOLPHI (1802), GIANELLI und GIACOMINI (1896), GRESCHIK (1917)] und im Darm verschiedener *Schlangen,* so bei den *Typhlopiden* und besonders hohe bei *Python*; bei *Boa* stehen sie erst auf Querfalten, dann ganz frei. Nach abwärts gehen diese Zotten in den sie verbindenden

Falten auf; bei *Leguan* und *Eunectes* entstehen sie nach Jacobshagen (1920) besonders deutlich aus den Ecken des Faltennetzes, die den Blut- und Lymphgefäßen der Schleimhaut den besten Schutz gegen Druck und Zug bieten und daher deren Hauptverlaufsgebiet sind.

Auch bei manchen *Vögeln* finden sich nach S. Müller (1922) als Vorstufen der Zottenbildung in den Schleimhautfalten Einkerbungen und einzelne Unterbrechungen, so im ganzen Darm bei *Ampelis*, im Mitteldarm bei *Garrulus*, oder nur stellenweise, besonders in den Winkeln der Zickzackfalten, bei *Vanellus*, *Loxia* und *Sitta*. Mitunter trägt das oben (S. 255ff.) beschriebene, vielgestaltige Faltensystem Fortsatzbildungen, wie im tiefsten Abschnitt des Mitteldarmes bei *Podargus* und *Sturnus* oder in dessen ganzer Länge bei *Ardea*. Sehr viele *Vögel* verschiedener Gruppen aber, wie *Raubvögel, Papageien, Spechte, Gänse* und *Hühner* besitzen vollständig frei stehende Zotten, die länger sein können als beim *Menschen* [Rudolphi (1802), J. F. Meckel (1829), Bujard (1909) u. a.]. Sie entwickeln sich beim *Huhn* nach Hilton (1902) anfangs aus den zuerst mehr gestreckt verlaufenden, dann zickzackförmig werdenden Falten durch ungleiches Wachstum und Trennung in den Winkeln, später aber selbständig ohne Faltenstadium. Nach Clara (1927) entstehen sie durch Wucherung der bindegewebigen Grundlage aus selbständigen Anlagekomplexen des Faltensystems, das selbst gar nicht mehr zur Ausbildung kommt, oft aber noch in der Anordnung der Zotten angedeutet erscheint (S. 256). So stehen diese im Darm vom *Haushuhn*, der auch während der Entwicklung zunächst nur Falten aufweist [v. Pap (1933)], in spiralig verlaufenden Reihen [A. Krüger (1923)], oder sie lassen, wie schon Rudolphi (1802) angibt, durch ihre Wechselstellung Zickzacklängsreihen erkennen, zu denen sie in der Tiefe auch verbunden sein können, wie bei *Waldhühnern* [v. Schumacher (1921)]. Nach A. Krüger (1926) ist dies aus der Wirkung der beiden senkrecht zueinander tätigen Muskelschichten zu erklären.

Die meist blatt- oder zungenförmigen Zotten sind im Duodenum oft sehr lang und dicht angeordnet, rücken nach unten weit auseinander, zugleich kürzer und breiter werdend, fehlen aber auch im Enddarm und in den Blinddärmen nicht und können am Ende des Darmes fast dieselbe Länge erreichen wie an seinem Anfang [Rudolphi (1802), Gadow (1891), Cloetta (1893)]. Manchmal sind die Zotten an der Basis oder Spitze oder auch in der Mitte miteinander verwachsen [Greschik (1914), v. Schumacher (1921)], wodurch gegabelte Zotten entstehen, die Clara (1927) als Mehrlingsbildungen im Sinne M. Heidenhains auf unvollkommene Teilung der Anlage zurückführt. So läßt v. Pap (1933) beim *Huhn* auch neue Zotten durch Abschnürung aus alten hervorgehen. Nach Bujard (1906, 1908) wechselt die Gestalt der Schleimhauterhebungen im Darm der *Vögel* ähnlich wie bei *Säugetieren* mit der Nahrung, doch zeigen sie, da eine Säugeperiode fehlt, schon im jugendlichen Zustand ihre endgültige Ausbildung; sie sind bei omnivoren *Vögeln* kamm- und blattförmig, bei Herbivoren blattförmig, bei Carnivoren vorwiegend fingerförmig. Wie schon Brücke (1851) bei *Hühnern* und *Gänsen* festgestellt hat, enthalten die Zotten um das zentrale Chylusgefäß längsverlaufende glatte Muskelfasern, die sich bei der *Taube* nach R. Krause (1922) gegen die Basis zu verlieren. Öffnungen an der Spitze der Zotten und Spalträume unter dem Epithel, die Vosseler (1902) bei der *Taube* und Mingazzini (1901) beim *Huhn* noch als natürliche Erscheinung beschreiben, können nach dem an anderer Stelle (S. 84) Gesagten nur als Kunstprodukte aufgefaßt werden.

Unter den *Säugetieren* scheint *Ornithorhynchus anatinus* nach Oppel (1897), wie oben (S. 258) erwähnt wurde, im Dünndarm nur Querfalten zu besitzen, die in der Mitte weite Chylusräume enthalten und insofern Zotten entsprechen.

Auch bei *Cetaceen* sollen Zotten nach ESCHRICHT (1849) noch nicht durchwegs vorhanden sein, während ähnliche Angaben von RUDOLPHI (1802, 1828) und J. F. MECKEL (1829) für den Maulwurf von LEYDIG (1857) widerlegt wurden. Dagegen weisen manche *Fledermäuse* nach MATHIS (1928) nur Übergänge von Falten, die teilweise Einkerbungen zeigen, zu Zottenleisten auf, wie *Vesperugo pipistrellus*, oder Zottenreihen, wie *Vespertilio murinus*, während bei anderen Arten auch vollkommen frei stehende Zotten vorkommen. Wie im folgenden ausgeführt wird, finden sich die Zotten in ähnlicher Weise bei anderen *Säugetieren* entweder als freie Erhebungen über den ganzen Dünndarm ausgebreitet, wie beim *Pferd*, oder aber Reihen bildend, wie beim *Hund* und *Fuchs* [MERKEL (1926)], oder sogar auf längere Strecken zu Leisten verschmolzen, wie beim *Schaf* und *Schwein* [ELLENBERGER-BAUM (1926)]; mitunter sind sie faltenartig verbreitert, wie im Duodenum des Igels [KASAKOFF (1911)], oder durch Einkerbungen zwei- bis mehrgipfelig, wie beim *Meerschweinchen* [Graf SPEE (1885)]. Eingestreut kommen solche Zotten bei verschiedenen *Tieren* und dem *Menschen* auch zwischen anderen vor, was zu ihrer Deutung als Mehrlingsbildung geführt hat, wie später (S. 270) besprochen wird. Bei den im Dünndarm vom *Rhinoceros* [CUVIER (1810), GERVAIS (1875)], von *Elephanten* [LEYDIG (1857)] und von *Macacus cynomolgus* [RAWITZ (1894)] beschriebenen großen, verzweigten Zotten, die übrigens bei letzterem von FUSARI (1904) nicht gefunden wurden, dürfte es sich um Faltenbildungen mit Zotten handeln.

Diese Beziehungen der Zotten zu Falten, die sich auch in dem Verhalten bei tiefer stehenden *Wirbeltieren* zeigen, können außerdem im Wechsel ihrer Form zum Ausdruck kommen, der sich oft im Verlaufe des Dünndarmes allmählich vollzieht. Indessen entstehen die Zotten, die auch GAETANI (1928) aus einem primitiven leistenförmigen Stadium hervorgehen läßt, nicht durch Zerspaltung von Falten, Leisten oder Lappen, wie BERRES (1837), BERRY (1900), HILTON (1900, 1902) u. a. angenommen haben, sondern sie können nur durch lokale Wucherung aus solchen hervorwachsen, wie bei der Entwicklung des menschlichen Darmes (S. 29 ff.) beschrieben wird. Bei *Halbaffen* bilden sich nach JACOBSHAGEN (1929) an den Maschenecken des ursprünglichen Faltennetzes, wo auch die größeren Gefäße verlaufen, durch Rückbildung der Längs- und Querfalten Erhebungen, die durch weiteres Wachstum zu Zotten werden. Daß das Schleimhautrelief auch während der Säugezeit Veränderungen durchmachen kann, lassen noch nicht ganz geklärte Befunde von MATHIS (1928) bei jungen *Fledermäusen* annehmen und BUJARD (1909) findet, ähnlich wie dies REVILLIOD (1908) bei *Ratten* beschrieben hat, daß die Zotten bei den *Säugetieren*, gleichgültig, welche Form sie später haben, während der Lactation einheitlich länger, fingerförmig und zahlreicher sind und erst mit Beginn der endgültigen Ernährung die Form, wie sie das erwachsene *Tier* zeigt, annehmen. Nach REVILLIOD (1908) werden auch die Zotten von erwachsenen *Ratten* bei Milchkost jenen von *Säuglingen* ähnlich, während sich bei Fleischkost die breiten, bandförmigen Zotten weit nach abwärts ausbreiten sollen. Ähnlich wie im Dünndarm treten während der an anderer Stelle (S. 51) beschriebenen Entwicklung vorübergehend auch im Dickdarm Zotten auf, die mit dem Flächenwachstum der Schleimhaut und der Verlängerung der Krypten noch während der Embryonalzeit verschwinden, so daß der Darm der *Säugetiere* nach der Geburt von der Valvula coli an stets frei von Zotten ist.

Beim *Nilpferd* treten die Zotten nach NIEDZWETZKI (1925) erst 28 cm unterhalb des Pylorus auf, sonst aber beginnen sie meist unmittelbar an diesem, zugleich mit dem Übergang in die Darmschleimhaut, der später (S. 329) behandelt wird. Nach BUJARD (1909) sind die Zotten in langen Därmen verhältnismäßig spärlicher und kleiner als in kurzen. Ihre Form wechselt, wie schon RUDOLPHI

(1802) und A. Meckel (1822) festgestellt haben, bei den verschiedenen *Säugetieren*, ist aber für die einzelne Art nach Schriever (1899) und F. P. Martin (1906) bis zu einem gewissen Grad charakteristisch. Im allgemeinen sind die Zotten nach Bujard (1909) bei *Pflanzenfressern* zahlreicher, kleiner und mehr blattförmig, bei omnivoren-, insekten- und früchtefressenden *Säugetieren* größer, und bei *Fleischfressern* am längsten, schmal und zylindrisch, welcher Unterschied sich aber, wie schon erwähnt wurde, angeblich erst nach der Säuglingszeit ausbildet, während deren noch alle Arten gleiche Zotten haben sollen. Ähnliche, wenn auch geringere Unterschiede fand Bujard (1908, 1909) bei weißen *Ratten* nach verschiedener Ernährung besonders im unteren Ileum und führte dies auf die wechselnde Masse der Abfälle zurück, doch sind diese Angaben bezweifelt worden [Biedermann (1911)]. Nach v. Kokas (1932) besteht keine feste Korrelation zwischen den Zottenformen und der Art der Ernährung.

Die Form und besonders die Größe der Zotten wechselt aber auch mit dem Funktionszustand infolge der Tätigkeit der Muskulatur in ihnen selbst, wie auch jener der äußeren Darmwand [Graf Spee (1885), Kultschitzky (1897), F. P. Martin (1906) u. a.]. Nach Spalteholz (1897) können sich die Zotten dabei ungefähr auf die Hälfte verkürzen, was mit einer Verbreiterung auf mehr als das Doppelte verbunden sein soll, doch geben v. Ludány, v. Kokas und Verzár (1932) an, daß der Querdurchmesser hiebei nicht zunimmt. Dagegen trägt die Kontraktion der äußeren Darmmuskulatur nach Graf Spee (1885) und Röhlich (1934) durch den Druck bei der gegenseitigen Annäherung der Zotten und die Entspannung des Fasernetzes an ihrer Basis zu deren Verlängerung bei, während eine Dehnung des Darmes nach F. P. Johnson (1913) und Röhlich (1934) zu ihrer Verkürzung und Verbreiterung führt. Außer der Länge steht aber auch die gegenseitige Entfernung der Zotten voneinander in einer regelmäßigen Abhängigkeit von der Weite des Darmrohres [Röhlich (1934) u. a.]; so haben Faber und Bloch (1900) im kontrahierten menschlichen Dünndarm 5mal so viel Zotten und Krypten gezählt, wie an einem gleich langen gedehnten Stück.

Bei den meisten *Säugetieren* sind die Zotten im Duodenum am dichtesten angeordnet, außerdem am längsten und auch mehr blattförmig, oft quer zur Längsachse gestellt, wie beim *Meerschweinchen* [Graf Spee (1885)]; nach abwärts nehmen sie an Zahl und Größe ab, während ihre Gestalt mehr zylindrisch wird und dann meist ein kolbig verbreitertes Ende und einen dünneren Hals aufweist [Ellenberger-Müller (1896), F. P. Martin (1906), Ellenberger-Baum (1926)]. Dieser Wechsel in der Form und Größe der Zotten zeigt sich bei *Marsupialiern* [Owen (1868), Oppel (1897)], *Edentaten* [J. F. Meckel (1819), Rapp (1843), M. Weber (1891), Oppel (1897)], und *Insectivoren* [Frey (1863), Grimm (1866), Carlier (1893)], von denen der *Igel* nach Kasakoff (1912) sechs Typen unterscheiden läßt, ferner bei manchen *Chiropteren* [Mathis (1928)] und unter den *Nagern* beim *Kaninchen* [Gerhardt (1909)] und *Murmeltier* [Fusari (1904)], wie auch bei den gleich zu besprechenden *Haussäugetieren* und verschiedenen *Affen* [Rawitz (1894), Fusari (1904)]. Bei *Nicticebus* sinkt die Länge der Zotten nach Jacobshagen (1929) im Verlaufe des Dünndarmes bis auf ein Sechstel. Sie beträgt bei den meisten *Säugetieren* durchschnittlich 1—2 mm und diese obere Grenze scheint auch bei *Rhinozeros, Elephanten, Sirenen* und *Cetaceen* nicht überschritten zu werden [Rapp (1837), Eschrich (1849), Oppel (1897) u. a.].

Besonders eingehend wurden diese Verhältnisse bei den *Haussäugetieren* von Schriever (1899) und F. P. Martin (1906) behandelt, die auch genaue Angaben über die wechselnden Maße der Zotten machen, obwohl letzterer Autor deren Wert in Anbetracht des Wechsels bei verschiedener Kontraktion der Muskulatur

als gering bezeichnet. Danach stehen die Zotten beim *Pferd* einzeln, bei *Hund*
und *Katze* verschmelzen die benachbarten nicht selten an der Basis und bei
Schwein, Ziege, besonders aber beim *Schaf* finden sich ausgesprochene Zottenleisten; dadurch entstehen Reihen, die beim *Schwein* unregelmäßig sind, bei
der *Ziege* hauptsächlich längs verlaufen und untereinander zusammenhängen
und beim *Schaf* durch Vertiefungen mit Kämmen dazwischen ein Netz bilden.
Die Zotten selbst sind beim *Pferd* schüppchenartig, beim *Rind* länger und am
Ende weniger stark verdickt, bei *Hund* und *Katze* zart, lang und schlank. Ihre
Basis ist am breitesten beim *Pferd,* dann folgen *Rind* und *Schwein,* während
sie bei *Hund, Katze, Schaf* und *Ziege* schmal ist. Die Länge der Zotten ist am
größten bei den *Fleischfressern,* dann folgen *Esel, Pferd* und *Schwein* und dann
von den *Wiederkäuern Schaf, Ziege* und *Rind*; der Darm des *Kalbes* weist die
kürzesten Zotten auf. Die breitesten Zotten besitzen *Esel, Pferd, Katze* und
Ziege. Bei der *Katze* haben die Zotten im Duodenum die größte Länge und
Breite, die beide gegen den Dickdarm abnehmen. Im Dünndarm aller *Haussäugetiere* können einzelne Zotten nach SCHRIEVER (1899) und F. P. MARTIN (1906)
an der Spitze in 2 oder auch mehr Teile gespalten sein. Bei *Schwein*embryonen
von 62—220 mm Länge findet BERRY (1900) 48—69 Zotten auf 1 qmm, was
bei den ältesten 1 148 850 für den ganzen Dünndarm ergibt.

Beim *Hund* kommen nach einer Berechnung von R. HEIDENHAIN (1888)
auf 1 qcm 2500 Zotten, was für den ganzen Dünndarm 1,4 Millionen ergibt,
während J. P. MALL (1888) etwas niedrigere Zahlen angibt. Die Oberfläche
einer Zotte berechnet er nach den Maßangaben von Graf SPEE (1885) mit
0,96 qmm, was 23 qcm für ein 1 qcm großes Schleimhautstück ergibt. Da ein
solches im besten Fall 16 ccm Flüssigkeit in 1 Minute resorbiert, kommen
auf die einzelne Zotte 0,0064 cmm und auf 1 qcm resorbierende Fläche 0,7 cmm,
gegen 1 cmm nach J. P. MALLs Zahlen. Das Wasser würde danach mit einer
Geschwindigkeit von 7 μ pro Minute oder 0,11 μ pro Sekunde eindringen, zum
Durchtritt durch die 34 μ hohe Epithelschichte also 5 Minuten brauchen, was
mit anderen Beobachtungen übereinstimmt.

Daß der Dünndarm verschiedener *Vögel* und *Säugetiere* und ebenso auch des *Menschen*
Zotten enthält, war schon FALLOPIO (1561, 1575) und BRUNNER (1687) bekannt. Im Gegensatz
zu der Darstellung, die auch LIEBERKÜHN (1745) von ihnen gegeben hat, glaubten BLEULAND
(1789) und HEDWIG (1797), daß sie an ihrer Spitze eine Öffnung besitzen, CRUIKSHANK
(1789) aber, daß deren mehrere vorhanden seien, und auch HEITZMANN (1868) und VOSSELER
(1902) nahmen noch einen offene Verbindung des Chylusgefäßes mit dem Darmlumen an.
Die Erscheinung, die zu diesem Irrtum geführt hat, stellt ebenso wie die früher (S. 84)
besprochene Bildung der von GRÜNHAGEN (1887), MINGAZZINI (1901) und anderen Autoren
bis in die letzte Zeit für natürlich gehaltenen und mit der Resorption in Zusammenhang
gebrachten Spalträume unter dem Epithel der Zotten eine postmortale Veränderung dar,
die sehr leicht auftritt, weil sich die Zottenmuskulatur, wie auch HEITZMANN (1868) bereits
hervorgehoben hat, beim Tode meist stark kontrahiert, das Epithel aber nach Graf SPEE
(1885) bestrebt ist, seinen einer größeren Oberfläche entsprechenden Gleichgewichtszustand
einzunehmen, und nach der Abhebung an den Zottenspitzen oft abfällt, worauf an anderer
Stelle (S. 276) eingegangen wird. Schon RUDOLPHI (1800, 1802, 1828) ist der Annahme
von Öffnungen an den Zottenspitzen entgegengetreten und hat die Darmzotten, für die er
den Ausdruck Flocken gebraucht, ebenso wie TREVIRANUS (1814) und J. F. MECKEL (1819)
auch bei einer großen Zahl von Tieren vergleichend beschrieben. BERRES (1837) hat sie
unter besonderer Berücksichtigung ihrer Gefäße und ihrer wechselnden Form als „An-
eignungsorgane zum Behufe neuer Blutbildung" bezeichnet und mit den Papillen und den
zusammengesetzten Flocken der Placenta als histologische Elementarteile zusammengefaßt, ähnlich wie dies in neuerer Zeit M. HEIDENHAIN (1911) versucht hat, worauf im
folgenden näher eingegangen wird. Auch HENLE (1837, 1841) sagt, daß die Darmzotten
am meisten den fadenförmigen Papillen der Zunge gleichen.

Im Dünndarm des *Menschen* sind die Zotten, wie v. EBNER (1902) angibt,
mit freiem Auge noch leicht sichtbar (Abb. 130) und geben seiner Schleimhaut
vom Pylorus bis zur Valvula ileocaecalis ein sammetartiges Aussehen. Ihre

Zahl ist am größten im Duodenum und Jejunum, wo sie 22—40 auf 1 qmm beträgt und wird im Ileum etwas kleiner, wo 18—31 auf 1 qmm kommen. W. Krause (1876) hat ungefähr um die Hälfte niedrigere Zahlen für die Flächeneinheit angegeben und die Menge der Zotten im ganzen Dünndarm auf beiläufig 4 Millionen geschätzt; die Oberfläche der Schleimhaut soll durch sie auf das 5fache vergrößert werden. Berry (1900) hat die Zunahme der Zotten während der Entwicklung auch beim *Menschen* verfolgt und bei einem 280 mm langen Embryo auf einem Quadratmillimeter 81 gezählt, was für den ganzen Dünndarm in diesem Stadium 805 545 ergibt. Bei der Geburt soll der *Mensch* aber nach v. Langer (1887) bereits den ganzen für das Leben notwendigen Vorrat an Zotten besitzen, die nur mit der Erweiterung des Darmrohres auseinanderrücken und statt der faden- oder kammförmigen Gestalt mit breiter, quergestellter Basis vorwiegend eine blattartige mit stumpfer Spitze annehmen.

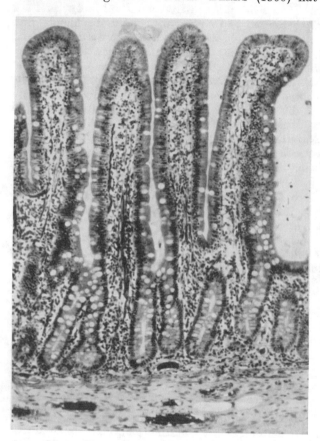

Abb. 130. Schleimhaut aus dem Anfang des Jejunum eines erwachsenen *Menschen*. Zotten mit Muskelfasern, Krypten, Muscularis mucosae. Orth-H. Eisenhäm.-Eosin. Vergr. 113×.

Die Größe der Zotten ändert sich auch beim *Menschen* in den einzelnen Dünndarmabschnitten Hand in Hand mit dem Wechsel ihrer Form. Im Duodenum erscheinen sie nach v. Ebner (1902) meist als Blätter oder Kämme, die 0,2—0,5 mm hoch und 0,3—1 mm, oder selbst 1,6 mm breit sind. Nach abwärts werden sie schmäler, so daß sie im Jejunum vorwiegend etwas plattgedrückt, kegel- oder keulenförmig und im Ileum mehr zylindrisch, walzen- bis fadenförmig erscheinen, meist aber eine dünnere Basis aufweisen; ihre Länge beträgt dann 0,5—1 mm, ihre Breite 0,2—0,4, aber auch 0,9 mm. Berres (1837) hat die wechselnde Form der menschlichen Darmzotten in zahlreichen Abbildungen wiedergegeben; später wurde diese von Henle (1873), Graf Spee (1885) und Sappey (1889), besonders eingehend aber in neuerer Zeit von Fusari (1904) und Chang (1932) beschrieben. Danach finden sich im Anfang des Duodenum, wie auch K. W. Zimmermann (1898) angibt, großenteils hohe Kämme, die quer zur Darmachse stehen, nach dem häufigen Auftreten von Zacken und Furchen aber einer Mehrzahl von Zotten zu entsprechen scheinen und in wechselnder Weise an der Basis zu Leisten verbunden sind, so daß Fusari (1904) vier verschieden häufig vorkommende Haupttypen mit Übergangsformen unterscheidet. Nach abwärts werden sie etwas niedriger und erscheinen im oberen Teil des Jejunum in 2, 3 oder oft mehr, meist dreieckige oder blattförmige Zotten geteilt, die noch an den Rändern nahe der Basis, mitunter aber auch höher hinauf, zusammenhängen, doch kommen dazwischen auch schon frei stehende fingerförmige Zotten vor (Abb. 118, 131). Diese werden im unteren Jejunum zahlreicher, doch herrschen meist auch im oberen Teil des Ileum die dreieckigen oder blattförmigen gegenüber den konischen oder fadenförmigen Zotten vor, die dann immer mehr an die Stelle jener treten und von der Mitte

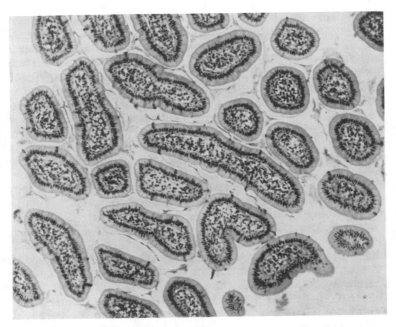

Abb. 131. Querschnitt durch die Zotten aus dem Anfang des Jejunum eines erwachsenen *Menschen*. Wechselnde Größe und Form der Zotten. ORTH-D. Häm.-Eosin. Vergr. 88×.

des Ileum an gewöhnlich allein vorhanden sind, gegen die Valvula ileocaecalis aber etwas niedriger und spärlicher werden.

Dieses Verhalten bildet sich jedoch erst während der Kindheit aus, obwohl die Zotten in den letzten Embryonalmonaten meist schon eine wechselnde Form, unregelmäßige Anordnung und verschiedene Verteilung in den einzelnen Darmabschnitten zeigen. Beim Neugeborenen sind sie nach BERRES (1837) vorwiegend pyramidenförmig, nach v. LANGER (1887) dagegen faden- oder kammförmig mit breiter, quergestellter Basis. GAETANI (1928) findet sie in allen Abschnitten des Dünndarmes ziemlich gleichmäßig, nur in den distalen vorwiegend schmäler als in den proximalen, doch können sie sich besonders im Duodenum auch schon ähnlich ausrichten, wie im erwachsenen Zustand. Im 1. Lebensjahr vollzieht sich nach diesem Autor bereits ein Übergang zur endgültigen Form. Dabei ergeben sich neben individuellen Variationen Abänderungen aus den Lagebeziehungen zu den Plicae circulares, den Follikeln, den Duodenalpapillen, dem Rand des Pankreas, dem Mesenterialansatz und der Valvula ileocaecalis, während zur Darmlänge und Körpergröße keine Beziehungen bestehen. Im höheren Alter nehmen die Zotten nach BERRES (1837) die Gestalt eines ungemein langen, unten schmalen Zylinders mit keulenförmig aufgetriebenem äußerstem Ende an, in dem allein das physiologisch wirksame Gefäßnetz erhalten bleibt, während in dem übrigen, dünneren Teil nur mehr in die Länge gestreckte, parallel verlaufende Gefäße vorhanden sind; dadurch gewinnen sie wieder Ähnlichkeit mit den vorwiegend pyramidenförmigen jugendlichen Zotten.

Außer den schon erwähnten Zottenkämmen und -leisten, die bei verschiedenen *Säugetieren* besonders in den höheren Abschnitten des Dünndarmes vorherrschen und auch im Darm mancher *Vögel* und selbst niederer *Wirbeltiere* typischerweise vorkommen, finden sich häufig auch einzelne breitere, oft **mehrgipfelige Zotten** zwischen mehr oder weniger fingerförmigen eingestreut; sie erscheinen aus zwei oder mehr schmäleren zusammengesetzt, worauf mitunter Einschnitte und auch das Vorhandensein mehrerer Chylusgefäße und Venenstämme im Inneren hinweist. Solche Zotten wurden bei den verschiedensten *Säugetieren* festgestellt [Graf Spee (1885), Schiever (1899), F. P. Martin (1906), M. Heidenhain (1911), Kasakoff (1912), Ellenberger-Baum (1926), Mathis (1928), Spanner (1931) u. a.] und beim *Menschen* bereits von Rudolphi (1802) und Berres (1837) wie auch von K. W. Zimmermann (1898) u. a. beschrieben, aber in verschiedener Weise gedeutet. Während Fusari (1904) meint, daß Leisten durch Verschmelzung mehrerer flacher Zotten zustande kommen, nimmt Gaetani (1928) solche als ursprüngliche Form an, ebenso wie schon Berres (1837), der sie durch Abschnürung in einfache Zotten zerfallen ließ. In ähnlicher Weise hat M. Heidenhain (1911) diese verbreiterten Zotten nach Befunden im Darm junger *Katzen* ebenso wie analoge Gebilde in anderen Organen als Mehrlingsbildungen erklärt und angenommen, daß die Zotten Histosysteme höherer Ordnung mit der Eigenschaft der Teilbarkeit in der Anlage seien. Später kam er (1921, S. 140f.) aber zu der Auffassung, daß es sich bei den unvollkommen gespaltenen Zotten und den verschiedenen Mehrlingsbildungen nicht um fixierte Teilungszustände der in der Anlage sich spaltenden Zotten, sondern, ähnlich wie bei den Darmkrypten, um „effektive Teilungen" fertiger Zotten handelt, die auch unvollständig bleiben können, doch wurde dieser Vorgang von ihm bisher nicht genauer untersucht. Inzwischen hat ihn Spanner (1931) an dem Verhalten der Gefäße in der Darmschleimhaut junger *Mäuse* verfolgt, mit dem Ergebnis, daß sich die Zotten hier am 12. Tage nach dem Wurfe, wenn die Bildung neuer Zotten aus primitiven Knospenstadien im Abklingen ist, durch Spaltung von der Spitze gegen die Basis zu vermehren beginnen. Dagegen kam Mathis (1928) nach Befunden bei einer jungen *Fledermaus* wieder zu dem Schlusse, daß sich Zotten durch Wachstum des zwischen ihren Schmalseiten liegenden Gewebes nachträglich vereinigen können. Nach den Vorgängen während der Entwicklung beim *Menschen* scheint es aber am wahrscheinlichsten, daß diese scheinbaren Mehrlingsbildungen weder durch eine nachträgliche Verschmelzung, noch durch eine tatsächliche Spaltung zustande kommen, sondern hauptsächlich dadurch entstehen, daß sich die noch wachsenden Zotten während ihrer Verlängerung teilen [V. Patzelt (1931, S. 441f.)], wie in dem Abschnitt über die Entwicklung (S. 30f.) ausgeführt wird.

Für den Bau der Dünndarmzotten gilt im allgemeinen das von der ganzen Schleimhaut Gesagte, deren Anhängsel sie sind. Ihr Epithel, das früher (S. 83ff.) behandelt wurde, ist nach den Maßangaben von Schriever (1899) für *Haussäugetiere* bei den *Pflanzenfressern* durchschnittlich am breitesten, zeigt aber keine sehr großen Schwankungen. Auch die Epithelzellen sind für jede Art typisch und selbst ihr Zusammenhang untereinander wie auch die Adhärenz am Stroma soll wechseln. Die Menge der Becherzellen ist bei *Herbivoren* am geringsten, bei *Hund* und *Katze* viel größer, am größten aber beim *Schwein*.

Das Zottenstroma zeigt viel größere Schwankungen. Bei *Pflanzenfressern*, die sich vorwiegend von den schon durch das oberflächliche Blutcapillarnetz zur Resorption kommenden Kohlehydraten nähren, finden R. HEIDENHAIN (1888) und SCHRIEVER (1899) seine Breite zwischen dem zentralen Chylusgefäß

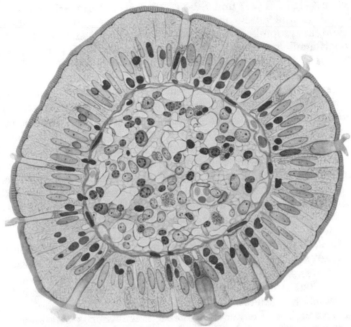

Abb. 132. Querschnitt durch die Spitze einer Zotte aus dem Jejunum eines erwachsenen *Menschen*. Blutcapillaren mit der Membrana propria zusammenhängend, Vene im Stroma, das zwischen den Zellen viele Lücken aufweist. ORTH-H. Eisenhäm.-Azan. Vergr. 514×.

und der Epithelschichte geringer als deren Dicke; bei *Schaf* und *Ziege* beträgt sie sogar kaum ein Fünftel von dieser, während beim *Schwein* beide ziemlich gleich sind. Bei *Fleischfressern* dagegen, deren Nahrung hauptsächlich aus Eiweißkörpern und Fett zusammengesetzt ist, daher zu einem beträchtlichen Teil bis in das zentrale Chylusgefäß eindringt, übertrifft die Hälfte des Stroma die Epithelschichte ein wenig an Breite, so bei *Hund* oder *Katze* und auch beim *Menschen*. Die Grundlage des Zottenstromas bildet nach HIS (1862), VERSON (1871), SPINA (1882), J. P. MALL (1888), SPALTEHOLZ (1897), CIACCIO (1907), ANILE (1915) u. a. das im Abschnitt über die Propria (S. 194 ff.) eingehend beschriebene reticuläre Gewebe, das in den Zottenspitzen fast nur aus Zellen mit untereinander zu-

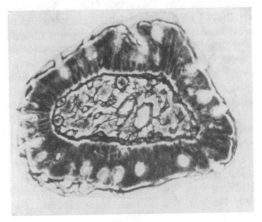

Abb. 133. Tieferer Querschnitt durch eine Zotte aus dem Jejunum eines erwachsenen *Menschen*. Argyrophile Fasern bilden die Membrana propria mit den Capillaren und Hüllen um das zentrale Chylusgefäß, die Vene und die glatten Muskelfasern. ORTH-HORTEGA. Vergr. 279×.

sammenhängenden Fortsätzen besteht (Abb. 132), tiefer aber in zunehmender Menge auch argyrophile Fasern enthält (Abb. 133). Diese verdichten sich an der Oberfläche zu einem engmaschigen Netz, das als Membrana propria die Grenze gegen das Epithel bildet, und umhüllen, wie schon v. Basch (1865, 1870), Watney (1874, 1877) und Spalteholz (1897) beschrieben haben, ebenso die Blut- und Lymphgefäße und die eingelagerten glatten Muskelfasern, die durch stärkere argyrophile Fasern mit dem umgebenden Gerüst und besonders mit der oberflächlichen Basalmembran verbunden sind [Spalteholz (1897), Kasakoff (1911, 1912), Törö (1928) u. a.], wie die Abb. 113, 133 zeigen. Zu diesen Fasern dürften ferner die derben Bindegewebsfasern gehören, die Graf Spee (1885) beim *Hund* als Hemmungseinrichtung gegen zu starke Verbreiterung der Zotten beschreibt, und ebenso jene, die nach Röhlich (1934) bei der *Katze* von der grobfaserigen Schichte an der Basis der Zotten zu deren Muskelfasern ziehen. Um argyrophile Fasern scheint es sich aber nach der früher (S. 198) erwähnten Übereinstimmung in der Färbbarkeit auch bei jenen angeblich elastischen Fasern zu handeln, die nach Spalteholz (1897) und Trautmann (1909, 1910) bei verschiedenen *Haustieren* entlang der Muskelfasern bis in die Spitze der Zotten und zum Teil auch quer zu deren Oberfläche verlaufen sollen, um hier ein weitmaschiges Netz zu bilden, während Kultschitzky (1897) angibt, daß die elastischen Fasern schon unterhalb der Zotten verschwinden.

In den Lücken des Zottenstromas finden sich die verschiedenen schon von Arnstein (1867), Heitzmann (1868, 1883), Watney (1877), Ellenberger (1885), R. Heidenhain (1888), Ruffer (1890) u. a. beschriebenen und bei der Propria (S. 202 ff.) unter Berücksichtigung der neueren Untersuchungen eingehend behandelten Wanderzellen. Von diesen sind Lymphocyten, Plasmazellen und eosinophile Leukocyten meist reichlicher vorhanden (Abb. 132), vereinzelt kommen aber auch die anderen Formen und insbesondere phagocytäre Zellen mit verschiedenen Einschlüssen vor, die zu der früher (S. 103) besprochenen Erscheinung der Zottenmelanose führen können.

Das Stroma der Zotten enthält auch deren Blutgefäßsystem, das für ihre Funktion von größter Bedeutung ist, bei den verschiedenen *Säugetieren* aber ein wechselndes Verhalten zeigt, wie vor allem aus den gründlichen Untersuchungen von Spanner (1932) hervorgeht und in einem späteren Abschnitt (S. 302 f.) eingehend besprochen wird. Die Capillaren, die beim *Menschen* 6—11 μ weit sind [v. Ebner (1902)], bilden unmittelbar unter dem Epithel in innigster Verbindung mit der Membrana propria ein dichtes Netz aus runden oder länglichen Maschen (Abb. 113, 132), das von Berres (1837) in zahlreichen Abbildungen vom *Menschen* dargestellt und in neuerer Zeit von Allen (1918) genau beschrieben wurde. Ihm sind meist die zuführenden Arterien angeschlossen, während die Hauptvene gewöhnlich weiter im Innern der Zotte verläuft (Abb. 133).

Die Chylusgefäße liegen oft in der Mitte der Zotten [Henle (1837) u. a.] und stets tiefer als die Blutcapillaren, was für die Lymphgefäße überhaupt charakteristisch ist; sie zeigen, wie in dem diesen gewidmeten Abschnitt (S. 308 ff.) ausgeführt wird, schon bei niederen *Wirbeltieren* innige Beziehungen zur Oberflächengestaltung der Darmschleimhaut und verhalten sich nach der Darstellung von Teichmann (1861) auch bei den *Säugern* je nach der *Tierart* und der Gestalt der Zotten verschieden. Sie sind beim *Meerschweinchen* außerordentlich weit und taschenartig [Graf Spee (1885)] und bilden beim *Kaninchen* in der Zottenspitze eine große, oft hufeisenförmige Ampulle, die durch mehrere, mit jenen benachbarter Zotten anastomosierende Ausläufer in das tiefere Lymphgefäßnetz übergeht. Dagegen findet sich bei der *Maus* an der Basis jeder Zotte eine Ampulle, in die 3—8 untereinander anastomosierende Lymphcapillaren mit fingerförmigen, blinden Enden münden [Biedermann (1911)]. Beim *Schwein* enthalten die faltenartig zusammenhängenden Zotten verzweigte

Chylusgefäße; beim *Kalb* sind diese ebenso wie die Zotten selbst schmal [Graf SPEE (1885)], beim *Fuchs* gleichfalls [MERKEL (1926)], bei dem *Halbaffen Inuus Rhesus* dagegen sehr weit [ZIPKIN (1903)]. Der *Mensch* besitzt in seinen Zotten meist nur ein zentral gelegenes, 27—36 μ weites Chylusgefäß, das 30—50 μ unterhalb der Spitze beginnt (Abb. 143, 144), sich aber auch teilen und Anastomosen bilden kann [TEICHMANN (1861) u. a.]; ausnahmsweise finden sich jedoch in einer Zotte selbst 3—4 untereinander zusammenhängende Chylusgefäße [FREY (1863)] oder auch netzförmige Anhänge [W. KRAUSE (1864)].

Daß die Darmzotten auch reich an feinen, marklosen Nervenfasern sind, wie zuerst DRASCH (1881) festgestellt hat, wird ebenfalls in einem späteren Abschnitt (S. 321) besprochen. Sie bilden nach OSHIMA (1929) u. a. nahe der Oberfläche ein dichtes Geflecht und sind hauptsächlich für die Gefäße und die Muskulatur der Zotten bestimmt. Eine mechanische Reizbarkeit weisen die Zotten nach v. LUDÁNY, v. KOKAS und VERZÁR (1932) nur an ihrer Basis auf.

Schon LACAUCHIE (1843) hat gefunden, daß sich die Darmzotten beim Tode verkürzen und GRUBY und DELAFOND (1843) haben ihre Bewegungsfähigkeit während des Lebens festgestellt. BRÜCKE (1851) beobachtete diese ebenfalls am lebenden *Tier* und erkannte zuerst beim *Hund* und *Mensch* wie auch bei *Vögeln*, daß in den Zotten glatte Muskelfasern vorhanden sind. KOELLIKER (1854) ließ diese von der Muscularis mucosae ausgehen, wie bereits bei deren Beschreibung (S. 242 f.) erwähnt wurde. Ein solcher Zusammenhang besteht nach ELLENBERGER (1884), DEIMLER (1904) und F. P. MARTIN (1907) sogar bei Vorhandensein eines Stratum compactum durch dieses hindurch, wie im Gegensatz zu J. P. MALL (1888) auch TRAUTMANN (1909) angibt, doch meint dieser, daß die Muskelfasern der Zotten nach ihrer mitunter beträchtlichen Menge kaum vollständig der Muscularis mucosae entstammen dürften. Beim *Meerschweinchen* findet Graf SPEE (1885), daß die glatten Muskelfasern in den Zotten nur im engsten Anschluß an die Endothelwand des Chylusgefäßes vorkommen und etwa in der Mitte der Drüsenschichte aufhören, also keine Ausläufer der Muscularis mucosae sind, während sie beim *Kaninchen* teilweise mit dieser in Verbindung stehen. Ebenso reichen die Muskelfasern beim *Kalb* und auch bei *Hund, Katze* und *Dachs* meist bis zu dieser Schichte, werden aber zwischen den Krypten schon spärlicher. Nach RÖHLICH (1934) lösen sich bei der *Katze* die in den Zotten ziemlich dicken Längsbündel an deren Basis in dünnere auf, die zwischen den Krypten, gerade oder büschelartig auseinander verlaufend, teilweise schon an diesen endigen, teilweise bis zur Muscularis mucosae ziehen. Beim *Menschen* hängen zwar ebenfalls einzelne Muskelfasern mit dieser zusammen, doch stellen sie im allgemeinen zweifellos selbständige, wesentliche Bestandteile der Zotten dar (Abb. 130).

Über den Verlauf und die Endigung der glatten Muskelfasern in den Darmzotten wurden gleichfalls sehr verschiedene Angaben gemacht. DONDERS (1854), MOLESCHOTT (1860), VERSON (1871), v. THANHOFFER (1874), FORTUNATOFF (1877), WATNEY (1874, 1877), KULTSCHITZKY (1888) und SPALTEHOLZ (1897) haben bei verschiedenen *Tieren* und dem *Menschen* besonders im Bereiche der Zottenspitzen, aber auch tiefer mehr oder weniger quer verlaufende, meist von den axialen Faserbündeln radiär abzweigende Muskelfasern beschrieben und MOLESCHOTT (1860), v. THANHOFFER (1885), ferner ROSZNER (1895) und in neuerer Zeit FELDMANN (1923) behaupten, daß auch zirkuläre Fasern vorkommen; dagegen fanden KOELLIKER (1854), DÖNITZ (1864), v. BASCH (1865), FREY (1876), BRAND (1884), ELLENBERGER (1884), Graf SPEE (1885) und R. HEIDENHAIN (1888) nur Längsfasern, die höchstens in der Spitze der Zotten abbiegen. Für den *Hund* gibt KULTSCHITZKY (1897) weiterhin an, daß ein Teil der Muskelbündel den Zentralkanal, dem sie an der Basis der Zotte großenteils unmittelbar anliegen, gegen die Spitze begleiten, während ein anderer, vielleicht bedeutenderer Teil von diesem weg schräg nach oben zieht und außen in verschiedener Höhe der Zotte unmittelbar unter dem Epithel ansetzt, wobei sich zwischen diesen Bündeln sehr häufig schräge Anastomosen durch ebenso dicke Bündel finden. Nach den genauen Angaben, die TRAUTMANN (1909) für die einzelnen *Haussäugetiere* macht, verlaufen die Muskelfasern im allgemeinen in der Tiefe der Dünndarmschleimhaut an und zwischen den Krypten vorwiegend in Längsbündeln, die gegen die Zotten an Dicke zunehmen und sich beim Übertritt in diese zu noch dickeren Bündeln vereinigen, wie dies auch RÖHLICH (1934) bei der *Katze* beschreibt.

Innerhalb der Zotten können sich die Muskelfasern, wie schon MOLESCHOTT (1860) und WATNEY (1874) für verschiedene *Tiere* angegeben haben, verzweigen und anastomosieren, so daß auch netzförmige Verbindungen zustande kommen. Nach TRAUTMANN (1909) stehen die Bündel bei *Pferd* und *Schwein* durch bogenförmige Äste, nach TÖRÖ (1928) bei *Hund, Katze* und *Kaninchen* durch quer und schräg um das Chylusgefäß verlaufende Muskelfasern miteinander in Verbindung und ziehen, während sie einzelne Fasern schräg oder quer zur Oberfläche abgeben und dadurch an Zahl und Stärke immer mehr abnehmen, gegen die Zottenspitze bis dicht über den Anfang des zentralen Chylusgefäßes. Hier sollen sie nach Graf SPEE (1885) bogenförmig zusammenfließen und Schlingen bilden, während R. HEIDENHAIN (1888) findet, daß die vorwiegend im Zottenstroma verlaufenden Muskelfasern zwar auch Anastomosen bilden, in der Mehrzahl aber durch Bindegewebsfäden mit verbreiterten Enden an der Oberfläche der Zottenspitzen befestigt sind. In dieser Weise lassen auch KULTSCHITZKY (1888, 1897), ROSZNER (1895) und TRAUTMANN (1907) die nach oben pinselartig auseinanderstrahlenden Muskelfasern enden, doch findet dies in verschiedener Höhe der Zotten statt und der letztere Autor betont besonders, daß in der Zottenspitze selbst oft gar keine oder doch nur mehr spärliche Muskelfasern vorhanden sind. Dies gilt im wesentlichen auch für den *Menschen* (Abb. 113).

Die Menge und Anordnung der Muskelfasern wechselt in den Zotten der verschiedenen *Tiere*. Nach SCHRIEVER (1899) sind sie bei den *Fleischfressern* am stärksten und bei den herbivoren *Haussäugetieren* am geringsten ausgebildet, während das *Schwein* in der Mitte steht. Graf SPEE (1885) gibt an, daß sie bei verschiedenen *Nagern* und auch beim *Kalb* und *Schwein* vorwiegend der Endothelwand des Chylusgefäßes anliegen, bei *Fleischfressern* dagegen in geringerer Menge und als schwächere Bündel auch weiter peripher im Stroma verlaufen. So findet sich beim *Hund*, wie auch v. BASCH (1865), J. P. MALL (1888), KULTSCHITZKY (1897) und TRAUTMANN (1907, 1909) festgestellt haben, um das zentrale Chylusgefäß, und wenn zwei solche vorhanden sind, um jedes ein dichter Mantel aus stärkeren Muskelbündeln und außerdem sind dünnere Bündel in der äußeren Zone des Stromas verteilt. Bei der *Katze* erscheinen die Muskelfasern nach TRAUTMANN (1907) in den Zotten zwar ähnlich angeordnet, ohne jedoch deutlich zwei solche Zonen unterscheiden zu lassen. Aber auch in den Dünndarmzotten des *Pferdes, Rindes, Schafes* und der *Ziege* findet dieser Autor außer einem Mantel von Bündeln um das Chylusgefäß meist dünnere und oft nur spärliche Muskelbündel im übrigen Stroma und beim *Schwein* sind Bündel von verschiedener Stärke im ganzen Zottenquerschnitt unregelmäßig verteilt. Der braune *Bär* enthält in seinen Zotten nach FELDMANN (1923) bis zu 60 netzartig verbundene Längsbündel. Beim *Iltis* findet GRIESBACH (1927) das Chylusgefäß in den Zotten von starken Muskelbündeln umlagert. Die größeren, stärkeren, gegen die Spitze sich verjüngenden Zotten des *Fuchses* weisen nach MERKEL (1926) 18 Muskelbündel auf, deren dickere am Rande liegen, während sich in den breit zur Spitze auslaufenden Zotten des *Hundes* 27 Muskelbündel finden, deren dickere um den Zentralkanal angeordnet sind. Nach TRAUTMANN (1909) besitzt der *Hund* mit durchschnittlich 30—35 unter den *Haustieren* die größte Zahl von Muskelbündeln, deren Menge sich der Reihe nach bei *Rind*, *Schwein, Ziege* und *Pferd* verringert und bei der *Katze* nur 10—16 beträgt. Auch die Stärke der Bündel ist nach diesem Autor beim *Hund* mit durchschnittlich 15 μ Durchmesser am größten und sinkt bei der *Ziege* auf durchschnittlich 4 μ.

Beim *Menschen* wechselt die Zahl der glatten Muskelfasern mit der Breite der Zotten, ist aber in den mehr zylindrischen verhältnismäßig gering, so daß sie keinen zusammenhängenden Mantel bilden [KOELLIKER (1854), BRÜCKE (1881), Graf SPEE (1885) u. a.]. Sie verlaufen in der tieferen Zone der Schleimhaut als dünne Bündel, teils von der Muscularis mucosae ausgehend, teils zwischen und an den Krypten beginnend, mehr oder weniger parallel und um das zentrale Chylusgefäß angeordnet (Abb. 130); innerhalb der Zotten liegen sie vorwiegend in einiger Entfernung von diesem meist einzeln im Stroma verteilt, mit dem sie durch die von ihrer Gitterfaserhülle radiär abgehenden Fasern innig zusammenhängen (Abb. 133), um schließlich gegen die Spitze divergierend etwas unterhalb dieser in verschiedener Höhe an der Oberfläche der Zotte zu endigen (Abb. 113).

Bei den Versuchen, die Funktion der Dünndarmzotten zu erklären, spielte eine Zeitlang die früher (S. 84) erwähnte Annahme von Öffnungen an ihren Spitzen eine Rolle. Eine solche Vorstellung, daß die Zotten mit Zungen oder Geschmacksknospen zur Auswahl der Nahrung diese wie Löwenmäuler oder Elephantenrüssel aufnehmen, hat RUDOLPHI (1802) ebenso nachdrücklich abgelehnt, wie eine Auswahl durch Überlegung, denn „wodurch sollten die Zotten eine Klugheit erlangt haben, die uns selbst fehlt, da wir vor allen Tieren den Vorzug haben, alles Schädliche zu genießen" (!!); dabei weist der Autor besonders auf den Gebrauch von Arzneimitteln durch Gesunde hin. Mit dieser entschiedenen Stellungnahme trat RUDOLPHI (1802) zugleich für die Auffassung ein, daß die Zotten mit ihrer ganzen Oberfläche die Nahrung aufsaugen. So gelangen, wie in dem Abschnitt über das Epithel bei Besprechung der Resorptionsvorgänge (S. 104 ff.) ausgeführt wurde, die gelösten Stoffe, wie mineralische Salze, Kohlehydrate und verschiedene Abbauprodukte von Eiweißkörpern durch das Epithel größtenteils in das unmittelbar unter diesem liegende Blutcapillarnetz; dagegen werden die in kolloidalem oder emulgiertem Zustand zur Resorption kommenden Bestandteile der Nahrung, wie besonders Fettstoffe, weiter durch die Lücken des Stromas bis in das zentrale Chylusgefäß befördert, und zwar mit solcher Kraft, daß nach R. HEIDENHAIN (1888) bei Unterbindung des Ductus thoracicus die klappenführenden mesenterialen Lymphgefäße bis zum Platzen gefüllt werden, während die Darmschleimhaut normal bleibt. Wie oben beschrieben wurde, wechselt daher der Bau der Zotten, insbesondere die Breite des Stromas, mit der Zusammensetzung der Nahrung bei den verschiedenen Tieren. Außerdem ändert sich ihr Aussehen in den verschiedenen Funktionsstadien, wie v. BASCH (1865, 1870), MONTI (1903), VERNONI (1908), F. P. JOHNSON (1913), TÖRÖ (1928), RÖHLICH (1934) u. a. beschrieben haben. So bildet das resorbierte Fett zunächst im Epithel kleinere und größere Tropfen, sammelt sich dann unter Vergrößerung der Lücken im Zottenstroma an (Abb. 77) und tritt schließlich in das sich erweiternde, äußerst dünnwandige Chylusgefäß über, das oft erst in gefülltem Zustand deutlich zu erkennen ist. Nach RÖHLICH (1934) soll das Fett jedoch zunächst bis in die Lücken der von ihm bei der Katze beschriebenen grobfaserigen Schichte im Bereiche der Kryptenmündungen und erst hier durch die Tätigkeit der Darmmuskulatur in die Lymphbahnen gelangen. Mit der Entleerung in die tieferen Lymphbahnen nimmt dann die ganze Zotte unter

Verringerung ihres Volumens wieder eine dichtere Beschaffenheit an. Bei diesem Vorgang spielen die mechanischen Eigenschaften des Epithels und des Stromas, vor allem aber der Muskulatur der Zotten eine Rolle. Die Tätigkeit der letzteren scheint aber nach v. Kokas (1930, 1932) mit der Form der Schleimhauterhebungen zu wechseln.

Die Aufnahme der hiefür vorbereiteten Nahrungsstoffe aus dem Darminhalt erfolgt durch die Zotten, wie auch Ellenberger und Scheunert (1910) angeben, im Zustande der Erschlaffung. Ihre Weiterbeförderung in das Chylusgefäß und dessen Entleerung wurde aber in verschiedener Weise erklärt. Nach Graf Spee (1885), mit dessen Ansicht R. Heidenhain (1888) und Vernoni (1908) übereinstimmen, vergrößert die Kontraktion der Muskelfasern in den Zotten das Volumen des zentralen Chylusgefäßes, das auch nach den Angaben von Kultschitzky (1897) und Röhlich (1934) während der ganzen Zeit der Verkürzung offen gehalten wird. Ebenso soll das Bestreben des zusammengeschobenen und gerunzelten Epithels, sich während der Kontraktion der Zottenmuskulatur von dieser zu entfernen, zu einer Erweiterung des Chylusgefäßes führen. Dadurch kommt es nach Graf Spee (1885) zum Übertritt der Resorptionsmasse aus dem Stroma in dieses Gefäß, aus dem sie dann mit der folgenden Streckung der Zotte in die tieferen Lymphbahnen befördert wird, was in etwas anderer Weise auch Spalteholz (1897) und Röhlich (1934) annehmen. Dagegen hat bereits Brücke (1851) die Ansicht geäußert, daß die Streckung der Zotten mit einer Erweiterung des Chylusgefäßes verbunden ist, das sich dabei infolge des negativen Druckes mit Chylus füllt, der dann bei der Kontraktion der Zottenmuskulatur in die abführenden Lymphgefäße entleert wird, ebenso wie dabei auch das Blut aus den Capillaren herausgepreßt wird. Dies nehmen auch King und Arnold (1922), Törö (1928), v. Ludány, v. Kokas und Verzár (1932) und Röhlich (1934) bei der rhythmischen Aufeinanderfolge von Erektion und Kontraktion der Zotten während der Resorption im gefüllten Darm an.

Zur Streckung der Zotten führt nach Graf Spee (1885) vor allem der gegenseitige Druck bei der Kontraktion der äußeren Muskelhaut, wodurch sie dicht zusammengedrängt werden, während ihre eigene Muskulatur zugleich mit der Muscularis mucosae [v. Kokas und v. Ludány (1932), Favilli (1933)] und in Antagonismus zur Muscularis propria [Heitzmann (1868), Graf Spee (1885)] erschlafft; hiemit stimmt auch die gleich zu besprechende Darstellung von Röhlich (1934) überein. Außerdem wird eine Erektion der Zotten, wie mit Heller (1872) und Graf Spee (1885) auch Vernoni (1908), Törö (1928) und Röhlich (1934) annehmen, durch den Blutdruck in den Gefäßen bewirkt, indem deren geschlängelter Verlauf und die quere Stellung der Maschen in den kontrahierten Zotten durch das zuströmende Blut in der Richtung der Zottenachse gestreckt wird, während die Venen nach Törö (1928) durch die Kontraktion der Muscularis mucosae, deren Bündel sie mitunter, wie bereits J. P. Mall (1888) beim *Hund* beschrieben hat, schließmuskelartig umschnüren, stranguliert und so an der Entleerung behindert werden. Gefördert wird die Streckung der Zotten ferner nach Graf Spee (1885), Vernoni (1908) und v. Ludány, v. Kokas und Verzár (1932) durch eine gewisse Elastizität des Stromas und des Epithels; bei letzterem macht sich diese besonders deutlich nach dem Tode an den zunächst kontrahierten Zotten durch allmähliche Abhebung geltend, indem die Höhe der Epithelzellen unter entsprechender Breitenzunahme auf weniger als die Hälfte sinkt, während ihre Basis gleichzeitig eben wird. Dieser Gleichgewichtszustand stellt sich im Leben auch an den durch die Kontraktion verlängerten und komprimierten Epithelzellen wieder her, die sich dadurch an der Streckung der Zotten beteiligen.

Eine große Rolle spielt bei der Füllung und Entleerung der Zotten, besonders während der Fettresorption, nach RÖHLICHs (1934) Untersuchungen bei der *Katze* auch die von ihm unterhalb der Zotten in der Propria beschriebene und bei dieser (S. 197) erwähnte grobfaserige Schichte, mit der die Muskulatur der Zotten innig verbunden ist. Im gedehnten Darm sind ihre Fortsätze aus den weniger dicht stehenden, verkürzten Zotten herausgezogen und ihre Maschen erweitert, ebenso wie die dazwischen befindlichen Venen und Lymphgefäße, so daß der Inhalt abströmen kann, was durch die gleichzeitige Kontraktion der Zottenmuskulatur bewirkt wird. Bei der dann folgenden Kontraktion des ganzen Darmes läßt die Spannung der grobfaserigen Schichte nach und die zuvor in den verkürzten Zotten geschlängelt verlaufenden, daher weniger durchgängigen Arterien werden gerade, so daß mehr Blut in die Zotten strömen kann, während zugleich durch die Verengung der Lücken der Abfluß aus den Venen und Chylusgefäßen gedrosselt wird; dadurch werden die Zotten verlängert und die Ausläufer der grobfaserigen Schichte immer mehr in sie hineingezogen, während die mit diesen Fasern zusammenhängende Zottenmuskulatur erschlafft. Außerdem führt die mit der Kontraktion der äußeren Muskelhaut verbundene Verengerung der Maschenräume jener grobfaserigen Schichte, die sich zuvor wie ein Schwamm gefüllt hatten, zu deren Entleerung in die Lymphgefäße, in die das Fett nach RÖHLICH (1934) erst hier gelangt. Obwohl diese Darstellung ebenso wie die früher (S. 276) erwähnten Angaben zur Annahme eines Antagonismus zwischen der Muscularis propria und der Zottenmuskulatur führt, behält der Autor die Entscheidung dieser Frage weiteren Untersuchungen vor.

So vollführen die Darmzotten während der Resorption rhythmische Pumpbewegungen, indem sie sich abwechselnd verkürzen und verlängern und dabei hin- und herschwingen, wie KING, ARNOLD und CHURCH (1922), TÖRÖ (1928) und v. KOKAS und v. LUDÁNY (1932) im Anschluß an die ersten Beobachtungen von GRUBY und DELAFOND (1843) und BRÜCKE (1851) beschreiben. Nach KING und ARNOLD (1922) hängen die Zottenbewegungen mit dem Lymphstrom zusammen und werden durch Zunahme des Lymphdruckes vermehrt, zeigen dagegen keine Beziehungen zur Größe der Resorption verschiedener Stoffe. v. LUDÁNY, v. KOKAS und VERZÁR (1932) haben sie sogar gefilmt und etwa 4—6 Kontraktionen der Zotten in einer Minute während der Resorption festgestellt. Nach MAHLER, NONNENBRUCH und WEISER (1932) wird die Tätigkeit und der Blutgehalt der Zotten außer durch Kälte, Wärme und verschiedene Medikamente auch durch Genußmittel der Nahrung in wechselnder Weise beeinflußt. Während Milch und Rindsuppe auf die Pumptätigkeit keine Wirkung ausüben, wird diese durch Zichorienkaffee gehemmt, durch echten Kaffee und Tee aber erregt; Meerrettich steigert die Reizbarkeit der Zotten und führt zu einer Hyperämie ihrer Oberfläche und zu geringen katarrhalischen Veränderungen. Durch Paprika und Pfeffer wird die Zottentätigkeit und -erregbarkeit im Falle schwacher Reizung erhöht, nach stärkerer herabgesetzt oder ganz aufgehoben, wobei es gleichzeitig zu einer Hyperämie und exsudativen Entzündung kommt, die nach MAHLER, NONNENBRUCH und WATZKA (1932) auch zu der früher (S. 85) erwähnten Abhebung des Epithels an den Zottenspitzen führen kann. Beim Ileus, der mit ähnlichen Erscheinungen verbunden ist, hemmt Preßsaft aus dem betreffenden Darmstück die Zottentätigkeit. Dieselben Reaktionen konnten diese Autoren an *Menschen* mit breiten Jejunalfisteln beobachten, doch traten alle Gefäßreaktionen deutlicher hervor.

Nach CRAMER (1923) tritt im Dünndarm von *Ratten* bei Mangel von Vitamin A eine Atrophie der Zotten und Nekrose ihrer freien Enden ein. Ebenso führen die früher (S. 199) beschriebenen Veränderungen der Darmschleimhaut nach längerem Hungern zu einem Schwund des Stromas im Innern der Papillen von *Knochenfischen* [Athanassopoulos (1931)] und in den Zotten der *Säuge-tiere*. Nach S. P. Millers (1927) Versuchen kommt es bei weißen *Ratten*, die bis 43 Tage lang nicht ausreichend ernährt wurden, zu einer Atrophie und selbst zu völligem Schwund der Dünndarmzotten. Ebenso fand Sun (1927) bei hungernden weißen *Mäusen* eine Zerstörung des Epithels und Vermehrung der Lymphocyten in den Zottenspitzen, die schließlich zu einer strukturlosen Masse werden; bei Wiederfütterung wird diese allmählich abgestoßen und dann von den benachbarten, noch kernhaltigen Zellen ersetzt. Wenn die Zotten vollkommen zerstört waren, bildeten sich angeblich neue, und 4—10 Stunden nach der Wiederfütterung wiesen sie das normale Aussehen auf, doch hängt die Regeneration auch vom Gesundheits- und Ernährungszustand ab und zeigt außerdem Unterschiede nach der Jahreszeit. Nach Frazetto (1931) bekommen die Zotten des *Meerschweinchens* bei längerem Hungern zunächst an den Spitzen und dann auch an ihren Seitenflächen infolge einer mit Trans-sudation einhergehenden Kreislaufstase ein ödematöses Aussehen; schon nach 24 Stunden finden sich zwischen Epithel und Stroma stellenweise kleine Flüssig-keitsansammlungen und weiteres Hungern führt dann zu einer Degeneration, zu Veränderungen an den Kernen und zum Abblättern der Gewebslagen an der Spitze der Zotten in das Darmlumen. Nach 72 Stunden treten auch an den Krypten atrophische Veränderungen auf. Der Autor schließt aus seinen Beob-achtungen, daß die von Grünhagen (1887) und Mingazzini (1900, 1901) be-schriebenen Abhebungen des Epithels, die bei diesem (S. 84 f.) besprochen werden, von der Fixation vollkommen unabhängig und keine Kunstprodukte sind, sondern als Folge der gestörten Verdauungstätigkeit im Hungerzustand auftreten und bei Wiederfütterung verschwinden. Amprino (1933) führt da-gegen die Veränderungen bei verschiedener Fixation auf die Technik zurück und findet, daß die Struktur der Dünndarmzotten bei *Wiederkäuern* auch im Hungerzustand unverändert bleibt, während Spadolini (1934) die Angaben über morphologische Veränderungen der Darmschleimhaut bei *Hungertieren* bestätigt.

Daß das ausgebildete Zottenrelief der Dünndarmschleimhaut des erwach-senen *Menschen* noch einer weitgehenden Anpassung an geänderte funktio-nelle Anforderungen fähig ist, beweisen die Befunde von Holmgren (1921, 1923) an zwei Fällen von operativ nahe dem Ende des Ileum angelegtem Anus praeternaturalis. Während es hiebei in der inaktiven Dünndarmschlinge gegen die Valvula ileocaecalis hin zu einer allgemeinen Atrophie der Schleimhaut kommt, nimmt diese in der magenwärts anschließenden Zone des Dünndarmes allmählich in hohem Grade die Merkmale der Dickdarmschleimhaut an. Durch eine Oberflächenspannung verflachen dabei die Zotten immer mehr, wogegen die Krypten von der Tiefe gegen die Oberfläche in die Länge wachsen, ohne daß sich die Ränder der Zotten vereinigen, was an die Ausbildung der Dick-darmschleimhaut während der Entwicklung erinnert; außerdem weisen die verlängerten Krypten sehr viel Becherzellen auf, doch bleiben auch die Paneth-schen Körnchenzellen erhalten. Durch diese Umwandlung paßt sich die Schleimhaut der gleichzeitig vor sich gehenden Veränderung des Darminhaltes an, der zunächst bei der Entleerung durch den Anus praeternaturalis dieselbe Konsistenz und das gleiche Aussehen wie im Dünndarm hat, allmählich aber die Beschaffenheit der normalen Faeces bekommt.

17. Die Muscularis propria.

Zur Weiterbeförderung der Nahrung besitzen die den Darm zunächst allein bildenden Epithelzellen bei den niedersten Metazoen Geißeln oder Flimmer-haare, die auch bei höheren *Tieren* noch vielfach vorkommen, wie früher (S. 75 ff.)

ausgeführt wurde. Schon bei *Hydra fusca* aber finden sich an der Basis der Geißelzellen kurze, zirkuläre Muskelfortsätze [ROSKIN (1923) u. a.], wie früher (S. 13 u. 75) beschrieben wurde (Abb. 4), und bei *Anthozoen* weisen die meisten Darmepithelzellen nach K. C. SCHNEIDER (1902) ebenfalls solche kontraktile Anhänge auf. Eine selbständige Muskelhaut fehlt dem Darm auch noch bei manchen höheren *Tieren,* wie kleinen *Milben,* einzelnen *Insekten,* z. B. *Cossus, Pentatoma,* ferner bei den *Salpen* [LEYDIG (1857)] und selbst beim *Amphioxus;* bei diesen *Tieren* wird die motorische Funktion, teilweise mit Unterstützung durch das Epithel, hauptsächlich von der Muskulatur der Körperwand ausgeübt.

Dagegen weisen die niedersten *Würmer,* wie die *Turbellarien,* an den Darmästen bereits eine selbständige dünne Lage längsverlaufender glatter Muskelfasern auf und an den verzweigten Darmanhängen der *Seesterne* finden sich solche Muskelfasern in mehreren Schichten unregelmäßig angeordnet. Der Darm der höheren *Würmer* erhält mit dem Auftreten einer Coelomhöhle eine größere Selbständigkeit, indem deren Auskleidung als viscerales Blatt um ihn eine besondere Hülle bildet, die auch die Muskulatur für das Darmrohr liefert. Bei dem auf einer niedrigen Organisationsstufe stehenden *Chaetognathen Sagitta hexaptera* wird nach den Angaben K. C. SCHNEIDERs (1902) das Coelomepithel selbst zu einem Muskelendothel mit zirkulärem Faserverlauf und bei *Echinaster* weist es ähnlich wie das oben besprochene Darmepithel niederster *Metazoen* an seiner Basis Muskelfasern auf. Dagegen findet sich bei den niedersten *Crustaceen,* wie bei *Branchipus stagnalis,* und bei dem ebenfalls primitive Verhältnisse zeigenden *Enteropneusten Ptychodera clavata* eine dünne Lage zirkulärer glatter Muskelfasern innerhalb der Darmwand. Meistens enthält diese aber zirkuläre und longitudinale Fasern in zwei Schichten, von denen in der Regel die äußere aus letzteren besteht und schwächer ist. Nur ausnahmsweise liegen die Längsfasern innen, wie dies nach K. C. SCHNEIDER (1902) bei der überhaupt schwach ausgebildeten, oder nicht in einer geschlossenen Schichte angeordneten Muskulatur des Darmes von *Hirudo medicinalis* und *Peripatus capensis* sowie im Enddarm von *Astacus fluviatilis* der Fall ist. Bei anderen *Anneliden* und *Arthropoden* finden sich die Längsfasern, die nach LEYDIG (1857) bei diesen *Tieren* häufig Verästelungen zeigen, nach außen von der meist stärkeren Ringfaserschichte. Die gleiche Anordnung weist die Darmmuskulatur der *Mollusken* und der höheren *Tiere* auf. Eine Besonderheit zeigen jedoch die meisten *Insekten, Spinnen* und *Krebse,* mit Ausnahme kleiner, blutsaugender *Insekten* und einzelner *Crustaceen,* wie *Grangon, Mysis* und *Balanus* [LEYDIG (1857)], insofern, als deren Darmwand ausschließlich quergestreifte Muskelfasern enthält, die lockerer angeordnet sind [K. C. SCHNEIDER (1902), ORLOV (1924) u. a.]. Bei *Raupen* bilden die Längsfasern nach LEYDIG (1857) Stränge, ähnlich den Taenien im Dickdarm mancher *Säugetiere.*

Ebenso wie der Darm des *Amphioxus* entgegen den Angaben von LANGERHANS (1876) keine eigene Muskulatur besitzt [R. KRAUSE (1923)], glaubte LEYDIG (1857), daß diese auch bei *Myxine* fehlt, doch haben SCHREINER (1898) und MAAS (1899) in deren Darmwand eine Schichte von zirkulären glatten Muskelfasern festgestellt. Nach JACOBSHAGEN (1932) verlaufen diese aber nicht zirkulär, sondern in einem Winkel von 80° zur Längsachse des Darmes spiralig um diesen und erzielen durch den netzartigen Bau der beiderseits angrenzenden Bindegewebsschichten die gleiche verengende und verlängernde Wirkung, wie die Muskelhaut des Darmes von *Bdellostoma;* diese besteht aus zwei fast gleich starken Schichten, deren Fasern unter einem Winkel von 45° zur Darmachse verlaufen und sich unter annähernd rechtem Winkel kreuzen, also zwei Spiralen bilden, von denen die äußere von links nach rechts, die innere von rechts nach links verläuft, so daß sie mit dem parallel zu ihnen verlaufenden Geflecht der beiden anschließenden Bindegewebsschichten dem inneren Druck des Darminhaltes entgegenwirken. Bei *Petromyzon fluviatilis* treten dagegen nach R. Krause (1923) im Mitteldarm zuerst nur spärliche glatte Muskelfasern auf, die sich nach abwärts allmählich zu einer eigenen Schichte zusammenschließen. Diese weist aber zunächst nach innen von der Ringfaserschichte eine dünne, innere Längsfaserschichte auf, die beim Übergang auf die große Spiralfalte allmählich verschwindet, während dann nach außen von jener Längsbündel auftreten, wie dies C. Vogt und Young (1894) angeben. Im Enddarm ist die Muskelhaut nach R. Krause (1923) stärker und besteht zunächst nur aus zirkulären Fasern, zu denen in der Nähe des Afterpfropfes innere und äußere Längsbündel hinzukommen.

Bei den *Fischen* setzt sich die Muskelhaut des Darmes in der Regel aus einer ziemlich starken inneren Schichte zirkulärer und einer schwächeren, mitunter kaum nachweisbaren äußeren Schichte längsverlaufender Fasern zusammen [Kohlbrugge (1896) u. a.]. Von der Submucosa aus dringen nach Pogonowṣka (1912) elastische Fasern in die Ringfaserschichte ein und verteilen sich, radiär verlaufend, reichlich in den Septen. Bei manchen *Fischen*, wie den *Chondrosteern* und bei *Protopterus* reichen nach Jacobshagen (1915) Pigmentzellen aus den äußeren Schichten stellenweise bis in die Ringmuskelschichte hinein. Die meisten *Tiefseefische* besitzen, offenbar infolge der besonderen Lebensbedingungen, nach Nusbaum-Hilarowicz (1915) ähnlich wie niedere *Tiere* eine sehr dünne mesodermale Darmwand, die bei *Gastrostomus Bairdii* bloß das 5fache der Epithelhöhe erreicht; die Muskelhaut besteht hier stellenweise, ebenso wie auch bei *Stomias boa*, nur aus zirkulären Fasern, während sie in dem dunkel pigmentierten Enddarm jenes *Fisches* dicker und aus einer inneren Längs- und einer äußeren Ringfaserschichte zusammengesetzt sein soll. Bei *Melamephaes mizolepis* findet dieser Autor in der Längsmuskelschichte, die hier außen liegt, starke lokale Verdickungen. Bei manchen *Selachiern* und *Dipneuern* werden die beiden Muskelschichten durch eine auffallend breite bindegewebige Tunica intermuscularis getrennt, die reichlich elastische Fasern [Jacobshagen (1915b)] und bei *Protopterus annectens* lymphoreticuläres Gewebe enthält [Parker (1889, 1892)]. Zu den zwei typischen Schichten der Muscularis propria kommt beim *Zitterrochen* nahe dem Enddarm noch eine innere Längsmuskelschichte hinzu [R. Krause (1923)].

Einige *Cypriniden* weisen nach außen von der glatten noch quergestreifte Muskulatur auf, die sich vom Schlund her beim *Karpfen, Aitel* und bei der *Nase* bis auf den Anfang, bei *Cobitiden* ebenso oder bis zur Mitte des Mitteldarmes und bei der *Schleie* fast bis zum After fortsetzt [Reichert (1841), Budge (1847), Molin (1850), Leydig (1857), v. Langer (1870), du Bois-Reymond (1889), Oppel (1897), Wood (1898), Pietruski (1914), Scriban (1927)]. Sie wiederholt die beiden Schichten der glatten Muskulatur. Im Darm der *Schleie* dringen aber nach Altzinger (1917) von der glatten Ringfaserschichte Bündel durch die anderen Muskelschichten hindurch nach außen, um zwischen den beiden quergestreiften Muskelschichten und teilweise auch noch an deren äußerer Oberfläche eine Längsfaserschichte zu bilden, die sich dann durch allmählichen Schwund der quergestreiften zirkulären und später auch der längsverlaufenden Muskelfasern mit der immer dicker werdenden, nach innen von diesen liegenden glatten Längsfaserschichte vereinigt. Nach du Bois-Reymond (1890) verhält sich die quergestreifte Muskulatur im Darm der *Schleie* in chemischer Hinsicht anders als die Skelettmuskeln und ähnlich wie die glatten, weshalb er auch bezweifelt, ob man ihr eine willkürliche Tätigkeit gleich jenen zuschreiben soll, zumal er auch keine spontanen Zuckungen

beobachten konnte. Méhes und Wolsky (1932) konnten auch bei Röntgendurch-
leuchtung niemals rasche, auf die Kontraktion zurückzuführende Bewegungen
des Darmes sehen und haben festgestellt, daß sich bei direkter oder indirekter
Reizung das quergestreifte Muskelsystem entsprechend seiner Eigenart schnell,
das glatte langsam kontrahiert, wobei die Erregungsleitung nur in der Richtung
gegen den Anus erfolgt. Beide Muskelsysteme werden vom Vagus innerviert
und durch Substanzen, die diesen hemmen oder erregen, entsprechend beeinflußt, während den Sympathicus erregende Substanzen praktisch unwirksam
sind. Vielleicht steht die quergestreifte Darmmuskulatur mit dem bei diesen
Fischen vorkommenden Luftschlucken in Zusammenhang und dient insbesondere beim *Schlammpeitzger*, wie Lupu (1907) meint, der raschen Durchfuhr
von Luft für die Darmatmung.

Bei den *Amphibien* besteht die Muscularis propria aus einer dicken zirkulären
Faserschichte, deren Stärke im Dünndarm gegen dessen Ende abnimmt [Pesta-
lozzi (1878)], und einer viel dünneren, äußeren, longitudinalen Schichte, deren
Muskelfasern etwas kleiner sind [Auerbach (1874)]. Im Enddarm ist die Muskelhaut bedeutend schwächer entwickelt [C. K. Hoffmann (1873—1878)] und besteht
beim *Frosch* nach Gaupp (1904) aus einer kräftigen zirkulären und einer erheblich dünneren longitudinalen Schichte. Nach McGill (1907) soll das Syncytium,
aus dem sich die Darmmuskulatur entwickelt, bei *Necturus* in größerem Ausmaß
bestehen bleiben als bei *Säugetieren*.

Im Darm der *Reptilien* richtet sich die Dicke der Muskelhaut nach J. F. Meckel
(1817) im allgemeinen nach jener im Magen und ist dementsprechend bei *Schildkröten* und *Krokodilen* ansehnlich, bei Vertretern anderer Gruppen dagegen
außerordentlich gering. Nach Törö (1930) hat das *Krokodil* eine breite zirkuläre
Muskelschichte mit viel Bindegewebe und eine viel schwächere longitudinale
aus scharf abgegrenzten Bündeln, zwischen die stellenweise die stark entwickelte
Subserosa eindringt; beide Schichten, die auch Ganglien des Plexus myentericus
enthalten können, sind durch gegenseitigen Faserübertritt miteinander verbunden, was bei der Kontraktion auch zu einer mäßigen Invagination führen
und so die Rückbewegung des Darminhaltes verhindern soll. Im Mitteldarm
von *Varanus* haben Gianelli und Giacomini (1896) noch eine dritte, sehr
dünne, diskontinuierliche Schichte aus Längsfasern nach innen von der zirkulären Schichte beschrieben.

In der Darmwand der *Vögel* wurde früher die äußere Längsfaserschichte
übersehen und die Muscularis mucosae infolge der geringen Dicke der Submucosa als innere Längsfaserschichte zur Muscularis propria gerechnet, was zur
Annahme einer umgekehrten Anordnung der Muskelschichten führte [Tiede-
mann (1810), Owen (1868), Gadow (1891)]. Die ganze Darmmuskulatur ist
nach Gadow (1891) bei *Möwen*, vielen *Sumpf-* und *Raubvögeln* stark, bei *Hühner-
vögeln* dagegen in der tieferen Hälfte des Mitteldarmes ungemein schwach ausgebildet. Mitunter zeigt die starke innere Ringfaserschichte eine lockere äußere
Zone, deren Muskelfasern oft gabelförmig gespalten sind [Basslinger (1854),
Clara (1926a)], und eine dichtere innere Zone mit beigemengten elastischen
Fasern, die sich auch außen in dem Zwischengewebe und in der anschließenden
Längsmuskelschichte finden [Greschik (1914), R. Krause (1922), Clara (1926)].
Letztere ist meist dünner, oft sehr dünn und besteht dann gegen den Enddarm
zu aus einzelnen Streifen, die durch Bindegewebe verbunden sind, oder fehlt
sogar ganz [Clara (1926a)]. Bei der *Taube* ist die Ringmuskelschicht nach
Cloetta (1893) 0,14 mm, die Längsmuskelschichte 0,037 mm dick. Im Enddarm wird die innere Muskelschichte schwächer [Zietzschmann (1911)] und
gegen die Kloake zerfallen beide Schichten in unregelmäßige Bündel, die vorwiegend zirkulär verlaufen [Clara (1926a)].

Von den *Säugetieren* zeigen manche in der Ausbildung der Muscularis propria größere Unterschiede zwischen den beiden Hauptabschnitten des Darmes, die daher im folgenden getrennt nacheinander behandelt werden. Im allgemeinen besitzen die *Fleischfresser* nach Ellenberger (1884) und Toldt (1888) eine viel stärkere Darmmuskulatur als die *Pflanzenfresser*, was Trautmann (1907) für den Dünndarm der *Haussäugetiere* unter Berücksichtigung der Größe des *Tieres* und der Länge des Darmes bestätigt. Absolut ist die Muskelhaut nach diesem Autor am stärksten beim *Pferd*, auf das der Reihe nach *Hund, Katze, Rind, Schwein* und *Ziege* folgen, bei der sie nur ein Zehntel der Dicke vom *Pferd* erreicht. Nach Schaaf (1884) beträgt die Dicke der Muskelhaut beim *Rind* ziemlich gleichmäßig 0,5—1 mm, beim *Pferd* dagegen im Jejunum 1 mm, im Anfang des Ileum 2—2,5 mm und tiefer in diesem sogar 6—7 mm. Ebenso ist sie nach Trautmann (1907) auch bei *Hund, Katze* und *Schwein* im Ileum bedeutend größer, wo sie bei letzterem nach Schaaf (1884) 3—4 mm mißt; dagegen findet Trautmann (1907) im Dünndarm von *Schaf* und *Ziege* nach abwärts nur eine geringe Zunahme, beim *Rind* aber eine Abnahme der Dicke beider die Muskelhaut bildenden Schichten, doch schwankt diese individuell und auch das gegenseitige Verhältnis der Ring- und Längsmuskulatur wechselt in den einzelnen Dünndarmabschnitten. Beim *Hund* und *Fuchs* steht die Muscularis propria nach Merkel (1926) hinsichtlich ihrer Dicke in einem umgekehrten Verhältnis zur Muscularis mucosae und ist im Duodenum stark, im Jejunum etwas schwächer und im Ileum wieder bedeutend stärker; außerdem ist sie an der Mesenterialseite dicker als gegenüber. Letzteres hat schon Trautmann (1907) besonders hinsichtlich der Ringfaserschichte bei allen *Haussäugetieren* mit Ausnahme des *Schweines* festgestellt.

In der Regel setzt sich die Muskelhaut aus zwei Schichten zusammen, von denen die äußere, aus längsverlaufenden Fasern bestehende, meist beträchtlich schwächer ist als die innere Ringfaserschichte, umgekehrt wie in der Muscularis mucosae [Trautmann (1907)]. Das Verhältnis ist nach Schaaf (1884) beim *Pferd* im Jejunum 1:2 und im Ileum 1:5—6. Zwischen den beiden Schichten der Muscularis propria findet sich die mehr oder weniger breite, bindegewebige Lamina intermuscularis mit dem Plexus myentericus. Im Dünn- und Dickdarm des *Hundes* hat Albini (1885, 1901) nach innen von der eigentlichen Ringfaserschichte noch eine dritte Lage von dünneren, mehr schräg verlaufenden Muskelfasern festgestellt; sie ist mit jener fest verbunden, erscheint nur durch eine äußerst dünne Bindegewebsschichte gesondert und wurde ebenso von Trautmann (1907), Dubreuil (1913) und Merkel (1926) beschrieben. Eine ähnliche Muskelschichte kommt aber auch bei anderen *Carnivoren* vor, so nach Merkel (1926) beim *Fuchs*, nach Trautmann (1907) bei der *Katze*, wo sie etwas schwächer ist, und nach Griesbach (1927) mitunter auch beim *Iltis*.

Beim *Menschen* hat die Muskelhaut des Dünndarmes nach v. Ebner (1902) im allgemeinen eine Dicke von 0,3—0,5 mm, wird aber in ihrem Verlaufe nach abwärts etwas schwächer, was nach Verson (1871) bei der Längsfaserschichte am Ende des Ileum bis zu völligem Mangel führen kann. Diese ist immer schwächer als die Ringschichte und wird nach v. Ebner (1902) auch am Gekröseansatz sehr dünn oder fehlt hier sogar ganz, während sie am freien Rand gewöhnlich am deutlichsten ausgebildet ist, sich aber auch leicht mit der Serosa abziehen läßt. Dagegen ist die Ringfaserschichte überall vollständig ausgebildet. An den Kerckringschen Falten beteiligt sie sich nicht, doch beschreibt Ochsner (1906) im menschlichen Duodenum eine sphinkterartige Verdickung der Ringmuskelschichte, die bald als schmales Band deutlich hervortritt, bald breiter und mehr diffus oder mitunter auch in zwei Ringe geteilt ist und meist 3—10 cm unterhalb der Gallengangmündung liegt, manchmal aber diese mit ihrem kranialen Teil umschließt. Ferner findet sich nach VILLÉMIN (1911, 1913) am Ende des Duodenum, das nach VILLÉMIN und HUARD (1924) durch den TREITZschen Muskel und die Verbindung mit dem Peritoneum parietale bestimmt ist und ebenso wie die Flexura duodenojejunalis von der wechselnden Anordnung der Gefäße abhängt, eine Einziehung und eine Klappe, die während der Entwicklung und im Kindesalter als Verdickung der Ringmuskulatur entsteht und von dem Autor als Valvula duodenojejunalis bezeichnet wird. Nach BAUMEISTER (1926) wird an dieser Stelle ein Teil des Darminhaltes zurückgehalten und teilweise nach oben zurückgetrieben, um dann ebenso schnell nach unten zu sinken, was sich wiederholen kann und dazu bestimmt ist, den Duodenalinhalt mit den durch die Papillen hier hinzutretenden Verdauungssäften der Leber und des Pankreas zu mischen. Daß die zirkuläre und teilweise auch die longitudinale Muskulatur in die Valvula ileocaecalis (Abb. 154) hineingeht, wird bei dieser (S. 354) besprochen. DUBREUIL (1913) glaubte, im Gegensatz zu den Angaben ALBINIS (1901), die von diesem beim *Hund* beschriebene innere Randschichte der Ringmuskulatur auch im *menschlichen* Dünndarm zu finden, doch läßt sich eine solche hier gewöhnlich nicht unterscheiden.

Die innere Schichte der Muscularis propria (Abb. 127) besteht aus zirkulären Bündeln, die nach v. EBNER (1902) beim *Menschen* nicht selten unter sehr spitzem Winkel zusammenhängen. Nach CAREYS (1921) Befunden bei verschiedenen *Säugetieren* soll diese Schichte aber nicht von aneinander gelagerten Ringen gebildet werden, sondern von einem kontinuierlichen Muskelfaserzug, der in einer Raumspirale verläuft und alle 0,5—1 mm eine volle Umdrehung macht. Ebenso sind nach diesem Autor die Fasern der äußeren Muskelschichte nicht streng longitudinal angeordnet, sondern in Form einer Spirale mit sehr steilem Anstiegswinkel, so daß sie alle 200—500 mm eine volle Umdrehung zurücklegen. Aus dieser Anordnung soll sich ohne alle Nervenverbindungen das Fortschreiten einer peristaltischen Welle erklären, das in der äußeren Schichte natürlich schneller erfolgt als innen. Gegenüber diesen Angaben hat aber BRANDT (1923) im *menschlichen* Dünndarm festgestellt, daß die Muskelfaserbündel, deren Dicke bei verschiedenen Individuen ebenso wechselt, wie die Menge des interfasciculären Bindegewebes, in der inneren Schichte rein zirkulär verlaufen; von einzelnen zweigen jedoch winzige Ästchen ab und gehen in die caudal benachbarten Bündel über, wodurch eine Spirale zustande kommt. In der Abb. 147 des Lehrbuches von BRAUS (1924) sind diese beiden Darstellungen schematisch wiedergegeben. Auch GOERTTLER (1932) vertritt aber die Auffassung, daß die Muskelfasern einerseits ringförmig in sich zurück, andererseits parallel zur Darmachse verlaufen.

Wie schon bei niederen *Wirbeltieren* sind die beiden Schichten der Muscularis propria auch im Dünndarm der *Säugetiere* und des *Menschen* durch eine wechselnd breite Bindegewebsschicht mit elastischen Fasern getrennt; sie wird als Lamina intermuscularis bezeichnet und enthält den bei den Nerven (S. 317 ff.) behandelten Plexus myentericus, von dem feinere Äste in die beiden benachbarten Muskellagen eindringen. LANDAU (1928) fand aber im Ileum eines *Hundes* einen komplizierten Zusammenhang beider Muskelschichten durch Muskelbündel, die durch die Zwischenschicht hindurchtreten, wobei auch stärkere Bündel, die zunächst parallel zu den Fasern der Ringschichte verlaufen, in der Nähe durchtretender Blutgefäße fächerförmig in die Längsschichte übergehen. Ebenso hat der Autor bei einem *Ochsen* und auch bei einem *Menschen* im Duodenum und im Dickdarm eine Verbindung beider Muskelschichten durch übertretende Bündel gesehen; da er aber in vielen anderen menschlichen Därmen nichts Ähnliches feststellen konnte, meinte er, daß es sich dabei um ausnahmsweise Vorkommnisse handeln dürfte. Nach BRITES (1926) hängen die beiden Schichten der Muscularis propria im Bereiche der Flexura sigmoidea beim *Menschen* durch anastomosierende Muskelbündel miteinander zusammen und am Ende des menschlichen Darmes hat bereits LAIMER (1884) Übergänge der Längs- in die Ringmuskelschichte beschrieben, worauf später (S. 287) eingegangen wird. Flachschnitte aus verschiedenen Teilen des menschlichen Darmes zeigen aber, daß die Muskelbündel in der Grenzzone beider Schichten der Muskelhaut an und zwischen den Ästen des

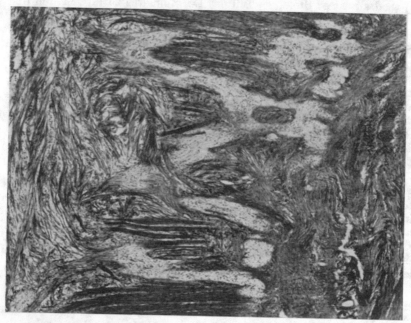

Abb. 134. Flachschnitt durch die Grenze zwischen der Längs- und Ringfaserschichte der Muscularis propria aus dem Colon sigmoideum eines erwachsenen *Menschen*. Verbindung beider Schichten durch übertretende Fasern, Plexus myentericus. Formol-Azan. Vergr. 47×.

Plexus myentericus vielfach in eine andere Richtung umbiegen (Abb. 134), so daß ein Übertritt in die andere Schichte wahrscheinlich häufiger vorkommt. TÖRÖ (1930) hat dasselbe bei *Krokodilen* beschrieben.

Auf angeborene Defekte der Ringmuskelschichte hat WEISS (1929) das Auftreten einer großen Menge kleiner und größerer Divertikel am Mesenterial-ansatz des Dünndarmes einer 58jährigen Frau zurückgeführt.

Im Dickdarm der *Säugetiere* zeigt die Muscularis propria im allgemeinen ein ähnliches Verhalten wie im Dünndarm. Bei *Phoca* soll sie nach CANNIEU und LAFITE-DUPONT (1898) im Caecum und unteren Teil des aufsteigenden Colon ganz fehlen. Nach P. SCHUMANN (1907) nimmt ihre Stärke bei allen *Haus-säugetieren* gegen das Rectum zu, was mit der sich steigernden Konsistenz des weiter zu befördernden Darminhaltes zusammenzuhängen scheint, wie sich besonders auffallend beim *Pferd* zeigt. Die verhältnismäßig stärkste Muskelhaut bei geringster Länge des Enddarmes besitzen die *Fleischfresser*. Im Dickdarm des *Fuchses* ist die Ringfaserschichte nach MERKEL (1926) schwächer, die Längs-faserschichte dagegen teilweise noch stärker als im Dünndarm. ALBINI (1901) hat auch im Dickdarm des *Hundes* zwischen der Ringmuskelschichte und der Submucosa eine besondere Lage im wesentlichen transversaler Muskelbündel beschrieben, doch konnte P. SCHUMANN (1907) dies nicht bestätigen. Verhältnismäßig am schwächsten ist die Muskelhaut nach diesem Autor unter den *Säugetieren* bei *Schaf* und *Ziege,* während sie beim *Rind* auch relativ bedeutend stärker ist. Bei diesen drei *Tieren* ist sie aber im Colonlabyrinth etwas schwächer als zuvor und danach. Die Darmmuskulatur des *Schweines* ist im Vergleich zur Körpergröße schwach und bleibt vom Caecum bis zum Rectum ziemlich gleich dick. Unterschiede in der Stärke der Muskelhaut an der Mesenterial- und Antimesenterialseite hat P. SCHUMANN (1907) im Dickdarm der *Haussäugetiere* nicht gefunden.

Zwischen den beiden Schichten der Muscularis propria findet sich auch im Dickdarm eine Lamina intermuscularis, die nach P. SCHUMANN (1907) unter den *Haussäugetieren* bei den *Fleischfressern* und bei *Schaf* und *Ziege* am schwächsten, bei *Rind, Pferd* und *Schwein* dagegen am stärksten ist, ganz besonders unter den Bandstreifen. Die Ringmuskulatur bildet im Dickdarm ebenfalls eine ziemlich gleichmäßige, zusammenhängende Schichte. Beim *Pferd* ist sie nach P. SCHUMANN (1907) am Übergang des Caecum in das Colon, an der Beckenflexur und anal von der magenähnlichen Erweiterung der Endschleife am Übergang in das kleine Colon besonders stark. Die Längsmuskulatur erstreckt sich bei den meisten *Säugetieren* ebenfalls als geschlossene Schichte über den ganzen Enddarm. Bei *Känguruhs, Wombats, Faultieren* und manchen *Nagern, Huftieren* und *Affen* aber bildet sie ebenso wie beim *Menschen* teilweise stärkere Längsstreifen, die als Taenien bezeichnet werden [NUHN (1878), ELLENBERGER (1884)]. Die Längsmuskulatur fehlt aber zwischen diesen in der Regel nicht vollkommen, sondern ist nur auf eine viel dünnere Lage beschränkt, die sich mit der ganzen Darmwand nach außen vorwölbt. Diese wird ferner in regelmäßigen Abständen durch die Plicae semilunares gegen das Darmlumen eingezogen, was zur Bildung der Haustra führt, wie früher (S. 261 f.) erwähnt wurde.

Die Zahl und Ausdehnung der Taenien wechselt bei den verschiedenen *Tierarten* und mitunter kommt es auch zu einer Unterbrechung durch einen Darmabschnitt ohne solche. Beim *Kaninchen* sind nach W. KRAUSE (1884) und P. MARTIN (1923) am Anfang des Colon drei Taenien vorhanden, die sich nach VAU (1934) gegen den Blinddarm verlieren und in caudaler Richtung nach einem Verlauf von 10—19 cm zu einer einzigen antimesenterialen Taenie vereinigen, deren Breite schon zuvor am größten ist und dadurch noch zunimmt. Zugleich verschwinden auch die Haustra zwischen jenen und finden sich dann nur mehr an der mesenterialen Seite, wo sie weiterhin allmählich kleiner und enger werden, um am Ligamentum colico-duodenale zu verschwinden, während die sich verbreiternde Taenie nun in eine das ganze Darmrohr umgebende Längsmuskelschichte übergeht. Das *Meerschweinchen* besitzt nach P. MARTIN (1923) und VAU (1934) ebenfalls drei Taenien, die aber schon an der Spitze des Blinddarmes, wo sie anastomosieren, beginnen, dann auf das Colon übergehen, sich hier verbreitern und schließlich an seiner antimesenterialen Seite eine Längsmuskelschichte bilden, die sich allmählich beiderseits bis zum Mesenterialansatz ausbreitet, während dieser selbst frei bleibt und eine Poschenreihe von 15 bis 20 cm aufweist. Am Blinddarm vom *Schwein* sind nach P. SCHUMANN (1907), FROMME (1917), KLIMMECK (1922), P. MARTIN (1923), ELLENBERGER-BAUM (1926, 1932) und VAU (1934) gleichfalls drei Taenien vorhanden, von denen die beiden freien an der Spitze, wo sie auch Poschen bilden, anastomosieren; gegen das Colon vereinigt sich die bedeckte mit der lateralen freien Taenie und die zwei Taenien setzen sich dann als bedeckte auf das zentripetale Colonkonvolut fort, werden beim Übergang auf das zentrifugale breiter und dünner und gehen so in eine gleichmäßig verteilte Längsmuskelschichte über. Zwischen den Taenien, die sehr reich an elastischen Fasern sind, ist die Muskelhaut nach P. SCHUMANN

(1907) um ein Drittel schwächer. Das *Pferd* besitzt nach P. Schumann (1907), Ellenberger-Baum (1926), Ulrich (1926) und Vau (1934) am Blinddarm drei, bereits bei 3,2 cm langen Embryonen entstehende Taenien, am Anfang des Colon vier und an der Endschleife drei Taenien, die erst bei 23 cm langen Embryonen auftreten und sich an der Flexura pelvina in eine gleichmäßige Muskelschichte auflösen, so daß das anschließende 50—80 cm lange, viel dünnere Stück des dorsalen Colon frei von Taenien ist; weiter abwärts drängt sich die Längsmuskulatur wieder in zwei Taenien zusammen, die sich nach vorübergehender Unterbrechung und einer Spaltung der Taenia omentalis, wie Vau (1934) genauer beschreibt, über das kleine Colon bis auf den Anfang des Rectum

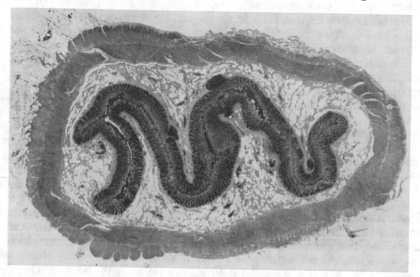

Abb. 135. Querschnitt durch das kontrahierte Colon descendens eines erwachsenen *Menschen*. Lumen zu einem Spalt verengt, Submucosa mit reichlichen Fettzellen zur Ausfüllung; Muskelhaut, die 3 Taenien bildend. Formol-D. Häm.-Eosin. Vergr. 10×.

erstrecken und auf eine Länge von 38 cm Taschen entstehen lassen. Die Taenien des *Pferdes* sind am Caecum und an der Anfangsschleife des Colon so reich an elastischen Fasern, daß sie von P. Schumann (1907) geradezu als elastische Bänder bezeichnet werden, während sie an der Endschleife und besonders am kleinen Colon viel weniger solche enthalten und fast ausschließlich aus glatter Muskulatur bestehen.

Beim *Menschen* beginnen im Caecum drei Taenien, die bis zum Colon sigmoideum reichen, wo sie in zwei rechts und links verlaufende Bündel zusammenfließen [v. Ebner (1902)]; diese bilden nach Laimer (1883) an der Grenze des Rectum vorn ein breites Band und gehen dann in die das Rectum als gleichmäßige geschlossene Schichte umgebende Längsmuskulatur über, die hier stärker ist als die zirkuläre, so daß die ganze Muskelhaut nach v. Ebner (1902) eine Dicke von 2,2 mm und mehr erreicht. Die Taenien treten, wie bei der Entwicklung (S. 57f.) ausgeführt wird, schon frühzeitig deutlich hervor und zeigen eine gewisse Selbständigkeit [Lineback (1920, 1922)], doch finden sich auch zwischen ihnen Längsmuskelbündel [Henle (1866), Cannieu und Lafite-Dupont (1898) v. Ebner (1902), H. Petersen (1931)]. Nach Rost (1912) erreichen diese Zwischenstreifen der Längsmuskulatur nur ein Drittel der Ringmuskellage an Dicke; meist aber sind sie noch dünner (Abb. 135). Bonneau (1927) fand die Taenien am Caecum und Colon ascendens eines 35jährigen Mannes von der Darmoberfläche so stark abgehoben, daß an ihren beiden Seiten Längstaschen vorhanden waren.

Die innen verlaufenden zirkulären Muskelfasern bilden überall eine zusammenhängende Schichte (Abb. 117, 135), die dünner ist als im Dünndarm [v. EBNER (1902)]; sie stellt nach ROST (1912) im ganzen Verlauf einen gleichmäßig dicken Zylinder dar, dessen Querschnittsgröße bei einem 40jährigen Manne 172—196 qmm beträgt und bei einem alten Mann ebenso wie bei einem 10jährigen Kind überall geringer ist. Den Plicae semilunares (sigmoideae) zwischen den Haustra entsprechen Verdickungen der Ringmuskulatur [BÖHM und v. DAVIDOFF (1895), v. EBNER (1902)], die aber nach dem früher (S. 262) Gesagten bei der Erschlaffung verschwinden [BRAUS (1924)]. Außerdem wurden solche an einigen Stellen des Dickdarmes beschrieben, wo ihnen eine besondere funktionelle Bedeutung zukommen soll. So findet KEITH (1904) beim *Menschen* und allen in der Luft lebenden, gemischte oder pflanzliche Kost zu sich nehmenden *Wirbeltieren* außer dem Sphinkter an der Vereinigungsstelle von Ileum und Caecum auch an dessen Grenze gegen das Colon, den Frenula der Valvula ileocaecalis entsprechend, einen sphincterartigen Streifen der zirkulären Muskelschichte, der den Austritt des Caecalinhaltes regelt; der zwischen den beiden Sphinkteren gelegene Teil des Blinddarmes ist nach diesem Autor, wie später (S. 376) ausgeführt wird, anatomisch, embryologisch und funktionell dem Magen vergleichbar. ROST (1912) findet ferner drei Fingerbreiten afterwärts von der Flexura coli dextra stets eine Klappe, die auch Muskulatur enthält. Nach ALOJ (1932) entsprechen den im Röntgenbild des menschlichen Dickdarmes sichtbaren Einschnürungen an fünf Stellen, nämlich in der Mitte des Colon ascendens, ungefähr in der Mitte des Colon transversum, im Bereiche der Flexura splenica, am Übergang des Colon descendens zum ileopelvicalen Teil und zwischen diesem und dem Rectum anatomische Verengerungen, die nach der Struktur der Muskelschichte und der Innervation als Sphinkteren bezeichnet werden können und beim Neugeborenen noch kaum angedeutet sind, also erst unter dem Einfluß der Peristaltik und Verdauung entstehen. Im Bereiche der Querfalten des Rectum erfährt die Ringfaserlage, wie LAIMER (1883) und v. EBNER (1902) angeben, eine lokale Verdickung und bildet in der Regel auf der rechten Seite ein am Querschnitt dreiseitiges Bündel, das dem sog. NELATONschen Sphincter superior entspricht. Den Abschluß der Ringmuskulatur des Darmes bildet der M. sphincter ani internus, der ebenso wie die Endigung der glatten Längsmuskulatur am Anus in dem diesen behandelnden Abschnitt (S. 400) beschrieben wird. An der Flexura sigmoidea bestehen die beiden Muskelschichten nach BRITES (1926) aus einem Geflecht von hauptsächlich längs- und querverlaufenden Fasern und sind untereinander durch anastomosierende Bündel verbunden, was die Synergie der Kontraktion der Muskelhaut sichern soll, die physiologisch für die Rolle dieses Darmabschnittes sehr wichtig ist (Abb. 134). LAIMER (1884) hat am Mastdarm einen Übergang von Muskelfasern aus der einen in die andere Schichte beschrieben, wie früher (S. 284) erwähnt wurde.

Die Muscularis propria des Darmes besteht, wie schon HENLE (1841) und KOELLIKER (1849) genauer beschrieben haben, aus parallel verlaufenden glatten Muskelfasern, deren Bau von HÄGGQVIST (1931) im 2. Band dieses Handbuches eingehend behandelt wird. Sie sind hier durchschnittlich 0,13—0,5 mm lang und nur selten gegabelt oder verzweigt [MOLESCHOTT (1859), v. EBNER (1902), McGILL (1907), FAVILLI (1921), TORTORA (1922) u. a.]. Gewöhnlich enthalten sie nur einen meist stäbchenförmigen Kern, dessen Größe nach AUERBACH (1874) besonders beim *Feuersalamander* in der zirkulären Schichte etwas größer ist als in der longitudinalen, nach McGILL (1907) aber ebenso wie die Form und Struktur der Fasern vom Kontraktionszustand abhängt. Mitunter finden sich in ihnen besonders in der Nähe des Kernes Pigmentkörnchen [GOEBEL (1894)], die keine Eisenreaktion geben [W. V. SIMON (1909)], und bei *Säugern* kann es als Teilerscheinung einer allgemeinen Hämochromatose durch Ablagerung feiner Hämofuscinkörner im Plasma der Fasern zu einer Braunfärbung der Muskulatur im oberen Dünndarm kommen [ASCHOFF (1923)].

In Übereinstimmung mit älteren Angaben hat noch MCGILL (1907) angenommen, daß die Muskelfasern miteinander durch Intercellularbrücken verbunden sind, die durch Öffnungen in den sie umgebenden Bindegewebsmembranen hindurchgehen. Dagegen haben SCHAFFER (1898), HENNEBERG (1900), v. EBNER (1902) u. a. festgestellt, daß solche nur durch Schrumpfung der Fasern und Faltung der zwischen ihnen liegenden Scheidewände vorgetäuscht werden. Diese stellen aber nicht homogene Membranen dar und bestehen auch nicht aus kollagenem Bindegewebe, sondern aus einem sich teilweise ähnlich färbenden dichten Geflecht feinster argyrophiler Fasern [KASAKOFF (1911, 1912), DOGLIOTTI (1924), PLENK (1927)] und bilden ein zusammenhängendes Wabenwerk, durch das die Muskelfasern zu Bündeln mit einheitlicher Funktion vereinigt werden (Abb. 147). Erst zwischen diesen finden sich Bindegewebssepta mit Gefäßen und Nerven, die mit stärkeren, aus der angrenzenden Submucosa und Subserosa eindringenden Zügen zusammenhängen; diese verbinden sich teilweise von beiden Seiten her mit der die Muskelschichten trennenden Lamina intermuscularis und bilden so durch die Muskelhaut hindurch mit den Bündeln der übrigen Schichten ein die ganze Darmwand durchsetzendes einheitliches System [DE BRUYNE (1891), DOGLIOTTI (1924) u. a.], das nach GOERTTLER (1932) eine spiralige Anordnung zeigt, wie bei der Submucosa (S. 248) besprochen wurde. Die einzelnen Muskelfasern stecken daher nach GOERTTLER (1932) in einem dreidimensionalen Gitter und bilden in der zirkulären Schichte Ringe, die im mäßig gedehnten Darm durch schief gestellte Bindegewebssepta getrennt sind und sich dachziegelartig decken, während sie sich bei der Kontraktion mit ihrem größten Durchmesser quer zur Darmachse stellen und so das Darmlumen verengen (Abb. 123, 127).

Die Muskelhaut ist auch von allen Schichten des Darmes am reichsten an elastischen Fasern [TSCHAUSSOW (1898)], die zum Teil in den kollagenen Zügen verlaufen [DOGLIOTTI (1924)]. Vor allem aber bilden sie, wie LEGGE (1896, 1897) und KULTSCHITZKY (1897) im Dünndarm des *Hundes* beschreiben, zwischen den beiden Schichten der Muscularis propria ein dichtes Netz und förmliche Hüllen um die Knoten des Plexus myentericus. Nach TRAUTMANN (1907, 1909) sind sie hier bei Pflanzenfressern und vor allem beim *Pferd* in besonders großer Menge vorhanden. Von der Lamina intermuscularis gehen reichlich elastische Fasern nach beiden Seiten in die Muskellagen und verbinden sich mit jenen des Bauchfelles und der Submucosa, an deren Grenzen sich im Dünndarm der *Haussäugetiere* starke Stränge von solchen finden. Innerhalb der beiden Muskelschichten sind die elastischen Fasernetze vorwiegend parallel zu den Muskelfasern gerichtet und entsprechen ihrer Menge nach der Dicke der Schichten. Im Enddarm ist die Muskelhaut nach P. SCHUMANN (1907) bei *Schaf* und *Ziege* am ärmsten an elastischen Fasern, beim *Pferd* und *Schwein* dagegen besonders reich an solchen. Beim *Pferd* enthalten die Bandstreifen des Caecum und der Anfangsschleife des Colon eine enorme Menge dicker elastischer Fasern und wenig Muskulatur, während sich in der Endschleife das Verhältnis umkehrt und im kleinen Colon elastische Fasern nur mehr in den Septen zwischen den Muskelbündeln vorhanden sind. Nur etwas weniger reichlich und dick sind die elastischen Fasern in den Bandstreifen des *Schweines*. In sehr großer Menge finden sie sich im Dickdarm dieser beiden *Tiere* ferner in der Lamina intermuscularis, die auch bei anderen *Haussäugetieren* nebst den gröberen interstitiellen Balken der Muskelhaut die meisten elastischen Fasern enthält [P. SCHUMANN (1907)]. MCGILL (1907) gibt an, daß die elastischen Fasern erst bei 10 cm langen Embryonen vom *Schwein,* die von dieser Autorin als kollagen bezeichneten Fasern dagegen schon bei 15 mm langen Embryonen auftreten und daß beide von denselben sternförmigen, durch ihre Fortsätze zu einem Syncytium ver-

bundenen Mesenchymzellen stammen, die auch Muskelfibrillen bilden und, indem sie sich verlängern, zuerst die zirkuläre, dann die longitudinale Muskelfaserschicht entstehen lassen, wie bei der Entwicklung (S. 38) besprochen wird.

Im Dünndarm des *Menschen* enthält nach DOBBERTIN (1896) und LEGGE (1897) ebenfalls die Muskelhaut die dicksten elastischen Fasern, die in Form stärkerer Stränge sowohl gegen die Submucosa wie gegen die Serosa eine Abgrenzung bilden und auch zwischen der Rings- und Längslage auftreten (Abb. 123). Nach LIVINI (1899), der ähnliche Angaben macht, enthält die Muskelhaut im Duodenum weniger elastische Fasern als im Magen, im Ileum dagegen wieder mehr, und zwar besonders in der peripheren Längszone. In der Muscularis propria des Dickdarmes sind die elastischen Fasern im allge-

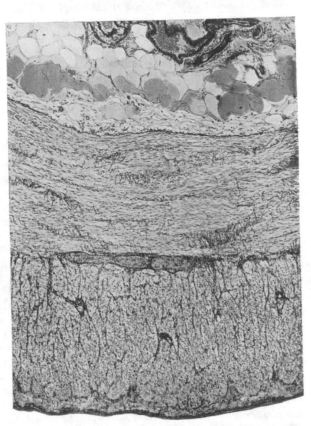

Abb. 136. Muscularis propria im Bereiche einer Taenie aus dem Colon descendens eines erwachsenen *Menschen.* Reichliche elastische Fasern, die um den Plexus eine Hülle bilden. Formol-s. Orcein-D. Häm. Vergr. 52×.

meinen ähnlich verteilt, aber besonders reichlich; jene der Längsmuskulatur verschmelzen zwischen den Taenien mit den elastischen Fasern der Lamina intermuscularis, die hier um den Plexus myentericus dichte Scheiden bilden (Abb. 136). Innerhalb der beiden Muskelschichten verlaufen die elastischen Fasern, wie auch PANEA (1906) und MCGILL (1907) angeben, vorwiegend parallel zu den Muskelfasern und bilden im Dickdarm (Abb. 136) dichtere Netze als im Dünndarm (Abb. 137). Bei Kindern aus den ersten Lebensmonaten konnte R. FISCHL (1903) auch in der Muskelhaut noch keine elastischen Fasern feststellen, doch hat LIVINI (1899) in dieser bereits beim Neugeborenen solche, wenn auch noch viel spärlicher, gefunden.

Außer Bindegewebszellen, die auf die Septa und die feineren Ausbreitungen der kollagenen Bündel beschränkt sind, kommen in der Muscularis propria Mastzellen vor, die auch SPATH (1926) im menschlichen Darm festgestellt hat. Oehler (1913) hat ferner beim *Hund* und *Menschen* in der Muskelhaut vereinzelte eosinophile Zellen gefunden.

Die Blut- und Lymphgefäße bilden, wie in einem späteren Abschnitt (S. 300 ff.) genauer beschrieben wird, teilweise in der Lamina intermuscularis ein Netz und dringen von hier, wie auch von außen und innen in die beiden Muskelschichten ein, wo sie parallel zum Faserverlauf langgestreckte Maschen bilden. Die Nerven der Muscularis propria sollen nach Miura (1913) im Gegensatz zu der vom Splanchnicus versorgten Muscularis mucosae ausschließlich dem Vagus angehören. Sie kommen, wie an anderer Stelle (S. 318 ff.) besprochen wird, vorwiegend aus dem Plexus myentericus, der mit dem Vagus und Splanchnicus in Verbindung steht, teilweise aber auch aus den außen und innen benachbarten Geflechten in die beiden Muskelschichten, wo die dünnen Bündel und die sich von ihnen abzweigenden marklosen Nervenfasern ebenfalls vorwiegend parallel zu den Muskelfasern verlaufen und schließlich an ihnen endigen [Morin (1929, 1931) u. a.]. Außerdem finden sich zwischen diesen auch sensible Endverzweigungen, wie Carpenter (1918, 1923, 1924) in der Längsmuskelschichte vom *Hund* beschreibt.

Über die Funktion der Muscularis propria des Darmes und insbesondere über das Zusammenwirken der beiden aus senkrecht zueinander verlaufenden Fasern bestehenden Schichten bei der Fortbewegung des Darminhaltes wurden bis in die letzte Zeit ganz verschiedene Auffassungen vertreten. Im Gegensatz zu Bayliss und Starling (1899—1904) und anderen Autoren, die synchrone, gleichsinnige Bewegungen der beiden äußeren Muskelschichten annehmen, hat F. P. Mall (1896) deren alternierende Tätigkeit, die schon Ludwig (1858), Engelmann (1871) u. a. angenommen haben, auch experimentell festgestellt. Hukuhara (1932) kam zu dem gleichen Ergebnis, indem er die verschiedenen Bewegungen, die die Darmmuskulatur ausführt, nämlich die Pendelbewegung, die rhythmische Segmentation und die Peristaltik durch ein Bauchfenster beobachtete; dabei hat er auch festgestellt, daß Reizung des peripheren Stumpfes des durchschnittenen Halsvagus stets fördernd auf den Tonus beider Muskelschichten und ihre Bewegungen wirkt, während Reizung des peripheren Splanchnicusstumpfes diese stets hemmt und herabsetzt. Krishnan (1932, 1933) fand ebenfalls keine synchrone, sondern eine reziproke Tätigkeit der beiden Muskelschichten, die von der Funktion des Plexus myentericus abhängig ist; bei der Peristaltik folgt einer Welle mit kontrahierten Längs- und erschlafften Ringfasern eine andere Welle mit kontrahierten Ring- und erschlafften Längsfasern, während die Pendelbewegungen durch die Längsfasern bedingt sind.

Goerttler (1932) hat versucht, diese Auffassung aus dem früher (S. 249) besprochenen konstruktiven Bau des Dünndarmes zu erklären, den er mit einem Geschützrohr vergleicht. Während der innere, dem Seelenrohr entsprechende Teil, der sich mit seiner Muscularis mucosae dem Darminhalt fest anlegt, gegen den Druck durch den schräg gekreuzten Verlauf seiner Fasern in allen Dimensionen gleichmäßig geschützt ist, dient die äußere, dem Mantelrohr des Geschützes entsprechende Darmwand zum Abfangen von Querspannungen durch den regulierbaren Widerstand der zirkulären und longitudinalen Muskulatur, weshalb auch die erstere viel stärker ausgebildet ist. Durch die Muskelhaut wird aber, während sie den Darminhalt durchknetet, die Schleimhaut in noch innigeren Kontakt mit diesem gebracht, dadurch fixiert und zugleich die Entleerung der Sekrete in jenen begünstigt. Bei allmählicher Füllung des Darmrohres wird nun durch den Druck von Gasen oder festerem Darminhalt zunächst die Ringmuskulatur und das sie mit der Längsmuskulatur verbindende gemeinsame Bindegewebsgitter gedehnt, was zur Verkürzung der letzteren führt. Da die Schleimhaut mit dem einen Ende der nach innen unten verlaufenden Faserbündel durch den Darminhalt fixiert ist, muß sich die Längsmuskulatur in der Richtung gegen den Anus kontrahieren und oberhalb dehnen. So kommt es zu einer oral-anal gerichteten Längsraffung des äußeren Darmrohres über dem inneren und zu einer radiären Stellung der im Ruhezustand dachziegelartig übereinander geschichteten Ringmuskelbänder; diese können sich aber erst kontrahieren, wenn sich bei dem nun folgenden Spannungsausgleich im oralen Abschnitt die Längsmuskulatur magenwärts retrahiert, womit der jeweils oberste, gedehnte Muskelring wieder in die normale Stellung über den Darminhalt hinweggezogen und dieser dadurch nach unten weiter befördert wird. In gleicher Weise wird der Kontraktionsring an seinem aboralen Ende verlängert und der Längskontraktionswulst an seinem oralen Ende verkürzt. Durch die Verschiebung des Darminhaltes nach abwärts wird dann wieder in dem tiefer anschließenden Darmabschnitt die Ringmuskulatur gedehnt, die Längsmuskulatur aber verkürzt und dann retrahiert, worauf sich abermals ein Muskelring am oberen Ende der Welle kontrahiert, so daß der Darminhalt immer weiter gegen den Anus befördert wird. Eine Umkehr der Bewegung ist infolge der Fixierung der unterhalb gelegenen Schleimhaut und der von hier spiralig nach oben und außen verlaufenden Bindegewebsbündel nicht möglich, so daß die Polarität der Peristaltik im Dünndarm nach GOERTT-LER (1932) in der von ihm beschriebenen Konstruktion der ganzen Darmwand begründet ist.

Im Dickdarm dagegen wird der Inhalt, wenn die Kontraktionen nicht regelmäßig aufeinander folgen, sondern bald hier bald dort auftreten, durchgeknetet [BRAUS (1924)] und zur Verdauung und Formung hin und her geschoben, denn dieser Darmabschnitt besitzt nach GOERTTLER (1932) eine apolare Konstruktion, weshalb die Antiperistaltik für ihn charakteristisch ist, wie auch ELIOT und BARCLAY-SMITH (1904), MALEY (1929) u. a. angeben. Schließlich wird aber doch der ganze Inhalt gegen den Anus befördert, weil die im Blinddarm beginnende Kontraktion sich nur nach abwärts fortsetzen kann und eine Rückbeförderung verhindert; dabei läuft nach GOERTTLER (1932) die Peristaltik und dementsprechend die Defäkation infolge erhöhter Reizbarkeit im Dickdarm sehr schnell ab.

MALEY (1929) meint, daß es noch fraglich sei, wie weit die retroportative Tätigkeit des menschlichen Dickdarmes gegen den Magen führt, doch sei eine Rückbeförderung bis in diesen noch nicht bewiesen. Im Duodenum aber wird der Inhalt nach den Beobachtungen von BAUMEISTER (1926) im Röntgenbilde regelmäßig teilweise ein Stück nach oben zurückgetrieben und so mit den Verdauungssäften der hier mündenden Drüsen gemischt. Nach SEGALEs (1921) Versuchen bei *Hunden* wirkt die Peristaltik auch in einer umgedreht, also antiperistaltisch eingeheilten Darmschlinge in ihrer ursprünglichen Richtung weiter, so daß es an der oralen Stelle der Wiedervereinigung zu einer Stauung des Darminhaltes und weiterhin zu einer starken Dilatation des Darmes kommt, und als weitere Folge nach 6 Monaten eine Hypertrophie des oberhalb gelegenen Darmabschnittes festzustellen ist.

Die Peristaltik hängt im übrigen nach GOERTTLER (1932) nur von einem durch das Nervensystem mitbedingten Muskeltonus und einem gewissen Füllungszustand ab. Die gröbere Regulation wird durch die Elemente der Darmwand selbst besorgt, wie Versuche am herausgeschnittenen Darm zeigen [J. P. MALL (1888), BAYLISS und STARLING (1899—1904), MAGNUS (1904, 1908) u. a.], doch ist noch nicht entschieden, inwieweit sie neurogenen oder myogenen Ursprungs ist und in welcher Weise sich der Vagus und Sympathicus hieran beteiligen [MORIN (1929, 1931) u. a.]. CAREYs (1921, 1922) Erklärung der Peristaltik und der verschieden raschen Fortpflanzung des Reizes in den beiden

Muskelschichten durch die Anordnung der Fasern in zwei links gedrehten Spiralen von sehr verschiedener Ganghöhe ist nach Goerttler (1932) u. a. abzulehnen, wie oben (S. 283) ausgeführt wurde. Barclay (1934) betont auf Grund röntgenologischer Beobachtungen, daß der normale Ablauf des Transportes der Ingesta von der zu wenig berücksichtigten freien Beweglichkeit der Baucheingeweide abhängt und behauptet, daß die Peristaltik im oberen Abschnitt des Verdauungskanales eine untergeordnete Rolle spielt und nur als Reservekraft unter besonderen Bedingungen in Tätigkeit tritt; normalerweise wird der Speisebrei nach diesem Autor durch einen erhöhten Tonus und durch Bewegungen der Schleimhaut weiter befördert, wobei auch negativer Druck eine Rolle spielen kann, und auch in den unteren Abschnitten soll es keine rhythmischen Kontraktionen geben, sondern nur ein gelegentliches und verhältnismäßig seltenes Vorwärtsschieben des Darminhaltes über beträchtliche Darmlänge hin.

Die Motilität des Verdauungskanals wird nach Babkin (1928, S. 842f.) auch durch manche chemische Substanzen, die normalerweise im Chymus vorkommen, beeinflußt, wobei dieselbe Substanz an verschiedenen Stellen des Verdauungskanales verschiedene Reaktionen verursachen kann; so wirkt Zucker im Dünndarm und Galle im Dickdarm erregend.

Nach Yanase (1907) erlangt der Darm vom *Meerschweinchen* am 26. bis 27. Tag der Entwicklung die Fähigkeit zur peristaltischen Kontraktion, während zuvor durch mechanische und elektrische Reize nur lokale Kontraktionen ausgelöst werden. Beim *Menschen* tritt sie dagegen nach Yanase (1908) im Verhältnis zur Tragzeit viel früher auf, da er sie beim 6 Wochen alten Embryo noch nicht, wohl aber beim 11wöchigen feststellen konnte, bei dem auch bereits der ganze Dünndarm Meconium enthält. Der Autor kommt dabei zu dem Schluß, daß diese Bewegungen neurogenen Ursprungs seien, da sie gleichzeitig mit der Ausbildung des Nervenapparates auftreten, doch beginnt sich dieser schon viel früher zu entwickeln, wie an anderer Stelle (S. 71) besprochen wird.

Oberhalb einer Darmstenose kommt es nach Miura (1913) zu einer Hypertrophie und Hyperplasie der Muscularis propria und auch des Plexus myentericus, während die Muscularis mucosae weit zurückbleibt, was den Autor in Verbindung mit anderen Versuchen zu dem Schluß veranlaßt hat, daß die Muscularis propria durch den Vagus, die Muscularis mucosae dagegen vollständig getrennt von jener durch den Sympathicus innerviert wird.

Bei der Untersuchung des Verheilungsprozesses im Darm des *Hundes* findet Dogliotti (1924), daß das Stroma der Muscularis propria an der Vernarbung nicht aktiv teilnimmt, sondern seine Fasern der Regeneration des Kollagens nur als Führer und Stütze dienen.

18. Die Serosa und die Subserosa.

Während der Darm der niederen *Wirbellosen* mit seiner Umgebung verwachsen ist, erhält er bei den höheren *Würmern* mit der Ausbildung einer Leibeshöhle, in die er mehr oder weniger frei beweglich eingelagert ist, an seiner äußeren Oberfläche einen serösen Überzug, der die ganze Coelomhöhle auskleidet und die gegenseitige Verschieblichkeit aller in dieser enthaltenen Organe ermöglicht. Er besteht aus einer dünnen Bindegewebsschichte und einem diese bedeckenden Epithel, das zur Erhöhung der Gleitfähigkeit eine geringe Menge seröser Flüssigkeit in den Spaltraum abscheidet. Dieses Serosaepithel ist nach K. C. Schneider (1902) bei dem *Chaetognaten Sagitta hexaptera* ein Muskelendothel, das zugleich die kontraktile Hülle des Darmrohres bildet. Bei *Echinaster* weist es nach diesem

Autor, ähnlich wie das *Cnidarier*epithel, an seiner Basis Muskelfasern, an seiner Oberfläche aber Geißeln und Schlußleisten auf und enthält auch Nervenzellen. Bei anderen *Echiniden* trägt das Coelomepithel an seiner Oberfläche einen Flimmersaum, ebenso wie nach LEYDIG (1857) auch bei *Aphrodite aculeata* unter den *Anneliden* und bei *Bryozoen*, während bei den höheren *Tieren* nur an bestimmten Stellen der Bauchhöhle ein Flimmerepithel vorkommt. Bei *Ptychodera clavata* löst sich nach K. C. SCHNEIDER (1902) mit dem Schwunde des größten Teiles der Coelomhöhle, die vom Bindegewebe ausgefüllt wird, deren Epithel in gruppenweise oder einzeln liegende Zellen auf.

Der Darm der *Wirbeltiere* liegt im allgemeinen nur an seinem Ende retroperitoneal, mitunter aber auch an seinem Anfang, wie dies für den größten Teil

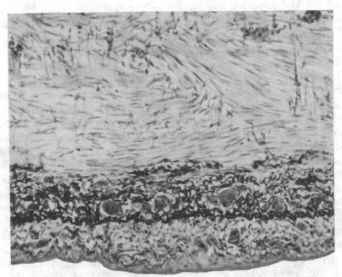

Abb. 137. Serosa und Subserosa aus dem Ileum eines erwachsenen *Menschen*. Elastische Fasern besonders reichlich in der Subserosa. Formol-s. Orcein-D. Häm. Vergr. 124×.

des *menschlichen* Duodenum gilt; diese Abschnitte sind dann durch lockeres Bindegewebe mit der Umgebung verwachsen. Der größte Teil des Darmes ist indessen bei den *Wirbeltieren* mit Einschluß des *Menschen* von einer Serosa überzogen, die durch eine meist dünne Bindegewebsschichte, die Subserosa, mit der Muscularis propria verbunden ist (Abb. 137). Sie zeigt im wesentlichen denselben Bau wie in der ganzen Bauchhöhle, deren Auskleidung im Band V/1 dieses Handbuches von SEIFERT (1927) behandelt und inzwischen noch von POPP (1936) eingehend untersucht wurde, doch ist das viscerale Blatt des Peritoneum nach v. EBNER (1902) weniger fest und nur ungefähr halb so stark wie das parietale; seine Dicke beträgt beim *Menschen* 45—67 μ.

Das Epithel der Darmserosa besteht aus einer einfachen Lage von meist platten Zellen, doch wechselt deren Höhe mit dem Kontraktionszustand des Darmes. PILLIET (1868) und P. MAYER (1888) fanden die Zellen bei verschiedenen *Selachiern* kubisch und bei dem *Knochenfisch Centropristes striatus* sind sie nach BLAKE (1930) kubisch oder sogar zylindrisch. Beim *Menschen* findet sich nach v. EBNER (1902) ein einfaches Plattenepithel (Abb. 138), dessen vieleckige Zellen im Mittel einen Durchmesser von 22 μ haben, aus einem feinkörnigen Plasma mit einem Kern bestehen und durch Schlußleisten und Intercellularbrücken miteinander verbunden sind. Letztere kommen nach den Befunden von A. KOLOSSOW (1892) und NICOLAS (1895) bei allen *Wirbeltieren* vor. An ihrer Oberfläche weisen die Zellen nach diesen Autoren beim *Menschen* und anderen *Säugetieren* einen dichten Saum aus kurzen, zarten Härchen auf, während diese bei niederen *Wirbeltieren* nur schwach ausgebildet sind. Nach den Angaben von Schaffer (1927) im Band II/1 dieses Handbuches (S. 50) trägt das Pleuroperitonealepithel einen streifigen Saum, der in Abb. 4 vom Magen der *Beutelratte* wiedergegeben ist. Wie schon A. Kolossow (1892) bei allen *Wirbeltieren* einschließlich des *Menschen* und Schuberg (1893, 1903) besonders beim *Ammocoetes* beschrieben hat, findet auch Nicolas (1895) bei *Salamander, Kaninchen, Ratte, Maus* und *Igel* an der Basis dieser Epithelzellen eine große Menge fibrillärer oder lamellöser Fortsätze, die sich verzweigen, untereinander anastomosieren und bis in das Bindegewebe zwischen den Bündeln der glatten Muskulatur eindringen. Nach Schaffer (1927) wurde an Defekten bei der Regeneration festgestellt, daß sich auch dieses vom Mesoderm stammende Epithel ebenso wie andere Formen dieses Gewebes auf der bindegewebigen Unterlage durch aktive Bewegung ausbreitet, und daß es nicht die geringste Neigung zur Bildung von Bindegewebe zeigt.

Unter dem Serosaepithel findet sich eine Basalmembran, die nach v. Ebner (1902) stellenweise mehr homogen oder von Lücken durchsetzt und den elastischen Grenzhäutchen zuzuzählen ist. Sie besteht ebenso wie an anderen Gewebsgrenzen aus einem dichten Geflecht feiner argyrophiler Fasern. Die Grundlage der Serosa bildet eine meist dünne Bindegewebsschichte aus mehr oder weniger parallel zur Oberfläche verlaufenden und durcheinander geflochtenen kollagenen Bündeln, zwischen denen sich Netze von elastischen Fasern und verschiedene fixe und wandernde Zellen finden. Am Darm der *Myxinoiden* besteht die Serosa nach Jacobshagen (1932) aus einem Geflecht derber Bindegewebsbündel, deren Maschen bei *Bdellostoma* längs gerichtet sind. Bei manchen *Knochenfischen* weist sie nach Sundvik (1907) und Blake (1930) eine beträchtliche Dicke auf und enthält nach Pogonowska (1912) lange, dicke elastische Fasern, die fast ausschließlich in zirkulärer Richtung verlaufen. Häufig finden sich in ihr, wie Leydig (1857) für *Chondrostoma nasus* angibt, auch Pigmentzellen, die hier nach diesem Autor besonders zahlreich bei verschiedenen *Selachiern* vorkommen und dem ganzen Darm von *Chimaera* eine blauschwarze Färbung verleihen. Nach Jacobshagen (1915) finden sie sich im Darm von *Chondrosteern* und *Dipnoern* nicht nur in der Serosa, sondern dringen bis in die Ringmuskelschichte ein und kommen auch in den übrigen Schichten vor. Pigmentzellen enthält die Serosa ferner bei manchen *Amphibien*, wie *Bufo* und *Racophorus* [Osawa (1914)], und verschiedenen *Reptilien*, wie *Polychrus marmoratus, Chamaeleo pumilus, Lacerta agilis, Anguis fragilis, Coronella* [Leydig (1857)], deren Darm dadurch ebenfalls eine dunkle Färbung erhalten kann. In der Serosa der *Vögel* haben Greschik (1914), R. Krause (1922) und Clara (1926) elastische Fasern festgestellt.

Beim *Menschen* besteht das Bindegewebe der Serosa nach Goerttler (1932) in Übereinstimmung mit dem Bau der übrigen Darmwand aus schräg zur Darmachse spiralig um den Darm und zugleich in oral-analer Richtung von außen nach innen verlaufenden, sich unter einem rechten Winkel kreuzenden Faserbündeln (Abb. 138), was für alle *Säugetiere* in gleicher Weise gelten dürfte. Zwischen dem Geflecht von kollagenen Bündeln, die sich nach innen fortsetzen, finden sich auch hier reichlich elastische Fasern [v. Thanhoffer (1885)], die ebenfalls mit solchen der weiter innen liegenden Schichten in Verbindung stehen [Kultschitzky (1897)] und vorwiegend parallel zur Darmachse gerichtete Netze bilden [Tschaussow (1898)]. Nach Trautmann (1909) enthält die Serosa bei den *Haussäugetieren* eine kontinuierliche Lage von dünnen und dicken elastischen Fasern, die parallel zur Darmachse, aber auch zirkulär und als Verbindungsfasern nach innen verlaufen, wie dies schon früher Verson (1871), Dobbertin (1896) und Legge (1896, 1897) auch im Darm des *Menschen* festgestellt haben; nach v. EBNER (1902) findet sich bei diesem an der Oberfläche ein Netz aus feinen elastischen Fasern, während tiefer derbere liegen, die mit jenen in Verbindung stehen (Abb. 137). Nach R. FISCHL (1903) ist die Serosa die erste Schichte des Darmes, in der elastische Fasern beim Säugling als dünner Streifen auftreten.

An Zellen enthält das Bindegewebe der Serosa des *Menschen* und der *Säugetiere* hauptsächlich fixe Zellen, die meist platt den kollagenen Bündeln angelagert sind, doch kommen auch verschiedene Wanderzellen in ihr vor, von denen manche das Epithel durchsetzen und in die Peritonealflüssigkeit gelangen können. So finden sich in mäßiger Menge überall in der Serosa eingestreut Mastzellen (Abb. 138), ferner gelegentlich Lymphocyten und Plasmazellen [v. EBNER (1902)], vereinzelt aber nach den Befunden von OEHLER (1913) beim *Hund* und *Menschen* auch eosinophile Zellen.

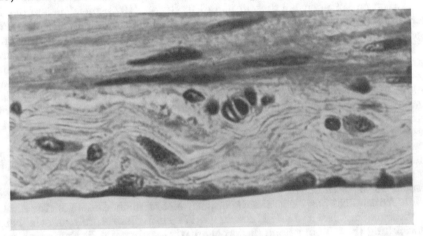

Abb. 138. Serosa vom Dünndarm einer 30jährigen Frau. Epithel, einzelne Mastzellen. Erlicki-Essigs.-H. Eisenhäm.-Eosin. Vergr. 816×.

Die Darmserosa besitzt auch ein eigenes Netz von Blutgefäßen, die nach v. EBNER (1902) spärlich, im allgemeinen aber etwas stärker ausgebildet sind als im parietalen Blatt, ferner Lymphgefäße besonders nahe dem Mesenterialansatz und einen feinen Nervenplexus, worüber sich in den betreffenden Abschnitten genauere Angaben finden.

Die eigentliche Serosa des Darmes ist mit der Muskelhaut durch eine Bindegewebsschichte verbunden, die mit jener zusammen auch eine mechanische Bedeutung für die Festigkeit der ganzen Darmwand hat und hier im allgemeinen dünner ist als unter dem parietalen Blatt des Peritoneum [v. EBNER (1902), POPP (1936)]. Die Dicke dieser Subserosa wechselt aber auch bei verschiedenen *Tieren* und in den einzelnen Darmabschnitten. Bei dem *Knochenfisch Centropristes striatus* ist sie nach BLAKE (1930) außerordentlich schwach, während sie beim *Krokodil* nach TÖRÖ (1930) stark entwickelt ist und nach TAGUCHI (1920) Fettzellen enthält. Auch Pigmentzellen kommen in ihr vor, wie JACOBSHAGEN (1915) bei verschiedenen *Fischen* und GRESCHIK (1917) bei *Ablepharus pannonicus* beschreibt. Beim *Kaninchen* hat der Dickdarm eine viel mächtigere Subserosa als der Dünndarm [LIPSKY (1867), OPPEL (1897)]; bei *Wiederkäuern* und beim *Schwein* enthält sie auch an letzterem nach SCHAAF (1884) oft viel Fettgewebe. Am Dünndarm des *Menschen* besteht die Subserosa ähnlich wie die Serosa nach VERSON (1871) und v. EBNER (1902) aus einer vorwiegend sehr dünnen Schichte von lockerem Bindegewebe mit elastischen Fasern, doch verflechten sich die

Bündel nach allen Richtungen des Raumes und umschließen da und dort Gruppen von Fettzellen oder auch größere Fettläppchen. Stellenweise hebt sich diese Schichte durch größeren Reichtum an elastischen Fasern von der Serosa deutlicher ab, in die sie sonst mehr allmählich übergeht (Abb. 137). Die Subserosa ist zugleich ein Durchzugsgebiet für Blut- und Lymphgefäße, die von hier in die benachbarten Darmschichten eindringen, und enthält auch einen besonderen Nervenplexus, der die angrenzende Muskelschichte versorgt, wie an anderer Stelle (S. 317ff.) behandelt wird.

Am Dickdarm kommen auch noch größere, lokale Fettansammlungen in der Subserosa vor, die dann Zotten, Lappen oder Falten bilden und als Appendices epiploicae bezeichnet werden. Sie sind nach Ph. Simon (1923) und Klingenstein (1924) bei *Omni-* und *Herbivoren* spärlich, finden sich ferner bei *Anthropoiden* und sind beim erwachsenen *Menschen* stets reichlich vorhanden. Die Zotten entspringen bei diesem nach Ph. Simon (1923) meist neben der lateralen und medialen Taenie sowohl auf wie zwischen den Haustra, die Plicae dagegen vom freien Umfang des Colon. Ihr Auftreten bringt dieser Autor mit der Kaliberverminderung des distalen Colonabschnittes der Primaten in Zusammenhang, wodurch nach abwärts zunehmend Teile des serösen Überzuges frei werden. Diese Falten und Lappen zeigen eine etwas wechselnde Ausbildung, enthalten reich vascularisiertes Fettgewebe und wurden von J. F. Meckel (1817) als netzförmige Anhänge bezeichnet; sie sind nach Seifert (1922) dem Netz gleichzusetzen und werden daher in Verbindung mit ihm von diesem Autor (1927) im Band V/1 dieses Handbuches behandelt. Nach Böker (1934) können die Appendices epiploicae am Anfang und Ende des Colon transversum, rechts und links vom Omentum majus, exzessiv ausgebildet sein und mit letzterem einerseits und dem Zwerchfell andererseits verwachsen. Im Gegensatz zu den Netzbildungen des dorsalen Mesogastrium, die von den Aa. gastroepiploicae versorgt werden, gehen zu den Appendices des visceralen Colonperitoneum nach diesem Autor Äste der A. colica media. Nach J. F. Meckel (1817) sind diese Anhänge, wie bei der Entwicklung (S. 58) eingehend besprochen wird, schon im 5. Embryonalmonat deutlich erkennbar, obwohl sie noch kein Fett enthalten, das sich dann allmählich in der typischen Weise zu entwickeln beginnt und erst während der Kindheit seine vollkommene Ausbildung erlangt. Die von F. Mann (1912) in den embryonalen Appendices epiploicae beschriebenen „lymphoiden Zellgruppen" hält Seifert (1927) für primäre Milchflecke, da ihr Fettgewebe auch beim Erwachsenen auf bestimmte Reize hin zu sekundären Milchflecken umgewandelt werden kann und eine Anlagerung von freien Wanderzellen an ihrer Oberfläche ein häufiger Befund ist. Auch funktionell dürften die Appendices epiploicae dem Netz entsprechen, wenn sie auch an Bedeutung hinter diesem weit zurücktreten.

19. Die Blut- und Lymphgefäße des Darmes.

Die in den Darm aufgenommene Nahrung wird bei niederen *Tieren* zunächst durch dessen Verzweigungen im ganzen Körper verteilt, wie früher (S. 4) ausgeführt wurde. Bei den höheren *Würmern* aber nimmt der Darm eine unverzweigte, mehr oder weniger gestreckte Form an und für die Nahrungszufuhr zu den Organen bilden sich nun eigene Bahnen, die in der Darmwand als Netz von Hohlräumen ohne eigene Wand das hypoepitheliale Bindegewebe durchsetzen und in die größeren zu- und abführenden Gefäße des Körpers übergehen. Im Enddarm von *Astacus fluviatilis* erstrecken sich solche Blut-lacunen nach K. C. Schneider (1902) bis in das Darmepithel. Aus ähnlichen Anlagen entsteht durch weitere Ausgestaltung das Blutgefäßsystem der höheren *Tiere*. Außerdem ermöglicht die bei den *Würmern* sich allmählich ausbildende Coelomhöhle eine Verbreitung der Lymphe im Körper, wozu sich bei höheren

Würmern und *Arthropoden* noch zusammenhängende Spalten in den Geweben, besonders um die Blutgefäße, gesellen. Aus ihnen entsteht bei *Cephalopoden* und *Echinodermen* ein eigenes Lymphgefäßsystem [LEYDIG (1857)], das weiterhin einen Teil der resorbierten Nahrung aus dem Darm unmittelbar dem arteriellen Blut zur Verteilung im Körper zuführt.

Beim *Amphioxus* verlaufen an der Außenseite des epithelialen Darmrohres Gefäße, deren Wand keine Muskulatur und deren Inhalt keine geformten Elemente aufweist. Aus den Subintestinalvenen geht die den Leberschlauch umspinnende, große Pfortader hervor [R. KRAUSE (1923)]. Der Darm von *Petromyzon fluviatilis* enthält in seiner Propria reichlich Blutgefäße, von denen die größte Arterie und eine noch größere Vene innerhalb der großen Längsfalte verlaufen [R. KRAUSE (1923)]. Ein eigenes Lymphgefäßsystem fehlt den *Cyclostomen* noch vollkommen [JOSSIFOW (1930)].

Bei den *Fischen* zeigt das Gefäßsystem des Darmes, wie aus den Angaben von MELNIKOW (1866), v. LANGER (1870), EDINGER (1877) u. a. hervorgeht, im wesentlichen bereits dieselbe Anordnung, wie bei den höchsten *Wirbeltieren*. Die Arterien sind von zwei wiederholt anastomosierenden Lymphgefäßen umgeben und durchbohren zusammen mit den Venen nach Abgabe kleiner Äste, die sich in der Serosa verzweigen, senkrecht die Muskelhaut, wobei sie zwischen deren beiden Schichten ebenfalls Äste abgeben, die sich hier ausbreiten und in das entsprechend dem Verlaufe der Muskelfasern angeordnete Capillarnetz übergehen. In der nach innen folgenden Bindegewebsschichte verlaufen die Arterien parallel zur Oberfläche fast um den ganzen Darm herum, ein weitmaschiges Netz bildend, von dem nach MELNIKOW (1866) bei *Lota vulgaris* ähnlich wie bei höheren *Wirbeltieren* Äste zwischen den Krypten, die selbst von einem weitmaschigen Netz umgeben werden, weiter in die Schleimhauterhebungen emporsteigen, um sich an deren Oberfläche in ein enges Netz von sehr feinen Capillaren aufzulösen. Anschließend liegt unter diesem in den Schleimhautkämmen, wie v. LANGER (1870) bei verschiedenen *Cyprinoiden* beschreibt, ein gröberes venöses Netz, dessen abführende Venen weiterhin, die Arterien begleitend, unterhalb der Kämme durch weite Anastomosen miteinander in Verbindung treten und stellenweise wie ein Schwellnetz aussehen. Nach P. MAYER (1888, 1917) weisen die Venen und auch die Arterien bei manchen *Selachiern,* wie besonders bei *Raja clavata,* innerhalb der Darmwand muskulöse Sphinkteren auf, ebenso wie die von P. MAYER (1917) als „weiße Adern" beschriebenen Nährbahnen.

Diese stellen vielleicht Lymphgefäße dar, über deren Vorkommen bei den *Fischen* noch verschiedene Ansichten herrschen. JOSSIFOW (1930) und andere Autoren nehmen an, daß diesen ein Lymphgefäßsystem überhaupt noch fehlt, mit Ausnahme der *Aale;* bei diesen wurden bereits von FOHMANN (1833) Lymphgefäße festgestellt, die aber noch keine Muskulatur in der Wand besitzen. v. LANGER (1870) fand jedoch in den Schleimhautkämmen des Darmes verschiedener *Cyprinoiden* zwischen dem oberflächlichen Netz von Blutcapillaren und dem darunterliegenden venösen ein Netz von Lymphcapillaren, aus dem ableitende Lymphgefäße in die Tiefe ziehen. Bei *Lota vulgaris* aber sind nach MELNIKOW (1867) in den Schleimhauterhebungen, ähnlich wie in den diesen entsprechenden Darmzotten der höheren *Wirbeltiere,* blind endigende, zuweilen kolbig angeschwollene Röhrchen vorhanden, die an der Basis ein horizontal ausgebreitetes Netz um die Krypten bilden, aus dem starke Chylusgefäße, die Arterien einzeln oder paarweise begleitend, in ein tiefer im Bindegewebe liegendes, sehr dichtes Netz übergehen.

Bei *Anuren* und *Urodelen* dringen die Arterien nach v. LANGER (1866) und LEVSCHIN (1870), von zwei wiederholt anastomosierenden Lymphgefäßen umscheidet, zu denen sich nur stellenweise auch eine Vene gesellt, in die Darmwand ein. Sie bilden durch kleinere Äste ein subseröses Capillarnetz, das sich bis in die Muskelhaut erstreckt, während die größeren Stämme durch diese hindurchtreten und nach innen von ihr sich zu einem Netz vereinigen, dessen Äste unter weiterer Verzweigung zu den Falten und Zottenblättern der Schleimhaut ziehen. Hier bilden sie an beiden Flächen unmittelbar unter dem Epithel ein dichtes Capillarnetz, während an der Kante ein größeres, die Verbindung herstellendes Gefäß entlang verläuft. Wo die Darmschleimhaut richtige Zotten bildet, zerfallen die zuführenden Arterien schon an deren Basis in das langgestreckte Capillarnetz, das sich an der Zottenoberfläche findet, während die daraus entspringenden Venen oft im Innern der Erhebungen verlaufen, wie in den schönen Abbildungen von LEVSCHIN (1870) zu sehen ist. Ebenso werden auch die Epithelknospen am Grunde des Schleimhautreliefs bei *Urodelen* von einem eigenen Capillarnetz umsponnen. Die das Blut aus den Schleimhauterhebungen fortführenden Venen zeigen die gleiche Anordnung wie die Arterien, verlaufen jedoch großenteils selbständig.

Das Lymphgefäßsystem bringt bei den *Amphibien* die verschiedene Ausgestaltung der Darmschleimhaut als Resorptionsorgan noch deutlicher zum Ausdrucke als bei den *Fischen,* indem es nach den Untersuchungen v. LANGERs (1866) und LEVSCHINS (1870) bei verschiedenen Arten der *Anuren* wie der *Urodelen* im Gegensatz zu dem überall gleich ausgebildeten Blutgefäßsystem mit der Form des Oberflächenreliefs wechselt und nach WEINER (1932) auch in den einzelnen Darmabschnitten in Übereinstimmung mit deren verschiedener Funktion [NASSONOW (1930)] Unterschiede in der Ausbildung zeigt. Wie in den größeren Falten, die in den tieferen Darmabschnitten vorherrschen, sind auch in den Zottenkämmen weite, aufsteigende Chylusgefäße und -räume vorhanden. Bei *Fröschen* bilden diese nach v. RECKLINGHAUSEN (1862) miteinander anastomosierenden Äste ein unter den Blutcapillaren liegendes, ziemlich enges Netz, das nach WEINER (1932) in dem am schwächsten mit Lymphgefäßen versorgten Anfang des Dünndarmes von *Rana temporaria* äußerst zart ist, während die Lymphgefäße in den mit solchen besonders reich ausgestatteten Längsfalten des tieferen Dünndarmes umfangreiche Lacunen bilden, die nach RANVIER (1897) durch Verschmelzung einzelner Gefäße entstanden sind und durch hindurchziehende Balken untergeteilt oder gekammert erscheinen können, wie GAUPP (1904) und R. KRAUSE (1923) angeben. Bei manchen *Amphibien* aber enthalten kleinere Schleimhauterhebungen nur mehr eine, mitunter noch einzelne Anastomosen aufweisende Schlinge, an deren Stelle sich in den fadenförmigen Zotten des *Salamanders* nach LEVSCHIN (1870) ähnlich wie bei höheren *Wirbeltieren* weite, blind endigende Röhrchen finden, die mitunter streckenweise gespalten sind und ebenso wie die übrigen Lymphcapillaren von einem Endothel ausgekleidet werden. An der Basis der Schleimhauterhebungen und Epitheleinsenkungen bilden die hier besonders weiten Chylusgefäße ein sehr dichtes unregelmäßiges Netz nach innen von den größeren Blutgefäßen. Aus ihm gehen die Lymphgefäße, oft zu zweit die Arterien begleitend, durch die Muskelhaut hindurch und vereinigen sich mit deren Lymphgefäßen, die sich zwischen den beiden Muskelschichten sammeln. Die Lymphgefäße der Subserosa nehmen die kleinen Äste aus dem feineren Lymphgefäßnetz der Serosa auf und anastomosieren nach WEINER (1932) nur am Gekröseansatz reichlicher mit dem Schleimhautnetz. Die gemeinsamen Sammelgefäße führen schließlich paarig, mit wiederholten Anastomosen, oft die Blutgefäße ganz umscheidend, nach querem Verlauf an der Darmoberfläche zwischen den Blättern des Mesenterium in den Sinus longitudinalis [v. RECKLINGHAUSEN (1862), v. LANGER (1866)].

Im Enddarm vom *Salamander* bilden die Blutgefäße ein einfaches, ziemlich regelmäßiges Netz um die Krypten, unter denen ein unregelmäßiges Netz von Lymphgefäßen liegt, deren Stämme die Arterien begleiten [LEVSCHIN (1870)]. Beim *Frosch* sind die Lymphgefäße in den Falten, wie diese selbst, schwächer entwickelt, während sich tiefer ein gut ausgebildetes Schleimhautnetz findet [WEINER (1932)].

Bei den *Reptilien* beherbergt die sich hier bereits von der eigentlichen Schleimhaut trennende Submucosa das weitmaschige Netz von Blut- und Lymphgefäßen, von denen erstere an der Oberfläche der Schleimhauterhebungen ein dichtes Capillarnetz bilden, während sich im Inneren der Falten und Zotten die langgestreckten Chylusräume finden [MACHATE (1879), TAGUCHI (1920), R. KRAUSE (1922)]. Bei *Schlangen* und *Scincoiden* sind die Chylusgefäße nach HYRTL (1860) in den Schleimhautfalten reihenweise angeordnet, gehen am freien Rand bogenförmig ineinander über und sind durch feine Zweige auch tiefer untereinander netzartig verbunden. Sie durchsetzen dann die Darmwand senkrecht und weisen danach das einzige Klappenpaar auf, kurz vor der Mündung in den außerordentlich dicken Lymphgefäßstamm, der im Mesenterium den Darm entlang verläuft.

Im Darm der *Vögel* verzweigen sich die größeren Blutgefäße, da eine Submucosa zwischen der eigentlichen Muskelhaut und der inneren Muskelschichte fehlt, unter dem Peritoneum [BASSLINGER (1854)], teilweise auch in der Ringmuskelschichte, und bilden dann in der dünnen Propria unter den Krypten ein weitmaschiges Netz [CLOETTA (1893)]. Aus diesem zieht nach R. KRAUSE (1922) bei der *Taube* in jede Zotte eine kleine Arterie, um hier das oberflächliche Capillarnetz zu bilden, aus dem 2—3 kleine Venen zurückführen.

Außerdem finden sich in den Darmzotten der *Gans* nach BASSLINGER (1854) 2—3, beim *Huhn* nach A. KRÜGER (1923, 1926) bis zu 5 von Endothel ausgekleidete, gegen das Ende erweiterte Chylusgefäße. Bei *Otis, Rhea* und *Struthio* sind deren nach HYRTL (1860) in kleineren Zotten 3, in größeren 5—6 vorhanden, von denen jedes 4—5mal so stark ist, wie eine Blutcapillare; sie sind eng zu einem Bündel zusammengelagert, durch Anastomosen verbunden und gehen am freien Rande ausgeweitet ineinander über. Bei der *Taube* enthält jede Zotte nach R. KRAUSE (1922) ein zentrales Chylusgefäß, das sich an ihrer Basis spaltet und in das weitmaschige Lymphgefäßnetz der Schleimhaut übergeht. HYRTL (1860) fand die großen Stämme hier parallel zu den schiefen, spiraligen Reihen der Zotten verlaufend, oft sehr nahe nebeneinander und durch viel dünnere, kurze Zweige miteinander verbunden, wobei die Chylusgefäße breiter Zotten oft in zwei benachbarte Stämme münden. Von diesem Netz führen nach BASSLINGER (1858) mangels einer Submucosa Äste senkrecht durch die starke Ringmuskelschichte hindurch zu knotigen, mit Klappen versehenen Anschwellungen eines Lymphgefäßnetzes in der äußeren Längsmuskelschichte, das durch Anastomosen mit den länglichen Maschen des subserösen Netzes in Verbindung steht. Nach HYRTL (1860) treten bei den von ihm untersuchten *Vögeln* erst dicht am Mesenterialansatz des Darmes Klappen in den Lymphgefäßen auf.

Unter den *Säugetieren* wurde das Verhalten der Blutgefäße besonders gründlich im Darm des *Hundes* von HELLER (1872), J. P. MALL (1888) und EISBERG (1924) untersucht. Bei anderen *Tieren* wird es im allgemeinen ähnlich beschrieben, so auch von ZIPKIN (1903) beim *Rhesusaffen*. Die zuführenden Arterien teilen sich noch im Mesenterium in zwei längere Äste, die um den Darm von vorn und hinten fast einen Ring bilden und hauptsächlich die Muskelhaut versorgen. Einzelne kleine Zweige aber durchsetzen diese, ebenso wie kürzere Arterien, die schon am Mesenterialansatz von den langen abgehen, unmittelbar in die Submucosa eindringen und hier, wie auch B. Braun (1931) beim *Hammel* festgestellt hat, durch Anastomosen ein dichtes Netz bilden, das aus immer kleiner werdenden Kreisen 1.—4. Ordnung besteht [J. P. Mall (1888)]. Von hier aus gehen noch kleine Äste besonders an der dem Mesenterialansatz gegenüberliegenden Seite in die Muskelhaut hinein und verbinden sich mit den von außen in sie eindringenden und mit den beim Durchtritt durch die Lamina intermuscularis in diese abzweigenden Arterien; diese bilden zusammen in den beiden Muskelschichten ein parallel zu den Muskelfasern gerichtetes Capillarnetz. Zum weitaus größeren Teil aber ziehen die aus dem submukösen Netz hervorgehenden Arterien, nunmehr von den Venen getrennt verlaufend, durch die Muscularis mucosae in die Schleimhaut, wo die kleineren in das Capillarnetz der Krypten übergehen; die größeren teilen sich nach J. P. Mall (1888) beim *Hund* in mehrere aufsteigende Äste, von denen jeder ohne Verbindung mit einem anderen in eine Zotte eindringt, in dieser ohne Abgabe von Ästen annähernd zentral verlaufend allmählich die Ringmuskulatur verliert und sich schließlich an der Spitze unmittelbar unter dem Epithel plötzlich in 15—20 Capillaren auflöst [Heller (1872), Graf Spee (1885)]. Diese verlaufen, durch schräg zur Zottenachse gerichtete Äste verbunden, wie Graf Spee (1885) auch durch Beobachtung des Blutstromes beim lebenden *Tier* festgestellt hat, nach abwärts gegen die Basis. Hier sind sie durch ringförmig um die Mündung der Krypten verlaufende Gefäße mit deren Capillarnetz und jenem benachbarter Zotten verbunden.

Bei dieser Anordnung der Gefäße im Darm haben Zotten und Krypten einen voneinander unabhängigen Blutstrom und das verbindende Netz in der Submucosa bewirkt eine gleichmäßige Verteilung des Blutes [Heller (1872), J. P. Mall (1888)]. Durch die Muscularis mucosae, die zugleich die Venen der Schleimhaut zu stauen vermag, und durch die Zottenmuskulatur kann der Widerstand in den Capillaren gesteigert oder vermindert werden. Nach J. P. Mall (1888) ist die Strömungsgeschwindigkeit des Blutes beim *Hund* in den in die Darmwand eindringenden kurzen und langen Arterien 87mal und in den sie verlassenden Venen 28mal so groß wie im Capillarnetz der Schleimhaut und die Absorptionsfläche des Blutes in den Zotten 4—5mal größer als an ihrer Basis.

Als abführende Blutgefäße entspringen nach J. P. Mall (1888) beim *Hund* an zwei entgegengesetzten Punkten in der Mitte der Zotte je eine kleine, am Rande nach abwärts verlaufende Vene, worauf in der unteren Hälfte der Zotte der Durchmesser der Capillaren kleiner und das Netz weiter wird; dies steigert sich infolge Abganges weiterer Venen im Bereiche der Krypten zunächst noch, während an deren unterem Drittel das Netz infolge Einmündung der Kryptenarterien wieder enger wird. Alle Venen vereinigen sich dann oberhalb der Muscularis mucosae zu einem Stämmchen, das beim *Hund* das Blut von 8 bis 10 Zotten und einer großen Zahl von Kryptenarterien aufnimmt, dann selbständig die Muscularis mucosae durchbricht und dabei innerhalb der Ringfaserschichte von einem aus drei Muskelfasern bestehenden Sphinkter umgeben wird. In der Submucosa vereinigen sich diese Venen mit solchen, die aus der Muskelhaut kommen, zu einem feinen Netz, aus dessen Ecken stärkere Venen entspringen, um dann ein gröberes Netz zu bilden, was sich noch zweimal wiederholt, bis schließlich die aus dem letzten Netz hervorgehenden Venen, den Arterien folgend, die Muskelhaut durchbrechen, wobei sie Äste aus dem zwischen deren beiden Schichten liegenden Gefäßnetz aufnehmen.

In der Submucosa des *Hundes* fand J. P. Mall (1888) ferner in beträchtlicher Zahl mit größeren Gefäßen in Verbindung stehende, mehr oder weniger kugelförmige, äußerst engmaschige Netze aus kleinsten, untereinander anastomosierenden Venen, die er mangels Beziehungen zu anderen Formbestandteilen als „Venenbällchen" bezeichnete. Nach den eingehenden Untersuchungen von SPANNER (1931, 1932) handelt es sich bei diesen Gebilden um besondere **Venen-plexus**, die durch **arterio-venöse Anastomosen** gespeist werden und stark erweiterungsfähig sind, so daß sie bedeutende Blutspeicher darstellen. Die zu ihnen führenden Arterien gehen aus den großen Gefäßen der Submucosa vor Abgang der Schleimhautäste hervor, weisen an ihrem Ursprung eine scharfe Ein-schnürung und dahinter gelegene kolbige Verdickungen auf und enthalten stark in das Lumen vorspringende Längsmuskelwülste von wahrscheinlich epitheloidem Charakter. Sie steigen ohne Abgabe weiterer Äste bis dicht unter die Venennester auf und gehen mit 5—7 Ästen, die an ihrem Ursprung ebenfalls kolbig verdickt sind und sich noch einmal teilen können, direkt in jene über. Aus dem Netz entspringen ungefähr 6 größere Venen, die nach kurzem Verlauf rechtwinklig umbiegen, um dann in größere, der Muscularis mucosae näher liegende Venen zu münden. Auch in die abführenden Gefäße münden in der Umgebung der Plexus noch einzelne unverzweigte Arterien.

100 qmm der Submucosa des *Hundes* enthalten nach SPANNER (1932) 60 solche „Venenbällchen", die meist 0,5 qmm, aber auch 1 qmm groß sind und von denen eines auf 26 Zotten kommt. Noch zahlreicher sind sie bei der *Katze*, deren Submucosa in verschiedener Tiefe auf 1 qcm etwa 170 ähnlich gebaute und zum Teil auch einfachere Venenplexus aufweist. In der Submucosa des Darmes vom *Pferd* finden sich in geringerer Zahl Venennetze mit reichlichen arterio-venösen Anastomosen, deren abführende Gefäße ebenso wie die größeren Venen der Submucosa gemäß den Angaben von K. W. ZIMMERMANN (1923) Sphinkteren zwischen muskelfreien, ampullenartigen Erweiterungen aufweisen. Außerdem kommen hier auch strickleiterförmige Venenplexus vor, die beim *Schwein* neben spärlichen Venennestern besonders stark ausgebildet sind, so daß 660 auf 1 qcm kommen. Sie bestehen aus breiten Queranastomosen zwischen zwei in einer Richtung verlaufenden Venen und weisen zahlreiche Anastomosen mit dünnen muskelstarken Arterien auf, die mit kolbigen Verdickungen aus größeren Arterien vor Abgang der Zottengefäße entspringen, während die abführenden Venen wieder Sphinkteren besitzen, die den Blutabfluß aus der Schleimhaut und Submucosa regulieren, aber nicht ganz absperren können. Bei ihrer Kontraktion erweitern sich die muskelfreien Zwischenstücke dieser Drossel-venen und können so zusammen mit den vor ihnen liegenden Plexus große Mengen von Blut aufnehmen, so daß es hier in ihnen zu einer Versackung des Blutes kommen kann, woraus sich auch Unterschiede im Verhalten bei *Carni*- und *Herbivoren* erklären. Durch die arterio-venösen Anastomosen aber kann das Blut außerhalb der Verdauungszeit in der Submucosa unter teilweiser Umgehung des Schleimhautkreislaufes unmittelbar in die Venen abfließen. Auf diesem Wege erhält die Leber mit dem venösen eine gewisse Menge arteriellen Blutes und zugleich wird der Blutdruck in der Pfortader auch während des Hungers höher gehalten als in anderen großen Venen, da infolge der Ausschaltung des Capillarkreislaufes der Widerstand viel geringer ist.

Statt der arterio-venösen Anastomosen in der Submucosa bei *Carnivoren* und *Ungulaten* besitzen andere *Tiere* nach SPANNER (1931, 1932) solche im **Blutkreislauf der Schleimhaut**, der daher ebenfalls eine wechselnde Aus-bildung zeigt. Nach HELLER (1872) verläuft die zuführende Arterie bei *Katze*, *Schwein* und *Maus* unverzweigt zwischen den Krypten bis zur Zottenspitze, während sie beim *Igel* nach dem Durchtritt durch die Muscularis mucosae und Teilung in 3—4 Äste für ebensoviele Zotten zuweilen gleich noch Zweige zu den Krypten abgibt; bei der *Ratte* können die zu den Zotten führenden Arterien ebenfalls mit dem Capillarnetz der Krypten anastomosieren und sich dann an der Zottenbasis in zwei parallel aufsteigende Äste teilen, wie sich auch die

Vene einer Zottenhälfte manchmal mit jener einer benachbarten vereinigt, um tiefer in größere Venen zu münden, die nur selten auch Äste aus dem Capillarnetz aufnehmen. Bei *Hund, Katze, Schwein* und *Igel* nimmt die nahe der Zottenbasis entstehende Vene nach diesem Autor mehr oder weniger zahlreiche Seitenzweige auch aus dem Netze der Krypten auf.

In den Darmzotten selbst zeigt das Blutgefäßsystem bei verschiedenen *Säugetieren* ebenfalls ein wechselndes Verhalten, wie auch aus den Angaben von Zipkin (1903), Nishioka (1927, 1928), Törö (1928), Myoga (1930) u. a. hervorgeht. Nach Spanner (1931, 1932) verzweigt sich die Arterie aber in den Zotten von *Kaninchen, Ratte, Maus* und *Fledermaus* ebenso wie auch in jenen des *Menschen* beim Übergang in das Capillarnetz weder an der Basis nach dem Basalbüscheltypus, noch an der Spitze nach dem Fontänentypus, noch am Rande gegen die gegenüber verlaufende Vene nach dem Strickleitertypus, sondern sie teilt sich an der Spitze in zwei Äste, von denen der eine nur das Capillarnetz versorgt, während der andere als breite arterio-venöse Randschlinge in die Vene übergeht. Nach den Befunden des Autors bei der *Maus* ist diese immer gleichmäßig durchströmt und dasselbe hat er auch bei der *Ratte* im lebenden Zustand festgestellt.

Beim *Kaninchen* verlaufen Arterie und Vene nach Ernst (1851) und Allen (1918) an gegenüberliegenden Seiten der Zotten unter dem Epithel und stehen durch seitliche Zweige mit dem Capillarnetz in Verbindung, das gegen die Spitze der Zotte bedeutend feiner wird, wo beim *Kaninchen* ebenso wie auch beim *Meerschweinchen* [Stöhr (1896)] und bei der *Ratte* [Heller (1872)] die Vene beginnt. Nach Spanners (1932) Beschreibung gehen die Arterien beim *Kaninchen,* wie dies auch Nishioka (1927) angibt, bis zur Spitze, doch sind meist zwei Arterien vorhanden, von denen die stärkere axial verlaufende zuvor einen Ast abgeben kann, der sich ebenso wie die zweite, am Rande unverästelt bis nahe zur Spitze verlaufende Arterie in das Capillarnetz auflöst, bis auf ein unverzweigt bleibendes Randgefäß, das ebenso wie der stärkere Ast der ersten Arterie an der Spitze als kurze arterio-venöse Randschlinge in die Vene übergeht. Die Capillarschlingen sind in den oberen zwei Dritteln der Zotte quer, tiefer längs gestellt. Die Vene beginnt schon an der Spitze, nimmt aber hier nur wenig Capillaren auf, während in der Mitte eine größere Zahl kleiner Äste radiär in sie münden und ihr fast das ganze Blut des Capillarnetzes zuführen. Dieses strömt so, noch reich an Sauerstoff, von der Zottenspitze in den Capillaren nach abwärts bis zur Mitte der Zotten und hierher gelangt auch das Blut aus dem basalen Drittel der Zotten, das durch aufsteigende Gefäße aus der schwach entwickelten Kryptenschichte ein an Kohlensäure reiches Blut erhält. Am vollkommensten ist dies bei der *Fledermaus* ausgebildet, bei der die axial gelegene Arterie überhaupt keine Zweige an das Capillarnetz abgibt und in der Spitze mit zwei Teilästen unmittelbar in die an den beiden gegenüberliegenden Kanten der Zotte nach abwärts verlaufenden Venen übergeht. Von diesen beiden Randvenen, die erst an der Grenze zur Submucosa in größere münden, gehen die zwischen ihnen ausgespannten Capillaren in der oberen Zottenhälfte rechtwinklig ab, so daß das Blut gut in sie einströmen kann, während die Capillaren der unteren Zottenhälfte in spitzem Winkel nach abwärts gerichtet in die Randvene münden und so das Blut in sie zurückbringen. Während der langen Hungerperiode im Winterschlaf kann das Blut daher unter Umgehung der Capillaren durch die Randvenen abfließen. Ebenso wird bei den zuvor besprochenen *Nagetieren* im Hungerzustand der Arterienast zum Capillarnetz im Gegensatz zur Randschlinge gedrosselt oder so verengt, daß der Druck nicht mehr ausreicht, um jenes zu durchströmen. Entsprechend der stärkeren Resorption an der Zottenspitze ist das Capillarnetz hier meist besonders dicht.

Auch im Darm des *Menschen* bilden die schon bei seiner Anlage in die Wand eindringenden Blutgefäße ähnlich wie bei niederen *Tieren* zunächst in der der späteren Submucosa entsprechenden Zone ein Netz und nehmen dann an der Bildung des Schleimhautreliefs unmittelbar teil, wie in dem Abschnitt über die Entwicklung (S. 29) beschrieben wurde. Im ausgebildeten Zustand treten sie hier schon bei natürlicher Füllung mitunter deutlich hervor, besonders gut aber nach künstlicher Injektion und so wurde auch ihre feinere Verteilung beim Erwachsenen erst vollkommen aufgeklärt.

Bereits LIEBERKÜHN (1745), ALBIN (1736) und BLEULAND (1789) haben die Gefäße der Dünndarmzotten wiedergegeben und ihren Verlauf zu diesen beschrieben, während TIEDEMANN (1822) in zwei Abbildungen (Tab. 23 und 24) beim *Menschen* das Verhalten der Blutgefäße bis zu ihrem Verschwinden in der Darmwand dargestellt hat. Besonders schön sind aber die Flächenansichten von den feinen Gefäßnetzen in der Schleimhaut der verschiedenen Darmabschnitte des *Menschen,* die BERRES (1837) in seinem Atlas wiedergibt. Der Verlauf der Blutgefäße innerhalb der Darmwand wurde dann noch genauer von TOLDT (1871) und HELLER (1872) beim *Menschen* und von J. F. MECKEL (1829), CUVIER (1850), ERNST (1851), DONDERS (1854), FREY (1863) und HELLER (1872) auch bei verschiedenen *Tieren* beschrieben, wozu noch die oben besprochenen neueren Angaben kommen.

Von den großen, wiederholt arkadenartig anastomosierenden Mesenterialgefäßen treten Arterien und Venen in großer Zahl an den Darm heran und teilen sich hier, wie schon MILNE EDWARDS (1858) und HELLER (1872), neuerdings aber besonders LATARJET und FORGEOT (1910), EISBERG (1924) und H. PETERSEN (1930) beschrieben haben, in zwei Äste, die quer zur Achse des Darmes nach jeder Seite ziehen. Sie verlaufen zunächst in der Subserosa, dringen dann aber in die Muskelhaut ein, die sie ebenso wie die Serosa mit Blut versorgen; dabei bilden sie innerhalb jener Anastomosen, so daß Ringe um das ganze Darmrohr entstehen, die durch längs verlaufende Gefäße auch untereinander verbunden sind, während nur schwache Äste bis in die Submucosa gelangen. Infolge der Anastomosen ist eine Unterbindung der Gefäße nach EISBERG (1924) am wirksamsten an den zum Darm tretenden Vasa recta. Innerhalb des Winkels, den diese am Mesenterialansatz bei ihrer Spaltung mit der Darmwand bilden, gehen von ihnen Gefäße ab, die wieder mit zwei nach entgegengesetzten Seiten verlaufenden Ästen durch die Muskelhaut gleich bis in die Submucosa eindringen, wobei die Längsmuskulatur von der Eintrittsstelle der Gefäße her über diesen bis in das Mesenterium hineinreicht [H. PETERSEN (1930)].

In den einzelnen Schichten der Darmwand verhalten sich die großenteils parallel nebeneinander verlaufenden Arterien und Venen im allgemeinen ähnlich, wie dies oben (S. 300) besonders für den *Hund* beschrieben wurde; nur in der Schleimhaut, die beim *Hund* besonders stark entwickelte Krypten aufweist, zeigen sich nach HELLER (1872) einige Unterschiede. Die Serosa wird von Ästen der in der Subserosa verlaufenden Gefäße versorgt. Im übrigen dringen diese mit ihren Ästen in die Muscularis propria ein, die schwächere Äste auch aus dem submukösen Netz erhält. Innerhalb ihrer beiden Muskellagen bilden diese Gefäße zusammen mit den zwischen sie abzweigenden nach v. EBNER (1902) ein Netz aus 6,7—9 μ breiten Capillaren, dessen rechteckige Maschen parallel zu den Fasern gerichtet sind. Aus ihm führen die Venen großenteils nach außen, zum Teil aber auch nach innen in die anschließenden Schichten.

Die Submucosa erhält ihr Blut hauptsächlich durch die direkt vom Mesenterialansatz eindringenden Arterien, die sich hier ebenfalls rund herum ausbreiten und durch starke Anastomosen ein dichtes Netz bilden, in dem das Blut zur Versorgung der Schleimhaut gleichmäßig verteilt wird. Aus ihm ziehen Arterien, die ebenso wie die zurückführenden Venen offenbar wegen der starken Verschieblichkeit dieser Schichte stellenweise einen sehr gewundenen Verlauf

zeigen (Abb. 139), durch die Muscularis mucosae hindurch und bilden in der
Mucosa am Grunde der Krypten wieder ein flächenhaft ausgebreitetes Netz.
Aus diesem gehen Äste zu den Krypten, um die sie ein Netz aus 6,7 μ weiten
Capillaren und an der Oberfläche Ringe aus 22 μ weiten Gefäßen bilden
[v. Ebner (1902)], wie die beigefügte Abb. 140 zeigt. 1—3 Stämmchen, die
großenteils mit den Gefäßen der Krypten in keiner Verbindung stehen und
22—35 μ stark sind, ziehen gegen die Zotten und lösen sich nach den Angaben

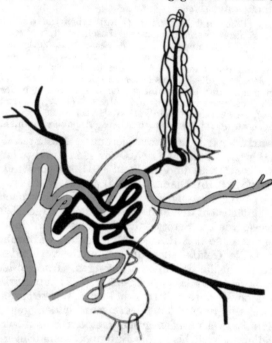

v. Ebners (1902) schon an
deren Basis in das mit der
Basalmembran unter dem Epithel (Abb. 132, 133) zusammenhängende Netz von 6—11 μ
weiten Capillaren auf, das hier
mit jenem der Krypten in Verbindung steht (Abb. 139).

Von Heller (1872) wurde
aber bereits festgestellt, daß
eine Arterie weiter in der
Zotte emporsteigt, und Spanner (1932) hat nachgewiesen,
daß in den blatt- bis zungenförmigen Zotten des Menschen,
ähnlich wie bei den Nagern,
mehrere teils axial, teils an
den Kanten verlaufende Arterien bis zur Spitze ziehen
und sich erst hier verzweigen
(Abb. 141). Dabei geht ein breiterer, kürzerer, unverzweigter
Ast als arterio-venöse Anastomose unmittelbar in die hier
beginnende Vene über, während eine Randschlinge die
Arterien miteinander verbindet
und das arterielle Blut von

Abb. 139. Aus dem injizierten Dünndarm eines erwachsenen
Menschen. Arterien (grau) und Venen (schwarz) bilden in der
Submucosa einen Knäuel, von dem Äste in die Schleimhaut
und zu den Zotten gehen. Vergr. 100×. (Präp. von Graf Spee.)

zwei entgegengesetzten Seiten auf die abzweigenden Capillaren der Zotten-
kuppe verteilt (Abb. 141). Diese bilden in der oberen Zottenhälfte ein
dichteres, aus unregelmäßigen, schrägen Maschen bestehendes Netz, sind
etwas weiter und haben auch einen kürzeren Verlauf zur Vene als tiefer,
da hier die stärkste Resorption stattfindet. Die an den Kanten längs verlaufenden Randcapillaren führen dem Capillarnetz im mittleren und unteren
Abschnitt der Zotte von beiden Seiten Blut zu, wozu noch eine dritte,
sich hier verzweigende Arterie kommen kann, während durch die von den
Krypten heraufsteigenden Capillaren venöses Blut in das mehr längs gestreckte
Capillarnetz des basalen Zottenteiles gelangt, wo keine so starke Resorption mehr stattfindet. Das Capillarnetz einer großen Zotte kann nach
Spanner (1932) aus 454 Teilstrecken bestehen; es zeigt, wie aus den
schönen Abbildungen und der zugehörigen Beschreibung von Berres (1837,
Tab. 20—22, S. 204—206) hervorgeht, entsprechend der wechselnden Form
der Zotten in den verschiedenen Abschnitten des Dünndarmes ein wechselndes
Aussehen und ist in hohem Alter im basalen Teil der langen Zotten besonders
deutlich längs gerichtet, ändert seine Form aber auch bei Streckung und
Kontraktion der Zotte.

Die arterio-venöse Randschlinge, die im Hunger- und Verdauungszustand gleichmäßig durchströmt wird, ermöglicht, ähnlich wie dies SPANNER (1932) bei unvollständiger Injektion findet, eine Ausschaltung des Capillarnetzes, dem wahrscheinlich nur während der Verdauung Blut zugeführt wird, so daß an der Zottenspitze stets arterielles Blut in die hier beginnende Vene gelangt. Diese ist nach Graf SPEE (1885) 16—22 μ, tiefer nach v. EBNER (1902) 47 μ dick und liegt meist in der Mitte der Zotte neben dem Chylusgefäß, von dem sie sich durch den Mangel der längs verlaufenden Muskelfasern unterscheidet (Abb. 133, 139). Die im oberen Dünndarm vorkommenden, einer Mehrzahl von Zotten entsprechenden Falten enthalten nach SPANNER (1932)

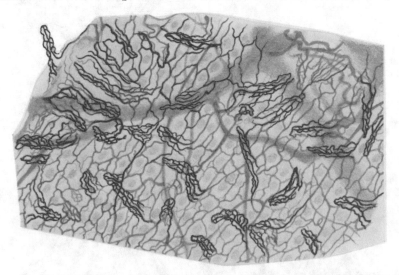

Abb. 140. Flächenansicht der injizierten Dünndarmschleimhaut eines erwachsenen *Menschen*. Aus den größeren Gefäßen in der Tiefe führen Äste zu dem Capillarnetz um die Krypten und in den Zotten. Vergr. 44×.
(Präp. von Graf SPEE.)

meist 2—3 Hauptvenen und 4—5 oder auch mehr Arterien, die mit jenen durch eine auffallend breite Randschlinge in Verbindung stehen. In zungenförmigen Zotten nimmt die Hauptvene im oberen Drittel mit mehreren breiten Wurzeln das Blut aus dem Capillarnetz auf, doch kann ein Teil der basalen Capillaren, aus denen die Hauptvene gewöhnlich keinen Zufluß mehr erhält, in breiten Zotten eine zweite Vene bilden (Abb. 141). Die abführende Vene, die R. VIRCHOW (1854) gelegentlich mit einer eigenartigen, aus dem Darminhalt resorbierten Masse gefüllt fand, tritt tiefer oft mit den Venen benachbarter Zotten in Verbindung, entgegen den Angaben v. EBNERs (1902) aber nicht mit dem Capillarnetz der Krypten (Abb. 139), das sich nach HELLER (1872) und SPANNER (1932) durch jenes der Zotten entleert (Abb. 140). Diese Anordnung des Gefäßsystems ist nicht nur für die Resorption, sondern auch für die zur Entleerung des Chylusgefäßes dienenden regelmäßigen Formveränderungen der Zotten von Bedeutung, indem der Druck des Blutstromes im Verein mit der elastischen Kraft der in der kontrahierten Zotte geschlängelten Gefäße die Windungen ausgleicht, die quer gestellten Maschen des Capillarnetzes längs richtet und die Oberfläche spannt, was zur Streckung der Zotten führt [HELLER (1872), Graf SPEE (1885), TÖRÖ (1928)].

Nach dem Durchtritt durch die Muscularis mucosae bilden die Venen in der Submucosa ebenso wie die Arterien ein ausgedehntes Netz. Sie besitzen

hier noch keine Klappen, wie KOEPPE (1890) angibt, und nur eine sehr schwache
Muskulatur, die aber entgegen der Meinung dieses Autors nicht vollkommen
fehlt. Nach HELLER (1872) ist auch in dieser Zone durch entsprechende Innervation unter Umgehung der übrigen Bahn ein direkter Abfluß des arteriellen
Blutes möglich. Aus dem submukösen Netz treten die Venen in Begleitung
der Arterien durch die Muskelhaut, und zwar großenteils unmittelbar am Mesenterialansatz, kleinere aber auch an anderen Stellen; sie vereinigen sich dann

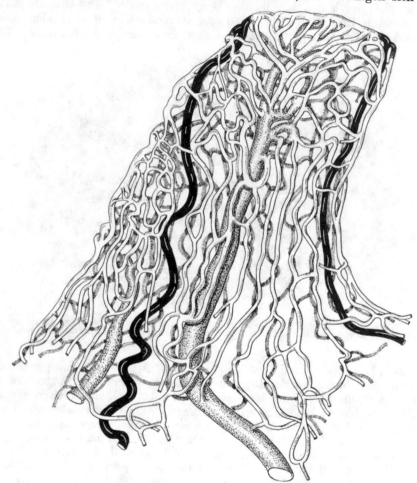

Abb. 141. Blutgefäße einer Zotte aus dem menschlichen Dünndarm. Zwei Arterien (dunkel) verlaufen am Rande
bis zur Spitze und gehen hier teils in Capillaren, teils durch eine Randschlinge unmittelbar in die zentrale Vene
(licht) über, die auch Äste aus dem oberflächlichen Capillarnetz aufnimmt, das an der Basis mit anderen Gefäßen
der Schleimhaut in Verbindung steht. [Nach SPANNER (1932), Abb. 9.]

mit den in der Subserosa gegen das Mesenterium verlaufenden Venen, die das
Blut aus der Muskulatur und aus der Serosa abführen, und münden schließlich
in das außerhalb der Darmwand liegende Arkadennetz, dessen kurze und lange
Darmvenen nach KOEPPE (1890) bereits Klappen und auch eine starke innere
Rings- neben einer schwächeren äußeren Längsmuskulatur besitzen.

Von den Blutgefäßen der Submucosa gehen im Duodenum der *Säugetiere*
und des *Menschen* Gefäße zu den BRUNNERschen Drüsen und umgeben
deren Schläuche mit einem weitmaschigen Netz. Auch um die Solitärfollikel

des Darmes bilden die benachbarten Gefäße ein Netz, aus dem feine Äste und Capillaren radiär in ihr Inneres ziehen, anastomosieren und nahe der Mitte ineinander übergehen, so daß diese selbst mitunter frei von solchen bleibt [ERNST (1851), KOELLIKER (1854), R. HEIDENHAIN (1859), FREY (1863), TOLDT (1871), STÖHR (1896), R. KRAUSE (1921)]. Ebenso verhalten sich nach diesen Autoren die Blutgefäße für die einzelnen Knötchen der PEYERschen Platten; unter diesen findet sich nach TOLDT (1871) ein besonders gut entwickeltes Netz, dessen gröbere Arterien und Venen den Rand der Follikelgruppen fast vollständig umziehen und zahlreiche Äste zwischen sie hinein schicken, wie BERRES (1837, Tab. 22, Abb. 4) in einem Flächenbild aus dem Dünndarm eines Neugeborenen dargestellt hat. Beim Vorhandensein eines MECKELschen Divertikels übernimmt nach J. M. IWANOW (1926) die nächste Dünndarmarterie dessen Blutversorgung, die aber bedeutend schwächer ist als im Dünndarm selbst.

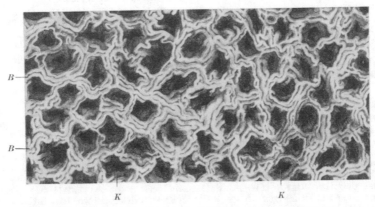

Abb. 142. Flächenansicht der injizierten Dickdarmschleimhaut eines erwachsenen *Menschen*. Ringe von Blutcapillaren (*B*) um die Mündungen der Krypten (*K*). [Nach BERRES (1837), Tafel 21, Fig. 6.]

Im Dickdarm der *Säugetiere* zeigen die Blutgefäße im allgemeinen ein ähnliches Verhalten wie im Dünndarm, doch bestehen, wie im folgenden beim *Menschen* beschrieben wird, auch wesentliche Unterschiede [MEILLÈRE (1927)], die sich vor allem aus dem Fehlen von Zotten ergeben. In den kurzen, zottenartigen Vorsprüngen der Dickdarmschleimhaut des *Kaninchens* entspringen ebenfalls stärkere Venenstämme, die von hier in die Tiefe ziehen [ERNST (1851), FREY (1863)]. Beim *Menschen* werden die Seiten und der freie Rand des Colon nach MEILLÈRE (1927) von den Arteriae rectae longae, das Gebiet des Mesocolonansatzes aber von den Arteriae rectae breves versorgt. Durch ihre Anastomosen bilden beide an der äußeren Oberfläche ein reiches subseröses Netz, aus dem Endarterien hervorgehen. In der Wurzel einer Appendix epiploica findet sich immer eine A. recta longa, die in ihr eine Schlinge bilden kann. Infolge dieser Gefäßverteilung läßt sich nach MEILLÈRE (1927) das Mesocolon auf eine kurze Strecke ohne Schädigung der Darmwand ablösen, während die Entfernung von Appendices epiploicae leicht zur Nekrose führen kann. An der äußeren Oberfläche des Wurmfortsatzes bildet die Arteria appendicularis ein feines Netz, das mit jenem des Blinddarmes zusammenhängt [STUDSINSKIJ (1927)]. In der Muscularis propria und Submucosa verteilen sich die Gefäße ähnlich wie dies beim Dünndarm beschrieben wurde. In der Schleimhaut aber bilden sie an der Oberfläche nur Ringe um die Mündungen der Krypten als Abschluß des dichten Capillarnetzes, das diese umgibt, wie die beigefügte Abb. 142 aus dem Atlas von BERRES (1837, Tab. 21, Abb. 6) zeigt.

Die Lymphgefäße wurden im Darm der *Säugetiere* zuerst auf Grund ihres deutlichen Hervortretens während der Resorption erkannt und später auch durch Injektion dargestellt, doch sind besonders über ihren Anfang recht verschiedene Ansichten vertreten worden.

Nach Bartels (1909) und Most (1927) haben bereits Galen und frühere Anatomen bei *Säugetieren* während der Resorption gefüllte Lymphgefäße des Darmes gesehen und ebenso fielen sie bei der Eröffnung eines *Hundes* schon im Jahre 1622 Asellius auf, der als erster in ihnen ein besonderes Gefäßsystem für die Aufnahme der Verdauungsprodukte erkannte und sie dann auch bei anderen *Säugetieren* fand [Asellius (1627), Aselli (1628)]. Beim *Menschen* wurden sie zuerst von Pecquet (1651) nach Angaben des Physikers Gassend beschrieben, der zugleich Anatomie betrieb und so diese Gefäße bei einem Hingerichteten nach einer reichlichen Mahlzeit beobachtet hatte, ähnlich wie dies in neuerer Zeit Chirurgen gelegentlich von Operationen getan haben [Most (1927)].

Als Anfang der Chylusgefäße innerhalb der Darmzotten hat zuerst Lieberkühn (1745) Ampullen beschrieben, die an der Spitze mit dem Stroma in offener Verbindung stehen sollten. Bleuland (1789), Cruikshank (1789) und Hedwig (1797) haben eine oder mehrere Öffnungen an der Oberfläche der Zotten angenommen, was von Blumenbach (1795) und Rudolphi (1800, 1802) abgelehnt wurde. Letzterer glaubte, daß die Einsaugung der Nahrung durch unsichtbare feine Öffnungen erfolgt und leugnete, ebenso wie zunächst auch noch Brücke (1853, 1855), das Vorhandensein von Lymphgefäßen in den Darmzotten überhaupt. Andere Autoren, wie Gruby und Delafond (1843), meinten Öffnungen in den Epithelzellen selbst zu finden, was von Henle (1841, S. 569) als Täuschung durch die Zellkerne erklärt und später auch von Koelliker (1854) abgelehnt wurde. C. Krause (1837) und E. H. Weber (1847) nahmen einen netzförmigen Anfang der Chylusgefäße an, was teilweise auch von W. Krause (1864) noch aufrecht erhalten wurde, obwohl dieser den kolbenförmigen Beginn als den typischen bezeichnete. So hatte ihn auch Henle (1837) beschrieben und R. Virchow (1854) hat andere Angaben auf Ektasien der vollständig mit Fett gefüllten Chylusgefäße zurückgeführt, die er bei pathologischen Zuständen öfters feststellen konnte. Daß J. P. Mall (1888) statt der Ampullen am Anfang spitze Röhren fand, dürfte auf unvollkommener Füllung beruhen. R. Heidenhain (1859) ließ die Chylusgefäße mit Fortsätzen der Epithelzellen in Verbindung stehen. Der oft mangelhafte Erhaltungszustand der Zotten und die schwierige Darstellung der Chylusgefäße ist, wie Oppel (1897) besonders hervorhebt, die Ursache, daß Heitzmann (1868), Grünhagen (1887) und Vosseler (1895) sogar wieder auf die Annahme von Öffnungen an der Zottenspitze verfielen, obwohl auch Henle (1837), Herbst (1844), R. Virchow (1854), Hyrtl (1860), Frey (1863) und Koelliker (1867) geschlossene, deutlich begrenzte Chylusgefäße festgestellt haben. v. Recklinghausen (1862, 1871) hat ferner gefunden, daß sie von einem Endothel ausgekleidet sind. His (1863) bestätigte dies, nachdem er (1852) den Chylusgefäßen innerhalb der Schleimhaut kurz zuvor, ebenso wie später noch v. Basch (1865, 1870) und Zawarykin (1869), eine selbständige Wandung abgesprochen hatte, doch erklärte er sich gegen die von v. Recklinghausen angenommenen Saftkanälchen und deren Verbindung mit den Lymphgefäßen. In Übereinstimmung mit diesen Autoren glaubte auch v. Winiwarter (1877), daß sich in dem Endothel Stomata finden, durch die ungelöste Teilchen in die Lymphe gelangen. Watney (1874) nahm an, daß die Endothelzellen der Lymphgefäße mit dem umgebenden Reticulum in unmittelbarem Zusammenhang stehen und umgewandelte Bindegewebszellen darstellen. Der weitere Verlauf der Lymphgefäße in der Darmwand wurde hauptsächlich von Fohmann (1833), Teichmann (1861), Frey (1863), v. Winiwarter (1877), Sappey (1885, 1888) und J. P. Mall (1888) aufgeklärt.

Als Ergebnis dieser verschiedenartigen Auffassungen steht heute fest, daß die Lymphgefäße im Dünndarm der *Säugetiere* an der Spitze der Zotten mit blind geschlossenen Enden beginnen, die von einem Endothel ausgekleidet sind [v. Recklinghausen (1862), His (1863) u. a.]. Entsprechend der wechselnden Form der Zotten zeigen sie eine verschiedene Ausbildung als einfache Stämmchen oder als Netz, dessen Hauptstämme in der Längsrichtung der Zotten verlaufen, wie vor allem aus den eingehenden Untersuchungen von Teichmann (1861), Frey (1863) und Graf Spee (1885) hervorgeht. Ersterer fand beim *Hammel* in den oft faltenartig breiten, kurzen Zotten zahlreiche, netzartig untereinander verbundene Chylusgefäße, die je nach der Form der Zotte etwas verschieden verlaufen und schlingenförmig oder blind enden können, während in den langen schmalen Zotten eine geringere Anzahl oder auch nur ein einziges Chylusgefäß vorhanden ist. Dieses hat dann oft eine bedeutende Breite, ist in der Mitte manchmal am größten und kann sich hier auf eine kleinere

oder größere Strecke spalten. Auch die breiten Zotten der *Ratte* enthalten nach
RANVIER (1894) 3—8 untereinander anastomosierende und meist blind, manchmal mit Schleifen endende Chylusgefäße. Ein einziges solches findet sich
dagegen meist beim *Kalb* [TEICHMANN (1861), FREY (1863)], *Hund* [J. P. MALL
(1888)], *Igel* [CARLIER (1893)] und *Meerschweinchen,* wo es taschenartig einen
großen Teil der Zotte einnimmt [Graf SPEE (1885)]. Beim *Kaninchen* enthalten
die kurzen breiten Zotten ebenfalls ein besonders weites Chylusgefäß [TEICH-
MANN (1861)], manchmal sind aber auch 2—3 an der Spitze sich verbindende
vorhanden [v. RECKLINGHAUSEN (1862)]. Nach v. WINIWARTER (1877) weist
ihr auskleidendes Endothel hier zahlreiche, oft rosenkranzartig zusammen-
gereihte Stomata auf. In den breiten Zotten von *Inuus rhesus* fand ZIPKIN
(1903) ein oft sehr weites, manchmal die Vene umfassendes Zentralchylusgefäß.

Gegen die Zottenbasis verengt sich das auch je nach der Dehnung verschieden weite Lumen der Chylusgefäße, die sich dann, wie J. P. MALL (1888)
beim *Hund* besonders eingehend beschreibt, spitzwinklig in mehrere Äste teilen
und sich mit jenen benachbarter Zotten zu einem weitmaschigen Netz verbinden. Aus den dabei entstehenden, gegen die Oberfläche konkaven Bögen
zieht ein Gefäß in die Tiefe, das mit benachbarten anastomosiert und sich verzweigt, wodurch über der Muscularis mucosae der Plexus der Schleimhaut
entsteht, dessen Maschen beim *Hund* viermal so weit sind, wie jene des hier
liegenden Blutcapillarnetzes und, wie auch AAGAARD (1922) angibt, bereits
Klappen enthalten. Nach TEICHMANN (1861) treten solche beim *Schaf* erst
in den dünneren, regelmäßige Anschwellungen zeigenden Lymphgefäßen auf,
die aus dem Geflecht der Submucosa herausführen, das auch beim *Kaninchen*
[v. WINIWARTER (1877)] und bei der *Ratte* [RANVIER (1894)] noch keine Klappen
aufweist. Nach R. KRAUSE (1921) sind die Lymphgefäße beim *Kaninchen*
innerhalb der Darmwand überhaupt klappenlos. Die die Muscularis mucosae
durchbrechenden Lymphgefäße verbinden das noch in der Schleimhaut liegende
Netz mit dem sich unmittelbar anschließenden Geflecht der Submucosa, das
nach TEICHMANN (1861) bei verschiedenen *Tieren* hauptsächlich hinsichtlich
der Weite der Gefäße eine sehr wechselnde Ausbildung zeigt. Bei *Kalb, Katze*
und *Hund* ist das Netz eng, während der *Hammel* besonders weite und unregelmäßige Lymphgefäße besitzt, deren Hauptstämme in der Längsrichtung des
Darmes verlaufen.

Besonders reichlich und stark sind die Lymphgefäße, wie bereits BRÜCKE
(1850) festgestellt hat, im Bereiche von Solitärfollikeln und PEYERschen
Platten, deren Zellen in sie übertreten und daher in den von den Follikeln
kommenden Lymphgefäßen zahlreicher sind als an anderen Stellen [KOELLIKER
(1859)]. Die Lymphgefäße dringen jedoch entgegen einer Angabe von J. P. MALL
(1888) nicht in das Innere der Knötchen ein, sondern die aus den Zotten
kommenden Chylusgefäße bilden, wie auch TEICHMANN (1861) gezeigt hat, an
den Seiten und am Grunde jedes Follikels ein dichtes Netz mit teilweise sinusartigen Erweiterungen, die nach HIS (1862, 1863) von einem Endothel mit
kleinen Lücken ausgekleidet sind. Die größeren abführenden Lymphgefäße
gehen in das Netz der Submucosa über [FREY (1863), R. KRAUSE (1921)].

Die Muskelhaut enthält nach AUERBACH (1865) in ihrer Längsfaserschichte
gewöhnlich eine, in der Ringfaserschichte mehrere Lagen netzförmig verbundener,
10—12 μ weiter Lymphgefäße, die parallel zu den Fasern verlaufen und besonders
am Mesenterialansatz mit einem der Ringmuskelschichte innen anliegenden
weiteren Netz zusammenhängen [J. P. MALL (1888), AAGAARD (1922)]. Hauptsächlich gehen sie in ein zwischen beiden Muskelschichten liegendes, nach
AUERBACH (1865) an der Innenseite des Plexus myentericus sich um den ganzen
Darm herum ausbreitendes Geflecht aus verzweigten, klappenhaltigen Gefäßen

über, die nach Aagaard (1922) kein wirkliches Netz bilden und am Mesenterialansatz am stärksten sind. Das von Sappey (1874, 1885, 1888) beschriebene intermuskuläre Netz mit durchlöcherten Lymphseen entspricht,
wie auch Gerota (1896, 1897) festgestellt hat und später (S. 317) besprochen
wird, den injizierbaren Scheiden des Plexus myentericus und steht nach
Aagaard (1922) mit den Lymphgefäßen dieser Schichte in keinem Zusammenhang. Diese münden in die aus dem submukösen Netz nach außen
führenden Lymphgefäße, die nach v. Winiwarter (1877) beim *Kaninchen*

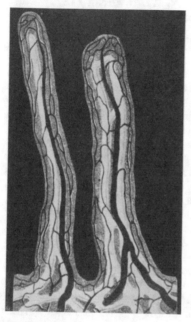

zunächst zu zweit die noch getrennt verlaufenden Arterien und Venen begleiten und diese
um das 6—8fache an Weite übertreffen.
Schließlich aber verläuft ein schwächeres
Lymphgefäß zwischen der Arterie und Vene
und je eines seitlich von diesen, wobei durch
Anastomosen zwischen ihnen fälschlich der
Eindruck vollkommener Scheiden um die
Blutgefäße entstehen kann. Während des
Verlaufes unter der Serosa nehmen sie auch
deren Lymphgefäße auf, die nach Teichmann
(1861) beim *Rind* und *Pferd* mitunter sehr
weit sind und in der Längsrichtung des Darmes verlaufen, während beim *Kaninchen* nach
Frey (1863) und beim *Hund* nach Aagaard
(1922) in der Serosa ein einfaches Netzwerk
feinerer Lymphgefäße vorhanden ist, die nach
R. Krause (1921) mit jenen der Submucosa
kommunizieren. Indem sie zum Mesenterialansatz ziehen, vereinigen sich die subserösen
Lymphgefäße zu mehreren großen Stämmen,
die dann zu den regionären Lymphknoten
führen [Ellenberger-Baum (1926)].

Abb. 143. Zotten aus dem menschlichen
Dünndarm mit injizierten Blutgefäßen
(dunkel) und Lymphgefäßen (licht).
[Nach Teichmann (1861).]

Auch der Dickdarm enthält, wie W. Krause
(1863) bei der *Katze* und Frey (1863) beim
Schaf, Kalb, Meerschweinchen und *Kaninchen*
festgestellt hat, in der Submucosa ein Lymph-
gefäßnetz mit Klappen, das aber viel weniger dicht ist als im Dünndarm.
In der Schleimhaut findet sich ein Netz klappenloser Lymphgefäße, die
ungefähr viermal so weit sind wie die Blutcapillaren; sie umschließen unter
dem oberflächlichen Blutgefäßnetz meist die Mündungen von mehreren
Krypten. Zwischen diesen steigen, wie zuerst His (1862, 1863) festgestellt
hat, auch kurze, blindsackartige Endäste gegen die Oberfläche auf, die
beim *Meerschweinchen* viel spärlicher, kürzer und dicker sind als beim *Schaf*
oder *Kaninchen* und bei der *Katze* nur angedeutet erscheinen. Beim *Schaf*
und *Kaninchen* liegen sie kolbenartig erweitert in vorstehenden „Papillen"
der Schleimhaut [Frey (1863)], in denen sie sich auch in mehrere Äste spalten
können, was noch mehr an die Verhältnisse im Dünndarm erinnert und auf
die Anlage von Zotten im embryonalen Dickdarm zurückgeht. In den übrigen
Schichten des Dickdarmes verlaufen die Lymphgefäße ähnlich, wie im Dünndarm. Im Blinddarm von *Pferd, Rind, Schaf* und *Schwein* bilden sie nach
Iliesco (1916) subserös ein zusammenhängendes Netz, aus dem an jeder Seite
drei große Sammelgefäße zu den außen anliegenden Lymphknötchen führen.

Im Dünndarm des *Menschen* enthalten die Zotten nach Teichmann (1861)
meist nur ein in der Mitte verlaufendes, keulenförmiges, 27—36 μ, nach

Graf Spee (1885) 25—33 μ weites Chylusgefäß, dessen blind geschlossenes
Ende 30—50 μ von der Zottenspitze entfernt ist (Abb. 143). Seine Wand besteht
aus einem Endothel und einer Gitterfaserhülle, der die längs verlaufenden
glatten Muskelfasern großenteils nicht unmittelbar anliegen (Abb. 133). Kleine
Lücken in der Wand dürften den Übertritt von Fetttröpfchen aus dem Stroma
ermöglichen. In leerem, kollabiertem Zustand ist das Chylusgefäß in den Zotten
oft kaum zu sehen (Abb. 131). Breitere Zotten enthalten manchmal zwei oder
mehr nahe nebeneinander verlaufende, blind endigende oder auch eine Schlinge
bildende Chylusgefäße (Abb. 144), und mitunter weisen sie sogar 3—4 auf,
die ungleich weit, meist aber dünner und durch Anastomosen verbunden sind
[Teichmann (1861), Frey (1863), Graf Spee (1885), P. Bartels (1909)].

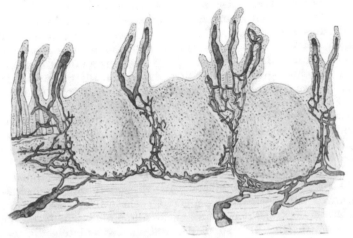

Abb. 144. Menschlicher Dünndarm aus dem Bereiche einer Peyerschen Platte mit injizierten Lymphgefäßen.
[Nach Frey (1863), Fig. 3.]

An der Zottenbasis verengen sich die Chylusgefäße, dann spalten sie sich und
verlaufen zwischen den Krypten, die auch von einzelnen Ästen des Netzes
umgeben werden, das sie besonders an deren Grund bilden. Dieses steht durch
zahlreiche, die Muscularis mucosae durchsetzende Lymphgefäße mit dem weit-
maschigeren Netz der Submucosa in Verbindung, dessen Äste die Dicke der
Zottenchylusgefäße haben (Abb. 144). Aus ihm führen durch die Muskelhaut
größere Stämme nach außen, die meist, aber nicht durchwegs neben den Blutgefäßen verlaufen und nach H. Petersen (1931) nun erst eine perithele Wand und
auch Klappen bekommen [Jossifow (1930)]; nach Böhm und v. Davidoff
(1903) treten solche schon im tieferen Netz der Schleimhaut auf. Die nach außen
führenden Lymphgefäße nehmen noch Äste auf, die zwischen den beiden
Muskelschichten verlaufen und aus den feinen, in diesen liegenden, parallel zu
den Muskelfasern gerichteten Netzen hervorgehen. Die ebenfalls injizierbaren
Scheiden um den Plexus myentericus [Sappey (1888), Gerota (1896, 1897)]
gehören, wie neuerdings von Aagaard (1922) bei Tieren nachgewiesen wurde,
nicht dem Lymphgefäßsystem an. In der Subserosa verlaufen die großen
Lymphgefäße nach P. Bartels (1909) geschlängelt und oft anastomosierend,
begleiten meist, aber nicht durchwegs die etwas näher der Oberfläche liegenden
Blutgefäße und nehmen dabei die ebenfalls klappenhaltigen Lymphgefäße
aus dem weitmaschigen Netz der Serosa auf. Zum Ansatz des Mesenterium
gelangt, ziehen sie in diesem in einer vorderen und hinteren Reihe, oberflächlicher als die Blutgefäße [Jossifow (1930)], zu den regionären Lymphknoten,

wie von P. Bartels (1909) für die verschiedenen Darmabschnitte beschrieben wird. Most (1927) konnte diese Lymphgefäße gelegentlich von Operationen nach vorhergehender Verabreichung von Öl beim Lebenden bis in die Darmwand hinein verfolgen und dabei feststellen, daß selbst nahe beieinander liegende Lymphgefäße verschieden stark gefüllt waren, je nach dem Grad der Inanspruchnahme durch die Verdauung; er bestätigte ferner, daß Stauungen auch zu Extravasaten führen können.

Am Pylorus stehen die submukösen Lymphgefäße des Duodenum mit jenen des Magens in Verbindung und ebenso hängt hier nach Comolli (1910) entgegen anderen Angaben auch das musculo-seröse Lymphgefäßnetz beider Abschnitte zusammen, so daß der Abfluß nach beiden Seiten erfolgen kann. Im Bereiche der einzeln eingelagerten oder zu Peyerschen Platten gehäuften Follikel bilden die aus den Zotten kommenden Chylusgefäße beim Menschen (Abb. 144) ebenso, wie dies oben für die *Tiere* beschrieben wurde, ohne in das Innere einzudringen, an den Seiten und am Grunde ein dichtes Netz aus teilweise abgeplatteten, von Endothel ausgekleideten Röhren; an der Unterseite sammeln sie sich zu einzelnen größeren Gefäßen, die in die klappenführenden Lymphgefäße der Submucosa übergehen [Frey (1863), v. Recklinghausen (1871), Sappey (1885)], wie Abb. 144 zeigt.

Im *menschlichen* Dickdarm beginnen die Lymphgefäße nach Jossifow (1930) ähnlich wie im Magen an der Schleimhautoberfläche mit einem Netz von Capillaren, das bereits W. Krause (1863) erwähnt, außerdem aber mit blind endenden Stämmchen, die zwischen den Krypten gegen deren Basis ziehen und nach Teichmann (1861) hier durch Anastomosen ein kleinmaschiges Netz aus 18—54 μ dicken Zweigen bilden. Aus diesem führen zahlreiche Äste mit Einschnürungen und Ausbuchtungen gerade, schräg oder meist gewunden durch die Muscularis mucosae, wobei sie an Dicke allmählich zunehmen und ebenfalls häufig anastomosieren. Das so in der Submucosa entstehende weitmaschige Netz, zwischen dem die Blutgefäße ohne besondere Regel hindurchziehen, ist von jenem der Schleimhaut nicht immer deutlich getrennt. In der äußeren Wand verhalten sich die Lymphgefäße ähnlich wie im Dünndarm. Ihren weiteren Verlauf zu den regionären Lymphknoten hat besonders Franke (1910) beschrieben, nach dem das Colon descendens im Vergleich zu den anderen Darmabschnitten verhältnismäßig schwach mit Lymphgefäßen ausgestattet ist.

Im menschlichen Blinddarm und Wurmfortsatz ist das Netz der Lymphgefäße, die zugleich weiter sind, regelmäßiger und reicher als im übrigen Dickdarm [Teichmann (1861), Seng (1930)]. An der Basis der zahlreichen Follikel finden sich, wie auch Lockwood (1910) angibt, sehr weite Lymphsinus, die in das Netz der Submucosa münden. In der Subserosa des Wurmfortsatzes sind nach Franke (1910) neben zirkulären auch starke längsverlaufende Stämmchen vorhanden, die sich dann in drei Gruppen sammeln [Jamieson und Dobson (1907)] und meist zu einem Lymphknoten im Ileocaecalwinkel führen (Abb. 154).

Auch am Darmende in der Zona intermedia bilden die Lymphgefäße nach Sappey (1885) und Jossifow (1930) in der Schleimhaut und im submukösen Gewebe ein Netzwerk, dessen abführende Gefäße mit jenen des Rectum einerseits und der Haut am Anus andererseits verbunden sind. Sie durchbrechen die Muskulatur und vereinigen sich zu 5—6 Stämmen, die nach Gerota (1895) ebenso wie die Lymphgefäße aus der Schleimhaut und Muskelhaut des Rectum zu den zwischen der Muskelhaut und der Fascia recti liegenden Lymphoglandulae anorectales, teilweise mitunter auch zu einem an jeder Seite der Beckenwand liegenden Lymphknoten führen [Quénu (1893)]. Aus dem Lymphgefäßnetz der Zona cutanea führen jederseits 2—3 Stämmchen in die Leistengegend zu der oberen inneren Gruppe der Inguinaldrüsen [Quénu (1893), Gerota (1895), Boulay (1912)]. Dementsprechend metastasieren Mastdarmkrebse je nach ihrem Sitz in diese Lymphknoten oder in jene des Beckens [Semba (1928)].

20. Die Nerven der Darmwand.

Mit der Ausbildung kontraktiler Elemente treten in der Darmwand der *Wirbellosen* auch die zugehörigen Nerven auf. Schon bei *Anthozoen* breitet sich ein Nervenplexus dicht über den Muskelfaserfortsätzen in der basalen Zone des Epithels aus. Auch bei *Nesseltieren, Würmern* und *Enteropneusten* wurden nach K. C. Schneider (1902) Nervenzellen und freie Nervenendigungen zwischen den Epithelzellen gefunden. Der Verdauungskanal des *Blutegels* ist nach Azoulay (1904) von reichlichen, teilweise zu einem Netz verbundenen, multipolaren Ganglienzellen umgeben. Bei *Käferlarven* lassen sich nach Orlovs (1924) und älteren Angaben infolge des Mangels von Netzbildungen in verschiedenen Darmabschnitten außer den sympathischen Ganglien zwei Typen von sensiblen Zellen im Bindegewebe unter dem Epithel feststellen, die bei den *Wirbeltieren* weiter entfernt von der Peripherie in den Spinalganglien liegen. Sensible Nervenendigungen sind im Bereiche der Muskulatur und im Bindegewebe vorhanden. Im Darm des *Flußkrebses* bilden die motorischen Nerven nach Orlov (1925) und anderen Autoren zunächst einen Grundplexus, von dessen Querbalken dünne Nervenstämmchen abgehen, um einen in unmittelbarer Verbindung mit den Muskelfasern stehenden Endplexus zu bilden, während die sensiblen Fasern, die mit Epithelzellen in Verbindung treten, großenteils von Zellen des Plexus, zum Teil aber auch von bipolaren Zellen stammen, die im ganzen Hinterdarm verstreut liegen und mit ihrem zentralen Fortsatz in jenen Grundplexus eintreten. Im Darmkanal von *Helix aspera* findet sich nach Grieb (1887) in der äußeren, aus Längs- und Ringfasern bestehenden Muskelschichte ein „basaler Plexus" mit zahlreichen, einzeln oder in Gruppen an Stielen sitzenden Ganglienzellen, während in der inneren Muskelschichte der „intermediäre Plexus" liegt, der seine Fasern zum Teil von ersterem, zum Teil unmittelbar erhält und ebenfalls an Stielen sitzende, aber auch eingelagerte Ganglienzellen aufweist. Von ihm ausgehende Fasern bilden das „Endnetz" in der inneren Muskelschichte. Wie die *Würmer, Arthropoden* und *Mollusken* besitzen auch die *Echinodermen* und *Enteropneusten* tiefer im Bindegewebe der Darmwand einen Nervenplexus mit eingestreuten Ganglienzellen, ähnlich dem Plexus submucosus höherer *Tiere,* während das Nervengeflecht in der Darmmuskulatur dem Plexus myentericus entspricht.

Beim *Amphioxus* findet Boeke (1933) ebenso wie in der Leber auch im angrenzenden Darm einen regelmäßigen einschichtigen Nervenplexus mit zahlreichen Zellen, von denen einige bipolar, die meisten aber multipolar sind und keinen deutlichen Neuriten zwischen den Dendriten unterscheiden lassen; die Nervenfasern verbinden sich mit glatten Muskelzellen der Wand.

Unter den *Cyclostomen* ist *Myxine* nach Brandt (1922) auf dem Stadium der Auswanderung der Ganglienzellen aus dem Vagusganglion stehen geblieben; sie finden sich teilweise noch in den beiden Hauptstämmen, während der phylogenetisch jüngere Sympathicus ganz fehlt. Die Vagusstämme vereinigen sich zum einheitlichen Ramus intestinalis, der am Mesenterialansatz bis zum After verläuft und sich hier in ein Flechtwerk auffasert. Von ihm gehen teils Bündel, teils einzelne Nervenfasern in die Darmwand hinein und bilden einen Plexus mit eingestreuten, einzeln oder in Gruppen bis zu acht liegenden, birnförmigen, unipolaren Ganglienzellen. Dagegen enthält der Darm von *Petromyzon* nach Langerhans (1873), Sakussew (1897) und R. Krause (1923) in der Propria große, einzeln liegende, meist multipolare, sympathische Ganglienzellen, deren sich verflechtende und kreuzende Fortsätze nicht zu Stämmchen zusammentreten und mit feinsten Fädchen zwischen die Epithelzellen eindringen, um an diesen mit kleinen Anschwellungen zu enden, wie Sakussew (1897) besonders hervorhebt. Dieses an den Plexus submucosus erinnernde Geflecht inneriviert auch die Darmmuskulatur.

Zum Darm der *Elasmobranchier* führen nach E. Müller und Liljestrand (1918) außer einem Vagusast hauptsächlich die sympathischen Nervi splanchnici medii und posteriores und bilden im Bereiche des Spiraldarmes zum Unterschied vom Magen ein sehr feines, gleichförmiges Geflecht mit engen Maschen und nur einzeln liegenden Ganglienzellen. Nach Monti (1898) besitzen die *Selachier* einen Plexus myentericus und mucosus. E. Müller (1920, 1921) hat durch Verfolgung der Entwicklung bei *Squalus acanthias* festgestellt, daß die Endausbreitungen der Vagusäste ovale Ganglienzellen mit wohl ausgebildetem Fibrillennetz enthalten, und daß die visceralen Zellen des Vagusganglion zum Unterschied von den übrigen ein korbartiges, pericelluläres Netz aufweisen. Den Hauptbestandteil des sympathischen Meissnerschen Plexus aber bilden bi- und multipolare Ganglienzellen zum Unterschied von dem großenteils parasympathischen Plexus myentericus. Jacobshagen (1915b) fand bei *Chimaera* in allen Darmschichten viele markhaltige Nervenfasern und reichlich Ganglienzellen. Die Nervenfasern ziehen nach Monti (1898) und E. Müller (1920) in die Muskulatur, zu den Sappeyschen Sphinkteren, zu den Blutgefäßen und zum Epithel.

Auch bei den *Teleostiern* und *Ganoiden* ist zwischen der Längs- und Ringmuskelschichte ein typischer Plexus myentericus vorhanden, der nach Sakussew (1897) weniger regelmäßige Maschen bildet als bei *Säugetieren*, und die bei diesen von Dogiel (1895, 1896) beschriebenen beiden Typen von Ganglienzellen, aber teilweise mit weniger Dendriten enthält. Dagegen haben N. G. Kolossow und J. F. Iwanow (1930) bei *Acipenser ruthenus* in ihm nur eine einzige Zellart gefunden, die nicht zu Ganglien, sondern in Ketten angeordnet sind und wahrscheinlich zum parasympathischen System gehören. Bei *Tinca* finden sich nach Monti (1895) auch in der quergestreiften Darmmuskulatur Nervengeflechte. Zahlreiche Nervenbündel verbinden den Plexus myentericus mit jenem der Schleimhaut, in dem Sakussew (1897) bei *Perca* und *Acipenser* keine Ganglienzellen fand. Im Enddarm ist der Plexus myentericus beim *Hecht* besonders stark ausgebildet [R. Krause (1923)]. Edinger (1877) und andere Autoren sahen im *Fisch*darm feinste Nervenfasern zu Becherzellen verlaufen.

Bei den *Amphibien* bilden die aus dem Sympathicus und am Anfang des Dünndarmes auch aus dem Vagus stammenden Darmnerven nach R. Müller (1908) zunächst den weitmaschigen, an Ganglienzellen armen Plexus subserosus, und dann zwischen den beiden Schichten der Muskelhaut den Plexus myentericus, dessen Äste von kollagenem Bindegewebe umhüllt und unterteilt werden [Morin (1929)]. Sie enthalten nach E. Klein (1873), Nemiloff (1902) und R. Krause (1923) bei *Frosch* und *Kröte* auch einzelne markhaltige Fasern, die teilweise von außen stammen, und an den Kreuzungsstellen kleinere, nur selten Gruppen bildende Ganglienzellen mit einem Fortsatz; solche finden sich aber auch mitten in der Ringmuskulatur [Monti (1898)], oder in die Längsmuskulatur eingesenkt [Morin (1929)]. Innerhalb der Maschenräume kommen dagegen große multipolare Ganglienzellen vor, die, wie auch Cajal (1892) festgestellt hat, einzeln liegen und durch einen oder mehrere Fortsätze mit den Nervensträngen in Verbindung stehen. Dagegen findet Nemiloff (1902) neben drei Typen von sympathischen Ganglienzellen ähnliche Zellen, die aber mit dem Grundplexus nicht zusammenhängen und dem Bindegewebe angehören, wie auch Cole (1925) meint. Nach Morin (1929) sind die Ganglienzellen von Satellitenzellen und einer bindegewebigen Kapsel umgeben, die im Inneren von Gruppen auch Septa bildet. COLE (1925) hat Verbindungsbrücken zwischen den Zellen des Plexus myentericus beschrieben. Von diesem ziehen Bündel nach beiden Seiten in die Muskulatur, meist senkrecht zum Verlauf der Fasern, um sich hier unter rechtwinkeliger Abgabe von Ästen immer mehr zu verzweigen. Nach R. MÜLLER (1908) bilden sie schließlich ein vorwiegend parallel zu den Muskelfasern gerichtetes Endnetz, während E. MÜLLER (1892) sie ohne Anastomosen mit keulen- oder birnförmigen, teilweise an kurzen Stielen sitzenden Anschwellungen oft an mehreren Muskelfasern frei enden läßt. Andere Nervenbündel gehen durch die beiderseitige Muskellage hindurch nach außen zum subserösen und nach innen zum mukösen Plexus, der weniger regelmäßige Maschen aus viel dünneren Strängen und dickere Ganglien aus einer größeren Anzahl von Zellen aufweist [DRASCH (1881), MONTI (1898), R. MÜLLER (1908)]. Aus ihm ziehen starke Bündel senkrecht oder schief gegen die Schleimhautoberfläche, bilden unter Faseraustausch ein feineres Flechtwerk unter dem Epithel der Einsenkungen und enden hier, ohne in oder zwischen die Epithelzellen einzudringen, während andere Fasern die Gefäße und glatten Muskelfasern versorgen. Außerdem steigen stärkere Stränge, die keine Ganglienzellen mehr enthalten, in die Schleimhauterhebungen hinauf bis an deren Ende und bilden im Stroma durch Verästelung ein dichtes Netz, wie DRASCH (1881) und R. MÜLLER (1908) beschreiben, während E. MÜLLER (1892) hier ebenfalls keine wirklichen Anastomosen fand. Ähnlich wie im Zottenstroma höherer *Wirbeltiere* stehen die Nervenfasern auch in diesen Falten mit verzweigten Zellen in Verbindung, die den SCHWANNschen Zellen entsprechen dürften; sie versorgen zum Teil ebenfalls die Gefäße, zum Teil legen sie sich frei endigend unmittelbar an das Epithel an, ohne weiter in dieses einzudringen, wie auch R. KRAUSE (1923) angibt.

Der Enddarm der *Anuren* besitzt nach R. MÜLLER (1908) einen dürftig entwickelten Plexus subserosus. Der Plexus myentericus ist nach E. KLEIN und NOBLE-SMITH (1880) dichter als im Mitteldarm und enthält in seinen Maschen besonders große, multipolare Ganglienzellen, deren Fortsätze teils in die Nervenstränge, teils direkt zwischen die Muskelbündel hineinziehen. Nach NEMILOFF (1902) bilden markhaltige Fasern auch Endapparate innerhalb dieser und im Bindegewebe unter dem Epithel. MORIN (1929) findet, daß das mehr oder weniger viereckige Netz beim *Frosch* mit der zunehmenden Dicke der beiden Muskelschichten dort, wo sich der ampullenförmige Enddarm zu verengen beginnt, am dichtesten und auch am reichsten an Ganglienzellen ist, unterhalb dieser Stelle aber wieder weiter wird. Die an nervösen Elementen viel ärmere Kloake besitzt dagegen überhaupt keinen Plexus mit Ganglienzellen, sondern nur annähernd parallel und längs verlaufende Nervenfasern. Die Bewegungen dieses Abschnittes bei der Defäkation werden daher, wie auch die experimentellen Befunde zeigen, von dem besonders mächtigen intramuralen, motorischen Zentrum in der tieferen Region der Ampulle und einem Nebenzentrum im oberen Teil geregelt [MORIN (1929)]. Auch der mit dem Plexus myentericus in Verbindung stehende Plexus mucosus enthält im Enddarm größere Ganglienzellen, deren Zahl aber kleiner ist als im Mitteldarm [E. KLEIN und NOBLE-SMITH (1888)]. COLE (1925) beschreibt in der Kloake von *Rana pipiens* auch sensorische Endigungen von markhaltigen Fasern, die vom Plexus myentericus abzweigen und sich innerhalb der zirkulären Muskellage baumartig verästeln.

Von den *Reptilien* weisen die *Krokodile* nach den Angaben TAGUCHIs (1920) im lockeren subserösen Bindegewebe reichlich Nerven auf. Zwischen den beiden Muskelschichten liegt der Plexus myentericus [MONTI (1897)], der bei *Emys europaea* nach N. G. KOLOSSOW und SABUSSOW (1928) im Dünndarm

aus sehr zarten Nervenbündeln besteht, die lange Maschen bilden, und unregelmäßige, meist nur 3—5 Zellen aufweisende Ganglien enthält. Die Ganglienzellen sind ebenso wie auch im Plexus submucosus durchwegs multipolar und
entsprechen vorwiegend dem ersten, zum geringeren Teil dem zweiten Typus
DOGIELS (1895, 1896, 1899). Sie haben meist einen exzentrischen Kern und
sind oft seitlich neben den Nervensträngen angeordnet. In der Muskelhaut des
Duodenum finden sich außerdem ganz isoliert, ohne Zusammenhang mit Ganglien
und Nervensträngen liegende, große multipolare Zellen. Der Plexus submucosus weist bei *Sauriern* in den Ganglien eine größere Zahl von Zellen auf;
aus ihm dringen Nervenfasern durch die Muscularis mucosae und bilden in
der Schleimhaut ein Netz [MONTI (1897)].

Im Dickdarm von *Emys* zeigt der Plexus myentericus nach N. G. KOLOSSOW
und SABUSSOW (1928) ähnlich wie in der Speiseröhre ziemlich enge Maschen
aus Bündeln verschiedener Dicke und ovale oder olivenförmige Ganglien, die
bis über 20 Zellen enthalten können. Diese gleichen DOGIELS zweitem Typus,
doch finden sich außerdem hier sehr häufig birnförmige unipolare Ganglienzellen
in mehr oder minder beträchtlicher Entfernung von den Nervensträngen.

In allen Schichten aller Darmabschnitte, besonders häufig in der Muskelhaut,
finden sich in deutlichem Zusammenhang mit den Nervenfasern Zellen, die
CAJALs interstitiellen Zellen entsprechen und von N. G. KOLOSSOW und
SABUSSOW (1928) nicht als Bindegewebszellen, sondern im Sinne LAWRENTJEWS
als Endglieder des Syncytialnetzes gedeutet werden.

Bei den *Vögeln* wurden von REMAK (1843, 1847) zum erstenmal kleine
Ganglien in Darmnerven festgestellt. Diese wachsen beim *Huhn* nach TELLO
(1924) vom 3. Tag an den Blutgefäßen folgend dorsal bis zum Übergang des
Darmes in die Kloake vor und dringen nach E. MÜLLER (1921) am 7. Bebrütungs-
tage in die Darmwand ein. Hier bilden sie zunächst Netze aus Zellsträngen
mit wenigen Nervenfasern und durch weitere Differenzierung Ganglien mit
uni- bis multipolaren Zellen und faserige Commissuren, woraus dann die bereits
von AUERBACH (1862) und CLOETTA (1893) beschriebenen beiden Darmgeflechte
entstehen. Nach VAN CAMPENHOUT (1933) sind diese bereits am 6. Tag endgültig
entwickelt; sie gehören im ganzen Darm ausschließlich dem Sympathicus an. Der
Plexus myentericus, der nach R. KRAUSE (1922) bei der *Taube* dort, wo
die Längsmuskelschichte unterbrochen ist, zwischen der Ringmuskulatur und der
Serosa liegt, ist nach J. F. IWANOW (1930) bei *Taube, Gans* und *Huhn* schwach
ausgebildet und seine Zellen, die nur innerhalb von Ganglien liegen, gehören
der Mehrzahl nach dem ersten Typus von DOGIEL an und werden auch in den
Abhandlungen von N. G. KOLOSSOW und SABUSSOW (1932) und von N. G. KOLOS-
SOW, SABUSSOW und J. F. IWANOW (1932) beschrieben. Das zweite, dem Plexus
submucosus entsprechende Geflecht breitet sich bei den *Vögeln* in der dünnen
Schichte zwischen der Ring- und der inneren Längsmuskelschichte aus und ist
besonders gut ausgebildet. Seine Zellen liegen nach J. F. IWANOW (1930) sowohl
innerhalb von Ganglien, wie auch im Verlaufe der Nervenstämme und gehören
dem zweiten Typus von DOGIEL an. Im Enddarm bestehen die Ganglien des
Plexus myentericus nach N. G. KOLOSSOW, SABUSSOW und J. F. IWANOW (1932)
ausschließlich aus Zellen vom ersten Typus.

Bei den *Säugetieren* entwickeln sich die Nerven im vorderen Darmabschnitt
viel früher als im hinteren. Nach TELLO (1924) ist das Darmentoderm schon
bei 4 mm langen *Mäuse*embryonen bis zum Dotterstiel von Ganglienzellen umgeben, die durch Streckung in der Längsrichtung des Darmes und Bildung von
Fortsätzen bipolar werden, eine zusammenhängende Lage bilden und die benachbarten Gewebe durchdringen. In dem Darmabschnitt hinter dem Dotterstiel
beginnt die Entwicklung der Nerven dagegen erst bei 12—13 mm langen

Embryonen. YANASE (1907) gibt an, daß mechanische und chemische Reize im Darm vom *Meerschweinchen* solange nur Ringmuskulatur vorhanden ist bloß lokale Kontraktionen bewirken und erst am 26.—27. Tag der Entwicklung mit dem gleichzeitigen Auftreten der Längsmuskulatur und der ersten nervösen Elemente im Darm auch die Fähigkeit zu peristaltischen Bewegungen beginnt; diese sollen daher neurogener Natur sein, ähnlich wie beim *Menschen,* doch dürfte für diese Angaben dasselbe gelten, was bei der Entwicklung des menschlichen Darmes (S. 73) gesagt wurde.

Die Nervi mesenterici und Äste des Vagus bilden nach REMAK (1858), KUNTZ (1913), S. JOHNSON (1925) u. a. entlang dem Dünndarm, ähnlich wie die Gefäße, die sie teilweise umflechten, bogenförmige Anastomosen, was AUERBACH (1864) als subserösen Plexus bezeichnet hat [SCHABADASCH (1930)]; dann dringen sie, wie auch HOLMGREN (1920) angibt, in Begleitung der Blutgefäße in die Darmwand ein, in der ihre Ausbreitung nach der historischen Darstellung im folgenden (S. 322) verhältnismäßig spät und vollkommen erst durch Anwendung der modernen Methoden erkannt wurde. Hier verlieren nach DOGIEL (1899) die markhaltigen Nervenfasern, die in diesen Nerven spärlich vorkommen [LAIGNEL-LAVASTINE (1924), OSHIMA (1929)], ihre Markscheide, doch haben HUBER (1900) und ROSSI (1929) auch weiter innen noch markhaltige Fasern gefunden. Zwischen den Ausbreitungen der Nerven in den einzelnen Schichten der Darmwand bestehen funktionell keine Unterschiede [SCHABADASCH (1930)] und sie sind miteinander auch so innig verbunden, daß sie den Eindruck eines zusammenhängenden Flechtwerkes machen; die Bündel ziehen teilweise durch die ganze Darmwand bis zum Epithel, bilden aber zwischen den beiden Schichten der Muskelhaut und in der Submucosa besonders reichliche Geflechte [DRASCH (1881), E. MÜLLER (1892), KUNTZ (1913), LAWRENTJEW (1926), OSHIMA (1929), ROSSI (1929)].

Außen umgibt den ganzen Darm zunächst der Plexus subserosus, der nach den Befunden von SCHABADASCH (1930) bei *Macacus rhesus* die Mehrzahl seiner Nerven auf dem Umweg über den Plexus myentericus erhält. Sein Grundnetz, das die Blut- und Lymphgefäße umflicht, wird von parallel zur Darmachse verlaufenden Faserbündeln gebildet, an die sich nach außen ein unregelmäßig polygonales, dicht unter der Serosa liegendes Netz anschließt. Die Maschen dieses Geflechtes sind so klein, daß 10 auf eine des Plexus myentericus gehen. Nach OSHIMA (1929) tritt dieser Plexus bei *Carnivoren* besonders deutlich hervor und enthält meist einzeln, nur selten in Gruppen, große, vorwiegend multipolare Ganglienzellen mit einem von den Dendriten unterscheidbaren Neuriten. Dagegen stehen die zahlreich vorkommenden, durch Methylenblau färbbaren, stark verzweigten, sog. „Sternzellen" mit dem Plexus in keinem Zusammenhang und sind nach diesem Autor Bindegewebszellen. Die Nervenfasern weisen hier nur in geringer Menge SCHWANNsche Kerne auf. Dieser Plexus innerviert hauptsächlich die benachbarte Längsmuskulatur.

Der Plexus myentericus besteht vorwiegend aus längs verlaufenden Bündeln, die in querer Richtung durch Ganglien verbunden sind und von bindegewebigen Scheiden umhüllt werden; dabei bleiben zwischen beiden Spalten, die sogar injiziert werden können, aber nicht dem Lymphgefäßsystem angehören, [GEROTA (1896), AAGAARD (1922)], wie früher (S. 310) erwähnt wurde. Der Plexus weist nach AUERBACH (1864) bei großen *Tieren* weitere Maschen und stärkere Stränge auf als bei kleinen und zeigt nach L. GERLACH (1873) auch in verschiedenen Darmabschnitten eine wechselnde Form, was STÖHR (1873) aber auf verschiedene Kontraktion zurückführt. Die Anzahl und Größe der Ganglien soll ebenfalls einem für die einzelnen Darmabschnitte charakteristischen Wechsel unterworfen sein. Nach innen abgehende Bündel, die meist keine Zellen enthalten, bilden unmittelbar an der Ringmuskelschichte ein sekundäres, engmaschiges, unregelmäßiges Netz und innerhalb dieser noch Maschenwerke dritter Ordnung [Ranvier (1880), Schabadasch (1930)], die sich bei *Kaninchen* und *Katze* durch außerordentliche Feinheit auszeichnen [Stöhr jr. (1930)]. Nach Oshima (1929) finden sich besonders bei kleinen *Nagern* zwischen den groben Hauptmaschen dichte, enge, zarte Maschen von Nervenfasern und auch einzelne Zellen. Die Nervenfasern sind von dem Schwannschen Syncytium umgeben [van Esveld (1928), Stöhr jr. (1930)], können aber nach Oshima (1929) auch auf größere Strecken frei von Begleitzellen sein. Sie dringen, vorwiegend senkrecht zu den Muskelfasern verlaufend, allmählich in die Ringmuskelschichte ein und bilden in ihrer äußeren Zone den schon von Drasch (1881) und Cajal (1893) beschriebenen Plexus muscularis profundus [Laignel-Lavastine (1924), Schabadasch (1930), Stöhr jr. (1930)]. Ihre Endigung erfolgt nach manchen Autoren ohne Anastomosen frei mit keulen- oder birnförmigen Anschwellungen an den Muskelfasern [Koelliker (1862), E. Müller (1892)], während andere anastomosierende Netze von Fibrillen und Endigungen innerhalb der Muskelfasern finden [Lawrentjew (1926, 1927)] oder für möglich halten [Stöhr jr. (1930)]. Zum Teil gehen Nervenfasern nach beiden Seiten durch die Muskelschichten hindurch, um sich mit den benachbarten Geflechten zu verbinden.

Die Ganglienzellen liegen hauptsächlich in dem Maschenwerk erster Ordnung und vereinzelt im sekundären Geflecht, doch kommen selbst in der Ringmuskelschichte Ganglienzellen vor, die nach Oshima (1929) oberflächlich einzeln oder an den Eintrittsstellen der Nervenstämme auch in größeren Ansammlungen liegen und sich bei der *Katze* nach van Esveld (1928) und Stöhr jr. (1930) vorwiegend an der Anheftungsstelle des Mesenterium finden. Nach Auerbach (1864) sind die Ganglienzellen des Plexus myentericus im allgemeinen bei großen *Tieren* größer als bei kleinen. Während S. Johnson (1925) bei der *Katze* nur eine Zelltype fand und Kuntz (1922) eine Unterscheidung bestimmter Formen wegen der sehr wechselnden Beschaffenheit nicht für möglich hält, haben van Esveld (1928), Oshima (1929) und Stöhr jr. (1930) zwei Typen festgestellt, die den von Dogiel (1895, 1896, 1899) zunächst beim *Meerschweinchen,* dann auch bei anderen *Säugetieren* beschriebenen entsprechen. Die dem ersten Typus angehörenden Zellen, die Dogiel für motorisch hält und E. Müller (1921) als Vaguszellen bezeichnet, haben zahlreiche kurze, in der Nähe sich verästelnde Fortsätze mit eigenartigen neurofibrillären Endverbreiterungen [Lawrentjew (1926), Stöhr jr. (1930)] und einem, gelegentlich auch zwei langen Fortsätzen als Neuriten; nach Stöhr jr. (1930) anastomosieren diese Zellen mit benachbarten gleichartigen, was Oshima (1929) aber nie feststellen konnte. Die etwas größere, stern- oder spindelförmige, zweite Zellart, von der Dogiel annahm, daß sie vielleicht sensibel ist, hat nur 2—6, sich erst in größerer Entfernung dichotomisch teilende, einander gleichende Fortsätze und zeigt niemals Anastomosen; sie gehört nach E. Müller (1921), der die beiden Zelltypen bereits bei neugeborenen *Katzen* festgestellt hat, dem Sympathicus an. Ähnlich wie schon Auerbach (1862, 1864) angab und Cajal (1893), la Villa (1897), Dogiel (1899), Rubaschkin (1901) und v. Ebner (1902) festgestellt haben, fand auch Lawrentjew (1927) in diesem Plexus unipolare Ganglienzellen mit einem sich in einiger Entfernung T-förmig teilenden Fortsatz, dessen einer Ast als Neurit mit Zellen von Dogiels erstem Typus in Berührung tritt. Das Tigroid der Ganglienzellen des Plexus myentericus erscheint nach Stöhr jr. (1930) bei der *Katze* kleinschollig, beim *Kaninchen* diffus verteilt. Als Umhüllung weisen die Ganglienzellen eine zarte Kapsel auf, die von einem dichten Flechtwerk dendritisch verzweigter Nervenfasern umgeben ist und manchmal von einer allerfeinsten Terminalfaser durchbrochen wird [Dogiel (1899), Oshima (1929),

Stöhr jr. (1930)]. Netze deuten nach Kuntz (1913) auf Verbindungen zwischen den Ganglienzellen hin. Nach Carpenter (1918, 1923, 1924) stellen sie vielleicht die Enden der präganglionären Vagusfasern dar, während zwischen den Ganglienzellen kleine scharf begrenzte Endigungen von frei verzweigten Axonen liegen, die die Dendriten der multipolaren Darmnervenzellen verbinden und den postganglionären Splanchnicusfasern anzugehören scheinen.

Zwischen den Nervenzellen der Ganglien findet sich in diesem Plexus, wie auch in jenem der Submucosa, ein Fasergewebe mit reichlichen Zellen von verschiedener Form, das nach Trostanetzky (1929) zur Glia gehört und als Schutz- und Isolierapparat der Ganglienzellen dient, die im Gegensatz zu den extramuralen Ganglienzellen der Sympathicusstränge keine bindegewebigen Kapseln besitzen, wie auch Kuntz (1913) angibt. Nach Morin (1929) ist jedoch auch innerhalb der Ganglien des Plexus myentericus kollagenes Bindegewebe vorhanden, dessen Ausbildung aber in der aufsteigenden *Tier*reihe mit der Neigung der Ganglienzellen, sich anzuhäufen, abnimmt, so daß beim *Hund* immer mehrere Ganglienzellen von einer kollagenen, perineuralen Kapsel umgeben sind, wie auch die Zellfortsätze und Nervenfasern in wechselnder Zahl innerhalb kollagener Scheiden verlaufen [Auerbach (1862, 1864)]. Außerdem besitzt aber jede Nervenfaser, wie bereits Plenk (1927) für die marklosen Stämmchen des sympathischen Systemes festgestellt hat, eine Hülle von argyrophilen Fasern, die nicht bis zwischen die einzelnen, durch Satellitenzellen getrennten Ganglienzellen eindringen, wie später (S. 325) ausgeführt wird. Ebenso finden sich zwischen den Neuriten und ihrer Umhüllung Schwannsche oder interstitielle Zellen, die später (S. 321) besprochen werden. Damit hängt wohl zusammen, daß die nervösen Elemente im Plexus myentericus nach Versuchen van Esvelds (1928) bei der *Katze* auffallend widerstandsfähig sind und 7—8 Tage nach dem Tode teilweise noch gut erhalten sein können. Auch bei hochgradigem Sauerstoffmangel kann die Darmmuskulatur nach Seiler (1928) selbst stundenlang Erregungen ausführen, wenn nur die ungünstig wirkende Kohlensäure entfernt wird.

Carpenter (1918, 1923, 1924) beschreibt beim *Hund* in unmittelbarer Berührung mit den Fasern der Längsmuskulatur, wie teilweise auch in der Serosa sensible Nervenendigungen in Gestalt feiner Endbäumchen, die wahrscheinlich der Schmerzleitung dienen und die peripheren Fortsätze von Spinalganglienneuronen des 10. und 11. Spinalnerven sind. C. J. Hill (1927) und Oshima (1929) haben dagegen keine sensiblen Endigungen in der Darmmuskulatur gefunden.

In die an nervösen Elementen besonders reiche Submucosa treten die Nerven, wie Schabadasch (1930) angibt, vom Mesenterialansatz her mit den Arterien, aber auch zwischen diesen, teilweise unmittelbar ein und bilden dann, sich selbständig verzweigend und an die Gefäße nur Äste abgebend, ein der Ringmuskulatur innen dicht anliegendes Geflecht, das diese ebenfalls noch mit motorischen Fasern versorgt, aber auch durch sie hindurch mit dem Plexus muscularis profundus zusammenhängt [Oshima (1929)]. Stöhr jr. (1930) und Schabadasch (1930) bezeichnen dieses in der äußersten Zone der Submucosa liegende Geflecht mit Braus (1924) unter nicht ganz zutreffender Berufung auf Henle (1871) als Plexus entericus internus, wie später (S. 322) ausgeführt wird. Seine Nervenbündel sind schmäler, die Maschen enger und unregelmäßiger und die Anhäufungen von Ganglienzellen kleiner als im Plexus myentericus. Schabadasch (1930) fand solche Ganglien, die nach van Esveld (1927) bis zu 15 Zellen enthalten können, bei *Macacus rhesus* nur im Bereiche des Mesenterialansatzes und gibt an, daß die besonders starken Nervenstämmchen hauptsächlich quer zur Darmachse verlaufen. Die ebenso gerichteten

Netzmaschen haben eine wechselnde Größe und entsprechen 3—8 Maschen des Plexus myentericus.

Der eigentliche Plexus submucosus erhält außer direkt von außen kommenden Nerven auch Äste vom Plexus entericus internus und myentericus [Kuntz (1913), Rossi (1929), Schabadasch (1930)] und bildet schichtenförmig übereinander gelagerte Geflechte, wie auch Zipkin (1903) beim *Rhesusaffen* und B. Braun (1931) beim *Hammel* beschreibt. Er besteht aus marklosen Fasersträngen, die von kernhaltigen Scheiden umgeben sind und Ganglien von wechselnder Größe aufweisen. Diese können, wie Meissner (1857) zuerst beim *Rind* und *Schaf* festgestellt hat, bis zu 50 Zellen enthalten, sind aber im allgemeinen kleiner als im Plexus myentericus [C. J. Hill (1927)] und besonders zahlreich. Schabadasch (1930) fand bei *Macacus rhesus* innerhalb eines Quadratzentimeters Hunderte von Ganglien mit meist 5—9, aber auch 15 Zellen. Die Maschen sind nach diesem Autor 8—12mal kleiner als jene des Plexus myentericus, enthalten noch kleinere, haben eine unregelmäßige Form, sehr verschiedene Durchmesser und keine einheitliche Richtung. Die Ganglienzellen, die Meissner (1857) größtenteils bipolar fand, sind nach Cajal (1894) multipolar und haben entsprechend den beiden Typen von Dogiel (1895, 1896, 1899) entweder viele kurze und 1—2 lange oder nur gleichartige, lange Fortsätze, und zwar nach Stöhr jr. (1930) bei der *Katze* 2—5, beim *Kaninchen* 7 und mehr. Rossi (1929) beschreibt bei *Schweine*embryonen drei Zelltypen mit verschieden verlaufenden Neuriten. Nach Oshima (1929) sind aber die Ganglienzellen dieses Plexus, unter denen er bei der *Katze* auch vereinzelte unipolare feststellen konnte, überhaupt schwerer zu unterscheiden. Sie haben sehr deutliche Kapseln und zeigen innige Lagebeziehungen zu einem engen Capillarnetz, das die Ganglien durchflicht. Außer pericellulär endigenden Collateralen fand Cajal (1894) in jedem Ganglion durchgehende Fasern, die sich vielleicht in den Grenzstrang fortsetzen; Anastomosen konnte er aber nicht feststellen. Zweige des Plexus, die zu den Gefäßen treten, begleiten diese oft in Form eines zierlichen Netzwerkes [Oshima (1929)].

Im Bereiche der Brunnerschen Drüsen fand Drasch (1881) ein die ganze Dicke der Submucosa einnehmendes grobes, aus Ganglien und verbindenden Nervenbündeln verschiedener Stärke bestehendes Geflecht, dessen Äste durch Verzweigungen und Anastomosen Netze 2., 3. und höheren Grades bilden, das Hauptnetz in allen Richtungen durchziehen und teilweise die Gefäße begleiten. Fasern des sekundären Plexus, die größtenteils aus Ganglien im Bereiche der Drüsen selbst stammen, legen sich mit Verbreiterungen an die Biegungen und Divertikel der Schläuche an und bilden durch anastomotischen Faseraustausch ein diese umspinnendes Netzwerk mit kleinen Ganglien, aus dem scheinbar feinste Fäserchen zwischen die Drüsenzellen eindringen können.

Aus dem Plexus submucosus treten Bündel durch die Muscularis mucosae hindurch und geben hiebei Äste ab, die in dieser und gleich nach innen davon einen äußerst feinmaschigen, sehr dichten Faserfilz bilden und an den Muskelfasern enden [Drasch (1881), Berkley (1892), Oshima (1929)]. Anile (1902) fand zwischen diesen auch Ganglien verschiedener Größe mit verhältnismäßig großen Zellen. Aus diesem Netz steigen dünne Bündel schräg zwischen den Krypten auf und bilden unter Faseraustausch den Plexus interglandularis [Drasch (1881), Berkley (1892), E. Müller (1892), Cajal (1893) und Laignel-Lavastine (1924)], in dem auch Stöhr jr. (1928) beim *Hund* einzelne kleine multipolare Ganglienzellen festgestellt hat. Dünnste abzweigende Bündel umgeben als feines Geflecht die Krypten unmittelbar unter der Membrana propria und enden hier in nächster Nähe der Epithelzellen [Kuntz (1913)], ohne in oder zwischen diese einzudringen, wie auch Oshima (1929) hervorhebt, während andere Fasern zu Gefäßen und Muskelfasern ziehen. Aus diesem Plexus zwischen den Krypten steigen Nervenstämmchen in die Zotten empor, treten durch Äste mit anderen Stämmen in Verbindung, legen sich in Form feinster mäandrischer Linien an glatte Muskelfasern an [BERKLEY (1892), OSHIMA (1929)] und bilden unter dem Blutcapillarnetz an der Oberfläche, besonders in den Kuppen der Zotten, ein auffallend dichtes Geflecht [DRASCH (1881), LAIGNEL-LAVASTINE (1924), OSHIMA (1929)]. Nach E. MÜLLER (1892) und KUNTZ (1922) zeigt dieser Plexus intravillosus nirgends wirkliche Anastomosen. Die Fasern enden hier nach den Angaben dieser Autoren ebenfalls an den Gefäßen und glatten Muskelfasern und nach KUNTZ (1913, 1922) als Dendriten rezeptiver oder sensorischer Neuronen mit Endknöpfchen auch unmittelbar unter dem Epithel; nach C. J. HILL (1927) sollen sie sogar zwischen dessen Zellen eindringen, was aber auch nach den Befunden HUBERs (1900) beim *Kaninchen* zweifelhaft erscheint. OSHIMA (1929) konnte überhaupt keine sicheren Beziehungen der Nerven zum Epithel nachweisen und wie in der Muskulatur auch in der Schleimhaut keine sensiblen Fasern oder Endigungen darstellen, während BERKLEY (1892) in dieser baumförmige Aufzweigungen als freie Endigungen beschrieben hat.

Im Stroma der Zotten finden sich, wie auch in anderen Zonen der Darmwand, an den Endgeflechten der Nervenfasern die sog. „interstitiellen Zellen" (Abb. 145), die von CAJAL (1889, 1893, 1894, 1909) als Ganglienzellen bezeichnet wurden. Dieselbe Auffassung vertrat LA VILLA (1897) und neuerdings noch E. MÜLLER (1921), der die Hypothese aufstellt, daß sie dem sympathischen Bestandteil entsprechen, der im ganzen Nervengeflecht des Darmes neben dem Vagusanteil eine gewisse Selbständigkeit besitzt. Dagegen halten andere Autoren wie LAWRENTJEW (1926), VAN ESVELD (1928), SCHABADASCH (1930) und STÖHR jr. (1930) diese Gebilde für ein die Nervenfasern umhüllendes nervöses terminales Syncytium als Fortsetzung der SCHWANNschen Zellen oder Lemmoblasten. OSHIMA (1929) fand in der Darmschleimhaut keine so innigen Beziehungen der interstitiellen Zellen zu den Nervenfasern und hält sie, wie schon DOGIEL (1895) und auch v. EBNER (1902), M. HEIDENHAIN (1911), KUNTZ (1922), TELLO (1922) und S. JOHNSON (1925), für mesenchymale Elemente, die auch während der Entwicklung nicht als „Leitzellen" fungieren, sondern sich erst sekundär an die einwachsenden Nervenfasern anlegen und sie teilweise umhüllen.

Im Dickdarm der *Säugetiere* gliedert sich das Nervengeflecht zwar in ähnlicher Weise wie im Dünndarm nach den Schichten der Darmwand, doch zeigen die einzelnen Plexus manche für diesen Darmabschnitt charakteristische Besonderheit, wie SCHABADASCH (1930) bei *Macacus rhesus* festgestellt hat. So besteht der Plexus subserosus im Vergleich zum Dünndarm aus stärkeren Bündeln markloser Nerven, die meist in der Richtung der Darmachse verlaufen; sie umflechten im Gegensatz zu den anderen Plexus hauptsächlich die Blut- und Lymphgefäße, weisen keine Ganglien auf und sind viel schwächer als die Äste des Plexus myentericus. Im Bereiche der Tänien ist das Netz dichter und deutlicher in ein grobmaschiges Grundnetz und ein feineres, oberflächliches Geflecht gegliedert. Über den Haustra, wo es mehr jenem des Dünndarmes ähnelt, ist es nur durch spärliche, schwache Muskelfaserbündel von dem nach innen eng anschließenden und vielfach durch Stränge mit ihm verbundenen Plexus myentericus getrennt. Dieser stellt nach SCHABADASCH (1930) im Dickdarm ein massiveres Netz dar, dessen Maschen vorwiegend quer zur Darmachse gerichtet sind; seine parallel zu dieser verlaufenden Stränge sind besonders stark und können jene im Dünndarm um mehr als das Doppelte übertreffen. L. GERLACH (1873) fand beim *Meerschweinchen* im Dickdarm unregelmäßige, vieleckige Maschen, die im Caecum sehr weit sind, so daß das Geflecht hier weniger dicht ist als im Dünndarm. Die Ganglien dieses Plexus sind im Dickdarm ebenfalls größer [E. Klein und Noble-Smith (1880)] und enthalten außer den beiden Zelltypen Doglies, von denen jene des ersten hier besonders groß werden können, auch unipolare Ganglienzellen [Lawrentjew (1921)]. Die Nervengeflechte der Submucosa sind dagegen nach Meissner (1857) im Dickdarm nicht ganz so reich entwickelt wie im Dünndarm und zeigen nach Schabadasch (1930) im Caecum von *Macacus rhesus* besonders bemerkenswerte Unterschiede. So bildet der Plexus entericus internus ein dichteres, regelmäßigeres Netz, das dem Plexus myentericus ähnelt und mit diesem durch zahlreichere Zweige als im Dünndarm verbunden ist. Aus ihm entspringt mangels eines eigentlichen Plexus submucosus unmittelbar das Nervennetzchen, das an der Basis der Krypten liegt und keine Ganglienzellen enthält. Daß sich die Vagusfasern hier von den sympathischen durch ihre variköse Beschaffenheit unterscheiden lassen, wie C. J. Hill (1927) angibt, konnte Schabadasch (1930) nicht bestätigen. N. G. Kolossow und Polykarpowa (1935) haben nach Durchschneidung der Nervi hypogastrici am Rectum der *Katze* festgestellt, daß die sympathischen Fasern ohne Unterbrechung bis zu ihren Endigungen an den Erfolgszellen verlaufen.

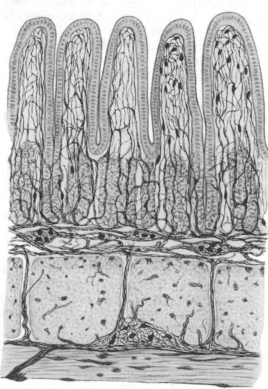

Abb. 145. Schema der Nerven in der Wand des menschlichen Dünndarmes. Rechts in zwei Zotten Cajalsche Zellen. [Nach Cajal und Tello (1931), Fig. 526.]

Dieses Verhalten der Nerven und der Ganglienzellen, die im Darm der verschiedenen *Tiere* wie auch des *Menschen* überhaupt verhältnismäßig spät entdeckt wurden, konnte erst mit Hilfe der spezifischen Darstellungsmethoden aufgeklärt werden. Die Submucosa des Darmes wurde schon lange wegen ihres Nervenreichtums als Tunica nervea bezeichnet [Willis (1667)], doch hat erst Remak (1843) bei *Vögeln* in den Darmnerven zahlreiche kleine Ganglien festgestellt und Meissner (1857) beim *Menschen, Schwein* und *Rind* in der Submucosa des Dünn- und Dickdarmes das Nervengeflecht mit vielfachen Anastomosen und eingelagerten Gruppen von Ganglienzellen beschrieben. Diese Angaben wurden zwar ebenso wie die weniger gesicherten Befunde Billroths (1858) von Reichert (1859) und Hoyer (1860) zunächst bezweifelt, von Manz (1859), Kollmann (1860) und W. Krause (1861) aber bestätigt und ergänzt. Breiter und Frey (1862) fanden diesen Plexus bereits bei menschlichen Embryonen von der 23. Woche an. Henle (1871) hat den Plexus submucosus als Plexus myentericus internus bezeichnet, weil er der Muskelschichte der Schleimhaut Nerven zuzuführen scheint, hat damit aber nicht nur jenes der Ringmuskelschichte innen anliegende Geflecht gemeint, das Stöhr jr. (1930) und Schabadasch (1930) unter Hinweis auf Henle (1871) und Braus (1924) Plexus entericus internus nennen. Noch später wurde erst in der Muscularis propria der Plexus myentericus von Auerbach (1862) entdeckt und von Koelliker (1867) bestätigt, der (1862) schon zur gleichen Zeit Verzweigungen von Nerven in der Darmmuskelhaut festgestellt hatte. L. GERLACH (1873) hat dann das je nach der Ausbildung der Muskulatur in den verschiedenen Darmabschnitten wechselnde Aussehen dieses Geflechtes genauer beschrieben. In den Zotten glaubte v. THANHOFFER (1874) Nervenzellen zu finden, die mit dem Plexus myentericus in Verbindung stehen. Weitere, teilweise voneinander abweichende Angaben über die Ausbreitung der Nerven sowie ihre Endigungen in der Muskelhaut und den übrigen Darmschichten und über die Formen der Ganglienzellen stammen von RANVIER (1880), DRASCH (1881), OBREGIA (1890), E. MÜLLER (1892), CAJAL (1893), DOGIEL (1895, 1896, 1899) und STÖHR (1896).

Im Darm des *Menschen* verhalten sich die Nerven im wesentlichen ähnlich wie dies im vorhergehenden für die *Säugetiere* beschrieben wurde. Sympathische

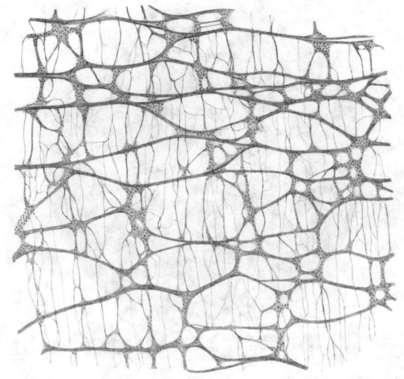

Abb. 146. Flächenansicht des Plexus myentericus aus dem Dünndarm eines neugeborenen Kindes. Grobes Netz mit Zellen und feineres, sekundäres Netz. BIELSCHOWSKY. Vergr. 27×. [Nach STÖHR jr. (1930), Abb. 24.]

und parasympathische Nerven, die teilweise auch markhaltige Fasern beigemischt enthalten [LAIGNEL-LAVASTINE (1924)] bilden entlang des Mesenterialansatzes ein Geflecht [AUERBACH (1864)], von dem aus Äste in die Darmwand eindringen (Abb. 145). Diese breiten sich zum Teil schon unter der Serosa um den ganzen Darm herum als Plexus subserosus aus, von dem die benachbarte Muskulatur versorgt werden dürfte.

Einzelne Äste dieses Netzes durchsetzen die Längsmuskelschichte und bilden zwischen dieser und der Ringmuskulatur mit den am Mesenterialansatz tiefer eindringenden Nerven den Plexus myentericus (Abb. 145), dessen stärkere Stränge vorwiegend parallel zur Darmachse verlaufen, wie schon AUERBACH (1864) angegeben hat und in der beigefügten Abb. 146 von STÖHR jr. (1930) zu sehen ist. Durch Seitenäste, besonders aber durch die vorwiegend quer gestellten Ganglien, die ebenso wie die Hauptstränge abgeplattet sind, kommt ein unregelmäßiges Netz 1. Ordnung zustande, das aus großen, in die Länge

gezogenen, aber auch aus kleineren rundlichen, mitunter ganz von Ganglienzellen umsäumten Maschen besteht (Abb. 134). Nach innen von diesem gröberen
Netz bilden feinere Bündel, die meist aus diesen Ganglien entspringen, ein der
Ringmuskulatur außen anliegendes sekundäres Geflecht [AUERBACH (1864), KOEL-
LIKER (1867), HENLE (1871)], das aus viel engeren, vorwiegend quer zur Darmachse gerichteten, die gröberen oft überkreuzenden Maschen besteht (Abb. 146)
und viel weniger Nervenzellen enthält [STÖHR jr. (1930)]. Von ihm aus dringen
die Nervenfaserbündel in die Ringmuskelschichte und geben Äste ab, die
teilweise bis in die Submucosa eindringen, um sich mit deren Geflechten zu

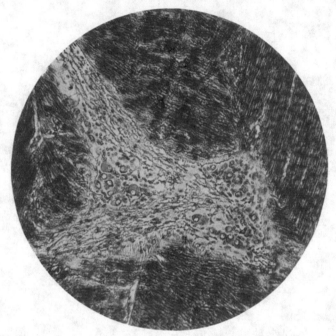

Abb. 147. Ganglion des Plexus myentericus aus dem Duodenum eines 17jährigen Mannes. Die Ganglienzellen
sind nur von Hüllzellen, die Nervenfasern auch von argyrophilen Fasern umgeben. ZENKER-HORTEGA.
Vergr. 130×.

verbinden, während die übrigen parallel zu den Muskelfasern verlaufen und sich
zwischen diesen verzweigen, um schließlich an ihnen zu enden. Die verschiedenen
Ansichten hierüber wurden im Band IV/1 dieses Handbuches von STÖHR jr.
(1928) behandelt. Nach neueren Untersuchungen von BOEKE (1933) wird wahrscheinlich jede einzelne Muskelfaser von einem sympathischen Grundplexus
aus innerviert. Dagegen vertritt STÖHR jr. (1934, 1935) die Auffassung, daß
sich Vagus- und Sympathicusfasern zu einem nervösen Terminalreticulum
vereinigen, das eine fibrilläre, aus vielen kleinsten Maschen bestehende syncytiale Neuroplasmamasse ist; wahrscheinlich werden durch dieses alle glatten
Muskelfasern versorgt, indem es sie ebenso wie andere Erfolgszellen oft wie
ein Schleier umhüllt und häufig mit zarten Ausläufern in das Plasma hinein
versenkt ist, so daß ein ununterbrochener plasmatischer Zusammenhang besteht.
Der Autor spricht damit dem vegetativen Nervensystem eine syncytiale Konstruktion zu und lehnt eine Gliederung in einzelne Neurone im Sinne anderer
Auffassungen ab.

Die Stränge des Plexus myentericus sind von einer bindegewebigen Scheide
mit reichlichen elastischen Fasern (Abb. 136) und teilweise endothelartiger

Auskleidung umhüllt [GEROTA (1896, 1897)] und durch Septa untergeteilt, die ebenfalls aus kollagenem Bindegewebe bestehen und Fächer für 2—8 Nervenfasern bilden [AUERBACH (1864), HENLE (1871), MORIN (1929)]. Diese haben außer ihrer SCHWANNschen Scheide nach PLENK (1927, S. 381) u. a. noch eine feine Hülle aus argyrophilen Fasern (Abb. 147). Auch die mehr oder weniger abgeplatteten Ganglien, die durch Lücken mitunter wie beim Neugeborenen ein siebartiges Aussehen zeigen können [HENLE (1871), v. EBNER (1902)], sind

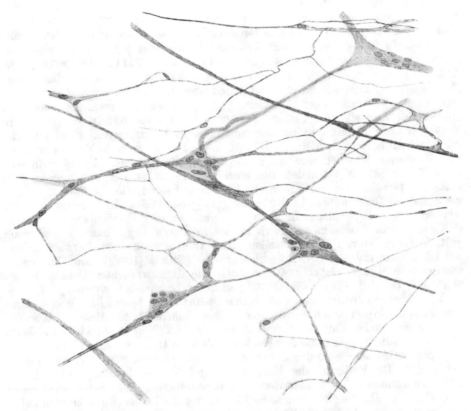

Abb. 148. Flächenansicht des Plexus submucosus aus dem menschlichen Dünndarm. Ganglien und Nervenstränge von verschiedener Größe. BIELSCHOWSKY. Vergr. 315×. [Nach STÖHR jr. (1930), Abb. 27.]

von solchen Hüllen umgeben, wie schon MANZ (1859) an jenen der Submucosa festgestellt hat. Sie setzen sich auch in ihr Inneres fort oder ziehen durch dieses hindurch, doch hören die feineren Scheiden der einzelnen Nervenbündel und die argyrophilen Fasern an den kleineren Zellgruppen auf (Abb. 147). Innerhalb dieser finden sich nur Zellen, die die einzelnen Ganglienzellen statt bindegewebiger Kapseln als Satellitenzellen umgeben, wie auch MORIN (1929) angibt. Nach TROSTANETZKY (1929) haben diese Zellen, auf deren Ähnlichkeit mit Gliazellen bereits L. R. MÜLLER (1912) hingewiesen hat, Ausläufer und gehören ebenso wie ein „Fasergewebe", das zwischen ihnen liegen soll, zur Glia, wie oben (S. 319) besprochen wurde.

Die Ganglienzellen des Plexus myentericus zeigen eine wechselnde Größe und sehr unregelmäßige Formen. Sie besitzen, wie DOGIEL (1895, 1896, 1899) bei verschiedenen *Tieren* und auch beim *Menschen* festgestellt hat, entweder einen deutlichen Neuriten und viele kurze, breite Dendriten, die sich rasch wiederholt teilen, oder wenige gleichartige, erst in größerer Entfernung von der Zelle sich verzweigende Fortsätze [Stöhr jr. (1928, 1930), Oshima (1929), Murat (1933)]. Außerdem haben Koelliker (1896), Dogiel (1899) und v. Ebner (1902) auch uni- und bipolare Ganglienzellen beschrieben. Nach Murat (1933) nimmt die Größe der Zellen des ersten Typus in caudaler Richtung zu und auch die Menge der großen Ganglienzellen erhöht sich in den distalen Darmabschnitten.

Der viel feinere Plexus submucosus (Abb. 148) besteht ebenfalls aus Bündeln markloser Nervenfasern, die von kernhaltigen Scheiden umgeben sind [Meissner (1857)]; sie enthalten sehr zahlreiche Ganglien, die hier keine Lücken aufweisen. Von den schichtweise übereinander gelagerten Geflechten, die in der nach einem Schema aus dem Lehrbuch von Cajal und Tello (1931, Abb. 526) angefertigten Abb. 145 zu sehen sind, hat das besonders grobmaschige Netz, das der Ringmuskulatur am nächsten liegt und ihr von innen her Nervenfasern zuführt unter der Bezeichnung Plexus entericus internus eine gewisse Sonderstellung erhalten. Dieser besteht nach Stöhr jr. (1930) im Vergleich zu dem mit ihm zusammenhängenden Plexus myentericus aus viel dünneren Bündeln mit kleineren Ganglien und zeigt auch in der Anordnung und Größe der Maschen eine viel größere Unregelmäßigkeit. Stränge von sehr wechselnder Stärke verbinden die einzelnen Geflechte der Submucosa miteinander, tauschen an den Knotenpunkten ihre Fasern, die ebenfalls eine sehr verschiedene Dicke haben, in der mannigfaltigsten Weise miteinander aus und werden gegen die Schleimhaut immer feiner. In den Knotenpunkten finden sich außerdem, besonders zahlreich in der mittleren Lage, kleinere und auch größere Gruppen von Ganglienzellen (Abb. 125), die ähnliche Formen zeigen wie im Plexus myentericus, aber kleiner sind [Stöhr (1896)]. Im Duodenum werden von diesen Geflechten aus auch die Brunnerschen Drüsen innerviert, wie bei den *Säugetieren* (S. 320) genauer beschrieben wurde.

Vom Plexus submucosus in die Schleimhaut abgehende Äste bilden dann innerhalb der Muscularis mucosae und an ihrer Innenseite ein diese mit Nervenfasern versorgendes, dichtes, feinmaschiges Geflecht. Weiter nach innen ziehend umgeben sie die Krypten und dringen schließlich im Dünndarm bis in die Spitzen der Zotten vor, wo sie an der Oberfläche ein besonders dichtes Geflecht bilden (Abb. 145). Die Endigung der Nerven erfolgt in der Schleimhaut teils an den in ihr verlaufenden Muskelfasern und an den Gefäßen, teils unmittelbar unter dem Epithel. Die den Nervenfasern hier und auch in den anderen Schichten angelagerten interstitiellen Zellen sind, wie bei den *Säugetieren* (S. 321) erwähnt und von Stöhr jr. (1928) in diesem Handbuch (Band IV/1 S. 362) besprochen wurde, keine Ganglienzellen, doch herrschen über ihre Deutung als Schwannsche Zellen oder als Bindegewebszellen noch verschiedene Auffassungen. N. G. Kolossow und Polykarpowa (1935) betrachten das Schwannsche Syncytium als gemeinsame Leitbahn für alle Fasern der Endabschnitte des autonomen Nervensystemes.

Eine ähnliche Verteilung wie im Dünndarm zeigen die Nerven auch im Dickdarm des *Menschen*. Abgesehen von dem Fehlen der Zotten bedingt aber die besondere Anordnung der Längsmuskulatur Unterschiede, wie sie nach den Angaben von Schabadasch (1930) für *Macacus rhesus* oben (S. 321) beschrieben wurden. L. R. Müller (1912) meint, daß der Plexus myentericus im Mastdarm noch mehr Ganglienzellen enthält als im übrigen Darm und die Zellen des ersten Typus von Dogiel können hier nach Murat (1933) eine besondere Größe erreichen.

Auch im Wurmfortsatz erscheinen die Nerven nach L. R. Müller (1912, 1924) und Villa (1924) ähnlich angeordnet, doch sind die Ganglienzellen im

Plexus myentericus kleiner und bilden keine so großen Anhäufungen, obwohl sie auch sehr zahlreich sind. REISER (1935) findet aber, daß die Nerven im Wurmfortsatz nicht zu einem Plexus myentericus und submucosus zusammengefaßt sind, sondern unabhängig von der Muskelschichtung 3—4 Maschensysteme bilden. An ihren Verzweigungsstellen finden sich Ganglienzellen des 1. und 2. Typus von DOGIEL. Die von diesen Geflechten ausgehenden sekundären enthalten weniger und kleinere Ganglienzellen und in den anschließenden tertiären kommen solche nur mehr selten vor. Diese Geflechte bilden schließlich mit ihren Verzweigungen das präterminale Netzwerk, aus dem dann das Terminalreticulum hervorgeht, das sich bis zum Eintritt allerfeinster Nervenfasern in das Plasma der glatten Muskelfasern nachweisen läßt. So hängen auch nach diesem Autor hier alle Nervenelemente syncytial plasmatisch zusammen.

L. R. MÜLLER (1912, 1924) und KUNTZ (1913) haben ein Schema der Darminnervation gegeben, doch bleiben dabei feinere Einzelheiten in der Anordnung der Nerven unberücksichtigt und die Versuche, eine klare Vorstellung über die Art ihrer Funktion zu gewinnen, haben noch zu keinem befriedigenden Ergebnis geführt. Zweifellos handelt es sich in der ganzen Darmwand vorwiegend um efferente, motorische Nervenfasern und die Unterscheidung der verschiedenen Plexus erfolgt, wie auch SCHABADASCH (1930) hervorhebt, mehr nach ihrer Lage. MIURA (1913) hat angenommen, daß die Muscularis propria fast ausschließlich durch den Nervus vagus, die Muscularis mucosae aber über den Plexus submucosus vom Sympathicus allein versorgt wird, doch herrscht über die Beteiligung der beiden Nervenarten an den Geflechten der Darmwand noch keine Klarheit. Nach den Untersuchungen von LAWRENTJEW (1931) am Plexus myentericus wäre aber eine Entscheidung über die Zugehörigkeit der verschiedenen Ganglienzellen möglich.

Auch über das Zustandekommen der Darmbewegungen werden noch immer verschiedene Ansichten vertreten, wie schon bei deren Besprechung (S. 290ff.) erwähnt wurde. Neben der neurogenen und der myogenen Theorie wurden auch Hypothesen aufgestellt, die beide Auffassungen mehr oder weniger vereinigen [HUBER (1900), KUNTZ (1913, 1922), E. MÜLLER (1921), LANGLEY (1922), CARPENTER (1924), SCHILF (1925), S. JOHNSON (1925), HILL (1927), STÖHR jr. (1928), MORIN (1929, 1931)]. Eine Entscheidung wird nach VAN ESVELD (1928) dadurch erschwert, daß eine vollkommene Trennung der funktionsfähigen Muskulatur von den Ganglienzellen nicht möglich ist. MORIN (1929) nimmt ähnlich wie NOLF (1929) beim *Huhn* an, daß der autonome Apparat der Darmwand sich aus Längsketten von Ganglienzellen mit verhältnismäßig langen, nach abwärts gerichteten Neuriten zusammensetzt, von denen Kollateralen zu kleinen, an den Muskelfasern endenden Querneuronen gehen. Zu diesen intramuralen Zentren, die aus dem Plexus myentericus und den der Muskelhaut innen und außen anliegenden Geflechten bestehen, gelangen mit den zum Darm tretenden Nerven erregende parasympathische Fasern, die kranial aus dem Vagus und caudal aus den Nervi erigentes stammen, und hemmende sympathische Fasern vom Splanchnicus. Ihre Wirkung hängt von den Ionenverhältnissen ab. An der myoneuralen Verbindung aber wird nach MORIN (1931) eine beim Vagus für Cholin, beim Sympathicus für Adrenalin empfindliche Substanz angenommen. Nach Untersuchungen von N. G. KOLOSSOW und SABUSSOW (1932) am Darm der *Taube* besteht das autonome System, das ausschließlich efferent ist, aus dem vom Zentralnervensystem kommenden präganglionären Neuron und einem zweiten in einem peripheren Ganglion. Bei Versuchen am Rectum der *Katze* kamen N. G. KOLOSSOW und POLYKARPOWA (1935) aber zu dem Ergebnis, daß das sympathische Neuron extramural liegt und ohne Unterbrechung bis zu den Endorganen in dem von ihm innervierten Gewebe verläuft. Nach anderen

Auffassungen stellt das ganze vegetative Nervensystem dagegen, wie oben (S. 324) erwähnt wurde, ein Syncytium dar und läßt sich überhaupt nicht in einzelne Neurone einteilen [STÖHR jr. (1934, 1935)].

Die Verbindungsfasern zwischen dem Plexus myentericus und submucosus hält KUNTZ (1913, 1922) für Reflexbögen und nimmt solche Verbindungen auch zwischen den einzelnen Ganglien jedes Plexus an. Nach N. G. KOLOSSOW und SABUSSOW (1932) enthält der periphere Abschnitt des autonomen Nervensystems des Darmes mindestens zwei wechselseitig verbundene Neurone, wodurch vielleicht der mehrfach angenommene örtliche Reflexbogen zustande kommt. So wurde die früher (S. 242 f.) erwähnte Feststellung A. EXNERs (1902), daß sich die Darmschleimhaut gegen eine Verletzung durch spitze Körper schützt, indem sie diese durch Kontraktion ihrer Muskulatur umdreht, auf lokale Reflexe innerhalb der Darmwand zurückgeführt, doch sind dafür noch keine sicheren Beweise erbracht [STÖHR jr. (1928), OSHIMA (1929)].

Die vom Plexus submucosus in die Schleimhaut eindringenden Äste innervieren vor allem die Muscularis mucosae, ferner die Muskulatur der Zotten und deren Gefäßsystem, wodurch auch der mit der Verdauungstätigkeit wechselnde Blutkreislauf geregelt wird. Über das Vorkommen sekretorischer und sensibler Endigungen werden noch verschiedene Ansichten vertreten. KOELLIKER (1896) glaubte in den Zotten wie auch in der Muskulatur des Darmes freie Endigungen markloser Nervenfasern gefunden zu haben, doch konnten typische sensible Nervenendigungen in der Darmwand bisher nicht nachgewiesen werden, obwohl physiologische Befunde afferente Neurone fordern [STÖHR jr. (1928), S. 363 f., N. G. KOLOSSOW und SABUSSOW (1932)]. Nach L. FISCHL (1920) werden im Anus bis 1 cm oberhalb der Schleimhautgrenze Schmerzen, Kälte und Wärme aufs feinste empfunden und lokalisiert, während der übrige Darm weder in der Serosa noch in der Mucosa sensible Nervenfasern zu enthalten scheint. BRÜNING und GOHRBANDT (1922) fanden, daß Schmerzen im Darm nur durch häufige Muskelkontraktionen erzeugt werden, daß aber die Schleimhaut des Darmes im Gegensatz zu seiner äußeren Oberfläche doch eine Sensibilität besitzt, und die auffallend reichliche Ausbreitung von Nervenfasern unter dem Oberflächenepithel der Zotten, die auch OSHIMA (1929) festgestellt hat, macht es wohl wahrscheinlich, daß unter ihnen auch sensible vorhanden sind.

IV. Die Darmabschnitte von besonderem Bau und der Darminhalt.

1. Der Magen-Darm-Übergang und das Duodenum.

Der Übergang des Magens in den Darm wird in Verbindung mit ersterem von PLENK (1932) im Bande V/2 (S. 168 f.) dieses Handbuches behandelt. Er vollzieht sich bei *Amphioxus, Cyclostomen, Holocephalen, Dipnoern* und verschiedenen *Teleostiern*, bei denen nach dem früher (S. 12) Gesagten zwischen Speiseröhre und Darm kein histologisch differenzierter Magen eingeschaltet ist [OPPEL (1896), SCHACHT (1931), JACOBSHAGEN (1932) u. a.], am Ende der ersteren, bei allen anderen *Wirbeltieren* am Rande des Pylorus, indem hier meist plötzlich ohne eine Zwischenzone die typische Darmschleimhaut beginnt. Bei einzelnen *Amphibien* und *Reptilien* zeigen die Krypten am Anfang des Dünndarmes eine stärkere Ausbildung und stellen besonders bei den *Krokodilen* Vorläufer der Duodenaldrüsen dar, wie bei diesen (S. 169 f.) besprochen wurde. Bei den *Vögeln* fehlen solche, doch finden OPPEL (1896), ZIETZSCHMANN (1908) und CLARA (1934) anschließend an den Muskelmagen eine Grenzzone mit besonderem Epithel und Drüsen, die vielleicht den Pylorusdrüsen entsprechen.

Unter den *Säugetieren* bilden die *Monotremen* infolge sekundärer Anpassung an die besondere Beschaffenheit der Nahrung insofern eine Ausnahme, als sich nach OPPEL (1896—97) das den Magen dieser *Tiere* auskleidende geschichtete Pflasterepithel bis in den Anfang des Darmes hinein erstreckt, so daß die Ausführungsgänge der Duodenaldrüsen, bei *Echidna* zahlreicher als bei *Ornithorhynchus*, durch solches zur Oberfläche führen, wie früher (S. 170) beschrieben wurde. Beim *Nilpferd* beginnen die Darmzotten nach NIEDZWETZKI (1925) erst 28 cm unterhalb des Pylorus, während sie gewöhnlich unmittelbar an das Oberflächenrelief des Magens anschließen, vereinzelt aber nach DEIMLER (1905) bei allen *Haussäugetieren* schon in der Pars pylorica des Magens auftreten. Der Übergang des Epithels ist bei diesen nach den Angaben von HOCK (1899) ebenfalls kein scharfer, sondern wird durch das Auftreten von Zwischenformen vermittelt, und nach F. P. MARTIN (1910) kommen auch Nester von Darmepithel im Magen und solche von Magenepithel im Darm vor. CUTORE (1927) findet bei *Katze* und *Hund* an der Oberfläche der Duodenalseite der Valvula pylorica neben Zotten mit Darmepithel und Becherzellen einzelne mit typischem Magenepithel und auch solche, die auf der einen Seite dieses und auf der gegenüberliegenden Seite jenes tragen. Auch Darmkrypten können nach DEIMLER (1905) bereits am Ende des Magenabschnittes in Form von Nestern mit Darmepithel an der Oberfläche auftreten. Umgekehrt findet er aber auch im Duodenum Stellen, die Magenepithel und statt der Krypten Drüsen aufweisen, die nach dem Autor mit den Pylorusdrüsen identisch sind, von ihm aber als BRUNNERsche Drüsen bezeichnet werden, obwohl es sich in solchen Fällen zweifellos um Inseln von Pylorusschleimhaut mit heterotopen Drüsen handelt. Die beiden Drüsenarten sind ja infolge ihrer nahen Verwandtschaft, wie früher (S. 186ff.) ausgeführt wurde, oft schwer zu unterscheiden und da einzelne Pylorusdrüsen nahe der Grenze bereits die Muscularis mucosae durchbrechen, während umgekehrt Läppchen der Duodenaldrüsen auch über dieser innerhalb der Schleimhaut liegen können, ist es meist kaum möglich, eine scharfe Grenze zwischen ihnen zu ziehen.

In ähnlicher Weise vollzieht sich der Übergang auch beim *Menschen*. Entsprechend ihrer Entwicklung zeigt die Schleimhaut des Magens nach PLENK (1931, 1932, S. 91, 130) schon in der Nähe des Pylorus eine zottenförmige Oberflächengestaltung. Nach GIANELLI (1934) setzen sich die Trennungsleisten zwischen den Magengrübchen in die Zotten fort, während der Mündungsabschnitt der Krypten den tieferen Teilen der Magengrübchen und den Schaltstücken entspricht, wie sich bei der Entwicklung zeigt und schon von LEHNER (1923) und PLENK (1931, 1932, S. 90f.) festgestellt wurde. Die beiderseitigen Drüsen aber können sich nach BÖHM und v. DAVIDOFF (1895), PASCHKIS und ORATOR (1923), SPATH (1926), GIANELLI (1934) u. a. sogar durchdringen und zeigen in ihrer Anordnung auch individuelle Unterschiede. Ebenso wie ferner im Bereiche des Magens schon vor Beginn der Duodenaldrüsen Darmepithel an der Oberfläche oder in den Schaltstücken und selbst in größerer Ausdehnung als Darmschleimhautinseln angeboren [SCHAFFER (1897), ASCOLI (1901), PLENK (1932, S. 109, 138) u. a.] oder infolge pathologischer Zustände [STOERCK (1922), MOSZKOWICZ (1922, 1924), CHUMA (1923), HAMPERL (1927, 1928)] vorkommt, finden sich auch im Duodenum Einsprengungen von Magenepithel oder sogar mukoide Drüsen in unmittelbarer Verbindung mit jenem [PLENK (1932, S. 162, 168)]. Außer älteren Angaben hierüber erwähnt SPATH (1926) eine derartige Magenschleimhautinsel bei einer 46jährigen Frau jenseits, aber nahe der auffallend scharfen, wellig verlaufenden Grenzlinie des Pylorus als papillenartige Erhebung mit wenig tiefen Magengrübchen und Drüsen, die vorwiegend den Pylorusdrüsen gleichen, jedoch zweierlei Zellen enthalten. Ein ganz ähnlicher

Befund ist in der Abb. 103 dieses Beitrages zu sehen. Wie schon bei den Duodenaldrüsen (S. 191) erwähnt wurde, können aber auch in diesen, ähnlich, wenn auch
seltener, wie in den Pylorusdrüsen, noch Belegzellen vorkommen [Kaufmann
(1906), Patzelt (1931) u. a.]. In diesem Zusammenhang sei ferner bemerkt,
daß Magenschleimhautinseln auch in dem später (S. 349f.) zu besprechenden
Meckelschen Divertikel vorkommen [Hamperl (1928) u. a.], und daß Poindecker (1912) auf der Oberfläche eines Dünndarmpolypen Pylorus- und Fundusdrüsen gefunden hat.

Die Muscularis mucosae löst sich infolge des Eindringens von Drüsen
nach den Angaben von Hock (1899) für verschiedene *Haussäugetiere* bereits
über dem Sphincter pylori in ein Maschenwerk von Muskelzügen auf und zeigt
auch in dem anschließenden Duodenum bei den einzelnen *Säugetieren* je nach
der Menge der Duodenaldrüsen in wechselnder Ausdehnung Unterbrechungen.
Dasselbe gilt nach dem früher (S. 240f.) Gesagten auch für den *Menschen*, bei
dem die Drüsen am Anfang des Duodenum fast die ganze Submucosa einnehmen.

Von der Muscularis propria des Magens setzt sich die äußere Längsmuskulatur meist zu einem beträchtlichen Teil in jene des Duodenum fort.
Dagegen ist die zirkuläre Muskulatur, die sich zu dem mächtigen Sphincter
pylori verdickt, wie schon Plenk (1932, S. 120) eingehend beschrieben und
auch in einer Abbildung von Lehner gezeigt hat, fast immer durch eine Bindegewebsschichte von der Ringfaserschichte des Duodenum vollständig getrennt.

Der als Antrum oder Bulbus duodeni bezeichnete, etwas erweiterte
Anfangsteil des Dünndarmes [Lorenz (1923)] besitzt nach Maeda (1924) und
Fahr (1928) meist noch keine Kerckringschen Querfalten, sondern ist entweder
faltenlos oder weist nur unregelmäßige Falten auf, wobei vielfach Nischen-
bildungen entstehen; dies soll auf den Unterbrechungen der Muscularis mucosae
durch die Duodenaldrüsen beruhen, die oft bis zum Oberflächenepithel reichen.
Mitunter treten auch Längsfalten auf, wodurch nach Stracker (1909) das
Frenulum der Plica longitudinalis höher werden kann. Halpert (1926) fand in
einigen Fällen auch im mittleren Drittel der Pars descendens keine irgendwie
hervorragenden Ringfalten. Baumeister (1926) beschreibt im unteren Quer-
schenkel des Duodenum einen Sinus, der im Röntgenbild als deutliche Erweiterung nur selten vermißt wird und den von oben zuströmenden Darminhalt teilweise zeitweilig zurückhält; er soll dazu bestimmt sein, diesen mit
den aus der Papilla Vateri heraustretenden Verdauungssäften zu mischen.

Nicht so selten kommen im *menschlichen* Duodenum Divertikel vor, die
nach Jach (1899) immer auf pathologische Zustände zurückzuführen und
größtenteils Pulsionsdivertikel sein sollen. Baldwin (1911) fand bei der Untersuchung des Duodenum von 105 *Menschen* 15 Divertikel, von denen sich in
einem Fall 2 unmittelbar kopfwärts von der Papilla minor fanden, während 7
in unmittelbarer Beziehung zur Papilla major standen und 6 den unteren Abschnitt des Duodenum betrafen; alle lagen aber auf seiner linken Seite gegen
das Pankreas, in das sich 4 direkt hinein erstreckten, und ihre Wand zeigte
stets alle Schichten des normalen Darmes. Sicé (1911) hat die Divertikel als
Pankreasknospen aufgefaßt, die in der Entwicklung gehemmt sind. Weitere
Befunde stammen von Linsmayer (1914), J. J. Hunter (1922), Bostian (1930)
und Weiss (1929), der bei einer 58jährigen Frau im unteren Teil des Duodenum
und noch einem Stück des Jejunum, in dem ebenso wie in den übrigen Darmabschnitten gelegentlich auch solche Bildungen vorkommen, am Mesenterialansatz eine große Menge kleinerer und größerer divertikelartiger Ausstülpungen
fand; sie hatten eine kugelige oder bucklige Oberfläche und eine dünne Wand
mit wechselnd breiter Muskelschichte, die gegen die Kuppe vollständig fehlte,

was auf angeborene multiple Defekte der Ringmuskelschichte als Ursache hinweisen soll.

2. Die Mündung der Leber und des Pankreas in den Darm.

Wie bei der allgemeinen Differenzierung des Darmes in der *Tier*reihe (S. 10 f.) besprochen wurde, treten unter den *Wirbellosen* als Vorläufer der Leber schon bei *Röhrenquallen* besondere Ansammlungen sekretorischer Zellen und bei manchen *Würmern* Anhängsel am Mitteldarm auf, die bei *Arthropoden* teils ebenfalls als Leberschläuche selbständig bleiben, teils zu einem einheitlichen Organ verschmelzen, das als Mitteldarmdrüse oder Hepatopankreas auch bei den *Brachiopoden, Enteropneusten* und *Tunicaten* vorhanden ist. Unter den *Mollusken* zeigt es sich ebenfalls in verschiedenen Stadien der Ausbildung, die bei den *Cephalopoden* bis zur Absonderung eines kleinen Pankreas fortgeschritten ist.

Abgesehen von den primitiven, an junge Entwicklungsstadien erinnernden Verhältnissen beim *Amphioxus* besitzen auch die *Wirbeltiere* ein eigenes Pankreas, das teils mit der Leber zusammen, teils selbständig in den Darm mündet; nur bei den *Petromyzonten* werden beide Organe nach der Metamorphose durch den Schwund des Ausführungsgangsystemes ganz zu endokrinen Drüsen. Im übrigen ließ J. F. MECKEL (1817) bei den niederen *Wirbeltieren* die Gallen- und Pankreasgänge durchwegs getrennt in den Darm münden, was mitunter auch beim erwachsenen *Menschen* noch vorkommt. Im Darm der *Fische* sind ihre Mündungen zwar manchmal weiter voneinander entfernt, manchmal aber liegt der Ductus pancreaticus dem Ductus choledochus unmittelbar an oder geht in diesen über. Beim *Frosch* wie auch bei manchen anderen *Amphibien* nimmt der Gallengang während seines Verlaufes durch das Pankreas dessen Ausführungsgänge auf und zeigt dicht vor der sehr verengten Mündung innerhalb der Darmwand eine beträchtliche Erweiterung [GAUPP (1904)]. Manche *Amphibien* besitzen aber mehrere selbständige Gallengänge [C. K. HOFFMANN (1873—1878)] und vom Pankreas gehen bei *Proteus* [OPPEL (1889)] und anderen *Urodelen* [GÖPPERT (1891)] sogar zahlreiche Ausführungsgänge unmittelbar in den Darm, zum Teil aber mitunter auch in einen Gallengang.

Ähnliches kommt bei *Reptilien* vor, die besonders wechselnde Verhältnisse zeigen [C. K. HOFFMANN (1890)]. So führen bei *Hatteria punctata* nach OSAWA (1897) zwei Gallengänge in den Anfang des Dünndarmes, von denen einer einen Pankreasgang aufnimmt. Ebenso mündet bei *Schildkröten* ein Ductus hepatoentericus getrennt vom Ductus choledochus, der nach VAN DIJK (1935) bei *Chrysemis picta* neben einem Divertikel, das zwei Pankreasgänge aufnimmt, mündet. Bei verschiedenen *Schlangen* finden sich sogar zahlreiche Gallengänge, die sich neben den Pankreasgängen in den oberen, vorderen Teil des Dünndarmes öffnen [POELMANN (1848), C. K. HOFFMANN (1890)], der bei Trigonocephalus nach VAN DIJK (1935) sechs kleine Löcher aufweist, während bei *Psammodynastes pulverulentus* ein aus Gallen- und Pankreasgang hervorgehender Ausführungsgang neben einem selbständigen des Pankreas mündet. Bei *Lacerta agilis* finden sich die Mündungen von 3—4 Gallengängen gemeinsam auf der dicht hinter der Pylorusfalte liegenden Papilla duodenalis [LEYDIG (1872), R. KRAUSE (1922)]. Der lange Ductus choledochus von *Varanus komodoensis* öffnet sich nach VAN DIJK (1935) in geringer Entfernung vom Pylorus in den Darm, ungefähr an derselben Stelle wie auch ein Ductus hepaticus, und ganz in der Nähe münden außerdem sechs Pankreasgänge. Der *Gecko Gymnodactylus kotschyi* besitzt nach L. TH. EVANS (1935) während der Entwicklung zunächst außer dem Ductus choledochus noch drei selbständig mündende Pankreasgänge, die aber nacheinander teils mit jenem verschmelzen, teils verschwinden, so daß schließlich alle zusammen durch einen gemeinsamen Gang in den Darm führen. Die wechselnden Befunde VAN DIJKs (1935) bei Embryonen von *Gecko verticillatus* dürften daher auch verschiedene Entwicklungsstadien darstellen. Bei *Krokodilen* ist die Mucosa und Submucosa nach TAGUCHI (1920) an der Durchtrittstelle des Ductus choledochus und pancreaticus beträchtlich verdickt und enthält bei *Alligator sinensis* in diesem Bereiche zahlreiche pigmentierte Bindegewebszellen. Nach VAN DIJK (1935) findet sich im Duodenum von *Crocodilus intermedius* und *niloticus* eine Papille, auf der ein Ductus cysticus, ein Ductus hepaticus und ein Pankreasgang münden.

In den Darm der *Vögel* führen meist 2 Gallengänge und 1—3 Pankreasgänge [GADOW (1879), FELIX (1892)]. So finden sich bei der *Taube* nach R. KRAUSE (1922) beide Gänge in der Zweizahl; der rechte Ductus hepaticus mündet caudal verlaufend in die Mitte des aufsteigenden Duodenalschenkels, dicht über der getrennten Mündung der beiden in kranialer Richtung zur linken Darmwand führenden Ductus pancreatici, während der beträchtlich kürzere und stärkere linke Ductus hepaticus sich in den absteigenden Duodenalschenkel ungefähr 1 cm vom Pylorussack entfernt öffnet. Das *Huhn* weist nach CALHOUN (1933) eine Duodenalpapille auf, in der 3 Gallen- und 2 Pankreasgänge münden.

Bei den *Säugetieren* mündet der Gallengang in sehr wechselnder Entfernung vom Magen, worauf das Vorhandensein einer Gallenblase nach F. C. MANN, BRIMHALL und FOSTER (1920) ebensowenig von Einfluß ist, wie auf die Größe des Ganges. Die Entfernung ist bei *Carnivoren* und beim *Schwein* sehr gering, beim *Schaf* dagegen sehr groß und beträgt beim *Rind* bis über 0,5 m. Das Pankreas hat in der Regel zwei Ausführungsgänge, von denen der kleinere meist selbständig in wechselnder Entfernung vor oder hinter dem Gallengang mündet, manchmal aber auch ganz fehlt. Der größere, mitunter einzige Pankreasgang mündet bei *Ornithorhynchus, Beuteltieren, Celuceen, Carnivoren,* manchen *Wiederkäuern* und dem *Pferd* in den Gallengang, bei *Echidna,* den meisten *Nagern, Rind* und *Schwein* getrennt in wechselnder, beim *Kaninchen* besonders großer Entfernung unterhalb des Gallenganges [MILNE EDWARDS (1860), NUHN (1878), FELIX (1892), ELLENBERGER und MÜLLER (1896), OPPEL (1900), SCHACHE (1907), ELLEN-BERGER und BAUM (1926) u. a.].

An der Mündung des Gallenganges findet sich nach STRACKER (1909) fast regelmäßig ein Schleimhautvorbau in Form eines Längswulstes, während die Mündung der Pankreasgänge häufig die Form einer Papille hat, öfters aber keine Erhebung bildet. Nach BAUMANN und SCHMOTZER (1912) durchbohren Ductus choledochus und Wirsungianus beim *Pferd* schräg die Darmwand, noch durch ein Septum getrennt, und münden in ein Diverticulum Vateri, das außer einer eigenen Ringfalte noch eine zweite Falte als Fortsetzung der Leber-gangwand besitzt. Der Ductus Santorini mündet an der gegenüberliegenden Seite auf einer Papille, deren Größe in umgekehrtem Verhältnis zu jener des Divertikels steht. Beim *Rind* dagegen münden Gallen- und Pankreasgang getrennt ohne divertikelartige Erweiterung auf je einer eigentümlichen, der Darmschleimhaut einseitig aufliegenden und. mit ihr verwachsenen Papille. Beim *Schaf* vereinigen sich beide Gänge zu einem Rohr, das parallel zum Darm verlaufend seine Wand schräg durchbohrt und in einer liegenden Papille aus-mündet. Der Gallengang des *Schweines* mündet ebenfalls in einer liegenden, aber etwas kürzeren Papille, in der er eine Erweiterung bildet, während der Ductus pancreaticus eine etwas längere, aber weniger stark gegen das Lumen vorragende, liegende Papille ohne Erweiterung des Endstückes bildet. Manchmal setzt sich die Plica nach STRACKER (1909) in ein Frenulum fort, das nach einer bereits von LUSCHKA (1869) ausgesprochenen Ansicht ein Ausläufer des Gallen-ganges ist und daher in seinem an diesen anschließenden Teil von hoch-prismatischem Epithel ausgekleidete Buchten und Muskulatur enthält, die sich in dem caudalen, eine sekundäre Bildung darstellenden Teil meist verliert. Statt anderer Falten kommen bei *Tieren* nur Runzeln ähnlich wie am Anfang des extrauterinen Lebens beim *Menschen* vor. Ein zottenfreies Gebiet ist nach CESTARI und TANTINI (1933) bei *Hund, Kalb, Schwein* und *Kaninchen* nicht vorhanden.

Das Ende des Gallen- bzw. Pankreasganges verläuft nach STRACKER (1909) bei den *Tieren* auf eine längere Strecke als beim *Menschen* in der Darmschleimhaut. Die Darmzotten gehen an der rundlichen Öffnung in die Falten im Inneren über; diese sind meist gut ausgebildet und ähneln in ihrer Form und Anordnung sehr denen des *Menschen*. Beim *Schaf* und *Pferd* jedoch zeigt die Innenseite der Gänge außer niedrigen Leistchen und Kratern keine Erhebungen, und beim *Rind* sind zwar deutlichere leistenartige Bildungen, aber keine Falten vorhanden. Solche sind im Gallengang immer stärker ausgebildet als im Pankreasgang. Das als Diverticulum Vateri bezeichnete gemeinsame Endstück der beiden Gänge weist ein hochprismatisches Epithel auf, das auch die zahlreichen Buchten auskleidet. In diese münden Drüsen, die sich nach RANVIER (1886b) von den BRUNNERschen Drüsen unterscheiden, nach PILLIETS (1894) Befunden beim *Kaninchen* und *Hund* wie auch nach den Angaben von RENAUT (1899), ihnen aber sehr ähnlich sind und nach STRACKER (1909) eine Modifikation der Duodenaldrüsen darstellen.

An der Mündung des Gallenganges haben schon S. H. GAGE (1879) bei der *Katze*, ODDI (1887) bei *Hund, Schaf, Rind, Schwein* und *Katze* und HENDRICKSON (1898, 1900) beim *Hund* und *Kaninchen* ebenso wie beim *Menschen* einen Sphinkter gefunden, der dort, wo der Pankreasgang getrennt mündet, auch an diesem vorhanden ist. STRACKER (1909) konnte einen solchen ebenfalls an den Enden beider Drüsengänge immer feststellen, gleichgültig ob sie getrennt oder gemeinsam münden. Nach F. C. MANNS (1920) Befunden bei *Hund, Katze, Kaninchen, Meerschweinchen, Rind, Ziege, Schwein, Schaf,* gestreifter *Gopher* und *Maus,* die alle eine Gallenblase besitzen, und bei *Pferd, Hirsch, Ratte* und *Taschengopher,* denen durchwegs eine Gallenblase fehlt, ist unabhängig hievon immer ein Sphinkter vorhanden, der einen Verschluß des Gallenganges bewirken kann, doch zeigen sich in der Anordnung der Muskelfasern wie auch im Verlaufe des gemeinsamen Ganges durch die Duodenalwand beträchtliche Unterschiede. Nach CESTARI und TANTINI (1933) reichen die Muskelfasern bei *Tieren* gewöhnlich nicht bis zur Höhe der Papille. Beim *Meerschweinchen* geht der Ductus choledochus nach HIGGINS (1927) in eine sehr muskulöse Tasche über, deren Ein- und Ausgang durch sphinkterartige Vorrichtungen verschlossen werden kann. Während der Entleerung der Galle verlaufen rhythmische Kontraktionswellen über die Tasche hin. Da der Gallengang beim *Meerschweinchen* die Darmwand in gerader Richtung durchsetzt, wird durch diese Vorrichtung der Eintritt von Darminhalt in ihn verhindert. Gegenüber den Behauptungen, daß die Peristaltik der Darmwand die Hauptrolle beim Abfließen der Galle spielt, haben HIGGINS und F. C. MANN (1927) beim *Hund* nach Trennung des Gallenganges vom Duodenum durch elektrische Reizung des intramuralen Gangabschnittes festgestellt, daß eine Kontraktion eintritt, die das Durchfließen noch bei einem stärkeren Druck hemmt als bei dem Sekretionsdruck der Leber und dem durch Kontraktion der Gallenblase hervorgerufenen Druck. Nach SAKURAIS (1926) Untersuchungen bei *Kaninchen* wird der vorderste Sphinkter in entgegengesetztem Sinne innerviert wie die Portio duodenalis, und zwar durch den Vagus erweitert und durch den Sympathicus verengt.

Für den *Menschen* haben die mehrfachen eingehenden Untersuchungen über die Mündung der Leber und Bauchspeicheldrüse in den Darm ziemlich wechselnde Verhältnisse ergeben. Wie schon J. F. MECKEL (1817), LETULLE und

Nattan-Larrier (1898), Stracker (1909), Halpert (1926), Dardinski (1935) u. a. festgestellt haben, zeigt sich dies in der mehr oder weniger vollkommenen Erhaltung der entwicklungsgeschichtlich selbständigen Mündung des Ductus pancreaticus accessorius Santorini auf der Papilla minor und in der Art der Vereinigung des Ductus pancreaticus major Wirsungi mit dem Ductus choledochus, sowie in der Ausbildung der die Mündung dieser Gänge enthaltenden Papilla major Vateri, die meist eine Längsfalte darstellt und daher als Plica longitudinalis bezeichnet wird.

Sie ist, wie auch Cestari und Tantini (1933) angeben, beim *Menschen* stets vorhanden und findet sich ungefähr im mittleren Drittel der Pars descendens des Duodenum, und zwar an seiner medialen, konkaven Seite oder an der hinteren Wand. Nach Stracker (1909) beträgt die Entfernung des oberen Randes der Öffnung von der Höhe des Pyloruswulstes bei aufgeschnittenem Darm meist 80—95 mm, schwankt aber zwischen 55 und 142 mm. Nach Maeda (1924) sitzt die Papilla major bei Japanern etwas höher als bei Europäern, in einer Entfernung vom Pylorus, die annähernd der halben Länge des Duodenum entspricht. Sie kann nach Sicé (1911) bloß 7—10 mm groß sein und 5—6 mm vorspringen, oder eine Größe bis zu 20 mm erreichen und nur 2 mm vorspringen. Mitunter finden sich, wie dieser Autor und Helly (1900) angeben, zwei isolierte oder aber vereinigte Papillen mit der Mündung der beiden Gänge. Strauss (1923—24) fand bei der Untersuchung von 50 Leichen, daß der Ductus choledochus und pancreaticus Wirsungi in der Norm gemeinsam in eine Ampulle münden, doch kommen hievon verschiedene Abweichungen vor; mitunter öffnen sich beide Gänge gemeinsam auf der Papilla Vateri, oder durch eine Schleimhautfalte getrennt auf dieser, bzw. in der Ampulle und manchmal mündet der Ductus choledochus nach vorheriger Aufnahme des Ductus Wirsungi allein oder nur mit dem Ductus pancreaticus minor auf der Papille. Holzapfel (1930) fand unter 50 Leichen neben einem Fall mit Vereinigung beider Gänge in der Papille 10mal eine gemeinsame Mündung beider Gänge in einer Papille, 30mal eine getrennte Mündung in einer Papille und 9mal eine getrennte Mündung in zwei Papillen, die bis zu 21 mm voneinander entfernt sein können, wobei der Gallengang immer näher dem Magen mündet als der Ductus Wirsungi; ebenso sollen beim Neugeborenen sehr häufig zwei Höcker vorhanden sein, von denen der proximale die Gallengangmündung enthält.

Die ganze Plica longitudinalis duodeni, deren wechselndes Verhalten besonders eingehend von Stracker (1909) und bei Japanern von Maeda (1924) beschrieben wurde, besteht aus dem dickeren proximalen Corpus plicae, das am distalen Ende die Mündung aufweist, und aus dem nach abwärts anschließenden Frenulum. Beide Anteile können, wie auch Buškowič (1928) angibt, schwach ausgebildet sein oder sogar fehlen. In ihrer einfachsten Form stellt die Plica ein Loch ohne jede Erhebung dar; bei höherer Differenzierung erscheint sie als warzenförmige Bildung, häufig mit anschließenden Falten, und Übergänge verbinden diese mit der viel häufigeren Wulstform. Deren Länge beträgt 0,5—2,3 cm, meist um 12 mm, ihre Höhe 2—6 mm, ihre Breite 0,3—1 cm. Die Art der Einsenkung in die Schleimhaut wechselt ebenfalls. Die Ränder verlaufen meist parallel, manchmal divergieren sie gegen den Pylorus. Oft sind der Plica Quer- und Längsfalten aufgelagert; von den ersteren ragen nach Halpert (1926) jene, die unmittelbar über der Plica liegen, und die erste unter der Öffnung der Papille stärker als irgendeine andere vor, während sonst im mittleren Drittel der Pars descendens duodeni mitunter keine irgendwie hervortretenden Ringfalten vorhanden sind. Buškovič (1928) beschreibt als Plica suprapapillaris duodeni eine Querfalte, die die Papille von oben bedeckt. Das Frenulum, das später eingehend besprochen wird, zeigt ebenfalls eine wechselnde

Form und Länge und teilt sich nach STRACKER (1909) und HALPERT (1926) manchmal in 2—3 schwach divergierend nach abwärts verlaufende Falten. Wenn die Mündung des Divertikels die Form eines Längsschlitzes hat, erstreckt sie sich öfters auf das Frenulum. HALPERT (1926) fand die Papilla Vateri in einigen·Fällen in die Höhle eines kongenitalen Divertikels von Walnußgröße einbezogen, in dessen Inneres aber durch die kleine Öffnung während des Lebens scheinbar kein Darminhalt eingetreten ist.

Die Form der Plica hängt nach STRACKER (1909) und HALPERT (1926) von der wechselnden Dicke der Schleimhaut und vor allem von der Länge des in der Submucosa und Mucosa verlaufenden Gangstückes ab, die bei Längswülsten 13,5—19 mm, bei warzenförmiger Gestalt 8—12 mm beträgt; während der Gang im ersteren Falle fast parallel zur Muskelschichte verläuft, bildet er in letzterem mit dieser einen Winkel von 30° oder mehr. Sein Durchmesser beträgt 3,5—4,5 mm. Unter 150 Fällen fand STRACKER (1909) bei normal auf einer eigenen Papille mündendem Ductus Santorini 5mal auf der Plica 2 oder 3 Öffnungen, die teilweise auf sekundären Warzen lagen, meist nur durch schmale Brücken getrennt waren und in einen gemeinsamen Raum führten, wie er dies auch bei einem *Affen* und *Löwen* festgestellt hat; nur einmal führte die untere Öffnung in einen Blindsack, während in das darüberliegende Divertikel Pankreasläppchen mündeten.

Die Ringmuskulatur des Darmes zeigt an der Durchtrittstelle des Ganges nach STRACKER (1909) eine querovale Lücke und ist an seiner Außenseite etwas verdünnt, an seiner Innenseite zugeschärft oder bis zum freien Rand gleich dick, wie schon v. ZNANIECKI (1894—95) beschrieben hat.

Das gemeinsame Endstück des Ductus choledochus und pancreaticus (Wirsungi) bildet das nach VATER benannte **Diverticulum duodenale**. Eine typische, durch Zusammenfließen der beiden Gänge entstandene Ampulle fanden LETULLE und NATTAN-LARRIER (1898) aber ziemlich selten, nämlich 6mal unter 21 Fällen, während STRACKER (1909) sie unter 44 Fällen in 35 festgestellt und nur 7mal vollkommen vermißt hat. Nach SICÉ (1911) ist sie in 48% der Fälle vorhanden und kann auch von den beiden Kanälen unabhängig sein. Nach den Befunden von CESTARI und TANTINI (1933) an 50 Leichen zeigte der Mündungsabschnitt fast immer eine trichterförmige Gestalt mit der Basis gegen die Serosa, nur 2mal dagegen eine allmähliche Erweiterung. Bei Japanern münden die beiden Gänge nach MAEDA (1924) ebenfalls mit Bildung eines ausgesprochenen Divertikels oder ohne solches mit einer gemeinsamen Öffnung, und zwar fanden NAGAI und SAWADA (1925) in 52 Fällen eine typische Ampulle und in 5 Fällen getrennte Gänge, während einmal der Ductus pancreaticus obliteriert war. Die Ampulle hat nach diesen Autoren eine Länge von 4—20 mm und eine Tiefe von 1—9 mm, während der Ductus choledochus 3—10 mm lang und meist weiter, mitunter aber auch gleich weit wie der Ductus pancreaticus ist, dessen Länge 2—7 mm beträgt. Nach STRACKER (1909) schwankt die Länge des Divertikels zwischen 2 und 14, meist aber zwischen 5 und 8 mm. Gewöhnlich tritt der Pankreasgang bei der Mündung von hinten, manchmal aber von rechts her an den Gallengang heran. Die Scheidewand zwischen ihnen reicht manchmal fast bis zur Mündung und vermittelt so einen Übergang zu völligem Fehlen des Divertikels, in welchem Falle sich dann auch die Falten in geschlossenem Zustand bis zur Mündung erstrecken oder als blätterige oder kolbige Gebilde vorragen.

Die **Dünndarmzotten** hören nach STRACKER (1909) gewöhnlich schon in einer Entfernung von 1 mm um den Rand der Öffnung auf, die von einem Saum umgeben ist, der öfter kleine Grübchen aufweist und unter der Lupe ein weich samtartiges Aussehen zeigt; manchmal erscheint er rostartig, indem die

Zotten niedriger werden und in Trabekel übergehen, zwischen denen sich Grübchen finden. Nach Cestari und Tantini (1933) verliert die Darmschleimhaut rings um die Höhe der Papille herum und auf einen Umkreis von etwa 3 mm gänzlich die drüsenartigen Adnexe und die Zotten, zeigt also eine völlig glatte, nur von einer einfachen Epithelschichte bedeckte Oberfläche. Dies wechselt aber, und wie die beigefügten Abb. 149 und 150 zeigen, können sowohl Krypten mit Körnchenzellen am Grunde, wie auch typische Zotten, die im Duodenum großenteils mehr die Form von Kämmen und unregelmäßigen Falten haben, auf der Höhe der Plica bis zur Gallengangmündung oder wenigstens fast

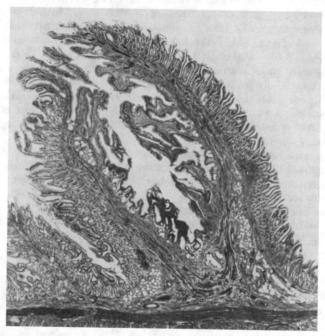

Abb. 149. Querschnitt durch die Plica longitudinalis aus dem Duodenum eines einjährigen Knaben. Divertikel mit Falten, Drüsen und umgebender Muskulatur. Zenker-D.-Häm.-Eosin. Vergr. 19×.

bis zu ihrem von den plumperen Falten des Ganges meist etwas überragten Rand reichen. Auch Duodenaldrüsen kommen eingestreut noch an den Seiten der Plica vor, haben aber nahe der Mündung nur mehr eine geringe Größe.

Wie schon Santorini (1775) festgestellt hat, finden sich im Divertikel und im Endabschnitt der beiden Gänge Falten und breitere Leisten (Abb. 149 und 150). Sie verlaufen nach Stracker (1909) oft winkelig oder bogenförmig, verschmelzen vielfach untereinander und bilden auch Kreise, in deren Tiefe eine Drüse mündet. Sie können spitz auslaufen oder abgerundet enden und kolbig verdickt aus der Öffnung hervorragen. Ihr Rand ist, wie auch Matsuno (1923), Maeda (1924), Nuboer (1931) u. a. angeben, zart oder verbreitert, kann gezahnt sein und Vorsprünge oder verschieden geformte Anhängsel tragen, die nach Cestari und Tantini (1933) die Form von mitunter verzweigten, langen, dünnen oder kurzen, gedrungenen Zotten haben, häufig am Ende keulenförmig verdickt sind und besonders an der Mündung ein reiches Netz von elastischen Fasern enthalten, tiefer aber spärlicher und kürzer werden. An der Einmündung des Pankreas- und Gallenganges in das Divertikel können die Falten gegen das Lumen eingerollt sein, so daß, wie Luschka (1869) angibt,

auch dütenförmige Falten zustande kommen. Über die Mündung des Pankreasganges zieht sich oft eine die beiden Gänge trennende Falte, die auch als eine
Art Klappe gedeutet wurde. Während sich in den Gängen meist nur fortsatzlose Leisten finden, die im Gallengang manchmal weit hinauf reichen, kommen
solche innerhalb des Divertikels häufig nur im untersten Teil und mitunter
auch zwischen den Falten vor. NAGAI und SAWADA (1925) finden im Ductus
choledochus eine netzförmige Oberfläche, im Ductus pancreaticus nahe der
Ampulle netz- oder büschelförmige Figuren und in der Ampulle ein siebförmiges
Aussehen. An seiner oberen Seite weist das Divertikel nach STRACKER (1909)
längs oder schräg gestellte Falten auf, deren Formen häufig gemischt sind;

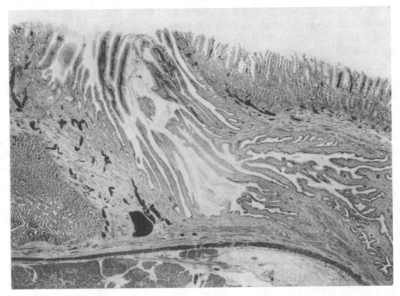

Abb. 150. Längsschnitt durch die Plica longitudinalis aus dem Duodenum eines 5jährigen Knaben. Mündung
des Divertikels mit abgehendem Pankreasgang (Mitte) und Gallengang (rechts). ZENKER-D. Häm.-Eosin.
Vergr. 13×.

bald finden sich bandartige, niedrige Falten in größerer Zahl, bald nur 4—5
höhere, und ihr Verlauf kann mehr ein querer oder spiraliger sein, wie die
Abb. 150 zeigt, so daß eine große Mannigfaltigkeit herrscht. Wenn die beiden
Gänge getrennt ausmünden, zeigen sie fast nur Leisten und bloß am Ende
mächtige Exkreszenzen als Verschlußmechanismus gegen den Darm. Die Falten
des Divertikels entsprechen nicht den zirkulären des Darmes, sondern eher den
Zotten und treten auch ähnlich wie diese sehr früh während der Entwicklung
auf. PORSIO (1930) fand bei einem 9 Monate alten Säugling in der Wand des
Ductus choledochus kollaterale Gänge, die bei Verschluß des Hauptganges
den Gallenabfluß ermöglichen sollen.

Zwischen den Falten finden sich mehr oder weniger große, unregelmäßige
Buchten mit demselben einschichtigen hochprismatischen Epithel, das die
ganze innere Oberfläche überzieht; seine Zellen sind nach CESTARI und TANTINI
(1933) 25—30 μ hoch, weisen ein sich mit Eosin färbendes Plasma auf, das
an der Basis einen ovalen Kern enthält, und bilden einen mit BESTS Carmin
färbbaren Schleim, ähnlich wie das Magenoberflächenepithel [K. W. ZIMMER-
MANN (1927), FEYRTER (1931), PFUHL (1932) u. a.]. Daneben kommen aber
auch typische Becherzellen vor, deren Menge wechselt und an der Mündung

sehr groß sein kann, nach innen aber meist rasch abnimmt. Eingestreut finden sich ferner nach Feyrter (1931) gelegentlich Panethsche Körnchenzellen, basalgekörnte gelbe Zellen und eigentümliche „helle Zellen", von denen bei Besprechung des Ductus pancreaticus accessorius (Santorini) (S. 344) die Rede sein wird.

In der Schleimhaut sind aber nach Stracker (1909) auch enge Hohlräume vorhanden, die oft in Gruppen beisammen stehen, von einem isoprismatischen, helleren Epithel mit kugeligen Kernen ausgekleidet werden und rudimentäre Drüsen darstellen. Solche Abkömmlinge des Oberflächenepithels finden sich, wie auch Matsuno (1926), K. W. Zimmermann (1927), Dardinski (1935) u. a. angeben, ferner in Form längerer, sich meist etwas verzweigender Schläuche, die aus isoprismatischen Zellen bestehen, ein enges Lumen haben und in jene Buchten münden, aber auch in den plumperen Falten liegen können (Abb. 149 und 150). Nach Letulle und Nattan-Larrier (1898) sind sie in der Wand des Ductus Wirsungi weniger reichlich vorhanden als im Ductus choledochus; einzelne Drüsen münden nicht in den Gang, sondern unmittelbar in den Darm, wie auch Cestari und Tantini (1933) festgestellt haben. Sie sind nach diesen Autoren im Gegensatz zu einer Angabe von Zawisch-Ossenitz (1928) auf der Höhe der Papille zahlreicher und sollen einen exkretorischen und einen sezernierenden Teil scharf unterscheiden lassen; in letzterem hat das Epithel eine Höhe von 8—10 μ. Feyrter (1931, S. 532f.) hebt hervor, daß die durch Schlußleisten verbundenen Zellen gewöhnlich unansehnlich sind und daß die an der Basis liegenden Kerne gegenüber dem Cytoplasma überwiegen, doch kommen, wie auch Stracker (1909) festgestellt hat, Übergänge zu den Duodenaldrüsen mit weitgehender gestaltlicher Ähnlichkeit vor, indem die Drüsenschläuche länger werden und sich stärker verzweigen, während das sonst auffallend reichliche, zellarme Zwischengewebe zarter und zellreicher ist; auch die Drüsenzellen sind dann ansehnlicher, weisen deutlichere Zellgrenzen auf und enthalten mehr Cytoplasma, wogegen der Kern mitunter platt an die Basis gedrückt erscheint. Aber auch in diesen Fällen bestehen nach Feyrter (1931) zumindest Unterschiede in der Sekretionsphase beider Drüsenarten. Während aber Pilliet (1894) glaubte, daß die Zellen ein Ferment liefern, handelt es sich zweifellos, wie schon Letulle und Nattan-Larrier (1898) angenommen haben, um Schleimdrüsen, deren Sekret sich wie bei den Duodenaldrüsen und bei den mukoiden Drüsen und Oberflächenzellen des Magens mit Bests Carmin färbt. Auch hiebei und besonders bei der Färbung mit Methylenblau, Giemsas Lösung, Mucicarmin u. a. zeigen sich jedoch nach Feyrter (1931) deutliche Unterschiede zwischen den Drüsen dieser Gänge und jenen verwandten Drüsen in der Nachbarschaft. Mitunter sah dieser Autor an der Oberfläche der Drüsenzellen aber, ähnlich wie bei einer apokrinen Sekretion, auch faden- und zungenförmige Fortsätze, die sich abschnüren können. Als Altersveränderungen zeigen diese Drüsen mitunter eine Atrophie oder auch herdförmige Wucherungen, doch kommt es dazu hier viel seltener als bei den gleichartigen Drüsen des Ductus pancreaticus accessorius, weshalb dies später (S. 346) im Anschluß an diesen eingehender besprochen wird. Nach Sicé (1911) bilden diese Drüsen stellenweise mit der glatten Muskulatur, zwischen die sie eingelagert sind, eine Gewebsmasse ähnlich wie in der Prostata, doch sind sie nach Porsio (1930) im Bereiche der Sphinkteren der beiden Gänge so groß, daß sie durch die Spalten in diesen hervortreten können.

Viel seltener als in der Papilla minor kommen in der Plica longitudinalis Pankreasläppchen vor, die hier zwar von Pilliet (1894) festgestellt, von Helly (1900) dagegen vermißt wurden. Auch Stracker (1909) fand Pankreasgewebe in einer Plica, die nicht ganz das typische Verhalten zeigte und ein anderes Mal lag ein Läppchen nach innen von der Muskulatur an der Mündung des Pankreasganges. FEYRTER (1931) hat in 150 Papillae majores ebenfalls nur zweimal Pankreasläppchen gesehen. Nach PORSIO (1930, 1934) berührt das Pankreas im 1. Lebensjahr die Ringmuskelschichte des Darmes, da die Längsmuskulatur eine viel breitere Lücke bildet als für den Durchtritt der Gänge notwendig ist, und schiebt sich zwischen die beiden Muskelschichten hinein. Beim Erwachsenen aber senkt sich die Längsmuskulatur in das Pankreas ein, so daß sich beide gegenseitig durchdringen. Dadurch wird die Verbindung aller Teile nach diesem Autor so innig, daß Zug an den extrahepatischen Gallenwegen keine Ausstülpung der Darmschleimhaut hervorrufen kann. In der Submucosa finden sich aber nach PORSIO (1934) in Begleitung des Ductus Wirsungi meist ebenfalls Pankreasläppchen, die in diesen münden und teilweise von der dorsalen Pankreasanlage herrühren sollen. Von ihnen können auch Wucherungen ausgehen, was in der Papilla minor viel häufiger der Fall ist und daher im Anschluß an diese (S. 345) besprochen wird, ebenso wie eigentümliche „helle Zellgruppen", die nach FEYRTER (1931) vom Oberflächenepithel des Ganges stammen, aber auch von diesem getrennt im Bindegewebe vorkommen und ebenfalls zu Geschwülsten führen können.

Unter dem Epithel der Gänge und Drüsen findet sich nach CESTARI und TANTINI (1933) eine Basalmembran aus argyrophilen Fasern, die auch im Bindegewebe verstreut vorkommen, wo sie die Hüllen um die glatten Muskelfasern bilden. Die Grundlage der Plica longitudinalis besteht beim *Menschen* nach STRACKER (1909) aus reichlicher glatter Muskulatur ohne einheitliche Richtung und spärlicherem Bindegewebe, in dem sich, wie NUBOER (1931), CESTARI und TANTINI (1933) u. a. angeben, auch dichte Netze von elastischen Fasern finden, die um die Gänge Ringe bilden, sich tiefer aber verflechten und gegen die Mündung lockerer werden. Durch die reichliche Ausbildung glatter Muskulatur ist die Papille schon bei älteren Embryonen ausgezeichnet [PATZELT (1931)].

ODDI (1887) hat zuerst auch beim *Menschen* festgestellt, daß die glatten Muskelfasern einen von der übrigen Darmmuskulatur unabhängigen Schließmuskel um den Gallengang bilden, der diesen von seinem Eintritt in die Darmwand bis zu seiner Mündung in Form eines Ringes umgibt (Abb. 149), sich aber zugleich in ein Geflecht sich überkreuzender Bündel auflöst, während sich außen noch Längsbündel finden (Abb. 150). Dieser Muskel steht nur durch dünne Faserbündel mit der Ringmuskulatur des Darmes in Verbindung, von der er im übrigen durch Bindegewebe getrennt ist. HELLY (1899) sagt, daß längs und schräg verlaufende Bündel reichlich mit den überwiegenden Ringfasern durcheinander geflochten sind, ohne daß man mehrere deutliche Schichten unterscheiden kann. In der Submucosa wird der Muskel allmählich dünner und es lagert sich mehr Bindegewebe zwischen seine Bündel, während zugleich besonders an der Einmündung des Ductus Wirsungi in den Ductus choledochus stärkere Längsfaserzüge auftreten. In der Mucosa bekommt der bereits sehr dünn gewordene Schließmuskel einen letzten Zuwachs an neuen Fasern von Seite der Muscularis mucosae, die schließlich ganz in ihm aufgeht. Damit löst sich der Muskel am Ende des Ganges in seine einzelnen Fasern auf, die sich in der Schleimhaut der Papille verlieren. Längsfasern finden sich auch in den größtenteils längs verlaufenden Schleimhautfalten des Gallenganges, die daher, wie DARDINSKI (1935) meint, eine aktive Rolle spielen dürften. Auch der Ductus pancreaticus wird nach HELLY (1899) vor seiner Einmündung von einem etwas schwächeren, im übrigen aber gleich gebauten Teil des Muskels umgeben, der so zunächst einen Achter bildet und mit der Vereinigung beider Gänge zu einem Ring wird. Die Muskelfasern begleiten den Gallengang noch 1—2 cm weit nach außen, größtenteils längs verlaufend und ohne mit den wenigen Muskelfasern, die in seiner eigenen Wand zerstreut liegen, zusammenzuhängen; ebenso setzen sie sich auch noch eine Strecke auf den Ductus pancreaticus fort, um bald ebenfalls gänzlich zu verschwinden, so daß zunächst jeder Gang seinen eigenen Sphinkter besitzt, aus deren Vereinigung ein gemeinsamer hervorgeht.

Eine im wesentlichen ähnliche Darstellung wurde auch von anderen Autoren, wie Hendrickson (1898, 1900), Stracker (1909), Sicé (1911) gegeben, doch finden sich noch in den letzten, zum Teil sehr eingehenden Untersuchungen manche abweichende Angaben, was wohl vor allem auf dem individuellen Wechsel beruht. So sagt auch Zawisch-Ossenitz (1928), daß kaum ein Sphinkter dem anderen gleicht, die Muskelmasse im ganzen aber in allen Fällen ziemlich gleich bleiben dürfte, während Nagai und Sawada (1925) bei ihren Untersuchungen an Japanern sowohl hinsichtlich des Verlaufes wie auch der Menge der Fasern starke Unterschiede finden, die von Geschlecht und Alter unabhängig sind. Nach diesen Autoren gehen beim Durchtritt des Ductus choledochus durch die Ringmuskelschichte des Duodenum nur einzelne Fasern seiner Muskulatur in diese über, von der sie im übrigen durch Bindegewebe getrennt sind. An der Öffnung des Ganges findet sich ein Sphincter, der von jenem an der Mündung des Ductus pancreaticus unabhängig ist und aus einer queren, einer schrägen und einer längs verlaufenden Schichte besteht. In der Ampulle ist die Ringmuskellage immer gut entwickelt, ober- und unterhalb aber kaum zu erkennen. Die schrägen Muskelfasern verlaufen nach diesen Autoren hauptsächlich von links nach rechts, einige aber ohne bestimmte quantitative Beziehung auch von rechts nach links. Die Kontraktion dieses Muskels ruft Verschluß des Ductus choledochus und Einziehung der Plica longitudinalis hervor. Nach Matsuno (1926) besteht die starke Muskulatur im Bereiche des Divertikels nur in der äußersten Schichte aus längs oder schräg verlaufenden, zum größten Teil aber aus zirkulären Muskelfasern, die das Lumen des Ductus choledochus in Form eines zusammenhängenden Bandes umgeben; dieses weist jedoch an Stellen, wo sich größere Drüsen finden, Unterbrechungen auf, indem die Muskelfasern rückläufig gewundene Schleifen bilden, aber auch bogenförmig unter den Drüsen verlaufen, so daß diese, wie schon Letulle und Nattan-Larrier (1898) angegeben haben, vollständig in die Muskulatur eingebettet erscheinen. Der geschlossene Muskelring hat eine Ausdehnung von 5—10 mm oder auch mehr, wird aber mit zunehmender Entfernung von der Gallengangmündung schmäler und zeigt dann an immer größer werdenden Teilen der Zirkumferenz des Gallenganges Unterbrechungen durch kernarmes Bindegewebe, so daß die Wand früher oder später fast ganz muskelfrei wird, wie in zwei Abbildungen Matsunos (1923) von Querschnitten zu sehen ist, die Pfuhl (1932) auf S. 457 und 458 im Bande V/2 dieses Handbuches wiedergegeben hat. Die Ringmuskulatur, die sich durch geringere Breite der Fasern von der Darmmuskulatur unterscheidet, steht mit dieser an vielen Stellen in direktem Zusammenhang. Dies zeigt ebenso wie die Verbindung mit der Muscularis mucosae ein von Pfuhl (1932) auf S. 459 abgebildeter Längsschnitt aus einer Abhandlung von Nuboer (1931), der gleichfalls zu dem Ergebnis kommt, daß die Ringmuskelbündel zwar am Darmende des Gallenganges überwiegen, gegen die Leber aber abnehmen, so daß dann die Längsbündel etwa die Hälfte der ganzen Muskulatur bilden, die schließlich ziemlich unvermittelt aufhört. Cestari und Tantini (1933) finden dagegen, daß die Muskulatur des Ganges nicht mit der Muscularis mucosae in Beziehung steht, sondern eine autonome Bildung ist, und daß die an den Sphinkter anschließenden, bis zur Spitze der Papille reichenden Muskelfasern nicht nur eine Längsrichtung haben, sondern auch kreisförmig den Gang umgeben. Dardinski (1935) hebt hervor, daß die Fasern des Sphinkter nicht zirkulär sondern schräg verlaufen, und daß die Stelle der größten Einschnürung des Ganges nicht in deren Bereich liegt.

Die nahen Beziehungen dieses Sphinkter zur Muskulatur der Darmwand zeigen sich auch bei der Entwicklung, die schon an anderer Stelle (S. 46 f.) beschrieben wurde. Nach Porsio (1930, 1932) finden sich bei 8—10 cm langen menschlichen Embryonen in der Umgebung des Gallen- und Pankreasganges, die vor Ausbildung einer Papille noch in eine longitudinale Spalte des Duodenum münden, erst einige spärliche Muskelfasern, die der Darmmuskulatur entstammen, von der die Gänge dann weiter umwachsen werden. Intestinale longitudinale Muskelfasern begleiten die beiden Gänge bis zur Mündung und trennen sich schließlich vollständig von der Darmmuskulatur. Während der weiteren Entwicklung und auch noch im extrauterinen Leben empfängt der Sphinkter immer mehr Muskelfasern von der zirkulären Darmmuskulatur, als deren Derivat er nach diesem Autor zu betrachten ist. Es ist aber kaum zu bezweifeln, daß die Muskulatur der Papille zum Teil unabhängig von jener des Darmes an Ort und Stelle entsteht und daher ebenso wie auch funktionell eine selbständige

Bildung darstellt. Nach PORSIO (1930) ist der Sphinkter im 1. Lebensjahr sehr zart, im Ductus pancreaticus viel kürzer als im Ductus choledochus und auch im gemeinsamen Abschnitt noch kürzer als beim Erwachsenen. Im Ductus choledochus gibt es nach diesem Autor auch von der Darmmuskulatur ausstrahlende radiäre Bündel, die eine Erweiterung des Sphinkter hervorrufen.

Auf die Art der Funktion dieser Muskulatur weist schon eine Angabe von SAPPEY (1874) hin, daß die Ampulle bei Unterbrechung der Abscheidung von Galle und Pankreassaft einsinkt; dies beruht nach HELLY (1899) darauf, daß die Längsfasern eine Einziehung der Papille herbeiführen, während der Sphinkter eine Rückstauung der Galle in die Gallenblase bewirkt, wie schon ODDI (1887) angenommen hat. Der Verschluß hält nach den von NUBOER (1931) und PFUHL (1932) zusammengestellten Angaben einem Wasserdruck von 50—300 mm stand; die Entleerung kann daher, wie MATSUNO (1923) mit Recht betont hat, nicht durch Muskelkontraktion und auch nicht durch den Druck der gestauten Galle bewirkt werden, sondern nur durch Öffnung des Sphinkter infolge eines nervösen Reizes, was bei operativen Eingriffen wegen der möglichen Störungen zu berücksichtigen ist. Während Zug an der Papille und seitlicher Druck des Darminhaltes beim Verschluß des Gallenganges nur eine geringe Rolle spielt, erfährt dieser nach LUSCHKA (1869), STRACKER (1909) und DARDINSKI (1935) noch eine wesentliche Unterstützung durch die Kontraktion der Darmmuskulatur, mit der der Sphinkter wahrscheinlich synergisch innerviert wird. Vervollständigt wird der Verschluß durch die vorwiegend längs gestellten Falten, die meist über das in der Darmwand befindliche Gangstück aufwärts reichen und Verdickungen aufweisen. Sie stellen sich auch wie Klappen dem Eindringen von Darminhalt entgegen, so daß es dazu, wie auch HALPERT (1926) angibt, während des Lebens nicht kommt. Trotz Erhöhung des Druckes im Darm bis zum Platzen desselben konnte STRACKER (1909) von ihm aus keine Flüssigkeit in den Gallengang hineinbringen. Dagegen scheint der Verschluß des Ductus Wirsungi gegen den Darm nach diesem Autor infolge der spärlichen Auswüchse in seinem Inneren nicht vollkommen zu sein, da man in seinem Endstück öfter Galle findet. Nach NUBOER (1931) wirkt die Muskulatur der Papilla major aber nicht nur als Sphinkter, sondern zum Teil auch als Ejaculationsmuskel, der nach Öffnung des ersteren durch rhythmische melkende Kontraktionen die in den Gallenwegen unter Druck stehende Galle in kleinen Portionen in das Duodenum preßt.

Bei Gallensteinleiden kann es zu einer mehr oder weniger beträchtlichen Hyperplasie der Muskulatur kommen, doch ist gerade in den pathologischen Fällen eine künstliche Dilatation des Ganges nach ZAWISCH-OSSENITZ (1928) in höherem Grade möglich als im normalen Zustand, ohne daß dies zu stärkeren Verletzungen der Papille und insbesondere des Sphinkter führt.

Die Papilla major ist nach LETULLE und NATTAN-LARRIER reich an Nerven, die nach CESTARI und TANTINI (1933) wie im Darm zwei Plexus bilden; der eine tiefere liegt zwischen den beiden Muskelschichten als weitmaschiges Netz von Bündeln markloser Fasern, die zwischen die Muskelfasern ziehen, während der andere, oberflächliche aus dünnen Fasern besteht, die ein viel engeres Netz bilden, die Drüsen umspinnen und bis in die Spitzen der Zotten gehen. An den Kreuzungen finden sich zuweilen isoliert oder in Gruppen liegende Ganglienzellen, von 50—60 μ Größe und sympathischem Typus, wie sie hier auch schon von ODDI und ROSCIANO (1894) festgestellt wurden. In die Papille führen auch größere Gefäße, die zunächst außen von der Muskulatur liegen.

Das Frenulum wurde von LUSCHKA (1869) als ein Ausläufer des Gallenganges bezeichnet und kann nach BUŠKOVIČ (1928) ebenso wie der obere Teil der Papille schwach ausgebildet sein oder auch ganz fehlen. Es erfährt nach

Stracker (1909) manchmal infolge der in diesem Gebiete des Duodenum häufigen Längsfalten eine Erhöhung, doch stellt es nicht einfach eine Schleimhautduplikatur dar, und sein Bau ist in den einzelnen Abschnitten verschieden, da nach dem über die Entwicklung (S. 46) Gesagten zunächst nur sein kranialer Teil angelegt wird und der distale wie die Kerckringschen Falten ein Produkt des stärkeren Wachstums der Schleimhaut, also eine sekundäre Bildung ist. Es besteht aus dem derben submukösen Bindegewebe, das über der unter dem Frenulum hinwegziehenden Ringmuskulatur liegt und in seinen ziemlich weiten Maschen große Blutgefäße und häufig Fettzellen enthält. Als Ausläufer der die Gänge umgebenden Sphinkteren finden sich im basalen Teil auf eine beträchtliche, aber wechselnde Strecke nach abwärts quer und längs gerichtete Bündel von glatter Muskulatur, die gegen seine freie Kante feiner werden und schließlich in die Bindegewebsmasse übergehen. Im kranialen Abschnitt enthält das Frenulum von hochprismatischem Epithel ausgekleidete, eckige, runde oder sackförmige Hohlräume, die knapp unter der Mündung des Gallenganges am größten sind, nach unten spärlicher und kleiner werden, um schließlich ganz zu verschwinden, und nach Stracker (1909) eine Fortsetzung der Drüsen des Divertikels darstellen; nahe seiner Mündung kommen manchmal auch Drüsenläppchen mit niederem Epithel in der mit Bindegewebe vermischten Muskulatur vor. Nur selten ist das Frenulum von Brunnerschen Drüsen erfüllt. In seinem distalen Abschnitt und in den seitlich ansetzenden Falten, die im Bau den Kerckringschen gleichen, fehlen Muskelbündel und Drüsensäcke. Die Schleimhaut des Frenulum besitzt eine Muscularis mucosae, die an der freien Kante in die schon ziemlich aufgelockerte Muskelmasse der Submucosa übergeht und knapp unter der Öffnung, wo die drüsigen Buchten groß sind, fehlt. Zotten finden sich überall am Frenulum bis zur Mündung, wo an ihre Stelle Falten treten.

Der Ductus pancreaticus minor (accessorius Santorini) kann mit dem Ductus choledochus gemeinsam auf der Papilla major Vateri münden, wie dies Strauss (1923—24) unter 50 Leichen 2mal fand; in der Regel behält er aber von der ersten Anlage her eine selbständige Mündung auf der Papilla minor, wie bei der Entwicklung (S. 47) besprochen wurde. Von den 50 Leichen, die Helly (1898) daraufhin untersucht hat, wiesen nur 10 keine solche Mündung auf, wobei 3mal zugleich mit der Endigung des Ganges außerhalb der Darmmuskelhaut die Papille ganz fehlte, während 7mal eine Papille vorhanden war, die in der Umgebung des blinden Gangendes selbständig in den Darm führende Schleimdrüsen und bisweilen auch gemeinsam mit diesen mündende Pankreasläppchen enthielt. In den übrigen 40 Fällen war eine stets sehr kleine Mündung des Ductus pancreaticus accessorius vorhanden, die häufig mit einer erweiterten Krypte zusammenfiel. Der Autor meint, daß das Pankreassekret infolge der ungünstigen Mündungsverhältnisse größtenteils durch die Verbindung vom Ductus Santorini zum Ductus Wirsungi gehen dürfte, mit Ausnahme der seltenen Fälle, in denen keine oder nur eine sehr schwache solche besteht. Die Papilla minor ist aber kein Rudiment, sondern auch bei Obliteration des Ductus Santorini mit den in ihr enthaltenen Drüsen ein selbständiger sezernierender Apparat, der jedoch meist auch das Endstück dieses Pankreasganges enthält und dadurch mit der Bauchspeicheldrüse in Verbindung bleibt. Entsprechend dem Zurückbleiben des Ganges wird die Papilla minor nach O. Hamburger (1892) und Helly (1900) während der Entwicklung im Verhältnis zur Papilla major um so kleiner, je älter der Embryo wird. Bei einem 95 mm langen menschlichen Embryo hat letzterer oberhalb der Papilla major zwei ungefähr gleich große Papillae minores gefunden, von denen jede einen Pankreasausführungsgang und einige Pankreasläppchen enthielt. Sicé (1911) gibt dagegen an, daß die

Papilla minor, die durchschnittlich 29 mm von der Papilla major entfernt ist, fast stets obliteriert sei und manchmal ganz fehlt. Bei Japanern fand MAEDA (1924) unter 62 Fällen 51mal eine Papilla minor, deren Lage beträchtlich wechselt. KEYL (1925) gibt an, daß bei 121 Leichen die Papilla major immer und in 96% auch eine Papilla minor vorhanden war, deren Abstand vom Pylorus durchschnittlich 7 cm beträgt. Der Ductus pancreaticus accessorius Santorini, der ursprünglich ein Hauptgang ist, später aber zurückbleibt, so daß dann der mit dem Gallengang gemeinsam mündende Ductus Wirsungi den Hauptgang darstellt, stand mit diesem an dem von KEYL (1925) untersuchten Material in 98% in Verbindung, fehlte in 3 Fällen, war in 33% nur ein Nebenast, in 4% nur mikroskopisch durchgängig und in 5,8% in seinem duodenalen Abschnitt verödet, der aber wegen seiner meist geringen Größe oft nur schwer auffindbar ist. Nach MAEDA (1924) kann die Mündungsstelle des Ganges der Sitz eines Duodenalgeschwüres sein, und wenn er sehr weit ist, schädigt seine Unterbindung die Bauchspeicheldrüse.

Nach HELLY (1898) schwankt das Aussehen der Papilla duodeni (minor) sehr und ebenso ihre Größe, die auch jene der Papilla major erreichen kann. Sie ist immer mehr oder weniger vollständig von einer hohen Falte umgeben, die alle normalen Bestandteile der Dünndarmschleimhaut aufweist, doch schwankt der Reichtum an Duodenaldrüsen und Solitärfollikeln mit ihrer Größe. Die Mündung, die nicht immer an der Spitze der Papilla liegt und, wie schon SAPPEY (1874) angegeben hat, fast immer im Verhältnis zur Größe der Papille und zur Weite des Ganges sehr klein erscheint, ist von Zotten umgeben, die aber weniger dicht angeordnet sind. Die Krypten zwischen ihnen sind teilweise 2—3mal so weit wie normale und dienen dann der Mündung von Schleimdrüsen und manchmal auch des Ductus Santorini selbst. Dieser tritt schräg in die Darmwand ein und erfährt in ihr sehr häufig eine Abbiegung um etwa 20—30°. Sein Lumen, das nach PORSIO (1933) beim Embryo eine ampulläre Erweiterung aufweist, wird nach dem Durchtritt durch die Muskelhaut des Darmes sehr unregelmäßig mit seitlichen Ausbuchtungen und kleinen Nebengängen, wie in der beigefügten Abb. 151 zu sehen ist; nach HELLY (1898) spaltet es sich auch oft in Äste, die wieder zusammentreten. Schleimhautleisten enthält es im Vergleich zum Divertikel der Plica longitudinalis in viel geringerer Zahl und ohne bestimmte Anordnung. Wie in diesem finden sich in dem aus mukoiden Zellen bestehenden Epithel des Ductus pancreaticus minor Becherzellen, die an der Mündung besonders zahlreich sein können (Abb. 151) und in wechselnder Menge auch in den weiten Ausführungsgängen der Schleimdrüsen vorkommen; außerdem kann das Epithel, wie FEYRTER (1931) angibt, ebenfalls PANETHsche Zellen und basalgekörnte, gelbe Zellen enthalten, die hier schon bei älteren Embryonen auftreten [PATZELT (1931)]. Auch die bereits bei der Besprechung der Papilla major (S. 338) genauer beschriebenen mukoiden Drüsen finden sich in Form einzelner Schläuche oder größerer Läppchen in dem dichten Gewebe, das die Grundlage der Papilla minor bildet. Dieses besteht wie in der Plica longitudinalis aus Bindegewebe, das reichlich elastische Fasern und glatte Muskelfasern enthält, die nach HELLY (1899) teils zirkulär, teils in verschiedenen anderen Richtungen um den Gang und in den Falten verlaufen. Nach PORSIO (1933) stellt dieser Schließmuskel bei 20 cm langen Embryonen eine Abzweigung der Darmmuskulatur dar und nimmt während der intrauterinen Entwicklung und weiter bis zum 10. Lebensjahr an Dicke zu, um dann in dieser Stärke das ganze Leben erhalten zu bleiben. Er bewirkt nicht nur eine Zusammenschnürung, sondern zugleich eine Einziehung der Papille, die sich, wie SAPPEY (1874) auch hier schon festgestellt hat, beim Durchfließen des Pankreassaftes aufrichtet und bei leerem Gang zusammensinkt. In den Schleimhautleisten des Ganges finden sich nach HELLY (1898) reichlich weite Gefäße, und auch knapp unter dem Darmepithel liegt ein dichtes Netz verhältnismäßig starker Venen.

Nach FEYRTER (1931) kommen scheinbar regelmäßig im ganzen Ausführungs-gangsystem des Pankreas einschließlich der beiden Papillen im Oberflächen-epithel „helle Zellen" vor, die weder chromaffin noch argentaffin sind, sich aber nach der Methode von LASOWSKY versilbern, etwas vom Lumen abgerückt sind und auch kleine Gruppen bilden können. Von diesen sind knos-penartige, band- und netzförmige, schon beim Embryo vorkommende Zellhaufen abzuleiten, die sowohl vom Ober-flächenepithel wie auch von den mukoiden Drüs-chen der Pankreasgänge abgehen und auch ganz im Bindegewebe liegen können; sie bilden meist Syncytien, zeigen keine äußere Sekretion und enthalten oft kleine Fett-tröpfchen. Von diesen Gruppen finden sich alle Übergänge zu kleinen soliden Zellhaufen mit wenig Plasma, das sehr leicht schrumpft. Alle diese Gebilde scheinen sich zu den mukoiden Drüsen der Pankreas-gänge ebenso zu ver-halten wie die LANGER-HANSschen Inseln zum eigentlichen Pankreas-gewebe. FEYRTER (1931) hat auch öfter Hyper-plasien dieser Zellen fest-gestellt, die weiter zu

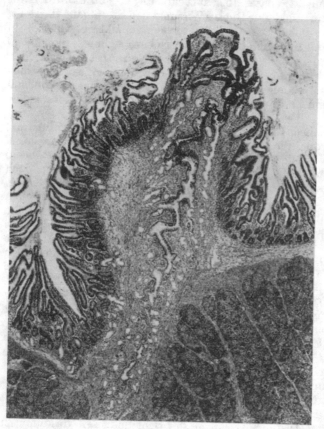

Abb. 151. Papilla (minor) duodeni eines neugeborenen Knaben. Drüsen und Muskulatur des Ductus pancreaticus minor (Santorini) und Massen von Becherzellen an seiner Mündung. ORTH.-D. Häm-Eosin. Vergr. 30×.

den Carcinoiden der Papilla minor führen können, zu denen es hauptsächlich bei Atrophie und chronischen Entzündungen der Bauchspeicheldrüse zu kommen scheint.

Viel häufiger als die Plica longitudinalis enthält die Papilla minor auch Pankreasgewebe, das HELLY (1900) in ungefähr der Hälfte der Fälle, FEYRTER (1931) aber noch öfter festgestellt hat. Es kann durch die Muskel-haut des Darmes vom Hauptorgan getrennt sein oder entlang dem Gang mit jenem zusammenhängen. Es reicht bis dicht unter die Krypten, liegt meist nur an der einen Seite des Ganges und mündet zum Teil in diesen, wie auch PORSIO (1934) angibt, zum Teil aber nach HELLY (1900) und FEYRTER (1931) mittels eines besonderen Ausführungsganges direkt in den Darm. Nach den ein-gehenden Untersuchungen von HELLY (1900) entsteht das Pankreasgewebe hier aus einer seitlichen Ausstülpung des Ductus Santorini innerhalb der Darmwand, während dieser durch das stärkere Wachstum in seinem Endabschnitt gleichzeitig mit dem deutlichen Hervortreten der Darmmuskulatur und des Sphinkter die Schleimhaut in den Darm vorwölbt und so erst die Entstehung der Papille in ihrem mannigfaltigen inneren und äußeren Bau bewirkt, wie bei der Entwicklung (S. 47f.) besprochen wird. Da sich der Ductus Wirsungi zu dieser Zeit noch außerhalb der Darmwand mit dem Ductus choledochus vereinigt und die Mündungsstelle erst während der weiteren Entwicklung in die Darmwand hineinrückt, bleiben seine letzten Pankreasläppchen meist außerhalb dieser und werden auch in der ausgebildeten Plica longitudinalis nur ausnahmsweise angetroffen. Dagegen wurden solche in der Papilla minor bei Embryonen von HELLY (1900) mit einer einzigen Ausnahme sogar immer und von PATZELT (1931) fast immer gefunden, wenn auch in verschieden starker Ausbildung. Sofern dies also beim Erwachsenen nicht ebenso häufig vorkommt, muß man annehmen, daß später eine Rückbildung stattfinden kann, die mitunter zum völligen Schwund führt.

In ganz ähnlicher Weise kommen akzessorische Pankreasdrüsen an verschiedenen anderen Stellen des menschlichen Dünndarmes vor, und zwar häufiger in seinem kranialen Teil, gelegentlich aber auch im Ileum und besonders in einem MECKELschen Divertikel. Meist sind es nur einige Schläuche, mitunter aber größere Läppchen, die sich in Form von Knoten in das Darmlumen vorwölben oder auch in tiefere Schichten und nach außen bis in das Gekröse vordringen [SOBOTTA (1914), FEYRTER (1931) u. a.]. WEISSBERG (1931) glaubt, daß sie zum Unterschied von denjenigen Verlagerungen, die die Folge bestimmt gerichteter, stammesgeschichtlich bedingter Differenzierungsvorgänge sind, teilweise auf eine zufällige Versprengung während der Keimentwicklung zurückzuführen sind, während A. FISCHEL (1929) meint, daß ursprünglich alle Entodermzellen die Potenz zur Leber- und Pankreasbildung besitzen, die sich unter Umständen in unvollkommenem Maße auch an anderen Stellen entfalten kann. Nach den planmäßigen Untersuchungen von FEYRTER (1929, 1931) an 2500 Leichen kommt ein Nebenpankreas bei 2,3% der *Menschen* vor; es weist auch die zum Ausführungsgang gehörende glatte Muskulatur und mukoide Drüsen auf, also alle Bestandteile einer Papilla minor mit Pankreasgewebe, das hier ebenfalls die gleichen Altersveränderungen und pathologischen Erscheinungen wie das Hauptorgan zeigen kann. Von diesen Bildungen führen nach LAUCHE (1924) alle Übergänge zu anderen, die ähnlich wie manche Papillae minores mit obliteriertem Pankreasgang hauptsächlich aus mukoiden Drüsen und glatter Muskulatur bestehen, ohne Pankreasläppchen aufzuweisen, und als rudimentäres Nebenpankreas bezeichnet werden. Dieses findet sich nach FEYRTER (1931) bei 1,44% der *Menschen* und besteht in derselben mannigfaltigen Ausbildung wie in der Papilla minor aus einem dem Ductus Santorini entsprechenden Ausführungsgang mit umgebender glatter Muskulatur und mehr oder weniger gut ausgebildeten mukoiden Drüsen, die in diesen oder auch selbständig in den Darm münden. Es kann ferner neben mukoiden Oberflächenepithel- und Drüsenzellen ebenfalls Becherzellen, PANETHsche Zellen und gelbe Zellen aufweisen, und einmal fand FEYRTER (1931) an Stelle des mukoiden hochprismatischen Epithels der Gänge ein geschichtetes Pflasterepithel.

Diese beiden Arten von embryonalen Fehlbildungen, die LAUCHE (1924) fälschlich mit den frühembryonalen Divertikeln des Dünndarmes in Beziehung gebracht hat, wie bereits bei der Entwicklung (S. 42f.) besprochen wurde, kommen nach FEYRTER (1931) in allen Lebensaltern und bei beiden Geschlechtern nahezu gleichmäßig vor und wachsen nach der Geburt mit dem Körper weiter, geben aber erfahrungsgemäß keinen Boden für Geschwülste wie Adenome oder Carcinome ab, obwohl das rudimentäre Nebenpankreas, das von Pathologen auch als Adenomyom bezeichnet wird [Aschoff (1923) u. a.], gelegentlich als Ganzes eine geschwulstähnliche Umwandlung erfahren kann. So kommt es in ihm nicht selten zur Verödung einzelner oder manchmal ausgedehnter Gangabschnitte, wobei das mukoide Epithel zerfällt und wucherndes Bindegewebe das Lumen verschließt, das durch elastische Fasern noch lange angedeutet bleibt. Ist dies weit vorgeschritten, so findet sich ein aus scheinbar gewucherten Muskelbündeln aufgebautes Gewebe, mit kleinen Inseln von soliden Epithelzellhaufen und -strängen, wie sie nach dem oben Gesagten auch ohne Gangverödung vorkommen. Das rudimentäre Nebenpankreas scheint sich aber nach Feyrter (1931, S. 574) auch gegen jene angeborenen Fehlbildungen nicht scharf abzugrenzen, die als Enterokystome beschrieben werden und einen rudimentären Nebendarm darstellen.

3. Das Dottergang-Divertikel von Meckel.

Leydig (1852) erwähnt in einer Abhandlung über *Rochen* und *Haie*, daß er bei einer *Rhina squatina* und einem ausgewachsenen *Spinax niger* neben der Einmündung des Gallenganges noch einen Rest des Dotterganges fand. Meist verschwindet dieser aber mit dem Dottersack vollständig, so daß der Darm der ausgebildeten *Fische* wie bei den meisten höheren *Wirbeltieren* davon in der Regel keine Spur mehr erkennen läßt.

Dagegen besitzen manche *Vögel* ungefähr in der Mitte des Ileum an dem Mesenterialansatz gegenüberliegenden Seite ein sehr verschieden großes Diverticulum caecum vitelli als Rest des den Darm mit der Dotterblase verbindenden Ductus vitello-intestinalis, wie schon von Steno und anderen Anatomen festgestellt und dann auch von Tiedemann (1810), J. F. Meckel (1812), Budge (1847) u. a. beschrieben wurde. Macartney (1811) gibt an, daß es bei allen *Vögeln* Follikel enthält und bei einigen an der inneren Fläche zottige Fortsätze, bei anderen zickzack- oder wellenförmige Blätter aufweist, während R. Wagner (1837) sagt, daß sich die Zotten des Dünndarmes in einem scharfen Ring gegen das Divertikel absetzen und an seiner Innenfläche fehlen, die nur den Follikeln entsprechende Kuppen zeigt (Abb. 152).

Bei vielen *Vögeln* wird das Divertikel nach Maumus (1902) noch während der Entwicklung durch Phagocytose von Makrophagen zurückgebildet, und zwar finden Lönnberg und Jägerskiöld (1891) und Mitchell (1902, 1903), daß es bei Arten, die überhaupt primitivere Verhältnisse zeigen, fehlt oder nur ein funktionsloses Rudiment von unbedeutender Größe darstellt; dagegen kann es sich bei höher spezialisierten Arten dauernd als lymphoreticuläres Organ erhalten. Aus seinem Vorkommen bei Nestflüchtern und dem Fehlen bei Nesthocker wurde auf einen Zusammenhang mit der Art der ersten Nahrungsaufnahme geschlossen. Aus den Angaben von Gadow (1879) und von Lönnberg und Jägerskiöld (1891) ergibt sich, daß das Divertikel bei *Papageien, Spechten, Raub-, Sing-* und *Sturmvögeln* ganz fehlt oder frühzeitig verschwindet, bei manchen *Laufvögeln* ausnahmsweise in der Jugend vorhanden ist, zeitlebens aber bei *Schwimm-* und den meisten *Sumpfvögeln* erhalten bleibt; besonders stark entwickelt es sich postembryonal bei *Phalacrocorax* und grenzt sich dann durch eine Einschnürung vom Darm ab. Citterio (1932) findet unter 48 *Vogel*arten, die er übersichtlich zusammenstellt, von ganz winzigen Restkörperchen bis zu 1 cm langen Divertikeln alle Übergänge und kommt zu dem Schluß, daß es bei den Angehörigen der niederen Ordnungen gewöhnlich vorhanden ist, während die *Passeres* durchwegs keines besitzen.

Bei der *Gans* weist das Divertikel nach Basslinger (1854) vereinzelt Krypten und auch Zotten auf, stellt aber, wie auch Muthmann (1913) angibt, hauptsächlich eine Peyersche Platte dar, unter der nur die äußere Längsmuskelschichte ihre typische Anordnung zeigt. RETTERER und LELIÈVRE (1910) glauben in dem Divertikel von *Enten* ebenso wie an anderen Stellen zu finden, daß aus den blinden Enden der verlängerten Krypten durch Umwandlung des proliferierenden Epithels lymphoreticuläres Gewebe in Form von Follikeln entsteht, das rote und weiße Blutkörperchen bildet, später bei der Involution im Alter aber eingeschmolzen wird und zum Auftreten von Zysten führt. Auch TROSSARELLI (1930) bezeichnet das Divertikel als ein lymphoreticuläres Organ, das bei *Hühnern* der Piemonteser Rasse in den ersten Lebensjahren noch zunimmt. Nach A. KRÜGER (1923) ist es am Darm des *Huhnes,* bei dem es auch HIWATARI

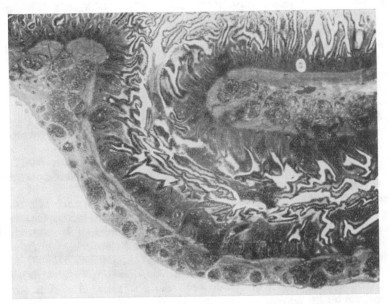

Abb. 152. Mündung des Dottergangdivertikels in den Dünndarm von einer *Schnepfe.* Follikel innen und außen von der Muskelhaut, Rest eines Parasiten in der Dünndarmschleimhaut (weißer Fleck). ORTH-D. Häm.-Eosin. Vergr. 40×.

(1926) beschreibt, stets vorhanden, nach DE GRAF (1932) nur mitunter. Bei der *Schnepfe* enthält es nach MITCHELL (1903) verzweigte, die halbe Wand durchsetzende Drüsenschläuche und zwischen diesen reichlich lymphoreticuläres Gewebe, dessen Menge ebenso wie die Dicke des Epithels gegen das blinde Ende des Divertikels abnimmt; auch in dem lockeren bindegewebigen Stroma der äußeren Wand finden sich außer unregelmäßig angeordneten Längs- und Ringmuskelfasern reichlich große lymphoreticuläre Gewebsmassen, die ebenfalls gegen das Ende spärlicher werden (Abb. 152). Nach den umfassenden Untersuchungen von CITTERIO (1932) ist der Bau des Divertikels wenig abwechslungsreich und ganz ähnlich dem der Darmwand. Das Epithel besteht aus Saum- und Becherzellen, enthält basalgekörnte Zellen nur beim *Huhn* häufig, sonst selten und PANETHsche Zellen sehr selten. Krypten mit Mitosen am blinden Ende sind stets vorhanden, aber je nach der Art verschieden entwickelt. Die Schleimhaut ist ganz erfüllt von Lymphocyten ohne aber Knötchen zu enthalten, und die Submucosa ist äußerst dünn. Die Öffnung weist keine Klappe auf, nur beim *Huhn* bilden die sehr langen, dicht gestellten Zotten einen gewissen Abschluß, doch fand der Autor das Divertikel immer frei von Chymus; es bildet nach ihm Lymphocyten und eosinophile Leukocyten, hat aber zugleich eine sezernierende Funktion.

Unter den *Säugetieren* scheint ein solches Divertikel als regelmäßige Erscheinung nicht vorzukommen. Mitchell (1905) hat es bei Untersuchung von mehr als 200 *Tieren* überhaupt nie gefunden. Ausnahmsweise kann es aber als Rest aus der Embryonalzeit erhalten bleiben, was nach J. F. Meckel (1812) besonders häufig beim *Schwein* der Fall ist, dessen Nabelblase sich länger erhält. So beschreibt de Graf (1932) bei diesem ungefähr 60 cm vom Ostium ileocoecale entfernt einen ungefähr 37 cm langen, stark geschlängelten, blinden Anhang, der am Mesenterialansatz eng beginnt, im übrigen ein wechselnd weites Lumen mit flüssigem Inhalt aufweist und ein Mesenteriolum mit den Gefäßen besitzt. Beim *Pferd,* das embryonal ebenfalls einen stark entwickelten Ductus omphaloentericus hat, findet sich auch gelegentlich ein Meckelsches Divertikel, das nach de Graf (1932) meist kurz und kegelförmig oder mehr rund und so groß wie eine Faust oder ein Kinderkopf ist. Bei Embryonen von *Procavia* findet Broman (1929), daß der Dottersack im Gegensatz zu anderen *Säugetieren* bei der Rückbildung des physiologischen Nabelbruches in die Bauchhöhle gelangt und sich mit dem Mesoileum verbindet, zur Zeit der Geburt aber ebenso wie der Dottergang völlig zurückgebildet ist.

Außerdem kommen im Darm von *Säugetieren* auch andere Divertikel vor, die eine beträchtliche Länge erreichen können; so beschreibt Curson (1934) am Jejunum eines *Schafes* 156 cm oberhalb der Valvula coli ein 25 cm langes Divertikel, und W. W. Petersen (1933) findet am Darm von *Schweinen* Divertikel infolge von Peritonitis und Verwachsungen, was auch zu Anastomosen zwischen benachbarten Darmschlingen führen kann.

Beim *Menschen* kommen außer anderen Divertikeln, die nach Heigel (1913), Bell (1921), Renaud und Bergeret (1921), Buxton (1923), Grant (1923), Holzweissig (1923), Edwards (1934) u. a. an verschiedenen Stellen des Darmes sitzen können, auch solche vor, die vom Dottergang stammen, wie nach vorhergehenden Beschreibungen durch Lavater (1671), Ruysch (1698) u. a. von J. F. Meckel (1809, 1812, 1817) festgestellt wurde, dessen Namen sie daher tragen. Während nach Braus (1924) etwas mehr als 2% aller *Menschen* ein solches aufweisen, findet es Brites (1926) in 1,4% der Fälle, und zwar bei 1,8% der Männer und 0,8% der Frauen. Genadiew (1928) hat bei 2,3% der Neugeborenen ein Meckelsches Divertikel festgestellt, woraus er schließt, daß es bei Kindern häufiger vorkommt als bei Erwachsenen, und J. M. Iwanow (1926, 1930), nach dessen Zusammenstellung die Angaben anderer Autoren zwischen 0,3 und 1,8% schwanken, fand es selbst unter 50 Neugeborenen dreimal. Dagegen hat es Feyrter (1931) bei der Untersuchung von 2500 menschlichen Leichen in 1,7% der Fälle ohne nennenswerte Schwankungen in allen Lebensaltern festgestellt. Die große Zahl der Beobachtungen aus der Literatur wurden in letzter Zeit von Barbosa (1923), Kellermann (1926), Schaetz (1926), Genadiew (1928), Hamperl (1928), Winkelbauer (1929) u. a. besprochen.

Nach Reinard (1922) und Natischwili (1929) sitzt das Divertikel des Ileum gewöhnlich gegenüber dem Mesenterialansatz und 20—180 cm, nach A. Fischel (1929) meist 80 cm oberhalb der Klappe; die Entfernung hängt nach Genadiew (1928) hauptsächlich von der Länge des Mesenterialteiles des Darmes ab. Das Divertikel kann am Nabel und an anderen Stellen befestigt sein oder frei in die Bauchhöhle ragen und ein Mesenteriolum besitzen. Ein solches fehlte unter den 5 von J. M. Iwanow (1926, 1930) untersuchten Fällen nur einmal ganz, war zweimal gut entwickelt und zeigte zweimal die Form einer kleinen beiderseitigen Falte. Brites (1926) bezeichnet eine Fixierung als selten, eine seitliche Anheftung aber, die unter sehr wechselndem Winkel erfolgt, als häufig. Nach Schaetz (1926) geht das Divertikel meist schräg in oraler Richtung ab und weist daher gewöhnlich an seiner Basis eine durch Verlötung der

zwei anliegenden Wandabschnitte entstandene Knickungsfalte oder eine halbmondförmige Klappe auf. Es können aber auch ungewöhnlich lange Divertikel intramesenterial liegen und so eine Verdoppelung des Ileum vortäuschen,
wie KUGELMEIER (1928) beschreibt und McMURRICH und TISDALL (1928) bei
einem 104 cm langen, am Ende sackartig erweiterten Divertikel finden. Nach
den Befunden von NATISCHWILI (1929) wechseln Form, Größe, Länge und
Umfang dieser Divertikel sehr. Nach BRITES (1926) sind sie am häufigsten
zylindrisch und kurz, selten kugelig, durchschnittlich 5,24 cm lang und haben
im allgemeinen eine weite Öffnung in den Darm. McEUEN (1927) beschreibt
bei einem $7^{1}/_{2}$jährigen Mädchen ein 6 cm langes und 4 cm weites Divertikel.

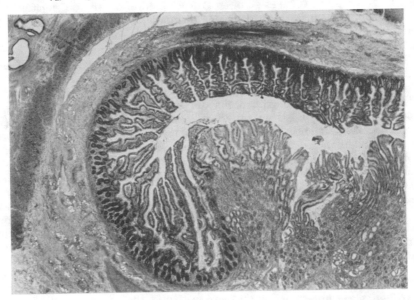

Abb. 153. MECKELsches Divertikel von einem erwachsenen *Menschen*. Insel von Magenschleimhaut in typischer
Dünndarmschleimhaut; links oben Gänge einer rudimentären Pankreasanlage. Formol-D. Häm.-Eosin.
Vergr. 18×. (Präparat von H. HAMPERL.)

In seinem Bau stimmt das MECKELsche Divertikel mit der Darmwand
überein und weist nach SCHAETZ (1926) alle Schichten dieser auf (Abb. 153),
doch vertauschen an der meist konischen Spitze die Längs- und Ringmuskelschichte ihre Lage, und deren mangelhafte Ausbildung erklärt das häufige Vorkommen von ampullenförmigen Auftreibungen und Schleimhauthernien an
der Spitze wie auch eine gelappte oder gespaltene Form des Divertikels; ferner
können als Folge mangelnden funktionellen Reizes Muskelspangen auftreten,
und mitunter weist das Divertikel zahlreiche Taschen auf, wie WINKELBAUER
(1929) angibt. McMURRICH und TISDALL (1928) fanden an dem sackartig
erweiterten Ende sogar drei Muskellagen. Manchmal sind selbst große Divertikel nur durch einen dünnen Stiel mit dem Darm verbunden, so daß die Höhle
mit dem Darmlumen nicht zusammenhängt, wie dies BRETON (1926) beschreibt.
Gegen die Kuppe des Divertikels oder in den durch Abschnürung hervorgerufenen Zysten kann, wie ASCHOFF (1923) angibt, an die Stelle der auskleidenden Dünndarmschleimhaut Magen- oder Dickdarmschleimhaut, Flimmerepithel
oder eine drüsige Wucherung treten. SCHAETZ (1925) fand unter 30 MECKEL-
schen Divertikeln 17, also 57%, frei von ortsfremdem Epithel, während 13
Heterotopien aufwiesen, die typischerweise an der Spitze sitzen (Abb. 153).
Unter diesen 13 Fällen enthielten 3 Divertikel Jejunumschleimhaut, die einmal

auch hohe Falten bildete, 5 Divertikel wiesen Magenschleimhaut auf, die mitunter ein exzessives Wachstum mit adenomartigen Wucherungen der Magengrübchen und Unregelmäßigkeiten in der Drüsenbildung zeigte, und in 3 Divertikeln fand sich Pankreas, das teilweise zugleich mit Magenschleimhaut auftrat und dabei zweimal adenomartige Bildungen der Ausführungsgänge, einmal aber besonders große Langerhanssche Inseln aufwies; dagegen ist Dickdarmschleimhaut nach diesem Autor bisher nie nachgewiesen worden. Schaetz (1926) erklärt das Auftreten dieser heterotopen Bildungen mit einer mechanischen Verschleppung von Schleimhautkeimen während der 2.—5. Embryonalwoche durch die vom Vorderdarm bis zum Dottersack und Amnion kommunizierende Flüssigkeit, wobei es zu einer Autoimplantation an den engsten Stellen kommen soll. Es dürfte sich aber hier ebenfalls, wie auch A. Fischel (1929) annimmt, um ein stärkeres Hervortreten der dem Darmepithel und seinen Abkömmlingen innewohnenden verschiedenen Entwicklungspotenzen handeln.

So hat Nicholson (1923), der außer einem von Darmschleimhaut ausgekleideten Divertikel eines fand, das die Gestalt eines kleinen Magens mit allen histologischen Attributen eines solchen zeigte, daraus geschlossen, daß das Epithel des Dotterganges großenteils die Fähigkeit besitzt, sich zu Fundus-, Pylorus- und Darmepithel zu differenzieren. Ebenso erklärt Nayrac (1928) seinen Befund in einer Umbilicalfistel, die Magenepithel und -drüsen mit Haupt- und Belegzellen in reticulärem Gewebe mit Muscularis mucosae aufwies. In gleichem Sinne nimmt ferner Barták (1932) gegen die Auffassungen von Schridde (1909) und Schaetz (1926) Stellung, indem er bei Beschreibung eines großen, von Fundusschleimhaut ausgekleideten Divertikels und einer teils Pylorusschleimhaut, teils Pankreasgewebe enthaltenden kleinen Geschwulst des oberen Jejunum auf abnorme Differenzierung des ursprünglich multipotenten Darmentodermes schließt. Holzweissig (1923) fand am Anfang des Ileum ein kleines Divertikel, das von Pankreasläppchen mit Langerhansschen Inseln umgeben war und Winkelbauer (1929) erwähnt auch das Vorkommen von Meckelschen Divertikeln mit Pankreasgewebe ohne Magenschleimhaut.

Die Blutversorgung des Meckelschen Divertikels wurde bereits (S. 307) besprochen; sie erinnert nach J. M. Iwanow (1926, 1930) einigermaßen an die des Wurmfortsatzes und ist schwächer als die des benachbarten Darmabschnittes. Sie erfolgt, wie auch Genadiew (1928) angibt, abgesehen von einer Beteiligung der verschiedenen Arterien jener Gegend, wo das Divertikel fixiert ist, durch den ihm zunächst gelegenen 11.—13., meist den 12. Dünndarmast der A. mesenterica superior; die zuführende Arterie liegt in der Mittellinie des Divertikels und gibt oft ein Ästchen ab, das längs seines lateralen Randes verläuft. Nach Natischwili (1929) ziehen 1—2, selten mehr Gefäße am Divertikel bis zur Spitze und verzweigen sich dabei tannenförmig, so daß dazwischen gefäßlose Felder bleiben, die mit der Größe des Divertikels zunehmen, sich am häufigsten im Bereiche der Spitze finden und zu einer allmählichen Atrophie und Perforation führen können.

Außer einem flüssigen Inhalt kommen im Dottergangdivertikel auch Fremdkörper vor, wie Kirschkerne, Weintraubenschalen und Steine [Breton (1926)], die sogar zu einer Perforation führen können [Winkelbauer (1929)]. So hat ein Meckelsches Divertikel mitunter auch Erkrankungen zur Folge. Es kann durch Entzündung eine Appendicitis vortäuschen [Barbosa (1923)], durch Empyem einen Ileus bewirken [Reinard (1922)] und infolge des Vorkommens von Magenschleimhaut peptische Geschwüre veranlassen, die aber nach Winkelbauer (1929) immer im Bereiche der benachbarten Dünndarmschleimhaut sitzen; die Divertikel können nach diesem Autor ferner zu einer Invagination und zum Darmverschluß führen, neigen zu Spasmen und bilden nach KELLERMANN (1926) mitunter den Inhalt eines Bruchsackes. Sie sind manchmal mit anderen angeborenen Anomalien verbunden [BRITES (1926), PAPAYOANNOU (1929), OBQVIST und PETREN (1931)] und ein Volvulus um den verwachsenen Rest des Ductus omphaloentericus kann, wie VAN DEN BOS (1914) erwähnt, während der Entwicklung sogar zu einer Atresie des Darmes führen.

4. Der Mittel-Enddarm-Übergang und die Valvula ileocaecalis (coli).

Mit der zunehmenden Differenzierung grenzen sich Mittel- und Enddarm in der aufsteigenden *Tier*reihe immer mehr gegeneinander ab, was nach J. F. MECKEL (1817) mit der allmählichen Ausbildung der Valvula coli während der Entwicklung beim *Menschen* übereinstimmt. Beim *Amphioxus* und bei den *Cyclostomen* fehlt eine scharfe Grenze zwischen beiden Darmabschnitten noch vollkommen und ebenso bei verschiedenen *Fischen* und manchen höheren *Tieren* [J. F. MECKEL (1812), GIANELLI und LUNGHETTI (1901) u. a.]; selbst bei einzelnen *Säugetieren* tritt der Unterschied, wie bei Besprechung des Schleimhautreliefs (S. 264 f.) erwähnt wurde, noch wenig hervor, und in der Ausbildung einer Klappe, die dazu bestimmt ist, den Darminhalt nur in der Richtung gegen den After durchzulassen, zeigt sich ebenfalls eine fortschreitende Entwicklung bis zu den höchsten Formen.

Nach JACOBSHAGEN (1929) geht der Mitteldarm bei *Selachiern* und auch bei *Dipnoern* ohne Klappe in den Enddarm über, während eine solche bei anderen *Fischen* nach RUDOLPHI (1802) schon von SEVERIN (1645) festgestellt wurde. Sie wird nach GEGENBAUR (1901) zunächst durch das quergestellte Ende der Spiralfalte, die sich im Darm verschiedener *Fische* findet, gebildet und entwickelt sich allmählich zu einer selbständigen Einrichtung. Die Grenze zwischen beiden Darmabschnitten ist bei den *Plagiostomen* deutlich ausgeprägt und bei den meisten *Teleostomen* wird sie durch eine ringförmige Falte gebildet [JACOBSHAGEN (1911), KOSTANECKI (1913)]. PILLIET (1885) fand in ihr manchmal einen von der inneren Schichte der Muscularis propria gebildeten Sphinkter. Bei der Scholle hat DAWES (1929) eine wohl entwickelte Klappe festgestellt und *Centropristes striatus* besitzt nach BLAKE (1930) 3—3,5 cm oberhalb des Anus ebenfalls eine klappenartige Vorrichtung.

Unter den *Amphibien* läßt sich nach JACOBSHAGEN (1915c) bei *Gymnophionen* und *Perennibranchiaten* ein Enddarm vom Mitteldarm überhaupt nicht unterscheiden, während diese beiden Abschnitte beim *Frosch* nach GAUPP (1904) scharf gegeneinander abgesetzt erscheinen und nach JACOBSHAGEN (1915c) bei den meisten *Anuren* wie auch bei den *Salamandrinen* durch eine Klappe getrennt sind. Ebenso findet sich bei den meisten *Reptilien,* wie schon RUDOLPHI (1802) für die *Eidechse* und TIEDEMANN (1817) für *Testudo graeca* angegeben haben, eine ringförmige, manchmal klappenartige Querfalte [KOSTANECKI (1913)]. Sie wird in der Regel von einem Muskelring gebildet, mit dem sich auch Längsmuskelzüge verflechten können, wie dies VIALLI (1929) besonders bei *Uromastix achantinurus* beschreibt. Auch bei den *Vögeln* wird die Grenze des Dünndarmes gegen den Enddarm meist von einer gegen das Lumen vorspringenden, ringförmigen Falte gebildet [CLARA (1926)], die nach ZIETZSCHMANN (1911) beim *Huhn* durch Einfaltung der gesamten Darmwand mit Ausnahme der äußeren Längsmuskulatur entsteht.

Bei verschiedenen tiefer stehenden *Säugetieren*, wie *Manis javanica* [OPPEL (1897a)], *Igel* [CARLIER (1893)], *Spitzmäusen* [HAMPERL (1923)], manchen *Fledermäusen* [KARASEK (1933)] und *Phocaena communis* unter den *Cetaceen* [SÜSSBACH (1901)], geht der Dünndarm ohne makroskopisch erkennbare Abgrenzung allmählich in den Enddarm über. Beim *Nilpferd* beginnt der Dickdarm mit einer plötzlichen trichterförmigen Erweiterung [NIEDZWETZKI (1925)].

Im übrigen wechselt die Form der Mündung mit der Stellung der beiden Darmabschnitte zueinander [Gianelli und Lunghetti (1901), M. Weber (1927)];
häufig bilden diese einen rechten, beim *Hund* dagegen nach Muthmann (1913)
einen mehr gestreckten Winkel. Bei *Echidna* findet sich nach Klaatsch (1892)
eine einfache, ringförmige Schleimhautfalte und ebenso nach Muthmann (1913)
und R. Krause (1921) bei *Kaninchen* und *Maus* und nach P. Schumann (1907)
bei *Wiederkäuern*, während bei anderen *Haustieren* das Dünndarmende mehr
oder weniger stark in den Dickdarmanfang eingestülpt ist. So bildet es beim
Schwein einen besonders langen Zapfen mit zwei seitlichen Frenula, beim *Pferd*
einen etwas kürzeren ohne solche und bei *Carnivoren* eine niedrige Papille.
Von den *Cetaceen* besitzt nach Süssbach (1901) nur ein Teil eine Klappe, so
Balaenoptera physalus. Bei manchen *Affen* aber besteht diese aus zwei in den
Dickdarm hineinragenden Lippen wie beim *Menschen* [Muthmann (1913)].

Die sphinkterähnlich verdickte, besonders beim *Pferd* sehr mächtige Muskulatur am Dünndarmende, deren Verhalten zur Dickdarmmuskulatur bei verschiedenen *Haustieren* wechselt, ermöglicht durch ihre Kontraktion einen Verschluß zwischen den beiden Darmabschnitten. Aber auch die Längsmuskulatur,
die ebenfalls bei den einzelnen Arten ein etwas verschiedenes Verhalten zeigt,
geht in die Klappe hinein, wie Cutore (1931, 1932) bei *Katze* und *Hund* beschreibt; sie dringt in der unteren Falte weiter ein und richtet sich bei der *Katze*
mehr gegen die Oberfläche des Caecum.

Die Schleimhautgrenze zwischen Dünn- und Dickdarm bildet nach
v. Langer (1887) beim *Hund* der Klappenrand selbst. Nach Schriever (1899)
und P. Schumann (1907) verschwinden die Zotten immer schon im Ileum, und
zwar bei *Wiederkäuern* ganz nahe dem Rande, bei *Fleischfressern* schon 1,5 bis
2 cm, beim *Schwein* bis über 3 cm von diesem entfernt; sie hören bei *Pferd*
und *Fleischfressern* plötzlich, bei *Wiederkäuern* und *Schwein* allmählich auf.

Oft finden sich in der Übergangszone oder in der Klappe Lymphfollikel,
die mitunter, wie beim *Rind* [May (1903), P. Schumann (1907)], zu einer Gruppe
dicht zusammengelagert sind. Beim *Schwein* hat E. Klein (1878) Gruppen von
10—20 schmalen Krypten beschrieben, die in der Submucosa von Follikeln
umgeben sind und sich in eine gemeinsame Höhle öffnen, von der ein Gang
zur Oberfläche führt, wie ebenfalls früher (S. 220) beschrieben wurde. Neuville (1922) fand bei der *Giraffe* in der Gegend der Klappe dichtgedrängte
Krypten, die teilweise ganz klein, teilweise bis zu 1 cm tief sind, einen mehr
oder weniger unregelmäßigen Grund haben und sekundäre Krypten enthalten,
aber in keiner Beziehung zu lymphoreticulärem Gewebe stehen, sondern Ober-
flächenvergrößerungen der Schleimhaut sind und durch ihr Sekret den Durchtritt des Inhaltes erleichtern. Ebenso sind nach diesem Autor (1923) beim indischen und afrikanischen *Elefanten* in der einen dicken, ovalen oder runden
Wulst bildenden Klappe teils einfache, teils verzweigte Krypten vorhanden,
die sogar den Duodenaldrüsen ähneln können; die Enden der zahlreiche Becherzellen enthaltenden, einfachen Krypten dringen oft bis in die Submucosa ein,
und zwischen ihnen finden sich Solitärfollikel und Peyersche Platten, die vielfach durch die Muscularis mucosae in die Schleimhaut hineinreichen. Beim
Okapi, dessen Klappe nach Derscheid und Neuville (1924) keine Besonderheiten zeigt, grenzt an diese eine Follikelplatte, die sich auf das Colon, aber nicht
auf das Caecum erstreckt und neben kleineren 6—7 große Krypten enthält.

Die Ileocaecalöffnung ist nach Lorin-Epstein (1929) auch bei jenen *Affen*,
bei denen die Krümmung des basalen Teiles des Blinddarmes fehlt, noch rund;
der bei anderen *Tieren* am Ileumende befindliche Ringwulst erhält aber infolge
phylogenetischer Regression des kräftigen Ileocaecal-Sphinkter bei den orthograden *Affen* und beim *Menschen*, wie auch Muthmann (1913) angibt, die

Gestalt der Valvula ileocaecalis, deren Lippen ihre Entstehung der Invagination des verdünnten terminalen Ileumabschnittes verdanken und sich vorn und hinten zu je einer Plica semilunaris vereinigen.

Beim *Menschen* entsteht die Valvula ileocaecalis, wie A. FISCHEL (1929) ausführt, nach einer Auffassung, indem das Ileum bei der Abbiegung des Caecum immer tiefer in den Knickungswinkel eingeschoben wird, wobei sich auch ein Teil der Dickdarmwand umlegen und mit einstülpen muß und mit der dicht anliegenden Dünndarmwand verwächst, während nach einer anderen Auffassung bei der Abbiegung nur das Mesoderm an der Abknickungsstelle vorgestaucht und dadurch das Epithel in Form der Klappenlippen vorgetrieben

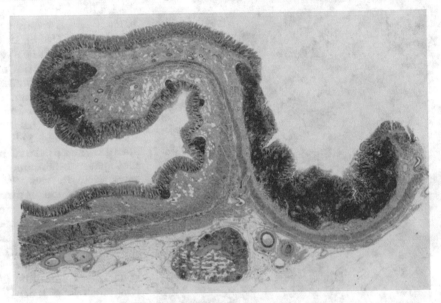

Abb. 154. Valvula ileocaecalis eines einjährigen Knaben. Verhalten der Muskulatur, im Winkel unten ein Lymphknötchen, rechts PEYERSche Platte. ZENKER-D. Häm.-Eosin. Vergr. 10×.

wird, die dann selbständig weiter wachsen, wie bei der Entwicklung (S. 60f.) besprochen wurde. Nach J. F. MECKEL (1812, 1817) bildet die Klappe bereits im 3. Monat einen ansehnlichen rundlichen und bei der Geburt nach TOLDT (1894) einen 7—8 mm großen kegel- oder zapfenförmigen Vorsprung, zeigt aber nach GIANELLI und LUNGHETTI (1901) noch eine ähnliche Beschaffenheit wie bei den *Säugetieren*. Ihre weitere Vergrößerung und Ausgestaltung bewirkt nach TOLDT (1894) das starke Wachstum des Dickdarmes vor und besonders nach der Geburt, wodurch der Dünndarm mit allen seinen Schichten überlagert wird und die angrenzenden Haustra bei starker Ausdehnung zugunsten der Schlußfähigkeit der Klappe wirken. Die geringere Länge der unteren Lippe gleicht sich dann aus und die Öffnung wird schlitzförmig, doch kann auch der infantile Zustand erhalten bleiben. Die Gestalt, Größe und Richtung der Klappe wechselt nach TOLDT (1894) nicht unerheblich, besonders hinsichtlich der unteren Lippe, was vor allem von der verschiedenen Abknickung des Blinddarmes während der Entwicklung abhängt.

Beim erwachsenen *Menschen* ist das Ileum so in die mediale Seitenwand des Dickdarmes eingestülpt, daß sein Ende in diesen als Klappe vorspringt, die nach BAUHIN (1605) benannt ist. Nach SECKENDORF (1933) wurde sie aber schon von FALLOPPIO bei einem *Affen* beobachtet und von ALBERTI (1583) erwähnt, während BAUHIN sie 1579 gesehen und 1588 mit ihrem Namen belegt hat; später wurde diese Klappe auch von MORGAGNI (1709, 1740) beschrieben. Sie besteht im gedehnten Zustand aus zwei durch einen schmalen Spalt getrennten horizontalen Falten, die nach vorn und hinten in eine gemeinsame Falte, das Frenulum anterius und posterius, auslaufen. BRAUS (1924) hebt aber hervor, daß die Klappe im normalen Zustand eine kegelförmige Erhebung bildet, deren Öffnung von radiären Falten umgeben ist, während die Frenula nicht zu sehen sind.

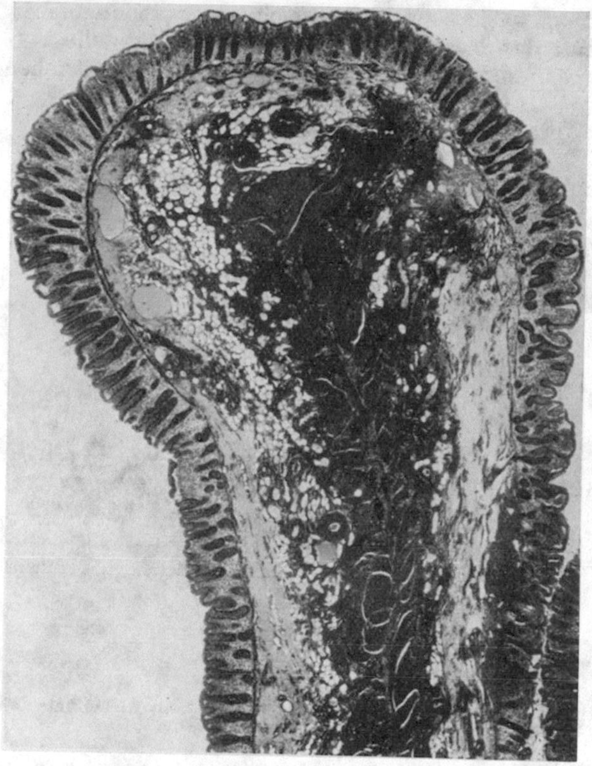

Im Bereiche der Klappe enthält die Serosa nach DOBBERTIN (1896) zirkuläre elastische Fasern von beträchtlicher Stärke und geht nach KOELLIKER (1867) u. a. vorn auf die Dickdarmwand, hinten in das Peritoneum parietale über. Auch ein Teil der Längsmuskulatur, der erst später entstanden ist, setzt sich in dem Winkel vom Dünndarm direkt auf den Dickdarm fort (Abb. 154); nach BROSCH (1914) verflechten sich die Längsmuskelfasern des Ileum auf eine Strecke von 1,5—2 cm mit den Ringmuskelfasern des Caecum axial und fixieren dadurch die Invagination des Ileum in dieses. Ein anderer Teil der Längsmuskulatur aber, der bei der Entwicklung zur Zeit

Abb. 155. Valvula ileocaecalis einer erwachsenen Frau. Schleimhautübergang, Muskulatur, an der Dickdarmseite (links) mehr Fettzellen in der Submucosa. Alc.-Form.-Azan. Vergr. 15×.

der Überlagerung bereits angelegt war und daher in die Duplikatur einbezogen wurde, geht mit allen weiter innen gelegenen Schichten in die Klappe über. Die Ringmuskulatur des Dünn- und Dickdarmes erstreckt sich, wie TOLDT (1894) angibt, in zwei getrennten Schichten bis nahe an den Lippenrand, und zwischen diesen bilden die von beiden Darmabschnitten einstrahlenden Bündel der Längsmuskulatur zunächst noch zwei gesonderte dünnere Schichten, die sich dann zu einer vereinigen (Abb. 154). Nach CUTORE (1931, 1932) schieben sich in der oberen Falte die Ausläufer der Längsmuskulatur im basalen Teil zwischen die Ringmuskulatur ein, wodurch die Falte erhoben und zurückgezogen werden kann; in der unteren Falte dagegen verlängert sich die Längsmuskulatur, die im mittleren Teil eine starke, keilförmige Platte bildet, weiter gegen den freien Rand und ermöglicht dadurch die leichtere Zurückbiegung der Falte gegen das Lumen des Blinddarmes. Zwischen den beiden Muskelschichten findet sich jederseits auch noch ein dem Plexus myentericus entsprechendes Nervengeflecht. Die Ringmuskulatur zeigt nach CUTORE (1932) im Bereiche der Klappenfalten, besonders in der Nähe ihres freien Randes, regelmäßig eine

Dickenzunahme und bildet so einen starken Sphinkter (Abb. 155). Von dem mittleren Teil der Klappe aus nimmt die Muskulatur gegen die seitlichen Teile allmählich wieder die typische Anordnung wie im Darmrohr an. Das Bindegewebe der Submucosa ist im allgemeinen auf der Dickdarmseite der Klappenlippen viel lockerer gefügt und enthält auch mehr Fettzellen (Abb. 155) als an der Seite des Dünndarmes. Am Lippenrande aber strahlen von den vereinigten Muskelschichten bindegewebige Faserzüge durch die Submucosa bis an den Rand der Tunica propria, wodurch eine sehr feste Verbindung zwischen beiden hergestellt wird. Die Muscularis mucosae enthält in der Klappe nach PANEA (1906) auch elastische Fasern.

Das Schleimhautrelief des Dünndarmes geht beim *Menschen* noch an der Innenseite der Klappe in einer wellenförmigen Linie allmählich in jenes des Dickdarmes über, wie an der injizierten Schleimhaut, die BERRES (1837) in Abb. 3 auf Tafel XXI seines Atlas dargestellt hat, besonders schön zu sehen ist (Abb. 156) und ebenso aus der genauen Beschreibung v. LANGERs (1887) hervorgeht. Danach werden die Zotten zunächst niedriger, strecken sich an der Basis und bilden kammartige schmale Leisten, die näher dem Klappenrande ganz unregelmäßig zusammenfließen und in wechselnder Richtung verlaufen (Abb. 155), während die Krypten, die noch PANETHsche Zellen enthalten, zwischen ihnen in Reihen oder Gruppen angeordnet sind. Indem diese Zottenleisten immer niedriger und wulstiger werden, gehen sie schließlich in ein Balkenwerk über, zwischen dem sich trichterförmige Lücken mit 2—3 Öffnungen von Krypten ohne PANETHsche Zellen finden. Dieses Gitter überzieht die Dickdarmseite der Klappe und geht erst außerhalb dieser in die Substanzbrücken zwischen den siebartig einzeln stehenden Öffnungen der Dickdarmkrypten über.

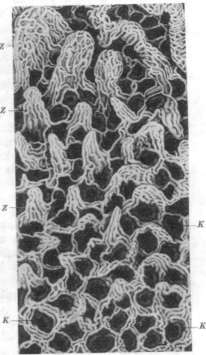

Abb. 156. Flächenansicht der injizierten Schleimhaut der Valvula ileocaecalis des *Menschen*. Übergang der Zotten (*Z*) in die Schleimhautbrücken zwischen den Krypten (*K*). [Nach BERRES (1837), Taf. 22, Fig. 3.]

Der ganze Übergang wechselt aber nach v. LANGER (1887) sehr und beginnt näher oder weiter, mitunter 2—3 cm vom Rand entfernt, und manchmal finden sich näher diesem wieder Gruppen von freien, faden- oder zungenförmigen Zotten, gemischt mit Zottenleisten; diese bilden mitunter lange Züge parallel zum Klappenrande oder Windungen. Bei einem Kinde aus dem 2. Monat fand dieser Autor mehr als 3 cm oberhalb der Grenze im Ileum Dickdarmkrypten in geschlossener Anordnung ganz ohne Zotten über einer PEYERschen Platte, die aber überhaupt große Unregelmäßigkeiten des Schleimhautreliefs bedingen, wie früher (S. 226) erwähnt wurde. Nach H. PETERSEN (1931) sollen auch an der Außenseite der Klappe noch spärliche Zotten vorkommen, doch ist dies gewiß nicht die Regel, und meist findet sich hier schon typische Dickdarmschleimhaut (Abb. 154, 155).

Die Frenula der Valvula ileocaecalis, die auch als Plicae semilunares bezeichnet und nach RUTHERFORD (1926) von dem aktiv funktionierenden Sphincter caeco-colicus gebildet werden, sind nach W. H. SCHULTZE (1926) keine bloßen Schleimhautfalten, sondern Falten der gesamten Darmwand.

Hinsichtlich der Wirkungsweise dieser Klappe meinen Elliot und Barclay-Smith (1904), daß sich aus der antiperistaltischen Tätigkeit der Muskulatur des Dickdarmes die Notwendigkeit eines starken Sphincter ileocaecalis ergibt. Nach Keith (1904) wird dieser aber von den als mechanische Klappe wirkenden Lippen der Ileocaecalöffnung unterstützt, von denen auch Walcker (1932) annimmt, daß ihr mechanischer Verschluß gewöhnlich den Rückfluß des Dickdarminhaltes verhindert. W. H. Schultze (1926) meint sogar, daß dieser Verschluß rein mechanisch, ohne Beteiligung der Muskulatur erfolgt, indem sich das Tentorium infolge des Druckes vom Dickdarm her spannt und die untere Lippe gegen die obere anpaßt. Bei Füllung des Colon mit einer 10 cm hohen Wassersäule tritt normalerweise keine Flüssigkeit durch die Klappe in das Ileum über und meist ist sie auch für Luft undurchlässig, während sie im Alter infolge Erschlaffung der Unterlippe oder der Frenula durchlässig wird. Nach Hammers (1927) Befunden an Leichen ist der Klappenschluß zuweilen so vollkommen, daß bei einem zu hohen Innendruck des Colon dieses einreißt, während die Klappe nicht nachgibt; meist ist er aber nicht so hermetisch, so daß schon ein Druck von geringer Stärke die Klappe öffnen kann, ohne irgendwelche Zerstörungen zu bewirken.

Eine mechanische Insuffizienz der Klappe, die von Brosch (1914) bei 25—50% der *Menschen* gefunden und auch von Walcker (1932) festgestellt wurde, besteht nach Hammer (1927) bei 70% der gesunden *Menschen*, ohne eine pathologische Erscheinung darzustellen; sie zeigt sich gegenüber Wasser und Luft oder auch nur gegen eines von beiden. Manchmal kann die Klappe aber noch durch eingedickten Caecuminhalt oder durch das motorische Verhalten der untersten Ileumschlinge schlußfähig gemacht werden.

Bei *Hund* und *Katze* hat Brouca (1927) bei Röntgenuntersuchung der Ileocaecalzone aus der Ähnlichkeit mit den Bildern der Pyloruszone geschlossen, daß erstere ebenfalls einen Muskelring besitzt; der Autor hat die wechselnden Phasen des Klappenschlusses verfolgt und gefunden, daß die Entleerung des Ileum in das Caecum stoßweise unter Erschlaffen des Sphinkter erfolgt. Nach Lorin-Epstein (1929) ergibt aber die vergleichende Untersuchung an *Tieren* und *Menschen*, daß der kräftige ileocaecale Sphinkter in dem Ringwulst am Ileumende der *Tiere* sich beim *Menschen* in phylogenetischer Regression befindet. In der so bei den orthograden *Affen* und beim *Menschen* entstandenen Valvula ileocaecalis dienen seine Überreste nur zur Einstellung der Lippen und höchstens bei unvollkommener passiver Suffizienz der Klappe zu aktivem Verschluß der Ileumöffnung. In der Regel erscheint der Sphinkter im nüchternen Zustand insuffizient, so daß es zum Rückfluß der Massen in das Ileum kommt, an dem auch nach Maley (1929) nicht mehr zu zweifeln ist. Während die Valvula coli somit nach Lorin-Epstein (1929) nur eine automatisch, passiv funktionierende Klappe ist, hat sich beim *Menschen*, aber nicht bei *Affen*, die Längs- und Ringmuskulatur in dem deutlich erweiterten Ende des Ileum beträchtlich verstärkt, und dieser neu entstandene Tractus sphincteroides hat die Aufgabe, den Eintritt der Ileummassen in den Dickdarm erst zuzulassen, wenn aus ihnen genügend Stoffe resorbiert wurden.

Dagegen hat Braus (1924) angenommen, daß der Verschluß der Klappe, die durch ihren Bau so fest in die Dickdarmwand eingelassen ist, daß sie auch durch einen Überdruck vom Inhalt nicht retroinvaginiert werden kann, nicht rein mechanisch durch die Füllung des Caecum bewirkt, sondern durch psychisch bedingte Muskeltätigkeit reguliert wird, wie auch Walcker (1932) annimmt. Brosch (1914) glaubte, daß die Klappe in schlaffem Zustand schließt und in kontrahiertem dadurch geöffnet wird, daß der Sphincter aus dem länglichen geschlossenen Schlitz eine rundliche Öffnung bildet. Cutore (1931, 1932) hält

zwar einen passiven Verschluß durch den Zug der gedehnten Dickdarmwand
während der Ruhepause des Ileum für möglich, meint aber, daß es durch die
Beteiligung beider Muskelschichten an der Bildung der Klappe in Verbindung
mit den peristaltischen Bewegungen des Dünndarmes zu aktiven Bewegungen
in der Verlaufsrichtung der Fasern kommt. Die Ringmuskulatur wirkt zusammen mit den Frenula als Sphinkter und führt durch ihre Kontraktion zu
einer Verkleinerung und vielleicht auch zu einem völligen Verschluß der Öffnung;
dagegen macht es die Anordnung der Längsmuskulatur innerhalb der beiden
Klappenfalten nach diesem Autor sehr wahrscheinlich, daß ihre Kontraktion
die Breite der Klappenfalten verringert und außerdem die untere Falte gegen
den Hohlraum des Caecum umbiegt, also die Klappenöffnung aktiv erweitert
und so den Übertritt des Darminhaltes in den Dickdarm erleichtert.

Wie oben erwähnt wurde, zeigt die Valvula ileocaecalis des *Menschen* eine
sehr wechselnde Ausbildung, was nach LORIN-EPSTEIN (1930) auf ihr geringes
phylogenetisches Alter zurückzuführen ist; ihre Variationstypen sollen daher
die Klappe der Anthropoiden wiedergeben. Außerdem kommen aber als Fehlbildungen auch mehr oder weniger hochgradige Stenosen vor [WALCKER (1932)
u. a.]. BOHÊME und RIVALLAND (1929), die solche Beobachtungen aus der
Literatur erwähnen, fanden die Klappe bei einem Knaben so hochgradig verengt, daß sie nur für eine Bleistiftspitze durchgängig war.

5. Die Caecaldrüse der Selachier, der Blinddarm in der Wirbeltierreihe und der Wurmfortsatz.

Der Anfang des Enddarmes wechselt in seiner Ausbildung noch mehr,
als dies schon in der verschiedenen Art des Überganges vom Mitteldarm in
diesen zum Ausdruck kommt. Er ist selbst bei manchen *Säugetieren* durch
keinerlei Besonderheiten von dem übrigen Enddarm zu unterscheiden und zeigt
nach dem früher (S. 257) und auch im vorhergehenden Abschnitt Gesagten
mitunter sogar gegen den Mitteldarm noch keine scharfe Abgrenzung, wie
dies bei *Amphioxus, Cyclostomen* und auch verschiedenen höheren *Wirbeltieren* der Fall ist. Bei anderen Gruppen kann er dagegen durch fortschreitende
Entwicklung in verschiedener Richtung zu einem mehr oder weniger selbständigen
Abschnitt des Enddarmes werden, dem auch eine besondere funktionelle
Bedeutung zukommt.

Abgesehen von einer sackartigen Ausdehnung, die der Anfang des Enddarmes
nach LEYDIG (1852) bei *Raja batis* im Gegensatz zu *Haien* zeigt, erfährt er bei
den *Selachiern* eine einzigartige Ausgestaltung durch das sog. fingerförmige
Organ, das von BLANCHARD (1879) Glandula superanalis benannt wurde, von
CROFTS (1925) u. a. aber als Caecal- oder Rectaldrüse bezeichnet wird.
Die Lage und Form dieses Organes wechselt bei den verschiedenen Arten sehr
und ganz besonders gilt dies von dem Verhalten der Ausführungsgänge und
ihrer Mündung [LEYDIG (1852, 1857), DISSELHORST (1904), HOSKINS (1916),
MORGERA (1916), CROFTS (1925) u. a.]. Bei *Chimaera monstrosa* bilden tubulöse
Drüsen, die durch eigene Ausführungsgänge getrennt in gleicher Höhe am
Anfang des Enddarmes münden, 8 caudal spitz zulaufende Längswülste. Bei
den *Rochen* und *Haien* mündet die stark verzweigte Drüse durch einen einzigen
Ausführungsgang (Abb. 157) hinten in den Enddarm und stellt eine Ausstülpung seiner Wand mit ihren sämtlichen Schichten dar, wodurch das in das
dorsale Mesenterium hineinragende fingerförmige Organ zustande kommt
[BLANCHARD (1879, 1882), SANFELICE (1889)]. Dieses besitzt daher eine mehr
oder weniger dicke Hülle aus Bindegewebe mit einer Lage von glatten Muskelfasern, die aber nach KOSTANECKI (1913) nicht mit jenen des Darmes zusammenhängen sollen; außerdem findet sich in ihr ein Ganglienzellen enthaltendes

Nervennetz, von dem Fasern in das Parenchym eindringen [Monti (1898)]. Bei den primitiven *Euselachiern* teilt nach Crofts (1925) ein Divertikel das Drüsengewebe in die eigentliche Drüse und einen proximal gelegenen Anhang. Bei *Heptanchus* ist die Drüse in mehrere Lappen mit gemeinsamem Ausführungsgang geteilt, während bei anderen Arten, wie den *Rochen*, nur die Oberfläche eine Lappung erkennen läßt.

Der Ausführungsgang der Drüse ist nach Crofts (1925) bei *Notidanoidei* kurz und einfach, bei den *Galeoidei* und *Squaloidei* komplizierter und soll hierin in einem umgekehrten Verhältnis zur Zahl der Windungen der Spiralfalte stehen. In ihn setzt sich zunächst das geschichtete, sehr viel Becherzellen enthaltende Epithel des Enddarmes fort, das dann in dem weiten zentralen Gang oder Hohlraum, der sich im Inneren der Drüse von *Rochen* befindet, in ein einfaches

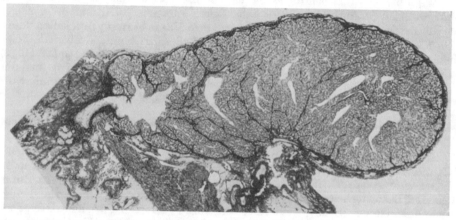

Abb. 157. Längsschnitt durch die Caecaldrüse von Torpedo ocellata. Drüsenläppchen und Ausführungsgänge, links Mündung in den Enddarm. Bouin-Azan. Vergr. 13×.

iso- bis hochprismatisches Epithel übergeht [Howes (1890), Pixell (1908), Kostanecki (1913), R. Krause (1923) u. a.]. Von hier führen Gänge in die einzelnen Drüsenlappen, wo sie sich weiter verzweigen und bei *Torpedo ocellata* ein den Streifenstücken der großen Speicheldrüsen ähnliches Aussehen zeigen. Sanfelice (1892) und Disselhorst (1904) haben dieses in einem Querschnittsbild von *Pristiurus melanostomus* wiedergegeben. Pixell (1908) findet bei *Scyllium* und *Raja* auch in den sekundären Gängen ein Zylinderepithel mit Becherzellen. Die intralobulären Gänge gehen mit ihren Ästen schließlich in verästelte, gewundene Drüsenschläuche über, die Sekretcapillaren aufweisen und aus Zellen bestehen, die außer einem körnigen, wahrscheinlich albuminösen Sekret auch Glykogen enthalten.

Die Caecaldrüse ist nach Crawford (1900) und Crofts (1925) sehr reich vaskularisiert; sie wird von der Caecalarterie versorgt, indem Zweige von der Peripherie in sie eindringen, während sich die Venen zentral sammeln. Lymphgefäße fehlen in der ausgebildeten Drüse und nach Pixell (1908) auch lymphoreticuläre Einlagerungen; Crofts (1925) gibt dagegen an, daß solche bei einigen Arten während der Entwicklung spärlich vorhanden sind, Follikel aber nur bei *Heptanchus* und *Mitsukurina* vorkommen.

Nach Crofts (1925) nimmt die relative Größe dieses Organes bei *Scyliorhinus* während der Entwicklung bis kurz nach der Geburt zu, später jedoch wieder ab. Dabei wächst die Drüse dieses Tieres an der Peripherie noch weiter, während sich die Vermehrung ihrer Schläuche bei *Squalus* im ausgewachsenen

Zustand auf das zentrale Parenchym beschränkt. Bei weiblichen Tieren ist sie etwas größer als bei männlichen.

Die Caecaldrüse der *Selachier* erzeugt ein schmutzig gelbes Sekret. Während CRAWFORD (1900) dieses nach dem reichlichen Harngehalt für ein Exkret und das ganze Organ für eine Hilfsniere hielt, hat PIXELL (1908) festgestellt, daß im Extrakt kein Harnstoff und auch kein tryptisches Ferment, wohl aber ein saccharifizierendes und ein lipaseähnliches Ferment vorhanden ist, was mit den älteren Angaben von BLANCHARD (1882) übereinstimmt, der aber der Ansicht ist, daß diese Drüse trotzdem wegen ihrer Lage bei der Verdauung keine Rolle spielt. Ihre Funktion erscheint bis heute ungeklärt.

Nach CROFTS (1925) ist die Caecaldrüse der *Selachier* dem **Blinddarm** der höheren *Tiere* homolog, wofür auch das Vorkommen von lymphoreticulärem Gewebe sprechen soll, und KOSTANECKI (1913) wie auch MORGERA (1913) finden ebenfalls zwischen beiden Gebilden manche Übereinstimmung, auch hinsichtlich der Gefäßversorgung. Schon GEGENBAUR (1901) hat auf den Ausführungsgang der Caecaldrüse eine sackförmige Ausbuchtung in das dorsale Mesenterium zurückgeführt, die sich bei einzelnen *Teleostiern*, wie *Scorpaena scrofa*, am Anfang des Enddarmes als Andeutung eines Caecum findet. Ebenso stülpt sich nach JACOBSHAGEN (1929) bei *Lungenfischen* die dorsale Rumpfdarmwand vor der Harnleitermündung in kranio-dorsaler Richtung zu einem Blindsack aus. Den meisten *Knochenfischen* aber fehlt ein Caecum ebenso wie auch den *Ganoiden* [KOSTANECKI (1913)].

Bei *Salamandrinen* und mehreren Familien der *Anuren* findet sich nach KOSTANECKI (1913, 1926) ebenfalls eine in symmetrischer Lage kranial zwischen die beiden Blätter des Mesenterium eindringende, kleine Ausbuchtung der dorsalen Wand des Enddarmes, die, wie auch OSAWA (1907) beim japanischen *Riesensalamander* beschreibt, an ein Caecum erinnert. CROFTS (1925) spricht diesem bei den Amphibien ebenso wie bei den *Reptilien* und höheren *Tieren* neben der Verdauungsfunktion wegen des vielen lymphoreticulären Gewebes auch eine Bedeutung für die Blutbildung zu.

Bei den *Reptilien* zeigt der Blinddarm, wie schon J. F. MECKEL (1817) und TIEDEMANN (1817) angeben, eine auch innerhalb einzelner Gruppen sehr wechselnde Ausbildung. Er fehlt nach KOSTANECKI (1913), wenn der Mitteldarm ohne merklichen Unterschied in den Enddarm übergeht, wie bei vielen *Schlangen*, manchmal aber auch bei deutlicher Abgrenzung wie bei *Vipern, Ringelnattern, Krokodilen*, vielen *Schildkröten*, z. B. *Dermochelys coriocea* [VAILLANT (1896)], und *Sauriern*, z. B. der *Blindschleiche*. Andere *Saurier*, wie *Lacerta agilis* und *marmorata*, ferner *Chamaeleon, Seps tridactylus* und manche *Schlangen* zeigen ähnlich wie ein Teil der *Amphibien* eine kleinere oder größere Ausbuchtung der dorsalen Wand des Dickdarmanfanges in das Mesenterium hinein. Meist aber liegt das oft eine beträchtliche Größe erreichende Caecum nach KOSTANECKI (1926) mehr oder weniger seitlich, rechts oder links, zwischen den beiden Blättern des Mesenterium, und manchmal hebt es sich mit einem freien Endstück von der Mesenterialplatte ab. Bei pflanzenfressenden *Eidechsen* ist der Blinddarm stärker entwickelt als bei fleischfressenden [BIEDERMANN (1911)]. Er nimmt Darminhalt auf, um ihn weiter zu verdauen und zu assimilieren [TIEDEMANN (1817)]. Bei manchen *Monitoriden* aber findet sich an seiner Mündung in den Dickdarm eine Einschnürung oder Klappe [J. F. MECKEL (1817), GEGENBAUR (1901), KOSTANECKI (1913), VIALLI (1929)], die keinen Darminhalt in den Blinddarm gelangen läßt; dadurch wird dieser bei *Tupinambis*, wie auch BEATTIE (1926) angibt, zu einem weiten, selbständigen, hauptsächlich der Sekretion dienenden Abschnitt; oft gilt dies, wie bei *Agama Stellio* und *Phrynosoma cornutum*, nur für das etwas abgeknickte, manchmal wie eine angedeutete

Appendix [Vialli (1929)] verjüngte Ende. Bei der *Wühlechse Tiliqua nigrolutea* sind nach Jacobshagen (1920) ähnlich wie bei vielen *Vögeln* zwei Blinddärme vorhanden. Die Schleimhaut des Caecum vieler *Reptilien* enthält größere Anhäufungen von lymphoreticulärem Gewebe.

Eine selbst bei nahe verwandten Arten stark wechselnde, mitunter aber sehr bedeutende Ausgestaltung erfährt dieser Darmabschnitt bei den *Vögeln*, die hierin manche Übereinstimmung mit den *Säugetieren* zeigen [J. F. Meckel (1817), Marshall (1895), Mitchell (1902), Corti (1923), Kostanecki (1926)]. Unter den insekten- oder fleischfressenden *Vögeln* besitzen einige wie der Specht, der *Eisvogel*, ferner *Papageien* u. a. keinen Blinddarm. Einen einfachen, kurzen Anhang zeigt der Anfang des Enddarmes der *Wat-* und *Sturmvögel, der Ruder-* und *Steißfüßer* [Gadow (1891)]. Corti (1923) hat aber bei Reihern innerhalb der Wand des Enddarmes an der Basis des Caecum Reste eines zweiten gefunden, weshalb unpaare Blinddärme bei *Vögeln* auf Reduktion der ursprünglich paarigen Anlage zurückgeführt werden [Clara (1925, I)]. Die meisten *Vögel* besitzen zwei Caeca, die nach Kostanecki (1926) durch seröse Membranen an die Wand des Dünndarmes angeheftet sind, was sich aus der später (S. 363) zu besprechenden Entwicklung erklärt. Bei der großen *Trappe* ist das rechte Caecum nach Kostanecki (1930) in seinem mittleren Teil infolge starker Entwicklung umgebogen und nach links verlagert. Infolge Spaltung des einen der beiden Caeca kommen bei *Stelzvögeln* sogar drei vor [Milne Edwards (1860)].

Die Länge der Blinddärme steht im allgemeinen in geradem Verhältnis zu jener des Enddarmes, doch sind sie bei manchen Raubvögeln mit langem Enddarm rückgebildet [Gadow (1891)]. Die Nahrung scheint hierauf, wie schon J. F. Meckel (1817) angenommen hat, einen Einfluß auszuüben. So bedingt nach Magnan (1911b) pflanzliche und gemischte Kost, wie bei *Gänsen* und *Hühnern*, lange, weite Caeca vom selben Bau, den der Enddarm zeigt. Bei *Waldhühnern* reicht die Länge beider Blinddärme zusammen an jene des ganzen Darmes heran [v. Schumacher (1922, 1925)]; am größten aber ist sie beim *Moor-* und *Präriehuhn* [Magnan (1911b)] und besonders beim *Nandu* [Maumus (1902)], deren Caeca sogar das Volumen des Darmes übertreffen können [Gadow (1891)]. Dagegen besitzen Fleischfresser nach Magnan (1911b) im allgemeinen kleine Caeca, die bei *Sumpfvögeln* dünnwandige Säckchen darstellen, in die nur wenig Darminhalt gelangt, bei *Corviden* aber wurstförmig länglich sind, reichlich Schleimdrüsen und lymphoreticuläres Gewebe enthalten und infolge des engen Lumens keinen Darminhalt aufnehmen. Ebenso haben auch Fische fressende *Enten* im Vergleiche zu anderen auffallend kurze Blinddärme. Die langen Caeca von *Nachtraubvögeln* aber und die kurzen, lymphoreticulären der körnerfressenden *Taube* werden als Ausnahmen damit erklärt, daß die Vorfahren dieser *Vögel* von einer anderen Nahrung lebten, die *Eulen* z. B. von Insektenfressern, ähnlich den *Caprimulgiden*, abstammen [Gadow (1891), Magnan (1911b)].

Bei *Chauna derbiana* weisen die Blinddärme zwei Längsbänder und Aussackungen auf, und auch bei *Strauß* und *Rhea* sind Haustra vorhanden. Das Schleimhautrelief der Blinddärme gleicht nach S. Müller (1922) mitunter jenem des Enddarmes; manchmal ist es einfacher, wie bei *Rhynchotus*, oder die Schleimhaut erscheint ganz glatt, wie bei *Uria troile* und *Crax*, während *Sitta* als höheren Zustand ein Netz mit vortretenden Zickzackfalten aufweist. Bei *Totanus* findet sich ein Netz mit spiralig verlaufenden Falten, und die langen Blinddärme des *Straußes* enthalten eine linksgewundene Spiralfalte von 20 Windungen [Gadow (1891)]. Mitunter schließen sich die Zotten zu Querreihen zusammen, wie bei *Ardea cinerea*, *Penelope* u. a.

Nach Gadow (1891) und Maumus (1902) bestehen die Blinddärme der *Vögel* meist aus einem dünneren Anfangsteil, der bei *Huhn, Ente* und *Gans* reichlich

Zotten und Drüsen enthält [BASSLINGER (1854), ZIETZSCHMANN (1911), CAL-
HOUN (1933)], und aus einem anschließenden kolbig erweiterten Abschnitt.
Dieser weist nach BASSLINGER (1854) bei der *Gans* Längsfalten auf, die gegen
das blinde Ende verstreichen. Bei *Waldhühnern* zeigt er nach MAUMUS (1902)
und v. SCHUMACHER (1922, 1925) 7—8 nach innen vorspringende Längsfalten,
die durch streifenförmige Fetteinlagerungen und zwei größere, längs verlaufende
Gefäße in der Submucosa gebildet werden; sie erscheinen, da der dunkle Darminhalt durch die dünne Wand dazwischen durchscheint, auch an der Außenseite
als helle Streifen und fehlen an dem kurzen Spitzenteil der Blinddärme. Ähnliche
Angaben macht GADOW (1891) für das *Wüstenhuhn*. In den lymphoreticulären
Blinddärmen der *Taube* finden sich nur bucklige Erhebungen [R. KRAUSE (1922)].
Beim *Sperling* bilden sich nach SEYFERT (1897) während der Entwicklung in
der zunächst glatten Darmwand Zapfen des Mesoderms gegen das Lumen und
gleichzeitig Krypten. Diese zeigen in den Blinddärmen einen weniger regelmäßigen Bau, nehmen beim *Huhn* gegen das Ende ab, sind bei der *Taube*
überhaupt spärlich, kurz und arm an Becherzellen [ZIETZSCHMANN (1911),
R. KRAUSE (1922)], besonders schwach aber bei *Waldhühnern* ausgebildet
[v. SCHUMACHER (1922, 1925)].

In großen Blinddärmen enthält die Schleimhaut einzelne Follikel [EBERTH
(1861), CORTI (1923)], die infolge Fehlens einer Submucosa teilweise auch in
der Muskelhaut liegen [MUTHMANN (1913)] und bis zur äußeren Oberfläche
reichen können, ähnlich wie in dem in der Abb. 152 wiedergegebenen Dottergangdivertikel der *Schnepfe*. Beim *Auerhahn* sind sie am Anfang und Ende
der Caeca etwas zahlreicher [v. SCHUMACHER (1922)]. Auch PEYERsche Platten
kommen, wie schon BASSLINGER (1854) bei der *Gans* festgestellt hat, in den
Blinddärmen vor, und an ihrem Ursprung können sich, wie bei *Huhn* und *Ente*,
sogar tonsillenartige Gebilde finden, deren Blätter durch Furchen getrennt
sind [ZIETZSCHMANN (1911), MUTHMANN (1913)]. Gegen das Ende werden die
Follikel zahlreicher und bilden im Spitzenteil, wie schon EBERTH (1861) eingehend beschrieben hat, mitunter ähnlich wie in den Balgdrüsen um eine Höhle
mit enger Mündung Ansammlungen, die sich nach außen und innen vorwölben
und nur vereinzelte Krypten enthalten. Kleinere Follikelgruppen mit einer
kurzen Einziehung der Oberfläche hält ZIETZSCHMANN (1911) für Jugendstadien.
Kurze Blinddärme sind verhältnismäßig reicher an Follikeln, wie bei *Endyptes
chrysocome* [BARTRAM (1901)], und bei manchen *Vögeln* bestehen sie fast ganz
aus lymphoreticulärem Gewebe, wie in der beigefügten Abb. 158 von einem
Zeisig zu sehen ist. Auch die nur 0,75 cm langen Caeca der *Taube*, in deren
spaltförmiges Lumen ohne Zotten keine Nahrungsbestandteile gelangen [BERRY
(1900), MAUMUS (1902), R. KRAUSE (1922)], weisen reichlich Follikel auf, die
Keimzentren enthalten und bis zur äußeren Längsmuskelschicht reichen
[ZIETZSCHMANN (1911)].

Obwohl der Verlust der Blinddärme nicht lebensgefährlich ist, spielen die
großen Caeca vieler *Vögel* doch mitunter eine wichtige Funktion durch
Beteiligung an der Verdauung und Resorption der Nahrung [CORTI (1906),
MAGNAN (1911b)]. So unterbleibt nach RADEFF (1928) bei der *Henne* nach
Entfernung der Caeca die Verdauung der Rohfasern von Weizen, Hafer und Mais.
Schon die Versuche von MAUMUS (1902) haben ergeben, daß ihr Sekret Stärke
hydrolysieren, Zucker invertieren und Eiweiß verdauen kann, während Fett
unverändert bleibt. Nach MANGOLD (1928—29) sind die Blinddärme der
Vögel zunächst ein Wasserresorptionsorgan, nehmen aber auch gelöste, stick-
stoffhaltige Stoffe auf und lösen die Cellulosewände der Kleberzellschicht von
Körnerfutter. Eine besondere Ausgestaltung erfahren sie nach v. SCHUMACHER
(1922, 1925) bei den im Winter auf schwerverdauliche Koniferennadeln als

Nahrung angewiesenen *Waldhühnern*, wie im folgenden besprochen wird. Bei jenen Vögeln aber, deren Cæca unter Rückbildung der übrigen Bestandteile ihrer Wand zu lymphoreticulären Organen werden [Corti (1923)], handelt es sich nicht, wie Muthmann (1913) angibt, um rudimentäre Gebilde, sondern wohl mehr um einen Funktionswechsel, durch den die Bildung von Lymphocyten, auf die auch Mangold (1928—29) hinweist, in den Vordergrund gerückt wird, ähnlich wie bei dem später zu besprechenden Wurmfortsatz des *Menschen*.

Die verschiedene Funktion der Blinddärme bei den Vögeln drückt sich auch in dem wechselnden Verhalten des Epithels aus, das meist das typische

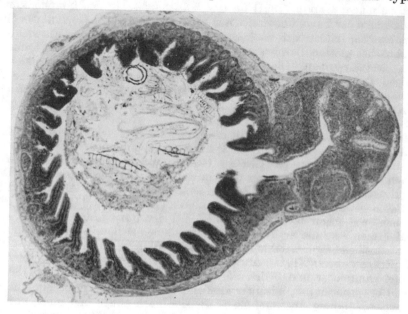

Abb. 158. Dickdarm mit Caecum von einem *Zeisig*. Die Wand des letzteren besteht fast ganz aus lymphoreticulärem Gewebe. Zenker-D. Häm.-Eosin. Vergr. 49×.

Darmepithel mit einer wechselnden Menge von Becherzellen ist. Diese sind in den Krypten reichlich vorhanden, werden aber bei *Hühnern* und besonders *Waldhühnern* stellenweise spärlich und finden sich nach Zietzschmann (1911) besonders im Bereiche von Follikeln, wie überall, wo viele Lymphocyten im Epithel liegen, in geringer Menge. So weisen auch die lymphoreticulären Blinddärme der *Taube* nur vereinzelte Becherzellen auf, und das Epithel besitzt hier nach R. Krause (1922) keinen Stäbchensaum. Eberth (1860, 1862) fand im zottenlosen Teil der Blinddärme junger *Hühner*, *Enten* und *Eulen* im Gegensatz zu anderen *Vögeln*, auch dem *Rebhuhn*, an den Falten und bis zur Mitte der Krypten auf mehr oder weniger große Strecken vorübergehend Flimmerzellen, was aber Maumus (1902) bei der Ente nicht bestätigen konnte. *Waldhühner* weisen hingegen nach v. Schumacher (1922, 1925) stets in dem engen, dickwandigen Halsteil der Blinddärme Flimmerepithel auf, das beim *Auerhahn* auffallend hoch ist und die ganzen Zotten überzieht, während beim *Schneehuhn* die Spitze und beim *Haselhuhn* die apikale Hälfte der Zotten Zellen mit Stäbchensaum trägt; beim *Spielhahn* aber sind nur an den tiefsten Stellen der Zotten freie Cilien vorhanden, die etwas höher durch eine mit Delafields Hämatoxylin färbbare Masse verklebt erscheinen und so gegen die Spitze allmählich in einen hohen Stäbchensaum übergehen. Dagegen trägt das Epithel in dem breiteren

Hauptteil der Blinddärme von *Waldhühnern* nach diesem Autor zum Teil einen weder nach innen noch nach außen scharf begrenzten Cuticularsaum, der wie ausgefranst erscheint; zum Teil weist das Epithel Büschel von gröberen und feineren, unverzweigten, wellig verlaufenden Schleimfäden auf, die beim *Schnee-huhn* bis zu 0,5 mm lang werden und bis zur Basis der Zellen reichen, wo nur mehr ein schmaler, unscharf begrenzter Protoplasmasaum mit dem ab-geflachten, ziemlich unregelmäßigen und pyknotischen Kern findet (Abb. 63). Diese Büschel, die beim *Spielhahn* ähnlich wie auch beim *Auerhahn* und *Haselhuhn* kürzer sind und vielfach zusammenfließen, verlieren dann ihren Zusammenhang mit den Zellen und lösen sich im Darminhalt auf, während die niedrigen, unscharf begrenzten Zellen nunmehr Darminhalt pflanzlicher Herkunft in Form von kleineren und größeren Kugeln aufnehmen, die zum Teil so bis in die Propria gelangen. Schließlich bildet sich an der Oberfläche der regenerierten Zellen wieder der ursprüngliche Cuticularsaum aus. Diese auffallende Erscheinung ist ein Beweis für die nahen Beziehungen zwischen Flimmersaum, Stäbchensaum und Sekretionserscheinungen, auf die bei der Beschreibung des Stäbchensaumes (S. 77) hingewiesen wurde. Das eigentümliche Verhalten des Epithels in den Blinddärmen der *Waldhühner* hängt mit deren großer Bedeutung für die Aus-nützung der besonders schwer verdaulichen Nahrung zusammen, die hier in eine sich vom Inhalt des Dünn- und Dickdarmes unterscheidende, kindspech-artige Masse verwandelt und dann gesondert von Zeit zu Zeit plötzlich entleert wird [v. SCHUMACHER (1922, 1925)].

Die Muscularis mucosae besteht in den Blinddärmen der Vögel aus längs verlaufenden Fasern, wird von Bindegewebe durchzogen [BASSLINGER (1854)] und ist unter großen Follikelansammlungen lückenhaft [ZIETZSCHMANN (1911)]. Bei *Waldhühnern* findet v. SCHUMACHER (1922) nur nach innen von jenen Fett-streifen, die in der Submucosa auftreten, etwas reichlicher Muskelfasern, die keinen regelmäßigen Verlauf zeigen und in die Ausbuchtungen bis unmittelbar unter das Epithel vordringen können. Die Submucosa enthält beim *Huhn* ebenfalls Fettzellen [ZIETZSCHMANN (1911)] und kann bei anderen Vögeln in den Blinddärmen stärker ausgebildet sein als im übrigen Darm. Die Muscularis propria besteht aus einer breiten Ring- und einer schmalen Längsfaserschicht; nur im Halsteil ist letztere oft viel stärker [BASSLINGER (1854), SEYFERT (1897)].

Die Entwicklung der Caeca beginnt beim *Huhn* nach KERSTEN (1912) am Ende des 3. Bruttages durch Bildung von Ausstülpungen am Anfang des Enddarmes. Die linke Anlage ist zunächst erheblich größer als die rechte, was sich nach Bildung der primitiven Darmschleife am 5. Tag allmählich ausgleicht. Am 11. Tag kommt es zur Sonderung der einzelnen Abschnitte der Blinddärme; ihre relative Länge ist im Gegensatz zum gesamten Darm am 18. Tag am kleinsten und nimmt später wieder zu. Die Differenzierung der Gewebe beginnt am 14. Tag und um den 21. Tag wird nach MAUMUS (1902) die volle Ausbildung erreicht. Bei *Zwerghühnern* weisen die Blinddärme nach J. B. LOOPER und M. HAASE LOOPER (1929) als Zeichen ihrer frühzeitigen Verdauungstätigkeit nach dem 19. Tag bereits einen Inhalt auf. Ihre distalen zwei Drittel erfahren später eine Reduktion mit Atrophie des Epithels und der Drüsen, und auch das während dessen auftretende lymphoreticuläre Gewebe verschwindet schließ-lich großenteils wieder, indem es durch faseriges Bindegewebe ersetzt wird. Mindestens ein Teil der Leukocyten entsteht im reticulären Stroma. Follikel beginnen etwa eine Woche nach dem Ausschlüpfen aufzutreten. Beim erwach-senen *Zwerghuhn* stellen die Caeca nach diesen Autoren daher im wesentlichen nur mehr Reste dar, die höchstens noch eine geringe Verdauungsfunktion aus-üben. Nach KOSTANECKI (1926) schieben sich die beiden Blinddärme, deren Entwicklung von der ventralen Wand des Enddarmes ausgeht, anfangs unter dem visceralen Blatt des Peritoneum entlang des Ileum, trennen sich aber bald von der Darmwand und ziehen die Serosa mit sich, wodurch die früher erwähnten Falten entstehen. Beim *Sperling* kommt es nach Seyfert (1897) in der zunächst glatten Wand gleichzeitig zur Entwicklung von Zotten und Krypten.

Bei den Säugetieren zeigt das Caecum selbst innerhalb der einzelnen Gruppen die verschiedensten Grade der Ausbildung von vollständigem Mangel bis zu einem selbständigen Darmabschnitt von bedeutender Größe; es kann sich, wie bei *Caniden*, durch eine Klappe gegen den anschließenden Dickdarm abgrenzen. Nach Johnston (1920) ist die Valvula caeco-colica ein regelrechter Sphinkter, an dessen Stelle dort, wo das funktionelle Caecum mit dem morphologischen nicht übereinstimmt, wie bei *Pferd*, *Kaninchen* und anderen Tieren, eine Klappe im Colon selbst tritt. Die Form des Blinddarmes wechselt ebenfalls sehr, wozu noch besonders die verschiedene Beschaffenheit seines Endes beiträgt, das einen dünnen Wurmfortsatz darstellen und mehr oder weniger reichlich Follikel enthalten kann. Teilweise kommt in dieser Mannigfaltigkeit, wie früher (S. 13) erwähnt wurde, die Ernährungsart zur Geltung, da die *Pflanzenfresser* ein größeres Caecum besitzen als die *Fleischfresser* [J. F. Meckel (1817), Nuhn (1878), Mitchell (1905), Muthmann (1913), Corti (1923), A. Zimmermann (1931)], doch scheint dieses auch in einem Kompensationsverhältnis zum übrigen Dickdarm [Oppel (1897)] und ebenso zur Ausbildung des Magens zu stehen, indem es bei Tieren mit großem, kompliziertem Magen oft, aber durchaus nicht immer, in der Entwicklung zurückbleibt [Gegenbaur (1901), Keith (1904), v. Berenberg-Gossler (1911), Muthmann (1913), M. Weber (1927), A. Zimmermann (1931)].

Bezüglich der Phylogenese gibt Mitchell (1905) an, daß das Caecum der *Säuger* jenem der *Vögel* homolog sei und wie bei diesen ursprünglich paarig war, was bei einzelnen Arten, wie im folgenden besprochen wird, noch regelmäßig, bei anderen gelegentlich atavistisch oder andeutungsweise vorkommen soll. Kostanecki (1913, 1926), der bei keinem *Säugetier* eine doppelte Anlage des Blinddarmes gefunden hat, leitet diesen ebenso wie Muthmann (1913) von dem Caecum dorsolaterale dextrum der Reptilien ab, zu denen das ein wenig nach rechts von der Mittellinie liegende Caecum der Monotremen die Verbindungsbrücke bilden soll. Johnston (1920) meint, daß die paarigen Caeca auf Spaltung oder Neubildung beruhen und daß das primitive Caecum der Säuger als unsymmetrische Bildung an der antimesenterialen Seite des Colon gegenüber der Mündung des Ileum durch lokal verstärktes Wachstum entstanden sei. Muthmann (1913) glaubt, daß die Vorläufer der Säugetiere die Neigung zur Bildung eines kleinen Divertikels an der Mittel-Enddarmgrenze ererbt haben, und daß dieses dann nach Bedarf zu einem kleinen oder großen Blinddarm wurde. Er hält daher auch den Wurmfortsatz, in Übereinstimmung mit Berry (1895, 1900, 1907) u. a., wie später (S. 376 f.) ausgeführt wird, für einen spezialisierten Teil des Darmkanales, in dem lymphoreticuläres Gewebe zu besonders reichlicher Ausbildung kommen kann, worauf auch Corti (1923) hinweist, während andere Autoren im Wurmfortsatz nur ein verkümmertes Überbleibsel erblicken; so wird dieser auch noch von Jacobshagen (1922) beurteilt, der den Blinddarm des Menschen als eine symmetrische Bildung bezeichnet und meint, daß ihm einstweilen nur die Caeca der *Säuger* homolog seien.

Die *Monotremen* besitzen nach Oppel (1897, 1907) ein kleines Caecum, das bei *Echidna* lymphoreticuläre Einlagerungen enthält und in einen Wurmfortsatz ohne solche übergeht, während es bei *Ornithorhynchus* im ganzen mehr einer Appendix gleicht, ein enges Lumen, dicht gedrängte Follikel, eine nur aus

Längsbündeln bestehende Muscularis mucosae und spärliche Drüsen aufweist, die hier im Gegensatz zum übrigen Darm dieses Tieres keine besonderen Ausführungsgänge haben.

Einzelne *Marsupialier* zeigen ebenfalls ein verschmälertes Ende des Blinddarmes, das aber nach JACOBSHAGEN (1922) wegen des Fehlens von Tänien im zugehörigen Caecum als Pseudoappendix bezeichnet wird und individuell zu wechseln scheint. Follikel sind in dem spitzen Ende des Blinddarmes von *Phascolomys* sehr spärlich und scheinen bei *Phalangista* ganz zu fehlen [OPPEL (1897), MUTHMANN (1913), JACOBSHAGEN (1922)]. Bei einigen *Dasyuriden* kommen nach MITCHELL (1905) und ELLENBERGER (1906) paarige Caeca vor. Die pflanzenfressenden Arten besitzen ein großes Caecum, das bei *Phascolarctus* mehr als die dreifache Körperlänge erreicht [M. WEBER (1927)], während es bei insektenfressenden klein ist und bei den fleischfressenden, wie den *Beutelmardern*, ganz fehlt [JACOBSHAGEN (1922)].

Ebenso fehlt ein Caecum bei vielen *Edentaten*, während es bei anderen stark entwickelt und mitunter sogar doppelt vorhanden ist, wie bei manchen *Ameisenbären* und *Gürteltieren* [MUTHMANN (1913)].

Ein paariges Caecum kommt ebenso wie bei manchen *Marsupialiern* und *Edentaten* nach MITCHELL (1905) bei *Monatus* unter den *Sirenen* und gelegentlich atavistisch bei *Nagern* und *Antilopiden* vor, und als Rudiment eines zweiten Blinddarmes sollen sich auch manche Formeigentümlichkeiten bei anderen *Säugetieren* deuten lassen, die nach diesem Autor ursprünglich ebenso wie die *Vögel* ein zweites Caecum besaßen, es aber meist durch Rückbildung verloren haben. Dagegen gibt KOSTANECKI (1926) an, daß sich bei keinem von diesen auch nur die Spur einer doppelten Anlage nachweisen läßt. Nach JOHNSTON (1920) sind die paarigen seitlichen Caeca von *Dasypus sexcinctus* und *villosus* Extreme eines gespaltenen Blinddarmes, bei *Cyclothurus didactylus* dagegen Neubildungen, die nicht dem morphologischen Caecum entsprechen. Unter den *Nagern* findet sich bei *Lagomys pusillus* unmittelbar neben einem großen, spitz endenden Caecum quer dazu stehend noch ein kleines, dünnes[MUTHMANN (1913)], und ausnahmsweise kann es bei anderen *Säugern* ebenfalls zu einer doppelten Anlage des Blinddarmes kommen, wie dies TÖRÖK (1933) bei einem normalen Rind beschreibt. Die *Klippschliefer (Hyracoideen)* besitzen an der normalen Stelle ein einfaches, spitz zulaufendes Caecum ohne reichlichere lymphoreticuläre Einlagerungen und außerdem im weiteren Verlaufe des Colon, wie früher (S. 261) erwähnt wurde, an einer oder an zwei Stellen blindsackartige, zweizipfelige Anhängsel, deren Wand den gleichen Bau zeigt wie der übrige Dickdarm. Nach BROMAN (1929) handelt es sich hiebei, entgegen den Angaben von CHAPMAN (1905) und MITCHELL (1905), um ein sekundäres Colon-Caecum, das verhältnismäßig spät als eine Ausstülpung des Colon entsteht.

Der Mangel eines Caecum wurde bereits für einen Teil der *Marsupialier* und *Edentaten* angegeben, und ebenso fehlt ein solches nach JACOBSHAGEN (1922) den *Insectivoren* mit Ausnahme von *Tupaja* und *Macroscelides* und den *Chiropteren* [KARASEK (1933)] außer *Megaderma* und *Rhinopoma*. Im Colon von *Hippopotamus* kann eine Follikelansammlung nach NIEDZWETZKI (1925) vielleicht als Spur eines Blinddarmes aufgefaßt werden, der auch bei *Zahnwalen* [SÜSSBACH (1901)] mit Ausnahme von *Platanista*, sowie bei *Myoxus* unter den gleich zu besprechenden *Nagetieren* und bei einem Teil der *Raubtiere* fehlt.

Die *Pinnipedier* und *Sirenen* besitzen ein kurzes weites Caecum, das bei *Manatus* paarig ist (MITCHELL [1905], OPPEL (1907)], während die *Proboscidier* einen großen Blinddarm haben [(ELLENBERGER 1906), JACOBSHAGEN (1922), CORTI (1923), M. WEBER (1927), A. ZIMMERMANN (1931)].

Von den *Nagetieren* weist nach JACOBSHAGEN (1922) nur *Myoxus* keinen Blinddarm auf; bei manchen kommt nach MITCHELL (1905) gelegentlich ein doppelter vor, wie auch MUTHMANN (1913) für *Lagomys* angibt. Bei vielen Arten ist das Caecum sehr groß und lang, ganz besonders, wie schon J. F. MECKEL (1838) angegeben hat, bei den sich von Pflanzen nährenden wie der *Wühlmaus*. Bei der *Ratte* ist es groß, dünnwandig und weist in gewissen Abständen Verengungen auf. KESTNER (1929) fand nach pflanzlicher Ernährung von jungen *Ratten* und deren Nachkommen einen erheblich größeren und besonders schwereren Blinddarm als bei tierisch ernährten. Die *Maus* weist nach BERRY (1900) an der seitlichen Wand nahe der Spitze eine dichtere Ansammlung von lymphoreticulärem Gewebe auf. Der Anfang des Blinddarmes ist bei den Nagern oft ampullenartig erweitert und weist bei vielen, wie dem *Eichhörnchen,* Tänien, Plicae semilunares und Haustra auf, die sich von hier aus mehr oder weniger weit auf den übrigen Dickdarm fortsetzen.

Viele *Nagetiere* besitzen ein spiralig gewundenes Caecum, das bei den *Duplicidentaten* eine Spiralfalte enthält. Dies gilt für das besonders mächtig entwickelte, stets stark gefüllte Caecum des *Kaninchens,* das auch einen dem Wurmfortsatz analogen Abschnitt aufweist [ELLENBERGER (1906)]. Es zeigt nach AINODA und HORA (1913) während der Entwicklung unter allen Darmabschnitten das rascheste Wachstum und wird nach R. KRAUSE (1921) etwa 40 cm lang, so daß es das Fassungsvermögen des Magens um ein Vielfaches übertrifft. An seinem Anfang findet sich neben der Einmündung des Ileum ein dickwandiger Blindsack, der schon früher (S. 221) erwähnte Sacculus rotundus, dessen Schleimhaut, ähnlich wie im Wurmfortsatz, vorwiegend aus lymphoreticulärem Gewebe besteht. Der Blinddarm bildet zunächst eine große, sehr dünnwandige Schleife mit ähnlichem Bau, aber dünnerer Muskulatur wie im Colon und einer in etwa 25 Touren verlaufenden, bis 0,6 cm hohen, schmalen Spiralfalte, die mit zunehmender Verengung des Caecum verflacht; ebenso verlieren sich die rudimentären Zotten an der Innenfläche allmählich, während die Wand immer dicker wird und so allmählich in den dünnen, 10 cm langen Wurmfortsatz mit gegen die Spitze zunehmendem lymphoreticulärem Gewebe übergeht [MUTHMANN (1913), HELLMAN (1914)]. Dieser zeigt eine glatte Schleimhaut mit dicht nebeneinanderstehenden, nach außen sich glockenartig erweiternden, grubigen Vertiefungen, die von einem konischen, nicht über die Schleimhautfläche vorragenden Zapfen ausgefüllt sind; diese Erhebungen weisen in ihrem Epithelüberzug etwas tiefer reichlich Wanderzellen auf, während Becherzellen, die an den seitlichen Wänden reichlich vorhanden sind, dort fehlen. Die Zapfen bestehen aus lymphoreticulärem Gewebe, das ebenso wie im Sacculus rotundus eine zusammenhängende Masse bildet, große Keimzentren enthält und nach außen in zahlreiche keulenförmige Fortsätze ausläuft; die nach innen anschließende Propria enthält kurze Krypten, doch fehlt eine Muscularis mucosae in diesem Bereiche vollständig [MUTHMANN (1913), R. KRAUSE (1921), BEHRENS (1922), A. ZIMMERMANN (1931)].

Der Blinddarm des *Kaninchens* beginnt sich nach AINODA und HORA (1913) schon früh als Blindsack an der caudalen Seite des primitiven Darmes zu entwickeln und dreht sich mit den anschließenden Darmteilen in der Richtung des Zuges, was schließlich zur Bildung der Schleife führt. Beim Neugeborenen trägt die Schleimhaut des Wurmfortsatzes nach SEYFERT (1897) und MUTHMANN (1913) lange Zotten und zeigt noch keine Andeutung von Knötchen, die sich während der nächsten Tage in der Submucosa zwischen den Zotten zu entwickeln beginnen und durch ihre Vorwölbung nach innen die Zotten eng zusammendrängen; diese verwachsen daraufhin in großer Ausdehnung und lassen nur gerade über der Kuppe des Knötchens eine Öffnung, so daß eine schützende Hülle darum entsteht und kein Darminhalt mit ihm in Berührung kommt. Während die Länge und Weite des Wurmfortsatzes im großen und ganzen mit dem Körperwachstum zunimmt, ist seine Wand nach MUTHMANN (1913) bei älteren Tieren fast um die Hälfte dünner als bei jüngeren, und sein Gewicht folgt nach HELLMAN (1914) den mit dem Alter zusammenhängenden Gewichtsveränderungen des lymphoreticulären Gewebes, was auch für den Sacculus rotundus gilt. A. ZIMMERMANN (1922) meint, daß die starke Entwicklung des Wurmfortsatzes im jugendlichen Alter darauf hinweist, daß er eher in diesem eine Bedeutung hat, wenn er auch später noch nicht ein funktionsloses Organ ist; ob er beim Stoffwechsel, bei der Ernährung oder beim Wachstum eines Rolle spielt, ist noch eine offene Frage. Im Hungerzustand verliert der Wurmfortsatz des *Kaninchens* nach JOLLY und SARAGEA (1924) 40—60% von seinem Gewicht bei einer Verminderung des Körpergewichtes um 30%; dabei werden seine Follikel kleiner und die Lymphocyten spärlicher, woran zweifellos die von diesen Autoren in den Follikeln beschriebenen phagozytären Zellen beteiligt sind. Eine Unterbindung des Wurmfortsatzes von neugeborenen *Kaninchen* führt nach SSOBOLEW (1903) nur zu einer Vergrößerung des Darmes hinsichtlich seiner Flächenausdehnung.

Von den *Carnivoren* besitzen nach JACOBSHAGEN (1922) die *Ursiden* und *Musteliden* wie der *Iltis* [GRIESBACH (1927)] und *Nandina* kein, die meisten aber ein kleines Caecum [MITCHELL (1905)], dessen Entwicklung KADLETZ (1928) beim *Hund* beschrieben hat; es ist bei diesem und beim *Fuchs* durch eine Klappe gegen das Colon abgegrenzt. Bei einigen *Feliden* und *Viverriden* ähnelt es nach ELLENBERGER (1906) einem Wurmfortsatz, unterscheidet sich aber bei der Hauskatze vom *menschlichen* nach ELLIS (1928) dadurch, daß die Lymphoycten in der Submucosa nicht zu Knötchen angehäuft sind.

Die *Huftiere* scheinen durchwegs ein großes Caecum zu haben, so auch die *Giraffe* [NEUVILLE (1922)], das *Okapi* [DERSCHEID und NEUVILLE (1924)], das *Schaf*, bei dem es nach STEMPEL (1925) 30—46 cm lang wird und bis zu 2 Liter fassen kann, und das *Rind* trotz des großen, komplizierten Magens [MUTHMANN (1913)]. Allerdings werden die *Wiederkäuer* hierin von den einen einfachen Magen besitzenden *Einhufern* noch weit übertroffen [GEGENBAUR (1901), M. WEBER (1927)]. So kann der Blinddarm des Pferdes, dessen Entwicklung von P. MARTIN (1922) u. a. beschrieben wurde, eine Länge von 60 cm und nach DÖHRMANN (1923) eine Kapazität von mehr als 51 Liter erreichen. Seine Schleimhaut, die vom Kopf über den Körper zur Spitze des Caecum um ein geringes an Dicke zunimmt, besteht, wie schon ELLENBERGER (1879) festgestellt hat, fast ganz aus lymphoreticulärem Gewebe und enthält auf 1 qmm etwa 160—170 Krypten. Die Muskulatur ist nach SCHMEY (1926) schon unter normalen Verhältnissen im Blinddarm des *Pferdes*, der auch Haustra aufweist, nicht gleichmäßig dick. Das *Schwein* zeigt ebenfalls Haustra an seinem Caecum, das eine große, vom Ende des Ileum ausgehende PEYERsche Platte enthält und überhaupt hinsichtlich der Menge des lymphoreticulären Gewebes, die im Laufe des extrauterinen Lebens abnimmt, an erster Stelle steht. Nach der von ELLENBERGER (1906) aufgestellten Reihe folgen hierin auf das *Schwein* die *Equiden*, dann *Rind, Schaf* und *Ziege*. Bei Antilopen kommen nach MITCHELL (1905) gelegentlich paarige Caeca vor, was ebenso wie die besonderen Verhältnisse bei den zu den *Huftieren* gehörenden *Hyracoideen* schon oben (S. 365) besprochen wurde.

Im Stamme der *Primaten*, die durchwegs einen Blinddarm besitzen, war dieser nach v. EGGELING (1920) ursprünglich länger und hat dann durch Reduktion eine Sonderung in einen weiteren Anfangsteil und ein engeres Endstück erfahren; dieses wurde durch reichliche Ausbildung von lymphoreticulärem Gewebe zum Wurmfortsatz, ohne daß eine verschiedene Beschaffenheit der Nahrung für diesen Funktionswechsel eine Erklärung geben würde.

Die *Prosimier* besitzen im allgemeinen ein großes Caecum, so nach v. BERENBERG-GOSSLER (1911) auch die von Blättern lebenden *Schlankaffen*, bei denen es wieder in einer Wechselbeziehung zu dem kleinen Magen steht. Bei der Familie *Loris* ist nach JACOBSHAGEN (1922) ein Wurmfortsatz vorhanden. Der Blinddarm der *Halbaffen* enthält aber nur einzelne Follikel und zeigt nach JACOBSHAGEN (1922) im allgemeinen ein ähnliches Schleimhautrelief, wie der benachbarte Dickdarm; es stellt vielfach ein verstreichbares Netz dar, weist mitunter zirkuläre oder spiralig verlaufende Falten auf, wie bei *Lemur mongoz,* oder vorwiegend Längsfalten, wie bei *Nycticebus,* neben Plicae semilunares und Haustra, doch zeigt sich auch ein Wechsel, wobei das Vorhandensein von Tänien ohne Einfluß ist. Solcher finden sich bei *Galago* zwei und bei *Loris* und *Nycticebus* drei, während sie bei *Tarsius* und *Lemur mongoz* ganz fehlen.

Unter den plathyrhinen *Affen* kann das Caecum nach Forster (1918) auch bei nahe verwandten Arten eine sehr verschiedene Gestalt haben. Es ist nach Muthmann (1913) und Jacobshagen (1922) durch eine Klappe begrenzt und stellt bei *Callicebus* nach Johnston (1920) einen funktionierenden Teil des Verdauungskanales dar. Von den catarrhinen *Affen* besitzen *Macacus cynomolgus* und *Hylobates concolor* nach Forster (1918) im embryonalen Zustand zunächst ein sehr ähnliches Caecum; während sich aber später bei ersterem der stumpfe Pol ohne Bildung eines Processus vermiformis involviert, ist die Rückbildung bei *Hylobates* geringer, so daß der Blinddarm konisch in einen Wurmfortsatz übergeht, der somit erst spät während der weiteren Entwicklung des anfangs einheitlichen Blinddarmes durch Hemmung seines Grundes entsteht. Weinberg (1906) hat aber auch bei je zwei *Macacus sinicus* und *cynomolgus* einen 15—20 mm langen Wurmfortsatz mit ziemlich dicker Schleimhaut, einfachen Krypten und spärlichem lymphoreticulären Gewebe gefunden, während 46 niedere Affen keinen aufwiesen.

Bei den *Anthropoiden* kommt es aufwärts bis zum *Menschen* zu einer fortschreitend schärferen Absetzung des Wurmfortsatzes, der sich allmählich nach links verlagert und durch reichliche Entwicklung von Follikeln zu einem lymphoreticulären Organ wird [Forster (1918), v. Eggeling (1920)]. Er zeigt nach Neuville (1922) bei den *Anthropoiden* und besonders beim *Schimpansen* eine große Ähnlichkeit mit dem menschlichen Wurmfortsatz, ist aber meist kürzer. Lorin-Epstein (1930) hält die Reduktion des Blinddarmes, die Krümmung seines Endteiles und die Bildung der Appendix mit ihrer Klappe für Übergangszüge zum menschlichen Organ und für eine Anpassung an die mehr aufrechte Haltung und findet, daß der Wurmfortsatz bei den *Anthropoiden* infolge der großen Länge und Breite, der trichterförmigen Gestalt und der geringen Menge von Follikeln an den Zustand bei menschlichen Embryonen und Neugeborenen erinnert; er ist daher ein progressives Organ, dessen Follikelapparat sich phylogenetisch vergrößert, und soll durch sein Sekret die motorische Funktion des Blinddarmes örtlich aktivieren. Sonntag (1923, 1924) hat im Blinddarm des *Orang* Längsfalten beschrieben.

Der Blinddarm des *Menschen* ist nach Jacobshagen (1922) ein Ventralcaecum des Dickdarmanfanges, das als ein symmetrisches Gebilde aus der dem Mesenterialansatz gegenüberliegenden Wand seinen Ursprung nimmt. Sein Endstück bleibt, wie auch Lafforge (1893) u. a. angegeben haben, im Dickenwachstum zurück und wird unter gleichzeitiger Ausbildung der Asymmetrie zur Appendix, der auch Tänien und Haustra fehlen, weil sie der am meisten kataplastische Teil ist. Sie stellt also nach dieser Auffassung ein rudimentäres Organ dar, wogegen aber die an anderer Stelle (S. 65) behandelten, in mancher Hinsicht vom Verhalten des übrigen Darmes abweichenden Erscheinungen während der Entwicklung und eine gewisse Übereinstimmung mit der früher (S. 360) beschriebenen, wechselnden Ausbildung des Blinddarmes bei den *Vögeln* zu sprechen scheint; es dürfte sich daher vor allem um einen Funktionswechsel handeln, wie auch bei verschiedenen *Tieren* festgestellt wurde und später (S. 376) eingehender ausgeführt wird.

Während der embryonalen Entwicklung beginnt der Blinddarm nach Muthmann (113) u. a. mit einem weiteren Teil, um mit einem gleichmäßig dünnen zu enden, und auch beim Neugeborenen ist der Wurmfortsatz noch nicht deutlich gegen den Blinddarm abgesetzt, der sich vielmehr, wie auch BORMANN und KROLEVEZ (1928), JAZUTA (1929) u. a. angeben, trichterförmig verjüngt. Die Follikel, deren Auftreten mit der Rückbildung der auffallend vergrößerten Krypten in einem Zusammenhang zu stehen scheint, sind zur Zeit der Geburt noch verhältnismäßig spärlich (Abb. 57), wie schon bei der Entwicklung (S. 65f.) ausgeführt wurde. Bei Kindern bis zu zwei Jahren findet FISSANOWITSCH (1935) in 29% ein trichterförmiges, in 71% dagegen ein sackartiges Caecum, dessen Größe schwankt, aber mit dem Alter zunimmt.

Beim erwachsenen *Menschen* ist das Caecum nach BERRY (1895, 1907) und JACOBSHAGEN (1922) durchschnittlich 5,8 cm lang und 7 cm weit. Es zeigt das Aussehen des Colon und weist wie dieses drei Tänien auf, die sich an der Wurzel der Appendix vereinigen und dann meist als gleichmäßige Längsmuskelschichte bis zu deren Spitze fortsetzen. Zwischen ihnen liegen Haustra in 3 Reihen angeordnet, von denen die ventrale meist 4, jede der beiden anderen aber nur 2 solche aufweist, während am Wurmfortsatz keine Haustra mehr vorhanden sind. Auch in seinem feineren Bau gleicht das Caecum dem Colon.

Die Stelle und die Art des Überganges vom Blinddarm in den Wurmfortsatz wechselt, wie auch FISSANOWITSCH (1935) bei *Kindern* festgestellt hat, und läßt, wie JACOBSHAGEN (1922) in Übereinstimmung mit TREWES (1885) und BERRY (1895) angibt, 4 Typen unterscheiden. Von diesen zeigen die beiden ersten eine symmetrische Anordnung der Tänien bei allmählichem Übergang in den Wurmfortsatz unter trichterförmiger Verjüngung im ersten oder bei scharf abgegrenztem Wurmfortsatz im zweiten Falle. Die weitaus häufigste dritte Type ist asymmetrisch, indem die Wand zwischen den beiden lateralen Tänien am breitesten und auch am längsten ist, wodurch der Wurzel der Appendix gegen das Ileum verschoben wird und ein Haustrum den sekundären Apex caeci bildet. Dies gilt in noch höherem Grade vom 4. Typus, bei dem infolge Fehlens des dorsolateralen Haustrenstreifens die Abgangstelle des Wurmfortsatzes unmittelbar unter und hinter dem Übergang des Dünn- und Dickdarmes liegt. Während die beiden ersten Typen mehr dem embryonalen Zustand entsprechen, sind der häufigste dritte und der vierte nach JACOBSHAGEN (1922) als Stufen einer planmäßigen Blinddarmverkümmerung aufzufassen, die sich großenteils nach der Geburt abspielt und hauptsächlich die dorsale Caecumhälfte betrifft. DELMAS (1906) hat 5 Typen unterschieden: 1. einen trichterförmigen oder fetalen, 2. ein Caecum mit niedrigem erweitertem Conus, 3. einen intermediären Typus, bei dem dieser Conus von zwei Ausbuchtungen überragt wird, 4. einen zweilappigen Typus und 5. einen einlappigen Typus, den der Autor nach seiner Häufigkeit für den normalen hält. LOVISATTI (1931), der ebenfalls 5 Typen unterscheidet und die großen Schwankungen und Lageverschiedenheiten hervorhebt, meint, daß der Zug der Arteria appendicularis und die Einwirkung der Schwerkraft dabei von Einfluß sind. HIRSCH (1924) unterscheidet am menschlichen Blinddarm das eigentliche Caecum und den caecalen Colonanteil, der dem proximalen Teil des Colon der meisten herbivoren und luftatmenden omnivoren *Wirbeltiere* entspricht, sich gewöhnlich in tonischer Kontraktion befindet und wie ein Sphinkter wirkt; dadurch wird der Darminhalt im Caecum zurückgehalten, bis die Verdauung und Absorption hier beendet ist.

Die Länge des Wurmfortsatzes wechselt schon bei Embryonen gleichen Alters [BORMANN und KROLEVEZ (1928)]. Bei Kindern bis zu zwei Jahren findet FISSANOWITSCH (1935) eine Länge von 2,6—9,2 cm und ebenso schwankt diese später in ziemlich weiten Grenzen. Der kindliche Wurmfortsatz ist nach MACCARTY (1906) 3,5—7,5 cm lang und 2—6 mm breit. Beim erwachsenen *Menschen* schwankt seine Länge nach v. BRUNN (1894) gewöhnlich zwischen 7 und 12 cm und beträgt nach JACOBSHAGEN (1922) durchschnittlich 8,3 bis 8,4 cm. Hiemit stimmen auch die Angaben von RIBBERT (1893), W. MÜLLER (1897), FAWCETT (1900), GIANELLI (1903), LIVINI (1916) u. a. im wesentlichen überein, nach denen ferner die Länge des Wurmfortsatzes bei Frauen etwas geringer ist als bei Männern, ohne aber mit der Körpergröße in Beziehung zu stehen. Außerdem zeigt die Länge in höherem Alter infolge der Atrophie, die vor allem das lymphoreticuläre Gewebe ergreift, eine Abnahme [MÉRIEL (1907), BRANDT (1925)], die nach BERRY und LACK (1906) auch seine Tätigkeit in der zweiten Lebenshälfte betrifft. Die Dicke des ausgebildeten Wurmfortsatzes schwankt nach JACOBSHAGEN (1922) zwischen 0,5 und 1 cm und beträgt durchschnittlich 0,6 cm. Nach COFFARI (1931) variieren die Dimensionen des Wurmfortsatzes außer mit dem Alter und den verschiedenen Konstitutionstypen umgekehrt mit der Länge des Dünndarmes, aber im Einklang mit der des Dickdarmes. Die Volumschwankungen beruhen vorwiegend auf Schleimhautunterschieden. Schließlich scheinen hierin auch Unterschiede der Rassen zum Ausdruck zu kommen [W. MÜLLER (1897), BAYON (1920)]. Nach PALES (1934) ist der Wurmfortsatz bei *Negern* bemerkenswert länger als beim Weißen und besitzt sehr oft an der Basis die Form eines Kegelstumpfes; dadurch wird er dem Wurmfortsatz von *Anthropoiden* und von menschlichen Embryonen ähnlich, was sich auch in der mehr gegen das Ende gerückten Einpflanzungsstelle zeigt und seine Durchgängigkeit verbessert. Außerdem soll der Wurmfortsatz des *Negers* auch reicher vascularisiert sein.

Ausnahmsweise zeigt der menschliche Wurmfortsatz eine viel größere Länge, die mitunter 20—33 cm erreicht, wobei sich in dem trichterförmigen Übergang zum Blinddarm embryonale Verhältnisse erhalten können [J. F. MECKEL (1812), TREWES (1885), FAWCETT (1900), KELLY und HURDON (1905), GEORGIEFF (1899), GIANELLI (1903), JACOBSHAGEN (1922), RODRIGUES und MELO (1932), LATARJET, CLAVEL und DARGENT (1933)]. Seine Länge kann aber auch bis unter 0,5 cm sinken ([HUNTINGTON 1893—94), LOOTEN (1909)], und in seltenen Ausnahmefällen wurde sogar ein vollständiger Mangel des Wurmfortsatzes festgestellt [J. F. MECKEL (1812), SCHRIDDE (1904), LECOMPTE (1911), HANSEN (1912), PARENTI (1933), SIDONI (1933)].

RIBBERT (1893) kam zu der Auffassung, daß mit dem Alter die Obliteration des Lumens im Wurmfortsatz zunimmt, die er bei mehr als der Hälfte der *Menschen* von über 60 Jahren fand. Auch ZUCKERKANDL (1894) glaubte, daß es sich hiebei nicht um die Folge entzündlicher Erkrankungen, sondern um Involutionsvorgänge an einem funktionslos gewordenen Organ handelt, die er genau beschreibt. Dagegen hat GIANELLI (1903) festgestellt, daß die Obliteration vom Alter unabhängig ist, und BERRY und LACK (1906), BERRY (1907) u. a. nehmen wohl mit Recht an, daß sie immer pathologische Ursachen hat. Normalerweise ist das Lumen des Wurmfortsatzes, wie auch JACOBSHAGEN (1922) angibt, bis zum Grunde durchgängig.

Gegenüber dem Mesenteriolum des Wurmfortsatzes findet sich an seinem äußeren Rand nach SCLAVUNOS (1929) in 10% der Fälle eine deutliche Falte und in 40% eine Andeutung einer solchen Plica epiploica appendicis, die ein kontinuierliches Gebilde sein oder aus unregelmäßigen kleinen Falten bestehen kann, oft Appendices epiploicae aufweist und ihre Gefäße von der Arteria appendicularis erhält; sie ist schon beim Neugeborenen erkennbar und stellt vielleicht einen Rest des vorderen Mesenterium dar.

An der Mündung des Wurmfortsatzes ist nach FRIEBEN (1902) in einer beschränkten Zahl von Fällen eine klappenartige Falte vorhanden, die nach CORTI (1922) nicht von J. v. GERLACH (1847), sondern von MORGAGNI (1740) zuerst gefunden wurde und nach WALCKER (1932) durch mechanischen Verschluß den Übertritt von Dickdarminhalt verhindert.

Im feineren Bau ihrer Wand gleicht die Appendix vermiformis des *Menschen* im wesentlichen dem Dickdarm [v. EBNER (1902), LIVINI (1916), AKITAKE (1929) u. a.], doch weist sie einige Besonderheiten auf (Abb. 159). Dabei ist jedoch zu berücksichtigen, daß sie durch die häufigen Entzündungsprozesse meist mehr oder weniger stark beeinflußt wird, weshalb auch BÖHNE (1932) für ihre genaue Untersuchung besondere technische Angaben macht.

Die Schleimhaut enthält ebenso wie im übrigen Dickdarm nach dem Schwund der zunächst sich bildenden Zotten und der zystisch erweiterten Schläuche schon vor der Geburt nur mehr lange, dünne Krypten, die nach

NAGOYA (1913) im 5.—6. Monat nach dieser ihre volle Ausbildung erreichen, sich aber noch weiter bis etwa zum 20. Lebensjahr vermehren. Der Autor zählte an einem Querschnitt im 16. Lebensjahr 159, bei einem 72jährigen Greis nur mehr 20 Krypten. Sie sind zum Teil geschlängelt oder gespalten, da aber ihre beträchtliche Länge nach dem 30. Lebensjahr wieder abnimmt, bekommen sie dann eine mehr unregelmäßige Form. Im allgemeinen finden sich in der Mitte des Wurmfortsatzes etwas mehr Krypten als am Ende. Das Epithel zeigt nach H. PETERSEN (1931) ein mit dem Funktionszustand wechselndes Aussehen, kann sehr dünn werden und soll stets weniger von Lymphocyten

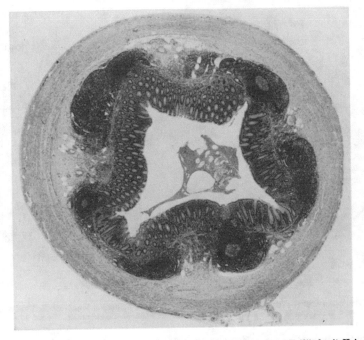

Abb. 159. Querschnitt durch den Wurmfortsatz eines erwachsenen *Menschen*. Follikel mit Keimzentren bis an die Muskelhaut reichend. Formol-D. Häm.-Eosin. Vergr. 14×.

durchsetzt sein, doch wechselt deren Menge ebenfalls. Für die Beziehungen der Lymphocyten zum Epithel, die auch hier verschiedene Deutungen erfahren haben [GEROLD (1891)], gilt das an anderer Stelle (S. 207 ff.) Gesagte. Der Stäbchensaum des Epithels kann, wie bei diesem (S. 77 f.) beschrieben wurde, ausnahmsweise eine Umwandlung in einen Härchenbesatz erfahren. In dem häufigeren Auftreten von PANETHschen Körnchenzellen, die sogar ganze Gruppen am Ende der Krypten bilden können (Abb. 161), kommt die Nähe des Dünndarmüberganges zum Ausdruck. Die basalgekörnten, gelben Zellen können im Wurmfortsatz besonders zahlreich sein und auch in das darunterliegende Gewebe auswandern. Bei ihrer Besprechung (S. 151 f.) wurde auch auf die von ihnen ausgehenden Carcinoide hingewiesen, die im Wurmfortsatz verhältnismäßig häufiger vorkommen [HUEBSCHMANN (1910), OBERNDORFER (1912), MARESCH (1913), MASSON (1914), ASCHOFF (1923), FEYRTER (1934)]. Nach SPRAFKE (1927) kommen im Bindegewebe des Wurmfortsatzes auch Zellen mit argyrophilen Körnchen vor, die mit jenen im Epithel nicht identisch sind. Außerdem können in der Propria Pigmentzellen auftreten, was von M. B. SCHMIDT (1907) auf einen physiologischen hämolytischen Prozeß zurückgeführt wird, teilweise

aber mit den häufigen Entzündungen des Wurmfortsatzes in Zusammenhang
stehen dürfte. OEHLER (1913) hat in der Schleimhaut des Wurmfortsatzes
massenhafte Ansammlungen von eosinophilen Leukocyten gefunden, deren
Zahl in der Submucosa abnimmt und auch in den äußeren Schichten geringer
ist. In Begleitung der Blut- und Lymphgefäße liegen stets auch Mastzellen
[PETRILLI (1904)]. Die Menge der überall eingelagerten Lymphocyten kann
unter pathologischen Umständen eine außerordentliche Vermehrung erfahren
(Abb. 161). EMILIANI und BAZZOCCHI (1933) beschreiben auch Veränderungen
der argyrophilen und elastischen Fasern.

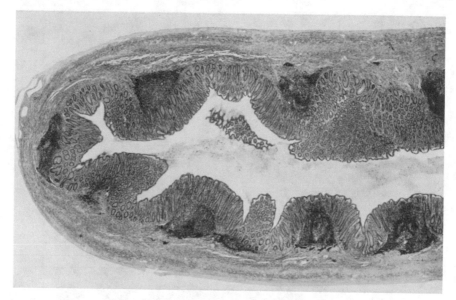

Abb. 160. Längsschnitt durch das Ende des Wurmfortsatzes eines 5jährigen Knaben. Follikel einzeln liegend
und stark gegen das Lumen vorspringend. ZENKER-D. Häm.-Eosin. Vergr. 17×.

Seine Sonderstellung verleiht dem Wurmfortsatz die reichliche Einlagerung
von Follikeln in der Schleimhaut, und in der von dieser größtenteils nicht
scharf abgegrenzten Submucosa bis fast zur Muscularis propria (Abb. 159).
Nach COFFEY (1899) liegen sie zunächst in der Nähe des Grundes der Krypten,
dringen aber dann zwischen sie ein, so daß ihre Spitzen an das Epithel stoßen.
Sie sind beim Neugeborenen noch spärlich [RIBBERT (1893), NAGOYA (1913),
PATZELT (1931)], erfahren aber dann rasch die Ausbildung, die sie während
der ersten Hälfte des Lebens zeigen, wogegen ihre Menge im höheren Alter
wieder abnimmt [FRIEBEN (1902), BERRY und LACK (1906), BERRY (1907),
MÉRIEL (1907), BRANDT (1925), MASSON (1928)]. LOCKWOOD (1900) hat ihre
Gesamtzahl auf 150—200 geschätzt. Nach NAGOYA (1913) erreichen sie bis
zum 16. Lebensjahr mit 29—39 in einem Querschnitt die höchste Zahl, worauf
ihre Rückbildung, zunächst noch mit Schwankungen, beginnt. Die Größenzunahme der Follikel geht parallel mit ihrer Vermehrung; den größten von
1,5 mm fand der Autor bei einem 28jährigen *Menschen*. Nach dem 30. Lebensjahr tritt eine Verkleinerung ein und nach dem 40. Lebensjahr sind sie unregelmäßig, schmal, streifen- oder bandförmig. Dementsprechend ist das ursprünglich rundliche Lumen des Wurmfortsatzes bei Kindern, solange die Follikel
noch einzeln nach innen vorspringen, meist zackig (Abb. 160) und wird dann
infolge der Vorwölbung der Schleimhaut durch die sich vermehrenden Follikel,

die auch die Krypten verdrängen, oft spaltförmig, um später mit der Rückbildung der Follikel wieder eine runde Form anzunehmen [NAGOYA (1913)].
Die Zahl der Follikel ist nach diesem Autor im Endstück des Wurmfortsatzes
etwas größer als in der Mitte, weshalb sich vielleicht auch besonders in diesem
die Entzündungsprozesse lokalisieren.

Die gut ausgebildeten Follikel enthalten nach NAGOYA (1913) fast regelmäßig
ein Keimzentrum, das aber nach dem 20. Lebensjahr wieder undeutlich wird.
Wie zuerst von TSUNOTA (1910) bei entzündeten Wurmfortsätzen festgestellt
wurde, finden sich im Inneren der großen Keimzentren öfter rundliche, 20 bis

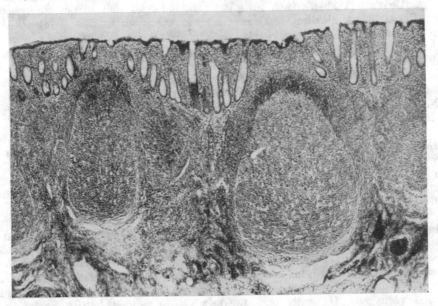

Abb. 161. Infiltration des entzündeten Wurmfortsatzes eines erwachsenen *Menschen*. Große Follikel mit
kappenförmig gegen das Lumen zu angesammelten Lymphocyten, links am Grunde einer Krypte Gruppe von
PANETHschen Zellen. Formol-H. Eisenhäm.-Mallory. Vergr. 37×.

40 μ große Phagocyten, deren bisweilen 2—3 beisammen liegen. Sie enthalten
meist einen rundlichen, chromatinarmen Kern mit wenigen Kernkörperchen,
manchmal aber auch 2—3 Kerne und außerdem mehr oder weniger grobe
Klumpen und Körner von Chromatin, ferner Vacuolen und mitunter ein gelbliches Pigment; häufig finden sich in ihnen Leuko- oder Lymphocyten. Die
Menge dieser Phagocyten soll zur Stärke der Entzündung in Beziehung stehen
und besonders groß im Ausheilungsstadium sein, wobei sie eine den Organismus
schützende Rolle spielen, indem sie die Entzündungsprodukte beseitigen. Sie
stammen nach TSUNOTA (1910) von Gefäßwandzellen, doch sei demgegenüber
auf das bei der allgemeinen Besprechung der Follikel Gesagte (S. 231) verwiesen.
An der Peripherie der Keimzentren findet eine mehr oder weniger rege Vermehrung von Lymphocyten statt, die unter pathologischen Verhältnissen eine
beträchtliche Steigerung erfahren kann; die Lymphocyten erscheinen dann
entsprechend ihrer Wanderung gegen das Lumen oft kappenförmig über dem
Keimzentrum angeordnet (Abb. 161).

Wie mit der Ausbildung der Follikel Veränderungen in den Anteilen der
verschiedenen Gewebe am Aufbau der Wand des Wurmfortsatzes verbunden
sind [BRANDT (1925)], so führt die Rückbildung der Krypten und Follikel
mit zunehmendem Alter nach FRIEBEN (1902) zu einer Verschmälerung der

Schleimhaut unter Sklerosierung, was normal und nicht auf pathologische Ursachen zurückzuführen ist.

Da die Follikel die Muscularis mucosae, die aus 2—3 Lagen glatter Muskelfasern besteht, vielfach durchbrechen, bildet diese keine zusammenhängende Membran, sondern erscheint siebartig durchlöchert, schlecht begrenzt und stellenweise in Streifen abgeteilt [Coffey (1899) v. Ebner (1902), Frieben (1902)]. In der Submucosa wird das Bindegewebe durch die reichlich eingelagerten Follikel nach außen zu einem Band verdichtet (Abb. 160), das nur durch ein oder zwei dicke radiäre Bänder mit der Schleimhaut in Verbindung steht [Coffey (1899)]. Nach Frieben (1902) findet sich in der Submucosa ein Filzwerk von elastischen Fasern, ebenso wie auch in der Muskelhaut. Die Grenze zwischen diesen beiden Schichten ist im Wurmfortsatz weniger scharf als im übrigen Darm, da die innersten Muskelbündel oft und nach Masson (1928) auch unter normalen Verhältnissen wie selbst beim Neugeborenen durch ein fibröses Gewebe abgetrennt sind, das mit jenem der Submucosa zusammenhängt. Außerdem dringt eine gewisse Anzahl von Muskelbündeln schräg mehr oder weniger tief in die Submucosa ein; an Stellen, wo die Follikel weiter voneinander entfernt sind, besonders in der Nachbarschaft der Arterien und der Nerven des Meissnerschen Plexus, können solche Muskelbündel zahlreich sein und mit jenen der Muscularis mucosae anastomosieren, doch wechselt ihr Verhalten wie auch ihre Zahl. Unter pathologischen Umständen aber kommt es nach diesem Autor in der Submucosa mitunter zu einer Wucherung der Muskelbündel und der Nerven, die dann oft kaum voneinander zu unterscheiden sind, wie am Ende dieses Abschnittes (S. 375) besprochen wird.

Die Muscularis propria des Wurmfortsatzes besteht aus einer inneren Ringfaserschicht und einer nach außen von dieser liegenden, geschlossenen Längsfaserschicht, die nach Coffey (1899) meist ebenso viele Zellreihen enthält wie jene. Während Jacobshagen (1922) angibt, daß Tänien ganz fehlen, fand Grzybowski (1925) bei der Untersuchung von 100 Wurmfortsätzen viermal eine solche und zweimal zwei Taenien; sie ließen sich zweimal über die ganze Länge verfolgen. Halpert und Egbert (1933) fanden häufig Variationen in der Dicke sowohl der Ring- als auch der Längsmuskelschichte in verschiedenen Teilen des Wurmfortsatzes. In jeder der beiden Schichten kommen ferner gelegentlich Defekte vor, die sich regelmäßig am Mesenterialrand, wo die Gefäße eintreten, finden und nicht von Schleimhauthernien begleitet sind. Kohlbrugge (1901) hat die Ansicht vertreten, daß der Wurmfortsatz als eine der Peristaltik entzogene Stelle ebenso wie das Caecum eine Brutstätte der dem Organismus nützlichen Colibakterien ist. Liegme (1929) fand im Wurmfortsatz bei 30% der Neugeborenen Mekoniostase und bei 27—30% der Menschen aller Altersstufen Koprostase, die jenseits des 30. Lebensjahres abnimmt; sie ist kongenitalen Ursprungs, also nicht erworben und scheint mit einer Störung der Entwicklung des Wurmfortsatzes verbunden zu sein. Rössle (1927) hat durch verschiedene Reize Krümmungen und Bewegungen des Wurmfortsatzes bewirkt, durch die der Inhalt ganz oder teilweise ausgestoßen wurde; eine Regelmäßigkeit im Zeitablauf der Bewegungen — ähnlich wie im übrigen Darm — war aber nicht zu beobachten. Auch im normalen Zustand zeigt der Wurmfortsatz nach Ragnotti (1931) keine peristaltischen Bewegungen, und seine Bewegungsfähigkeit besteht überhaupt nur in einer langsamen und beschränkten Verengung der gesamten Lichtung, wodurch eine schwache austreibende Wirkung ausgeübt wird, die bei akuten entzündlichen Schädigungen ganz aufgehoben ist; da der Austausch des Inhaltes mit dem anschließenden Darm infolgedessen mangelhaft ist, kommt es leicht zu Störungen, was den Eintritt entzündlicher Prozesse begünstigt.

Der Wurmfortsatz ist sehr gut mit Blutgefäßen versorgt [FRÄNKEL (1905)], die vom Ansatz des Mesenteriolum aus eindringen und sich nach dem früher (S. 307) Gesagten in ähnlicher Weise wie im übrigen Darm verteilen [H. PETERSEN (1930)]. Ebenso sammeln sich die auch schon an anderer Stelle (S. 312) behandelten Lymphgefäße, die zum Teil mit sehr weiten Sinus an der Basis der Follikel beginnen, in der Submucosa und ziehen mit den Blutgefäßen aus der Muscularis propria und der Submucosa in das Mesenteriolum und weiter in das Mesenterium. Wenn im Ileocaecalwinkel ein Lymphknötchen liegt, wie dies in der Abb. 154 zu sehen ist, treten sie zunächst in dieses ein [LOCK-WOOD (1900), SENG (1930)].

Die Nerven des Wurmfortsatzes, die bereits bei der allgemeinen Besprechung (S. 326 f.) berücksichtigt wurden, zeigen nach VILLA (1924) dasselbe Verhalten wie im übrigen Darm, doch sind die Ganglien wegen geringerer Größe ihrer Elemente kleiner; die gute Ausbildung des Nervensystemes spricht dafür, daß der Wurmfortsatz nicht nur ein Rudiment, sondern ein nützliches, vielleicht sogar notwendiges Organ ist. PETRILLI (1904) fand im eigentlichen Plexus myentericus nur selten Ganglien, innerhalb der Ringmuskelschicht dagegen viele, die 2—3, aber auch bis zu 8 Nervenzellen aufweisen. Nach REISER (1932) besteht der Plexus myentericus im Wurmfortsatz aus mehreren übereinander gelagerten Maschensystemen und bildet zwischen den Muskelfasern ein sehr feines Terminalreticulum, dessen Verzweigungen noch von einem dünnen Hüllplasma begleitet sind. Die Ganglienzellen finden sich hauptsächlich in den Geflechten erster Ordnung und entsprechen den beiden von DOGIEL (1895, 1896) beschriebenen Typen in ungefähr gleicher Anzahl. Der Plexus submucosus, den PETRILLI (1904) nicht nachweisen konnte, besteht nach REISER (1932) aus etagenartig angeordneten Geflechten, von denen eines als Plexus entericus an der Grenze gegen die Muskelhaut liegt. Die Schleimhaut enthält sehr feine, gewundene Nervenfasern und ein feines Terminalreticulum, das auch die Krypten umhüllt. In pathologischen Wurmfortsätzen zeigen die Ganglienzellen mitunter weitgehende Veränderungen, die zunächst den Kern, dann das Plasma betreffen.

Nach MASSON (1922, 1928, 1930) enthält die Submucosa des menschlichen Wurmfortsatzes, wie oben ausgeführt wurde, im normalen Zustand Muskelbündel, die einerseits mit der zirkulären Schicht der Muscularis propria, andererseits mit der Muscularis mucosae zusammenhängen und beide so miteinander verbinden, zugleich aber in naher Beziehung zum Nervenplexus stehen. Einflüsse, die zweifellos mit entzündlichen Prozessen zusammenhängen, führen mitunter zu einer Hypertrophie und Hyperplasie der sympathischen Nerven oder der Muskulatur oder beider unter Verdickung der Submucosa, die dann 0,5 cm und mehr messen kann und bald fibrös, bald fibroadipös ist, wozu in extremen Fällen noch eine Hypertrophie und Hyperplasie der Muskelhaut und des Plexus myentericus, also des ganzen motorischen Apparates kommt, während zugleich das lymphoreticuläre Gewebe in der Schleimhaut eine Atrophie erfährt. Manchmal verbindet sich damit auch eine Hypertrophie der Muskelwand der Arterien in der Submucosa und ihrer Nerven und eine mehr lokalisierte Hypertrophie in Form unscharf begrenzter oder umschriebener Neurome in der Mitte der oberen Schleimhautzone. Solche Neurome, die mit den hyperplastischen Nerven des MEISSNERschen Plexus zusammenhängen, treten auch in obliterierten Wurmfortsätzen häufig auf und wurden von MARESCH (1921) in ungefähr einem Drittel der entzündeten Wurmfortsätze festgestellt. Im Inneren der Nerven fand MASSON (1922) häufig argentaffine Zellen, die den basalgekörnten im Epithel homolog sind. Sie sollen aus den Krypten ausknospen und in den hyperplastischen Drüsenplexus einwandern, sich hier mit Silber reduzierenden Körnchen

beladen und Fett sezernieren, teils zu REMAKschen Zellen werden oder das
Aussehen von Ganglienzellen annehmen; damit wird die Vergrößerung der
Nerven und die Bildung von Neuromen am Grunde der Krypten in Zusammenhang gebracht, deren Auftreten und weiteres Bestehen an die Anwesenheit
jener argentaffinen Zellen gebunden ist. Dies führt den Autor zur Annahme
eines autochthonen nervösen Systemes entodermaler Herkunft, das eine sensible
Funktion hat. Gegenüber verschiedenen Einwänden hebt MASSON (1928)
hervor, daß dieses zweite nervöse System auch allein eine Hyperplasie erfahren
kann, und glaubt, daß es im übrigen Darm ebenfalls vorhanden ist.

Im Lumen des Wurmfortsatzes finden sich häufig Kotmassen, die, sofern
es nicht Steine sind, keinen pathologischen Befund darstellen, wie auch FRIEBEN
(1902) angibt und der in Abb. 169 wiedergegebene Inhalt aus einem vollkommen normalen Wurmfortsatz beweist. Mitunter finden sich in ihm aber
Parasiten, was zu pathologischen Zuständen führen kann und in einem an
anderer Stelle (S. 77f.) erwähnten Fall offenbar die Ursache war, daß das Epithel stellenweise statt des Stäbchensaumes einen Besatz aus etwas längeren,
feinen Härchen aufwies. H. PETERSEN (1931) gibt an, daß sich am Ende des
Wurmfortsatzes meist nekrotischer Detritus mit Leukocyten, aber wenig
Lymphocyten findet, doch dürfte dies nur bei nicht ganz normalem Zustand
zutreffen, der allerdings die Regel zu sein scheint.

Die mächtige Ausbildung, die das Caecum bei manchen *Säugetieren* erreicht,
und die früher (S. 364) erwähnte Wechselbeziehung, die sich hiebei gegenüber
dem Magen zeigt, weist darauf hin, daß es ähnlich wie bei den *Vögeln* auch eine
mitunter zweifellos wichtige Funktion ausüben dürfte. Es ist nach KEITH
(1904) ein Verdauungsorgan und spielt nach ELLENBERGER (1906) bei Herbivoren, die einen gut ausgebildeten Blinddarm besitzen, hauptsächlich bei der
Verwertung der Cellulose eine Rolle. Beim *Pferd, Schwein* und *Kaninchen* ist
es, wie auch MORGERA (1913) festgestellt hat, in nicht unerheblichem Maße
an der Verdauung von Stärke und Eiweiß beteiligt. Neben einer mäßigen
Resorption findet im Caecum meist eine sehr erhebliche Sekretion statt, wodurch
hauptsächlich der Wassergehalt des Inhaltes erhöht und diesem stets ein amylolytisches und mitunter auch ein proteolytisches Enzym beigemengt wird [ELLEN-
BERGER (1906)]. Eine ähnliche Auffassung hat auch HANASAWA (1931) bei
Untersuchungen über die Plastosomen im Epithel des Blinddarmes verschiedener
Tiere vertreten. LAFFORGE (1893) glaubte, daß auch der kurze Blinddarm
des *Menschen* mit seinem in der Entwicklung gehemmten Ende an der Funktion
des Dünn- und Dickdarmes teilnimmt. JAZUTA (1929) kam zu dem Schluß,
daß die Entstehung des Blinddarmes eine Folge von verstärktem Wachstum
des Dickdarmes bei relativem Mangel an Raum sei; während das Caecum aber
bei einer großen Zahl von *Tieren* sein Kaliber der ganzen Länge nach bewahrt
und beim Verdauungsprozeß mitwirkt, tut es dies beim *Menschen* und den
Anthropoiden, bei denen es schon festgehalten ist, nicht mehr, weshalb sein
Endteil eine Rückbildung erfahren hat und so zur Appendix vermiformis wurde.

Über die Bedeutung des Wurmfortsatzes wurden jedoch bis in die
letzte Zeit verschiedene Ansichten vertreten. ZUCKERKANDL (1894) kam zu
der Überzeugung, daß er ein völlig nutzloses und oft sogar verhängnisvolles
Gebilde sei, dessen möglichst frühzeitige Obliteration erwünscht wäre. OPPEL
(1897), HILTON (1900) und A. MUELLER (1925) behaupten ebenfalls, daß er
ein in Rückbildung begriffener oder atrophierter Teil des Blinddarmes ist, was
JACOBSHAGEN (1922) auch mit dem Mangel von Tänien und mit der Variabilität in der Ausbildung dieses kataplastischen Abschnittes des Dickdarmes begründet. CORTI (1923) meint unter Berücksichtigung der Verhältnisse bei
Säugetieren und *Vögeln,* daß die typischen, grundlegenden Bestandteile dieses

Darmabschnittes eine ausgesprochene Reduktion erlitten haben, mit Ausnahme der lymphatischen Elemente, die sekundär darin aufgetreten sind und in vielen Fällen eine außerordentlich starke Ausbildung erfahren haben. FLESCH (1923) betrachtet den Wurmfortsatz hingegen als ein funktionierendes Organ von ärztlichen Gesichtspunkten aus, sowie wegen seiner Kontraktionsfähigkeit und der großen Menge von lymphoreticulärem Gewebe, das nicht aus der Anhäufung der ursprünglich für eine größere Darmfläche bestimmten Follikel, sondern aus Beziehungen zwischen diesen und den Drüsen des Verdauungsapparates zu erklären ist. Schon BERRY (1895, 1900, 1907) und BERRY und LACK (1906) wie auch ELLENBERGER (1906), MUTHMANN (1913) und M. WEBER (1927) haben die Auffassung vertreten, daß der Wurmfortsatz morphologisch und funktionell weder ein vestigialer Rest noch ein Organ in regressivem Zustand ist, sondern ein besonders ausgebildeter Teil des Darmes, in dem lymphoreticuläres Gewebe in Form zahlreicher Follikel zerstreut oder als einheitliche Platte in der Nähe der Spitze oder an dieser selbst auftritt, also an einer Stelle, zu der gewiß nur ein kleiner Teil des Darminhaltes gelangt; so kommt es bei *Primaten* wie auch bei einigen anderen *Tieren* zur Differenzierung eines Processus vermiformis. Warum sich ein solcher aber bei weit entfernten Arten mit ganz verschiedener Nahrung findet, ist nach A. ZIMMERMANN noch nicht bekannt.

Die Menge des lymphoreticulären Gewebes wechselt im Wurmfortsatz nach BERRY und LACK (1906) nicht nur mit dem Alter, sondern wahrscheinlich auch mit der Kost. GROSS (1927) glaubt ebenfalls, daß der Follikelapparat auch in der Appendix auf Veränderungen der Ingesta reagiert und so die Darmtätigkeit reguliert. Eine Beteiligung des Wurmfortsatzes an der Verdauung hat schon KEITH (1904) für möglich gehalten und MORGERA (1913, 1916) spricht ihm ebenso wie der Caecaldrüse, dem sog. fingerförmigen Organ von Scyllium, eine Bedeutung für die Eiweißverdauung zu. MANGOLD (1928—29) stellt dagegen fest, daß der Wurmfortsatz als Sekretionsorgan kaum in Betracht kommt und daß auch die bakterientötende Wirkung oder eine innere Sekretion nicht bestätigt wurde, sondern seine lymphoreticuläre Beschaffenheit im Vordergrund steht, wie auch MACKENZIE (1916) angibt. Nach RIETSCHEL (1933) findet im Wurmfortsatz, der beim 7 Monate alten Embryo in allen Schichten eine ausgesprochene Eosinophilie zeigt, schon zu dieser Zeit und während des ganzen Lebens, ähnlich wie in der Milz, ein Abbau untergehender roter Blutkörperchen zu Hämosiderin und Blutfarbstoff statt.

Der menschliche Wurmfortsatz kann daher, wie schon an anderer Stelle (S. 221) ausgeführt wurde, unter die Tonsillen eingereiht werden, die in der *Tier*reihe an verschiedenen Stellen des Darmkanales zur Ausbildung kommen. Damit steht auch in Einklang, daß sich der Wurmfortsatz in der Regel in einem chronisch-pathologischen Zustand befindet [LETULLE (1906), SPERK (1933)], und hierin liegt, entgegen anderen Ansichten, die früher (S. 370) besprochen wurden, allein die Ursache für eine mehr oder weniger weitgehende Obliteration seines Lumens, das im normalen Zustand stets bis zur Spitze durchgängig ist [BERRY und LACK (1906)]. Auf die gleiche Ursache ist mitunter auch die Bildung von Zysten zurückzuführen, die nach einem von HAYEK (1929) beschriebenen Fall ausnahmsweise einzelne Flimmerzellen enthalten können, wie früher (S. 78) erwähnt wurde. Außerdem kommen aber auch angeborene Formanomalien des Wurmfortsatzes vor [ASCHOFF (1923), JOSCHKO (1930)]. So kann er Divertikel aufweisen [GULLOTTA (1925), SCHMINCKE (1925), FAYKISS (1926), WELMSLEY (1929)], die mitunter nur durch einen Stiel mit ihm verbunden sind [BACHLECHERER (1924)]. HALPERT und EGBERT (1933) haben unter 6038 Wurmfortsätzen 11 Fälle mit Divertikeln gefunden. Von diesen sind nach Clavel und Colson (1934) jene seltenen Fälle zu trennen, in denen es zu einer teilweisen Verdoppelung des Wurmfortsatzes mit gemeinsamem Mündungsabschnitt [Walthard (1931)] oder zu einer doppelten Ausbildung mit selbständigen Mündungen in das Caecum gekommen ist [Obqvist und Petrén (1931)]; in einem solchen von Elwyn (1924) beschriebenen Fall waren die freien Spitzen auf ein kleines Stück vereinigt und wiesen hier auch ein gemeinsames Lumen auf.

6. Die Ausgestaltung des Darmendes in der Tierreihe, der Anus und die ihm angeschlossenen Drüsen.

Die Mündung des Darmes zeigt schon bei den höheren *Avertebraten* ein wechselndes Verhalten und kann der Sitz verschiedener Drüsen sein. Bei den eigentlichen Spinnen bilden die beiden Hauptsammelgänge der Malpighischen Gefäße, die bei den übrigen *Arthropoden* in den Anfang des Enddarmes münden, eine Tasche, in die sich der Enddarm öffnet. An diesem finden sich bei manchen Insekten, wie den *Bienen* [H. Petersen (1912)], und bei *Mollusken* sog. Rectaldrüsen, die nach Baecker (1932) tubulöse, mitunter verzweigte Einstülpungen des Darmepithels an der Übergangsstelle des Enddarmes in das Integument darstellen. Da ihre Zellen auch Glykogen enthalten, spricht ihnen v. Haffner (1923) außer der sekretorischen noch eine resorptive Funktion zu, doch kommt dies auch bei anderen Drüsenzellen vor. Mitunter dienen Analdrüsen durch ihr ätzendes oder übelriechendes Sekret der Verteidigung, ebenso wie auch der Tintenbeutel am After der *Cephalopoden*. Bei den meisten *Tunicaten* ist die Mündung des Darmes mit jener des Peribranchialraumes zu einer Kloake vereinigt.

Der After des *Amphioxus* liegt asymmetrisch links und besitzt einen quergestreiften Sphinkter. Bei den *Cyclostomen* mündet der Darm ebenfalls selbständig, doch ragt in den von reichlicher quergestreifter Muskulatur umgebenen After hinten der Urogenitalkanal mit einer muskulösen Hülle als Afterpfropfen hinein [R. Krause (1923)]. Bei *Bdellostoma* mündet der Enddarm nach Jacobshagen (1932) einfach, bei *Myxine* trichterförmig vorspringend in eine seichte, aber ausgedehnte Kloake, die von einer Gabelung der Schwanzflosse umfaßt ist. Auch bei *Teleostiern* und *Ganoiden* erfolgt die Mündung des Darmes meist noch selbständig, doch liegt sie mehr oder weniger weit vor der Urogenitalöffnung [Gegenbaur (1901), Beaufort (1922), Ulmann (1923)]. Beim *Karpfen* sollen nach Schäferna (1927) oft sogar mehrere Anus praeternaturales vorhanden sein, die auf teilweise schon im Embryonalstadium erlittene Verletzungen zurückzuführen sind. Beim *Hecht* ziehen nach R. Krause (1923) die niedrigen Falten des Enddarmes bis in die rundliche Öffnung des Afters hinein, der ganz von Darmepithel ausgekleidet und von einer zirkulären glatten Muskulatur umgeben ist. Dagegen besitzen die *Elasmobranchier* und *Dipnoer* wie alle höher stehenden Wirbeltiere bis in die Gruppe der Säugetiere hinein eine Kloake als gemeinsame Mündung der Verdauungs-, Harn- und Geschlechtsorgane. Nach Leydig (1852) ist der Enddarm bei *Rochen* und *Haien* von Pflasterepithel ausgekleidet, weist am Anfang die Mündung der früher (S. 357 ff.) besprochenen fingerförmigen Drüse auf und erweitert sich nach hinten trichterförmig zur geräumigen Kloake, die nach R. Krause (1923) keine Muscularis mucosae enthält und von geschichtetem, hochprismatischem Epithel mit dicht nebeneinander liegenden Becherzellen ausgekleidet ist; dieses geht am After in die Epidermis über. Bei *Lungenfischen* stülpt sich die dorsale Rumpfdarmwand in kraniodorsaler Richtung zu einem Blindsack aus [Jacobshagen (1929)].

Bei den *Gymnophionen* weist der Enddarm nach den Angaben Osawas (1917) für Ichthyophis glutinosa unterhalb der Urogenitalmündung in seiner größeren dorsalen Abteilung neben hochprismatischen Epithelzellen mit und ohne hellem oberem Ende auch Becherzellen auf und enthält eine dickere Lage glatter, außen zirkulär angeordneter Muskulatur; distal fließt dieser Teil mit der durch eine leichte Einschnürung abgegrenzten, ventralen, die Fortsetzung der Harnblase bildenden Abteilung zusammen, worauf die Epithelzellen niedriger werden und mehr Schichten bilden. Unter dem Epithel findet sich ein Venenplexus, der an der Übergangsstelle in das geschichtete Plattenepithel nahe der Kloakenspalte wieder verschwindet, während an die Stelle der weiter außen liegenden zirkulären Muskelschicht eine Längsmuskulatur tritt. Im ganzen Bereiche des Enddarmes konnte OSAWA (1917) keine Spur von Anhangdrüsen nachweisen.

Bei den *Anuren* ist die Kloake nach den Angaben GAUPPs (1904) für den *Frosch* durch einen kreisförmigen Wulst gegen das Rectum abgegrenzt und zerfällt in zwei Abschnitte, die sich aber nur äußerlich dadurch unterscheiden, daß der hintere von einem Sphinkter umgeben ist. Die Schleimhaut bildet auch bei anderen *Anuren* [OSAWA (1914)] niedrige Längsfalten und trägt, wie auch R. KRAUSE (1923) angibt, anfangs ein 2—3schichtiges Epithel mit sehr reichlichen Becherzellen oder dem Magenepithel ähnlichen Zellen [OSAWA (1914)]. Gegen den Anus werden die Zellen platt und bilden mehr Schichten, während die Becherzellen aufhören. Die Propria enthält im Gegensatz zu der hellen Schleimhaut des Rectum Pigmentzellen, die teilweise die Gefäße und Drüsen umgeben und bei Bufo vulgaris eine fast ununterbrochene Lage bilden. Bei manchen *Anuren*, wie *Rana temporaria*, finden sich in der Schleimhaut nach OSAWA (1914) auch glatte Muskelfasern. Die Muskelhaut besteht aus einer dünneren zirkulären und einer stärkeren Längsfaserschicht mit nach hinten zunehmender Menge von Bindegewebe. Am Übergang in die äußere Haut finden sich in dem dichter werdenden Bindegewebe, wie GAUPP (1904) und OSAWA (1914) in Übereinstimmung mit älteren Autoren angeben, kleine säckchenförmige Drüsen, deren Zellen nach S. MAYER (1895) besonders bei Bufo häufig pigmentiert sind und mitunter Cilien tragen. Bei *Rana temporaria* erwähnt OSAWA (1914) auch Follikel in der Kloakenschleimhaut. Nach FISCHER (1911) kann ein *Frosch*, bei dem ein Stück des Enddarmes exstirpiert wurde, weiter leben, indem er die Reste der vollständig ausgenützten Nahrung erbricht.

Eine besondere Ausbildung erfährt die Kloake nach den Angaben von M. HEIDENHAIN (1890), DISSELHORST (1904) und OSAWA (1917) bei den *Urodelen*. Ihr erster Abschnitt, das Koprodaeum, stellt die Fortsetzung des Dickdarmes dar, ist aber enger und hat infolge der starken Muskelhaut eine dickere Wand. Die Schleimhaut bildet 7—10 Falten und weist mehr Becherzellen im Epithel auf. In der erweiterten Mitte des anschließenden, etwas verschieden geformten Urodaeum münden ventral die Harnblase und dorsal die Geschlechtsgänge. Die Schleimhaut bildet größere und kleinere Falten und trägt nach OSAWA (1917) ein zweistufiges Epithel, dessen hochprismatische Zellen bei vielen *Urodelen* ähnlich wie das Magenepithel helle obere Enden aufweisen und bei *Triton Rusconi* fast wie Becherzellen aussehen; im Bereich der Papilla urogenitalis kommen Flimmerzellen vor. Unter dem Epithel findet sich ein Venenplexus und zwischen der Längs- und Ringfaserschicht der unregelmäßiger werdenden Muskulatur ist oft ein Lymphraum vorhanden. Durch eine Einschnürung oder Falte abgegrenzt folgt dann als dritter Abschnitt das wieder weiter werdende Proktodaeum. Dieses besteht aus dem dorsalen Kloakenrohr, das sich in die verengte Flimmerrinne fortsetzt und manchmal nur an jeder Seite einen kleinen Recessus oder aber an der ventralen Seite die Kloakenkammer aufweist, die in wechselnder Weise sekretorische und flimmernde Zellen, mitunter auch Saumzellen enthält; bei *Plethodon* ist sie nach OSAWA (1917) teilweise von geschichtetem Pflasterepithel ausgekleidet, das sonst erst an der Kloakenspalte beginnt. In der äußeren Wand findet sich eine mächtige Lage zirkulärer, quergestreifter Muskulatur. Die Weibchen besitzen an der Kloake ein umfangreiches Receptaculum seminis [Stieda (1891)]. Genauere Angaben für einzelne Arten machen noch Dawson (1922) und Dieckmann (1927).

Außer Hautdrüsen, die den Kloakenspalt umgeben [Stieda (1891)], finden sich auch weiter nach innen an der Kloake vieler *Urodelen* verschiedene Drüsen, die u. a. von M. Heidenhain (1890), v. zur Mühlen (1893), Disselhorst (1897, 1904), Osawa (1907, 1917), Dawson (1922) und Dieckmann (1927) genauer beschrieben wurden. Bei *Tritonen* münden nach M. Heidenhain (1890) im Bereiche der Flimmerrinne die verschieden langen Schläuche der Beckendrüse, die nach v. zur Mühlen (1893) einer Prostata homolog ist. Ihre Schläuche bestehen aus einem sekretorischen Abschnitt von sehr wechselndem Aussehen und einem von glatten Muskelfasern umgebenen Ausführungsgang. Dasselbe gilt nach M. Heidenhain (1890) auch für die ebenfalls unverzweigten, getrennt an der Schleimhautoberfläche mündenden Schläuche der Kloakendrüse, die eine richtige Schleimdrüse ist und den hinteren weiten Teil der Kloake mit Ausnahme der Flimmerrinne umgibt; sie soll den Spermatophor bilden und fehlt den Weibchen ganz. Im Gegensatz zu diesen beiden entodermalen Drüsen entspringt die Bauchdrüse nach M. Heidenhain (1890) von den Integumentpapillen an der hinteren Commissur der Kloakenlippen; sie ist beim Weibchen rudimentär, besteht dagegen beim Männchen aus verzweigten Schläuchen, die teilweise von glatten Muskelfasern umhüllt sind und ein wechselndes Aussehen zeigen, das wahrscheinlich verschiedenen Sekretionsstadien entspricht.

Osawa (1917) hält dagegen alle diese Drüsen, die zusammen das Sekret zur Ausbildung der Gallertglocke liefern, für ektodermal und meint, daß sie auch nach der Beschaffenheit der Drüsenschläuche, die nicht für jede Drüse spezifisch ist und verschiedene Übergänge zeigt, als Proktodäaldrüsen zusammengefaßt werden können. In wechselnder Weise kann es zu einer Spaltung in eine ventrale Bauch-, eine dorsale Becken- und eine intermediäre Kloakendrüse kommen, wobei die verschiedenen *Urodelen* eine geschlossene Reihe bilden. Während bei männlichen *Tritonen* im allgemeinen alle drei Drüsen vollkommen ausgebildet sind, ist die Kloakendrüse bei *Ambystoma* schwach entwickelt, fehlt hier aber nach v. zur Mühlen (1893) auch beim Weibchen nicht vollkommen; *Desmognathus* weist nur einen seitlichen, von Drüsenschläuchen umgebenen Recessus auf. Bei *Onychodactylus* sind noch Becken- und Bauchdrüse als selbständige Organe vorhanden, die bei den keine Kloakenkammer besitzenden *Urodelen*, wie *Salamandra maculosa*, *Spelerpes*, *Plethodon* und *Necturus*, zusammenhängen. Dawson (1922) beschreibt bei letzteren alle drei Drüsen, von denen aber die Bauchdrüse wenig ausgebildet ist. Bei *Salamandrina perspicillata* findet sich nur eine einzige Drüse, die aber sehr verschiedene Schläuche, ähnlich jenen der anderen Drüsen, aufweist, während bei *Cryptobranchus* überhaupt nur eine Bauchdrüse vorhanden ist, die beim Weibchen sehr schwach entwickelt erscheint [Osawa (1907)]. Bei *Grinophilus porphyriticus* und *Hemidactylium scutatum* zeigen diese Drüsen nach Dieckmann (1927) teilweise eine rudimentäre Ausbildung. Nach Nobl (1926) kommen bei geschlechtsreifen Weibchen von *Desmognathus fuscus*, denen Kloakendrüsen fehlen, nach Transplantation eines Hodens solche binnen 5 Tagen zur Entwicklung.

Die Kloake der *Reptilien* ist gegen den Darm durch eine zirkuläre Falte abgegrenzt. Sie erscheint nach Disselhorst (1904) bei *Schlangen* im allgemeinen einfacher ohne weitere Unterteilung, während sie bei den *Sauriern* aus zwei durch eine dorsal am stärksten vorragende Falte getrennten Abteilungen besteht, von denen die distale das Proktodaeum, die noch dem Darm ähnliche proximale das Kopro- und Urodaeum darstellt. Letzteres ist bei *Krokodilen* auch kranial durch eine zirkuläre Falte begrenzt und enthält die Mündungen der Harn- und Geschlechtswege. Das Koprodaeum ist bei den *Krokodilen* nach TAGUCHI (1920) dickwandiger als der Enddarm und besitzt eine ähnliche Schleimhaut, aber bedeutend weniger Krypten, die hie und da noch PANETHsche Zellen enthalten. Bei *Hatteria* kommen nach OSAWA (1897) an der dorsalen Wand ebenfalls noch Krypten vor, während von den eigentlichen *Sauriern* nur manche, wie die *Blindschleiche*, nach GRESCHIK (1917) mehr oder weniger tiefe, von Becherzellen ausgekleidete Einsenkungen aufweisen. Das Epithel der zunächst niedrige Längsfalten bildenden, weiter distal meist glatten Schleimhaut besteht aus hochprismatischen Zellen, die nur teilweise einen nicht sehr deutlichen Cuticularsaum und mitunter an einzelnen Stellen, wie nahe der Eileitermündung bei *Crocodilus vulgaris*, auch Flimmerhaare tragen, meist aber zu einem großen Teil und in nach hinten zunehmender Menge Schleim enthalten. Bei *Krokodilen* wird das hochprismatische, sehr viele Becherzellen aufweisende Epithel nach TAGUCHI (1920) nahe der Kopro-Urodaeumfalte allmählich zweireihig und nahe der Uro-Proktodaeumfalte mehrreihig, um nahe dem After ohne scharfe Grenze in geschichtetes Plattenepithel überzugehen und an dessen äußerem Rande zu verhornen. Bei manchen *Reptilien* findet sich nach OSAWA (1897) im Proktodaeum als Übergangsform ein geschichtetes Prismenepithel ohne Becherzellen, das immer mehrschichtiger und platter wird.

Die glatte Muskulatur der äußeren Darmwand wird beim Übergang in die Kloake unregelmäßiger, bei Überwiegen der zirkulären Fasern, die bei *Krokodilen* nach TAGUCHI (1920) im Bereiche der beiden Grenzfalten stärker ausgebildet sind. DISSELHORST (1894) hat bei der Blindschleiche eine, bei der Eidechse drei Säulen von Längsmuskulatur beschrieben. An die Stelle der allmählich verschwindenden glatten Muskulatur treten außen zirkuläre quergestreifte Muskelfasern, die um den After einen Sphinkter bilden. Auch eine Muscularis mucosae ist nach OSAWA (1897) und GRESCHIK (1907) in der Kloake verschiedener Reptilien zunächst noch angedeutet; bei *Crocodilus porosus* geht sie nach TAGUCHI (1920) bis an das Ende, während sie bei anderen *Krokodilen* nur anfangs gut ausgebildet ist, dann aber verschwindet.

Die Propria der Kloake wird bei der *Eidechse* nach R. KRAUSE (1922) gegen den Anus immer breiter, verdichtet sich und ist schließlich von sehr vielen elastischen Fasernetzen und verzweigten Bluträumen durchsetzt, so daß sie den Charakter eines kavernösen Gewebes annimmt, ebenso wie auch bei *Krokodilen*. Sie enthält nach OSAWA (1897) und TAGUCHI (1920) oft reichlich Pigmentzellen, ferner grobgekörnte Zellen, die bei *Krokodilen* auch in das Epithel einwandern, und viele Lymphocyten, die sich bei *Hatteria* ähnlich einer Bursa Fabricii besonders reichlich in der dorsalen Wand um die Krypten finden und bei *Krokodilen* auch Follikel bilden. An die Bursa Fabricii der *Vögel* erinnert nach DISSELHORST (1904) auch in der Kloake von *Schildkröten* mit Ausnahme der amphibiotischen ein ungewöhnlicher Reichtum an lymphoreticulärem Gewebe, das mitunter symmetrische Haufen bildet und oft die Kloakenöffnung dicht umgibt. Auch bei *Schlangen* sind Herde kleinzelliger Infiltration vorhanden, während sich beim *Chamaeleon* unter den *Sauriern* nur Andeutungen davon finden [OSAWA (1897), DISSELHORST (1904)].

Auch verschiedene Drüsen weist die Kloake der *Reptilien* nach der Zusammenstellung von DISSELHORST (1904) auf. Außer der paarigen, aus verzweigten Schläuchen bestehenden Drüse in der dorsalen Kloakenwand, die einer Prostata gleichgestellt wird, kommen bei *Sauriern* und manchen *Schlangen*, wie bei der weiblichen *Ringelnatter*, dorsal nahe der Kloakenöffnung den Talgdrüsen ähnlich und in der ventralen Kloakenlippe der ersteren auch schlauchförmige ektodermale Drüsen vor. Bei *Hatteria punctata (Sphenodon)* findet sich nach Günther (1867) und Osawa (1897) an jeder Seite der Kloake eine stark gelappte holokrine Drüse, deren helle Zellen Fetttröpfchen enthalten. Nach Schaffer (1930, S. 589) stimmt diese Drüse ganz mit den paraproktischen Drüsen von *Halmaturus ruficollis* überein und kann als deren Vorläufer bei den *Säugetieren* betrachtet werden, ebenso wie die zuerst von Rathke (1866) und in neuerer Zeit von Voeltzkow (1902), Disselhorst (1904) und Taguchi (1920) bei verschiedenen *Krokodilen* beschriebene holokrine, stark gelappte Stinkdrüse. Diese liegt als großer, eiförmiger Körper beiderseits des Proktodaeum zwischen dem hypoepithelialen Bindegewebe und dem mächtigen quergestreiften Sphincter nahe der Afteröffnung und mündet hier mit einem breiten Längsspalt. Sie tritt nach Disselhorst (1904) im Gegensatz zu den Angaben Gadows (1888) erst beim geschlechtsreifen Tier auf und dient wahrscheinlich ebenso sehr als Schreckorgan wie zur geschlechtlichen Anreizung und ähnelt nach Taguchi (1920) der beiderseits innen am Unterkiefer liegenden, submaxillaren Moschusdrüse. Dieser Autor beschreibt ferner in der Kloakenschleimhaut der *Krokodile* gewundene, einfache oder verästelte tubulöse Schleimdrüsen, wobei vielleicht an Vorläufer der Proktodäaldrüsen bei den *Säugetieren* gedacht werden kann.

Unter den *Schildkröten,* deren Kloake nach Disselhorst (1904) jener der *Vögel* nahe steht und keinerlei Drüsen enthält, besitzen die amphibiotischen *(Sumpfschildkröten)* Analsäcke, die bei beiden Geschlechtern als seitliche Ausbuchtungen der Kloake dorsal von dieser liegen; sie sind von einem zweischichtigen hochprismatischen Epithel ausgekleidet und enthalten nach F. v. Möller (1898) und Disselhorst (1904) bei *Emys* weder Drüsen noch Becherzellen. Nach Duvernoy (1848) können sie den Analbeuteln der *Raubtiere* an die Seite gestellt werden, doch sollen sie hydrostatischen Zwecken dienen, indem sie mit Luft oder Wasser gefüllt werden. Den *Land-* und *Seeschildkröten* scheinen sie nach Disselhorst (1904) bis auf Einstülpungen der Haut nahe der Kloakenöffnung, die manchmal von kleinen Hautdrüsen umgeben sind, zu fehlen.

Bei den *Vögeln* wechselt die Abgrenzung des Enddarmes gegen die Kloake. Diese besteht nach Clara (1926 I) aus drei Abschnitten, die durch ringförmige Falten mit zirkulärer Muskulatur mehr oder weniger gegeneinander abgegrenzt sind. Der erste, größte Abschnitt, das Koprodaeum, ist besonders weit bei *Vögeln* mit sehr flüssigen Exkrementen und entwickelt sich nach Hafferl (1926) aus dem vorübergehend epithelial verklebten, ursprünglichen kranialen Teil der Kloake; der zweite, kleinste Abschnitt, das kurze Urodaeum, enthält die Mündungen des Urogenitalapparates, und der dritte, das Proktodaeum, weist bei beiden Geschlechtern an seiner dorsalen Seite die bereits an anderer Stelle (S. 215) besprochene, bei jungen *Vögeln* stark entwickelte Bursa Fabricii auf, die aus einem manchmal durch eine Faltenklappe gegen das Darmlumen abgegrenzten, von hochprismatischem Epithel ausgekleideten Hohlraum mit zahlreichen, von Follikeln umgebenen Ausläufern besteht, vom Entoderm stammt und mit zunehmendem Alter eine Rückbildung erfährt [Wenckebach (1888, 1896), v. Schumacher (1903), Disselhorst (1904), Jolly (1911), Retterer und Lelièvre (1911), Mollier (1914), Keibel (1921), Boyden (1922)]. Die Auskleidung der Kloake besteht aus hochprismatischem Darmepithel, dessen Zellen gegen das Lumen eine Schleimansammlung aufweisen, doch fand v. Schumacher (1903) bei einer *Dohle* im Bereiche der Bursa Fabricii Flimmerzellen; erst im Proktodaeum, bei manchen *Vögeln* ganz nahe der Afteröffnung, erfolgt der Übergang in geschichtetes Pflasterepithel, das an der äußeren Afteröffnung zu verhornen beginnt. Wenn eine Grenzfalte fehlt, werden die Zotten des Enddarmes beim Übergang in die Kloake niedriger und breiter;

die Krypten werden länger und behalten im Koprodaeum als einem Teil des Enddarmes noch dasselbe Aussehen wie in diesem, werden im Urodaeum spärlicher und kürzer, schließlich stummelförmig und hören dann ganz auf, so daß sich im Proktodaeum gegen den After nur mehr einzelne seichte Einbuchtungen finden. Oft ist aber zwischen Enddarm und Kloake in wechselnder Ausbildung eine Ringfalte vorhanden, die bei starker Entwicklung einen Verschluß ermöglicht; dann hören die Zotten mit dieser auf und das Koprodaeum weist ein glattes, drüsenloses Epithel auf. Im Bereiche des Afterkanales liegen dicht unter dem Epithel kugelige Schleimdrüsen, die zum Teil auch noch im verhornten Pflasterepithel münden [CLARA (1926)]. Bei der *Ente* enthält die *Schleimhaut* der Kloake reichlich Follikel [ZIETZSCHMANN (1911)]. Schon gegen das Ende des Enddarmes verschwindet die regelmäßige Anordnung der glatten Muskulatur, die in mehr oder weniger locker nebeneinander gelagerte größere und kleinere Bündel zerfällt; sie verliert sich in der Wand der Kloake bald und bildet nach CLARA (1926) nur im Bereiche des Afters, der zapfenförmig nach innen vorspringt, einen undeutlichen M. sphincter internus, während quergestreifte Muskelfasern zu Bündeln angeordnet hinzutreten und in der Umgebung des Afters als Sphinkter ihre stärkste Ausbildung zeigen [GRESCHIK (1912, 1914), R. KRAUSE (1922), CLARA (1926)].

Auch bei den *Säugetieren* mündet der Darm während der Entwicklung zunächst mit dem Sinus urogenitalis, der aus der an seiner ventralen Seite sich ausstülpenden Allantois hervorgeht, gemeinsam in eine entodermale Kloake. Sie verschwindet aber bald, indem mesodermales Gewebe zwischen den beiden Kanälen schwanzwärts vorwächst und sie vollständig trennt. Diese münden dann bei *Monotremen* in eine bleibende ektodermale Kloake, die nach KEIBEL (1904) durch sekundäre Einstülpung des Ektoderms entsteht und auch den Penis enthält. Mitunter bleibt auch bei höheren *Säugetieren* die Scheidewand zwischen Rectum und Canalis urogenitalis dünn, so daß sich der Anus unmittelbar nach hinten an die Urogenitalöffnung anschließt. Liegen die beiden Mündungen am Grunde einer seichten Bucht, so entsteht eine falsche Kloake, wie sie besonders die Weibchen von *Marsupialiern, Xenarthra,* einigen *Insektivoren* und *Nagern* aufweisen. Meist aber verschwindet die Kloake mit der zunehmenden Ausbildung der Begattungsorgane vollständig, und das stark wachsende mesodermale Gewebe bildet einen mehr oder weniger breiten Damm zwischen der Urogenitalöffnung und dem After. Um diesen verbreitert sich die zirkuläre Muskulatur des Rectum zum M. sphincter ani internus, während ein Teil der quergestreiften Muskulatur, die auch um die Kloake einen Schließmuskel bildet, zum M. sphincter ani externus wird [GEGENBAUR (1901), M. WEBER (1927)].

Bei *Monotremen* geht nach den Angaben DISSELHORSTs (1904) für *Echidna aculeata* die Schleimhaut des Darmes allmählich in jene der Kloake über, die in ihrem oralen Abschnitt noch Zotten und Krypten mit Becherzellen aufweist und Follikel enthält. Im caudalen Abschnitt bildet die Schleimhaut, die noch eine Muscularis mucosae aufweist, große, ziemlich regelmäßige, zottenartige Falten mit kleineren Seitenfalten und ist von einem hochprismatischen Epithel ohne Stäbchensaum und Becherzellen überzogen. Das hier vorhandene lymphoreticuläre Gewebe hat v. SCHUMACHER (1903) der Bursa Fabricii bei den *Vögeln* an die Seite gestellt. Die Mündung umgibt ein starker Sphinkter. Nach den von SCHAFFER und HAMPERL (1926) zusammengestellten Angaben der Literatur und nach einer noch nicht veröffentlichten, die gesamten Hautdrüsen umfassenden Abhandlung SCHAFFERs, die als Grundlage für die folgende Darstellung der Analdrüsen bei den *Säugetieren* gedient hat, münden in den proximalen Teil der Kloake von *Echidna*, nach KEIBELs (1904) Befunden nahe ihrer

Grenze gegen den Enddarm, zwischen lymphoreticulärem Gewebe Schlauchdrüsen, die zu den Kloakendrüsen der *Reptilien* und *Amphibien* hinüberleiten
und den Proktodäaldrüsen der höheren *Säugetiere* entsprechen dürften.
In der Umgebung der Kloakenmündung finden sich nach v. Eggeling (1900)
in Haarbälge mündende Schlauchdrüsen, die apokrin sein dürften, und nahe
der Oberfläche reichlich große Talgdrüsen, die nach Keibel (1902, 1904) auch
innen im distalen Teil der Kloake vorkommen. Außerdem findet v. Eggeling
(1901, 1905) hier auch freie Talgdrüsen und besonders große solche liegen nach

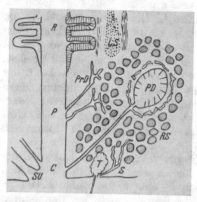

den Angaben von Owen (1868) und Disselhorst (1904) innerhalb der quergestreiften
Muskulatur und scheinen den paraproktischen Drüsen höherer *Säugetiere* zu entsprechen. Als Duftorgane kommen bei *Monotremen* außerdem Femoral- und Sporndrüsen
vor [Schaffer (1925, 1926)].

Bei den *Marsupialiern* findet sich am
Ende des Darmes ein Abschnitt mit geschichtetem, hochprismatischem Epithel, das
nach Schaffer und Hamperl (1926) bei
Halmaturus ruficollis etwa 3,5 mm vor der
Einmündung des Rectum in die Kloake, bei
Metachirus crassicaudatus, der gelben *Dick-
schwanz-Beutelratte*, zunächst auf der Höhe
der Längsfalten in geschichtetes Pflaster-

Abb. 162. Schema eines frontalen Längsschnittes durch den Anus von *Didelphys
virginiana*. *R* Rectum, *P* Proktodaeum,
C Kloake, *SU* Sinus urogenitalis, *LS* Leiosphinkter, *RS* Rhabdosphinkter, *PrD* Prok-
todäaldrüse, *PD* paraproktische Drüse mit
umgebenden apokrinen Schläuchen, *T* Talgdrüse an einem Haar mit apokrinen
Schläuchen (*S*). Nach Schaffer und
Hamperl (1926).

epithel übergeht. So weit reichen auch die
Muscularis mucosae und propria, deren Ringfaserschicht sich hier zum Leiosphinkter verdickt. Anschließend finden sich in der
Propria bei *Metachirus* unregelmäßig angeordnete, vorwiegend längs verlaufende glatte
die mit dem M. sphincter externus in der
Wand der kurzen Kloake zusammenhängen. In dieser beginnt das geschichtete Pflasterepithel bereits Zeichen von Verhornung zu zeigen und geht
an ihrem Rand in die Epidermis über. Das Bindegewebe der Kloakengegend
enthält außerordentlich viel Mastzellen, die sich auch zwischen den glatten
Muskelfasern und Drüsen, besonders reichlich aber um die Gefäße finden.
Bei einigen *Beuteltieren*, wie *Metachirus*, und wahrscheinlich auch bei *Didelphys*
und *Sminthopsis* münden in den Endabschnitt des Rectum tubulöse, verzweigte Drüsen, die dieses ringförmig umgeben, teils in der Propria, teils
in der Submucosa liegen, bis in die Muskelhaut hineinreichen und Schaffers
(1924) Proktodäaldrüsen der höheren *Säugetiere* entsprechen. Sie sind
ebenso wie die verschiedenen anderen Drüsen dieser Gegend in dem beigefügten
Schema (Abb. 162) aus der Arbeit von Schaffer und Hamperl (1926) zu sehen.
Weiter caudal in das von geschichtetem Pflasterepithel ausgekleidete Ende
des Rectum münden nach der Zusammenstellung Schaffers (unv.) bei allen
Beuteltieren die dünnen Ausführungsgänge von zwei [Schaffer und Hamperl
(1926)], nach van den Broek (1903, 1910) oft vier, großen holokrinen Drüsen,
die keinerlei Beziehungen zu Haaren haben und den von Schaffer (1924) als
paraproktische bezeichneten Drüsen und den Analbeuteln höherer *Säugetiere* entsprechen. Ihr rundlicher Körper liegt etwas weiter kranial in der quergestreiften Muskulatur, wird bei *Metachirus* durch hohe Septa in einige größere
Läppchen untergeteilt und besteht aus einer breiten Zellschicht, in die besonders bei *Halmaturus ruficollis* lange, dünne, bindegewebige Papillen hinein-

ragen. Diese Drüsen stoßen an ihrer inneren Oberfläche in die weite Höhle Zellen mit kapselartigem Exoplasma und teilweise verfettendem Inhalt ab und stellen ein Bindeglied zwischen den holokrinen Kloakendrüsen von *Krokodilen* und den paraproktischen Drüsen höherer *Säugetiere,* wie des *Maulwurfes,* dar [SCHAFFER (1930)]. Sie sind bei *Halmaturus ruficollis* von einem Mantel tubulöser Drüsen umgeben, die mit mehreren Ausführungsgängen in den Anfang des Ausführungsganges der zentralen Hauptdrüse münden. In ähnlicher Weise finden sich verzweigte Schlauchdrüsen auch bei anderen *Beuteltieren,* während sie bei *Metachirus* nach SCHAFFER und HAMPERL (1926) weniger vollkommen ausgebildet in Form von schmalen, spaltförmigen Hohlräumen den zentralen Drüsenkörper umgeben und bei manchen *Beuteltieren* ganz zu fehlen scheinen. Sie entsprechen den apokrinen Anteilen ähnlicher Drüsenkomplexe höherer *Säugetiere,* ohne ihnen ganz zu gleichen, und bilden wahrscheinlich wie bei diesen zusammen mit der holokrinen Hauptdrüse ein Duftorgan. Nach VAN DEN BROEK (1910) werden die paraproktischen Drüsen frühzeitig ohne jede Beziehung zu Haaren als solide Zellsprossen angelegt, die von der Wand der Kloake ausgehen und erst sekundär unmittelbar oral von dieser im untersten Abschnitt des Rectum münden. Am Ende des Sprosses beginnt sich dann die große Drüsenhöhle zu bilden, während etwas weiter distal die tubulösen Drüsen aussprossen.

Nahe dem After kommen ferner nach SCHAFFER und HAMPERL (1926) bei *Metachirus crassicaudatus* freie Talgdrüsen vor, deren große birnförmige Körper in der quergestreiften Muskulatur liegen und aus einem von geschichtetem Pflasterepithel ausgekleideten Hohlraum mit einmündenden Talgdrüsenalveolen bestehen. Zwei besonders große Hohlräume stellen vielleicht solche Drüsen in erschöpftem Zustand dar, zeigen aber bereits, wie SCHAFFER (unv.) hervorhebt, eine gewisse Ähnlichkeit mit den bei höheren *Säugetieren* vorkommenden Analbeuteln. Von dem schief zur Kloake ziehenden Ausführungsgang gehen knapp vor seiner Mündung zahlreiche kleinere Gänge aus, die sich um die großen Talgdrüsen ausbreiten und an beiden Seiten des Enddarmes eine große Masse apokriner Drüsen bilden. Ähnliche große, von tubulösen Drüsen umgebene Talgdrüsen, die aber an Haare gebunden sind und am Übergang der Kloake in die Haut münden, finden sich bei *Sminthopsis crassicaudata* [VAN DEN BROEK (1910), SCHAFFER und HAMPERL (1926)]. Regelmäßig sind bei allen *Beuteltieren* an der äußeren Öffnung der Kloake etwas kleinere, im M. sphincter cloacae liegende Talgdrüsen vorhanden, die in Haarbälge münden, ebenso wie mehr gestreckt oder aufgeknäuelt verlaufende apokrine Drüsenschläuche [SCHAFFER und HAMPERL (1926)].

Außer diesen Drüsen kommen bei *Beuteltieren* an Brust, Rücken, Ohr und Ellenbogen Duftorgane vor [SCHAFFER (1925, 1926)].

Bei den *Insectivoren* hat das Proktodaeum nach HAMPERL (1926) meist eine Länge von 2—4 mm, erreicht aber bei *Chrysochloris* kaum 1 mm. An seinem Anfang geht das hochprismatische Epithel des Rectum, dessen Krypten gleichzeitig aufhören, plötzlich in geschichtetes, erst an der Analöffnung verhornendes Pflasterepithel über. Da bei einem Embryo von *Tupaja* an der Oberfläche zunächst höher prismatische Zellen vorhanden sind, scheint sich das geschichtete Pflasterepithel vom Anus nach aufwärts auszubreiten. Auch die glatte Darmmuskulatur hört an jener Übergangsstelle auf, nur beim *Maulwurf* reicht sie etwas weiter gegen den Anus; die Ringfaserschicht verdickt sich an ihrem Ende zum Leiosphinkter. Im Proktodaeum finden sich zu innerst einige unregelmäßig angeordnete, vorwiegend längs verlaufende, quergestreifte Muskelfasern und außen von diesen liegt die den Rhabdosphinkter bildende Ringfaserschicht, die weiter kranial teilweise auch noch die Darmmuskelhaut umgibt.

Im oralen Abschnitt des Proktodaeum wie auch im angrenzenden Ende des Rectum enthält die Schleimhaut oft zahlreiche Follikel. Im Gewebe um den Anus finden sich sehr zahlreich Mastzellen und beim *Maulwurf* außerdem auffallend viele eosinophile Leukocyten.

Nach innen von der quergestreiften Muskulatur des Proktodaeum, vor allem aber zwischen ihren Bündeln und selbst noch weiter außen liegen Proktodaealdrüsen, die bei den *Insektivoren* besonders stark ausgebildet sind. Ihre verzweigten Schläuche enthalten nach Hamperl (1926) bei *Spitzmäusen* und beim *Igel* muköse und albuminöse Zellen, weisen auch Sekretcapillaren und einzelne Korbzellen auf und gehen in Schaltstücke über, an die sich noch Streifenstücke schließen. Dagegen gehen die einfacher gebauten, nur aus albuminösen Zellen bestehenden Drüsenschläuche beim *Maulwurf* gleich in Ausführungsgänge über, die schief gegen den Anus gerichtet in großer Zahl in das Proktodaeum münden. Mit diesem stammen sie von der ursprünglichen Kloake und stehen als Drüsen besonderer Art den Cowperschen und Bartholinschen Drüsen am nächsten [Hamperl (1923, 1926)].

Als Analdrüse wurde beim *Maulwurf* schon von Leydig (1850), später von Disselhorst (1897, 1904), Rauther (1904) und Grosz (1905) eine große paraproktische Drüse an der ventralen Seite des Proktodaeum beschrieben, die von quergestreifter Muskulatur umgeben und durchzogen wird. Sie besteht aus zwei mehr lateralen Abschnitten und einem unpaarigen, medial gelegenen Anteil, die alle riesig vergrößerte Talgdrüsen darstellen und zwischen denen sich jederseits ein tubulöser Anteil befindet, der nach Hamperl (1923, 1926) aus apokrinen, oft stark erweiterten Drüsenschläuchen besteht. Jeder der fünf Teile hat seinen eigenen Ausführungsgang, doch münden jene der zwei apokrinen Drüsen in die der beiden seitlichen Talgdrüsen, so daß knapp an der Afteröffnung drei Gänge münden, die von zirkulären glatten Muskelfasern umgeben sind. Aus jedem dieser Gänge ragt ein Büschel heraus, das aus einem großen und mehreren benachbarten kleinen Haaren mit eigenen Balgdrüsen besteht.

Bei *Chrysochloris aurea* fand Hamperl (1923, 1926) nach innen vom M. sphincter ani externus bilateral-symmetrisch zwei von geschichtetem Pflasterepithel ausgekleidete Hohlräume, die viele zu Gruppen angeordnete Talgdrüsen aufweisen und an die Analbeutel höherer *Säugetiere* erinnern. Jeder wird durch eine medialwärts vorspringende Querfalte unvollkommen in eine kraniale und caudale Kammer geteilt, von denen jede den Ausführungsgang einer außerhalb des Rhabdosphinkter liegenden Drüse aufnimmt, die ebenso wie zwei andere direkt in das Proktodaeum mündende den Proktodaealdrüsen ähnelt, wenn sie nicht diesen gleichzustellen ist. Außerdem enthält die Wand jeder Kammer ein Haar, das mit jenem der anderen bis in den gemeinsamen, schief gegen den After verlaufenden und knapp innerhalb dieses mündenden Ausführungsgang hineinragt.

Außerdem ist der Anus bei allen *Insectivoren* von einem Ring vergrößerter Talgdrüsen umgeben, die zu großen Haaren gehören. Sie liegen bei *Talpa* und *Tupaja* nach innen vom Rhabdosphinkter und münden gerade am Übergang des Proktodaeum in die äußere Haut, meist jedoch befinden sie sich außerhalb dieses, teilweise noch zwischen die quergestreiften Muskelfasern hineinreichend. In etwas größerer Entfernung finden sich um den Anus aller *Insectivoren* auch in Haarbälge mündende apokrine Drüsen, die meist ziemlich kurze, wenig gewundene Schläuche darstellen, bei *Talpa* und *Tupaja* aber groß sind und stark aufgeknäuelt oder auch verzweigt teilweise noch zwischen den quergestreiften Muskelfasern liegen.

Zu den Duftorganen der äußeren Haut gehören ferner die bei manchen *Insectivoren* vorkommenden Seiten- und Subcaudaldrüsen [Schaffer (1925, 1926)].

Der Anus der *Chiropteren* zeigt nach RAUTHER (1903) und DISSELHORST (1904) teilweise ähnliche Verhältnisse. Nach neuesten, noch nicht veröffentlichten Untersuchungen von SCHAFFER und HAMPERL münden bei einer Gruppe von *Fledermäusen*, zu der *Vespertilio murinus* gehört, in das Ende des Darmes nur einfache Proktodaealdrüsen, die aus wenig verzweigten, teilweise Schleimfärbung annehmenden Schläuchen bestehen, während an Haare gebundene Talg- und Schweißdrüsen außerhalb des quergestreiften Sphinkter um den Anus einen dicken Ring bilden und zur Hautoberfläche führen. Dagegen besitzen andere *Fledermäuse*, wie *Vesperugo serotinus,* nach HAMPERL ähnlich wie *Spitzmäuse* rund um das Darmende eine große Masse von stark verzweigten Proktodaealdrüsen, die zwischen die beiden Schichten der glatten Muskulatur hineinreichen und außer Schläuchen aus oxyphil gekörnten Drüsenzellen Schaltstücke, Streifenstücke und große, stellenweise stark erweiterte Ausführungsgänge aufweisen. Weiter caudal findet sich nach innen vom quergestreiften Sphinkter um das Proktodaeum ein Ring von besonders großen, stark verzweigten, in Haarbälge mündenden Talgdrüsen, während außerhalb des Anus in der Haut außer ampullenförmigen apokrinen Drüsen nur spärliche kleine Talgdrüsen vorhanden sind und Schlauchdrüsen meist ganz fehlen. Große Ansammlungen von Talgdrüsen wurden nach der Zusammenstellung von SCHAFFER (unv.) weiter außen bei *Vesperugo pipistrellus* beiderseits zwischen After und Penis [RAUTHER (1903)] und bei *Eonycteris spelaea* seitlich und etwas hinten vom After beschrieben [DOBSON (1873)]. Duftdrüsenorgane kommen bei *Fledermäusen* im Gesicht, am Hals und an der Flughaut vor [SCHAFFER (1925, 1926)].

Unter den *Edentaten* besitzt *Manis* bei vollständigem Mangel von Schweißdrüsen und verwandten Formen nach M. WEBER (1891, 1928) und POCOCK (1924) um den Anus einen Wulst von besonders ausgebildeten Talgdrüsen, die außen noch mit verhältnismäßig kleinen Haaren in Verbindung stehen; während diese nach innen verschwinden, nehmen die freien, bis in den After hineinreichenden Talgdrüsen an Größe noch zu. Für die *Faultiere* gibt WISLOCKI (1928) an, daß *Choloepus* große Analdrüsen aufweist, im Gegensatz zu *Bradypus*, bei dem aber OWEN (1868) auch Drüsen gefunden hat. *Dasypus* besitzt nach OWEN (1868) und POCOCK (1924) zwei kleine Analbeutel. Als Duftorgane finden sich bei *Gürteltieren* nach SCHAFFER (1925, 1926) Schnauzen- und Beckendrüsen.

Bei *Nagetieren* kommen große Duftdrüsen nach SCHAFFER (1924, 1925, 1926) hauptsächlich in der Umgebung des Afters, wie im Bereiche der äußeren Geschlechtsorgane, am Schwanz und neben mehr oder weniger typischen Talg- und Schweißdrüsen auch am Anus selbst vor. Beim *Kaninchen,* mit dem auch der *Feldhase* im wesentlichen übereinstimmt [LEYDIG (1850), OWEN (1868)], erstreckt sich die Haut nach GROTE (1891) mit dünner werdendem geschichtetem Pflasterepithel und großen Talgdrüsen, die nach SCHAFFER (unv.) an Haare gebunden sind, 6—8 mm in den vom quergestreiften Sphinkter umgebenen After hinein und geht dann in das hochprismatische Epithel des Mastdarmes über. An der Afteröffnung, noch im Bereiche der äußeren Haut, münden beiderseits mit 7—8 Ausführungsgängen die beiden großen gelappten Analdrüsen, die nach RAUTHER (1904) von quergestreifter Muskulatur umhüllt dem Rectum seitlich und ventral anliegen. Sie gehen aus soliden Epidermiseinbuchtungen hervor, bestehen aus verzweigten Schläuchen und stellen besondere apokrine Drüsen dar, ähnlich wie die benachbarte Gl. inguinalis tubulosa, die zusammen mit einer modifizierten Talgdrüse, der Gl. inguinalis sebacea, beiderseits vom After in eine tiefe, haarlose Hauttasche mündet [LEYDIG (1850), GROTE (1892), SCHAAP (1899), RAUTHER (1903), R. KRAUSE (1921), BUSCHKE (1933) u. a.].

Bei *Mäusen* und *Ratten* finden sich nach Schaffer (unv.) entgegen teilweise abweichenden, älteren Angaben innerhalb des vom Sphinkter gebildeten Ringes um das sehr kurze Proktodaeum ausschließlich stark vergrößerte Talgdrüsen von besonderem Aussehen, die nach Grosz (1905) bei *Mus decumanus* nur teilweise an Haare gebunden sind, wie dies Schaffer (unv.) auch am After von *Microtus terrestris* festgestellt hat, während Schlauchdrüsen allen diesen *Tieren* hier fehlen. Auch das *Meerschweinchen* besitzt am Übergang der Haut in die Mastdarmschleimhaut Anhäufungen großer Talgdrüsen [Altmann (1889), Grosz (1905) u. a.], die nach Walter (1924) und Schaffer (unv.) beiderseits einen fast vollständig in die Muskulatur eingelagerten, mächtigen, rundlichen Körper aus verästelten Drüsen mit Zisternen bilden.

Bei einer anderen Gruppe von *Nagern* findet sich nach Schaffer (unv.) eine Vereinigung von Talgdrüsen mit apokrinen Schläuchen, die an die paraproktischen Drüsen der *Marsupialier* erinnert. So besitzt *Citellus richardsonii* nach Sleggs (1926) drei große, von quergestreifter Muskulatur umgebene Drüsenmassen, die aus modifizierten Talgdrüsen ohne Haaren und aus einer zweiten Drüsenart bestehen, die aber entgegen der Meinung dieses Autors nach Schaffer (unv.) zweifellos apokrine Schlauchdrüsen sind. Sie münden in den Anus durch Kanäle, die in Form von drei Papillen nach außen gekehrt und durch einen von der Längsmuskelschichte des Enddarmes stammenden glatten Muskel wieder zurückgezogen werden können. Ähnliche Verhältnisse scheinen nach Schaffer (unv.) bei *Callospermophilus* [Hatt (1926)] und auch beim *Murmeltier* [Chatin (1873), Plate (1922), Pocock (1922), v. Eggeling (1931)] vorzuliegen, von dem Schaffer (unv.) die Drüsen im inaktiven Zustand während des Winterschlafes beschreibt. Echte Analbeutel scheinen aber nach letzterem Autor entgegen anderen Angaben weder bei diesem *Nagetier* noch bei anderen vorzukommen.

Manche *Nagetiere*, wie *Sciurus vulgaris*, *Muscardinus (Myoxus)* und *Dipus aegypticus*, sollen im Bereiche des Anus gar keine Drüsen oder nur Talgdrüsen besitzen [Turner (1849), Disselhorst (1904), Grosz (1905)]. Bei anderen wieder zeigen diese eine stärkere Entwicklung und bilden so beim *Hamster* nach Schaffer (unv.) zwei mächtige, von Muskulatur bedeckte Körper. Zu einer besonders mächtigen Ausbildung sind solche polyptyche Drüsen aber in den beiden seitlich liegenden Öldrüsen des Bibers gelangt, die auch in mehrere geteilt sein können [Daubenton (1767), Chatin (1873), Disselhorst (1904), M. Weber (1928), Schaffer (unv.) u. a.].

Außerhalb dieses Bereiches finden sich Duftdrüsen bei manchen *Nagetieren* an den Seiten des Rumpfes, am Kopf und an den Fußsohlen [Schaffer (1925, 1926)].

Am Darmende der *Carnivoren*, das in dem beigefügten Schema Schaffers vom *Hunde* (Abb. 163) wiedergegeben ist, sind nach den Angaben von K. W. Zimmermann (1904) und Mladenowitsch (1907) drei Abschnitte zu unterscheiden. Zunächst geht das Rectum in die bei der *Katze* rudimentäre, beim *Hund* in ganzer Ausdehnung pigmentierte Zona columnaris über, womit in der Linea anorectalis an die Stelle des hochprismatischen Darmepithels plötzlich ein geschichtetes Epithel tritt, das beim *Hund* stellenweise an der Oberfläche noch höhere, im übrigen, wie auch tiefer, platte Zellen aufweist. Krypten kommen hier nur noch ausnahmsweise vor. Dagegen sind beim *Hund* wie auch beim *Wolf* und besonders beim *Fuchs* [Schaffer (unv.)] reichlich Proktodaealdrüsen vorhanden, die aus vielfach zisternenartig erweiterten, in der Submucosa und zwischen den Bündeln des M. sphincter ani internus bis zum quergestreiften Sphinkter sich verzweigenden Schläuchen bestehen [Ellenberger (1911); diese zeigen eine Kuppelsekretion und bilden ein fettiges Sekret, weisen aber keine myoepithelialen Zellen auf [MLADENOWITSCH (1907), SCHAFFER (1924 unv.)]. Beim *Hermelin* wird das auffallend lange Proktodaeum nach SCHAFFER (unv.) von flachen Proktodaealdrüsen begleitet, während dem so nahe verwandten *Wiesel* solche ganz fehlen. Die verhältnismäßig schwache Muscularis mucosae des Rectum, die beim Hund als dritte Schichte noch eine innere Längsfaserlage aufweist, reicht nach MLADENOWITSCH (1907) über die Linea anorectalis hinaus in die Analschleimhaut hinein und wird hier unregelmäßig. Reichlich finden sich längsverlaufende glatte Muskelfasern an der Basis der unverstreichbaren

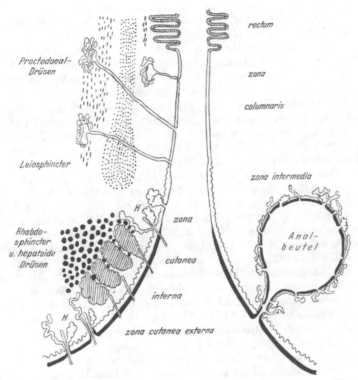

Abb. 163. Schema eines Längsschnittes durch den Anus vom *Hund* nach SCHAFFER (unv.). *T* Talgdrüsen, frei und an Haaren (*H*), zusammen mit apokrinen Schläuchen, ebenso wie auch am Analbeutel.

Längsfalten, die oberflächlich venöse Sinus enthalten, wodurch eine Art Schwellgewebe entsteht. Besonders reich ist dieser Abschnitt beim *Hund* an lymphoreticulärem Gewebe, das Solitärfollikel und auch größere Knötchenplatten bildet.

Die anschließende Zona intermedia grenzt sich gegen die vorhergehende durch die nach MLADENOWITSCH (1907) bei den *Haussäugetieren* im Vergleich zum *Menschen* weniger deutliche Linea sinuosa analis ab, ist glatt, drüsen- und haarlos, beim *Hund* schmal, bei der *Katze* groß und deutlich. Sie geht, durch die Linea anocutanea begrenzt, ziemlich plötzlich in die verhornende Haut der Zona cutanea über; diese erscheint als Afterscheibe bei der *Katze* schwach behaart und enthält große holokrine Talg- und apokrine Schlauchdrüsen, die beide aus teilweise rudimentär bleibenden Haaranlagen entstehen [KRÖLLING (1927, S. 48)]. Beim *Hund* findet sich als innerer Abschnitt der Afterscheibe [K. W. ZIMMERMANN (1904)] zunächst eine Zone mit spärlichen Haaren, apokrinen Schlauchdrüsen und großen Talgdrüsen, die teilweise frei sind. Solche kommen nach SCHAFFER (unv.) beim *Wolf* noch im Bereiche des Leiosphinkter vor und finden sich schon beim neugeborenen *Hund* neben tieferliegenden großen apokrinen Schläuchen. Die behaarte Haut der äußeren Zone, die sich beim *Hund* ein Stück in den After hinein erstreckt, enthält ebenfalls diese verschiedenen Drüsen [SIEDAMGROTZKY (1875), K. W. ZIMMERMANN (1904)], was auch für andere *Raubtiere* gilt, wie unter anderem aus den Angaben BLACKMANS (1911) für *Mephitis* und KAWANOS (1921) für *Mustela* hervorgeht.

Außerdem finden sich aber beim *Hund*, wie das beigefügte Schema SCHAFFERS (Abb. 163) zeigt, in der Zona cutanea interna, die Hauptmasse des Drüsenpolsters im Analwulst bildend und noch eine Strecke in die behaarte Analhaut hineinreichend, besondere polyptyche Drüsen, die in Haarbälge münden, den Talgdrüsen aber nur oberflächlich gleichen und ihre volle Ausbildung erst zur Pubertätszeit erreichen [MLADENOWITSCH (1907). Sie sezernieren nach SCHAFFER (1923 a, b) nicht holokrin, sondern scheiden, ähnlich wie die Violdrüse des *Fuchses* und die Brunstdrüse der *Gemse*, ein dünnflüssiges Sekret in teilweise spaltförmige, intercelluläre Sekretcapillaren aus, weshalb sie SCHAFFER als hepatoide Drüsen bezeichnet hat. Sie entstehen nach SCHAFFER (unv.) schon frühzeitig von den Haarbälgen aus, scheinbar zunächst als holokrine, etwas Fett enthaltende Drüsen, die sich aber allmählich von der Peripherie nach innen zu in merokrine Drüsen verwandeln und zunächst außerhalb des Afters in der behaarten Haut liegen, mit dem weiteren Wachstum aber tiefer in den Analkanal einbezogen werden. Sie dürften nach SCHAFFER (unv.) entsprechend ihrer starken Ausbildung die Bedeutung einer Brunstdrüse haben. Beim *Wolf* finden sie sich auf 1 cm Länge innig vermengt mit auffallend weiten apokrinen Schläuchen großenteils zwischen den Bündeln des M. sphincter ani externus und reichen bis an dessen distalen Rand. Eine besonders mächtige Ausbildung zeigen diese Drüsen nach SCHAFFER (unv.) beim *Fuchs*. Auch *Herpestes* besitzt nach den Angaben von DISSELHORST (1904) besondere Talgdrüsen am After, die wahrscheinlich dem hepatoiden Typus angehören [SCHAFFER (unv.)].

Seitlich neben dem Afterrand münden bei vielen *Carnivoren* nach den Angaben von DISSELHORST (1904), M. WEBER (1928) und SCHAFFER (unv.) die Ausführungsgänge der beiden sackartigen Analbeutel, die schon von DAUBENTON (1766), LEYDIG (1850), CHATIN (1873) u. a. beschrieben wurden; sie liegen innerhalb der quergestreiften Muskulatur des Sphinkter und sind von papillenloser, meist verhornender Haut ausgekleidet. Ihre Wand enthält neben lymphoreticulären Einlagerungen meist apokrine Schlauchdrüsen und polyptyche Talgdrüsen. Durch ihr stark riechendes Sekret, das am reichlichsten während der Brunstzeit ausgeschieden wird, stehen diese Drüsen in Beziehung zum Geschlechtsleben, dienen aber außerdem auch zur Erkennung der Art.

Die Analbeutel der *Katze* werden nach KRÖLLING (1927) ungefähr in der Mitte der 6. Woche als solide, keulenförmige, von der Linea anocutanea ausgehende Epidermiszapfen angelegt, an deren Ende sich ohne Beziehung zu einer Haaranlage zuerst Drüsen zu entwickeln beginnen. Diese Scheiteldrüsen sind wahrscheinlich der phylogenetisch älteste Teil des ganzen Organes, dessen Höhle ein durch sekundäre Erweiterung des Ausführungsganges entstandenes Sekretreservoir darstellt. Sie bestehen zum Unterschied von den anderen Schlauchdrüsen aus stärker verzweigten, verschieden weiten apokrinen Schläuchen und einem kurzen, vor der sehr engen Mündung ampullenförmig erweiterten Ausführungsgang. Schon während der Aussprossung der Scheiteldrüsen treten am soliden Epithelkolben in wechselnder Zahl und Verteilung primäre Epithelkeime auf, aus denen weiterhin nahe dem Kolbenepithel sekundär 3—8 Anlagen von kleineren, verzweigten, apokrinen Drüsen hervorgehen; ihr Lumen bildet sich, ebenso wie schon zuvor in den Scheiteldrüsen, vom Ausführungsgang aus.

Nachdem dann aus jedem Epithelkeim zwei Haarzapfen entstanden sind, beginnen sich aus ihrem gemeinsamen Drüsenteil als jüngste Derivate des Analbeutels holokrine Talgdrüsen zu entwickeln. Gleichzeitig mit deren Lumen bildet sich etwa eine Woche vor der Geburt auch jenes des Beutels selbst aus, Hand in Hand mit der hier beginnenden Verhornung. Die äußere Wurzelscheide der ursprünglichen Haaranlage, deren basaler Abschnitt meist in der Entwicklung stehen bleibt und zu einem rudimentären Anhängsel der Talgdrüse wird, erweitert sich zu einer Sekretzisterne, in die auch die Schlauchdrüsen von allen Seiten einmünden. Letztere finden sich in der ganzen Beutelwand und umgeben auch an der Unterseite die Talgdrüsen, die 4—6 nach innen vorspringende Knötchen in wechselnder Lage an der dem Darm abgewendeten Seite bilden [LEYDIG (1850), SIEDAMGROTZKY (1875), BATELLI (1888), MLADENOWITSCH (1907), KRÖLLING (1927)]. Die Talgdrüsen sezernieren nach KRÖLLING nur während der Brunst, die apokrinen außerhalb dieser schwächer und sind an ihrer Mündung durch einen Pfropf von verhorntem Epithel verlegt, wodurch besonders bei den Scheiteldrüsen die nach innen davon liegende Erweiterung des Ausführungsganges entsteht; alle sind als Duftorgane zu betrachten. Beim *Löwen* findet KRÖLLING (1927) in der Wand jedes Analbeutels 4—5 kuppelartig hervorragende Talgdrüsen und zwischen diesen liegende Schlauchdrüsen.

Beim *Hund* sind die in obigem Schema (Abb. 163) ebenfalls dargestellten, in der Zona cutanea interna mündenden Analbeutel von verhornender Epidermis ausgekleidet, die gegen das Lumen auch Fett enthält [HEBRANT (1899), MLADENOWITSCH (1907)]. In der Wand finden sich außer einem fast ununterbrochenen Lager von verzweigten apokrinen Drüsen, die schon beim neugeborenen *Tier* vorhanden sind, nach K. W. ZIMMERMANN (1904), GERSTENBERGER (1919) und SCHAFFER (unv.) auch ziemlich große Talgdrüsen, die von SIEDAMGROTZKY (1875) und MLADENOWITSCH (1907) nur am Beutelhals und -gang festgestellt wurden. Nach DISSELHORST (1904) und MLADENOWITSCH (1907) enthält die Wand der Analbeutel des *Hundes* reichlich lymphoreticuläres Gewebe, das auch Follikel bildet. Möglicherweise sind die frei mündenden, verzweigten apokrinen Schlauchdrüsen in den Analbeuteln des *Hundes* wie auch bei *Putorius furo* und anderen *Carnivoren* identisch mit der Scheiteldrüse bei der *Katze* [KRÖLLING (1927)]. Beim *Fuchs* zeigen die Analbeutel nach BATELLI (1888) einen ähnlichen Bau wie beim *Hund,* doch findet SCHAFFER (unv.) in ihrer Wand nur sehr reichlich entwickelte apokrine Schlauchdrüsen. In den Analbeuteln des *Wiesels* ist die die Gangmündung umgebende Talgdrüsenschichte nach SCHAFFER (unv.) an der äußeren Seite so eingestülpt, daß sie von der übrigen Beutelwand mit apokrinen Drüsen schalenartig umgeben wird. Beim *Hermelin* findet SCHAFFER (unv.) nur gegen die Mündung der Analbeutel ein mächtiges Lager von Talg- und apokrinen Schlauchdrüsen, das eine etwas geringere hügelartige Einstülpung bildet. Der *Marder* besitzt nach KAWANO (1921) zwei ähnliche Analdrüsen mit zentraler Höhle und den beiden Drüsenformen.

Bei *Mephitis* münden die kurzen, von quergestreiften Sphinkteren umgebenen Ausführungsgänge der Analbeutel nach BLACKMAN (1911) beiderseits und etwas dorsal vom Anus auf einer Papille, die wahrscheinlich aus der scheidenartigen Vertiefung, in der sie liegt, vorgestülpt werden kann. Die eigentlichen, aus verzweigten, scheinbar apokrinen Schläuchen bestehenden Stinkdrüsen münden nach BARKER und ALDRICH (1896) besonders zahlreich in den Grund der Analbeutel, die hier nach BARKER (1911) und SCHAFFER (unv.) nicht von verhornender Epidermis ausgekleidet sind, sondern von einem 4—5-schichtigen Pflasterepithel, dessen Zellen jenen von Talgdrüsen ähneln, also offenbar sekretorische Bedeutung haben, ein Verhalten, das an die paraproktischen Drüsen von *Marsupialiern* und nach SCHAFFER (unv.) an die Kehldrüse von *Molossus* erinnert.

Das ungemein schwefelreiche Sekret dient hier, ähnlich wie auch bei den *Stink-mardern,* als Abwehrmittel und wird willkürlich entleert. Außerdem finden sich nach Blackman (1911) an der Basis der Papillen verzweigte Schlauch-drüsen, die eine Übergangsform zwischen Stink- und normalen Knäueldrüsen darstellen, während der After von modifizierten Talgdrüsen ohne Haaren um-geben ist.

Schon Buffon (1785) hat beim *Fischotter* und beim *Dachs* Analbeutel fest-gestellt, die bei letzterem auch von Chatin (1873) u. a. beschrieben wurden und nach Schaffer (unv.) aus soliden Epithelknospen zu entstehen scheinen. Unter den *Viverriden* weist der *Ichneumon* nach Leydig (1850), Chatin (1873), Disselhorst (1904) und Krölling (1927) in den vielfach gekammerten Anal-beuteln holokrine Talgdrüsen auf, deren Läppchen reichlich Fett enthalten, doch sind nach Schaffer (unv.) an deren Peripherie auch apokrine Schläuche vorhanden. Bei *Paradoxurus* wurden Analbeutel von Turner (1849, 1850) und Alessandrini (1851) beschrieben. Dagegen scheinen die *Bären* keine solche zu besitzen.

Aus den Angaben Schaffers (1925, 1926) geht hervor, daß bei *Raubtieren* auch in der weiteren Umgebung des Afters, wie an der Schwanzwurzel und vor dem Scrotum, Duftdrüsen vorkommen, sich aber am übrigen Körper nur im Bereiche der Fußsohlen finden.

Am Darmende der *Ungulaten* lassen sich nach den Angaben von Mladeno-witsch (1907) für verschiedene *Haussäugetiere* im allgemeinen ebenfalls drei Abschnitte unterscheiden, deren Ausbildung aber wechselt. Bei manchen *Wieder-käuern* weist das Rectum selbst eine Zona columnaris auf, die 5—8 Längs-falten mit dazwischen liegenden Sinus zeigt und beim *Rind* 10 cm, bei *Schaf* und *Ziege* 1—2 cm lang ist, beim *Pferd* dagegen ganz fehlt. Die Muscularis mucosae des Rectum, die bei *Einhufern* besonders stark ist, bei *Wiederkäuern* aber oft nur aus einer Längsfaserschichte besteht, reicht über die Linea ano-rectalis hinaus in die Analschleimhaut hinein, erscheint aber unregelmäßig und bei *Wiederkäuern* und *Schwein* durch Bindegewebe zerfasert. Das *Schwein* besitzt ähnlich wie *Fleischfresser* eine von geschichtetem, unverhorntem Pflaster-epithel überzogene Zona columnaris, deren Falten oberflächlich Blutsinus und an der Basis glatte Muskulatur enthalten; sie weist nach Mladenowitsch (1907) sehr viel Solitärknötchen und auch Knötchenplatten auf, wie früher (S. 222) besprochen wurde. Von ihnen teilweise umgeben finden sich in der Submucosa und anschließenden glatten Muskulatur reichlich Proktodaealdrüsen, die hier ein ausgesprochen schleimiges Sekret bilden und an den Ausführungsgängen stellenweise Erweiterungen zeigen. Dagegen ist der an das Rectum anschließende Abschnitt bei *Pferd, Rind, Ziege* und *Schaf* in ganzer Ausdehnung glatt und ent-spricht einer Zona intermedia, die von plötzlich beginnendem geschichtetem Plattenepithel mit Papillen ausgekleidet und im distalen Teil beim *Pferd* und *Rind* pigmentiert ist. Sie läßt bei *Schaf* und *Ziege* wie auch beim *Schwein,* wo sie sich an die Zona columnaris anschließt, einen kranialen, helleren, feucht glänzenden Abschnitt mit hohen Papillen und angedeutetem Str. corneum von einem caudalen dunklen, trockenen mit niedrigen Papillen und ausgeprägtem Stratum granulosum und corneum unterscheiden. Die anschließende Zona cutanea ist daher bei diesen Tieren nur durch die geringere Dicke der Epidermis und die niedrigeren Papillen gekennzeichnet. Um den After, an dessen Rand die Haare noch fehlen oder sehr spärlich sind, findet sich bei *Schaf* und *Ziege* die sogenannte Afterscheibe. Beim *Pferd,* dessen After ebenso wie beim *Rind* einen vorspringenden Wulst bildet, erstreckt sich die äußere Haut noch in die Afteröffnung hinein und die Zona cutanea zerfällt hier, ähnlich wie beim Hund, in einen inneren, spärlich behaarten Abschnitt mit großen Talgdrüsen und einen äußeren behaarten mit Talg- und Schweißdrüsen, die auch beim *Schaf* und *Rind* in der Umgebung des Afters stärker entwickelt sind. Duftorgane finden sich nach der Zusammenstellung SCHAFFERs (1924, 1925) bei zahlreichen Vertretern verschiedener Gruppen der *Ungulaten* an bestimmten Stellen des Kopfes und besonders der Beine, aber auch am Rücken und in der Inguinalgegend.

Bei *Halbaffen* folgt nach JACOBSHAGEN (1929) auf die Columnae rectales, die noch Schleimhautlängsfalten zeigen, eine kurze glatte Zone als Anulus haemorrhoidalis, wo bei den meisten *Halbaffen* keine Drüsenöffnungen vorhanden sind; bei *Lorisiden* und besonders bei *Tarsius* finden sich hier dagegen weite Drüsenöffnungen, aus denen nur ganz außen gelegentlich ein dünnes Haar herausragt.

Unter den eigentlichen *Affen* besitzt nach LUBOSCH und SCHALLER (1928) *Ateles ater* ein einfaches Rectum ohne Erweiterung und Haustration, während bei anderen Affen, wie *Cebus, Hapale* und *Chrysotrix,* der unterste Teil ampullär erweitert ist und mitunter auch Haustra angedeutet zeigt. *Cercopithecus* und *Semnopithecus* weisen nach diesen Autoren echte Querfalten auf, ähnlich wie der *Mensch.* Beim *Schimpansen,* der keine solchen besitzt, bildet die vom M. sphincter ani externus umgebene, 2,5 cm lange Pars analis recti 9, tiefer 6 Längsfalten, ist gegen die fast doppelt solange Pars ampullaris deutlich verengt und hebt sich gegenüber der mehr rötlichgelben Schleimhaut dieser durch die weiße Färbung scharf ab. Eine Linea anorectalis als obere Grenze finden LUBOSCH und SCHALLER (1928) bei den meisten untersuchten *Affen* mehr oder weniger deutlich ausgeprägt. Größere Längsfalten sind bei den verschiedenen Arten in der Zahl von 7—30 vorhanden, reichen meist bis zur äußeren Haut und setzen sich oft auch nach oben fort. Bei *Semnopithecus entellus* sind von den Columnae rectales nur Spuren vorhanden. Bei *Ateles ater* ist die untere Hälfte des Rectum stark pigmentiert, eine Unterscheidung der drei Zonen aber nicht möglich, die auch bei den anderen *Affen* makroskopisch meist nicht deutlich hervortreten, bei manchen jedoch angedeutet erscheinen. *Cynocephalus babuin* aber weist in der stark pigmentierten Pars analis recti eine nach beiden Seiten deutlich begrenzte Zona columnaris auf, an die sich eine schmale Zona intermedia und dann eine $^3/_4$ cm breite Zona cutanea anschließt. Bei *Siamanga syndactylus* tritt nur die Zona cutanea durch ihre Pigmentierung und Behaarung deutlich hervor.

Zu einer stärkeren Ausbildung der verschiedenen im Bereiche des Afters vorkommenden Drüsen als Duftorgane scheint es bei den *Affen* nicht zu kommen. Solche finden sich nach SCHAFFER (1925, 1926) unter den *Halbaffen* überhaupt nur bei *Lemur* und *Hapalemur* am Arm, während der *Orang* bloß eine rudimentäre Sternaldrüse besitzt.

Das Colon des *Menschen* zeigt sich bis zu seinem im Becken gelegenen Endabschnitt, dessen Länge nach MASLOWSKIJ (1930) individuell wechselt, aber bis zum 50. Lebensjahr zunimmt, die früher (S. 286) beschriebenen Taenien und Haustra in typischer Ausbildung, während das anschließende Rectum nach den Angaben vieler Autoren [BRAUS (1924)] keine solchen mehr aufweisen soll. OTIS (1897) hat aber festgestellt, daß auch an nicht korrespondierenden Stellen beider Seitenflächen des Mastdarmes in wechselnder Zahl teilweise Einschnürungen vorhanden sind, die im Inneren nicht verstreichbare Vorragungen bilden, und daß die Längsmuskelfasern, die an der vorderen und hinteren Fläche des Rectum ausgeprochen dicker und kürzer sind, zwei Taenien bilden, von denen die vordere den vereinigten beiden freien Taenien, die hintere der Taenia mesocolica entspricht; durch Zerschneidung dieser Streifen lassen sich die Einschnürungen ausgleichen. Nach LUBOSCH und SCHALLER (1928) biegen die Längsbündel dieser Taenien zum Unterschied vom übrigen Dickdarm im Bereiche der Einbuchtungen nicht nur in die Ringmuskulatur ein, sondern endigen teilweise an besonders verdickten Stellen der Submucosa. In der caudalen Hälfte des Mastdarmes verschwindet die ungleiche Anordnung der Längsfasern.

Die Bündel der Ringmuskulatur, die nach abwärts an Dicke zunimmt, schieben sich stellenweise zusammen und drängen sich keilförmig nach innen vor, wodurch unter gleichzeitiger Verdickung der Submucosa die unverstreichbaren Plicae transversales zustande kommen. Eine solche, die besonders stark nach innen vorspringt, stellt die Kohlrauschsche Falte dar. Außerdem bildet die Schleimhaut dazwischen nach v. Szent-Györgyi (1913) netzartige Falten, die bei Dehnung verschwinden. Die elastischen Fasern werden nach Livini (1899) in

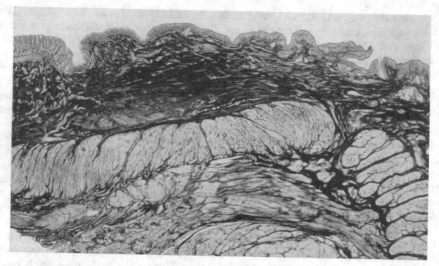

Abb.'164. Längsschnitt durch den Anus eines Kindes. Mastdarmschleimhaut (links) übergehend in die Zona columnaris mit Venengeflecht, Zona intermedia mit freier Talgdrüse und Zona cutanea mit Verhornung und Talgdrüsen an Haaren; M. sphincter internus und externus (rechts). Pikrinsubl.- s. Orcein-H. Eisenhäm.-Pikrofuchsin. Vergr. 9×.

der Submucosa des Rectum zahlreicher, verlaufen vorwiegend längs und setzen sich nach Panea (1906) bis zu den Krypten fort. Diese nehmen nach Schaffer (1891) noch im Verlaufe des Rectum an Größe zu und erreichen in seinem distalen Abschnitt eine Länge von 623 μ und eine Breite von 69 μ (Abb. 97).

Oft erscheint das Rectum zum Teil ampullenartig erweitert, was nach dem früher (S. 67 f.) Gesagten schon in jungen Entwicklungsstadien sehr deutlich ausgeprägt ist und entgegen der Ansicht von Bodenhamer (1884) u. a. nicht erst durch die willkürliche Stuhlzurückhaltung zustande kommt [Holmdahl (1914), F. P. Johnson (1914), Patzelt (1931)]. Diese Erweiterung ist aber nicht immer festzustellen [Braus (1924)] und betrifft nach Lubosch und Schaller (1928) und Lubosch (1929) nicht, wie gewöhnlich angegeben wird, den unteren, sondern den oberen Teil der Pars sacralis, die jedoch wegen des häufigen Fehlens einer Grenze zwischen den beiden Abschnitten nach diesen Autoren besser im ganzen als Pars ampullaris zu bezeichnen wäre. An deren Ende findet sich nach v. Szent-Györgyi (1913) eine 1—3 cm breite glatte Zone mit Einsenkungen der Schleimhautoberfläche über den eingelagerten Follikeln, von denen etwa 25 auf 1 qcm kommen. Nach diesem Autor werden ferner in einem 6—10 mm breiten Streifen, der noch einschichtiges hochprismatisches Epithel trägt, die Krypten immer spärlicher; oft hören diese aber ganz plötzlich auf (Abb. 164).

Das Ende des Darmes mit seiner Öffnung nach außen hat SYMINGTON (1912) als Analkanal beschrieben. Diese Pars analis recti ist nach BRAUS (1924) und H. PETERSEN (1931) so in die Körperwandmuskulatur eingelassen, daß ein Teil dieser als M. levator und sphincter ani mit dem Darmrohr in unmittelbare Verbindung tritt und dessen eigene Muskulatur ergänzt, die sich gleichfalls den Erfordernissen am Ende des Darmes angepaßt hat. Ebenso erfahren die nach innen von ihr gelegenen Schichten des Darmes zunächst als Zona columnaris eine besondere Ausbildung im Dienste der Schließmuskulatur und vermitteln dann als Zona intermedia den Übergang zur äußeren Haut, die den Anus als Zona cutanea trichterförmig umgibt (Abb. 164).

Durch den Übergang der Dickdarmschleimhaut mit ihrem einschichtigen hochprismatischen Epithel in die Zona columnaris mit unverhorntem geschichtetem Pflasterepithel kommt eine scharfe, auch mit freiem Auge erkennbare Grenze, die Linea anorectalis zustande (Abb. 165). Diese kann nach SNELLMAN (1929) entsprechend der üblichen Darstellung sanft gezackt verlaufen, ungefähr ebenso oft aber unabhängig von Geschlecht und Alter sehr unregelmäßig beschaffen sein, indem sich hohe, spitze, oft sehr dichte Zacken ausbilden und im Gebiete beider Epithelformen Inseln der anderen vorkommen, so daß das ganze Grenzgebiet breit ist und die Columnae rectales verhältnismäßig hoch hinauf von Pflasterepithel bedeckt werden. Außerdem fand dieser Autor zweimal eine nahezu gerade Grenzlinie und wenig hervortretende, kurze Columnae, die aber stellenweise als etwas deutlicher erhöhte Säulen auf der Grenzlinie niedrige, spitze oder oft gebogene Wellenkämme bildeten. Zwischen den beiden Epithelformen findet sich besonders in den Einsenkungen und an den sie begrenzenden Flächen der Wülste meist eine mehr oder weniger breite Zone, die ein geschichtetes hochprismatisches Epithel [v. SZENT-GYÖRGYI (1913)] mit eingestreuten Becherzellen und nach HERRMANN (1880) und W. O. BRAUN (1901) auch noch vereinzelte Krypten aufweist. Wie bei der Entwicklung (S. 68f.) beschrieben wird, erstreckt sich das hochprismatische Epithel zunächst weiter gegen den Anus, wird aber nach OTIS (1905) vor und auch noch nach der Geburt im Anschluß an das außen sich findende blasige Pflasterepithel innerhalb des Analkanales nach aufwärts fortschreitend allmählich in Pflasterepithel umgebaut.

Die Zona columnaris ist charakterisiert durch 5—8, manchmal bis zu 10 Längswülste [STIEVE (1930)], die zuerst von MORGAGNI (1719) beschriebenen Columnae rectales, deren Länge nach v. SZENT-GYÖRGYI (1913) durchschnittlich meist nur 11 mm, nach STIEVE (1930) 7—15 mm beträgt, und deren Gestalt ebenfalls wechselt (Abb. 164). Sie füllen nach STIEVEs (1930) Befunden bei einem 17jährigen Mädchen den nach innen von der Ringmuskelschichte liegenden ovalen Raum, der sagittal 14—20, quer 8—10 mm breit ist, ganz aus und bestehen aus einem zusammendrückbaren Schwellgewebe. Dieses enthält nach STIEVE (1930) große Bluträume, die durch weite Öffnungen untereinander in Verbindung stehen und Netze bilden; ihre Wand besteht nur aus einem Endothel und einzelnen angelagerten Pericyten. Das Blut gelangt in sie hauptsächlich aus einem unterhalb des Oberflächenepithels liegenden engmaschigen Capillarnetz, in das sich kleine Arterien auflösen, und wird aus jenen Räumen durch kleine Venen in die oberen, mittleren und unteren Hämorrhoidalvenen abgeführt, doch stehen die Schwellkörper der einzelnen Afterwülste auch untereinander in Verbindung. Diese Venengeflechte sind bei jungen, gesunden *Menschen* auf die Schleimhautwülste beschränkt; wenn sie über den Muskelring hinaus nach außen unter die Haut oder nach innen in die Schleimhaut des Mastdarmes reichen, sind das als Hämorrhoiden bezeichnete, krankhafte Bildungen, die innerhalb des Schließmuskelringes infolge seines Druckes zustande kommen. Die Grundlage der Columnae rectales bildet ein dichtes Bindegewebe

(Abb. 164, 165), das ebenso wie die verhältnismäßig schmale Submucosa reich an elastischen Fasern ist [Hamperl (1925)] und, wie Henle (1873), Tandler (1923) und Hamperl (1925) mit Recht angeben, viele längsverlaufende, glatte Muskelfasern enthält, die als Fortsetzung der Längsfaserlage der Muscularis mucosae des Rectum erscheinen und nach Lubosch und Schaller (1928) zum Teil auch in Bündeln durch die Ringmuskulatur aus der äußeren Längsmuskelschicht bis in die Submucosa gelangen (Abb. 165, 167). v. Szent-Györgyi (1913) konnte dagegen in den Wülsten keine glatten Muskelfasern finden und auch Stieve (1930) behauptet, daß solche nur vereinzelt in der

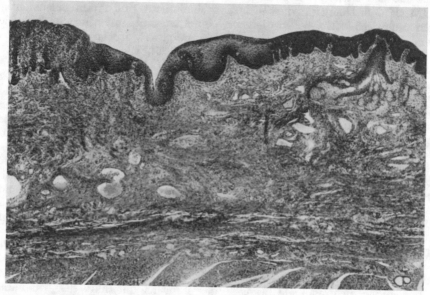

Abb. 165. Längsschnitt durch eine Columna rectalis von einem 5jährigen Knaben. Epithelübergang, Bindegewebe von glatter Muskulatur und Gefäßen durchsetzt, freie Talgdrüse in der Zona intermedia (rechts). Alc.-Form.-D. Häm.-Eosin. Vergr. 37×.

Umgebung der größeren Bluträume vorhanden sind und daß der Ringmuskelschicht innen einzelne Muskelfaserzüge anliegen, die aber erst an der inneren Grenze des Sphincter internus beginnen, sich also nicht mehr innerhalb der Wülste befinden. Nach Henle (1873) zeichnen sich diese auch durch ihren Reichtum an Nervenstämmchen aus; sie enthalten ferner regelmäßig Histiocyten [Stieve (1930)], sehr viel Mastzellen [Hamperl (1925)] und eingestreut kommen auch Follikel in ihnen vor, denen nach v. Szent-Györgyi (1913) Keimzentren fehlen.

Die Wülste der Zona columnaris stellen also nach Stieve (1930) Schwellkissen dar, die den After vollkommen verschließen, indem sie von dem glatten Schließmuskel und zeitweilig auch durch die umgebende willkürliche Muskulatur aneinander gedrückt werden. Sie erleichtern aber auch den Durchtritt der Kotmassen, da diese selbst das Blut aus den Schwellkörpern verdrängen, so daß der ganze Raum innerhalb des Schließmuskels ohne starke Dehnung durchgängig wird und eine solche über die Erschlaffungsgrenze der Muskulatur hinaus nur bei sehr dicker Kotsäule eintritt. Nach Quénu (1892) u. a. entwickeln sich die venösen Schwellkörper und mit diesen die Afterwülste erst im 7.—10. Monat nach der Geburt und zu dieser Zeit fangen die Kinder an, den Stuhl zurückzuhalten, im Gegensatz zum Neugeborenen, dessen After nur durch den Tonus der beiden Schließmuskel für eine beschränkte Zeit geschlossen gehalten wird.

Die Columnae rectales sind distal durch quer verlaufende, oft halbmondförmige Falten, die nach GLISSON benannten Valvulae semilunares [W. O. BRAUN (1901)], verbunden (Abb. 166) und dadurch werden die Einsenkungen zwischen den Wülsten zu mehr oder weniger tiefen, gegen den Anus gerichteten Buchten, den von MORGAGNI (1719) beschriebenen Sinus rectales, die sich nach aufwärts gegen das Rectum öffnen; sie haben eine sehr wechselnde Gestalt und sind, wie auch W. O. BRAUN (1901) angibt, teils von einfachem hochprismatischem Darmepithel, teils von geschichtetem hochprismatischem Epithel ausgekleidet,

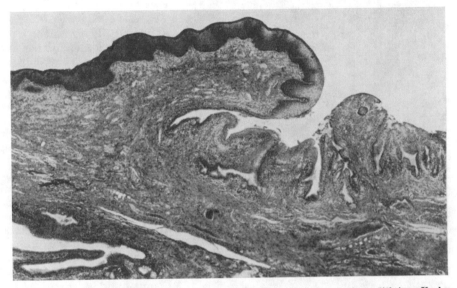

Abb. 166. Längsschnitt durch einen Sinus rectalis mit Valvula semilunaris von einem 5jährigen Knaben. Epithelübergang, links weiter unregelmäßiger Gang einer Proktodaealdrüse mit einzelnen sekretorischen Abschnitten. Alc.-Form.-D. Häm.-Eosin. Vergr. 26×.

das den Übergang zum geschichteten Pflasterepithel bildet (Abb. 166). Durch diese Buchten und Falten kommt die Linea sinuosa analis zustande, die nach HAMPERL (1925) u. a. ungefähr die Grenze zwischen dem ento- und ektodermalen Gebiet darstellen dürfte, doch ist deren gegenseitige Abgrenzung, wie früher (S. 21 u. 69) erwähnt wurde, schon nach Schwund der Kloakenmembran nicht mehr mit Sicherheit möglich [POLITZER (1931, 1932)].

Zum Bereiche des Ektoderms gehört bereits die an die Zona columnaris nach außen anschließende, zuerst von HEISTER (1727) beschriebene Zona intermedia, die über dem Sphincter internus liegt [v. SZENT-GYÖRGYI (1913)] und den Anulus haemorrhoidalis bildet (Abb. 164). Sie ist etwa 1 cm breit und weist an der Oberfläche über spärlichen unregelmäßigen Papillen ein dünnes geschichtetes Pflasterepithel auf, dessen Zellen, wie auch W. O. BRAUN (1901) angibt, meist noch kein Pigment enthalten, gegen den äußeren Rand dieses Gebietes aber bereits Keratohyalin bilden und den Beginn einer Verhornung zeigen. Unter dem Epithel liegt eine breite Schicht aus dichtem Bindegewebe mit reichlichen elastischen Fasern und vorwiegend längs verlaufenden glatten Muskelfasern (Abb. 165); außerdem finden sich hier ziemlich reichlich Lymphocyten [v. SZENT-GYÖRGYI (1913)] und nach HAMPERL (1925) sehr viel Mastzellen, die auch in der darunter liegenden Muskulatur vorkommen. Die Schleimhaut und die tieferen Schichten des Anus enthalten ferner zahlreiche Lamellen-körperchen [Pilliet (1892), Patzelt (1931)] und stellenweise finden sich, wie die beigefügten Abb. 164 und 165 zeigen, in dieser Zone und selbst noch auf den kranial anschließenden Afterwülsten freie Talgdrüsen ohne Haaren, die meist stark gelappt sind und hier bereits von Koelliker (1850), Romiti (1899), W. O. Braun (1901) und Stieda (1902, 1903) festgestellt wurden. Während Hamperl (1925) sie aber als selten bezeichnet, hat v. Szent-Györgyi (1913) sie ungefähr bei der Hälfte der *Menschen* gefunden und wahrscheinlich stellen sie sogar eine typische Erscheinung dar, wenn sie auch nur spärlich vor-kommen, nie so mächtig wer-den wie die außerhalb des Anus an den Haaren befindlichen Talgdrüsen und vielleicht auch erst in der Pubertätszeit ihre volle Ausbildung erreichen [Schaffer (unv.)].

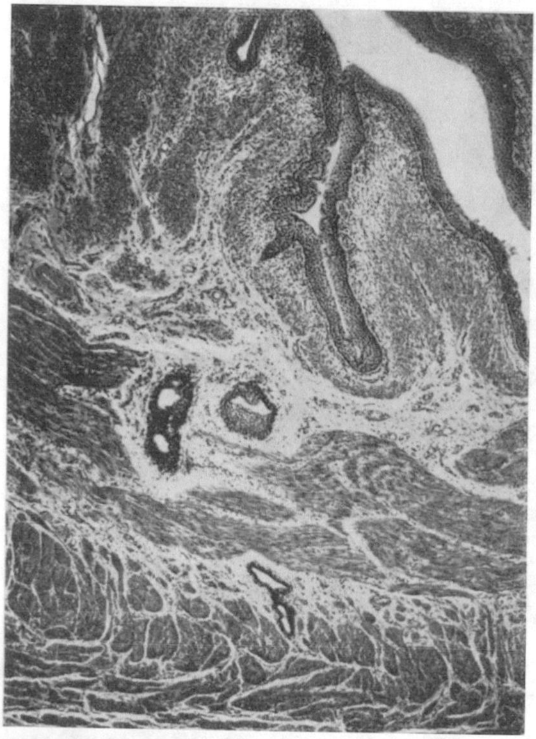

Mit der durch die hier ein-setzende Verhornung beding-ten Linea anocutanea be-ginnt am äußeren Rande des Afters die Zona cutanea, die im wesentlichen den Bau der Haut zeigt und den Sphincter externus überzieht [v. Szent-Györgyi (1913)]. Das geschich-tete Pflasterepithel bildet hier mehr oder weniger reichlich Pigment und weist an der Ober-fläche ein schmales Stratum granulosum und eine mäßig breite Hornschicht auf. Das Corium bildet kleine Papillen und enthält, wie v. Szent-Györgyi (1913), Schaffer (1924), H. Petersen (1931) u. a. angeben, sehr reichlich auffallend große Talgdrüsen

Abb. 167. Querschnitt durch die Zona columnaris des Anus eines 1½jährigen Mädchens. Falten mit reichlicher glatter Muskulatur und geschichtetem Pflasterepithel, in den Furchen teilweise noch hochprismatisches Epithel; Proktodaealdrüsen-gänge bis tief in den M. sphincter internus reichend. Alc.-Form.-D. Häm.-Eosin. Vergr. 40×. (Nach Hamperl (1925), Fig. 5.)

an verhältnismäßig sehr kleinen, dünnen Haaren, die nach Hamperl (1925) auch noch in der Zona intermedia vorkommen. Außerdem finden sich in der Zona cutanea nach Schaffer (1924) und Hamperl (1925) ekkrine Schweiß-drüsen und große apokrine Drüsen, die hier zuerst von Gay (1871) als zirkum-anale Drüsen beim *Menschen* beschrieben wurden und ebenso wie auch bei den meisten *Säugetieren* außerhalb des Sphincter externus liegen. Sie sind nach Peter und Horn (1935) ziemlich weit voneinander entfernt und münden ober-halb der Talgdrüse in den Haarbalg, während ihr sezernierender Gang, der nach diesen Autoren entgegen den Angaben von Koelliker (1889) und Sper-ling (1935) unverzweigt ist, an der Haarwurzel einen sehr langen, gestreckten, schmalen, dünnen, vorwiegend locker gewundenen Knäuel bildet. In der Nähe dieser Drüsen finden sich nach Peter und Horn (1935) auffallend reichlich große Lamellenkörperchen.

Im Bereiche der Sinus rectales wurden bereits von HALLER (1765), CRUVEIL-HIER (1843), HERRMANN (1880), W. O. BRAUN (1901), v. SZENT-GYÖRGYI (1913) u. a. Mündungen von epithelialen Gängen festgestellt, die nach diesen Angaben zu Drüsen oder bläschenartigen Hohlräumen zwischen Sphincter internus und distalem Darmende gehören sollten und nach F. P. JOHNSON (1914) beim Embryo aus soliden Epithelsprossen hervorgehen, wie bei der Entwicklung (S. 69) beschrieben wurde. Nach H. PETERSEN (1931) gehen von den Sinus manchmal, aber nicht immer, Schläuche mit Krypten und Buchten aus, die von mehrschichtigem plattem und teilweise auch hochprismatischem Epithel ausgekleidet sind; sie wiesen bei dem von diesem Autor untersuchten Mann keinen erkennbaren Inhalt auf und waren an ihrer Mündung mit Schleim- und Kotteilchen verstopft (Abb. 166). Nach HAMPERL (1925) münden sowohl auf der Höhe der Falten wie zwischen ihnen und in den Sinus Gänge, die sich meist verzweigen, teilweise in der Submucosa blind enden und zunächst von mehrschichtigem Pflasterepithel ausgekleidet sind; dieses enthält in seiner obersten Zellage schleimbildende Elemente und weist an der Mündung bis zu sieben Schichten auf, die dann gegen das blinde Ende immer mehr abnehmen (Abb. 167). Das Lumen der Gänge ist sehr unregelmäßig begrenzt und zeigt tiefe Einbuchtungen, die bis in das Bindegewebe reichen können und oft nur eine Lage von Schleimzellen aufweisen. Vielfach finden sich ferner kleinere, von Schleimzellen ausgekleidete Buchten nach Art von endoepithelialen Drüsen und auch zur Bildung von richtigen Drüsenalveolen kann es kommen (Abb. 168). Außen

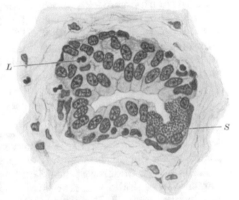

Abb. 168. Gang einer rudimentären Proktodaealdrüse vom Anus eines 63jährigen Mannes. *S* Schleimalveole, *L* Leukocyt im Epithel. Alc.-Form.-Hämalaun-Mucicarmin. (Nach HAMPERL (1925), Fig. 4.)

sind die Gänge von einigen konzentrisch angeordneten Bindegewebslagen mit reichlichen elastischen Fasern umgeben. Das Verhalten der einzelnen Gänge wechselt selbst bei demselben Individuum sehr. Manche führen in der Submucosa in Hohlräume mit geschichtetem hochprismatischem Epithel, endoepithelialen Drüsen und alveolären Bildungen; von ihnen gehen in oraler und caudaler Richtung mehr oder weniger verzweigte sekundäre Gänge aus. Ferner können, wie HERRMANN (1880) angibt, von den Hohlräumen oder von der Schleimhautoberfläche Gänge durch den M. sphincter internus hindurchgehen und in gleichgebaute Räume zwischen diesem und der glatten Längsmuskellage münden (Abb. 165, 167). Von diesen Hohlräumen ausgehende Gänge verzweigen sich im Bindegewebe zwischen den beiden Muskelschichten und dringen teilweise bis in die Mitte der Längsmuskelschicht ein, wie HAMPERL (1925) in einem Schema zeigt; ihre säckchenförmigen blinden Enden weisen ein einschichtiges isoprismatisches Epithel auf, das äußerst selten Schleimzellen enthält. Um alle diese Gänge ist das Bindegewebe dicht von Lymphocyten durchsetzt, die ebenso wie Leukocyten auch das Epithel durchwandern. Diese Schläuche, die zwar bei jedem *Menschen* vorhanden sind, aber eine sehr unregelmäßige Verteilung und Ausbildung zeigen, stimmen nach HAMPERL (1925) hinsichtlich ihrer Lage, Anordnung und Entwicklung durchaus mit den Proktodaealdrüsen der früher besprochenen *Säugetiere* überein. Von ihnen können nach diesem Autor auch Geschwülste ausgehen und beim Zustandekommen von Analfisteln dürften sie ebenfalls eine Rolle spielen.

Von der Muscularis mucosae des Mastdarmes setzt sich, wie oben ausgeführt und auch von Hamperl (1925) und H. Petersen (1931) angegeben wurde, nur die Längsfaserschicht über die Darmepithelgrenze nach außen fort, indem von ihr ausgehende Bündel teilweise zwischen die venösen Geflechte der Columnae rectales eindringen (Abb. 165, 167) und auch das ganze Bindegewebe unter dem geschichteten Pflasterepithel bis weit in die Zona cutanea hinein durchsetzen (Abb. 164); sie werden hier noch durch umbiegende Fasern aus dem Sphincter internus verstärkt, wie oben ausgeführt wurde.

Die Ringfaserschicht der Muscularis propria des Mastdarmes bildet nach Stieve (1930) schon im ganzen Bereiche der Columnae rectales einen diese aneinander drückenden Schließmuskel, indem sie sich 16—20 mm oberhalb der äußeren Afteröffnung rasch zu dem 2—4 mm starken, glatten M. sphincter ani internus verdickt, dann wieder dünner wird und so bis zur Mündung reicht (Abb. 164). Im Bereiche der Mittellinie gehen die Fasern zum Teil in die Längsfaserschicht über. Diese setzt sich nach Stieve (1930) von der Muscularis propria des Mastdarmes als gleichmäßige, 2—3 mm dicke Schicht unter dem Sphincter internus, durch lockeres Bindegewebe getrennt, bis unter den quergestreiften Sphincter externus fort und strahlt, wie auch H. Petersen (1931) angibt, zwischen dessen Fasern in Bündeln bis unter die Haut aus.

Der M. sphincter ani externus schließt außen an den glatten inneren an (Abb. 164); seine Fasern verlaufen aber nach Stieve (1930) nicht ringförmig sondern treten zu verschiedenen benachbarten Gebilden in Beziehung. Am Querschnitt zeigt er, wie H. Petersen (1931) angibt, eine S-förmige Krümmung, in die oben der M. levator ani eingreift.

Aus der an anderer Stelle (S. 22) behandelten Entwicklung erklären sich die verschiedenen Fälle von Atresien des Anus, die in der Literatur in großer Zahl beschrieben sind [F. P. Johnson (1914) u. a.]. Dabei kann nach Fitchet (1926) das Rectum normal und der Anus ohne anderen Ausgang für den Darminhalt vollständig verschlossen sein, oder nur teilweise, so daß es zu Strikturerscheinungen kommt, oder es können bei ganz oder teilweise verschlossenem Anus, aber normalem Rectum rectovesicale, rectourethrale, rectoperineale oder rectovaginale Fisteln bestehen, wie dies auch Lawen (1906), Hilgenreiner (1914), Wakeley (1923) u. a. beim Menschen und Malherbe (1932) bei einer Katze beschrieben haben. Es kann ferner bei vollständigem Verschluß des Anus das Rectum ganz oder teilweise fehlen [Dupuis (1906), Joyeux (1912), Fitchet (1926)], was aber auch bei normalem Anus mit Öffnung ähnlich wie Unterbrechungen an anderen Stellen des Dickdarmes [Popper (1930) u. a.] vorkommt. Diese Mißbildungen betrafen unter 31 von Fitchet (1926) erwähnten Fällen zu 39% Mädchen und zu 61% Knaben. Als Mißbildungen wurden ferner Verdoppelungen des Anus [Friedel (1906)] oder des Enddarmes [H. Möller (1911)] beim Menschen beobachtet.

Bei dieser Gelegenheit sei schließlich auf Versuche von Berczeller und Szilard (1922) an weißen Ratten hingewiesen, bei denen nach vollständiger Abbindung des Mastdarmes binnen 5 Tagen eine Anastomose entstand, so daß sich der Darminhalt durch den Anus entleerte.

Nach den Untersuchungen von Holmgren (1921, 1923) können sich die natürlichen Verhältnisse auch bei der operativen Anlegung eines Anus praeternaturalis bis zu einem gewissen Grade wieder herstellen. Die Schleimhaut der einbezogenen Zone des Dünndarmes nimmt dabei, wie früher (S. 278) erwähnt wurde, in hohem Grade die Eigentümlichkeiten des Dickdarmes an, indem sich unter teilweisem Schwund der Zotten auffallend lange Krypten ausbilden, die aber reichlich Panethsche Zellen enthalten; außerdem verlängert sich am Übergang die Ringfaserschicht der Darmmuskulatur in das Corium der Haut hinein, so daß sich eine Art Sphinkter bildet. Die angrenzende äußere Haut aber wird der Schleimhaut in der Zona intermedia ähnlich und weist über dicht stehenden, hohen, schmalen Papillen ein hohes Epithel auf, während die kräftig entwickelten Schweißdrüsen der Umgebung an die großen circumanalen Knäueldrüsen erinnern. In einem Falle fand dieser Autor von den Krypten ausgehende, verzweigte, tubulöse Drüsen, die sich ähnlich wie Duodenaldrüsen in der Mucosa und Submucosa ausbreiten, von der Muscularis mucosae netzförmig umgeben sind und PANETHsche Zellen enthalten, aber bei der Sekretion zungenförmige Fortsätze abschnüren, ähnlich wie apokrine Drüsen. Zum Teil münden diese Drüsen durch eigene, oft ampullär erweiterte Ausführungsgänge an der Oberfläche.

Zur Ausbildung von mukoiden Drüsen, die sich verzweigen und jenen im Magen und Duodenum ähneln, oder auch nur kurze Endabschnitte von Krypten darstellen, kann es nach NICHOLSON (1923) und HAMPERL (1928) auch im Dünn- und Dickdarm am Rande tuberkulöser sowie peptischer Geschwüre und nach ANGERER (1926) und HAMPERL (1928) bei Gastroenterostomien im benachbarten Jejunum kommen, das in deren Bereiche dann ebenfalls auffallend lange Krypten und kurze Zotten aufweist, während die Vereinigung des Fundus mit dem Dünndarm beim *Hund* nach Versuchen von HOGENAUER und WINKELBAUER (1924) eine Nekrose und völlige Abstoßung der Zotten zur Folge haben soll. FEYRTER (1931) fand mukoide Drüsen an Dünndarmpolypen und in einem chronisch invaginierten Dickdarm.

7. Der Darminhalt des Menschen.

Wie bei der Entwicklung (S. 72f.) besprochen wurde, bildet sich während dieser aus dem verschluckten Fruchtwasser, beigemengtem Fett und Glykogen, sowie aus den Abscheidungen der verschiedenen sekretorischen Zellen des Darmes und seiner Anhangdrüsen, die schon während der Schwangerschaft früher oder später zu funktionieren beginnen, das Meconium, das an geformten Elementen nur Wanderzellen, abgestoßene Epithelzellen und Haare enthält (Abb. 62). Es stellt eine schwarzgrüne Masse dar, die vor der Geburt meist den ganzen Dickdarm und die tieferen Abschnitte des Dünndarmes füllt.

Gleich nach der Geburt kommen Gase aus der Luft in den Darm, die nach MIURA (1913) vielleicht infolge eines negativen Druckes, der bei der Streckung des Körpers entsteht, eindringt, vielleicht aber auch vom Neugeborenen instinktiv eingesaugt und weiterhin mit der Nahrung verschluckt wird, so daß sie im Darm stets in geringerer oder größerer Menge vorhanden ist. Dazu kommt im Darm freiwerdende und teilweise auch aus den Gefäßen stammende Kohlensäure, deren Menge nach Untersuchungen von AGGAZZOTTI (1915) beim *Hund* während der sekretorischen Tätigkeit geringer ist, als während der Ruhe, wogegen die Menge des Sauerstoffs mit der Sekretion zunimmt. Außerdem entstehen noch verschiedene Gase bei den Gärungs- und Fäulniszersetzungen, die durch die im Darm anwesenden Mikroorganismen verursacht werden [LANDOIS und ROSEMANN (1932, S. 249)]. Der Sauerstoff wird meist vollständig von der Darmwand resorbiert, die zu diesem Zweck bei manchen *Fischen* sogar einen eigenen Abschnitt mit vaskularisiertem Epithel aufweist, wie früher (S. 86f.) beschrieben wurde. Für den Stickstoff gilt dies dagegen nicht und auch die übrigen Gase kommen meist nur teilweise zur Resorption; sie wirken anregend auf die Peristaltik, schützen den Darm wie ein Luftkissen vor Gewalteinwirkungen der Nachbarschaft und werden in wechselnder Menge durch den After ausgeschieden [BRAUS (1924)].

Mikroorganismen, die im Meconium noch vollkommen fehlen, gelangen nach MIURA (1913) schon mit der verschluckten Luft ebenso wie zweifellos auch mit dem Speichel gleich nach der Geburt in den Darm und kommen bereits

10—15 Stunden danach zur Ausscheidung. Sie werden weiterhin mit der Nahrung ständig aufgenommen und leben im Darm teils parasitisch, teils symbiotisch, nehmen von oben nach unten an Menge zu und machen schließlich ein Viertel bis ein Drittel der normalen Kotmasse aus. Nach KOHLBRUGGE (1901) ist der leere Dünndarm infolge „Autosterilisation" bakterienfrei, während das Caecum geradezu eine Brutstätte der dem Organismus nützlichen Colibakterien ist und auch dem Processus vermiformis als einer der Peristaltik entzogenen Stelle eine wesentliche Bedeutung in diesem Sinne zukommen dürfte. Es ist aber auch im leeren Dünndarm eine obligate Flora in streng geregelter Verteilung festgestellt worden [LANDOIS-ROSEMANN (1932)]. Sie setzt sich aus einer sehr großen Zahl verschiedener Arten zusammen, unter denen sich vor allem Bacterium coli commune, Bacterium lactis aerogenes, Streptococcus lacticus, Bacillus lacticus und im Dickdarm Bacillus putrificus, aber auch Hefen und unter pathologischen Umständen sogar Protozoen finden [KOWARSKI (1932) u. a.]. Zum Teil scheinen diese Schmarotzer für die Funktion des Darmes und vielleicht sogar für das Leben des Wirtes wichtig zu sein, worüber nach den verschiedenen Ergebnissen bei steriler Aufzucht von *Tieren* noch keine einheitliche Auffassung herrscht. Nach derartigen Versuchen von GLIMSTEDT (1932) bei *Meerschweinchen* ist aber das Leben ohne Bakterien sicher möglich, doch findet STENQVIST (1934), daß bei solchen *Tieren* lymphocytäre Zellen im Darmepithel ebenso wie die diffusen Einlagerungen in der Schleimhaut gänzlich fehlen, die also durch die Anwesenheit von Bakterien im Darm bedingt sind, wie früher (S. 213) erwähnt wurde.

Die Hauptmasse des Inhaltes bilden beim Eintritt in den Darm die verschiedenen Bestandteile der Nahrung, die größtenteils schon im Mund und Magen, mit deren Sekreten versetzt, eine mechanische und chemische Vorbereitung erfahren haben und nun mit den vom Darm selbst und seinen Anhangsdrüsen gebildeten Sekreten vermischt werden, um durch die Einwirkung der verschiedenen Fermente und der Muskulatur weiter abgebaut, großenteils gelöst und allmählich resorbiert zu werden. Der Darmsaft besteht im Dünndarm nach BABKIN (1928) aus Schleimklümpchen und einem dünnflüssigen Teil, der hellgelb, oft opaleszierend und deutlich alkalisch ist; beim *Hund* beträgt sein p_H 8,3. Er enthält an Fermenten Erepsin, ein proteolytisches Ferment und die Enterokinase, die das Eiweißferment des Pankreassaftes aktiviert, ferner Nuclease, in geringerer Menge Lipase, verschiedene Fermente, die Kohlehydrate spalten, und Sekretin, das die Sekretion anregt und von KOSCHTOJANZ (1931) schon bei Embryonen vom *Menschen, Hund* und *Huhn* sowie bei neugeborenen, noch nicht gestillten *Katzen* im kranialen Teil des Dünndarmes gefunden wurde. Der Saft des Dickdarmes setzt sich nach BABKIN (1928) ebenfalls aus einem schleimigen, klümpchenbildenden und aus einem dünnflüssigen, opaleszierenden Teil zusammen; dieser enthält im Blinddarm auch Erepsin, jedoch in geringerer Menge, sowie ein peptolytisches Ferment und Nuclease, ferner verschiedene Kohlehydratfermente, aber keine Enterokinase und besitzt nur eine sehr schwach lipolytische Wirkung, erhöht aber die Wirkung des Fett- und Stärkefermentes des Pankreassaftes. Der Schleim, dessen Beschaffenheit GATZKY (1897) besonders eingehend untersucht hat, wird nach Befunden von ROUX und RIVA (1906) an *Hunden* mit Darmfisteln im Dünn- und Dickdarm in hyaliner Form sezerniert, widersteht den Verdauungsfermenten und löst sich in den Faeces des Dickdarmes und vielleicht auch im Endabschnitt des Dünndarmes auf, so daß er im normalen Kot nicht nachweisbar ist. An Mineralien, deren größter Teil im Dünndarm ausgeschieden wird, enthält das Sekret des menschlichen Dickdarmes nach HEUPKE (1931) Kalium, Calcium, Magnesium und Phosphorsäure.

Die Reaktion des Darminhaltes wechselt nach den Angaben von McLANGH-LIN (1931) für *Huhn, Kaninchen* und *Katze* in den verschiedenen Abschnitten; bei letzterer fand er im Magen p_H 3,34, im Duodenum 6,51, im Jejunum 6,905, im Ileum 6,79 und im Colon 5,25. Beim *Menschen* ist die Reaktion des Sekretes im Dickdarm nach HEUPKE (1931) stets alkalisch. Die Faeces sind oft sauer, doch wechselt dies mit der Kost und bei Verstopfung reagieren sie stets alkalisch [LANDOIS-ROSEMANN (1932)]. Auch die braune Farbe, die hauptsächlich von den beigemengten Gallenfarbstoffen herrührt, kann durch die Nahrung verändert werden.

Infolge der fortschreitenden Resorption im Dünndarm vermindert sich auch der Wassergehalt des Darminhaltes, der nach der Eindickung im Blinddarm schließlich meist um 75% beträgt; dabei geht die Zersetzung im Dickdarm, der auch noch Ferment-reste aus den oberen Darmabschnitten und dem Pankreas enthält [HEUPKE (1931)], weiter und führt unter Mitwirkung von Bakterien auch zur Abspaltung von Gasen.

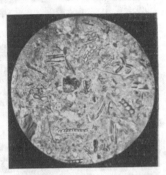

Abb. 169. Darminhalt aus dem Wurm-fortsatz einer gesunden 30jährigen Frau. Verschiedene pflanzliche Nah-rungsreste. ZENKER-D. Häm.-Eosin. Vergr. 58×.

Als Endprodukt dieser Tätigkeit enthalten die Faeces des gesunden *Menschen* aus der SCHMIDT-schen Probekost keine makroskopisch sichtbaren Nahrungsreste mehr. Was sich in ihnen bei mikroskopischer Untersuchung neben Mikroorganis-men noch an geformten Bestandteilen findet, wird in Büchern über die klinischen Untersuchungs-methoden [KRAFT (1921), KOWARSKI (1932) u. a.] eingehend behandelt. Aus der normalen gemisch-ten Nahrung verbleiben als unverdauliche, oder wegen zu großer Menge nicht vollständig verdaute Reste pflanzlicher Herkunft Epidermis- und Parenchymzellen besonders von Kartoffeln und Leguminosen, Steinzellen von Birnen, Gefäße und Haare, Pollen und Sporen, manchmal auch Stärkekörner und andere Bestandteile von Blättern, Früchten und Wurzeln, bei denen vor allem die Cellulose der Verdauung Widerstand leistet (Abb. 169). Aus der animalen Nahrung stammen Muskelfasern, die meist keine Querstreifung mehr zeigen und durch Urobilin gelb oder braun gefärbt sind, ferner Stückchen von Binde- und Fettgewebe, Knorpeln oder Knochen und ganze Gräten, Haare, Federn oder Schuppen. Dazu kommen noch aus der Wand des Verdauungskanales selbst stammende Epithel-zellen, die vom geschichteten Pflasterepithel der oberen Abschnitte oder aus dem hochprismatischen Epithel der Darmzotten abgestoßen werden [HEUPKE (1931)] und mit der abwärts gleitenden Nahrung Veränderungen erleiden, wie RAMOND (1904) bei Saumzellen im Darm des *Meerschweinchens* und *Hundes* ver-folgt hat. Ferner gelangen Wanderzellen, hauptsächlich Lymphocyten, aus der Schleimhaut in das Darmlumen, wie an anderer Stelle (S. 209 ff.) besprochen wurde. Unter pathologischen Verhältnissen enthält der Stuhl reichlicher Leukocyten und mitunter auch Blut. Außerdem kommen in ihm bei fett-reicher Kost infolge unvollständiger Resorption Tropfen von Neutralfett, nadelförmige Kristalle von Fettsäuren, manchmal in radiären Gruppen, und plumpe Kristalle oder Schollen von Seifen vor. Häufig finden sich auch Kristalle von oxalsaurem Kalk in Briefkuvertform und in alkalischem Stuhl Sargdeckelkristalle von phosphorsaurer Ammoniak-Magnesia, allenfalls auch CHARCOT-LEIDENsche Kristalle und ausnahmsweise noch andere von Substanzen, die teilweise mit der Galle oder von der Darmschleimhaut selbst ausgeschieden werden.

26*

404 V. PATZELT: Der Darm.

Literatur.

Aagaard, O. C.: Zur Anatomie der Lymphgefäße des Dünndarmes. Z. Anat. 65, 301 bis 327 (1922). — Abderhalden, E. u. P. Rona: Zur Kenntnis des proteolytischen Fermentes des Pylorus- und des Duodenalsaftes. Z. physiol. Chem. 47, 359—365. — Abe, S.: Zur Kenntnis der Entwicklung des Darmepithels der *Larven* von *Bufo vulgaris*. Arch. f. exper. Med. 1, 87—97 (1924). — Abolin, L.: (a) The Influence of the maximal Bowel-Respiration on the Anatomy of the Bowel of *Misgurnus fossilis*. Acta Univ. Latviensis. 9, 81—108 (1924). (b) Über den Einfluß der maximalen Darmatmung auf den histologischen Bau des Enddarmes des *Schlammpeizgers*. Biol. Zbl. 44, 433—458 (1924). — Adam, A. u. C. Froboese: Untersuchungen zur Pathologie der Durchfallserkrankungen des Säuglings. Z. Kinderheilk. 39 (1925). — Aggazzotti, A.: L'acido carbonico e l'ossigeno nell'intestino tenue del cane. Arch. di Fisiol. 13, 177 (1915). — Ainoda u. Hara: Über die Entwicklung des Ileocäcalteiles von *Kaninchen*. Mitt. med. Ges. Tokyo 27 (1913). — Akajewskij, A. J.: Studien über die Anatomie des *Renntieres*. 2. Mittel- und Enddarm und A. mesenterica cranialis. Trudy sibir. Veterin. Inst. 7, 13—19 (1926). — Akitake, K.: Über den Wurmfortsatz. II. Anatomische, histologische und vergleichend anatomische Untersuchungen des Wurmfortsatzes. 1929. Ref. Jap. med. Sci., Trans. Anat. 3, 1 Nr 110 (1931). — Alberti, S.: Historia plerarum partium humani corporis in usum tyronum. Wittenberg 1583. — Albin, B. S.: Diss. de Arteriis et venis intestinorum hominis. Adjecta icon coloribus distincta. L. B. 1736. — Albini, G.: (a) Sulla tunica muscolare dell'intestino tenue del cane. Rend. Accad. Sci. fis. mat. Napoli 1885. (b) Su una nuova tunica muscolare dell'intestino tenue del Cane e di alcuni altri animali. Atti Accad. Napoli 10, 2 (1901). — Albini, G. e Renzone: Osservazioni e ricerche sull'epitelio intestinale. Rend. Accad. Sci. fis. mat. Napoli 1868. — Albrecht, E.: Die Bedeutung des Wurmfortsatzes und der lymphatischen Apparate des Darmtractus. Mschr. Geburtsh. 23, 230—235 (1906). — Albrecht, H.: Diskussion zu der Vorweisung MANDLS, a. Appendixcarcinom. Geburtsh.-gynäk. Ges. Wien. Ref. Zbl. Gynäk. 35, 905 (1911). — Alessandrini, A.: Anatomische Bemerkungen über ein junges Männchen von *Paradoxus typus*. Mem. Acad. Soc. Inst. Bologna 3 (1851). — Alezais, H et A. Peyron: Les vestiges de l'intestin post-anal dans la région caudale chez les *Mammifères*. C. r. Soc. Biol. Paris 85, 130—133 (1921). — Allen, W. F.: Surface View of injected intestinal Villi. Anat. Rec. 15, 49—51 (1918). — Aloj, L.: Ricerche morfologiche sulla struttura del colon umano in rapporto alla presenza di sfinteri anatomici. Monit. zool. ital. 42, Suppl., 231 bis 242 (1932). — Altmann, R.: (a) Über Fettumsetzungen im Organismus. Arch. f. Anat. 1889, Suppl., 86—104. (b) Die Elementarorganismen. Leipzig 1894. — Altzinger, J.: Über die quergestreifte Darmmuskulatur der *Fische*. Anat. Anz. 50, 425—441 (1917). — Amprino, R.: Struttura dell villo intestinale negli animali digiunanti. Anat. Anz. 76, 113—119 (1933). — d'Ancona, U.: (a) Effetti dell'inanizione sul tubo digerente dell'anguilla. R. Comitato Talassog. Ital. Mem. 81, 42 (1921). (b) Osservazioni sull'azione del digiuno nelle anguille giovani (CIECHE). Arch. ital. Anat. 23, 708—717 (1926). — Anders, H. E.: (a) Die Genese der angeborenen Stenosen und Atresien des menschlichen Darmkanales im Lichte der vergleichenden Entwicklungsgeschichte. Erg. Anat. 26, 343—462 (1925). (b) Die Mißbildungen des Darmkanals und der Verdauungsdrüsen, einschließlich der Kloakenbildungen. Die Morphologie der Mißbildungen des *Menschen* und der *Tiere* von SCHWALBE. III. Jena 1927. — Angerer: Über Veränderungen im Magen und Darm im Anschluß an Gastroenterostomie. Zbl. Chir. 1926. — Anile, A.: (a) Contributo alla conoscenza delle glandole di BRUNNER. Monit. zool. ital. 12, 233—234 (1901). (b) Gangli nervosi compresi nella spessezza della muscularis mucosae dell' intestino. Atti Accad. Med. Chir. Napoli 56 (1902). (c) Le glandole duodenali o del BRUNNER. Napoli 1903. (d) Contributo alla conoscenza del villo intestinale. Boll. Soc. natur. Napoli 28, 124—126 (1915). — Antonow, A.: Zur Frage der Entstehungs- und Bildungsweise angeborener Verengungen und Verschlüsse im Magendarmschlauch. Virchows Arch. 279, 740—752 (1931). — Arcangeli, A.: (a) I cambiamenti nell'epitelio intestinale del *Box salpa* L. durante l'assorbimento. Arch. ital. Anat. 5, 150—176 (1906). (b) Lo stratum compactum di OPPEL nel tubo digerente dei *Vertebrati* ed in particolare nei *Pesci*. Arch. ital. Anat. 18, 335—397 (1921). — Arey, L. B.: An Abnormality in the Intestine of *Necturus maculosus* Raf. Anat. Rec. 8, 493—498 (1914). — Argaud, R. et G. Billard.: Les étages lymphoïdes du tractus digestif. C. r. Acad. Sci. Paris 185, 663—665 (1927). — Arima, Jun.: Die cytologischen Untersuchungen der Baucheingeweide bei den Embryonen, II. Die Studien über den Darm. Fol. anat. jap. 5, 377—397 (1927). — Arnold. J.: (a) Weitere Beispiele granulärer Fettsynthese (Zungen- und Darmschleimhaut). Anat. Anz. 24 (1904). (b) Über die feinere Struktur und die Anordnung des Glykogens im Magen und Darmkanal. Arch. mikrosk. Anat. 77, 346—376 (1911). (c) Über die Anordnung des Glykogens im menschlichen Magen und Darmkanal unter normalen und pathologischen Bedingungen. Beitr. path. Anat. 51, 439—461 (1911). (d) Über die Resorption „vitaler" Farbstoffe im Magen und Darmkanal. Sitzgsber. Heidelberg. Akad. Wiss., Math.-naturwiss. Kl. 1911. (e) Über Plasmastrukturen und ihre funktionelle Bedeutung. Jena 1914. — Arnsdorff, A.: Die

Noduli aggregati (Peyeri) bei den *Fleischfressern*. Arch. Tierheilk. **51**, 346—349 (1924). — **Arnstein, C.**: Über Becherzellen und ihre Beziehung zur Fettresorption und Sekretion. Arch. mikrosk. Anat. **39**, 527—547 (1867). — **Asai, T.**: Zur Entwicklung und Histophysiologie des Dottersackes der *Nager* mit Entypie des Keimfeldes und zur Frage der sog. Riesenzellen nach Untersuchungen bei der weißen Varietät der *Hausmaus*. Anat. H. **51**, 467—641 (1914). **Aschoff, L.**: (a) Über die sog. Appendixcarcinome. Münch. med. Wschr. **1910 II**, 1914. (b) Pathologische Anatomie, 6. Aufl. Jena 1923. — **Ascoli, C.**: Il mecanismo di formazione della mucosa gastrica umana. Arch. Sci. med. **25**, 257—395 (1901). — **Ascoli, M.** u. **L. Vigano**: Zur Kenntnis der Resorption der Eiweißkörper. Hoppe-Seylers Z. **39**, 283 (1903). — **Aselli, G.**: De lactibus, seu lacteis venis, quarto vasorum, meseraicorum genere novo invento. In 4. Basileae 1628. — **Asellius, G.**: Cremon. Anatomici Ticinensis Dissertatio, De Lactibus sive Lacteis Venis Quarto Vasorum Meseraicorum genere Nuovo Invento, p. 18f. Mediolani 1627. — **Asher, L.**: Das Verhalten des Darmepithels bei verschiedenen funktionellen Zuständen. Z. Biol. **37** (N. F. **33**), 115—126 (1908). — **Asher, L. u. K. Demjanenko**: Das Verhalten des Darmepithels bei verschiedenen funktionellen Zuständen. 1. Mitt. Z. Biol. **33**, 115—126 (1908). — **Asher, L. u. A. Erdely**: Über die Beziehungen zwischen Bau und Funktion des lymphatischen Apparates des Darmes. Zbl. Physiol. **1903**. — **Athanassopoulos**: Sur le rôle de la Propria durant l'inanition chez les *téléostéens*. Bull. Soc. zool. France **55**, 529—531 (1931). — **Auerbach, L.**: (a) Über einen Plexus myentericus. Breslau 1862. (b) Fernere vorläufige Mitteilungen über den Nervenapparat des Darmes. Arch. f. path. Anat. **30**, 457—460 (1864). (c) Untersuchungen über Lymph- und Blutgefäße. 1. Art. Zur Anatomie der Lymphgefäße, insbesondere derjenigen des Darmes. Arch. f. path. Anat. **33**, 340—394 (1865). (d) Organologische Studien. 1. u. 2. Zur Charakteristik und Lebensgeschichte der Zellkerne. Breslau 1874. — **Austerlitz, L. u. K. Landsteiner**: Über die Bacteriendichtigkeit des Darmes. Sitzgsber. Akad. Wiss. Wien, Math.-naturwiss. Kl. III **107**, 33 (1898). — **Ayers, H.**: Beiträge zur Anatomie und Physiologie der *Dipnoër*. Jena. Z. Naturwiss. **18**, 479—527 (1885). — **Azoulay, M. L.**: Les neurofibrilles dans les cellules nerveuses situées autour du tube digestif de la sangue. C. r. Soc. Biol. Paris **56**, 465—468 (1904).

Babák, E.: (a) Über den Einfluß der Nahrung auf die Länge des Darmkanals. Biol. Zbl. **23**, 477—483, 519—528 (1903). (b) Experimentelle Untersuchungen über den Einfluß der Nahrung auf die Länge des Darmkanals. Zbl. Physiol. **18**, 662—666 (1904—05). (c) Experimentelle Untersuchungen über die Variabilität der Verdauungsröhre. Arch. Entw.mechan. **21**, 611—702 (1906). (d) Vergleichende Untersuchungen über die Darmatmung der *Cobitidinen* und Betrachtungen über die Phylogenese derselben. Biol. Zbl. **27**, 697—703 (1907). — **Babkin, B. P.**: Die äußere Sekretion der Verdauungsdrüsen, 2. Aufl. Berlin 1928. — **Babkin, B. P. and D. T. Bowie**: The digestive system and its function in Fundulus heteroclitus. Biol. Bull. Mar. biol. Labor. Wood's Hole **54**, 254—279 (1928). — **Bachlechner, K.**: Stielgedrehtes, angeborenes Divertikel des Wurmfortsatzes. Zbl. Chir. **51**, 2753—2754 (1924). — **Baecker, R.**: (a) Die Mikromorphologie von *Helix pomatia* und einigen anderen *Stylommatophoren*. Erg. Anat. **29**, 449—585 (1932). (b) Über die Muscularis mucosae des menschlichen Darmes. Z. mikrosk.-anat. Forsch. **34**, 313—329 (1933). (c) Die oxyphilen (PANETHschen) Körnchenzellen im Darmepithel der *Wirbeltiere*. Erg. Anat. **31**, 708—755 (1934). — **Baginsky, A.**: Untersuchungen über den Darmkanal des menschlichen Kindes. Virchows Arch. **89**, 64—94 (1882). — **Baldwin, W. M.**: Duodenal diverticula in Man. Anat. Rec. **5**, 121—140 (1911). — **Ballantyne, E. M.**: Differentiation of plasma cells from mast cells in the intestinal mucosa of the white rat. Anat. Rec. **42**, 4—5 (1929). — **Balogh, C.**: Das Epithelium der Darmzotten in verschiedenen Resorptionszuständen. Moleschotts Unters. Naturl. **7**, 556—580 (1860). — **Barbosa, S. M. B.**: Anotacóes anatomicas. I. Contribuiçao para o estudo do diverticulo de MECKEL. Arqu. Anat. Antrop. **8**, 175—184 (1923). — **Barclay, A. E.**: The mechanics of the digestive tract. Lancet **1934**. — **Barclay-Smith, E.**: A case of extreme visceral dislocation: with remarks on the functional interpretation of the agminated glands of the intestine. Proc. Cambridge philos. Soc. **12**, 18—26 (1903). — **Bardeen, J. A. J.**: The critical period in the development of the intestines. Amer. J. Anat. **16**, 427—446 (1914). — **Barfurth, D.**: (a) Über den Bau und die Tätigkeit der *Gastropoden*leber. Arch. mikrosk. Anat. **22**, 473—524 (1883). (b) Vergleichend-histochemische Untersuchungen über das Glykogen. Arch. mikrosk. Anat. **25**, 268—404 (1885). — **Barker, L. F.**: Note on M. W. BLACKMANS article "The anal glands of Mephitis mephitica" (etc.). Anat. Rec. **5**, 563 (1911). — **Barker, L. F. and T. B. Aldrich**: A Chemical Study of the Anal Glands of Mephitis mephitica (*Common Skunk*), with Remarks on the Physiological Properties of this Secretion. J. of exper. Med. **1896**. — **Barták, F.**: Über Heterotopie von Magenschleimhaut im Dünndarm. Čas. lék. česk. **1932**. — **Bartels, P.**: Das Lymphgefäßsystem. Handbuch der Anatomie des *Menschen* von v. BARDELEBEN, Bd. 3, Abt. 4, 1. 1—280. Jena 1909. — **Bartels, W.**: Zur Kenntnis der mikroskopischen Anatomie von *Leptocephalus brevirostris* im Vergleich zum jungen *Flußaal*. Jena. Z. Naturwiss. **58**, 319—368 (1922). — **Barth**: Beiträge zur Entwicklung der Darmwand. Sitzgsber. Akad. Wiss. Wien, Math.-naturwiss. Kl. II **58**, 129—136 (1868). — **Barthélemy, M.**: De l'appendice chez le vieillard.

Rev. méd. Est **37**, 521—538, 559—565 (1905). — **Bartram, E.:** Anatomische, histologische und embryologische Untersuchungen über den Verdauungstractus von *Endyptes chrysocome*. Z. Naturwiss. **74**, 173—236 (1901). — **Basch, S. v.:** (a) Das Zottenparenchym und die ersten Chyluswege. Sitzgsber. Akad. Wiss. Wien, Math.-naturwiss. Kl. II, **51**, 420 (1865). (b) Über Becherkerne. Med. Zbl. **7**, 321—322 (1869). (c) Die ersten Chyluswege und die Fettresorption. Sitzgsber. Akad. Wiss. Wien, Math.-naturwiss. Kl. II, **62**, 617 (1870). (d) Bemerkungen über die Beiträge zur Fettresorption und histologischen Struktur der Dünndarmzotten von Prof. L. v. Thanhoffer. Pflügers Arch. **9**, 247—249 (1874). — **Baßlinger, J.:** (a) Untersuchungen über die Schichtung des Darmkanales der *Gans*, über Gestalt und Lagerung seiner Peyerschen Drüsen. Sitzgsber. Akad. Wiss. Wien, Math.-naturwiss. Kl. **13** (1854). (b) Die Peyerschen Inseln (plaques) der *Vögel*. Z. wiss. Zool. **9**, 299—300 (1858). (c) Die Chylusgefäße der *Vögel*. Z. Zool. **9**, 301—303 (1858). — **Batelli, A.:** Delle glandole anali di alcuni *Carnivori*. Atti Soc. Toscana Sci. nat. **9**, 175—189 (1888). — **Batini, F.:** Di un caso di atresia duodenale congenita. Pathologica (Genova) **23**, 232 (1931). — **Bauhinus, C.:** Theatrum anatomicum, 1605. — **Baumann, A. u. B. Schmotzer:** Beiträge zur vergleichenden Anatomie des Vaterschen Divertikels und der Mündung der Gallen- und Pankreasgänge. Österr. Wschr. Tierheilk. **1912** I, 469—471, 479—481. — **Baumeister, W.:** Das Duodenum als Mischapparat. Fortschr. Röntgenstr. **34**, 159—161 (1926). — **Bayliss, W. M. and E. H. Starling:** (a) The movements and innervation of the small intestine. J. of Physiol. **24**, 99 (1899); **26**, 125 (1901). (b) The movements and the innervation of the large intestine. J. of Physiol. **26**, 107 (1900). — **Bayon, H.:** Racial and sexual Differences in the Appendix vermiformis. Anat. Rec. **19**, 241—249 (1920). — **Beattie, J.:** The ileo-caecal region in the *Reptilia*. 1. The ileo-caecal region of *Tupinambis teguexin*. Proc. zool. Soc. Lond. **1926**, 931—934. — **Beaufort, L. F. de:** Some remarks on the anatomy of the *Melanotaeniinae*. Bijdr. Dierk. **22**, 259—263 (1922). — **Beauvalet, H.:** Etude expérimentale de la digestion chez les *Sélaciens*. C. r. Acad. Sci. Paris **196**, 1437—1439 (1933). — **Becher:** Entwicklung des Mesoplacentariums bei *Aguti*. Z. Anat. **61**, 337 (1921). — **Beddard, F. E.:** (a) On some points in the Structure of *Hapalemur griseus*. Proc. zool. Soc. Lond. **1884**, 391 bis 399. (b) On some Points in the visceral Anatomy of *Ornithorhynchus*. Proc. zool. Soc. Lond. **1894**, 715—722. (c) Colon and rectum of *Meles meles*. Proc. zool. Soc. Lond. **1907**, 128—130. (d) Contributions to the Anatomy of certains *Ungulata*, including *Tapirus*, *Hyrax* and *Antilocapra*. Proc. zool. Soc. Lond. **1909**, 160—197. (e) On the alimentary tract of certain birds and on the mesenteric relations of the intestinal loops. Proc. zool. Soc. Lond. **1911**, 47—93. — **Béguin, F.:** L'intestin pendant le jeune et l'intestin pendant la digestion. Etudes faites sur le *Crapaud* des joncs et le *Lézard* des murailles. Archives Anat. microsc. **6**, 385—454 (1904). — **Behrens, H.:** Vergleichende anatomische und histologische Untersuchungen über die Lage und den Bau des Darmes vom *Kaninchen (Lepus cuniculus)* und vom *Hasen (Lepus timidus)*. Diss. Hannover 1922. — **Bell, H. H.:** Diverticula of the Duodenum. Anat. Rec. **21**, 229—237 (1921). — **Benazzi, M.:** Ricerche sul condrioma e sul lacunoma della cellula intestinale sottoposta all'azione di alcuni agenti demolitori. Monit. zool. ital. **40**, 201—212 (1929). — **Benda, C.:** (a) Weitere Beobachtungen über die Mitochondrien und ihr Verhältnis zu den Sekretgranulationen. Arch. f. Physiol. **1900**, 166—178. (b) Die Mitochondriafärbung und andere Methoden zur Untersuchung der Zellsubstanzen. Anat. Anz. **19**, Erg.-H. (1901). — **Bensley, R. R.:** (a) On the Histology of the glands of Brunner. Amer. J. Anat. **2** (1902). (b) On the histology of the glands of Brunner. Amer. J. Anat. **2**, Proc., 2—3 (1903). (c) The structure of the glands of Brunner. The decennial public. Univ. Chicago **10**, 279—326 (1903). (d) Concerning the glands of Brunner. Anat. Anz. **23**, 497 bis 507 (1903). (e) Professor Prenants theory of the nature of the granular cells of Paneth. Anat. Rec. **2**, 92—95 (1908). — **Bentkowsky, K.:** Beiträge zur Histologie der Schleimhaut des Magens und des Duodenums. Med. Ztg **1876**, Nr 14, 15, 17, 18. — **Berezeller, R. u. Z. Szilárd:** Über spontane Anastomosenbildung des Darmes. Wien. klin. Wschr. **1922** II, 1006—1007. — **Berdal, H.:** Nouveaux éléments d'histologie normale, 4. Aufl. Paris 1894. — **Berenberg-Goßler, H. v.:** (a) Untersuchungen über Bau und Entwicklung des zusammengesetzten Magens der *Schlankaffen*. Anat. H. **43**, 591—626 (1911). (b) Die Urgeschlechtszellen des *Hühner*embryos am 3. und 4. Bebrütungstag mit besonderer Berücksichtigung der Kern- und Plasmastrukturen. Arch. mikrosk. Anat. **81** (1912). (c) Beiträge zur Entwicklungsgeschichte der caudalen Darmabschnitte und des Urogenitalsystems des *Menschen* auf teratologischer Grundlage. Anat. H. **149**, 611—648 (1913). (d) Demonstration der Leiche eines ausgetragenen, neugeborenen Kindes mit verschiedenen Mißbildungen. Anat. Anz. **46**, Erg.-H., 279 (1914). (e) Über Herkunft und Wesen der sog. primären Urgeschlechtszellen der *Amnioten*. Anat. Anz. **47**, 241—264 (1914). — **Berkelbach van der Sprenkel, H.:** Persistenz der Dottergefäße in den Embryonen der *Fledermäuse* und ihre Ursache. Z. mikrosk.-anat. Forsch. **28**, 185—268 (1932). — **Berkley, H. J.:** (a) The Nerve Endings in the Mucosa of the small Intestine, Muscularis mucosae, and Cortex of the *Kidney*. Bull. Hopkins Hosp. **3**, 73 (1892). (b) The Nerves and Nerve Endings of the Mucous Layer of the Ileum, as shown by the rapid Golgi Method. Anat. Anz. **8**, 12—19 (1892). — **Bernard, Cl.:**

(a) Mémoire sur le pancréas. Suppl. aux C. r. Acad. Sci. Paris **1** (1835). (b) De la matière glycogène considerée comme condition de développement de certains tissus chez le foetus avant l'apparition de la fonction glycogénique du foie. J. de Physiol. **1859**, 326—337 u. C. r. Acad. Sci. Paris **48**, 673 (1859). — **Berres, J.:** Anatomie der mikroskopischen Gebilde des menschlichen Körpers. Wien: Gerold 1837. — **Berry, R. J. A.:** (a) The Anatomie of the Caecum. Anat. Anz. **10**, 401—409 (1895). (b) The anatomy of the vermiform appendix. Anat. Anz. **10**, 761—769 (1895). (c) On the development of the Villi of the *human* intestine. Anat. Anz. **17**, 242—249 (1900). (a) The true caecal Apex, or the Vermiform Appendix: its minute and comparative anatomy. J. Anat. a. Physiol. **35**, 83—100 (1900). (e) The caecum and vermiform appendix. Intercolon. med. J. Austral. Melbourne **1907**. — **Berry, R. J. A.** and **L. A. H. Lack:** The vermiform Appendix of Man, and the structural changes therein coincident with Age. J. Anat. a. Physiol. **40**, 247—256 (1906). — **Biedermann, W.:** (a) Beiträge zur vergleichenden Physiologie der Verdauung. 1. Verdauung der *Larve* von *Tenebrio molitor*. Pflügers Arch. **72**, 105—162 (1898). (b) Die Aufnahme, Verarbeitung und Assimilation der Nahrung. Handbuch der vergleichenden Physiologie von WINTERSTEIN, Bd. 7/1. Jena 1911. (c) Physiologie der Stütz- und Skelettsubstanzen. Handbuch der vergleichenden Physiologie von WINTERSTEIN, Bd. 8/1, S. 319—1188. Jena 1914. — **Bien, G.:** (a) Beiträge zur Entwicklungsgeschichte der Dickdarmschleimhaut. Zbl. Physiol. **1911**. (b) Zur Entwicklungsgeschichte des menschlichen Dickdarmes. Anat. H. **49**, 337—357 (1913). — **Bienenfeld, B.:** Das anatomische Verhalten der Muscularis mucosae in Beziehung zu ihrer physiologischen Bedeutung. Pflügers Arch. **98**, 389—402 (1903). — **Bikfalvi, K.:** Beiträge zum feineren Bau der Magendrüsen. Jber. Anat. **16** (1898). — **Billroth, Th.:** (a) Einige Beobachtungen über das ausgedehnte Vorkommen von Nervenanastomosen im Tractus intestinalis. Arch. Anat., Physiol. u. wiss. Med. **1858**, 148—158. (b) Zur normalen und pathologischen Anatomie der menschlichen Milz. Virchows Arch. **23**, 457 (1862). — **Bischoff, Th. W. L.:** Über den Bau der Magenschleimhaut. Arch. Anat., Physiol. u. wiss. Med. **1838**, 503—525. — **Biscossi, A.:** Sui cambiamenti dell'epitelio dei villi intestinali attribuiti ai vari stadi di assorbimento. Arch. ital. Anat. **7**, 244—263 (1908). — **Bizzozero, G.:** (a) Über die Regeneration der Elemente der schlauchförmigen Drüsen und des Epithels des Magendarmkanals. Anat. Anz. **1888**, 781—784. (b) Über die schlauchförmigen Drüsen des Magendarmkanals und die Beziehungen ihres Epithels zu dem Oberflächenepithel der Schleimhaut. Arch. mikrosk. Anat. **33**, 216—246 (1889). (c) Über die schlauchförmigen Drüsen des Magendarmkanales und ihr Verhältnis zum Oberflächenepithel. II. Mitt. Arch. mikrosk. Anat. **40** (1892). (d) Über die schlauchförmigen Drüsen des Magendarmkanales und ihr Verhältnis zum Oberflächenepithel. III. Mitt. Arch. mikrosk. Anat. **42** (1893). (e) Sulla rigenerazione dell'epitelio nei Pesci. Atti Accad. Sci. Torino **38**, 966—978 (1903). (f) Sur la régénération de l'épithelium chez les poissons. Arch. ital. Biol. **41**, 233—245 (1904). — **Bizzozero, G. e G. Vassale:** (a) Sul consumo delle cellule ghiandolari dei *mammiferi* nelle ghiandole adulte. Gazz. Osp. **1885**. (b) Über den Verbrauch der Drüsenzellen der *Säugetiere* in erwachsenen *Tieren*. Med. Zbl. **1885**, 49—51, 179—180. (c) Über die Erzeugung und physiologische Regeneration der Drüsenzellen bei den *Säugetieren*. Virchows Arch. **110**, 155—213 (1887). — **Blackman, M. W.:** The anal glands of Mephitis mephitica. Anat. Rec. **5**, 491—516 (1911). — **Blake, J. H.:** Studies on the comparative histology of the digestive tube of certain *teleost fishes*. I. Apredaceous *fish*, the *sea bass (Centropristes striatus)*. J. Morphol. a. Physiol. **50**, 39—70 (1930). — **Blanchard, R.:** (a) Mitteilungen über den Bau und die Entwicklung der sog. fingerförmigen Drüsen bei den *Knorpelfischen*. Mitt. embryol. Inst. Wien **1879**, H. 3. (b) Sur la présence de l'épithelium vibratile dans l'intestin. Zool. Anz. **3**, 637 (1880). (c) Sur les fonctions de la glande digitiforme ou superanale des *Plagiostomes*. C. r. Acad. Sci. Paris **95**, 1005—1007 (1882); Bull. Soc. zool. France **7** (1882). — **Bleuland, J.:** Icon tunicae villosae intestini duodeni Traj. ad Rhenum, 1789. — **Bloch, C. E.:** (a) Anatomische Untersuchungen über den Magen-Darmkanal des *Säuglings*. Jb. Kinderheilk. N. F. 58, Erg.-H., 121—174 (1903). (b) Studien über Magen-Darmkatarrh bei Säuglingen. Jb. Kinderheilk. **58**, 733—794 (1903). — **Blumenbach:** Anfangsgründe der Physiologie. Wien 1795. — **Bodenhamer, W.:** The rectum considered as a receptacle for the gradual accumulation and retention of the excremental matter. N. Y. med. Rec. **26**, 309—312 (1884). — **Boehm, L.:** De glandularum intestinalium structura penitiori. Diss. Berlin 1835. — **Böhm, A. A. u. M. v. Davidoff:** Lehrbuch der Histologie des *Menschen*. Wiesbaden 1895, 1898, 1903. — **Böhne, C.:** Zur Technik der anatomischen Untersuchung des Wurmfortsatzes. Zbl. Chir. **1932**, 2938—2940. **Boeke, J.:** (a) Innervationsstudien. III. Z. mikrosk.-anat. Forsch. **33**, 233—275 (1933). (b) The autonomic (enteric) nervous system of *Amphioxus lanceolatus*. Proc. roy. Acad. Amsterd. **36**, 864—868 (1933); Quart. J. microsc. Sci. **77**, 623—658 (1935). — **Böker, H.:** „Omentum lienale". Anat. Anz. **78**, Erg.-H., 142—148 (1934). — **Boerner-Patzelt, D.:** (a) Über den Einfluß der Fixierung auf die Färbbarkeit der PANETHschen Körnerzellen bei der *Maus*. Z. Zellforsch. **22**, 596—606 (1935). (b) Über die Eigenschaften und die Bedeutung der PANETHschen Körnerzellen in der *Tier*reihe. Z. Zellforsch. **24**, 641—661 (1936). — **Boerner-Patzelt, D. u. W. Schwarzacher:** Ein junges menschliches Ei in situ. Z. Anat. **68**, 204—229 (1923). —

Boggino, J.: Recherches sur l'élimination des sels de fer par le tube digestif. C. r. Soc. Biol. Paris **106**, 604—606 (1931). — **Bogomoletz, A. A.:** Beitrag zur Morphologie und Mikrophysiologie der Brunnerschen Drüsen. Arch. mikrosk. Anat. **40** (1892); **61**, 656—666 (1903). — **Bohême, P.** et **M. Rivalland:** Les malformations congénitales de la valvule de Bauhin. Rev. Chir. **48**, 455—474 (1929). — **Bois, C. C. du:** Granule cells in the mucosa of the pig's intestine. Anat. Anz. **25**, 6—16 (1904). — **Bois-Reymond, R. du:** Über die quergestreiften Muskeln im Darm der *Schleie*. Diss. Berlin 1889; Arch. f. Physiol. **1890**, 176 bis 177. — **Bolk, L.:** Kürzere Mitteilungen aus dem anatomischen Institut zu Amsterdam. I. Über die Persistenz fetaler Formerscheinungen bei einem erwachsenen Manne. Gegenbaurs Jb. **29**, 78—93 (1902). — **Bolton, L. L.:** Basophile (mast) cells in the alimentary canal of salmonoid *fishes*. J. Morph. a. Physiol. **54**, 549—591 (1933). — **Bondi, J. u. S.:** Über die Verfettung der Magen- und Darmepithelien. Z. exper. Path. u. Ther. **6** (1909). — **Bonfert, A.:** Vergleichende Untersuchungen über die Homologie der Darmteile bei *Nagetieren* unter teilweiser Berücksichtigung der arteriellen Blutversorgung. Diss. Hannover 1928; Anat. Anz. **65**, 369—398 (1928). — **Bonneau, R.:** Anomalie des bandes longitudinales du caecum. Ann. d'Anat. path. **4**, 453—454 (1927). — **Bonnet, A.:** Sur l'appareil digestif et absorbant de quelques échinides réguliers. C. r. Acad. Sci. Paris **179**, 846—848 (1924). — **Bonnet, R.:** Lehrbuch der Entwicklungsgeschichte, 2. Aufl. Berlin 1912. — **Borman, V. L. u. P. M. Krolevez:** Über die anatomo-topographische Lage und histologische Struktur des Wurmfortsatzes bei menschlichen Embryonen. Kazan. med. Ž. **1928**, 1167—1168. — **Bornhaupt:** Untersuchungen über die Entwicklung des Urogenitalsystems beim *Hühnchen*. Diss. Dorpat 1867. — **Bos, J. J. L. van den** u. **van den Horn:** Een geval van hypoplasie van het darmkanaal. Nederl. Tijdschr. Geneesk. II **58**, 509—512 (1914). — **Bostian, G.:** Ein Fall von multipler Divertikelbildung des Duodenums. Fortschr. Röntgenstr. **42**, 611 (1930). — **Boulay, H.:** Etude sur les lymphatiques de l'anus et du rectum. Thèse de Paris 1912. — **Boveri, Th.:** Über Differenzierung der Zellkerne während der Furchung des Eies von *Ascaris megalocephala*. Anat. Anz. **2** (1887). — **Bowers, M. A.:** Histogenesis and histolysis of the intestinal epithelium of *Bufo lentiginosus*. Amer. J. Anat. **9**, 263—279 (1909). — **Boyden, E.:** The Development of the Cloaca in *Birds*, with special Reference to the Origin of the Bursa of Fabricius the Formation of an Urodaeal Sinus, and the regular Occurence of a Cloacal Fenestra. Amer. J. Anat. **30**, 163—202 (1922). — **Branca, A.:** (a) Recherches sur la vésicule ombilicale de l'*homme*. Ann. Gynéc. et Obstétr. **35**, 577 (1908). (b) La vésicule ombilicale chez la chauve-souris. C. r. Assoc. Anat. **16**, 81 (1921). (c) Recherches sur la vésicule ombilicale. II. La vésicule ombilicale des *cheiroptères*. Arch. de Biol. **33**, 517—604 (1923). (d) Recherches sur la vésicule ombilicale. III. La vésicule ombilicale des *rongeurs*. Arch. de Biol. **33**, 605—670. — **Brand, E.:** (a) Beiträge zur Entwicklung der Magen- und Darmwand. Diss. Würzburg 1877. (b) Die Chylusresorption in der Dünndarmschleimhaut. Biol. Zbl. **4**, 609—612 (1884). — **Brandt, W.:** (a) Das Darmnervensystem von *Myxine glutinosa*. Z. Anat. **65**, 284—292 (1922). (b) Mikroskopische Präparate von der Muskulatur des menschlichen Dünndarms. Anat. Anz. **57**, Erg.-H., 261—263 (1923). (c) Konstitutionsanatomische Untersuchungen am Wurmfortsatz des *Menschen*. Anat. Anz. **60**, Erg.-H., 208—210 (1925). — **Braun, B.:** Über den Bau der Submucosa des Dünndarmes. Z. mikrosk.-anat. Forsch. **25**, 44—49 (1931). — **Braun, W. O.:** Untersuchungen über das Tegument der Analöffnung. Diss. Königsberg 1901. — **Braus, H.:** (a) Untersuchungen zur vergleichenden Histologie der Leber der *Wirbeltiere*. Jena. Denkschr. **5** (1896). (b) Handbuch der Anatomie des *Menschen*, Bd. 2. Berlin 1924. — **Breiter, W. u. H. Frey:** Zur Kenntnis der Ganglien in der Darmwand des *Menschen*. Z. Zool. **11**, 126—134 (1862). — **Breton, M.:** Un diverticule de Meckel. Ann. d'Anat. path. **3**, 179—180 (1926). — **Brettauer, J. u. S. Steinach:** Untersuchungen über das Cylinderepithelium der Darmzotten. Sitzgsber. Akad. Wiss. Wien, Math-naturwiss. Kl. **23**, 303 (1857). — **Brites, G.:** (a) La tunique musculeuse de l'anse sigmoïde du colon. Fol. anat. Univ. Conimbrigensis **1**, 1—8 (1926). (b) Le diverticule de Meckel. Sur quelques caractères à utiliser dans le diagnostic anatomique. Fol. ant. Univ. Conimbrigensis **1**, 1 bis 118 (1926). (c) Sur la distribution des glandes de Brunner. C. r. Soc. Biol. Paris **96**, 1255 bis 1256 (1927). (d) La situation des cryptes de Lieberkühn dans l'anse sigmoïde du colon. C. r. Soc. Biol. Paris **96**, 1256—1257 (1927). (e) Apparition des glandes de Brunner du duodénum chez l'*homme*. C. r. Soc. Biol. Paris **97**, 891 (1927). (f) Contribution à l'étude de la répartition des glandes de Brunner dans le duodénum, pendant les premiers temps de leur développement. C. r. Soc. Biol. Paris **97**, 892—893 (1927). — **Brock, A. J. P. v. d.:** (a) Über Rectaldrüsen weiblicher *Beuteltiere*. Petrus Camper Deel **2** III, 328—349 (1903). (b) Untersuchungen über den Bau der männlichen Geschlechtsorgane der *Beuteltiere*. Gegenbaurs Jb. **41**, 347—436 (1910). (c) Entwicklung und Bau des Urogenitalapparates der *Beutler* und dessen Verhältnis zu diesen Organen anderer *Säuger* und niederer *Wirbeltiere*. Gegenbaurs Jb. **41**, 437—468 (1910). — **Broman, I.:** (a) Normale und abnorme Entwicklung des *Menschen*. Wiesbaden 1911. (b) Über das Schicksal der Vasa vitellina bei den *Säugetieren*. Erg. Anat. **21**, 99—142 (1913). (c) Über die Phylogenese der Bauchspeicheldrüse. Anat. Anz. **44**, Erg.-H., 14—20 (1913). (d) A Mammal (Procavia) with intraabdominal yolk-sac.

Lund Univ. Årsskr., N. F. II 25, 1—8 (1929). — Broman, J. u. Ritz: Dtsch. Südpolarexpedition 14 (1913). — Brosch, A.: (a) Über aktives Offenstehen der Cöcalklappe. Virchows Arch. 217, 466—471 (1914). (b) Über die retrograde Permeabilität der Cöcalklappe und der Appendix nach Befunden und Versuchen an Leichen und Lebenden. Virchows Arch. 218, 47—63 (1914). — Brouca, R.: Le sphincter iléo-colique. Etude experimentale de son fonctionnement. Observations radiologiques. C. r. Soc. Biol. Paris 97, 1344—1346 (1927). — Bruch: Beiträge zur Anatomie und Physiologie der Dünndarmschleimhaut. Z. Zool. 4, 282—298 (1853). — Brücke, E.: (a) Über den Bau und die physiologische Bedeutung der PEYERschen Drüsen. Denkschr. Wien. Akad. 2, 21 (1850). (b) Über ein in der Darmschleimhaut aufgefundenes Muskelsystem. Sitzgsber. Akad. Wiss. Wien., Math.-naturwiss. Kl. 6, 214—219 (1851). (c) Über die Chylusgefäße und die Resorption des Chylus. Denkschr. Akad. Wiss. Wien, Math.-naturwiss. Kl. 6, 99—136 (1854). (d) Die resorbierenden Gefäße der Darmschleimhaut. Wien. med. Wschr. 1855. (e) Vorlesungen über Physiologie, Bd. 1, 3. Aufl. Wien 1881. Brückner: Ein Fall von multipler Dünndarmatresie beim Neugeborenen. Arch. Gynäk. 157, 84—85 (1934). — Brühl, L. J.: Beiträge zu der Lehre von den Becherzellen. 1. Historisch-kritische Darstellung der bisherigen Befunde aus der Zeit von 1837—1867. Diss. Berlin 1898. — Brüning, F. u. E. Gohrbandt: Ein Beitrag zur Pathogenese der Schmerzen bei der Darmkolik und zur Sensibilität der Darmwand. Z. exper. Med. 29, 367—387 (1922). — Brunn, A. v.: Flimmerepithel in den Gallengängen des Frosches. Zool. Anz. 1883, 483. — Verdauungsorgane. Erg. Anat. 3, 238—261 (1894). — Brunner, J. C. (v. Brunn): (a) Novarum glandularum intestinalium descriptio. Miscell. acad. nat. curios. 1695, p. 364. (b) De glandulis in duodeno intestino detectis. 1687; Ephemeridae nat. curios, 1687, p. 464. (c) De glandulis in intestino duodeno hominis detectis. Heidelberg 1688. (d) Glandulae duodeni, seu pancreas secundarium in intestino hominis primum detectum. Frankfurt u. Heidelberg 1715. — Bruyne, C. de: De la présence du tissu réticulé dans la tunique musculaire de l'intestin. C. r. Acad. Sci. Paris 113, 865—868 (1891). — Bryant, J.: Observations upon the growth and length of the human intestine. Amer. J. med. Sci. 167, 499—520 (1924). — Budge, J.: Einige Bemerkungen über den Ductus vitelli intestinalis bei Vögeln. Arch. Anat., Physiol. u. med. Wiss. 1847, 14—16. — Bühler, H.: Die Verdauungsorgane der Stromateidac (Teleost.). Z. Morph. u. Ökol. Tiere 19, 59—115 (1930). — Buffon, de: Histoire naturelle. Supplément. Amsterdam 1785. — Buffon, de, u. Daubenton: Histoire naturelle. Amsterdam 1766. — Bugnion, E.: Hexapoda. Insecta. Handbuch der Morphologie der wirbellosen Tiere von LANG, Bd. 4. Jena 1921. — Bujard, E.: (a) Sur les villosités intestinales. Quelques types chez les oiseaux. C. r. Assoc. Anat. 1906, 128—132. (b) Villosités intestinales. Types anatomiques. Variations expérimentales. Verh. anat. Ges. 1908, 212—222. Ref. Jber. Anat. 14 III, 359. (c) Etude des Types appendiciels de la muqueuse intestinale en rapport avec les régimes alimentaires. Morfologie comparée etc. Internat. Mschr. Anat. u. Physiol. 26 (1909). — Bulliard, H. et A. Girond: Un cas de cristalloïde nucléaire. C. r. Soc. Biol. Paris 89, 1211—1212 (1923). — Bunnag, K.: Über die Struktur des Darmepithels der Säuger unter besonderer Berücksichtigung des Pferdes. Diss. Bern 1922. — Bunting, C. H. and J. Huston: Fate of the lymphocyte. J. of exper. Med. 33, 593—600 (1921). — Busacchi, P.: Sul contegno del condrioma delle cellule epitheliali del villo intestinale nel digiuno prolungato e nella rialimentazione dopo questo. Bull. Sci. med. 87, 445—464 (1916). — Buschke, W.: Die Hautdrüsenorgane (HARDERsche Drüsen, Inguinaldrüsen, Präputialdrüsen, Caudaldrüsen, Kieferdrüsen) der Laboratoriums-Nagetiere und die Frage ihrer Abhängigkeit von den Geschlechtsdrüsen. Z. Zellforsch. 18, 217—243 (1933). — Bušković, V. J.: Zur Morphologie der Plica longitudinalis duodeni. Odessk. med. Ž. 1928, 61—62. — Bușnita, T.: (a) Contributions à l'étude anat. et histophysiol. du tube digestif chez Misgurnus fossilis. Bul. Soc. Stiint. Cluj (rum.) 2, 133—156 (1925). (b) Structure de l'intestin chez le misgurnus fossilis pendant l' inanition. Bull. Sect. sci. Acad. roum. 10, 18—25 (1927). — Bușnita, T. et Menkes: Etude de la respiration intestinale des Cobitidae au moyen de la radiographie. C. r. Soc. Biol. Paris 106, 978—981 (1931). — Buxton, St. J. D.: A Case of Diverticulum of the Jejunum. J. of Anat. 58, 84—87 (1923).

Cadow, G.: Magen und Darm der Fruchttauben. J. f. Ornithol. 81, 236—252 (1933). — Cajal, S. Ramón y: (a) Nuevas aplicaciones del método de coloración de GOLGI. Barcelona 1889. (b) El plexo de AUERBACH de los Batracios. Barcelona 1892. (c) Los ganglios y plexos nerviosos del intestino de los Mammiferos. Madrid 1893. (d) Sur les ganglions et plexus nerveux d'intestin. C. r. Soc. Biol. Paris 5, 217—223 (1894). (e) El aparato tubuliforme del epithelio intestinal de los mamiferos. Trab. Labor. Invest. biol. Univ. Madrid 3, 35—38 (1904). (f) Histologie du système nerveux de l'homme et des vertébrés, I. et II. Paris 1909 u. 1911. (g) Algunas variaciones fisiológicas y patológicas del aparato reticular de GOLGI. Trab. Labor. Invest. biol. Univ. Madrid 12, 127—227 (1915). — Cajal, S. Ramón y, Y I. F. Tello y Muñoz: Elementos de Histológia normal y de Técnica micrográfica. 10. Aufl. Madrid 1931. — Calhoun, M. L.: The microscopic anatomy of the digestive tract of gallus domesticus. Iowa State Coll. J. Sci. 7, 261—381 (1933). — Calugareanu, D.: Die Darmatmung von Cobitis fossilis. 1. Über den Bau des Mitteldarmes. 2. Über den Gaswechsel. Pflügers Arch.

118, 42—51; **120**, 425—450 (1907). — **Campenhout, E. van:** The innervation of the digestive tract in the 6 day chick embryo. Anat. Rec. **56**, 111—118 (1933). — **Cannieu, A. et Lafite-Dupont:** Recherches sur l'appareil musculaire du gros intestin chez le Phoque et quelques autres *Mammifères*. Trav. Stat. Z. Arcachon **1898**, 80—85. — **Carey, E. J.:** Studies on the Structure and Function of the small Intestine. Anat. Rec. **21**, 189—215 (1921). — **Carlens, O.:** Studien über das lymphatische Gewebe des Darmkanals bei einigen *Haustieren* mit besonderer Berücksichtigung der embryonalen Entwicklung, der Mengenverhältnisse und der Altersinvolution im Dünndarm des *Rindes*. Z. Anat. **86**, 393—493 (1928). — **Carleton, H. M.:** Observations on an Intra-nucleolar Body in Columnar Epithelium Cells of the Intestine. Quart. J. microsc. Sci., N. s. **64**, 329—343 (1920). — **Carlier, E. W.:** (a) Contributions to the Histology of the *Hedgehog (Erinaceus europaeus)*. I. The Alimentary Canal. J. Anat. a. Physiol. **27**, 85—111 (1893). (b) On intercellular bridges in columnar epithelium. Cellule **11**, 261—269 (1896). — **Carnot, P.:** Sur l'activité cytopoiétique du sang et des organes régénérés au cours des régénérations viscérales. C. r. Soc. Biol. Paris **61**, 463 (1906). — **Carpenter, F. W.:** (a) Nerve Endings of Sensory Type in the muscular Coat of the Stomach and Small Intestine. J. comp. Neur. **29**, 553—560 (1918). (b) Intramuscular sensory endings of the small intestine, with a consideration of their central connections and probable function. Trinity College; Anat. Rec. **24**, 388 (1923). (c) Intramuscular Nerve Endings of Sensory Type in the Small Intestine, with a Consideration of their Probable Function. J. comp. Neur. **37**, 439—453 (1924). (d) A note on the connections, in the *mammalian* myenteric plexus, between the enteric neurones and extrinsic nerve fibres. Anat. Rec. **28**, 149—156 (1924). — **Carus, C. G.:** Lehrbuch der vergleichenden Zootomie, II. Teil. Leipzig 1834. — **Castellant, J.:** (a) Quelques recherches sur les glandes de Brunner. Thèse de Lille 1898. (b) Topographie des glandes de Brunner. Leur structure. Mécanisme de leur sécrétion. Bibliogr. anat. **6**, 226—236 (1898). — **Cestari, A. u. E. Tantini:** Beitrag zur Histologie der Portio infraduodenalis des *Choledochus*. Anat. Anz. **77**, 98—105 (1933). — **Chamberlin, R. V.:** On the mode of disappearance of the villi from the colon of *Mammals*. Anat. Rec. **3**, 282—284 (1909). — **Champy, CH.:** (a) Sur la structure de la cellule absorbante de l'intestine. C. r. Soc. Biol. Paris **67** (1909). (b) Recherches sur l'absorption intestinale et le rôle des mitochondries dans l'absorption et la sécretion. Archives Anat. microsc. **13**, 55—170 (1911). — **Chang, F. C.:** Über die regionären und Altersunterschiede der Formen der Darmzotten beim *Menschen*, 1932. Ref. Jap. J. med. Sci. Trans. Anat. **2**, 148. — **Chapman, H. C.:** Observations on *Hyrax*. Proc. Acad. natur. Sci. Philadelphia **56**, 476—480 (1905). — **Chatin:** Les glandes odorantes des *mammifères*. Ann. des Sci. natur. Paris **1873**. — **Chlopkow, A.:** Einige neue Daten zur Frage von der Struktur der Schlußleisten der Becherzellen des Darmepithels bei *Säugetieren*. Z. Zellforsch. **7**, 502—512 (1928). — **Cho, D.:** (a) Histological investigation of the digestive tracts of the *human* Fetus. II. Development of small intestines. Jap. J. Obstetr. **14**, 324—330 (1931). (b) Histological investigation of the digestive tract of the *human* fetus. III. Development of rectum and vermiform process. Jap. J. Obstetr. **15**, 88—96 (1932). (c) Histological investigation of the digestive tract of the *human* fetus. IV. u. V. Jap. J. Obstetr. **15**, 457—470 (1932). — **Chuma, M.:** Zur normalen und pathologischen Histologie der Magenschleimhaut. (Unter besonderer Berücksichtigung des Vorkommens von Darmschleimhaut, Panethschen Zellen und hyalinen Körpern). Virchows Arch. **247**, 236—277 (1923). — **Chwalla, R.:** Über die Entwicklung der Harnblase und der primären Harnröhre des *Menschen* mit besonderer Berücksichtigung der Art und Weise, in der sich die Ureteren von den Urnierengängen trennen, nebst Bemerkungen über die Entwicklung der Müllerschen Gänge und des Mastdarms. Z. Anat. **83**, 615—733 (1927). — **Ciaccio, C.:** (a) Sur une nouvelle espèce cellulaire dans les glandes de Lieberkühn C. r. Soc. Biol. Paris **60**, 76—77 (1906). (b) Sopra speciali cellule granulose della mucosa intestinale. Arch. ital. Anat. **6**, 482—498 (1907). (c) Sulla fina struttura del tessuto adenoide della milza, glandole linfatiche ed intestino. Anat. Anz. **31**, 594—601 (1907). — A proposito del lavoro del Dr. Harry Kull: „Die basalgekörnten Zellen des Dünndarmepithels." Anat. Anz. **45**, 78—79 (1913). — **Citterio, V.:** (a) Cellule enterocromaffini e cellule di Paneth nell' intestino di *«Cercocebus lunulatus»*. Monit. zool. ital. **40**, 136—139 (1929). (b) Presenza di enterocromaffini nella borsa di Fabricio. Boll. Zool. **2** (1931). (c) Il cieco vitellino degli *Uccelli*. Atti. Soc. ital. Sci. nat. **71**, 145—168 (1932). (d) Le cellule enterocromaffini in epithel pluristratificati. Boll. Zool. **6**, 135—137 (1935). (e) Le cellule enterocromaffini in *«Xenopus laevis»*. Monit. zool. ital. **46**, 28—31 (1935). — **Clara, M.:** (a) Über einige bisher wenig bekannte Zellformen im Darmepithel der *Vögel*. 88. Vers. d. Naturf. u. Ärzte Innsbruck 1924. (b) Beiträge zur Kenntnis des *Vogel*darmes. I. Mikroskopische Anatomie. Z. mikrosk.-anat. Forsch. **4**, 346—416 (1926). (c) II. Die Hauptzellen des Darmepithels. III. Die basalgekörnten Zellen im Darmepithel. IV. Über das Vorkommen von Körnerzellen vom Typus der Panethschen Zellen bei den *Vögeln*. Z. mikrosk.-anat. Forsch. **6**, 1—75 (1926). (d) V. Die Schleimbildung im Darmepithel mit besonderer Berücksichtigung der Becherzellenfrage. Z. mikrosk.-anat. Forsch. **6**, 256—304 (1926). (e) VI. Das lymphoreticuläre Gewebe im Darmrohre unter besonderer Berücksichtigung der leukocytären Zellen. Z. mikrosk.-

anat. Forsch. **6**, 305—350 (1926). (f) VII. Die LIEBERKÜHNschen Krypten. Z. mikrosk.-anat. Forsch. **8**, 22—72 (1927). (g) VIII. Das Problem des Rumpfdarmschleimhautreliefs. Z. mikrosk.-anat. Forsch. **9**, 1—48 (1927). (h) Le cellule basigranulose. Un contributo alla conoscenza della composizione dell'epitelio intestinale nei *Vertebrati* superiori *(Uccelli* e *Mammiferi)*. Arch. ital. Anat. **25**, 1—46 (1928). (i) A proposito di nomenclatura delle cellule basigranulose (= cellule entero-cromaffini). Atti Soc. ital. Anat. **1932**. (j) Untersuchungen über die basalgekörnten Zellen des *Schweines (Sus scrofa dom.)*. Z. mikrosk.-anat. Forsch. **30**, 467—493 (1932). (k) Untersuchungen über die chemische Natur der Körnchen in den basalgekörnten Zellen des Darmepithels bei den *Sauropsiden.* Z. Anat. **98**, 516—526 (1932). (l) Über die basalgekörnten Zellen des Darmepithels bei den *Amphibien.* Z. Anat. **100**, 76—89 (1933). (m) Über das Vorkommen von PANETHschen Körnerzellen in den Darmeigendrüsen des *Schweines (Sus scrofa dom.).* Z. mikrosk.-anat. Forsch. **32** (1933). (n) Die basalgekörnten Zellen im Darmepithel der *Wirbeltiere.* Erg. Anat. **30**, 240—340 (1933). (o) Über die Entwicklung der basalgekörnten Zellen beim *Menschen.* Z. Anat. **103**, 131—139 (1934). (p) Über den Bau des Magen-Darmkanals bei den *Amseln (Turdidae).* Z. Anat. **102**, 718—771 (1934). (q) Untersuchungen über die spezifische Färbung der Körnchen in den basalgekörnten Zellen des Darmepithels durch Beizenfarbstoffe. Z. Zellforsch. **22**, 318—352 (1935). (r) Untersuchungen über die „spezifische" Substanz in den basalgekörnten Zellen der *Amphibien.* Z. Zellforsch. **24**, 241—247 (1936). — **Clara, M.** u. **F. Canal:** Histochemische Untersuchungen an den Körnchen in den basalgekörnten Zellen des Darmepithels. Z. Zellforsch. **15**, 801—808 (1932). — **Clason, E.:** Om bindväfs fibrernas riktning i tarmkanalens submucosa hinna. Uppsala Läk.för. Förh. **7**, 602 (1872). — **Claus-Grobben-Kühn:** Lehrbuch der Zoologie. Berlin-Wien 1932. — **Clavel, Ch.** et **P. Colson:** Etudes sur l'appendice double. Annales d'Anat. path. **11**, 157—164 (1934). — **Claypole, A. M.:** The Enteron of the Caynga Lake Lamprey. Proc. amer. microsc. Soc. **16**, 125—164 (1895). — **Cloetta, M.:** Beiträge zur mikroskopischen Anatomie des *Vogel*darmes. Diss. Zürich 1893; Arch. mikrosk. Anat. **41** (1893). — **Cobelli, R.:** Le Ghiandole acinose della porte pilorica dello Stomaco. Sitzgsber. Akad. Wiss. Wien, Math.-naturwiss. Kl. I **50**, 483 (1865). — **Cockayne, E. A.:** Case of congenital Defect of the Duodenum, in which Bile was found both above and below the absent Portion. Proc. roy. Soc. Med. **10**, 127—132 (1917). — **Coffari, V.:** L'appendice vermiforme nei vari tipi costituzionali. Monit. zool. ital. **41**, 89—93 (1931). — **Coffey:** The histology of the *human* vermiform appendix. Quart. J. Med. **108**, 388—389 (1899). — **Cohn, Th.:** Über Intercellularbrücken und Kittsubstanz. Anat. H. **5**, 295—333 (1895). — **Colmers:** Die Enterokystome und ihre klinische Bedeutung. Arch. klin. Chir. **79**, 132 (1906). **Comolli, A.:** Contributo alla conoscenza della circolazione linfatica dello stomaco. Monit. zool. ital. **21**, 83—85 (1910). — **Cole, E. C.:** Anastomosing cells in the myenteric plexus of the *frog.* J. comp. Neur. **38** (1925). — **Conklin, E. G.:** The relation of nuclei and cytoplasm in the intestinal cells of Land Isopods. Amer. Naturalist **31**, 66—70 (1897). — **Cordier, R.:** (a) A propos de cellules argentaffines de l'intestin. C. r. Assoc. Anat. Paris **1921**. (b) Contribution à l'étude de la cellule de CIACCIO-MASSON et de la cellule de PANETH. C. r. Soc. Biol. Paris **88**, 1227—1230 (1923). (c) A propos de la signification physiologique de la cellule argentaffine. C. r. Soc. Biol. Paris **93**, 65—67 (1925). (d) Recherches morphologiques et expérimentales sur la cellule chromoargentaffine de l'épithélium intestinal des *vertébrés.* Archives de Biol. **36**, 427—463 (1926). (e) L'argentaffinité en histologie. Bull. Histol. appl. **4**, 161—169 (1927). — **Cordier, R.** et **L. Lison:** Étude histochémique de la substance chromoargentaffine de la cellule de KULTSCHITZKY. Bull. Histol. appl. **7**, 140—148 (1930). — **Corti, A.:** (a) I Ciechi dell'intestino terminale di *Colymbus septentrionalis* L. Atti Soc. ital. Sci. Natur. **45** (1906). (b) Sui meccanismi funzionali della mucosa intestinale assorbente di *mammifero.* Atti Congr. Natur. ital. Milano **1906**. (c) Granulazioni e fatti morfocinetici delle cellule mononucleate migranti nell'epitelio del villo intestinale di *mammiferi.* Biologica, Vol. 1, p. 1—27. Torino 1907. (d) Studi sulla minuta struttura della mucosa intestinale di *vertebrati* in riguardo ai suoi diversi momenti funzionali. Arch. ital. Anat. **11**, 1—189 (1912); **18**, 279—334 (1921). (e) L'apparato reticolare interno di GOLGI nelle cellule dell'epitelio intestinale di *Mammifero.* Boll. Soc. med. Bologna **91**, 57—72 (1920). (f) Ricerche sulla minuta struttura della mucosa intestinale di ittiopsidi dopo un lungo digiuno. Boll. Soc. med. Bologna **91**, 221 (1920). (g) Sulla asserita essistenza nell'epitelio intestinale di peculiari cellule, alcune ritenute a tipo endocrino (Sunto). Boll. Soc. med. Bologna **92** (1921). (h) L'anatomico bolognese DOMENICO MARIA GUSMANO GALEAZZI e la sua esauriente descrizione delle ghiandole intestinali che molti dicono di LIEBERKÜHN. Arch. ital. Anat. Embr. **19**, 407—434 (1922). (i) Contributo alla determinazione specifica delle cellule mononucleato migranti nell'epithelio intestinale ed allo studio delle loro funzioni. Haematologica (Palermo) **3**, 121—150 (1922). (j) Alcuni contributi die GIOVAN BATTISTA MORGAGNI alle conoscenze sull'intestino ceco. Boll. Soc. med. Bologna **93**, IX. s. **10**, 1—6 (1922). (k) Valvola del MORGAGNI, e non del GERLACH, si deve nominare la valvola del processo vermiforme dell'intestino *umano.* Boll. Sci. med. Bologna **93**, (10), 1—12 (1922). (l) Contributo alla migliore conoscenza dei diverticoli ciechi dell'intestino posteriore degli *uccelli.* Ric. Morf. e Biol.

anim. **3**, 211—295 (1923). (m) Sul significato morfologico e funzionale dell'intestino ceco. Riv. Biol. **5**, 16—44, 187—208 (1923). (n) Alcune osservazioni sullo sviluppo del tratto ileocolico in embrioni di *mammifero* edentato, *Dasypus novemcinctus* L. Arch. Zool. ital. **10**, 239—258 (1923). (o) Studi di morfologia cellulare. Lacunoma-Apparato interno del GOLGI (Trophospongio)- Condrioma-Idiosoma. Ric. Morf. e Biol. anim. **4**, 313—422 (1924). (p) Il lacunoma delle cellule dell'epitelio intestinale dell'*uomo*. Arch. ital. Anat. **22**, 457—482 (1925). (q) Le lacunome révèle les premières modifications structurales des cellules absorbantes de l'intestin au cours de leur fonctionnement. Bull. Histol. appl. **3**, 265—270 (1926). — **Corti, Marchese A.:** Flimmerbewegung bei *Frosch-* und *Krötenlarven.* Verh. physik.-med. Ges. Würzburg **1**, 191—192 (1850). — **Councilman:** Acute interstitiale Nephritis. J. of exper. Med. **3**, 393 (1898). — **Cramer, W.:** On the mode of action of vitamins. Lancet **1923**, 1046—1050. — **Cramer, W. and R. Ludford:** On cellular changes in intestinal fat absorption. J. of Physiol. **60** (1925). — **Crawford, J.:** On the Rectal Gland of the *Elasmobranchs.* Proc. roy. Soc. Edinburgh **23**, 55—61 (1900). — **Creighton, Ch.:** Microscopic researches on the formatio property of glycogen, p. 116f. London 1896. — **Cremer, M.:** Das Oberflächen- relief der Rumpfdarmschleimhaut beim *Menschen* vom Ende des dritten Fetalmonats bis zur Geburt. Anat. Anz. **54**, 97—127 (1921). — **Crofts, D. R.:** The comparative Morphology of the Caecal Gland (Rectal Gland) of *Selachian Fishes*, with some reference to the Mor- phology and Physiology of the similar Intestinal Appendage throughout *Ichthyopsida* and *Sauropsida.* Proc. zool. Soc. Lond. **1**, 101—188 (1925). — **Croussé, L.:** Documents concernant les modifications montrées par les cellules intestinales, au moment de la naissance chez les *mammifères.* Bull. Histol. appl. **5**, 79—83 (1928). — **Cruikshank, W.:** Geschichte und Beschreibung der einsaugenden Gefäße. Leipzig 1789. — **Cruveilhier, J.:** Traité d'anatomie descriptive, Tome 3, 2. Aufl. Paris 1843. — **Curson, H. H.:** On two anomalies arising from the Embryonic Small Intestine. Onderstepoort. J. vet. Sci. anim. Ind. **3**, 241—243 (1934). — **Cutore, G.:** (a) Sul comportamento dell'epitelio di rivestimento al confine gastrointestinale. Villosità miste. Monit. zool. ital. **38**, 129—137 (1927). (b) Sulla costituzione anatomica della valvola del colon. Monit. zool. ital. **41**, 253—256 (1931). (c) Sul comportamento della tonaca muscolare in corrispondenza della valvola di colon. Arch. ital. Anat. **30**, 72—93 (1932). — **Cuvier, G.:** Vorlesungen über vergleichende Anatomie. Paris 1800—1805. (Übersetzt von MECKEL, 1809—10.) — Leçons d'anatomie comparée. Rec. et publ. par G. L. DUVERNOY, Tome, 4, P. II. 1836. — Leçons d'anatomie comparée, Tome 3. Paris 1850. — **Czermack, N.:** Einige Ergebnisse über die Entwicklung, Zusammensetzung und Funktion der Lymph- knötchen der Darmwand. Arch. mikrosk. Anat. **42**, 581—632 (1893).

Danisch, F.: Zur Histogenese der sog. Appendixcarcinoide. Beitr. path. Anat. **72** (1924). — **Dardinski, V. J.:** The anatomy of the major duodenal papilla of man, with special reference to its musculature. J. of Anat. **69**, 469—478 (1935). — **Davidoff, M. v.:** (a) Über das Epithel des Darmes und seine Beziehungen zum lymphoiden Gewebe. Sitzgsber. Ges. Morph. u. Physiol. München **1886**, 77—79. (b) Untersuchungen über die Beziehungen des Darmepithels zum lymphoiden Gewebe. Arch. mikrosk. Anat. **29**, 495—525 (1887). — **Dawes, B.:** (a) The histology of alimentary tract of the *plaice, Pleuronectes platessa.* Quart. J. microsc. Sci. **73**, 243—274 (1929). (b) The absorption of fats and lipoids in the plaice (P. platessa L.). J. Mar. biol. Assoc. U. Kingd., N. s. **17**. 75—102 (1930). — **Dawson, A.:** (a) The cloaca and cloacal glands of the male *Necturus.* J. Morph. a. Physiol. **36**, 447—465 (1922). (b) A histological study of the response of the intestinal mucosa of the dog to irradiation, with special reference to giantcell formation. J. of exper. Zool. **46**, 467—491 (1927). — **Debeyre, A.:** Vésicule ombilicale d'un embryon humain de 4 milimètres. 5. C. r. Soc. Biol. Paris **74**, 670—672 (1913). — **Debove, M.:** (a) Sur la couche endothéliale sous-épithéliale des membranes muqueuses. C. r. Acad. Sci. Paris **75**, 1776—1777 (1872). (b) Mémoire sur la couche endothéliale sous-épithéliale des membranes muqueuses. Arch. Physiol. norm. et path. **1**, 12 (1874). — **Dehorne, A.:** Sur l'histo-physiologie des cellules intestinales des *Ascarides* du cheval et de la tortue. C. r. Acad. Sci. Paris **179**, 1433—1436 (1924). — **Deimler, K.:** Vergleichende Untersuchungen über die Pylorusdrüsenzone des Magens und die Duodenaldrüsenzone des Darmkanals der *Haussäugetiere.* Diss. Zürich 1904; Internat. Mschr. Anat. u. Physiol. **22**, 209—229 (1905). — **Dekhuyzen, M. C.:** Über die BRUNNERschen Drüsen des *Kaninchens.* Tijdschr. nederl. dierk. Vereen, II. s. **2**, 69 (1889). — **Delamare, G.:** Recherches sur la structure de l'intestin grêle du *nouveau-né.* C. r. Soc. Biol. Paris **55**, 1151—1152 (1903). — **Delmas, J.:** Sur la forme du caecum. C. r. Assoc. Anat. **1906**, 94—96; Bibl. Anat. Suppl. **1906**. — **Demjanenko, K.:** Das Verhalten des Darmepithels bei verschiedenen funktionellen Zu- ständen. Z. Biol. **52**, 153—188 (1909). — **Derscheid, J. M. et H. Neuville:** Recherches anato- miques sur *l'Okapi, Ocapia* Johnstoni Scl. 1. Le Caecum et la Glande Ileo-caecale. Rev. Zool. afric. **12**, 498—507 (1924). — **Dexter, F.:** (a) On the morphology of the digestive tract of the cat. Arch. Anat. a. Physiol. **1899**, 159—192. (b) Additional observations on the morphology of the digestive tract of the cat. Boston Soc. med. Sci. **4**, 205—212 (1900). — **Diakanow, P. P.:** Epithélium-tissue lymphoïde-cancer. Etude basée sur la phylo-onto- histogénèse du tube intestinal. J. Anat. a. Physiol. **48**, 595—638 (1912). — **Dias-Amado, L.:**

(a) Contribução para o estudo das células des NICOLAS (células argentafins). A Histologia e a Embryologia. Lisboa 1925. (b) Sur l'existence des cellules argentaffines dans le tissu conjonctif des villosités intestinales. C. r. Soc. Biol. Paris **93** (1925). (c) Sur la signification des cellules de NICOLAS. C. r. Soc. Biol. Paris **93**, (1925). (d) Un processus de régénération de l'épithélium intestinal. Bull. Assoc. franç. Anat. **28**, 235—239 (1933). — **Dieckmann, J. M.:** The cloaca and spermatheca of Hemidactylium scutatum females. Anat. Rec. **35**, 34—35 (1927); Biol. Bull. Mar. biol. Labor. Wood's Hole **53**, 281—285 (1927). — **Dijk, A. W. van:** Ausführungsgänge der Leber und des Pankreas bei *Varanus komodoensis* und einigen anderen *Reptilien.* Anat. Anz. **80**, 347—355 (1935). — **Disselhorst, R.:** (a) Der Harnleiter der *Wirbeltiere.* Anat. H. **4** (1894). (b) Die accessorischen Geschlechtsdrüsen der *Wirbeltiere* mit besonderer Berücksichtigung des *Menschen.* Diss. Tübigen 1897; Arch. Tierheilk. **23** (1897). (c) Ausführungsapparat und Anhangsdrüsen der männlichen Geschlechtsorgane. Lehrbuch der vergleichenden mikroskopischen Anatomie der *Wirbeltiere* von OPPEL, Bd. 4. Jena 1904. — **Dittrich, P.:** Über zwei seltenere, auf mangelhafte Involution des Ductus omphalo-meseraicus zu beziehende Darmbefunde. Z. Heilk. **6**, 277—286 (1889); Prag. med. Wschr. **1889 I**, 307. — **Dobbertin, R.:** Über die Verbreitung und Anordnung des elastischen Gewebes in den Schichten des gesamten Darmkanales. Rostock 1896. — **Dobson, G. S.:** (a) The catalogue of the *Chiroptera* of the British Museum. London 1878. (b) On the presence of PEYERS patches (Glandulae agminatae) in the caecum and colon of certain *mammals.* J. Anat. a. Physiol. **18**, 388—392 (1884). — **Döhrmann, W.:** Metrische Messungen am Blinddarm des *Pferdes* mit Bestimmung der Dicke der Schleimhaut. Diss. Berlin 1923. — **Döllinger, J.:** De vasis sanguiferis, quae villis intestinorum tenuium hominis brutorumque insunt. Sam. a Sömmering grat. Monachii 1828. Heusing Z. **2**, 447. — **Dönitz, W.:** (a) Über die Schleimhaut des Darmkanals. Arch. Anat. u. Physiol. **1864**, 367 bis 406. (b) Über die Darmzotten. Arch. Anat. u. Physiol. **1866**, 757—762. — **Dogiel, A. S.:** (a) Zur Frage über die Ganglien der Darmgeflechte bei den *Säugetieren.* Anat. Anz. **10**, 517 bis 528 (1895). (b) Zwei Arten sympathischer Nervenzellen. Anat. Anz. **11**, 679—687 (1896). (c) Über den Bau der Ganglien in den Geflechten des Darmes und der Gallenblase des *Menschen* und der *Säugetiere.* Arch. f. Anat. **1899**, 130—158. — **Dogliotti, M.:** Sul comportamento del tessuto di sostegno nel processo di riparazione delle ferite gastrointestinale, con particolare riguardo al tessuto reticolare. Arch. ital. Chir. **8**, 1—32 (1924).— **Dominici, H.:** Sur l'origine de la plasmazelle. C. r. Assoc. Anat. **1901**, 111—118. — **Donders, C. F.:** (a) Bijdrage tot den fijneren bouw en de verrigting der dunne darmen. Neederl. Lancet **1852—53 III**, 546—552. (b) Kurzer Bericht über einige Untersuchungen die Organe der Verdauung und Resorption betreffend. Z. ration. Med. **4** (1854). (c) Über die Aufsaugung von Fett in dem Darmkanal. Neederl. Lancet **1856**, 332; Moleschotts Unters. **2**, 102—118 (1857). — **Dornesco, G. Th.** et **R. E. Valverde:** La cellule muqueuse intestinale du rat blanc. C. r. Soc. Biol. Paris **103**, 684—686 (1930). — **Dorris, Fr.:** Histology and enzyme production of the embryonic digestive tract in Amblystoma punctatum. Anat. Anz. **78**, 435—438 (1934). — **Downey, H.:** The Development of histogenous Mast-Cells of adult Guinea pig and cat, and the structure of histogenous Mast-Cells of Man. Fol. haemat. (Lpz.) **16**, 49 (1913). — **Drago, U.:** (a) Relazione fra le recenti ricerche istologiche e fisiologiche sull'apparechio digerente e lo assorbimento intestinale. Rassegna internat. Med. mod. **1900.** (b) Lo stato attuale della Dottrina dell'assorbimento intestinale, e il Vitalismo moderno. Rassegna internaz. Med. mod. **1901.** (c) Cambiamento di forma e di struttura dell'epitelio intestinale durante l'assorbimento dei grassi. Ric. Labor. Anat. Rom. **8**, 65—69 (1901). — **Drasch, O.:** Beiträge zur Kenntnis des feineren Baues des Dünndarmes, insbesondere über die Nerven desselben. Sitzgsber. Akad. Wiss. Wien, Math.-naturwiss. Kl. **82**, 168—198 (1881). — **Drzewina, A.:** (a) Sur les éosinophiles de l'intestin de certains *téléostéens.* C. r. Soc. Biol. Paris **68**, 1012—1013 (1910). (b) Cellules géantes dans l'épithélium intestinal des *téléostéens* à jeûn. C. r. Soc. Biol. Paris **73**, 18—19 (1912). — **Dubreuil, G.:** «La couche marginale interne» de la couche annulaire, dans le muscle moteur intestinal (Coudre d'ALBINI). C. r. Soc. Biol. Paris **74**, 1016 bis 1018 (1913). — **Dukes, C.** and **H. J. R. Bussey:** The number of lymphoid Follicles of the human large intestine. J. of Path. **29**, 111—116 (1926). — **Dupuis, F.:** Ein Fall von Atresia ani et recti congenita. Diss. Bonn 1906. — **Dustin, A. P.:** (a) Nouvelles Recherches sur l'action de la Trypaflavine sur l'intestin grêle. Bull. Assoc. franç. Anat. **27**, 249—253 (1932). (b) Le phénomène de l'«excrétion sphérulaire» dans l'intestin grêle de la souris au cours des premiers jours de la vie extra-uterine. Archives de Zool. **75**, 353—358 (1933). — **Duvernoy, F.:** Fragm. sur les organes génito-urinaires des *reptiles* et leurs produits. Mém. présent. div. savants étrang. **11** (1848).

Eberth, J.: (a) Über Flimmerepithel im Darm der *Vögel.* Z. Zool. **10**, 373—382 (1860). (b) Über die Follikel in den Blinddärmen der *Vögel.* Würzburg. naturwiss. Z. **2**, 171 (1861). (c) Zur Entstehung der Schleimkörper. Virchows Arch. **21**, 106—115 (1861). (d) Über das Darmepithel des *Cobitis fossilis.* Würzburg. naturwiss. Z. **1862.** (e) Neue Untersuchungen über Flimmerepithel im *Vogel*darm. Z. Zool. **11**, 95 (1862). (f) Über den feineren Bau der Darmschleimhaut. Würzburg. naturwiss. Z. **5**, 23—33 (1864). — **Ebner, V. v.:** (a) Die acinösen Drüsen der Zunge und ihre Beziehungen zu den Geschmacksorganen. Graz **1873.** (b) Handbuch der Gewebelehre des *Menschen* von Koelliker, 6. Aufl., Bd. 3. Leipzig 1899—1902. — **Ecker:** Z. rat. Med. **2** (1852). — **Edinger, L.:** Über die Schleimhaut des *Fisch*darmes nebst Bemerkungen zur Phylogenese der Drüsen des Darmrohres. Arch. mikrosk. Anat. **13**, 651—692 (1877). — **Edwards, H. C.:** Diverticula of the duodenum and jejunum. Lancet **1934.** — **Eggeling, H. v.:** (a) Über die Hautdrüsen der *Monotremen*. Anat. Anz. **18**, Erg.-H., 29—42 (1900). (b) Über die Stellung der Milchdrüse zu den übrigen Hautdrüsen. 2. Die Entwicklung der Mammardrüsen, Entwicklung und Bau der übrigen Hautdrüsen der *Monotremen*. Denkschr. med. nat. Ges. Jena **7**, 173—204 (1901). (c) 3. Die Milchdrüsen und Hautdrüsen der *Marsupialier*. Denkschr. med. nat. Ges. Jena **7**, 299—332 (1905). (d) Dünndarmrelief und Ernährung bei *Knochenfischen*. Jena. Z. Naturwiss. **43**, 417—529 (1907). (e) Inwieweit ist der Wurmfortsatz am menschlichen Blinddarm ein rudimentäres Gebilde? Anat. Anz. **53**, 401—428 (1920). (f) Hautdrüsen. Handbuch der vergleichenden Anatomie von Bolk, Göppert, Kallius u. Lubosch, Bd. 1, 1931, S. 633—692. — **Egounoff, S.:** Développement histologique du tube digestif de la *Truite*. Rev. Suisse Zool. **15**, 19—74 (1907). — **Eimer, Th.:** (a) Zur Fettresorption und zur Entstehung der Schleim- und Eiterkörperchen. Virchows Arch. **38**, 428—432 (1866). (b) Zur Becherfrage. Virchows Arch. **40**, 282—283 (1867). (c) Zur Geschichte der Becherzellen, insbesondere derjenigen der Schleimhaut des Darmkanals. Diss. Berlin 1868. (d) Über Becherzellen. Virchows Arch. **42**, 480 bis 545 (1868). (e) Die Wege des Fettes in der Darmschleimhaut bei seiner Resorption. Virchows Arch. **48**, 119—176 (1869). (f) Neue und alte Mitteilungen über Fettresorption im Dünndarm und im Dickdarm. Biol. Zbl. **4**, 580—600 (1884). — **Eisberg, H. B.:** Intestinal Arteries. Anat. Rec. **28**, 227—242 (1924). — **Eklöf, H.:** Chondriosomenstudien an den Epithel- und Drüsenzellen des Magen-Darmkanals und der Oesophagusdrüsenzellen bei *Säugetieren*. Anat. H. **51**, 1—228 (1914). — **Ellenberger, W.:** (a) Die physiologische Bedeutung des Blinddarmes der *Pferde*. Arch. Thierheilk. **5**, 399—453 (1879). (b) Handbuch der vergleichenden Histologie und Physiologie der *Haussäugetiere*. Berlin 1884 u. 1890. (c) Über die eosinophilen Körnchenzellen der Darmschleimhaut. Arch. Tierheilk. **11**, 269 (1885). (d) Beiträge zur Frage des Vorkommens, der anatomischen Verhältnisse und der physiologischen Bedeutung des Cöcums, des Processus vermiformis und des cytoblastischen Gewebes in der Darmschleimhaut. Arch. f. Physiol. **1906,** 139—186. (e) Grundriß der vergleichenden Histologie der *Haussäugetiere*, 3. Aufl. Berlin 1908. (f) Handbuch der vergleichenden mikroskopischen Anatomie der *Haustiere*. Berlin 1911. — **Ellenberger, W. u. H. Baum:** Handbuch der vergleichenden Anatomie der *Haustiere*. Berlin 1926. — **Ellenberger, W. u. G. Günther:** Grundriß der vergleichenden Histologie der *Haussäugetiere*, 2. Aufl. Berlin 1901. — **Ellenberger, W. u. C. Müller:** Handbuch der vergleichenden Anatomie der *Haustiere*, 8. Aufl. Berlin 1896. — **Ellenberger, W. u. Scheunert:** Die Verdauung. Lehrbuch der Physiologie des *Menschen* von Zuntz u. Loewy, S. 468—549. Leipzig 1909. — **Elliot, T. R.** and **E. Barclay-Smith:** Antiperistalsis and other muscular activities of the colon. J. of Physiol. **31**, 272—304 (1904). — **Ellis, M.:** A vermiform appendix in the domestic *Cat*. P. Tr. Nova Scotia Inst. Sci. Halifax **17**, 26—31 (1928). — **Elwyn, A.:** A *human* double appendix. Anat. Rec. **27**, 180—181 (1924). — **Elze, C.:** Beiträge zur Histologie des embryonalen *Säugetier*darmes. Diss. Freiburg i. Br. **1909.** — **Elze, G. u. Ganter:** Zur Darmlänge in vivo. Z. exper. Med. **66** (1929). — **Emiliani, P. u. G. Bazzocchi:** Modificazioni delle fibre reticolate ed elastiche nelle varie forme di appendicite. Arch. ital. Chir. **35**, 473—514 (1933). — **Endres, H.:** Anatomisch-entwicklungsgeschichtliche Studien über die formbildende Bedeutung des Blutgefäß-Apparates unter besonderer Berücksichtigung der damit verbundenen mechanischen Einflüsse. Arch. mikrosk. Anat. **40**, 435—483 (1892). — **Engel, D.:** (a) Zur Genese der Darmcarcinoide. Z. angew. Anat. **7**, 385—401 (1921). (b) Sind die Carcinoide Progonoblastome? Virchows Arch. **244**, 38—44 (1923). — **Engel, E. O.:** Das Rectum der *Dipteren* in morphologischer und histologischer Hinsicht. Z. Zool. **122** (1924). — **Engelmann, Th. W.:** (a) Über die peristaltische Bewegung, insbesondere des Darmes. Pflügers Arch. **4**, 37 (1871). (b) Zur Anatomie und Physiologie der Flimmerzellen. Pflügers Arch. **23** (1880).— **Enriques, P.:** (a) La milza come organo d'escrezione ed i leucociti pigmentati del duodeno *(Rana esculenta)*. Arch. ital. Anat. **1**, 347—361 (1902). (b) Über pigmentierte Wanderzellen des *Frosches*. Anat. Anz. **24**, 542—544 (1904). — **Erdely, A.:** Untersuchungen über die Eigenschaften und die Entstehung der Lymphe. V. Über die Beziehungen zwischen Bau und Funktion des lymphatischen Apparates des Darmes. Z. Biol. **46** (N. F. **28**), 119 (1905). — **Erdely, A. u. L. Asher:** Über Beziehungen zwischen Bau und Funktion des lymphatischen Apparates des Darmes. Zbl. Physiol. **16**, 705—709 (1903). — **Erdmann, L. C.:** Resorptionswege in der Schleimhaut des Dünndarmes. Diss. Dorpat 1867. — **Erhard, H.:** Studien über Flimmerzellen. Arch. exper. Zellforsch. **4**, 309—442 (1910). — **Erhart, B. M.:** Plicae intestinales na ultima porção do intestino ileo. Revista Biol. Hyg. **4**, 98—99 (1933). — **Ermann:** Untersuchungen über das Gas in der Schwimmblase der *Fische* und über Mitwirkung des Darmkanals zum Respirationsgeschäft bei der *Fischart Cobitis fossilis*. Gilberts Ann. Physiol. **30**, 113 (1808). — **Ernst, F.:** Über die Anordnung der Blutgefäße in den Darmhäuten. Diss. Zürich 1851. — **Erös, G.:** (a) Über die argentaffinen Zellen der Schleimhaut des

Magen-Darmtraktes. Frankf. Z. Path. **36**, 402—418 (1928). (b) Über die Bedeutung der argentaffinen Zellen. Frankf. Z. Path. **40** (1931). (c) Eine neue Darstellungsmethode der sog. „gelben" argentaffinen Zellen des Magendarmtraktes. Zbl. Path. **54**, 385 (1932). (d) Untersuchungen über die klinische und biologische Bedeutung der „argentaffinen" Zellen des Magen-Darmtraktes. Die Bedeutung der „argentaffinen" Zellen des Magen-Darmtraktes bei der perniziösen Anämie. Wien. klin. Wschr. **1933**. — **Erspamer, V.:** (a) Cellule enterocromaffini e cellule argentofile nel pancreas di alcuni *Mammiferi* (Nota prev.). Monit. zool. ital. **45**, 225—230 (1934). (b) Le cellule enterocromaffini della cavia e del coniglio dopo trattamento con pilocarpina, istamina ed acetilcolina. Biochemica e Ter. sper. **22**, 390—394 (1935). — **Eschricht, D. F.:** Zoologisch-anatomisch-physiologische Untersuchungen über die nordischen *Waltiere*. Leipzig 1849. — **Esveld, L. W. van:** (a) Die Nervenelemente in der Darmwand und das Verhalten von plexushaltigen und plexusfreien Darmpräparaten. Diss. Utrecht 1927. (b) Über die nervösen Elemente in der Darmwand. Z. mikrosk.-anat. Forsch. **15**, 1—42 (1928). — **Eternod, A. C. F.:** Il y a un lécithophore dans l'embryon humain. Bibl. Anat. **15**, 247 (1906). — **Evangelista, A.:** Sull'assorbimento dei grassi da parte del grosso intestino. Tommasi **3**, 126—130 (1908). — **Evans, H. M.:** Die Entwicklung des Blutgefäßsystems. Handbuch der Entwicklungsgeschichte des *Menschen* von KEIBEL u. MALL Bd. 2, S. 551—688. Leipzig 1911. — **Evans, L. Th.:** The development of the choledochus and pancreatic ducts in the *Gecko Gymnodactylus kotschyi*. Z. Anat. **104**, 258—265 (1935). — **Evenius, J.:** Die Entwicklung des Zwischendarms der *Honigbiene (Apis mellifica L.)*. Zool. Anz. **63** (1925). — **Exner, A.:** Wie schützt sich der Verdauungstrakt vor Verletzungen durch spitze Fremdkörper. Pflügers Arch. **89**, 253—280 (1902). — **Exner, S.:** Bemerkungen zur vorstehenden Abhandlung von Dr. L. HOFBAUER: „Über die Resorption künstlich gefärbter Fette". Pflügers Arch. **85**, 628—635 (1901).

Faber, K. u. **C. E. Bloch:** Über die pathologischen Veränderungen im Digestionstractus bei der perniziösen Anämie und über die sog. Darmatrophie. Z. klin. Med. **40** (1900). — **Fahr, Th.:** Über Nischenbildung im Anfangsteil des Duodenums. Verh. path. Ges. **1928**, 512—517. — **Fahrenholz, C.:** Ein junges menschliches Abortiv-Ei. Z. mikrosk.-anat. Forsch. **8** (1927). — **Fallopio, G.:** (a) Observationes anatomicae. Venetiis 1561,105. (b) Tractatus quinque de partibus similaribus humani corporis. Norimberg 1575. — **Favilli, N.:** (a) Intorno alla struttura dell'elemento muscolare nell'intestino tenue della *capra*. Pisa 1921. (b) Contributo allo studio della «lamina muscularis mucosae» nell'intestino di alcune specie di *Vertebrati domestici*. Arch. ital. Anat. **31**, 169—191 (1933). (c) Glandule di BRUNNER (duodenali) nel *bue*, nella *pecora* e nella *capra*. Riv. Biol. **16**, 245—265 (1934). — **Fawcett, E.:** Some anatomical Observations from the Post mortem Room. J. Anat. a. Physiol. **34**, 20—24 (1900). — **Faykiss, F. v.:** Die Divertikel des Wurmfortsatzes. Magy. orv. Arch. **27**, 178 bis 184 (1926). — **Feldmann, S.:** Über die Histologie des Verdauungstraktes des braunen *Bären*. Diss. Bern 1923. — **Felix, W.:** Zur Leber- und Pankreasentwicklung. Arch. f. Anat. **1892**, 281—323. — **Fetzer, M.:** Über ein durch Operation gewonnenes menschliches Ei, das in seiner Entwicklung etwa dem PETERSschen Ei entspricht. Anat. Anz. **37**, Erg.-H., 112—126 (1910). — **Fetzer, M.** u. **J. Florian:** Der Embryo „Fetzer" mit beginnender Axialmesodermbildung und bereits angelegter Kloakenmembran. Z. mikrosk.-anat. Forsch. **21**, 351—461 (1930). — **Feyrter, F.:** (a) Zur Lehre von der Polypenbildung im menschlichen Darm. Wien. med. Wschr. **1929**. (b) Nebenpankreas und Adenomyom des Darmes. Wien. med. Wschr. **1929**. (c) Herdförmige Lipoidablagerungen in der Schleimhaut des Magens. Virchows Arch. **273**, 736—741 (1929). (d) Zur Frage der Carcinoide. Verh. dtsch. path. Ges. **1931**, 286—289. (e) Über angeborene heterope knotige Gewebswucherungen des menschlichen Magens und Darmes. Z. mikrosk.-anat. Forsch. **27**, 519—580 (1931). (f) Beiträge zur Geschwulstlehre. (Nach Untersuchungen am menschlichen Darm.) I. Polypen und Krebs. Beitr. path. Anat. **86**, 663—760 (1931). (g) II. Über Wucherungen der BRUNNERschen Drüsen. Virchows Arch. **293**, 509—526 (1934). (h) Carcinoid und Carcinom. Erg. Path. **29**, 305—489 (1934). — **Fichera, G.:** Über die Verteilung des Glykogens in verschiedenen Arten experimenteller Glykosurie. Beitr. path. Anat. **36** (1904). — **Filimowski, L.:** Über die Veränderungen innerhalb der Darmepithelschicht von Embryonen an der Grenze zwischen Magen und Duodenum. Bull. internat. Acad. Sci. Cracovie **1900**, 156—157. — **Filippi, P. de:** (a) La cellula enterocromaffine e la cellula di PANETH in varie condizioni di dieta (Ricerche sperimentali su ratti albini). Boll. Soc. med.-chir. Pavia **43**, 491—497 (1929). (b) Le cellule enterocromaffini nei *pesci*. Boll. Soc. med.-chir. Pavia **44**, 441—444 (1930). (c) Le cellule enterocromaffini degli *anfibi*. Arch. Zool. ital. **14**, 365—371 (1930). — **Fischel, A.:** (a) Untersuchungen über vitale Färbung. Anat. H. **16** (1901). (b) Lehrbuch der Entwicklung des *Menschen*. Wien-Berlin 1929. (c) Über die Entwicklung der Keimdrüsen des *Menschen*. Z. Anat. **92**, 34—72 (1930). (d) Grundriß der Entwicklung des Menschen. Berlin-Wien 1931. — **Fischer, H.:** Der experimentelle Beweis für die Unschädlichkeit des Dickdarmverschlusses beim *Frosch*. Anat. Anz. **40**, 195—199 (1911). — **Fischl, L.:** (a) Über die PANETHschen Zellen des Dünndarms. Arch. Verdgskrkh. **16** (1910). (b) Über die Sensibilität des Verdauungstractus beim *Menschen*. Münch. med. Wschr. **1920** I, 604. — **Fischl, R.:**

Über das Elastingewebe des Säuglingsdarmes. Jb. Kinderheilk. **57**, 439—443 (1903). — **Fissanowitsch, A. L.:** Typen- und Altersanatomie des Caecum und der Appendix bei Säuglingen und deren Bedeutung in der Pathogenese der Appendicitis. Sovjet. Pediatr. **4**, 18—24 (1935). — **Fitchet, S. M.:** Imperforate Anus. Boston med. J. **195**, 25—31 (1926). — **Flemming, W.:** (a) Beiträge zur Kenntnis der Zelle und ihrer Lebenserscheinungen. II. Arch. mikrosk. Anat. **18**, 151—259 (1880). (b) Schlußbemerkungen über die Zellenvermehrung in den lymphoiden Drüsen. Arch. mikrosk. Anat. **24**, 335—361 (1885). (c) Über die Regeneration verschiedener Epithelien durch mitotische Zellteilung. Arch. mikrosk. Anat. **24**, 371 bis 398 (1885). (d) Über den Bau und die Einteilung der Drüsen. Arch. f. Anat. **1888**. (e) Morphologie der Zelle. Erg. Anat. **7** (1897—1898). (f) Über Cuticularsäume und ihren Bau und die physiologischen Hypothesen über Fettresorption im Darm. Münch. med. Wschr. **1898**. — **Flesch, M.:** Bemerkungen zu dem Aufsatz von E. Jacobshagen „Zur Morphologie des menschlichen Blinddarmes". Anat. Anz. **56**, 507—513 (1923). — **Florence, L.:** Branched Tubular and Flask-shaped Intestinal Glands in some Domestic Animals. Amer. J. Anat. **31**, 139—159 (1922). — **Florey, H.:** Experimental inflammation of the colon: (a) Relationship of mucus production in goblet-cells to the Golgi-Apparatus; (b) mitochondrial changes. Brit. J. exper. Path. **13**, 349—359 (1932). — **Florey, H. W.** and **H. E. Harding:** A humoral control of the secretion of Brunners glands. Proc. roy. Soc. Lond. B **117**, 68—77 (1935). — **Florian, J.:** (a) Über zwei junge menschliche Embryonen. Anat. Anz. **63**, Erg.-H., 184—192 (1927). (b) Ein junges menschliches Ei in situ. Z. mikrosk.-anat. Forsch. **13**, 500—590 (1928). (c) Über die Ausbildung des Stieles und die Ausdehnung der Amnionhöhle gegen das Stielgewebe bei jungen menschlichen Embryonen. Spisy lék. Fak. masaryk Univ. Brno (tschech.) **8**, 1—26 (1930). — **Florian, J.** u. **O. Völker:** Über die Entwicklung des Primitivstreifens, der Kloakenmembran und der Allantois beim *Menschen*. Z. mikrosk.-anat. Forsch. **16**, 75—100 (1929). — **Flower, W. H.:** Lectures on the comparative Anatomy of the *mammalia*. Med. Tim. a. Gaz. **1**, 2 (1872). — **Fohmann, V.:** Mémoire sur les vaisseaux lymphatiques de la peau, des membranes muqueuses, séreuses, du tissu musculaire et nerveux. Liége 1833. — **Follmann, J.:** Über den Bau der Magenschleimhaut der *Forelle* und einiger *karpfenähnlicher Fische*. Diss. Bern 1927. — **Forbes, A.:** On the Anatomy of the African *Elephant (Elephas africanus*, Blum.*)*. Proc. zool. Soc. Lond. **1879**, 420—435. — **Forßner, Hj.:** (a) Die angeborenen Darm- und Oesophagusatresien. Anat. H. **34**, 1—163 (1907). (b) Zur Pathogenese der angeborenen Darm- und Oesophagusatresien. Arch. klin. Chir. **100**, 477 bis 497 (1913a). (c) Ein Beitrag zur Pathogenese der angeborenen Darmatresien. Zbl. Chir. **6** (1913b). — **Forster, A.:** Zur Anatomie der primären Peritoneumfalten des Caecalapparates und der Recessus ileo-caecales. Anat. H. **56**, 1—170 (1918). — **Fortunatow, A.:** Über die Fettresorption und histologische Struktur der Dünndarmzotten. Pflügers Arch. **14**, 285 bis 292 (1877). — **Fowler, R. H.:** Complete congenital Atresia of the Ileum. Med. Rec. **89**, 1039 (1914). — **Fraenkel, Eug.:** Über die Blutgefäßversorgung des Wurmfortsatzes. Fortschr. Röntgenstr. **9**, 1—6 (1905). — **Franke, K.:** Über die Lymphgefäße des Dickdarmes. Arch. f. Anat. **1910**, 191—213. — **Frassi, L.:** Über ein junges menschliches Ei in situ. Arch. mikrosk. Anat. **70** (1907). — **Frazzetto, S.:** Aspetti del villo intestinale di Cavia durante il digiuno. Arch. ital. Anat. **28**, 569—593 (1931). — **Frenzel, J.:** Zum feineren Bau des Wimperapparates. Arch. mikrosk. Anat. **28** (1886). — **Frey, H.:** (a) Histologie und Histochemie des *Menschen*. 2. H. Leipzig 1859. (b) Die Lymphgefäße der Colonschleimhaut. Z. Zool. **12**, 336—353 (1863). (c) Über die Chylusgefäße der Dünndarmschleimhaut. Z. Zool. **13**, 1—27 (1863). (d) Über die Lymphbahnen der Peyerschen Drüsen. Z. Zool. **13**, 28—85 (1863). (e) Die Lymphwege einer Peyerschen Plaque beim *Menschen*. Virchows Arch. **26**, 344—357 (1863). (f) Handbuch der Histologie und Histochemie des *Menschen*, 5. Aufl. Leipzig 1876. — **Frieben, A.:** Zur normalen Anatomie und Histologie des Wurmfortsatzes. Jb. Hamb. Staatskrk.anst. **7** II (1902). — **Friedel, G.:** Anus duplex. Arch. klin. Chir. **81**, 531—535 (1906). — **Friedenthal, H.:** Über die bei der Resorption der Nahrung in Betracht kommenden Kräfte. Arch. f. Physiol. **217**, 281 (1900). — **Friedmann, J.:** Ein Beitrag zur Kenntnis der basalgekörnten, gelben Zellen des Darmtraktes beim Menschen. Z. mikrosk.-anat. Forsch. **36**, 99—136 (1934). — **Friedreich:** Einiges über die Struktur der Cylinder- und Flimmerepithelien. Virchows Arch. **15**, 535—540 (1858). — **Fries, E.:** Über die Fettresorption und die Entstehung der Becherzellen. Virchows Arch. **40**, 519—531 (1867). — **Fromme, F.:** Untersuchungen über die Tunica muscularis, die Ostia und die Plicae permanentes am Dickdarm der *Haussäugetiere*. Diss. Paderborn 1917. — **Fürth, O.:** Neue Fragestellungen auf dem Gebiete der physiologischen Chemie der Verdauung. Wien. klin. Wschr. **1929** II, 1077. — **Fuhrmann, L.:** Angeborene Duodenalatresie. Festschrift 10jähriges Bestehen Akademie für praktische Medizin Köln, 1915. S. 629—636. — **Funke:** Beiträge zur Physiologie der Verdauung. II. Durchgang des Fettes durch das Darmepithel. Z. Zool. **7**, 315—327 (1856). — **Fusari, R.:** (a) Sur les phénomènes que l'on observe dans la muqueuse du canal digestif durant le développement du fétus *humain*. Arch. ital. Biol. **42** (1904). (b) Sui fenomeni che si osservano nella mucosa del canale digerente durante lo sviluppo del feto *umano*. Arch. Sci. med. **28**, 213—220 (1904). (c) Sulle modificazioni che la mucosa del tubo digerente subisce durante lo sviluppo del feto *umano*. Giorn. Accad. med. Torino **67**, 314—316 (1904). (d) Contribution à l'étude de la forme et de la disposition des villosités intestinales chez l'*homme*. Arch. ital. Biol. **42**, 63—77 (1904). (e) Contributo allo studio della forma e della disposizione dei villi intestinali nell'*uomo*. Scritti med. in onore di G. Bozzolo, p. 33—44. Torino 1904. (f) Sulla fasi tardive di sviluppo della mucosa intestinale dell'*uomo*. Atti Accad. naz. Lincei **13**, 326—328 (1904). (g) Un metodo simplice di colorazione dettiva dei granuli delle cellule del Paneth nell' intestino *umano*. Giorn. Accad. med. Torino **1906**. — **Fuß, A.:** Die Geschlechtszellen des *Menschen* und der *Säugetiere*. Arch. mikrosk. Anat. **81** (1912).

Gadow, H.: (a) *Vögel*. Klassen und Ordnungen des Tierreiches von Bronn, S. 685—713. Leipzig 1869—1891. (b) Versuch einer vergleichenden Anatomie des Verdauungssystemes der *Vögel*. Jena. Z. Naturwiss. **1879**. (c) Remarks on the cloake and on the copulatory organs of the *amniota*. Philos. trans. roy. Soc. Lond. **178** (1888). (d) On the taxonomic value of the intestinal convolutions in *birds*. Proc. zool. Soc. Lond. **1889**, 303—316. — **Gaetani, G. F. de:** Sulla morfologia dei villi intestinali dell'*uomo*. Arch. Sci. med. **52**, 48—64 (1928). **Gage, S. H.:** The ampulla of Vater and the pancreatic ducts in the domestic *cat (Felis domestica)*. Amer. Quart. microsc. **1**, 169 (1879). — **Gage, S. H. and S. Ph. Gage:** Changes in the ciliated areas of the alimentary canal of the *Amphibia* during development and the relation to the mode of respiration. Proc. amer. Assoc. advanc. Sci. **39** (1890). — **Galeati, D. G.:** De cribriformi intestinorum tunica. De Bononiensi Scientiarum et Artium Instituto atque Academia Commentarii, Vol. 1, p. 359—370. Bononiae 1731. — De cribriformi intestinorum tunica. Commentarii Acad. Bononiensis, Vol. 1, p. 539. 1748. — **Galeotti, G.:** Über die Granulationen in den Zellen. Internat. Mschr. Anat. u. Physiol. **12**, 116 (1895). — **Ganghofer u. J. Langer:** Über die Resorption genuiner Eiweißkörper im Magendarmkanal neugeborener *Tiere* und *Säuglinge*. Münch. med. Wschr. **1904 II**, 1497. — **Ganter, G.:** Über die Länge des menschlichen Darmes. Z. exper. Med. **48** (1926). — **Gatzky, P.:** Untersuchungen über die chemische Natur des Darmschleimes. Diss. Bonn. 1897. — **Gaupp, E.:** A. Eckers und R. Wiedersheims Anatomie des *Frosches*. Braunschweig 1904. — **Gay, A.:** Die Circumanaldrüsen des *Menschen*. Sitzgsber. Akad. Wiss. Wien, Math.-naturwiss. Kl. II **73** (1871). — **Gegenbaur, C.:** (a) Lehrbuch der Anatomie des *Menschen*, 3. Aufl. Leipzig 1888; 7. Aufl., 1899. (b) Vergleichende Anatomie der *Wirbeltiere* mit Berücksichtigung der *Wirbellosen*. Leipzig 1901. — **Gehuchten, A. van:** Recherches histologiques sur l'appareil digestif de la *larve de Ptychoptera contaminata*. Cellule 1890. — **Genadiew, A. N.:** Zur Frage über das Meckelsche Divertikel und dessen Blutversorgung nebst Beschreibung eines Falles persistierender A. omphalo-mesenterica. Učen. Zap. Kazan. Univ. (russ.) **4**, 483—541 (1928).— **Georgieff, A.:** Long appendice caecal à disposition embryonnaire. Bull. et Mém. Soc. anat. Paris. **74**, 571—572 (1899). — **Gerard, L., R. Cordier** et **L. Lison:** Sur la nature de la reaction chromaffine. Bull. Hist. appl. **7** (1930). — **Gerhardt, U.:** Das *Kaninchen*. Leipzig 1909. — **Gerlach, J. v.:** (a) Beobachtungen einer tödlichen Peritonitis, als Folge einer Perforation des Wurmfortsatzes. Z. ration. Med. **6** (1847). (b) Handbuch der Gewebelehre, 2. Aufl. Wien 1860. — **Gerlach, L.:** Über den Auerbachschen Plexus myentericus. Ber. Verh. sächs. Ges. Wiss. Leipzig, Math.-physik. Kl. **25** (1873). — **Gerold, E.:** Untersuchungen über den Processus vermiformis des *Menschen*. Diss. München 1891. — **Gerota, D.:** (a) Die Lymphgefäße des Rectums und des Anus. Arch. f. Anat. **1895**, 240—256. (b) Über Lymphscheiden der Auerbachschen Plexus myentericus der Darmwand. Sitzgsber. preuß. Akad. Wiss., Physik.-math. Kl. **12**, 887—888 (1896). (c) Sur la gaine du plexus myentéricus de l'intestin. Anat. Anz. **13**, Erg.-H., 117—118 (1897). — **Gerstenberger, F.:** Die Analbeutel des *Hundes* und ihre Beziehungen zum Geschlechtsapparat. Diss. Zürich 1919. — **Gervais, P. H.:** Structure de l'intestin grèle chez le *Rhinocéros*. J. de Zool. **4**, 465—474 (1875). — **Giacomini, G.:** Annotations sur l'anatomie du *négre*. Système digestif. Arch. ital. Biol. **6**, 264—304 (1884). **Gianelli, L.:** (a) Contributo allo studio della origine filogenetica delle ghiandole del Brunner Monit. zool. ital. **14:** 198—202 (1903). (b) Note anatomiche sull'appendice cecale. Atti Accad. Soc. med. naz. Ferrara **77**, 203—212 (1903). (c) Sulle modificazioni strutturali della mucosa nel passagio della parete gastrica nella parete intestinale in corrispondenza del piloro. Monit. zool. ital. **45**, 103—113 (1934). — **Gianelli, L. e E. Giacomini:** Ricerche istologiche sul tubo digerente dei *Rettili*. III. Proc. Verb. Accad. fisiocrit. Siena **1896**. — **Gianelli, L. e B. Lunghetti:** Ricerche anatomocomparative sul punto di passaggio dell'intestino medio nel terminale. Atti Accad. Soc. med. naz. Ferrara **75**, 285—312 (1901). — **Gierke, E.:** Physiologische und pathologische Glykogenablagerung. Erg. path. Anat. **1907**, 871 — **Giglio-Tos, E.:** L'ematopoesi nella *Lampreda*. Arch. ital. Biol. **27**, 459—473 (1897). — **Glaessner, K.:** Über die Funktion der Brunnerschen Drüsen. Beitr. chem. Physiol. u. Path. **1**, 105—113 (1902). — **Gleize-Rambal, L.:** (a) Sur l'individualité anatomique du colon descendant. C. r. Soc. Biol. Paris **99**, 2015—2016 (1928). (b) L'individualité structurale du colon descendant. C. r. Soc. Biol. Paris **100**, 368—370 (1929). — **Glimstedt, G.:** Das Leben ohne Bakterien. Sterile Aufziehung von *Meerschweinchen*. Anat. Anz. **75**, Erg.-H., 79—89 (1932). — **Glinsky:** Zur Kenntnis des Baues der Magenschleimhaut der *Wirbeltiere*. Zbl. med. Wiss. **1883**, 225—227. — **Goebel, C.:** Über Pigmentablagerung in der Darmmuskulatur.

Virchows Arch. **136**, 482—522 (1894). — **Göppert, E.**: Die Entwicklung und das spätere Verhalten des Pankreas der *Amphibien*. Gegenbaurs Jb. **17**, 100—122 (1891). — **Goerttler, K.**: (a) Bau und Mechanik der menschlichen Darmwand. Anat. Anz. **72**, Erg.-H., 169—173 (1931). (b) Der konstruktive Bau der menschlichen Darmwand. Gegenbaurs Jb. **69**, 329—379 (1932). — **Goldmann, E.**: (a) Die äußere und innere Sekretion des Organismus im Lichte der vitalen Färbung. Tübingen 1909. (b) Neue Untersuchungen über die innere und äußere Sekretion im gesunden und kranken Organismus im Lichte der vitalen Färbung. Tübingen 1912. — **Goldner, J.**: Le problème de la régénération de l'épithélium intestinal. Bull. Histol. appl. **6**, 79—95 (1929). — **Goldschmidt, R.**: Der Chromidialapparat lebhaft funktionierender Gewebszellen. Biol. Zbl. **24** (1904). — **Golgi, C.**: Sur une fine particularité de structure de l'épithélium de la muqueuse gastrique et intestinale de quelques *vertébrés*. Arch. ital. Biol. **51**, 213—245 (1909). — **Goodsir, J.**: On the structure of the intestinal villi in Man and certain of the *Mammalia*, with some observations on digestion, and the absorption of Chyle. Edinburgh new. Phil. J. **33**, 165—174 (1842). — **Graeper, L.**: Die Primitiventwicklung des *Hühnchens* nach stereokinematischen Untersuchungen, kontrolliert durch vitale Farbmarkierung und verglichen mit der Entwicklung anderer *Wirbeltiere*. Arch. Entw.-mechan. **116**, 382—429 (1929). — **Graf, C. de**: Een MECKELsch Divertikel bij het varken van bijzondere grootte. Tijdschr. Diergeneesk. **59**, 512—514 (1932). — **Graff, K.**: Lehrbuch der Gewebe und Organe der *Haussäugetiere*. Jena 1880. — **Graham, A.**: On the structure and function of the alimentary canal of the *limpet*. Trans. roy. Soc. Edinburgh **57**, 287—308 (1932). — **Grant, J. C. Borleau**: Duodenal Diverticula. J. of Anat. **57**, 357—359 (1923). — **Greene, Ch. W.**: Anatomy and Histology of the alimentary tract of the *King Salmon*. Bull. Bureau Fishries Washington **32**, 75—100 (1913). — **Greenwood, M.**: On retractile cilia in the intestines of *Lumbricus terr*. J. of Physiol. **13**, 239—259 (1892). — **Greschik, Eug.**: (a) Mikroskopische Anatomie des Enddarmes der *Vögel*. Aquila **19**, 209—269 (1912). (b) Histologie des Darmkanals der *Saatkrähe (Corvus frugilegus L.)*. Aquila **21**, 121—136 (1914). (c) Das Mitteldarmepithel der *Tenthredinidenlarven*; die Beteiligung des Kernes an der blasenförmigen Sekretion. Anat. Anz. **48**, 427—448 (1915). (d) Über den Darmkanal von *Ablepharus pannonicus* Fitz. und *Anguis fragilis* L. Anat. Anz. **50**, 70—80 (1917). (e) Der Verdauungskanal und der obere Kehlkopf des gelbköpfigen *Goldhähnchens (Regulus cristatus* Koch). Aquila **25** (1918). (f) Über PANETHsche Zellen und basalgekörnte Zellen im Dünndarm der *Vögel*. Aquila **29**, 149—155 (1922). — **Grieb, A.**: Ricerche interno ai nervi del tubo digerente dell'*Helix aspera*. Mem. Soc. ital. Sci. Napoli **6** (1887). — **Griesbach, H.**: Der Darm des *Iltis (Putorius foetidus)*. Dtsch. tierärztl. Wschr. **1927** I, 23. 24. — **Grimm, J. D.**: Ein Beitrag zur Anatomie des Darmes. Diss. Dorpat 1866. — **Grobben-Claus**: Lehrbuch der Zoologie, 3. Aufl. Marburg 1917. — **Groebbels, F.**: Funktionelle Anatomie und Histophysiologie der Verdauungsdrüsen. Handbuch der normalen pathologischen Physiologie von BETHE usw., Bd. 3, B/II, S. 547—681. Berlin 1927. — **Gross, W.**: Problem der Appendixphysiologie. Arch. klin. Chir. **148**, 626—635 (1927). — **Grosser, O.**: (a) Vergleichende Anatomie und Entwicklungsgeschichte der Eihäute und der Placenta mit besonderer Berücksichtigung des *Menschen*. Wien. 1909. (b) Ein menschlicher *Embryo* mit Chordakanal. Anat. H. **47**, 649—686 (1913). (c) Altersbestimmung junger menschlicher *Embryonen;* Ovulations- und Menstruationstermin. Anat. Anz. **47**, 264—283 (1914). (d) Zur Kenntnis der Trophoblastschale bei jungen menschlichen Eiern. Z. Anat. **66**, 179—198 (1922). (e) Junge menschliche *Embryonen*. Erg. Anat. **25** (1924). (f) Zur Phylogenese der Placenta. Anat. Anz. **68**, 297—300 (1929). — **Grosz**: Über den Perinealsack von *Cavia cobaya* und seine Drüsen. Z. Zool. **78**, 261 (1905a). — Beiträge zur Anatomie der accessorischen Geschlechtsdrüsen der *Insectivoren* und *Nager*. Arch. mikrosk. Anat. **66**, 567 (1905b). **Grote, G.**: Über die Glandulae anales des *Kaninchens*. Diss. Königsberg 1891. — **Gruby** u. **Delafond**: Résultats des recherches faites sur l'anatomie et les fonctions des villosités intestinales, l'absorption, la préparation et la composition organique du chyle dans les *animaux*. C. r. Acad. Sci. Paris **16**, 1194—1200 (1843). — **Grünhagen, A.**: (a) Über Fettresorption im Darme. Anat. Anz. **2**, 424—425, 493—494 (1887). (b) Über Fettresorption und Darmepithel. Arch. mikrosk. Anat. **29**, 139—146 (1887). — **Grützner, P.**: Notizen über einige ungeformte Fermente des *Säugetier*organismus. Pflügers Arch. **12**, 285—307 (1876). — **Grzybowski, J.**: Théorie de JACOBSHAGEN et les Bandelettes du processus vermiculaire. Med. doświadcz. i społ. (poln.) **4**, 5 (1925). — **Günther, A.**: Contribution to the Anatomy of *Hatteria*. Philos. trans. roy. Soc. Lond. **1867**. — **Guieysse-Pellissier, A.**: (a) Etude sur la structure du noyau des cellules épithéliales de l'intestin de *Scyllium catulus*. C. r. Soc. Biol. Paris **71**, 553—555 (1911). (b) Caryoanabiose et greffe nucléaire. Archives Anat. microsc. **1**, 1—54 (1912). (c) Etude de l'épithélium intestinal de la rousette *(Scyllium catulus* Cuv.) etc. Archives Anat. microsc. **14**, 469—514 (1913). (d) Intestinale Anatomie et histologie comparées. Dictionaire de physiologie von CHARLES RICHET, Tome 9, p. 500—522. Paris 1913. — **Gulland, L.**: (a) The Development of Adenoid Tissue, with special reference to the Tonsil and Thymus. Lab. Rep. Coll. Physicians Edinburgh **3**, 157—176 (1891). (b) The Minute Structure of the Digestive Tract of the *Salmo*, and the Changes which occur in it in Fresh Water. Rep. Fish.

Board Scotland to Parliament **1898**; Anat. Anz. **14**, 441—455 (1898). — **Gullotta, G.:** Sui diverticoli dell'appendice. Sperimentale **79**, 203—287 (1925). — **Gundobin, N.:** Über den Bau des Darmkanales bei Kindern. Jb. Kinderheilk. **33**, 439—473 (1891). — **Gurwitsch, A.:** Morphologie und Biologie der Zelle. Jena 1904. — **Gutherz, S.:** Über den Ursprung der Geschlechtszellen. Arch. mikrosk. Anat. **92** (1919).

Haecker, V.: Die Keimbahn von *Cyclops*. Arch. mikrosk. Anat. **49** (1897). — **Häggqvist, G.:** Gewebe und Systeme der Muskulatur. Handbuch der mikroskopischen Anatomie des *Menschen* von v. MÖLLENDORFF, Bd. 2/3, S. 1—247. Berlin 1931. — **Hafferl, A.:** Zur Entwicklungsgeschichte der Kloake beim *Kiebitz*. Gegenbaurs Jb. **57**, 57—83 (1926). — **Haffner, K. v.:** Über den Darmkanal von *Helix pomatia*. Z. Zool. **121** (1923). — **Hafner, B.:** Die Entwicklung der Lage und Anordnung des *Schweine*- und *Wiederkäuer*darmes. Arch. Entw. mechan. **28**, 49—103 (1909). — **Hahn, O.:** Wie müssen wir uns die Entstehung der kongenitalen Dünndarmatresien und -stenosen vorstellen? Bruns' Beitr. **142**, 252—264 (1928). — **Hall, W. S.:** Über das Verhalten des Eisens im tierischen Organismus. Arch. Anat. u. Physiol. **1896**, 49—84. — **Haller, A. v.:** Elementa physiologiae corporis *humani*. Lausanne, Vol. 2. 1760; Vol. 7. 1765. — **Halpert, B.:** The arrangement of folds in the pars descendens duodeni, with special reference to their relationship to the papilla of VATER. Anat. Rec. **32**, 232—233 (1926). — **Halpert, B.** and **Dan S. Egbert:** Defects in the muscular coat of the *human* vermiform appendix. Anat. Rec. **55**, 58 (1933). — **Hamburger, E.:** Beiträger zur Kenntnis der Zellen in den Magendrüsen. Arch. mikrosk. Anat. **34**, 225—235 (1889). — **Hamburger, O.:** Zur Entwicklung der Bauchspeicheldrüse des *Menschen*. Anat. Anz. **7**, 707—711 (1892). — **Hammar, J. A.:** Das Schicksal der zweiten Schlundspalte beim *Menschen*. Anat. Anz. **22**, 221—224 (1902). — **Hammar, J. A.** u. **T. J. Hellman:** Ein Fall von Thyreoaplasie (dystopischer Thyreohypoplasie) unter Berücksichtigung der innersekretorischen und lymphoiden Organe, I. Z. angew. Anat. **5** (1922). — **Hammer, G.:** Untersuchungen über die Funktion der Valvula Bauhini. Dtsch. Arch. klin. Med. **157**, 1—19 (1927). — **Hamperl, H.:** (a) Ein Beitrag zur Kenntnis des Dünn- und Dickdarmes der *Insektivoren* und *Chiropteren*. Akad. Anz. Wien **14**, 1—2 (1923). (b) Zur Kenntnis der in der Analgegend bei *Insektivoren* vorkommenden Drüsen. Anat. Anz. **57**, Erg.-H., 233—242 (1923). (c) Über Anal- und Circumanaldrüsen. II. Über die analen und circumanalen Drüsen des *Menschen*. Z. Zool. **124** (1925). (d) Über Anal- und Circumanaldrüsen. IV. *Insektivoren*. Z. Zool. **127**, 569—589 (1926). (e) Über die ,,gelben (chromaffinen)'' Zellen im Epithel des Verdauungstraktes. Z. mikrosk.-anat. Forsch. **2**, 506—535 (1925). (f) Über die ,,gelben (chromaffinen)'' Zellen des Magendarmtraktes. Zbl. Pathol. **40**, Erg.-H., 171—173, 180—181 (1927). (g) Über die ,,gelben (chromaffinen)'' Zellen im gesunden und kranken Magendarmschlauch. Virchows Arch. **266**, 509—548 (1927). (h) Über erworbene Heterotopien ortsfremden Epithels im Magen-Darmtrakt. Beitr. path. Anat. **80**, 307—335 (1928). (i) Über die Versilberung von Zellkörnelungen und ihre Bedeutung. Wien. klin. Wschr. **1931**. (j) Was sind argentaffine Zellen? Virchows Arch. **286**, 811—833 (1932). (k) Zur Histologie der akuten Gastritis und der Erosionen der Magenschleimhaut. Beitr. path. Anat. **90**, 85—141 (1932). (l) Über akute Gastritis. Wien. klin. Wschr. **1932**. (m) Wesen und Anwendung des Fluoreszenzmikroskopes. Österr. Ärzteztg. **1933**. — **Hanasawa, K.:** (a) Morphologische Forschungen über den Wurmfortsatz und daranschließende Darmabschnitte I. Trans. jap. path. Soc. **21**, 252 (1931). (b) Morphologische Forschungen über das Schleimhautepithel des Darmkanals. III. Trans. jap. path. Soc. **22**, 429—434 (1932). — **Hansen:** Fehlen des Wurmfortsatzes. Münch. med. Wschr. **1912 II**, 2735. — **Hara, Shun-ichi:** (a) Entwicklungsgeschichtliche Untersuchungen über den Verdauungskanal der *Menschen*embryonen. II. Über die Entwicklung der Schleimhaut des Duodenums, 1931. (b) Entwicklungsgeschichtliche Untersuchungen über den Verdauungskanal der *Menschen*embryonen. III. Über die Entwicklung der Schleimhaut des Jejunums und des Ileums, 1931. Ref.: Jap. J. med. Sci., Anat. **4**, 2. Abstr., 187—189. — **Hardy, W. B.** and **F. F. Wesbrook:** The wandering cells of the alimentary canal. J. of Physiol. **18**, 490—524 (1895). — **Harms, W.:** Darmkanal. Handwörterbuch der Naturwissenschaften, 2. Aufl. Jena 1933. — **Hartmann, A.:** Neue Untersuchungen über den lymphoiden Apparat des *Kaninchen*darmes. Anat. Anz. **47**, 65 - 90 (1914). — **Harvey, B. C. H.:** (a) A study of the structure of the gastric glands of the *dog*. Amer. J. Anat. **6**, 207—243 (1907). (b) Variations in the Wall of the large intestine and in the number and staining properties of the goblet cells. Anat. Rec. **2**, 129—142 (1908). — **Hasegawa, T.:** Über die Carcinoide des Wurmfortsatzes und des Dünndarmes. Virchows Arch. **244**, 8—37 (1923). — **Hatt, R. T.:** (a) The dorsal and anal glands of *Callospermomophilus*. Anat. Rec. **32**, 209—210 (1926). (b) A new dorsal gland in the *groundsquirrel, Callospermophilus*, with a note on its anal gland. J. Morph. a. Physiol. **42** (1926). — **Haus, A.:** Beiträge zur Anatomie und Histologie des Darmkanals bei *Anarrhinchas lupus*. Internat. Mschr. Anat. u. Physiol. **14**, 115 (1897). — **Hayek, H.:** Über Flimmerepithelzysten und Ansammlungen orceinophilen Bindegewebes in einem obliterierten Wurmfortsatz. Z. mikrosk.-anat. Forsch. **17**, 111—124 (1929). — **Hebrant, G.:** Etude des glandes anales du *chien*. Anatomie-Physiologie-Pathologie. Ann. Méd. vét. **1899**. — **Hedwig, R. A.:** Disquisitio ampullarum Lieberkühnianarum physicomicroscopica, sectio I, resp. Guil. Theoph. Tilesio. Lips. 1797. — **Heidenhain, M.:** (a) Beiträge zur Kenntnis der Topographie und Histologie der Cloake und ihrer drüsigen Adnexa bei den einheimischen *Tritonen*. Arch. mikrosk. Anat. **35**, 173—274 (1890). (b) Über Kern und Protoplasma. Festschrift für Koelliker, 1892. (c) Über die Struktur der Darm-epithelzellen. Arch. mikrosk. Anat. **54**, 184—224 (1899). (d) Plasma und Zelle. I. u. II. Handbuch der Anatomie des *Menschen* von v. Bardeleben, Bd. 8. Jena 1907 u. 1911. (e) Über Zwillings-, Drillings- und Vierlingsbildungen der Dünndarmzotten, ein Beitrag zur Teilkörpertheorie. Anat. Anz. **40** (1911). (f) Über die teilungsfähigen Drüseneinheiten oder Adenomeren sowie über die Grundbegriffe der morphologischen Systemlehre. Arch. Entw.mechan. **49**, 1—178 (1921). — **Heidenhain, R.:** (a) Die Absorptionswege des Fettes. Moleschotts Unters. Naturl. **4**, 251—284 (1858); Allg. med. Z.ztg **1858**. (b) Beiträge zur Anatomie der Peyerschen Drüsen. Arch. Anat. u. Physiol. **1859**, 460—480. (c) Unter-suchungen über den Bau der Labdrüsen. Arch. mikrosk. Anat. **6** (1870). (d) Bemerkungen über die Brunnerschen Drüsen. Arch. mikrosk. Anat. **8**, 279—280 (1872). (e) Physio-logie der Absonderungsvorgänge. Handbuch der Physiologie von L. Hermann, Bd. 5, S. 1—420. 1885. (f) Eine Abänderung der Färbung mit Hämatoxylin und chromsauren Salzen. Arch. mikrosk. Anat. **27**, 383—384 (1886). (g) Beiträge zur Histologie und Physio-logie der Dünndarmschleimhaut. Pflügers Arch. **43** Suppl., 1—103 (1888). — **Heigel, A.:** Ein Beitrag zu den Entwicklungsstörungen des Darmtractus. Prag. med. Wschr. **1913 I**, 608. — **Heilmann, P.:** Über Veränderungen des lymphatischen Gewebes im Wurmfortsatz und im allgemeinen. Virchows Arch. **258**, 52—61 (1925). — **Heitzmann, G.:** (a) Zur Kennt-nis der Dünndarmzotten. Sitzgsber. Akad. Wiss. Wien, Math. naturwiss. Kl. **58**, 253 (1868). (b) Mikroskopische Morphologie des *Tierkörpers* im gesunden und kranken Zustand. Wien 1883. — **Helbing, H.:** Über den Darm einiger *Selachier*. Anat. Anz. **22**, 400—407 (1903). — **Heller, A.:** Über die Blutgefäße des Dünndarmes. Ber. Verh. sächs. Ges. Wiss. Leipzig, Math.-physik. Kl. **24**, 165—171 (1872). — **Hellman, T. J.:** (a) Die normale Menge des lymphoiden Gewebes beim *Kaninchen* in verschiedenen postfötalen Altern. Upp-sala Läk.för. Förh. **19** (1914). (b) Studien über das lymphoide Gewebe. III. Die Bedeutung der Sekundärfollikel. Uppsala Läk.för. Förh. **24** (1919); Beitr. path. Anat. **1921**. (c) Studien über das lymphoide Gewebe. IV. Zur Frage des status lymphaticus. Z. angew. Anat. **8** (1921). (d) Lymphgefäße, Lymphknötchen und Lymphknoten. Handbuch der mikroskopischen Anatomie des *Menschen* von v. Möllendorff, Bd. VI/1. 1930. (e) Die Einlagerung von Zellen in Schleimhäuten und Epithel. Anat. Anz. **78**, 65—68 (1934). — **Hellsten, O. u. P. Holmdahl:** Bidrag till kännedomen om den kongenitala tunntarmsatre-sien, belystgenom ett opererat fall. Hygiea (Stockh.) **85**, 833—851 (1923). — **Helly, K.:** (a) Beiträge zur Anatomie des Pancreas und seiner Ausführungsgänge. Arch. mikrosk. Anat. **52** (1898). (b) Die Schließmuskulatur an den Mündungen der Gallen- und der Pancreas-gänge. Arch. mikrosk. Anat. **54**, 614—621 (1899). (c) Histologie der Verdauungswege von *Dasypus villosus*. Z. Zool. **65** (1899). (d) Zur Entwicklungsgeschichte der Pancreasanlagen und der Duodenalpapillen des *Menschen*. Arch. mikrosk. Anat. **56**, 291—307 (1900). (e) Die Glandulae duodenales (Brunneri) als Bestimmungsmittel der Duodenallänge beim *Menschen*. Anat. Anz. **22** (1903). (f) Acidophil gekörnte Becherzellen bei *Torpedo mar-morata*. Arch. mikrosk. Anat. **66**, 434—440 (1905). — **Helvetius, M.:** Observations anatomiques sur la membrane interne des intestins grêles, appelée membrane veloutée, etc. Mém. Acad. Sci. 1721, p. 301. Paris 1723. — **Hendrickson, W. F.:** (a) A study of the muscu-lature of the entire extra-hepatic biliary system, including that of the duodenal portion of the common bile-duct and of the sphincter. Bull. Hopkins Hosp. **9**, 221—232 (1898). (b) On the musculature of the duodenal portion of the common bile duct and of the sphincter. Anat. Anz. **17**, 197—216 (1900). — **Henle, J.:** (a) Symbolae ad anatomiam villorum intestina-lium, imprimis eorum epithelii et vasorum lacteorum. Commentatio academica Berolini 1837. (b) Allgemeine Anatomie. Leipzig 1841. (c) Handbuch der systematischen Anatomie des *Menschen*. Bd. 2. Eingeweidelehre. Braunschweig 1866, 2. Aufl. 1873; Bd. 3, Abt. 2 Nervenlehre. Braunschweig 1871. — **Henneberg, B.:** Das Bindegewebe in der glatten Mus-kulatur und die sog. Intercellularbrücken. Anat. H. **14**, 301—313 (1900). — **Hennes, P.:** Über angeborene Darmverengungen (Stenosen). Virchows Arch. **270**, 764—784 (1929). — **Henschen, F.:** Zur Kenntnis der blasenförmigen Secretion. Anat. H. **26**, 573—594 (1904). — **Herbst:** Das Lymphgefäßsystem und seine Verrichtung. Göttingen 1844. — **Herma-nowna, St.:** Appareil de Golgi, vacuome et chondriome dans les cellules épithéliales de l'intestin grêle chez *Triton cristatus* Laur. C. r. Soc. Biol. Paris **110**, 801—803 (1932). — **Herrmann, G.:** Sur la structure et le développement de la muqueuse anale. J. Anat. et Physiol. **1880**. — **Hessling, Th. v.:** Grundzüge der allgemeinen und speziellen Gewebe-lehre des *Menschen*. Leipzig 1866. — **Heuer:** The Development of the lymphatics of the Small intestine of the *Pig*. Anat. Rec. **2**, 57—58 (1908). — **Heupke, W.:** Über die Sekretion und Exkretion des Dickdarmes. Z. exper. Med. **75**, 83—125 (1931). — **Heuser, C. H.:** The early Establishment of the intestinal Nutrition in the *Opossum*. The digestive System just before and soon after Birth. Amer. J. Anat. **28**, 341—369 (1921). — **Higgins, G. M.:** The extrahepatic biliary tract in the *guinea-pig*. Anat. Rec. **36**, 129—147 (1927). — **Higgins, G. M.** and **F. C. Mann:** A physiologic and anatomic consideration of the sphincteric mechanism of the choledochus. Anat. Rec. **35**, 13 (1927). — **Hildebrand:** Über angeborene zystische Geschwülste der Steißgegend. Arch. klin. Chir. **48**, 167 (1895). — **Hilgenreiner, H.:** Angeborene Afterenge. Jb. Kinderheilk. **79** (1914). — **Hill, C. J.:** A contribution to our knowledge of the enteric plexus. Philos. trans. roy. Soc. Lond. B **215**, 355 (1927). — **Hill, J. P.:** On the foetal membranes Placentation and parturition of the native cat *(Dasyurus viverrinus)*. Anat. Anz. **18**, 364—373 (1900). — **Hilton, W. A.:** (a) Development and Relations between the Intestinal Folds and Villi of *Vertebrates*. Science (N. Y.) **12**, 304 (1900). (b) On the Intestine of *Amia calva*. Amer. Naturalist **34**, 717—735 (1900). (c) The morphology and development of intestinal folds and villi in *Vertebrates*. Amer. J. Anat. **1**, 459—506 (1902). — **Hirano, K.:** Über Leukozyten in den Magendarmschleimhäuten der *Wirbeltiere*, 1926 (jap.). Ref. Jap. J. med. Sci., Trans. Anat. **1**, 3 (1928), Abstr. Nr 55. — **Hirsch, J. S.:** The Cecocolic Sphincteric Tract. Med. J. Rec. (N. Y.) **119**, 541—549 (1924). — **His, W.:** (a) Beiträge zur Kenntnis der zum Lymphsystem gehörigen Drüsen. Z. Zool. **10**, 333—357 (1860). (b) Untersuchungen über den Bau der PEYERschen Drüsen und der Darmschleimhaut. Z. Zool. **11**, 416—444 (1862). (c) Über die Wurzel der Lymphgefäße in den Häuten des Körpers. Z. Zool. **12** (1863). (d) Über das Epithel der Lymphgefäßwurzeln und über die RECKLINGHAUSENschen Saftkanälchen. Z. Zool. **13**, 455—473 (1863). — **Hochhaus, H.** u. **H. Quincke:** Über Eisenresorption und Ausscheidung im Darmkanal. Arch. f. exper. Path. **37**, 159 (1896). — **Hock, J.:** Untersuchungen über den Übergang der Magen- in die Darmschleimhaut, mit besonderer Berücksichtigung der LIEBERKÜHNschen Krypten und der BRUNNERschen Drüsen bei den *Haussäugetieren*. Diss. Gießen 1899. — **Hoeber, R.:** (a) Über die Resorption im Darm. Pflügers Arch. **86** (1901). (b) Physikalische Chemie der Zelle und der Gewebe, 5. Aufl. Leipzig 1924. — **Hoehl, E.:** Zur Histologie des adenoiden Gewebes. Arch. f. Physiol. **1897**, 133—152. — **Hoernes:** Über Koprolithen und Enterolithen. Biol. Zbl. **24**, 566—576 (1904). — **Hofbauer, L.:** (a) Kann Fett unverseift resorbiert werden? Pflügers Arch. **81**, 263 (1900). (b) Über die Resorption künstlich gefärbter Fette. Pflügers Arch. **84**, 619 (1901). — **Hoffmann, C. K.:** (a) Klassen und Ordnungen der *Amphibien*. Klassen und Ordnung des Tierreiches von BRONN, Bd. 6, Abt. 2. Leipzig 1873—1878. (b) *Reptilien*. Klassen und Ordnung des Tierreiches von BRONN, Bd. 6, Abt. 3. Leipzig 1890. — **Hoffmann, Fr.:** Die Follikel des Dünndarmes beim *Menschen*. Diss. München 1878. — **Hoffmann, H.:** Leitfaden für histologische Untersuchungen an *Wirbellosen* und *Wirbeltieren*. Jena 1931. — **Hofmeister, F.:** (a) Untersuchungen über die Resorption und Assimilation der Nährstoffe. 1. Mitt. Arch. f. exper. Path. **19** (1885). (b) Untersuchungen über die Resorption und Assimilation der Nährstoffe. 2. Mitt. Arch. f. exper. Path. **20** (1886). (c) Untersuchungen über die Resorption und Assimilation der Nährstoffe. 3. Mitt. Arch. f. exper. Path. **22** (1887). — **Hollande, A. Ch.:** La rénovation de l'épithélium de l'intestin moyen du criquet égyptien *Orthacanthacris (Acridium) aegyptia* L. C. r. Acad. Sci. Paris **184**, 1476—1478 (1927). — **Holmdahl, H.:** Zur Entwicklungsgeschichte des menschlichen Rectums. Anat. H. **51**, 229—265 (1914). — **Holmgren, E.:** (a) Über die morphologische Bedeutung des Chitins bei den *Insekten*. Anat. Anz. **21**, 373 bis 378 (1902). (b) Über die „Trophospongien" der Darmepithelzellen usw. Anat. Anz. **21**, 477—484 (1902). (c) Studien über Cuticularbildungen. 1. Über Cuticularbildungen bei *Chaetoderma nitidulum*. Anat. Anz. **22**, 14—20 (1902). (d) Beiträge zur Morphologie der Zelle. II. Verschiedene Zellarten. Anat. H. **25**, 97—208 (1904). (e) Zur Kenntnis der zylindrischen Epithelzellen. Arch. mikrosk. Anat. **65** (1904). (f) Lärobok i Histologi. Stockholm 1920. (g) Veränderungen in der Struktur des *Menschen*darmes im Zusammenhang mit kurativ angelegtem Anus praeternaturalis. Anat. Anz. **54**, 365—372 (1921). (h) Veränderungen in der Struktur des *Menschen*darmes im Zusammenhang mit kurativ angelegtem Anus praeternaturalis. II. Anat. Anz. **56**, 449—461 (1923). (i) Veränderungen in der Structur des menschlichen Dünndarmes an 2 Fällen von angelegtem Anus praeternaturalis. Ark. Zool. (schwed.) **15**, 24 (1923). — **Holtz, H.:** Von der Secretion und Absorption der Darmzellen bei *Nematus*. Anat. H. **39**, 681—696 (1909). — **Holzapfel, R.:** Die Mündung von Gallen- und Pancreasgang beim *Menschen*. Anat. Anz. **69**, 449—453 (1930). — **Holzweissig:** Ein Pancreasdivertikel im Dünndarm. Beitr. path. Anat. **71**, 702—704 (1923). — **Hoppe-Seyler:** Physiologische Chemie. Berlin 1881. — **Horisawa:** Über eosinophile Zellen in den Duodenaldrüsen. Mitt. med. Ges. Tokyo **27** (1913). — **Horn, J.:** Normale und pathologische Länge des Darmes einschließlich der Doppelbildungen. Diss. Breslau 1931. — **Horowitz, E.:** Zur Histogenese des Colon und der Appendix beim *Menschen*. Z. Anat. **101**, 679—718 (1933). — **Hortega, P. del Rio:** Contribution al conocimiento de las epitelio fibrillas. Trab. Labor. Invest. biol. Univ. Madrid **15**, 201—300 (1917). — **Hoskins, E. R.:** On the Development of the Digitiform Gland and the postvalvular Segment of the Intestine in *Squalus acanthias*. J. Morph. a. Physiol. **28**, 329—367 (1916). — **Howes, G. B.:** (a) On the Intestinal Canal of the *Ichthyopsida*, with especial reference to its Arterial Supply and the appendix Digitiformis. J. Soc. zool. Lond. **23** (1890). (b) On the visceral anatomy of the Australian *Torpedo (Hypnos subnigrum)* with especial reference to the Suspension of the *vertebrate* Alimentary Canal. Proc. zool. Soc. Lond. **1890**. — **Hoyer, H.:** (a) Über die angeblichen Nerven-Endplexus im Stratum nerveum der Darmschleimhaut. Arch. f. Anat. **1860**, 543. (b) Über den Nachweis des Mucins in Geweben mittels der Färbemethode. Arch. mikrosk. Anat. **36**, 310—377 (1890). — **Huber, G. C.:** (a) A Contribution to the Minute Anatomy of the Sympathetic Ganglia of the Different Classes of *Vertebrates*. J. of Morph. a. Physiol. **16**, 27—90 (1900). (b) Observations on Sensory Nerve-fibres in Visceral Nerves, and on their Modes of Terminating. J. comp. Neur. **10**, 135—151 (1900). — **Hübner, W.:** Über die Regenerationsfähigkeit der Dickdarmschleimhaut. Beitr. klin. Chir. **137**, 732—734 (1926). — **Huebschmann, P.:** Sur le carcinome primitif de l'appendice vermiculaire. Rev. méd. Suisse rom. **30**, 317 (1910). — **Hueck, W.:** (a) Beiträge zur Frage über die Aufnahme und Ausscheidung des Eisens im tierischen Organismus. Diss. Rostock 1905. (b) Die pathologische Pigmentierung. Handbuch der allgemeinen Pathologie von KREHL-MARCHAND, Bd. 3/2, S. 298. 1922. — **Hukuhara, T.:** Die Bewegung und Innervation des Dünndarmes. Pflügers Arch. **229**, 311—335 (1932). — **Humilewski:** Einiges über die sekretorische Tätigkeit des Dünndarmepithels. Wiss. Not. Veterinarinst. Kazan 4, 157—164 (1887). — **Hummel, K. P.:** The structure and development of the lymphatic tissue in the intestine of the albino rat. Amer. J. Anat. **57**, 351—377 (1935). — **Hunter, J. J.:** A case of intestinal diverticulum. Lancet **1922** I, 572. — **Hunter, R. H.:** A note on the development of the ascending colon. J. of Anat. **62**, 297—300 (1928). — **Huntington, G. S.:** Caecum and Vermiform Appendix. Society Lying-in-Hosp. N. Y. med. Rep. **1893/94**, 121—180. — **Huppert, M.:** Beobachtungen am Magen und Darmkanal des *Frosches* bei Verfütterung oder Injektion von Farbstoffen. Z. Zellforsch. **3**, 602—614 (1926). — **Hykes, O. V.** et **Fr. Moravec:** Influence du régime alimentaire sur la longueur du tube digestif des *Poissons*. C. r. Soc. Biol. Paris **113**, 1239—1241 (1933). — **Hyrtl, J.:** (a) Der Ursprung der Chylusgefäße. Österr. Z. Heilk. **6**, 337—340 (1860). (b) Lehrbuch der Anatomie des *Menschen*, 13. Aufl. Wien 1875.

Iliesco, G. M.: Étude comparative des vaisseaux lymphatiques du coecum chez le cheval, le *boeuf*, le *mouton*, le *porc* et le *chien*. C. r. Soc. Biol. Paris **79**, 540—541 (1916). — **Ingebrigtsen, R.:** Unterbliebene Drehung des Colons, Caecum mobile, Ileus. Dtsch. Z. Chir. **130**, 413—422 (1914). — **Iwakin, A. A.:** Der Bau der Basalmembranen (Membranae basilares). Z. Anat. **75**, 444—463 (1925). — **Iwanow, J. F.:** Die sympathische Innervation des Verdauungstraktes einiger *Vogelarten* (*Columba livia, Anser cinereus* und *Gullus domesticus* L.). Z. mikrosk.-anat. Forsch. **22**, 469—492 (1930). — **Iwanow, J. M.:** (a) Die Gefäße des Diverticulum Meckeli. Perm. med. Ž. **3**, 61—64 (1926). (b) Zur Frage über die Blutversorgung des MECKELschen Divertikels. Anat. Anz. **70**, 214—217 (1930).

Jach, E.: Über Duodenaldivertikel. Diss. Kiel 1899. — **Jacobs, Chr.:** Über die Schwimmblase der *Fische*. Diss. Univ. Tübingen, S. 22—26. Leipzig 1898. — **Jacobs, W.:** Untersuchungen über die Cytologie der Sekretbildung in der Mitteldarmdrüse von *Astacus leptodactylus*. Z. Zellforsch. **8**, 1—62 (1928). — **Jacobshagen, E.:** (a) Untersuchungen über das Darmsystem der *Fische* und *Dipnoer*. I. Beiträge zur Charakteristik des Vorder-, Mittel- und Enddarmes der *Fische* und *Dipnoer*. Jena. Z. Naturwiss. **47**, 529—568 (1911). (b) Untersuchungen über das Darmsystem der *Fische* und *Dipnoer*. II. Materialien zur vergleichenden Anatomie des Darmkanals der *Teleostomen* nebst einer einleitenden Übersicht. Jena. Z. Naturwiss. **49**, 373—799 (1913). (c) Untersuchungen über das Darmsystem der *Fische* und *Dipnoer*. III. Über die Appendices pyloricae, nebst Bemerkungen zur Anatomie und Morphologie des Rumpfdarmes. Jena. Z. Naturwiss. **53**, 445—556 (1915a). (d) Zur Morphologie des Spiraldarms. Anat. Anz. **48**, 188—201, 220—235, 241—254 (1915b). (e) Zur Morphologie des Oberflächenreliefs der Rumpfdarmschleimhaut der *Amphibien*. Jena. Z. Naturwiss. **53**, 663—716 (1915c). (f) Eine spiralfaltenähnliche Reliefbildung im Mitteldarm der *Schildkröten*familie *Trionyx* und ihre Stellung zur echten Spiralfalte. Anat. Anz. **48**, 353—365 (1915d). (g) Eine Umrandungsfalte an den Agmina Peyeri des Dünndarmes menschlicher Embryonen. Anat. Anz. **48**, 65—75 (1915e). (h) Zur Morphologie des Oberflächenreliefs der Rumpfdarmschleimhaut der *Reptilien*. Jena. Z. Naturwiss. **56**, 361—430 (1920). (i) Zur Morphologie des menschlichen Blinddarmes. Anat. Anz. **56**, 97—133 (1922). (j) Das Schleimhautrelief des Prosimier-Rumpfdarmes mit Beiträgen zur Kenntnis der KERCKRINGschen Faltensysteme der *Anthropoiden* und des *Menschen*. Jena. Z. Naturwiss. **64**, 1—90 (1929). (k) Zur Kenntnis und Charakterisierung des Rumpfdarmbaues der *Lungenfische*. Gegenbaurs Jb. **63**, 292—313 (1929). (l) Zur Entwicklungsgeschichte des Darmkanals und seiner Lagerung bei den *Rochen*. Anat. Anz. **72**, 244—256 (1931). (m) Das Problem des Spiraldarms. Gegenbaurs Jb. **67**, 677—744 (1931). (n) Das Problem der Spiraldarms. II. Gegenbaurs Jb. **73**, 392—445 (1934). (o) Zur Kenntnis des Mitteldarms bei den *Myxinoiden*. Gegenbaurs Jb. **70**, 531—547 (1932). (p) Zur Genese des Zwischendarms der *Selachier*. Anat. Anz. **74**, 129—141 (1932). (q) Hauptergebnisse vergleichend-anatomischer Rumpfdarmuntersuchungen bei ichthyopsiden *Anamniern*. Anat. Anz. **79**, Erg.-H., 156—165 (1934). — **Jäger, A.:** Über den vollwertigen Organbau eines Talgdrüsenadenoms und eines Analdrüsenkarzinoms beim *Hund*. Virchows Arch.

199, 82—95 (1910). — **Jamieson, J. K.** and **J. F. Dobson:** Lectures on the lymphatic system of the caecum and appendix. Lancet **1907** I, 1137—1143. — **Janes, R. G.:** Studies on the *amphibian* digestive system. I. Histological changes in the alimentary tract of *anuran larvae* during involution. J. of exper. Zool. **67**, 73—92 (1934). — **Jassinowsky, M. A.:** Über die Emigration auf den Schleimhäuten des Verdauungskanals. Frankf. Z. Path. **32** (1925). — **Jazuta, K. Z.:** Einige spezifische Besonderheiten der Lage und Form des Darmkanals beim *Menschen*. Med. Mysl' **5**, 88—93 (1929). — **Jellenigg, K.:** Darmhöhe und Sitzhöhe. Wien. klin. Wschr. **1921** I, 604—605. — **Johnson, F. P.:** (a) The development of the mucous membrane of the oesophagus, stomach and small intestine in the *human* embryo. Amer. J. Anat. **10**, 521—561 (1910). (b) The development of the mucous membrane of the large intestine and vermiform process in the *human* embryo. Amer. J. Anat. **14**, 187—226 (1913). — The effects of distension of the intestine upon shape of villi and glands. Amer. J. Anat. **14**, 235—246 (1913). (d) The development of the rectum in the *human* embryo. Amer. J. Anat. **16**, 1—57 (1914). (e) A case of atresia ani in a *human* embryo of 26 mm. Anat. Rec. **8**, 349—353 (1914). — **Johnson, S.:** Experimental degeneration of the extrinsic nerves of the small intestine in relation to the structure of the myenteric plexus. J. comp. Neur. **38**, 299—314 (1925). — **Johnston, T. B.:** The Ileo-caecal Region of *Callicebus personatus*, with some Observations on the Morphology of the *Mammalian* Caecum. J. of Anat. **54**, 66—78 (1920). — **Jolly, J.:** (a) Histogénèse des follicules de la bourse de FABRICIUS. (b) Sur la fonction hématopoétique de la bourse de FABRICIUS. (c) Sur l'involution de la bourse de FABRICIUS. (d) Sur les modifications histologiques de la bourse de FABRICIUS a la suite du jeûne. C. r. Soc. Biol. Paris **70**, 422—424, 498—500, 564—567; **71**, 323—325 (1911). — **Jolly, J.** et **Th. Saragea:** Sur les modifications histologiques de l'appendice du *Lapin* au cours du jeûne. C. r. Soc. Biol. Paris **90**, 618—620 (1924). — **Joschko, W.:** Angeborene Formanomalien des Wurmfortsatzes. Diss. Breslau 1930. — **Joseph, H.:** Beiträge zur Flimmerzellen- und Centrosomenfrage. Arb. zool. Inst. Wien **14** (1902). — **Jossifow, G. M.:** Das Lymphgefäßsystem des *Menschen*. Übersetzt aus dem Russischen von J. W. AVTOKRATOW. Jena 1930. — **Joyeux, A.:** Absence congénitale du rectum. Diss. Nancy 1912.

Kadletz, M.: Über eine Blinddarmvarietät beim *Hund*, nebst Bemerkungen über die Lage, Gestalt und Entwicklungsgeschichte des *Hunde*blinddarmes. Gegenbaurs Jb. **60**, 469—479 (1928). — **Kagan, M.:** (a) Zur Kenntnis der Farbstoffresorption durch die Darmschleimhaut. I. Versuche mit Trypanblaueinführung in den Darm der *Mäuse*. Z. Zellforsch. **5**, 665—674 (1927). (b) Zur Kenntnis der Farbstoffresorption durch die Darmschleimhaut. II. Resorption von Trypanblau durch den Darm bei *Kaninchen* und *Hunden*. Z. Zellforsch. **9** (1929). — **Kahlau, G.:** Versuche zur Beeinflussung der „gelben Zellen" des Darmes durch Hormone. Z. exper. Med. **80**, 190—205 (1931). — **Kamenev, J.:** Über den Einfluß der vitalen Farbstoffe auf die Zellenorganoide des Darmepithels des *Frosches*. Arch. russ. Anat. Hist. Embr. **12**, 184—195 (1933). — **Kantorowicz, R.:** Über Bau und Entwicklung des Spiraldarmes der *Selachier*. Z. Naturwiss. **70**, 337—364 (1898). — **Karasek, H.:** Beiträge zur Morphologie und Physiologie des Dünndarmes verschiedener *Säugetiere*, unter besonderer Berücksichtigung der LIEBERKÜHNschen Krypten. Z. Zellforsch. **20**, 206—228 (1933). — **Kasakoff, W.:** Zur Frage über den Bau des Mitteldarmes bei *Erinaceus europaeus*. Trav. Soc. impér. Natur. St. Pétersbourg **42** (1911); Anat. Anz. **41**, 33—45 (1912). — **Katsch, G.:** Erklärung der Haustrenformung des Kolons. Z. angew. Anat. **3**, 18—33 (1918); Festschrift für GASSER, S. 426—441. — **Katzenellenbogen, M.:** Der Einfluß der Diffusibilität und der Lipoidlöslichkeit auf die Geschwindigkeit der Darmresorption. Pflügers Arch. **114**, 522 (1906). — **Kaufmann, M.:** Über das Vorkommen von Belegzellen im Pylorus und Duodenum des *Menschen*. Anat. Anz. **28**, 465—474 (1906). — **Kaufmann-Wolf, M.:** Kurze Notiz über Belegzellen, PANETHsche Zellen und basalgekörnte Zellen im Darm des *Menschen*. Anat. Anz. **39**, 670—672 (1911). — **Kauko, J.:** Über das Vorkommen von Becherzellen im Darmkanal einiger *Nagetiere*. Ann. Acta Sci. fenn. **27** (1928). — **Kawamura, T.:** Über die Verteilung der PANETHschen Zellen in jedem Abschnitt des Dünndarmes bei einigen *Nagern*. Okayama-Jgakhai-Zasshi (jap.) **40**, 2606—2611 (1928). — **Kawano, U.:** Histological studies on the anal glands of *Mustela itatsi*. Dobutsu Z. Tokyo **33**, 241—253 (1921). Engl. Auszug in: Jap. J. Med. Sci. Abstr. 1, Nr 2. Tokyo 1922, Anatomy Nr. 96. — **Kawashima, H.:** Experimentelle Untersuchungen über intestinale Siderosis. Virchows Arch. **247**, 151—158 (1923). — **Kazzander:** Über die Falten der Dünndarmschleimhaut des *Menschen*. Anat. Anz. **7** (1892). **Keibel, F.:** (a) Zur Entwicklungsgeschichte des menschlichen Urogenitalapparates. Arch. f. Anat. **1896**, 55—156. (b) Zur Anatomie des Urogenitalapparats der *Echidna aculeata var. typ*. Anat. Anz. **22**, 301—305 (1902). (c) Zur Entwicklungsgeschichte des Urogenitalapparates von *Echidna aculeata var. typ*. Semon. Denkschr. med.-naturwiss. Ges. Jena **6** II (1904). (d) Zur Embryologie des *Menschen*, der *Affen* und der *Halbaffen*. Anat. Anz. **27**, Erg.-H., 39—50 (1905). (e) Der Schwanzdarm und die Bursa Fabricii bei *Vogel*embryonen. Anat. Anz. **54**, 301—303 (1921). — **Keibel u. Elze:** Normentafeln zur Entwicklung der *Wirbeltiere (Mensch)*, 1908. — **Keith, A.:** Anatomical evidence as to the nature of caecum and appendix. J. Anat. a. Physiol. **38**, 7—20 (1904). — **Kellersmann, A.:** Beiträge zur Kenntnis des Meckelschen Divertikels und Bericht eines Falles, in dem es den Inhalt einer Schenkelhernie bildete. Diss. Leipzig 1926. — **Kelly** and **Hurdon:** The vermiform appendix and its diseases, 1905. — **Kerckring, Th.:** Spicilegium anatomicum, S. 85, 1670. — **Kermauner, F.:** (a) Über Mißbildungen mit Störungen des Körperverschlusses. Arch. Gynäk. 78 (1906). (b) Über angeborenen Verschluß des Duodenum. Virchows Arch. 207, 348—351 (1912). (c) Die Fehlbildungen der weiblichen Geschlechtsorgane, des Harnapparates und der Kloake. Biologie und Pathologie des Weibes von Halban u. Seitz. Berlin 1924. — **Kersten, Aug.:** (a) Die Entwicklung der Blinddärme bei Gallus domesticus unter Berücksichtigung der Ausbildung des gesamten Darmkanals. Arch. mikrosk. Anat. 79, 114—174 (1912). (b) Nahrung und Darmentwicklung. Pflügers Arch. 222, 662—669 (1929). — **Keyl, R.:** Über die Beziehungen des Santorinischen Ganges zum Zwölffingerdarm und zum Wirsungschen Gang. Gegenbaurs Jb. 55, 345—381 (1925). — **King, C. E.** and **L. Arnold:** The activities of the intestinal mucosal motor mechanism. Amer. J. Physiol. 59, 97—121 (1922). — **King, C. E., L. Arnold** and **J. G. Church:** The physiological roll of the intestinal mucosal movements. Amer. J. Physiol. 61, 80—92 (1922). — **Kingsbury, B. F.:** (a) The histological Structure of the Enteron of *Nesturus maculatus*. Trans. amer. microsc. Soc. 16, 19—64 (1894). (b) The Regeneration of the Intestinal Epithelium in the *Toad (Bufo lentiginosus americanus)* during transformation. Trans. amer. microsc. Soc. 20, 45—48 (1899). — **Kischensky:** Zur Frage über die Fettresorption im Darmrohr. Beitr. path. Anat. 32, 197 (1901). — **Klaatsch, H.:** Über die Beteiligung von Drüsenbildungen am Aufbau der Peyerschen Plaques. Gegenbaurs Jb. 19, 548—552 (1892). — **Klein, E.:** (a) Contributions to the Anatomy of Auerbachs Plexus in the Intestine of the *Frog* and *Toad*. Quart. J. microsc. Sci., N. s. 13, 377—380 (1873). (b) Report on infectious pneumoenteritis of the *pig*. 7th Ann. Rep. Local Governm. Board. Suppl. 1877, appendix B, p. 169 bis 170. London 1878. (c) Observations on the structure of cells and nuclei I. Quart. J. microsc. Sci., N. s. 18, 315—339 (1878). (d) Observations on the structure of cells and nuclei II. Quart. J. microsc. Sci., N. s. 19, 125—175 (1879). (e) Histologica notes. II. Quart. J. microsc. Sci. 21, 231—233 (1881). (f) Grundzüge der Histologie (deutsch von A. Kollmann), 3. Aufl. Leipzig 1895. — **Klein, E.** and **Noble-Smith:** Atlas of histology. London 1880. — **Klein, S.:** (a) The nature of the granule cells of Paneth. Amer. J. Anat. 2, 4 (1903). (b) On the nature of the granule cells of Paneth in the intestinal glands of *Mammals*. Amer. J. Anat. 5, 315—330 (1906). — **Klemola, V. M.:** Über das Vorkommen des lymphatischen Gewebes im unteren Teil des Enddarms beim *Menschen* und bei einigen *Säugetieren*. Duodecim (Helsingfors) 1928, 391—401. — **Klimmeck, K.:** Beiträge zur Anatomie des Darmes vom *Schwein*. Diss. Berlin 1922. — **Klingenstein:** Some phases of the pathology of the appendices epiploicae with report of four cases and a review of the literature. Surg. etc. 38, 376 (1924). — **Klose, G.:** Beitrag zur Kenntnis der tubulösen Darmdrüsen. Diss. Breslau 1880. — **Knauff:** Das Pigment der Respirationsorgane. Virchows Arch. 39, 442 (1867). — **Knotke, W.:** Schleimhautstudien im normalen und kranken Dickdarm. Z. klin. Med. 108, 199—214 (1928). — **Koelliker, A.:** (a) Beiträge zur Kenntnis der glatten Muskeln. Z. Zool. 1 (1849). (b) Mikroskopische Anatomie oder Gewebelehre des *Menschen*. Leipzig 1850—1852. (c) Histologische Studien, angestellt an der Leiche einer Selbstmörderin. Verh. physik.-med. Ges. Würzburg 4, 52—63 (1854). (d) Nachweis eines besonderen Baues der Cylinderzellen des Dünndarms, der zur Fettresorption in Bezug zu stehen scheint. Verh. physik.-med. Ges. Würzburg 6, 253—273 (1856). (e) Untersuchungen zur vergleichenden Gewebelehre. Verh. physik.-med. Ges. Würzburg 8, 1—128 (1858). (f) Entwicklungsgeschichte des *Menschen* und der höheren *Tiere*. Leipzig 1861, 2. Aufl. 1879. (g) Handbuch der Gewebelehre des *Menschen*, 3. Aufl. Leipzig 1859; 4. Aufl., 1862; 5. Aufl., 1867; 6. Aufl., 1889—1896. — **Koeppe, H.:** Muskeln und Klappen in den Wurzeln der Pfortader. Arch. f. Physiol. 1890. — **Kohlbrugge, J. H. F.:** (a) Bijdragen tot de natuurlijke geschiedenis van *Menschen* en *Dieren*. Nat. Tijdschr. Nederl.-Indië 55, 33—56 (1896). (b) Die Autosterilisation des Dünndarmes und die Bedeutung des Cöcum. Zbl. Bakter. I 29, 571—574 (1901). — **Kohn, H.:** Über die multiplen Divertikel des Dickdarms. Berl. klin. Wschr. 1914 I, 931—933. — **Kohno, S.:** Zur Kenntnis der Keimbahn des *Menschen*. Arch. Gynäk. 126 (1925). — **Kokas, E. v.:** Vergleichend physiologische Untersuchungen über die Bewegung der Darmzotten. I. u. II. Pflügers Arch. 225, 416—420 (1930); 229, 486—491 (1932). — **Kokas, E. v. u. G. v. Ludány:** Die Breite der Muscularis mucosae und die Darmzottenbewegung. Pflügers Arch. 231, 332—335 (1932). — **Kokubo, K.:** Ein Beitrag zur normalen und pathologischen Histiologie der Magenschleimhaut. Festschrift für Orth. Berlin 1903. — **Kolatschev, A.:** Recherches cytologiques sur les cellules nerveuses des *Mollusques*. Arch. russ. Anat., Hist. et Embr. 1, 383—423 (1916). — **Kollmann, J.:** (a) Über den Verlauf der Lungenmagennerven in der Bauchhöhle. Z. Zool. 10, 413 (1860). (b) Lehrbuch der Entwicklungsgeschichte des *Menschen*. Jena 1898. (c) Die Entwicklung der Lymphknötchen in dem Blinddarm und in dem Processus vermiformis. Arch. f. Anat. 1900, 155—186. — **Kolossow, A.:** (a) Über die Struktur des Endothels der Pleuroperitonealhöhle, der Blut- und Lymphgefäße. Biol. Zbl. 12, 87—94 (1892). (b) Eine Untersuchungsmethode des Epithelgewebes, besonders der Drüsenepithelien und die erhaltenen Resultate. Arch. mikrosk. Anat. **52**, 1—43 (1898). — **Kolossow, N. G.** u. **J. F. Iwanow:** Zur Frage der Innervation des Verdauungstraktes einiger *Fische (Acipenser ruthenus, Silurus glanis)*. Z. mikrosk.-anat. Forsch. **22**, 533—556 (1930). — **Kolossow, N. G.** u. **G. A. Polykarpowa:** Experimentell-morphologische Untersuchung der autonomen Innervation des Rectums. Z. Anat. **104**, 716—728 (1935). — **Kolossow, N. G.** u. **G. H. Sabussow:** (a) Die sympathische Innervation des Verdauungstraktes der *Sumpfschildkröte (Emys europaea L.)*. Z. mikrosk.-anat. Forsch. **15**, 157—190 (1928). (b) Untersuchungen über die vergleichende Histologie der *Wirbeltiere* und *Reptilien*. III. Das Epithel des Verdauungstraktes der europäischen *Sumpfschildkröte (Emys europaea L.)*. Z. mikrosk.-anat. Forsch. **23**, 9—42 (1930). (c) Zur Frage über den Bau des autonomen Nervensystems. Anat. Anz. **74**, 417—424 (1932). — **Kolossow, N. G., G. H. Sabussow** u. **J. F. Iwanow:** Zur Innervation des Verdauungskanales der *Vögel*. Z. mikrosk.-anat. Forsch. **30**, 257—294 (1932). — **Kolster, R.:** (a) Über die Magenschleimhaut von *Centrophorus granulosus*. Anat. H. **33**, 491—511 (1907). (b) Über die durch Golgis Arsenik- und Cajals Uranitrat-Silbermethode darstellbaren Zellstrukturen. Anat. Anz. **44**, Erg.-H., 124—132 (1913). — **Kopsch, F.:** (a) Das Binnengerüst, Endopegma in den Zellen der Tränendrüse des *Menschen* und der Epidermis der *Zyklostomen*. Z. Anat. **76**, 142—158 (1925). (b) Das Binnengerüst in den Zellen einiger Organe des *Menschen*. Z. mikrosk.-anat. Forsch. **5**, 221—284 (1926). — **Koschtojanz, Ch.:** Beiträge zur Physiologie des Embryos (Embryosecretion). Pflügers Arch. **227**, 359—360 (1931). — **Kossowski, C.:** Beiträge zur Histologie des oberen Abschnittes des Verdauungstraktus. Diss. Warschau 1880; Denkschr. Warschau. ärztl. Ges. 1880. — **Kostanecki, K.:** (a) Zur vergleichenden Morphologie des Blinddarmes unter Berücksichtigung seines Verhältnisses zum Bauchfell. Anat. H. **48**, 307—388 (1913). (b) Les rapports du caecum avec la paroi de l'intestin et le mésentère dorsal dans les diverses classes de *Vertébrés*. C. r. Assoc. Anat. **1926**, 296—301. (c) Le trajet des caecums de la grande *Outarde (Otis tarda)*. Bull. internat. Acad. pol. **2**, 147—156 (1930). — **Kostitch, A.:** Sur la présence des cellules à grains du type Paneth dans les culs-desac glandulaires du gros intestin. C. r. Soc. Biol. Paris **90**, 259—260 (1924). — **Kostlivy:** Ein Beitrag zur Ätiologie und Kasuistik der Mesenterialzysten. Dtsch. Z. Chir. **91**, 351 (1907). — **Kowarski, A.:** Klinische Mikroskopie. Berlin-Wien 1932. — **Kozumi, I.:** Über die Bedeutung des Keimzentrums im Lymphfollikel. Trans. jap. path. Soc. **14** (1924). — **Kraft, E.:** Analytisches Diagnosticum, 3. Aufl. Leipzig 1921. — **Kraucher, G.:** Die Histogenese der menschlichen Skrotalhaut. Z. mikrosk.-anat. Forsch. **26**, 281—308 (1931). — **Krause, C.:** Vermischte Beobachtungen und Bemerkungen. Arch. Anat. Physiol. u. med. Wiss. **1837**, 1—36. — **Krause, R.:** Mikroskopische Anatomie der *Wirbeltiere* in Einzeldarstellungen. Berlin-Leipzig 1921—1923. — **Krause, W.:** (a) Anatomische Untersuchungen. Hannover 1861. (b) Über Lymphgefäße im Colon der *Katze*. Götting. Nachr. 1863; Z. ration. Med. **18**, 161—164 (1863). (c) Über die Lymphgefäßanfänge in den Darmzotten. Z. Zool. **14**, 71—72 (1864). (d) Allgemeine und mikroskopische Anatomie. Hannover 1876; 3. Aufl., 1890. (e) Die Anatomie des *Kaninchens*, 2. Aufl. Leipzig 1884. — **Krehl, L.:** Ein Beitrag zur Fettresorption. Arch. f. Anat. **1890**, 97—112. — **Kreuter, E.:** (a) Die angeborenen Verschließungen und Verengerungen des Darmkanals im Lichte der Entwicklungsgeschichte. Dtsch. Z. Chir. **79**, 1—89 (1905). (b) Zur Ätiologie der kongenitalen Atresien des Darmes und Oesophagus. Arch. klin. Chir. **88**, 303—309 (1909). (c) Bemerkungen zu der vorstehenden Arbeit von Forssner: „Zur Pathogenese der angeborenen Darm- und Oesophagusatresien. Arch. klin. Chir. **100**, 498—500 (1913). — **Krieger, H.:** Über den Glykogengehalt der Magenwand und der Wand der Duodenaldrüsenzone des Darmes bei *Felis domestica*. Diss. Dresden 1914. — **Krijgsman, B. J.:** (a) Arbeitsrhythmus der Verdauungsdrüsen bei *Helix pomatia*. I. Die natürlichen Bedingungen. Z. vergl. Physiol. **2** (1925). (b) Arbeitsrhythmus der Verdauungsdrüsen bei *Helix pomatia*. II. Sekretion, Resorption und Phagocytose. Z. vergl. Physiol. **8**, 187—280 (1928). — **Krishnan, B. T.:** (a) Studies on the function of the intestinal musculature. 1. The normal movements of the small intestine and the relations between the action of the longitudinal and circular muscle fibres in those movements. Quart. J. exper. Physiol. **22**, 57—63 (1932). (b) Studies on the function of the intestinal musculature. 3. Are the intestinal movements neurogenic or myogenic? Quart. J. exper. Physiol. **22**, 361—368 (1933). — **Krölling, O.:** (a) Die embryonalen Ernährungswege der *Säugetiere* in vergleichend histologischer und physiologischer Beziehung. Wien. tierärztl. Mschr. **1923**. (b) Entwicklung, Bau und biologische Bedeutung der Analbeuteldrüsen bei der *Hauskatze*. Z. Anat. **82**, 22—69 (1927). — **Krongold, S.:** Note sur la transplantation de l'intestin d'embryon de *Rat* sous la peau de l'animal adulte de la même espèce. C. r. Soc. Biol. Paris **75**, 255—257 (1913). — **Krüger, A.:** Beiträge zur makro- und mikroskopischen Anatomie des Darmes von *Gallus domesticus* mit besonderer Berücksichtigung der Darmzotten. Diss. Hannover 1923; Dtsch. tierärztl. Wschr. **1926**. — **Krüger, W.:** Die vergleichende Entwicklungsgeschichte im Dienste der Lösung des Homologisierungsproblems an den Darm- und Gekröseabschnitten der *Menschen* und einiger *Haussäugetiere (Hund, Katze, Pferd, Schwein* und *Wiederkäuer)*. Z. Anat. **90**, 458—548 (1929). — **Kruse, W.:** Über Stäbchensäume an Epithelzellen. Diss. Berlin 1888. — **Kuczynski, A.:** Beitrag zur Histologie der Brunnerschen Drüsen. Internat. Mschr. Anat. u. Physiol. **7**, 419—446 (1890). — **Kuczynski, M. H.:** Edwin Goldmanns Untersuchungen über celluläre Vorgänge im Gefolge des Verdauungsprozesses auf Grund nachgelassener Präparate dargestellt und durch neue Versuche ergänzt. Virchows Arch. **239**, 185—302 (1922). — **Kudo, T.:** Über die Entwicklung der Peritonealfalten des Cäcalapparates. Z. Anat. **64**, 41—54 (1922). — **Küchenmeister, H.:** Beiträge zur Entwicklungsgeschichte der Darmlymphknötchen. Diss. Rostock 1895. — **Kugelmeier, L.:** Ileum duplex oder intramesenteriales Meckelsches Divertikel. Ein Beitrag zur Kenntnis der Verdoppelungen des Dünndarmes. Beitr. path. Anat. **80**, 682—691 (1928). **Kull, H.:** (a) Über die Entstehung der Panethschen Zellen. Arch. mikrosk. Anat. **77**, 541—554 (1911). (b) Die „basalgekörnten Zellen" des Dünndarmepithels. Arch. mikrosk. Anat. **81**, 185—195 (1912). (c) Über die Panethschen Zellen verschiedener *Säugetiere*. Anat. Anz. **41**, 609—611 (1912). (d) Die Körnerzellen des Epithels der Dünndarmschleimhaut. Acta et commentat. imp. Univ. Jurievens. **21** (1913). (e) Die chromaffinen Zellen des Verdauungstraktes. Z. mikrosk.-anat. Forsch. **2** (1925). — **Kultschitzky, N.:** (a) Zur Frage nach dem Bau der Dünndarmschleimhaut und dem Mechanismus der Resorption. Charkow 1882. (b) Beiträge zur Kenntnis des Darmkanals der *Fische*. Denkschr. neuruss. Ges. Naturforsch. Odessa **12** (1887). (c) Beiträge zur Frage über die Verbreitung der glatten Muskulatur in der Dünndarmschleimhaut. Arch. mikrosk. Anat. **31**, 15—22 (1888). (d) Über acidophile Zellen im Epithel des Darmkanals. Med. Umsch. (Moskau) **46**, 90—91 (1896). (e) Zur Frage über den Bau des Darmcanals. Arch. mikrosk. Anat. **49**, 7—35 (1897). — **Kumagai, K.:** Über den Resorptionsvorgang der corpusculären Bestandteile im Darm. Kekkaku-Zassi (jap.) **4**, 429—431 (1922). — **Kuntz, A.:** (a) On the innervation of the digestive tube. J. comp. Neur. **23**, 173—192 (1913). (b) On the occurrence of reflex arcs in the myenteric and submucosus plexus. Anat. Rec. **24**, 193—210 (1922). (c) Anatomical and physiological changes in the digstive system during metamorphosis in *Rana pipiens* and *Amblystoma tigrinum*. J. Morph. a. Physiol. **38**, 581—598 (1924). — **Kutscher, Fr. u. J. Seemann:** Zur Kenntnis der Verdauungsvorgänge im Dünndarm. I. u. II. Hoppe-Seylers Z. **34**, 528; **35**, 432 (1902). — **Kyrklund, K.:** Studien über Fettresorption im Dünndarm. Helsingfors 1886.

Lacauchie: Mémoire sur la structure et le mode d'action des villosités intestinales. C. r. Acad. Sci. Paris **16**, 1125—1127 (1843). — **Lafforge, E.:** Recherches anatomiques sur l'Appendice Vermiculaire du Caccum. Internat. Mschr. Anat. u. Physiol. **10**, 141—167 (1893). — **Laguesse, E.:** (a) Sur la présence de vaisseaux dans l'épithélium intestinal (chez le *protoptère*). C. r. Soc. Biol. Paris **1890**, 292—293. (b) Note sur la rate et le pancréas du *Protoptère* et de la *lamproie*. C. r. Soc. Biol. Paris **41**, 425—426 (1890). — **Laguesse, E. et J. Castellant:** Mécanisme de la sécrétion dans les glandes de Brunner du *Rat*. C. r. Soc. Biol. Paris **5**, 327—328 (1898). — **Laignel et M. Lavastine:** (a) Pathologie du sympathique. Paris 1924. (b) Anatomie normale du sympathique digestif. Arch. des Mal. Appar. digest. **14**, 1—45 (1924). — **Laimer, E.:** (a) Beitrag zur Anatomie des Mastdarms. Wien. med. Jb. **1883**, 75—97. (b) Einiges zur Anatomie des Mastdarmes. Wien. med. Jb. **1884**, 49—59. — **Lambertini, G.:** (a) Studio comparativo sulla formazione dei villi. Arch. ital. Anat. **26** (1929). (b) Studio istologico sulla struttura della vesicola ombelicale negli embryoni *umani*. Arch. ital. Anat. **26**, 493—527 (1929). — **Landau, E.:** Über Zusammenhänge zwischen beiden Schichten der Tunica muscularis des Darmes. Z. mikrosk.-anat. Forsch. **14**, 441 bis 446 (1928). — **Landois, L.-R. Rosemann:** Lehrbuch der Physiologie des *Menschen*, 20. Aufl. Berlin-Wien 1932. — **Lang, A.:** Lehrbuch der vergleichenden Anatomie der wirbellosen *Tiere*, 2. Aufl. Jena 1900, 1912, 1921. — **Lange, C. de:** Zur normalen und pathologischen Anatomie des Magendarmkanals beim Kinde. Jb. Kinderheilk. **51**, 621—649 (1900). — **Langecker, H., P. Mahler u. W. Nonnenbruch:** Arbeiten über die Physiologie und Pathologie des Dünndarms. 4. Mitt. Pharmakologische Untersuchungen an den Muscularis mucosae des Dünndarms. Z. exper. Med. **85**, 102—111 (1932). — **Langer, C. v.:** (a) Über das Lymphgefäßsystem des *Frosches*. Sitzgsber. Akad. Wiss. Wien, Math.-naturwiss. Kl. I **53**, 395—423 (1866). (b) Über Lymphgefäße des Darmes einiger *Süßwasserfische*. Sitzgsber. Akad. Wiss. Wien, Math.-naturwiss. Kl. I **62**, 161—170 (1870). (c) Über das Verhalten der Darmschleimhaut an der Ileocöcalklappe nebst Bemerkungen über ihre Entwicklung. Denkschr. math.-naturwiss. Kl. Wien. Akad. Wiss. **54** (1887). — **Langerhans, P.:** (a) Untersuchungen über *Petromyzon* Planeri. Freiburg i. B. 1873. (b) Zur Anatomie des *Amphioxus lanceolatus*. Arch. mikrosk. Anat. **12**, 291—348 (1876). — **Langley, J. N.:** Das autonome Nervensystem. Berlin 1922. — **Lardennois, G., Lamy et Berger:** Un cas de microcôlon congénital total. Bull. Soc. Anat. Paris **86**, 96—101 (1911). — **Lasowsky, J. M.:** Zur Morphologie der sog. argentaffinen Zellen der Pancreasdrüse. Frankf. Z. Path. **41** (1931). — **Latarjet, A., Clavel et Dargent:** Observations sur un cas d'appendice latérocoecal. Ann. Anat. et Path. **10**, 561—570 (1933). — **Latarjet, A. et R. Forgeot:** Circulation artérielle de l'intestin grêle (duodenum excepté) chez l'*homme* et les *animaux* domestiques. J. Anat. et Physiol. **46**, 483—510 (1910). — **Latta, J. St.:** The histogenesis of dense lymphatic tissue of the intestine (Lepus): a contribution to the knowledge of the development of lymphatic tissue and blood-cell formation. Amer. J. Anat. **29**, 159—211 (1921). — **Lauche, A.**: Die Heterotopien des ortsgehörigen Epithels im Bereiche des Verdauungskanals. Virchows Arch. **252**, 39—88 (1924). — **La Villa, S.**: Estructura de los ganglios intestinales. Revisto trimestr. micrograf. **2** (1897); **3** (1898). — **Lawrentjew, B. J.**: (a) Über die Nervenzellen des AUERBACHschen und MEISSNERschen Geflechtes im Dickdarm. Kazan. med. Ž. **17**, 291—308 (1921). (b) Über die nervöse Natur und das Vorkommen der sog. interstitiellen Zellen in der glatten Muskulatur. Proc. Akad. Wetensch. Amsterd. **28** (1926). (c) Über die Verbreitung der nervösen Elemente (einschließlich der interstitiellen Zellen CAJALS in der glatten Muskulatur, ihre Endigungsweise in den glatten Muskelzellen. Z. mikrosk.-anat. Forsch. **6**, 467—488 (1926). (d) Über die Nervenelemente der glatten Muskulatur, über die „interstitiellen Zellen" CAJALS und über die Nervenendigungen in der glatten Muskulatur. Diss. Kasan 1927. (e) Zur Lehre von der Cytoarchitektonik des peripherischen autonomen Nervensystems. I. Die Cytoarchitektonik der Ganglien des Verdauungskanals beim *Hund*. Z. mikrosk.-anat. Forsch. **23**, 527—551 (1931). — **Lecompte, M.**: De l'absence congénitale de l'appendice caecal; apport d'un nouveau cas. Diss. Nancy 1911. — **Ledebur, J. Frh. v.**: (a) Beiträge zur Physiologie der Schwimmblase der *Fische*. II. Z. vergl. Physiol. **10**, 431—439 (1929). (b) Zur Physiologie der Schwimmblase. Jber. schles. Ges. vaterländ. Kultur **101**, 37—42 (1929). — **Leeuwenhoek, A., A.**: Epistolae, 1687. — **Legge, F.**: (a) Sulla distribuzione topografica delle fibre elastiche nell'apparecchio digerente. Roma 1896. (b) Sulla distribuzione topografica delle fibre elastiche nell'apparecchio digerente. Cagliari: Tip. Muscas di P. Valdès 1897. — **Lehner, J.**: (a) Über den feineren Bau und die Entwicklung des Dottersackes der weißen *Maus*. Anat. Anz. **46**, Erg.-H., 182—186 (1914). (b) Bemerkungen zur Histologie der Magen- und Duodenaldrüsen des *Menschen*. Wien. klin. Wschr. **1923**. (c) Das Mastzellenproblem und die Metachromasie-Frage. Erg. Anat. **25** (1924). — **Lelièvre, A. et E. Retterer**: Structure et evolution du 3e caecum du canard. C. r. Soc. Biol. Paris **69**, 334—337 (1910). — **Lemesic, M. v. u. Eug. Kollisko**: Fall von unvollständiger Drehung der Nabelschleife. Anat. H. **50**, 383—411 (1914). — **Letulle, M.**: L'appendice vermiforme de l'*homme*. C. r. Soc. Biol. Paris **60**, 842 bis 844 (1906). — **Letulle, M. et Nattan-Larrier**: (a) L'ampoule de VATER: étude anatomique et histologique. Arch. Sci. méd. **3**, 180—196 (1898). (b) Region vatérienne du duodénum et ampoule de VATER. Bull. Soc. Anat. Paris **73**, V. s. **12**, 491—506 (1898). — **Letzerich, L.**: Über die Resorption der verdauten Nährstoffe (Eiweißkörper und Fette) im Dünndarm. I. u. II. Virchows Arch. **37**, 232 (1866); **39**, 435—441 (1867). — **Levi, G.**: (a) I condriosomi nelle cellule secernenti. Anat. Anz. **42**, 576—592 (1912). (b) Trattato di Istologia. Torino 1927; 2. Aufl., 1935. — **Levschin, L.**: Über das Lymph- und Blutgefäßsystem des Darmkanals von *Salamandra maculata*. Sitzgsber. Akad. Wiss. Wien, Math.-naturwiss. Kl. I **61**, 67—79 (1870). — **Lewis, F. T.**: Entwicklung des Darmes und der Verdauungsorgane. Handbuch der Entwicklung des *Menschen* von F. KEIBEL u. F. P. MALL. Leipzig 1911. — **Lewis, F. T. u. F. W. Thyng**: The regular occurrence of intestinal diverticula in Embryos of the *pig, rabbit* and *man*. Amer. J. Anat. **7**, 505—519 (1908). — **Leydig, F.**: (a) Zur Anatomie der männlichen Geschlechtsorgane und Analdrüsen der *Säugetiere*. Z. Zool. **2**, 1—57 (1850). (b) Beiträge zur mikroskopischen Anatomie und Entwicklungsgeschichte der *Rochen und Haie*. Leipzig 1852. (c) Anatomisch-histologische Untersuchungen über *Fische* und *Reptilien*. Berlin 1853. (d) Einige histologische Beobachtungen über den *Schlammpeizger Cobitis fossilis* Lin. Arch. Anat. Physiol. u. med. Wiss. **1853**. (e) Kleinere Mitteilungen zur tierischen Gewebelehre. Arch. Anat., Physiol. u. med. Wiss. 1854, 296—348. (f) Lehrbuch der Histologie des *Menschen* und der *Tiere*. Frankfurt 1857. (g) Die in Deutschland lebenden Arten der *Saurier*. Tübingen 1872. — **Leyen, E. von der**: Über die Schleimzone des menschlichen Magen- und Darmepithels vor und nach der Geburt. Virchows Arch. **180**, 99—107 (1905). — **Lieberkühn, J. N.**: Dissertatio anatomico-physiologica de fabrica et actione villorum intestinorum tenuium hominis. Lugd. Bat. 1745 und Amsterdam 1760. — **Liegme, A.**: Contribution à l'étude de l'appendice vermiforme: «méconiostase» et «coprostase». C. r. Assoc. Anat. **24**, 343—346 (1929). — **Lim, R. K. S. and W. C. Ma**: Mitochondrial changes in the cells of the gastric glands in relation to activity. Quart. J. exper. Physiol. **16**, 87—110 (1926). — **Lineback, P. E.**: (a) The Development of the Spiral Coil in the large Intestine of the *Pig*. Amer. J. Anat. **20**, 483—503 (1916). (b) Studies on the Longitudinal Muscle of the Human Colon, with special Reference to the Development of the Taeniae. Contrib. to Embryol. **11**, 33—44 (1920). (c) Studies on the nerve supply to the colon: First showing in the early stages with a model of 23 mm embryo. Anat. Rec. **23** (1922). (d) Studies on the musculature of the human colon, with special reference of the taeniae. Amer. J. Anat. **36**, 357—381 (1925). — **Linsmayer**: Über Duodenaldivertikel. Stud. Path. Entw. **2**, 201 (1914). — **Linzenmeier, G.**: Ein junges menschliches Ei in situ. Arch. Gynäk. **102**, 1—17 (1914). — **Lipski, A.**: Über die Ablagerung und Ausscheidung des Eisens aus dem tierischen Organismus. Diss. Dorpat 1893. — **Lipsky, A.**: Beiträge zur Kenntnis des feineren Baues des Darmkanales. Sitzgsber. Akad. Wiss. Wien. Math.-naturwiss. Kl. **55**, 183—192 (1867). — **Lison, L.**: Sur quelques caractéristiques histochimiques d'un propigment mélanique. C. r. Soc. Biol. Paris **106** (1931); Archives de Biol. **41** (1931). — **List, J. H.:** Über Becherzellen. Arch. mikrosk. Anat. **27**, 481—588 (1886). — **Litwer, G.:** Über die Sekretion und Resorption in den Dotterentodermzellen bei graviden weißen *Mäusen.* Z. Zellforsch. **8**, 135—152 (1928). — **Liu, An-Ch'ang:** The mitochondria-GOLGI complex of the columnar epithelium of the small intestine during absorption. Chin. J. Physiol. **4**, 359—364 (1930). — **Livini, F.:** (a) Sulla distribuzione del tessuto elastico in varii organi del corpo *umano.* Monit. zool. ital. **10**, 12—13 (1899). (b) Materiali da servire alla migliore conoscenza della istogenesi dell'intestino *umano.* Monit. zool. Ital. **23**, 1—10 (1912). (c) Osservazioni sul canale intestinale e sull'apparecchio polmonare di un *embryone umano* di mm 9,1. Monit. zool. ital. **24**, 73—87 (1913). (d) Intorno al processo vermiforme dell'*uomo.* Monit. zool. ital. **27**, 120—132 (1916). (e) Le dimensioni del processo vermiforme *umano* nelle varie età. Rend. Ist. lombardo Sci. e Lette, II. s. **49**, 198—201 (1916). (f) L'accrescimento del processo vermiforme, in confronto a quello degli altri segmenti dell'intestino, nell'*uomo.* Rend. Ist. lombardo Sci. e Lette, II. s. **49**, 456—462 (1916). (g) Il rapporto, nelle varie età, tra la lunghezza del processo vermiforme e la lunghezza del corpo nell'*uomo.* Atti Soc. Sci. naz. e Museo Milano **55**, 69—72 (1916). (h) Le dimensioni dell'intestino dell'*uomo* nelle varie età: Rend. Ist. lombardo Sci. e Lett., II. s. **52**, 157—176 (1919). (i) Prima centuria di osservazioni interno all'accrescimento dell'intestino, nell'*uomo.* 1. Le dimensioni dell'intestino nelle varie età. 2. L'accrescimento in lunghezza dell'intestino, in confronto all'accrescimento in lunghezza dell'corpo. 3. Correlazioni nell'accrescimento dei vari segmenti dell'intestino. Monit. zool. ital. **30**, 1—6, 48—53, 114—120 (1919). — **Lockwood, C. B.:** Note upon the Lymphatics of the Vermiform Appendix. J. Anat. a. Physiol. **34**, 9—13 (1900). — **Loele, K.:** Beiträge zur Kenntnis der Histologie und Funktion des *Hymenopteren*darmes. Z. allg. Physiol. **16**, 1—36 (1914). — **Löhlein:** Über die sog. folliculäre Ruhr. Jena 1923. — **Lönnberg, E. u. L. Jägerskiöld:** Über das Vokommen eines Darmdivertikels bei den *Vögeln.* Verh. biol. Ver. Stockholm **3**, 31—36 (1891). — **Löwenthal, K.:** Cholesterinfütterung bei der *Maus.* Verh. dtsch. path. Ges. Würzburg **1925**, 137—139. — **Looper, J. B. and M. H. Looper:** A histological study of the colic caeca in the bantam *fowl.* J. Morph. a. Physiol. **48**, 585—609 (1929). — **Looten, J.:** Un cas d'absence presque totale d'appendice iléo-caecal. Bibl. Anat. **18**, 299—302 (1909). — **Lorent, H.:** Über den Mitteldarm von *Cobitis fossilis.* Lin. Arch. mikrosk. Anat. **15**, 429—442 (1878). — **Lorenz, J.:** Der normale und pathologische Bulbus duodeni im Röntgenbild. Fortschr. Röntgenstr. **30**, 96—102 (1923). — **Lorin-Epstein, M. J.:** (a) Über die Spiralität der Struktur und der Bewegungen des Dickdarmes und deren Bedeutung für die Pathologie des Coecocolons beim *Menschen.* Z. angew. Anat. **14**, 695—702 (1929). (b) Die Reduktion des ileocoecalen Sphincters beim *Menschen* und seine Ersetzung durch den Tractus sphincteroides ilei terminalis. Z. angew. Anat. **14**, 703—712 (1929). (c) Evolution und Bedeutung des Wurmfortsatzes und der Valv. ileocaecalis. Zusammenhang mit dem aufrechten Gang des *Menschen.* P. 4. Congr. Zool. Anat. Histol. Union S.S.R. Kiev, 1930. p. 251—252. — **Lovisatti, N.:** Über Form, Größe und Lage des Zökums. Fortschr. Röntgenstr. **44**, 181 (1931). — **Lubarsch, O.:** (a) Über die Bedeutung der pathologischen Glykogenablagerungen. Virchows Arch. **183** (1906). (b) Einiges zur Metaplasiefrage und Krebs. Verh. dtsch. path. Ges. **1906**, 208. — **Lubosch, W.:** Das Rectum des *Menschen* im Röntgenbild und im anatomischen Präparat. Fortschr. Röntgenstr. **40**, 674—678 (1929). — **Lubosch, W. u. J. Schaller:** Über die Form des menschlichen Rectums. Z. Anat. **85**, 400—445 (1928). — **Luca, U. De:** (a) Ricerche sopra le modificazioni dell'epitelio de'villi intestinali nel periodo di assorbimento e nel periodo di digiuno. Boll. Accad. Med. Roma **31**, 249—261 (1925a). (b) Ricerche sopra le mastzellen dell'intestino nel periodo di assorbimento e nel periodo di digiuno. Boll. Accad. Med. Roma **31**, 262—266 (1905b). — **Ludány, G. v., E. v. Kokas u. F. Verzár:** Die Bewegung der Darmzotten und ihre Mikrofilmaufnahme. Arch. Zool. ital. **16**, 931—935 (1932). — **Ludwig:** Lehrbuch der Physiologie. Leipzig u. Heidelberg 1858. — **Luna, E.:** Ricerche istologiche sugli epiteli di rivestimento I. Sulla pretesa existenza di ponti intercellulari (Intercellularbrücken) in alcuni epiteli. Anat. Anz. **38**, 17—25 (1911). — **Lundahl, G.:** Beitrag zur Kenntnis der sog. Grenzfibrillen der Epithelzellen. Anat. H. **37**, 199—215 (1908). — **Lupu, H.:** (a) Note sur le *Cobitis fossilis.* Ann. Sci. Univ. Jassy **4**, 165—172 (1907). (b) Régénération de l'épithélium intestinal du *Cobitis fossilis.* Archives de Zool. **9**, 417—428 (1908). (c) Nouvelles contributions à l'étude de la respiration intestinale de *Cobitis fossilis.* Ann. Sci. Univ. Jassy **6**, 302—309 (1910). (d) Nouvelles contributions à l'étude du sang de *Cobitis fossilis.* Ann. Sci. Univ. Jassy **14**, 60 (1925). (e) Respiration intestinale chez *Cobitis taenia.* Ann. Sci. Univ. Jassy **15**, 272—285 (1928). — **Luschka, v.:** Die Pars intestinalis des gemeinsamen Gallenganges. Prag. Vjschr. prakt. Heilk. **3** (1869).

Maas, O.: Verlauf und Schichtenbau des Darmcanals von *Myxine glutinosa.* Festschrift für KUPFER, S. 197—219. Jena 1899. — **Macallum, A. B.:** (a) The alimentary canal and pancreas of *Acipenser, Amia* and *Lepidosteus.* J. Anat. a. Physiol. **20**, 604—636 (1886). (b) On the absorption of organic colloids by the intestinal mucosa. J. of biol. Chem. **59**

(1924). — **Macartney, J.**: An account of an Appendix to the small intestines of *Birds*. Philos. trans. roy. Soc. Lond. **1811**, 257—260. — **MacCallum, A. B.**: On the distribution of assimilated iron etc. Quart. J. microsc. Sci. **38** (1896). — **MacCallum, J. B.**: Development of the *pigs* intestine. Hopkins Hosp. Bull. **12**, 101—108 (1901). — **MacCarty, W. C.**: Beiträge zur normalen und pathologischen Histologie des Wurmfortsatzes. Virchows Arch. **185**, 483—517 (1906). — **Machate, J.**: Untersuchungen über den feineren Bau des Darmkanals von *Emys europaea*. Diss. Würzburg 1878; Z. Zool. **32**, 443—459 (1879). — **Mackenzie, W. C.**: A Contribution to the Biology of the Vermiform Appendix. Lancet **1916 I**, 183—186. **Macklin, M. Th.**: The intestinal epithelium. Special Cytology von E. V. COWDRY, Bd. 1, S. 171—202. New York 1928. — **Macklin, Ch. C.** and **M. Th. Macklin**: Is the Mingazzini phenomenon, in the villus of the small intestine, an evidence of absorption? J. of Anat. **61**, 144—150 (1926). — **MacLean, A. B.**: Undescended Caecum. Glasgow med. J. **103**, 352 bis 355 (1925). — **Maeda, W.**: Zur topographischen Anatomie des Duodenums der Japaner. Acta Scholae med. Kioto **7**, 73—96 (1924). — **Magerstedt, C.**: Untersuchungen zur normalen und pathologischen Anatomie des Wurmfortsatzes. Diss. Berlin 1908. — **Magnan, A.**: (a) La surface totale de l'intestin chez les *oiseaux*. C. r. Soc. Biol. Paris **71**, 495—496 u. 617—619 (1911). (b) Morphologie des coecums chez les *oiseaux* en fonction du régime alimentaire. Ann. Sci. Nat. Zool. **86**, 275—305 (1911). (c) Influence du régime alimentaire sur le gros intestin et les caecums des *Oiseaux*. C. r. Acad. Sci. Paris **152**, 1506—1508 (1911). (d) La régime alimentaire et la longueur de l'intestin chez les *mammifères*. C. r. Acad. Sci. Paris **154**, 129—131 (1912). (e) La surface de l'intestin chez les *mammifères*. C. r. Acad. Sci Paris **154**, 301—302 (1912). (f) Le coecum chez les *mammifères*. C. r. Acad. Sci. Paris **154**, 452—454 (1912). (g) Rapports entre l'alimentation et les dimensions des coecums chez les *canards*. C. r. Acad. Sci. Paris **156**, 85—87 (1913). (h) Variations expérimentales en fonction du régime alimentaire. Ann. Sci. Nat. Zool. **88**, 115—125 (1914). — **Magnus, R.**: Versuche am überlebenden Dünndarm von *Säugetieren*. 1. u. 2. Mitt. Pflügers Arch. **102**, 123, 349 (1904). — **Mahler, P. W., Nonnenbruch** u. **J. Weiser**: Arbeiten über die Physiologie und Pathologie des Dünndarmes. 1. u. 2. Mitt. Z. exper. Med. **85**, 71—81, 82—94 (1932). — **Mahler, P. W., Nonnenbruch** u. **M. Watzka**: Arbeiten über die Physiologie des Dünndarms. 3. Mitt. Z. exper. Med. **85**, 95—101 (1932). — **Mahler, P. W.** u. **Nonnenbruch**: Arbeiten über die Physiologie und Pathologie des Dünndarms. 5. Mitt. Z. exper. Med. **85**, 112—114 (1932). — **Majewski, A.**: Über die Veränderungen der Becherzellen im Darmkanal während der Secretion. Internat. Mschr. Anat. u. Physiol. **11**, 177—193 (1894). — **Maley, O.**: Zur Frage des retrograden Transports aus dem Dickdarm in höher gelegene Dünndarmabschnitte. Arch. f. exper. Path. **139**, 38—46 (1929). — **Malherbe, W. D.**: Anatomical Studies. No 32. Atresia ani with rectum opening into vagina in a *Kitten*. 18. Report Dir. Veterin. Serv. Anim. Ind. Pretoria **2**, 1081—1082 (1932). — **Maljatzkaja, M. J.**: Über die Speicherungsvorgänge von Vitalfarbstoff in der Darmwand. Z. Zellforsch. **18**, 110—131 (1933). — **Mall, F. P.**: (a) Das reticulierte Gewebe und seine Beziehungen zu den Bindegewebsfibrillen. Abh. math.-physik. Kl. sächs. Ges. Wiss. **17**, 299—338 (1891). (b) Reticulated tissue, and its relation to the connective tissue fibrils. Hopkins Hosp. Rep. **1** (1896). (c) Über die Entwicklung des menschlichen Darmes und seine Lage beim Erwachsenen. Arch. f. Anat. **1897**, Suppl., 403—434. (d) Development of the *human* intestine and its position in the adult. Bull. Hopkins Hosp. **9**, 197—208 (1898). — **Mall, J. P.**: Die Blut- und Lymphwege im Dünndarm des *Hundes*. Abh. math.-physik. Kl. sächs. Ges. Wiss. **14**, 151—190 (1888). **Malpighi, M.**: (a) De structura glandularum conglobatarum consimiliumque partium epistola, 1688. (b) Opera postuma Venetiis, 1698. — **Mandl, L.**: Anatomie microscopique. T. I. Histologie. Paris 1838—1847. — **Mangold, E.**: (a) Die Verdaulichkeit der Rohfaser und die Funktion der Blinddärme beim *Haushuhn*. Arch. Geflügelkde **2**, 312—324 (1928). (b) Die physiologischen Funktionen des Blinddarms, allgemein und besonders bei den *Vögeln*. Sitzgsber. Ges. naturforsch. Freund Berl. **1928—29**, 217—226. — **Mangold, E.** u. **K. Haesler**: Der Einfluß verschiedener Ernährung auf die Größenverhältnisse des Magendarmkanals bei *Säugetieren*. (Nach Versuchen an *Ratten*.) Tierernähr.zucht **2**, 279—305 (1930). — **Mann, F.**: Untersuchungen über die Entstehung, die anatomische Beschaffenheit und die physiologische Bedeutung des Netzes und der netzartigen Anhänge. Diss. München 1912. — **Mann, F. C.**: A comparative study of the anatomy of the Sphincter at the duodenal end of the common bile-duct with special reference to the species of *animal* without a gall-bladder. Anat. Rec. **18**, 355—360 (1920). — **Mann, F. C., S. D. Brimhall** and **J. P. Foster**: The extrahepatic biliary tract in common domestic and laboratory animals. Anat. Rec. **18**, 47—66 (1920). — **Manz, W.**: Die Nerven und Ganglien des *Säugetier*darmes. Freiburg i. Br. 1859. — **Marcellin, R. H.**: Histogenèse de l'épithélium intestinal chez la *grenouille (Rana esculenta)*. Diss. Genf. 1903. — **Maresch, R.**: (a) Diskussion zu der Vorweisung MANDLs a. Appendixkarzinom. Geburtsh.-gynäk. Ges. Wien. Ref. Zbl. Gynäk. **35**, 907 (1911). (b) Über den Lipoidgehalt der sog. Appendixkarzinome. Münch. med. Wschr. **1913**. (c) Über das Vorkommen neuromartiger Bildungen in obliterierten Wurmfortsätzen. Wien klin. Wschr. **1921 I**, 181—182. — **Marfan, A. B.** et **Bernard**: De la transformation mucoide des cellules glandulaires de l'intestin dans les gastro-entérites des nourrissons. Presse médicale **1899**. — **Marrassini, A.:** Sur une modification particulière des glandes duodénales du *Lapin* après la ligature du conduit de Wirsung. Arch. di Biol. **49**, 132—134 (1908). — **Marshall, W.:** Der Bau der *Vögel*. Leipzig 1895. — **Martin, F. P.:** (a) Vergleichend-histologische Untersuchungen über den Bau der Darmwand der *Haussäugetiere*. I. Über Gestalt, Lage und Länge der Darmeigendrüsen und der Zotten, sowie die Membrana propria. Arch. Tierheilk. **32**, 317—336 (1906). (b) Vergleichend-histologische Untersuchungen über den Bau der Darmwand der *Haussäugetiere*. II. Über die Strata subglandularia und die Muscularis mucosae. Arch. Tierheilk. **33**, 120 bis 136 (1907). (c) Vergleichend histologische Untersuchungen über das Oberflächen- und Drüsenepithel der Darmschleimhaut der *Haussäugetiere*. Diss. Dresden 1910. — **Martin, P.:** (a) Zur Blind- und Grimmdarmentwicklung beim *Pferde*. Beitr. pathol. Anat. **69**, 512—516 (1922). (b) Lehrbuch der Anatomie der *Haustiere*, Bd. 4. Stuttgart 1923. — **Martinelli, A.:** Contribuzione allo studio della topografia dei follicoli linfatici intestinali. Il Morgagni **40**/I (1898). — **Maruyama, J.:** (a) Die Verteilung und das Ab- bzw. Zunehmen des Glykogens in der Darmschleimhaut der Säugerembryonen und dessen physiologische Bedeutung. Okayama-Igakkai-Zasshi (jap.) **40**, 1296—1333 (1928). (b) Über die Verteilung des Glykogens in der Darmschleimhaut von *Vogel*embryonen. Okayama-Igakkai-Zasshi (jap.) **41** (1928). — **Maslowskij, W. W.:** Zur Lehre über den distalen Abschnitt des Grimmdarmes beim *Menschen*. Učen. Zap. saratov. Univ. 8 (1930). — **Masson, P.:** (a) La glande endocrine de l'intestin chez l'*homme*. C. r. Acad. Sci. Paris **158**, 59—61 (1914). (b) Les Neuromes sympathiques de l'appendicite obliterante. Lyon chirurgicals 1921. (c) La neurogénèse dans la muqueuse de l'appendice pathologique. Rôle des cellules argentaffines dans ce phénomène. C. r. Assoc. Anat. **1922**, 217—229. (d) Appendicite neurogène et carcinoides. Ann. Anat. path. **1**, 3 (1924). (e) Carcinoids (argentaff. cell tumors) and nerve hyperplasia of the appendix mucosa. Amer. J. Path. **1928**. (f) Le complexe musculonerveux de la sous-muqueuse appendiculaire. Trans. roy. Soc. Canada V Biol. Sci. **22**, 323—328 (1928). (g) Contribution to the study of the sympathetic nerves of the appendix. The musculonervous complex of the submucosa. Amer. J. Path. **6**, 217—234 (1930). (h) The significance of the muscular stroma of argentaff. tumors. Amer. J. Path. **1930**. (i) Anciennes et nouvelles méthodes de détection des cellules chromoargentaffines de l'intestin. Trans. roy. Soc. Canada V Biol. Sci. III **26**, 45—47 (1932). — **Masson, P. et L. Berger:** Sur un nouveau mode de secrétion interne: la Neurocrinie. C. r. Acad. Sci. Paris **176**, 1748—1751 (1923). — **Mathias, E.:** Zur Lehre von den Prognoblastomen. Virchows Arch. **236**, 424—445 (1922). — **Mathis, J.:** (a) Über die Brunnerschen Drüsen und die Körnchenzellen einiger *Fledermäuse*. Anat. Anz. **65**, 1—17 (1928). (b) Beiträge zur Kenntnis des *Fledermaus*darmes. Z. mikrosk.-anat. Forsch. **12**, 595—647 (1928). — **Matsuno, Y.:** Über die Muskulatur des Ductus choledochus. Virchows Arch. **247**, 208—215 (1926). — **Maumus, J.:** (a) Les coecums des *Oiseaux*. Ann. des Sci. natur. (8) **15**, 1—148 (1902). (b) Sur la ligature de l'extrémité appendiculaire du coecum chez le *cercopithecus cephus* Erxl. C. r. Acad. Sci. Paris **135**, 248—250 (1912). — **Maurer, F.:** Die Entwicklung des Darmsystems. Handbuch der vergleichenden und experimentellen Entwicklungslehre der *Wirbeltiere* von Hertwig. Jena 1906. — **Mawas, J.:** (a) Sur le tissu lymphoide de l'intestin moyen des *Myxinoides* et sur la signification morphologique. C. r. Acad. Sci. Paris **174**, 889—890 (1922). (b) Le tissu lymphoide de la valvule spirale de l'intestin moyen de l'*Ammocoetes* branchialis et sa signification morphologique. C. r. Acad. Sci. Paris **174**, 1041—1043 (1922). — **Maximow, A.:** (a) Über Zellformen des lockeren Bindegewebes. Arch. mikrosk. Anat. **67**, 680—757 (1906). (b) Bindegewebe und blutbildende Gewebe. Handbuch der mikroskopischen Anatomie des *Menschen* von v. Möllendorff, Bd. II/2, S. 232—583. 1927. (c) A text-book of histology. Philadelphia u. London 1930. — **May, H.:** (a) Vergleichend-anatomische Untersuchungen des Lymph-follikelapparates des Darmes der *Haussäugetiere*. Diss. Gießen 1903. (b) Über die Lymph-follikelapparate des Darmkanales der *Haussäugetiere*. Z. Tiermed. **1905**, 145—167. — **Mayer, P.:** (a) Über die Eigentümlichkeiten in den Kreislauforganen der *Selachier*. Mitt. zool. Stat. Neapel 8, 307—373 (1888). (b) Über den Spiraldarm der *Selachier*. Mitt. zool. Stat. Neapel **12**, 749—754 (1897). (c) Über die Lymphgefäße der *Fische* und ihre mutmaßliche Rolle bei der Verdauung. Jena. Z. Naturwiss. **55**, 125—174 (1917). — **Mayer, S.:** (a) Histologisches Taschenbuch. Prag 1887. (b) Adenologische Mitteilungen. Anat. Anz. **10** (1895). (c) Zur Lehre vom Flimmerepithel, insbesondere bei *Amphibienlarven*. Anat. Anz. **14**, 69—81 (1898). — **Maziarski, S.:** Über den Bau und die Einteilung der Drüsen. Anat. H. **18**, 171—237 (1901). — **Mazzanti, L.:** Sui primi momenti dello sviluppo dei villi intestinali nei feti di cavia. Monit. zool. ital. **46**, 21—24 (1935). — **McEuen, C. S.:** A case of Meckels Diverticulum. Lancet **1927**, 436—437. — **McGill, C.:** (a) The Structure of Smooth Muscle of the Intestine in the Contracted Condition. Anat. Anz. **30**, 426—433 (1907). (b) The Histogenesis of Smooth Muscle in the Alimentary Canal and Respiratory Tract of the *Pig*. Internat. Mschr. Anat. u. Physiol. **24**, 209—245 (1907). (c) Fibroglia Fibrils in the Intestinal Wall of *Necturus* and their Relation to Myofibrils. Internat. Mschr. Anat. u. Physiol. **25**, 90—98 (1908). (d) Mallorys anilin-blue connective tissuestain. Anat.

Anz. **35**, 75 (1909). — **McLanghlin, A. R.:** Hydrogen-ion concentration of the alimentary tracts of fowl, *cat* and *rabbit*. Science (N. S.) **73**, 191—192 (1931). — **McMaster, Ph. D.** and **R. Elman:** On the expulsion of bile by the gall bladder and a reciprocal relationship with the sphincter activity. J. of exper. Med. **44**, 173 (1926). — **McMurrich, J. P.** and **F. F. Tisdall:** A remarkable ileal diverticulum. Anat. Rec. **39**, 325—337 (1928). — **Meckel, A.:** Observationes circa superficiem animalium internam. Bern 1822. — **Meckel, J. F.:** (a) Handbuch der pathologischen Anatomie, Bd. 1. Leipzig 1812. (b) Bildungsgeschichte des Darmkanals der *Säugethiere* und namentlich des *Menschen*. Dtsch. Arch. Physiol. **3**, 1—84 (1817). (c) Über den Darmkanal der *Reptilien*. Dtsch. Arch. Physiol. **3**, 199—232 (1817). (d) Beiträge zur Geschichte des Darmkanals der *Amphibien*. Dtsch. Arch. Physiol. **5** (1819). (e) Ornithorhynchi paradoxi descriptio anatomica. Leipzig 1826. (f) System der vergleichenden Anatomie, Bd. 4. Halle 1829. (g) Traité général d'anatomie comparée. Trad. d. l'allem. et augm. de notes par ALPH. SAMSON et TH. SCHUSTER. Paris 1838. — **Méhes, J. u. A. Wolsky:** Untersuchungen an der quergestreiften Muskulatur des Darmes der *Schleie (Tinca vulgaris)*. Arb. ung. biol. Forsch. Inst. **5**, 139—154 (1932). — **Meillère, J.:** Etude de la vascularisation des tuniques du segment gauche du colon. Ann. Anat. et Path. **4**, 867—888 (1927). — **Meissner, G.:** Über die Nerven der Darmwand. Z. ration. Med., N. F. **8**, 364 (1857). — **Melchior, E.:** Kongenitale tiefe Duodenalstenose bedingt durch Situs inversus partialis. Berl. klin. Wschr. **1914**. — **Melnikow, N.:** (a) Über die Verbreitungsweise der Gefäße in den Häuten des Darmkanals von *Lota vulgaris* Cuv. Arch. Anat. u. Physiol. **1866**, 587—591. (b) Die Lymphwege des Dünndarms bei der *Quappe*. Arch. Anat. u. Physiol. **1867**, 512—516. — **Meriél, E.:** L'appendice sénile. Etude anatomique et clinique. Rev. Gynéc. et Chir. abdom. **11**, 329—364 (1907). — **Merkel, J.:** Beiträge zur mikroskopischen Anatomie des Darmes vom *Fuchs (canis vulpes)*. Dtsch. tierärztl. Wschr. **1926 I**, 560—561. **Merton, H.:** Studien über Flimmerbewegung. Pflügers Arch. **198** (1923). — **Metschnikoff, E.:** (a) Über die Verdauungsorgane einiger *Süßwasserturbellarien*. Zool. Anz. **1**, 387—390 (1878). (b) Researches on the intracellular digestion of *invertebrates*. Quart. J. microsc. Sci. **1884**, 89—111. (c) Untersuchungen über die intracelluläre Verdauung bei wirbellosen *Thieren*. Arb. zool. Inst. Wien **5** (1884). — **Mettam, A. E.:** A contribution to the study of the Anatomy and Physiology of the stomach and intestines of the *horse, ox, sheep* and *pig*. The Veterinarian **69**, 42 (IV. s.), 181—194 (1896). — **Metzner, R.:** Die histologischen Veränderungen der Drüsen bei ihrer Tätigkeit. Handbuch der Physiologie des *Menschen* von NAGEL, Bd. 2, S. 899—1022. 1906. — **Meves, F.:** Über Umwandlung von Plastosomen in Sekretkügelchen nach Beobachtungen an Pflanzenzellen. Arch. mikrosk. Anat. **92**, 445 bis 462 (1918). — **Mezzatesta, F.:** Sulla struttura dello strato di ZEISSL. Ric. Morf. **2**, 269—281 (1922). — **Miall, L. C. and F. Greenwood:** The Anatomy of the Indian *Elefant*. J. Anat. a. Physiol. **13**, 17—29 (1878). — **Middeldorpf, A. Th.:** De Glandulis Brunnianis. Diss. Vratislaviae 1846. — **Miller, E. M.:** Histological changes in the mucosa of the enteron of the snapping *Turtle, Chelydra serpentina* L. following prolonged inanition. Anat. Rec. **41**, 70 (1928). — **Miller, S. P.:** (a) Effects of various types of inanition upon the mitochondria in the gastrointestinal epithelium and in the pancreas of the albino *rat*. Anat. Rec. **23**, 204—210 (1922). (b) Effects of inanition on the stomach and intestines of albino *Rats* underfed from birth for various periods. Arch. Path. a. Labor. Med. **3**, 26—41 (1927). — **Milne Edwards H.:** Leçons sur la Physiologie et l'Anatomie comparée de l'*homme* et des *animaux*. Paris 1858, 1859, 1860. — **Mingazzini, P.:** (a) Cambiamenti morfologici del l'epitelio intestinale durante l'assorbimento delle sostanze alimentari. Rend. Accad. Lincei, Cl. Sci. fis. mat.-nat. **9**, 16—23 (1900). (b) Cambiamenti morfologici dell' epitelio intestinale durante lo assorbimento delle sostanze alimentari. Ric. Labor. Anat. norm. Roma **8**, 41—64 (1901). (c) La secrezione interna nell'assorbimento intestinale. Ric. Labor. Anat. norm. Roma **8**, 115—130 (1901). — **Minot, Ch. S.:** On the solid stage of the large intestine in the *chick*. J. Boston Soc. med. Sci. **4**, 153—164 (1900). — **Miram, K.:** Zur Frage über die Bedeutung der PANETHschen Zellen. Arch. mikrosk. Anat. **79**, 105—113 (1911). — **Mitchell, P. Ch.:** (a) On the Intestinal Tract of *Birds*. Proc. zool. Soc. Lond. **1896**, 136—159. (b) A Contribution to the Anatomy of the *Hoatzin (Opisthocomus cristatus)*. Proc. zool. Soc. Lond. **1896**, 618—628. (c) On the Intestinal Tract of *Birds*; with Remarks on the Valuation and Nomenclature of Zoological Characters. Trans. Linn. Soc. Lond **8**, 173—275 (1902). (d) On the Occasional Transformation of MECKELs Diverticulum in *Birds* into a Gland. Proc. zool. Soc. Lond. **2**, 352—354 (1903). (e) On the intestinal tract of *Mammals*. Trans. zool. Soc. Lond. **17**, 437—536 (1905). (f) Further Observations on the Intestinal Tract of *Mammals*. Proc. zool. Soc. Lond. **1916**, 183—251. — **Mitrophanow:** Über Zellgranulationen. Biol. Zbl. **1889**. — **Miura, M.:** Aus den Notizen meiner physiologischen und pathologischen Forschung. 25. Über den Luftgehalt des Magens und des Darmkanals vom Neugeborenen. 26. Muscularis mucosae et muscularis propria gastro intestinalis. Tokyo 1913. — **Miyasawa, K.:** The behaviour of fine structures of protoplasma during absorption of the intestinal epithelium. Trans. jap. path. Soc. **21**, 255—260 (1931). — **Mjassojedoff, S.:** Die Zellformen des Bindegewebes und des Blutes und die Blutbildung beim erwachsenen *Huhn*. Fol.

haemat. (Lpz.) **32**, S. 263 (1926). — **Mladenowitsch, L.:** Vergleichende anatomische und histologische Untersuchungen über die Regio analis und das Rectum der *Haussäugetiere.* Diss. Dresden 1907. — **Möllendorff, W. v.:** (a) Über den Transport subkutan injizierter Farbstofflösungen durch den Darmkanal. Dtsch. med. Wschr. **1913 II**, 1631. (b) Über Vitalfärbung der Granula in den Schleimzellen des *Säuger*darms. Anat. Anz. **44**, Erg.-H., 117—123 (1913). (c) Vitale Färbungen an tierischen Zellen. Erg. Physiol. **18**, 141—306 (1920). (d) Über das jüngste bisher bekannte menschliche Abortivei, Ei Sch. Z. Anat. **62**, 352—405 (1921). (e) Über einen jungen operativ gewonnenen menschlichen Keim (Ei O P). Z. Anat. **62**, 406—432 (1921). (f) Über die Anteilnahme des Darmepithels an der Verbreitung enteral und parenteral zugeführter saurer Farbstoffe. Münch. med. Wschr. **1924 I**, 569—572. (g) Über die Verarbeitung kolloider saurer Farbstoffe durch das Darmepithel. Anat. Anz. **58**, Erg.-H., 30—35 (1924). (h) Beiträge zur Kenntnis der Stoffwanderung bei wachsenden Organismen. 4. Z. Zellforsch. **2**, 129—202 (1925). (i) Das menschliche Ei Wo(lfring). Implantation. Z. Anat. **76**, 16—42 (1925). (j) Lehrbuch der Histologie, 23. Aufl. Jena 1935. — **Möller, F. v.:** Über das Urogenitalsystem einiger *Schildkröten.* Z. Zool. **65**, 573—598 (1898). — **Möller, H.:** Über einen Fall von doppeltem Enddarm. Frankf. Z. Path. **8**, 151—167 (1911). — **Möller, W.:** Anatomische Beiträge zur Frage von der Sekretion und Resorption in der Darmschleimhaut. Z. Zool. **66**, 69—135 (1899). — **Moleschott, J.:** Ein Beitrag zur Kenntnis der glatten Muskeln. Unters. Naturl. **6**, 380 (1860). — **Moleschott, J. u. Marfels:** Der Übergang kleiner feinster Teilchen aus dem Darmkanal in den Milchsaft und das Blut. Wien. med. Wschr. **1854 I**, 817—822. — **Molin:** Sugli stomachi degli uccelli. Denkschr. Wien. Akad. Wiss., Math.-naturwiss. Kl. II **3** (1850). — **Mollier, S.:** Die lymphoepithelialen Organe. Sitzgsber. Ges. Morph. u. Physiol. München **29**, 14—37 (1914). — **Monterosso, B.:** Rinnovamento dell'epitelio e significato delle pieghe nella mucosa dell' intestino di *Balanus perforatus* Bruguière. Arch. ital. Anat. **20**, 253—271 (1923). — **Monti, R.:** (a) Contribution à la connaissance des nerfs du tube digestif des *poissons.* Arch. ital. de Biol. (Pisa) **24**, 188—195 (1895). (b) Contribuzione alla conoscenza dei plessi nervosi nel tubo digerente di alcuni *Sauri.* Boll. Sci. **1897**. (c) Ricerche anatomico-comparative sulla minuta innervazione degli organi trofici nei *cranioti* inferiori. Torino 1898. (d) La funzione di secrezione e di assorbimento intestinale studiate negli *animale ibernanti.* Mem. letta al R. inst. Lomb. Pavia 1903. — **Montpellier et Ezes:** Un cas d'hypoplasie congénital de l'intestin grêle et du colon. Annales d'Anat. path. **7**, 509—511 (1930). — **Morgagni, J. B.:** (a) Adversaria omnia anatomica. Bologna-Padua 1706—1719; Leyden 1741. (b) Epistolarum anatomicarum duodeviginti ad scripta pertinentium celeberrimi viri ANTONII MARIAE VALSALVAE. Venetiis 1740. — **Morgera, A.:** (a) A proposito d'una nota del Dr. ROBINSON: Sur la physiologie de l'appendice coecal. L'hormone du vermium. Anat. Anz. **45**, 429—430 (1913). (b) Ricerche sulla morfologia e fisiologia della glandola cecale (appendice digitiforme) degli Scyllium e sulla funzione del processo vermiforme dell'*uomo* e dei *mammiferi.* Arch. zool. ital. **8**, 121—157 (1916). — **Mori, K.:** (a) Über die basalgekörnten Zellen im Darmepithel. Nagasaki-Igakkwai-Zassi (jap.) **13**, 929—938 (1935). (b) Die acidophilgekörnten Becherzellen als eine Art der PANETHschen Zelle. Nagasaki-Igakkwai-Zassi (jap.) **13**, 1060—1065 (1935). — **Mori, K. u. S. Taketomi:** Über die PANETHschen Zellen von *Mogera wogura.* Nagasaki-Igakkwai-Zassi (jap.) **13**, 179—184 (1935). — **Morin, G.:** (a) Les données physiologiques et les problèmes histophysiologiques relatifs a l'intestin isolé. Bull. Histol. appl. **6**, 234—258 (1929). (b) Sur la disposition du collagène dans le plexus d'AUERBACH. Capsules périganglionnaires et capsules périneuronales. Bull. Histol. appl. **6**, 400—411 (1929). (c) Sur les variations du complexe neuro-musculaire dans l'intestin terminal de la *grenouille.* Bull. Assoc. franç. Anat. **1929**, 358—366. (d) Les nerfs moteurs extrinsèques de l'intestin. Bull. Histol. appl. **8**, 38—51 (1931). — **Morton, J.:** Congenital absence of the colon. Brit. med. J. **1912**, 1118—1119. — **Most, A.:** Zur Darstellung der Chylusgefäße in vivo. Anat. Anz. **64**, 119—128 (1927). — **Moszkowicz, L.:** (a) Zur Histologie des ulcusbereiten Magens. Arch. klin. Chir. **122**, 444—449 (1922). (b) Regeneration und Krebsbildung in der Magenschleimhaut. Arch. klin. Chir. **132**, 558—620 (1924). — **Mühlen, A. von zur:** Untersuchungen über den Urogenitalapparat der *Urodelen.* Dorpat 1893. — **Mühlmann, M.:** Über das Gewicht und die Länge des menschlichen Darmes in verschiedenem Alter. Anat. Anz. **18**, 203—208 (1900). — **Müller, A.:** Beiträge zur Kenntnis von den Schutzeinrichtungen des Darmtraktes gegen spitze Fremdkörper. Pflügers Arch. **102**, 206 (1904). — **Mueller, A.:** Die Involution des Processus vermiformis als Ursache der Appendizitis. Sitzgsber. Ges. Morph. u. Physiol. München **36**, 49—56 (1925). — **Müller, E.:** (a) Zur Kenntnis der Ausbreitung und Endigungsweise der Magen-, Darm- und Pancreasnerven. Arch. mikrosk. Anat. **40**, 390—409 (1892). (b) Über Sekretcapillaren. Arch. mikrosk. Anat. **45**, 463—474 (1895). (c) Beiträge zur Kenntnis des autonomen Nervensystems. I. Über die Entwicklung des Sympathicus und des Vagus bei den *Selachiern.* Arch. mikrosk. Anat. **94**, 208—247 (1920). (d) Über das Darmnervensystem. Uppsala Läk.för. Förh., N. F. **26**, 1 (1921). — **Müller, E. u. G. Liljestrand:** Anatomische und experimentelle Untersuchungen über das autonome Nervensystem der *Elasmobranchier* nebst Bemerkungen über die Darmnerven bei den *Amphibien* und den *Säugetieren*. Arch. f. Anat. **1918**, 137—172. — **Müller, E. F.:** Zur Kenntnis der Verdauungsleukocytose. Z. exper. Path. u. Ther. **21**, 136—140 (1920). — **Müller, J.:** (a) Über den Chylus und die Resorption im Darmkanal. Poggendorffs Ann. **1832**, 574. (b) Untersuchungen über die Eingeweide der *Fische*. Abh. Akad. Wiss. Berl. **1843**, 109 –170. — **Müller, L. R.:** (a) Die Darminnervation. Dtsch. Arch. klin. Med. **105**, 1—43 (1912). (b) Die Lebensnerven, 2. Aufl. Berlin 1924. — **Müller, R.:** Über die Versorgung des Magen-Darmkanals beim *Frosche* durch Nervennetze. Pflügers Arch. **123**, 387—405 (1908). — **Müller, S.:** Zur Morphologie des Oberflächenreliefs der Rumpfdarmschleimhaut bei den *Vögeln*. Jena. Z. Naturwiss. **51**, 533—606 (1922). — **Müller, W.:** Zur normalen und pathologischen Anatomie des menschlichen Wurmfortsatzes. Jena. Z. Naturwiss. **31** (24), 195—224 (1897). — **Muller, H. R.:** Notes on the Bursting Strength of the Alimentary Tract of the *Cat*. Anat. Rec. **10**, 53—65 (1915/16). — **Murat, V. N.:** Sur la Question de la Cyto-architectonique des Ganglions nerveux de l'intestin de l'*homme*. Trav. Labor. Recherch. biol. Univ. Madrid **28**, 387—401 (1933). — **Murlin, J. R.:** Absorption and secretion in the digestive system of the land *Isopods*. Proc. Acad. natur. Sci. Philad. **54**, 284—359 (1902). — **Muthmann, E.:** Beiträge zur vergleichenden Anatomie der Blinddärme und der lymphoiden Organe des Darmkanales bei *Säugetieren* und *Vögeln*. Anat. H. **48**, 65—114 (1913). — **Myoga, K.:** Vergleichende Untersuchungen der Blutgefäße der Dünndarmzotten der Men-schenembryonen und der *Säugetiere*, 1928. Ref. Jap. J. med. Sci. Trans. Anat. **2**, 3 (1930).

Nagai, K. and **T. Sawada:** Studies on ODDIS sphincter and the relation between the pancreatic duct and the common bile duct of *Japanese*. Acta Scholae med. Kioto **8**, 91—101 (1925). — **Nagele, V.:** Über Pylorus- und Duodenaldrüsen bei *Insectivoren*. Anat. Anz. **68**, 181—195 (1929). — **Nagoya, C.:** Über die Drüsen und die Follikel des Wurmfortsatzes. Frankf. Z. Path. **14**, 106—125 (1913). — **Nagy, L. v.:** Über die Histogenese des Darm-kanals bei menschlichen Embryonen. Anat. Anz. **40**, 147—156 (1912). — **Nakano, A.:** (a) Über die Zahl der Wanderzellen in der Darmepithelschicht und die Correlation zwischen der Wanderzellenzahl und dem lymphatischen Apparat der Darmwand und insbesondere der Noduli lymphatici aggregati, 1929. Ref. Jap. J. med. Sci., Trans. Anat. **3**, Nr 115, 1 (1931). (b) Über den Einfluß der vegetativen Nerven auf die Zahl der Wanderzellen in der Darmepithelschicht, 1929. Ref. Jap. J. med. Sci., Trans. Anat. **3**, Nr 116, 1 (1931). — **Nakashima, K.:** Zur Frage der Resorption des Fettes im Dick- und Mastdarm. Pflügers Arch. **158**, 288—306 (1914). — **Nassonow, D. N.:** (a) Das GOLGIsche Binnennetz und seine Beziehungen zu der Sekretion. Untersuchungen über einige *Amphibien*drüsen. Arch. mikrosk. Anat. **97**, 136—186 (1923). (b) Über den Einfluß der Oxydationsprozesse auf die Verteilung von Vitalfarbstoffen in der Zelle. Z. Zellforsch. **11**, 179—217 (1930). — **Natischwili, A.:** Das geschlossene MECKELsche Divertikel und dessen Blutversorgung. Tanamedrove Med. **1929**, 156—162. — **Naumann, K.:** Ein Beitrag zur Kenntnis des Ab-laufes der Fettresorption im Darmepithel des *Frosches*. Z. Biol. **60**, 58—74 (1913). — **Nayrac, P.:** (a) Signification embryologique d'une fistule ombilicale tapissée de muqueuse fundique. C. r. Soc. Biol. Paris **99**, 790—792 (1928). (b) Genèse de l'epithélium gastrique diverticulaire dans une fistule ombilicale. C. r. Soc. Biol. Paris **99**, 792—793 (1928). — **Nemiloff, A.:** Zur Frage der Nerven des Darmkanals bei den *Amphibien*. Trav. Soc. natur. Petersburg **32**, 59—88 (1902). — **Neumayer, H.:** Über die Capacität des Verdauungskanales. Sitzsber. Ges. Morph. u. Physiol. Münch. **15**, 139—141 (1900). — **Neumayer, L.:** (a) Die Entwicklung des Darmcanals von *Ceratodus* Forsteri. Anat. Anz. **23**, Erg.-H., 139—142 (1903). (b) Die Entwicklung des Darmkanales, von Lunge, Leber, Milz und Pankreas bei *Ceratodus* Forsteri. Zool. Forsch.reisen **1**, 379—422 (1904). (c) Die Koprolithen des Perms von Texas. Palaeontographica **51**, 121—128 (1904). (d) Vergleichende Anatomie des Darm-kanals der *Wirbeltiere*. Anat. Anz. **46**, Erg.-H., 126—129 (1914). (e) Vergleichende anato-mische Untersuchungen über den Darmkanal fossiler *Fische*. Abh. bayer. Akad. Wiss., Math.-physik. Kl. **29**, 23 (1920). — **Neuville, H.:** (a) L'intestin valvulaire de la *Chimère monstrueuse* (*Chimaera monstrosa* L.). Bull. Soc. philomat. Paris **1900/01**, 59—66. (b) Signification de l'appendice vermiculaire des *Primates*, mécanisme évolutif de sa forma-tion; ses rapports avec le régime, ses fonctions. L'Anthrop. **32**, 409—451 (1922). (c) La Glande Iléo-caecale des *Girafes*. Bull. Mus. Paris **1922**, 140—144. (d) Sur la glande iléo-coecale des *Eléphants*. Bull. Mus. Paris **1923**, 198—204. — **Nicholson, G. W.:** Heteromor-phoses (metaplasia) of the alimentary tract. J. of Path. **26**, 399—417 (1923). — **Nicolas, A.:** (a) La Karyokinèse dans l'épithélium intestinal. C. r. Soc. Biol. Paris **39**, 515—517 (1887). (b) Sur les cellules à grains du fond des glandes de LIEBERKÜHN chez quelques *mammifères* et chez le *lézard*. Bull. Soc. Sci. Nancy **2**, 45—49 (1890). (c) Recherches sur l'épithélium de l'intestin grêle. Internat. Mschr. Anat. u. Physiol. **8**, 1—58 (1891). (d) Les «bourgeons germinatifs» dans l'intestin de la larve de *Salamandre*. Bibl. Anat. **2**, 37—42 (1894). (e) Note sur la morphologie des cellules endothéliales du péritoine intestinal. C. r. Soc. Biol. Paris **47**, 196—197 (1895). — **Niedzwetzki, E.:** Mittel- und Enddarm des *Hippopotamus amphibius*. Diss. Berlin 1925. — **Nishioka, T.:** (a) Ein Beitrag zur vergleichenden Anatomie der Darm-zottengefäße bei *Mammaliern*. Chosen Jg. Kw. Z. Keijoo **1927**. (b) Beiträge zur vergleichend-

anatomischen Untersuchungen der Blutgefäße in den Dünndarmzotten der *Säugetiere.*
Tohoku Jg. Z. Sendai 10, Erg.-H. (1927). Ref. Jap. J. med. Sci., Trans. Anat. 2, 3 (1928). —
Nobl, G. K.: The production of cloacal glands in the adult female *Desmognathus fuscus*
by testicular transplants, the change of tooth form in the adult male by castration. Anat.
Rec. 34, 140 (1926). — **Noe, J.:** Influence prépondérante de la taille sur la longueur de
l'intestin. C. r. Soc. Biol. Paris 54, 1489—1491 (1902). — **Nolf, P.:** Le système nerveux
entérique. Arch. internat. Physiol. 30, 317—492 (1929). — **Noll, A.:** (a) Über Fettsynthese
im Darmepithel des *Frosches* bei der Fettresorption. Arch. Anat. u. Physiol. Suppl. 1908.
(b) Chemische und mikroskopische Untersuchungen über den Fetttransport durch die
Darmwand bei der Resorption. Pflügers Arch. 136, 208—247 (1910). — **Norberg:** Dottersack bei menschlichen *Embryonen.* Anat. H. 45, 611 (1912). — **Nuboer, J. F.:** Studien
über das extrahepatische Gallenwegsystem. I. und II. Frankf. Z. Path. 41, 198—249
u. 454—511 (1931). — **Nuhn, A.:** Lehrbuch der vergleichenden Anatomie. Heidelberg
1878. — **Nusbaum-Hilarowicz, J.:** Über den Bau des Darmkanals bei einigen *Tiefseeknochen-
fischen.* Anat. Anz. 48, 474—484, 497—506 (1915). — **Nussbaum, M.:** (a) Über den Bau
und die Tätigkeit der Drüsen, 3. Mitt. Arch. mikrosk. Anat. 21, 532—544 (1879). (b) Zur
Differenzierung des Geschlechts im Tierreich. Arch. mikr. Anat. 18, 1—121 (1880).

Oberndorfer, S.: (a) Karzinoide Tumoren des Dünndarms. Frankf. Z. Path. 1, 425
(1907). (b) Diskussionsbemerkung zu Saltikows Vortrag. Verh. dtsch. path. Ges. 1912,
306. — **Obqvist, B. u. T. Petren:** Ein Fall von angeborener Divertikelbildung des Blinddarmes. Virchows Arch. 280, 581—586 (1931). — **Obregia, A.:** Über die Nervenendigungen
in den glatten Muskelfasern des Darmes beim *Hund.* Verh. 10. internat. med. Kongr. 2,
Abt. 1, 148—150 (1890). — **Ochsner, A. J.:** Further observations on the Anatomy of the
Duodenum. Amer. J. med. Sci. 132, 1—7 (1906). — **Oddi, R.:** D'une disposition à sphincter
spéciale de l'ouverture du canal cholédoque. Arch. ital. de Biol. (Pisa) 8 (1887). — **Oddi
e Rosciano:** Sull'esistenza di speciali gangli nervosi in prossimità dello sfintere del coledoco. Monit. zool. ital. 5 (1894). — **Oehler, J.:** Beiträge zur Kenntnis der lokalen Eosinophilie bei chirurgischen Darmaffektionen. Mitt. Grenzgeb. Med. u. Chir. 25, 568 (1913). —
Ohno, R.: (a) Eine neue Funktion der Lymphozyten in der Wand des Darmrohres, besonders der Darmfollikelchen. Nissin Jg. Tokyo 16 (1927). (b) Biochemische Studien über
eine neue Funktion der Lymphocyten in der Darmwand, insbesondere in den Darmfollikeln.
Biochem. Z. 218, 206 246 (1930). — **Okamura, Ch.:** (a) Zur Vervollkommnung des Nervenapparates in der Wand der Verdauungstraktus. Z. Anat. 91 (1930). (b) Über die Darstellung
des Nervenapparates in der Magen-Darmwand mittels der Vergoldungsmethode. Z. mikrosk.-
anat. Forsch. 35, 218—253 (1934). — **Okuneff:** Diss. Petersburg 1922. — **Ooba, K.:** A phylo-
genic study of cell groups found in the mucous membrane of the alimentary tract. Trans.
jap. path. Soc. 14, 91—92 (1924). — **Oppel, A.:** (a) Beiträge zur Anatomie des *Proteus
anguineus.* I. Verdauungstractus. Arch. mikrosk. Anat. 34, 511—572 (1889). (b) Über
Pigmentzellen des *Wirbelthier*darmes. Sitzgsber. Ges. Morph. u. Physiol. Münch. 1890,
1—16. (c) Lehrbuch der vergleichenden mikroskopischen Anatomie der *Wirbeltiere.* 1. Der
Magen. Jena 1896. (d) Über den Magen der *Monotremen,* einiger *Marsupialier* und von
Manis javanica. Zool. Forsch.reisen 2, 277—300 (1896—97). (e) Über den Darm der *Monotremen,* einiger *Marsupialier* und von *Manis javanica.* Zool. Forsch.reisen 2, 403—433
(1897). (f) Lehrbuch der vergleichenden mikroskopischen Anatomie der *Wirbeltiere.*
II. Schlund und Darm. Jena 1897. (g) Verdauungsapparat. Erg. Anat. 6/16 (1897—1907).
(h) Lehrbuch der vergleichenden mikroskopischen Anatomie der *Wirbeltiere.* III. Mundhöhle, Bauchspeicheldrüse und Leber. Jena 1900. (i) Über eine zweite Zellart in den
Brunnerschen Drüsen des *Menschen.* Arch. mikrosk. Anat. 76 (1911). — **Orator, V.:** Beitrag zur Genese parapylorischer Carcinome des Duodenums. Arch. klin. Chir. 134, 736 bis
742 (1925). — **Orlov, J.:** (a) Die Innervation des Darmes der *Insekten.* Z. Zool. 122, 425
bis 502 (1924). (b) Die Innervation des Darmes der *Flußkrebse.* Z. mikrosk. anat. Forsch.
4, 101—148 (1925). — **Orth, J.:** Über die Beziehungen der Lieberkühnschen Krypten
zu den Lymphknötchen des Darmes unter normalen und pathologischen Verhältnissen.
Zbl. Path. 11, 718 (1900). — **Osawa, G.:** (a) Beiträge zur Lehre von den Eingeweiden der
Hatteria punctata. Arch. mikrosk. Anat. 49, 113—226 (1897). (b) Beiträge zur Lehre von
den Eingeweideorganen des japanischen *Riesensalamanders.* Mitt. med. Fak. Tokyo 8,
19—93 (1907). (c) Über Darmepithelien. Mitt. med. Fak. Tokyo 9, 431—461 (1910/11).
(d) Beiträge zur vergleichenden mikroskopischen Anatomie der *Wirbeltiere.* 1. Verdauungsorgane der *Anuren.* Mitt. med. Fak. Tokyo 13, 1—82 (1914). (e) Beiträge zur vergleichenden
mikroskopischen Anatomie der *Wirbeltiere.* 2. Verdauungsorgane der *Urodelen* und *Gymnophionen.* Mitt. med. Fak. Tokyo 18, 443—596 (1917). — **Osborn:** Yolksack placenta in
Didelphys. J. of Morph. 6, 373 (1887). — **Oshima:** Über die Innervation des Darmes. Z.
Anat. 90, 725—767 (1929). — **Otis, W. J.:** (a) Präparate des Rectums. Demonstration.
Anat. Anz. 13, Erg. H., 133—135 (1897). (b) Die Morphogenese und Histogenese des Anal-
höckers nebst Beobachtungen über die Entwicklung des Sphincter ani externus beim
Menschen. Anat. H. 30, 200—258 (1905). — **Otte, P.:** Recherches critiques et expérimentales

sur la digestion des tissus vivants. Archives de Biol. **14**, 695—722 (1896). — **Owen, R.:** (a) Art. *Monotremata.* Todd, The *Cyclopaedia* of Anatomy and Physiology, Vol. 3. London 1839—1847. (b) On the Anatomy of *Vertebrates.* London 1866—1868. (c) Comparative Anatomy and Physiology of *Vertebrates*, Vol. 3. 1868. — **Oya, T. and S. Hatanaka:** On the proteolytic enzyme in the pyloric caeca of *Scomber japonicus.* J. Imp. Fish. Inst. Tokyo **22**, 106 (1927).

Pales, L.: Appendice et appendicite chez le *noir* en Afrique équatoriale française. Ann. d'Anat. path. **11**, 563—584 (1934). — **Pan, N.:** Further observations on the gastro intestinal tract of the Hindus. J. of Anat. **54**, 324—331 (1920). — **Panea, J.:** Sur l'histotopographie du tissu élastique dans parois de l'intestin humain. Arch. Méd. expér. et Anat. path. Paris **18**, 338—346 (1916). — **Paneth, J.:** (a) Ein Beitrag zur Kenntnis der Lieberkühnschen Krypten. Zbl. Physiol. **1887**. (b) Über die secernierenden Zellen des Dünndarmepithels. Arch. mikrosk. Anat. **31**, 113—191 (1888). (c) Über das Epithel des Mitteldarmes von *Cobitis fossilis.* Zbl. Physiol. **2**, 485—486 und Nachträgliche Bemerkungen. Zbl. Physiol. **2**, 631 (1889). — **Pap, K. v.:** Histomechanische Beiträge zur Entwicklung der Oberfläche und Gewebsstruktur des *Hühner*darms. Z. Anat. **101**, 153—167 (1933). — **Papayoannou:** Ein riesiges, dem Meckelschen Dünndarmdivertikel entsprechendes Sigmoiddivertikel, vergesellschaftet mit schwerer Mißbildung der weiblichen inneren Geschlechtsteile. Dtsch. Z. Chir. **214**, 417—420 (1929). — **Parat, M.:** (a) Sur l'activité secrétrice de l'intestin chez l'*embryon* humain. Contribution à l'histophysiologie des organes digestifs de l'*embryon.* C. r. Soc. Biol. Paris **84**, 71—73 (1921). (b) Contribution à l'histo physiologie des organes digestifs de l'*embryon.* C. r. Soc. Biol. Paris **87**, 1273—1275 (1922). (c) Contribution à l'histophysiologie des organes digestif de l'*embryon.* Présence de phosphore dans le meconium; son absorption par la muqueuse intestinale foetale. C. r. Soc. Biol. Paris **88**, 606—607 (1923). (d) Contribution à l'histo-physiologie des organes digestifs de l'*embryon.* L'apparation corrélative de la cellule de Kultschitzki et de la sécrétine chez l'*embryon.* C. r. Soc. Biol. Paris **90**, 1023—1024 (1924). (e) Le méconium est-il un déchet? Bull. Histol. appl. **1**, 269—278 (1924). — **Parenti, G.:** Mancanza congenita dell'appendice ileo-cecale. Monit. zool. ital. **44**, 167—174 (1933). — **Parker, W. N.:** (a) Zur Anatomie und Physiologie von *Protopterus annectens.* Ber. naturf. Ges. Freiburg i. B. **4**, 83—108 (1889). (b) On the Anatomy and Physiology of *Protopterus annectens.* Trans. R. Irish Acad. **30**, 107—230 (1892). — **Paschkis, K. u. V. Orator:** (a) Zur normalen Histogenese des Magens. Wien. klin. Wschr. **1923** II, 26—28. (b) Beiträge zur Normalhistologie des menschlichen Magens. Z. Anat. **67**, 494—516 (1923). — **Passow:** Über das quantitative Verhalten der Solitär follikel und Peyerschen Haufen des Dünndarmes. Virchows Arch. **101** (1885). — **Patry, R.:** Atrésie congénitale de l'intestin grêle. Ann. d'Anat. path. **3**, 455—470 (1926). — **Patzelt, V.:** (a) Über eine Dickdarmspirale bei der *Wühlmaus.* Anat. Anz. **60**, Erg.-H., 270—273 (1925). (b) Animale Histochemie. Fortschr. Mikrochem. **1927**, 67—117. (c) Glykogen- und Schleimfärbung mit Bestschem Karmin. Wien. klin. Wschr. **1928**. (d) Über die erste Entwicklung der Zotten im menschlichen Darm und ihre Beteiligung an der Bildung der Krypten. Anat. Anz. **71**, Erg.-H., 95—107 (1930—31). (e) Die feinere Ausbildung des menschlichen Darmes von der fünften Woche bis zur Geburt. Z. mikrosk.-anat. Forsch. **27**, 269—518 (1931). (f) Die Entwicklung der Peyerschen Platten und die Beziehungen des Epithels zum lymphoreticulären Gewebe. Wien. klin. Wschr. **1933**. (g) Die Histologie als Wissenschaft und Lehrgegenstand. Wien. klin. Wschr. **1933**. — **Patzelt, V. sen.:** Über die Entwicklung der Dickdarmschleimhaut. Sitzgsber. Akad. Wiss. Wien **86**, Abt. 3. Math.-naturwiss. Kl. (1882). **Pavone:** Ann. Clin. med. e Med. sper. **6** (1915). — **Pawlow, J. P. u. S. W. Parastschuk:** Über die ein und demselben Eiweißfermente zukommende proteolytische und milchkoagulierende Wirkung verschiedener Verdauungsfermente. Hoppe-Seylers Z. **42**, 415 (1904). — **Pecqueti, J.:** Diepaei Experimenta Nova Anatomica, quibus incognitum hactenus Chyli Receptaculum, et ab eo per Thoracem in ramos usque subclavios Vasa Lactea deteguntur, p. 34f. Hardervici 1651. — **Peiser, A.:** Über die Form der Drüsen des menschlichen Verdauungsapparates. Arch. mikrosk. Anat. **61**, 391—403 (1903). — **Pensa, A.:** Lo sviluppo del pancreas negli *Uccelli.* Contributo alla conoscenza dello sviluppo dell'intestino. Arch. ital. Anat. **15**, 331—342 (1916). — **Perewosnikoff, A.:** Zur Frage von der Synthese des Fettes. Zbl. med. Wiss. **14**, 851—852 (1876). — **Pernkopf, E.:** (a) Die Entwicklung der Form des Magendarmkanales beim *Menschen.* II/1. Z. Anat. **64** (1922). (b) Die Entwicklung der Form des Magendarmkanales beim *Menschen* II/2. Z. Anat. **77**, 1—143 (1925). (c) Die Entwicklung der Form des Magendarmkanales beim *Menschen.* II/3. Z. Anat. **85**, 1—130 (1928). — **Pessin, S. B.:** The enterochromo-argentaffin cells. Arch. of Path. **11**, 171—189 (1931). — **Pestalozzi, E.:** Beiträge zur Kenntnis des Verdauungskanales von *Siredon pisciformis.* Verh. physik. med. Ges. Würzburg, N. F. **12**, 83—102 (1878). — **Peter, K. u. G. Horn:** Die Gestalt der Stoffdrüsen des *Menschen* nach Plattenmodellen. Z. mikrosk. anat. Forsch. **38**, 471—482 (1935). — **Péterfi, T.:** Histologische Veränderungen der Darmepithelzellen während der Resorption. Anat. Anz. **46**, Erg.-H., 168—181 (1914). — **Petersen, H.:** (a) Beiträge zur Kenntnis des Baues und der Entwicklung des

*Selachier*darmes. 2. Teil: Magen und Spiraldarm. Jena. Z. Naturwiss. 44, 123—148 (1908). (b) Die Verdauung der *Honigbiene*. Pflügers Arch. 145 (1912). (c) Beobachtungen über den Feinbau verschiedener menschlicher Organe. Z. Zellforsch. 10, 511—526 (1930). (d) Histologie und mikroskopische Anatomie. IV. u. V. München 1931. — **Petersen, W. W.:** Fortsatte Undersogelser over Tarmkanalens Divertiksskr. ler med saerling Hinblik paa Konfluens-Divertikler hos Svin. Mschr. Dyrlaeger 45, 456—463 (1933). — **Petrilli, V.:** Poche osservazioni sulle anastomosi tra villi intestinali dell'*uomo*, p. 6. Napoli 1904. (b) Poche osservazioni sulla struttura dell'appendice vermiforme dell'*uomo*, p. 6 Napoli 1904. — **Peyer, J. C.:** (a) De glandulis intestinorum exercitatio anatomica. Scaphus 1677. (b) Exercitatio anatomico-medica de glandulis intestinorum. Schaffhusae 1677. (c) Parerga anatomica et medica. Genevrae 1681. — **Peyron, A.:** Sur une tumeur primitive du foie avec cellules argentaffines. C. r. Soc. Biol. Paris 90 (1924). — **Peyron, A.** et **F. Corsy:** Sur la présence de granulations argentaffines, dans les travées hépatiques en voire de transformation biliaire, chez l'*embryon* humain. C. r. Soc. Biol. Paris 92, 705—708 (1925). — **Pfitzner, W.:** Beobachtungen über weiteres Vorkommen der Karyokinese. Arch. mikrosk. Anat. 20, 127—144 (1882). — **Pflüger, E.:** (a) Über die Resorption künstlich gefärbter Fette. Pflügers Arch. 81, 375—380 (1900). (b) Der gegenwärtige Stand der Lehre von der Verdauung und Resorption der Fette und eine Verurteilung der hiermit verknüpften physiologischen Vivisectionen am *Menschen*. Pflügers Arch. 82, 303—380 (1900). (c) Über Kalkseifen als Beweise gegen die in wässeriger Lösung sich vollziehende Resorption der Fette. Pflügers Arch. 89, 211—226 (1902). — **Pfuhl, W.:** Die Leber. Handbuch der mikroskopischen Anatomie des *Menschen* von v. MÖLLENDORFF, Bd. V/2, S. 235—489. 1932. — **Pick, J.:** Kleinere Beiträge zur Vitalfärbung am *Mäuse*darm. Anat. Anz. 75, 55—60 (1932). — **Piersol, G. A.:** Textbook of normal Histology, including an Account of the Development of the Tissues and of the Organs, 2. Aufl. Philadelphia 1894. — **Pietruski de Sieminszowa, St.:** Beiträge zur Kenntnis der mikroskopischen Anatomie des Verdauungskanals bei den *Knochenfischen*. Bull. internat. Acad. Sc. Cracovie Sér. B 1914, 710—715. — **Pilliet, A.:** (a) Sur la structure du tube digestif de quelques *poissons* de mer. Bull. Soc. zool. France 10, 283—308 (1885). (b) Note sur la distribution du tissu adénoide dans le tube digestif des *poissons* cartilagineux. C. r. Soc. Biol. Paris 3 (1891). (c) Note sur la présence de corpusculus de Pacini dans la muqueuse anale de l'*homme*. Bull. Soc. Anat. Paris 6, 315—316 (1892). (d) Sur la structure de l'Ampoule de VATER. C. r. Soc. Biol. Paris 46, 549—550 (1894). — **Pilliet u. Boulart:** L'estomac des *Cétacées*. J. Anat. a. Physiol. 31, 250—260 (1895). — **Pischinger, A.:** Die Lage des isoelektrischen Punktes histologischer Elemente als Ursache ihrer verschiedenen Färbbarkeit. Z. Zellforsch. 3, 169—197 (1926). — **Pixell, H. L. M.:** On the Morphology and Physiology of the Appendix digitiformis in *Elasmobranchs* Anat. Anz. 32, 174—178 (1908). — **Plate, L.:** Allgemeine Zoologie und Abstammungslehre, Bd. 1, 316f. 1922. — **Plenk, H.:** (a) Über argyrophile Fasern (Gitterfasern) und ihre Bildungszellen. Erg. Anat. 27, 302—412 (1927). (b) Zur Entwicklung des menschlichen Magens. Z. mikrosk.-anat. Forsch. 26, 547—645 (1931). — **Plenk, H. u. J. Lehner:** Der Magen. Handbuch der mikroskopischen Anatomie des *Menschen* von v. MÖLLENDORFF, Bd. V/2, S. 1—234. 1932. — **Pocock, R. J.:** (a) Lantern exhibition of some new and little-known cutaneous scent-glands in *Mammals*. Proc. zool. Soc. Lond. 1916, 742—755. (b) On the external characters of some *Hystricomorph* Rodents. Proc. zool. Soc. Lond. 1922, 365—426. (c) The external characters of the *Pangolins*. Manidae. Proc. zool. Soc. Lond. 1924, 707—723. — **Poelman, C.:** Note sur l'organisation de quelques parties de l'appareil digestif du *Python bivittatus*. Mém. cour. mém. savants étrangers Acad. Belg. 22 (1848). — **Pogonowska, J.:** Materialien zur Histologie des Darmtraktus der *Knochenfische* mit besonderer Berücksichtigung der elastischen Elemente. Bull. internat. Acad. Sc. Cracovie Sér. B 1912, 1137—1157. — **Pohle, E.:** Der Einfluß der H-Ionenkonzentration auf die Aufnahme und Ausscheidung saurer und basischer organischer Farbstoffe im Warmblüterorganismus. Verh. dtsch. Ges. inn. Med. 33, 387—390 (1921). — **Poindecker:** Über einen Fall heterotoper Magenschleimhaut im Dünndarm. Zbl. Path. 23, 481 (1912). — **Policard, A.:** (a) Faits et hypothèses concernant la physiologie de la cellule intestinale. C. r. Soc. Biol. Paris 68, 8—10 (1910). — (b) Documents concernant la cellule de Paneth de l'intestin de l'*homme*. C. r. Soc. Biol. Paris 83, 866—868 (1920). — **Politzer, G.:** (a) Über einen menschlichen Embryo mit 18 Ursegmentpaaren. Z. Anat. 87, 674—727 (1928). (b) Über Zahl, Lage und Beschaffenheit der „Urkeimzellen" eines menschlichen Embryos mit 26—27 Ursegmentpaaren. Z. Anat. 87, 766—780 (1928). (c) Über einen menschlichen Embryo mit sieben Urwirbelpaaren. Z. Anat. 93, 386—428 (1930). (d) Über die Entwicklung des Dammes beim *Menschen*. Z. Anat. 95, 734—768 (1931). (e) Die Ergebnisse einer Untersuchung über die Entwicklung des Dammes beim *Menschen*. Zbl. Gynäk. 1932, 579—585. (f) Die Keimbahn des *Menschen*. Z. Anat. 100, 331—361 (1933). (g) Pathologie der Mitose. Protoplasma-Monographien, Bd. 7. Berlin 1934. (h) Über die Entwicklung des Dammes bei den *Säugetieren*. Z. Anat. 106, 690—709 (1934). — **Politzer, G. u. H. Sternberg:** Über die Entwicklung der ventralen Körperwand und des Nabelstranges beim *Menschen*. Z. Anat. **92**, 279—379 (1930). — **Pomarew:** Diss. Petersburg 1902. — **Popp, O.:** Über die Struktureigentümlichkeiten des Peritoneum und der Tela subperitonealis und deren Bedeutung für die Befestigung der Baucheingeweide. Anat. Anz. **81**, 369—393 (1936). — **Popper, H.:** Zur Kenntnis des angeborenen Dickdarmverschlusses. Virchows Arch. **278**, 295—309 (1930). — **Porsio, A.:** (a) Contributo alla struttura della porzione intraparietale del dotto coledoco e del guardo allo sfintere di ODDI. Monit. zool. ital. **40**, 557—560 (1930). (b) Studio sullo sviluppo dello sfintere di ODDI. Monit. zool. ital. **42**, Suppl. 113—114 (1932). (c) Particolarità anatomiche sullo sbocco del condotto di Santorini nel duodeno. Monit. zool. ital. **44**, Suppl. 280—283 (1933). (d) Sui mezzi di connessione fra testa del pancreas e duodeno e su alcune particolarità di struttura della porzione discendente del duodeno. Monit. zool. ital. **45**, 65—79 (1934). — **Potapjenko, J. N.:** Zur Lehre von den BRUNNERschen Drüsen unserer *Haustiere*. Diss. Charkow 1897. — **Prenant, A.:** (a) Cellules vibratiles et cellules à plateau. Bibl. Anat. **7**, 21—38 (1899). (b) Sur la structure des cellules épithéliales intestinales de *Distomum hepaticum* L. C. r. Soc. Biol. Paris **56** (1904). (c) Sur les „cellules de PANETH" dans les glandes de LIEBERKÜHN de l'*homme*. C. r. Soc. Biol. Paris **62**, 1125—1228 (1907). — (d) Traité d'Histologie. Tube digestif, Bd. 2, S. 755—856. Paris 1911. (e) Etude des cellules à membranelles dans les branchies et les tentacules de quelques groupes d' Invertébrés. Archives Anat. microsc. **16** (1916). — **Prenant, A. et P. Bouin:** Traité d'histologie, Tome 2. Paris 1911. — **Preusse:** Die Fettresorption im Dünndarm. Arch. Tierheilk. **11**, 175—190 (1885). — **Pugliese, A.:** (a) Changements morphologiques de l'épithélium des glandes digistives et des villosités intestinales dans les premiers jours de la réalimentation. Arch. ital. de Biol. (Pisa) **44**, 49—65 (1905). (b) Cambiamenti morgologici dell'epithelio delle ghiandole digestive e dei villi intestinali nei primi giorni della rialimentazione. Bull. Sci. med. **76**, Ser. 8, 5, 267—284 (1905).

Quains: Elements of anatomy, edited by ALLEN THOMSON, E. A. SCHÄFER and G. D. THANE, 9. Aufl. London 1882. — **Quastel, J. H:** Eine Farbreaktion auf o-Dioxybenzole. Analyste **56**, 311 (1931). — **Quenu, E.:** (a) Etude sur les veines du rectum et de l'anus. Bull. Soc. Anat. Paris **6**, 601—608 (1892). (b) Vaisseaux lymphatiques de l'Anus. Bull. Soc. Anat. Paris **1893**. (c) Lymphatiques de l'anus. J. Anat. et Physiol. **29**, 523—524 (1893).

Rabl, C.: Über Zellteilung. Gegenbaurs Jb. **10**, 214—330 (1885). — **Radeff, T.:** Über die Rohfaserverdauung beim *Huhn* und die hierbei dem Blinddarm zukommende Bedeutung. Biochem. Z. **193**, 192—196 (1928). — **Ragnotti, E.:** Ricerche sperimentali sulla funzione motoria dell'appendice in condizioni normali e patologiche. Arch. ital. Chir. **28**, 209 (1931). — **Rahimullah, M.:** A contribution to the structure and probable functions of the pyloris caeca in the family *Ophiocephalidae*. Anat. Anz. **80**, 10—17 (1935). — **Ralston, G.:** Congenital occlusion of first part of duodenum. Brit. med. J. **2**, 1005 (1925). — **Ramond, F.:** La desquamation de l'épithélium de l'intestin grêle au cours de la digestion. C. r. Soc. Biol. Paris **56**, 171—173 (1904). — **Randow, E.:** Zur Morphologie und Physiologie des Darmkanals der *Juliden*. Z. Zool. **122**, 534—582 (1924). — **Ranvier, L.:** (a) Leçons d'anatomie générale. Paris 1880. (b) Les membranes muqueuses et le système glandulaire. J. micrographie **8** (1884); **10** (1886). (c) Le mécanisme de la sécrétion. J. micrographie **1887**. (d) Des chilifères du *rat* et de l'absorption intestinale. C. r. Acad. Sci. Paris **118**, 621—626 (1894). (e) Morphologie et développement du système lymphatique. Archives Anat. microsc. **1** (1897). — **Rapp, W.:** (a) Die *Cetaceen*, zoologisch-anatomisch dargestellt. Stuttgart u. Tübingen 1837. (b) Anatomische Untersuchungen über die *Edentaten*. Tübingen 1843. — **Rathke, H.:** (a) Zur Anatomie der *Fische*. II. Arch. Anat., Physiol. u. wiss. Med. **2**, 335 bis 356 (1837). (b) Untersuchungen über die Entwicklung der *Wirbeltiere*, 1855. S. 162. (c) Untersuchungen über die Entwicklung und den Körperbau der *Krokodile*. Braunschweig 1866. — **Ratner, G.:** Zur Metamorphose des Darmes bei der *Froschlarve*. Diss. Dorpat 1891. — **Rauber, A.:** Lehrbuch der Anatomie des *Menschen*, 5. Aufl., 1. Bd. Leipzig 1897. — **Rauther, M.:** (a) Bemerkungen über den Genitalapparat und die Analdrüsen der *Chiropteren*. Anat. Anz. **23**, 508 (1903). (b) Über den Genitalapparat einiger *Nager* und *Insectivoren*, insbesondere die accessorischen Genitaldrüsen derselben. Jena. Z. Naturwiss. **38**, 377 bis 472 (1904). — **Rawitz, B.:** Grundriß der Histologie. Berlin 1894. — **Recklinghausen, F. v.:** (a) Die Lymphgefäße und ihre Beziehungen zum Bindegewebe. Berlin 1862. (b) Das Lymphgefäßsystem. Handbuch der Lehre von den Geweben von STRICKER, Bd. 1, S. 214 bis 250. Leipzig 1871. — **Redeke, H. C.:** Die sog. Bursa Entiana der *Selachier*. Anat. Anz. **17**, 146—159 (1900). — **Rees: J. van:** Waar komen de klieren van BRUNNER vandaan? Nederl. Tijdschr. Geneesk. **1906**, 857—863. — **Reese, A. M.:** The histology of the enteron of the Florida *alligator*. Anat. Rec. **7**, 105—130 (1913). — **Reichenow, Ed.:** Die Rückbildungserscheinungen am *Anuren*darm während der Metamorphose und ihre Bedeutung für die Zellforschung. Arch. mikrosk. Anat. **72**, 671—718 (1908). — **Reichert, C. B.:** (a) Med. Zeitung Heilk. Preußen. Ref. Arch. Anat., Physiol. u. wiss. Med. **1842**. (b) Über die angeblichen Nervenanastomosen im Stratum nervoum s. vasculosum der Darmschleimhaut. Arch. Anat., Physiol. u. wiss. Med. **1859**, 530—536. — **Reinard, L.:** Über das MECKELsche

Divertikel im Zusammenhang mit einem Fall von Ileus durch Empyem des MECKELschen Divertikels. Diss. Breslau 1922. — **Reiser, K. A.:** (a) Der Nervenapparat im Processus vermiformis nebst einigen Bemerkungen über seine Veränderungen bei chronischer Appendicitis. Z. Zellforsch. **15**, 761—800 (1932). (b) Über die Nerven der Darmmuskulatur. Z. Zellforsch. **22**, 675—693 (1935). — **Remak, R.:** (a) Über die Entwicklung des *Hühnchens* im Ei. Arch. Anat., Physiol. u. wiss. Med. **1843**, 478—484. (b) Über ein selbständiges Darmnervensystem. Berlin 1847. (c) Über peripherische Ganglien an den Nerven des Nahrungsrohres. Arch. Anat., Physiol. u. wiss. Med. **1858**, 189—192. — **Renand, M. et Bergeret:** Deux diverticules de l'intestin. Bull. et Mém. Soc. Paris, Sér. 6 **18**, 220—222 (1921). — **Renaut, J.:** (a) Note sur la structure des glandes à mucus du duodenum (glandes de BRUNNER). Gaz. méd. Paris **50** (1879). (b) Essai d'une nomenclature méthodique des glandes. Arch. Physiol. norm. et path. Paris **1881**, 301—327. (c) Sur l'épithélium fenêtré des follicules clos de l'intestin du lapin et des stomates temporaires. C. r. Acad. Sci. Paris **97**, 334 (1883). (d) Traité d'Histologie pratique, Vol. 2/2, p. 1330—1414. Paris 1899. — **Rengel, C.:** Über die Veränderungen des Darmepithels bei *Tenebrio molitor* während der Metamorphose. Z. Zool. **62**, 1—60 (1896). — **Retterer, E.:** (a) Contribution a l'étude du cloaque et de la bourse de Fabricius chez les *oiseaux*. J. Anat. et Physiol. **1885**, 369—454. (b) Origine et évolution des amygdales chez les *mammifères*. J. Anat. et Physiol. **24** (1888). (c) Du tissu angiothélial des amygdales et des plaques de PEYER. C. r. Soc. Biol. Paris **4**, 1—11 (1892). (d) Origine et développement des plaques de PEYER chez les ruminants et les solipèdes. C. r. Soc. Biol. Paris **4**, 253—255 (1892). (e) Des glandes closes dérivées de l'épithélium digestif. J. Anat. et Physiol. **29** (1893). (f) Amygdales et follicules clos du tube digestif (développement et structure). J. Anat. et Physiol. **44**, 571—574 (1909). (g) Origine et structure primitive des follicules clos solitaires. C. r. Soc. Biol. Paris **66**, 77—80 (1909). — **Retterer, E. et A. Lelièvre:** (a) Tonsille colique du Cobaye et appendice ou tonsille caecale de l'*homme*. C. r. Assoc. Anat. Genève **1910**, 11—18. (b) Bourse de Fabricius et plaque de PEYER des *Oiseaux*. C. r. Soc. Biol. Paris **69**, 114—117 (1910). (c) Origine épithéliale et développement des plaques de PEYER des *Oiseaux*. C. r. Acad. Sci. Paris **151**, 457—459 (1910). (d) Structure et évolution des follicules clos (appendice). J. Anat. et Physiol. **46**, 587—663 (1910). (e) Involution de l'appendice iléal du *Canard*. C. r. Soc. Biol. Paris **69**, 368—370 (1910). (f) Nouvelles observations sur l'origine épithéliale des follicules clos tégumentaires. C. r. Soc. Biol. Paris **71**, 150—153 (1911). — **Retzius, A.:** Über eine eigetümliche Drüsenbildung bei mehreren Arten *Canis*. K. Fetensk. Akad. Handl. ar 1848. Stockholm, 1849, Abt. II. — **Reuter, K.:** (a) Über die Entwicklung der Darmspirale bei *Alytes obstetricans*. Anat. H. **13**, 433—446 (1900). (b) Über Rückbildungserscheinungen im Darmkanal der *Larve* von *Alytes obstetricans*, I. u. II. Teil. Anat. H. **14**, 433—446 (1900); **15**, 627—672 (1900). (c) Zur Frage der Darmresorption. Anat. Anz. **19**, 198—203 (1901). (d) Ein Beitrag zur Frage der Darmresorption. Anat. H. **21**, 122—144 (1903). — **Revilliod, P.:** Influence du régime alimentaire sur la croissance et la structure du tube digestif. Rev. Suisse Zool. Genève **16**, 241—320 (1908). — **Ribbert:** Beiträge zur normalen und pathologischen Anatomie des Wurmfortsatzes. Virchows Arch. **132** (1893). — **Richter, K. G.:** Untersuchungen über Länge, Gewicht und Flächenausdehnung des normalen menschlichen Magens und Darmes, nebst Bemerkungen über die Veränderungen des letzteren unter dem Einflusse von Härtungsmitteln und Fäulnis. Diss. Leipzig 1904. — **Rietschel, H. G. jun.:** Über den physiologischen Blutabbau in Tonsille und Processus vermiformis beim Neugeborenen. Z. Zellforsch. **19**, 636—652 (1933). — **Rindfleisch, E.:** Über die Entstehung des Eiters auf Schleimhäuten. Virchows. Arch. **21**, 486 (1861). — **Robin, H. A.:** Recherches anatomiques sur les *Mammifères* de l'ordre des *Chiroptères*. Ann. Sci. Nat. Zool., 6 s. **12** (1881). — **Robinson, A.:** The nutritive Importance of the yolksac. J. of Anat. **26**, 308—323 (1892). — **Robinson, B.:** Length of the enteron (small intestine). Med. Rec. **68**, 256—259 (1905). — **Rodrigues, L. et A. Melo:** Notes sur un appendice vermiculaire anormalement long. Ann. Anat. et Path. **9**, 214—216 (1932). — **Röhlich, K.:** Bindegewebe und Muskulatur der Dünndarmzotten und ihre Beziehungen zur Fettresorption. Anat. Anz. **79**, Erg.-H., 211—220 (1934). — **Rößle, R.:** (a) Die Beweglichkeit des Wurmfortsatzes. Beitr. path. Anat. **77**, 121—140 (1927). (b) Pathologie des motorischen Apparates des Wurmfortsatzes. Mitt. Grenzgeb. Med. u. Chir. **1930**. — **Roger, H. et L. Binet:** Sur l'excrétion intestinale du pigment biliaire après occlusion du canal cholédoque. C. r. Soc. Biol. Paris **84**, 485 (1921). — **Rogers, W. M.:** New silver methods for paraffin sections. Anat. Rec. **49**, 81 (1931). — **Rogick, M. D.:** Studies on the comparative histology of the digestive tube of certain *teleost fishes*. II. A minnow (Campostoma anomalum). J. Morph. a. Physiol. **52**, 1—25 (1931). — **Rogosina, M.:** (a) Beiträge zur Kenntnis des Verdauungskanals der *Fische*. I. Über den Bau des Epithels im Pylorusabschnitt des Magens von *Acipenser ruthenus* L. Z. mikrosk.-anat. Forsch. **14**, 333—372 (1928). (b) Beiträge zur Kenntnis des Verdauungskanals der *Fische*. II. Über den Bau des Epithels im Kardiaabschnitt des Magens von *Acipenser ruthenus* L. Z. mikrosk.-anat. Forsch. **20**, 298—326 (1930). — **Romiti, G.:** Trattato di Anatomia dell' *Uomo*. II. Milano 1899. — **Romodanowskaja, Z.:** Zwei Fälle von Entwicklungshemmung des Darmes. Arch.

russ. d'Anat. etc. **9**, 107—124 (1930). — **Roscher, P.:** Über den Vorderdarm von *Cricetus frumentarius.* Diss. Dresden 1909. — **Roskin, G.:** Über den feineren Bau der Epithel-Muskelzellen von *Hydra grisea* und *fusca.* Anat. Anz. **56**, 158—168 (1923). — **Rossenbeck, H.:** Ein junges menschliches Ei. Ovum humanum Peh.-Hochstetter. Z. Anat. **68**, 325—385 (1923). — **Rossi, G.:** (a) Sull'assorbimento dei saponi e degli acidi grassi. Arch. di Fisiol. **4** (1907). (b) Della particolare localizzazione nelle cellule dell'epitelio intestinale di sostanze che sciolgono l'acido oleico. Arch. di Fisiol. **5** (1908). — **Rossi, O.:** Contributo alla conoscenza degli apparati nervosi intramurali dell'intestino tenue. Arch. ital. Anat. **26**, 632—644 (1929). — **Rost, F.:** Die anatomischen Grundlagen der Dickdarmperistaltik. Arch. klin. Chir. **98**, 10 (1912). — **Roszner, A.:** Beiträge zur Histologie des Dünndarmes. Ungar. Arch. Med. **3**, 336—342 (1895). — **Roth, M.:** Mißbildungen im Bereich des Ductus omphaloentericus. Virchows Arch. **86**, 371 (1881). — **Roux, J. Ch.** et **A. Riva:** Le mucus dans le contenu de l'intestin grêle et du gros intestin à l'état normal. C. r. Soc. Biol. Paris **60**, 669—670 (1906). — **Rubaschkin, W.:** Zur Lehre über den Bau der sympathischen Nervengeflechte. Izv. woenno-medizinskoj akademü. Petersburg **3** (1901). — **Rudolphi, K. A.:** (a) Einige Beobachtungen über die Darmzotten. Reils Arch. **4**, 63 (1800). (b) Anatomisch-physiologische Abhandlungen. III. Über die Darmzotten, S. 39—108. 1802. (c) Grundriß der Physiologie, Bd. 2, Abt. 2, S. 209. 1828. — **Rückert, J.:** (a) Über die Entwicklung des Spiraldarmes bei den *Selachiern.* Arch. Entw.mechan. **4**, 298—326 (1896). (b) Über die Spiraldarmentwicklung von *Pristiurus.* Anat. Anz. **11**, Erg.-H., 145—150 (1896). — **Rüdinger, N.:** (a) Über die Umbildung der Lieberkühnschen Drüsen durch die Solitärfollikel im Wurmfortsatz des *Menschen.* Anat. Anz. **6**, Erg.-H., 65—68 (1891); Sitzgsber. bayer. Akad. Wiss., Math.-physik. Kl. **21**, 121—138 (1891). (b) Leukozytenwanderung in den Schleimhäuten des Darmkanales. Sitzgsber. bayer. Akad. Wiss., Math.-physik. Kl. **25**, 125—154 (1895). — **Ruffer, A.:** On the phagocytes of the Alimentary Canal. Quart. J. microsc. Sci. **30**, 481—505 (1890). — **Rufini, A.:** Fisiogenia. Vallardi ed. Milano 1927. — **Ruhimullah, M.:** A Contribution to the Structure and Probable Functions of the Pyloric Caeca in the Family *Ophiocephalidae.* Anat. Anz. **80**, 10—17 (1935). — **Rutherford, A. H.:** The Frenula Valvulae Coli. J. of Anat. **60**, 411—415 (1926). — **Ruysch, F.:** Epistola anatomica, problematica XI, p. 8. Amsterdam 1738.

Sacchi, M.: Contribuzioni all'istologia ed embryologia dell'apparecchio digerente dei *Batraci* e dei *Rettili.* Atti Soc. ital. Sci. Nat. **29**, 361—409 (1886). — **Saccozzi, A.:** Sulla rigenerazione dell'epitelio delle ghiandole gastriche ed intestinali in condizione normali e patologiche. Gazz. Osp. 1885. — **Sacerdotti, C.:** Über die Entwicklung der Schleimzellen des Magendarmkanales. Internat. Mschr. Anat. u. Physiol. **11**, 501—514 (1894). — **Saint-Hilaire, C.:** Über den Bau des Darmepithels bei *Amphiuma.* Anat. Anz. **22**, 489—493 (1903). — **Sakurai, E.:** Experimentelle Untersuchungen über die Innervation des Oddischen Muskels. Proc. imp. Acad. Tokyo **2**, 179—181 (1926). — **Sakussew, S.:** Über die Nervenendigungen im Verdauungscanal der *Fische.* Trav. Soc. Natur. Petersburg **27**, 29—36 (1897). — **Saltykow, A.:** (a) Beitrag zur Kenntnis der hyalinen Körper und der eosinophilen Zellen in der Magenschleimhaut und in anderem Gewebe. Diss. Zürich 1901. (b) Über die Genese der „karzinoiden Tumoren" sowie der „Adenomyome" des Darmes. Beitr. path. Anat. **54**, 559—594 (1912). — **Samojloff:** Über das Schicksal des Eisens im tierischen Organismus. Diss. Dorpat 1891. — **Samssonow, N.:** Die Wanderelemente in der Schleimhaut des Darmkanals der *Säugetiere.* Diss. Petersburg 1908. — **Sanfelice, F.:** (a) Sur l'appendice digitiforme (glandes suranales) des *Selaciens.* Arch. ital. de Biol. (Pisa) **12**, 222—223 (1889). (b) Intorno all'appendice digitiforme (glandula sopraanale) dei *Selaci.* Boll. Soc. Natur. Napoli **3** (1889), **5**, 1—23 (1892). — **Santorini:** Septendecim tabulae Santorini, quas edit. M. Girardi 1775. — **Sappey, Ph. C.:** (a) Traité d'anatomie descriptive Paris 1874, 4. Aufl. 1888—1889. (b) Déscription et Iconographie des vaisseaux lymphatiques considérés chez *l'homme* et les *vertébrés.* Paris 1885. (c) Anatomie, physiologie, pathologie des vaisseaux lymphatiques considérés chez *l'homme* et chez les *vertébrés.* IX, X. p. 75—96. Paris 1885. (d) Traité d'anatomie générale. II. Paris 1894. — **Sata, A.:** Über den Durchgangsprozeß der Tuberkelbazillen in den Darmkanal. Kekkaku-Zassi (jap.) **4**, 432—433 (1922). — **Satake, K.:** (a) Experimentelle Beiträge zur Theorie der enteralen Funktion der Lymphozyten. Sci. Rep. Gov. Inst. inf. Dis. Tokyo **13**, 121—158 (1924). (b) Über die Lymphocyten in der Darmschleimhaut. II. Trans. jap. path. Soc. **14**, 81—82 (1924). (c) Experimentelle Beiträge zur Theorie der enteralen Funktion der Lymphocyten. Jap. J. med. Sci., Trans. Path. **1** (1926). — **Sawada, Y.:** Studies on the mitochondria, metachondria, on Golgis apparatus and on the silvergranuls of Lieberkühns gland cells of the intestine of the white *rat.* Jap. J. of exper. Med. **13**, 441—455 (1935). — **Saxer:** Entstehung roter Blutkörperchen. Anat. H. **6**, 349 (1896). — **Scammon, R. E.** and **J. A. Kittelson:** The growth of gastro intestinal tract of the human fetus. Proc. Soc. exper. Biol. a. Med. **24**, 303—307 (1927). — **Schaaf:** Zur mikroskopischen Anatomie des Darmkanales der *Haussäugetiere.* Bericht Veterinärwesen Sachsen 1883, S. 120—132. Dresden 1884. — **Schaap, P. C. D.:** Die Glandulae genitales accessoriae des *Kaninchens* im normalen Zustand und ihre Veränderungen nach Kastration und nach Resektion der Vasa deferentia. Onderzoek. physiol. Labor. Utrecht. Hoogeschool **1899**. — **Schabadasch, A.:** Intramurale Nervengeflechte des Darmrohrs. Z. Zellforsch. **10**, 320—385 (1930). — **Schache, J.:** Vergleichende histologische Untersuchungen über den Bau der Gallengänge und Beiträge zur vergleichenden Histologie der Leber der *Haussäugetiere*. Diss. Zürich 1907. — **Schacht, H.:** Über den Vorderdarm der *Cyprinodonten*. Z. mikrosk.-anat. Forsch. **26**, 533—546 (1931). — **Schack, L.:** Über die gelben Zellen im menschlichen Wurmfortsatz. Beitr. path. Anat. **90**, 441—478 (1932). — **Schäfer, E. A.:** (a) Über die Fettresorption im Dünndarm. Pflügers Arch. **33** (1884). (b) On the part played by amoeboid cells in the process of intestinal absorption. Physiol. Lab., univ. College London, Coll. pap. V. 1885; Internat. Mschr. Anat. Physiol. **2** (1885). — **Schäfer, E. A. and G. D. Thane:** 10. Aufl. von Quain, Elements of Anatomy. London u. New York 1892. — **Schäferna, K.:** Zur Frage der Bildung eines widernatürlichen Afters beim *Karpfen* und über Afterverschiebung bei einer *Forelle*. Anz. **64**, 200—213 (1927). — **Schäppi, E.:** Magen und Darm des *Wildschweines*. V. Beitrag zur makroskopischen Anatomie von *Sus scrofa* L. und zum Domestikationsproblem. Z. Anat. **95**, 326—363 (1931). — **Schaeppi, Th.:** (a) Über den Zusammenhang der Epithelzellen des Darmes. Arch. mikrosk. Anat. **69** (1907). (b) Über die Anheftungsweise und den Bau der Darmepithelzellen. Arch. mikrosk. Anat. **87**, 341—363 (1916). — **Schaetz, G.:** (a) Beiträge zur Morphologie des Meckelschen Divertikels (Ortsfremde Epithelformationen). Beitr. path. Anat. **74**, 115—224 (1925). (b) Beiträge zur Morphologie des Meckelschen Divertikels. Z. mikrosk.-anat. Forsch. **4**, 525—604 (1926). — **Schaffer, J.:** (a) Beiträge zur Histologie menschlicher Organe. I. Duodenum. II. Dünndarm. III. Mastdarm. Sitzgsber. Akad. Wiss. Wien, Math.-naturwiss. Kl. III **100**, 440—481 (1891). (b) Über das Epithel des Kiemendarmes von *Ammocoetes* nebst Bemerkungen über intraepitheliale Drüsen. Arch. mikrosk. Anat. **45**, 294—338 (1895). (c) Beiträge zur Histologie menschlicher Organe. IV.—VII. Sitzgsber. Akad. Wiss. Wien. Math.-naturwiss. Kl. III **106**, 353—455 (1897). (d) Zur Kenntnis der glatten Muskelzellen, insbesondere ihre Verbindung. Z. Zool. **66**, 214 (1898/99). (e) Zur Histologie der Unterkieferspeicheldrüse bei *Insectivoren*. Z. Zool. **89**, 1—27 (1908). (f) Neue Drüsentypen. Anat. Anz. **57**, Erg.-H., 242—252 (1923). (g) Über Anal- und Circumanaldrüsen I. Z. Zool. **122**, 79—96 (1924). (h) Zur Kenntnis der Hautdrüsen bei den *Säugetieren* und bei *Myxine*. Z. Anat. **76**, 320—337 (1925). (i) Über Hautdrüsen. Wien. klin. Wschr. **1926 II**. (k) Victor von Ebner zum Gedächtnis. Anat. Anz. **64**, 1—50 (1927). (l) Das Epithelgewebe. Handbuch der mikroskopischen Anatomie des *Menschen* von v. Möllendorff, Bd. II/1. Berlin 1927. (m) Zur Phylogenese der Talgdrüsen. Z. mikrosk.-anat. Forsch. **22**, 579—590 (1930). (n) Lehrbuch der Histologie und Histogenese, 2. Aufl. Leipzig 1922; 3. Aufl. 1933. (o) Unv. Ergebnisse einer umfassenden Untersuchung der Hautdrüsen, die bisher erst in einzelnen Vorträgen mitgeteilt wurden. — **Schaffer, J. u. H. Hamperl:** Über Anal- und Circumanaldrüsen. III. *Marsupialier*. Z. Zool. **127**, 529—569 (1926). — **Schanz, F.:** Ist der angeborene Verschluß des Dünndarmes am Übergang in den Dickdarm eine Hemmungsbildung? Anat. Anz. **13**, 264—270 (1897). — **Schelble:** Bakteriologische und pathologisch-anatomische Studien der Ernährungsstörungen der Säuglinge. Leipzig 1910. — **Schenk, S. L.:** (a) Grundriß der normalen Histologie des *Menschen*, Wien u. Leipzig 1885, 2. Aufl. 1891. (b) Lehrbuch der Embryologie des *Menschen* und der *Wirbeltiere*. Wien u. Leipzig 1896. — **Scheunert, A. u. W. Grimmer:** Über die Funktion des Duodenums und die funktionelle Identität der Duodenal- und der Pylorusdrüsen. Internat. Mschr. Anat. u. Physiol. **23**, 335—358 (1906). — **Scheuring, L.:** Beobachtungen über Druckempfindlichkeit und über Atmung bei *Cobitiden*. Sitzgsber. Ges. Morph. u. Physiol. Münch. **33**, 49—80 (1922). — **Schiefferdecker, P.:** Zur Kenntnis des Baues der Schleimdrüsen. Arch. mikrosk. Anat. **23**, 382—412 (1884). — **Schiele, A.:** Das Glykogen in normalen und pathologischen Epithelien. Diss. Bern 1880. — **Schiff, E. u. E. Stransky:** Zur Frage der Verdauungsleukozytose usw. Dtsch. med. Wschr. **1921 II**, 1255—1256. — **Schilf, E.:** Beitrag zur Frage der afferenten Innervation von Magen und Darm. Pflügers Arch. **208** (1925). **Schiller, A.:** Das Relief der Agmina Peyeri bei *Tapirus americanus*. Anat. Anz. **48**, 54—59 (1915). — **Schirmann, D.:** Über die Rückbildung der Dickdarmzotten des *Meerschweinchens*. Diss. Würzburg 1898; Verh. physik.-med. Ges. Würzburg, N. F. **32**, 1—10 (1898). — **Schlemmer, A.:** Beitrag zur Kenntnis des feineren Baues der Brunnerschen Drüsen. Sitzgsber. Akad. Wiss. Wien, Math.-naturwiss. Kl. I **60** (1869). — **Schlottke, E.:** Unterschiede in der Entwicklung des phagocytierenden und des resorbierenden Darmepithels. Biol. Zbl. **54**, 51—64 (1934). — **Schmey, M.:** Die Muskulatur des *Pferde*blinddarms in forensischer Beziehung. Tierärztl. Rdsch. **32**, 377—383 (1926). — **Schmidt, A.:** Die Faeces des *Menschen*, 1903. — **Schmidt, G.:** Über die Resorption von Methylenblau durch das Darmepithel. Pflügers Arch. **113**, 512—528 (1906). — **Schmidt, J. E.:** Beiträge zur normalen und pathologischen Histologie einiger Zellarten der Schleimhaut des menschlichen Darmkanals. Arch. mikrosk. Anat. **66**, 12—40 (1905). — **Schmidt, M. B.:** Über Pigmentbildung in den Tonsillen und im Processus vermiformis. Verh. dtsch. path. Ges. **11** (1907). — **Schmincke:** Zur Kenntnis der angeborenen Divertikel der Appendix. Virchows Arch.

254, 770 (1925). — **Schnackenbeck, W.:** Veränderungen im Verdauungstraktus bei *Blankaalen*. Zool. Anz. **108**, 85—91 (1934). — **Schneider, K. C.:** (a) Lehrbuch der vergleichenden Histologie der *Tiere*. Jena 1902. (b) Histologisches Praktikum der *Tiere* für Studierende und Forscher. Jena 1908. — **Schneider, R.:** Neue histologische Untersuchungen über die Eisenaufnahme in den Körper des *Proteus*. Sitzgsber. preuß. Akad. Wiss., Physik.-math. Kl. **2**, 887—897 (1890). — **Schreiner, K. E.:** Zur Histologie des Darmcanals bei *Myxine glutinosa*. Bergens Mus. Aarbog 1898. — **Schridde, H.:** (a) Über den angeborenen Mangel des Processus vermiformis. Virchows Arch. **175**, 1—16 (1904). (b) Über die Epithelproliferation in der menschlichen Speiseröhre. Virchows Arch. **191**, 178—192 (1908). (c) Die ortsfremden Epithelgewebe des *Menschen*. Jena 1909. — **Schriever, O.:** Die Darmzotten der *Haussäugetiere*. Diss. Gießen 1899. — **Schroeder, W.:** Über das Variieren des Darmtraktus beim *Schwein*. Diss. Göttingen 1929. — **Schuberg, A.:** (a) Über den Zusammenhang verschiedenartiger Gewebezellen im tierischen Organismus. Sitzgsber. physik.-med. Ges. Würzburg **1893**, 44—51. (b) Untersuchungen über Zellverbindungen. Z. Zool. **74** (1903). — **Schultze, O.:** (a) Die vitale Methylenblaureaction der Zellgranula. Anat. Anz. **2**, 684—688 (1887). (b) Grundriß der Entwicklungsgeschichte des *Menschen* und der *Säugetiere*. Leipzig 1897. — **Schultze, W. H.:** (a) Über Beziehungen der LIEBERKÜHNschen Krypten zu den Lymphknötchen des Dickdarms. Zbl. Path. **16**, 99—103 (1905). (b) Über die Schicksale verfütterter korpuskulärer Bestandteile. Verh. dtsch. path. Ges. **10** (1906). (c) Über die Valvula ileo-caecalis, insbesondere die anatomischen Grundlagen ihrer Insuffizienz. Verh. dtsch. path. Ges. **1926**, 267—272. — **Schulze, F. E.:** (a) Das Drüsenepithel der schlauchförmigen Drüsen des Dünn- und Dickdarmes und die Becherzellen. Med. Zbl. **1866**, 161—164. (b) Epithel- und Drüsenzellen. Arch. mikrosk. Anat. **3** (1867). (c) Über kutikulare Bildungen und Verhornung von Epithelzellen bei den *Wirbeltieren*. Arch. mikrosk. Anat. **5**, 295—316 (1869). — **Schumacher, S. v.:** (a) Über die Entwicklung und den Bau der Bursa Fabricii. Sitzgsber. Akad. Wiss. Wien, Math.-naturwiss. Kl. III **112**, 163 bis 186 (1903). (b) Darmzotten und Darmdrüsen bei den *Waldhühnern*. Anat. Anz. **54**, 372—381, 429 (1921). (c) Die Blinddärme der *Waldhühner* mit besonderer Berücksichtigung eigentümlicher Sekretionserscheinungen in denselben. Z. Anat. **64**, 76—95 (1922). (d) Der Bau der Blinddärme und des übrigen Darmrohres vom *Spielhahn (Lyrurus tetrix* L.). Z. Anat. **76**, 640—644 (1925). — **Schumann, G.:** Experimentelle Untersuchungen über die basalgekörnten Zellen im Darmepithel des *Meerschweinchens*. Z. Zellforsch. **24**, 540—551 (1936). — **Schumann, P.:** Beiträge zur vergleichenden Histologie des Enddarmes und des Überganges des Mitteldarmes in den Enddarm der *Haussäugetiere*. Diss. Dresden 1907. — **Schwalbe, G.:** Beiträge zur Kenntnis der Drüsen der Darmwandungen, insbesondere der BRUNNERschen Drüsen. Arch. mikrosk. Anat. **8**, 92—140 (1872). — **Schwalbe, K.:** Über die SCHAFFERschen Magenschleimhautinseln der Speiseröhre. Virchows Arch. **179**, 60—76 (1905). — **Sclavunos, G. L.:** Sur l'epiploidium de l'appendice vermiculaire de l'*homme*. Praktika Acad. Athen **4**, 185—193 (1929). — **Scriban, J. A.:** Observations sur la musculature du tube digestif des *Cobitidés*. Bull. Soc. ştiinţe Cluj. **3**, 148—160 (1927). — **Seckendorf, E.:** Ein Kapitel anatomischer Entdeckungsgeschichte. Erg. Anat. **30**, 544—550 (1933). — **Segale, G. C.:** Sulla funzione motoria dell'intestino. Arch. ital. Chir. **4**, 101—164 (1921). — **Séguin, P.:** Les mastzellen histogènes dans le chorion de la muqueuse du gros intestin du cheval. C. r. Soc. Biol. Paris **73**, 30—32 (1912). — **Seifert, E.:** (a) Über Appendices epiploicae. Münch. med. Wschr. **1922** I, 911. (b) Peritoneum einschließlich Netz. Handbuch der mikroskopischen Anatomie der *Menschen* von v. MÖLLENDORFF, Bd. V/1, S. 337—360. Berlin 1927. — **Seiler, A.:** Untersuchungen über die Anatomie und Erregbarkeit des überlebenden *Säugetier*darmes bei Sauerstoffmangel. Z. Biol. **88**, 63—75 (1928). — **Semba, Y.:** Anatomische Untersuchungen über die Lymphgefäßsysteme des Rectum, mit besonderer Berücksichtigung der Metastasenbildung des Rectumskrebses. Arch. klin. Chir. **149**, 336 bis 349 (1928). — **Seng, H.:** L. ASCHOFF, der appendicitische Anfall. Pathologie und Klinik in Einzeldarstellungen, Bd. 7, 125 S. Berlin-Wien 1930. — **Severinus:** Zootomia democratica, p. 299. 1645. — **Seyfert, G.:** Beiträge zur mikroskopischen Anatomie und zur Entwicklungsgeschichte der blinden Anhänge des Darmkanals bei *Kaninchen, Taube* und *Sperling*. Diss. Leipzig 1897. — **Shiels, G. F.:** Absence of appendix. J. amer. med. Assoc. **57**, 1535 (1911). — **Sicé, M. E. A.:** Contribution à l'étude de la région vatérienne du duodénum. Diss. Bordeaux 1911. — **Sidoni, M.:** Sopra un caso di assenza totale congenita dell'appendice vermiforme e criptorchidia monolaterale. Rinasc. med. **10**, 86 (1933). — **Siedamgrotzky:** Über die im After einiger *Haustiere* vorkommenden Drüsen. Arch. Tierheilk. **1**, 438—449 (1875). — **Simard, L. C.:** (a) Sur les relations des cellules argentaffines de l'intestin avec les nerfs. C. r. Soc. Biol. Paris **111**, 766—768 (1932). (b) Sur les relations des cellules argentaffines de l'intestin avec les nerfs du plexus peri-glandulaire. Trans. roy. Soc. Canada **27**, Sect. 5, 99—100 (1933). (c) Sur la presence de cellules argentaffines dans l'intestin du phoque. Trans. roy. Soc. Canada, V. Biol. Sci. **3**, 97—98 (1934). (d) Sur les relations des cellules argentaffines de l'intestin avec les nerfs chez l'embryon de veau. Arch. Anat. microsc. **30**, 235—248 (1934). — **Simard, L. C.** and **E. van Campenhout:** The embryonic development of argentaffin cells in the chick intestine. Anat. Rec. 53, 141—159 (1932). — Simon: Über das mikroskopische Verhalten des Glykogen in normalen menschlichen Schleimhäuten. Diss. Königsberg 1901. — Simon, L. G.: (a) Contribution à l'étude de l'appareil lymphoïde de l'intestin. Diss. Paris 1903. (b) Sur les éosinophiles de l'intestin. C. r. Soc. Biol. Paris 11, 955 (1903). (c) De la formation «in situ» des polynucléaires éosinophiles de la muqueuse intestinale. C. r. Soc. Biol. Paris 59, 648—650 (1905). — Simon, Ph.: Die Appendices epiploicae im Colon des Menschen und der Säugetiere. Gegenbaurs Jb. 52, 281—302 (1923). — Simon, W. V.: (a) Über Pigmentierung im Darm, mit besonderer Berücksichtigung des Wurmfortsatzes. Frankf. Z. Path. 3, 180—219 (1909). (b) Das Karzinom und das Karzinoid der Appendix, mit einem kurzen Überblick auch über die übrigen an der Appendix vorkommenden Tumoren. Erg. Chir. 9, 291—444 (1916). — Sinelnikoff, E. J. u. M. A. Jassinowsky: Über die Leukozytenemigration im isolierten Abschnitt des Dünndarms beim Hund. Frankf. Z. Path. 35, 151—163 (1927). — Sleggs, G. F.: The adult anatomy and histology of the anal glands of the Richardson ground squirrels, Citellus Richardsonii Sabine. Anat. Rec. 32, 1—43 (1926). — Skoda, K.: Eine seltene Anomalie: Verdoppelung eines Darmabschnittes bei einem Rind. Anat. Anz. 50, 146—154 (1917). — Smallwood, W. M. and M. L. Smallwood: The development of the carp, Cyprinus carpio. I. The larval life of the carp, with special reference to the development of the intestinal canal. J. Morph. a. Physiol. 52, 217—231 (1931). — Smith, J. L. and Th. Rettie: The absorption, deposition and transport of fat in the guinea-pig. Quart. J. exper. Physiol. 19, 51—60 (1928). — Snellman, A.: Über das Grenzgebiet der Anus- und Rectum-Epithelien beim Menschen. Acta Soc. Medic. fenn. Duodecim 45, 787—795 (1929). — Sobotta, J.: (a) Die erste Entwicklung des Mäuseeies nach der Befruchtung. Anat. Anz. 19, Erg.-H., 4—11 (1901). (b) Über die Entwicklung des Dottersackes der Nager mit Keimblattinversion (mittlere und späte Stadien) und dessen Bedeutung für die Ernährung des Embryo. Anat. Anz. 44, Erg.-H., 155—160 (1913). (c) Anatomie der Bauchspeicheldrüse. Handbuch der Anatomie des Menschen von v. Bardeleben, Bd. 6/3, S. 1—48. 1914. (d) Beitrag zur Frage der Epitheldurchwanderung seitens farbloser Blutzellen (Wanderzellen). Anat. Anz. 77, 184—188 (1933). — Sokolowa, M. L.: Zur Lehre von der Cytoarchitektonik des peripherischen autonomen Nervensystems. II. Die Architektur der intramuralen Ganglien des Verdauungstractes des Rindes. Z. mikrosk.-anat. Forsch. 23, 552—570 (1931). — Sonntag, Ch.: (a) On the anatomy etc. of Chimpanzee. Proc. zool. Soc. Lond. 1 (1923). (b) On the anatomy, physiology and pathology of the Orang-Outan. Proc. zool. Soc. Lond. 2 (1924). — Spadolini, J.: A proposito di una nota del Sig. Amprino sulle alterazioni della muccosa intestinale nel digiuno. Anat. Anz. 77, 289—290 (1934). — Spadolini, J. e G. Castelli: Le alterazioni della muccosa intestinale come causa di precoci batteriemie negli animali operati di estirpazione delle ghiandole paratiroidi. Arch. di Fisiol. 25, 159—194 (1927). — Spalteholz, W.: (a) Das Bindegewebsgerüst der Dünndarmschleimhaut des Hundes. Arch. f. Anat., Suppl.-Bd. 1897. (b) Gefäßbaum und Organbildung. Arch. Entw.mechan. 52 — 97, 480—531 (1923). (c) Verdauung, künstliche. Enzyklopädie der mikroskopischen Technik, 3. Aufl., 3. Bd. 1927. — Spanner, R.: (a) Die Entwicklung der Darmzotten der Maus durch Knospung und Spaltung, untersucht am Gefäßbaum. Gegenbaurs Jb. 67, 235—261 (1931). (c) Die arterio-venösen Anastomosen im Darm. Anat. Anz. 71, Erg.-H., 24—26 (1931). (b) Neue Befunde über die Blutwege der Darmwand und ihre funktionelle Bedeutung. Gegenbaurs Jb. 69, 394—454 (1932). — Spath, F.: Untersuchungen über die Pylorus-Duodenalgrenze und über das Duodenum des Menschen. Dtsch. Z. Chir. 196, 39—69 (1926). — Spee, F. Graf: (a) Beobachtungen über den Bewegungsapparat und die Bewegung der Darmzotten sowie deren Bedeutung für den Chylusstrom. Arch. f. Anat. 1885. (b) Beobachtungen an einer menschlichen Keimscheibe mit offener Medullarrinne und Canalis neurentericus. Arch. f. Anat. 1889. (c) Drüsenbildung der Dottersackwand. Münch. med. Wschr. 1896 I, 784. (d) Drüsen des menschlichen Dottersackes. Anat. Anz. 12, 76 (1896). — Sperk: Der Wurmfortsatz und die Wurmfortsatzentzündung. Wien. klin. Wschr. 1933 II, 322—328. — Sperling, G.: Die Form der apokrinen Haardrüsen des Menschen. Z. mikrosk.-anat. Forsch. 38, 241—252 (1935). — Spina: Über Resorption und Sekretion. Leipzig 1882. — Spitzer, A.: Der Generationswechsel der Vertebraten und seine phylogenetische Bedeutung. Erg. Anat. 30, 1—239 (1933). — Sprafke, H.: Untersuchungen über die argentaffinen Zellen in der Schleimhaut des Wurmfortsatzes und ihre Beziehungen zur Entstehung der Karzinoide. Frankf. Z. Path. 35, 302—319 (1927). — Ssobolew, L. W.: Zur Frage über die Folgen der Unterbindung des Wurmfortsatzes. Arch. mikrosk. Anat. 62, 122—128 (1903). — Staemmler, M.: Die Neubildungen des Darmes. II. Neue deutsche Chirurgie, Bd. 33a, S. 1—380. 1924. — Stannius: Lehrbuch der vergleichenden Anatomie (Stannius und Siebold) II. Berlin 1846. — Steinböck, O.: Untersuchungen über die Geschlechtstrakt-Darmverbindung bei Turbellarien nebst einem Beitrag zur Morphologie des Trikladendarmes. Z. Morph. u. Ökol. Tiere 2, 461—504 (1924). — Steinhaus, J.: Über Becherzellen im Blinddarmepithel der Salamandra maculosa. Arch. Physiol. 1888, 311—322. — Stempel, M.: Beiträge zur Anatomie des Schafdarmes. Diss. Berlin 1925. — Stenqvist, H.: Die „Zellenwanderung" durch das Darmepithel. Anat. Anz. **78**, 68—79 (1934). — **Sternberg, H.:** Beschreibung eines menschlichen Embryos mit vier Ursegmentpaaren, nebst Bemerkungen über die Anlage und früheste Entwicklung einiger Organe beim *Menschen*. Z. Anat. **82**, 142—240 (1927). — **Stiekel, M.:** Untersuchungen an menschlichen Neugeborenen über das Verhalten des Darmepithels bei verschiedenen funktionellen Zuständen. Arch. Gynäk. **92**, 607 (1910). — **Stieda, A.:** (a) Über den Bau und die Entwicklung der Bursa Fabricii. Z. Zool. **34** (1880). (b) Über die Cloake und das Receptaculum seminis der weiblichen *Tritonen*. Diss. Königsberg 1891. (c) Das Vorkommen freier Talgdrüsen im menschlichen Körper. Z. Morph. u. Anthrop. **4** (1902). (d) Über Atresia ani congenita und die damit verbundenen Mißbildungen. Arch. klin. Chir. **70** (1903). — **Stieve, H.:** (a) Ein $13^1/_2$ Tage altes, in der Gebärmutter erhaltenes und durch Eingriff gewonnenes menschliches Ei. Z. mikrosk.-anat. Forsch. **7**, 295—402 (1926). (b) Über den Verschluß des menschlichen Afters. Z. mikrosk.-anat. Forsch. **21**, 642—653 (1930). — **Stöhr, Ph.:** (a) Über das Epithel des menschlichen Magens. Verh. physik.-med. Ges. Würzburg, N. F. **15** (1880). (b) Zur Kenntnis des feineren Baues der menschlichen Magenschleimhaut. Arch. mikrosk. Anat. **20**, 221—245 (1882). (c) Über die peripheren Lymphdrüsen. Sitzgsber. physik.-med. Ges. Würzburg **1883**, 86—94. (d) Über die Lymphknötchen des Darmes. Z. mikrosk. Anat. **33** (1889). (e) Verdauungs-Apparat. Erg. Anat. **1**, 173—196 (1891/92). (f) Lehrbuch der Histologie und der mikroskopischen Technik. Jena 6. Aufl. 1893, 7. Aufl. 1896, 13. Aufl. 1909. (g) Discussion zu RETTERER: Sur l'origine des follicules clos du tube digestif. Anat. Anz. **10**, Erg.-H., 30—39 (1895). (h) Über die Entwicklung der Darmlymphknötchen. Anat. Anz. **13**, Erg.-H., 47—52 (1897). (i) Über die Rückbildung von Darmdrüsen im Processus vermiformis des *Menschen*. Anat. Anz. **13**, Erg.-H., 54—56 (1897). (k) Über die Entwicklung der Darmlymphknötchen und über die Rückbildung von Darmdrüsen. Arch. mikrosk. Anat. **51** (1898). (l) Über die Rückbildung von Duodenaldrüsen. Festschr. physik.-med. Ges. Würzburg **1899**, 205—214. — **Stöhr, Ph. jr.:** (a) Das periphere Nervensystem. Handbuch der mikroskopischen Anatomie des *Menschen* von v. MÖLLENDORFF, Bd. IV/1, S. 202—448. Berlin 1928. (b) Mikroskopische Studien zur Innervation des Magen-Darmkanals. Z. Zellforsch. **12**, 66—154 (1930). (c) Mikroskopische Studien zur Innervation des Magendarmkanals. III. Z. Zellforsch. **21**, 243—278 (1934). (d) Beobachtungen und Bemerkungen über die Endausbreitung des vegetativen Nervensystems. Z. Anat. **104**, 133—158 (1935). — **Stoerck, O.:** Über Gastritis chronica. Wien. klin. Wschr. **1922 I**, 855 bis 860. — **Stracker, O.:** Die Plica longitudinalis beim *Menschen* und bei *Tieren*. Sitzgsber. Akad. Wiss. Wien, Math.-naturwiss. Kl. **118**, 375—437 (1909). — **Strauss, W.:** Beiträge zur Anatomie des Ductus choledochus und pancreaticus im Pancreaskopf und Duodenum. Auszüge Diss. med. Fak. Köln 1923/24, S. 96. — **Streiff, E. B.:** Sulla struttura dell'intestino dello *Spelerpes fuscus* Bonap. con speciale riguardo alla distribuzione delle cellule caliciformi. Boll. Mus. Zool. Anat. comp. Genova **10** (1930). — **Stricker:** Handbuch der Lehre von den Geweben. Leipzig 1871. — **Struiken, H. J. L.:** Beiträge zur Histologie und Histochemie des Rectumepithels und der Schleimzellen. Diss. Freiburg 1893. — **Studnička, F. K.:** (a) Über Flimmer- und Cuticularzellen mit besonderer Berücksichtigung der Centrosomenfrage. Sitzgsber. böhm. Ges. Wiss. Prag **37**, 22 (1899). (b) Die Organisation der lebenden Masse. Handbuch der mikroskopischen Anatomie des *Menschen* von v. MÖLLENDORFF, Bd. I/1, S. 421—568. 1929. — **Studsinskij, J.:** Einige Worte über die Blutversorgung der Appendix und ihres Gekröses. Ukrain. med. Visti **3**, 13—14 (1927). — **Stütz, G.:** Über eosinophile Zellen in der Schleimhaut des Darmkanals. Diss. Bonn 1895. — **Suda:** Chromophile Zellen des Magen- und Darmepithels. Med. Z. Kyoto **93** (1918). — **Süßbach, S.:** (a) Der Darm der *Cetaceen*. Jena. Z. Naturwiss. **35**, 495—542 (1901). (b) Über gestaltende Einflüsse bei der Entwicklung des Darmcanals der *Amphibien, Sauropsiden* und *Säugetiere*. Verh. Ges. dtsch. Naturforsch. **76**. Verslg 2. Teil, 1. Hälfte **1905**, 258—261. — **Sulc, K.:** Sur le tissu lymphoïde dans la paroi intestinale chez le *campagnol (Microtus)*. Bull. Assoc. franç. Anat. **1931**, 499—502. — **Sun, T. P.:** Histophysiological study of the epithelial changes in the small intestine of the *albino mouse* after starvation and refeeding. Anat. Rec. **34**, 341—349 (1927). — **Sundberg, C.:** Das Glykogen in menschlichen Embryonen von 15, 27 und 40 mm. Z. Anat. **73**, 168—246 (1924). — **Sundvik, O.:** Über das Bindegewebe des *Fisch*darmes unter besonderer Berücksichtigung von OPPELs Stratum compactum. Anat. Anz. **30**, 310—315 (1907). — **Sussdorf, M.:** Cavum mediastini. Dtsch. Z. Tiermed. u. vergl. Path. **18**, 180 (1892). — **Suzue, K.:** Thymus aberrata in wall of ileum. Orient. J. Dis. Infants Kyoto **2**, 138 (1927). — **Swirski, G.:** Über die Resorption und Ausscheidung des Eisens im Darmcanale des *Meerschweinchens*. Pflügers Arch. **74**, 466 (1899). — **Symington, J.:** Further observations on the rectum and anal canal. J. Anat. a. Physiol. **46**, 289 bis 306 (1912). — **Szenes:** Mikrocolon congenitum. Arch. klin. Chir. **160**, 486 (1930). — **Szent-Györgyi, A. v.:** Zur Anatomie und Histologie des Teguments der Analöffnung und des Rectum. Anat. H. **49**, 303—336 (1913). — **Szymonowicz, L.:** Lehrbuch der Histologie und der mikroskopischen Anatomie, 3. Aufl. Würzburg 1915. — **Szymonowicz, L. u. R. Krause:** Lehrbuch der Histologie, 6. Aufl. Leipzig 1930.

Taguchi, H.: Beiträge zur Kenntnis über die feinere Struktur der Eingeweideorgane der *Krokodile*. Mitt. med. Fak. Tokyo **25**, 119—188 (1920). — **Tandler, J.:** (a) Zur Entwicklungs-geschichte des menschlichen Duodenum in frühen Embryonalstadien. Gegenbaurs Jb. **29**, (1900). (b) Zur Entwicklungsgeschichte der menschlichen Darmarterien. Anat. Anz. **23**, Erg.-H., 132—134 (1903); Anat. H. **23**, 187—210 (1903). (c) Lehrbuch der systematischen Anatomie, Bd. 2. Leipzig 1923. — **Tang, E. H.:** Über die Panethschen Zellen sowie die gelben Zellen des Duodenums beim *Schwein* und den anderen *Wirbeltieren*. Arch. mikrosk. Anat. **96**, 182—209 (1922). — **Tardieu et Robin:** Ann. d'Hyg. 1857. — **Tartakowsky, S.:** Die Resorptionswege des Eisens beim *Kaninchen*. Pflügers Arch. **100**, 586—610 (1903). — **Tavernari, F.:** Quelques aspects de la villosité intestinale dans la periode de l'absorption. Arch. ital. de Biol. (Pisa) **64** (1915). — **Tchang-Yung-Tai:** Sur l'origine de la membrane peritrophique dans l'intestin moyen des *chenilles* de *lepidopteres*. Bull. Soc. zool. France **54**, 255—263 (1929). — **Tehver, J.:** (a) Cellules de Nussbaum et de Stöhr comme cellules enterochromaffines. Bull. Histol. appl. **6**, 97—112 (1929). (b) Beiträge zur Kenntnis der Histologie der Duodenaldrüsen bei den *Haussäugetieren*. Z. mikrosk.-anat. Forsch. **18**, 71—92 (1929). (c) Über die enterochromaffinen Zellen der *Haussäugetiere*. Z. mikrosk.-anat. Forsch. **21**, 462—496 (1930). — **Teichmann:** Das Saugadersystem. Leipzig 1861. — **Tello, J. F.:** (a) Die Entstehung der motorischen und sensiblen Nervenendigungen. I. Z. Anat. **64**, 348—440 (1922). (b) Das argyrophile Netz der Bindegewebszellen. Z. Anat. **65**, 204—225 (1922). (c) La précocité embryonaire du plexus d'Auerbach et ses différences dans les intestins antérieur et postérieur. Trav. Labor. Recherch. biol. Univ. Madrid **22**, 317—328 (1924). — **Thanhoffer, L. v.:** (a) Beiträge zur Fettresorption und histologischen Struktur der Dünndarmzellen. Pflügers Arch. **8**, 391—443 (1874). (b) Grundzüge der ver-gleichenden Physiologie und Histologie. Stuttgart 1885. — **Thanhoffer, L. v. jun.:** Unter-suchungen mit Mikrodissektion über die Cuticula- und Protoplasmastruktur der Darm-epithelzellen. Arch. exper. Zellforsch. **11**, 295—299 (1931). — **Thaysen, Th. u. E. Heß:** Über den Bau und die Entstehung der *Haustra coli*. Anat. H. **54**, 321—358 (1916). — **Thoma:** Die Kittsubstanz der Epithelien. Virchows Arch. **64**, 394 (1875). — **Thorel, Chr.:** Über die hyalinen Körper der Magen- und Darmschleimhaut. Virchows Arch. **151** (1898). — **Tiedemann, F.:** (a) Naturgeschichte der *Vögel*. Heidelberg 1810. (b) Über den Blinddarm der *Amphibien*. Arch. f. Physiol. **3**, 368—374 (1817). (c) Tabulae arteriarum corporis humani. Carlsruhae 1822. (d) Von der Verengerung und Schließung der Pulsadern in Krankheiten. Heidelberg u. Leipzig 1843. — **Tirelli, M.:** Modificazioni del condrioma e del lacunoma nelle cellule intestinali di «*Gambusia hoolbrooki*» durante le diverse fasi del l'attività funzionale e durante il digiuno. Atti Accad. Lincei Roma **7**, 255—259 (1928); Arch. ital. Anat. **26**, 417—453 (1929). — **Tobeck, A.:** Über angeborene Verschlüsse (Atresien) des Darmrohres. Gleichzeitig ein Beitrag zur Frage der Entstehung der Meconiumkörperchen. Virchows Arch. **265**, 330—353 (1925). — **Todd, R. B.:** Lectures on the Anatomy and Physio-logy of the Intestinal Canal. Lond. med. Gaz. **30**, 452 (1842). — **Todd, R. B. and W. Bowman:** The physiological anatomy and physiology of *man*. London 1856 u. 1866. — **Törö, E.:** (a) Über den Mechanismus der Darmzotten. Anat. Anz. **66**, Erg.-H., 188—192 (1928). (b) Über enterochromaffine Zellen. Anat. Anz. **67**, Erg.-H., 49—58 (1929). (c) Zur Frage der Darmresorption auf Grund von Untersuchungen am *Krokodildarm*. Z. mikrosk.-anat. Forsch. **19**, 537—556 (1930). (d) Bedeutung und Entstehung der Zellgranula in der Darm-resorption. Z. Anat. **94**, 1—38 (1931). — **Török, J.:** Verdoppelung des Blinddarmes. Münch. tierärztl. Wschr. **1933** I, 133—134. — **Toldt, C.:** (a) Blutgefäße des Darmcanals. Handbuch der Lehre von den Geweben von Stricker, S. 419—428. Leipzig 1871. (b) Über das Wesen der acinösen Drüsen nebst Bemerkungen über die Brunnerschen Drüsen des *Menschen*. Mitt. ärztl. Ver. Wien **1**, 33—39 (1872). (c) Die Entwicklung und Ausbildung der Drüsen des Magens. Sitzgsber. Akad. Wiss. Wien, Math.-naturwiss. Kl. III **82**, 57—128 (1880). (d) Lehrbuch der Gewebelehre. Stuttgart, 2. Aufl. 1884; 3. Aufl. 1888. (e) Die Formbildung des menschlichen Blinddarmes und die Valvula coli. Sitzgsber. Akad. Wiss. Wien, Math.-naturwiss. Kl. **103** (1894). — **Tomarkin, E.:** Lieberkühnsche Krypten und ihre Be-ziehungen zu den Follikeln beim *Meerschweinchen*. Anat. Anz. **8**, 202—205 (1893). — **Tortora, M.:** Studio sulla struttura muscolare dell'intestino tenue. Gazz. Osp. **43**, 1105 (1922). — **Tourneux, F.:** Précis d'embryologie humaine, 2. Aufl. Paris 1909. — **Traut-mann, A.:** (a) Beiträge zur vergleichenden Histologie des Dünndarmes der *Haussäugetiere*. Diss. Zürich 1907. (b) Die Muskulatur in den Dünndarmzotten der *Haustiere*. Anat. Anz. **34**, 113—125 (1909). (c) Die Verbreitung und Anordnung des elastischen Gewebes in den einzelnen Wandschichten des Dünndarmes der *Haussäugetiere*. Arch. mikrosk. Anat. **34**, 105—115 (1909); nachträgliche Bemerkungen. Arch. mikrosk. Anat. **35**, 584—586 (1910). (d) Die Histologie des Muskelapparates und die physiologische Bedeutung der Muscularis mucosae im Dünndarm. Berl. tierärztl. Wschr. **1910** I, 15—25. (e) Zur Kenntnis der Paneth-schen Körnchenzellen bei den *Säugetieren*. Arch. mikrosk. Anat. **76**, 288—304 (1910). (f) Die embryonale und postembryonale Entwicklung der Kardiadrüsenzone im Magen von *Sus scrofa* sowie die Ausbildung und physiologische Bedeutung des lymphatischen (cytoblastischen) Gewebes in derselben. Anat. Anz. **60**, 321—346 (1926). — **Treutler, K.:** Über das wahre Alter junger menschlicher Embryonen. Anat. Anz. **71**, 245—258 (1931). — **Treves, F.:** Lectures on the anatomy of the intestinal canal and peritoneum in *Man*. Brit. med. J. 1885, 415. — **Treviranus, G. R.:** (a) Biologie oder Philosophie der lebenden Natur für Naturforscher und Ärzte, Bd. 4, S. 395. Göttingen 1814. (b) Beiträge zur Aufklärung der Erscheinungen und Gesetze des organischen Lebens. Bremen 1835. — **Trossarelli, F.:** Contributo alla conoscenza del diverticolo vitellino dell' intestino di *Uccelli*. Monit. zool. ital. **41**, 39—43 (1930). — **Trostanetzky, M. M.:** Zur Frage des Baues der sympathischen Ganglien des Darmgeflechtes. Z. Zellforsch. **8**, 458 (1929). — **Tschassownikow, N.:** (a) Zur Frage über die Struktur der BRUNNERschen und Pylorusdrüsen und ihre Beziehungen zueinander. Anat. Anz. **61**, 417—431 (1926). (b) Über Veränderungen der BRUNNERschen Drüsen bei *Kaninchen* nach Unterbindung des Ductus pancreaticus. Anat. Anz. **65**, 17—27 (1928). (c) Über Eigenartigkeiten in der Struktur der BRUNNERschen Drüsen beim *Kaninchen* und *Hasen* und ihre Beziehungen zu den Pylorusdrüsen. Anat. Anz. **65**, 28—45 (1928). — **Tschassownikow, S.:** Über Becher- und Flimmerzellen und ihre Beziehungen zueinander. Zur Morphologie und Physiologie der Zentralkörperchen. Arch. mikrosk. Anat. **84**, 150 bis 174 (1914). — **Tschaussow, L.:** Zur Frage nach der Verteilung der elastischen Substanz im Darmtraktus. Diss. Charkow 1898. — **Tsunota, T.:** Über das Vorkommen von Phagocyten in Lymphknötchen bei der Wurmfortsatzentzündung. Virchows Arch. **202**, 122—133 (1910). — **Turner, H. N.:** (a) *Dipus aegyptius. Paradoxus typus*. Proc. zool. Soc. Lond. **1849**. (b) Bemerkungen über die Anatomie von *Paradoxus typus* und *Dipus aegyptius*. Anal. natur. Hist., II. s. 5 (1850). — **Twort, F. W.:** The demonstration of a hitherto undescribed type of cell in the glands of the stomach. Brit. J. exper. Path. **5** (1924).

Uhlyárik, u. **Tóth:** Über die histologische Struktur der Dünndarmzotten und über Fettresorption. Math. u. naturwiss. Ber. Ungarn **6**, 335—336 (1889). — **Ulmann, R.:** O rektálnich a urogenitánich papilách *Teleostei*. Biol. Spisy vysoké školy zvěrolékařské Brno (tschech.) **2**, 19 (1923). — **Ulrich, E.:** Zur embryonalen Entwicklung des *Pferde*darmes. Gegenbaurs Jb. **56**, 189—222 (1926). — **Umeda, K.:** Zur Morphologie der Darmfunktion. II. Mitt. Trans. jap. path. Soc. **19**, 123 (1929).

Vaillant, L.: Remarques sur l'appareil digestif et le mode d'alimentation de la *Tortue* luth. C. r. Soc. Biol. Paris **123**, 654—656) 1896). — **Valle, A. dalla:** (a) Un caso di megacolon congenito. Pediatria **27**, 515—526 (1919). (b) Ricerche istologiche su di un caso di megacolon congenito. Pediatria **28**, 740—752 (1920). — **Valle, T.:** Sui corpi di Kurloff. Haematologica (Palermo) **14**, 181—197 (1933). — **Vallois, L. Colle, de Carrera, A. Guibal** et **Chaptal:** A propos de l'occlusion intestinale aigue chez le nouveau-né; un cas d'oblitération congénitale de l'intestin grêle. Bull. Soc. Obstétr. Paris **16**, 161—166 (1927). — **Vau, E.:** (a) Über den Dickdarmstreifen (taenia intestini crassi) beim *Schwein (sus)*, *Meerschweinchen (cavia)* und *Kaninchen (cuniculus)*. Anat. Anz. **79**, 138—146 (1934). (b) Über die Bandstreifen (Taeniae) des Colon dorsale beim *Pferd*. Anat. Anz. **78**, 100—104 (1934). — **Verheyen:** Corporis *humani* anatomia, Bd. 1, S. 62. 1726. — **Verne, J.:** La réaction chromaffine en histologie et sa signification. Bull. Soc. Chim. biol. Paris **5** (1923). — **Verne, J.** et **L. Binet:** Les processus histologiques de l'absorption des graisses par la plèvre. Bull. Histol. appl. **2** (1925). — **Vernoni, G.:** Intorno al fondamento istologico di alcune funzioni del villo intestinale. Arch. ital. Anat. **7**, 264—293 (1908). — **Verson, E.:** Dünndarm. Handbuch der Lehre von den Geweben von STRICKER, S. 399—418. Leipzig 1871. — **Veszprémi, D.:** Einige Fälle von angeborenem Darmverschluß. Beitr. path. Anat. **60**, 124—138 (1914). — **Vialli, M.:** (a) Ricerche sull'intestino dei *Rettili*. 1. Il tratto ileociecocolico. Arch. ital. Anat. **26**, 454—492 (1929). (b) Ricerche sull' intestino dei *Rettili*. 4. L'epithelio intestinale. Archives de Biol. **39**, 527—581 (1929). — **Vialli, M.** and **V. Erspamer:** Cellule enterocromaffini e cellule basigranulose acidofile nei *Vertebrati*. Z. Zellforsch. **19**, 743—773 (1933). — **Villa, L.:** Ricerche anatomiche sul sistema nervoso dell'appendice vermiforme dell'*uomo*. Arch. Sci. Med. **45**, 131—146 (1924). — **Villémin, F.:** (a) Sur la présence normale chez l'*homme* adulte d'un rétrécissement et d'une valvule musculaire au voisinage de l'angle duodénojejunal. C. r. Assoc. Anat. Paris **1911**, 68—73. (b) A propos de la limite inférieure du duodénum chez l'*homme* adulte, le rétrécissement et la valvule duodénojejunaux: leur signification anatomique. Rep. 17. internat. Congr. Med. Lond., sect. 1 2, 131—136 (1913). (c) Signification morphologique et fonctionelle du duodénum chez les *mammifères*. C. r. Soc. Biol. Paris **81**, 65, 1426 (1919). (d) A propos de la répartition et de la structure des glandes de BRUNNER chez le cheval, hypothèse sur leur fonction. C. r. Soc. Biol. Paris **83**, 239—241 (1920). (e) Signification morphologique et fonctionelle du duodénum chez les *Mammifères*. Arch. de Morph. **1922**. — **Villémin, F.** et **P. Huard:** L'angle duodéno-jéjunal et les dispositions vasculaires voisines. C. r. Soc. Biol. Paris **90**, 429—431 (1924). — **Virchow, H.:** (a) Der Dottersack des *Huhnes*. Internat. Beitr. wiss. Med. Berl. **1**, 129 (1891). (b) Das Dotterorgan der *Wirbeltiere*. A. Z. Zool. **53**, Suppl. 1, 161—206 (1892). (c) Das Dotterorgan der *Wirbeltiere*. B. Arch. mikrosk. Anat. **40**, 39—101 (1892). (d) Dotterzellen und Dotterfurchung bei *Wirbeltieren*. Anat. Anz. **7**, Erg.-H. **1892**, 209—219. — **Virchow, R.:** Kleinere

Mitteilungen. II. Über einige Zustände der Darmzotten. Verh. physik.-med. Ges. Würzburg 4, 341—382 (1854). — Viscontini, C.: Megacolon congenito e colon plicato. Policlinico 28, 174—180 (1921). — Voeltzkow: Beiträge zur Entwicklungsgeschichte der *Reptilien*. Biologie und Entwicklung der äußeren Körperformen von *Crocodilus madagascariensis* Grand. Abh. senckenberg. naturforsch. Ges. 26 (1902). — Vogt, W.: (a) Morphologische und kausal-analytische Untersuchungen über die Lageentwicklung des menschlichen Darmes. Z. angew. Anat. 2, 87—208 (1917). (b) Zur Morphologie und Mechanik der Darmdrehung. Anat. Anz. 53, Erg.-H., 39—55 (1920). — Vogt, C. u. E. Yung: Lehrbuch der praktischen vergleichenden Anatomie. Braunschweig 1885—1894. — Voigt, J.: (a) Zur Entwicklung der Darmschleimhaut. Nachr. Ges. Wiss. Göttingen, Math.-physik. Kl. 1898, 416. (b) Beitrag zur Entwicklung der Darmschleimhaut. Anat. H. 12, 49—70 (1899). — Voit, F.: Beiträge zur Frage der Sekretion und Resorption im Dünndarm. München 1893. — Voss, H.: Die Herstellung makroskopischer Präparate von den Lymphfollikeln des menschlichen Darmes. Z. Anat. 70, 317—320 (1923). — Vosseler, J.: (a) Über Bau und Funktion der Dünndarmschleimhaut. Jber. Ver. vaterländ. Naturkde Württemberg 51, 108—109 (1895). (b) Über den Bau der Dünndarmzotten. Verh. dtsch. zool. Ges. 1902, 203—212.

Waele, H. de: Recherches sur le rôle des globules blancs dans l'absorption chez les *vertébrés*. Livre jubil. Ch. v. Bambeke, p. 23—67. Bruxelles 1899. — Wagner, R.: Über das Divertikel am Darmcanal bei mehreren *Vögeln*. Abh. bayer. Akad. Wiss., Math.-physik. Kl. II 1837, 286. — Wagstaffe, W. W.: Case of Abnormal Duodenum. J. of Anat. 58, 178—179 (1924). — Wakeley, C. P. G.: (a) A case of congenital malformations of the intestinal canal. J. Anat. a. Physiol. 57, 216—220 (1923). (b) Congenital atresia of the duodenum. J. of Anat. 64, 527—528 (1930). — Walcker: Die Bedeutung der Bauhinischen und appendikulären Klappe. Experimentelle und anatomische Untersuchungen. Arch. klin. Chir. 170, 706 (1932). — Waldeyer, W.: Über den feineren Bau des Magens und des Darmkanals von *Manatus americanus*. Sitzgsber. preuß. Akad. Wiss., Physik.-math. Kl. 1892, 79—85. — Waldmann, A.: Experimentelle Untersuchungen über die Breslau-Infektion bei *Kaninchen*. Beitr. path. Anat. 85, 591—610 (1930). — Wallenius, M.: Studien über die Länge des Darmes bei erwachsenen finnischen Männern. Acta Soc. Medic. fennicae Duodecim 1, 111 (1920). — Walmsley, Th.: A diverticulum of the appendix. J. of Anat. 64, 47—49 (1929). — Walter, A.: Über die Hautdrüsen mit Lipoidsekretion bei *Nagern*. Beitr. path. Anat. 73 (1924). — Walthard: Über die Kombination von Nabelfistel und Verdoppelung des Wurmfortsatzes. Dtsch. Z. Chir. 230, 413 (1931). — Wassermann, F.: Wachstum und Vermehrung der lebendigen Masse. Handbuch der mikroskopischen Anatomie des *Menschen* von v. Möllendorff, Bd. I/2, S. 1—807. Berlin 1929. — Wassiljeff, A.: Zur Resorption einiger Vitalfarbstoffe durch den *Frosch*darm. Z. Zellforsch. 2, 257—263 (1925). — Watanabe, K.: Über die histochemische Untersuchung des Harnstoffes, mit besonderer Berücksichtigung der Resorption und Ausscheidung desselben durch den Verdauungskanal. Trans. jap. path. Soc. 19, 120—123 (1929). — Watanabe, T.: (a) Über einige Fälle von Flimmerepithel, wie es in der menschlichen Dickdarmschleimhaut vorkommt. Fukuoka-Ikwadaiguku-Zasshi (jap.) 25 (1932), deutsche Zusammenfassung, S. 37—38. (b) Cytologische Untersuchungen über die Epithelien der menschlichen Verdauungsorgane. I. Über die Mitochondrien in den Epithelzellen der menschlichen Darmschleimhaut. Fukuoka-Ikwadaigaku-Zasshi (jap.) 25 (1932), deutsche Zusammenfassung, S. 170—171. (c) IV. Über die Mitochondrien in den Epithelzellen der menschlichen Duodenaldrüsen. Fukuoka-Ikwaidaigaku-Zasshi (jap.) 25 (1932), deutsche Zusammenfassung, S. 173. (d) VI. Über den Golgischen Apparat in den Epithelzellen der menschlichen Darmschleimhaut. Fukuoka-Ikwadaigaku-Zasshi (jap.) 26 (1933), deutsche Zusammenfassung, S. 2. (e) VIII. Über den Golgischen Apparat in den Epithelzellen der menschlichen Duodenaldrüse. Fukuoka-Ikwadaigaku-Zasshi (jap.) 26 (1933), deutsche Zusammenfassung, S. 3—4. (f) IX. Über die Zentralkörperchen in den Epithelzellen der menschlichen Darmschleimhaut. Fukuoka-Ikwadaigaku-Zasshi (jap.) 26 (1933), deutsche Zusammenfassung, S. 4—5. (g) X. Über die Zentralkörperchen in den Epithelzellen der menschlichen Duodenaldrüsen. Fukuoka-Ikwadaigaku-Zasshi (jap.) 26 (1933), deutsche Zusammenfassung, S. 5—6. (h) XI. Über eine Art Flimmerzelle, die an den Epithelien der menschlichen Dickdarmschleimhaut gefunden wurde. Fukuoka-Ikwadaigaku-Zasshi 26 (1933), deutsche Zusammenfassung, S. 6—7. (i) Über die zeitlichen Veränderungen der Mitochondrien in den Magen-Darmepithelien inkl. ihrer Drüsenzellen bei Zimmertemperatur. Fukuoka-Ikwadaigaku Zasshi (jap.) 26 (1933)., deutsche Zusammenfassung, S. 7—8. Watney, H.: (a) Note on the minute Anatomy of the Alimentary canal. Zbl. med. Wiss. 12, 753—755 (1874). (b) The minute anatomy of the alimentary canal. Philos. trans. roy. Soc. Lond. 166, 451—488 (1877). — Watzka, M.: Epithel und Lymphozyt. Anat. Anz. 75, Erg.-H., 150—159 (1932). — Weber, E. H.: Über den Mechanismus der Einsaugung des Speisesaftes beim *Menschen* und bei einigen *Tieren*. Arch. Anat., Physiol. u. wiss. Med. 1847, 400—402. — Weber, J. A.: L'origine des glandes annexes de l'intestin moyen chez les *vertébrés*. Thèse de Nancy 1903; Archives Anat. microsc. 5, 485—727 (1903). — Weber, M.:

(a) Beiträge zur Anatomie und Entwicklung des Genus Manis. Zoologische Ergebnisse einer Reise in Niederländisch-Ostindien, Bd. 2. 1891. (b) die *Säugetiere*, 2. Aufl. Jena 1927—1928. — **Weigl, R.:** (a) Über die gegenseitige Verbindung der Epithelzellen im Darm der *Wirbeltiere*. Bull. Acad. Sci. Cracovie, Math. et nat. Cl. 29, 777—792 (1906). (b) Über den GOLGI-KOPSCHSchen Apparat in den Epithelzellen des Darms von *Wirbeltieren* und über sein Verhältnis zu anderen Strukturen. Festschrift für NUSSBAUM, S. 267—289. Lemberg 1911. — **Weill, P.:** Über die leukocytären Elemente der Darmschleimhaut der *Säugetiere*. Arch. mikrosk. Anat. 93, 1—81 (1920). — **Weinberg:** De l'existence de l'appendice chez les Singes inférieurs. C. r. Soc. Biol. Paris 60, 844—845 (1906). — **Weiner, P.:** (a) Sur la résorption des graisses dans l'intestin. Arch. russ. Anat. Histol. et Embryol. 5, 145—156 (1926). (b) Über Fettablagerung und Fettresorption im Darm. Z. mikrosk. anat. Forsch. 13, 197 bis 268 (1928). (c) Über die Lymphbahnen des *Frosch*darmes. Anat. Anz. 73, 177—189 (1932). (d) Über die Fettablagerung und Fettresorption. II. Die späten Resorptionsstadien. Z. mikrosk.-anat. Forsch. 30, 193—256 (1932). — **Weiß, C.:** Zur Kenntnis der multiplen Divertikel des Duodenum. Frankf. Z. Path. 37, 96—101 (1929). — **Weißbart, M.:** Über PANETHsche Körnchenzellen, über gekörnte Zellen in den Duodenaldrüsen und über Belegzellen im Darme. Diss. Dresden 1919; Jber. Vet.med. 1919—20. — **Weißberg, H.:** Zur Entstehung der akzessorischen Pankreasanlagen. Virchows Arch. 281, 412—421 (1931). **Welker, H.:** Bemerkungen zur Mikrographie. Z. ration. Med., N. F. 8, 239 (1857). — **Wenckebach, C. F.:** (a) De Ontwikkelung en de Bouw der Bursa Fabricii. Leiden 1888. (b) Die Follikel der Bursa Fabricii. Anat. Anz. 11, 159—160 (1895). — **Wepfer, J. J.:** Cicutae aquaticae historia et noxae. Basileae 1679. — **Werber, A.:** Beiträge zur pathologischen Anatomie des pädatrophischen Darmes mit Bemerkungen zum normalen Bau des Darmes beim Neugeborenen. Ber. Verh. naturforsch. Ges. Freiburg i. B. 3, 137—164 (1865). — **West, L.:** Observations on the lymphatic nodule, particularly with reference to histological changes encountered in senescence. Anat. Rec. 28, 349—366 (1924). — **Wetzel, G.:** (a) Der Magen-Darmschlauch der *Ratte* bei pflanzlicher und tierischer Nahrung. Gewichts- und Längenverhältnisse. Arch. Entw.mechan. 114, 65—107 (1928). (b) Weitere Mitteilungen zum Verhalten des Magendarmschlauches der *Ratte* bei pflanzlicher und tierischer Nahrung. Arch. Entw.mechan. 121, 430—449 (1930). (c) Weitere Veränderungen des Darmkanals bei pflanzlicher und tierischer Nahrung. Anat. Anz. 72, Erg.-H., 275—278 (1931). — **Wetzel, U.:** Duodenum und BRUNNERsche Drüsen der *Ratte* bei pflanzlicher und tierischer Nahrung. Diss. Greifswald 1934. — **Whitehead, R. H.:** A note of the absorption of fat. Amer. J. Physiol. 24, 294—296 (1909). — **Wiedekopf, O.:** Ein Fall von Megacolon bei einem 70jährigen Mann. Münch. med. Wschr. 1914 II, 2238—2239. — **Wiedersheim, R.:** (a) *Salamandrina perspicillata* und *Geotriton fuscus*. Genua 1875. (b) Über die mechanische Aufnahme der Nahrungsmittel in der Darmschleimhaut. Freiburg. Festschr. 56. Verslg. Naturforsch. 1883. (c) Grundriß der vergleichenden Anatomie der *Wirbeltiere*. Jena 1884; 3. Aufl., 1893; 4. Aufl., 1898. — **Wiegand, A.:** Untersuchungen über das Dünndarmepithelium und dessen Verhältnis zum Schleimhautstroma. Diss. Dorpat. 1860. — **Wiemer, O.:** Über den Mechanismus der Fettresorption. Pflügers Arch. 33, 515—537 (1884). — **Williamson, C. S. and R. O. Brown:** The permeability of the intestinal mucosa to certain types of bacteria, determined by cultures from the thoracic duct. Amer. J. med. Sci. 165, 480—486 (1923). — **Willis, Th.:** Cerebri anatome, cui accessit nervorum descriptio et usus. Amstelodami 1667. — **Winiwarter, F. v.:** Die Chylusgefäße des *Kaninchens*. Sitzgsber. Akad. Wiss. Wien, Math.-naturwiss. Kl. III 74, 103—122 (1877). — **Winkelbauer, A.:** Über die chirurgischen Erkrankungen des MECKELschen Divertikels. Wien. klin. Wschr. 1929 I, 989—993. — **Wislocki, G. B.:** Observations on the gross and microscopic anatomy of the *Sloths (Bradypus griseus griseus* Gray and *Choloepus hoffmanni* Peters*)*. J. Morph. a. Physiol. 46, 317—397 (1928). — **Witt, L. M. De:** On the Morphology of the Pyloric Glands of *Vertebrates*. Ann. Harbor Michigan 1903, 118—203. — **Wittich, W. v.:** Beiträge zur Frage der Fettresorption. Virchows Arch. 11, 37—49 (1857). — **Wood, C.:** (a) Über die Bewegungen des *Schleien*darmes. Arch. f. Physiol. 1898, 536—537. (b) Sur les mouvements de l'intestin chez les *Tanches*. C. r. Trav. 81. Sess. Soc. Helvet. Sci. 1898, 136—137. — **Woodhead, G. S. and R. W. Gray:** On the stomach of the Narwhal. J. Anat. a. Physiol. 24, 188—194 (1888—1889). **Wuttig, H.** Experimentelle Untersuchungen über Fettaufnahme und Fettablagerungen. Beitr. path. Anat. 137, 378—410 (1905).

Yanase, J.: Beiträge zur Physiologie der peristaltischen Bewegungen des embryonalen Darmes. I. Pflügers Arch. 117, 345—383 (1907). (b) Beiträge zur Physiologie der peristaltischen Bewegungen des embryonalen Darmes. II. Pflügers Arch. 119, 451—464 (1908). — **Yung, E.:** (a) Sur la structure intime et les fonctions de l'intestin des *Poissons*. C. r. rend. Trav. 81. Sess. Soc. Helvet. Sci. N. s. 1898, 92—94. (b) Effets anatomiques de l'inanition. C. r. Soc. physique H. N. Genève 20, 17—18 (1904). (c) De la cause des variations de la longueur de l'intestin chez les *larves* de Rana esculenta. C. r. Acad. Sci. Paris 140, 878—879 (1905). (d) Des variations de la longueur de l'intestin chez la *Grenouille*. C. r. Acad. Sci. Paris 145, 1306—1308 (1907).

Zaéwloschine: Diss. Odessa 1919. — **Zanardi, F.:** (a) Über den Nachweis verzweigter Zellen im Wurmfortsatz mit dem Bolsischen Verfahren. Arch. Anat. e Istol. pat. **2**, 411 (1931). (b) Sulla cosidetta ghiandola enterocromaffine. Arch. ital. Chir. **37**, 749—782 (1934). — **Zawarykin, Th.:** (a) Verlauf der Chylusbahnen im Dünndarm. Mém. Acad. imp. St. Petersbourg, VII. s. **14** (1869). (b) Über die Fettresorption im Dünndarm. Pflügers Arch. **31**, 231—240 (1883). (c) Einige die Fettresorption im Dünndarm betreffende Bemerkungen. Pflügers Arch. **35**, 145—147 (1885). (d) Zur Frage über die Fettresorption. Pflügers Arch. **40**, 447—454 (1887). — **Zawisch-Ossenitz, C.:** (a) Histologische Untersuchungen zur Frage der künstlichen Dehnung der *Papilla Vateri*. Zbl. Chir. **1928**, 1868—1871. (b) Die epithelialen „Zotten" im fetalen Dickdarm des *Meerschweinchens*. Z. mikrosk.-anat. Forsch. **37**, 172—198 (1935). — **Zeissl, M.:** Über eine eigentümliche Schicht im Magen der *Katze*. Sitzgsber. Akad. Wiss. Wien, Math.-naturwiss. Kl. III **72** (1875). — **Ziegler:** Über die solitären und Peyerschen Drüsen. Diss. Würzburg 1850. — **Zietzschmann, O.:** (a) Über die acidophilen Leukocyten (Körnerzellen) des Pferdes. Internat. Mschr. Anat. u. Physiol. **22**, 1—89 (1905). (b) Über eine eigenartige Grenzzone in der Schleimhaut zwischen Muskelmagen und Duodenum beim *Vogel*. Anat. Anz. **33**, 456—460 (1908). (c) Der Verdauungsapparat der *Vögel*. Handbuch der vergleichenden Anatomie der *Haustiere* von Eilenberger, Bd. 3. Berlin 1911. (d) Der Darmkanal der *Säugetiere*, ein vergleichend anatomisches und entwicklungsgeschichtliches Problem. Anat. Anz. **60**, Erg.-H., 155—170 (1925). — **Zillinberg-Paul, O.:** Fortgesetzte Untersuchungen über das Verhalten des Darmepithels bei verschiedenen funktionellen Zuständen. 3. Mitt. Z. Biol. **34**, 327—354 (1909). — **Zimmermann, A.:** (a) Zur vergleichenden Anatomie des Wurmfortsatzes am Blinddarm. Berl. tierärztl. Wschr. **1922** I, 85—88. (b) A vakbélröl. Természett. Közl. 1—6. (c) Über den Blinddarm. Természett. Közl. Pótfüz. **63**, 1—6 (1931). — **Zimmermann, K. W.:** (a) Beiträge zur Kenntnis einiger Drüsen und Epithelien. Arch. mikrosk. Anat. **52**, 552 bis 706 (1898). (b) Untersuchungen des Analteguments des *Hundes*. Diss. Bern 1904. (c) Der feinere Bau der Blutcapillaren. Z. Anat. **68** (1923). (d) Die Speicheldrüsen der Mundhöhle und die Bauchspeicheldrüse. Handbuch der mikroskopischen Anatomie des Menschen von v. Möllendorff, Bd. V/1, S. 61—244. Berlin 1927. — **Zipkin, R.:** Beitrag zur Kenntnis der gröberen und feineren Strukturverhältnisse des Dünndarms von *Inuus Rhesus*. Diss. Bern 1903, 1—76; Anat. H. **23** (1903—1904). — **Znaniecki, v.:** Beiträge zur Kenntnis der Wandungen des duct. cyst., hepat., choledochus. Greifswald 1894/95. — **Zuckerkandl, E.:** Über die Obliteration des Wurmfortsatzes. Anat. H. **4**, 99—125 (1894).

Die Zähne.

Von Josef Lehner und Hanns Plenk, Wien.

Mit 119 Abbildungen.

Vorbemerkung der Verfasser.

Mit Zustimmung des Herrn Herausgebers und des Herrn Verlegers hat sich der an zweiter Stelle genannte Verfasser am Anfang des Jahres 1934 zur Mitarbeit entschlossen, da Josef Lehner, der ursprünglich die Abfassung dieses Kapitels allein übernommen hatte, Jahre hindurch durch Krankheit und andere seine Arbeitszeit stark beeinträchtigende Umstände an der Fertigstellung verhindert war. Die Zusammenarbeit hat sich um so leichter durchführen lassen, als die Verfasser nicht nur durch Zugehörigkeit zur gleichen Schule und durch langjährige Freundschaft, sondern auch durch Wirken am gleichen Institute verbunden sind.

Wir dürfen wohl diese gemeinsame Vorbemerkung auch zu der Feststellung benützen, daß an jenen Stellen, an welchen die Verfasser in der ersten Person zu sprechen genötigt sind, das „wir" nicht dem in wissenschaftlichen Werken zu Unrecht so verbreiteten pluralis maiestaticus, sondern einem Tatbestand entspricht.

Einleitung.

1. Die Teile des Zahnes und ihre Benennung.

Die Zähne des *Menschen* sind Hartgebilde der Kieferschleimhaut, welche sich vor allem aus verkalkten Hartsubstanzen zusammensetzen, deren wir drei unterscheiden (Abb. 1): das Zahnbein (Dentin), den Zahnschmelz (Email) und das Zement. Das Dentin bildet die Hauptmasse und dickste Schichte des Zahnes, welche dessen (gleich zu besprechende) Höhlung umschließt und außen von den beiden anderen Hartsubstanzen überzogen wird. Und zwar bedeckt der Schmelz den freien Teil des Zahnes, die Zahnkrone (Corona dentis), während das Zement vom Zahnhals (Collum dentis) angefangen einen Überzug der Wurzel (Radix dentis) bildet, den wir, soweit wir den Zahn von außen betrachten, bis zur Wurzelspitze (Apex radicis dentis) verfolgen können. Die Pulpahöhle (Cavum dentis), welche die Form des Zahnes ungefähr nachahmt, setzt sich als Wurzelkanal (Canalis radicis dentis) in die Wurzel (bzw. in die Wurzeln) fort und endigt mit dem Wurzelloch (Foramen apicis dentis), an welchem der Zementüberzug auch noch eine Strecke weit in den Wurzelkanal hineinreicht. (Über Teilungen des Wurzelkanales und dementsprechend mehrere Wurzellöcher s. S. 461.)

Das die Pulpahöhle ausfüllende Weichgewebe heißt Zahnpulpa (Zahnpapille, vom Laien auch als „Nerv" bezeichnet); sie enthält unter anderem auch die durch den Wurzelkanal (die Wurzelkanäle) eintretenden Gefäße und Nerven.

Die den Zahn umgebenden Weichteile verbinden ihn mit der Knochenwand der Zahnalveole (Alveolus dentalis), in welche der Zahn mit seiner Wurzel eingefügt ist. Dieses verbindende Gewebe ist außerordentlich reich an kollagenen

Bindegewebsfasern, welche sowohl in den Alveolarknochen, als auch in das Zement des Zahnes einstrahlen, und kann ebensogut als **Alveolarperiost** (Periosteum alveolare) wie als **Wurzelhaut** (Periodontium) bezeichnet werden. Am Zahnhals verbindet sich der Zahn mit der Kieferschleimhaut, die im Bereich der Alveolarfortsätze der Kiefer als **Zahnfleisch** (Gingiva) bezeichnet wird und auch den **Alveolarrand** (Limbus alveolaris) überzieht.

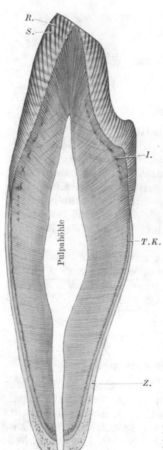

Abb. 1. Längsschliff eines menschlichen Eckzahnes mit abgekauter Spitze. Im Schmelz die steiler verlaufenden Retziusschen Parallelstreifen (*R.*) und die mehr waagrechten Schregerschen Streifen (*S.*). Im Dentin größere Interglobularräume (*I.*) und die Tomessche Körnerschicht (*T.K.*). *Z.* Zement, unten zellhaltig. Etwa 7fach. (Nach v. Ebner.)

Die hier verwendete Definition der Zahnkrone als des extraalveolären Teiles des Zahnes, soweit er mit Schmelz überzogen ist, läßt sich bei verschiedenen *Tieren* mit ausgedehnterem Schmelzüberzug nicht anwenden. Baum (1920) hat daher vorgeschlagen, als Krone den extraalveolären Teil des Zahnes schlechthin zu bezeichnen, als Wurzel aber den intraalveolären Teil, auch wenn er noch teilweise mit Schmelz bedeckt ist. Der schmelzbedeckte Teil des Zahnes, unabhängig von extra- oder intraalveolärer Lage, ließe sich dann als „Zahnkörper", der schmelzfreie als „Zahnsockel", [Joest (1915)] bezeichnen. Beim *Menschen* wäre „Zahnkörper" und „Zahnkrone" identisch, aber eben nicht bei allen *Tieren*. Gegen diesen Vorschlag läßt sich jedoch einwenden, daß das Wort „Zahnkörper" bereits für den Dentinkörper des Zahnes im Gebrauch ist, das Wort „Zahnsockel" aber für den basalen knöchernen Teil der Placoidschuppen und Hautzähne von *Fischen,* der ja von der Wurzel höher entwickelter Zähne recht verschieden ist.

Die Praktiker bezeichnen den vom Periodontium erfüllten Raum auch als **Periodontalraum.** Unter Para-**dentium** [Landsberger (1923), Weski (1921)] wird Zement, Wurzelhaut und Alveolarknochen als etwas biologisch Zusammengehöriges verstanden, was sich, wenn man diesen Begriff lebendig funktionell und nicht im Sinne einer unveränderlichen morphologischen Gegebenheit anwendet, sowohl an der Entwicklungsgeschichte und an der funktionellen Gestaltung als auch an den pathologischen Veränderungen des ganzen Gewebskomplexes verfolgen läßt (s. hierüber S. 646).

2. Die Benennung der Oberflächen des Zahnes.

Da die Stellung der Zähne zu den Orientierungsebenen des Körpers eine wechselnde ist, je nachdem es sich um Frontzähne oder um Backenzähne handelt, muß die anatomische Bezeichnungsweise der Zahnoberflächen, die sich von diesen Orientierungsebenen ableitet, gleichwertige Flächen an Front- und Backenzähnen mit verschiedenen Namen bezeichnen. Man hat daher in der zahnärztlichen Literatur nach neuen Bezeichnungen gesucht, welche diesen Übelstand vermeiden sollen. Es werden im folgenden eine Anzahl der gebräuchlichen Namen zusammengestellt und erklärt werden, wobei wir versucht haben, diese Namen, die uns bis auf zwei vollkommen entbehrlich erscheinen, durch die an erster Stelle stehenden gemeinverständlichen Ausdrücke zu ersetzen, wie auch Jonge Cohen (1928, S. 14) solche einfache, nicht weiter erklärungsbedürftige Namen verwendet hat.

Die **Kaufläche** (Facies masticatoria) wird auch als „okklusale" Fläche bezeichnet.

Die **Außenfläche** der Zähne, die entweder an Lippen oder an Wangen grenzt, wird anatomisch bei Frontzähnen als „Facies anterior", bei Backenzähnen als „Facies lateralis" bezeichnet. Türkheim (1918) hat für die üblichen zahnärztlichen Bezeichnungen „labial") oder „buccal" die (allerdings nur für Frontzähne richtige) Bezeichnung „frontal", Jonge Cohen (1918) die Bezeichnung „facial" vorgeschlagen.

Die **Innenfläche** muß anatomisch entweder als „Facies posterior" (bei Frontzähnen oder als „Facies medialis" (bei Backenzähnen) bezeichnet werden, während zahnärztlich die Bezeichnung „lingual" im Gebrauche ist, die aber besonders Gewissenhafte nur für den Unterkiefer verwenden, während sie im Oberkiefer diese Fläche „palatinal" nennen. TÜRK-HEIM (l. c.) hat den (ebenfalls wieder nur für Frontzähne bezeichnenden) Namen „dorsal", JONGE COHEN (l. c.) den Namen „lingual" (einheitlich für Unter- und Oberkiefer) vor-geschlagen, was wohl am zweckmäßigsten ist.

Bei den Kontaktflächen müssen wir zunächst die dem Zahnbogenscheitel zugekehrte Fläche unterscheiden, die anatomisch bei Frontzähnen als „Facies medialis", bei Backen-zähnen als „Facies anterior" zu bezeichnen ist, wofür sich die einheitliche Bezeichnung „mesial" eingebürgert hat. Dem Vorschlag TÜRKHEIMS (l. c.), hiefür das Wort „medial" zu gebrauchen, steht dessen nur beschränkte Richtigkeit und seine andere Be-deutung in der anatomischen Namengebung entgegen. ZUCKERKANDL (SCHEFFS Handbuch, 3. Aufl.) verwendet für mesial das Wort „proximal". Für die dem hinteren Ende des Zahn-bogens zugekehrte Kontaktfläche, die „Facies lateralis" der Frontzähne oder „Facies posterior" der Wangenzähne nach anatomischer Bezeichnung, ist der einheitliche Name „distale" Fläche im Gebrauch. (Die Bezeichnungen „mesial" und „distal" sind also eigentlich die einzigen, für die wirklich ein praktisches Bedürfnis besteht!)

Als „cervicale" und als „apicale" Fläche wird die Oberfläche im Bereiche des Zahn-halses bzw. der Wurzelspitze bezeichnet.

3. „Unechte" und „echte" Zähne.

Wollte man die Definition der Zähne allein auf die funktionelle Verwendung gründen, z. B. alle Hartbildungen der Schleimhaut am Anfang des Verdauungs-traktes, die zum Ergreifen, Festhalten oder Zerkleinern der Nahrung dienen, als Zähne definieren, so müßte man einerseits Gebilde wie die Hautzähne der *Selachier* welche nach Bau und Entwicklung zweifellos zu den Zähnen gehören, ausschließen, andrerseits müßte man gewisse Gebilde zu den Zähnen rechnen, die im Bau wesentlich von „echten" Zähnen abweichen, und die wir daher lieber „unechte" Zähne nennen wollen. Wir gründen also unsere Definition echter und unechter Zähne besser auf den histologischen Bau und auf die Entwicklung statt auf die Funktion.

a) Unechte Zähne.

Die unechten Zähne, über deren Vorkommen im folgenden ein kurzer Über-blick gegeben werden soll, unterscheiden sich von den echten Zähnen vor allem durch das Fehlen jener für Zähne ganz spezifischen Hartsubstanzen Dentin und Schmelz, deren histologische und entwicklungsgeschichtliche Charakteri-stik im Unterabschnitt b) gegeben werden soll. Die unechten Zähne sind zum Teil reine Cuticularbildungen (die aber nicht die Besonderheiten des ja auch cuticularen Schmelzes zeigen) ohne Mitbeteiligung des Mesoderms, wofür sich bei *Wirbellosen* Beispiele finden. Zum Teil sind sie Mesodermpapillen, die aber keine Hartsubstanz abscheiden und mit einem Epithelüberzug bedeckt sind, der in den oberflächlichen Schichten verhornt sein kann oder auch nicht. Diese mit Mesodermpapillen versehenen unechten Zähne, wie sie uns in verschiedenen Hornzähnen vorliegen, sind also in ihrem epithelialen Teil keine Cuticular-bildungen wie der Schmelz, sondern aus Zellen zusammengesetzt.

In den späteren Kapiteln sollen uns daher diese unechten Zähne nicht mehr beschäftigen.

Als Beispiel rein cuticularer Zähnchen ohne Mesodermpapille bei **Wirbellosen** seien die Zähnchen an der als „Radula" bezeichneten Reibplatte der *Schneckenzunge* erwähnt.

Von unechten Zähnen bei **Wirbeltieren** besprechen wir zunächst die sog. Hornzähne der *Cyklostomen*. Wohl wurde mehrfach der Versuch gemacht, in ihnen bereits primitive Formen von Hartsubstanzen nach Art von Dentin und Schmelz nachzuweisen, so unter anderem von BEARD (1889, 1893) und TIMS (1906). Doch erweist sich nach BUJOR (1891), BEHRENDS (1892), JAKOBY (1894), STUDNIČKA (1899), WARREN (1902) und auch nach einer neueren Arbeit von HANSEN (1919) die Hartsubstanz dieser Zähne einwandfrei als eine aus Zellen zusammengesetzte Hornsubstanz. Diese Meinung vertritt auch MUMMERY (1924a). HANSEN glaubt allerdings, daß die Vorfahren der *Cyklostomen* einmal echte Zähne besessen haben, die bei den *Myxinoiden* (nicht mehr bei den *Petromyzonten*) noch als rudimentäre Anlagen vorhanden sein sollen; und zwar faßt er an jenen Teil der Zahnanlage, den er als „Pokalzellen-Hügel" bezeichnet, in diesem Sinne auf. — Bei *Fischen* dürften die an Lippen und Kiefern von *Cyprinoiden* von Minzenmay (1933) beschriebenen Hornzähnchen ebenfalls zu den unechten Zähnen gehören. Bei *Cyprinodonten* erwähnt Struck (1915a) eine zackenförmige Bezahnung des Lippenrandes, deren Zacken von Epithel überzogen sind. Ein Epithelüberzug kommt bei *Fischen* allerdings auch an echten Zähnen vor (vgl. S. 565). — Ein gleiches Vorkommen erwähnt Struck auch für *Reptilien*, und zwar für *Sphenodon*. — Die Zurechnung zu den unechten Zähnen ist auch in Erwägung zu ziehen für die von Stadtmüller (1924, 1925) bei *Amphibien*, und zwar an den Kiemenbogen von *Urodelen*larven beschriebenen „Filterfortsätze", trotzdem der Autor eine mit dem Dentin homologisierte „Zwischenschicht" zwischen der Bindegewebspapille und ihrem Epithelüberzug unterscheiden will. — Ähnliche zähnchenartige Bildungen, die lediglich aus einer Bindegewebspapille und aus Epithel bestehen, kommen selbst noch bei *Säugetieren*, z. B. an der Innenseite der Lippen bei der *Katze*, vor; hierüber sowie über ähnliche Bildungen bei anderen *Wirbeltier*klassen hat Anson (1925 und 1929) eingehende Untersuchungen veröffentlicht.

b) Echte Zähne.

Für die „echten" Zähne läßt sich also eine befriedigende Charakteristik nicht aus der Funktion, sondern nur aus dem histologischen Bau und aus der Entwicklung gewinnen, und wir wollen daher zunächst die einzelnen Bestandteile des Zahnes von diesen Gesichtspunkten aus betrachten. Von den drei verkalkten Hartsubstanzen steht das die Hauptmasse bildende Dentin dem Knochengewebe nahe, und bei *Fischen* gibt es auch noch Knochen aus dentinartigem Gewebe, während bei höheren *Wirbeltieren* Dentin von immer ausgeprägterer Eigenart nur mehr beim Aufbau des Zahnes Verwendung findet. Dieses ausgeprägte Dentin läßt sich kurz als ein Gewebe charakterisieren, dessen Grundsubstanz alle Bestandteile der Knochengrundsubstanz aufweist, das aber keine Zellen, sondern nur die protoplasmatischen Ausläufer von Zellen enthält. (Es gibt zwar auch zellenlosen Knochen, doch fehlt diesem die Durchsetzung mit protoplasmatischen Zellausläufern.) Diese Zellen, deren Ausläufer das Dentin durchsetzen, die Odontoblasten, sitzen an der Oberfläche der Zahnpulpa, die im übrigen eine Art gallertigen Bindegewebes darstellt. Diese Zahnpulpa oder Zahnpapille ist als eine modifizierte Schleimhautpapille zu betrachten und daher auch mit den Papillen der Haut, besonders aber mit der Papille des Haares, zu vergleichen. Das Dentin ist also eine mesodermale Bildung.

Der die Zahnkrone überziehende Schmelz ist dagegen epithelialer Herkunft, und zwar stellt er eine ganz einzigartige Cuticularbildung dar, welche von der basalen Schichte eines geschichteten Epithels geliefert wird, das sich vom Mundhöhlenepithel abschnürt. Der Schmelz stellt ein für den Zahn spezifisches Hartgewebe dar und ist die mächtigste Cuticularbildung, die beim *Menschen* vorkommt.

Das die Wurzel überziehende Zement steht dagegen dem Knochengewebe noch näher als das Dentin und ist als ein zum Teil zellenloser, zum Teil aber mit typischen Knochenzellen durchsetzter Knochen zu bezeichnen.

Im übrigen ist der früher durchgeführte Vergleich der Zahnpapille mit einer bindegewebigen Schleimhautpapille nur für jene noch wurzellosen Entwicklungsstadien des Zahnes vollkommen zutreffend, bei welchen die Zahnpapille unmittelbar an das Epithel des Schmelzorganes grenzt. Da aber der Zahn auch schon in diesem wurzellosen Stadium seine beiden spezifischen Hartsubstanzen, Dentin und Schmelz, auszubilden beginnt, erweist er sich auch ohne Wurzel als ein bereits wohl charakterisiertes Gebilde, das sich z. B. von Bindegewebspapillen mit geschichtetem und verhornendem Epithelüberzug, wie sie in den Haaren oder auch in den besprochenen Hornzähnen vorliegen, eindeutig abtrennen läßt. Man wird daher auch die bei primitiveren *Fischen*

(Selachiern) vorkommenden Hautzähne und Placoidschuppen, trotzdem sie der Haut und nicht der Schleimhaut angehören, und trotzdem ihre Befestigungsweise — ebenso wie die der anderen Zähne bei den *Fischen* — von der Wurzelbildung höher differenzierter Zähne abweicht, zu den echten Zahnbildungen rechnen müssen, weil in ihnen die beiden zahnspezifischen Hartsubstanzen, Dentin und Schmelz, vorkommen, die auch hier das Produkt einer Bindegewebspapille und ihres Epithelüberzuges darstellen. Die Beschränkung der Zähne auf die Kiefer, wie sie für die höheren *Wirbeltiere* eigentümlich ist, sehen wir übrigens bei den *Fischen* noch mehrfach durchbrochen, bei welchen Zähne an allen Teilen des Mundes, Rachens und Schlundes zur Ausbildung kommen können.

Die echten Zähne sind demnach Schleimhautorgane (bei *Selachiern* auch Hautorgane), welche sich um eine Bindegewebspapille herum bilden und vor allem durch das mesodermale, von dieser Papille aus entstandene Dentin und den als Cuticularbildung vom Epithel aus entstandenen Schmelz charakterisiert sind.

Diese Homologisierung der Zähne mit den Placoidschuppen und Hautzähnen der *Selachier* geht im wesentlichen auf O. HERTWIG (1874a, 1874b) zurück, der bereits die Hauptpunkte obiger Definition als tertium comparationis zwischen Zähnen und Hautzähnen verwendet. HERTWIGS Theorie geht allerdings über diese Homologisierung hinaus und sucht auch einen großen Teil des Knochenskeletes von Hautzähnen abzuleiten. Die Unhaltbarkeit dieses Teiles seiner Theorie (vgl. S. 465) vermag aber das Richtige obiger Homologisierung nicht zu erschüttern, ebenso wie dieser Vergleich auch durch die Kontroversen, die über die gewebliche Eigenart des Zahnsockels entstanden sind (vgl. S. 626), nicht berührt wird.

Ein Vergleich der Zähne mit den Haaren ist, wie wir gesehen haben, bis zu einem gewissen Punkte möglich, insoferne beide Bildungen eine Mesodermpapille und einen epithelialen Anteil besitzen. Eine engere Homologisierung scheitert aber natürlich (ebenso wie beim Vergleich „unechter" und „echter" Zähne!) an dem Fehlen einer mesodermalen Hartsubstanz bei den Haaren und daran, daß die Hornsubstanz des Haares aus Zellen besteht, aber eben keine Cuticularbildung ist. Homologisierungsversuche älterer Autoren, z. B. von HUXLEY (1853), welche sich sogar auf Schichten der Haarwurzel beziehen, sind daher vollständig unhaltbar.

4. Plan des Buches.

Obwohl die Darstellung der makroskopischen Anatomie des Gebisses nicht zur eigentlichen Aufgabe dieses Buches gehört, so wird doch bei der innigen Verbundenheit aller biologischen Probleme ein Eingehen auf die makroskopische Anatomie der Zähne nicht ganz zu vermeiden sein. Ihr soll das I. Kapitel gewidmet sein, das aber nur als eine ganz kurze Orientierung über die einschlägigen Probleme mit Hinweisen auf die Quellen und auf eingehendere Darstellungen gedacht ist. Knüpft sich doch besonders an die Zahnform und an die Gebißformel des *Menschen* eine fast unübersehbare Literatur, deren ausführliche Erörterung in diesem Rahmen unmöglich ist. Noch weniger kann es unsere Aufgabe sein, auf die Gebißformeln der *Säugetier*ordnungen und der anderen *Wirbeltier*klassen und ihre phylogenetische Auswertung näher einzugehen, und wir werden uns hier mit einer Einregistrierung der Literatur begnügen.

Die Entwicklung soll in der Weise dargestellt werden, daß die morphogenetische Entwicklung in einem eigenen Kapitel, als II. Kapitel besprochen wird, während die Histogenese auf die folgenden, den einzelnen Zahngeweben gewidmeten Kapitel aufgeteilt, also in verschiedenen Kapiteln behandelt werden soll.

Auch das Vergleichende oder Zoologische, dessen Berücksichtigung uns auch in einer vorwiegend dem *Menschen* gewidmeten Darstellung wesentlich erscheint, sofern sie auf Handbuchcharakter Anspruch erhebt, soll auf die verschiedenen Kapitel aufgeteilt werden, und es werden, wie dies schon für das I. Kapitel angedeutet wurde, auch die folgenden Kapitel einen zoologischen Abschnitt enthalten. In derselben Weise wird auch jedes Kapitel mit einem Abschnitt versehen sein, der die pathologische Anatomie und die Physiologie berücksichtigt, wobei die einschränkende Auswahl, die wir bei diesen beiden Teilgebieten treffen müssen, in erster Linie von dem Bestreben geleistet ist, jene pathologischen Arbeiten und jene experimentellen und klinischen Erfahrungen zu berücksichtigen, durch welche das Verständnis des Morphologischen ergänzt und vertieft wird.

I. Zur makroskopischen Anatomie des Gebisses.

Lehrbücher. Eingehendere, vor allem auch durch Abbildungen erläuterte Darstellungen der makroskopischen Anatomie des Gebisses findet der Leser, abgesehen von Lehrbüchern und Atlanten der Anatomie, in einer großen Anzahl von zahnärztlichen Lehrbüchern, von welchen hier einige in alphabetischer Reihenfolge hervorgehoben seien, welche das Makroskopische des Gebisses auch berücksichtigen oder sogar zum Hauptgegenstand haben: Boedecker (1896), Broomell-Fischelis (1922), Bünte-Moral (1910b), Dieulafé-Herpin (1909), G. Fischer (1909), v. Lenhossék (1922), Mühlreiter (bzw. Jonge Cohen) (1928), Partsch (1917), G. Preiswerk (1920), Sicher-Tandler (1928), Wetzel (1920), Zuckerkandl (1902).

1. Zahntypen und Gebißformel des Menschen.

Das menschliche Gebiß besteht bekanntlich nicht aus gleichartigen, sondern aus verschieden geformten Zähnen, es ist nicht „homodont", sondern „heterodont". Wir unterscheiden zunächst die in der Vorderfront stehenden meißelförmigen Schneidezähne (Dentes incisivi) und die Eckzähne, die wegen der auffallenden Größe, die sie bei *Hunden* und überhaupt bei *Raubtieren* zeigen, D. canini, wegen ihrer Einspitzigkeit auch D. cuspidati genannt werden. Bei den an die Wangen grenzenden Zähnen, deren breitere Beschaffenheit an ihre mahlende Funktion beim Kauakt geknüpft ist, ergibt sich — beim bleibenden Gebiß — das Bedürfnis, 2 Typen zu unterscheiden: die zweispitzigen Backenzähne (D. praemolares oder bicuspidati) und die mehrspitzigen Mahlzähne (D. molares). Die symmetrische Anordnung der Zähne und die gleiche Zahnzahl im Ober- und Unterkiefer gestatten es, die Gebißformel an einem Viertel des Gebisses erschöpfend anzugeben. Diese Zahl der einzelnen Zahntypen in einer Kieferhälfte beträgt für das bleibende Gebiß: 2 Incisivi, 1 Caninus, 2 Prämolaren, 3 Molaren, woraus sich die Gesamtzahl von 32 Zähnen ergibt. Die Zähne dieses bleibenden Gebisses, die Dauerzähne oder permanenten Zähne, brechen aber bekanntlich erst vom 6. Lebensjahr an durch und sind die Nachfolger des sog. Milchgebisses. Die Milchzähne oder Wechselzähne brechen nach einer zahnlosen ersten Säuglingszeit ungefähr vom 6. Lebensmonat an bis zum Ende des 2. Lebensjahres durch. Der wichtigste Unterschied dieses Milchgebisses gegenüber dem bleibenden ist der, daß wir außer Incisivi und Canini nur eine Art von Wangenzähnen unterscheiden, die wir am besten Milch-Mahlzähne nennen, und die in jeder Kieferhälfte nur in Zweizahl vorhanden sind, während die Prämolaren fehlen. Die Zahnzahlen der Kieferhälfte lauten also hier: 2 Incisivi, 1 Caninus, 2 Milchmolaren, was eine Gesamtzahl von 20 Milchzähnen ergibt.

Die Bezeichnungen der Zahntypen durch die lateinischen Ausdrücke Incisores, Canini, Praemolares, Molares findet sich schon bei Hunter (1771). Der historischen Studie von Greve (1915) entnehmen wir, daß bereits Hippokrates (460—377 v. Chr.) die Zahnzahl des *Menschen* richtig mit 32 angibt, während sich später bei Aristoteles (384—323 v. Chr.) die phantastische und naturfremde Behauptung findet, die Zahnzahl des Mannes sei größer als die des Weibes. Der Umweg über die Philologie und daher über Aristoteles, den die Naturwissenschaft im Mittelalter nehmen mußte, brachte es mit sich, daß die Zahnzahl noch zu Zeiten Vesals (1514—1565) ein diskutiertes Problem war (wobei aber Vesal selbst bereits über richtige Anschauungen verfügte).

Die Bezeichnung der Milchmolaren als „Molaren" ist problematisch; deshalb hat z. B. H. Virchow (1919) vorgeschlagen, sie einfach „Dentes buccales" zu nennen. Im übrigen sind ja, solange man „Milchmolaren" sagt, Mißverständnisse ausgeschlossen.

Die Schreibweise von Zahnformeln heterodonter Gebisse ergibt sich sehr einfach dadurch, daß der Oberkiefer als Zähler, der Unterkiefer als Nenner eines Bruches geschrieben, die einzelnen Zahntypen durch die Anfangsbuchstaben der lateinischen Bezeichnung (I, C, P, M) angegeben werden, wobei die Gesamtzahl jedes Typus in arabischen Ziffern daneben gesetzt wird. Man kann natürlich auch den Bruchstrich entsprechend jedem Zahntypus unterbrechen und in jeden dieser Teilbrüche die Ziffern ohne Buchstaben einsetzen. Das Milchgebiß wird durch Id, Cd usw. bezeichnet (d = deciduus) oder nach Bolks Vorschlag durch die kleinen Buchstaben i, c, m. Für die Schreibweise eines Einzelzahnes besteht die Möglichkeit, den Buchstaben durch einen Vertikelstrich zu einem Symbol des Quadranten (z. B. ⌐ = rechter unterer Quadrant, ⌐ = linker oberer Quadrant) zu ergänzen, in welchen der gewünschte Zahn durch einen Buchstaben mit der als Index geschriebenen Ziffer eingesetzt wird; M̅₂⌐ würde z. B. heißen: zweiter Molar des linken Unterkiefers. Für einzeiligen Druck schlägt SMREKER (1892) vor, die vier Quadranten, von rechts oben beginnend, durch Zusatz der Buchstaben A, B, C, D zu bezeichnen, was aber nicht mehr ohne Kommentar verständlich ist.

2. Der Zahnwechsel (die Dentitionen).

Der *Mensch* zeigt bekanntlich so wie die Mehrzahl der *Säugetiere* einen einmaligen Zahnwechsel, anders ausgedrückt zwei Dentitionen. Diesen „diphyodonten" *Säugetieren* stehen gewisse „monophyodonte" *Säugetiere* mit nur einer Dentition gegenüber, während die niedrigeren *Wirbeltier*klassen, soweit sie im Besitz von Zähnen sind, nämlich die *Reptilien, Amphibien* und *Fische,* „polyphyodont" sind, d. h. einen wiederholten Zahnwechsel und damit eine unbeschränkte Regenerationsfähigkeit ihrer Zähne aufweisen. Dieser Polyphyodontie entspricht eine (meist) noch primitive, daher auch weniger haltbare Befestigungsart der Zähne und eine viel größere Zahl von Zähnen, wobei die Zähne nicht wie bei *Säugetieren* immer nur auf die Kiefer beschränkt sind, sondern auch am Boden und am Dach der Mundhöhle, ja sogar noch im Rachen und Schlund auftreten können. Auch bei einem sehr zahnreichen polyphyodonten Gebiß geht aber der Zahnersatz meist nicht regellos vor sich, sondern man kann oft beobachten, daß gleich alte Zähne, seien es jetzt voll funktionierende Zähne oder bestimmte Entwicklungsstadien, in einer Reihe liegen, wobei in benachbarten Reihen die Zähne nicht auf genau gleicher Höhe, sondern alternierend angeordnet sind. Auch die Milchzähne und Ersatzzähne eines diphyodonten Gebisses zeigen eine Reihenanordnung, wobei die Keime der Ersatzzähne gegenüber den Milchzähnen (oder ihren Keimen) eine gewisse alternierende Stellung aufweisen. Es lag daher der Gedanke nahe, die Milch- und Ersatzzahnreihe der *Säugetiere* als die Reste ursprünglich zahlreicherer Zahnreihen polyphyodonter Vorfahren aufzufassen. Dieser Gedanke erhielt eine weitere Stütze dadurch, daß gewisse Bildungen im Bereiche der Zahnleiste als rudimentär gewordene Zahnkeime einer früheren, „prälaktealen" Zahnreihe gedeutet wurden, wobei manche Forscher sogar noch eine weitere Vormilchzahngeneration zu beobachten glauben, welche aus noch primitiveren „placoiden" Zahnanlagen besteht. Überdies kommen gelegentlich Zahnanlagen oder auch durchbrechende Zähne zur Beobachtung, deren Zurechnung zu einer dritten Dentition kaum zu umgehen ist, womit die Zahl der Zahnreihen, wenn wir die „placoiden" Zahnanlagen mitrechnen, sich von 2 auf 5 erhöhen würde. Diese hier angedeutete Erklärung des diphyodonten *Säuger*gebisses unterliegt allerdings in ihren Einzelheiten einer wechselnden Auslegung, und manche Forscher (BOLK und seine Anhänger) suchen den Anschluß an die Gebisse polyphyodonter Vorfahren in gänzlich anderer Weise zu gewinnen, was im folgenden kurz angedeutet werden soll.

Allen diesen in irgendeiner Weise phylogenetischen Auffassungen der beiden Dentitionen gegenüber müssen wir natürlich auch noch eine andere Betrachtungsweise im Auge behalten, die nach keiner phylogenetischen Erklärung sucht, sondern sich mit der Feststellung begnügt, daß durch das Milchgebiß mit seiner verringerten Zahnzahl und seiner geringeren Zahngröße dem kindlichen Organismus ein durchaus zweckmäßiges und ihm harmonisch passendes Gebiß zur Verfügung steht, das gegenüber dem bleibenden Gebiß durchaus nicht minderwertig ist. Und da das „biogenetische Grundgesetz" vom Erhaltenbleiben gewisser Vorfahrenstadien im Laufe der Entwicklung gewiß nicht schrankenlos gilt, so läßt sich das Milchgebiß auch allein aus dem Gesichtspunkte seiner Notwendigkeit für die Ausstattung des *Jungtieres* mit einem funktionsfähigen Gebiß verstehen, die sich bei den *Säugetieren* deshalb ergibt, weil ihre viel vollkommener verwurzelten Zähne eben nicht mehr in schrankenloser Menge durch jenen ständigen Zahnnachschub geliefert und regeneriert werden können, durch welchen bei polyphyodonten *Wirbeltieren* die Bezahnung zeitlebens in einer der Größe des Altersstadiums entsprechenden Dimension hergestellt werden kann.

Eine eingehendere Darstellung des Dentitionsproblemes findet der Leser vor allem bei EICHLER (1891, 1909, 1922), SCHWALBE (1894), ferner bei LECHE (1892) und RÖSE (1894); eine solche, welche auch die eigenartigen Theorien BOLKs berücksichtigt, bei WOERDEMAN (1920), BLUNTSCHLI (1931) und JONGE COHEN (1928).

Vor allem bildet die Zurechnung der (permanenten) Molaren zur 1. oder 2. Dentition naturgemäß ein umstrittenes Problem. Ihre gewöhnliche Zurechnung zur 2. Dentition gründet sich darauf, daß es permanente Zähne ohne Nachfolger sind, ein Argument, das z. B. schon MAGITOT (1888) und LATASTE (1888) gebrauchen. Dagegen läßt sich auf Grund dessen, daß sie ohne Vorläufer sind, auch behaupten, daß sie der 1. Dentition angehören, ein Schluß, den z. B. BEAUREGARD (1888) und OSBORN (1893) gezogen haben. Aus verschiedenen vergleichend anatomischen und entwicklungsgeschichtlichen Gründen treten für die Zurechnung der Dauermolaren zur 1. Dentition unter anderem LECHE (1892, 1893), DEPENDORF (1898), STACH (1904), W. MEYER (1933) ein. Wir werden die entwicklungsgeschichtlichen Grundlagen dieser Frage auf S. 498 erörtern und dabei auch auf die genannten Autoren zu sprechen kommen, ebenso auch auf den Standpunkt ADLOFFs (1934b), der die Verhältnisse im Bereich der Dauermolaren für so abweichend von den übrigen Teilen des Gebisses hält, daß man sie seiner Meinung nach weder der 1. noch der 2. Dentition zurechnen kann. BOLK wiederum hat (1915a) nur M₂ bei der 1. Dentition belassen und M₂ und M₃ der 2. zugeteilt.

Eine weitere Frage ist die: liegt bei den *Säugetieren* (und damit auch beim *Menschen*) eine echte Diphyodontie vor? Trotz gegensätzlicher Auffassungen in Einzelheiten wird diese Frage doch von der Mehrzahl der Forscher, die sich vergleichend mit diesem Problem beschäftigt haben, bejaht, so von LECHE (1892), RÖSE (1892, 1894), KÜCKENTHAL (1892), OSBORN (1893), SCHWALBE (1894), DEPENDORF (1898, 1907c). Daß nämlich bei den *Beuteltieren* ein Zahnwechsel fast nur durch rudimentär bleibende Zahnanlagen angedeutet ist, bei den *Zahnwalen* sogar ganz fehlt, vermag die Annahme nicht zu erschüttern, daß die Diphyodontie die überwiegende Gesetzmäßigkeit bei den *Säugern* darstellt. Im genaueren ist LECHE der Ansicht, daß die 2. Dentition eine spätere Erwerbung darstelle, die bei den *Beuteltieren* erst rudimentär angedeutet ist, während die anderen oben Genannten meinen, sie sei bei den rezenten *Beuteltieren* wieder rudimentär geworden, ursprünglich aber auch bei dieser Gruppe voll ausgebildet gewesen. Die Anschauung aber, daß die Milchzahnreihe phylogenetisch primitivere Eigentümlichkeiten bewahrt habe, wird von Vertretern beider Gruppen, z. B. sowohl von LECHE (1915) als von RÖSE (1906) vertreten. Dieser Gedanke findet sich unter anderem auch bei H. VIRCHOW (1919) und HERPIN (1930).

Die Annahme, daß die *Säugetiere* ursprünglich monophyodont gewesen seien, wurde zunächst von FLOWER (1871) und O. THOMAS (1887) vertreten, durch den Nachweis von rudimentär bleibenden Zahnanlagen bei den *Beuteltieren* aber hinfällig und von O. THOMAS selbst (1892) wieder aufgegeben. In etwas anderer Weise hat aber BAUME (1882) die Theorie eines „Scheindiphyodontismus" der *Säugetiere* entwickelt, von dem Gedanken ausgehend, daß in der einheitlichen Zahnreihe infolge der die Stammesgeschichte beherrschenden Kieferverkürzung eine Anzahl von Zahnanlagen zum Untergang verurteilt war; dies soll sich so ausgewirkt haben, daß diese Zahnanlagen (eben die der 1. Dention) zwar zur Ausbildung und zum Durchbruch kommen, aber früher zugrunde gehen als die anderen (die der 2. Dentition). BAUMES Theorie wird u. a. von AICHEL (1915) und GREVE (1917a) anerkannt, von LECHE (1892), RÖSE (1894) u. a. aber abgelehnt. Eine Auffassung, welche die *Säugetiere* ebenfalls prinzipiell für monophyodont hält und auch BAUMES Scheindiphyodontismus nahe steht, ist die in letzter Zeit von MARCUS (1931b) und seinen Schülern vertretene. MARCUS hält die Zähne der 2. Dentition für retinierte Zähne der 1. (nach ihm einzigen) Dentition, die erst bei weiterem Kieferwachstum zum Durchbruch kommen; sie sind bei *Marsupialiern* meist nur in Einzahl vorhanden, bei *Placentaliern* dann in größerer Menge. Die Meinung, daß wir beim *Menschen* die Einteilung in 2 Dentitionen eigentlich nur praktisch, nicht aber theoretisch aufrechterhalten können, hat auch schon ZUCKERKANDL (1891a) vertreten, wenn er auch BAUMES Anschauungen nicht restlos übernimmt und z. B. — wohl mit Recht — dagegen Stellung nimmt, daß die Milchzähne, BAUMES Theorie zu Gefallen, eine minderwertige Bildung darstellen sollen.

Eine grundsätzliche andere Deutung, die allen bisher erwähnten Anschauungen gegenübersteht, erfahren die beiden Dentitionen in der sog. Dimertheorie BOLKs, die wir aber erst im folgenden Unterkapitel besprechen werden, wobei dann auch die Konsequenzen dieser Theorie für den Zahnwechsel erörtert werden sollen. Ein Zusammenwerfen der BOLKschen Anschauungen über den Zahnwechsel mit dem „Scheindiphyodontismus", so wie es ADLOFF (1926 b) tut, erscheint jedenfalls, wie schon JONGE COHEN (1928) hervorhebt, unangebracht.

Präacteale Zahnanlagen (vgl. auch S. 493, 495) wurden zuerst von LECHE (1892) beim *Igel (Erinaceus)* beschrieben, dann auch bei *Beuteltieren* von WOODWARD (1893), schließlich auch beim menschlichen Embryo von RÖSE (1895). Es handelt sich um Bildungen an der Zahnleiste, welche von diesen Forschern als rudimentär bleibende und wieder verschwindende Zahnanlagen einer Vormilchzahngeneration gedeutet werden. Als Rudimente einer noch älteren Zahngeneration wurden gewisse den Anlagen von Placoidschuppen gleichende, daher placoide Zahnanlagen genannte Bildungen gedeutet [vgl. RÖSE (1894, S. 581)]. Auch ADLOFF (1909, 1913, 1914 f), läßt präacteale und auch placoide Zahnanlagen (1911 b) gelten und glaubt auch Reste einer „präpermanenten" (zwischen 1. und 2. Dentition eingeschobenen) Dentition zu beobachten (1917 a). Von präactealen Anlagen berichten auch BILD (1901), FUCHS (1914) und AERNBAECK-LINDE (1912). SCHRÖDER-MORAL (1918) erwägen die Zugehörigkeit angeborener Zähnchen bei Neugeborenen zur präactealen Generation. Auch HERPIN-DIEULAFÉ (1929) erkennen präacteale Zahnanlagen an. Dagegen lehnt AHRENS (1912, 1913 a) eine Deutung der geschilderten Zahnleistenabschnürungen als präacteale oder placoide Zahnanlagen oder überhaupt als atavistische Bildungen ab. SICHER (1916) diskutiert dieses Problem ohne endgültige Stellungnahme. Einige der als präacteale Zahnanlagen gedeuteten Gebilde decken sich mit dem, was BOLK als „laterale Schmelzleiste" (vgl. S. 493) bezeichnet hat, einige auch mit der „Nebenleiste" (vgl. S. 495).

Angaben über eine dritte Dentition sind natürlich daraufhin zu prüfen, ob nicht ein verspäteter Durchbruch eines bisher retinierten Zahnes der zweiten Dentition vorliegt. Aber auch dann, wenn diese Erklärung auszuschließen ist, bleibt die Möglichkeit bestehen, daß es sich um den verspäteten Durchbruch eines bis dahin retiniert gebliebenen überzähligen Zahnes (vgl. S. 463) handelt, der dann vielleicht nicht im Sinne einer 3. Dentition, sondern anders zu deuten wäre, z. B. als atavistischer Rückschlag auf ein Vorfahrengebiß mit größerer Zahnzahl, eine Erwägung, die schon BUSCH (1886, 1887) zu bedenken gibt. RÖSE (1895), LECHE (1892, 1902), AHRENS (1913 a) u. a. rechnen jedoch mit Fällen von wirklicher 3. Dentition (vgl. auch S. 498).

Ein Zahnwechsel wurde übrigens sogar an den Zahnanlagen von Dermoidcysten festgestellt [MEISSNER (1914)].

3. Theorien über die Entstehung komplizierterer Zahnformen.

Außer dem Problem, wie die Diphyodontie der *Säugetiere* aus der Polyphyodontie niedriger *Wirbeltiere* entstanden ist, hat auch die Entstehung heterodonter Gebisse aus homodonten, die Entstehung komplizierterer Zahnformen aus einfachen Kegelzähnen, zu vielen Erörterungen Anlaß gegeben. Wir wollen die hierüber geäußerten Meinungen unter dem Titel von drei Theorien in drei Gruppen zusammenfassen und erörtern. Die älteste (und man kann sagen: die am wenigsten theoretische) dieser drei Theorien, die „Differenzierungstheorie", nimmt an, daß auch die komplizierteren Zähne nur auf je ein Zahnindividuum der Vorfahren zurückgehen und sich aus einfachen Kegelzähnen durch Differenzierung, durch Auftreten von weiteren Spitzen und Höckern, entwickelt haben. Die morphologischen und gar erst die stammesgeschichtlichen Wege dieser Differenzierung unterliegen naturgemäß weitgehenden Diskussionen. Dieser Theorie gegenüber nehmen die beiden anderen Theorien an, daß alle Zähne der *Säugetiere,* mindestens aber die komplizierter geformten, durch Verschmelzung mehrerer Zahnindividuen entstanden sind, und zwar wurde diese ursprüngliche „Konkreszenztheorie" später von BOLK in so eigenartiger Weise modifiziert, daß seine Anschauungen unter einem selbständigen Namen, als „Dimertheorie" erörtert werden sollen.

a) Die Differenzierungstheorie.

Diese Theorie geht vor allem auf die Arbeiten von COPE (1888a, 1889) und OSBORN (1892) zurück, von welchen hier nicht die ältesten Arbeiten, sondern spätere, eine bessere

Orientierung bietende Abhandlungen zitiert sind. Als Ausgangspunkt für weitere Komplikationen wird von manchen ein dreispitziger („trikonodonter") *Reptilien*zahn angenommen,
dessen drei Spitzen noch in einer Reihe liegen und dann — in verschieden gedeuteter Weise —
die in Dreiecksform angeordneten Spitzen des „triangulären" oder „Tritubercular"-Zahnes
liefern sollen. Nach diesem am meisten diskutierten Zahntypus, den andere auch aus einem
einhöckerigen Zahn ableiten, dessen wallartiges „Cingulum" sich allmählich in die beiden
anderen Spitzen verwandelt haben soll, wird die Differenzierungstheorie auch „Trituber-
culartheorie" genannt. Wir verweisen auf die ausführliche Darstellung bei dem an ihrem
Ausbau wesentlich mitbeteiligten Paläontologen Abel (1935). Eine das menschliche
paläontologische Material behandelnde Studie stammt von dem an der Theorie ebenfalls
führend beteiligten Forscher Gregory (1921, 1926, 1934). Abgesehen von erklärten Anhängern dieser Theorie, wie z. B. H. Virchow (1919), sind Anhänger dieser Theorie (in
ihrem weitesten Sinne!) eigentlich alle Forscher, welche die beiden anderen Theorien, d. h.
eine Verschmelzung von Zahnanlagen, ablehnen, so z. B. Leche (1892) oder Ahrens
(1913a), der im übrigen betont, daß die ontogenetischen Tatsachen dieser Theorie nicht
widersprechen.

Auch Aichel, von dessen zahlreichen hieher gehörigen Arbeiten wir nur die einleitende
(1915) und die abschließende (1920) zitieren, ist trotz strikter Ablehnung einer einmaligen
Entwicklungsreihe (Kegelzahn — trikonodonter Zahn — Tritubercularzahn) im Prinzip
doch ein Anhänger der Differenzierungstheorie, wie sein Kritiker Greve (1917a) wohl
mit Recht bemerkt. Aichels Erörterungen gehen von den sehr variablen Spitzenbildungen
an den Flossenstacheln einer *Wels*art aus, in welchen er gleichsam Modelle jener Vorgänge
erblickt die sich auch an Zähnen abgespielt haben dürften. Nun erweisen sich aber diese
Flossenstacheln nach Peyer (1919, 1920) histologisch als reines Knochengewebe [(s. auch
Greve (1921)] und daher wohl überhaupt als kein geeigneter Ausgangspunkt. Für Aichel
aber war die äußerst variable Gestaltung dieser Flossenstacheln, die anscheinend weder
im Dienste einer funktionellen Anpassung steht, noch auch auf dem Wege der Selektion
zu einer zweckbedingten Form führen dürfte, der Anlaß, diese beiden Prinzipien auch aus
der Stammesgeschichte der Zähne zu verbannen und einer Variabilität der Wachstums-
tendenz das Wort zu reden, welche die Gestaltung des Gebisses bedingen soll. Er formuliert diese Ausschaltung einer zweckbedingten Formgestaltung auf dem Wege der funktionellen Anpassung oder auch der Selektion prägnant in dem Satze, daß nicht die Nahrung das Gebiß beeinflusse, sondern daß umgekehrt die durch innere, von der Umwelt
unabhängige Wachstumstendenzen variierende Zahnform das *Tier* zur Wahl einer bestimmten Nahrung zwinge. Wir kommen damit zu Grundproblemen der Biologie, deren Erörterung uns zu weit führen würde, wobei aber doch betont sei, daß Aichels Standpunkt
symptomatisch ist für eine Erkenntnis, die sich heute sogar schon bei Naturforschern durchsetzt: daß nämlich weder Selektion noch funktionelle Anpassung für sich allein, noch auch
beide zusammengenommen, das stammesgeschichtliche Geschehen restlos erklären können —
womit selbstverständlich gegen die ganz ungeheure Bedeutung dieser beiden Faktoren
nichts gesagt sein soll! Die im Entwicklungsgeschehen heraufkommenden Organismen
passen sich funktionell an bis in ihre feinsten mikroskopischen Einzelheiten — sie sind eben
Organismen! — und sie unterliegen der furchtbar wohltätigen Macht der Selektion, wenn
sie unzulänglich geraten sind, aber aktive Anpassung und passive Auslese haben das Rad
ihrer Entwicklung nicht in Schwung gesetzt. In ähnlichem Sinne hat sich in jüngster Zeit
auch Adloff (1931) geäußert.

Die Annahme einer rein funktionellen Umgestaltung und Neugestaltung
stößt ja gerade bei der Zahnform deshalb auf unüberwindliche Schwierigkeiten, weil der
Zahn in seiner Schmelzkappe bereits unveränderlich geformt ist, bevor er durchbricht
und mechanische Einwirkungen auf ihn möglich sind. Die Arbeiten Herpins (1928, 1931a,
1931b, 1932a), welche auf Grund der Hypothesen Retterers (s. S. 529), annehmen, daß
der Schmelz eine Randschicht des Dentins und so wie dieses auch nach dem Durchbruch
noch wachstumsfähig und veränderlich sei, beruhen auf histologisch unhaltbaren Vorstellungen, weshalb auch die darauf gegründeten Annahmen einer unmittelbaren funktionellen Gestaltung und Umgestaltung der Zähne ein pium desiderium darstellen. Noch
phantastischer erscheinen uns die Spekulationen von Friant (1933) über Umgestaltungen
der Zähne auf Grund intrauteriner Kaubewegungen, die auch Adloff (1935) abgelehnt
hat. Ähnliche Anschauungen wie Friant hat auch Neuville (1935) entwickelt.

b) Concrescenztheorie.

Diese Theorie wurde andeutungsweise bereits von Magitot (1877), Gaudry (1878),
Dybrowsky (1889) u. a. erwogen, bevor sie vor allem durch die Arbeiten von Röse (1892a,
1894), Kückenthal (1892, 1914), Ameghino (1894), Schwalbe (1894) ausführlicher
begründet wurde. Ihr liegt die Vorstellung zugrunde, daß die offensichtlich kleinere Zahnzahl bei höheren Gruppen des Systems durch Verschmelzung von zunächst immer noch

getrennt angelegten zahlreicheren Zahnkeimen, einem Relikt von primitiveren Vorfahren mit größerer Zahnzahl, entstanden sei, und daß vor allem die komplizierteren Zahnformen durch solche Verschmelzungen zustande gekommen seien. Im Kampfe um diese Theorie, der sich auch ADLOFF in zahlreichen Arbeiten angeschlossen hat (1899, 1913, 1917b, 1917c, 1920b), wurde allmählich die Verschmelzung nur mehr für die komplizierter gestalteten Zähne behauptet, bei welchen der Umstand, daß die Spitzen oder Höcker der am frühesten angelegte und in der Entwicklung jeweils vorgeschrittenste Teil der Zahnanlage sind, wenigstens den Schein getrennter Anlagen aufkommen läßt. Auch LEPKOWSKI (1897, 1901) wäre als Anhänger zu nennen, und auch ÉTERNOD (1911) und TAVIANI (1930b) entwickeln Anschauungen im Sinne der Concrescenztheorie, die auch GREVE (1917a) teilweise gelten läßt.

Eine ganze Reihe von Forschern hat sie jedoch strikte abgelehnt; so LECHE (1892), TREUENFELS (1896), STACH (1904), DEPENDORF (1907a), AHRENS (1912, 1913a), AICHEL (1915, 1920), wobei wiederholt betont wird, daß die embryologischen Tatsachen eine Concrescenz durchaus nicht einwandfrei beweisen. Die Arbeit von TREUENFELS ist auch insoferne von Interesse, als sie zeigt, daß sogar bei *Selachiern* kompliziert geformte Zähne (die auch bei diesen niederen *Fischen* bereits vorkommen) aus einheitlichen Anlagen entstehen. Die Paläontologie liefert keine Bestätigungen für eine Concrescenz von Zahnanlagen [E. HENNIG (1920)], und so lehnt auch ABEL (1935) die Concrescenztheorie ab, weil sie „in krassestem Widerspruch mit den gesicherten paläontologischen Befunden" steht.

c) BOLKs Dimertheorie.

Diese von BOLK (1913, 1914a) ausgedachte Theorie, auch „Konzentrationstheorie" genannt, hat eine ausführliche Darstellung u. a. durch WOERDEMAN (1920) erfahren, außer der ein noch späteres, alle Arbeiten BOLKs umfassendes Werk von BLUNTSCHLI (1931) zu nennen wäre. Eine eingehende Darstellung, besonders von der entwicklungsgeschichtlichen Seite her, hat sie auch W. MEYER (1932) gefunden.

BOLKs Theorie, welche sowohl die Diphyodontie als auch die Heterodontie in ganz eigenartiger Weise zu erklären sucht, geht davon aus, daß bei gewissen *Reptilien* je zwei Reihen mit alternierend angeordneten Zähnen als fast gleichaltrig zusammengehören, wobei diese alternierenden Zähne sich beim Durchbruch zu einer einzigen Reihe funktionierender Zähne ineinanderschieben, so daß eine derartige einheitlich aussehende fertige Zahnreihe ihrer Entstehung nach eigentlich aus 2 Reihen hervorgegangen ist, einem äußeren, etwas älteren „Exostichos" und einem inneren, etwas jüngeren „Endostichos". Die Ersatzzähne dieser Reihe (oder eigentlich Doppelreihe) liegen in einer wieder aus Exostichos und Endostichos bestehenden Doppelreihe, so daß also der unmittelbar nebeneinander liegende Exostichos und Endostichos unserer zuerst besprochenen Doppelreihe zueinander nicht im Verhältnis zweier Zahngenerationen oder von älterem Zahn und Ersatzzahn stehen. In der Milchzahnreihe und Ersatzzahnreihe der *Säugetiere* mit ihren ebenfalls alternierend angeordneten Zahnanlagen erblickt nun BOLK das Analogon von Exostichos und Endostichos der *Reptilien*. Diese Annahme ist nur auf Grund der Hypothese möglich, die außerordentliche Verlangsamung des Zahnbildungsprozesses bei den *Säugern* habe dazu geführt, daß der bei den *Reptilien* nur unwesentlich jüngere Endostichos hier zu einer zeitlich meist später auftretenden Ersatzzahnreihe geworden sei, wobei auch der Platzmangel infolge Kieferverkürzung zur Verdrängung und frühzeitigen Ausstoßung des Endostichos (der Milchzahnreihe) beitragen soll. Milch- und Ersatzzähne gehören damit für die BOLKsche Theorie nicht mehr zwei verschiedenen Zahngenerationen an, sondern sie entsprechen dem bei *Reptilien* noch fast gleichzeitigen Exostichos und Endostichos derselben Doppelreihe. Die Zahnanlagen, welche der wirklich jüngeren Ersatzzahndoppelreihe der *Reptilien* entsprechen, sind bei den *Säugern* nur mehr in der Form vorhanden, daß jede Zahnanlage ihrer Natur nach (mindestens) doppelt ist. Diese „dimere" Natur jeder Zahnanlage bei *Säugetieren* (daher der Name „Dimertheorie") wäre also das Überbleibsel jener Ersatzzahnanlagen, die bei niederen *Wirbeltieren* in größerer Zahl entweder gleichzeitig angelegt oder zum mindesten in potentia vorhanden sind. (Jene Zähne, welche ein „CARABELLISches Höckerchen" besitzen, sollen aus drei Anlagen verschmolzen, also „trimer" sein.) Das morphologische Substrat dieser Hypothese erblickt BOLK in einer gewöhnlich als „Schmelzstrang" bezeichneten Bildung des Schmelzorganes (S. 484), die er „Schmelzseptum" nennt [vgl. auch BOLK (1915c, 1921a, 1928)]. Dieses „Schmelzseptum" hält er für den sichtbaren Ausdruck der doppelten Anlage jedes Schmelzorganes. Wir wollen gleich an dieser Stelle auf den übrigens von BOLK selbst erwähnten Einwand hinweisen, daß das „Schmelzseptum" merkwürdigerweise nicht schon an den ersten Anfängen des Schmelzorganes festzustellen ist, sondern erst später auftritt. Eine noch viel größere Schwierigkeit liegt aber in folgendem: wieso können die einer anderen Doppelreihe des *Reptilien*gebisses entsprechenden Hälften der „dimeren" *Säuger*zahnanlagen mit diesen Zahnanlagen überhaupt in Beziehung kommen, wo doch diese *Reptilien*ersatzzahnanlagen von den Anlagen der älteren Generation räumlich und zeitlich viel weiter entfernt sind, als es die Glieder des zu einer Doppel-reihe gehörigen Exostichos und Endostichos voneinander sind? Mit anderen Worten: wie soll man sich vorstellen, daß die von Bolk als „Zahnfamilie" zusammengefaßte Einheit, nämlich ein *Reptilien*einzelzahn samt den bereits angelegten (und noch zu erwartenden) Ersatzzahnanlagen irgendwie räumlich-zeitlich in der *Säuger*zahnanlage zusammengedrängt sei? Dabei ist noch zu bedenken, daß Ersatzzahnanlagen doch nicht aus der Zahnanlage des Vorgängers hervorgehen, sondern selbständig an der Zahnleiste (oder Ersatzzahnleiste) entspringen!

Bolks Theorie führt natürlich auch zu einer anderen Wertung der Dentitionen bei den verschiedenen Säugetiergruppen [Bolk (1913, 1917a)]. Von den menschlichen Molaren rechnet Bolk (1915a) M_1 zur ersten, M_2 und M_3 zur zweiten Dentition.

Zu den Konsequenzen der Bolkschen Theorie, welche eine räumliche und zeitliche Konzentration aller zu verschiedenen Generationen gehörigen Zahnanlagen, also einer „Zahnfamilie", in einer einzigen *Säuger*zahnanlage annimmt (daher Konzentrationstheorie), gehört es auch, daß er prälacteale Zahnanlagen nicht gelten läßt. Vielmehr faßt er die von andern Forschern so gedeuteten Anhänge der Zahnleiste teils als „laterale Schmelz-leiste" (S. 492), teils als „Nebenleiste" (S. 495) auf und erblickt in ersterer einen weiteren Beweis für die „dimere" Natur der *Säuger*zahnanlagen, in letzterer das Relikt einer bei *Reptilien* vorhandenen „Lippendrüsenleiste" [Bolk (1913)] oder besser „Zahndrüsenleiste" [Bolk (1921b, 1924a)].

Bolks Theorie ist also auch eine Art Concrescenztheorie. Von den Vertretern dieser Theorie (im eigentlichen Sinne) scheidet Bolk aber, abgesehen von der Annahme, daß Zähne verschiedener ontogenetischer Zahngenerationen zur Verschmelzung gelangen sollen, auch die Vorstellung, daß die Komponenten dieser Verschmelzung immer die Lagebeziehung außen und innen (buccal und lingual) aufweisen, während die eigentliche Concrescenz-theorie auch mit Verschmelzungen hintereinander liegender Komponenten rechnet. Dies führt natürlich zu der von der Concrescenztheorie verschiedenen Deutung der Spitzen, Höcker und Wurzeln wie auch überzähliger oder reduzierter Zahnteile bzw. ganzer Zähne, worauf wir aber nicht näher eingehen können. Hier sei nur erwähnt, daß Bolk von einem dreispitzigen *Reptilien*zahn ausgeht, der infolge der „dimeren" Natur des *Säuger*zahnes für die *Säugetiere* zu einer 6höckerigen Grundform führt, deren Spitzen, ihrer Herkunft entsprechend, in 2 Längsreihen liegen.

Als Anhänger von Bolks Theorie bekennt sich Jonge Cohen in Einzelstudien (1920b, 1931, 1933) und auch in seinem Lehrbuch (1928), ebenso Woerdeman (1920), der auch in einer Reihe von Untersuchungen an *Reptilien* (1919a, 1919b, 1919c, 1921a, 1921b) die auf diese Gruppe gegründeten Voraussetzungen Bolks für richtig erklärt. Ferner wäre hier nochmals Bluntschli (1931) zu nennen. In Einzelbefunden berufen sich auf Bolks Theorie unter anderem Wetzel (1914), Norberg (1927), Mijsberg (1931).

Andrerseits ist es nicht zu verwundern, daß eine so künstliche Theorie wie die Bolks auch scharfe Ablehnung erfahren hat, zunächst von Forschern, welche jede Art Verschmel-zungstheorie ablehnen [Ahrens (1913b), E. Hennig (1920), Gregory (1921), Marcus (1931b), Abel (1935)]. Aber auch solche, welche die Concrescenztheorie ausdrücklich vertreten [Adloff (1913, 1914f, 1916a, 1928a)] oder sie wenigstens teilweise gelten lassen, [Greve (1917b)], lehnen Bolks Dimertheorie vollständig ab. Auch W. Meyer (1932) kommt zu dem Ergebnis, daß „diese an sich genialen Theorien Bolks ihre entwicklungs-geschichtliche Bestätigung nicht finden".

4. Zur Form und Größe der Zähne.

a) Das Krümmungsmerkmal.

Eine Einzelheit der Zahnform, die sich bei Zähnen aller Typen geltend macht, und von der wir zuerst sprechen wollen, ist das sog. Krümmungsmerkmal, das den Zähnen des Ober-kiefers und denen des Unterkiefers einen etwas verschiedenen Charakter verleiht. Nach Jonge Cohen (1928, S. 14) hat Mühlreiter schon 1870 darauf aufmerksam gemacht, daß der Zahnbogen im Oberkiefer ungefähr einer kreisähnlichen Ellipse entspricht, also einer Kurve mit fast stetiger Krümmung, während der Zahnbogen im Unterkiefer mehr als Parabel, also als Kurve mit starker wechselnder Krümmung verläuft. Die Unterkiefer-zähne fügen sich daher mit den Außenflächen nur dann glatt in den Zahnbogen ein, wenn sie auf ihrer ursprünglichen Seite (rechts oder links) eingesetzt werden, und lassen daher an diesem „Krümmungsmerkmal" erkennen, ob sie von rechts oder von links stammen, was bei den Oberkieferzähnen nicht möglich ist.

b) Beschreibung der Zahntypen und Einzelzähne.

Die genaue Beschreibung der Zahntypen oder gar der Einzelzähne im Milchgebiß und Dauergebiß betrachten wir nicht als etwas in den Aufgabenkreis dieses Buches Gehörendes.

Von den am Anfang dieses Kapitels erwähnten Büchern erfüllen das von JONGE COHEN (1928) und das von SICHER-TANDLER (1928) diese Aufgabe in besonders ausgedehntem Maße mit liebevollem Eingehen auf alle Einzelheiten unter Beigabe vieler Abbildungen. An kasuistischen Einzelstudien seien genannt: ADLOFF (1916b, 1924a, 1928a, 1934c); BOLK (1915a, 1915b); HJELMMAN (1929); JONGE COHEN (1920b, 1932d, 1933); MONTIS (1930); SCHALIT (1927).

c) Die Abkauung.

Mit der Veränderung der Kaufläche durch Abkauung beschäftigen sich die Arbeiten von GREGORY-HELLMAN (1926) und MODELMOG (1934). Diese Veränderungen werden auch im Lehrbuch von JONGE COHEN (1928) ausführlich behandelt.

d) Das Wurzelmerkmal.

Unter „Wurzelmerkmal" versteht man eine an allen Zähnen feststellbare, aber verschieden stark ausgeprägte Krümmung der Wurzelspitze distalwärts. Nach den Arbeiten SCHRÖDERs (1926, 1929), welche dieses Problem wohl im wesentlichen zum Abschluß gebracht haben, erklärt sich diese Krümmung, die übrigens selbst bei Fehlen einer äußeren Abweichung der Wurzelspitze durch eine Verlagerung des Wurzelloches gegen die distale Oberfläche zu angedeutet ist, am ungezwungensten durch die schräge Richtung des zu dem Zahn hinziehenden Arterienastes. Ein derartig schräger, nicht rechtwinkeliger Verlauf der Seitenäste der Kieferarterie entspricht den von ROUX [s. bei OPPEL (1910)] aufgezeigten hämodynamischen Grundsätzen für die Verlaufsrichtung von Arterienverzweigungen. Durch SCHRÖDERs Erklärung werden wohl alle früheren Erklärungsversuche hinfällig, so der auch hämodynamische, aber unzulängliche Erklärungsversuch von WALTSGOTT (1923) und auch die Versuche, durch Spannungen im Kieferknochen [WALKHOFF (1902)] oder durch Umbauvorgänge im Kiefer diese Krümmung zu erklären [TRAUNER (1911), SPONER (1923), ROBINSOHN (1924, 1926, 1928), KELLNER (1926)].

e) Verzweigungen des Wurzelkanales.

Verzweigungen des Wurzelkanales bilden wegen der großen praktischen Bedeutung, die sie bei Wurzelbehandlungen gewinnen, ein viel erörtertes Problem. Daß sie überhaupt vorkommen, kann heute keiner Diskussion mehr unterliegen, und die Frage dreht sich nur mehr darum, ob wir in der Mehrzahl der Fälle mit solchen Verzweigungen zu rechnen haben oder nicht.

Praktisch ohne Bedeutung und unseres Wissens ihrer Natur nach ungeklärt sind gewisse, von G. FISCHER (1907) als „Markkanäle" beschriebene, rechtwinkelig vom Hauptkanal abgehende Seitenäste, die ganz fein sind und ohne Eigenverzweigung bis zur Wurzeloberfläche ziehen. v. LENHOSSEK (1922) gibt an, daß sie in einer Entfernung von 3—8 mm von der Wurzelspitze zu finden sind.

Die uns hier interessierenden, mehr baumförmigen Verästelungen des Wurzelkanales, die besonders näher seinem Ende vorkommen, werden schon bei CARABELLI (1844) erwähnt, dann bei COUILLIAUX (1897) und W. D. MILLER (1903b) beschrieben. P. PREISWERK hat sogar schon 1901 Verzweigungen durch Ausgüsse der Pulpahöhle mit WOODscher Metalllegierung dargestellt. Mit der gleichen Methode arbeitete auch G. FISCHER (1908, 1912, 1923), der solche Verzweigungen für etwas Häufiges und Regelmäßiges hält, ebenso wie HESS (1917, 1919), der Kautschukausgüsse herstellte. Positive Angaben liegen auch von BAUMGARTNER (1909) vor. MORAL (1914, 1915) verwendete Tuschinjektionen in die Pulpahöhle mit nachheriger Aufhellung und wies so nach, daß auch obere Molaren in 63% der Fälle einen 4. Wurzelkanal haben. STITZEL (1922) findet in 50% der wurzelbehandelten Fälle den Kanal praktisch undurchgängig, was wohl auf Verzweigungen schließen läßt. Auch TÜRKHEIM (1922a, 1923), der durch sehr rasche Erweichung der Hartsubstanzen mit Salpetersäure diese von der Pulpa durch einen zarten Wasserstrahl abspülen konnte, fand Verzweigungen. STEIN (1929b) stellte nach Wurzelfüllungen mit beigemischtem Kontrastmittel röntgenologisch bei 80% der untersuchten Fälle Durchgängigkeit des Wurzelkanales bis zur Spitze fest, bei M_3 aber nur bei 58% der Fälle. Die Darstellung der Pulpaverzweigungen behandelt auch JUNGHENN (1924). R. WEBER (1930) behauptet, daß gewöhnlich mit zunehmendem Alter sich Unterteilungen des Wurzelkanales herausbilden. An *Affenzähnen* hat KIVIMÄKI (1934) in 27% der Fälle Verzweigungen gefunden. Im Gegensatz zu allen diesen Angaben wollen FEILER (1915), ROTTENBILLER (1919), GREVE (1920), GROVE (1921) und DJERASSI (1922) Verzweigungen nur als ein seltenes und nicht regelmäßiges Vorkommnis gelten lassen.

f) Zahngröße und Zahngewicht.

Ein und derselbe Zahn kann in verschiedenen Gebissen sehr bedeutende Größen- und dementsprechend auch Gewichtsunterschiede zeigen. Ausführliche Maß- und Gewichtsangaben enthalten u. a. die Lehrbücher von Jonge Cohen (1928) und Sicher-Tandler (1928). An Einzelarbeiten sei auf Jonge Cohen (1932a) sowie auf Bolk (1925) und Taviani (1930b) verwiesen. Von Bolks Ergebnissen sei hier die an sehr großem Material gemachte Feststellung erwähnt, daß das Gesamtgewicht der Oberkieferzähne das der Unterkieferzähne ganz deutlich überschreitet, wie es ja auch der überragenden Größe des den Unterkiefer übergreifenden Oberkiefers, der „Anisognathie", entspricht.

Das spezifische Gewicht der Zähne ist variabel je nach dem Verkalkungsgrad der Hartsubstanzen. Hievon wird noch beim Chemismus von Schmelz und Dentin die Rede sein. Knorr (1922) stellte bei demselben Individuum einmal ein maximales spezifisches Gewicht von 2,35 und ein minimales von 2,04 fest. Größeres spezifisches Gewicht ging Hand in Hand mit größerem Gesamtgewicht des Gebisses und mit geringerer Cariesfrequenz, wie es eben kräftig entwickelten und gut verkalkten Zähnen entspricht.

Von geschlechtlich, rassisch oder konstitutionell bedingten Größenunterschieden soll in den folgenden Unterabschnitten die Rede sein.

g) Geschlechtsbedingte Gebißunterschiede.

Diese Frage wird sehr ausführlich bei Jonge Cohen (1928) erörtert unter Anführung einer Reihe von hier nicht genannten Arbeiten. Nach ihm lassen sich für das männliche Gebiß einwandfrei etwas größere Durchschnittswerte der Zahndimensionen feststellen. Auch R. Weber (1930) gibt für das männliche Gebiß größere Durchschnittswerte an, besonders für I₁ und für die Molaren. Auch das Buch Günthers (1934) enthält hierüber eine zusammenfassende Darstellung.

Von Einzelarbeiten erwähnen wir hier noch Dietlein (1895), der behauptet, daß die permanenten Eckzähne beim Weibe etwas früher durchbrechen. Robinsohn (1926) hebt die etwas geringere Größe der Canini beim Weibe hervor im Sinne des auffallenden Geschlechtsdimorphismus bei Menschenaffen mit ihren beträchtlich größeren männlichen Eckzähnen. Ferner sollen die mittleren Incisivi beim Weibe relativ größer sein. Adloff (1926a) mißt beiden Angaben keine wesentliche Bedeutung bei und betont bezüglich der Canini, daß der Mensch höchstwahrscheinlich gar kein Anthropomorphenstadium seines Gebisses durchlaufen habe [vgl. auch Adloff (1935)]. Mühlreiter [Jonge Cohen (1928)] stellt aber im Gegensatz hiezu fest, daß sich die vergrößerten männlichen Eckzähne beim Menschen zwar in vielen Einzelfällen nicht mehr beobachten lassen, wohl aber bei Berücksichtigung genügend zahlreicher Fälle konstant hervortreten.

Astachoff (1925) erörtert die Vererblichkeit des männlichen oder weiblichen Gebißtypus und hebt hiebei hervor, daß diese beiden Gebißtypen keine sekundären Geschlechtscharaktere sind, welche erst unter dem hormonalen Einfluß der Keimdrüsen entstehen; darum sind sie auch selbständig mendelnde Faktoren, welche durchaus nicht immer geschlechtsgebunden sich vererben.

h) Konstitutionell und rassisch bedingte Gebißunterschiede.

Die Aufstellung gewisser konstitutioneller Typen (im Gesamthabitus des Menschen) durch Kretschmer (1926) ist ohne Berücksichtigung rassisch bedingter Unterschiede im Gesamtkörperbau erfolgt. Ebenso vertritt Weidenreich (1927b) die Anschauung, daß man die Kretschmerschen Konstitutionstypen innerhalb jeder Rasse verfolgen könne. So will auch Berger (1928) gewisse Gebißunterschiede, die er bei Menschen von schlankem und gedrungenem Typus beobachtet, nur konstitutionell erklären. Auch Astachoff (1926) operiert mit diesen beiden Typen, ohne an eine mögliche rassische Bedingtheit zu denken, was jedenfalls unbedingt am Platze wäre, solange beide Gebiete sich nicht sicherer abgrenzen lassen. Als ältere Studie über Zähne und Gesamtorganismus nennen wir O. Fischer (1913) und verweisen im übrigen vor allem auf das Buch von Günther (1934).

Der Einfluß der Gesamtkonstitution auf das Gebiß wird sowohl im Anschluß an die Zahnentwicklung (S. 521) wie auch beim Schmelz (S. 578) und beim Dentin (S. 616) besprochen werden.

Rassisch bedingte Unterschiede des Gebisses sind zusammenfassend dargestellt in dem eben erwähnten Buche Günthers. Auch das Lehrbuch von Jonge Cohen (1928) berichtet über einige hieher gehörende Untersuchungen. Eine neuere Arbeit, in der dieses Problem angeschnitten wird, ist die von Taviani (1930b).

i) Zur Vererbung von Zahn- und Gebißformen.

Die Vererblichkeit von Zahn- und Kieferanomalien wird schon in G. Fischers (1913) Handbuchartikel erörtert, daß aber auch das normale Gebiß ein sogar sehr dankbares

Objekt für die Erblichkeitsforschung darstellt, beginnt man erst im letzten Jahrzehnt zu erkennen. So finden wir bei WEITZ (1924) und STEINER (1927) Besprechungen von Gebissen eineiiger Zwillinge unter Hinweis auf die besondere Brauchbarkeit derartiger Fälle. KORKHAUS (1930a, 1930b, 1931) verwendet solche Fälle bereits mit kritisch geschärfter Methode zur Unterscheidung erbbedingter und umweltbedingter Faktoren, und in diesem vorgeschrittenen Stadium stehen auch schon die Untersuchungen von ZEIGER-WINKLER (1931) — diese Arbeit beschäftigt sich mit Zahnunterzahl — und von ZEIGER (1933, 1934). Zusammenfassend wird dieses Gebiet auch wieder bei GÜNTHER (1934) behandelt.

Die Vererblichkeit des männlichen oder weiblichen Gebißtypus [ASTACHOFF (1925)] wurde schon auf S. 462 besprochen.

5. Überzählige und unterzählige Zähne.

a) Überzählige Zähne.

Die Deutung, welche überzählige Zähne gefunden haben, ist durchaus nicht einheitlich. Ihre Erklärung durch Rückschlag auf Vorfahren mit größerer Zahnzahl, also durch A ta - vismus, wird von vielen Forschern versucht, und es besteht die allgemeine Tendenz, über- zählige Zähne (und Zahnteile) in diesem Sinne, also regressiv, zu deuten, im Gegensatz zu den als progressiv gedeuteten Reduktionen (s. unten). Für die nicht so seltenen über- zähligen Incisivi muß man dabei auf fossile Vertreter der *Affen* zurückgreifen [RÖSE (1906)], da alle rezenten *Affen* gleich dem *Menschen* nur 2 Incisivi (in der Kieferhälfte) besitzen. Auch ADLOFF (1907) zieht Atavismus zur Erklärung überzähliger Milchmolaren heran. Ebenso wird bei BOLK und seinen Anhängern (s. unten) bei Erklärung überzähliger Zähne oder Zahnteile auf das *Primaten*gebiß zurückgegriffen. Eine Anzahl Forscher, so LECHE (1892), DEPENDORF (1907b), AHRENS (1913a), WEBER (1923), lehnen jedoch jede atavisti- sche Erklärung ab. Auch BUSCH (1886, 1887, 1897) ist nur für eine sehr eingeschränkte Anwendung dieser Erklärung. WEBER charakterisiert überzählige Zähne als „Anomalien", nicht aber als „Variationen", d. h. nicht als etwas innerhalb der artgemäßen Variations- breite Gelegenes, so daß eben phylogenetisch-atavistische Erklärungen seiner Meinung nach unangebracht sind.

BOLK (1917b) zieht neben Atavismus gelegentlich auch „schizogene Variation" in Betracht, d. h. daß im Sinne seiner Dimertheorie die gewöhnliche Verdoppelung der Zahnanlage einer stärkeren Aufspaltung Platz macht, eine Ansicht, die natürlich mit seiner Theorie steht und fällt.

Absprengungen von Zahnkeimen und Zahnkeimverdoppelungen (nach Art von auch sonst verkommenden Doppelbildungen) werden ebenfalls in Erwägung ge- zogen, unter anderem von BUSCH (l. c.) und WEBER (l. c.).

Schließlich bleibt noch die Erklärung durch eine dritte Dentition, wovon schon auf S. 457 die Rede war.

Ein Referat über die bis zum Jahre 1911 vorliegenden Arbeiten stammt von PECKERT. Die zahlreichen einschlägigen Arbeiten BOLKs sind bei BLUNTSCHLI (1931) erörtert.

Angaben über überzählige Incisivi finden sich unter anderem bei ROSENBERG (1895), DEPENDORF (1907b), URBANTSCHITSCH (1908), GREVE (1917b), ADLOFF (1918), GREINER (1921), SCHLEIN (1924), TAVIANI (1926). P. PREISWERK (1908) erörtert die Ent- wicklung des Zwischenkiefers, der gewöhnlich aus vier getrennten Teilen entsteht, in deren Bereich normalerweise je ein Incisivus fällt; infolge dieser Entstehungsweise können Nähte sowohl innerhalb des Os intermaxillare wie auch an seiner Grenze (oft nur asymmetrisch) erhalten bleiben, und man muß von diesem Umstande Kenntnis haben, um nicht ge- legentlich in einer Kieferhälfte fälschlich eine Unterzahl, in der anderen fälschlich eine Überzahl von Incisivi festzustellen. Nach v. SCHUMACHER (1906) kann aber die Grenz- naht des Os intermaxillare auch zwischen Caninus und P_1 fallen, was auf eine gewisse Unabhängigkeit der Zahnanlagen von den Anlagen der Kieferknochen schließen läßt.

Über überzählige Prämolaren, die gar nicht so selten zur Beobachtung kommen, finden sich Angaben nebst Literaturverweisen bei AHRENS (1913a, S. 55).

Überzählige Molaren oder Teile von Molaren werden im Sinne der Dimertheorie vermerkt in den Arbeiten von BOLK (1914b, 1915a, 1915b) und seiner Anhänger JONGE COHEN (1931a) und MIJSBERG (1931). Über Fälle von 4. Molaren berichten unter anderem ZUCKERKANDL (1891b), FUCHS (1921), SEIDNER (1930).

b) Unterzählige Zähne.

Von allgemeinen Arbeiten erwähnen wir zunächst BUSCH (1886, 1887), dann wieder das Referat von PECKERT (1911) und für die BOLKschen Arbeiten BLUNTSCHLI (1931).

Reduktionen werden ganz allgemein phylogenetisch erklärt [vgl. auch GÜNTHER (1934)], nämlich als eine progressive, d. h. als eine in die Zukunftsentwicklung des Menschengebisses weisende Erscheinung gewertet, die mit der Längen- und Größenabnahme der Kiefer in Zusammenhang steht. In diesem Sinne verweist schon COPE (1879) auf die größere Häufigkeit eines Fehlens des M_3 (des Weisheitszahnes) und des I_2 (vor allem im Oberkiefer) bei den höheren Menschenrassen. Nach RÖSE (1906) sind aber diese beiden Reduktionen auch voneinander wieder rassisch verschieden; er findet I_2 häufiger bei langköpfigen schmalgesichtigen Menschen nordischer Rasse reduziert, M_3 dagegen häufiger bei der „alpinen kurzköpfigen" Rasse.

Neben diesen, ganz bestimmte Zähne betreffenden Reduktionen gibt es Fälle, die wohl nicht phylogenetisch zu deuten, sondern als irgendwie anders zu erklärende Fehlbildungen zu werten sind, die sich auch interessanterweise zu vererben pflegen; über solche Fälle berichtet die schon erwähnte Arbeit von ZEIGER-WINKLER (1931).

Über Reduktion der Incisivi, und zwar des I_2, berichtet FUCHS (1921); JONGE COHEN widmet die Arbeiten 1926, 1932b und 1932c den fehlenden Incisivi, wobei er 1932b die (für hereditäre Lues charakteristischen) „HUTCHINSONschen Zähne" im Sinne eines Reduktionsprozesses analysiert. G. PREISWERK (1908) erörtert den Zusammenhang der Zwischenkieferentwicklung mit der Reduktion von Schneidezähnen und berichtet — im Sinne der Entstehung des Os intermaxillare aus 4 Stücken in der oben erwähnten Arbeit von P. PREISWERK (1908) — von Fällen, in welchen von einer Zwischenkieferhälfte der laterale Teil mit I_2 fehlte, aber auch von solchen, in welchen der mediale Teil der Zwischenkieferhälfte so unterentwickelt war, daß auch I_1 fehlte.

Mit dem Fehlen von M_3 befassen sich die Arbeiten von FUCHS (l. c.) und MONTIS (1930). MORAMARCO (1933) fand M_3 in 25% der untersuchten Fälle fehlend.

6. Zur Phylogenese des menschlichen Gebisses.

Die Bedeutung, welche primitive Menschenrassen sowie das paläontologische Material vom *Menschen* für die Phylogenese des menschlichen Gebisses besitzen, kann hier nicht näher erörtert werden, und wir verweisen für diese Fragen auf MOREAU (1914), GREGORY (1921, 1926), GREGORY-HELLMAN (1926), MUMMERY (1924a), vor allem aber auf ABEL (1931), TRAIN (1934). BOLKS (1911, 1914a) Anschauungen sind zusammengefaßt bei BLUNTSCHLI (1931). Die neueren Arbeiten, besonders über die stammesgeschichtliche Umformung des Unterkiefers, sind referiert bei KADNER (1926). Von ADLOFFS einschlägigen Untersuchungen erwähnen wir die Arbeiten 1911a, 1914a, 1914b, 1924a, 1927. Die Arbeiten 1914a, 1914b richten sich gegen die Annahme WALKHOFFS (1913, 1914a) einer zunehmenden Aufrichtung der Frontzähne infolge der Orthognathie höherer Menschenrassen (die WALKHOFF mit einer vermehrten Gelegenheit zu Retentionsstellen und daher erhöhter Cariesfrequenz in Zusammenhang bringt!). Nach ADLOFF ist die Schrägstellung der Gesamtachse der Frontzähne einschließlich ihrer Wurzeln eine Eigentümlichkeit der *anthropomorphen Affen*, welche die primitiven Menschenrassen nicht mitmachen; diese zeigen — ähnlich der verbreitetsten Form der tierischen Schnauze — senkrechte Incisivi mit einer lediglich die Wurzel betreffenden Zurückkrümmung, welche dann bei höheren Rassen einer zunehmend geraden Stellung der Wurzel Platz macht. ADLOFF (s. auch 1927) hält die *Anthropomorphen* überhaupt für ein Seitenreis des Stammbaumes, an welchem der zum *Menschen* führende Zweig vorbeiführt. Doch wird speziell das *Anthropomorphen*merkmal der über das Niveau des Gebisses vorragenden Eckzähne noch als männlicher Gebißcharakter beobachtet (vgl. S. 462) und wird überhaupt von manchen Forschern [z. B. WEIDENREICH (1934)] als ein in der Linie der Vorfahren gelegener Zug gewertet.

Die Zurückführung des menschlichen Stammbaumes über die *Simiae* hinaus gelangt auch bei den an das Gebiß geknüpften Erörterungen meist zu den den *Halbaffen* angehörigen *Lemuriden* und von diesen zu *insectivoren*ähnlichen *Säugetieren*; siehe z. B. COPE (1888a) oder HERPIN (1930), HERPIN-DIEULAFÉ (1929).

Der funktionelle Charakter des menschlichen Gebisses ist ziemlich ausgesprochen „frugivor" [JONGE COHEN (1928), LEHNE (1930)] und stimmt auch in dieser Beziehung mit dem Gebiß der *Affen* überein. Es nimmt damit eine Mittelstellung zwischen dem extrem „carnivoren" *Raubtier*gebiß und extrem „herbivoren" *Pflanzenfresser*gebissen ein. Übrigens zeigen z. B. auch unter den *Raubtieren* die *Bären* nicht mehr jenen extrem carnivoren Typus wie z. B. die *Katzen* (LEHNE l. c.).

Eine Erörterung der Faktoren, welche die stammesgeschichtliche Entwicklung des Gebisses beeinflußt haben dürften, kann hier nicht unsere Aufgabe sein. Es war hiervon schon einmal bei Besprechung der Arbeiten AICHELS (S. 458) kurz die Rede im Hinblick auf die Frage, ob sich die phylogenetischen Wandlungen des Gebisses ganz oder auch nur der Hauptsache nach durch passive Auslese (Selektion) und aktive (funktionelle) Anpassung erklären lassen, welche Frage wir verneinen mußten.

7. Über das Gebiß der Wirbeltiere.

a) Allgemeines.

Die bei verschiedenen *Wirbeltieren* vorkommenden Funktionen des Gebisses sind ungemein mannigfach, und dem entspricht auch eine große Zahl von funktionellen Gebißtypen, deren z. B. ABEL (1935) zwanzig unterscheidet.

Die Namengebung ist vielleicht auf keinem anderen Gebiet der Biologie so monströs entwickelt, ist aber noch ausbaufähig, da man noch eine Anzahl Worte des griechischen Lexikons gibt, die man bisher noch nicht mit dem Adjektiv „-odont" in Zusammenhang gebracht hat. Einige viel verwendete Ausdrücke wie „homodont — heterodont", „monophyodont — diphyodont — polyphyodont" u. a. haben wir schon erklärt. Eine große Menge dieser Ausdrücke sind bei ABEL (1935, S. 743) zusammengestellt und erklärt.

Die Frage der stammesgeschichtlichen Herkunft der Zähne hat vor allem O. HERTWIG (1874a, 1874b) durch seine (schon auf S. 453 erwähnte) Theorie zu lösen versucht, die man „Placoidschuppen — Zahn — Knochenskelet-Theorie" nennen könnte, der sich auch GEGENBAUR (1898) angeschlossen hat. HERTWIG nimmt nicht nur an, daß die Zähne bei den *Selachiern* zuerst als Hautzähne aufgetreten sind und dann durch Ausbreitung über die Lippengrenze sich den Mund erobert haben, sondern er glaubt überdies, daß auch ein großer Teil des Knochenskeletes aus Hautknochen entstanden sei, und daß diese Hautknochen aus verschmolzenen knöchernen Sockeln von Hautzähnen hervorgegangen seien. Gegen diese Theorie hat schon JEKEL (1891) eingewendet, daß die keine Hautzähne besitzenden *Placodermen* mit ihrer viel ausgedehnteren Hautknochenbedeckung eine primitivere *Fischgruppe* darstellen als die *Selachier*. Dies hat sich auch durch neuere Untersuchungen [STENSIÖ (1927), KYLE (1927)] bestätigt. WEIDENREICH (1926b, 1930b) ist daher eher geneigt anzunehmen, daß sich Hautzähne aus Hautknochen differenziert haben, statt umgekehrt. Für diese Annahme spricht auch das Vorkommen von Zahnplatten bei gewissen *Selachiern (Chimaera)*, die nach BARGMANN (1933) an Hautknochenplatten primitiverer *Fische* erinnern und wohl nicht als Verschmelzung kleinerer Zähne aufzufassen sind. Die Homologisierung der Zähne mit Placoidschuppen und Hautzähnen auf Grund der histologischen und entwicklungsgeschichtlichen Ähnlichkeit (die auch wir uns zu eigen gemacht haben), bleibt aber von diesem Teil der HERTWIGschen Theorie unberührt.

Einen Überblick über das Gebiß der verschiedenen *Wirbeltier*klassen findet der Leser unter anderem bei OWEN (1840, 1845), MILNE EDWARDS (1860), GEGENBAUR (1901), BURCKHARDT (1906), DE TERRA (1911), MUMMERY (1924a), ABEL (1931, 1935).

b) Fische.

Wir finden bei dieser Klasse Gebisse mit außerordentlich großer Zahnzahl, wobei die Zähne meistens nicht auf die Kiefer beschränkt sind, sondern auch am Boden und am Dach der Mundhöhle und des Rachens, ja sogar noch im Schlund, vorkommen können. Die Befestigungsart [vgl. auch STRUCK (1915a)] ist eine noch primitive, dementsprechend der Zahnwechsel ein wiederholter und unbegrenzter. Doch finden sich auch hier schon verschiedene Typen der Befestigung [MOY-THOMAS (1934), vgl. auch S. 627]. Auch sonst sind einzelne Eigenschaften des *Fisch*gebisses in manchen Fällen durchaus nicht primitiv; so finden wir z. B. bereits bei *Selachiern* auch kompliziertere, mehrhöckerige Zahnformen [TREUENFELS (1896)]. Ferner kommt es schon bei manchen *Fischen*, z. B. bei der *Scholle* oder bei *Sargus*, zur Einreihigkeit der Zähne [STRUCK (1915b)], womit z. B. bei *Sargus* auch eine gewisse Heterodontie, eine Differenzierung in Fangzähne und Mahlzähne, einhergeht [TRETJAKOFF (1932)].

An Einzelarbeiten, die auch Makroskopisches über das Gebiß enthalten, erwähnen wir: *Selachier*: O. HERTWIG (1874a); IMMS (1915) (Schlundzähne). — *Amia calva*: DEGENER (1924). — *Dipnoer*: KERR (1924). — *Teleostier*: GRIEB (1932) (Schlundzähne von *Cyprinoiden*); TRETJAKOFF (1932) *(Sargus)*.

c) Amphibien.

Bei den *Amphibien* wird die Einreihigkeit zur dominierenden Eigenschaft, Vielreihigkeit zu einer Ausnahme [STRUCK (1915b)]. Die Zähne sind einfach und erlangen keine besonderen Komplikationen.

An Einzelarbeiten sei vor allem O. HERTWIG (1874b) erwähnt.

d) Reptilien.

Bei den *Reptilien* wird die Einreihigkeit des Gebisses zur Regel [STRUCK (1915b)], und wir finden hier auch alle Übergänge einer zunehmend besseren Befestigung der Zähne bis zu richtiger Alveolenbildung [STRUCK (1915a)]. Interessant ist, daß die extremen

Pflanzenfresser dieser Klasse, deren es unter den ausgestorbenen Ordnungen ungeheuer große gegeben hat, nicht jene Spezialformen gewisser *Huftier*mahlzähne zur Ausbildung bringen, deren Aufgabe es ist, die außerordentlich gesteigerte Abnützung durch die mit Fremdkörpern untermischte Pflanzennahrung zu kompensieren. Vielmehr wird bei diesen *Reptilien* die Abnützung durch den unbegrenzten Zahnwechsel wettgemacht, so daß man für einzelne dieser Gattungen großer *Pflanzenfresser* Zahnzahlen von über 2000 berechnet hat [ABEL (1935)].

Außer auf die bei BLUNTSCHLI (1931) referierten wichtigen Arbeiten BOLKS sei hier vor allem auf die umfangreichen Untersuchungen von WOERDEMAN (1919a, 1919b, 1919c, 1921a, 1921b) hingewiesen. Ferner: RÖSE (1893e), CARLSSON (1896a), HARRISON (1901), ORBÁN (1926c), NISHIYAMA (1934), TSUSAKI (1934) (Eizahn), die sämtlich *Lacertilier* behandeln; CREDNER (1893) *(Stegocephalen)*; RÖSE (1893f), MARCUS (1931b) *(Krokodil)*; MARCUS (l. c.) *(Gymnophyonen)*.

e) Vögel.

Die *Vögel,* dieser von den *Reptilien* abzweigende, ganz einseitig spezialisierte Seitenast des *Wirbeltier*stammbaumes, besitzen an ihren mit einem Hornschnabel bewehrten Kiefern überhaupt **keinerlei Zähne**. Man hat zwar vielfach geglaubt, wenigstens Rudimente von Zahnanlagen entwicklungsgeschichtlich nachweisen zu können, doch erweisen sich nach IHDE (1912) alle derartigen Versuche als hinfällig, und auch der Versuch CARLSSONS (1896b) u. a., wenigstens eine vorübergehende Zahnleistenbildung nachzuweisen, muß als gescheitert betrachtet werden.

f) Säugetiere.

Allgemeines. Für die Gesamtheit der *Säugetiere* siehe außer den auf S. 465 genannten Werken HENNIG (1920), vor allem aber WEBER-ABEL-BURLET (1927/1928). Eine große Menge der älteren Einzelarbeiten findet der Leser zitiert in den Arbeiten und Referaten von KÜCKENTHAL (1892), SCHWALBE (1894), RÖSE (1894), eine Zusammenfassung der BOLKschen Arbeiten bei BLUNTSCHLI (1931). Die Arbeit von FRECHKOP (1933) behandelt die antagonistische Gestaltung der Molaren bei *Pflanzenfressern* verschiedener Ordnungen. — Bei den verschiedensten Gruppen der *Säugetiere* ist es zur Ausbildung **dauernd wachsender Zähne** gekommen, eine Einrichtung, durch welche die außerordentliche Abnützung mancher Zähne kompensiert wird. Da das Wachstum und die Befestigungsweise solcher Zähne auch für manche Fragen des normalen Zahndurchbruches aufschlußreich ist, sollen die Zähne mit Dauerwachstum zusammenhängend in II. Kapitel (S. 523) behandelt werden, wobei auch auf die verschiedenen Vorkommen solcher Zähne eingegangen wird.

Multituberculata: SIMPSON (1933) findet Zahnformen dieser vortertiären *Säugetier*gruppe wieder vertreten bei gewissen pflanzenfressenden *Marsupialiern* und *Primaten*.

Monotremata: Über die (sehr reduzierte) Bezahnung des *Schnabeltieres (Ornithorhynchus)* siehe POULTON (1889), SIMPSON (1929), GREEN (1930). Letzterer behandelt den Eizahn.

Marsupialia: Die Gruppe der *Beuteltiere* zeigt einen meist nur auf einen Backenzahn beschränkten Zahnwechsel und steht daher im Brennpunkte der Diskussion über Monophyodontie oder Diphyodontie der *Säugetiere* (vgl. S. 456), um so mehr als es sich ja um primitive — aplacentale — *Säugetiere* handelt. Im übrigen umfaßt sie Formen, welche an die *Insektenfresser, Nager, Raubtiere, Huftiere* usw. unter den *Placentaliern* erinnern, zeigt also mannigfache Gebißtypen. Wir zitieren: FLOWER (1871); O. THOMAS (1887, 1892); WOODWARD (1893); DEPENDORF (1898); CARLSSON (1899); BOLK (1917a); K. MÜLLER (1929); DRESSEL (1931); MARCUS (1931b); ENGELHARDT (1932); SIMPSON (1933).

Edentata: Auch bei dieser Gruppe mit sehr reduziertem oder ganz fehlendem Gebiß sind Fälle von Zahnwechsel sicher nachgewiesen. *Orycteropus* (das *Erdferkel*) behandeln O. THOMAS (1890), BROOM (1906/1909), LONNEBERG (1906), ANTHONY (1934a, 1934b), H. VIRCHOW (1934a, 1934b), das *Gürteltier* BALLOWITZ (1892), MÜNCH (1927b), den *Ameisenbären* ADLOFF (1914d), der feststellt, daß sogar Zahnanlagen vollkommen fehlen.

Insectivoren: Von dieser Ordnung, die ein vollständiges und recht ursprüngliches Gebiß besitzt, erwähnen wir die Arbeiten: DEPENDORF (1896) *(Galeopithecus)*; AERNBAECK-LINDE (1912) *(Sorex)*; SICHER (1916) *(Talpa)*; ADLOFF (1917a) *(Centetes)*.

Chiroptera: Bei dieser, den *Insectivoren* nahestehenden Ordnung erwähnen wir SPILLMANN (1927).

Rodentia: Bei dieser Ordnung kommen Zähne mit Dauerwachstum nicht nur als Modifikation der Schneidezähne (als „Nagezähne"), sondern auch im Bereiche der Molaren vor. Das Gesamtgebiß verschiedener Arten behandeln COPE (1888b), ADLOFF (1898, 1910), CEDERBLOM (1900), das des *Bibers* FORSTER (1931), das des *Kaninchens* ELLENBERGER-BAUM (1926), HOFFMANN (1925), das des *Meerschweinchens* TIMS (1901), ADLOFF (1904a), SANTONÉ (1935a). — Da in den Nagezähnen die Incisivi auf einen (in jeder Kieferhälfte) reduziert sind, bildet die Homologisierung dieses Zahnes sowie das Schicksal der Milch-schneidezähne ein viel erörtertes Problem, zu welchem genannt seien: HUXLEY (1880), STACH (1910), NISIYAMA (1932) (alle drei *Kaninchen*), WOODWARD (1894) *(Maus)*, LEIST (1929) *(Ratte)*. — Die Molaren verschiedener Arten behandelt FORSTER (1930), die des *Kaninchens* untersuchten STACH (1904), R. WEBER (1925b), die von *Cavia* R. WEBER (1925b), SANTONÉ (1935a), die der *Maus* HINTON (1923). Mit den Röhrenbildungen der Molaren beschäftigt sich FRIANT (1931). — Den Vergleich der Gebisse bei nahe verwandten, aber verschieden großen Arten führte BRAIKOFF (1927) bei *Ratte* und *Maus* durch. — Mit der intrauterinen Abkauung (bei *Cavia*) befaßt sich FRIANT (1932c).

Ungulata — Hyracoidea: Die Gebißentwicklung des als sehr primitiv geltenden, *Nager*-ähnlichen *Klippschliefers (Hyrax)* untersuchte A. FLEISCHMANN (1897).

Ungulata — Proboscidea: Ein viel erörtertes Problem des *Elefanten*gebisses bildet der in jeder Kieferhälte jeweils nur in Einzahl in Funktion stehende riesige Backenzahn, der erst nach dem Ausfallen durch einen Nachfolger von zunehmender Größe ersetzt wird, wobei 6 derartige Riesenzähne vorhanden sind, von welchen die 3 letzten von manchen Autoren als „permanente Molaren" (Molaren der 2. Dentition) betrachtet werden. Wir haben hier eine Einrichtung, welche — in anderer Weise als die Zähne mit Dauerwachstum — die enorme Abnützung dieser Backenzähne (durch den Sand und die Erde, die dem Futter beigemischt sind) kompensiert, eine Einrichtung, die man auch als „horizontalen Zahn-wechsel" (s. S. 524) bezeichnet hat. MILLER-DIECK (1900) behaupten, daß ein solcher Riesenzahn aus mehreren Anlagen verschmelze, doch ergeben auch die neuesten Unter-suchungen von DRIAK (1933, 1935a), daß jeder Zahn auch entwicklungsgeschichtlich nur ein Zahnindividuum ist. DRIAK glaubt im übrigen, daß alle 6 Zähne einer Dentition ange-hören. Zur Entwicklung dieser Zähne hat auch BOLK (1919) Stellung genommen, und seine durch seine Theorie bedingte Auffassung wurde von ADLOFF (1920a) bekämpft. — Mit der Röhrenbildung dieser Molaren beschäftigte sich FRIANT (1931). — Über Ähnlichkeiten mit dem Gebiß der *Sirenia* siehe C. W. ANDREWS (1924). — Die aus Schneidezähnen hervor-gegangenen Stoßzähne werden unter anderem auch noch bei den dauernd wachsenden Zähnen erwähnt werden.

Ungulata — Unpaarhufer: Wir zitieren von Arbeiten über das *Pferde*gebiß KLEVER (1889), ELLENBERGER-BAUM (1892, 1926), WEISS (1911), DISSELHORST (1916), schließlich noch den Versuch, dieses Gebiß im Sinne der Anschauungen von MARCUS (vgl. S. 456) zu deuten, den MOSER (1933) unternommen hat, der aber von ADLOFF (1934a) zurückgewiesen wird.

Ungulata — Paarhufer — Nichtwiederkäuer: Mit dem Gebiß des *Schweines* beschäftigen sich ADLOFF (1901), WEISS (1911), NEUVILLE (1931), RHOMBERG (1932); siehe auch das Handbuch von ELLENBERGER-BAUM (1926).

Ungulata-Paarhufer-Wiederkäuer: Wir erwähnen RÖSE-BARTELS (1896), WEISS (1911), ELLENBERGER-BAUM (1926) *(Rind bzw. Rind, Schaf und Ziege)*; ADLOFF (1914c), CACCIA (1928) (rezente bzw. fossile *Cerviden*); NEUVILLE (1931) *(Giraffe, Kamel)*; RUSCONI (1931) *(Paläolama)*.

Sirenia: KÜCKENTHAL (1914) *(Dugong)*; C. W. ANDREWS (1924) verweist auf die Ähn-lichkeiten mit dem *Elefanten*gebiß.

Carnivora — Fissipedia: COPE (1879, 1888c), LECHE (1915), POHLE (1922, 1923) (ver-schiedene Familien); WEISS (1911), ELLENBERGER-BAUM (1926), ANDRES (1926) *(Hund, Katze)*; FRIANT (1932a) *(Eisbär)*; v. SCHUMACHER (1906) (Zwischenkiefernaht bei *Hund* und *Fuchs*). — Das Problem der Gebißgestaltung bei verwandten *Tieren* von sehr ver-schiedener Größe erörtert FRIANT (1932b) an *Katze* und *Löwe*.

Carnivora — Pinnipedia: BROCK (1914) *(Robbenart)*.

Cetacea: NEUVILLE (1932) *(Pottwal)*.

Primaten: GREINER (1929), E. SCHWARZ (1930a, 1930b), HERPIN (1930, 1931b) *(Halb-affen)*; RÖSE (1906), BOLK (1911), ADLOFF (1911a), VIRCHOW (1919), LÖNNBERG *(Affen, excz. Anthropomorphe)*; HÜBNER (1930), HASSKO (1930), MIJSBERG (1931) *(Anthropomorphe)*.

8. Zur makroskopischen Anatomie und Entwicklung der Kiefer und des Gaumens.

Die **makroskopische Anatomie der Kiefer** ist in den schon auf S. 454 genannten Werken mitbehandelt. Als Spezialwerke für dieses Gebiet erwähnen wir nochmals BÜNTE-MORAL (1910b), ferner R. LOOS (1899, 1900). Die Leitungsanästhesie wird bei SICHER-TANDLER (1928) ausführlich berücksichtigt und wird speziell bei BÜNTE-MORAL (1910a) behandelt.

Zur vergleichenden Anatomie der Kiefer sei kurz auf eine — wohl nicht halt-bare — Theorie hingewiesen, die für die Kiefer einer Unterordnung der *Knochenfische,* der *Plectognathen,* entwickelt wurde. Diese Kiefer zeigen einen scharfen, schneidenden Rand, die Zähne sind in ihrer Tiefe verborgen. GOODRICH (1909) und KASCHKAROFF (1914) waren der Meinung, daß diese Kiefer aus Zähnen verschmolzen seien, eine Theorie, die an die Hautknochentheorie O. HERTWIGS (S. 453) erinnert, die aber nach TRETJAKOFF (1926) nicht aufrechtzuerhalten ist.

Für die Phylogenese der menschlichen Kiefer verweisen wir auf die im 6. Unterabschnitt (S. 464) genannten Arbeiten, für die rassische Bedeutung der Kieferformen auf GÜNTHER (1934), wo auch der Einfluß von Geschlecht und Konstitution behandelt wird. Für diese Fragen sind auch die unter 4. g) und 4. h) (S. 462 genannten Arbeiten heranzuziehen; ferner wären zur Frage Konstitution und Kiefer G. FISCHER (1913) und LINDENTHAL (1921) anzuführen. Die Erbbedingtheit der Kieferform wird in einigen der schon unter 4. i) (S. 462) erwähnten Arbeiten behandelt; überdies nennen wir RUBBRECHT (1930) und WEIDENREICH (1931 b).

Zur Gestaltung des Kinns, die natürlich auch in den schon zitierten rassenkundlichen und paläontologischen Werken eine wichtige Rolle spielt, erwähnen wir überdies BOLK (1924 b). Die am embryonalen und kindlichen Kinn hervortretende „Progenie" behandeln PÖLZL (1905) und A. M. SCHWARZ (1931). Der Gedanke WALKHOFFS (1904 b, 1906, 1911), die ausgeprägte Form des menschlichen Kinns mit dem Ansatz gewisser Muskeln in Zusammenhang zu bringen, die mit der Ausbildung einer artikulierten Sprache sich stärker entwickeln, hat keinen Anklang gefunden und wurde schon von WEIDENREICH (1904) bekämpft.

Eine Frage, die uns auch im Bereiche der erst mikroskopisch verfolgbaren Strukturen noch beschäftigen wird, ist die funktionsbedingte Struktur des Kieferapparates und des Gaumens, wobei der als selbständiger Knochen ausgebildete Unterkiefer im Vordergrund der Betrachtungen steht. Wir nennen von den hierher gehörigen Untersuchungen die schon weiter zurückliegende Arbeit WALKHOFFS (1900/1901) und die Arbeiten WINKLERs (1921, 1923), der über den Verlauf der Kraftlinien im Unterkiefer nicht nur auch von späteren Untersuchern anerkannte theoretische Vorstellungen entwickelte, sondern auch durch Röntgenaufnahmen sogar im Bereich der Compacta eine Übereinstimmung der Knochenstruktur mit diesen Kraftlinien feststellte. BRAUNSCHWEIGER (1922) hat allerdings die Möglichkeit bezweifelt, aus dem Röntgenbild auch über die Compactastruktur Aussagen machen zu können. In anderer Weise hat BENNINGHOFF (1934) diese Frage durch die Spaltmethode (durch Einstiche in den entkalkten Knochen) zu lösen versucht und findet auch am Kieferapparat seine allgemeinen Erfahrungen über die Verdichtung des Gewebes im Zuge der „trajektoriellen Systeme" bestätigt. Aber auch gewisse funktionelle Beobachtungen bestätigen als Naturexperiment das Auftreten einer funktionsbedingten Gestaltung oder Umgestaltung. So hat LANDSBERGER (1911, 1912, 1914 a), ausgehend von der Beobachtung zweier erwachsener Brüder mit angeborener Zahnlosigkeit, die einen sehr hohen, stark gewölbten Gaumen hatten, die Meinung vertreten, daß das Fehlen einer Beanspruchung des Gaumenbogens beim Kauakt, die sonst abflachend auf den Gaumenbogen wirkt, diese starke Wölbung bedinge. SICHER (1914) hat diese Anschauung bekämpft, doch sind BLUNTSCHLI-WINKLER (1927) für sie eingetreten.

Ein Eingehen auf die Probleme der Zahnstellung und des richtigen oder falschen Bisses, also auf das Gebiet der „Orthodontik", kann natürlich nicht unsere Aufgabe sein. Die histologischen Grundlagen und Tatsachen dagegen, auf welche der mit der Orthodontik beschäftigte, heute so hoch entwickelte Zweig der Zahnheilkunde, die Zahnorthopädie oder Zahnregulierung beruht, werden vor allem im VII. Kapitel (S. 661) berücksichtigt werden.

Was die **Entwicklung** betrifft, so verweisen wir zunächst auf die Arbeiten über die (morphogenetische) Entwicklung des Gaumens [PÖLZL (1905), BOLK (1912, 1921 a), PETER (1913), HOCHSTETTER (1936)].

Die Form- und Größenveränderungen beim Wachstum der Kiefer wurden vielfach untersucht, und wir nennen in erster Linie die eingehende, ganz neue Arbeit von GROSS (1934), die uns ebenso wie manche andere hier genannte Arbeit auch noch im II. Kapitel beschäftigen wird, in dem der mikroskopischen Morphogenese und der Histogenese der Kiefer vorbehaltenen Abschnitt (S. 499). Für den im Vordergrunde der Erörterungen stehenden Unterkiefer gelangten schon E. VIRCHOW (1875) und KÖLLIKER (1879) zu der richtigen Einsicht, daß sein Längenwachstum nach Verknöcherung der Unterkiefersymphyse nur mehr am hinteren Ende des Knochens im Bereiche des Angulus erfolge. Daß auch das symphysäre Ende bis zum Verwachsen der Symphyse eine Wachstumszone darstellt, wird — entgegen AICHEL (1918) und W. MEYER (1932) — von GROSS besonders unterstrichen. Das Breitenwachstum beruht, wie schon AICHEL (1918, 1918/1919), BLUNTSCHLI (1926), FREISFELD (1927) beobachtet haben, und wie es auch GROSS in den Vordergrund stellt, der Hauptsache nach darauf, daß die beiden (horizontalen) Äste der Corpus mandibulae miteinander einen stumpfen, nach hinten offenen Winkel bilden, und daß ihre Verlängerung daher auch mit einer Verbreitung des Kiefers verbunden sein muß. Die Auswirkung dieser wechselnden Breite auf den Zahnbogen behandelt IZARD (1926). Die Höhenausdehnung des Ramus horizontalis gehört beim Neugeborenen der Hauptsache nach dem „Basalbogen" oder „Corpus mandibulae" an (AICHEL, BLUNTSCHLI, GROSS) und nicht dem „Alveolarfortsatz" [ZUCKERKANDL (1902)]. Das Wachstum des „Ramus mandibulae", d. h. des vertikalen Unterkieferastes, mit seinem Processus condyloides und Processus coronoides wird uns, da die Untersuchungen darüber meist ins Gebiet der mikroskopischen Morphogenese fallen, vor allem im II. Kapitel (S. 504) beschäftigen. Die makroskopischen Veränderungen im Zusammenhang mit diesem Wachstum behandelt ZIELINSKY (1908).

Gleichfalls ins Gebiet der mikroskopischen Morphogenese fällt der vorwiegenden Untersuchungstechnik nach die Frage nach der Abhängigkeit der Alveolenentwicklung von den Zahnanlagen ebenso wie die Frage der Horizontalwanderung der Zahnanlagen im Laufe der Entwicklung, die daher erst im II. Kapitel auf S. 499 und 505 besprochen werden sollen. Die Horizontalwanderung und Vertikalwanderung funktionierender Zähne gehört dagegen in das Gebiet der funktionellen Veränderungen und soll im Anschluß an das Periodontium im VII. Kapitel (S. 660 und 661) erörtert werden.

In diesem Abschnitt sei noch auf die experimentelle Feststellung der Wachstumszonen hingewiesen, soweit sie durch makroskopische Methoden erfolgte. Zur Erzielung vitaler Knochenfärbung bediente sich PROELL (1927) parenteraler Einverleibung von alizarinsulfosaurem Natrium und Trypanblau, BRASH (1928) der Krappfütterung. Auch bei diesen Versuchen ebenso wie bei der Metallplättchenmarkierung gewisser Stellen der wachsenden Kiefer [PROELL-WYRWOLL (1934)] oder bei der Aufhellung der Embryonenköpfe nach SPALTEHOLZ, wie sie WISSMER (1927) angewendet hat, treten die Gegend des Angulus, die beiden Processus des Ramus mandibulae und der Alveolarfortsatz (auch der des Oberkiefers) als Wachstumszonen hervor. Die Bedeutung des Processus condyloides als Wachstumszone zeigte SCHMIDHUBER (1930) durch einseitige Resektion des Unterkiefergelenkköpfchens bei jungen *Hunden,* wobei die betreffende Unterkieferhälfte im Längenwachstum zurückblieb; durch Entfernung einiger Zahnanlagen hingegen wurde das Längenwachstum nicht beeinflußt.

Die Arbeit von VALLOIS-BENNEJEART (1914) beschäftigt sich mit dem Verhalten der Unterkieferarterie im Laufe des Wachstums.

Die Grenznähte (und Binnennähte) des Zwischenkiefers in ihrem Verhältnis zu den Incisivi und Canini, eine Frage, die bei v. SCHUMACHER (1906), G. PREISWERK (1908) und P. PREISWERK (1908) erörtert wird, wurden bereits auf S. 463 und 464 erwähnt.

9. Verschiedenes.

a) Die Kaukraft.

Im Hinblick auf die später zu erörternden physikalischen Eigenschaften der Zahnhartsubstanzen, aber auch auf die Leistungsfähigkeit der Zähne als Ganzes soll als Abschluß des makroskopischen Kapitels die Kaukraft erörtert werden, die das menschliche Gebiß entwickelt. Messungen durch Zusammenbeißen zweier Hartgummiplatten, die mit einer Winkelfeder verbunden waren, deren Zusammendrückung auf eine Kilogrammskala übertragen wurde, ergaben nach BLACK (1914) beim *Menschen* für die Backenzähne Höchstwerte bis 125 kg, Durchschnittswerte von 77 kg. TRISKA (1924) ermittelte bei *Hunden,* die er Knochen zerbeißen ließ (der zur Zertrümmerung gleich dimensionierter Knochen notwendige Druck in Kilogramm wurde dann mit einem Winkelfederapparat festgestellt), Höchstwerte von 165 kg. THOLUCK (1923) schätzt die durchschnittliche Kaukraft zwischen den menschlichen Mahlzähnen ähnlich BLACK, auf etwa 70 kg, die zwischen den Schneidezähnen auf die Hälfte. In den Arbeiten von PETEFF (1927) wird allgemein die Frage der Kaukraft bei großen und kleinen *Tieren* erörtert, die für den Einzelfall *Ratte — Maus* auch bei BRAIKOFF (1927) angeschnitten wird. Die Kaukraft, von der wir bisher ausschließlich gesprochen haben, ist ein Ausdruck der Gesamtleistung einer Stelle des Gebisses und muß mit der Größe des *Tieres* wechseln; dagegen kann der auf die Flächeneinheit bezogene Kaudruck bei einem großen und bei einem kleinen *Tier* gleich groß sein; da einer Verdoppelung der linearen Dimensionen eines *Tieres* eine Vervierfachung der Flächendimensionen entspricht, so muß auch ein auf die Flächeneinheit bezogen gleicher Kaudruck entsprechend der größeren Kaufläche eine viel größere Kaukraft ergeben.

b) Bohrkanäle an verwitterten Zähnen.

An Zähnen (ebenso wie an Knochen), welche in der feuchten Erde liegen, können durch pflanzliche Organismen, die einfache Zellketten bilden, bis 2 mm tiefe Kanälchen entstehen. Die Priorität für diese Beobachtungen gebührt WEDL (1864), wie SCHAFFER (1895) in einem Aufsatz, der sich mit der gesamten Frage beschäftigt, festgestellt hat. WEDL bezeichnet die Zellketten bildenden Organismen, die er auch aus Sporen gezüchtet hat, als *Pilze,* SCHAFFER erwähnt, daß die an Kalkschalen von *Meerestieren* Bohrgänge erzeugenden Organismen den *Algen* zuzuzählen sind. Derartige mikroskopisch kleine Bohrgänge spielen auch bei der Eroberung von Gesteinsoberflächen für spätere Vegetation eine außerordentlich wichtige Rolle.

II. Die morphogenetische Entwicklung der Zähne und Kiefer.

Lehr- und Handbücher. Wir nennen an neueren ausführlichen Darstellungen der morphogenetischen Entwicklung außer Röse (1891), Bolk (1913), Ahrens (1913a) und der auf breitester Grundlage unter ausgedehnter Verwendung von Plattenmodellen durchgeführten Untersuchung von Norberg (1929) auch noch folgende Lehr- und Handbücher und Referate: Burckhardt (1906), Corning (1925), Eidmann (1923), W. Meyer (1932), Öhrlein (1924, 1925), Orbán (1929c). Von diesen Werken behandeln Burckhardt und Eidmann auch die vergleichende Entwicklung für alle *Wirbeltier*klassen. Letztere ist unter ausgedehnter Anführung der älteren Literatur auch bei Milne Edwards (1860) berücksichtigt.

1. Übersicht der Entwicklung bis zur Auflösung der Zahnleiste.

Die Zahnentwicklung ist mit so vielen Einzelheiten belastet, daß der Leser bei einer so ausführlichen Darstellung, wie wir sie hier geben müssen, den eigentlich einfachen Gang des Gesamtprozesses aus den Augen verliert und zu keinem Überblick kommt. Wir schicken

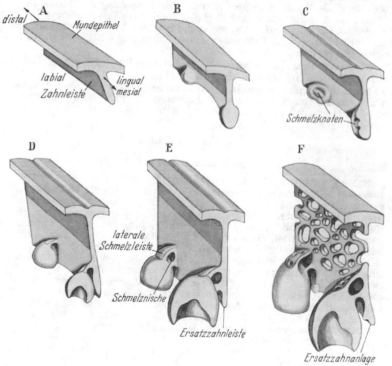

Abb. 2. Schematische Darstellung der Entwicklung des Schmelzorganes. [Nach Eidmann (1923), leicht abgeändert.]

daher diesen Überblick, der an der Hand der schematischen Abb. 2 mit den wichtigsten Namen und Begriffen vertraut machen soll, voraus, während die ausführliche Darstellung notgedrungen den Entwicklungsprozeß künstlich stark zerdehnen muß. Hierbei beschränken wir uns überdies zunächst auf jenen Teil der Entwicklung, der mit der Ablösung der epithelialen Zahnanlage von ihrem Mutterboden, der Zahnleiste, und mit deren Auflösung zu Ende geht, und lassen vorläufig die Alveolen- und Wurzelbildung und alles Weitere außer Betracht.

Die grundlegende Tatsache der Zahnentwicklung, von der wir ausgehen müssen, ist die schon in der Einleitung erwähnte Herkunft der beiden wichtigsten Zahnsubstanzen, Dentin und Schmelz: Das knochenähnliche Dentin wird von den oberflächlichen Zellen einer Mesodermpapille der Mundschleimhaut

produziert, der Schmelz dagegen von dem aus dem Mundhöhlenepithel hervorgegangenen Schmelzorgan. Diese Mesodermpapille entsteht erst im Anschluß

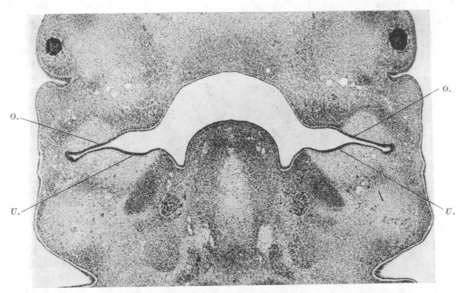

Abb. 3. Erste Anlage der Zahnleiste im Oberkiefer (*O.*) und Unterkiefer (*U.*) an einem Frontalschnitt durch
die primitive Mundhöhle. Menschlicher Embryo, 12 mm gr. L. Vergr. 40fach. (Oben erscheint beiderseits
das Pigmentepithel der Augenanlagen flächenhaft angeschnitten.)

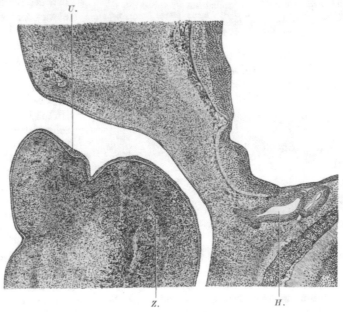

Abb. 4. Verzögerte Entwicklung der Zahnleiste in der Mitte des Oberkiefers. Nahezu medianer Sagittalschnitt,
menschlicher Embryo, 14 mm gr. L. Vergr. 42,5fach. *U.* Zahnleiste des Unterkiefers, *H.* Hypophyse, *Z.* Zunge.

an das Schmelzorgan, welches ihre Form von Anfang an bestimmt. Das Dentin
ist also eine mesodermale, der Schmelz eine ektodermale und epitheliale Bildung,
die wir zu den Cuticularbildungen rechnen müssen. Die formgebende Rolle,

die das Schmelzorgan schon vor Abscheidung der Hartsubstanzen spielt, behält es auch nach Beendigung der Schmelzbildung, zur Zeit des Wurzelwachstums bei, und dementsprechend sehen wir, daß auch schon die allerersten Entwicklungsvorgänge, welche die Zahnbildung einleiten, im Epithel beginnen.

Wir wollen uns gleich hier vergegenwärtigen, daß die Anlagen fast sämtlicher Milch- und Ersatzzähne bereits während des intrauterinen Lebens entstehen.

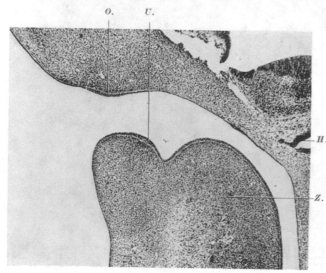

Abb. 5. Vorhandensein der Oberkieferzahnleiste etwas seitlich von der Medianebene (vgl. Abb. 4). Sagittalschnitt, menschlicher Embryo, 13 mm gr. L. Vergr. 43fach. *O.* und *U.* Zahnleiste im Ober- und Unterkiefer, *H.* Hypophyse, *Z.* Zunge.

Nur P_2 wird ebenso wie M_2 erst im 1. Lebensjahr, M_3 gar erst im 5. Lebensjahr angelegt. Es darf uns daher nicht wundern, daß wir den allerersten Beginn der Zahnentwicklung schon ungefähr am 34. Tage des Embryonallebens antreffen. Um diese Zeit beginnt das Mundhöhlenepithel im Bereiche des späteren Zahnbogens (wobei allerdings der dem Zahnbogenscheitel entsprechende mediane Teil zunächst in der Entwicklung etwas zurückbleibt) sich etwas zu verdicken; es entsteht eine allmählich in das Bindegewebe vorwachsende, zusammenhängende Leiste, die Zahnleiste (Abb. 2, 3, 4, 5, 6, 7, 8). Nach außen (labial-buccalwärts) von dieser Leiste bildet sich (wahrscheinlich selbständig neben ihr) eine zweite Epithelfalte, die Lippen-Wangenfurchenleiste oder Vestibularleiste (in der schematischen Abb. 2 weggelassen; siehe z. B. Abb. 9, 10), die bestimmt ist, den später als Vestibulum oris bezeichneten Raum zwischen Lippen (Wangen) und Alveolarteil der Kiefer zu bilden. Bei fortschreitendem Tiefenwachstum dieser Leiste

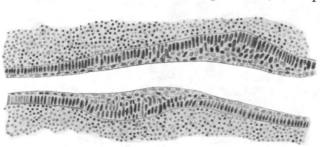

Abb. 6. Ober- und Unterkieferzahnleiste bei einem menschlichen Embryo von 11 mm gr. L., Frontalschnitt. [Nach AHRENS (1913a).]

beginnen sich nämlich ihre beiden Epithelblätter von der freien Oberfläche aus durch Dehiszenz zu trennen, es entsteht die Vestibularfurche, und die Epithelblätter liefern den Überzug einerseits für das Zahnfleisch an der Außenfläche der Alveolarfortsätze, andrerseits für die Innenfläche der Lippen und Wangen. Ob auch die Einfaltungsstelle der Zahnleiste zu einer (vorübergehenden) Zahnfurche wird, ist zweifelhaft.

Die Zahnleiste bildet eine zusammenhängende, die Form des Zahnbogens andeutende Platte von geschichtetem Epithel, an der nun bereits sehr bald

nach ihrer ersten Differenzierung fast gleichzeitig die Anlagen der Milchzähne
als getrennte Bildungen entstehen, und zwar 10 in jedem Zahnbogen, entsprechend der Zahnzahl des Milchgebisses. Dieser epitheliale Teil der Zahnanlage, den wir Schmelzorgan nennen, entsteht zunächst als plumpe Vorwölbung der Zahnleistenkante, die dadurch aus einer geraden zu einer etwas
welligen Linie wird. Schon dies knospenförmige Stadium des Schmelzorganes beginnt sich aber in der Weise zu verschieben (Abb. 2, Stadium B,
die durchschnittene Knospe), daß es mehr auf die äußere (labiale oder buccale)
Fläche der Zahnleiste rückt. Dadurch muß die linguale Furche, welche durch

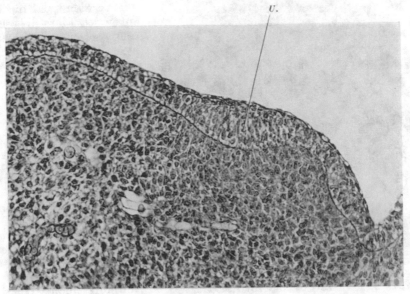

Abb. 7. Vergrößertes Bild der Unterkieferzahnleiste (*U*.) in Abb. 4. Vergr. 270fach.

die Vorwölbung der Knospe gegenüber der Zahnleiste entstanden war, immer
seichter werden, bis sie verschwindet, die labiale Furche muß sich vertiefen.
    Diese labiale Furche ist nun deshalb bemerkenswert, weil wir zuerst in
ihrem Bereiche eine deutliche Verdichtung des Mesenchyms, die erste Anlage
der Zahnpapille oder Zahnpulpa (Abb. 11), feststellen können, wodurch diese
Stelle zum Vorläufer jener Einziehung wird, durch welche das Schmelzorgan
in das kappenförmige Stadium tritt. Diese Einziehung, die der Hauptsache nach, wenn auch wohl nicht ausschließlich, durch Wachstumsvorgänge
im Epithel zustande kommt, entsteht nicht durch ein gleichmäßiges Vorwachsen
der Knospenränder, sondern entspricht zunächst der Stelle jener labialen
Furche; erst dann wölbt sich auch der mundhöhlenepithelwärts gerichtete
Rand der Kappe vor, wodurch die Einziehung dann ringförmig von einem
Wall umgeben wird. Das Schmelzorgan steht jetzt mit seiner der künftigen
Längsachse des Zahnes ungefähr entsprechenden Achse fast senkrecht zur
Fläche der Zahnleiste, oder es sieht, anders ausgedrückt, mit der offenen Ein-
dellung der Kappe stark nach außen (Stadium C der Abb. 2, s. auch Abb. 16).
Später erfolgt dann eine Drehung, durch welche die Zahnanlage wieder jene
Stellung bekommt, welche der Achsenrichtung des fertigen Zahnes entspricht;
d. h. die Längsachse verläuft wieder parallel der Zahnleiste, die breite, von der
Zahnpapille eingenommene Öffnung des Schmelzorganes ist ab Stadium D
der Abb. 2 wieder mehr nach „unten" gerichtet. Die Mitte der Einziehung im

kappenförmigen Stadium bildet aber nicht die am tiefsten eingedrückte Stelle, sondern springt in Form eines länglichen Wulstes (Abb. 2 C u. 12) vor. Im Schnitt finden wir hier eine auch gegen das Innere des Schmelzorganes vorragende Verdickung seiner Außenschichte, die als Schmelzknoten bezeichnet wird (Abb. 13, 15).

Dadurch, daß die Ränder des Schmelzorganes immer weiter vorwachsen und der von der Zahnpapille eingenommene Hohlraum immer tiefer wird, ent-

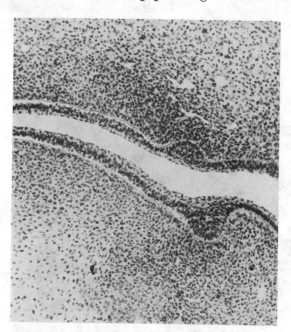

Abb. 8. Zahnleiste im Ober- und Unterkiefer. Sagittalschnitt. Menschlicher Embryo, 19 mm gr. L. Vergr. 130fach.

steht die Glockenform des Schmelzorganes. Wir haben schon erwähnt, daß die Zahnanlage jetzt ihre Achsenrichtung ändert und sich schon mehr der definitiven Lage des Zahnes angleicht. Während nun das Kappenstadium mit der Zahnleiste in breiter Verbindung war, löst sich jetzt die glockenförmige Anlage zunehmend von der Zahnleiste los. Dabei bemerken wir, daß sie mit ihr an zwei Stellen im Zusammenhang bleibt (Abb. 2 E u. F), was dadurch zustande kommt, daß in die Zahnleiste und Schmelzorgan verbindende Zellmasse eine trichterförmige Vertiefung hineinwächst, die mesialwärts offen ist, die Schmelznische. Hierdurch zerfällt diese Zellmasse in einen (im Schema) „oberen" (mundhöhlenepithelwärts) gelegenen Teil, der von vornherein eine dünnere Epithelplatte, die laterale Schmelzleiste, darstellt, und in eine zunächst dickere Zellmasse.

Von der inneren Differenzierung des Schmelzorganes sei hier nur erwähnt, daß sich schon am Ende des Kappenstadiums eine Auflockerung des ursprünglich kompakt gefügten, geschichteten Epithels bemerkbar macht. Durch Dehiscenz entstehen mit Gewebsflüssigkeit gefüllte Räume zwischen den Zellen, die eine verzweigte, an Reticulumzellen erinnernde Form annehmen, wodurch das Innere des Schmelzorganes zur Schmelzpulpa wird. Dadurch scheiden sich naturgemäß die oberflächlichen Schichten als äußeres Schmelzepithel und inneres Schmelzepithel, von welchen das letztere die Eindellung überzieht, also der Zahnpapille anliegt. Seinen, zu besonderer Höhe heranwachsenden Zellen, den Schmelzbildungszellen oder Ganoblasten, obliegt später die Abscheidung des Schmelzes. Die Schmelzpulpa hat wohl vor allem die Bedeutung eines druckelastischen Kissens zum Schutze der empfindlichen Schmelzbildungszellen. Die Zellschichten schmelzpulpawärts von den Ganoblasten sind in mehrfacher Hinsicht bemerkenswert und werden daher ebenfalls durch einen besonderen Namen als intermediäre Schicht hervorgehoben. Bei der Umwandlung des Inneren zur Schmelzpulpa kann man eine Zeitlang in der Mitte des Schmelzorganes eine dichtere Gewebspartie unterscheiden, die sich erst später auflockert und der übrigen Schmelzpulpa angleicht, den

Schmelzstrang (Abb. 16, 17, 18). Eine noch rascher der Auflockerung verfallende ähnliche Partie findet sich am lingualen Rande des Schmelzorganes (Abb. 18). Die Bedeutung dieser Bildungen wollen wir erst später erörtern.

Hand in Hand mit der inneren Differenzierung des Schmelzorganes entwickelt sich auch die Zahnpapille weiter. Wir beobachten vor allem das Einwachsen von Gefäßen und eine Größenzunahme der Bindegewebszellen an der Oberfläche der Papille. Diese Zellen nehmen das Aussehen eines hochprismatischen Epithels an und werden zu den Bildungszellen des Zahnbeins, zu den Odontoblasten. Schon vor Abscheidung einer eigentlichen Dentingrundsubstanz sind die Odontoblasten vom inneren Schmelzepithel — ganz analog den Verhältnissen, die wir immer und überall beim Zusammen-

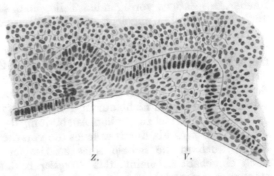

Abb. 9. Zahnleiste (Z.) und Vestibularleiste (V.), Oberkiefer, menschlicher Embryo, 16 mm gr. L. [Nach AHRENS (1913a).]

treffen von Epithel und Bindegewebe finden — durch eine dünnste Schichte von Bindegewebsgrundsubstanz, die Membrana praeformativa, geschieden. Mit der Abscheidung einer dickeren Grundsubstanzschichte, die dann von

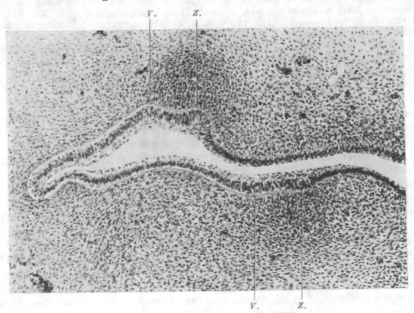

Abb. 10. Vestibularleiste (V.) und Zahnleiste (Z.) im Ober- und Unterkiefer. Frontalschnitt, menschlicher Embryo, 18,5 mm gr. L. Vergr. 124fach.

Fortsätzen der Odontoblasten durchsetzt wird, also von Anfang an Dentinkanälchen aufweist, beginnt die eigentliche Dentinbildung, die der Ablagerung der ersten Schmelzschichte jeweils deutlich um ein Stück voraus ist (Abb. 19, 62).

Als formatives Prinzip für die Ausbildung der Zahnhartsubstanzen müssen wir dabei von Anfang an im Auge behalten, daß es hier nicht wie beim Knochen zu einer Resorption der früher angelegten älteren Schichten kommt, die durch Apposition jüngerer Schichten in einer der vergrößerten Form entsprechenden Anordnung wettgemacht wird. Die einmal angelegten Dentin- oder Schmelzschichten bleiben vielmehr vom jungen Keim bis zum fertigen Zahn erhalten, was nur dadurch möglich ist, daß die am weitesten in der Richtung der Kontaktflächen des Zahnes vorragenden Teile, also seine Schneide bzw. seine Höcker, auch am frühesten angelegt werden. Wir sehen daher diese Teile sowohl in der Epithelmatrize des inneren Schmelzepithels als auch später histogenetisch beim Einsetzen der Dentin- und der anschließenden Schmelzbildung am frühesten entstehen. So entwickelt sich der Zahn aus einem winzigen flachen Zahnscherbchen (die Molaren entstehen aus mehreren, dann konfluierenden Scherbchen), welches an den Rändern und an der inneren Oberfläche weiter wächst und dadurch nicht nur in der Fläche größer, sondern auch immer dicker und tiefer wird bis zur vollen Ausbildung der Krone. Es spielt sich hier dasselbe Kunststück ab, durch welches die von der winzig kleinen *Muschel* gebildete Schale auch in die Schale eines zu riesiger Größe herangewachsenen *Tieres* noch eingebaut erscheint: das *Jungtier* bildet jenen Teil der Schale, der am stärksten vorgewölbt ist, so daß der innere weiter wachsende Schalenrand sich sowohl in der Flächendimension, als auch der Tiefe nach von den älteren Partien entfernen kann.

Dieser — wirklich äußerst anschauliche und aufschlußreiche — Vergleich der Schmelzbildung der *Muschel*schalen wurde von Lartschneider (1930b, 1931a) weit über die räumlich-plastische Analogie hinaus ausgesponnen und zu Tode geritten. Denn es lassen sich Einzelheiten, wie z. B. die Prismen der Muschelschale und die Schmelzprismen, nicht unmittelbar vergleichen, abgesehen von anderen Homologisierungen (vgl. S. 553, 562, 576), die Lartschneider vornimmt. Die von v. Korff (1935) vertretene Anschauung, daß die histogenetische Differenzierung aller Hartsubstanzen von der Basis der Zähne gegen die Spitze zu fortschreite, widerspricht dem oben dargelegten grundlegenden Entwicklungsgesetz.

Schon im Glockenstadium des Schmelzorganes beginnt die Kante der Zahnleiste über die (im Schema „untere") Verbindung mit dem Schmelzorgan hinaus in die Tiefe zu wachsen. Hiedurch entsteht die Ersatzzahnleiste, an welcher (Stadium F der Abb. 2), wiederum als minimale Verdickungen der Kante beginnend, die Ersatzzahnanlagen entstehen, alternierend mit den vorgeschritteneren Milchzahnanlagen. Hiemit hat die Zahnleiste ihre Aufgabe erfüllt, es treten in ihr Dehiscenzen auf, so daß wir uns ihr Gesamtbild als das einer durchlöcherten Platte vorstellen müssen, die schließlich einer völligen Auflösung verfällt bis auf jene zusammenhanglosen, in der Literatur mit dem Namen von Serres (1817) oder Malassez (1885, 1887) verknüpften Epithelreste, die uns noch mehrfach beschäftigen werden. Einem ähnlichen Auflösungsprozeß verfallen auch die Verbindungen des Schmelzorganes mit der Zahnleiste. Mit diesen Angaben wollen wir uns bei diesem Überblick begnügen und wollen einige weitere, mit besonderen Namen bezeichnete Einzelheiten des Schmelzorganes und der Zahnleiste den folgenden Abschnitten vorbehalten.

Hier sei nur noch der Ausdruck Zahnsäckchen erklärt. Man versteht darunter eine Verdichtung des die gesamte Zahnanlage (Schmelzorgan plus Zahnpapille) umgebenden Bindegewebes, bei deren Entstehung wohl der Wachstumsdruck, der von der Zahnanlage ausgeht, eine Rolle spielt. Man sieht diese Randschicht verdichteten Bindegewebes z. B. schon um die jungen Zahnanlagen der Abb. 16 u. 17. Im Bereiche dieser als Zahnsäckchen bezeichneten Bindegewebsschichte spielt sich später die Bildung des Zementes, der Wurzelhaut und der inneren Oberfläche der Alveole ab. Mit dem (durchaus entbehrlichen) Ausdruck Zahnfollikel hat man das Zahnsäckchen samt der von ihm umschlossenen Zahnanlage bezeichnet.

Das Zahnsäckchen ist also nicht das Primäre bei der Zahnentwicklung, sondern eine, erst nach einem gewissen Entwicklungsgrad des Schmelzorganes und der Zahnpapille sich differenzierende Hülle, die zunächst nur unvollständig und nur mikroskopisch feststellbar ist. Es ist daher unmöglich, mit dem „Zahnsäckchen" älterer Autoren exakte Begriffe zu verbinden.

An alten Arbeiten, welche ein richtiges Verständnis der Grundzüge der Zahnentwicklung angebahnt haben, möchten wir — abgesehen von einigen später bei der Schmelz- und Dentinentwicklung genannten Autoren — zunächst HUNTER (1771) erwähnen, der an den Zahnanlagen embryonaler Kiefer (wie er sich ausdrückt, im „Follikelsack") bereits eine von Blutgefäßen durchsetzte Schichte und eine gefäßlose Schichte unterschied, womit er bereits eine Unterscheidung der Zahnpulpa und der Schmelzpulpa einleitete. Die Anschauungen über die Zahnentwicklung aus der vorhistologischen Zeit findet man auch bei BICHAT (1801). Bei ARNOLD (1831) findet sich dann schon die allerdings nur intuitiv erschlossene, teilweise richtige Vermutung, daß das „Zahnsäckchen" von der Mundschleimhaut sich abfalte (eine Scheidung des epithelialen Anteiles der Zahnanlage vom bindegewebigen war ihm natürlich noch nicht möglich); ARNOLD wurde zu diesem Schlusse dadurch geführt, daß er bei einem 9wöchigen Embryo eine (offenbar durch Maceration des Epithels entstandene) Furche entlang den Kieferrändern fand, die mit den Zahnsäckchen in Verbindung stand. Auch bei GOODSIR (1838) und MARCUSEN (1849) stoßen wir schon auf Beobachtungen und Erwägungen, die den Zusammenhang der Zahnanlagen mit der „Zahnrinne" zum Gegenstand haben. An dieser Stelle sei noch erwähnt, daß der Ausdruck „Schmelzorgan" auf PURKINJE zurückgeht und zum erstenmal in der Arbeit seines Schülers RASCHKOW (1835) vorkommt.

2. Zahnleiste und Vestibularleiste.

Eine richtige Beschreibung der Zahnleiste lieferte bereits GOUILLIOT (1858), ihre Benennung als „Zahnleiste" stammt von O. HERTWIG (1874a). LECHE (1892) nannte sie Schmelzleiste, KÖLLIKER (1862) Schmelzkeim, BOLK (1913) dentogingivale Leiste (weil er den oberflächlichen Partien dieser Epithelmasse in einer späteren Entwicklungsperiode einen Anteil an der Epithelbedeckung des Alveolarfortsatzes zuschreibt).

Der Beginn der Zahnleistenentwicklung fällt in die 1. Hälfte des 2. Embryonalmonats.

Die genaueren Angaben verschiedener Autoren über die größte Länge der jüngsten menschlichen Embryonen, bei welchen sie die erste Andeutung der Zahnleiste feststellen konnten, sind jedoch etwas verschieden. RÖSE (1891) und AHRENS (1913a) nennen 11 mm, NORBERG (1929) gibt 15 mm an, ORBAN (1929c) 13,44 mm, W. MEYER (1932) 13—14 mm; wir selbst konnten ebenfalls schon bei 11 mm größter Länge eine deutliche Epithelverdickung feststellen.

Das Mundhöhlenepithel ist in diesem Zeitpunkte zweischichtig (Abb. 6, 7). Die basale Schichte besteht aus etwas höheren Zellen (deren Kerne aber, wohl infolge der Schmalheit der Zellen, aneinander vorbeigeschoben sein und dann eine größere Zahl von Schichten vortäuschen können), die oberflächliche Schichte aus etwas abgeplatteten Zellen. Das leere Aussehen des Cytoplasmas beruht auf dem reichen Glykogengehalt, den z. B. auch SUNDBERG (1924) und SANTONÉ (1935b) für die Zellen der Zahnleiste erwähnen. Das Zahnleistenepithel ist schon am Beginn der Zahnleistenentwicklung mehrschichtig und buchtet sich gegen das Bindegewebe vor (Abb. 6, 7), wobei sich Mitosen in den basalen prismatischen wie auch in den oberflächlichen, mehr platten Zellen feststellen lassen; hierbei liegt auch in den platten Zellen die Teilungsebene der Mitose oft parallel zur Oberfläche. Das Bindegewebe zeigt den Charakter eines sehr zellreichen Mesenchyms und ist an der Zahnleistenanlage genau so wie an der übrigen Epithelgrenze durch eine deutliche Basalmembran (eine nur aus Grundsubstanz bestehende, zarte Lamelle) vom Epithel getrennt.

Eine Vorwölbung der Zahnleistenanlage gegen die freie Oberfläche zu in Papillenform, wie sie RÖSE (l. c.) beschrieben hatte, wird schon von AHRENS (l. c.) für menschliche Embryonen in Abrede gestellt. Beim *Rind* bildet nach KÖLLIKER (1862) das Epithel im Zahnleistenbereich einen „Zahnwall", und auch v. KORFF (1931) bestätigt diese Bildung bei der Zahnleistenentwicklung von *Rind, Schwein* und *Hund*.

Die Ursprungslinie der Zahnleiste entspricht in beiden Kiefern dem künftigen Zahnbogen. Es lassen daher bereits die Anfangsstadien die ungleiche Größe von Ober- und Unterkiefer (die Anisognathie) erkennen in Form eines

Übergreifens (Weiternachaußenliegens) der Zahnleiste im Oberkiefer gegenüber
der im Unterkiefer, z. B. in Abb. 5 u. 10. Bei Berücksichtigung der ersten Anfangsstadien müssen wir allerdings die Einschränkung machen, daß der
Scheitel der beiden Zahnbogen zunächst noch nicht von der Entwicklung
erfaßt wird, und zwar im Oberkiefer in größerer Breite als im Unterkiefer.
Es besteht also zunächst eine (im Oberkiefer etwas breitere) mediane
Unterbrechung der Zahnleistenanlage (Abb. 4). Dieses Zurückbleiben
der medianen Partie bei diesem Differenzierungsprozeß hängt offenbar damit
zusammen, daß ja der Scheitel des Bogens im Unterkiefer wie im Oberkiefer
in jenen Bereich fällt, der erst aus zwei gegen die Medianebene vorwachsenden Fortsätzen entstanden und dadurch in der Differenzierung etwas zurück ist.
Hierbei erfolgt die mediane Vereinigung dieser Fortsätze im Bereich des Oberkiefers infolge der etwas komplizierteren Entwicklungsprozesse erst etwas
später, so daß dann die mediane Partie im Oberkiefer diesen geringeren
Differenzierungsgrad noch in einer etwas längeren Strecke erkennen läßt als
der Unterkiefer.

Dieses Zurückbleiben der Ober- und Unterkiefermitte bei der ersten Differenzierung
der Zahnleiste wurde vor allem von Norberg (1929) genauer studiert und mit den vorhergehenden Entwicklungsprozessen in Zusammenhang gebracht. — Einzelschnitte können
also unter Umständen vortäuschen (Abb. 4), daß der Oberkiefer bei diesem Entwicklungsprozeß überhaupt etwas zurück sei, was aber für die distalen Partien des Zahnbogens nicht
zutrifft!

Eine der Abfaltungsstelle der Zahnleiste entsprechende Zahnfurche wird von Ahrens
(l. c.) für die Anfangsstadien der Zahnleiste bestritten, ist aber als vorübergehende flache
Rinne nach Röse (l. c.) in etwas späteren Stadien eine Zeitlang zu beobachten. Unter dem
Namen innere Alveolarfurche hat Bolk (1912) im Oberkiefer beim Studium der genaueren Modellierung des Gaumens beim 5 monatigen Embryo die noch sichtbare Abfaltungsstelle der Zahnleiste beschrieben, und nach Lund (1924) soll sich auch noch am Gaumen
des Erwachsenen diese Linie feststellen lassen.

Die Zahnleiste wächst nicht senkrecht zum Mundhöhlenepithel, sondern
schräg lingualwärts in die Tiefe, so daß der größere (stumpfe) Winkel,
den sie mit dem Epithel einschließt, gegen außen (labial-buccalwärts) offen
ist. In dem größeren Raum dieses stumpfen Winkels, also nach außen von der
Zahnleiste, finden wir dann auch die Zahnanlagen (siehe z. B. Abb. 16). Der
histologische Aufbau der sich vergrößernden Zahnleiste entspricht dem des Mundhöhlenepithels; eine Lage von mehr hochprismatischen Zellen bildet ihre linguale
und ihre labiale, gegen das Mesoderm gerichtete Fläche, während der Raum
zwischen diesen Epithelschichten von unregelmäßiger geformten Zellen ohne
Reihenanordnung ausgefüllt wird. Am frei vorwachsenden Rand der Zahnleiste, wo starke Zellvermehrung herrscht, ist die basale prismatische Schichte
oft etwas in Unordnung, so wie auch die Basalmembran etwas undeutlich wird.

Die Frage, ob die ersten Andeutungen der zunächst knospenförmigen Schmelzorgane
unmittelbar aus dem Mundhöhlenepithel entstehen, wie es Orbán (1928a,
1929c) behauptet, oder erst an der schon etwas in die Tiefe gewachsenen Zahnleiste, wie
wir es im 1. Abschnitt dargestellt haben, soll erst im 3. Abschnitt (S. 479) behandelt werden.

Bald nach der ersten Andeutung der Zahnleiste — aber doch deutlich etwas
später — kann man nach außen (labial-buccalwärts) von ihr eine zweite Epithelverdickung feststellen (Abb. 9, 10, 14, 15), die Anlage der Lippenfurchen-
oder Vestibularleiste. Manche behaupten, daß sie sich aus der Zahnleiste
abfaltet, wofür man außer ihrer etwas späteren Entstehung auch manche
Bilder ins Treffen führen kann, auf welchen die Vestibularleiste von der
Zahnleiste abzweigt (Abb. 11). Trotzdem sprechen mehr Umstände dafür, daß
sie, wenigstens beim Menschen, selbständig neben der Zahnleiste entsteht. Nach Ahrens (1913a) liegen die beiden Leisten im Oberkiefer
näher beieinander als im Unterkiefer. Die Vestibularleiste ist, wie schon im

1. Abschnitt auseinandergesetzt wurde, zur Bildung des Vestibularraumes berufen, und dementsprechend kommt es an ihrer Ursprungsstelle sehr bald zu einer immer tiefer werdenden Vestibularfurche.

Der Ausdruck Lippenfurchenleiste stammt von Röse (l. c.), die Bezeichnung Vestibularleiste von Sicher (1916); Bolk (1913) nennt die Leiste labiogingivale Leiste.

Ein Ursprung der Vestibularleiste aus der Zahnleiste wurde unter anderem von Röse (1891) für *Ungulaten* und auch für den *Menschen* behauptet. Baume (1882) hatte angegeben, daß sich umgekehrt die Zahnleiste von der früher angelegten Lippenfurchenleiste abspalte. Dagegen stellte Kölliker (1862, 1867) beim *Rind* eine getrennte Anlage beider Leisten fest, ebenso Leche (1892) bei verschiedenen Objekten, womit auch die Angaben von Bild (1901) für das *Schwein* und die von v. Korff (1931) für *Rind, Schwein, Hund* übereinstimmen. In jüngster Zeit hat Orbán (1929c) die getrennte Anlage beider Leisten auch beim *Menschen* höchst wahrscheinlich gemacht, wofür auch unsere Befunde (z. B. Abb. 10 und 15) sprechen.

3. Die Zahnanlage bis zur Dentin- und Schmelzbildung.

a) Schmelzorgane und Zahnleiste.

Die Entstehung der Schmelzorgane an der Zahnleiste erfolgt schon sehr frühzeitig, bald nach dem Auftreten der Zahnleiste, bei 16 mm größter Länge, und zwar für alle 20 Milchzähne fast gleichzeitig. Orbán (1928a, 1929c) hat aus dieser so frühzeitigen Differenzierung der Zahnanlagen den Schluß gezogen, daß sie unmittelbar aus dem Mundhöhlenepithel entstehen; zufolge dieser Auffassung wäre die Zahnleiste im Bereiche der Zahnanlagen zunächst unterbrochen, und die später deutliche Zahnleistenverbindung zwischen Schmelzorgan und Mundepithel müßte sich erst sekundär herausbilden. Wir können diese — unten noch näher begründete — Auffassung Orbáns nach reiflicher Überlegung nicht teilen, vor allem deshalb, weil wir nicht die sichere Überzeugung gewinnen können, daß bei menschlichen Embryonen zur Zeit der ersten Zahnleistendifferenzierung wirklich bereits die Stellen der Zahnkeime deutlich zu unterscheiden sind. Wir halten also an der auch schon im 1. Abschnitt vertretenen, herkömmlichen Auffassung fest, daß die ersten knospenförmigen Andeutungen der Schmelzorgane als Verdickungen der Zahnleistenkante — allerdings sehr bald nach der ersten Differenzierung der Zahnleiste — entstehen, wodurch diese Kante eine Reihe von Vorbuchtungen bekommt. Orbáns Auffassung hängt auch mit der eigenartigen Vorstellungsweise dieses Autors über die prävalierende Rolle des Mesenchyms beim Entwicklungsprozeß zusammen, Anschauungen, die wir uns ebenfalls nicht zu eigen machen können, mit denen wir uns aber erst später (S. 480) auseinandersetzen werden.

Noch Röse (1891) und Ahrens (1913a) hatten die erste Differenzierung der Zahnanlagen auf einen zu späten Zeitpunkt, auf 22—25 mm größter Länge, angesetzt. Orbán (l. c.) hat dann an der großen Embryonensammlung des Hochstetterschen Institutes den schon wesentlich früheren Beginn dieser Differenzierung bei 16 mm größter Länge beobachtet. Die Feststellung des fast gleichzeitigen Differenzierungsbeginnes aller Milchzahnanlagen verdanken wir Röse (l. c.), der damit auch die irrige Angabe von Robin-Magitot (1860/1861) über einen früheren Entwicklungsbeginn im Unterkiefer richtig stellte.

Die Entwicklung der Zahnanlagen unmittelbar aus dem Mundhöhlenepithel ist bei *Tieren* mehrfach beobachtet; so bei *Affen,* und zwar *Semnopithecus*arten von Bolk (1913), bei *Tarsius (Halbaffen)* von Greiner (1929). In diesen Fällen unterbleibt die Bildung einer ausgesprochenen, zusammenhängenden Zahnleiste. Auch beim *Menschen* entstehen nach Bolk (l. c.) die unteren Milcheckzähne unmittelbar aus dem Mundepithel. Ferner entwickeln sich die Anlagen der rudimentär bleibenden Zähne bei *Edentaten* knapp unter dem Epithel, und Adloff (1930b) bringt dies mit dem Rudimentärbleiben in Zusammenhang. Ob wir aber beim *Menschen* die erste Zahnanlagenentwicklung ebenfalls durchwegs in das Mundepithel verlegen dürfen, erscheint uns dagegen zweifelhaft. Orbán gründet diese seine Anschauung auch auf Messungen, indem er bei Oberkieferzahnanlagen darauf hinweist, daß im Laufe der Entwicklung der Abstand des epithelfernsten

Punktes der Schmelzorgane vom Nasenhöhlenboden sich relativ nur wenig vergrößert gegenüber dem sehr stark heranwachsenden Abstand dieses Punktes vom Mundepithel, daß also die Zahnanlage mehr aus der Tiefe heraus- als in die Tiefe hineinwächst. Dieses Messungsargument ist aber durchaus nicht eindeutig beweisend und Orbáns ganze Anschauung wäre nur dann überzeugend, wenn dem Mesenchym die Hauptrolle bei der Entwicklung zufiele, wogegen sich aber (vgl. den folgenden Abschnitt) schwerwiegende Einwände erheben lassen.

b) Die wachstumsbestimmende Rolle von Epithel und Mesenchym.

Die große Mehrzahl der Forscher vertritt die Ansicht, daß dem Epithel die führende Rolle bei den Wachstumsprozessen zukomme. Dieser Standpunkt, der auch der unsrige ist, wurde allerdings von manchen Forschern, z. B. von Ahrens (1913a), Eidmann (1923), Reichenbach (1928), so schroff formuliert, daß sie dem Mesenchym eine rein passive Rolle zuschreiben, indem sie z. B. sogar die auffälligen Verdichtungen des Mesenchyms nicht durch Zellvermehrung, sondern durch passive Zusammendrängung der Mesenchymzellen erklären wollen.

Demgegenüber ist bereits v. Ebner (1922) für ein korrelatives Mitwachsen des Mesenchyms bei der Zahnentwicklung eingetreten, unbeschadet der führenden Rolle, die er dem Epithel zubilligt. v. Ebner macht auch schon auf die histologischen Prozesse im Bindegewebe aufmerksam, die auf dessen aktives Wachstum schließen lassen. Auch Mummery (1924a) hebt hervor, daß wir uns durch Zellwucherung im Epithel allein nicht vorstellen können, wie die Epithelzellen der Zahnleisten in die Tiefe des Bindegewebes gelangen, wenn wir nicht ein sinngemäßes Mitwachsen des Bindegewebes annehmen. So spricht auch W. Meyer (1932) in einem eigenen Kapitel von der „Mitbeteiligung des Bindegewebes", und Pflüger (1932) betont, daß die Zahnpapille nicht passiv zusammengedrängt werde, sondern unter dem formativen Reiz der epithelialen Anlage sich entwickle.

Manche Forscher aber haben das Wachstum des Mesoderms so in den Vordergrund gestellt, daß sie dem Mesoderm die führende Rolle zusprechen und sie dem Epithel absprechen. Aus dieser Anschauung heraus stellt Orbán (1928a, 1929c) sich vor, daß bei der Zahnentwicklung gewisse Teile des Mundepithels an ihrer ursprünglichen Stelle, in ungefähr gleichem Abstand vom Nasenboden (vgl. oben) verbleiben, während die umgebenden Gewebe wachsen. In noch übersteigerter Form macht sich Lartschneider (1929a) diese Anschauung Orbáns zu eigen; gegen beide hat bereits Adloff (1930b) Stellung genommen.

Es lassen sich aber zugunsten der führenden Rolle des Epithels bei der Entwicklung im allgemeinen und bei der der Zahnleiste und der Zahnanlagen im besonderen eine Reihe von Argumenten ins Treffen führen. Die Entwicklung beginnt offensichtlich im Epithel, bevor sich wirklich deutliche und konstante Mesenchymverdichtungen beobachten lassen. Auch in ihrem weiteren Verhalten zeigt sich die Zahnleiste als ein durchaus aktives Gebilde, welches z. B. über den Bereich der Zahnanlagen hinaus in distaler Richtung weiterwächst, an welchem ferner eine Ersatzzahnleiste und auch die sog. Nebenleiste entstehen, alles Vorgänge, die aus einer Initiative des Mesenchyms heraus unverständlich sind. Es sei auch an die allgemeine entwicklungsgeschichtliche Erfahrung von einem gewissen Primat des Epithels, z. B. bei der Entwicklung von Haaren oder von Hautdrüsen, erinnert und ferner auf die formgebende Rolle des Schmelzorganes als „Epithelscheide" (S. 505) bei der Wurzelbildung hingewiesen, in einem Zeitpunkt, in welchem das innere Epithel des Schmelzorganes keine unmittelbare histogenetische Funktion mehr hat, d. h. keinen Schmelz mehr bildet. Diese Formgestaltung durch das Epithel vollzieht sich wohl nicht lediglich durch lokalisierte Zellvermehrung, sondern auch durch aktive Wanderung und Umformung der Epithelzellen im Sinne des „Stichotropismus" [Ruffini (1925)], auf dessen Bedeutung für die Formung der Zahnanlage bereits Gianelli (1931) hingewiesen hat. Wir dürfen uns aber deshalb nicht vorstellen, daß das Mesoderm rein passiv verdrängt und zusammengedrängt wird; es lassen sich vielmehr korrelative Wachstumsprozesse des Mesenchyms schon aus den Vascularisierungsprozessen an wachsenden Mesenchymstellen erschließen. Dieses harmonische Wachstum beider Gewebskomponenten wird noch sinnfälliger, sobald die auffallenden histogenetischen

Differenzierungen einsetzen, z. B. die oberflächlichen Bindegewebszellen der Zahnpapille die hohe prismatische Form der Odontoblasten annehmen usw.

Diesen histogenetischen Einfluß des Epithels auf die Differenzierungen des Bindesgewebes hebt FISCHEL (1922) als ein allgemeines Entwicklungsgesetz hervor und belegt es auch durch mehrere Beispiele aus der Zahnentwicklung, so durch die oben erwähnte Odontoblastendifferenzierung unter dem Einflusse des inneren Schmelzepithels; ebenso glaubt er an eine Anregung der Zementbildung durch Zellen des äußeren Schmelzepithels im Bereiche der „Epithelscheide" (S. 505). FISCHELS Anschauung erfährt durch W. BAUER (1928b) sogar eine experimentelle Bestätigung; es zeigte sich an Zahnscherbchen von *Hunden,* die operativ teilweise zerstört und verlagert waren, daß das innere Schmelzepithel auch auf Mesenchym, das nicht der Zahnpapille entstammte, einen Reiz zur Bildung von Odontoblasten ausübte.

c) Die Knospen-, Kappen- und Glockenform des Schmelzorganes.

Die heute allgemein übliche Einteilung der Anfangsstadien des Schmelzorganes in eine Knospen-, Kappen- und Glockenform wurde zuerst von LECHE (1892) gebraucht.

Bis zu den Arbeiten von AHRENS (1913a) und BOLK (1913) war man der Meinung, das zunächst knospenförmige Schmelzorgan werde durch die immer stärker wuchernde Zahnpapille eingedrückt und so zur Kappenform umgewandelt. AHRENS und BOLK konnten jedoch zeigen, daß der von der Zahnpapille eingenommene Hohlraum in anderer Weise entsteht, so daß wir vor allem die ungleiche Wachstumsintensität in verschiedenen Teilen des knospenförmigen Schmelzorganes für die Herausbildung der Kappenform in Anspruch nehmen müssen. So betont auch GIANELLI (1931) die aktive Rolle des Schmelzorganes bei dieser Einstülpung. Daß trotz dieser im folgenden gezeigten Vorherrschaft des epithelialen Entwicklungsprozesses das Mesenchym auch in diesem Entwicklungsabschnitt nicht

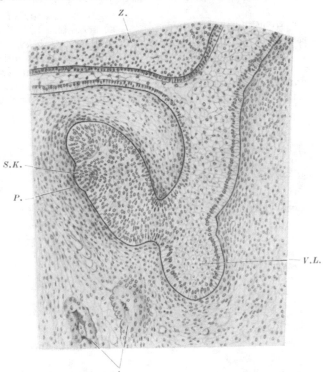

Abb. 11. Knospenstadium der Anlage des unteren lateralen Schneidezahnes eines menschlichen Embryos von 30,5 mm Sch.St.L. am sagittalen Durchschnitte. *A.* Alveolarknochen, *P.* (künftige) Pulpa, *S.K.* Schmelzknoten, *V.L.* Vestibularleiste, *Z.* Zunge. Vergr. 110fach. [Nach SCHAFFER (1933).]

rein passiv verdrängt und zusammengedrängt wird (wie es AHRENS vermutete), geht schon aus den Erörterungen des letzten Abschnittes hervor und wurde im besonderen bereits durch v. EBNER (1922) klargestellt.

Wir haben schon im 1. Unterkapitel (S. 473) gesehen, daß die Schmelzorgane bereits im Knospenstadium sich auf die äußere (labiale) Oberfläche der Zahnleiste verschieben. Sie sind aber nach AHRENS

ursprünglich an deren freier Kante, also ungefähr symmetrisch zur Zahnleiste,
entstanden. Diese Verschiebung auf die labiale Fläche geschieht in der Weise,

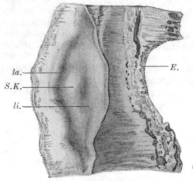

daß die „linguale Furche", welche die etwas
vorgewölbte Knospe von der inneren (lingualen)
Oberfläche der Zahnleiste absetzt, immer
seichter wird bis zum Verstreichen, während
sich die „labiale Furche", welche die Knospe
gegen die labiale Schmelzleistenoberfläche absetzt, immer mehr vertieft.

Die Stelle der stärksten Mesenchymwuche-
rung entspricht zunächst nicht dem Zentrum
der Knospe, sondern der „labialen Furche",
welche dadurch später zum Zentrum des
Schmelzorganes wird. Dazu muß an einem
Teil des Umfanges des kappenförmigen Schmelzorganes ein neuer wulstförmiger Rand entstehen, der als ein Wall die Stelle der ehemaligen „labilen Furche" von der labialen
Schmelzleistenoberfläche scheidet. Durch diesen eigenartigen Entwicklungsprozeß gewinnt

Abb. 12. Modell des 2. oberen Milchmolaren
im Kappenstadium. *E.* Epithel der Mundhöhle, *S.K.* Schmelzknoten, *la.* und *li.* labiale und linguale Schmelzrinne. [Nach
Ahrens (1913a).]

das Kappenstadium eine solche räumliche Orientierung, daß es mit seiner
Eindellung fast rein nach außen gerichtet ist, daß also die künftige

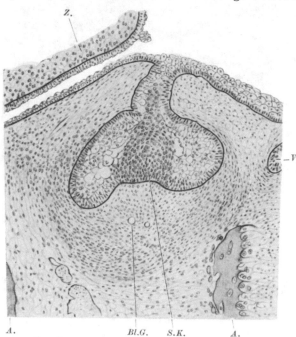

Längsachse jetzt fast
senkrecht zur Zahnlei-
stenfläche und damit
auch fast senkrecht zur
definitiven Stellung des
Zahnes steht, was beson-
ders anschaulich an der
die ganze Umgebung der
Zahnanlage enthaltenden
Abb. 16 zu sehen ist.

Der Boden der Eindel-
lung erscheint im Kappen-
stadium jedoch nicht als
tiefste Stelle der Einziehung, sondern ist in Form
eines länglichen Wulstes
vorgewölbt (Abb. 12).
Diese von Ahrens als
Schmelzknoten be-
zeichnete Stelle ent-
spricht einer Verdickung
in der gegen die Zahn-
papille gerichteten Ober-
fläche des Schmelz-
organes, die, wie sich
an Schnitten erweist
(Abb. 11, 13, 15), auch
gegen das Innere des

Abb. 13. Kappenstadium der Anlage des ersten unteren Mahlzahnes eines
menschlichen Embryos von 33,5 mm Sch.St.L. Frontalschnitt. *A.* Alveolarknochen, *Bl.G.* Blutgefäße der Pulpa, *S.K.* Schmelzknoten, *V.L.*
Vestibularleiste, *Z.* Zunge. Vergr. 110fach. [Nach Schaffer (1933).]

Schmelzorganes als verdichtete Zellmasse vorspringt. Diese Stelle steht bereits
mit dem bald darauf zur Ausbildung kommenden Schmelzstrang (s. S. 484)
in Beziehung. Die durch den Schmelzknoten hervorgerufene Modellierung des

Bodens der Eindellung führt dazu, daß der Schmelzknoten sich gegen den Rand-
wulst durch eine linguale und durch eine labiale Schmelzrinne (AHRENS)
absetzt.

Die Glockenform (Abb. 16, 17) unterscheidet sich von der Kappenform
der Hauptsache nach durch die zunehmende Tiefe der Eindellung. Außerdem
verändert die Zahnanlage ihre räumliche Orientierung, so daß die Eindellung
mit der Papille sich zunehmend gegen die Tiefe der Kiefer wendet, die Achse
der Zahnanlage also wieder mehr parallel der Zahnleistenfläche verläuft, womit
die Zahnanlage sich ähnlich der definitiven Stellung des Zahnes orientiert.

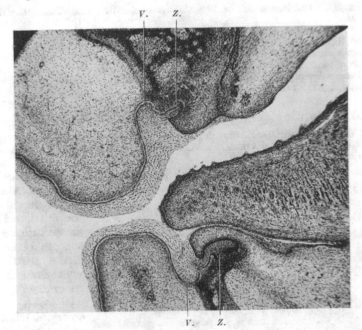

Abb. 14. Zahnanlagen (Z.) im Kappenstadium, danebe die Vestibularleiste (V.). Sagittalschnitt, menschlicher
Embryo, 39 mm Sch.St.L. Vergr. 42fach.

In diesem Stadium beginnt auch die Absetzung der Zahnanlage von der Zahnleiste, die wir erst im 4. Unterkapitel (S. 491) besprechen wollen. Im nächsten
Abschnitt wollen wir zuerst die Beziehung der bisher besprochenen Modell-
lierung der Zahnanlage zur Form der Front- oder Wangenzähne herstellen
und in den folgenden Abschnitten die gewebliche Differenzierung von Schmelzorgan und Papille erörtern.

d) Besonderheiten bei der Entwicklung der Schneidezähne, Eckzähne und Wangenzähne.

Für das Studium der Formentwicklung der Zähne an Plattenmodellen wären außer den
grundlegenden Arbeiten von AHRENS (1913a) und NORBERG (1929) auch das Lehrbuch
von ORBÁN (1929c) und die Studie von NILSSON (1928) zu nennen.

Erst im glockenförmigen Stadium machen sich Unterschiede zwischen den verschiedenen Zahntypen bemerkbar. Die vorhergehenden Differenzierungen, Schmelzknoten
und Schmelzstrang, kommen allen Zahnanlagen zu, wenn auch der Schmelzstrang bei Molaren, vor allem bei den Dauermolaren, besonders deutlich ausgeprägt ist.
Die Angabe, daß der Schmelzstrang den Incisivi fehle [AHRENS (1913a)], wurde von AHRENS
selbst (1913b) widerrufen. Einige Unterschiede ergeben sich bei den Ablösungsvorgängen
von der Zahnleiste in der Lage der Schmelznische, wovon noch (S. 492, oben) die Rede

sein wird. Ferner entstehen die unteren Eckzähne beim *Menschen* und bei *Affen* unmittelbar aus dem Mundhöhlenepithel [Bolk (1913)].

Da also der Schmelzknoten und die durch ihn im Bereiche der Eindellung erzeugte linguale und labiale Schmelzrinne allen Zähnen zukommen, macht sich der verschiedene Formungsprozeß der Schneidezähne und Wangenzähne erst geltend, wenn diese Einzelheiten in Einzelheiten des Reliefs der Zahnkrone überführt werden. Bei Schneidezähnen vertieft sich die labiale (äußere) Schmelzrinne immer mehr und wird zur Matrize für die Kante des Schneidezahnes, während Schmelzknoten und linguale Schmelzrinne auf die Innenfläche (linguale Fläche) des künftigen Zahnes zu liegen kommen, wo dann der Schmelzknoten der grubigen Vertiefung dieser Zahnfläche entspricht, der Abguß der Rinne aber zu dem halswärts von der Grube gelegenen Tuberculum coronae (oder Tuberculum dentis) wird.

Bei den Molaren bilden sich im Bereiche der beiden Schmelzrinnen später die Kronenhöcker aus.

Über das Grundprinzip der Zahnformung, die Zuerstbildung der am weitesten in der okklusalen Richtung vorragenden Teile, wurde schon gesprochen (S. 476). In dem Augenblicke, in dem die Dentin- und Schmelzbildung an diesen am weitesten vorragenden Schneiden oder Höckern einsetzt, hat das innere Schmelzepithel und die mit ihm in Kontakt stehende Odontoblastenschicht jene Form und jene Größenausdehnung erreicht, welche den Grenzen der definitiven Zahnkrone entspricht.

e) Die histologische Differenzierung des Schmelzorganes.

Auch die innere Differenzierung des Schmelzorganes wurde in großen Zügen schon auf S. 474 erörtert, so daß die dort gebrauchten und erklärten Namen hier bereits vorausgesetzt werden.

Schon im Kappenstadium macht sich jene innere Auflockerung des Schmelzorganes bemerkbar, welche zur Bildung der Schmelzpulpa führt (Abb. 13, 15), wobei von Anfang an die mittlere Partie von dieser Auflockerung verschont bleibt. Diese Mitte wird zunächst vom **Schmelzknoten** eingenommen, der sich, wie schon mehrfach erörtert wurde, auch gegen die Zahnpapille zu vorwölbt. In unmittelbarem zeitlichen und räumlichen Zusammenhang mit dem Schmelzknoten bildet sich dann in dem durch die zunehmende Schmelzpulpaentwicklung immer höher werdenden Schmelzorgan der **Schmelzstrang** heraus (Abb. 16, 17, 18). Trotz dieses Zusammenhanges sind beide Bildungen doch als etwas Verschiedenes aufzufassen, und zwar dürfte der Schmelzknoten nicht nur eine Stelle vorübergehender besonders lebhafter Zellproliferation sein, an der sich auch tiefere Schichten des Schmelzorganes bis in das „Stratum intermedium" hinein beteiligen, sondern auch eine Stelle von Umformung und Verschiebung der Epithelzellen im

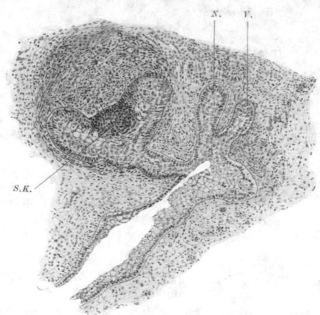

Abb. 15. Obere Milchmolaranlage im Kappenstadium. Frontalschnitt, menschlicher Embryo, 33,5 mm Sch.St.L. *N.* Nebenleiste, *S.K.* Schmelzknoten, *V.* Vestibularleiste. Vergr. 175fach.

Sinne des „Stichotropismus" (vgl. S. 480). Der Schmelzstrang aber ist wohl dadurch zu erklären, daß der Auflockerungsprozeß der Schmelzpulpabildung die Mitte erst allmählich erfaßt. Die Annahme, daß diesem Strang eine vorübergehende mechanische Bedeutung zukäme (er gleicht sich ja später der Schmelzpulpa an und verschwindet vollständig), ist durchaus nicht zwingend. Auch der sog. Schmelznabel, der an der Anheftungsstelle des Schmelz-stranges am äußeren Schmelzepithel entsteht, erklärt sich ohne weiteres

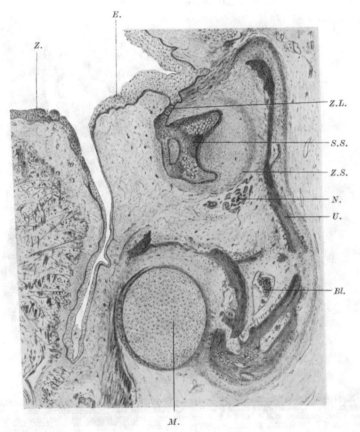

Abb. 16. Unterer, zweiter, rechter Milchmolar im Glockenstadium mit fast rein nach außen gerichteter Zahn-pulpa. Frontalschnitt, menschlicher Embryo, 63 mm Sch.St.L. Vergr. 44fach. *Bl.* Blutgefäß, *E.* Epithel des Kieferrandes, *M.* MECKELscher Knorpel, *N.* Nerven, *S.S.* Schmelzstrang, *U.* Unterkieferknochen, *Z.* Zunge, *Z.L.* Zahnleiste, am Übergang zum Schmelzorgan gegabelt und die Schmelznische umfassend, *Z.S.* Zahnsäckchen.

daraus, daß eben die Partie des Schmelzstranges gegenüber den seitlichen Partien mit differenzierter Schmelzpulpa an Ausdehnung zurück ist, und muß nicht als Spannungserscheinung eines auf Zug beanspruchten Gebildes erklärt werden. Noch schwerer als für diesen „zentralen" Schmelzstrang läßt sich für die ähnlich verdichtete Partie an der lingualen Seite des Schmelzorganes (Abb. 18) eine mechanisch funktionelle Deutung finden.

Beobachtet hat den Schmelzstrang bereits WALDEYER (1865a), die erste Beschreibung des Schmelzknotens und des Schmelzstranges (die beide Gebilde nicht scharf auseinander hält), findet sich dann bei RENAUT (1897), der in dem Schmelzstrang einen in der Zahnachse gelegenen „Cone directeur adamantin" erblickte. Selbständig wiederentdeckt wurden beide Gebilde durch AHRENS (1913a, 1913b), der ihnen auch die hier verwendeten Namen gab. AHRENS dachte, zum mindesten für die zentrale Partie des Schmelzstranges, an eine

mechanische Funktion im Sinne einer vorübergehenden Fixierung der mit der Höcker-
bildung der Molaren in Zusammenhang stehenden Partien des inneren Schmelzepithels.
Er mußte aber selbst (1913b) später erkennen, daß auch die Schneidezahnanlagen einen
Schmelzstrang besitzen. BOLK (1913, 1915c, 1921a, 1928), der den Schmelzstrang ebenfalls
selbständig entdeckte, erblickte in ihm ein „Schmelzseptum", welches die beiden Hälften
der „dimeren" *Säuger*zahnanlage (vgl. S. 459) trennt. Schon AHRENS (1913b) hat den
Einwand erhoben, daß dieses „Septum" merkwürdigerweise nicht gleich in den Anfangsstadien der Zahnanlage zu beobachten ist, sondern erst später auftritt, manchesmal auch,
z. B. beim *Schwein*, gar kein Septum, sondern nur ein Strang ist. Auch REICHENBACH
(1926, 1928) und DE VRIES (1923) haben BOLKs Deutung abgelehnt. REICHENBACH erklärt

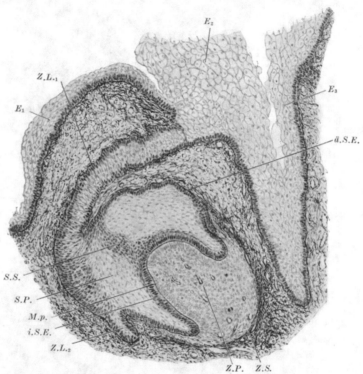

Abb. 17. Mittlerer, unterer, rechter Schneidezahn. Sagittalschnitt, etwa 90tägiger menschlicher Embryo.
Vergr. 80fach. E_1, E_2, E_3 Epithel des Kieferrandes, über dem Zahnleistenursprung und an der Lippe, *Mp*.
Membrana praeformativa, *ä.S.E.* und *i.S.E.* äußeres und inneres Schmelzepithel, *S.P.* Schmelzpulpa, *S.S.*
Schmelzstrang, $Z.L._1$ und $Z.L._2$ Zahnleiste am Ursprung und in der Tiefe, *Z.P.* Zahnpulpa, *Z.S.* Zahnsäckchen.
[Nach SCHAFFER (1933).]

den zentralen Strang ebenso wie die seitliche verdichtete Partie, so wie wir es getan haben,
einfach als Stellen verspäteter Schmelzpulpadifferenzierung. DE VRIES glaubt, daß es durch
Druck der Umgebung zu diesen Verdichtungen komme, eine Deutung, die wohl hier — mehr
noch als bei anderen Gelegenheiten — abzulehnen ist.

Mitosen sind im Schmelzorgan bis zum Kappenstadium ganz besonders
häufig und in allen seinen Teilen zu finden, werden aber mit dem Auftreten
der Schmelzpulpa seltener. Da sich in diesem Stadium bereits ein Zahnsäckchen
zu bilden beginnt (Abb. 16, 17), fällt dieses Nachlassen der Zellteilungsintensität
mit dieser Bildung zusammen [CANALIS (1886), LICKTEIG (1912)], ohne wohl
in einem ursächlichen Zusammenhang damit zu stehen. Es zeigt sich ferner,
daß mit zunehmender Höhe und Differenzierung des inneren Schmelzepithels
die Mitosen in diesem seltener werden und in ausdifferenzierten Ganoblasten
ganz verschwinden. Als Hauptsitz der Mitosen erhält sich die Umschlagsstelle des inneren in das äußere Schmelzepithel und erweist sich damit

als offensichtliche Wachstumszone. Von dieser Stelle geht ja auch nach be-
endigter Schmelz- und Kronenbildung das Wachstum der Epithelscheide aus,
der entlang sich das Dentin der Zahnwurzel bildet. Eine Stelle ständiger
Mitosen ist nach PRENANT (1924) auch die intermediäre Schicht im Anschluß
an die Ganoblasten, in welchen ja, wie erwähnt, keine Mitosen mehr vorkommen,
so daß PRENANT einen Zuschub aus der intermediären Schichte in Erwägung
zieht; diese Mitosen dürften aber auch zur Vergrößerung der Schmelzpulpa
beitragen.

Beobachtungen über die Mitosen an der Umschlagsstelle finden sich in übereinstimmender Weise bei CANALIS (l. c.), RÖSE (1891), SACHSE (1895), v. EBNER (1902a), SCHAPER-
COHEN (1905), LICKTEIG (l. c.), PRENANT (l. c.).

Das **innere Schmelzepithel** ist die den ein-
gedellten Teil des Schmelzorganes auskleidende
Zellschichte, die so wie das äußere Schmelzepithel der basalen Zellschichte der geschichteten Epithelmasse angehört. Diese, schon
im Bereiche der Zahnleiste mehr hochprismatischen Zellen nehmen besonders im Bereiche des
inneren Schmelzepithels an Höhe zu und differenzieren sich zu den „Ganoblasten". Ihre
genauere Beschreibung, die von der Schmelzbildung kaum zu trennen ist, soll uns daher
erst im III. Kapitel (S. 568) beschäftigen. Auch
das an die Ganoblasten anschließende Stratum
intermedium, das aus Zellen ähnlich den
Stachelzellen des Mundhöhlenepithels mit deutlichen Intercellularbrücken besteht und einen
allmählichen Übergang in die typische Schmelzpulpa bildet, soll erst an jener Stelle besprochen
werden.

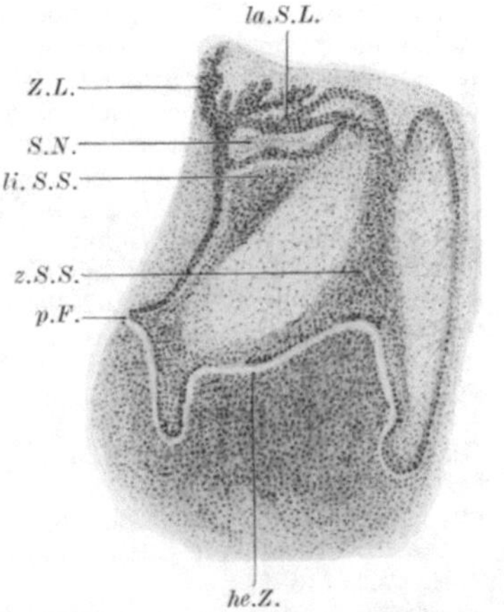

Abb. 18. Milchzahnanlage mit zentralem
(z.S.S.) und lingualem Schmelzstrang
(li.S.S.), p.F. „palatinaler Fortsatz",
la.S.L. laterale Schmelzleiste, S.N.
Schmelznische, he.Z. helle Zone der Zahnpulpa enlang dem inneren Schmelzepithel, Z.L. Zahnleiste. [Nach AHRENS
(1913a).]

Die Unterscheidung eines inneren Schmelzepithels
ist so alt wie die Unterscheidung einer kompakteren
Außenschichte (und damit auch eines äußeren Schmelz-
epithels) von der lockerer gefügten Schmelzpulpa und erfolgte mehr oder weniger richtig
bereits bei JOHANNES MÜLLER (1835), RASCHKOW (1835), LINDERER (1837), SCHWANN (1839),
NASMYTH (1839), HUXLEY (1853), GOUILLIOT (1858). Die einfachen und zweckmäßigen
Namen inneres und äußeres Schmelzepithel hat KÖLLIKER (1862) eingeführt.

Im Gegensatz zum inneren Schmelzepithel verliert das **äußere Schmelz-**
epithel, nämlich die basale Zellschicht des Schmelzorganes an dessen äußerer
konvexer Oberfläche, mit dem fortschreitenden Glockenstadium seine hochprismatische Form und wandelt sich zu mehr abgeplatteten Zellen um von
ungefähr 11 μ Durchmesser (in der Richtung senkrecht zur Oberfläche). Da
die angrenzenden Zellen der Schmelzpula verkleinert und ebenfalls abgeplattet
sind (Abb. 20), läßt sich das äußere Schmelzepithel gegen die Schmelzpulpa
überhaupt nicht scharf abgrenzen, und seine Zellen zeigen nach eigenen (LEHNERs)
Beobachtungen zum Teil dieselben Plasmodesmen wie die Schmelzpulpazellen.
Wir sehen ferner, daß die anfänglich glatte äußere Oberfläche des Schmelzorganes bald nach dem Einsetzen der Dentin- und Schmelzablagerung unregelmäßig und höckerig wird (Abb. 23). Das Bindegewebe um das äußere Schmelzepithel, das dem sog. Zahnsäckchen angehört, senkt sich mit Gefäßschlingen
enthaltenden, zotten- oder papillenförmigen Sprossen in das Epithel
ein, das zur Zeit dieser Umbildung, nach den Beobachtungen PRENANTS (l. c.)
an *Tieren*, zuerst eine mitotische Zellvermehrung, später eine solche durch
direkte Kernteilungen zeigt. Wir dürfen diese Zöttchen als eine Einrichtung

ansehen, die dazu bestimmt ist, einen intensiveren Stoffwechsel mit dem (für gewöhnlich) gefäßlosen Schmelzorgan (vgl. S. 490) zu ermöglichen, wobei wohl auch die innigere mechanische Verbindung zwischen Zahnsäckchen und Schmelzorgan für diese Vergrößerung ihrer gegenseitigen Oberfläche eine Rolle spielt.

Über die ersten Beschreibungen eines äußeren Schmelzepithels und über die Herkunft dieses Namens wurde schon im Anschluß an das innere Schmelzepithel (S. 487) gesprochen. Die Zöttchen an der Außenfläche sind schon sehr frühen Beobachtern aufgefallen, die zum Teil die vorliegenden geweblichen Einzelheiten noch gar nicht richtig verstehen konnten. Es wären hier Goodsir (1838) und Sharpey [zitiert nach Kölliker (1862)] zu nennen, ferner Robin-Magitot (1860/1861). Todd-Bowman (1859) hielt diese Zöttchen sogar irrtümlich für Drüsen. Bei Kölliker (1862) sind diese Bildungen bereits vollkommen richtig beschrieben. Wedl (1870) erwähnt sie im Zusammenhang mit der beim Präparieren gemachten Beobachtung, daß das Zahnsäckchen nur schwer und unter Abreißen der Zöttchen sich vom Schmelzorgan trennen läßt. Kingery (1924) beschreibt bei verschiedenen Objekten Zellnester im äußeren Schmelzepithel, denen er eine besondere Bedeutung für die Stoffaufnahme aus den Gefäßen zuschreibt, was nicht sehr wahrscheinlich ist, ebensowenig wie die Annahme Berettas (1912b), daß diese Zöttchen stellvertretend für die Schmelzpulpa eintreten. Die Verteilung der Blutgefäße in den Zöttchen untersuchte Lepkowski (1897, 1901). Eingehend beschäftigte sich auch Prenant (1924) mit diesen Bildungen; er weist die übertriebenen Behauptungen von Williams (1896) und Skillen (1921), welche die Schmelzbildung von den Zöttchen geradezu abhängig machen wollten, zurück mit dem Hinweis, daß die Schmelzablagerung ja schon vor der Zöttchenbildung beginnt. Nichtsdestoweniger besitzen die Zöttchen eine Bedeutung für die Intensivierung des Stoffwechsels und damit doch eine mittelbare Bedeutung für die Schmelzbildung. Das äußere Schmelzepithel selbst dürfte Nahrungs- und Abbaustoffe allerdings nur durchlassen, ohne sie zu speichern; es erweist sich z. B. bei der Prüfung auf Glykogen [Sundberg (1924)] im Glockenstadium des Schmelzorganes als viel glykogenärmer als die Schmelzpulpa. Vitalfarbstoffe werden nach Blotevogel (1923, 1924) und Jasswoin-Mechteis (1933) fast nur in den Ganoblasten und höchstens noch im Stratum intermedium gespeichert. Plastosomen wurden von Shibata (1928b, 1929) nachgewiesen, Fetttröpfchen bereits von Kölliker (1862).

Die den Raum zwischen innerem Schmelzepithel und anschließendem Stratum intermedium und dem äußeren Schmelzepithel ausfüllende **Schmelzpulpa** ist aus einer Umwandlung der inneren Zellmassen des geschichteten Epithels des Schmelzorganes entstanden. Die ursprünglich spaltförmigen Intercellularräume werden mächtig erweitert, Hand in Hand mit beträchtlicher Vermehrung der intercellulären Gewebsflüssigkeit, und die Zellen werden so auseinandergedrängt, daß sie lange Fortsätze bekommen und als verzweigte anastomosierende Zellen an die Reticulumzellen eines retikulären Bindegewebes erinnern. Die Herkunft aus dem geschichteten Epithel verrät sich aber immer noch durch die von Prenant (1924) auch noch in der Schmelzpulpa nachgewiesenen Brückenknötchen oder Desmosomen und durch die Art der durchaus intracellulären Faserstrukturen (Abb. 21), die den Tonofibrillen geschichteter Epithelien entsprechen und daher, im Gegensatz zu kollagenen oder argyrophilen Fasern der Bindegewebsgrundsubstanz, durch Trypsin oder Pepsin verdaut werden [Masur (1907)]. Wir selbst haben außerdem an Tanninsilberpräparaten festgestellt, daß den flügelförmigen Zellausläufern jene flächenhaften Gitterfasernetze fehlen, die für retikuläres Bindegewebe charakteristisch sind. Die Zellen der Schmelzpulpa erfahren im Laufe der Entwicklung eine beträchtliche Vermehrung, die vielleicht durch direkte Kernteilungen, vielleicht auch durch die im Bereiche des Stratum intermedium beschriebenen Mitosen (S. 487) zu erklären ist. Ihre Anordnung zeigt eine gewisse Regelmäßigkeit, nämlich Schichten, welche konzentrisch zur Längsachse der Zahnanlage verlaufen [Annel (1882), v. Ebner (1902a)]. An cytologischen Einzelheiten wäre noch ihr Zentralapparat zu erwähnen [Th. Cohn (1897)], ihr Netzapparat [Masscuti (1914), Beams-King (1933)] und das Vorhandensein reichlicher Plastosomen [Shibata (1928b, 1929)], was auf rege Stoffwechselvorgänge schließen läßt.

Wenn wir beobachten, daß diese bereits im Kappenstadium angedeutete Schmelzpulpa (Abb. 13, 15) schon vor Beginn der Dentin- und Schmelzablagerung mächtig entwickelt ist (Abb. 17, 18) und in diesem Zustande bleibt, solange die Hartsubstanzen erst eine sehr zarte Schichte bilden, aber dort reduziert wird, wo sich bereits dicke Dentin- und Schmelzschichten gebildet haben (vgl. die Milchzahnanlage Abb. 30), so drängt sich uns von vornherein die Vermutung auf, daß wir es hier mit einem Stützorgan zu tun haben, das zunächst Raum schaffen und Raum freihalten muß für die an sich nicht formbeständige epitheliale Matrix der Zahnkrone und das den empfindlichen Zellapparat, der die Hartsubstanzen bildet, zu schützen hat, bis die Hartsubstanzen selbst genügende Festigkeit erlangt haben. Dieser Stützfunktion entspricht auch der gewebliche Bau, der infolge des Flüssigkeitsreichtums ein konsistentes und dabei druckelastisches Gebilde liefert, dessen Faserstrukturen, wie man aus ihrem gestreckten Verlauf schließen kann, auf Zug beansprucht sind. Andererseits erleichtert der Flüssigkeitsreichtum die Übermittlung der von den Ganoblasten in großer Menge benötigten Aufbaustoffe von den Blutgefäßen in den Zöttchen der äußeren Oberfläche des Schmelzorganes bis zu ihrer Verbrauchsstelle. Denn die Schmelzpulpa ist ja — mit wenigen später (S. 490) erörterten Ausnahmen — gefäßlos.

Als Kuriosum verdient Erwähnung, daß RISTAN Anfang des 17. Jahrhunderts [zitiert nach RETTERER (1926c)] in der Schmelzpulpa Spermien beschrieben hat! Schon bei LINDERER (1837) wird die Schmelzpulpa ganz zutreffend beschrieben und HUXLEY (1853, 1855, 1857) erkennt bereits, daß es sich um ein modifiziertes Epithel handelt, während HANNOVER (1856) diese Schichte noch zum Mesenchym rechnet. ANNELL (1882) hat dann klar erkannt, daß es sich eigentlich um eine dem Stratum spinosum entsprechende Schichte handelt. Eine vollkommene Beschreibung der Tonofibrillen liefert bereits RENAUT (1897).

Im Hinblick auf diese epitheliale Herkunft der Schmelzpulpa erscheint die Ableitung gewisser phagocytärer Riesenzellen aus Schmelzpulpazellen, wie sie JORDAN (1921a, 1921b) behauptet, unglaubwürdig. JORDAN beobachtete derartige, die Phagocytose von überschüssigen Kalkkugeln besorgende „Ameloclastes" in schon fast rückgebildeten Schmelzorganen der *Katze*. [Auch die Ostoclasten, mit welchen er sie vergleicht, entstehen übrigens nicht aus dem Knochenmarksreticulum, wie JORDAN meint, sondern aus Capillarendothelien.] Diese „Ameloclastes" sind wahrscheinlich eingewanderte Histiocyten; wenigstens wurden bei *Tieren*, die mit Vitalfarbstoffen behandelt waren, von BLOTEVOGEL (1923, 1924) „Klasmatocyten", von JASSWOIN-MECHTEIS (1933) „Makrophagen", mit Farbstoff beladen in der sonst farblosen Schmelzpulpa gefunden. Die gleiche Korrektur hinsichtlich der Genese wird man auch bei den von JORDAN (1923) beschriebenen, ebenfalls von Schmelzpulpazellen abgeleiteten Phagocyten machen müssen, die mit roten Blutkörperchen beladen waren.

Im Hinblick auf den Bau und die Funktion der Schmelzpulpa ist es von Interesse, nach ähnlich gebauten Geweben epithelialer Herkunft Ausschau zu halten. Hierbei sei daran erinnert, daß mehrere Untersucher der Hornzähne der *Cyclostomen* (vgl. S. 451) [BEARD (1889), BEHRENDS (1892), JAKOBY (1894), STUDNIČKA (1899)] beschrieben haben, daß immer wieder basal von der jeweils neu gebildeten Hornschichten ein Polster von schmelzpulpaähnlichem Epithel sich bildet. An der Einpflanzungsstelle der Flossenstacheln gewisser *Selachier* hat KOPPEN (1901) ein epitheliales Gewebe beschrieben, das wie ein druckelastisches Kissen beansprucht wird und weitgehende Ähnlichkeiten mit der Schmelzpulpa zeigt. Schließlich werden die verzweigten Zellen in der Schmelzpulpa auf Grund dieser Faserstrukturen von RENAUT (1897) mit Gliazellen verglichen, eine Ähnlichkeit, die auch STUDNIČKA (1899) hervorhebt. STUDNIČKA (1929) kommt ferner bei Beschreibung gewisser Gewebe bei *Selachiern*, die dem retikulären Bindegewebe zuzuzählen sind, wieder auf die sehr ähnlichen, aber durch den Mangel einer Grundsubstanz verschiedenen, retikulierten Epithelien und dabei auch auf die Schmelzpulpa zu sprechen. Ferner hat BLOCHMANN (1897) zur Erklärung der eigenartigen Umwandlung, welche die Epithelgewebe bei *Cestoden* erfahren, die Schmelzpulpa herangezogen.

In der funktionellen Deutung der Schmelzpulpa überwiegt von Anfang an die Auffassung, daß es sich um ein raumschaffendes Stütz- und Schutzorgan handelt, für die wir u. a. TODD-BOWMAN (1859), STUDNIČKA (l. c.), DE VRIES (1924), ADLOFF (1926b), REICHENBACH (1926, 1928), SANTONÉ (1935b) nennen. Manche Forscher, wie EIDMANN (1923), heben mehr die nutritive Funktion hervor und denken dabei an die Erleichterung osmotischer Vorgänge durch die große Flüssigkeitsmenge der Schmelzpulpa. PRENANT (1924) glaubt an eine Stoffausarbeitung durch die Schmelzpulpazellen selbst auf Grund ihres Plastosomengehaltes. Farbstoffspeichernd sind die Pulpazellen — im Gegensatz zu den Ganoblasten und intermediären Zellen — nicht, wie die schon erwähnten Versuche von Blotevogel und Jasswoin-Mechteis gezeigt haben. Für eine bald mehr stützende, bald mehr nutritive Funktion der Schmelzpulpa tritt Bolk (1928) ein und bringt ihre wechselnde Ausbildung im Tierreich damit in Zusammenhang.

Über die Verbreitung einer Schmelzpulpa bei *Wirbeltieren* wäre zu sagen, daß sie den *Fischen* fehlt [Heincke (1873), O. Hertwig (1874a), Carlsson (1895), Studnička (1899)], ebenso den *Amphibien* [O. Hertwig (1874b), Röse (1894)], dagegen kommt sie bei *Reptilien* bereits vor [Röse (l. c.), Studnička (l. c.)] und ebenso bei der Mehrzahl der *Säugetiere*. Prenant (1924) weist auf Grund dieses Fehlens oder der teilweise mangelhaften Ausbildung einer Schmelzpulpa darauf hin, daß sie eine nicht absolut notwendige Spezialeinrichtung darstelle, im Gegensatz zu dem immer vorhandenen Stratum intermedium.

Eine Vascularisierung der Schmelzpulpa kann für die große Mehrzahl der Fälle bestritten werden. Immerhin gibt es eine Reihe von Fällen, in welchen Blutgefäße zweifellos in die Schmelzpulpa eindringen und sich bis in das Stratum intermedium verbreiten, so daß sie also unmittelbar an die Ganoblasten herantreten. Wir zählen zunächst die positiven Angaben auf. Für *Ornithorhynchus:* Poulton (1889); Wilson-Hill (1907) erwähnen dagegen nichts von Gefäßen. Für verschiedene *Marsupialier:* Hopewell Smith-Tims (1911), Bolk (1915d, 1918), Cartfr (1917), Mummery (1924a). Für die Molaren der *Ratte:* Addison-Appleton (1922), Mummery (1922b), Jordan (1923), Kingery (1924) und unsere eigenen Befunde. Für die Molaren des *Meerschweinchens:* Santoné (1935a). Für verschiedene Zähne eines *Stachelschwein*-ähnlichen *Nagers:* Muller (1927). Für das *Rind:* Paul (1896), Broomell-Fischelis (1922), de Vries (1923). Für das *Schaf:* Paul (l. c.). Für *Schwein* und *Mensch:* Kingery (l. c.). Für die *Katze:* Sprawson (1923). Die negativen Angaben lassen sich einteilen erstens in solche allgemeiner und grundsätzlicher Natur; diese zählen wohl nicht gegenüber den oft durch mehrere Untersucher verbürgten konkreten Einzelbefunden; negative Angaben dieser Kategorie sind z. B. die von Wedl (1870), Legros-Magitot (1879), Prenant (1924). Zweitens beziehen sich negative Angaben auf Einzelobjekte, die eben wahrscheinlich das, man kann sagen, gewöhnliche Verhalten, nämlich eine gefäßlose Schmelzpulpa zeigen; drittens aber betreffen sie Objekte, die in Wirklichkeit (wohl in einem anderen Zeitpunkte, als ihn die Untersucher gewählt hatten) doch gefäßhaltig sind. Eine Angabe der 2. Kategorie dürfte die von Pascalis (1918) für *Hund, Katze, Mensch* sein, eine Angabe der 3. Kategorie, also irrig, die offenbar die von Kölliker (1862) für das *Rind*. Die negativen Angaben von Skillen (1921) für *Hund, Kaninchen, Meerschweinchen, Schwein, Schaf* und *Mensch* fallen wohl teils in die 2., teils aber auch in die 3. Kategorie. Im übrigen ist daran zu erinnern, daß im Rückbildungsstadium nach Schwund der Schmelzpulpa auch vorher gefäßlose Schmelzorgane wie das des *Menschen* gefäßhaltig werden (vgl. S. 510 und Abb. 28).

f) Die Differenzierung der Zahnpapille und des Zahnsäckchens.

Möglicherweise zeigen sich entlang der Zahnleiste schon vor der Ausbildung von Schmelzorganknospen Mesodermverdichtungen (z. B. Abb. 7, 8, 10). Allerdings findet man bei Durchsicht so früher Embryonalstadien Mesenchymverdichtungen auch an anderen Stellen, so daß sich obiger Zusammenhang nicht ganz sicher behaupten läßt. Ohne Zweifel jedoch entsprechen den einmal deutlich gewordenen Schmelzorganen Ansammlungen von verdichtetem Mesenchym, welche durch die Gefäßsprossen, die sie enthalten, einwandfrei beweisen, daß sie nicht einer passiven Zusammendrängung durch das Epithel, sondern einem korrelativen Mitwachsen des Mesoderms ihre Entstehung verdanken (vgl. S. 480).

Diese Anlagen der Zahnpapillen bestehen aus einem besonders zellreichen Mesenchym (das daher als dichte Kernansammlung und somit als basophiler Komplex hervortritt), in welchem die Grundsubstanz fast nur in Form spärlicher argyrophiler Fäserchen vertreten ist, die bei Färbungen auf kollagene Fasern (z. B. nach Mallory) kaum hervortreten. Das aktive Wachstum der Papille verrät sich durch einen schon frühzeitig (z. B. Abb. 22) über den Rand des Schmelzorganes vorquellenden Pulpawulst. So wie überall an der Grenze von Epithel und Mesenchym, sehen wir auch im Bereiche des inneren Schmelzepithels eine Basalmembran von Bindegewebsgrundsubstanz auftreten, die hier besonders deutlich ist und nach RASCHKOW (1835) Membrana praeformativa genannt wird (z. B. Abb. 17). Das wichtigste in der inneren Differenzierung der Zahnpapille ist die Ausgestaltung des schon ganz frühzeitig in Form einzelner Capillarsprossen angelegten Gefäßnetzes, vor allem aber die Umwandlung der an das innere Schmelzepithel grenzenden Mesenchymzellen zu den hochprismatischen Odontoblasten. Bevor diese Zellen eine ausgesprochen hochprismatische Form annehmen, beobachtet man [nach A. u. E. LICKTEIG (1912)] papillenwärts von der Membrana praeformativa eine hellere Grenzschicht (Abb. 17, 18), in der Mesenchymzellen und Fasern radiär verlaufen. A. und E. LICKTEIG betrachten diese Erscheinung als Ausdruck einer Spannung zwischen innerem Schmelzepithel und Papillenoberfläche, die nach entsprechender Vermehrung der Mesenchymzellen, die dann zur Ausbildung der epithelartig geschlossenen Odontoblastenschicht führt, verschwindet. Weitere Einzelheiten über die Odontoblasten sind dem Abschnitt über Dentinentwicklung (S. 609) vorbehalten; die Entwicklung des Gewebes der Papille wird noch ausführlicher im Kapitel Pulpa (S. 628 f.) behandelt werden.

Das Mesenchym in der Umgebung der Papille ist zunächst nur durch seinen geringeren Zellreichtum zu unterscheiden (Abb. 15). Bald aber bildet das umgebende Bindegewebe eine verdichtete, durch größeren Faserreichtum ausgezeichnete Schichte, das schon mehrfach erwähnte Zahnsäckchen (Abb. 16, 17). An der Grenze gegen das Schmelzorgan zeigt das Zahnsäckchen einen großen Gefäßreichtum und die besprochenen Zöttchenbildungen des äußeren Schmelzepithels (S. 487) enthalten Capillarschlingen dieser Gefäße.

Der Gefäßreichtum des Zahnsäckchens geht schon aus einer sehr instruktiven Abbildung des Gefäßinjektionspräparates einer Zahnanlage hervor, die sich in dem (auch sonst sehr aufschlußreichen, prachtvollen) Atlas von BERRES (1837) findet. Als Untersucher der der Zahnsäckchengefäße erwähnen wir nochmals LEPKOWSKI (1897, 1901).

Die Behauptung von DURSY (1869), die auch bei MUMMERY (1924a) wieder auftaucht, daß die Zahnpapillen untereinander durch einen Strang verdichteten Mesenchyms zusammenhängen, daß also der Zahnleiste auch eine zusammenhängende Mesodermbildung entspreche, läßt sich nach genauem Studium von Schnittserien unserer Meinung nach nicht aufrechterhalten.

Im Laufe seiner Untersuchungen, welche alle bisherigen Begriffe der Zahnhistologie auf den Kopf stellen, ist RETTERER (1928) zu der Anschauung gekommen, daß das Schmelzorgan auch die Zahnpapille, und zwar sowohl Odontoblasten als auch Mesenchymzellen der Zahnpulpa, liefere. Wenn man will, kann man hierin eine Art ausgleichender Gerechtigkeit erblicken dafür, daß RETTERER vorher (vgl. S. 529) den Schmelz aus dem Dentin abgeleitet hat. Wir glauben, daß es nicht notwendig gewesen wäre, RETTERERS Auffassung der Zahnpapillenentwicklung in einer eigenen entwicklungsgeschichtlichen Studie zu widerlegen, wie es FAZZARI (1928) getan hat, da solche entwicklungsgeschichtliche Untersuchungen (die RETTERER widerlegen) wohl seit einer Reihe von Jahrzehnten und in stattlicher Anzahl bereits vorliegen!

4. Ablösung des Schmelzorganes, Auflösung der Zahnleiste, Nebenleiste.

Schon gegen Ende des Kappenstadiums, zu einer Zeit, wo die Eindellung des Schmelzorganes noch fast rein nach außen (labial-buccalwärts) sieht (Abb. 16), beginnt sich das Schmelzorgan aus seiner breitflächigen Verwachsung mit der Zahnleiste zu lösen. Die **Ablösung** verläuft komplizierter, als man es sich ursprünglich vorgestellt hat, und erst BOLK (1913) hat auf das Regelmäßige und Gesetzmäßige gewisser Formbildungen, die man dabei beobachten kann, aufmerksam gemacht. Die Ablösung geht nämlich so vor sich, daß das Schmelzorgan an zwei Stellen mit der Zahnleiste in Zusammenhang bleibt, was dadurch zustande kommt, daß in der ursprünglich einheitlichen, breiten Epithelmasse, die Schmelzorgan und Zahnleiste verbindet, eine ungefähr trichterförmige Einstülpung, die **Schmelznische**, entsteht (Abb. 2, E u. F; 16; 18). Ihre breitere Öffnung, durch

welche Mesenchym einwuchert, blickt bei den Frontzähnen und beim 1. Milchmolaren medialwärts, beim 2. Milchmolaren distalwärts. Durch die Schmelznische
wird von der verbindenden Epithelmasse eine der Kuppe des Schmelzorganes benachbarte Lamelle abgespalten, wodurch es eben zu einer zweifachen Verbindung
zwischen Schmelzorgan und Zahnleiste kommt. Diese Lamelle nannte Bolk
laterale Schmelzleiste, weil sie ein lateral (außen oder labial-buccalwärts)

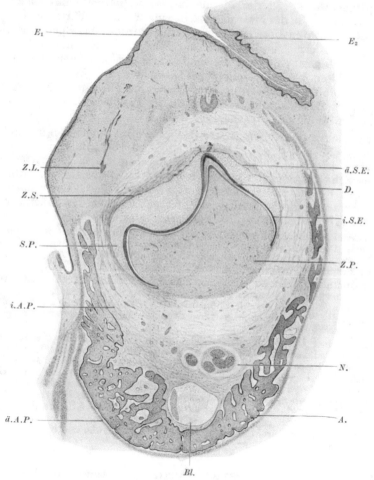

Abb. 19. Erster unterer Milchmolar, Frontalschnitt, menschlicher Embryo, 39 cm gr. L. Vergr. 40fach. *A.*
Alveolarknochen, *ä.A.P.* und *i.A.P.* äußeres und inneres Alveolarperiost, *Bl.* Blutgefäß, *D.* Dentin, *E₁* und *E₂*
Epithel des Kieferrandes und der Wange, *N.* Nervenstämmchen, *ä.S.E.* äußeres Schmelzepithel, *i.S.E.* inneres
Schmelzepithel, welches im Bereiche des rechten Höckers eine dünne Schmelzschichte (schwarz) gebildet hat,
S.P. Schmelzpulpa, *Z.L.* Zahnleiste, *Z.P.* Zahnpulpa, *Z.S.* Zahnsäckchen.

von der Schmelzleiste abzweigendes Epithelblatt darstellt. Zur Zahnanlage
liegt diese Leiste nicht eigentlich „lateral", sondern zunächst (Abb. 2, E u. F)
mundhöhlenepithelwärts und kommt auch nach Aufrichtung der Zahnanlage
fast nirgends wirklich lateral von der Zahnanlage zu liegen.

Die Namen Schmelznische und laterale Schmelzleiste stammen von Bolk (l. c.), der sie
genau untersucht und außer beim Menschen auch an *Affen*-Zähnen beschrieben hat [s. auch
Bolk (1915c, 1921a)]. Aber auch schon Adloff (1909, 1913) und Ahrens (1913a) haben
diese Bildungen beim *Menschen* gesehen, erklären sie aber anders als Bolk. Adloff deutet

die der lateralen Schmelzleiste entsprechende Ausbuchtung, ebenso wie auch andere Faltungen der Zahnleiste (u. a. auch die später auf S. 495 besprochene „Nebenleiste"!) als rudimentär gebliebene „prälacteale" Zahnanlagen (vgl. S. 457) und die gleiche Auffassung derartiger Faltungen an der labialen Seite der Zahnleiste verschiedener *Säugetiere* hat auch KÜCKENTHAL (1892, 1914) vertreten. Ganz abweichend ist wohl die Meinung von v. KORFF (1931), daß derartige Abschnürungen an der labialen Zahnleistenoberfläche der

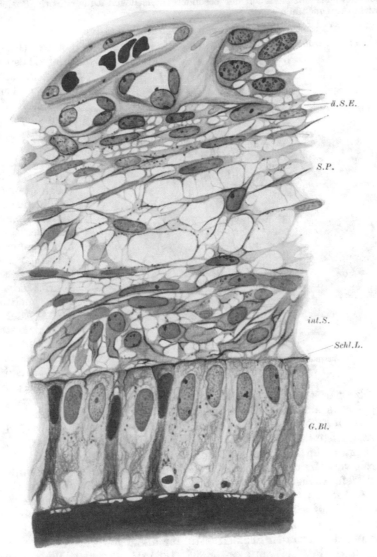

Abb. 20. Alle Schichten des Schmelzorganes. Unterer medialer Milchschneidezahn eines menschlichen Embryos von 39 cm gr. L. Eisenhämatoxylin. Vergr. 1000fach. Von oben nach unten: *ä.S.E.* äußeres Schmelzepithel mit oben anschließenden Blutgefäßen des Zahnsäckchens, *S.P.* Schmelzpulpa, *int.S.* intermediäre Schichte, *Schl.L.* (Schmelzpulpa-seitige) Schlußleisten der Ganoblasten (*G.Bl.*), Schmelz schwarz gefärbt.

Säugetiere ein Analogon der unbegrenzten Ersatzzahngenerationen der niedrigeren Wirbeltiere seien. AHRENS lehnt dagegen jede phylogenetische Deutung dieser Gebilde ab und denkt an Faltungen, die sich aus der gegenseitigen Beeinflussung von Zahnleiste und wachsender Zahnanlage ergeben (s. unten). BOLK aber erblickt in Schmelznische und Schmelzleiste eine weitere Stütze seiner Dimertheorie (S. 459), indem er die laterale Schmelzleiste als das der labialen Hälfte der „dimeren" Zahnanlage entsprechende Zahnleistenrudiment auffaßt, während die „generelle" Zahnleiste der lingualen Hälfte zugehören würde.

Übrigens erweist sich die Schmelznische rein morphologisch beim Menschen als noch komplizierter, als Bolk die Sache dargestellt hat. Man kann nämlich nach Orbán (1927f, 1929c) eigentlich zwei Schmelznischen unterscheiden, die schon von Bolk beschriebene „mediale", außerdem aber noch eine nach außen von ihr gelegene „laterale". — Bei einem *Halbaffen (Tarsius)* beschreibt Greiner (1929) die laterale Schmelzleiste als eine sehr variable Bildung. Alles dies spricht wohl dafür, daß phylogenetische Deutungen dieser Gebilde, einschließlich der besonders künstlichen Dimertheorie Bolks, mit großer Vorsicht aufzunehmen sind.

Die Zahnleiste zeigt an ihrer äußeren (labial-buccalen) Fläche außer der lateralen Schmelzleiste auch noch andere Unregelmäßigkeiten (Falten, Zacken

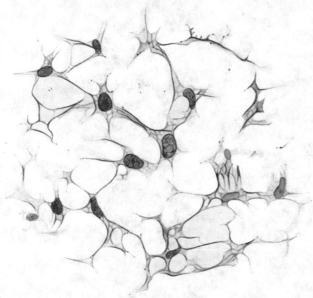

und Knospen), die von Kückenthal, Adloff u. a. (s. oben) ebenfalls zum Teil als rudimentäre „prälacteale" Zahnanlagen gedeutet wurden. Man kann sich diese Bildungen jedoch [mit Ahrens (1913a)] auch ganz befriedigend dadurch erklären, daß das Wachstum der Gesamtanlage nicht immer mit der ungestümen Epithelproliferation der Zahnleiste Schritt hält. Sehen wir doch auch die Oberfläche der lateralen Schmelzleiste mit solchen Unregelmäßigkeiten bedeckt (Abb. 18).

Während also die Ablösung der Kuppe des

Abb. 21. Schmelzpulpa, Eisenhämatoxylinfärbung. Unterer, medialer Milchschneidezahn, menschlicher Embryo, 39 cm gr. L. Vergr. 600fach.

Schmelzorganes durch die Bildung von Schmelznische und lateraler Schmelzleiste bereits am Ende des Kappenstadiums erfolgt, geschieht die Ablösung des basalen Teiles des Schmelzorganes in der Weise, daß der linguale (der Zahnleiste zugekehrte) Rand der Schmelzglocke vorwächst, wodurch eine Furche zwischen Schmelzorgan und Zahnleiste entstehen muß, die sich noch dadurch vertieft, daß auch der freie Rand (die Kante) der Zahnleiste weiter in die Tiefe wächst und zur Ersatzzahnleiste (s. das folgende Unterkapitel) wird (Abb. 2, E). Im Bereiche der Schmelznische muß sich die ursprünglich breite Epithelbrücke zwischen lingualer Oberfläche des Schmelzorganes und Zahnleiste immer mehr einengen und wird nach der ziemlich bald erfolgenden Auflösung der lateralen Schmelzleiste zur alleinigen Verbindung mit der Zahnleiste, zum „Hals" [Waldeyer (1864, 1865a)] oder zur „Verbindungsbrücke" [Röse (1891)].

Wenn die Ersatzzahnleiste etwas vorgeschritten ist und in den Milchzahnanlagen die ersten Spuren der Dentin- und Schmelzablagerung aufgetreten sind, sehen wir bereits eine **Auflösung der Zahnleiste** in ihrem mit dem Mundhöhlenepithel zusammenhängenden Teil eintreten. Dieser Anfangsteil der Zahnleiste bildet auf dem Einzelschnitt keine zusammenhängende Platte mehr (Abb. 19, 22, 23). Das gleiche gilt auch für die „Verbindungsbrücke", die in dem Maße, als sich die Zahnanlage vergrößert, zu einer relativ dünnen Platte geworden ist. Die Zellvermehrung hört in dieser Partie ebenso wie in den oberflächlichen Teilen der Zahnleiste auf, es kommt zur Bildung von Lücken, die vom Mesenchym durchwachsen werden, und auf das Stadium einer durchlöcherten Platte folgt schließlich die Zersprengung in nicht mehr zusammenhängende Epithelinseln, die sich auflösen oder als gelegentliche Epithelreste erhalten bleiben.

Die Reste der Zahnleiste und der Verbindungsbrücke wurden von SERRES (1817) irrtümlich für Drüsen des Zahnfleisches gehalten. MALASSEZ (1885, 1887) hat alle diese Epithelreste zusammen mit den Resten der Epithelscheide, die sich im Wurzelbereiche finden, als paradentäre Anhäufungen zusammengefaßt, weshalb in der Literatur meist von MALASSEZschen Epithelresten gesprochen wird. Abgesehen von Epithelperlen, die an HASSALLsche Körperchen der Thymus erinnern (Abb. 23, E.P.), ohne deren starke Zerfallserscheinungen zu teilen, können sich kleinere und größere Epithelreste finden, die unter anderem auch zur Bildung von Schmelz, zu Adamantinomen, Anlaß geben oder auch die auf mannigfache Weise entstehenden cystischen Bildungen auskleiden können. Es werden uns diese Gebilde daher noch beim Periodontium (S. 652) und auch beim Zahnfleisch (S. 666) beschäftigen. Soweit die Epithelzellen nicht in einer der geschilderten Formen erhalten bleiben, müssen wir annehmen, daß sie sich auflösen und verschwinden, wofür auch unsere eigenen konkreten Beobachtungen sprechen. Die Annahme, daß derartige Epithelreste sich zur Gänze in Bindegewebszellen umwandeln [PETRESCU (1922), MASSON-PEYRON, letztere zitiert nach PARAT (1925a)], erscheint uns als eine Behauptung, die es an der nötigen Kritik fehlen läßt. Dies gilt auch für die Annahme, daß nur ein Teil dieser Reste sich in Bindegewebszellen umdifferenzieren soll [PARAT (1925a)]. PARAT (1925b) glaubt sogar, daß das Knorpelzement der *Meerschweinchen*-Molaren auf diese Weise aus Teilen des Schmelzorganes entstehe, eine Ungeheuerlichkeit, die schon von SANTONÉ (1935) widerlegt wurde.

Eine Epithelfalte, die als Auswuchs an der Ursprungsstelle der Zahnleiste, aber auch als selbständige Bildung neben ihr auftritt, ist die **Nebenleiste.** Sie liegt immer nach außen (labial-buccalwärts) von der Zahnleiste und gerät dadurch stellenweise auch in die Nachbarschaft der Vertibularleiste (z. B. Abb. 15). Eine zusammenhängende Leiste bildet sie bei *Säugetieren* und beim *Menschen* erst vom Bereiche des 1. Milchmolaren an, während sie im vorderen Teil des Zahnbogens nur in Form getrennter Stücke auftritt. Beim *Menschen* sehen wir, daß sie vereint mit der Zahnleiste über den Bereich des 2. Milchmolaren hinaus ohne Zusammenhang mit dem Kieferepithel distalwärts wächst. Es kommt an der Nebenleiste bis zur Ausbildung kolbiger Anschwellungen, die sogar auch Eindellungen zeigen können, also die Deutung als rudimentäre Zahnanlagen nahelegen. Schließlich aber verfällt die Nebenleiste, ebenso wie die Zahnleiste, der Auflösung. Bei der Nebenleiste läßt sich die Auffassung, daß es sich um ein rudimentäres Organ handelt, wohl kaum umgehen, so daß der Standpunkt von AHRENS (1913a), der auch diese Bildung für phylogenetisch bedeutungslos hält, hier nicht befriedigen kann. ADLOFF (1909, 1913) hält die Nebenleiste im Sinne obiger Beobachtungen für prälacteale Anlagen von Prämolaren, die infolge der Kieferverkürzung nicht mehr zur Weiterbildung gelangen. BOLK (1913, 1915c, 1921b, 1924a) dagegen greift nach einer Erklärung, die auch für die weiter nach vorne gelegenen Nebenleistenbildungen ausreichen würde: er hält die Nebenleiste für eine Reminiszenz an die bei *Reptilien* entwickelte Zahndrüsenleiste.

ADLOFF beschreibt in den angeführten Arbeiten die hier besprochenen Bildungen beim *Menschen* ohne ausdrückliche Verwendung des Wortes Nebenleiste. Übrigens hat schon RÖSE (1895) als prälacteale Anlagen beim *Menschen* Abfaltungen an der Ursprungsstelle der Zahnleiste beschrieben, die vielleicht ebenfalls in das Kapitel Nebenleiste gehören. AHRENS (l. c.) wieder nennt Nebenleiste nicht nur die der eigentlichen Nebenleiste entsprechenden Bildungen, sondern auch andere, aus der Zahnleiste selbst entspringende Epithelvorsprünge einschließlich der „lateralen Schmelzleiste" (S. 492) und einschließlich der Unregelmäßigkeiten an der lingualen Fläche der Zahnleiste (vgl. S. 491). BOLKs (l. c.) Beobachtungen erstrecken sich außer auf den *Menschen* auch auf eine Reihe von *Affen* und anderen *Säugetieren*. Beobachtungen von Nebenleisten liegen auch für den *Halbaffen Tarsius* [GREINER (1929)] und für den *Maulwurf* [SICHER (1916)] vor.

5. Ersatzzahnleiste und Ersatzzahnanlagen; dritte Dentition.

Das Wichtigste über die Entstehung der **Ersatzzahnleiste** wurde schon im
1. Unterkapitel (S. 476) und gerade früher (S. 494) gesagt: Zugleich mit der
Herausmodellierung des basalen Teiles der Schmelzorgane gegenüber der Zahnleiste wächst auch der freie Rand der Zahnleiste selbst in die Tiefe, wodurch wir dann lingual von der Zahnanlage ein über die „Verbindungsbrücke" hinausragendes Stück Zahnleiste antreffen (Abb. 17, *Z.L.*₂; 23). An
diesem am weitesten in die Tiefe gewachsenen Teil der Zahnleiste treten
dann, zunächst am freien Rand, bald darauf auf die labiale Fläche verschoben,
die Anlagen der Ersatz- zähne auf. Zur Zeit, wann die Zahnleiste über den
Milchzahnkeim hinausge- wachsen und damit zur Ersatzzahnleiste geworden
ist, beginnt in ihrem näher zum Kieferepithel gelege- nen Teil, wie wir auch
schon früher (S. 494) be- sprochen haben, bereits ihre Auflösung. In vorgeschritteneren Sta- dien fehlt der Ersatzzahn- leiste also bereits die Verbindung mit dem Kiefer- epithel. Bei 14 cm Länge des Embryos beginnt die
Zahnleiste über die distal- ste Milchzahnanlage nach hinten zu wachsen und
bildet so den zur Abschnü- rung der Dauermolaren bestimmten Teil. Dieser
hinterste Teil der Zahn- leiste bildet eine zur Kon- taktfläche der Kiefer bei-

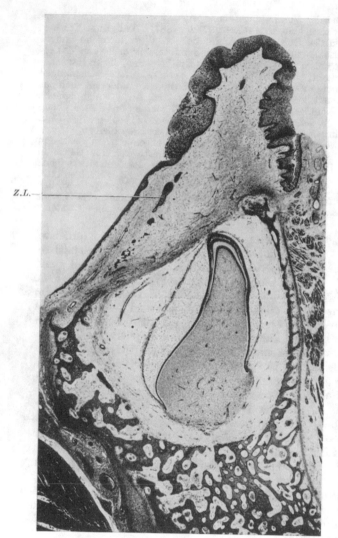

Abb. 22. Übersichtsbild einer Zahnanlage vor der Wurzelbildung in
ihrer Alveole. Unterer Schneidezahn, menschlicher Embryo von
39 cm gr. L. Vergr. 18½fach. *Z.L.* Zahnleistenreste.

nahe parallele Platte, wodurch auch die Anlagen der Dauermolaren eine zunächst
stark abweichende Stellung bekommen, die sich erst allmählich ändert.

Die **Ersatzzahnanlagen** entstehen an der Ersatzzahnleiste genau in der
gleichen Weise wie vorher die Milchzahnanlagen an der noch weniger weit in
die Tiefe gerückten primären Zahnleiste, sowohl was die Formentwicklung und
histologische Differenzierung des Schmelzorganes, als auch was seine Ablösung

betrifft, nur verlaufen diese Entwicklungsprozesse zum Teil außerordentlich langsam. Da die Milchzahnanlagen außen (labial-buccalwärts) von der Zahnleiste liegen, müssen sie auch nach außen von den Ersatzzahnanlagen liegen, die sich ja im engsten Anschluß an die Zahnleiste entwickeln (Abb. 30). Ein wesentlicher Unterschied in der Entwicklung der Milch- und Ersatzzähne ist der, daß erstere fast gleichzeitig an der Zahnleiste auftreten (S. 479), die erste Differenzierung der Ersatzzahnanlagen sich aber auf verschiedene Zeitpunkte verteilt. Wir erwähnen hier nur,

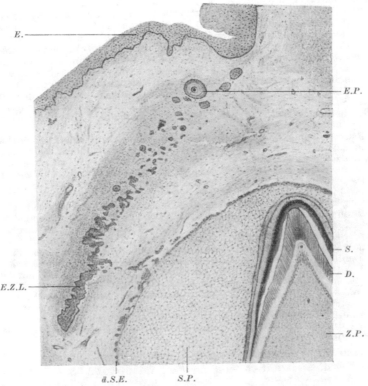

Abb. 23. Auflösung der Zahnleiste. Unterer, medialer Schneidezahn, etwa 6monatiger menschlicher Embryo. Vergr. 40fach. *D.* Dentin, *E.* Kieferepithel, *E.P.* Epithelperle der Zahnleistenreste, *E.Z.L.* Ersatzzahnleiste, *S.* Schmelz mit außen anschließendem innerem Schmelzepithel, *ä.S.E.* äußeres Schmelzepithel, *S.P.* Schmelzpulpa, *Z.P.* Zahnpulpa.

daß M_1 an der über die hinterste Milchzahnanlage hinausgewachsenen Zahnleiste bei etwa 16 cm Länge auftritt, während die erste Differenzierung von M_2 erst im 1., die von M_3 erst nach dem 5. Lebensjahr einsetzt. Es hängt dies mit dem auf Jahre verteilten und immer nur kleine Teile des Gebisses erfassenden Zahnwechsel zusammen, bei dem ja überdies die einzelnen Zähne erst in dem Augenblicke durchbrechen, in dem die Kiefer genügend herangewachsen sind, um den vergrößerten und zum Teil vermehrten Zähnen Raum zu bieten. Um Wiederholungen zu vermeiden, sollen genauere Zeitangaben erst zusammen mit den Angaben über die Durchbruchszeiten aller Zähne in dem Unterkapitel „Zeitangaben" (S. 517) gegeben werden.

Die sichere Erkenntnis, daß die Ersatzzahnanlagen aus der weiter in die Tiefe wachsenden Zahnleiste entspringen, nicht aber aus dem „Hals" der Milchzahnanlage, wie man zunächst gemeint hatte, wurde erst Anfang der 90er Jahre durch die Arbeiten von Röse

(1891), KÜCKENTHAL (1892), LECHE (1893) gewonnen. (RÖSE nennt die Ersatzzahnleiste „sekundären Schmelzkeim"). Die Lage der Ersatzzahnkeime „medial", d. h. lingual oder innen von den Milchzahnkeimen war schon länger festgestellt, z. B. von KOLLMANN (1869c).

Bei der Entstehung der bleibenden Zähne aus der „Ersatzzahnleiste" tritt uns naturgemäß wieder das Problem, ob wir die Dauermolaren zur 1. oder zur 2. Dentition rechnen sollen (vgl. S. 456), in Form der Frage entgegen, ob wir bei den Dauermolaren von einem Ursprung aus der „Ersatzzahnleiste" sprechen dürfen.

Schon HAUSAMANN (1878) hat beim *Rind* die Benennung des Zahnleistenabschnittes, aus welchem die Molaren entstehen, als „Ersatzzahnleiste" deshalb bekämpft, weil es sich hier gar nicht um die Lieferung von Ersatzzähnen handle. Man kann auch beim Menschen für den Zahnleistenabschnitt, aus dem die Dauermolaren entstehen, das gleiche einwenden. So hat u. a. auch STACH (1904) diese distalsten Teile der Zahnleiste nicht als Ersatzzahnleiste aufgefaßt wissen wollen. In jüngster Zeit hat W. MEYER (1933) (beim *Menschen* und ergänzend bei *Affen*) eine Ersatzzahnleiste der Dauermolaren beobachtet, die lingualwärts von diesen Zahnanlagen in die Tiefe wächst, die aber nicht weiter zur Entwicklung kommt; hierdurch könne man den Charakter der Molaren als Zähne der 1. Dentition und ihrer Zahnleiste als einer primären Zahnleiste sichergestellt erachten. ADLOFF (1934b) hält diesen Schluß jedoch nicht für zwingend und meint, man könne eher sagen, die Zahnleiste bilde in diesem Bereiche nur eine Dentition aus, die man aber weder als 1. noch als 2. Dentition bezeichnen dürfe.

Wir müssen nämlich bei Erörterung dieser Frage daran erinnern, daß bei allen Ersatzzahnanlagen aller Art Ersatzleiste entsteht, indem die Ersatzzahnleiste lingual von der Ersatzzahnanlage ein Stück weiter in die Tiefe wächst, genau so, wie es bei den Milchzahnanlagen der Fall war. Diese Beobachtung RÖSES (1895) [ähnliche Beobachtungen liegen auch von LECHE (1892, 1902) und STACH (1904) vor] wird auch von AHRENS (1913a, 1920) für alle Dauerzähne des *Menschen* bestätigt. Eine Vorahnung dieser exakten Beobachtung findet sich übrigens schon bei ALBARRAN (1887), der an der lingualen Wand des Ersatzzahn-Zahnsäckchens (also auch innen von der Ersatzzahnanlage) einen Epithelstrang findet, den er in Analogie bringt mit den Epithelresten im „Gubernaculum dentis" (s. S. 512) der Ersatzzahnanlage, und den er auch bereits für die Andeutung einer 3. Dentition hält. Damit kommen wir zu den entwicklungsgeschichtlichen Grundlagen für eine wirkliche „3. Dentition" oder überhaupt Hyperdentition, die wir gleich anschließend behandeln wollen. Um aber zu den besonderen Verhältnissen der Dauermolaren zurückzukehren, sei erwähnt, daß AHRENS (l. c.) auch bei diesen einen „palatinalen Fortsatz" beobachtet hat (vgl. die Abb. 18, p. F. nach AHRENS). Die erwähnte Beobachtung W. MEYERS stellt also eine Bestätigung und Unterstreichung dieser Angabe von AHRENS dar, sagt aber nichts Entscheidendes darüber aus, ob wir diese Ersatzleisten lingual von den Dauermolaranlagen als Rudimente einer 2. oder, wie bei den anderen Dauerzähnen, einer postpermanenten Dentition auffassen müssen.

Wir sind mit dem eben Gesagten bereits in die Erörterung des Problems einer sog. **dritten Dentition** eingetreten. (Man kann auch von postpermanenter Dentition oder schlechthin von Hyperdentition sprechen.) Wie schon im I. Kapitel (S. 457) ausgeführt wurde, muß man bei Zurechnung zur 3. Dentition zunächst einmal den verspäteten Durchbruch normaler, aber retiniert gebliebener Zähne sicher ausschließen können. Es muß sich also wirklich um überzählige Zähne handeln. Damit aber taucht die Frage auf, ob solche Fälle nicht einer der für überzählige Zähne (vgl. S. 463) in Betracht kommenden anderen Erklärungsmöglichkeit unterliegen, und es wird hier die Statistik mit zu Rate zu ziehen sein, weil das bevorzugte Vorkommen überzähliger Zähne im Bereiche bestimmter Zähne des Gebisses nach einer über bloße Hyperdentition hinausgehenden Erklärung verlangt und hierbei naturgemäß die Erklärung durch Atavismus in den Vordergrund tritt. Nach der eben erfolgten entwicklungsgeschichtlichen Erörterung, die uns gezeigt hat, daß auch neben den Ersatzzähnen wieder eine Art Ersatzleiste angelegt wird, ist das entwicklungsgeschichtliche Geschehen, das zu einer Hyperdentition führen kann, für uns durchaus verständlich.

Von den Autoren, welche entwicklungsgeschichtliche Befunde für die Andeutung einer (gewöhnlich rudimentär bleibenden) postpermanenten Dentition beigesteuert haben, wurden RÖSE (1895), LECHE (1892, 1902), STACH (1904) und AHRENS (1913a) schon genannt.

LECHE (1902) hat übrigens beim *Igel*, der ja zu den als primitiv betrachteten *Insektivoren* gehört, an der zweiten Ersatzzahnleiste sogar Andeutungen von Zahnanlagen beschrieben. Bei LECHE und RÖSE verbindet sich diese Annahme potentiell gegebener weiterer Dentitionen überdies mit der Annahme, daß sich die Zahl der Zahngenerationen auch in der Richtung „prälactealer" (rudimentärer) Zahnanlagen (S. 495) vermehren lasse, was ja AHRENS ablehnt. — Die Möglichkeit einer Hyperdentition wurde schon von KOLLMANN (1869c) angenommen. An Lehrbüchern seien zu diesem Thema als Sammelpunkt der älteren Literatur WEDL (1870), aus späterer Zeit MAYRHOFER (1912) und WETZL (1920) genannt.

6. Zur mikroskopischen Morphogenese der Alveolen und Kiefer.

Die Entwicklung der Kiefer, vor allem des Unterkiefers, soweit sie sich als Form- und Größenänderung der Skeletstücke makroskopisch verfolgen läßt, wurde bereits im I. Kapitel (S. 468) kurz angedeutet, wobei auch die Wachstumszonen der Kiefer Erwähnung fanden.

Die **Entstehung der Alveolen** erfolgt in beiden Kiefern in der Weise, daß ausgehend von den weiter in der Tiefe liegenden Teilen des Skeletstückes, Knochenbälkchen oberflächenwärts wachsen, die in ihrer Gesamtheit zwei Platten ergeben, die miteinander einen gegen den Kieferrand zu offenen Winkel einschließen. Diese Platten bestehen aus einem Bälkchenwerk von „geflechtartigem" Knochen, der hier in sog. „primärer" oder „direkter" Verknöcherung (s. unten) aus verdichtetem Mesenchym entsteht. Im Unterkiefer entwickeln sich diese Knochenplatten im Anschluß an den MECKELschen Knorpel in der 7. Embryonalwoche. In diesen Anfangsstadien gleicht also der Alveolarteil der Kiefer einer weit offenen Rinne. Eine Zerlegung dieser Rinne in die einzelnen Zahnfächer erfolgt durch knöcherne Querspangen, die Septa interalveolaria. Diese bilden sich am Boden der Rinne aus, wachsen also auch aus der Tiefe gegen die Oberfläche, wobei diese interdentalen Septen genau so sich erhöhen, wie die Ränder der Rinne, indem an die am weitesten oberflächlich gelegenen Knochenbälkchen sich immer wieder neue Knochenbälkchen in direkter Ossifikation anbauen. (Die Abb. 24 zeigt an einem parallel zur Ebene des Zahnbogens und parallel zum Ramus horizontalis des Unterkiefers geführten Schnitt bei *S.i.* ein interalveoläres Septum zwischen zwei Zahnanlagen, das auf dem näher zum Kieferrand geführten Schnitt der Abb. 25 noch nicht getroffen ist.) Nur die Bildung der vier Eckzahnfächer erfolgt durch einen Resorptionsprozeß, indem nämlich im Eckzahnbereiche, offenbar weil es die Knochenarchitektur der Biegungsstelle des Kieferbogens erfordert, zunächst breitere Knochenquerspangen oberflächenwärts wachsen. Aus diesen breiteren Knochenspangen wird dann unter dem Einfluß der heranwachsenden Eckzahnanlagen wieder sekundär der Raum für die Eckzahnalveolen herausresorbiert, so daß also die Interdentalsepten gegen i_2 und m_1 (des Milchgebisses) Reste dieser resorbierten Knochenbrücken darstellen.

Die Rinnenform der ersten Alveolenanlage hat schon ZUCKERKANDL (1891a) beschrieben. Die ergänzenden und teilweise einschränkenden Beobachtungen von SCHENK (1896) haben den Nachteil, daß sie außer menschlichen Embryonen gerade für die entscheidenden Stadien tierisches Material, noch dazu wieder von verschiedenen Tieren, heranziehen. Die ganz neue und sehr gründliche Untersuchung an menschlichen Embryonen von NORBERG (1932) läßt denn auch das Grundlegende der Beobachtungen ZUCKERKANDLs unverändert und ergänzt sie nur hinsichtlich der geschilderten Entstehung der Eckzahnalveolen. Die breiteren Knochenquerspangen, welche sich zunächst in deren Bereiche bilden, waren im Unterkiefer bereits von BOLK (1921a) beobachtet worden.

Bei der Besprechung der Alveolenbildung müssen wir uns übrigens klarmachen, daß die „definitive Alveole", welche die Wurzel des durchbrochenen Zahnes umgibt, mit der „primitiven Alveole" der Entwicklungsstadien, welche die Zahnanlage in einem viel größeren Abstande umschließt und ihrem Wachstum durch ständigen Abbau an der Innenfläche und Anbau an den Außenflächen folgen muß, nur eine entwicklungsgeschichtliche Kontinuität hat. Auf diesen Umstand, daß die „eigentliche" Alveolenbildung erst zugleich mit der Zementenentwicklung an der Wurzel zur Zeit des Durchbruches einsetzt, hat schon Orbán (1927 b) hingewiesen, auf den hemmenden Einfluß der Zahnanlage auf die vorhergehenden Stadien der Alveole u. a. Bujard (1929), der den durchschnittlichen Abstand zwischen Zahnanlage und Alveolarknochen mit 250 μ angibt und betont, daß dieser Abstand nie unter 150 μ sinkt. Von einer Entwicklung der Alveole aus dem Zahnsäckchen kann man daher nur in den Endstadien der Alveolenentwicklung sprechen, wenn sich die innersten Schichten des Alveolarknochens der „definitiven" Alveole um die Wurzel bilden, und auch dann nur in beschränktem Sinne (vgl. S. 650), und es läßt sich daher die Alveolenentwicklung nicht als ein nur von der Zahnanlage abhängiger Prozeß auffassen, weil alle vorhergehenden Stadien den Alveolarknochen als Teil des Kieferskelets zeigen, der sich in organischer Abhängigkeit von diesem entwickelt und von den Zahnanlagen nur mitbeeinflußt wird.

Eine weitgehende Selbständigkeit des Alveolarknochens gegenüber dem übrigen Kieferknochen beobachtete Aichel (1918, 1918/1919) beim „horizontalen Zahnwechsel" (s. S. 524)

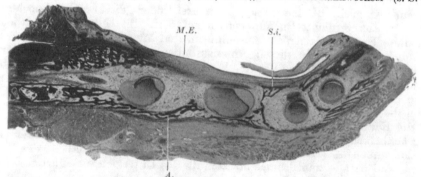

Abb. 24. Primitive Alveolen an einem Horizontalschnitt durch den rechten Unterkieferast, 3monatiger menschlicher Embryo. Vergr. 9fach. *A.* Alveolarknochen, *M.E.* Mundhöhlenepithel, *S.i.* Septum interalveolare.

des *Elefanten* und anderer *Säugetiere*, so daß er von einem „Os sacculi dentis" spricht; man findet hier in der Umgebung der Backenzahnanlagen eine Knochenschicht, welche durch lange Zeit ohne knöcherne Verbindung mit dem übrigen Kiefer bleibt und erst dann mit ihm knöchern verschmilzt, wenn der Zahn seine endgültige Stellung erreicht hat. Für den *Menschen* hat Landsberger (1923, 1925a, 1926), ausgehend vom Paradentium-Begriff (vgl. S. 646), die Anschauung entwickelt, daß jede Alveole mit ihrem Zahn auch eine genetische Einheit bilde; das Zahnsäckchen repräsentiert nach seiner Meinung diese Einheit noch in sinnfälliger Weise und später entwickelt sich dann aus seiner Außenschichte Alveolarknochen. Daraus leitet Landsberger die Vorstellung ab, daß man den Alveolarteil als Summe der Einzelalveolen betrachten müsse, und er verlangt sogar, man solle die Teile des Kiefers nach den drinnen stehenden Zähnen benennen. Diese Betrachtungsweise übersieht die oben erwähnten Einschränkungen, die man für die Abhängigkeit der Alveolenentwicklung von der Zahnanlage geltend machen muß. Auch die Umbauvorgänge bei der horizontalen Verschiebung der Zahnanlagen im Laufe des Kieferwachstums (vgl. S. 505) berechtigen nicht zu der extremen Auffassung Landsbergers, die auch Adloff (1926c) ablehnt, wobei er auf den ähnlichen Gedanken, der sich bereits in Aichels „Os sacculi dentis" findet, verweist. Hierzu wäre zu bemerken, daß eben Aichels Beobachtung und die daraus gezogenen Schlüsse nur für diese bestimmten Objekte mit ihren ganz eigenartigen Verhältnissen, eben für den „horizontalen Zahnwechsel", gelten. Wenn Weidenreich (1926b) das Zement als die verknöcherte Innenschicht, die knöcherne Alveole als die verknöcherte Außenschicht des Zahnsäckchens bezeichnet, so gilt dies eben nur für die Innenschicht der „definitiven" Alveole. Daß aber der Alveolarteil in seiner Entwicklung, und auch später in seiner funktionellen Umbildung, ausschließlich von den Zähnen abhänge, wird von Weidenreich (z. B. 1924) ganz ausdrücklich verneint. Zu diesem Problem gehört auch eine Beobachtung in der oben zitierten Arbeit Norbergs (1932), daß der Kieferknochen als Ganzes in den späten Stadien während der (außerordentlich langsamen) Entwicklung der permanenten Zähne ein gegenüber diesen Zahnalveolen ziemlich unabhängiges Wachstum zeigt. Diese Unabhängigkeit des Gesamtkieferwachstums von den Zahnanlagen zeigt auch das schon auf S. 469 besprochene Experiment SCHMIDHUBERs (1930), daß Zerstörung einiger Zahnanlagen im Unterkiefer junger *Hunde* keine Verkürzung der operierten Hälfte ergab. Die gegenteiligen Ergebnisse LANDSBERGs (1911, 1912, 1914a) können wohl darauf beruhen, daß die gesetzten Zerstörungen der Zahnkeime mit zu großen anderen Schädigungen verknüpft waren. Daß Knochen- und Zahnanlagen einander nicht so eindeutig zugeordnet sind, wie es dann der Fall wäre, wenn die Knochenentwicklung allein von den Zahnanlagen abhinge, zeigen schließlich auch die wechselnden Nahtbildungen innerhalb und an den Grenzen des Zwischenkieferknochens, die nicht immer an die gleichen Vorderzähne geknüpft sind (vgl. S. 463, 464).

Eine weitere Frage, die unser Interesse beansprucht, ist das **Verhältnis zwischen Milchzahnalveole und Ersatzzahnalveole.** Da wir unter „definitiver Alveole" erst die Alveole verstehen, welche die Wurzel des durchgebrochenen Zahnes umschließt, befinden sich bis zum Durchbruch der ersten Milchzähne (ungefähr im 6. Lebensmonat) sämtliche Alveolen auf dem Stadium der „primitiven Alveole" und wir treffen jede der 20 Milchzahnanlagen in einer näheren räumlichen Beziehung zu einer Ersatzzahnanlage. (Die Alveolenanlagen der 3 Dauermolaren sollen unten gesondert besprochen werden.) Zunächst

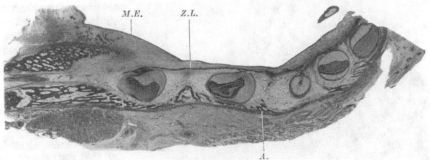

Abb. 25. Schnitt wie in Abb. 24, jedoch näher zur Kernfläche geführt, so daß vom Alveolarknochen (*A.*) kein Septum interalveolare mehr getroffen ist. *M.E.* Mundhöhlenepithel, *Z.L.* Zahnleiste.

liegt jede Milchzahnanlage mit der entsprechenden, wesentlich kleineren Ersatzzahnanlage in einer gemeinsamen Alveole (Abb. 30). Die Ersatzzahnanlagen liegen hierbei, wie schon erwähnt, nach innen oder lingualwärts von den Milchzahnanlagen, außerdem aber ihnen gegenüber etwas distalwärts verschoben, so daß Milch- und Ersatzzähne gewissermaßen zwei alternierende Reihen bilden. Allmählich bildet sich dann eine eigene Ersatzzahnalveole, die kieferrandwärts noch weit offen ist. Sie liegt [nach NORBERG (l. c.)] bei allen Zähnen selbstverständlich nach innen vom Milchzahn und etwas distalwärts von ihm; außerdem aber bewirkt die spätere und langsamere Entwicklung von P_1 und P_2, daß deren Alveolen von Anfang an mehr nach „oben" (im Oberkiefer) oder nach „unten" (im Unterkiefer) gegen die Milchzahnalveole verschoben sind, während wir die Frontzahnalveolen mehr auf gleicher Höhe, einfach „hinter" den Milchzahnalveolen antreffen. In dem Maße, als die Milchzahnanlage durch ihre Wurzelbildung oberflächenwärts geschoben wird, kommt dann die Ersatzzahnanlage bei allen Zähnen „ober" ihr (im Oberkiefer) oder „unter" ihr (im Unterkiefer) zu liegen, und bei ausgebildeter Milchzahnwurzel ist die Milchzahnalveole auch gegen die Ersatzzahnalveole zu knöchern abgeschlossen, wie es ja die solide Befestigung des Milchzahnes verlangt (Abb. 31).

Zur Zeit der für Milch- und Ersatzzahnkeim gemeinsamen Alveole erleidet nach Untersuchungen von NAUCK (1934) an *Katzen*-Feten der Ersatzzahnkeim, sobald er in die Tiefe gerückt ist, in der räumlichen Enge zwischen Milchzahnanlage und Alveolenwand eine gewisse Deformation.

Die **Alveolen der drei Dauermolaren** bilden sich (nach Norberg) im wesentlichen in der Weise, daß im Oberkiefer an den distalen Enden des Kieferbogens Knochen angebaut wird, während im Unterkiefer diesem Anbauprozeß erst Resorptionsprozesse am vertikalen Unterkieferast vorangehen müssen.

Der **Verknöcherungsprozeß,** durch welchen die Kiefer samt den Alveolen (ebenso wie alle Gesichtsknochen und platten Schädelknochen) entstehen, ist — der Hauptsache nach — eine Ossifikation ohne vorausgehende Knorpelanlage, also eine „primäre Verknöcherung" im Sinne Schaffers (1933). Diese Behauptung verlangt zunächst eine Rechtfertigung gegenüber dem naheliegenden Einwand, daß doch im Bereiche des Unterkiefers der Meckelsche Knorpel anzutreffen ist, und ferner eine genauere Auseinandersetzung, was wir unter diesem Verknöcherungstypus verstehen.

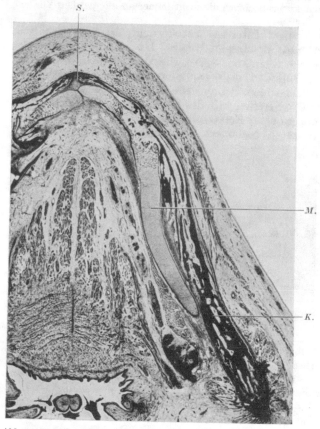

Abb. 26. Verknöcherung des Meckelschen Knorpels. Horizontalschnitt durch den Unterkiefer, menschlicher Embryo, 10,5 cm gr. L. Vergr. 12fach. *K.* Knochen, in direkter Ossifikation entstanden, *M.* Meckelscher Knorpel, *S.* Symphyse.

Der Meckelsche Knorpel verhält sich nämlich bei der Ossifikation des Unterkiefers ganz anders, als die knorpelig präformierten Skeletstücke (z. B. die knorpeligen Anlagen der Fingerphalangen) bei der „Ossifikation auf knorpeliger Grundlage". Bei dieser letzteren geht dem Ossifikationsprozeß eine Verkalkung der Knorpelgrundsubstanz voraus, die mit einem Großblasigwerden der Knorpelzellen in diesen Verkalkungspunkt verknüpft ist. Zugleich mit der ersten Auflagerung von „perichondralem" Knochen im Bereiche des Verkalkungspunktes wird dieser durch ein eindringendes Gefäß teilweise aufgelöst, es wird ein Markraum geschaffen, in dem es später zu „endochondralen" Knochenablagerungen auf den Knorpelresten kommt, usw. Die ersten Knochenbälkchen des Unterkiefers entstehen dagegen weitab vom Meckelschen Knorpel, der auch keine Verkalkung zeigt, und dies gilt auch noch für viel spätere Stadien. So sehen wir auf Abb. 16 und Abb. 26 den Meckelschen Knorpel im Quer- und im Längsschnitt und erkennen, daß er von den durch direkte Ossifikation entstandenen Knochenbälkchen erst in einem gewissen Abstand umgeben ist. (Nähere Einzelheiten über das Verhalten und das Schicksal des Meckelschen Knorpels s. unten, S. 504.)

Wir können also auch beim Unterkiefer von einer Ossifikation ohne knorpeliges Vorstadium sprechen. Die Einzelheiten dieser „primären Verknöcherung" spielen sich nun in der Weise ab, daß aus dem verdichteten Mesenchym, das die Stelle des Skeletstückes vorher einnimmt, sich Zellen zu Osteoblasten differenzieren, sich zu Zweierreihen aneinanderlegen und nun anfangen, Knochengrundsubstanz abzuscheiden. Dabei gelangen sie schließlich in die Grundsubstanz hinein und werden so zu Osteocyten, worauf neue Osteoblasten sich an den Rand des so entstandenen Knochenbälkchens anlagern. Es entsteht dadurch ein Geflechtwerk von Knochenbälkchen, dichter gefügt, mit breiteren Bälkchen im Zentrum, lockerer gefügt, mit schmäleren, in ihren Ausläufern noch osteocytenfreien Bälkchen an den Rändern des Skeletstückes, in seiner mikroskopischen Architektur ähnlich der an aufgehellten Schädelknochen makroskopisch verfolgbaren Bälkchenanordnung. Die Räume zwischen den Bälkchen erfüllt zunächst ein zellarmes Mesenchym, in dem es vorläufig nicht zur Ausbildung von blutbildendem Knochenmark kommt.

Bei dieser eben gegebenen Schilderung haben wir von **Bindegewebsbündeln, die in den Knochen eingebaut werden,** zunächst abgesehen. Nun ist ein solcher Vorgang stellenweise gewiß zu beobachten; in diesem Fall füllt die von den Osteoblasten produzierte Grundsubstanz als später verkalkende Kittsubstanz die Räume zwischen schon vorhandenen Fibrillenbündeln. **Überwiegend entstehen jedoch die Fibrillen erst in der von den Osteoblasten gelieferten Grundsubstanz.** Die alte Darstellungsweise der primären Verknöcherung als einer „Ossifikation auf bindegewebiger Grundlage", der zufolge sich die Osteoblasten durchwegs an schon vorhandene Fibrillenbündel anlagern sollen, ist unzulänglich und ist eine unberechtigte Verallgemeinerung. Auch beim Alveolarknochen erfolgt ein solcher Einbau von Fibrillenbündeln zwar zweifellos in den von den SHARPEYSCHEN Fasern durchsetzten Schichten, also im Bereiche des Periosts und auch des Periodontiums (Alveolarperiosts); die Fibrillenbildung in der großen Mehrzahl der Bälkchen der „primitiven" Alveole erfolgt jedoch erst in der von den Osteoblasten ausgeschiedenen Grundsubstanz.

Der Kiefer- und Alveolarknochen stellt in seiner embryonalen Anlage teils **„geflechtartigen" Knochen** [im Sinne v. EBNERs, s. SCHAFFER (1933)] dar mit unregelmäßigen Lacunen und unregelmäßiger Fibrillenanordnung, teils wird schon frühzeitig **„parallelfaseriger" Knochen** (vgl. S. 655) angelegt, in welchem parallel gerichtete Fibrillenbündel und spindelförmige Lacunen anzutreffen sind. Die fertig ausgebildeten Skeletstücke bestehen dagegen fast ausschließlich aus dem aus Lamellensystemen zusammengesetzten **„lamellären" Knochen.** Geflechtartiger Knochen erhält sich der Hauptsache nach nur an solchen Randpartien, die stark mit eingebauten (SHARPEYSCHEN) Fasern durchsetzt sind. Lamellärer Knochen entsteht niemals sofort am Beginn eines Verknöcherungsprozesses, sondern immer erst als Ersatz von geflechtartigem. Dies gilt für die Ossifikation auf knorpeliger Grundlage genau so, wie für die hier geschilderte primäre Ossifikation.

Vom Standpunkte dieser unumstößlichen Tatsachen aus muß die von WEIDENREICH (1930a) gewählte Einteilung der Knochenentwicklung befremden. WEIDENREICH, der schon 1923 die mit unserem geflechtartigen und lamellären Knochen sich (teilweise) deckenden Begriffe „Faserknochen" und „Schalenknochen" aufgestellt hat, verwendet (1930a) bei Besprechung der Knochenentwicklung die Abschnittsüberschriften „Bildung von grobgebündelter Knochengrundsubstanz" und „Bildung der feingebündelten Knochengrundsubstanz — Schalenknochen" und bespricht im ersten Abschnitt der Hauptsache nach die primäre (direkte) Ossifikation, im zweiten die auf knorpeliger Grundlage. Daraus kann sich nicht nur das Mißverständnis ergeben, daß bei Ossifikation auf knorpeliger Grundlage sofort lamellärer Knochen auftreten, sondern auch das, daß primäre Ossifikation nie zu lamellärem Knochen führen könne. WEIDENREICH liefert aber außerdem eine Beschreibung der Bildung „grobgebündelter" Knochensubstanz, die an die alte „Ossifikation auf bindegewebiger Grundlage" erinnert, d. h. nur den Einbau von Fibrillenbündeln, nicht aber deren spätere Entstehung und die Möglichkeit vorsieht, daß auch der primäre Knochen feinbündelig sein kann! Schließlich sei noch hervorgehoben, daß WEIDENREICH auch eine unmittelbare Verkalkung von faserreichem Bindegewebe unterscheidet, bei der die Bindegewebszellen als solche erhalten bleiben, Osteoblasten also nicht intervenieren.

Diese Entstehungsweise spielt an der Einstrahlungsstelle von Ligamenten und Sehnen in den Knochen eine gewisse, aber wohl nur bescheidende Rolle, und man täte besser, solche Stellen, wie bisher, als verknöcherte Sehnen oder Bänder zu bezeichnen.

Abgesehen von diesen Auseinandersetzungen im Interesse einer klaren und folgerichtigen Benennung der Ossifikationstypen muß an dieser Stelle auch auf gelegentliche Anschauungen und Vorstellungen in der zahnärztlichen Literatur hingewiesen werden, die vom Standpunkt der Knochenhistologie überhaupt indiskutabel sind (und es auch schon zur Zeit ihrer Niederschrift waren). So rechnet WALKHOFF (1900/1901) mit einer Entstehung von Compacta aus Spongiosa durch „Kompression" der Spongiosa! Bei WINKLER (1923) findet sich die schon von GROSS (1934) zurückgewiesene Annahme eines intussusceptionellen Knochenwachstums im Laufe der Kieferentwicklung. Beide Annahmen widersprechen dem Grundprinzip, das allen Veränderungen des (ja ungeheuer veränderungsfähigen, man kann sagen: „plastischen") Knochengewebes zugrunde liegt: Abbau und Neubau, durch welche der Knochen jede Veränderung seiner äußeren Form und Größe wie auch seiner inneren Architektur erreicht!

Gewisse histogenetische Einzelheiten, vor allem das Auftreten knorpelähnlicher Mischgewebe, werden noch im VII. Kapitel (S. 657) zur Sprache kommen.

Für Einzelheiten der Unterkieferentwicklung sind vor allem die grundlegenden Arbeiten von SCHAFFER (1888, 1916) zu Rate zu ziehen. Der MECKELsche Knorpel wird in seinen distalen Anteilen in den Unterkieferverknöcherungsprozeß nach Art einer Ossifikation auf knorpeliger Grundlage später mit einbezogen, und zwar lagert sich auf ihm nicht nur „perichondraler" Knochen ab, sondern er wird auch bei der Bildung des Markraumes bis auf Reste zerstört, und diese Reste werden auch von „endochondralen" Knochenschichten umscheidet. Die vorderen (proximalen) Teile des MECKELschen Knorpels gehen dagegen ohne derartige Einbeziehung in den Verknöcherungsprozeß zugrunde, wobei wir einen Zerfall in Knorpelinseln beobachten können, die zum Teil noch vom Knochen umwachsen werden, ehe sie verschwinden. Der Symphysenknorpel, von dessen Bedeutung als einer wichtigen Wachstumszone schon im I. Kapitel (S. 468) die Rede war, bildet sich also nicht aus dem MECKELschen Knorpel, sondern sekundär an den beiden einander entgegenwachsenden Unterkieferästen [SCHAFFER, siehe auch GROSS (1934)]. Derartige sekundäre Knorpelbildungen beruhen darauf, daß das Periost seine Bildungstätigkeit ändert und statt Osteoblasten Chondroblasten differenziert, also zu einem Perichondrium wird, nicht aber auf „Metaplasie" im Sinne der Umbildung fertig differenzierter Knochenzellen in Knorpelzellen, oder umgekehrt. (Wir können das gleiche auch an den beiden Processus des vertikalen Astes beobachten.) GROSS führt die Knorpelbildung an der Symphyse auf die funktionelle Beanspruchung im Sinne einer Schubwirkung zurück, was nach SCHAFFER (1930) zur Anlage von Faserknorpel führt. Doch steht hier wohl die Rolle des Knorpels als eines rasch wachsenden und auch wegen seines einfacheren Baues als Provisorium besonders geeigneten Gewebes im Vordergrunde. Besonderes Interesse beanspruchen die Wachstumsprozesse am vertikalen Unterkieferast. SCHMIDHUBER (1930), dessen experimentelle Untersuchungen schon auf S. 501 erwähnt wurden, hat die Entwicklung des Gelenkfortsatzes, des Processus condyloides, beim *Menschen* auch histologisch untersucht, vom 2. Fetalmonat bis zur Geburt, zu welcher Zeit noch ein schmaler Epiphysenknorpel vorhanden ist. Das Wachstum des Unterkiefers an seinen distalen Enden, eben im Bereiche der beiden Rami mandibulares, spielt sich, wie auch die Untersuchungen von GROSS (l. c.) bestätigen, im wesentlichen in der Weise ab, daß an den nach vorne gerichteten Kanten des Processus condyloides und coronoides Resorption, an ihren hinteren Kanten Apposition stattfindet, eine Apposition, an welcher Fortsetzung der hinteren Kante des Processus coronoides die Gegend des Angulus besonders stark beteiligt ist. Das Höhenwachstum der Vertikaläste bringt in den früheren Embryonalstadium ein wechselvolles Auftreten von sekundärem Knorpel mit sich [SCHAFFER (1888)], was auch GROSS beobachtet hat. Beim Einbau der Sehnen in den Processus coronoides soll nach GROSS auch eine unmittelbare Verkalkung von Sehnengewebe (ohne Intervention von Osteoblasten) zu beobachten sein im Sinne der oben erörterten Auffassung WEIDENREICHS. Beim Breitenwachstum des Unterkiefers will GROSS den Appositionsvorgängen an den Außenflächen und den Resorptionsvorgängen an den Innenflächen nicht, so wie SICHER (1923a) und SICHER-TANDLER (1928), die Hauptrolle zuschreiben, sondern nur eine Bedeutung für die Detailmodellierung. Das Breitenwachstum als Ganzes stellt sich jedoch (vgl. S. 468) von selbst mit dem Längenwachstum der winkelig aufeinander treffenden Unterkieferhälften ein.

Die Oberkieferentwicklung ist wegen der schwierigeren Beschaffbarkeit und Verarbeitbarkeit des Materials viel weniger untersucht. Über den Anbau an den distalen Enden wurde schon bei der Alveolenbildung der Dauermolaren (S. 502) gesprochen. Auch hier stellen die Alveolarfortsätze eine Wachstumszone dar, wie sich aus experimentellen Untersuchungen (S. 469) und auch aus Angaben bei GROSS (l. c.) ergibt. Auf dem Wachstum der Alveolarfortsätze beruht auch die zunehmende Wölbung des Gaumens [BOLK (1921a), GROSS (l. c.)].

Eine **horizontale Wanderung der Alveolen im Laufe der Entwicklung** (vgl. auch oben S. 500), die schon einige Beobachter, z. B. ZSIGMONDY (1890, 1909) und AICHEL (1918/1919), daraus erschlossen hatten, daß die Dimensionen der Kiefer im Zeitpunkte der Entstehung der Zahnanlagen und im Zeitpunkte ihres Durchbruches außerordentlich verschiedene sind, läßt sich, wie erst GROSS (l. c.) gezeigt hat, auch histologisch durch Abbau- und Anbauprozesse nachweisen. Es wandern z. B. zur Zeit des Wachstums im Symphysenbereiche des Unterkiefers die Anlagen der Milchfrontzähne und des m_1 symphysenwärts (mesialwärts), die Anlagen von m_2 an distalwärts, und diese Lageverschiebung geschieht durch Abbau und Anbau der entsprechenden Alveolenränder. Auch im Oberkiefer hat GROSS derartige Beobachtungen gemacht. Zu teilweise sehr eingreifenden Horizontalverschiebungen kommt es auch beim Zahnwechsel. Schon ZIELINSKY (1908, 1910) hat beobachtet, daß auch im Bereiche der im Milch- und Dauergebiß in gleicher Zahl vorhandenen Frontzähne Horizontalverschiebungen notwendig sind, um für die etwas breiteren Ersatzzähne Raum zu schaffen. Weitere derartige Beobachtungen finden sich bei WUNDENBERG (1933). Eine besonders auffallende Lageveränderung machen die Dauereckzähne im Oberkiefer mit, die nach RUNGE (1928), ursprünglich unter dem Boden der Oberkieferhöhle gelegen, erst zwischen 11. und 14. Jahr vor diese Höhle zu liegen kommen.

Von **anderen Lageveränderungen** erwähnen wir noch die Horizontalverschiebungen und Vertikalverschiebungen funktionierender Zähne, die erst im VII. Kapitel (S. 660 und 661) besprochen werden sollen. Daß Lage- und Stellungsanomalien schon bei Zahnkeimen feststellbar sind, beweist eine orthodontisch-entwicklungsgeschichtliche Untersuchung von A. M. SCHWARZ (1933).

7. Wurzelbildung und Durchbruch im allgemeinen.

In diesem Kapitel soll das für Milch- und Dauerzähne gleichbleibende Grundsätzliche des Wurzelbildungs- und Durchbruchsprozesses besprochen werden. Die Besonderheiten, welche sich für den Durchbruch der Mehrzahl der Dauerzähne dadurch ergeben, daß ihm eine Resorption des Milchzahnes vorangehen muß, sind dem nächsten (8.) Unterkapitel vorbehalten.

Wenn die Bildung der Zahnkrone vollendet ist, setzt die **Wurzelbildung** ein und mit dieser Wurzelbildung beginnt eine Verschiebung der Zahnanlage in der Durchbruchsrichtung, wodurch sich der Abstand ihrer Kaufläche vom Kieferepithel verringert. Nur bei M_3 (dem letzten Dauermolaren) ist das Wurzelwachstum bei Beginn des Durchbruches schon weit vorgeschritten [v. KORFF (1935)]. Der Durchbruch ist natürlich mit dem Augenblicke, wo die Schneide oder die ersten Höcker eines Zahnes das Zahnfleisch durchbohren, noch nicht vollendet, sondern dauert bis zur vollständigen Freilegung der Krone. In diesen Abschnitt zwischen erstem Beginn und Vollendung des äußerlich sichtbaren Durchbruchs fällt noch ein beträchtlicher Teil des Wurzelwachstums, das also mit dem Beginn des Kronendurchbruchs noch nicht abgeschlossen ist. Dies ist ja auch insofern verständlich, als anderenfalls eine viel tiefere Alveole angelegt werden müßte, als sie der voll durchgebrochene Zahn benötigt. Das Wurzelwachstum findet also erst mit dem Aufhören der Durchbruchsbewegung seinen Abschluß.

Die Bildung des Dentins im Bereiche der Wurzel vollzieht sich, ebenso wie im Bereiche der Krone, in offensichtlicher Abhängigkeit vom inneren Schmelzepithel, wobei aber der auffallende Unterschied besteht, daß in diesem über den Schmelzrand hinausreichenden Teil des Schmelzorganes keine Schmelzpulpa, ja nicht einmal mehr eine „intermediäre Schichte", sich zwischen inneres und äußeres Schmelzepithel einschiebt. Es besteht also diese als HERTWIGsche oder v. BRUNNsche Epithelscheide bezeichnete Fortsetzung des Schmelzorganes nur mehr aus innerem und äußerem Schmelzepithel. Die Annahme v. BRUNNs, daß dieses epitheliale Organ zur Formbildung der Wurzel berufen sei, gleichsam ihre Gußform zu liefern habe, dürfen wir wohl nach allen unseren Erfahrungen über die formbildende Rolle des Epithels im allgemeinen und bei der Zahnbildung im besonderen (vgl. S. 480) aufrechterhalten und dürfen hierbei auch auf den histogenetischen Einfluß des inneren Schmelzepithels auf die Pulpa im Sinne der Odontoblastendifferenzierung nicht vergessen. Da wir den Umschlagsrand des Schmelzorganes schon vor vollendeter Kronenform als Wachstumszone (als Zone von Mitosen, vgl. S. 486) kennengelernt haben, stellt sich die Epithelscheide als Fortsetzung des gleichen Wachstumsprozesses dar, und man kann (mit v. Brunn) in gewissem Sinne sagen, daß sie wie ein Locheisen in die Tiefe wächst und die Wurzelform ausstanzt (wobei wir die Frage des „In-die-Tiefe-Wachsens" allerdings erst im Zusammenhang mit dem Durchbruchsproblem erörtern wollen). Diese formbestimmende Rolle des Epithels ist aber natürlich auch hier mit einem korrelativen Mitwachsen des Bindegewebes verbunden, was sich daran zeigt, daß die gewebliche Differenzierung der Zahnpapille (Pulpa) in Form eines verdichteten, zellreicheren Mesenchyms dem Rand des Schmelzorganes jeweils um ein Stück, den sog. „Pulpawulst" (Abb. 22), voraus ist.

Bei einwurzeligen Zähnen ergibt sich die Formbildung der Wurzel durch die Epithelscheide ohne weiteres dadurch, daß der Rand des Schmelzorganes als ein im ganzen ringförmiges (dabei aber etwas konisch sich verengendes) doppeltes Epithelblatt weiterwächst. Bei mehrwurzeligen Zähnen jedoch müssen im Bereiche der Wurzelursprünge Wandpartien der Pulpahöhle entstehen, welche die Pulpahöhle auf gewisse Strecken auch wurzelspitzenwärts abschließen; es muß also das Schmelzorgan, bevor es die den einzelnen Wurzeln entsprechenden ringförmigen Epithelscheiden aussendet, zunächst (vgl. Abb. 27) in

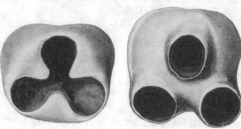

Abb. 27. Schema der Wurzelbildung bei einem mehrwurzeligen Zahn. [Nach Sicher-Tandler (1928).]

Form von breiteren Lappen auswachsen und diese Lappen müssen sich in gewissen Nahtlinien vereinigen. Man kann am Verlauf der Dentinkanälchen diese Nahtlinien der Pulpawand tatsächlich dauernd nachweisen. Überdies ergeben sich zwischen den Wurzelursprüngen sog. Schmelzsporne, welche über den Schmelzrand am Zahnhals ein Stück weit hinausreichen und in deren Bereiche während der Entwicklung charakteristischerweise nicht nur die Epithelscheide, sondern auch eine Schmelzpulpa zwischen deren Blättern, zur Ausbildung kommt.

Ein weiteres Formproblem bei der Wurzelbildung ist die Art und Weise, wie sich Längenwachstum der Wurzel und Einengung der ursprünglich weit offenen Pulpahöhle zum Wurzelkanal miteinander kombinieren. Wir können diesen Prozeß gelegentlich an den Konturlinien des Dentins (Abb. 89) in sehr anschaulicher Weise verfolgen (vgl. S. 607).

Der Ausdruck Epithelscheide stammt von O. Hertwig (1874b), welcher bei Amphibien-Zahnkeimen das Hinauswachsen des Schmelzorganes über den schmelzbildenden Bereich beobachtet hatte. Die wichtige Bedeutung dieser Bildung hat aber erst v. Brunn (1879, 1886, 1887, 1891) erkannt, dem zunächst an der schmelzfreien hinteren Fläche der Ratten-Nagezähne aufgefallen war, daß dieser Fläche trotzdem ein inneres Schmelzepithel im nicht durchgebrochenen Teil entspreche. Hierdurch auf den Gedanken gebracht, daß das innere Schmelzepithel außer seiner schmelzbildenden Funktion auch noch eine andere Bedeutung haben müsse, verfolgte er diese Frage auch im Wurzelbereiche nicht dauernd wachsender Zähne und gelangte so zur Erkenntnis der formbildenden Bedeutung der Epithelscheide. Dieser Deutung der Epithelscheide hat sich schon frühzeitig v. Ebner (1890a) und Röse (1891) angeschlossen, ebenso später G. Fischer (1909), und sie steht wohl auch heute noch bei der Mehrzahl der Autoren in Geltung. Walkhoff (1902, 1924) hat allerdings auf Grund des „Pulpawulstes" (s. oben) behauptet, die Wurzelform werde primär von der Papille bestimmt, und auch Wallisch (1900) legt das Hauptgewicht auf dieses Vorauswachsen der Papille. WESKI-CONTRERAS (1924) finden auch bei der Bildung mehrwurzeliger Zähne diesen Primat der Papille vor der Epithelscheide bestätigt. Am schroffsten (und daher wohl am anfechtbarsten) hat LARTSCHNEIDER (1929a, 1931a) eine formbildende Rolle der Epithelscheide abgelehnt. Auch TALBOT (1922a, 1922b) hat gegen eine formbestimmende Rolle der Epithelscheide Einwände erhoben, was aber zum Teil wohl darauf beruht, daß nur durchlöcherte und bereits vom Dentin abgedrängte Stadien der Epithelscheide berücksichtigt wurden. ORBÁN-MUELLER (1929) schließlich scheinen eine Formbestimmung durch die Epithelscheide nicht gänzlich abzulehnen, verwahren sich aber im Sinne der eigenartigen Anschauungen ORBÁNS (vgl. S. 479 und 480) gegen ein In-die-Tiefe-Wachsen der Epithelscheide. Wir selbst möchten bei der Frage der Formbestimmung durch die Epithelscheide an die schon früher (S. 480) betonte Zusammenarbeit von Epithel und Bindegewebe erinnern und müssen allen Überschätzungen der Bindegewebsinitiative gegenüber betonen, daß eine Odontoblastendifferenzierung und Dentinbildung auch im Wurzelbereiche zweifellos erst unter dem Einfluß des inneren Schmelzepithels stattfindet, was auch FISCHEL (1922) hervorgehoben hat, der ferner darauf verweist daß das innere Schmelzepithel nur bei Vorhandensein einer intermediären Schichte Schmelz ablagert. Dieser letztere Zusammenhang ist auch WESKI-CONTRERAS (l. c.) bei der oben geschilderten Anlage der „Schmelzsporne" aufgefallen. Diese Arbeit beschäftigt sich auch ausführlicher mit dem Problem der Entstehung mehrwurzeliger Zähne, ebenso wie ORBAN-MUELLER (l. c.). Einen Beitrag hierzu liefert bereits die Arbeit von AEBY (1878a), der erkannt hat, daß der mehrwurzelige Zahn schon frühzeitig die entsprechende Teilung des zugehörigen Blutgefäßes zeigt, was ja für die selbständige Mitarbeit des Bindegewebes (aber deshalb noch nicht für einen Primat oder eine Alleinherrschaft des Bindegewebes) spricht. Die eigenartige Darstellung der Epithelscheide durch MUMMERY (1922b, 1924b), der behauptet, sie sei nur eine Fortsetzung des äußeren Schmelzepithels, entbehre also des inneren Schmelzepithels, entspricht nicht den Tatsachen.

An die jeweils am frühesten gebildete Außenfläche des Dentins — die Odontoblasten rücken von dieser Schichte unter ständiger Verkleinerung der Pulpa immer weiter ab — lagert sich dann, am Wurzelursprung beginnend, Zement an, doch sollen die Einzelheiten der Zementbildung dem V. Kapitel (S. 623) vorbehalten bleiben. Mit der Abdrängung der Epithelscheide von der Dentinoberfläche durch das Zement bildende Bindegewebe verliert diese auch den Charakter eines lückenlosen Epithelmantels. In ähnlicher Weise, wie wir dies bei der Zahnleistenrückbildung (S. 494) geschildert haben, treten in ihr Löcher auf, bis schließlich nur mehr unzusammenhängende Epithelinseln überbleiben (vgl. S. 651), die dann ebenfalls zu den „MALASSEZschen Epithelresten" gezählt werden.

Bemerkenswert ist schließlich noch, daß das über den Rand des Wurzeldentins hinausreichende jeweilige Ende der Epithelscheide in zunehmendem Maße pulpawärts abgeknickt ist (Abb. 30), wofür wir noch keine sichere und einheitliche Erklärung wissen.

Die Angaben von W. MEYER (1932), daß diese Abknickung der Epithelscheide sich erst gegen Abschluß des Wurzelwachstums in höherem Grade bemerkbar mache und diesen Abschluß gewissermaßen herbeiführe, widerspricht dem Umstande, daß schon Stadien mit ganz kurzer Wurzel (Abb. 22) diese Abknickung deutlich zeigen. LANDSBERGER (1924) bezeichnet diesen Teil als „Endorgan der Epithelscheide" und stellt in diesem Bereiche eine Art Pulpa zwischen den beiden Blättern der Epithelscheide fest, die er sich durch eine Auseinanderzerrung des inneren und äußeren Schmelzepithels erklärt, indem das innere an der Zahnpapille haftet, das äußere durch das festere Bindegewebe des Zahnsäckchens einen Zug in okklusaler Richtung erfährt (vgl. unten); die Abknickung des „Endorganes" soll nun dadurch entstehen, daß die Gesamtbewegung des Zahnes in okklusaler Richtung sich auch am offenen Wurzelende geltend macht, welches die ihm verhaftete Epithelscheide mitnimmt. Uns erscheint die Annahme einer Auseinanderzerrung der beiden Oberflächen des „Endorganes" etwas gezwungen und eine gewisse Auflockerung auch aus den Wachstumsvorgängen des Epithels in diesem Bereiche (also durch aktive Prozesse) verständlich. Die Abknickung der Epithelscheide jedoch könnten wir uns eher dadurch erklären, daß das ständig proliferierende Ende der Epithelscheide von einem gewissen Zeitpunkt an keinen Platz mehr zum In-die-Tiefe-Wachsen findet, sobald einmal die Wurzelanlage nahe an den Alveolenboden heranreicht. Wie unten noch näher ausgeführt werden soll, sind wir (mit anderen Autoren) der Meinung, daß zunächst ein In-die-Tiefe-Wachsen der Zahnanlage stattfindet, das aber dann, bald nach Beginn der Wurzelbildung, einem Aus-der-Tiefe-Emporwachsen Platz macht, bei dem eine Druckzone zwischen dem Alveolenboden als

Widerlager und dem offenen Wurzelende entstehen muß, deren sichtbarer Ausdruck vielleicht die zunehmende Abknickung der Epithelscheide ist. Orbán (1927b, 1928a, 1929c) geht auf die Abknickung des Endes der Epithelscheide nicht besonders ein; er betrachtet im übrigen dieses Ende als den Fixpunkt bei der Wachstumsbewegung des Zahnes und entwickelt hier bei der Wurzelbildung die gleichen Vorstellungen, wie bei den früheren Stadien der Zahnkeime (vgl. S. 480), Vorstellungen, die auf ein reines Herauswachsen aus der Tiefe hinauslaufen. Wir glauben, wie wir soeben ausführten, ebenfalls für die Zeit der Wurzelbildung an ein Herauswachsen des Zahnes aus der Tiefe, doch versagt diese Vorstellung für die vorhergehenden Stadien, in welchen unserer Meinung nach ein In-die-Tiefe-Wachsen stattfindet im Sinne einer Verringerung des Abstandes zwischen Wurzelrand der Zahnanlage und Alveolenboden. Es geht daher nicht an, diesen ganzen Prozeß immer nur vom Standpunkt des Epithelscheidenrandes aus zu betrachten; und wenn auch dessen Verbindung mit dem ehemaligen Schmelzorgan mit der Zeit durchlöchert wird und schwindet, so bleibt diese Wachstumszone doch immer ein Teil des Schmelzorganes, während in Orbáns Darstellung Epithelscheide und Schmelzorgan lediglich zu einem Produkt dieser Randpartie gemacht werden.

Der **Durchbruch** des Zahnes kommt der Hauptsache nach dadurch zustande, daß bei einsetzendem Wurzelwachstum, das zu einer ständigen Verlängerung des Zahnes führen muß, der Alveolenboden einen Fixpunkt darstellt, an dem sogar noch ein gewisser Anbau stattfindet. Diese Vorgänge müßten noch viel schneller zum Durchbruch führen, als es tatsächlich der Fall ist, wenn nicht gleichzeitig bis zu einem gewissen Zeitpunkte ein Anbau am Alveolenrand, also ein ständiges Tieferwerden der Alveole, erfolgte, das aber doch mit der Verlängerung des Zahnes nicht Schritt hält. Das epithelwärts von der Zahnkrone gelegene Gewebe steht also von innen heraus unter Druck (zugleich auch gelegentlich unter einem Kaudruck von außen her) und unterliegt einer Rückbildung, die wir aber erst nach Besprechung des eigentlichen Durchbruchsproblemes erörtern wollen.

Die Hauptfrage, die noch einer gewissen Diskussion unterliegt, ist die, ob der Zahn so, wie wir es hier dargestellt haben, aus der Tiefe gegen die Oberfläche, oder aber von der Oberfläche in die Tiefe wächst, womit man notwendigerweise die Vorstellung verknüpfen müßte, daß der Alveolenrand immer wieder abgebaut wird. Wir möchten nun zunächst [mit Gross (1934)] betonen, daß ein Teil dieser Kontroverse sich dadurch löst, daß tatsächlich beides der Fall ist, aber eben nicht in gleichen Entwicklungsabschnitt. Am Anfang der Entwicklung, der Hauptsache nach vor dem Wurzelwachstum, rückt der Zahnkeim tatsächlich in die Tiefe, was ja schon aus dem Abbau des Alveolenbodens, der der ständig sich vergrößernden Zahnanlage ausweicht (s. S. 499), hervorgeht. Ein solches In-die-Tiefe-Wachsen der Anfangsstadien verbunden mit Abbau des Alveolenbodens haben schon Walkhoff (1900/1901) und Zuckerkandl (1902) beobachtet und es wird auch von Gross (l. c.) bestätigt. Zur Zeit des Wurzelwachstums dagegen erfolgt dann nach Anschauung von Gross und mehrerer noch zu nennender Autoren im wesentlichen ein Herauswachsen aus dem Kiefer. Dagegen wollte Aichel (1918, 1918/1919, 1926) den gesamten Entwicklungsprozeß, auch nach einsetzendem Wurzelwachstum, als ein ständiges Hineinwachsen in den Kiefer erklären, das mit einem ständigen Abbau des Alveolenrandes verknüpft sei. Diese Anschauung hat Mach (1925) (ohne Aichels Arbeiten zu kennen) von einer anderen Seite her aufgegriffen; er glaubte nämlich bei dauernd wachsenden Zähnen, speziell bei Nagezähnen (vgl. S. 523), das schwierige Problem, in welcher Weise das Periodontium dem Wachstum des Zahnes folgt, in der Weise lösen zu können, daß er eine ständige Neubildung des jeweiligen Alveolenbodens und einen ständigen Abbau des Alveolenrandes annahm. Dieser Anschauung schloß sich auch sein Lehrer Weidenreich (1926b, 1927a) an und beide übertragen diese am Wachstum der Nagezähne gewonnenen Anschauungen auch auf den Durchbruch der gewöhnlichen Zähne. Diese Auffassung wurde jedoch von Sicher (1925) und Orbán (1927b) wohl mit Recht bestritten, und Orbán hat darauf hingewiesen, daß man auch bei den Nagezähnen auf Grund von Markenversuchen ein Herauswachsen aus den Kiefern einwandfrei nachweisen könne; er vertritt diese für den Durchbruch aller Zähne geltende Anschauung auch noch in weiteren Arbeiten (1928a, 1929c), wobei er, wie schon oben besprochen wurde, das Ende der Epithelscheide als den Fixpunkt betrachtet, von dem aus das Zahnwachstum vor sich geht. Dies tut übrigens auch Landsberger (1923, 1924). Unabhängig davon, on man diese Einzelheit für richtig hält oder nicht, muß man somit Orbán und Landsberger zu jener großen Mehrzahl von Autoren rechnen, die ein Herauswachsen des Zahnes aus der Alveole annehmen. Ein solches Herauswachsen hat schon Calembrune (1883) auf Grund der Überlegung, daß die Wurzelverlängerung dazu führen müsse, behauptet. Auch W. Meyer (1932) gründet den Durchbruchsprozeß auf eine wirkliche Bewegung des Zahnes in dieser Richtung und verweist zur Begründung auf den schräg ansteigenden Verlauf der Periodontiumfasern am wachsenden Zahn im Gegensatz zu ihrem schräg absteigenden Verlauf am fertig durchgebrochenen Zahn (diese Richtungsbezeichnungen sind im Hinblick auf einen Zahn gewählt, dessen Krone nach „oben", dessen Wurzel nach „unten" sieht). Diese zunehmend schräge Richtung der Periodontiumfasern am wachsenden Zahn hat auch schon Albarran (1887) beobachtet. Wir möchten noch hinzufügen, daß unserer Meinung nach auch der ganz eigenartig schichtenförmige Bau des Zementes (vgl. S. 624) auf jene ständigen Umbauvorgänge hinweist, die sich infolge einer wirklich stattfindenden Bewegung des Zahnes gegenüber der Alveole abspielen müssen. Beim Hineinwachsen des Zahnes in die Tiefe im Sinne von Aichel (l. c.), Mach (l. c.) u. a. würden ja nur Alveolenpartien, die mit dem Zahn in Verbindung waren, abgebaut und entsprechend den neugebildeten Wurzelpartien neue Alveolenpartien angebaut, ohne daß eine wirkliche Verschiebung zwischen Zahn und Alveole stattfände.

Ein Anbau am Alveolenboden, wie er im Sinne einer Unterstützung des Herauswachsens des Zahnes durchaus verständlich ist, wurde von vielen Autoren, so schon von Baume (1873), dann von Walkhoff (1900/1901), Kallhardt (1904), Eichler (1909), Oppenheim (1922), Öhrlein (1923), Landsberger (1923, 1924, 1928), Gross (l. c.), beobachtet. (Daß diesem Anbau zunächst, zur Zeit des In-die-Tiefe-Wachsens der Zahnanlage, ein Abbau vorausgeht, wurde schon erwähnt.) Öhrlein versucht es, diesen Anbau nicht nur vom Standpunkt des Entwicklungsgeschehens, sondern auch kausal zu verstehen, und glaubt, daß der nicht konstante, sondern infolge der Blutdruckschwankungen des Zahnkeimes „oszillierende" Druck jene Reizform darstelle, auf welche der Knochen am Alveolenboden mit Anbau reagiere, da wir ja konstanten Druck als Abbaureiz kennen. (Dagegen ließ sich einwenden, daß der vorher zur Zeit des In-die-Tiefe-Rückens ebenfalls „oszillierende" Druck der Zahnanlage anscheinend genau so gut als Abbaureiz wirken kann!)

Über die Vorgänge am Alveolenrand liegen wechselnde Angaben vor. Im Sinne der von uns gegebenen Darstellung des Durchbruches müssen wir der Hauptsache nach einen Anbau fordern, da ja die Alveole bei einem Herauswachsen des Zahnes nur auf diese Weise sich vertiefen kann. Gross (l. c.), der ja auch diese Anschauung vertritt, hat einen solchen Anbau auch tatsächlich beobachtet, ebenso auch v. Korff (1935), wie übrigens auch schon alte Autoren, so z. B. Albarran (1887). Da aber die Alveole (auch wenn wir dabei nur an die Milchzahnalveole denken) so angeordnet ist, daß sie zum Teil in die Durchbruchsrichtung des Zahnes fällt, so müssen wir von vornherein auch Abbauvorgänge erwarten und Beobachtungen von solchen, wie z. B. bei Zuckerkandl (1902), Eichler (1909), Landsberger (1923), sprechen nicht gegen unsere ganze Auffassung des Durchbruches. Die Behauptung mancher Autoren [Aichel (l. c.), Mach (l. c.)], daß Abbauvorgänge am Alveolenrand das allein oder doch vorwiegend Vorkommende seien, widerspricht nicht nur den Tatsachen, sondern steht und fällt im übrigen mit der von diesen Autoren vertretenen, gewissermaßen negativen Durchbruchstheorie.

Trotzdem die Beseitigung der in der Durchbruchsrichtung gelegenen Gewebe nicht durch mechanische Zertrümmerung zustande kommt (wie man es sich früher einmal vorgestellt hat), sondern organisch durch Abbauvorgänge, so kann doch kein Zweifel herrschen, daß diese Abbauvorgänge unter einem Druck der wachsenden Zahnanlage vor sich gehen. Es ist naheliegend, anzunehmen, daß dieser Druck von der offenen Papille ausgeht, wie es u. a. Constant (1900), Walkhoff (1900/1901), Kallhardt (1904), Zielinsky (1908), Eidmann (1923), Jasswoin (1929), v. Korff (1935) behaupten. Landsberger (1924) glaubt dagegen, daß ein derartiger Papillendruck nicht die Ursache des Emporsteigens sein könne, weil der fertig durchgebrochene Zahn (ohne offene Pulpa) auch noch gelegentlich, z. B. bei fehlendem Antagonisten, in okklusaler Richtung vorwachsen könne. Landsberger erklärt daher das Vorwachsen des Zahnes während der Wurzelbildung durch den Zug des Periodontiums, ausgehend von den vorwachsenden Alveolenrändern. Uns scheint in dieser sehr künstlichen Annahme ein Fehlschluß zu stecken; deshalb, weil eine derartige Bewegung des Zahnes auch aus anderen Ursachen zustandekommen kann, läßt sich doch nicht behaupten, daß der sich beinahe als selbstverständlich aufdrängende Zusammenhang zwischen Pulpadruck und Zahnbewegung nicht zu Recht bestehe!

Wir verstehen also den Durchbruchsprozeß, wenigstens in seinen wesentlichen Grundzügen, als ein planvolles Ineinandergreifen von Längenwachstum des Zahnes und Wachstumsprozessen seiner Alveole. Dem Kaudruck kann höchstens eine unterstützende Rolle bei der Rückbildung der Gewebe über der Krone zugewiesen werden, worauf z. B. Robin (1901) oder Zielinsky (1908) hingewiesen haben; es hat aber natürlich keinen Sinn, ihn zum Hauptpfeiler einer „Durchbruchstheorie" zu machen, wie es mehrfach geschehen ist, schon deshalb, weil auch Zähne durchbrechen, deren Durchbruchsstelle keinem besonderen Kaudruck ausgesetzt ist. Dabei hat man ursprünglich, entsprechend den ganz ungeklärten Vorstellungen über die Umbauvorgänge in den Geweben, besonders im Knochen, daran gedacht, daß die Alveole durch den Kaudruck komprimiert werde. Gegen diese Zumutung hat zwar schon J. Tomes (1859) die Natur in Schutz genommen, was aber nicht verhindert hat, daß noch Albrecht (1882) sogar von einer „Kontraktilität" (gemeint ist Zusammendrückbarkeit) des Alveolarknochens spricht und daß man bei Berten (1900a, 1900b) sogar noch in unserem Jahrhundert von einer „contractilen" Spongiosa lesen kann!

Daß jemandem selbst die ziemlich unanfechtbare Tatsache des Wachstumsdruckes der Papille zu einfach und klar sein kann, hat Came (1924) bewiesen, der herausfand, daß der Rückstoß des aus den Pulpavenen ausströmenden Blutes den Zahn vorwärtstreibe (!). Damit hat Came die nach seiner Darstellung bis dahin bestehenden 10 Durchbruchstheorien (schon diese Darstellung des Durchbruchsproblems in Form von 10 Theorien stimmt bedenklich!) um eine elfte vermehrt. Eine ebenso phantastische Blutdrucktheorie zur Erklärung der Durchbruchsbewegung hat Wallisch (1925) in Erwägung gezogen, der auf die Druckstöße (offenbar die Pulswellen) in den Arterien zurückgreift, welche sich auf den Zahn als die starre Hülle der Arterien übertragen sollen (!).

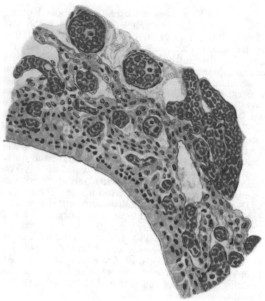

Abb. 28. Vascularisiertes, rückgebildetes Schmelzorgan, dessen Capillaren bis an das innere Schmelzepithel heranreichen. Medialer, unterer Schneidezahn vom Neugeborenen. Vergr. 260fach.

Gegen eine von Robinsohn (1913, 1924, 1926, 1928) aufgestellte hormonale Durchbruchstheorie hat schon Adloff (1926a) Stellung genommen. Auch uns erscheint dieses ungemein künstlich ausgedachte System von hormonalen Kontaktwirkungen, die als „Epithelokrinie" von der Epithelscheide und ihren Resten ausgehen sollen, nicht einmal geeignet, die Retention zu erklären, obwohl die Theorie eigentlich der Retention auf den Leib geschnitten ist. Für das normale Entwicklungsgeschehen, nämlich den Durchbruch, muß sie dann zu noch künstlicheren Hilfsannahmen ihre Zuflucht nehmen.

Bevor wir auf die Veränderungen auf dem Durchbruchswege des Zahnes eingehen, müssen wir zunächst kurz die Rückbildung des Schmelzorganes ins Auge fassen. Die Schmelzpulpa erfährt bereits vor vollendeter Ausbildung des Schmelzmantels eine deutliche Rückbildung (vgl. die Milchzahnanlage auf Abb. 22), die sich wohl daraus erklärt, daß dieses Schutz- und Stützorgan entbehrlich wird, sobald einmal die Hartsubstanzen des Zahnscherbchens eine gewisse Dicke erreicht haben. Mit der Rückbildung der Schmelzpulpa nähert sich das äußere Schmelzepithel mit seinen gefäßhaltigen Papillen dem Stratum intermedium und dem inneren Schmelzepithel, so daß bereits ungefähr $^1/_2$ Jahr vor dem Durchbruch (vgl. Abb. 28) das Schmelzorgan aus Epithelsträngen besteht, die mit Gefäßen durchsetzt sind, wobei wir Capillaren auch unmittelbar an das innere Schmelzepithel heranreichend finden. Die Rückbildung der Zellen des Schmelzorganes erfolgt in der Reihenfolge Schmelzpulpa, äußeres Schmelzepithel, Stratum intermedium, Ganoblasten [Welikanowa (1928)], so daß also die Ganoblasten, deren letztes Produkt das Schmelzoberhäutchen (s. unten) ist, am längsten erhalten bleiben. Die Meinung Andersons (1929) jedoch, daß bei durchbrechenden (Hunde-) Zähnen am Rande des Schmelzes am Zahnhals noch hochprismatische Ganoblasten zu finden seien, ist sicher nicht richtig.

Daß die Durchsetzung des Schmelzorganes mit Blutgefäßen nicht durch deren Einwachsen in das voll vegetierende Schmelzorgan erfolgt, sondern nach unserer Darstellung Hand in Hand geht mit dessen Rückbildung, hat besonders Grohs (1927) hervorgehoben. Eine Rückbildung des äußeren Schmelzepithels durch „Resorption" von seiten der Blutgefäße

[MÜNCH (1929a)] halten wir für unwahrscheinlich. ANDERSON (l. c.) spricht nur von seiner Abplattung, GÖTTLICH (1925) bei der *Maus* von einer Verhornung seiner Zellen; eine solche wird aber bei *Hund* und *Katze* von EULER (1923b) ausdrücklich bestritten und auch beim *Menschen* haben wir keine sicheren Befunde von Verhornung. Auch eine Durchbrechung des äußeren Schmelzepithels wird von REICHENBACH (1928) ausdrücklich in Abrede gestellt.

Soweit Knochengewebe im Bereich des Durchbruchsweges sich findet (auch beim Milchzahn liegen Teile der Alveole auf diesem Wege), erfolgt seine Zerstörung durch Ostoklastentätigkeit. Die Herkunft dieser Ostoklasten soll noch im nächsten Unterkapitel (S. 514) ausführlicher besprochen werden. Auch das Bindegewebe sehen wir schwinden.

Schließlich nähert sich die mit der Epithelmasse des ganz reduzierten Schmelzorganes überzogene Krone immer mehr dem geschichteten Plattenepithel des Zahnfleisches, das auf Bindegewebspapillen aufsitzt. Diese Papillen

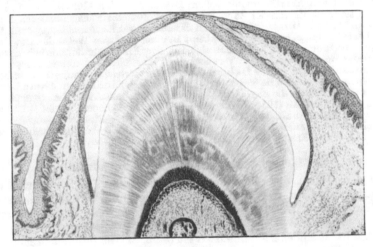

Abb. 29. Zahn knapp vor dem Durchbruch. Etwa 20jähriger *Mensch*. Vergr. etwa 20fach. [Nach W. MEYER (1932).]

werden an den am knappsten vor dem Durchbruch stehenden Stellen abgeflacht, bleiben aber seitlich von diesen Stellen erhalten und gewinnen dort die mehr langgestreckte Form und schräge Anordnung des Zahnfleischrandes (Abb. 29). An den Stellen, an welchen die Schmelzorganreste und das Zahnfleischepithel sich berühren, sind beide weitgehend degeneriert, so daß sie kaum unterscheidbar sind; wahrscheinlich verschmelzen sie und die frisch durchgebrochenen Schmelzpartien sind dann mit Fetzen dieser Epithelien bedeckt, die aber natürlich bald abgestreift werden. Sobald das Zahnfleischepithel einmal durchbrochen ist, kann man, winkelig abgeknickt gegenüber dem papillenhaltigen Epithel, einen papillenfreien Epithelstreifen beobachten, der eine Strecke weit den noch nicht herausragenden Schmelzpartien innig angelagert ist. Dieser sog. Epithelansatz (Abb. 115, 116), der auch Zellen des reduzierten Schmelzorgans enthält, muß sich bei der allmählichen Freilegung der Krone ständig auf der Schmelzoberfläche verschieben, und hierbei spielt wahrscheinlich eine eigenartige Cuticularbildung eine Rolle, die zuerst von GOTTLIEB (1921a) beschrieben wurde. GOTTLIEB hat festgestellt, daß außer dem altbekannten als Abschluß der Ganoblastentätigkeit entstehenden Schmelzoberhäutchen (das er „primäres") nennt, auch ein „sekundäres" zu beobachten ist, welches er für ein Produkt des mit dem Epithelansatz verschmolzenen Schmelzorganrestes hält. Da dieses

sekundäre Schmelzoberhäutchen eine der Hauptsache nach auf die jeweilige
Epithelansatzregion beschränkte Bildung ist, erscheint es nach LEHNER (1931)
zweckmäßig, es im Gegensatz zur Cuticula dentis (dem „primären" Schmelzoberhäutchen) als Cuticula des Epithelansatzes zu benennen. Da wir diese
Bildung ohnedies in dem dem Schmelzoberhäutchen gewidmeten Abschnitt
ausführlich besprechen müssen, so sei hier nur auf diese Stelle (S. 566) verwiesen.

Die hier gegebene Darstellung vom Schicksale der Schmelzorganreste über der
Zahnkrone beruht auf Angaben W. MEYERS (1932) und auf der Feststellung EULERS
(1923 b), daß Schmelzorgan und Mundepithel in diesem Bereiche weitgehend degenerieren.
Daß beide verschmelzen, hat schon G. FISCHER (1909) behauptet. Nach ADRION (1926)
verhornt das Mundepithel über der Zahnkrone. Welchen Anteil Schmelzorganzellen an
der Zusammensetzung des „Epithelansatzes" haben, wird sich daher kaum exakt abgrenzen
lassen. Angaben über eine Durchbrechung der Schmelzorganreste, bevor es zum Durchbruch
des Zahnfleischepithels kommt [P. ROBIN (1901)], dürften auf schlechten Präparaten
beruhen, ebenso wie die Angabe, daß sich Schmelzorganreste von der Schmelzoberfläche
schon vor dem Durchbruch ablösen sollen [LARTSCHNEIDER (1931)]. — JAMES (1909)
hat behauptet, daß die von der Zahnleiste im Zahnfleisch zurückgebliebenen Epithelreste
Leitgewebe für die Durchbruchsbahn darstellen, welcher Anschauung auch MUMMERY
(1922c, 1924a) beipflichtet. Damit erscheint in einer gewissen Weise die alte Vorstellung
vom „Gubernaculum dentis", die man sich für den Ersatzzahndurchbruch zurechtgelegt
hatte, wieder aufgegriffen. Wir verweisen auf das hierüber unten Gesagte. — Die
Durchbruchsbewegung des Gebisses als Gesamtprozeß wurde von BUJARD (1925)
zum Gegenstand einer Studie gemacht. — Auf den rhythmischen Ablauf der Durchbruchsbewegung, in dem die hierbei notwendigen Anbau- und Abbauvorgänge phasenmäßig
wechseln, hat OPPENHEIM (1922) hingewiesen. — Von DONALDSON-FRENSH (1927) wurde ein
Dickenwachstum nach dem Durchbruch behauptet; diese von vornherein höchst
unwahrscheinliche Annahme wurde bei einer sorgfältigen kritischen Nachprüfung an Ratten-
Molaren von WOOD-ELMER-WOOD (1931) als unrichtig erwiesen.

8. Milchzahnresorption und Ersatzzahndurchbruch.

Was den Abbau und Umbau der Alveolen betrifft, so wurde von der
Ersatzzahnalveole schon auf S. 501 gesagt, daß sie nach Durchlaufung
eines Stadiums, in welchem die Ersatzzahnanlage mit der Milchzahnanlage
in einer gemeinsamen Alveole liegt (Abb. 30), später fast vollständig von der
Milchzahnalveole knöchern geschieden ist (Abb. 31), so daß der Milchzahn auch
an den dem Ersatzzahn zugekehrten Flächen eine vollständige knöcherne Alveole
besitzt. Die Ersatzzahnalveole dagegen zeigt zu allen Zeitpunkten der Entwicklung zahnfleischwärts eine Unterbrechung (Abb. 31, Z.L.), welche von Bindegewebe erfüllt ist und auch stets Epithelreste der Zahnleiste enthält. MALASSEZ
(1887) hat diese im voraus angedeutete Strecke, welche der Zahn bei seinem
Durchbruch durchläuft — was übrigens auch nur in einem sehr beiläufigen
Sinn der Fall ist —, als „Gubernaculum dentis" bezeichnet; ob seinen epithelialen Resten eine Bedeutung für die Lokalisierung und Erleichterung der
Abbauvorgänge zukommt, wie es mehrfach angenommen wurde, erscheint
durchaus zweifelhaft.

Schon DELABARRE (1806, 1819) hat diese bindegewebige Verbindung des Ersatzzahn-
keimes mit der Oberfläche als „appendice" der Ersatzzahnanlage beschrieben. SERRES
(1817) spricht von einem „iter dentis". MALASSEZ (1887) hat dann auf die Epithelreste
dieses „Gubernaculum dentis" hingewiesen und ALBARRAN (1887) findet auch nach innen
vom Ersatzzahnsäckchen noch einen (konstant vorhandenen) Epithelstrang, den wir schon
als eine frühe Beschreibung der nach innen von den Dauerzahnanlagen sich bildenden
Ersatzzahnleiste einer postpermanenten Dentition auf S. 498 erwähnt haben. Daß die
Epithelreste eine Bedeutung für den Durchbruch besitzen, wird in neuerer Zeit nur mehr
von wenigen Autoren, so von JAMES (1909) und MUMMERY (1922c, 1924a), angenommen.
Auch CAPDEPONT (1902) stellte sich vor, daß eine Wucherung und Cystenbildung dieser
Epithelnester die Durchbruchstraße vorbereitete.

Der Abbau der Milchzahnalveole betrifft naturgemäß zuerst die
Knochenlamelle, welche Milch- und Ersatzzahnalveole trennt, und wir sehen,
daß zuerst die Partien näher der Wurzelspitze des Milchzahnes angegriffen

werden (Abb. 31). Dort, wo diese Lamelle zerstört ist, grenzt schließlich das Bindegewebe des Ersatzzahnsäckchens unmittelbar an das seines Knochens beraubte Milchzahnperiodontium und hiermit beginn der Resorptionsprozeß

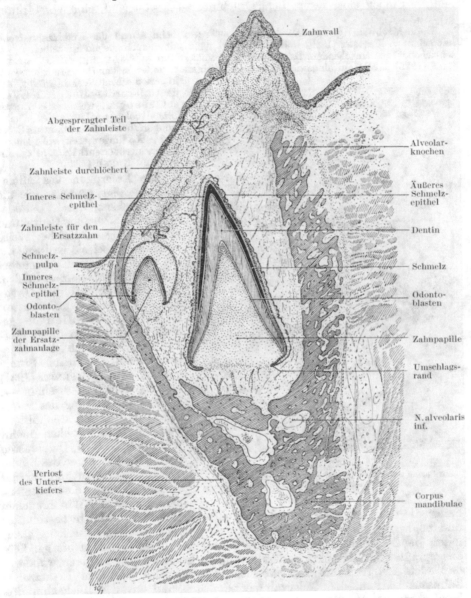

Abb. 30. Anlage eines Milchschneidezahnes und eines Ersatzzahnes in gemeinsamer „primitiver Alveole". 9monatiger menschlicher Embryo. [Nach CORNING (1925).]

auf die Milchzahnwurzel überzugreifen. Vor Besprechung dieser Milchzahnresorption, bei der auch die Herkunft der resorbierenden Ostoklasten historisch erörtert werden soll, sei noch erwähnt, daß der Abbau der Milchzahnalveole, wie wir es gar nicht anders erwarten können, keinen reinen Resorptionsprozeß darstellt, sondern daß hierbei auch Anbauprozesse mit hineinspielen.

Solche Anbauvorgänge erklären sich daraus, daß ja dieser Abbau gleichzeitig einen Umbau notwendig macht und daß schon im Interesse der stets aufrechterhaltenen Funktionsfähigkeit jene Knochenpartien, die durch den Abbau anderer Stellen einer neuen Beanspruchung ausgesetzt sind, eine Verstärkung erfordern.

Diese Mitbeteiligung von Anbauprozessen beim Abbau der Ersatzzahnalveole hat schon v. Metnitz (1889, 1891), allerdings noch mit unzulänglichen Einzelheiten, beschrieben. Eine eingehendere Darstellung findet sich dann bei G. Fischer (1909). Oppenheim (1922) hat darauf hingewiesen, daß das Ineinandergreifen beider Prozesse schubweise in periodischem Wechsel erfolgt. Auf die außerordentlich großen Verschiebungen, welche die Ersatzzahnalveolen im Laufe des Wachstums erfahren, wurde schon auf S. 500 und S. 505 hingewiesen; viele Einzelheiten hierüber enthält u. a. die Arbeit von Runge (1928).

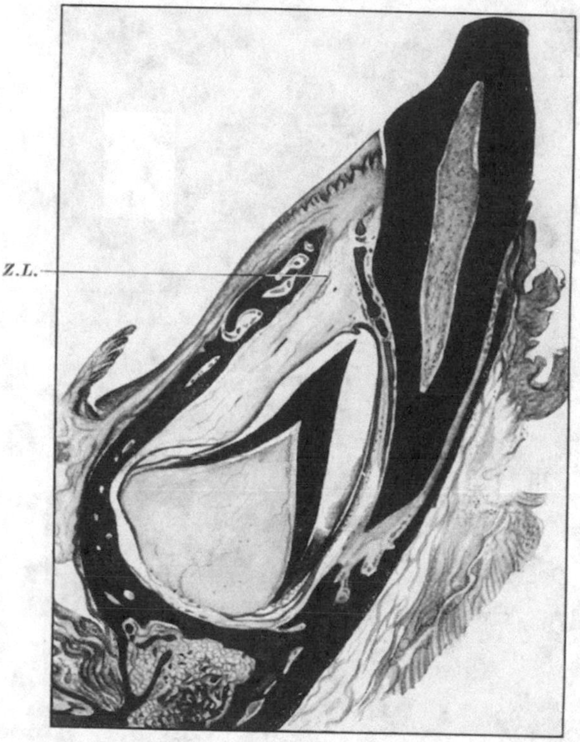

Abb. 31. Menschlicher Milchschneidezahn, dessen Ersatzzahn am Beginn seiner Wurzelbildung steht. Vergr. etwa 8fach. Z. L. Zahnleistenreste. [Nach W. Meyer (1932).]

Die **Resorption des Milchzahnes** erfolgt, genau so wie die des Knochens, durch Ostoklasten, welche Zement, Dentin und Schmelz in ganz gleicher Weise abbauen, wobei sie Gruben, die sog. Howshipschen Lacunen, aus der Hartsubstanz aushöhlen. Seit die Herkunft der Ostoklasten aus wuchernden Capillarendothelien festgestellt ist — und an dieser Herkunft ist, wie auch die eingehende historisch-kritische Studie von v. Zawisch Ossenitz (1931) beweist, nicht zu zweifeln —, bildet die Ableitung des resorbierenden, ostoklastenhältigen Gewebes kein Problem mehr. Wir wissen, daß Ostoklasten überall aus Capillaren des Bindegewebes entstehen können und keineswegs an das Knochenmark gebunden sind. Wir brauchen daher die den Zahn resorbierenden Ostoklasten durchaus nicht in bestimmter und engbegrenzter Weise aus dem „Knochenmark" des Kieferknochens abzuleiten (der im Bereiche der im Umbau begriffenen Alveolenpartien oft gar kein ausgeprägtes Knochenmark besitzt!), sondern brauchen uns nicht zu wundern, daß auch eine Herkunft des resorbierenden Gewebes aus dem Ersatzzahn-Zahnsäckchen, aus dem Milchzahnperiodontium und aus der Milchzahnpulpa beschrieben wurde. Der Abbau kann ausgedehnte Strecken der Wurzel zugleich ergreifen und wir sehen interessanterweise, daß selbst hier gelegentlich kompensatorische Neubildung von Zement vorkommt [Fasoli (1922)]. Die Pulpa des in Resorption begriffenen Zahnes verhält sich zunächst passiv und zeigt keine wesentlichen Veränderungen. In vorgeschrittenen Stadien sehen wir dann Ostoklasten auch an den an die Pulpa grenzenden Dentinflächen auftreten, und wir haben keinen Grund zu zweifeln, daß diese Ostoklasten in loco, aus Gefäßen der Pulpa, entstanden sind. Gelegentlich kommt es aber im Laufe der Resorption auch im Dentinbereiche zu Neubildungen, also zu einer kompensatorisch-antagonistischen Tätigkeit der Pulpa, durch die dann verschiedenartige Dentikel (vgl. S. 615), sowohl wandständige wie freie, entstehen können.

Zur historischen Entwicklung unserer Kenntnisse über die Milchzahnresorption sei erwähnt, daß die Kenntnis einer Auflösung der Milchzahnwurzel vor dem Ausfallen des Zahnes wohl uralt ist; so erwähnt z. B. schon HUNTER (1771) diesen Umstand. Vor der Ausbildung unserer histologischen Kenntnisse mußte dieser Vorgang naturgemäß rätselhaft bleiben und so finden wir bei A. RETZIUS (1837) die Vermutung, daß das blutreiche Zahnsäckchen des Ersatzzahnes eine Auflösung der Milchzahnwurzel herbeiführe, oder bei ROUSSEAU (1839) die Erwägung, daß der Ersatzzahn dem Milchzahn die Gefäße und damit die Nahrung absperre und ihn so zur Atrophie bringe. Dem ganz ausgezeichneten Beobachter LINDERER (1837) ist aber bereits jene Einzelheit aufgefallen, welche des Rätsels Lösung birgt: er beobachtete die grubigen Veränderungen der Resorptionsfläche des Milchzahnes! Diese Resorptionslacunen bilden dann auch in einer Reihe späterer Arbeiten den einzigen wesentlichen Befund, so bei J. TOMES-MORGAN (1852), LIEBERKÜHN (1867), KEHRER (1867, 1870), WEDL (1870), GUTHEIM (1871). J. TOMES hat allerdings (1859) diese Lacunen schon „Zellhaufen", WEDL „Granulationsgewebe" beobachtet. Die sich mehrenden Beobachtungen über auffällige große Gebilde, die man zunächst „Myeloplaxen" nannte — als solche hat sie HERMANN (1869) bei der Milchzahnresorption beschrieben —, führte schließlich zur klaren Erkennung der Bedeutung dieser Riesenzellen durch KÖLLIKER (1872, 1873), der sie „Ostoklasten" nannte. Noch WEDL (l. c.) hatte die ausgehölten Lacunen auf „Granulationsgewebe" zurückgeführt. Ostoklasten werden dann seit ALBARRAN (1887), v. METNITZ (1889, 1891) u. a. regelmäßig bei der Zahnresorption beobachtet. Ihre Ableitung blieb aber noch längere Zeit problematisch und wird bis in die neueste Zeit noch gelegentlich unrichtig dargestellt. BAUME (1890) spricht noch von Riesenzellen aus dem „Granulationsgewebe" des Knochenmarks, auch bei TREUENFELS (1901) bleibt ihre Genese noch ungeklärt; noch bei G. PREISWERK (1920) stammen sie aus dem Bindegewebe, ebenso bei L. FREY (1927) und v. KORFF (1935). G. FISCHER (1909) läßt sie zwar aus Gefäßen entstehen, erkennt aber noch nicht, daß das Endothel die Ostoklasten produzierende Schichte ist und daß diese Bildungen von den Capillaren ausgehen. W. BAUER (1914) beobachtete Ostoklastenentstehung aus Gefäßen an retinierten Zähnen. Die Anschauungen WESTINs (1926a), daß die Ostoklasten die zu einem Syncytium gewordenen Protoplasmareste eines sich selbst abbauenden Knochens oder Dentins seien, erscheinen uns keiner kritischen Auseinandersetzung wert.

Die Erkenntnis, daß das resorbierende, ostoklastenhaltige Gewebe am Resorptionsort entsteht, wird gegenüber einer Ableitung allein aus dem Knochenmark schon bei WALDEYER (1871) angebahnt, der behauptet, daß Periodontium und Pulpa des Milchzahnes mitbeteiligt sind. Auch CH. TOMES (1876) spricht schon von einer Beteiligung des Ersatzzahn-Zahnsäckchens und der eben genannten Stellen. Eine Erweiterung und Befestigung dieser Beobachtungen bringen dann die Arbeiten von TREUENFELS (1901) und KALLHARDT (1904). Nach KALLHARDT ist die lebende und normale Pulpa kein Hindernis, sondern gelegentlich sogar Voraussetzung einer normal ablaufenden Resorption, wie Fälle von gestörter Wurzelresorption bei Milchzähnen mit abgestorbener Pulpa beweisen. Auch HESSE (1911) bestätigt diese Beobachtung. ADLOFF (1904b) beschreibt, daß bei Meerschweinchen-Embryonen sich die Resorption ohne Auftreten von Ostoklasten ausschließlich von der Pulpa aus durch die Tätigkeit von Pulpazellen [?] abspiele.

ORBÁN-WEINMANN (1928) behaupten, daß die Resorption „unverkalkten" Knochens, ebenso aber auch unverkalkter Stellen des Zements oder Dentins, langsamer vor sich gehe, bzw., daß solche Stellen überhaupt unresorbiert bleiben. Hier sei nur erwähnt, daß W. BAUER (1925b, 1929a) diese Behauptung ausdrücklich als nicht den Tatsachen entsprechend zurückweist; unsere eigene Kritik sei auf die Behandlung dieser Frage bei den Umbauvorgängen im Periodontiumbereich (S. 662) verschoben.

Beobachtungen über Dentikelbildungen (vgl. S. 615) im Resorptionsstadium des Milchzahnes finden sich u. a. bei v. METNITZ (1889) und FASOLI (1922). Komplikationen in Form von Hämatomcysten im Milchzahnperiodontium, die auf eine stürmische Resorption schließen lassen, beobachtete W. BAUER (1927a).

Über das Zurückbleiben kleiner Milchzahnreste im Zahnfleisch hat KOTANYI (1925) eine Studie veröffentlicht, aus der hervorgeht, daß derartige meist aus Dentin und Zement bestehende Teilchen von Epithelresten des Zahnfleisches oder auch von knochenähnlichem Gewebe umgeben sein können.

Die Abhängigkeit der Milchzahnresorption vom Durchbruch des Ersatzzahnes im Sinne eines kausalen Zusammenhanges ist wohl nicht

zu bezweifeln, weil wir in der Mehrzahl der Fälle von persistierenden Milchzähnen feststellen können, daß der zugehörige Ersatzzahn fehlt oder an falscher
Stelle sitzt, so daß er entweder überhaupt nicht zum Durchbruch kommt
(retiniert wird, vgl. S. 519) oder an einer Stelle durchbricht, wo dieser Durchbruch auf den Milchzahn keinen Einfluß ausübt. Es erscheint uns als ein Fehler
der Denkmethode, wenn man die Fälle, in welchen Wurzelresorption an einem
Milchzahn am Ende seiner normalen Funktionsperiode oder auch nach längerem
Persistieren eingetreten ist, ohne daß ein Ersatzzahn in der Nähe nachzuweisen
war, zum Anlaß nimmt, um den gesetzmäßigen Zusammenhang von Ersatzzahndurchbruch und Milchzahnresorption überhaupt in Zweifel zu ziehen.

Die Abhängigkeit der Milchzahnresorption vom Ersatzzahndurchbruch wurde unter
Hinweis auf das Persistieren von Milchzähnen bei fehlendem Ersatzzahn bereits nachdrücklich von v. Metnitz (1889, 1891) vertreten, ebenso von Berten (1896a, 1900a). G. Fischer
(1909) verweist darauf, daß die bei den einzelnen Zähnen verschiedene Lage der Resorptions-
flächen immer mit der Durchbruchsrichtung des Ersatzzahnes zusammenhänge. Fälle von
persistierenden Milchzähnen bei fehlendem oder an falscher Stelle sitzendem Ersatzzahn
besprechen Parreidt (1916), der auch viele Literaturangaben bringt, und Marks (1923).
Übrigens kann einer der Verfasser (Plenk) mit einem gleichen Beitrag dienen: ich besaß
bis über das 40. Lebensjahr hinaus den rechten unteren Milcheckzahn, dessen Wurzel erst
resorbiert wurde, als der weiter rückwärts am Mundhöhlenboden retiniert gewesene Dauer-
eckzahn ein Stück weit durchzubrechen begann. Auch Adloff (1926a) weist eine Leugnung
der genannten Gesetzmäßigkeit zurück. Daß Fälle von Resorption der Milchzahnwurzel
ohne Nachbarschaft einer nachrückenden Ersatzzahnanlage vorkommen, beschreibt Hesse
(1911, 1921) und auch Fasoli (1922). Eine befriedigende Erklärung für diese Fälle besitzen
wir nicht. Capdepont (1902) will den ganzen Resorptionsprozeß von Wucherungen und
Cystenbildungen der Epithelreste im „iter dentis" (vgl. S. 512) abhängig machen und
nicht vom Ersatzzahndurchbruch, wobei die Frage ungelöst bleibt, was wiederum die
Wucherung der Epithelreste auslöst. So bestreitet auch Robinsohn (1924, 1926) unsere
Gesetzmäßigkeit, was schon Adloff (l. c.) bekämpft hat, und gibt damit die Erklärung
des normalen Geschehens preis, ohne das abnorme Geschehen durch die ihm zuliebe erfundene
„Epithelokrinie" (vgl. S. 510) befriedigend erklären zu können. Auch Landsberger (1923,
1925b) stellt unsere Gesetzmäßigkeit in Frage, weil er bei einem Achtjährigen Resorption
der Milchzahnwurzel beobachtete, ohne daß röntgenologisch ein Ersatzzahn festzustellen
war. Er nimmt an, daß die vom Zahnsäckchen des Nachbarersatzzahnes ausgehende
Knochenbildung auf den Bereich des fraglichen Milchzahnes übergegriffen und so die
Resorption eingeleitet habe. Es erscheint uns nicht als Förderung unserer Einsicht, wenn
Landsberger deshalb behauptet, nicht die Zahnanlage, sondern die Alveolenbildung löse
die Resorption aus, da ja die Alveolenbildung gerade in seinem Fall als ein von einer Zahnanlage abhängiger Prozeß angenommen wird, so daß Landsbergers eigene Erklärung auf
eine Bestätigung unserer Gesetzmäßigkeit hinausläuft!

Was den **Durchbruch der Ersatzzähne** betrifft, so sei zunächst hervorgehoben, daß er grundsätzlich in gleicher Weise erfolgt wie der der Milchzähne. Eine Besonderheit des M_3 besteht darin, daß seine Wurzel nach
v. Korff (1935) am Beginn der Durchbruchsbewegung schon zu einem viel
größeren Teil angelegt ist als bei den anderen Zähnen.

Ferner sei hier noch die Theorie vom kontinuierlichen Durchbruch
zur Sprache gebracht, welche Gottlieb bei Erörterung jener Erkrankung aufgestellt hat, die als Alveolarpyrrhöe (Paradentalpyrrhöe, Paradentitis) bezeichnet wird und manchesmal unter nur geringen entzündlichen Veränderungen des Zahnfleischansatzes und des Periodontiums und oft noch lange
vor dem Greisenalter zur Lockerung und zum Ausfall sonst gesunder Zähne
führt. Die Identifizierung dieser Erkrankung mit „Zahnbettschwund", „Paradentose" u. dgl. hängt von der ätiologischen Stellungnahme ab. Gottliebs
Erklärung läuft darauf hinaus, daß er die Durchbruchsbewegung mit der vollständigen Freilegung der Krone nicht als abgeschlossen betrachtet; er ist vielmehr der Meinung, daß physiologischerweise mit zunehmendem Alter eine
Verkürzung der Alveole durch Anbau am Boden und Abbau an ihren Rändern
stattfinde, wodurch sich immer weitere Partien des Zahnhalses herausschieben

müssen und auch der Epithelansatz immer weiter wurzelwärts rückt, bis er schließlich auch an Zementpartien des Zahnes grenzt. Diese Theorie wurde von GOTTLIEB selbst in zahlreichen Arbeiten (1920b, 1921a, 1921b, 1921c, 1923, 1924a, 1924b, 1927, 1928, 1930), FLEISCHMANN-GOTTLIEB (1920) und auch von seinen Schülern ORBÁN (1924b, 1927c, 1931b), KÖHLER-ORBÁN (1924), SICHER (1924, 1928b), KRONFELD (1928, 1930), KRONFELD-ULLIK (1928), KOTANYI (1930) verfochten, wird aber von anderen Forschern mit wenigen Ausnahmen [KANTOROWICZ (1927)] abgelehnt; siehe z. B. ADLOFF (1921, 1924b), BECKS (1930, 1931), EULER (1923b), F. PETER (1924), NORBERG (1924), NEUWIRTH (1925, 1928), RÖMER (1924, 1928), HÄUPL (1925, 1926, 1928), HEDDEMA (1926), HÄUPL-LANG (1927a, 1927b), W. MEYER (1927a, 1930b), BLUMENTRITT (1928), GROSS (1934). Auch uns erscheint diese Theorie als einer jener von vornherein zum Mißerfolg verurteilten Versuche, das Gesunde aus dem Pathologischen (die Regel aus der Ausnahme) zu erklären (statt umgekehrt). Wir möchten an dieser Stelle nur vom Standpunkt des Gesamtbaues aus bemerken, daß schon die Schmelzbedeckung einen bestimmten Teil des Zahnes zum Durchbruch vorher bestimmt und daß daher die Freilegung zementbedeckter Teile sich von vornehrein als ein nichs mehr normales Geschehen charakterisiert. Im übrigen müssen wir uns noch gelegentlich der Pathologie des Paradentiums (S. 663) und auch gelegentlich des „Epithelansatzes" (S. 670) mit dieser Theorie beschäftigen, so daß hier nur auf diese Stellen verwiesen sei. Für die Streitfrage, ob Störungen im Befestigungsapparat des Zahnes mit zunehmendem Alter als etwas Physiologisches zu betrachsen sind, wird sich bei der Fülle von ungünstigen Umwelteinflüssen, aber auch Erbeinflüssen, denen die zivilisierte Menschheit unterworfen ist, überhaupt schwer eine sichere Grundlage finden lassen. Für freilebende *Tiere* wird eine Tiefenwucherung des Epithelansatzes im Sinne eines physiologischen kontinuierlichen Durchbruches von NEUWIRTH (l. c.) und HÄUPL-LANG (l. c.) bestritten, von KRONFELD-ULLIK (l. c.) allerdings behauptet. Kasuistische Beiträge zu dieser Frage, wie z. B. die Mitteilung von POHLE (1922) über einen angeblich physiologischen Zahnausfall bei einem *Wolf*, sind natürlich sehr mit Vorsicht zu beurteilen.

9. Zeitangaben.

Die Angaben über den Entwicklungsbeginn und den Grad der Entwicklung der Zahnanlagen gehen vor allem auf die grundlegende Arbeit von RÖSE (1891) zurück, dessen Daten von EIDMANN (1923) nach den später erschienenen Arbeiten ergänzt und modifiziert wurden. (Unsere Angaben im folgenden fußen der Hauptsache nach auf EIDMANN.) Ausführliche entwicklungsgeschichtliche Tabellen enthält auch das Lehrbuch von W. MEYER (1932). Auch für die Durchbruchszeiten benützten wir EIDMANNs Angaben, die auf den Lehrbüchern von BAUME (1890) und CH. TOMES (1923) beruhen. Zeittabellen enthält auch GÜNTHER (1934) und jedes zahnärztliche Lehr- und Handbuch. Das Lehrbuch von SICHER-TANDLER (1928) und auch das von W. MEYER (l. c.) enthält äußerst anschauliche bildliche Darstellungen des Entwicklungszustandes von Milch- und Dauergebiß in zahlreichen Altersstufen. Über die Durchbruchszeiten der Dauerzähne siehe auch BERTEN (1895a) und UNGLAUBE (1924), über die der ersten Milchzähne LICHTWITZ (1920).

Wichtigste Daten über den Entwicklungsbeginn:

Beginn der Zahnleistenentwicklung: 6. Woche (11 mm gr. L.).

Erstes Knospenstadium der Milchzähne (fast gleichzeitige Entstehung): 7. Woche (16 mm gr. L.).

Hinauswachsen der Zahnleiste über die letzte Milchzahnanlage: etwa 14 Wochen (14 cm gr. L.).

Entwicklungsbeginn des (permanenten) M_1: etwa 16 Wochen (17 cm gr. L.) [nach W. MEYER (1933)].

Entwicklungsbeginn der permanenten Incisivi: 23 Wochen (30 cm gr. L.).
   ,,   der permanenten Canini: 24 Wochen (etwa 31 cm gr. L.).
   ,,   von P_1: Neugeborenes.
   ,,   ,, M_2: 9—10 Monate.
   ,,   ,, P_2: 10 Monate.
   ,,   ,, M_3: erste Andeutung im 4., Kappenstadium Anfang
des 5. Jahres (also eine äußerst langsame Entwicklung).

Die Durchbruchszeiten der Milchzähne verteilen sich auf folgende Monate nach der Geburt: i_1 6.—8. Monat, i_2 6.—12. Monat, Canini 15.—20. Monat, m_1 12.—16. Monat, m_2 20.—30. Monat.

Die Durchbruchszeiten der Dauerzähne fallen auf folgende Jahre: I_1 7.—8., I_2 8.—9., Canini 11.—13., P_1 9.—11., P_2 11.—13., M_1 (der sog. Sechsjahrmolar) 6.—7., M_2 13.—15., M_3 17.—40. Jahr.

Vergleicht man Entwicklungsbeginn und Durchbruchszeiten, so erleidet die Regel, daß früher durchbrechende Zähne auch früher angelegt werden, auch eine Durchbrechung, und zwar bei M_2, der etwas früher angelegt wird als P_2, aber später durchbricht, was schon DEBIERRE-PRAVAZ (1886) festgestellt haben. Die auf fast 5000 Fälle sich erstreckende Untersuchung über die Durchbruchszeiten der Dauerzähne von UNGLAUBE (1924) läßt noch weitere Schwankungen des Durchbruchsalters erkennen, als sie hier angegeben wurden. Im übrigen bestätigt die Verfasserin zwei auch schon von DEBIERRE-PRAVAZ (l. c.) beobachtete Gesetzmäßigkeiten: symmetrisch gelegene Zähne entwickeln sich (mit ganz geringen Schwankungen) gleichzeitig und die Entwicklung im Unterkiefer ist der im Oberkiefer etwas voraus. Ferner eilt nach GROSSER (1922) der Zahndurchbruch bei Mädchen dem bei Knaben etwas voraus.

Individuelle Schwankungen im Entwicklungsgrad und Durchbruch der Zähne sind auch insofern von Interesse, als man nach MATIEGKA (1922) das „Zahnalter“, d. h. den Entwicklungsgrad der Zähne, als einen Gradmesser für die Gesamtentwicklung benützen und daraus erkennen kann, ob diese gegenüber der Norm beschleunigt oder verzögert ist.

Ansätze zur Erfassung rassenmäßiger Unterschiede in der Entwicklungsgeschwindigkeit finden sich bei BEAN (1914), dessen Angaben allerdings rassenkundlich recht dilettantisch und unzulänglich sind. Ausführlicheres über diese Seite des Entwicklungsproblems siehe bei GÜNTHER (1934).

BEANs Arbeit enthält auch Beobachtungen über Perioden verstärkter Durchbruchstätigkeit.

Angaben über die Größe der Zahnanlagen (Dicke ihrer Dentin- und Schmelzschichte und Größe ihrer Alveolen) bis zum 9. Lebensjahr enthält die Arbeit von DEBIERRE-PRAVAZ (l. c.). Durch Röntgenbilder und auch durch Aufhellungspräparate hat GANTZ (1922) den charakteristischen Entwicklungsgrad der Zahnanlagen bei Feten bis zur Geburt studiert. Eine ähnliche Röntgenstudie über Stadien vom 6. Embryonalmonat bis zum 3. Lebensmonat stammt von RIHA (1922).

Angeborene Zähne, d. h. Zähne, die schon beim Neugeborenen durchgebrochen waren, wurden mehrfach beobachtet und es handelt sich fast immer um untere Incisivi. Außer den bei PORT-EULER (1920) gesammelten Angaben erwähnen wir SCHRÖDER-MORAL (1918), welche die rudimentären Zähnchen ihres Falles für überzählige prälacteale Bildungen halten, ferner BERETTA (1921). Auch der Fall von PFLÜGER (1926) betrifft, wie der von SCHRÖDER-MORAL, rudimentäre Zähne mit abnorm gebautem Dentin, dessen Zustandekommen PFLÜGER durch traumatische Schädigung erklären will.

10. Entwicklungsanomalien.

Wir verweisen bei diesem Unterkapitel in erster Linie auf das Handbuch von EULER-MEYER (1927). Auch GÜNTHER (1934) befaßt sich eingehend mit dem abnormen Entwicklungsgeschehen.

Die Anomalie überzähliger Zähne wurde bereits auf S. 463 behandelt und auch im Zusammenhang mit dem Problem postpermanenter Dentitionen auf S. 457 und S. 498 besprochen. Für die unterzähligen Zähne verweisen wir auf S. 463. Über ein vollständiges Fehlen der bleibenden Zähne berichtet BRANDT (1895).

Für die retinierten Zähne verweisen wir bezüglich der älteren Literatur auf Scheff (1891) und auf das reichhaltige Literaturverzeichnis bei Kotanyi (1924). Als kasuistischen Beitrag erwähnen wir Berten (1910), ferner die röntgenologische Feststellung retinierter Zähne durch Schiefer (1922). Die Ursachen der Retention können sehr mannigfache sein und wir erwähnen von der ausführlichen Zusammenstellung derselben bei Luniatschek (1906): 1. Verlagerung der Zahnanlage, welche dadurch von der Durchbruchsstelle zu weit weg ist oder den Durchbruchsweg versperrt findet; einen ganz seltenen hierher gehörigen Fall, nämlich die Umdrehung eines (außerdem noch überzähligen) oberen Incisivus um 180°, so daß seine Wurzel nach unten sah, beschreibt Ballowitz (1895). 2. Durchbruchshindernisse am Zahn selbst in Form von Verbildungen, Schmelztropfen und dergleichen, oder wegen traumatischer Schädigung; letzteres beschreibt z. B. W. Meyer (1924a), und zwar war durch das Trauma die Wurzelbildung unterblieben. 3. Knöcherne Verwachsung des Zahnes. Als weitere Ursache sieht Luniatschek noch Heredität vor. Dieser Faktor läßt sich wohl nicht scharf abtrennen von der Zurückführung der Retention auf die Konstitution, und wir werden hier alle Fälle einreihen müssen, in welchen ohne Vorhandensein eines der bisher genannten Hindernisse der Durchbruch sich verzögert oder unterbleibt. Dieser konstitutionelle Faktor wieder wird sich in manchen Fällen als irgendeine Störung des endokrinen Systems genauer charakterisieren lassen und man macht speziell Störungen der Thymusfunktion für Retentionen verantwortlich (vgl. S. 521). An eine schon in der Zahnanlage vorausbestimmte Retention denkt Robinsohn (1913, 1924) bei Aufstellung seiner hormonalen Theorie, welche sowohl Retention wie Durchbruch erklären soll, die aber nach unserer Meinung (vgl. S. 510) nicht imstande ist, unsere Einsicht zu fördern. — Das Schicksal retinierter Zähne ist das eines Fremdkörpers, der entweder indifferent und reaktionslos vom Organismus geduldet, häufiger aber Resorptions- und Abbauvorgängen unterworfen wird. Kotanyi (l. c.) begreift diese doppelte Möglichkeit unter dem Begriff „Plantat" und dieser Begriff soll überdies zum Ausdruck bringen, daß es sich um artgleiches Gewebe handelt. R. Webers (1925c) theoretische Ausführungen fügen diesem Tatbestand nichts Wesentliches hinzu. Die Möglichkeit von Resorptionen an gesunden, lebenden retinierten Zähnen wurde zunächst bestritten und noch die Arbeiten von Williger (1909) und Kantorowicz (1910b) mußten für die Anerkennung dieser Tatsache, die uns nach unseren heutigen Kenntnissen von der Milchzahnresorption nicht mehr wundert, eintreten. Die Resorption wird dann meistens durch sekundären Anbau von Knochengewebe wieder kompensiert, und diese knöcherne Ausfüllung der Resorptionsräume im Dentin haben u. a. Scheff (l. c.), Kantorowicz (l. c.), Röse (1893c) beobachtet; natürlich macht diese Resorption und Knochenanbildung auch vor dem Schmelz nicht halt [Röse (l. c.)]. Bei diesen Prozessen kommt es dann häufig, wie zuerst Zuckerkandl (1885) und nach ihm Ellenberger-Baum (1892) u. a. festgestellt haben, zu knöchernen Verwachsungen des retinierten Zahnes mit seiner Umgebung. Über die Ursachen, welche schließlich den verspäteten Durchbruch eines retiniert gewesenen Zahnes auslösen, wissen wir wenig. Die phantastische Theorie von Wallisch (1925), der die Pulsstöße in den Pulpaarterien dafür heranzieht (vgl. S. 510), kommt als Erklärung wohl nicht in Betracht.

Die als „Dens in dente" bezeichnete Verbildung eines Zahnes wurde ursprünglich von Baume (1890) und Busch (1897) — von dem diese Bezeichnung stammt — auf eine von einer Zahnanlage mit eingeschlossene Nachbarzahnanlage zurückgeführt. Erst Moral (1918) hat dann gezeigt, daß man derartige Mißbildungen eher dadurch erklären kann, daß die Grenze des Schmelzorganes gegen die Papille einen abnormen Höcker bildet, der dann zum „Dens in dente" wird (was im genaueren im Original einzusehen ist). Diese Deutung wählt auch Hattyasy (1933) für eine derartige an einem Schweine-Embryo beobachtete Mißbildung. Auch die von Jonge Cohen (1931b) beschriebene, mit diesem Namen bezeichnete Bildung im Bereiche einer Prämolarenwurzel dürfte sich durch einen Abfaltungsprozeß erklären. Eine ähnliche Entstehungsursache hat möglicherweise eine an oberen Incisivi beobachtete Höhlenbildung [Mühlreiter (1873)], die an der inneren (lingualen) Fläche der Krone sitzt und mit Schmelz oder auch mit Zement ausgefüllt sein kann.

Auch bei Zahnanlagen kann es zu Doppelbildungen und auch zur Verschmelzung von Zahnanlagen kommen, die beide unter dem Bilde verwachsener Zähne auftreten können und eine ziemlich seltene Mißbildung darstellen. Bleibt dabei die eine Bildung wesentlich kleiner, so daß sie als Anhang des größeren Zahnes erscheint, so könnte eine solche Bildung auch zu den (sonst auf andere Weise zu erklärenden) Schmelztropfen (vgl. S. 578) gezählt werden [Göllner (1928)].

Die Cystenbildungen, die ja zum Teil auch auf entwicklungsgeschichtliche Relikte, in erster Linie auf die Epithelreste der Zahnleiste (S. 495) oder der Epithelscheide (S. 507) zurückgehen, sollen einheitlich im Anschluß an das Periodontium (S. 664) besprochen werden.

Die als Dentikel bezeichneten abnormen Dentinbildungen werden im Zusammenhang mit dem Dentin (S. 615), die Zementikel im Zusammenhang mit dem Zement (S. 626), besprochen werden.

11. Experimentelle und klinische Erfahrungen zur Zahnentwicklung.

Vorbemerkung. Auf dem Gebiete der durch Experiment oder Krankheit gesetzten Entwicklungsstörungen greifen die zu makroskopischen Defekten führenden morphogenetischen und die erst mikroskopisch feststellbaren histogenetischen Störungen so ineinander, daß wir das Gesamtgebiet dieser Erfahrungen hier zusammenhängend besprechen wollen, unbeschadet der erst im Anschluß an die einzelnen Hartsubstanzen genauer geschilderten makroskopischen und mikroskopischen Einzelheiten einer mangelhaften Verkalkung (welche die weitaus häufigste histogenetische Störung darstellt). Auch die besonders zahlreichen Experimente an Zähnen mit Dauerwachstum sollen, sofern sie nicht Spezialprobleme dieses Zahntypus, sondern allgemeine Wachstums- und Entwicklungsprobleme des Zahnes betreffen, gleich hier eingereiht werden, obwohl wir die dauernd wachsenden Zähne erst im nächsten Unterkapitel (S. 523) besprechen.

a) Explantate.

Gewebekulturen vom wachsenden Teil der *Kaninchen*-Schneidezähne ergaben nach Yumikura (1925 b) eine sehr rasche Entdifferenzierung der hoch spezialisierten Zellen in der Reihenfolge Odontoblasten, Ganoblasten, Cementoblasten. Die weniger differenzierten Zellen des Schmelzorganes zeigten noch Mitosen und es kam zur Bildung von Epithelnestern aus dem äußeren Schmelzepithel.

b) Trauma und Entzündung.

Das interessanteste und wesentlichste Ergebnis auf diesem Gebiete scheint uns die Arbeit W. Bauers (1928 b) zu enthalten, der bei zerstörenden Eingriffen an den Zahnanlagen junger *Hunde* festgestellt hat, daß an Teilen des Schmelzorganes, die in eine neue Umgebung geraten waren, das innere Schmelzepithel auch zahnfremdes Bindegewebe zur Differenzierung einer Papille und zur Ausbildung von Odontoblasten anregte (vgl. S. 481).

Die Untersuchung Adloffs (1920 c) ist als ein Vorversuch auf diesem Gebiete zu werten. Schour (1934) arbeitete mit Frakturierung von Nagezähnen; seine Versuchsbedingungen sind zu kompliziert, um klare Fragestellungen zu ergeben. R. Weber (1925 d, 1926 b) setzte an Versuchstieren durch entzündungserregende Mittel (Scharlachrotöl u. a.) unserer Meinung nach zu weit gehende Zerstörungen, um feinere Einzelheiten beobachten zu können. Dagegen hat W. Meyer (1927 b) an dem Übergreifen einer Entzündung auf die Ersatzzahnanlage im genaueren die auf Zerstörungen im Bereiche des Schmelzepithels oder der Odontoblastenschicht beruhenden Defekte in Schmelz oder Dentin des Zahnscherbchens beobachten können. Durch experimentell gesetzte Zerstörungen, welche zu einer Störung der Wurzelbildung führten, kam es zur Retention der Zähne [W. Meyer (1924a)].

c) Endokrines System und sonstige Hormone.

An Arbeiten, welche alle oder mehrere endokrine Organe behandeln, die auf die Zähne einen Einfluß ausüben, erwähnen wir Kranz (1913, 1916), Knetschowsky (1921), Ruden (1922), Citron (1928), Downs (1928), Ikuta (1928), Tsunoda (1932), Günther (1934).

Wir werden in diesem Abschnitt nicht nur klinische und experimentelle Erfahrungen aus dem Gebiete der Endokrinologie, welche sich auf Entwicklungsstadien, sondern auch solche, welche sich auf den fertigen Zahn beziehen, besprechen, da beides sich schwer trennen läßt und da ja auch der fertige Zahn, sogar in seinem Schmelz (vgl. S. 547), noch einen Stoffwechsel besitzt und Einwirkungen unterliegt. Damit hängt die Möglichkeit einer wechselnden Disposition zur Caries zusammen, die, wie Fleischmann (1913) hervorgehoben hat, im Gefolge verschiedener Erkrankungen auftreten kann, die zum Teil wieder eine endokrine Komponente besitzen; Beispiele dieser Art wären die mit starker Cariesdisposition verbundene Chlorose und Gravidität. Ruden (1922) geht sogar so weit, daß er auch für manche mit Zahnkeimschädigungen verbundene infektiöse Erkrankung, wie z. B. für die Lues, eine Zahnschädigung auf dem Umwege über eine Beeinflussung des endokrinen Systems in Erwägung zieht.

Die Exstirpation der Epithelkörperchen führt bei *Ratten*, wie zuerst Erdheim (1906) in Aufsehen erregenden Versuchen gezeigt hat, zu einer schweren Störung des Kalkstoffwechsels; infolgedessen unterbleibt die Verkalkung der neugebildeten Partien der Nagezähne, so daß diese einknicken und brechen. Erdheim hat das histologische Bild dieser mangelhaften Verkalkung im Schmelz und vor allem im Dentin selbst untersucht (1911a) und hat überdies gezeigt, daß diese Erscheinungen nach gelungener Implantation neuer Epithelkörperchen (1911b) wieder zurückgehen. Seine Versuche wurden wiederholt nachgeprüft und bestätigt, so von Pfeiffer-Mayer (1907), Iselin (1908), Toyofuku (1911), G. Preiswerk (1911), Hohlbaum (1912), Kranz (1916), Orbán (1926a), Jung-Skillen (1929). Für den Menschen hat Fleischmann (1908c, 1909, 1910b) darauf hingewiesen, daß sich bei gewissen bis dahin für rachitisch gehaltenen Zahnmißbildungen anamnestisch

Tetanie (eine auf Störungen in den Epithelkörperchen beruhende Säuglingserkrankung) feststellen läßt und daß solche Fälle sich durch Vorhandensein von Schmelzdefekten von dem im übrigen ähnlichen Bild rachitischer Zähne unterscheiden. Die überragende Bedeutung der Epithelkörperchen für die Verkalkung der Zähne ergibt sich auch aus den entwicklungsgeschichtlichen und experimentellen Beobachtungen von TSUNODA (1932).

Von der Schilddrüse wissen wir durch Beobachtungen an Menschen mit hypothyreotischen Symptomen wie Myxödem und Kretinismus, daß ein Ausfall des Schilddrüsenhormons in erster Linie eine Verzögerung des Zahnwechsels und wohl auch Minderwertigkeit des Gebisses hervorruft [LEVY-ROTHSCHILD (1911), NELLE (1922)]. KRANZ (1913, 1916) stellte überdies bei Thyreoidektomie bei *Schwein* und *Kaninchen* Schmelzdefekte und Brüchigkeit der Zähne fest. Nach den oben erwähnten Beobachtungen von TSUNODA (1932) ist der Einfluß der Schilddrüse auf die Zahnverkalkung viel geringer als der der Epithelkörperchen und beruht, soweit er besteht, auf jodhaltigen Stoffen.

Nach Hypophysen-Exstirpation beobachteten ASCHNER (1910), ASCOLI-LEGNANI (1912) und KRANZ (1916) bei jungen *Hunden* eine Verzögerung der 2. Dentition, ja sogar ein vollständiges Persistieren der Milchzähne. An Nagezähnen der *Ratte* stellten SCHOUR-VAN DYKE (1931) auch histologische Veränderungen fest, die mit zunehmendem zeitlichen Abstand von der Operation sich verstärkten und bis zu einer vollständigen Rückbildung der Ganoblastenschicht und einem dementsprechenden Unterbleiben der Schmelzbildung führten; das Dentin zeigte Unregelmäßigkeiten in der Verkalkung, das Zement eine wesentliche Verdickung.

Bei Exstirpation der Thymus beobachtete KRANZ (1916) bei jungen *Hunden* eine offensichtliche Verzögerung der Zahnentwicklung und ein Kleinerbleiben der Zähne (ohne histologische Veränderungen), zugleich mit Störungen in der Verknöcherung. RUDEN (1922) hebt bei dem gleichen Experiment die deutliche Hinausschiebung des Zahnwechsels hervor. Beim Menschen haben JOSEFSON (1911) und ARONSON (1928) gehäufte Retentionen von Dauerzähnen auf Störungen in der Thymusfunktion zurückgeführt.

Einen hormonalen Einfluß der Hoden will KUSTRIN (1924) nach Verjüngungsoperationen an über 10 Jahre alten *Katern* beobachtet haben. Die Verjüngung wurde entweder durch Hodenimplantation oder durch Samenstrangunterbindung durchgeführt und in beiden Fällen sollen neue Incisivi in Form deutlicher Zähnchen von knorpeliger Konsistenz (?!), aufgetreten sein. [Mangels jeder histologischen Untersuchung der fraglichen Gebilde ist mit dieser Angabe nicht viel anzufangen.]

Extrakte von Zahnkeimen (des *Schweines*) ergaben nach SHIBATA (1927, 1928a) bei parenteraler Einverleibung bei *Hunden* und *Katzen* Beschleunigung des Wachstums und der Verkalkung der Zähne; das gleiche zeigt sich an *Ratten*-Nagezähnen. Toxische Dosen des Extraktes ergaben dagegen Entwicklungsstörungen. Diese Erfahrungen decken sich also mit der von unserer Kollegin v. ZAWISCH OSSENITZ (1929b) entdeckten Förderung des Knochenwachstums durch Extrakte aus wachsenden Knochen.

d) Verschiedene Krankheiten.

Die auffallendsten und bekanntesten Mißbildungen, hervorgerufen durch Erkrankungen während der Zahnentwicklung, sind die durch eine intrauterin übertragene Lues (HUTCHINSONsche Zähne) und die durch Rachitis erzeugten. RUDEN (1922) behauptet übrigens, daß zwischen beiden Mißbildungsformen kein wesentlicher und prinzipieller Unterschied bestehe. Daß bei Rachitis, die wir heute als eine Avitaminose kennen, auch Störungen der Epithelkörperchenfunktion eine Rolle spielen, ist wahrscheinlich. FLEISCHMANN (1908c, 1909, 1910b) glaubt allerdings, daß bei rachitisch veränderten Zähnen der Schmelz nicht beteiligt sei, wohl aber bei der mit Tetanie im Säuglingsalter einhergehenden Epithelkörperchenerkrankung (vgl. oben S. 520). RUDEN knüpft an die erwähnte Ähnlichkeit der Zahnmißbildungen bei Lues und Rachitis die Vermutung, daß auch bei Lues (und vielleicht noch in anderen Fällen) die Störung der Zahnentwicklung nicht direkt, sondern indirekt über das endokrine System erfolge (vgl. oben S. 520).

Zu dem schon auf S. 462 gestreiften Kapitel Zähne und Gesamtkonstitution nennen wir hier noch die Beobachtungen über gehäufte Zahndefekte und Zahnentwicklungsstörungen, die sich mit Geisteskrankheiten [LINDENTHAL (1921)] und mit Zwergwuchs [SCHERBEL (1926)] verknüpfen, sowie die [einander allerdings widersprechenden] Angaben RIGES (1922) und KNORRS (1922) über Zahnbeschaffenheit und Dicke der Schädeldecke.

Damit ist aber die Reihe von Erkrankungen, welche auf die Zahnentwicklung einen Einfluß ausüben, nicht erschöpft. Schon BAUME (1882) macht darauf aufmerksam, daß verschiedene fieberhafte Erkrankungen des Kindesalters, also zur Zeit der Zahnentwicklung, sehr wohl eine Spur in werdenden Zähnen hinterlassen können. Wir brauchen dabei gar nicht (wie BAUME) an eine Pulpainfektion der Zahnanlage zu denken, sondern zahlreiche Erfahrungen über ungleichmäßige Verkalkungen der Hartsubstanzen bis zu makroskopisch sichtbaren Unregelmäßigkeiten sprechen dafür, daß solche Stoffwechsel- und Entwicklungsstörungen verschiedensten Grades möglich sind. Und auch hierbei ist die Möglichkeit eines Umweges über das endokrine System nicht von der Hand zu weisen. Im übrigen zeigt ja auch noch der fertige Zahn infolge der in ihm herrschenden, sogar auf den Schmelz sich erstreckenden (vgl. S. 547) Stoffwechselvorgänge eine wechselnde Cariesdisposition im Zusammenhang mit verschiedenen Erkrankungen.

e) Blutzusammensetzung und Diät.

An Arbeiten, welche die Blutzusammensetzung bei Zahnkrankheiten untersuchen, nennen wir zunächst Citron (1928), der bei Alveolarpyrrhöe den Ca-Spiegel des Blutes erhöht fand. Hanke (1929) stellte Mangel an Vitamin C fest, nach dessen Zufuhr er Besserung der Alveolarpyrrhöe erzielte.

Die Versuche, durch eine Mangeldiät Ausfallserscheinungen zu erzielen, bzw. Störungen durch eine bestimmte Diät zu kompensieren, beziehen sich größtenteils auf den Calcium-, Phosphor- und Vitamingehalt der Nahrung; viele dieser Untersuchungen wurden an dauernd wachsenden Zähnen gemacht. Wir nennen die Arbeiten von MacCollum-Simmonds-Kismey-Grieves (1922), Grieves (1922), Marshall (1923), Orbán (1923), Toverud (1923, 1926), Höjer-Westin (1924), Westin (1926), Mellanby (1929), Dalldorf-Zall (1930), Howe (1931), Forshufvud (1925). Die Beobachtungen ergaben mangelhafte Verkalkungen bis zu schwereren Bildungsdefekten, welche unter Umständen mit Verzögerungen oder mit einem Unterbleiben des Zahnwechsels verbunden waren. Weinmann (1933) hat durch überreiches Angebot des verkalkungsfördernden D-Vitamins eine Hypervitaminose erzeugt, die sich bei jungen *Ratten* in einer Überentwicklung von Zement und Knochen und knöcherner Verwachsung des Zahnes äußerte, bei älteren *Tieren* zu starker Einengung der Pulpa und Dentikelbildung führte.

f) Nervenausschaltung.

Der erste Durchschneidungsversuch des Nervus alveolaris inferior beim *Kaninchen* durch Abraham (1899) ergab — bei Unterlassung einer exakten Kontrolle durch am Zahn angebrachte Marken — keine deutliche Veränderung im Wachstum der unteren Nagezähne. Moral-Hosemann (1919) erzielten beim gleichen Versuch am gleichen Objekt gelegentlich anfangs eine Verstärkung des Wachstums, die sie auf eine vorübergehend ausgelöste Hyperämie zurückführten, gelegentlich aber schon von Anfang an, immer aber nach längerer Zeit, eine Wachstumsverminderung durch die Ausschaltung der Nerven. Nishiyama (1931) findet, daß durch Nervendurchschneidung das Wachstum der Nagezähne beschleunigt wird, was er auf die nach der Durchschneidung einsetzende Hyperämie zurückführt. Das teilweise Widerspruchsvolle der Ergebnisse von Moral-Hosemann und Nishiyama erklärt sich aus den eingehenderen Versuchen von Leist (1927a) und Breitner-Leist (1927) an *Meerschweinchen*-Nagezähnen. Durch sie wurde festgestellt, daß die trophisch wirksamen Nervenfasern dem Sympathicus angehören, auf dem Wege über die Gefäße (also über A. carotis communis — A. carotis externa — A. maxillaris interna) in die Zahnpulpa gelangen und offenbar als Gefäßnerven der Pulpagefäße indirekt auch trophisch wirken (vgl. S. 643). Phenolbepinselung der Carotis bewirkte (als vorübergehender Reiz) eine Wachstumsbeschleunigung des gleichseitigen Nagezahnes. Den gleichen Effekt erzielte eine präganglionäre Durchschneidung des Halssympathicus, die auch als Reiz wirkte, während eine zur dauernden Ausschaltung des Sympathicus führende Exstirpation des Ganglion cervicale sup. keine Wachstumsbeschleunigung ergab. Die gleiche und durch Leists Versuche erst ganz verständliche Erfahrung machte auch Nemtzoglou (1926) bei jungen *Hunden* mit der präganglionären Durchschneidung des Halssympathicus, die zu einer beschleunigten Entwicklung der Zahnkeime führte. Die Versuche von Hopff (1924), der bei *Kaninchen* ein so großes Stück des Nervus alveolaris inf. excidierte, daß der periphere Teil ohne Möglichkeit einer Regeneration degenerierte, lassen sich nicht im Sinne der bisher besprochenen Versuche verwerten; es zeigten sich verschiedene, vor allem vom Zahnfleisch ausgehende Störungen, die wohl in erster Linie mit der Desensibilisierung des gesamten Zahnes zusammenhängen.

g) Bestrahlungsversuche.

Leist (1926a) hat durch Röntgenbestrahlung junger *Hunde* eine deutliche Schädigung der noch nicht durchgebrochenen Zahnanlagen erzielt; es kam zu Verzögerungen des Durchbruches (wahrscheinlich im Zusammenhang mit dem gestörten Wurzelwachstum) und auch die durchgebrochenen Zähne erwiesen sich zum Teil als minderwertig. [Dieser Effekt ist ja bei der Empfindlichkeit wachsender Gewebe, vor allem der Mitosen, gegenüber Röntgenstrahlen durchaus verständlich.] Eine praktisch sehr wichtige übereinstimmende Beobachtung am *Menschen* machte Leist (1926b) in der Weise, daß ihm bei 6 Kindern, deren Mütter zur Zeit der Gravidität mit Röntgen- oder Radiumbestrahlungen behandelt worden waren, eine Verzögerung des Milchzahndurchbruches auffiel.

12. Vergleichendes zur Zahnentwicklung.

a) Zähne mit Dauerwachstum.

Über das Vorkommen solcher Zähne wäre zu sagen, daß sie sich bei vielen Ordnungen der *Säugetiere* finden, daß diese Eigentümlichkeit einzelne Zahntypen oder das ganze Gebiß betreffen kann und daß wir sowohl Incisivi (z. B. die Nagezähne oder gewisse Stoßzähne), als Canini (Hauer des *Ebers* u. a.) als auch Backenzähne als dauernd wachsende Zähne antreffen. Wir bringen im Folgenden eine Aufstellung der Vorkommen von Zähnen mit Dauerwachstum, hauptsächlich nach BAUME (1882). *Beuteltiere (Marsupialier):* „Nagezähne" (Incisivi) bei einer Reihe von *Nager*-ähnlichen Typen; bei *Phascolomys* das ganze Gebiß. — *Zahnarme (Edentaten): Gürteltier* und *Faultier* [s. auch BALLOWITZ (1892)]. — *Nager (Rodentia):* „Nagezähne" (Incisivi) bei allen, bei der Mehrzahl auch die Molaren. (*Maus* und *Ratte* haben Molaren ohne Dauerwachstum.) — *Huftiere (Ungulata):* „Nagezähne" (Incisivi) des *Nager*-ähnlichen *Hyrax (Klippschliefer)*. Stoßzähne (Incisivi) des *Elefanten*. Incisivi und Canini des *Flußpferdes*. Hauer (obere und untere Canini) der männlichen *Suidae* (bei Kastration des *Ebers* hört das Dauerwachstum der Hauer auf). Hauer (untere Canini) bei *Moschustier* und *Tragulus* (hier auch beim Weibchen, aber nur in geringem Grade). Incisivi bei *Lama* und *Vicugna* [nach G. S. MILLER (1924)]. Schließlich zeigt auch das Pferd an allen Zähnen einen sehr späten Abschluß des Wurzelwachstums [s. auch JOEST (1926)], was auch bei der *Gemse* beobachtet wurde [v. SCHUMACHER (1929)]. — *Cetacea (Wale):* Stoßzahn (meist der linke Incisivus) des *Narwales (Monodon)*. — *Sirenia (Seekühe):* Stoßzahn (Incisivus) beim *Halicore*-Männchen. — *Prosimier (Halbaffen):* Nagezahnartige Incisivi bei *Chiromys*. Wir sehen also, daß Zähne mit Dauerwachstum einerseits in solchen Fällen auftreten, in welchen die Abnützung eine ganz außerordentliche ist, andererseits auch bei gewissen Hauern und Stoßzähnen, welche sich dann erst mit zunehmendem Lebensalter zu ihrer vollen Größe entwickeln. Bei den auf Abnützung beanspruchten Zähnen mit Dauerwachstum sehen wir die Einrichtung getroffen, daß durch Beschränkung des Schmelzes auf eine Oberfläche des Zahnes (Nagezähne) oder durch Faltenbildungen des Schmelzes (Molaren vieler *Nagetiere*) gerade die Abnützung der weniger widerstandsfähigen Hartsubstanzen zur Bildung einer scharfen Schneide führt.

Die Persistenz des Schmelzorganes bei dauernd wachsenden Zähnen wurde bereits von A. RETZIUS (1837) vermutet, wirklich klargestellt wurden diese Verhältnisse aber erst durch v. BRUNN (1886, 1887), der als erster durch den Umstand, daß auch die nicht schmelzbedeckte, innere Fläche der Nagezähne im wachsenden Teil ein Schmelzorgan besitzt, auf die Bedeutung der Epithelscheide geführt wurde (vgl. S. 506). Aber schon vor v. BRUNN machte WENZEL (1868) eine Reihe richtiger Beobachtungen über das Wachstum der Nagezähne, das dann auch durch RÖTTER (1889, 1890) und SACHSE (1895) eingehend erforscht wurde. An späteren Arbeiten nennen wir ADDISON-APPLETON (1915) (*Ratten*-Nagezähne), HOFFMANN (1925) (*Kaninchen*), SANTONÉ (1935a) (*Meerschweinchen*-Molaren).

Wohl die interessanteste Frage, die sich an die Zähne mit Dauerwachstum knüpft und deren Beantwortung auch für das Verständnis der gewöhnlichen Durchbruchsbewegung von Bedeutung ist, ist die, wie sich die Befestigung des Zahnes durch das Periodontium mit der andauernden Durchbruchsbewegung verträgt. RÖTTER (l. c.) hat sogar angenommen, daß die Nagezähne ohne Periodontium-Verbindung in ihrer Alveole stecken, was schon v. BRUNN (1891) und v. EBNER (1902a) bestritten haben. Übrigens taucht diese, sicher falsche Vorstellung auch bei v. KORFF (1935) wieder auf, der als Periodontium nur ein lockeres Bindegewebe beschreibt. MACH (1925) und sein Lehrer WEIDENREICH (1926b, 1927a) glaubten, daß eine Bewegung des Nagezahnes gegenüber Alveolenpartien, mit welchen er durch Periodontium verbunden ist, überhaupt nicht stattfinde, sondern daß die Alveole durch Abbau am Rande und Anbau in der Tiefe (im Bereiche des ständig angebildeten offenen Wurzelendes) ihre Lage gegenüber dem Zahne ändere, und sie übertrugen diese Anschauung auch auf den gewöhnlichen Durchbruch (vgl. S. 508). Dem gegenüber hat aber ORBÁN (1927b, 1927d) durch Markenversuche festgestellt, daß auch die Nagezähne wirklich aus der Alveole herauswachsen und sich damit im Prinzip so verhalten wie die gewöhnlichen Zähne bei ihrem Durchbruch. SICHER (1923b, 1925) hat nun diese wirklich stattfindende Bewegung des Zahnes gegenüber der Alveole durch einen eigenartigen Bau des Periodontiums zu erklären versucht, von dem er behauptet, daß ein Teil der aus dem Zement kommenden Fasern nicht unmittelbar in den Alveolarknochen einstrahle und die einem solchen Verlauf entsprechende, einfach schräge Verlaufsrichtung zeige, sondern in einen sog. „Plexus intermedius" übergehe, der eine sehr wechselnde, teilweise fast längsgerichtete Faseranordnung zeige und der eben die Verschiebung ermöglichen soll. Das Vorhandensein eines derartigen Plexus intermedius wird zwar bestritten, sowohl für das Periodontium von Nagezähnen [MACH (l. c.)], wie auch für das von dauernd wachsenden Molaren [SANTONÉ (1935a)]. Wir glauben aber doch, daß diese Beobachtung SICHERs etwas Richtiges enthält und den Schlüssel zum Verständnis der Anpassung des Periodontiums auch an die gewöhnliche Durchbruchsbewegung liefert, wovon noch auf S. 651 die Rede sein wird. Die von MACH ins Treffen geführten Abbauerscheinungen am Alveolenrand der Nagezähne erklärt übrigens Sicher (1925) sehr einleuchtend dadurch, daß Mach wahrscheinlich die Nagezähne noch wachsender *Tiere* untersucht hat, die noch an Wurzellänge zunehmen. Übrigens müßte, wenn Machs Annahme richtig wäre, der nicht wirklich herauswachsende Nagezahn infolge seiner Krümmung bald bis zu seinem horizontalen Anteil abgekaut sein!

Von Experimenten zur Ermittlung der Wachstumsgeschwindigkeit und der das Wachstum beeinflussenden Faktoren sei erwähnt, daß die ersten exakten Versuche zum Beweise eines dauernden Wachstums auf Oudet (1823/1824) zurückgehen, der diesen Beweis an Nagezähnen, die am Zahnfleischrande abgenommen wurden, und auch durch Markenversuche erbrachte. Besonders eindringlich zeigt sich dieses Wachstum, wenn die normale Abnützung aus irgendwelchen Gründen unterbleibt; solche Zähne können zu ganz abnormaler Form und Größe heranwachsen, wie dies in vielen älteren Arbeiten schon beschrieben und abgebildet wurde. Hierher gehörige Beobachtungen finden sich z. B. auch bei Brubacher (1892) und in letzter Zeit hat Tibirica (1931) über einen auf diese Weise zu erklärenden Fall von „übermäßigem Wachstum" berichtet. Driak (1935b) beschreibt beim männlichen *Papuaschwein* ein ganz abnormes Wachstum der unteren Eckzähne nach Extraktion der oberen. Die Wachstumsgeschwindigkeit wird von Moral-Hosemann (1919) für die (unteren) Nagezähne des *Kaninchens* mit $^1/_2$—$^3/_4$ mm pro 24 Stunden angegeben, Wetzel (1930) hat am gleichen Objekt für die unteren Schneidezähne etwas höhere Durchschnittswerte ermittelt als für die oberen, und zwar bis 0,5 mm. Wortmann (1934) gibt, ebenfalls für das *Kaninchen*, für die oberen Nagezähne 0,4 mm, für die unteren 0,47 mm an. Kürzung von Nagezähnen, die zu einer vorübergehenden Funktionslosigkeit und zu einem Wegfall des Kaudruckes führt, wirkt ausgesprochen wachstumsfördernd und kann die Wachstumsgeschwindigkeit auf das Doppelte der gewöhnlichen Werte steigern, wie zuerst Wetzel (1927, 1930) festgestellt hat. Diese Erfahrung hat auch Wortmann (1934) bestätigt, der die schon von Wetzel beobachtete Erweiterung der Pulpahöhle am funktionslosen Zahn genauer studierte und feststellte, daß sie nach einiger Zeit auch ohne Indienststellung des Zahnes wieder einer Verengerung Platz macht. Daß das Wegfallen des Kaudruckes als Wachstumsreiz wirkt, bestätigt sich auch durch weitere Versuche an gekürzten Nagezähnen [Steinmetz (1932)], durch die Beobachtung eines verstärkten Wachstums während der Nachtstunden [Weissenborn (1932)] und bei Verabreichung weicherer Nahrung [Mittag (1932)]. In den Versuchen von Schour (1934) mit frakturierten Nagezähnen erscheinen uns die Versuchsbedingungen zu wenig eindeutig. Andere experimentelle Studien an Nagezähnen, welche mit dem speziellen Problem des Dauerwachstums nichts zu tun haben, sind bereits im vorigen Unterkapitel besprochen worden.

Von verschiedenen anderen Problemen, die im Zusammenhang mit dauernd wachsenden Zähnen stehen oder im Zusammenhang mit ihnen erörtert wurden, erwähnen wir, daß Retterer (1925c) seine Anschauungen über die Bildung des Schmelzes aus Randschichten des Dentins (vgl. S. 529) auch an Nagezähnen beweisen wollte, wogegen schon Apfelstaedt (1927) polemisiert hat. Ferner beschreibt Retterer (1926b) eine etwas verschiedene Dentinstruktur in den kronenwärts und in den wurzelwärts gelegenen Teilen der Nagezähne und der *Eber*-Hauer. Eine ähnliche, aber mit viel feineren Einzelheiten belegte Beobachtung teilt Gebhardt (1906) über den *Elefanten*-Stoßzahn mit, dessen außerordentlich komplizierte Dentinstruktur uns noch auf S. 618 beschäftigen wird. Gebhardt gibt an, daß das Dentin der Spitze noch nicht diese volle Komplikation zeige und daß diese sich erst allmählich bei den schon unter funktioneller Beanspruchung des Zahnes gebildeten Partien einstelle. — Berten (1900b) hat behauptet, daß die gebogene Form der Nagezähne durch den Druck der Lippenmuskulatur entstehe. Diese Anschauung ist wohl ebenso unhaltbar, wie Bertens Meinung, daß dieser Muskeldruck (ebenso wie der der Kaumuskulatur) mit der Durchbruchsbewegung etwas zu tun habe (vgl. S. 510). [Die gekrümmte Form der Nagezähne erklärt sich wohl am besten dadurch, daß bei dieser Anordnung der Kaudruck nicht in voller Stärke auf die Wachstumszone am Wurzelende übertragen werden kann.] — Bei Betrachtungen über Unzweckmäßigkeiten im Bereiche des Gebisses erwähnt Adloff (1931), daß solche Unzweckmäßigkeiten gerade bei dauernd wachsenden Zähnen mehrfach durch exzessive Entwicklung eines ursprünglich zweckvollen Organes vorgekommen sind, und erwähnt als Beispiele die ungeheuren Stoßzähne des *Mastodon*, die säbelförmigen Eckzähne von *Babirussa (Hirscheber)* und den Stoßzahn des *Narwales*.

b) Der sog. horizontale Zahnwechsel.

Gewisse Pflanzenfresser kompensieren die ganz außerordentliche Abnützung, der ihre Backenzähne durch die dem Futter beigemengten sandigen und erdigen Bestandteile ausgesetzt sind, nicht durch Dauerwachstum, sondern dadurch, daß an Stelle des sich abnützenden Zahnes von hinten her (nicht von oben oder unten her) ein neuer Zahn nachrückt. Das bekannteste Beispiel hiefür ist der jeweils (in jeder Kieferhälfte) nur in Einzahl in Funktion stehende Backenzahn des *Elefanten* (vgl. S. 467) und eine ähnliche Einrichtung findet sich beim *Rhinozeros*, beim *Warzenschwein (Phacochoerus)* und bei einer *Seekuh (Manatus)*. AICHEL (1918, 1918/1919, 1926) hat in allen diesen Fällen beobachtet, daß der Alveolarknochen der nachrückenden Zahnanlage lange ohne knöcherne Verbindung mit dem Kieferknochen bleibt und daher geradezu als „Os sacculi dentis" bezeichnet werden kann (vgl. S. 500). Im Zusammenhang mit dieser weitgehenden Selbständigkeit von Zahn plus Alveolarknochen gegenüber dem Kieferskelet ist der „horizontale Zahnwechsel" nach AICHEL nicht als eine reale Bewegung der Zahnanlage gegenüber dem Kieferknochen aufzufassen, sondern diese Lageveränderung der Zahnanlage kommt im Unterkiefer der Hauptsache nach dadurch zustande, daß der Kieferknochen am Kinnende abgebaut wird, am hinteren Ende aber in noch größerem Maße ein Anbau stattfindet, wodurch der Kiefer sich nach hinten verlängert in gleichem Ausmaße mit den jeweils neu entstehenden Molarenanlagen; dadurch rückt auch der zum Nachschub bereite Ersatzzahn an die richtige Stelle. Für den Oberkiefer liegen die Verhältnisse, wie schon AICHEL betont hat, nicht ganz gleich, weil hier ein Abbau am Vorderende wegen der Stoßzähne nicht stattfinden kann; es muß also hier doch etwas Ähnliches wie eine wirkliche Verschiebung der Zahnanlage gegenüber dem Kieferknochen stattfinden und es dürfte sich wohl auch im Unterkiefer die Lageveränderung der Zahnanlage nicht ausschließlich im Sinne AICHELs erklären lassen. Das Richtige an AICHELs Beobachtungen besteht aber darin, daß ein Teil des Kiefers, in welchem der Ersatzzahn (der immer größer ist als sein Vorgänger) nach seinem Durchbruch zu liegen kommt, erst zugleich mit dem Ersatzzahn gebildet wird. (Daß AICHEL auch die vertikale Durchbruchsbewegung als eine Scheinbewegung auffaßt, was ja nicht mit den Tatsachen übereinstimmt, wurde schon auf S. 508 erwähnt.) Eine neuere Untersuchung von DRIAK (1933) an den *Elefanten*-Molaren bestätigt, daß eine Lageveränderung des Ersatzzahnes nicht nur in vertikaler, sondern auch in horizontaler Richtung stattfindet.

c) Sonstige Fragen zur Zahnentwicklung der *Säugetiere*.

Entwicklungsgeschichtliche Untersuchungen, welche zum Haupt- oder Nebenthema die Ermittlung der Gebißformel (die Zurechnung von Zähnen zur 1. oder 2. Dentition) haben, wurden bereits im I. Kapitel (S. 466) zitiert. Ebenso wurden entwicklungsgeschichtliche Untersuchungen an tierischem Material, insoweit sie eine grundsätzliche Stellungnahme zu Einzelfragen der Zahnentwicklung enthalten, bereits in den vorangehenden Unterkapiteln genannt.

Eine intrauterine Rückbildung der 1. Dentition findet sich nach DEBIERRE-PRAVAZ (1886) beim *Seehund* und *Seelöwen* und auch beim *Meerschweinchen*; beim *Hasen* werden diese Zähne gleich nach der Geburt ausgestoßen.

Beim *Meerschweinchen* läßt sich ferner an den bereits intrauterin durchgebrochenen Molaren eine Abkauung während des intrauterinen Lebens beobachten. Auf diese Weise erklärt sich nach FRIANT (1932c) die Glättung der ursprünglich höckerigen Oberflächen dieser Zähne, welche TIMS (1901) u. a. in phantastischer Weise auf Vererbung erworbener Eigenschaften zurückgeführt hatten.

Zum Schluß seien noch einige Arbeiten, gruppiert nach den Untersuchungsobjekten, angeführt, und zwar die Arbeiten von HOFFMANN (1925) *(Kaninchen)* und SANTONÉ (1935a) *(Meerschweinchen)*, die Untersuchungen von BILD (1901), REICHENBACH (1926, 1928) und v. BEUST (1928) am *Schwein*, die Beschreibung verschiedener Altersstadien des *Pferde*-Gebisses von PIRILÄ (1933), die eingehende Untersuchung der Backenzahnentwicklung des *Rindes* von KÜPFER (1935), zur Zahnentwicklung der *Prosimier* GREINER (1929), als Untersuchungen über die Durchbruchszeiten der *Anthropoiden* (und anderer *Affen*) BRANDES (1928) und KROGMAN (1930a).

d) Zur Zahnentwicklung der *Fische, Amphibien* und *Reptilien*.

Die Zahnentwicklung der niederen *Wirbeltiere* ist in übersichtlicher Weise bei BURCKHARDT (1906) und bei EIDMANN (1923) mitberücksichtigt. Wir begnügen uns im folgenden mit einigen grundsätzlichen Bemerkungen und mit der Zitierung der neueren Arbeiten.

Bei den *Fischen* ist die Ausbildung einer Zahnleiste etwas Wechselndes, sie findet sich aber schon bei *Selachiern* und wir sehen dann an der schräg zum Epithel gestellten Zahnleiste oft mehrere Ersatzzahnstadien nebeneinander. Statt einer Entstehung der Zahnanlagen an einer Zahnleiste oder neben einer solchen findet sich auch die Entstehung der Zahnanlagen unmittelbar aus dem Mundhöhlenepithel, ohne daß es zur Bildung einer Epithelfalte kommt, und zwar in allen Übergängen von einer ganz oberflächlichen Lage des Zahnkeimes bis zu einer gewissen Versenkung in die Tiefe. Das Schmelzorgan ist nach Art der Placoidschuppenanlagen [HERTWIG (1874a)] noch kaum vom Epithel gesondert und entbehrt noch durchwegs der Differenzierung einer Schmelzpulpa. Wir nennen hier die neueren Arbeiten von RÖSE (1894), CARLSSON (1895), TREUENFELS (1896), LAASER (1903), v. KORFF (1931), EYKEN (1935).

Von den *Amphibien* besitzen die *Urodelen* Zahnleisten, die *Anuren* dagegen nicht [v. Korff (1931)]. Auch hier entbehrt das Schmelzorgan einer Schmelzpulpa. Wir nennen außer v. Korff noch O. Hertwig (1874b), Ch. Tomes (1874/1875a), Röse (1894).

Die *Reptilien* zeigen wechselnde Verhältnisse, erreichen aber bei den *Krokodilen* Gebißformen, welche nicht nur durch Beschränkung der Zähne auf die Mundränder und durch Alveolenbildung, sondern auch durch entwicklungsgeschichtliche Einzelheiten bereits an die *Säugetiere* erinnern. Wir finden hier zunächst rudimentäre, noch während des Eilebens wieder resorbierte Zahnanlagen, welche ohne Zusammenhang untereinander unmittelbar im Epithel entstehen. Später bildet sich jedoch eine Zahnleiste und diese dringt tief ins Mesoderm ein und bleibt in weitem räumlichen Abstand vom Epithel als Bildungsstelle der unbegrenzt nachwachsenden Zahnanlagen erhalten. Im Schmelzorgan differenziert sich hier schon eine Schmelzpulpa. Auch bei den *Eidechsen* finden wir als erste Zahnanlagen solche, die placoidschuppenähnlich nicht über das Epithel hinausreichen und noch während des Eilebens resorbiert werden. Erst die Zahnanlagen der 3. Zahngeneration besitzen deutlich vom Epithel abgesetzte Schmelzorgane und sitzen an einer ausgeprägten Zahnleiste. Bei den *Schlangen* finden sich wechselnde Verhältnisse und besonders interessant ist hier der Giftzahn, hinter dem sich bis zu 10 Ersatzzahnanlagen feststellen lassen. Die *Schildkröten* besitzen einen zahnlosen Hornschnabel als Kieferbekleidung, doch sind bei ihnen embryonale Zahnanlagen festgestellt. Bei *Eidechsen* und *Schlangen* bildet sich ein sog. Eizahn, der zur Eröffnung der Eischale dient und ein echter Zahn ist, während *Krokodile* und *Schildkröten* für diesen Zweck einen („unechten") Hornzahn ausbilden. An Arbeiten wären zu nennen: Ch. Tomes (1875/1876a, 1875/1876b), Röse (1893f, 1894), Carlsson (1896a), Levy (1898), Harrison (1901), Woerdeman (1919a, 1919b, 1919c, 1921a, 1921b), Orbán (1926c), v. Korff (1931), Hennig (1931), Reuther (1931), Marcus (1931b), Nishiyama (1934).

III. Schmelz.

1. Makroskopisches.

Der Schmelzüberzug der Zahnkrone besitzt seine größte, auf mehrere Millimeter ansteigende Dicke an den Kanten und Höckern des Zahnes, also an den Stellen stärkster Abnützung; am Zahnhals endigt der Schmelz mit einem zugeschärften Rand, der gewöhnlich vom Zement überlagert wird; es kann aber auch vorkommen, daß Schmelz und Zement sich gerade nur berühren oder daß sogar eine Strecke weit das Dentin freiliegt [vgl. z. B. Orbán (1931b, Abb. 16)]. Die makroskopisch verfolgbare Schmelz-Zementgrenze verläuft bei den verschiedenen Zahntypen etwas verschieden. Bei mehrwurzeligen Zähnen ragt die Schmelzgrenze in Form von Schmelzspornen eine Strecke weit zwischen die Wurzelursprünge hinein; wir haben die Entstehung dieser Bildungen im Anschluß die Untersuchung von Weski-Contreras (1924) bereits auf S. 506 erwähnt. Ferner läßt sich im allgemeinen feststellen, daß die Schmelzgrenze an der Außen- und Innenfläche des Zahnes (labial und lingual) etwas weiter wurzelwärts reicht als an den Kontaktflächen. Genauere Angaben über diese Verhältnisse enthalten die Arbeiten und das Lehrbuch von Jonge-Cohen (1919, 1920a, 1928), den Versuch einer phylogenetischen Erklärung dieser Grenzlinien unternahm Taviani (1926). Über die mikroskopischen Einzelheiten der Schmelz-Zementgrenze siehe S. 567, über die der Schmelz-Dentingrenze S. 558.

Eine bereits mit freiem Auge (besser bei Lupenbetrachtung) sichtbare Einzelheit der Schmelzoberfläche sind die — dem Milchzahn fehlenden — Schmelzwülstchen (Abb. 46), die wir aber wegen ihres Zusammenhanges mit den sog. Retziusschen Streifen erst in dem diesen gewidmeten Unterkapitel (S. 550) besprechen wollen.

Schmelzsprünge (Fissuren) werden auf S. 578 besprochen werden (s. auch den Abschnitt Schmelzlamellen, S. 556).

Die Durchsichtigkeit (Transparenz) des Schmelzes nimmt mit dem Grade seiner Verkalkung zu; dies könnte zunächst paradox erscheinen, weil ja schwächer verkalktes Schmelzgewebe weniger dicht ist. Diese Erscheinung erklärt sich aber daraus, daß die Undurchsichtigkeit vor allem auf dem Wechsel verschieden dichter Strukturen und der daraus resultierenden Möglichkeit von Lichtreflexionen beruht, so daß daher ein Verschwinden der weniger dichten Stellen bei zunehmender Verkalkung die Homogenität und damit die Durchsichtigkeit erhöht. Dies deckt sich mit der Erfahrung, daß auch die Transparenz des Dentins (vgl. S. 581) zunimmt, wenn die zur Lichtreflexion Anlaß gebenden Dentinkanälchen eingeengt oder ganz ausgefüllt werden. Weitgehend verkalkter Schmelz läßt daher die gelbliche Eigenfarbe des Dentins ziemlich unverändert durchschimmern und darauf dürfte das leicht gelblichweiße Aussehen gut verkalkter, kräftig entwickelter Zähne beruhen. Milchzähne und auch weniger widerstandsfähige Dauerzähne zeigen dagegen eine mehr bläulichweiße Farbe, was wohl damit zusammenhängt, daß ihr nicht so vollständig verkalkter Schmelz als leicht trübes Medium gegen einen im ganzen weniger durchsichtigen Hintergrund wirkt. Schon BAUME (1882) hebt diese zwei Typen von Zähnen hervor und beschreibt die vollkommenere Durchsichtigkeit (bei gleichzeitiger vollkommener Verkalkung) des Schmelzes der gelblichweißen Zähne. An Zähnen, die außer der bläulichweißen Farbe auch noch Bildungsdefekte aufweisen, beschreibt BAUME sogar von ihrer Umgebung abstechende Flecken undurchsichtigeren (schlechter verkalkten) Schmelzes. Bemerkenswert ist ferner eine erhöhte Transparenz der von „sekundärer" Caries erfaßten Schmelzstellen (d. h. von Schmelzstellen, welche nicht an der Einbruchsstelle der Caries liegen, sondern vom unten liegenden Dentin aus in den Prozeß miteinbezogen werden). Diese Erscheinung, die schon W. D. MILLER (1903a) erwähnt, ohne noch eine histologische Erklärung dafür zu geben, wird von MUMMERY (1926, 1927) auf eine über den Verkalkungsgrad der Umgebung hinausgehende, reaktive Verkalkung zurückgeführt, was im übrigen auch ein Beweis für die Stoffwechselvorgänge und die Veränderlichkeit selbst des ausgebildeten Schmelzes ist [FABER (1929); vgl. auch S. 550].

Eine eigene Farbe besitzt der Schmelz der menschlichen Zähne nicht, er spielt aber, wie wir eben gezeigt haben, durch seine verschiedene Transparenz, für die Gesamtfärbung des Zahnes eine gewisse Rolle. Im Gegensatz hierzu finden wir den Schmelz verschiedener Nagezähne, u. a. der erwachsenen *Ratte* [ADDISON-APPLETON (1915)], orange gefärbt. Diese Färbung kann sich auch bloß auf Streifen des Schmelzes erstrecken und beruht im mikroskopischen Bild, wie schon HANNOVER (1856) beobachtet hat, auf einer einheitlichen Färbung der ganzen Schmelzprismen. Verfärbungen des Dentins am lebenden Zahn können auf den Schmelz übergreifen und v. BEUST (1926) hat bei solchem gefleckten Schmelz in erster Linie die in den Schmelz übergreifenden Dentinkanälchen (die sog. „Schmelzkanälchen") verfärbt gefunden. Im übrigen verweisen wir auf die umfassende Darstellung der Zahnverfärbungen von URBANTSCHITSCH (1926). Über die zum Nachweis eines Schmelzstoffwechsels unternommenen künstlichen Färbungsversuche wird auf S. 548 berichtet werden.

2. Histologische Charakteristik.

Der Schmelz ist eine cuticulare Abscheidung des inneren Schmelzepithels, also des Ektoderms, welche sich von den übrigen beim *Menschen* vorkommenden Cuticularbildungen nicht nur durch die besondere Mächtigkeit und die außerordentliche Härte, sondern auch dadurch unterscheidet, daß in der zusammenhängenden Cuticularmasse dauernd Schmelzprismen unterschiedbar bleiben, von welchen wir jedes einzelne als das Produkt einer Bildungszelle betrachten müssen. (In der großen Mehrzahl der Cuticularbildungen pflegt ja der Anteil der Einzelzellen ihrer epithelialen Matrix in der Gesamtbildung nicht mehr hervorzutreten.) Wir müssen daher annehmen, daß jedes Schmelzprisma von der äußeren Schmelzoberfläche, die seinen am spätesten gebildeten, jüngsten Teil darstellt, bis zur Zahnbeingrenze, an der sein ältester und am frühesten abgeschiedener Teil liegt, durch die ganze Dicke des Schmelzes sich erstreckt. Der Verlauf dieser so langen

Schmelzprismen ist, wie wir sehen werden, ein recht komplizierter und stellt durchaus nicht die kürzeste Verbindungsstrecke zwischen äußerer und innerer Schmelzoberfläche dar; mit diesem komplizierten Verlauf hängen die an Schliffen im auffallenden Licht zu beobachtenden Schreger-Hunterschen Streifen zusammen.

Eine dauernde Unterscheidbarkeit der Prismen wäre nicht möglich, wenn sie nicht durch eine von der Prismensubstanz etwas verschiedene Kittsubstanz voneinander getrennt wären. Daß man außerdem noch eine Randschicht an der konvexen Prismenoberfläche, eine Prismenscheide, unterscheiden kann, soll im Zusammenhang mit dieser Kittsubstanz erörtert werden. Diese Kittsubstanz, vor allem aber die Prismenscheide, enthält auch im ausgebildeten Schmelz noch organische Substanz und ermöglicht damit einen gewissen Stoffwechsel, was für die Biologie des Schmelzes von größter Bedeutung ist. Durch eine in gewissen regelmäßigen Abständen auftretende Anreicherung der Kittsubstanz kommt es (an den Dauerzähnen) zur Ausbildung der sog. Retziusschen Parallelstreifen. Als schwächer verkalkte Stellen erweisen sich auch die sog. Schmelzbüschel, welche von der Dentingrenze ein Stück weit in den Schmelz hineinragen und wohl Stoffwechselbahnen darstellen, und die Schmelzlamellen, in welchen man Narben von unvollkommenen oder vollkommenen Fissuren des unfertigen Schmelzes vermutet.

Die Schmelzkolben dagegen haben mit diesen beiden Bildungen nichts zu tun; sie stellen besonders erweiterte Fortsetzungen von Dentinkanälchen in den Schmelz hinein dar, die vielleicht Nervenendstellen enthalten. Außerdem finden wir auch viele Fortsetzungen gewöhnlicher Dentinkanälchen, die sog. Schmelzkanälchen, die also eine vom Dentin in den Schmelz übergreifende Bildung darstellen; der Schmelz selbst besitzt keine kanälchenartigen Bildungen.

Die äußere Schmelzoberfläche ist schließlich von einer besonders widerstandsfähigen Schicht, dem Schmelzoberhäutchen bedeckt, welches der von den Ganoblasten am Ende des ganzen Schmelzbildungsprozesses ausgeschiedenen Schichte entspricht.

Alle diese Einzelheiten des Schmelzes sollen in der Reihenfolge dieser übersichtlichen Darstellung in den folgenden Unterkapiteln besprochen werden.

Der Schmelz wurde als eine besondere Substanz gegenüber dem Dentin wohl schon von Eustachius (1562) und von Leeuwenhoek (1667/1722) unterschieden, sicher bereits von Bertin (1754).

Nach einer Periode noch ganz ungeklärter Vorstellungen — Hunter (1771) z. B. dachte sich eine Entstehung des Schmelzes durch Drüsentätigkeit — stoßen wir bei Purkinje (1835) und A. Retzius (1837) schon auf die Beobachtung der Schmelzprismen. J. Müller (1835) beschreibt bereits eine Bildung des Schmelzes durch die „Schmelzmembran" (nämlich das innere Schmelzepithel des Schmelzorganes) und bestätigt (1836) die von Purkinje gemachte Beobachtung der Schmelzprismen („Schmelzfasern"). Schwann (1839, vgl. auch Studnička 1934) äußerte dann bereits intuitiv den Gedanken, daß diese Prismen durch Umwandlung aus immer mehr in die Länge wachsenden Zellen entstünden. Von da an war die Erkenntnis der Schmelzes als einer Cuticularbildung nicht mehr aufzuhalten und der Streit drehte sich im wesentlichen nur mehr darum, ob man die Prismen als verkalkte Zellteile oder als eine verkalkende Cuticularschichte auffassen solle. J. Tomes (1848) wurde durch die Entdeckung der nach ihm benannten Fortsätze an den Ganoblasten zu der Meinung verführt, daß das schmelzwärts gerichtete Ende des Ganoblasten jeweils verkalke und durch Neubildung der Zelle an ihrem schmelzpulpawärts gerichteten Ende immer wieder ersetzt werden müsse. Und so glaubten auch Todd-Bowman (1859), die Fortsetzung der Schmelzzellen in die Schmelzprismen durch eine Verkalkung der Schmelzzellen selbst erklären zu müssen, eine Darstellung, der wir auch noch bei Waldeyer (1864, 1865a, 1871) und in gewissem Sinne bei Jasswoin (1924b) begegnen. Im Grunde genommen erklärt sich aber diese Auffassung aus einer zu engen Fassung des Begriffes Cuticularbildung; richtig gefaßt schließt dieser Begriff nicht aus, daß trotz der Verschmolzenheit der cuticularen Masse doch gewisse Partien in derselben den Ursprung aus einer bestimmten Zelle des Matrixepithels erkennen lassen. So haben denn auch schon frühzeitig manche Forscher erkannt, daß man trotz Fortsetzung der Schmelzzellen in die Schmelzprismen den Schmelz als eine Abscheidung der Schmelzzellen und nicht als verkalkten Teil der Schmelzzellen betrachten müsse, so LENT (1855) und HANNOVER (1856); in ausdrücklicher Polemik gegen WALDEYER (l. c.) vertreten dann KÖLLIKER (1867), KOLLMANN (1869c), ANNELL (1882) u. a. diesen Standpunkt. Diese Frage ist aber bis heute nicht völlig zur Ruhe gekommen und soll von uns erst nach eingehender Besprechung der Schmelzentwicklung (S. 575) ausführlich erörtert werden.

Die Ableitung des Schmelzes aus dem Dentin wurde (vorübergehend) auch von J. TOMES (1849) in Betracht gezogen, der glaubte, der Schmelz der *Marsupialier*-Zähne sei nur eine modifizierte Randschichte des Dentins. Ein ähnlicher Gedanke taucht auch mehrfach für die nur dünne Schmelzschicht bei *Fischen*, besonders bei *Selachiern*, auf, wovon noch auf S. 579 die Rede sein wird, doch entspricht diese Auffassung auch hier nicht den Tatsachen. Bei der wohlausgebildeten Schmelzschicht der *Säuger*, deren genetischer Zusammenhang mit dem Schmelzepithel ja unbestreitbar und leicht zu beobachten ist, hat von Anfang an niemand an einen Ursprung aus dem Dentin gedacht und es ist erst RETTERER vorbehalten geblieben, in einer kaum überblickbaren Zahl von Publikationen — wir nennen hier nur RETTERER (1919c, 1925a, 1925b, 1925c, 1925d, 1926c, 1927) — diesen Standpunkt allen Ernstes zu vertreten; hierbei betrachtet er allerdings das Dentin samt der Odontoblastenschichte als ein Produkt des Schmelzorganes (vgl. S. 584). Gegen RETTERERS Hypothesen hat u. a. auch DEMOLIS (1933) Stellung genommen. Daß HERPIN (1928) durch diesen zeitlebens wachstumsfähigen RETTERERschen Schmelz das Problem der funktionellen Formgestaltung der Zähne — wohl etwas vorschnell — für gelöst hielt, haben wir schon auf S. 458 erwähnt.

3. Zur Technik der Schmelzuntersuchung.

Wir verweisen hier vor allem auf das von SCHAFFER (1926) verfaßte einschlägige Kapitel in KRAUSES Enzyklopädie.

Die Schmelzuntersuchung bietet deshalb besondere technische Schwierigkeiten, weil bei den nur geringen Mengen organischer Substanz, die im ausgebildeten Schmelz enthalten sind, die gewöhnlichen Entkalkungsmethoden vom Schmelz im Präparat nur einen leeren Raum zurücklassen. Man war daher in erster Linie auf unentkalkte, somit auf Schliff-präparate, angewiesen, die man allerdings durch Anfertigung der Schliffe von fixierten — nicht bloß von getrockneten ("macerierten") — Zähnen verbessert hat [z. B. PATTEN-CHASE (1925)]. W. MEYER (1925b) ist es sogar gelungen, Schliffe von fixierten Zähnen mit anhaftenden Weichteilen herzustellen, indem er das fürs Schleifen zurechtgesägte Stück in einer als "Kollolith" bezeichneten Masse eingeschlossen und so auf der Schleifmaschine aufgeklebt hat. Hierdurch lassen sich also auch Schliffpräparate des Zahnes samt seiner Umgebung herstellen, was bis dahin nur durch Schnittpräparate möglich war, an welchen dann der Schmelz fehlte. [Eine Schliffmethode mit Erhaltung der Weichteile wurde übrigens schon viel früher zum Studium der Zahnpulpa von WEIL (1888) benützt (vgl. S. 584).]

Außerdem ist es aber auch gelungen, die bei gewöhnlicher Entkalkung verlorengehende geringe Menge an organischen Strukturen im Schmelz durch ein schonendes Entkalkungs-verfahren zu erhalten und so auch den ausgebildeten Schmelz einer erfolgreichen Unter-suchung an Schnittpräparaten zugänglich zu machen. Dieses Verfahren geht insoferne auf SUDDUTH (1887) zurück, als dieser als erster die Möglichkeit einer Entkalkung im Celloidin erprobt hatte. BÖDECKER (1905, 1906) hat dann dieses Verfahren für den Schmelz in der Weise aufgegriffen, daß er den Entkalkungsprozeß durch Zusatz der Salpetersäure zu einer dicken Celloidinlösung durchführte. Dies bedeutet einen wesentlichen Unterschied gegen-über einer Entkalkung des fertigen Celloidinblockes, die man in der Weise durchführt, daß man den in 80%igem Alkohol gehärteten Celloidinblock in Wasser und dann in die wässerige Säurelösung überträgt. Beim BÖDECKERschen Verfahren bringt man eigentlich nur Spuren von Säure an das Objekt heran, in dem Ausmaße, als die Celloidinlösung (die ja in Alkohol-Äther-absolutus erfolgt) Spuren von Wasser aufgenommen hat. Gerade darin liegt aber offenbar der Vorteil des Verfahrens, andererseits aber auch der Nachteil einer sehr langen, auf viele Monate sich erstreckenden Dauer. BÖDECKER (1923) hat aber an Schnitten, die nach seiner Methode hergestellt worden waren, die organischen Bestandteile des Schmelzes sogar durch die Xanthoproteinreaktion und durch Veraschung demonstrieren können. CHASE (1927) hat die Methode durch Verarbeitung ganz kleiner Schmelzstückchen bequemer gestaltet, ein ähnliches Verfahren hat MALLESON (1924) verwendet und mit diesem Ent-kalkungsverfahren hat auch FABER (1928a, 1930a, 1930b) seine Schmelzuntersuchungen (zum Teil im hiesigen Institut) durchgeführt. FABER (1924b) verweist auch darauf, daß die allerbeste Erhaltung der Prismenstruktur sich in der Nachbarschaft cariöser Stellen findet, wo nämlich die Entkalkung durch den Cariesprozeß in vivo ungemein langsam vor sich gegangen ist. Die Modifikation der Entkalkung im Celloidin, die FLEISCHMANN (1908a) — auch am hiesigen Institute — angewendet hat, nämlich Celloidineinbettung eines Schliffes (die bei der geringen Dickendimension sehr rasch durchführbar ist), mit nachfolgender

Entkalkung des gehärteten Blockes in wässeriger Säurelösung, bewahrt die Eigenheiten und besonderen Vorteile der Bödeckerschen Methode nicht mehr vollständig. Eine Methode vorsichtiger Entkalkung kombiniert mit Celloidin-Paraffineinbettung wurde vor kurzem von Arnim (1935) veröffentlicht.

Von den optischen Hilfsmitteln, die man in den Dienst der Schmelzuntersuchung gestellt hat, soll die Untersuchung im polarisierten Licht dem nächsten Unterkapitel vorbehalten bleiben. Hier erwähnen wir zunächst das Photographieren im ultravioletten Licht, z. B. Dieck (1906). Wir müssen uns bei der Kontroverse, welche sich zwischen Walkhoff (1930) und Faber (1930 b) über die Bedeutung der Photographie im ultravioletten Licht für die Schmelzforschung entsponnen hat, insoferne auf Seite Fabers stellen, als auch wir der Ansicht sind, daß irgend etwas wesentlich Neues in der Schmelzstruktur mit dieser Methode nicht gefunden wurde. Das gleiche gilt auch für die episkopische Untersuchungsmethode mit dem Opakilluminator [Friedeberg (1922), v. Schnizer (1925)]. Eine Untersuchung mit starker Beleuchtung von der Seite her — also auch im Wesen eine Untersuchung im reflektierten Licht — wurde von Köhler-Sonnenburg (1923) in der Weise versucht, daß eine an der Schmelzoberfläche des ganzen Zahnes gesetzte Schliffläche angeätzt und auch gefärbt und dann bei dieser seitlichen Beleuchtung mit dem Mikroskop studiert wurde. Weitergehend und aufschlußreicher scheinen die Untersuchungen von Loher (1929, 1930) zu sein, welche zur Feststellung organischer Gerüststrukturen in den Schmelzprismen (vgl. S. 537) und auch gewisser ultramikroskopischer Bausteine der übrigen Prismensubstanz führten; Loher verwendete hierbei neben und im Zusammenhang mit Dunkelfeld- und Polarisationseinrichtungen den Mikrospektralkondensor, den Leuchtbildkondensor und den Vertikalilluminator von Zeiss. Im Anschluß an diese Besprechung der optischen Hilfsmittel möchten wir eine Bemerkung nicht unterdrücken, die der eine von uns [1] bereits einmal, gelegentlich einer Besprechung des Lehrbuches von W. Meyer (1932) gemacht hat: man kann in zahnärztlichen Publikationen die Neigung verfolgen, bei der photographischen Abbildung von Schmelzstrukturen ganz außerordentliche Vergrößerungen (bis 9000fache) zu verwenden, durch welche die „häufig anzutreffenden“ laienhaften Vorstellungen über die Bedeutung der Vergrößerung des mikroskopischen Bildes leicht eine Kräftigung erfahren können"; durch derartige enorme Okular- und Projektionsvergrößerung wird eben, anders ausgedrückt, die dem Bilde zugrunde liegende Auflösung nicht gesteigert und die wirkliche Einsicht nicht mehr gefordert.

4. Chemismus, Härte und Doppelbrechung.

Der Schmelz ist die härteste Substanz des tierischen Körpers, was damit zusammenhängt, daß er im fertig verkalkten Zustande nur zu wenigen Gewichtsprozenten aus organischer und ganz überwiegend aus einer anorganischen Substanz besteht, die in ihrer Zusammensetzung dem Mineral Apatit nahesteht. Die Untersuchungen des Schmelzes im polarisierten Licht führen zu der Annahme submikroskopischer Apatitkryställchen, was nicht nur mit den Ergebnissen der chemischen Analysen, sondern überdies auch mit den Prüfungen des Röntgenspektrums in sehr befriedigender Weise übereinstimmt.

a) Chemismus.

Der Gehalt des Schmelzes an **organischer Substanz** muß natürlich mit dem Ausbildungs- und Verkalkungsgrad weitgehend wechseln. Dies geht ja schon aus den histologischen Erfahrungen hervor, welche uns zeigen, daß ganz junger Schmelz noch schneidbar ist, daß von mäßig verkalktem jungem Schmelz auch bei gewöhnlicher Entkalkung die Prismengrenzen deutlich bleiben, während sie bei voll verkalktem Schmelz, wie wir schon auf S. 529 erwähnten, ohne eine besonders vorsichtige Entkalkung wegen zu geringer Mengen von organischer Substanz vollständig verschwinden. Aber auch bei fertigen Zähnen erwachsener, selbst alter Personen kommen [R. Schulz (1892)] Schwankungen des Prozentgehaltes um mehr als 2% vor; den Durchschnittsgehalt an organischer Substanz ermittelt R. Schulz mit 3,99%, was mit den von v. Bibra (1884) und Hoppe Seyler (1881) angegebenen Prozentzahlen (3,99 bzw. 3,60%) ungefähr

---

[1] Lehner: Ber. wiss. Biol. **25**, 24—25 (1933).

übereinstimmt, so daß wir diesen Gehalt mit rund $3^1/_2$—4% festsetzen können. Wir dürfen aber nicht vergessen [BÖDECKER (1909, 1924—26); s. auch FABER (1928a)], daß diese Zahlen an der Substanz von getrockneten Zähnen ermittelt sind; wenn wir bedenken, daß organische Substanzen kaum unter 70% Wasser enthalten, so erhöht sich dieser Anteil der organischen Substanz im durchfeuchteten Schmelz des lebenden Zahnes nach BÖDECKER auf fast 6%, an Stellen mit reichlicher Kittsubstanz, wie z. B. im Bereiche der Schmelzbüschel, sogar auf schätzungsweise über 8%. Daß es sich bei dieser organischen Substanz in erster Linie um Eiweißstoffe handelt, war von vornherein wahrscheinlich und wurde überdies von BÖDECKER (1923) dadurch bewiesen, daß die der Kittsubstanz entsprechenden Stellen an Schnitten, die nach seiner Methode entkalkt waren (vgl. S. 529), die Xanthoproteinreaktion ergaben; ferner zeigten sie die Biuretreaktion und Rotfärbung mit dem MILLONschen Reagens [BÖDECKER-GIES (1924)]. Fett wurde bereits durch v. BIBRA (l. c.) in der Menge von 0,2% festgestellt. AKAMATSU (1929) vermißt es bei ganz normalen Zähnen, findet es aber häufig in mangelhaft verkalkten, immer in cariösen Zähnen und glaubt, daß es von außen, aus der Nahrung, stamme. BÖDECKER (1931) glaubt aber an die normale Anwesenheit von Fett auch im gesunden Schmelz, wenn auch nicht in mikroskopisch nachweisbarer Form, und mißt ihm eine gewisse Bedeutung für die Abdichtung der Stoffwechselbahnen gegen außen zu bei.

HUNTER (1771) hielt den Schmelz noch für eine rein anorganisch-mineralische Substanz. Schon bei BERZELIUS (1840) wird aber ein Gewichtsverlust beim Glühen, also ein Anteil organischer Bestandteile, festgestellt. (Über das bei Entkalkung des ganzen Zahnes zurückbleibende „BERZELIUSsche Häutchen" s. S. 562.) Diesen organischen Anteil ermittelte BERZELIUS allerdings noch mit unter 2%, was ja übrigens für Einzelfälle richtig sein mag. So gibt andererseits BERTZ (1899) einen ungewöhnlich hohen Prozentsatz (6,82%) von organischer Substanz an, der sich mit dem oben ermittelten Prozentsatz für durchfeuchtete Zähne decken würde. Bezüglich weiterer Analysen, die aber nichts wesentlich Neues mehr enthalten, verweisen wir auf die reichere Literaturzusammenstellung bei ELLER VAINICHER (1924). Die Angaben von GASSMANN (1908, 1909), der zu dem Ergebnis kommt, die widerstandsfähigeren Zähne enthielten mehr organische Substanz als die minderwertigen, widersprechen allen unseren sonstigen Erfahrungen und entstammen vielleicht zu Unrecht verallgemeinerten Einzelbefunden. Eine Abnahme der organischen Substanz mit zunehmendem Alter hat KÜHNS (1895) festgestellt.

Die **anorganische Substanz** des Schmelzes enthält die Elemente Ca, Mg, K, Na, Cl, Fl, die Hydroxylgruppe, das Phosphorsäureradikal und das Kohlensäureradikal [GABRIEL (1894)]. Der Magnesiumgehalt des Schmelzes ist geringer (kaum halb so groß), als der des Knochens und Dentins, der Chlorgehalt ist relativ größer als im Knochen [ARON (1909)]. Ein Fluorgehalt wurde, wie einige unten angeführte Literaturangaben beweisen, wiederholt festgestellt, dürfte aber nicht einmal $^1/_2$% betragen. Eine ganz neue Untersuchung [KLEMENT-TRÖMEL (1932)] kommt zu dem Ergebnis, daß die Hauptmasse der anorganischen Substanz des Schmelzes (ebenso wie der des Knochens und des Dentins) Hydroxylapatit sein dürfte. Der vorwiegende Apatitcharakter der Mineralsubstanz des Schmelzes wurde schon von früheren Untersuchern gemutmaßt und steht überdies mit den Untersuchungen des Röntgenspektrums (s. S. 536) im Einklang. KLEMENT-TRÖMEL wurden speziell zur Annahme der als Hydroxylapatit [$Ca_{10}(PO_4)_6(OH)_2$] bezeichneten Apatitform gedrängt, weil der Fluorapatit, wenn er rein oder überwiegend vorhanden wäre, einen viel höheren Fluorgehalt (3,77%) verlangte, als ihn der Schmelz aufweist. Hydroxylapatit macht also etwa 90% der anorganischen Substanz aus, Fluorapatit bildet wohl nur eine geringe Beimengung; als Beimengung kommen ferner außer Calciumcarbonat noch die Carbonate, Bicarbonate und Chloride von Na, K und Mg in Betracht.

Wir nennen außer den schon angeführten Arbeiten noch Berzelius (1840), v. Bibra (1844), Hoppe (1862), Hoppe Seyler (1881), R. Schulz (1892), Bertz (1899), und verweisen auf die weiteren Literaturangaben bei Eller Vainicher (1929). Ein Fluorgehalt wurde schon von Berzelius (1807) festgestellt und wird auch von Hoppe (l. c.) bestätigt. Wram-pelmeyers (1893) Angabe von über 1,3% dürfte zu hoch gegriffen sein, da Gabriel (l. c.) unter 0,1% annimmt und auch Jodlbauer (1903), obwohl er Schmelz allein untersuchte (nicht jeder Chemiker hält so rein!) und einen höheren Fluorgehalt als im Dentin feststellte, nur auf 0,37% kam. Beretta (1928) bringt eine noch ausführlichere Zusammenstellung der Angaben über Fluorgehalt; er selbst konnte keinen feststellen. Der Apatitcharakter des Schmelzes wurde schon von Hoppe (l. c.) ins Auge gefaßt, später u. a. von Gassmann (1913, 1914) und von einer Reihe im übernächsten Abschnitt genannter Autoren. Das Mengenverhältnis der anorganischen Bestandteile des Schmelzes unterliegt übrigens auch einer gewissen Altersveränderung, wie Beretta (1927a) am ausgeglühten Schmelz von Schneidezähnen jüngerer (bis 5jähriger) und älterer (etwa 10jähriger) Rinder festgestellt hat, und zwar nimmt der Hauptsache nach der Ca-Gehalt auf Kosten des Mg-Gehaltes um etwa 4% zu.

b) Härte.

Die Härte des Schmelzes wird schon von Hoppe (1862) als dem Härte-grad 5 (Apatit) der mineralogischen Härteskala entsprechend angegeben, so daß er mit Stahl geschlagen Funken gibt. Dieser Härtegrad wird auch durch die genaueren Ritzversuche mittels eines in eine Maschine eingespannten und durch Gewichte belasteten Diamanten [Burg (1921), Proell-Schubert (1928)] im wesentlichen bestätigt. Bei dieser Methode lassen sich die Gewichte ermitteln, durch welche ein Ritzer von bestimmter Breite, z. B. 0,01 mm, erzeugt werden kann; Proell-Schubert benötigten hierzu bei verschieden stark verkalkten Zähnen (Milchzähnen bis zu Zähnen 60jähriger) Gewichte von 20,5—60 g, während die gleiche Ritzung von Apatit ein Gewicht von 40 g, also gerade den Mittelwert, erforderte. Ferner stellten sie an Zahnquerschliffen fest, daß die äußeren Partien des Schmelzmantels etwas härter sind (hier verschmälerte sich die Ritzspur). Dagegen konnten sie die Angaben von Burg, daß der Schmelz auch Härteunterschiede entsprechend der Verlaufsrichtung der Prismen zeige, nicht bestätigen.

c) Doppelbrechung.

Es sollen zuerst einige grundlegende Begriffe der Doppelbrechung, mit welchen wir hier operieren müssen, kurz erläutert werden. Die **Doppelbrechung (Anisotropie) fast aller Krystalle** (nur die des regelmäßigsten, des tesseralen Systemes sind einfach brechend oder isotrop) beruht auf einer Inhomogenität der Krystallstruktur in verschiedenen Richtungen, die ja auch in der eingeschränkten Symmetrie der Krystallflächen zum Ausdrucke kommt und die zur Folge hat, daß das Licht in verschiedenen Richtungen den Krystall mit verschie-dener Geschwindigkeit durchsetzt. Hierbei ist die Richtung der krystallographischen Haupt-achse bei optisch „einachsigen" Krystallen (des tetragonalen, trigonalen und hexagonalen Systemes, die wir hier allein betrachten wollen) dadurch ausgezeichnet, daß ein in ihrer Richtung verlaufender Strahl — wir nennen ihn den „ordentlichen Strahl" — nicht auf eine Schwingungsebene eingeschränkt, d. h. nicht polarisiert wird, so daß eine senkrecht zu dieser „optischen Achse" herausgeschnittene Schichte, die parallel zu dieser Schnitt-fläche im Gesichtsfeld des Polarisationsmikroskopes liegt, in der also das Licht in der op-tischen Achse sich fortpflanzen muß, überhaupt keine Doppelbrechung zeigt (optisch in-aktiv bleibt). Positiv doppelbrechend nennen wir nun doppelbrechende Substanzen, die in der Richtung der optischen Achse das Licht rascher durchlassen. Man kann auch sagen: hier pflanzt sich das ordentliche (in der Richtung der optischen Achse verlaufende) Strahl rascher fort, als der „außerordentliche" (senkrecht zur optischen Achse verlaufende) und es muß daher der Brechungsindex, der ja ein Ausdruck der Dichte und Lichtdurch-lässigkeit ist, für den ordentlichen Strahl kleiner sein als für den außerordentlichen. Negativ doppelbrechend nennen wir dementsprechend anisotrope Substanzen, die in der Richtung der optischen Achse das Licht langsamer durchlassen, in welchen sich daher der ordentliche Strahl langsamer fortpflanzt (einen größeren Brechungsindex zugeordnet hat) als der außer-ordentliche. Positiv doppelbrechend sind z. B. die Quarzkrystalle, negativ doppelbrechend der Kalkspat. Die kollagenen Fibrillen, welche für die Doppelbrechung im Bereiche des Organischen eine so große Rolle spielen, sind positiv doppelbrechend, wobei ihre optische Achse mit der Längsachse der Bündel zusammenfällt, was daraus hervorgeht, daß ein quergetroffenes Fibrillenbündel optisch inaktiv ist, weil eben hier der Lichtstrahl in der optischen Achse verläuft und nicht polarisiert wird. Zum Nachweis positiver oder negativer Doppelbrechung bedienen wir uns gewöhnlich eines (positiv doppelbrechenden) Gipsplättchens, dessen Dicke so gewählt ist, daß es das sog. Rot I. Ordnung ergibt. (Dünne anisotrope Krystallplättchen erzeugen nämlich, ja nach ihrer Dicke, im Polarisationsmikroskop wechselnde Interferenzfarben.) Die Orientierung des Gipsplättchens erfolgt so, daß seine optische Achse in die sog. „Additionsrichtung" fällt, d. h. um 45° gegenüber den gekreuzten Nicolschwingungsrichtungen gedreht ist und sich überdies in

den durch den Pfeil angedeuteten Quadranten des Gesichtsfeldes befindet $\left(\oplus\right)$. Ein

positiv doppelbrechendes Objekt muß jetzt, mit seiner optischen Achse ebenfalls in die Addititionsrichtung gebracht, den Interferenzfarbeneffekt der Gipsplatte verstärken, also in „steigender" Farbe blau erscheinen. Positiv doppelbrechende Objekte, welche mit ihrer optischen Achse in die in die beiden anderen Quadranten fallende „Subtraktionsrichtung" zu liegen kommen, erscheinen in sinkender Farbe gelb. Negativ doppelbrechende Objekte dagegen müssen bei dieser Orientierung in der Additionsrichtung gelb, in der Subtraktionsrichtung blau erscheinen.

Die **Entstehung von Doppelbrechung in organischen Strukturen** suchte v. EBNER (1882) für die Mehrzahl der Fälle dadurch zu erklären, daß ein an sich isotropes Substrat durch Zug oder Druck eine derartige Deformierung erfahre, daß es für das durchgehende Licht in verschiedenen Richtungen inhomgen werde. Er ging hierbei von der Tatsache aus, daß auch isotrope mineralische Substanzen, z. B. Glas, durch Zug positiv, durch Druck negativ doppelbrechend werden (wobei die Zug- oder Druckrichtung sich als optische Achse erweist). Die Entstehung der Fibrillen in Richtung funktioneller Beanspruchung (also von Zugwirkung) brachte v. EBNER auch für diese so verbreiteten ansiotropen organischen Gebilde auf den Gedanken, daß hier ein an sich isotropes Medium (die Leimgallerte) unter orientiertem Druck Dichtigkeitsdifferenzen erfahre und dann in der Zugrichtung (also in der Längsachse der Fasern) das Licht leichter durchlasse und damit, so wie gezogenes Glas, positiv doppelbrechend werde, wobei diese Doppelbrechung aber, im Gegensatz zum Glas, auch nach Aufhören des Zuges erhalten bleibe. Diese Anschauung konnte v. EBNER noch durch die experimentelle Erzeugung doppelbrechender Fäden aus isotropen Substanzen, z. B. aus Leim oder Schneckenschleim, unterstützen. Seine Theorie wandte sich daher auf ganzer Linie gegen die bis dahin in Geltung gewesene Anschauung, daß auch die Doppelbrechung organischer Strukturen auf Krystalle zurückgehe, und zwar hatte man hierbei an die hypothetischen „Micellen" NÄGELIs gedacht, die sich ja als submikroskopische Teilchen von Krystallcharakter vorgestellt hatte. NÄGELIs rein intuitiv entstandene Annahme einer Micellarstruktur der organischen Substanzen hat nun nicht nur durch die Entwicklung der Kolloidchemie, welche uns die reale Existenz von ultramikroskopischen Teilchen in Gallerten vor Augen führte, eine ungeahnte Bestätigung erfahren, sondern auch die Doppelbrechungserscheinungen im Bereiche des Organischen mit allen Erfahrungen und Experimenten, die sich daran knüpfen, haben den besten Kenner dieses Gebietes, W. J. SCHMIDT, dahin geführt, daß er in dieser Kontroverse auf den Standpunkt NÄGELIs zurückgegriffen hat, wobei er sich auch mit den Ergebnissen AMBRONNS (1919) in Übereinstimmung befindet. Trotzdem bleiben v. EBNERs Verdienste um dieses Gebiet, wie auch W. J. SCHMIDT (1923) hervorhebt, ungeschmälert und unvergessen! Soferne nun die Doppelbrechung organischer Substanzen auf submikroskopischen, krystallartigen Micellen mit einer bevorzugten Achsenrichtung beruht — und das ist in der Mehrzahl der Fälle, so auch bei den kollagenen Fibrillen, der Fall —, können wir zunächst von einer „Micellardoppelbrechung" oder „Eigendoppelbrechung" sprechen. Da aber diese Micellen bei der Quellungsfähigkeit organischer Substanzen eine wechselnd dichte Anordnung zeigen können, müssen unter Umständen zwischen ihnen stäbchenförmige Zwischenräume auftreten, welche je nach ihrer Ausfüllung mit Substanzen von verschiedener Lichtbrechung die Doppelbrechung beeinflussen können (Abb. 32). Nur so können wir uns nämlich jenen Wechsel der Doppelbrechung bei Durchtränkung mit verschieden stark lichtbrechenden Flüssigkeiten erklären, der uns bei vielen anisotropen organischen Bildungen, so auch beim jungen Schmelz, begegnet. Diese verschieden ausfüllbaren intermicellaren Räume erzeugen also die sog. „Formdoppelbrechung" oder „Stäbchendoppelbrechung", welche mit der „Micellar- oder Eigendoppelbrechung" in verschiedener Weise in Konkurrenz treten und sie abschwächen, aufheben oder in eine entgegengesetzte Doppelbrechung

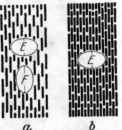

a   *b*

Abb. 32a und b. Schema der „Eigendoppelbrechung" (*E*) und „Formdoppelbrechung" (*F*) des Schmelzes. Im noch nicht erhärteten Schmelz (a) liegen die Micellen (Apatitkryställchen) noch so weit auseinander, daß die Intermicellarräume „Formdoppelbrechung" veranlassen können, im erhärteten Schmelz (b) schließen sie dicht aneinander. [Nach W. J. SCHMIDT (1928b).]

verwandeln kann. Diese Fragen werden in mehreren Werken von W. J. Schmidt (1924a, 1924d, 1928a, 1934b) ausführlicher dargestellt. Die positive Doppelbrechung der kolla-genen Fibrillen faßt Schmidt (1924d, S. 281) als das Zusammenspiel einer negativen „Eigendoppelbrechung" — die hier angenommenen Micellen wurden z. B. von Heringa-Lohr (1924) bei der Entstehung kollagener Fibrillen als „Ultramikronen" beobachtet — mit einer positiven „Formdoppelbrechung" auf, die so lange entsteht, als die Intermicellar-räume mit einem Medium erfüllt sind, das schwächer lichtbrechend ist als die Micellen. Erreicht das durchtränkende Medium den Brechungsindex der Micellen, so hört diese positive Formdoppelbrechung der Intermicellarräume auf und es tritt die negative Eigen-doppelbrechung der Micellen zutage. So erklärt sich z. B. die Umkehr der Doppelbrechung

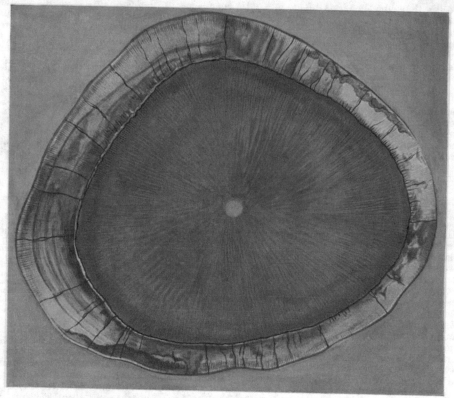

Abb. 33. Querschliff durch den schmelzbedeckten Teil einer Milchzahnwurzel im polarisierten Licht. Vergr. 16fach.

(ins Negative) bei kollagenen Fibrillen durch verschiedene Phenole, die sich mit v. Ebners Theorie nicht vereinen ließ.

Die Doppelbrechung des **fertigen Schmelzes** ist eine negative [Valentin (1861), Hoppe (1862)], wobei die optische Achse den Prismenachsen annähernd parallel verläuft. Bei dem (der Hauptsache nach) radiären Verlauf der Prismen werden an einem (am besten nahe dem Zahnhals geführten) Querschliff (Abb. 33) die Prismen überwiegend längs getroffen und bewirken daher in den Addi-tionsquadranten gelbe, in den Subtraktionsquadranten blaue Farbe. Auch ein radialer Längsschliff durch die Krone (Abb. 34) trifft die Prismen vor-wiegend längs und wird daher im rechten Teil des Bildes gelbe, im linken blaue Farbe zeigen. Daß diese negative Doppelbrechung mit den mineralischen Ein-lagerungen des Schmelzes zusammenhängt, war von vornherein klar, nur dürfen wir uns nicht vorstellen, daß die Prismen selbst als Krystallprismen fungieren; vielmehr beruht die Erscheinung, wie sich aus verschiedenen, im folgenden dargelegten Beobachtungen ergibt, auf submikroskopischen Kryställchen, die mit ihrer Hauptachse (und optischen Achse) der Prismenachse annähernd parallel angeordnet sind. Den Grad dieser Doppelbrechung hat v. EBNER (1890b) für die Linie E des Spektrums mit etwa 0,004 ermittelt, indem nämlich dem (sich bei negativer Doppelbrechung langsamer fortpflanzenden) ordentlichen Strahl ein größerer Brechungsindex (1,6277), dem außerordentlichen Strahl ein kleinerer (1,6234) entspricht.

Komplizierter, aber eben dadurch aufschlußreicher, wird die Doppelbrechung des Schmelzes dadurch, daß **jugendlicher Schmelz,** solange er erst schwach verkalkt ist, positive Doppelbrechung zeigt [HOPPE (1862)]. v. EBNER (1882, 1890b, 1906a) hat diese Erscheinung genauer studiert und durch die Annahme zu erklären versucht, daß die organische Prismensubstanz dieses jungen Schmelzes einer gewissen Spannung in der Hauptverlaufsrichtung der Prismen von außen nach innen unterliege und dadurch positiv doppelbrechend werde. In dem Ausmaße, als die Mineraleinlagerung sich geltend mache, werde dann diese positive organische Doppelbrechung von der negativen mineralischen zunächst kompensiert (isotrope Zone) und schließlich ersetzt. Die Abb. 35 zeigt an zwei verschieden alten Zahnscherbchen diesen Übergang von der negativen (gelben) Mineraldoppelbrechung über die isotrope (rote) Schichte zur positiven (blauen) organischen Doppelbrechung. Nun findet man aber mit dieser Erklärung der Doppelbrechung des schwach verkalkten Schmelzes durch einen Spannungszustand der organischen Prismensubstanz nicht mehr das Auslangen, sobald man gewisse Durchtränkungsexperimente mit verschieden stark lichtbrechenden Medien mit in Betracht zieht. W. J. SCHMIDT konnte (zuerst 1923) zeigen, daß solcher jugend-

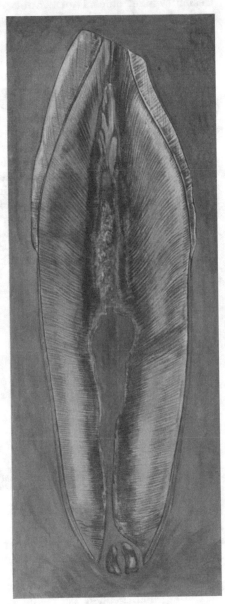

Abb. 34. Längsschliff durch einen Schneidezahn im polarisierten Licht. Vergr. 7fach.

licher Schmelz bei Durchtränkung mit Luft (also im trockenen uneingeschlossenen Schliff) oder auch noch bei Durchtränkung mit Medien bis zum Brechungsindex 1,49 die bekannte positive Doppelbrechung zeigt, daß diese bei Medien von 1,49—1,71 Brechungsindex in eine negative übergeht, die dann bei Medien über 1,71 neuerlich positiv wird. Wir wollen daran erinnern, daß der Brechungsindex des verkalkten Schmelzes nach unseren obigen Ausführungen bei etwa 1,62 liegt, und finden jetzt, wenn wir dieses geschilderte Verhalten des Schmelzes unter dem Gesichtswinkel eines Ineinandergreifens von „Eigendoppelbrechung" und „Formdoppelbrechung" betrachten, eine durchaus befriedigende Erklärung. Mäßig verkalkter Schmelz enthält submikroskopische Micellen (diese Micellen sind hier Apatitkryställchen) von negativer Eigendoppelbrechung. Solange die intermicellaren Räume (vgl. die schematische Abb. 32a) mit einem unter dem Brechungsindex der Kryställchen (etwa 1,62) liegenden Medium erfüllt sind, erzeugen sie eine positive „Formdoppelbrechung"; bei einem Brechungsindex der Durchtränkungsflüssigkeit im Umkreise von 1,62 hört diese auf, so daß die negative „Eigendoppelbrechung" der Kryställchen sich geltend macht; sind die Intermicellarräume aber von einer deutlich stärker lichtbrechenden Masse erfüllt, als es die Kryställchen sind, so entsteht neuerdings „Formdoppelbrechung", die wieder der Eigendoppelbrechung entgegengesetzt, hier also positiv ist. Es erklärt sich also das Verhalten des jugendlichen Schmelzes

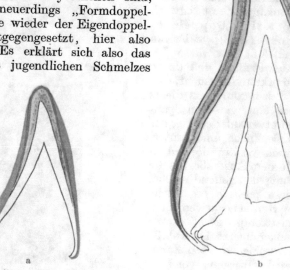

Abb. 35a und b. Sagittaler Längsschliff durch den unteren mittleren Schneidezahn vom Neugeborenen (a) und vom 5jährigen Kinde (b) im polarisierten Licht (nur der Schmelz ist farbig eingezeichnet). [Aus Schaffer (1933) nach v. Ebner.]

in der Weise, daß bei erst geringerer Menge von Micellen (Apatitkryställchen) eine positive „Formdoppelbrechung" der Intermicellarräume entsteht, welche sich bei einem gewissen Verkalkungsgrade mit der Micellardoppelbrechung zur Isotropie kompensiert; von einem gewissen Verkalkungsgrade an treten die Intermicellarräume so zurück, daß nur mehr die negative (hier mineralische) „Micellardoppelbrechung" sich geltend macht.

Diese grundlegenden Vorstellungen vom Feinbau des Schmelzes, die W. J. Schmidt dann auch in einer Reihe anderer Werke dargelegt und ausgestaltet hat (1924d, 1928a, 1928b, 1931, 1932, 1934a, 1934b, 1934c) finden auch in den Untersuchungen des Röntgenspektrums des Schmelzes und durch die schon dargelegten Ergebnisse der chemischen Analyse ihre Bestätigung. Man kann also sagen: auf die zur Erklärung der Doppelbrechungserscheinungen im Schmelz geforderten submikroskopischen Apatitkryställchen deuten auch die Ergebnisse der Untersuchung im Röntgenspektrum, zugleich mit denen der chemischen Analyse, hin.

Röntgenuntersuchungen, welche auf die Anwesenheit submikroskopischer Apatit-kryställchen hinweisen, wurden u. a. von FUNAOKA (1926), HIROSE (1927), ROSEBERRY-HARTINGS-MORSE (1931) und THEWLIS (1935) gemacht. Die Röntgenspektra deuten auf eine dem Apatit isomorphe, hexagonale Krystallform und derartige Kryställchen werden außer von W. J. SCHMIDT (l. c.) auch von CAPE-KITCHIN (1930), KEIL (1935), PROELL-DIENER (1933), KLEMENT-TRÖMEL (1932) angenommen.

Weitere Doppelbrechungsexperimente wurden von CAPE-KITCHIN (1930) an-gestellt; ausgehend von der Erfahrung, daß in mangelhaft verkalkten Milchzähnen neben dem normalen negativ doppelbrechenden Schmelz auch isotrope und positiv doppel-brechende Stellen vorkommen, zeigten sie, daß negativ doppelbrechender Schmelz durch Entkalken über isotrope Stadien in positiv doppelbrechende überführt werden kann, und schließlich wurde auch durch kurzes Erhitzen negativ doppelbrechenden Schmelzes positive Doppelbrechung, durch langes Erhitzen Isotropie hervorgerufen. Ihre vollständige Aufklärung erfuhren diese Experimente erst durch KEIL (1935a, 1935b), und zwar durchaus im Sinne W. J. SCHMIDTs. Es läßt sich nämlich an dem künstlich entkalkten Schmelz durch Durchtränkungsversuche zeigen, daß die dem schwach verkalkten Schmelz eigentümlichen Intermicellarräume wieder aufgetreten sein müssen, die dann zu Erscheinungen von „Form-doppelbrechung" Anlaß geben; das gleiche, nämlich ein erneutes Poröswerden des Schmelzes, findet auch beim Glühen statt. Auch die schon bekannt gewesene Erscheinung, daß die infolge beginnender Caries entkalkten Schmelzpartien wieder positiv doppelbrechend werden, wird bei KEIL ausführlich behandelt. Schließlich hat W. J. SCHMIDT (1931) am jugendlichen, einer gewissen Prismenfärbung zugänglichen Schmelz auch Erscheinungen von Dichroismus festgestellt, auf die hier nicht näher eingegangen werden soll, die sich ebenfalls in seine Erklärung der Feinstruktur ohne weiteres einordnen lassen. In bisher unerforschtes Neuland stoßen die schon auf S. 530 erwähnten Untersuchungen von LOHER (1929) vor, der in der organischen Grundsubstanz der jungen Prismen außer mikroskopisch wahrnehmbaren Körnchen von 0,12 μ bis 0,9 μ Durchmesser auch kleinste Bausteine mit dem Strahlungswert von etwa 24 μμ sichtbar gemacht hat.

Fossile Zähne zeigen nach AEBY (1878b) die gleiche Doppelbrechung des Schmelzes wie rezente, was ja auch bei der rein mineralischen Doppelbrechung des fertigen Schmelzes nicht anders zu erwarten ist.

5. Schmelzprismen.

a) „Schaltprismen" und Prismendicke.

Die Schmelzprismen (auch Schmelzfasern, Schmelznadeln, Schmelzsäulchen genannt) lassen sich in unfertigem Schmelz noch einigermaßen isolieren und endigen an der Dentingrenze meistens zugespitzt (Abb. 36). Ihr genetischer Zusammenhang mit den einzelnen Ganoblasten legt den Gedanken nahe, daß jedes einzelne Schmelzprisma sich durch die ganze Dicke des Schmelzes erstreckt. Da die äußere Oberfläche des Schmelzmantels größer sein muß als seine innere, so ist eine derartige Anordnung der Schmelzprismen nur möglich, wenn sie entweder nach außen zu dicker werden, oder wenn sich „Schaltprismen", die erst mitten im Schmelz und noch nicht an seiner inneren Oberfläche beginnen, zwischen sie einschalten. Wir haben nun für ein Vor-handensein von Schaltprismen, wenigstens beim Menschen, keinen sicheren Beweis. Auch entwicklungsgeschichtlich liegen keine sicheren Be-obachtungen dafür vor, daß Ganoblasten zur Zeit der Schmelzbildung sich teilen oder daß neue aus der intermediären Schichte des Schmelzorganes in die Reihe eingeschoben werden. Überdies wurde eine Zunahme der Prismen-dicke nach außen zu mehrfach beobachtet. Aus diesem Grunde, aber auch wegen sonstiger Schwankungen (s. unten), ist eine genaue Zahl für die Prismen-dicke kaum anzugeben; man kann sie beim Menschen mit 3—6 μ beziffern [v. EBNER (1902a)].

Für ein Vorhandensein von Schaltprismen sind eine Reihe englischer Forscher ein-getreten, so DEWEY (1914), MUMMERY (1916), ANDREWS (1919), NOYES-THOMAS (1921), BROOMELL-FISCHELIS (1922) und auch im Lehrbuch von CH. TOMES (1889, 1923) wird un-entwegt an dieser Ansicht festgehalten. Hierbei ist es zu erwägen, daß die von MUMMERY bei *Phacochoerus* beschriebenen Prismenverzweigungen und Schaltprismen vielleicht wirk-lich auf dem abweichenden Bau des Schmelzes beruhen. Im Gegensatz hiezu haben u. a.

v. EBNER (1902a), WEISS (1911), PICKERILL (1913), BERETTA (1914a), CHASE (1924), ORBÁN (1925, 1929c) das Dickerwerden der Schmelzprismen nach außen hin festgestellt und das Vorhandensein von Schaltprismen bestritten.

Eine exakte Angabe der Prismendicke lehnt G. PREISWERK (1895) in seiner so eingehenden Studie ab, weil sie bei verschiedenen Zähnen zu sehr schwankt. Ganz allgemein konnte er eine größere Dicke bei Milchzähnen, wie überhaupt auch im Tierreiche bei primitiveren Gebissen feststellen. ABBOT (1880) dagegen hatte behauptet, daß die Prismen der Milchzähne schmäler seien. Bei CH. TOMES (1923) wird die durchschnittliche Dicke beim Menschen mit etwa 5 μ angegeben. CASAROTTO (1926) findet in Zähnen mit reichlichen Schmelzbüscheln (vgl. S. 554) dünnere Prismen als in solchen mit wenigen Schmelzbüscheln; da die Schmelzbüschel ja Stellen mit angereicherter Kittsubstanz sind, könnte diese Beobachtung so zu erklären sein, daß dem größeren Gehalt an Schmelzbüscheln eine unvollständigere Verkalkung der Prismen im allgemeinen entspricht.

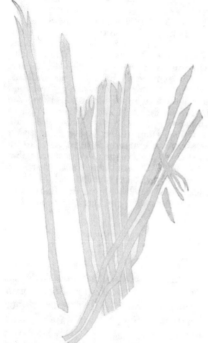

Abb. 36. Isolierte Schmelzprismen aus dem unfertigen Schmelz eines *Jungschweines* (Frischlings). Vergr. 600fach.

b) Querschnittsform.

Die weitaus häufigste Querschnittsform der Prismen ist die sog. Arkadenform, auf die zuerst SMREKER (1903, 1905, 1923, 1930, 1933) aufmerksam gemacht hat und die man auch im Schmelz vieler *Säugetiere* gefunden hat. Der Querschnitt begrenzt sich nämlich meist an einer Seite mit einem (sehr selten mit zwei) konvexen Bogen, an der entgegengesetzten Seite oft mit zwei konkaven Bogen, die durch eine Zacke getrennt sind (Abb. 37, 38). Das Prisma gewinnt dadurch die Form eines Halbzylinders, der an der einen Oberfläche eine oder zwei Kannelierungen trägt, die von „flügelförmigen Fortsätzen" (v. EBNER) begrenzt sind (Abb. 39). Soweit Schmelzprismen durch ihre Abbiegungen aus dem rein radiären Verlauf (vgl. S. 542) auch im Querschnitt oder radialen Längsschiff quer getroffen sind (überwiegend sind sie ja bei diesen Schnittrichtungen längsgetroffen), blickt der konvexe Bogen immer dentinwärts. Hierzu ist aber zu bemerken, daß die Schmelzprismen nicht überall so vollständig aneinanderschließen, wie es auf Abb. 37 und 38 dargestellt ist. Oft finden sich auch breitere Kittsubstanzpartien zwischen ihnen (Abb. 40, 41), so daß eine Abgrenzung der Prismen gegenüber der Kittsubstanz an der dem konvexen Bogen entgegengesetzten Seite überhaupt unmöglich ist. Wir werden auf diese Verhältnisse auch bei der Kittsubstanz (S. 545) zu sprechen kommen und werden ferner bei der Schmelzverkalkung (S. 576) sehen, daß sich schon an den Entwicklungsstadien einerseits Bilder verfolgen lassen, welche vielleicht als Vorläufer ganz eng aneinander schließender Prismen aufzufassen sind, andererseits auch Bilder, welche möglicherweise Entwicklungsstadien solcher Prismen darstellen, die sich von der Kittsubstanz teilweise nicht abgrenzen lassen.

SMREKER hat für die Arkadenform eine äußerst einleuchtende Erklärung gefunden. Wenn man nämlich annimmt, daß die dem konvexen Bogen entsprechende Prismenseite aus früher verkalkter, härterer Substanz besteht, die andere Seite aus weicherer, so müssen die Nachbarprismen die Form dieser weicheren Oberfläche beeinflussen und werden so die Kannelierungen erzeugen.

SMREKER konnte dies auch durch Pressung von zur Hälfte härteren, zur Hälfte weicheren Wachszylindern experimentell nachahmen. Mit dieser Annahme SMREKERs, daß die konvexen Prismenhälften die früher verkalkten und härteren sind, steht allerdings ihre Umscheidung durch die „Prismenscheiden" (S. 545)

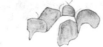

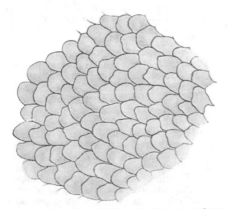

Abb. 38. Isolierte Schmelzprismenquerschnitte aus einem teilweise zersprengten Schliff.
[Nach SMREKER (1905).]

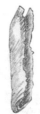
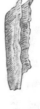

Abb. 37. Arkadenform der Schmelzprismenquerschnitte. Schliff durch einen Dauermolaren, 8jähriges Kind. Vergr. 890fach. [Nach SMREKER (1905).]

Abb. 39. Isolierte Schmelzprismen mit „flügelförmigen Fortsätzen".
[Aus v. EBNER (1908).]

in einem scheinbaren Widerspruch, da wir diese als die jeweils am schwächsten verkalkten Stellen des Schmelzes auffassen müssen. Es läßt sich aber an jenen früheren Verkalkungsstadien, in welchen die Prismen noch einen schwächer verkalkten „Docht" (vgl. S. 576) besitzen, zeigen, daß dieser an organischer

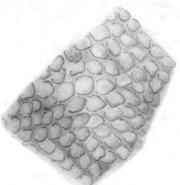

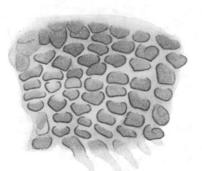

Abb. 40.   Abb. 41.

Abb. 40. Schmelzprismen im Querschliff mit Prismenscheiden und Kittsubstanz. Menschlicher Dauermolar, Fuchsinfärbung. Vergr. 1280fach. (Präparat von Dr. SMREKER.)

Abb. 41. Prismenquerschnitte aus unfertigem, entkalktem Schmelz. Unterer medialer Schneidezahn, 6 monatiger Embryo. Molybdänhämatoxylin. Vergr. 1350fach. Die im Präparat blauen Prismen sind durch blauschwarze Prismenscheiden von der breiten, hellrötlichen Kittsubstanz getrennt; der untere Rand liegt näher zur Dentingrenze.

Substanz reichere Docht exzentrisch, und zwar der konkaven Prismenoberfläche genähert, verläuft (Abb. 42), so daß doch ein verschiedener Verkalkungszustand der beiden Prismenhälften bestehen dürfte, bei welchem die konvexe Oberfläche in der Erhärtung voraus ist. Wenn diese Prismenhälfte aber einmal einen Vorsprung in der Verkalkung hat, so kann die Vorlagerung einer besonders schwach verkalkten Prismenscheide an ihrer konvexen Gestaltung nichts mehr ändern.

Die Arkadenform der Prismen wird schon von dem ganz ausgezeichneten Beobachter Linderer (1837) abgebildet, ohne daß er ihr eine besondere Bedeutung beimißt, was ja um so mehr für die Treue und Unbefangenheit seiner Beobachtung spricht, die ja heute im Zeitalter der Photographie unzählige Male bestätigt wurde. Auch Orbán (1925a, 1929c) hält die Arkadenform für die Hauptform der Prismen, ebenso Chase (1927). Sie wurde auch bei tierischen Objekten gefunden, z. B. u. a. bei *Hund* und *Katze* [Weiss (1911)], beim *Elefanten* [Mummery (1916)], beim *Höhlenbären* [Breuer (1926)]. W. Meyers (1925d) Behauptung, daß sie nur beim *Menschen* vorkomme, stand also schon damals mit Beobachtungen im Widerspruch; später (1932) hat Meyer die Arkadenform überhaupt nur aus gewissen Schnittrichtungen erklären wollen, eine Meinung, die schon Smreker (1933)

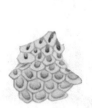

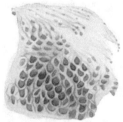

widerlegt hat. Auch W. J. Williams (1923) hat die Prismen als zylindrisch ohne Arkadenbildungen beschrieben und solche werden zum mindesten nicht erwähnt von Baumgartner (1911), Jasswoin (1924b), Eller Vainicher (1929). Dies muß als eine unvollständige Darstellung der tatsächlichen Verhältnisse bezeichnet werden, wenn es auch zweifellos Prismenquerschnitte ohne Arkaden gibt, wie sie Smreker (1930) selbst nahe der Dentingrenze bei *Hund* und *Mensch* beschrieben hat; diese zeigen aber interessanterweise eine ringsherum geschlossene Prismenscheide. Daß eine vergleichende Untersuchung des Schmelzes hier Verschiedenheiten ergeben kann, soll damit

Abb. 42. Querschnitte durch mangelhaft verkalkte Schmelzprismen eines Schmelzbüschels. Nach Boedecker im Celloidin entkalkter Schneidezahn, Molybdänhämatoxylin. Vergr. etwa 1800fach. (Präparat von Prof. Faber.)

nicht bestritten werden. Loher (1929) z. B. beschreibt bei einer *Fledermaus (Myotis)* rundliche Querschnitte, die Gesamtform der Prismen als barocksäulenartig gewunden.

c) Querstreifung.

Verfolgt man die Entkalkung eines Schmelzschliffes durch Säure im Mikroskop, so sieht man an längsgetroffenen Prismen eine deutliche Querstreifung auftreten, deren stärker lichtbrechende Stellen $3—4,5\,\mu$ auseinanderliegen. Diese stärker lichtbrechenden Streifen (Abb. 43, 53) entsprechen offenbar langsamer aufgelösten Stellen, welche etwas schwächer verkalkt und daher reicher an organischer Substanz sind; nach weitergehender Entkalkung, wenn die Ränder der Prismen noch eine Zeitlang als das einzig Sichtbare überbleiben, treten diese widerstandsfähigeren Stellen als leichte Auftreibungen (Varicositäten) hervor. In vollständig verkalktem Schmelz erscheinen die Prismen ohne jede Querstreifung.

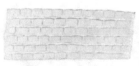

Abb. 43. Querstreifung an längsgeschliffenen Schmelzprismen. Menschlicher Backenzahn. Vergr. 520fach.

Es ist also das Hervortreten der Querstreifung entweder ein Zeichen unvollständiger Verkalkung oder einer Entkalkung, die auch in ungeätzten Schliffen durch nicht säurefreien Balsam vorkommen mag [v. Ebner (1902a)], soweit sie nicht auf gelegentlichen Rückentkalkungsprozessen im Schmelzstoffwechsel beruht (s. unten). Daß die Prismenquerstreifung im Schliff auf Anreicherungen organischer Substanz beruht, geht auch aus Schnitten durch vorsichtig entkalkten Schmelz hervor, an welchen man die Querstreifung durch wechselnde Färbbarkeit ebenfalls zeigen konnte [Brammer (1926), Faber (1928a)]. Die Prismenquerstreifen bilden also zugleich mit der Kittsubstanz (S. 545) ein System schwächer verkalkter, an organischer Substanz reicherer Stellen des Schmelzes [s. z. B. v. Ebner (1922, Fig. 167)].

Diesen Wechsel des Verkalkungsgrades, durch welchen heute die meisten Forscher (s. unten) die Prismenquerstreifung erklären, bringt Andresen (1921) mit einem physikalischen Phänomen, der von Liesegang (1909) beobachteten „rhythmischen Diffusion", in Zusammenhang. Ein in dieselbe

Gruppe gehörendes physikalisches Phänomen wurde schon viel früher von H. RABL (1893) beschrieben; es ist das die von ihm an den verschiedensten Gewebselementen beobachtete phasenmäßige Ausscheidung von metallischem Silber aus Silbernitratlösungen, durch welche künstliche Querstreifungsstrukturen erzeugt werden. In allen diesen Fällen müssen wir annehmen, daß die zur Ausfällung führenden Bedingungen an ein gewisses Konzentrationsoptimum der Lösung gebunden sind, so daß mit einem Nachlassen der optimalen Konzentration die Ausfällung schwächer werden muß, eben dadurch aber die Konzentration durch Nachströmen des Stoffes wieder auf das Optimum ansteigen kann usw. Auch an das Phänomen der TRAUBEschen Membranen hat man errinnert [MUM-MERY (1914a, 1924a)], um eine schichtweise Ablagerung der mineralischen Substanzen bei der Schmelzverkalkung zu erklären. Wir dürfen aber nicht unerwähnt lassen, daß man außer an einen solchen rein physikalisch zu erklären-den Wechsel der Verkalkung auch an einen physiologischen Rhythmus der Verkalkung denken kann. ASPER (1917) glaubt in den Prismenquer-streifen einen „kleinen" Rhythmus der Verkalkung zu erkennen, der sich viel-leicht in 24 Stunden abspielt und mit Tag und Nacht zusammenhängt, während in den RETZIUSschen Streifen (s. S. 550) ein „großer" Rhythmus zum Ausdruck kommt. GÖLLNER (1930) wieder glaubt, daß die Prismenquerstreifung der Aus-druck der Substanzabscheidung durch die Ganoblasten in Form einzelner „Proemailtropfen" sei.

v. EBNER (1890a, Fig. 88a) bildet in benachbarten Prismen die Quer-streifen nicht auf gleicher Höhe liegend, sondern alternierend ab. WEIDEN-REICH (1926a) hat dies ausdrücklich bestritten und glaubt, daß die Verkalkungs-welle in allen Prismen die gleiche Front einnehme. W. MEYER (1925d) behauptet, daß beides vorkomme. Diese grundsätzliche, wenn auch einschränkende Be-stätigung der Beobachtung v. EBNERs erscheint uns wichtig, weil sie die Indivi-dualität der einzelnen Prismen als Fortsetzungen einzelner Ganoblasten beim Wachstums- und Verkalkungsprozeß beweist, entgegen der Auffassung WEIDEN-REICHs u. a. (vgl. S. 573).

Entgegen den heute wohl allgemein als bedeutungslos erkannten Versuchen, die Prismen-querstreifung durch eine wechselnde Beschaffenheit einer Prismenhülle zu erklären [A. RETZIUS (1837)] oder durch Überkreuzung von Prismen [WALDEYER (1871), HOLLAEN-DER (1877)] oder durch Querkanäle in den Prismen [BÖDECKER sen. (1896)] hat die große Mehrzahl der Forscher den Wechsel des Verkalkungsgrades als das Entscheidende erkannt und viele dieser Autoren haben von einer schichtweisen Verkalkung gesprochen. Wir nennen hier summarisch und u. a.: CZERMAK (1850), HANNOVER (1856), BAUME (1882), v. EBNER (1890a, 1902a), RUDAS (1902), BAUMGARTNER (1911), KANTOROWICZ (1913), FEILER (1913b), ASPER (1917), ANDRESEN (1921), W. MEYER (1925d), WEIDENREICH (1926a), BRAMMER (1926), BREUER (1926), FABER (1928a), GÖLLNER (1930), SCHAFFER (1933), KEIL (1935a). Von diesen Autoren nennen wir als Gewährsmänner dafür, daß die Querstreifung nur bei mangelhafter Verkalkung hervortritt, zunächst BAUME, der sie unter den Kennzeichen einer unzulänglichen Verkalkung erwähnt, ferner FEILER, der auch eine Rückentkalkung im Rahmen des Schmelzstoffwechsels für möglich hält, wie auch KEIL Querstreifung für ein Zeichen beginnender Schmelzcaries hält. Auch die Pris-menquerstreifung an Zahnschliffen des Höhlenbären hält BREUER (1926) für nichts ursprüng-lich vorhanden Gewesenes, sondern für ein Produkt der Säureeinwirkung der im Höhlen-schlamm vorhandenen Phosphate.

Außer der bisher besprochenen, sozusagen normalen Querstreifung erwähnt v. EBNER (1890a) auch eine auf Bruch beruhende Querstreifung, die anders aussieht und an abgesplitterten Prismenstücken zu beobachten ist.

6. Prismenverlauf und SCHREGERsche Streifen.

Die Prismen verlaufen der Hauptsache nach radiär von außen nach innen, wobei wir uns diesen Verlauf nahe dem Zahnhals als ungefähr senkrecht zur Längsachse des Zahnes denken können, während sie sich um so steiler aufrichten,

je weiter wir kauflächenwärts gehen Dieses Verhalten läßt sich bis zu einem
gewissen Grade technisch-funktionell verstehen, wovon noch am Schlusse dieses
Unterkapitels die Rede sein soll (vgl. S. 544). Die im folgenden dargestellten
Komplikationen des Prismenverlaufes wollen wir uns daher an gedachten Quer-
schnittsebenen näher dem Zahnhals vergegenwärtigen, da wir sonst mit Schräg-
schnittsebenen operieren müßten, die von innen nach außen, schräg ansteigen.
Von den noch komplizierteren Verhältnissen im Bereiche der Kauflächen,
Schneiden und Höcker wollen wir hierbei überhaupt ganz absehen.

In den geschilderten Querschnittsebenen verlaufen nun die Prismen nur
zum Teil auf dem kürzesten radiären Wege. Ein Teil von ihnen verläuft vielmehr
nur ein kurzes Stück von der Dentingrenze an radiär, biegt dann mehr oder weniger stark seitlich (und zwar in der Querschnittsebene nach links oder nach rechts)

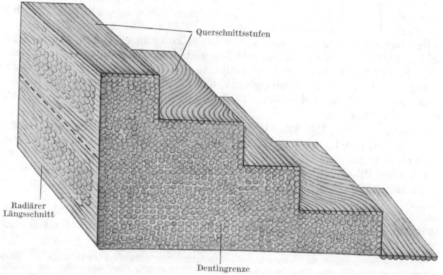

Abb. 44. Modell des Prismenverlaufes. Man denke sich zunächst ein ringförmiges Stück Schmelzmantel, das
sich der Höhe nach durch 2 „Gürtel" erstreckt. Das Modell stellt einen Sektor dieses Ringes dar, dessen obere
Oberfläche zur Darstellung verschiedener Querschnitte in Stufen zerlegt ist.

ab und verläuft zum Schluß wieder radiär bis zur Schmelzoberfläche. Querschnittsebenen (oder Schrägschnittsebenen), in welchen wir den Verlauf eines
Prismas durch die ganze Schmelzdicke verfolgen könnten, gibt es in Wirklichkeit
nicht, nicht nur wegen zu geringer Dicke der Prismen, sondern auch deshalb,
weil die Prismen durch eine gewisse schraubige Windung diese ideelle Ebene
immer wieder verlassen. Die Ausbiegungen eines Teiles der Prismen aus der
radiären Richtung müssen zur Folge haben, daß man am radiären Längsschnitt
(oder -schliff) außer längsgetroffenen, auch quergetroffene Prismen findet, und
zwar findet man ganze Gruppen von Querschnitten in regelmäßigen Abständen
(Abb. 44), weil eben diese Ausbiegungen in einer ganz gesetzmäßigen Weise
mit dem rein radiären Verlauf abwechseln.

Diese Gesetzmäßigkeit wollen wir uns an der schematischen Abb. 44 klarmachen. Wir haben hier ein Stück aus dem ringförmigen Schmelzmantel heraus-
geschnitten vor uns und sehen zunächst an der uns zugekehrten Dentingrenze
des Schmelzes nur quergetroffene Prismen. Die obere Querschnittsfläche ist
in Stufen zerlegt, so daß der in verschiedenen Querschnittshöhen wechselnde
Prismenverlauf dargestellt werden kann. Die unterste Stufe zeigt radiär verlaufende Prismen ohne Ausbiegungen, die zweite zeigt den stärksten Grad von

nach links gerichteten Ausbiegungen, die dritte wieder die Rückkehr zum radiären Verlauf ohne Ausbiegungen, wobei natürlich zwischen 1. und 2. und 2. und 3. Stufe Übergänge der Ausbiegungen vorhanden sind, welche an einem in Stufen gezeichneten Schema nicht vertreten sein können. Die volle Kontinuität der Übergänge vom rein radiären Verlauf bis zum stärksten Grad der Ausbiegung und wieder zurück zum rein radiären Verlauf müßte man an einer schiefen Ebene (Schraubenebene) darstellen. Die vorletzte Stufe zeigt wieder den stärksten Grad von Ausbiegungen, die aber hier nach rechts gerichtet sind, die letzte wieder rein radiären Verlauf der Prismen. Wir sehen also, daß man auf einer ideellen Querschnittsebene im ganzen Umfang des Schmelzmantels Prismen ohne Ausbiegung oder mit dem gleichen Grade von Ausbiegung treffen könnte und daß jede dieser Phasen des Prismenverlaufes in einer höheren Querschnittsebene wiederkehrt. Wir bezeichnen nun eine Summe von Querschnittsebenen, in welcher alle Phasen des Prismenverlaufes vertreten sind, als einen Gürtel und lassen einen Gürtel zweckmäßigerweise mit einer Ebene rein radiär verlaufender Prismen beginnen und mit der nächsten Ebene, wo dies wieder der Fall ist, enden. Hierbei wechselt immer ein Gürtel mit nach links gerichteten Ausbiegungen mit einem, in dem die Ausbiegungen nach rechts gerichtet sind. In unserem Schema sind also zwei solche Gürtel dargestellt.

An der in unserem Schema mitgezeichneten Ebene des radiären Längsschliffes treten die zwei Gürtel, durch welche sich das Modell erstreckt, in einem Wechsel von Prismenlängsschnitten („Parazonien") und Prismenquerschnitten („Diazonien") hervor [G. PREISWERK (1895)]. Zuunterst stoßen wir, entsprechend dem Beginn eines Gürtels, auf eine Parazonie, dann auf eine Diazonie, welche sich beiderseits von der Querschnittsebene der Mittelstufe dieses Gürtels gruppiert, dann auf eine Parazonie, die breiter ist als die untere, weil sie eben zwei Gürteln angehört; durch ihre Mitte geht auch die durch eine Linie angedeutete Gürtelgrenze. Nach oben von dieser folgen die analogen Schichten des zweiten Gürtels. Es fallen also die Gürtelgrenzen in die Halbierungslinie der Parazonien, die sich auch als etwas breiter erweisen als die Diazonien. Die Höhe eines Gürtels (seine Dicke in der Längsrichtung) haben wir im Schema mit 16 Prismen angenommen, was einem Mittelwert der unten gebrachten Angaben entspricht. Da auch die mit Ausbiegungen versehenen Prismen, wie wir schon eingangs geschildert haben, an der inneren und äußeren Schmelzgrenze ein Stück weit radiär verlaufen, so finden wir an der radialen Längsschnittfläche die Felder der Prismenquerschnitte, die Diazonien, nicht durch die ganze Dicke des Schmelzes hindurchgehend, sondern nahe der inneren Schmelzoberfläche fehlend, wodurch PREISWERKs „Innenzone" zustande kommt; in einer „Mittelzone" sind Diazonien vorhanden, und in einer „Außenzone", die etwas breiter ist als die Innenzone, fehlen sie wieder.

Am radiären Längsschliff entsteht ferner infolge der gürtelweise wechselnden Ausbiegungsrichtung der Prismen das Phänomen des HUNTER-SCHREGERschen Streifen (Abb. 1 und 45). Diese Streifen, welche den Schmelz mehr quer durchsetzen, während die später zu besprechenden RETZIUSschen Streifen (S. 550) viel steiler verlaufen, treten am besten bei Lupenvergrößerung, aber nicht am durchleuchteten Schliff, sondern bei auffallendem Licht hervor. Man kann sie übrigens auch an einem ganzen Zahn bei Lupenvergrößerung (rechte Hälfte der Abb. 46) schon etwas angedeutet sehen. Sie kommen dadurch zustande, daß die meisten Prismen eines Gürtels zwar nicht gleichgradige, aber doch gleichsinnige Ausbiegungen von der rein radiären Richtung zeigen und dadurch das auf den Schliff auffallende Licht in bestimmter Richtung reflektieren. Ein Auge, das in diese Richtung blickt, muß das Gebiet dieses Gürtels als hellen Streifen wahrnehmen, während ihm das Gebiet der Nachbargürtel, die durch die entgegengesetzt gerichteten Prismenausbiegungen das Licht in einer anderen Richtung reflektieren, dunkel erscheinen wird. Es entsprechen also diese Streifen, wie wir gegenüber vielen unrichtigen Darstellungen ausdrücklich hervorheben wollen, nicht einfach den Diazonien und Parazonien, sondern immer dem Gebiet je eines Gürtels, das also von der Mitte einer Parazonie bis zur Mitte der nächsten Parazonie reicht. Denn es entsteht eine gleichsinnige Lichtreflexion nicht in Abhängigkeit von Diazonien oder Parazonien, sondern eben in Abhängigkeit vom Gesamtgebiet eines Gürtels, da auch schon dessen Parazonien beginnende Ausbiegungen der Prismen enthalten.

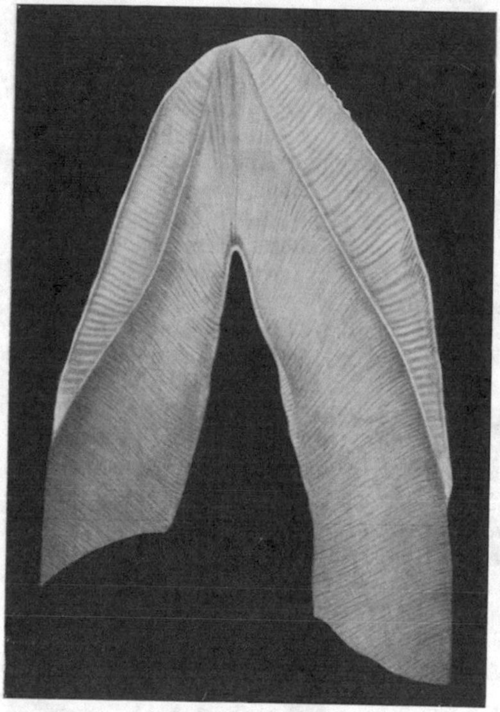

Abb. 45. Hunter-Schregersche Streifen am angeritzten Längsschliff eines menschlichen Eckzahnes (mit abgekauter Spitze), im auffallenden Licht gezeichnet. Vergr. 7fach. Rechts mehr gegen unten sieht man an der Außengrenze des Schmelzes auch die steiler verlaufenden Retziusschen Streifen angedeutet.

Die Bedeutung dieses komplizierten Prismenverlaufes, der ja außerdem noch durch die erwähnten schraubigen Biegungen jedes Prismas entlang seiner hier schematisch dargestellten Hauptverlaufsrichtung kompliziert und im Bereich der Schneiden und Höcker noch verwickelter wird, liegt zweifellos in einer bedeutenden Erhöhung der Festigkeit und Widerstandsfähigkeit des Schmelzes. Es ist leicht einzusehen, daß bei schematisch regelmäßigem radiären Verlauf der Prismen die Prismengrenzen einwirkenden Kräften viel leichter bevorzugte Spaltrichtungen abgeben müßten, als es bei so kompliziertem Verlauf der Prismen der Fall ist.

Die Dicke (Höhe) der Gürtel gibt v. Ebner (1902a) mit 180—260 μ an, was aber mit der von ihm angegebenen Breite der Schregerschen Streifen von 10—20 Prismen (also 50—100 μ) nicht übereinstimmt. Diese Verhältnisse sind offenbar recht wechselnd. So gibt G. Preiswerk (l. c.) die Höhe der Parazonien mit 15—20 Prismen, die der Diazonien mit 8—12 Prismen an; da zwei halbe Parazonien und eine Diazonie auf einen Gürtel entfallen, kommt man unter Annahme der Höchstzahlen von Prismen schon annähernd auf obige Werte v. Ebners. Im übrigen geht aus dieser Angabe Preiswerks die schon betonte größere Breite der Parazonien hervor.

Die erste Beschreibung der Hunter-Schregerschen Streifen geht auf die Arbeiten von Hunter (1771) und Schreger (1800) zurück. Seit Beginn einer eigentlichen Zahnhistologie um 1840 haben verschiedene Autoren wenigstens im Prinzip die Abhängigkeit dieses Phänomens von dem komplizierten Prismenverlauf erkannt, und die Erkenntnis, daß am radiären Längsschliff, Längs- und Querschliffe der Prismen vorliegen, findet sich sogar schon bei Llnderer (1837) und dann bei Kölliker (1852); weniger zutreffend ist die Zurückführung auf einen Zickzackverlauf [Henle (1841), Czermak (1850), Hertz (1866)] oder spiraligen Verlauf [Hannover (1856)] der Prismen. Im Prinzip richtig hat Kollmann (1871b, 1873) die Streifen durch wechselnde Lichtreflexion an den Prismen erklärt, aber eingehender geklärt wurde die Sache erst durch v. Ebner (1890b) und G. Preiswerk (1895), der bereits angibt, daß seine Diazonien und Parazonien sich nicht unmittelbar mit den Streifen decken. Völlig einwandfrei ist dann erst die spätere Darstellung v. Ebners (1902a). Dies hat aber nicht verhindert, daß später immer noch nebulose oder unrichtige Darstellungen auftauchen; so spricht Caush (1905) von einer Überkreuzung der Prismen, PICKERILL (1913) führt die Streifen auf die Längs- und Querschnitte der Prismen, damit also unmittelbar auf die Diazonien und Parazonien zurück, und dieser Fehler findet sich u. a. auch bei W. MEYER (1932). Auch LARTSCHNEIDER (1930b) spricht von den Querschnittsfeldern der Prismen als den sog. SCHREGERschen Streifen.

Ein Versuch, den Opakilluminator zur Untersuchung des Prismenverlaufes heranzuziehen, wurde von v. SCHNIZER (1925) gemacht.

Die funktionelle Bedeutung des komplizierten Prismenverlaufes erblickt ETERNOD (1887) darin, daß durch das Aufeinandertreffen von Prismenrichtungen unter annähernd rechten Winkeln eine Beanspruchbarkeit im Sinne von Zug- und Drucktrajektorien gewährleistet ist, was auf unsere oben gebrachte Erklärung hinausläuft. PIETTE (1922) glaubt feststellen zu können, daß die mehr steil verlaufenden RETZIUSschen Streifen den Kraftlinien, in welchen Kaukräfte auf die Krone einwirken, entsprächen, die SCHREGERschen Streifen aber sog. Niveauflächen, d. h. Flächen, welche Punkte, die gleicher Beanspruchung ausgesetzt sind, miteinander verbinden. Nun kann man erstens kaum mehr behaupten, daß beide Streifensysteme zueinander in einem rechten Winkel stehen (vgl. Abb. 1), wie es Niveauflächen gegenüber Kraftlinien tun müßten. Ferner haben gerade die Prismenausbiegungen, auf welchen die Gürtelbildung beruht, mit den von oben kommenden Kraftlinien unserer Meinung nach nichts zu tun, denn der Prismenverlauf beschränkt sich trotz der Ausbiegungen auf Querschnittsebenen, so daß die Prismen von diesen Kräften immer der Hauptsache nach auf Abbruch und nicht auf die (günstigere) Zusammenpressung in ihrer Längsrichtung beansprucht werden. Im Hinblick auf die von oben kommenden Kräfte wäre also auf dieses letzterwähnte technische Prinzip zu achten gewesen und wir sehen in der Tat, daß ihm in der Natur in der Weise Rechnung getragen wird, daß die Prismen bei ihrem radiären Verlauf gegen die Schneiden und Höcker zu immer steiler sich aufrichten, wodurch jetzt ihre Beanspruchung mehr im Sinne einer Zusammenpressung in der Längsrichtung erfolgt.

7. Prismenscheiden und Kittsubstanz.

Wie wir schon bei Besprechung der Prismenquerschnittsform (S. 538) hervorgehoben haben, können wir neben vollkommen aneinander schließenden Prismen (Abb. 37) auch Stellen unterscheiden, an welchen die Prismen weiter auseinander liegen (Abb. 40). In beiden Fällen sind es die konvexen Prismenränder (Arkaden), welche am Schliff durch schwächere Lichtbrechung und am Schliff wie am Schnitt durch stärkere Färbbarkeit hervortreten. Diese Randschichte der Prismen nennen wir **Prismenscheide.** An einem Schnitt durch unfertigen Schmelz (Abb. 41) erscheint sie als dunkelster, die Prismen meist nur einseitig begrenzender Rand, während die Prismen auch noch gefärbt, aber doch lichter, also offenbar schon etwas mehr verkalkt sind als die Scheiden. Noch lichter, also wohl am stärksten verkalkt, ist die interprismatische Substanz, die wir hier in voller Deutlichkeit als Kittsubstanz den Prismenscheiden und Prismen gegenüberstellen können. Bei stärker verkalktem Schmelz, dessen Prismen nicht vollkommen aneinander schließen (Abb. 40), wird es allerdings unmöglich, Prismen und Kittsubstanz, wenn sie annähernd gleich stark verkalkt sind, noch zu unterscheiden, aber die unbestreitbaren Abstände, die sich gelegentlich auch zwischen seitlich benachbarten Prismen finden, nötigen zur Annahme einer Kittsubstanz. Eine solche tritt ja auch bei Säureätzung von Schliffen hervor, indem die Prismen rascher angegriffen werden, so daß die Kittsubstanz als Wabenwerk zurückbleibt. Dort, wo Prismen bis an die konvexen Oberflächen ihrer Nachbarprismen heranreichen (Abb. 37, 38), wo also die Arkaden die Prismengrenzen in beiden Richtungen darstellen, wird man wohl sagen können, daß Prismenscheiden und Kittsubstanz zusammenfallen, oder daß die Scheiden den letzten Rest von Kittsubstanz darstellen, wie es mehrere Autoren ausgedrückt haben.

Der Umstand, daß die Prismenscheiden die stärkst färbbaren Stellen des Schmelzes darstellen (vom Frühstadium der Verkalkung an bis zum fertigen Schmelz), legt den Gedanken nahe, daß sie den jeweils am schwächsten verkalkten Teil bilden, in welchem Stoffwechselvorgänge ihre größte Intensität erreichen. In diesem Sinne hat LEHNER schon 1927 — in einem unveröffentlichten Vortrage — die Vermutung ausgesprochen, daß die Scheiden eine Wachstumszone bilden. Hiefür spricht auch die Beobachtung Smrekers (1930), daß die in den Schmelz eindringenden Dentinkanälchen, die er durch Versilberung dargestellt hat, in die Prismenscheiden eindringen (Abb. 54, 55). Daß diese bevorzugte Stoffwechselzone im allgemeinen den Prismen nur einseitig angelagert ist, zeigt sich auch an einer weiteren Einzelheit der Verkalkung (vgl. S. 576). Wir können nämlich beobachten, daß die Achse der Prismen am langsamsten verkalkt, also eine Art Docht aus organischer Substanz bildet, der zunehmend dünner wird (Abb. 42). Hiebei nun erscheint diese stärker färbbare Prismenmitte wieder nur an einer Seite von einem noch dunkleren Rand umgeben, so daß wir wohl auch diesem Docht eine Randzone stärkeren Stoffwechsels zuschreiben müssen. Dieser einseitige Rand der Prismendochte auf Abb. 42 kann aber natürlich nicht identisch mit der Prismenscheide auf Abb. 41 sein, vielmehr ist die Prismenscheide in Abb. 42 im Bereich der Prismengrenzen zu suchen. Möglicherweise liegt in dieser Abbildung überdies ein unfertiges Stadium einer Schmelzstelle mit vollkommen aneinander schließenden Prismen vor (nach Art der Abb. 37), während Abb. 41 wohl ein Vorstadium einer Stelle mit weiter auseinander liegenden Prismen (Abb. 40) darstellt.

Für den größeren Reichtum an organischer Substanz im Bereiche der Prismenscheiden spricht auch die Beobachtung, daß sich bei Säureeinwirkung diese Randpartie länger erhält, als das übrige Prisma [Cape-Kitchin (1930)], und daß sie von Alkalien stärker angegriffen wird [Eller Vainicher (1929)].

Bemerkenswert ist der Umstand, daß die Prismenscheide an manchen Querschnitten (z. B. in Abb. 41 dort, wo sie an der später meist kannelierten Prismenoberfläche endet, eingerollt erscheint, wenn man tiefere Ebenen des Schnittes mit berücksichtigt. Am wahrscheinlichsten ist es, daß man Stellen einer Richtungsänderung des Prismenverlaufes vor sich hat, durch welche sich die Lage der konvexen Prismenoberfläche samt der sie umgebenden Scheide ändern muß.

Prismenscheiden in anschaulicher und wirklich deutlicher Weise hat zunächst Bödecker (1906, 1909) beschrieben und abgebildet; er hält auch später (1927a) ihre Unterscheidung von der Kittsubstanz, für deren Existenz und biologische Bedeutung er sich ja ganz besonders eingesetzt hat, aufrecht. Auch Smreker hat die Prismenscheiden schon 1905 und dann wieder 1923 klar beobachtet; seine weiteren Angaben (1930) wurden schon oben erwähnt. Auch Orbán (1925a, 1929c) tritt für eine Unterscheidung der Prismenscheiden von der Kittsubstanz ein und faßt sie als eine „organische Scheide" der Prismen auf, die auch genetisch zu den auf die einzelnen Ganoblasten zurückführbaren Teilen des Schmelzes gehört (vgl. S. 575). Das Tatsächliche der Beobachtung einer Prismenscheide wird auch von Studnička (1917), Weidenreich (1926a) und Göllner (1930) nicht bestritten, wenn diese Autoren auch eine unmittelbare Fortsetzung der Ganoblasten in die Schmelzprismen in Form Tomesscher Fortsätze bestreiten und diese Bildungen in etwas anderer Weise erklären. Im übrigen stellt Studnička die Entwicklung so dar, daß die Prismenscheiden letzten Endes in die Kittsubstanz mit einbezogen werden. Auch Malleson (1924) beschreibt Prismen, Scheiden und Kittsubstanz und hält die Scheiden für reicher an organischer Substanz. Sehr deutliche Prismenscheiden treten auch an den klaren Abbildungen Breuers (1926) von Schliffen durch den Zahnschmelz des Höhlenbären hervor. Daß Eller Vainicher (1929) und Cape-Kitchin (1930) auf die Anreicherung von organischer Substanz in den Prismenscheiden auf Grund ihres chemischen Verhaltens hingewiesen haben, wurde schon oben erwähnt. Sogar Walkhoff (1903 a, 1903 b, 1904 a, 1924 b) anerkennt eine „Corticalschicht" der Prismen, wenn er auch eine Kittsubstanz hartnäckig bestritten hat (s. unten). Und in Adloffs (1914 g) Untersuchungen über die Kittsubstanz im Schmelz findet sich die Beobachtung des durch Lichtbrechung hervortretenden Saumes der Prismen, den er mit Walkhoffs Corticalschicht vergleicht, wenn er auch den Namen Prismenscheiden nicht verwendet. Bestritten wird die Existenz einer Prismenscheide von Baumgartner (1911), der sie für eine bloße Difraktionslinie des Prismenrandes hält, und auch von Chase (1927), der sie für die einzige Stelle erklärt, an welcher „Kittsubstanz" erhalten bleibt, was ja im Falle vollständig aneinander schließender Prismen zutreffen dürfte.

Über die Abgrenzungsmöglichkeit einer „eigentlichen" **Kittsubstanz** von den Prismenscheiden haben wir alles Nötige bereits zu Anfang dieses Unterkapitels gesagt. Wir sind zu dem Ergebnis gekommen, daß wir zum mindesten im Bereiche solcher Stellen, wo die Prismen nicht eng aneinander grenzen, eine ausgedehntere interprismatische Substanz annehmen müssen, und in diesem Falle kann man wohl nicht die gesamten, zwischen die Arkaden einsprinspringenden Zacken dem vorgelagerten Prisma als „flügelförmigen Fortsatz" (v. EBNER) zurechnen (Abb. 39), sondern man wird auch mit größeren Kittsubstanzpartien rechnen müssen.

Dagegen ist die Vorstellung, daß im Schmelz (abgesehen von den in ihn übertretenden Dentinkanälchen) Hohlräume vorhanden wären, die mit einer Flüssigkeit erfüllt sind [JUNGNER (1905)], abzulehnen; wirkliche Hohlräume können aus der Kittsubstanz nur in getrockneten und überdies erst sehr mangelhaft verkalkten Zähnen entstehen. In diesen Fällen erscheinen dann an Schliffen bräunliche Streifen zwischen den Prismengrenzen — ähnlich wie sie sich im Bereiche der RETZIUSschen Streifen immer beobachten lassen —, während der nicht eingeschlossene trockene Schliff durch die in diese Stellen eingedrungene Luft, welche das Licht reflektiert, ein weißliches Aussehen bekommt.

Die Menge der Kittsubstanz nimmt im allgemeinen gegen die äußere Schmelzoberfläche zu ab [CHASE (1924)]. Die inneren Schmelzpartien enthalten dagegen, vor allem durch die Schmelzbüschel (S. 554), soviel Kittsubstanz, daß auch bei brüsker Entkalkung auf dem Dentin eine leicht bräunliche Masse zurückbleibt [A. RETZIUS (1837), BERZELIUS (1840)], die man als BERZELIUSsches Häutchen (S. 562) bezeichnet.

Für das Vorhandensein einer Kittsubstanz hat sich eine erdrückende Mehrheit ausgesprochen, während, wie wir unten sehen werden, nur wenige Forscher ihr Vorhandensein bestritten haben. Bei der Entstehung des Schmelzes aus getrennten Prismen ist ja, selbst bei noch so weitgehender Verkalkung und Einengung der Kittsubstanz, ein Schmelz ganz ohne Kittsubstanz überhaupt nicht vorstellbar, wie v. EBNER (1922) hervorgehoben hat. Dazu kommen die klaren Beobachtungen, besonders an den nach BÖDECKER entkalkten Schnitten (S. 529), die durchaus nicht ganz zu vernachlässigende Menge organischer Substanz im Schmelz (S. 530), die Stellen angereicherter Kittsubstanz im Bereiche der Schmelzbüschel (S. 554) und auch der RETZIUSschen Streifen (S. 550); besonders eindrucksvoll ist der Nachweis der organischen Kittsubstanz durch Veraschung und durch Eiweißreaktion [BÖDECKER (1923), BÖDECKER-GIES (1924)]. Ferner wäre zu erwähnen die Darstellung der Kittsubstanz durch Färbungen, und zwar nicht nur der Schnitte oder Schliffe, sondern auch durch Farbstoffe, die auf dem Wege der einfachen Diffusion, der Kataphorese oder durch Vitalfärbung an den Schmelz herangebracht wurden, und schließlich die verschiedensten sonstigen Diffusionsversuche, welche eine Permeabilität des Schmelzes ergeben haben. Diese Permeabilität besteht vor allem in der Richtung von innen nach außen, was aber, wie FABER (1924a) wohl mit Recht hervorgehoben hat, kein Hindernis für die Annahme eines Stoffwechsels auch von außen nach innen zur Zeit der noch vorhandenen Ganoblasten darstellt. Im ausgebildeten Zahn besteht dagegen keine nennenswerte Permeabilität in dieser Richtung, womit auch die viel erörterte Annahme eines Stoffübertrittes aus dem Speichel hinfällig wird, dem manche Forscher sowohl für die endgültige Härtung (Mineralisation) wie auch für eine eventuelle Remineralisation des Schmelzes eine Bedeutung zuschreiben wollten. Daß aber der Schmelz von der Pulpa aus über den Weg der Dentinkanälchen noch einem gewissen Stoffwechsel zugänglich und somit kein vollkommen totes Gewebe ist, kann aus all diesen Erfahrungen wohl geschlossen werden, und es sprechen hiefür auch Beobachtungen über Veränderungen, welchen noch der voll ausgebildete Schmelz im Zusammenhang mit Erkrankungen und sonstigen Einflüssen unterliegen kann, die zu einer praktisch ja ganz besonders bedeutungsvollen wechselnden Cariesdisposition führen. Außer dieser so wichtigen Bedeutung für den Stoffwechsel wurde auch in Erwägung gezogen, daß die Kittsubstanz ein System weicherer und nachgiebiger Stellen darstelle, welche ein gewisses Ausweichen bei übermäßiger Beanspruchung der Prismen ermögliche, daß sie also auch eine mechanische Bedeutung besitze [Eternod (1887)].

Die Annahme breiterer Kittsubstanzmassen auf Kosten jener Partien, die v. Ebner (1906a, 1922) als „flügelförmige Fortsätze" zu den Prismen gerechnet hat, wird u. a. von Adolff (1914g) gemacht. Flügelförmige Fortsätze an den Prismen werden auch von Beckwith-Williams (1927) bestritten. Die Annahme wirklicher Hohlräume, die Jungner (s. S. 547) auf Grund einer gelegentlichen Verdoppelung der durch Versilberung dargestellten Kittsubstanzlinien gemacht hat, wurde schon von v. Ebner (1922) abgelehnt und durch „flügelförmige Fortsätze" erklärt; doch kann es sich hierbei auch um Imprägnierungsdifferenzen in den Kittsubstanzstreifen handeln.

Eine Beschreibung von faserigen Strukturen in der Kittsubstanz zwischen den Prismen findet sich u. a. bei Abbott (1880, 1887) und auf Grund seiner Angaben dann bei Bödecker [senior] (1896). Es dürfte sich hiebei um unrichtig gedeutete Streifen von Kittsubstanz handeln, und diese Beobachtungen haben mit den feineren Einzelheiten, die sich bei Verfolgung der Dentinkanälchen in den Schmelz ergeben haben (vgl. S. 559), wohl nichts zu tun. Faserstrukturen werden von manchen Autoren auch in den Schmelzbüscheln und Schmelzlamellen vermutet (vgl. S. 557). Wir erwähnen hier ferner, daß Weidenreich (1926a, 1930b) im Schmelz von Selachiern (und anderen Fischen) Faserstrukturen in größerem Ausmaß beschreibt, ähnlich auch Marcus (1931a). Schließlich behauptet Studnička (1917), daß radiär verlaufende kollagene Fibrillenbündel des Dentins ein Stück weit in den Schmelz hineinragen.

Als Gegner einer Kittsubstanz finden wir zunächst einige ältere Autoren [Hannover (1856), Kölliker (1867), Waldeyer (1871), Ch. Tomes (1876), Hollaender (1877), Sudduth (1887)]. Später hat dann vor allem Walkhoff (1901, 1903a, 1903b, 1904a, 1924b, 1927a) dauernd die Existenz einer Kittsubstanz abgelehnt; doch ist ihm zum mindesten das Vorhandensein einer „Corticalschicht" der Prismen (s. oben S. 546) nicht entgangen. Auch G. Fischer (1910c) hat eine Kittsubstanz bestritten, später (s. unten) aber doch einen Schmelzstoffwechsel anerkannt. Weitere Gegner, zum mindesten in dem Sinne, daß sie einen Schmelzstoffwechsel in Abrede stellen, sind noch Baumgartner (1911), Kantorowicz (1913), Feibusch (1922), Türkheim (1926; 1926—1927—1928), Hopewell-Smith (1926, 1931), Chasi (1927).

Die fast unübersehbare Menge der Anhänger wollen wir in der Weise registrieren, daß wir in diesem Absatz zunächst Arbeiten nennen, welche eine Kittsubstanz auf Grund rein morphologischer oder entwicklungsgeschichtlicher Untersuchungen annehmen oder sich bloß grundsätzlich zu einem Schmelzstoffwechsel bekennen; in den folgenden Abschnitten sollen dann experimentelle Untersuchungen über die Kittsubstanz und Schmelzdurchlässigkeit angeführt werden. Wir nennen hier v. Ebner (1902a, 1903c, 1904, 1906a, 1922), Andresen (1902), der an Isolationspräparaten von entkalktem Schmelz die organischen Reste nachwies, ferner die auf die Bödeckersche Entkalkung (S. 529) zurückgehenden Untersuchungen von Bödecker (1906, 1909, 1924—1926), Fleischmann (1908a), Faber (1924a, 1928a, 1929) u. a. Für das Vorhandensein einer Kittsubstanz tritt auch Rudas (1902, 1904a, 1906) ein, wenn er auch die — recht unzweckmäßige — Forderung aufstellt, man solle diese Kittsubstanz „Grundsubstanz" nennen. Wir nennen ferner Caush (1905) und Morgenstern (1906b), der ein ganzes System von Saftbahnen im Schmelz annimmt. Gelegentlich der „flügelförmigen Fortsätze" wurden gerade oben genannt die Arbeiten von Jungner (1905), Adolff (1914g) und Beckwith-Williams (1927); bei den Prismenscheiden erwähnten wir bereits Studnička (1917), Smreker (s. unten), Weidenreich (1926a), Breuer (1926), Orbán (1925, 1929c), Eller Vainicher (1929), Cape-Kitchin (1930). Außerdem wären noch Euler (1911), Weiss (1911), Zsigmondy (1913), Friedeberg (1921, 1922), W. Meyer (1925c, 1925d), Held (1926), v. Beust (1928), Göllner (1930) zu nennen. Marcus (1931a) erklärt die Kittsubstanz im Säugetier-Schmelz für die dem prismenlosen Reptilien-Schmelz entsprechenden Partien, welche durch die Prismen im Laufe der Phylogenese immer mehr verdrängt werden (vgl. S. 580). Als Anhänger eines Schmelzstoffwechsels nennen wir auch noch Fargin-Fayolle (1924), Livingston (1925), Imbert (1926), Vecchiso (1927), Beretta (1927b, 1927c), G. Fischer (1933).

Von **Färbungsversuchen** sei zunächst die Versilberung der Kittsubstanz besprochen. Schon Scheff (1895) hatte am lebenden Zahn nach wiederholter Behandlung mit Silbernitratlösungen eine Schmelzverfärbung beobachtet, welche von der Schmelzoberfläche in die Tiefe drang. Dann hat Smreker (1903, 1905) das Silbernitrat zur Darstellung der Prismengrenzen benützt, und auch v. Ebner (1904) hat die Beweiskraft der Präparate Smrekers (gegen Walkhoff) anerkannt; später hat Smreker (1923) diese Technik auch mit Erfolg zur Injektion des Schmelzes durch die Dentinkanälchen von der Pulpa aus benützt (Abb. 54 und 55). Auch Urbantschitsch (1927a) imprägnierte durch Diffusion von

Silbernitrat Schmelzkanälchen und Prismengrenzen im inneren Drittel der Schmelzdicke. An *Marsupialier*-Zähnen hat SPRAWSON (1930) diese Technik in gleicher Weise angewendet. Die Nachprüfungen TÜRKHEIMS (1922c, 1922d), der auch mit ammoniakalischer Silberlösung arbeitete, ergaben teilweise Imprägnierungen und durchaus kein rein negatives Resultat, wie man es nach dem vollständig ablehnenden Standpunkte, den TÜRKHEIM gegenüber einem Schmelzstoffwechsel einnimmt, erwarten müßte. An Diffusionsfärbungen, die durch Einbringung von festem Farbstoff in die Pulpa toter oder lebender Zähne oder auch durch Füllung der Pulpahöhle mit Farblösung erzielt wurde, die evtl. unter erhöhtem Druck stand, wären zunächst die Versuche mit alkoholischem Fuchsin [v. BEUST (1912b, 1912c, 1913); KANTOROWICZ (1913)] und mit Diamantfuchsin [TÜRKHEIM (l. c.), SMREKER (1926, 1930)] zu erwähnen; v. BEUST wertet seine Resultate positiv, auch den nicht sehr weitgehenden, aber auch nicht ganz negativen Ergebnissen von KANTOROWICZ und TÜRKHEIM (die beide Gegner eines Schmelzstoffwechsels sind) stehen die sehr schönen Resultate SMREKERs gegenüber, der Färbungen in der ganzen Dicke des Schmelzes erzielte. Wir verweisen ferner auf die positiven Ergebnisse von FISH (1927a, 1927b), der mit Eisenammoniumzitrat und Methylenblau arbeitete, sowie auf die von BERTRAM (1934) mit verschiedenen Farben (Eosin, Kongorot, Nilblausulfat, Benzopurpurin u. a.) erzielten Schmelzfärbungen und auf die gelungenen Färbungsversuche FABERs (1928a). In diese Rubrik gehören auch die von v. BEUST (1913) in der Nachbarschaft von Kupferamalgamfüllungen beobachteten Schmelzverfärbungen; in letzter Zeit hat APPLEBAUM (1929) auf die Verfärbung der Prismenscheiden durch Amalgamplomben verwiesen und hat sie mit den Stoffwechselvorgängen im Schmelz in Beziehung gebracht. Hier wären auch die Schmelzverfärbungen von Zähnen, die in der Erde gelegen haben [RUDAS (1904a)] zu erwähnen. Auch die Einführung von Farbstoffen auf dem Wege der Kataphorese (Elektroosmose) führte zu Färbungen des Schmelzes [URBANTSCHITSCH (1927a, ENTIN (1929)]. Daß Vitalfarbstoffe den jugendlichen Schmelz färben, beschrieb schon LINDERER (1837), der über das Ergebnis von Krappfütterung berichtete. Ein Vorläufer späterer Vitalfärbungsversuche ist auch GANZER (1906), der nach subcutaner Injektion von indigschwefelsaurem Natrium bei *Meerschweinchen* schon nach einer Stunde Blaufärbung der in Bildung begriffenen Schmelzpartien der Nagezähne erzielte. Einen Stoffwechsel im ausgebildeten Schmelz hat GANZER noch abgelehnt. Auf unfertigen Schmelz von Zahnkeimen beziehen sich auch die Beobachtungen einer Schmelzfärbung nach Krappfütterung und auch nach Trypanblauinjektionen, von welchen BLOTEVOGEL (1923, 1924) berichtet. Ablagerung von Trypanblau im unfertigen Schmelz haben auch BÖDECKER-GIES (1924) gesehen und überdies festgestellt, daß der Farbstoff in diesem Gewebe erhalten bleibt und nicht so wie in anderen Geweben später wieder verschwindet. Fertiger Schmelz jedoch nahm bei den Versuchen PROELLS (1927) an *Hunden, Katzen* und *Nagetieren* weder Trypanblau noch sulfalizarinsaures Natrium an. Dagegen konnte URBANTSCHITSCH (l. c.) bei *Fledermäusen*, die mit Trypanblau behandelt wurden, auch eine Färbung des fertigen Schmelzes erzielen und auch GOTTLIEB (1915) berichtet von einer am fertigen Schmelz des *Hunde*-Zahnes intravital durch Krapp oder sulfalizarinsaures Natrium erzielten Färbung. Ähnlich wie Vitalfarbstoffe scheint sich das (im Harn von an Porphyrinurie Erkrankten) vorhandene Hämatoporphyrin zu verhalten, das Knochen und Dentin kirschrot färbt, den Schmelz aber ungefärbt läßt, wie sowohl bei Injektionsversuchen an *Tieren* [FRAENKEL (1924)] wie durch Beobachtungen an Patienten, die an dieser Krankheit litten [MACKEY-GARROD (1922)], festgestellt wurde.

Von **anderen Experimenten** erwähnen wir zunächst noch einmal die Veraschung der organischen Partien des Schmelzes an entkalkten Schnitten [ANDRESEN (1921), BÖDECKER (1923)] sowie ihre Prüfung durch Eiweißreaktionen [BÖDECKER (1923), BÖDECKER-GIES (1924)]. Diffusions- und Elektroosmoseversuche wurden von vielen Autoren mit positivem Ergebnis angestellt. Wir nennen zunächst ECKERMANN (1919) und ADRION (1921), der allerdings seine Ergebnisse nicht für absolut beweiskräftig hält, während BAUCHWITZ (1922) sogar an eine Diffusion von Bakterien glaubt, was sicher zu weit geht. CASAROTTO (1926) z. B., der eine Diffusion gelöster Stoffe annimmt, erzielte bei Versuchen mit Tusche negative Resultate. Auch RADOŠEVIĆ (1922, 1927) erklärt den Schmelz für durchlässig, aber nur für semipermeabel, und auch WASSILJEW-MANJEWITSCH (1929) stellten eine Durchgängigkeit für Kochsalzlösung fest. CHESSINA (1929) studierte das Absterben frisch gezogener Zähne, die er in Wasser oder Kochsalzlösung einlegte, durch Bestimmung der nach außen diffundierenden Ammoniakmengen, wobei sich auch ein Absterben des Schmelzes verfolgen ließ. LUKOMSKY-RYWKINA (1929) und LUKOMSKY (1930) beobachteten eine Permeabilität des Schmelzes für Ca und Cl, die am abgestorbenen Schmelz größer war als am frischen Zahn, dessen organische Schmelzsubstanzen noch nicht zersetzt waren. BEGELMANN (1930) hat die Diffusion von Salzlösungen, die in der abzementierten Pulpahöhle eingeschlossen waren, mit einer sehr empfindlichen Methode nachgewiesen, indem er nämlich die durch Salzübertritt geänderte elektrische Leitungsfähigkeit des Wassers, in welchem der Zahn lag, feststellte. Auch PFLÜGER (1932) fand den Schmelz für Lösungen durchlässig, aber der Hauptsache nach nur in der Richtung von innen nach außen und nicht umgekehrt. Nach vorwiegender Fettfütterung stellen sich im Bereiche der Dentin-kanälchen fettige Degenerationen ein; die organischen Substanzen des Schmelzes sind daran nicht beteiligt [MORI (1924)]. Viel erörtert wurde wegen der therapeutischen Konsequenzen, die sich hätten daraus ergeben können, die Frage, ob eine Stoffaufnahme aus dem Speichel möglich sei. Ausgehend von einem Experiment HEADS (1910), der Zähne durch Einlegen in Orangensaft oder andere schwache Säuren oberflächlich entkalkte und durch nachherige Behandlung mit Speichel angeblich wieder härtete, kam die Meinung auf, daß die Kalkaufnahme aus dem Speichel nicht nur bei der vollständigen Verkalkung des unfer-tigen Schmelzes, sondern auch für eine gelegentliche „Remineralisation" geschädigter Schmelzstellen eine Rolle spiele. Diese u. a. von PICKERILL (1913b, 1924), FEILER (1913b), KONEFFKE (1921) und auch von ANDRESEN (1921) vertretene Meinung wurde jedoch nicht nur von Forschern, welche einen Schmelzstoffwechsel überhaupt bestreiten [FEIBUSCH (1922), TÜRKHEIM (1955)], sondern auch von solchen, welche einen Stoffwechsel in der um-gekehrten Richtung, von innen nach außen, annehmen, absolut abgelehnt, z. B. von SCHMITZ (1928). PFLÜGER (l. c.) hat auch experimentell festgestellt, daß Ca zwar von innen nach

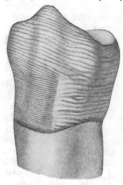

Abb. 46. Schmelzwülstchen eines jugendlichen oberen Molaren bei Lupenvergrö-ßerung. Im unteren Teil des Schmelzmantels sind rechts die aus der Tiefe durchschimmernden (we-sentlich breiteren) SCHREGERschen Streifen angedeutet. [Nach V. EBNER (1902a).]

außen, aber nicht umgekehrt diffundiert, und R. WEBER (1929) hat bei Nachprüfung der HEADschen Experimente durch Einlegen von Speichel nicht nur keine Wiedererhärtung des entkalkten Schmelzes, sondern sogar eine fortschreitende Entkalkung fest-gestellt. Auch SMREKER (1930) betont, daß eine unter Druck stehende Fuchsinlösung von außen her nicht in den Schmelz eindringt. Eine ausführliche Behandlung des Speichelproblems enthält die Arbeit von ENTIN (1929). Von ganz besonderer prak-tischer Bedeutung ist die Frage, ob der Schmelz auf Grund der in ihm sich abspielenden Stoffwechselprozesse eine wechselnde Cariesdisposition zeigt. Wir nennen, ohne Anspruch auf Vollständigkeit, als Anhänger dieser von vielen Praktikern bejahten Anschauung FLEISCHMANN (1913), ADLOFF (1914a), BÖDECKER (1927a), FABER (1929); auch MUMMERY (1926, 1927) steht insoferne auf diesem Standpunkte, als er annimmt, daß der Schmelz in der Nachbarschaft eines cariösen Herdes reaktiv stärker verkalke und dadurch transparenter werde (vgl. S. 527). ZSIGMONDY (1914) hat eine solche wechselnde Cariesdisposition bestritten.

8. RETZIUSsche Streifen.

Der Verlauf der bräunlichen Parallelstreifen von RETZIUS [A. RETZIUS (1837)] ist an radiären Längsschliffen ein viel steilerer als der der SCHREGERschen Streifen, indem sie mit der äußeren Oberfläche Winkel von 15—30° einschließen; gegen die Krone zu richten sie sich noch steiler auf und treffen im Bereich der Kau-flächen mit den Streifen der anderen Seite bogenförmig zusammen (Abb. 1). Gegen die Dentingrenze zu werden sie undeutlicher. Im ganzen sind sie gegen den Zahnhals zu schärfer ausgeprägt, besonders deutlich an der Schmelz-Zementgrenze [CRISTOFF (1927)]. Man kann beobachten, daß Prismen, die durch einen größeren Teil des Schliffes verfolgbar sind, durch RETZIUSsche Streifen hindurchgehen (Abb. 47), ohne an ihnen zu endigen. Auf Querschliffen (Abb. 48) erscheinen die Streifen in Form konzentrischer Ringe in wechselnden Abständen; wir sehen also, daß die im Längsschliff beobachteten Streifen Kegelmantel-flächen entsprechen.

Die Parallelstreifen sind nur am Dauerzahn deutlich ausgeprägt, und wir sehen auch an dessen Schmelzoberfläche (Abb. 46) eine den Milchzähnen fehlende Einzelheit, die sog. Schmelzwülstchen oder „Perikymatien" [G. PREIS-WERK (1895)]. Die genauere Beobachtung zeigt, daß ein Parallelstreifen immer in einer Furche zwischen zwei Wülstchen beginnt. Die Wülstchen sind am feinsten nahe der Schmelzgrenze am Zahnhals, wo etwa 40 auf einen Millimeter Schmelz-oberfläche entfallen [bei menschlichen Molaren nach PREISWERK (l. c.)].

Gewisse *Huftiere* (z. B. das *Schwein*) zeigen viel gröbere Schmelzwülstchen, nur 6—12 auf 1 mm, manche (*Pferd*) unter Umständen nur eine einzige Furche an der Schmelzoberfläche, welche sich in ein „Conturband" fortsetzt, im Gegensatz zu den „Conturlinien" (Retziusschen Streifen), die wir bei vorhandener Mehrzahl von Perikymatien vorfinden [Preiswerk (l. c.)]. Den *Carnivoren* fehlen Perikymatien [Preiswerk; Weiss (1911), Schulze (1930)], ebenso auch noch anderen *Säuger*-Ordnungen (Preiswerk).

Die bräunliche Färbung der Parallelstreifen beruht sicher auf keiner Pigmentierung, wie einige Forscher (s. unten) angenommen hatten, sondern darauf, daß im trockenen Schliff im Bereiche der Streifen Luft eingeschlossen ist. Die Braunfärbung des trockenen Schliffes zeigt sich nämlich nur im durchfallenden Licht und macht bei auffallendem Licht einer Weißfärbung (einer Lichtreflexion an der eingeschlossenen Luft) Platz; überdies verschwindet sie bei Aufhellung des Schliffes, nämlich bei allen Manipulationen, welche zu einer Verdrängung der eingeschlossenen Luft führen. Die Braunfärbung beruht also auf Interferenzerscheinungen, wie sie bei schwächeren Vergrößerungen durch unaufgelöste Strukturen (hier lufterfüllte kleinste Hohlräume) zustande zu kommen pflegen.

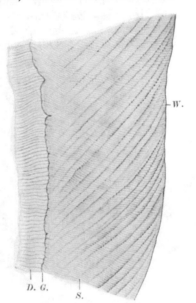

Abb. 47. Retziussche Streifen am Längsschliff eines menschlichen Backenzahnes. Vergr. 80fach. *D.* Dentin, *G.* Grenze zwischen Dentin und Schmelz, *S.* Schmelz, *W.* Schmelzwülstchen zwischen zwei Retziusschen Streifen. [Aus Schaffer (1933).]

Schon dieses Verhalten legt den Gedanken nahe, daß die Streifen schwächer verkalkte Stellen mit vermehrter Kittsubstanz darstellen, wodurch eben an getrockneten Zähnen Hohlräume entstehen, die sich mit Luft füllen. Hiemit stimmt es auch gut überein, daß an mangelhaft verkalkten Zähnen, welche ja auch eine besonders deutliche Prismenquerstreifung zeigen, die Retziusschen Streifen verstärkt hervortreten [Baume (1882), Rudas (1902)]. Obwohl also diese Parallelstreifen Streifen von unterentwickeltem Schmelz darstellen, wäre es doch irreführend, zu behaupten, daß sie von eigentlichen Schmelzhypoplasien (vgl. S. 578) nur durch geringere Intensität verschieden sind [Berten (1895b, 1896b)]; Zsigmondy (1913) hat vielmehr gezeigt, daß eigentliche Hypoplasien nicht nur die ganze Dicke des Schmelzes durchsetzen, sondern daß in ihnen außerdem die Prismen im Gegensatz zu den Parallelstreifen wirklich unterbrochen sind. Der Charakter der Streifen als schwächer verkalkter Schmelzpartien bringt es mit sich, daß auch sie einen locus minoris resistentiae gegen Caries abgeben [Keil (1935a)].

Der Hauptsache nach kommen die Streifen also dadurch zustande, daß in regelmäßiger Wiederkehr im Bereiche von Flächen, die sich beiläufig als Kegelmantelflächen charakterisieren lassen, in allen Prismen schlechter verkalkte Zonen auftreten, in der Weise, daß ein Schmelzprisma in seinem Verlaufe eine Reihe solcher Zonen passiert. Das feinere Bild der Streifen wird außerdem noch dadurch beeinflußt, daß die Prismen im Bereiche des Streifens je nach ihrer Verlaufsrichtung durch die Schliffebene gelegentlich abgesplittert werden. Diese schon von v. Ebner (1890b) beobachtete Einzelheit wurde von Zsigmondy (l. c.) im genaueren verfolgt, wobei er feststellte, daß die durch ihre Verlaufsrichtung schief zur Schliffebene gestellten Prismen wegen der geringeren Verkalkung im Gegensatz zu gleich orientierten Prismen außerhalb des Streifens Absplitterungen zeigen, die manchen Streifen an einer

Grenze, manche an beiden Grenzen besonders scharf konturiert erscheinen lassen, während überall dort, wo der Prismenverlauf die Schliffebene nicht verläßt, mangels solcher Aussplitterungen nur schwächere Konturen vorhanden sind.

Die Retziusschen Streifen, welche ja als Fortsetzungen der Furchen zwischen den Schmelzwülstchen in die Tiefe des Schmelzes betrachtet werden können, sind der Ausdruck einer phasenmäßig sich wiederholenden schlechteren Verkalkung, man kann auch sagen, einer schichtweisen Bildung des Schmelzes, wobei die äußere Oberfläche jeder solchen Schichte immer etwas schwächer verkalkt ist. Die einzelnen Streifen repräsentieren also höchstwahrscheinlich Entwicklungsmarken, nämlich die Oberflächen verschieden großer Stadien des Zahnscherbchens. (Diese Auffassung kommt ja auch in Preiswerks Bezeichnung der Streifen als „Konturlinien" zum Ausdruck). Gegenüber dieser Erklärung erhebt sich naturgemäß die Frage, warum an den

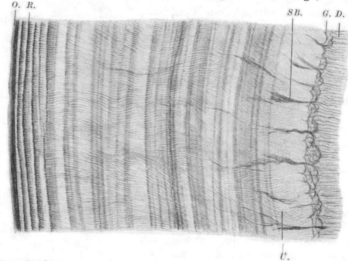

Abb. 48. Retziussche Streifen am Querschliff eines menschlichen Eckzahnes. Vergr. 80fach. *D*. Dentin, *G*. Dentinschmelzgrenze, *O*. Schrägansicht der Zahnoberfläche, *R*. Retziusscher Streifen, *SB*. Schmelzbüschel, *Ü*. Überkreuzungen von Schmelzprismen. [Nach Schaffer (1933).]

Milchzähnen und auch an so vielen *Säuger*-Zähnen ohne Perikymatien und Parallelstreifen keine solchen Entwicklungsmarken zurückbleiben. Wir haben hierauf keine befriedigende Antwort und können das Auftreten solcher Entwicklungsmarken — denn dies bleibt doch die weitaus befriedigendste Deutung — an den menschlichen Dauerzähnen vielleicht mit der außerordentlich verlangsamten Entwicklung dieser Zähne in Zusammenhang bringen.

Die Schmelzwülstchen wurden von Leeuwenhoek (1667/1722) entdeckt und mit dem schubweisen Durchbruch durch das Zahnfleisch in Zusammenhang gebracht, eine Erklärung, die von unserer heutigen Erklärung bereits den Grundgedanken, aber noch in falscher Verbindung enthält. Die meisten Forscher, z. B. Kölliker (1867), Kollmann (1871b, 1873), v. Ebner (1890b), Plötz (1931), haben den Zusammenhang der Parallelstreifen mit den Schmelzwülstchen hervorgehoben, den auch Preiswerk (1895) in seiner schon erwähnten vergleichenden Untersuchung der „Perikymatien" bestätigt. Die Bestreitung dieses Zusammenhanges, z. B. durch Rudas (1902) oder durch Eller Vainicher (1929), erscheint uns durchaus unbegründet.

Daß die Braunfärbung der Streifen auf einer Pigmentierung beruhe, wurde zunächst vom Entdecker der Streifen, A. Retzius (1837), angenommen, ebenso auch von Hannover (1856), Hertz (1866), Wedl (1870), Williams (1896). Doch verwies bereits Kollmann (1873) auf den Unterschied der Farbe im durchfallenden und auffallenden Licht, so daß schon Baume (1882) die Vermutung aussprach, daß Lufteinschlüsse in den Schliffen vorlägen, was dann durch v. Ebner (1890b) mit aller Sicherheit bewiesen wurde.

Daß das morphologische Substrat der Streifen eine geringere Verkalkung sei, wird von der großen Mehrzahl der Forscher angenommen. Dieser richtige Gedanke findet sich schon bei Baume (1882), genauer ausgeführt und auf die Kittsubstanz bezogen dann bei v. Ebner (1890). Auch G. Preiswerk (1895) spricht von der Vermehrung eines Stoffes zwischen den Prismen und hebt dessen Färbung durch Jod hervor. Von Walkhoff (1901, 1924b) wurde, entsprechend seinem unhaltbaren Standpunkte in der Kittsubstanzfrage (vgl. S. 548), großes Gewicht darauf gelegt, daß nicht die Kittsubstanz, sondern die Prismen selbst schlechter verkalkt seien. Baumgartner (1911) spricht von deutlicher ausgeprägten Querleistchen der Prismen, d. h. es fehlen eben Partien aus den Prismen, die bei vollständiger Verkalkung von den Prismen ununterscheidbar bleiben. Zsigmondy (1913), der v. Ebners Erklärung bekräftigt und noch weiter ausgebaut hat, wurde schon oben erwähnt. So beschreibt auch Smreker (1923) schwächer verkalkte Prismenscheiden, wie auch Münch (1926a), Faber (1928a), Göllner (1930), Plötz (1931) den Streifen eine Vermehrung der Kittsubstanz oder schlechtere Verkalkung zu Grunde legen. Mit der geringeren Verkalkung im Bereiche der Streifen hängt wohl auch die Beobachtung Friedeberg: (1921) zusammen, daß die Prismenquerstreifung im ultravioletten Licht im Bereiche der Parallelstreifen weniger durchlässig ist. Als Anhänger dieser Auffassung der Streifen sind natürlich auch noch die unten angeführten Autoren zu nennen, welche die Streifen mit der rhythmisch wechselnden Verkalkung in Beziehung bringen. Die Entstehung von Hohlräumen aus den schlechter verkalkten Stellen hat auch zur Beschreibung von „Schmelzkanälchen" im Bereiche der Streifen Anlaß gegeben [Czermak (1850)], die auch bei Caush (1905) wiederkehrt und Morgenstern (1906b) dazu führt, in den „Spaltfasern" der Streifen sogar Fibrillen und Röhrchen zu unterscheiden. Auch v. Beust (1924) führt die Retziusschen Streifen auf die als Kanälchen aufgefaßten Schmelzbüschel (S. 557) zurück. Die heute wohl ganz erledigte Annahme, daß die Streifen der Hauptsache nach (oder teilweise) durch Unregelmäßigkeiten des Prismenverlaufes, durch Übereinanderlagerung von Prismen [A. Retzius (1837)] oder durch Prismenknickungen [Owen (1840/1845), Czermak (1850), Kollmann (1871b, 1873)], zustande kommen, hat begreiflicherweise zu Unklarheiten in der Unterscheidung von den Schregerschen Streifen (S. 543) geführt.

Die Bedeutung der Parallelstreifen als Entwicklungsmarken oder als Ausdruck einer schichtweisen Schmelzablagerung oder rhythmischen Verkalkung (oder wie immer man es formulieren will) wurde schon frühzeitig in Erwägung gezogen, so schon von ihrem Entdecker A. Retzius (1837), von Linderer (1837), Czermak (1850), Hannover (1856), Kölliker (1852, 1867). Auch v. Ebner hat sich trotz anfänglicher Ablehnung (1890b) später (1922) zu dieser Auffassung bekannt. Asper (1917) führt die Parallelstreifen auf einen „großen Rhythmus" in der Verkalkungstätigkeit der Ganoblasten zurück, während seiner Meinung nach die Prismenquerstreifen (vgl. S. 541) auf einem „kleinen", wahrscheinlich 24stündigen Rhythmus beruhen. Im Hinblick auf die oben erwähnte scharfe Unterscheidung der Parallstreifen von Schmelzhypoplasien [Zsigmondy (1913)] ist es von Interesse, daß Asper doch so etwas wie Übergänge zwischen beiden beschreibt, nämlich Retziussche Streifen von pathologischem Charakter, welche aus mehreren Streifen verschiedener Breite zusammengesetzt sein sollen. An eine schubweise Verkalkung denkt auch Majut (1922) bei den Parallelstreifen. Weidenreich (1926a), der die Prismenquerstreifung mit Liesegangschen Linien (vgl. S. 540) infolge rhythmischer Kalkniederschläge vergleicht, erblickt in den Parallelstreifen Liesegangsche Linien, die sich bei jenen gröberen Diffusionsströmen bilden, die zur völligen Verkalkung führen, was also auf eine ähnliche Erklärung wie bei Asper hinausläuft. Auch Plötz (1931) operiert bei Erklärung der Parallelstreifen mit dem physikalischen Begriff einer rhythmischen Diffusion; im übrigen billigt er diesen Streifen aber auch eine physiologische Bedeutung zu (s. unten). Daß die Parallelstreifen gewisse Entwicklungsphasen der Zahnscherbchen markieren, glaubt auch Lartschneider (1930b); im einzelnen aber überspannt er die Analogie mit den Stadien der Muschel-Schalen (vgl. S. 476), deren er sich bedient, auch in diesem Punkte, insoferne er die Parallelstreifen unmittelbar mit jener Conchyolinschichte vergleicht, welche die Prismen der Muskelschale immer wieder unterbricht. Denn es handelt sich ja bei den Parallelstreifen nur um mangelhafter verkalkte Schmelzschichten, nicht aber um grundsätzlich anders gebaute Schichten! Über die Abgrenzung der Parallelstreifen gegenüber abnormen Entwicklungsstörungen wurde oben gesprochen. Adloff (1914g) hebt gegenüber Walkhoff ausdrücklich hervor, daß die Parallelstreifen als etwas Normales und nicht als Entwicklungsstörungen zu betrachten seien. Walkhoffs (1901, 1924b) Standpunkt ist in der Tat etwas unklar, doch erweist er sich durch sein ausdrückliches Bekenntnis zu Asper nicht als ausgesprochener Anhänger obiger Ansicht. Dagegen bringt Türkheim (1914) die Parallelstreifen in eine unklare Beziehung zu Ernährungsstörungen. Münch (1926a) bringt die schlechtere Verkalkung im Bereiche der Streifen mit Biegungen und Knickungen der unfertig verkalkten Prismen in Zusammenhang, welche diese infolge von Schub- und Druckwirkungen erleiden. [Diese Erklärung versagt schon gegenüber der außerordentlichen Regelmäßigkeit der Parallstreifen!] Plötz (1931) glaubt, daß sich entlang den Parallelstreifen Diffusionsströme ausbreiten, welche von den Furchen zwischen den Schmelzwülstchen ihren Ausgang nehmen. Schon die Verlaufsrichtung der Streifen spricht gegen eine derartige Funktion!—Mit der Anschauung Piettes (1922), daß die Parallelstreifen „Kraftlinien" entsprächen, haben wir uns schon auf S. 545 auseinandergesetzt.

9. Schmelzbüschel und Schmelzlamellen.

Schmelzbüschel und Schmelzlamellen, welche von manchen Autoren für ganz gleichartige und gleichwertige Bildungen gehalten werden, die sich höchstens durch Lage und Ausdehnung unterscheiden, erweisen sich als zwei wohl charakterisierbare und verschiedene Bildungen. Die Büschel beginnen an der Dentingrenze und erstrecken sich meist nur durch einen Teil der

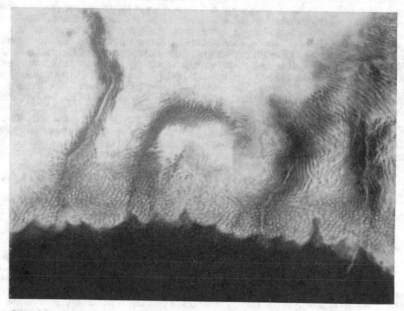

Abb. 49. Schmelzbüschel am Schnitt eines nach Bödecker in Celloidin entkalkten menschlichen Zahnes, Molybdänhämatoxylin. Vergr. 285fach. Die dunkle Masse am unteren Rand der Photographie ist das Dentin. (Präparat von Prof. Faber.)

Schmelzdicke, während die Lamellen, gewöhnlich am Schmelzoberhäutchen beginnend, meist die ganze Dicke des Schmelzes durchsetzen, wobei sie sich gelegentlich auch ins Dentin hinein fortsetzen. Gemeinsam ist beiden die Anreicherung von Kittsubstanz, womit ja auch ihre stärkere Färbbarkeit an Schliffen und Schnitten zusammenhängt. Doch ist, abgesehen von dem oben erwähnten Unterschied in Lage und Ausdehnung, auch der genauere Verlauf bei beiden ein charakteristisch verschiedener und dementsprechend kommt beiden wohl auch eine verschiedene Bedeutung zu.

Die Büschel (Abb. 48, 49, 50, 51) sind weder als Büschel von „Fasern" noch als „Blätter" aufzufassen, d. h. sie bilden keine von Prismen und Kittsubstanz trennbaren, in sich zusammenhängenden Massen in Faser- oder Blattform. Vielmehr sind sie nichts anderes als schwächer verkalkte Schmelzpartien, die sich aber nur auf dünne Schichten in wechselnden Querschnittsebenen beschränken, wodurch der blattförmige Eindruck zustande kommt. Sie liegen nämlich mit ihrer Hauptausbreitung in den Ebenen radialer Längsschnitte, so daß man sie auf Querschliffen in beträchtlicher Tiefendimension vor sich hat (Abb. 50).

Flachschliffe nahe der Dentingrenze ergeben oft einen Zusammenhang der Büschel in Form polygonaler Felder [v. EBNER (1922)]. Meist entspringen sie an einer vorspringenden Zacke der Dentingrenze und in ihrer Mitte läßt sich, und zwar durchlaufend in verschiedenen Querschnittsebenen, ein schwächer gefärbter, also stärker verkalkter Streifen erkennen (Abb. 49, links). Soweit die als Büschel imponierende schwächer verkalkte Stelle in den Bereich seitlicher Ausbiegungen der Prismen fällt, entsteht bei schwächerer Vergrößerung, wenn durch die größere Tiefenschärfe mehrere Ebenen sich gleichzeitig abbilden, jenes Bild auseinander strebender „Fasern", welches offenbar zu der Beziehung „Schmelzbüschel" geführt hat. Unsere Abb. 50 läßt diese Verdrehung der schwächer verkalkten Schichte entsprechend dem Prismenverlauf plastisch erkennen. In Abb. 51 sieht man an den in den Bereich eines Büschels fallenden Prismen (besonders beweisend an den Querschnitten), daß nicht nur die Prismenscheiden, sondern auch die Prismen selbst

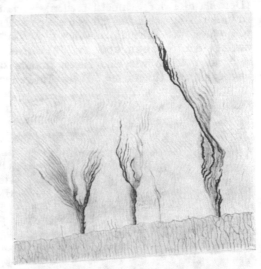

Abb. 50. Schmelzbüschel in Kantenansicht an einem fuchsingefüllten Querschliff eines menschlichen Molaren. Vergr. etwa 150fach.

(samt der nicht näher zu unterscheidenden Kittsubstanz) im Gegensatz zur Umgebung Farbstoff angenommen haben. Besonders deutlich zeigt sich dies an Schnitten von nach BÖDECKER entkalktem Schmelz (Abb. 49), an welchen die zentralen Partien der Büschel mit den im Inneren noch unverkalkten Prismen (s. die Detailbilder Abb. 42) viel dunkler sind als die Randpartien, in welchen nur mehr die Kittsubstanz gefärbt ist. Die geschilderte Anordnung bringt es mit sich, daß immer nur ein Teil eines Prismas in den Bereich eines Büschels fällt, so daß die dem Büschel angehörenden schwächer verkalkten Prismen

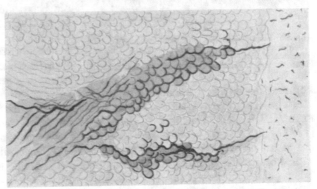

Abb. 51. Schmelzbüschel im Flachschnitt an einem fuchsingefüllten Schliff durch einen menschlichen Molaren. Vergr. 640fach. Prismenscheiden und Prismen sind im Bereiche der Büschel mit Fuchsin gefärbt.

in voll verkalkte Prismen übergehen [BRAMMER (1930)]. Wir können den Schmelzbüscheln wohl die Bedeutung bevorzugter Stoffwechselbahnen zuschreiben. So hält sie z. B. SCHAFFER (1933) für die Hauptzufuhrbahnen des Kalkes. Diese schwächere Verkalkung der Prismen selbst kann so weit gehen, daß sogar, wie schon erwähnt wurde, eine der undeutlichen Prismengrenze genäherte zentrale Partie der Prismen durch stärkere Färbung hervortritt (Abb. 42). Diese Anreicherung organischer Substanz in den Büscheln läßt sie (ebenso wie die Lamellen) als bevorzugte Stellen für die Weiterverbreitung von Bakterien bei cariösen Prozessen erscheinen [Fleischmann (1921)].

Die **Schmelzlamellen** (Abb. 52), welche gewöhnlich an der äußeren Schmelz-oberfläche beginnen und sich gelegentlich bis ins Dentin hinein verfolgen lassen (Dentinanteil der Schmelzlamellen), verlaufen wie die Büschel in Ebenen des radialen Längsschnittes, pflegen aber im Gegensatz zu diesen die seitlichen Aus-biegungen der Prismen aus ihrem radiären Verlauf nicht mitzumachen. Sie dürften die Narben von am lebenden Zahn entstandenen Sprüngen sein, in welchen wir eine Masse finden, die reicher an organischer Substanz bleibt als die Umgebung. Diese Anreicherung der organischen Substanz zeigt

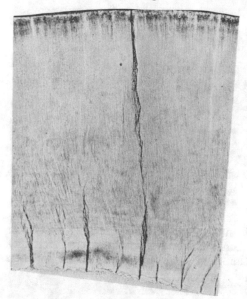

sich nicht nur bei den verschiedensten Färbungen, sondern auch an der rascheren Silberimprägnierung der Lamellen, wenn man ganze Zähne in Silberlösungen bringt [Pickerill (1924)]; auch Schmelzverfärbungen durch Amalgamplomben bevorzugen die vorhandenen Schmelzlamellen [Applebaum (1929)]. Orbán (1926d) glaubt, daß solche Sprünge besonders am noch nicht fertig verkalkten Zahn entstehen, und zwar dürften Druckein-wirkungen auf den unfertigen Schmelz zu Zerrungen führen und im Bereiche dieser Zerrungen kommt es dann zu einer Störung der Verkalkung. Stö-rungen der Verkalkung durch Druck-wirkungen auf den unfertigen Schmelz ziehen auch Brammer-Brauer (1926) als Entstehungsursache der Lamellen in Betracht. Nach Orbáns Meinung erzeugt erst eine weitere Überbean-spruchung dieser Stellen wirkliche Kon-tinuitätstrennungen, die dann nicht nur mit jener Masse ausgefüllt werden

Abb. 52. Schmelzlamelle, einige Schmelzbüschel und Schmelzoberhäutchen (oben). Photographie eines fuchsingefüllten Querschliffes eines menschlichen Molaren. Vergr. 73fach. (Präparat von Dr. Smreker.)

können, die dauernd reicher an organischer Substanz bleibt, sondern in die auch Gewebe, das von den Resten des Schmelzorganes stammt, einwuchern kann [Gott-lieb (1915)]. Im Anschluß an den Dentinanteil solcher Lamellen hat Gottlieb (1921c) auch eine erhöhte Transparenz des umgebenden Dentins beobachtet, die ja als ein reaktiver Prozeß zu werten ist. Gegenüber allen diesen Beobach-tung kommt die Meinung mancher Forscher, die Lamellen (und auch die Büschel) seien bei Herstellung des Schliffes entstanden, seien also nicht im Leben vor-handen gewesen, sondern künstlich erzeugte Sprünge, nicht mehr ernstlich in Betracht; sie wird ja schon dadurch widerlegt, daß auch Schnitte von ent-kalktem Schmelz Lamellen (und Büschel) zeigen können. Daß die Lamellen als Straßen angereicherter organischer Substanz eine **Prädilektionsstelle für cariöse Prozesse** abgeben können, ist naheliegend und dieser Gedanke wird u. a. von Gottlieb (1921c) und Faber (1924b, 1928b) erörtert. Von den eigentlichen Fissuren (vgl. S. 578) unterscheidet die Lamellen also der Umstand, daß sie bereits Narben von Fissuren darstellen, oder vielleicht häufiger noch Stellen, an welchen es im unfertigen Schmelz nicht zu einer vollständigen Fissur, sondern nur zu einer Entwicklungsstörung gekommen ist. Für ihre traumatische Entstehung spricht auch ihre Häufung im Anschluß an Fissuren und im Bereich

der Interproximalflächen der Zähne [GOTTLIEB (1915)]; auch an der Schmelz-
Zementgrenze sind sie zahlreicher [CRISTOFF (1927)]. Auch läßt sich z. B. ein
Befund wie der KRONFELDS (1927c), welcher an einem *Schaf*-Zahn eine Lamelle
mit Dentinanteil beschrieb, die außerdem noch das Kronenzement (S. 627)
durchsetzte, kaum anders als durch Ausfüllung einer Fissur deuten.

Eine Reihe von Forschern macht zwischen Büscheln und Lamellen keinen
grundsätzlichen Unterschied, sondern hält sie, soweit überhaupt zwischen beiden
unterschieden wird, für gleichartige, aus der gleichen Ursache entstandene, bzw. demselben
Zwecke dienende Bildungen, die sich nur durch Lage und Ausdehnung unterscheiden. Hier
wäre zunächst LINDERER (1837) zu nennen, der die Büschel wohl als erster beschrieben
hat, weshalb sie auch öfters als „LINDERERsche Büschel" bezeichnet werden. Wir nennen
ferner in diesem Zusammenhange BÖDECKER (1906, 1909, 1927a, 1927b), v. BEUST (1912c,
1913, 1928), PICKERILL (1913a), WALKHOFF (1913, 1924b), FRIEDEBERG (1920), STUDNIČKA
(1917), GRÄFF (1922, 1929), W. MEYER (1925d, 1926b, 1932), WEIDENREICH (1926), AKA-
MATSU (1928), H. SCHULZ (1933). Auf die im übrigen recht verschiedenen Deutungen aller
dieser Autoren werden wir in den folgenden Abschnitten zu sprechen kommen.

Daß Büschel und Lamellen nach Bau und Bedeutung etwas grundsätzlich
Verschiedenes darstellen, wurde vor allem von ORBÁN (1926d, 1927a) und auch von
FABER (1928a) hervorgehoben und wird auch von ELLER VAINICHER (1929) und BRAMMER
(1930) angenommen. Schon W. D. MILLER (1902) hat, allerdings noch ohne weitergehende
Deutungen zu versuchen, den Unterschied zwischen Büscheln und Lamellen klar hervorge-
hoben.

Nur wenige Forscher nehmen an, daß den Büscheln und Lamellen Faserstrukturen
zugrunde liegen. So vermutet STUDNIČKA (1917) in beiden Bildungen Fibrillenstrukturen
(Tonofibrillen), WEIDENREICH (1926) hält die Büschel für feine, die Lamellen für grobe
Fasern des „Manteldentins" (vgl. S. 617) und auch GRÄFF (1929) erklärt die Büschel für
kurze, die Lamellen für lange „Fasern". (Über GRÄFFs ältere Auffassung — 1922 — siehe
unten.) Für eine Art Gerüststruktur scheint auch SCHULTE (1930) die Büschel und Lamellen
zu halten, die er im Schmelz des *Krokodil*-Zahnes gefunden hat. Auf Grund einer von den
geltenden Anschauungen ganz abweichenden Vorstellung, die über WEIDENREICHs „Manteldentin" noch weit hinausgeht und den Schmelz für einen umgewandelten Teil des Dentins
hält, erklärt KROMIK (1930) die Schmelzbüschel für zusammengedrängte Systeme von
Dentinkanälchen.

Die große Mehrzahl der Forscher erblickt jedoch in Büscheln und Lamellen Stellen
angereicherter organischer Substanz, über deren Lokalisierung allerdings verschiedene Ansichten geäußert werden, sowie auch über die Bedeutung dieser Stellen die Meinungen
auseinandergehen. Wir nennen hier zunächst BÖDECKER (1906, 1909, 1927a, 1927b) und
v. BEUST (1912c, 1913, 1928), die sich über die Lokalisierung der organischen Substanz
noch nicht näher ausgesprochen haben; v. BEUST schreibt diesen Stellen geradezu kanälchenartigen Charakter zu. W. MEYER (1925d, 1926b, 1932) hält Büschel wie Lamellen für blattförmige Partien minder verkalkter interprismatischer Substanz und auch ELLER VAINICHER
(1929) vertritt diese Anschauung für die Büschel (die Lamellen hält er, im Gegensatz zu
W. MEYER, für von den Büscheln wesentlich verschiedene Bildungen, s. unten). Die Mehrzahl der Forscher jedoch ist (so wie wir) der Ansicht, daß sich die verminderte Verkalkung
im Bereiche der Büschel und Lamellen auf alle Bestandteile des Schmelzes, auch auf die
Prismen selbst, erstrecke. ORBÁN (1926d, 1927a) betont in ausdrücklicher Polemik gegen
W. MEYER, daß keine vom übrigen Schmelz isolierbaren „Blätter" im Bereiche der Büschel
vorliegen, und eine schwächere Verkalkung ganzer Schmelzpartien einschließlich der Prismen
wird auch von FABER (1928a) angenommen, ebenso wie von BRAMMER-BRAUER (1926)
und BRAMMER (1930). Übrigens haben auch schon BAUMGARTNER (1911), WALKHOFF
(1913, 1924b) und KANTOROWICZ (1913) von einer mangelhaften Verkalkung der Prismen,
bzw. ihrer Corticalschicht, gesprochen.

Jene Mehrzahl von Forschern nun, welche Büschel und Lamellen nicht für Fasern
oder Dentinkanälchen, sondern für Straßen angereicherter organischer Substanz hält,
erblickt ihre Bedeutung entweder darin, daß sie Stoffwechselbahnen darstellen, also eine
funktionelle Bedeutung besitzen, oder hält sie für Stellen einer stattgehabten Störung.
Unter den stattgehabten Störungen stellt man sich heute im Sinne unserer obigen Ausführungen Störungen der Verkalkung durch Druckwirkungen auf den unfertigen Schmelz
vor, gelegentlich auch Narben nach wirklichen Fissuren. WALKHOFF (1913, 1924b) dagegen
dachte an Pressungen, welchen Prismengruppen durch Raummangel ausgesetzt sind, durch
welche dann ihre Verkalkung leidet; an Ähnliches dachte vielleicht auch PICKERILL (1923a),
bei den von ihm angenommenen Entwicklungsstörungen und die Zurückführung der Büschel
und Lamellen auf abnorm verdrehte Prismengruppen [FRIEDEBERG (1920)] geht wohl auf
ähnliche ungeklärte (und nicht sehr wahrscheinliche) Annahmen zurück. Zerstörungen

des normalen Gewebes im Sinne von künstlichen (erst im Schliff entstandenen) Sprüngen haben Gräff (1922) und Akamatsu (1928) zur Erklärung nicht nur der Lamellen, sondern sogar der Büschel, herangezogen, eine Anschauung, die wir schon oben widerlegt haben. Daß nicht nur die Büschel, sondern auch die Lamellen Stoffwechselbahnen darstellen, wurde von v. Beust (1912c, 1913, 1928) und auch von W. Meyer (1925d, 1926b, 1932) angenommen, welch letzterer eine traumatische Erklärung der Lamellen ausdrücklich ablehnt. Umgekehrt haben auch Forscher nicht nur für die Lamellen, sondern auch für die Büschel an eine traumatische Entstehung oder an eine Entwicklungsstörung gedacht, so der Entdecker der Büschel Linderer (1837), der sie als Sprünge erklärte, und H. Schulz (1933), der Lamellen und Büschel für Narben von Sprügen hielt. Orbán (1926d, 1927a)

und Eller Vainicher (1929) halten dagegen (so wie wir) nur die Lamellen für Narben von Fissuren oder geringergradigen Zerstörungen.

Sprawson (1930) vermißt bei den *Marsupialiern* Schmelzlamellen.

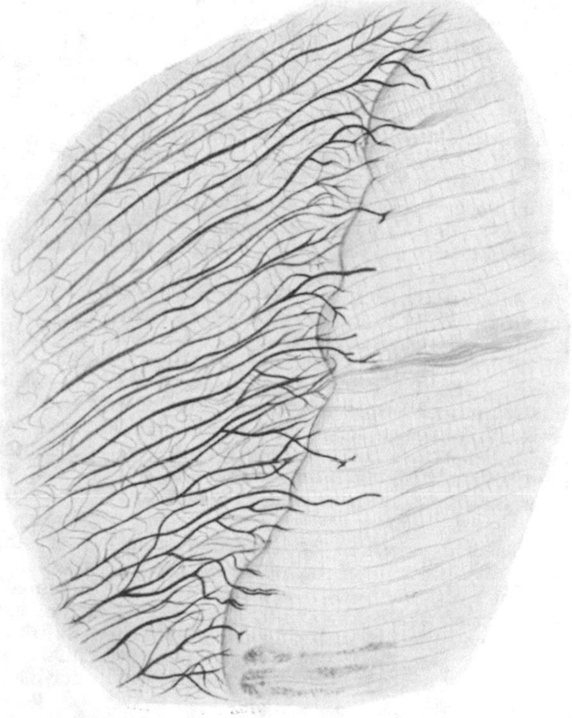

10. Schmelz - Dentingrenze, Dentinkanälchen im Schmelz, Schmelzkolben.

Auffallend ist zunächst der buchtige Verlauf der Schmelz - Dentingrenze (Abb. 53). Zu seiner Erklärung haben verschiedene Autoren (s. unten) an Resorptionsvorgänge gedacht, welchen das Dentin von seiten des sich bildenden Schmelzes unterworfen sein soll, wobei man auch in Erwägung gezogen hat, daß der Schmelz den Kalkbedarf für seine Verkalkung teilweise auf diesem Wege bestreite. Uns erscheinen derartige Resorptionsvorgänge durchaus nicht sicher erwiesen und sogar unwahrscheinlich. Gottlieb (1920a) und

Abb. 53. Prismenquerstreifung und buchtige Schmelzdentingrenze mit Übertritt von Dentinkanälchen in den Schmelz; in der Mitte des Schmelzes ein Schmelzbüschel. Fuchsingefüllter Längsschliff eines menschlichen Schneidezahnes. Vergr. 380fach.
[Aus Schaffer (1933).]

Orbán (1926a) haben darauf hingewiesen, daß schon die Grenze des inneren Schmelzepithels gegen die jüngste Dentinschichte, noch bevor es zur Schmelzbildung kommt, unregelmäßig verläuft, wovon man sich in der Tat leicht überzeugen kann (z. B. auf Abb. 62). Orbán führt als weiteres Gegenargument gegen Resorptionen auch an, daß Lams (1921) schon im Anfang der Schmelzentwicklung Dentinkanälchen beobachtet hat, welche zwischen die Ganoblasten hineinreichen [vgl. auch Held (1926) und Abb. 69], so daß also die in den Schmelz hineinragenden Dentinkanälchen (s. unten) durchaus keine von der Resorption verschonten Relikte des Dentins darstellen müssen, wogegen ja auch die feineren Einzelheiten ihres Verlaufes sprechen. Es ist nämlich nach Orbán zu erwägen, daß die oberflächliche Dentinpartie sich auch durch die reicher verzweigten Dentinkanälchen [W. Meyer (1925a)] als eine Schichte von besonderem Charakter erweist, die bei Resorptionen fehlen müßte. Wir erinnern in diesem Zusammenhang auch an den Sondercharakter dieser Schichte als sog. „Manteldentins"

(S. 602) und an die Beobachtung Hoehls (1896), daß die nicht in den Schmelz eindringenden Dentinkanälchen knopfförmig zu enden pflegen, was wieder gegen eine Resorption spricht.

Über die Bedeutung dieses buchtigen Grenzverlaufes können wir nichts Sicheres sagen. Es gibt Fälle, z. B. nach unseren eigenen Beobachtungen Molaren und Nagezähne der *Ratte* oder die Zähne des *Hundes* [Smreker (1930)], der *Wildkatze* [Schulze (1930)] oder der *Edentaten* [Münch (1926)], in welchen die Schmelz-Dentingrenze vollkommen gerade verläuft. Beim *Elefanten*-Backenzahn verläuft sie ungemein kompliziert [Miller-Dieck (1900)] und es wäre möglich, daß die Komplikation des Grenzverlaufes, welche wohl die Festigkeit der Dentin-Schmelzverbindung steigern dürfte, mit der Beanspruchung der Zähne parallel geht, doch fehlt es noch an vergleichenden und entwicklungsgeschichtlichen Untersuchungen, durch welche diese Frage weiter geklärt werden könnte.

Die Buchten der Dentin-Schmelzgrenze wurden schon von Linderer (1837) beschrieben. Daß sie durch Resorption des Dentins zustande kommen, haben außer v. Ebner (1890b) u. a. auch Weiss (1911), Andresen (1921), Walkhoff (1924b), W. Meyer (1925d) erwogen. Walkhoff und W. Meyer haben auch an — sehr unwahrscheinliche —

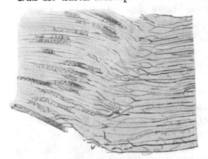

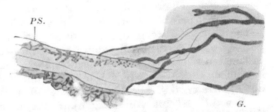

Abb. 54. Übertritt von Dentinkanälchen in den Schmelz (linke Hälfte der Abbildung), dargestellt durch Silberimprägnierung. [Nach Smreker (1923).]

Abb. 55. Übertritt von Dentinkanälchen in den Schmelz, stärker vergrößerter Teil der Abb. 45. *G.* Dentingrenze, *P S.* Prismenscheide. [Nach Smreker (1923).]

Zusammenpressungen vorragender Dentinpartien gedacht. Der von W. Meyer beschriebene auffallende Reichtum an Verzweigungen der Dentinkanälchen am Rande des Dentins ist aber, wie schon oben besprochen wurde, ein Argument gegen seine eigene Annahme. Münch (1927b) erblickt in dem Umstand, daß *Edentaten*-Zähne mit sehr schwach entwickeltem Schmelz eine einfacher verlaufende Dentin-Schmelzgrenze zeigen, einen Beweis dafür, daß ein buchtiger Grenzverlauf durch Resorptionen zustande komme; nun kommt aber, wie wir oben gesehen haben, eine geradlinige Grenze auch bei wohl entwickeltem Schmelz vor.

Eine weitere hervorstechende Einzelheit der Dentingrenze sind die in den Schmelz übertretenden Dentinkanälchen (Abb. 53, 54, 55). Diese Kanälchen sind die einzige wirklich kanälchenartige Bildung, die im menschlichen Schmelz vorkommt, für welche insofern die Bezeichnung „Schmelzkanälchen" zutreffend ist; doch erscheint es zweckmäßiger, das Kind beim rechten Namen zu nennen und von Dentinkanälchen zu sprechen. Odontoblastenfortsätze in diesen Dentinkanälchen des Schmelzes werden bestritten [Münch (1929b)]; doch konnte Faber (1930) an entkalkten Schmelzschnitten einwandfrei zeigen, daß zum mindesten von den zu Schmelzkolben (S. 560) erweiterten Dentinkanälchen Odontoblastenfortsätze sich noch eine gute Strecke weit in den Schmelz hinein verfolgen lassen. Im Bereiche der Schmelzkolben zeigen die Dentinkanälchen auch deutliche Neumannsche Scheiden, die v. Ebner (1922) für die übrigen Dentinkanälchen im Schmelz in Abrede stellt, weil sie sich anderenfalls bei Entkalkung isolieren lassen müßten. Für den Verlauf dieser übertretenden Dentinkanälchen ist eine gewisse Abknickung gegenüber der im Dentin innegehabten Richtung charakteristisch. Ihre Zahl ist im Bereiche der dicksten Schmelzstellen an den Schneiden und Höckern am größten und

nimmt gegen die Zementgrenze zu immer mehr ab. An den dicksten Schmelzstellen dringen die Kanälchen auch am weitesten in den Schmelz ein [Smreker
(1923)]. Dentinkanälchen im Schmelz sind auch bei zahlreichen *Säugetieren*
festgestellt und wir dürfen ihnen eine wichtige Bedeutung für den Schmelzstoffwechsel zuschreiben, indem durch sie Stoffe aus der Pulpa bis unmittelbar
in die inneren Schichten des Schmelzes geleitet werden können. Vor allem
Smreker (1923, 1926, 1930) hat durch Injektionen von der Pulpa aus (mit
Silbernitrat und mit Diamantfuchsin) an *Hunde*-Zähnen gezeigt, daß diese
Dentinkanälchen bis in die Prismenscheiden eindringen (Abb. 54 und 55), und
er nimmt an, daß zum mindesten im Laufe der Entwicklung jedes Prisma mit
einem Kanälchen in Verbindung stehe. Ob die noch viel weiter gehenden An-
gaben von Loher (1929, 1931) über die Dentinkanälchen im Schmelz einer
Fledermaus-Art sich bewahrheiten, bleibt abzuwarten, ebenso, ob sie auch für
andere Objekte Gültigkeit haben. Nach Loher würde auch in der Achse jedes
Prismas ein Zweig eines Dentinkanälchens verlaufen, und zwar ebenso wie die das
Prisma umspinnenden Kanälchen durch die ganze Dicke des Schmelzes. Ähnlich
weitgehende Angaben macht auch Marcus (1931a) für fossile und rezente
Marsupialier und sein Schüler Hagenbusch (1931) hat bei einer über alle *Wirbeltier*-Klassen sich erstreckenden Untersuchung eine mit der Kleinheit (und Menge)
der Schmelzprismen Hand in Hand gehende Vermehrung der Dentinkanälchen
festgestellt. Während der ersten Schmelzentwicklung hat auch Held (1926)
bei *Schwein* und *Maus* Odontoblastenfortsätze in der Achse von Schmelzprismen beschrieben. Ferner beobachtet Vollmar (1930) beim *Fuchs* Dentinkanälchen durch die ganze Dicke des Schmelzes, und Schulze (1930) findet bei
der *Wildkatze*, daß alle Dentinkanälchen in den Schmelz übertreten.

Einen Übertritt von Dentinkanälchen in den Schmelz hat schon Lessing
(1845) als wahrscheinlich hingestellt, und positive Angaben über derartige „Schmelzkanälchen" finden sich dann bei Czermak (1850), Hassall (1852), Todd-Bowman (1859). Hollaender (1877) isolierte sie durch Säurebehandlung des Schmelzes. Wir nennen ferner
Caush (1905), Morgenstern (1906b), v. Beust (1912b, 1926), Milke (1914), Weidenreich (1926a, 1930b), Kromik (1930). Zahlreich sind auch die positiven Angaben für verschiedene *Säugetier*-Ordnungen, so von Ch. Tomes (1897), Weiss (1911), Mummery (1914b,
1924a), Adloff (1914g), Carter (1917, 1922), Breuer (1926), Beckwith-Williams
(1926), Weidenreich (l. c.), Thomasset (1928), Sprawson (1930), Erva (1934). Die ebenfalls an Tieren gemachten Beobachtungen von Smreker, Loher, Marcus, Held, Vollmar
und Schulze wurden schon oben erwähnt. Daß Ch. Tomes (l. c.) und Mummery (l. c.)
bei *Marsupialiern* Dentinkanälchen im Zentrum der Prismen wirklich beobachtet haben,
ist unwahrscheinlich, selbst wenn Lohers oben erwähnte ähnliche Angaben von *Fledermaus*-Zähnen, die mit viel raffinierteren Methoden gewonnen sind (vgl. S. 530), sich bewahrheiten sollten. Carter (1922) stellt einen derartigen Verlauf der Kanälchen bei *Marsupialiern* und auch bei anderen *Säugetier*-Ordnungen in Abrede. Thomasset (l. c.) hebt
den größeren Reichtum des Schmelzes an Dentinkanälchen bei *Marsupialiern* und auch
bei *Fischen (Amia)* hervor. Sprawson (l. c.) meint, daß die die Schmelzsprünge verkittende
Masse durch solche Dentinkanälchen in den Schmelz geleitet wird.

Schmelzkanälchen, die keine Dentinkanälchen sind, kommen nach v. Ebner
(1922) bei vielen *Nagetieren* regelmäßig zwischen den Prismen vor.

Eine auffallende Bildung der Schmelz-Dentingrenze sind noch die sog.
Schmelzkolben (Schmelzspindeln), welche unzweifelhaft kolbenförmige
Fortsätze von Dentinkanälchen darstellen, wie es schon wiederholt beschrieben wurde, und wie es auch die an entkalktem Schmelz (im hiesigen Institute) von Faber (1930a) durchgeführten sorgfältigen Untersuchungen bestätigt haben. Es handelt sich (Abb. 57) um deutlich erweiterte Dentinkanälchen,
welche auch von einer Fortsetzung der Neumannschen Scheide umgeben und
von einem Odontoblastenfortsatz durchzogen sind. Sie können eine oder mehrere
Auftreibungen zeigen und bis 100 μ lang werden. Gelegentlich setzen sie sich
noch eine Strecke weit in ein feineres Kanälchen fort. Ihre Zahl ist recht beträchtlich (Abb. 56), und sie sind im Bereich der Kronenhöcker vermehrt, ebenso

auch nahe der Schmelz-Zementgrenze [CRISTOFF (1927)]. Sie verlaufen nur im Bereich der Kronenhöcker annähernd parallel, sonst aber etwas schräg zu den Prismen [KANTOROWICZ (1913)], wodurch sie auch meistens gegen das zuführende Dentinkanälchen abgeknickt erscheinen. Feinere Einzelheiten über ihren Inhalt sind nicht sicher festgestellt, und so bleibt auch ihre Bedeutung vorderhand noch proble-matisch. Die Möglichkeit, daß sie in den Schmelz vorgeschobene nervöse End-organe darstellen [RÖMER (1899), WEIDENREICH (1926a), ELLER VAINICHER (1929)], ist nicht ganz von der Hand zu weisen und hat, seitdem an einer Inner-vierung der Odontoblasten-fortsätze nicht mehr ge-zweifelt werden kann (vgl. S. 642), noch an Wahr-scheinlichkeit gewonnen. Physiologisch wissen wir, daß die Schmelz-Dentin-

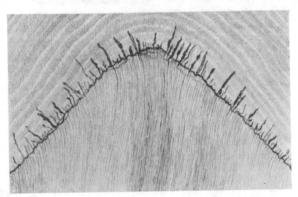

Abb. 56. Schmelzkolben. Übersichtsbild. Luftgefüllter Längsschliff eines menschlichen Zahnes. Vergr. etwa 130fach.

grenze zu den schmerzempfindlichsten Regionen des Zahnes gehört [BÖDECKER (1927b)].

Die Schmelzkolben wurden schon von KÖLLIKER (1852) als erweiterte Fortsetzungen von Dentinkanälchen aufgefaßt und abgebildet, was denn auch von H. FREY (1867), SALTER (1877), EULER (1911), WALKHOFF (1913, 1923, 1924b), v. EBNER (1922), WEIDENREICH (1926b, 1930a), BÖDECKER (1927b), ELLER VAINICHER (1929), KROMIK (1930) u. a. be-schrieben wurde. Die Behauptung FRIEDE-BERGS (1920, 1921), daß sie nicht mit Den-tinkanälchen zusammenhängen, erscheint daher recht unbegründet. WALKHOFF hat die Schmelzkolben ebenso wie die in den Schmelz vorspringenden Zacken und Höcker des Den-tins als Dentinreste aufgefaßt, welche von der Resorption verschont geblieben sind [ähn-lich auch ANDRESEN (1911) und W. MEYER (1925d)]. Diese Deutung ist für die Schmelz-kolben noch unwahrscheinlicher als für die Dentinhöcker, weil es sich ja hier um ganz eigenartige abgeänderte Dentinkanälchen handelt, die auch viel zu zahlreich sind, um sie als Bildungsfehler abtun zu können (mit denen WALKHOFF immer sehr freigebig war). Überdies spricht auch ihre Länge gegen diese Erklärungsmöglichkeit sowie auch der Um-stand, daß sie außer von der NEUMANNschen Scheide von keinerlei Dentinschichte umgeben

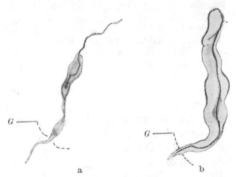

Abb. 57. Schmelzkolben an Schnitten durch nach BÖDECKER in Celloidin entkalkte menschliche Zähne. a Vergr. etwa 700fach, b etwa 1000fach. G Dentin-grenze. Man erkennt die Fortsetzung der NEUMANN-schen Scheide des Dentinkanälchens als Grenze des Kolbens, in welchem sich ein fadenförmiges Gebilde findet, das in a über den Kolben hinausragt. [Aus FABER (1930a).]

sind. Es ist daher ihr Einwachsen in den Schmelz die viel wahrscheinlichere Annahme. Die Zurückführung der Schmelzkolben auf im Schmelz eingeschlossene Schmelzbildungszellen [CAUSH (1905)] — auch RUDAS (1906) hat schmelzkolbenähnliche Gebilde beschrieben, die er auf Ganoblasten zurückführt — erscheint wohl durch den klaren Zusammenhang mit Dentinkanälchen widerlegt. Die Meinung v. BEUSTS (1913), der die drei wohl charakterisier-baren und verschiedenen Bildungen Schmelzbüschel, Schmelzlamellen und Schmelzkolben einheitlich als Stoffwechselbahnen aufgefaßt hat, hat ebenfalls nicht viel Wahrscheinlichkeit für sich. Die Angabe von BÖDECKER senior (1896), daß jugendliche Zähne mehr und größere Schmelzkolben enthalten, bedürfte erst einer Nachprüfung. LARTSCHNEIDER (1930b) hat seinen schon mehrfach erwähnten Vergleich der Schmelzbildung mit der Muschelschalenentwicklung (vgl. S. 476) in diesem Punkte bis dahin ausgedehnt, daß er die Schmelzkolben durch die Analogie mit den Periostracumzotten „erklärt", worauf wohl nicht näher eingegangen werden muß. Schmelzkolben wurden u. a. auch an *Marsupialier*-Zähnen in großer Menge beobachtet [Mummery (1914b, 1924a)].

Daß also die Schmelz-Dentingrenze einen besonderen Reichtum an organischer Substanz aufweist, ergibt sich nicht nur aus der Vermehrung der Kittsubstanz zwischen den Prismen am Dentinrande des Schmelzes (vgl. S. 547), sondern auch aus dem geschilderten Übertritt von Dentinkanälchen, wobei wir nach der Anordnung dieser Dentinkanälchen beide Erscheinungen wohl miteinander in Beziehung bringen dürfen. Hierzu kommen dann außerdem noch die vom Dentin ausstrahlenden Schmelzbüschel und die Schmelzkolben. Mit dieser größeren Menge von organischer Substanz hängt das Zurückbleiben eines „Berzeliusschen Häutchens" (S. 531) auf der Dentinoberfläche nach brüsker Entkalkung des Zahnes zusammen. Daß diese Anreicherung von organischer Substanz die Cariesausbreitung in dieser Region begünstigt (unterminierende Caries), ist naheliegend [Fleischmann (1921)].

Dieser Reichtum an organischer Substanz zeigt sich interessanterweise sogar an Schliffen fossiler Zähne vom *Höhlenbären*, indem in diesen Partien zahnfremde anorganische Substanzen in größerer Menge abgelagert sind [Breuer (1926)]. Lartschneider (1930b) „erklärt" diesen Reichtum an organischer Substanz durch die Analogie mit der Periostracumschichte der Muskelschale (s. oben).

Die innerste Schmelzschichte erweist sich jedoch als homogen verkalkt, wie aus der Undurchlässigkeit für Silber- und Farblösungen zu schließen ist, die Smreker (1923, 1930) für *Menschen*- und *Hunde*-Zähne nachgewiesen hat.

W. Meyer (1932) beschreibt an dieser Stelle sogar eine „Membrana limitans", die mit Kittsubstanz zwischen den Prismen zusammenhängen soll, doch läßt die von ihm hierfür beigebrachte Abbildung (l. c., Abb. 43) überhaupt keine klare Dentingrenze erkennen.

Ein Übertritt radiärer kollagener Fibrillenbündel aus dem Dentin in den Schmelz wird von Studnička (1917) behauptet. Ebenso beobachtete auch Jasswoin (1924b) an Zahnkeimen von *Hunden* und *Katzen* einen Übertritt radiärer Dentinfibrillen in die Randschichten des Schmelzes. auch Wir verweisen hier auch auf die anderen (uns sehr problematisch erscheinenden) Behauptungen von Faserstrukturen im Schmelz (S. 548).

11. Schmelzoberhäutchen.

Das Schmelzoberhäutchen, nach dem ersten Beschreiber Nasmyth (1839) auch als Nasmythsche Membran bezeichnet, ist eine ungefähr 1 μ dicke Oberflächenschichte des Schmelzes, die nicht mehr aus unterscheidbaren Schmelzprismen besteht und auch chemisch vom übrigen Schmelz etwas verschieden ist. Außer diesem „primären" Schmelzoberhäutchen hat Gottlieb (1921a, 1921c) im Bereiche des Epithelansatzes noch ein „sekundäres" Schmelzoberhäutchen beschrieben. Wir wollen beide im Laufe unserer Darstellung ausdrücklich auseinander halten, da es sich um zwei wohl unterscheidbare und auch genetisch verschiedene Bildungen handelt.

Das „primäre" Schmelzoberhäutchen läßt sich durch Behandlung des ganzen Zahnes mit verdünnter Säure isolieren, was schon A. Retzius (1837, also vor Nasmyth!) gelungen ist. Es ist nämlich gegen Säuren widerstandsfähiger als der übrige, fast rein mineralische Schmelz. Es zeigt in diesem Falle in der Flächenansicht an seiner Innenfläche Prismenabdrücke, die schon Nasmyth beobachtet hat; unsere Abb. 58 läßt deutliche Arkadenformen der Prismenquerschnitte erkennen. Chemisch ist die größere Widerstandsfähigkeit gegen Säuren und Alkalien auffallend und wohl auch funktionell im Sinne einer Schutzschichte des Schmelzes bedeutungsvoll. Man hält die im ebenfalls verkalkten Schmelzoberhäutchen angereicherten organischen Substanzen für Eiweißverbindungen, die zwischen Keratinen und Albuminen stehen, aber keinen Schwefel

enthalten [BERETTA (1912)]. Beim Verbrennen hinterläßt das Schmelzoberhäutchen einen an verbranntes Horn erinnernden Geruch. Außer der Widerstandsfähigkeit gegen Säuren und Alkalien scheint auch eine gewisse Undurchlässigkeit, die z. B. SMREKER (1930) bei Diamantfuchsinbehandlung von Zähnen
beobachtete, von Bedeutung zu sein, die sich nach W. MEYER (1925) auch aus
einer homogenen Verwachsung der äußersten Prismenenden erklären dürfte.

Die Säurefestigkeit des Schmelzoberhäutchens ist übrigens keine unbegrenzte.
Schon KOLLMANN (1869a) berichtet von hochgradiger Brüchigkeit des Schmelzoberhäutchens
bei Behandlung mit über 5%iger Salzsäure, und auch POUCHET-TOURNEUX (1878) und ROSSE
(1922) beobachteten eine Auflösung des Schmelzoberhäutchens bei längerer Säurebehandlung, auch bei Verwendung verdünnter Säuren. Dieser Umstand ist wichtig im Hinblick
auf manche die Existenz eines Schmelzoberhäutchens verneinende Angaben. Eine erhöhte
Durchlässigkeit des Schmelzoberhäutchens hat u. a. ANDRESEN (1921) im Sinne seiner
Annahme eines Stoffübertrittes
aus dem Speichel (S. 550) behauptet, wogegen aber die oben
angeführten Beobachtungen
sprechen.

An Schnitten kann
das Schmelzoberhäutchen
bei gewöhnlicher, vor der
Einbettung durchgeführter
Entkalkung naturgemäß
leicht verloren gehen oder
mindestens disloziert sein
(Abb. 115). Unsere Abb. 59
dagegen, nach einem nach
der BÖDECKERschen Me-
thode entkalkten Präparat,
läßt es deutlich erkennen.
Auch an Schliffen konnte
LOHER (1931) an *Fleder-*
maus-Zähnen im Dunkelfeld
diese Schichte nachweisen
und behaupten, daß auch

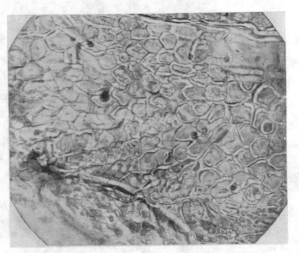

Abb. 58. Innenfläche eines isolierten Schmelzoberhäutchens mit
Prismenabdrücken in Arkadenform. Vergr. etwa 1000fach.
[Aus LEHNER (1931).]

diese Randschicht noch von den Dentinkanälchen des Schmelzes (vgl. S. 559)
durchsetzt wird. Man muß sich aber hüten, an der Schliffoberfläche angehäufte
Farbmassen von oft beträchtlicher Dicke einfach als Schmelzoberhäutchen zu
bezeichnen. Hierbei handelt es sich wohl meistens um Bakterienhäutchen
[W. D. MILLER (1902)] oder um mit organischen Resten durchsetzte Zahnstein-
schichten. Zu dieser Schwierigkeit einer Beobachtung in situ gesellt sich noch
der Umstand, daß das Schmelzoberhäutchen an den am stärksten abgekauten
Teilen der Krone naturgemäß durch Abnützung fehlen kann.

So wurde denn die Existenz eines Schmelzoberhäutchens nicht nur von älteren Autoren
wie HERTZ (1866) und WALDEYER (1864) bestritten, sondern auch in neuerer Zeit hält
CHASE (1926) das Schmelzoberhäutchen für eine vorübergehende, rasch sich abnützende
Bildung, an deren Stelle später nur mehr ein Bakterienhäutchen zu finden sei. Ebenso
glaubt v. KORFF (1930a, 1935), daß eine aus Schmelzorganresten bestehende „Cuticula
dentis primitiva" sehr bald von einer nur als Niederschlagsmembran aufzufassenden Dauer-
bildung abgelöst wird.

Wir müssen das Schmelzoberhäutchen genetisch als Cuticularbildung
der Ganoblasten auffassen, und zwar als jene zuletzt abgeschiedene Schichte,
durch welche der ganze Schmelzbildungsprozeß zum Abschlusse kommt. Wie
schon erwähnt wurde, zeigt diese Schichte keine unterscheidbaren Prismen
mehr, sondern bildet eine homogene, auch chemisch vom übrigen Schmelz
verschiedene Masse. Da man vor Beginn der Schmelzablagerung, also am Anfang

des ganzen Cuticularbildungsprozesses, im Anschluß an die (papillenwärts
gerichtete) Basis der Ganoblasten eine „Membrana praeformativa" beobachten
kann, so wurde das membranartige Schmelzoberhäutchen, welches ebenfalls
unmittelbar an die protoplasmatischen Ganoblasten grenzt, vielfach mit der
Membrana praeformativa identifiziert. Wir werden die Frage der Membrana
praeformativa ausführlicher bei der Schmelzentwicklung (S. 571) erörtern
und werden sehen, daß die irrige Annahme, die ganze Schmelzabscheidung
müsse durch diese Membran hindurch vor sich gehen, bis in die neueste Zeit
eine Unsumme von Mißverständnissen hervorgerufen hat. In Wahrheit ist jene
Membrana praeformativa, welche diesen Namen wirklich verdient, eine Grenzschichte des Bindegewebes, also der Papille, und somit keine epitheliale, sondern

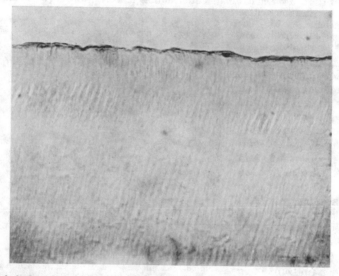

Abb. 59. Schmelzoberhäutchen am Schnitt durch einen nach Bödecker in Celloidin entkalkten menschlichen
Zahn. Hämatoxylin-Eosin. Vergr. 625fach. (Präparat von Prof. Faber.)

eine bindegewebige Basalmembran, die natürlich mit dem Beginn der Dentinbildung von einer dickeren Grundsubstanzschicht, eben dem Dentin, abgelöst
wird und jeweils in diese übergeht. Eine die Ganoblasten von ihren Tomesschen
Fortsätzen scheidende Membran existiert überhaupt nicht, und die Identi-
ficierung von Membrana praeformativa und Schmelzoberhäutchen ist vollständig abwegig.

　　Die richtige Erkenntnis des Schmelzoberhäutchens als einer Cuticularbildung der
Ganoblasten mußte sich zunächst gegen die weit verbreitete Annahme durchsetzen, das
Schmelzoberhäutchen sei eine die Krone überziehende feine Zementschichte [Owen
(1840/1845), J. Tomes (1859), Ch. Tomes (1889), Todd-Bowman (1859), Wedl (1870), Baume
(1875), Magitot (1877), Legros-Magitot (1881), Caush (1898)]. Hierbei berief man sich
vielfach auf das viel mächtigere tatsächlich vorhandene (S. 627) Kronenzement mancher
Ungulaten [Baume (l. c.)], und Ch. Tomes (l. c.) bildete sogar von menschlichen Zahnkronen
zellenhaltiges „Zement" ab, von dem dann v. Ebner (1890a) nachwies, daß die vermeint-
lichen „Knochenkörperchen" Sklerenchymzellen einer Birne darstellten, die in Furchen
des Zahnes eingebissen waren. Der unrichtigen Berufung auf das Kronenzement der Ungulaten wurde durch v. Brunn (1888) der Boden entzogen, der nachwies, daß der von Kronenzement überlagerte Schmelz dieser Zähne ebenfalls ein Schmelzoberhäutchen, naturgemäß
zwischen Schmelz und Kronenzement, aufweist, wie auch Orbán (1925b) an Kaninchen-
Molaren und Santoné (1935a) an Meerschweinchen-Molaren zeigen konnte.

　　Seit Erledigung dieses Irrtumes wird das Schmelzoberhäutchen von der großen Mehrzahl der Forscher als Cuticularbildung der Ganoblasten aufgefaßt und wir nennen

neben den Begründern dieser Anschauung [KOLLMANN (1869a), O. HERTWIG (1874b). v. BRUNN (1888), v. EBNER (1890a)] nur einige Namen, wie BAUMGARTNER (1911), BERETTA (1914c), ROSSE (1922), WEIDENREICH (1926a), HELD (1926), REICHENBACH (1928), ANDERSON (1929), GÖLLNER (1930), SANTONÉ (1935a). HELD und REICHENBACH sprechen von einer verkalkten epithelialen Basalmembran. ANDERSON verknüpft mit seiner an sich richtigen Meinung die irrige Vorstellung, daß man bei beginnendem Durchbruch am Schmelzrande noch hochprismatische Ganoblasten finden könne (vgl. S. 510) und gehört damit auch zu den Vertretern jener unten besprochenen falschen Meinung, daß dem Schmelzoberhäutchen außen noch Zellen angelagert seien. WELIKANOWA (1928) leitet das Schmelzoberhäutchen, sowie den ganzen Schmelz, seltsamerweise nicht von den Ganoblasten, sondern von einer Substanzausscheidung des Stratum intermedium ab.

Das Verhältnis des Schmelzoberhäutchens zur Membrana praeformativa wurde im Sinne einer Identifizierung beider Schichten aufgefaßt u. a. von A. RETZIUS (1837), LENT (1855), HUXLEY (1853, 1855, 1857), KOLLMANN (1869c). HANNOVER (1856) durchschaute bereits teilweise das Widerspruchsvolle dieser Auffassung, worauf wir aber erst bei der Schmelzentwicklung eingehen wollen (S. 574), ebenso wie auf die Ansichten, die HELD (1926) u. a. hierüber geäußert haben. v. BRUNN (1888) hat hingegen bereits nach unserer Meinung ganz zutreffend die Membrana praeformativa zum Dentin gerechnet, das Schmelzoberhäutchen dagegen als eine davon zu unterscheidende Cuticularbildung der Ganoblasten erklärt.

Eine namentlich bei englischen Autoren verbreitete Meinung ist die, daß das Schmelzoberhäutchen aus einer dünnen cuticularen Schichte plus einer viel dickeren, aus mehreren Zellagen bestehenden Außenschichte zusammengesetzt sei. Wir finden diese Darstellung des Schmelzoberhäutchens bei DUVAL (1897), PAUL (1894, 1896), HOPEWELL SMITH (1918) [oder ein über 50 μ dickes Schmelzoberhäutchen beschreibt!], TALBOT (1922a, 1922b), MUMMERY (1922a, 1922b, 1924a) und auch in der obenerwähnten Arbeit von ANDERSON (1929). Wie LEHNER (1931) bereits hervorgehoben hat, beruht diese irrige Auffassung auf einem schon von KOLLMANN (1869a) aufgeklärten Irrtum; KOLLMANN konnte nämlich zeigen — und auch v. EBNER (1890a) hat seine Anschauung bestätigt —, daß Zellen des Epithelansatzes häufig an frisch extrahierten Zähnen haften bleiben und dann bei Isolierungen des Schmelzoberhäutchens mit diesem zusammenhängen. Auch GOTTLIEB (1921a) und ORBÁN (1924b) haben darauf hingewiesen, daß z. B. in den von MUMMERY (l. c.) beschriebenen „Zellnestern des Schmelzoberhäutchens" sogar Teile der Tunica propria des Zahnfleisches vorliegen!

Der eben genannten Gruppe von Autoren schließen sich solche Forscher an, welche das Schmelzoberhäutchen nur als eine Masse abgeplatteter Zellen auffassen, wobei manche an Reste des Schmelzorganes überhaupt denken [APITULEY (1925), LARTSCHNEIDER (1931a), v. KORFF (1930a und 1935)], manche an „verhornte" Zellen des äußeren Schmelzepithels [WALDEYER (1871), nachdem er 1864 ein Schmelzoberhäutchen überhaupt bestritten hatte; RÖSE (1891)], manche an solche des inneren Schmelzepithels [MONTGIARDINO (1912/1913)]. Der tatsächliche Ablauf des Zahndurchbruches widerspricht diesen Anschauungen insoferne (vgl. S. 511), als die Schmelzorganreste kaum von dem degenerierenden Mundepithel im Durchbruchsbereiche unterscheidbar bleiben, geschweige denn die einzelnen Zellarten des Schmelzorganes von einander. Überdies wird dieses (epitheliale) Häutchen (im Gegensatz zum wirklichen cuticularen Schmelzoberhäutchen) sicher in kürzester Zeit abgestreift. Zum Teil mag übrigens die noch vielfach über „Hornbildungen" herrschende Unklarheit Veranlassung gewesen sein, nach einem aus Zellen oder Zellresten zusammengesetzten Häutchen zu suchen, wie wir es auch bei Besprechung des „sekundären" Schmelzoberhäutchens wieder finden werden. Da man das Schmelzoberhäutchen (in diesem Fall das „primäre") chemisch als hornartige Substanz charakterisiert hat, glaubte man vielfach, daß es, sowie die eigentlichen Hornsubstanzen, auch histologisch aus Zellen bestehen müsse. Nun ist aber, wie schon LEHNER (1931) hervorgehoben hat, ein hornartiger Chemismus durchaus nicht gerade auf Hornbildungen im histologischen Sinne beschränkt!

Einen wirklichen Epithelüberzug von Zähnen findet jedoch LEHNER (bisher nicht publiziert) tatsächlich bei einer Zierfischart aus der Familie der Cyprinodonten, beim Hornhecht (Belonesox), realisiert. Hier ist (Abb. 60) der ganze Zahn, einschließlich seiner Spitze, von einer spitzenwärts einschichtigen und noch durchwegs kernhaltigen Epithellage überzogen. Hier kann man wirklich von jener Kontinuität der Schleimhautauskleidung sprechen, die ADLOFF (1926a) ohne ausgesprochene Berechtigung auch bei anderen Zähnen durch das Schmelzoberhäutchen gewahrt sieht. Auch WEIDENREICH (1926a) beschreibt als Schmelzüberzug von Selachier-Zähnen ein einfaches hornhaltiges Epithel mit einer darunterliegenden homogenen Schichte.

Wir nenen noch — lediglich dem Prinzip historischer Vollständigkeit zuliebe! — MORGENSTERN (1891), der das Schmelzoberhäutchen nicht nur auf Reste des Schmelzorganes, sondern auch des Zahnsäckchens (!) zurückführt, KLEINSORGEN (1906), der das

Schmelzoberhäutchen für eine talgartige (!) Ausscheidung aus den Saftkanalsystemen des Schmelzes (!) hält, und RETTERER (1926d), dessen phantastische Auffassung des Schmelzes (S. 529) sich natürlich auch bei der Erklärung des Schmelzoberhäutchens auswirkt.

Als **sekundäres Schmelzoberhäutchen** wurde von GOTTLIEB (1921a, 1921c) eine 2—10 μ dicke, dem primären Schmelzoberhäutchen außen aufgelagerte Schichte bezeichnet, welche sich sicher und deutlich meist nur im Bereich des Epithelansatzes (Abb. 116) nachweisen läßt. GOTTLIEB-GREINER (1923) konnten allerdings beim *Meerschweinchen* diese Schichte auch über den Epithelansatz auf die Krone hinaufreichend verfolgen, ebenso ORBÁN (1925b) beim *Kaninchen*. GOTTLIEB selbst und einige Nachuntersucher hielten das sekundäre Schmelzoberhäutchen für eine Schichte verhornter Epithelzellen, aus dem rückgebildeten Schmelzorgan oder aus dem Mundepithel des Epithelansatzes stammend. Da man dieses sekundäre Schmelzoberhäutchen gelegentlich auch eine Strecke weit auf dem Zement verfolgen kann (wenn der Epithelansatz bis zu diesem herabreicht), nannte GOTTLIEB es auch „Cuticula dentis" im Sinne einer Cuticula des ganzen Zahnes und nicht nur des Schmelzes, wozu aber zu bemerken ist, daß man mit diesem Namen schon von altersher das primäre Schmelzoberhäutchen bezeichnet hat. LEHNER (1931) hat nun darauf hingewiesen, daß die fragliche Schichte, deren Existenz er durchaus bestätigen konnte, nicht aus verhornten Zellen besteht, und daß auch die ihr anliegenden Zellen des Epithelansatzes weder eine Abplattung noch eine Schrumpfung des Kernes, noch Keratohyalinkörnchen zeigen, daß sie im Gegenteil immer Zellen von einer gewissen Höhe sind. Es handelt sich also um keine Hornbildung im histologischen Sinne, sondern um eine zellfreie Cuticularbildung, was aber eine hornähnliche chemische Beschaffenheit der Schichte nicht ausschließt. Um nun einer Verwechslung mit dem primären Schmelzoberhäutchen, dieser Cuticularbildung der Ganoblasten, auch schon durch den Namen vorzubeugen, empfiehlt es sich, nach LEHNERs Vorschlag von einer Cuticula des Epithelansatzes zu sprechen. Gegen den von BAUER (1926b) u. a. gebrauchten Namen „Zementcuticula" spricht schon der Umstand, daß der Name nur in jenen Fällen paßt, in welchen

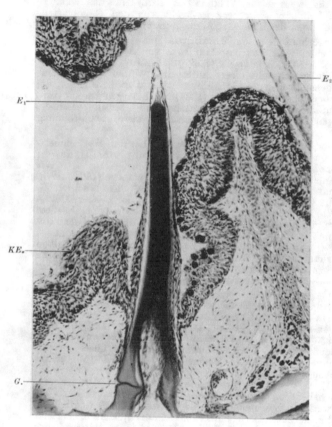

Abb. 60. Zahn mit Epithelüberzug von einem jungen *Belonesox (Cyprinodonten)*. Vergr. 158fach. E_1 und E_2 Epithelüberzug von Zähnen, senkrecht zur Oberfläche und flächenhaft getroffen, *G.* Gelenkverbindung des Zahnes mit seinem Sockel. *KE.* Kieferepithel mit Becherzellen.

der Epithelansatz bis auf das Zement herabreicht. LEHNER vergleicht diese Cuticula mit der inneren „Glashaut" der Haarwurzel, welche nach SCHAFFER (1933) und PATZELT (1929) im Gegensatz zur äußeren, bindegewebigen Glashaut eine Cuticularbildung der äußeren Wurzelscheide ist; nur bei beginnender Verschiebung des Haares gegenüber dem bindegewebigen Haarbalg bei der Haarausstoßung wird diese epitheliale innere Glashaut deutlich, so daß sie offensichtlich mit diesem Ablösungsvorgang in Beziehung steht. Ebenso dürfte auch die Cuticula des Epithelansatzes mit der Verschiebung des Epithelansatzes auf der Zahnoberfläche etwas zu tun haben (vgl. S. 511) und damit dürfte auch der wechselnde Grad ihrer Ausbildung und ihr gelegentliches Fehlen zusammenhängen. Es ergibt sich also, daß das sekundäre Schmelzoberhäutchen mit den obenerwähnten, von MUMMERY (l. c.) u. a. beschriebenen zelligen Auflagerungen des primären Schmelzoberhäutchens welche anhaftende Epithelansatzreste darstellen, nichts zu tun hat, weshalb wir beide Dinge auch in unserer Darstellung vollständig getrennt haben. Die Frage des Epithelansatzes am Zahn wird im übrigen noch ausführlich beim Zahnfleisch (S. 667) erörtert werden.

Außer von GOTTLIEB (l. c.) wird das sekundäre Schmelzoberhäutchen auch noch von ORBÁN (1924b, 1926d, 1931b) für eine „Horncuticula" im Sinne einer Schichte verhornter Zellen gehalten. In der letztgenannten Arbeit ORBANS finden sich viele ausgezeichnete Abbildungen dieser Schichte (z. B. Abb. 59, 64, 65, 66), die zum Teil auch, gleich unserer Abb. 116, ihr Angrenzen an Zement zeigen. Der gleichen Deutung des sekundären Schmelzoberhäutchens begegnen wir auch bei ORBÁN-KÖHLER (1924), GOTTLIEB-GREINER (1923), NEUWIRTH (1925), ADRION (1926), W. BAUER (1926b), KRONFELD (1930), LARTSCHNEIDER (1931a). HÄUPL (1925) spricht von einer „Hornbildung" auf Grund der Grammfärbung, CAPE-KITCHIN (1930) beobachteten die Doppelbrechung dieser „Hornsubstanz", beide, ohne auf das Histologische dieses Begriffes einzugehen. YUMIKURA (1925) hat dagegen das verschiedene Verhalten verhornter Epithelzellen und dieses sekundären Schmelzoberhäutchens bei einer bestimmten Jodfärbung hervorgehoben; LUND (1924) berichtet von abgestoßenen Epithelzellen ohne eigentliche Verhornung (womit es aber fraglich wird, ob er das eigentliche sekundäre Schmelzoberhäutchen überhaupt gesehen hat!). Die Beobachtung eines sekundären Schmelzoberhäutchens wird auch von WESKI (1921, 1922) und EULER (1923b) bestätigt, seine Zusammensetzung aus verhornten Zellen jedoch bestritten. FABER (1928a) konnte ein sekundäres Schmelzoberhäutchen nicht sicher beobachten. W. MEYER (1925d) betrachtet das sekundäre Schmelzoberhäutchen als eine cuticulare Schichte und kommt später (1930d, 1930b, 1932) zu dem Ergebnis, daß es nur bei entzündlicher Veränderung entstehe und im übrigen — ähnlich der von uns vertretenen Anschauung — als ein Produkt des Epithelansatzes zu betrachten sei, weshalb er den Namen „Cuticula parodontica" vorschlägt.

12. Schmelzzementgrenze.

Die makroskopischen Verhältnisse dieser Grenze wurden schon auf S. 526 besprochen. Histologisch charakterisiert sich dieser Rand des Schmelzes [CRISTOFF (1927)] ganz allgemein durch eine schlechtere Verkalkung, z. B. Inhomogenität der Prismen, verstärkte RETZIUSsche Streifen und körnige Zonen, ferner durch einen stärker wellenförmigen Verlauf der Prismen. Es liegt nahe, diese Erscheinungen mit den Abbauvorgängen im Schmelzorgan zur Zeit der Bildung dieser Partien in Zusammenhang zu bringen. Überdies beobachtete CRISTOFF eine Vermehrung der Schmelzlamellen und der Schmelzkolben.

13. Schmelzentwicklung.

Die Entstehung des Schmelzorganes wurde bereits im II. Kapitel besprochen und dort wurde auch sein Bau, mit Ausschluß der Ganoblasten und der intermediären Schichte, bereits genauer erörtert (S. 484).

Das **Stratum intermedium** des Schmelzorganes ist jene verdichtete, aus mehreren Zellagen bestehende Schichte, welche das innere Schmelzepithel von der übrigen, lockerer gefügten Schmelzpulpa trennt (Abb. 20, 61, 62). Es handelt sich daher, wie bei der übrigen Schmelzpulpa (vgl. S. 488), um ein geschichtetes Epithel, dessen Zellen durch Intercellularbrücken verbunden sind, durch

welche auch Tonofibrillen verlaufen, nur sind die Intercellularräume nicht
so stark erweitert. Es ist daher nicht überraschend, daß die Zellen des Str.
intermedium auch mit der basalen Schichte des Schmelzorganes, mit den Ganoblasten, durch Intercellularbrücken zusammenhängen [Annell (1882) u. a., s.
auch Abb. 20, 61, 65]. Reichenbach (1928) behauptet, daß sie vorübergehend
ein Syncytium bilden. Auch nach dem Aufhören der mitotischen Teilungen
des inneren Schmelzepithels (vgl. S. 486) dauern im Str. intermedium die
Mitosen noch an [Prenant (1924)]; möglicherweise haben sie für zugrunde
gehende Ganoblasten (s. unten) Ersatz zu liefern, vielleicht dienen sie auch
der Vergrößerung der Schmelzpulpa. Ebenso wie in den Zellen der Schmelzpulpa wurde auch in diesen Zellen ein Zentralapparat beschrieben [Th. Cohn

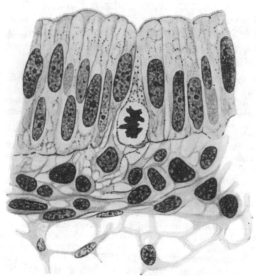

(1897)] und ein Netzapparat in
der Nähe des Kernes [Beams-
King (1933)]. Daß diese Schichte
bei der Stoffübertragung an die
Ganoblasten eine besondere Rolle
spielt [Kingery (1924) u. a.], ist
wahrscheinlich. Daß aber die
cuticularen Massen des jungen
Schmelzes nicht von den Ganoblasten, sondern nur vom Str. intermedium geliefert werden sollen
[Welikanowa (1928)], erscheint
uns als eine unbegründete und
in mehrfacher Hinsicht unwahrscheinliche Annahme.

Abb. 61. Mitose im inneren Schmelzepithel. Medialer unterer
Schneidezahn, 3monatiger menschlicher Embryo.
Vergr. 1000fach.

Die Schmelzbildungszellen oder
Ganoblasten [1], zu welchen die
Zellen des inneren Schmelzepithels
heranwachsen, sind im Bereiche
der bevorstehenden oder schon
stattfindenden Schmelzabscheidung höher als an den Rändern
des Schmelzorganes und ihre
Kerne liegen mehr dem Str. intermedium genähert; bei großer Schmalheit
der Ganoblasten, z. B. im Schmelzorgan der Ratte (Abb. 63), liegen die Kerne
in verschiedener Höhe und können dann eine Mehrreihigkeit vortäuschen. Bei
fortschreitender Ausbildung des Schmelzes werden die Ganoblasten niedriger
[Majut (1922)]. Die Längsachse der Ganoblasten verläuft in der radiären
Hauptrichtung der künftigen Schmelzprismen, so daß diese nach der Zahnform wechselnde Anordnung unter Umständen (Abb. 62) zu Querschnitten der
Ganoblasten inmitten des sonst senkrecht zur Oberfläche getroffenen inneren
Schmelzepithels führt. Mitosen finden sich in Ganoblasten nur (vgl. oben) vor
Einsetzen der Schmelzbildung (Abb. 61). Gewisse Bilder, z. B. die sehr dunkel
gefärbten Zellen auf dem Flachschnitt des inneren Schmelzepithels auf Abb. 64,
legen den Gedanken nahe, daß auch Ganoblasten zugrunde gehen, wie es
auch Rudas (1906) angenommen hat.
    Die Ganoblasten sind untereinander und mit dem Str. intermedium durch
feine Intercellularbrücken (vgl. oben) verbunden [Annell (1882), Studnička (1917), Lams (1920) und 1921, de Vries (1923), Held (1926), Reichenbach

---

[1] Statt dieses rein griechischen, von Schaffer (1921) vorgeschlagenen Namens hat man
auch den lateinisch-griechischen Ausdruck „Adamantoblasten" und den auf das altfranzösi-
sche amel (Email) zurückgehenden Namen „Ameloblasten [Williams (1882)] verwendet.

(1928)], was von PRENANT (1924) wohl zu Unrecht bestritten wird. Nach HELD und REICHENBACH bestehen auch zwischen den Odontoblasten und den TOMESschen Fortsätzen (s. unten) der Ganoblasten Plasmodesmen (Abb. 66). BAUM-GARTNER (1911) hat aus einer gelegentlichen Verwachsung von Schmelzprismen sogar auf die Möglichkeit einer Verschmelzung von Ganoblasten geschlossen. Besonders auffallend ist ein doppeltes Schlußleistennetz, nämlich sowohl am Schmelzpulparande wie am Schmelzrande der Ganoblasten (Abb. 63, 66, 68), wie es schon TH. COHN (1897) und dann u. a. auch LAMS (l. c.) und HELD (l. c.) beschrieben hat. Die beiden letztgenannten Autoren haben auch

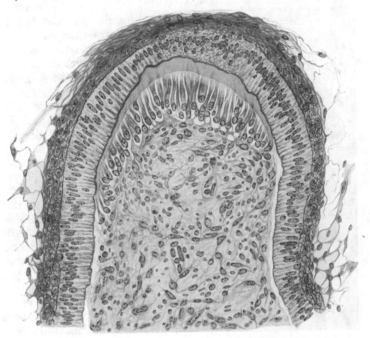

Abb. 62. Wechselnde Richtung der Zellachsen des inneren Schmelzepithels (Mitte oben). Dentin rot gefärbt. Schmelz noch nicht vorhanden. Mittlerer unterer Schneidezahn, 3monatiger menschlicher Embryo. Vergr. 270 fach.

einen Achsenfaden (oder Zentralfibrille) beobachtet, der sich in der Achse der Zelle von der Gegend des Kernes bis zum TOMESschen Fortsatz verfolgen läßt (Abb. 67). Der Zentralapparat, meist mit Diplosom, liegt zwischen Kern und schmelzseitiger Basis [TH. COHN (l. c.), LAMS (l. c.) u. a.]. Der Netz-apparat, den zuerst MASSCUTI (1914) beobachtet hat, zeigt eine funktionell stark wechselnde Lage [JASSWOIN (1924b), TIMOFEJEW (1925), BEAMS-KING (1933)]; an den inaktiven Ganoblasten nahe dem Umschlagrand des Schmelz-epithels liegt er schmelzpulpawärts vom Kern, während er in den sezernie-renden Ganoblasten, zu langen Strängen ausgezogen, auf der anderen Seite des Kernes, zwischen Kern und Schmelzende der Zelle, zu finden ist. Plasto-somen (Mitochondrien) hat schon PRENANT (l. c.) neben den (untenerwähnten) massigeren Einschlüssen beobachtet, ebenso auch HELD (l. c.), und SHIBATA (1928b) hat sie mit den gebräuchlichen Methoden und auch durch verschiedene Silbermethoden (1929) dargestellt. Hierbei hat er regelmäßig in jüngeren Gano-blasten ein Überwiegen fadenförmiger, in älteren ein Überwiegen runder Plasto-somen gefunden. Angaben über die Plastosomen des Schmelzorganes in

Abhängigkeit von der Epithelkörperchen- und Schilddrüsenfunktion finden sich bei Tsunoda (1932). Die Beziehung der Plastosomen zu den gröberen kugeligen und tropfenförmigen Einschlüssen (Abb. 69) konnte bis jetzt nicht geklärt werden. Solche Einschlüsse hat schon Annell (1882) und vor allem Spee (1887) beschrieben und sie wurden auch von vielen späteren Beobachtern [Studnička, Lams, de Vries, Prenant, Orban (1926a), Held] studiert. Sie färben sich u. a. mit Eisenhämatoxylin oder Molybdänhämatoxylin und ebenso

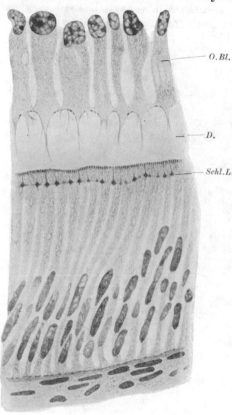

wie der in Bildung begriffene Schmelz mit saurem Orcein (Lehner, bisher unveröffentlicht), wechseln mit vacuolären Einschlüssen ab, sind (Lams, Orban) vor allem zwischen Kern und Schmelz gelagert und finden sich, wie auch Abb. 69 zeigt, auch noch in den Tomesschen Fortsätzen (Annell, Spee, Held), so daß ihre Beziehung zum Kalkstoffwechsel, die schon Spee vermutet hat, recht wahrscheinlich ist. Im übrigen können wir auch aus der von Blotevogel (1923, 1924) und Jasswoin-Mechteis (1933) festgestellten Farbstoffspeicherung (Trypanblau), welche die Ganoblasten vor den übrigen, Vitalfarbstoffe nicht nennenswert speichernden Schmelzorganzellen auszeichnet, auf einen lebhaften Stoffwechsel schließen. Hintzsche-Baumann (1933) konnten durch mikrochemische Methoden in den Ganoblasten überdies auch die beiden für die Schmelzbildung wichtigsten Elemente, Calcium und Phosphor, in viel größerer Menge nachweisen als im übrigen Schmelzorgan. Hier sei auch noch erwähnt, daß aus der bereits gebildeten Dentinschichte einzelne Dentinkanälchen bis zwischen die Ganoblasten verwachsen können, was nach Lams (1921) auch Held (1926) beobachtet hat (Abb. 69).

Abb. 63. Ganoblasten kurz vor der ersten Schmelzbildung. 1. Molar einer 5tägigen weißen *Ratte*. Molybdänhämatoxylin. Vergr. 1200fach. *Schl.L.* Schlußleisten an der Basis der gestrichelten Tomesschen Fortsätze der Ganoblasten, *D.* Dentin, *O.Bl.* Odontoblasten mit mehreren Fortsätzen.

Die **Entstehung der Prismen** erfolgt in der Weise, daß an der Basis der Ganoblasten die sog. Tomesschen Fortsätze [J. Tomes (1848)] auftreten, welche während der ganzen Schmelzabscheidung zu beobachten sind und eine Fortsetzung der Schmelzzellen in je ein Schmelzprisma darstellen. Daß diese Schmelzbildung erst nach Anlage einer deutlichen Dentinschichte beginnt, wurde schon auf S. 475 erwähnt; im genaueren scheint der Eintritt der Dentinverkalkung Voraussetzung für den Beginn der Schmelzbildung zu sein, wie es die entwicklungsgeschichtlichen Beobachtungen ergeben und wie es auch aus der Verzögerung der ersten Schmelzentwicklung an rachitischen Zahnkeimen zu schließen ist [Pflüger (1932)]. Die Tomesschen Fortsätze lassen sich mit den Schmelzzellen isolieren (Abb. 68) und bilden je nach dem Entwicklungsstadium der betreffenden Schmelzpartie einen mehr kurzen kuppenförmigen oder einen längeren streifigen Anhang der Ganoblasten. J. TOMES selbst folgerte aus den von ihm entdeckten Fortsätzen, daß die Ganoblasten jeweils basal verkalken und durch ein Nachwachsen am Schmelzpulpaende wieder ergänzt werden müssen, daß daher die Schmelzprismen verkalkte Schmelzzellen wären.

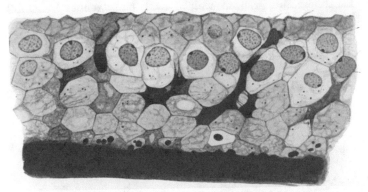

Abb. 64. Querschnitt durch das innere Schmelzepithel nahe der Schmelzgrenze. Schmelz als schwarze Masse unten und auch zwischen den Ganoblasten. Mittlerer unterer Milchschneidezahn, menschlicher Embryo. 39 cm gr. L. Vergr. 1000fach.

Gegenüber diesen auch von einigen anderen Forschern geteilten Anschauung (vgl. S. 528) hat sich aber schon frühzeitig die — wohl richtigere — Auffassung durchgesetzt, daß der Schmelz trotz des unmittelbaren Überganges der Schmelzzellen in die einzelnen Prismen als cuticulare Abscheidung der Ganoblasten zu betrachten ist. Dem hier behaupteten unmittelbaren Übergang des Ganoblasten durch seinen TOMESschen Fortsatz in ein Schmelzprisma steht die Angabe einer Reihe von Autoren (s. unten) gegenüber, daß zwischen Ganoblastenbasis und Schmelz eine Membran vorhanden sei. Wir selbst sind mit anderen (s. unten) der sicheren Überzeugung, daß eine solche Membran zwischen Ganoblasten und Schmelz nicht existiert und nur durch das basale Schlußleistennetz vorgetäuscht wird, das ja auch an den isolierten Ganoblasten (Abb. 68), ebenso wie das schmelzpulpaseitige Schlußleisten-

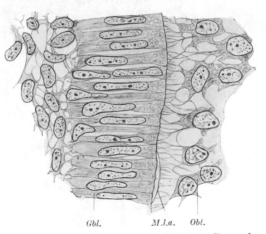

Gbl.   M.l.a.   Obl.

Abb. 65. Ganoblasten (Gbl.) vor Ausbildung TOMESscher Fortsätze; das Dentin hat sich an einer Stelle mit einer „Membrana limitans accessoria" (M.l.a.) abgehoben und seine Odontoblasten (Obl.) sind noch stark verzweigt. Schweinsembryo. [Nach HELD (1926).]

netz, haftet, so daß beide wie ein Sockel an den Zellenden hervortreten. Man kann sich bei starken Vergrößerungen davon überzeugen, daß das Cytoplasma des Ganoblasten unterhalb oder oberhalb von Bälkchen dieses sehr derben Schlußleistennetzes sich unmittelbar in den TOMESschen Fortsatz fortsetzt und nicht unterbrochen ist (Abb. 63, 66). Diese Fortsätze enthalten ja auch noch die kugelig-schollingen Einschlüsse der Ganoblasten (ANNELL, SPEE, HELD). Eine Anzahl älterer Autoren (s. unten) hat nun diese imaginäre Membran mit der „Membrana praeformativa" [RASCHKOW (1835)] identifiziert, die nichts

anderes ist als der an das innere Schmelzepithel grenzende Teil der bindegewebigen
Basalmembran, welche sich auch sonst zwischen Mesenchym und Epithelbildungen
(Zahnleiste und Schmelzorgan) findet. Diese Verwechslung ist dadurch zustande
gekommen, daß die Ganoblasten vor der Dentinbildung unmittelbar an die bindegewebige Basalmembran grenzen, welche nach einsetzender Dentinbildung von

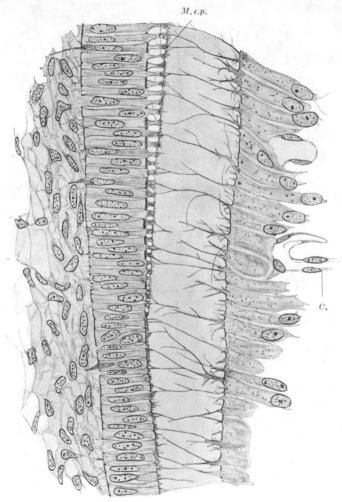

Abb. 66. Erste Schmelzbildung (Tomessche Fortsätze der Ganoblasten), die sich gegen das Dentin mit einer
„Membrana epithelialis propria" (*M.e.p.*) begrenzen. Beachte auch das Schlußleistennetz an beiden Enden
der Ganoblasten und die noch stark verzweigten Odontoblasten und die Capillaren (*C.*) zwischen ihnen.
*Schweins*embryo. [Nach Held (1926).]

der zunehmend mächtigeren Schichte des Dentins abgelöst wird; die eigentliche
Membr. praef. muß daher in das Dentin übergehen. Ob die Ganoblasten ent-
lang dieser Membr. praef. auch eine epitheliale Basalmembran ausscheiden
[Studnička (1917), Held (1926), Reichenbach (1928)] erscheint uns pro-
blematisch (s. unten); jedenfalls kann es sich hierbei nur um eine äußerst zarte
Bildung handeln, und diese Schichte bleibt nach Studnička und Held nach
Einsetzen der Schmelzbildung an der Dentingrenze des Schmelzes. Die Mehrzahl
jener Autoren jedoch, welche die Membr. praef. mit einer Membranbildung an

der Ganoblastenbasis identifizieren, hat hierbei an eine Membran gedacht, welche nach einsetzender Schmelzbildung die Ganoblasten von den Tomesschen Fortsätzen trennt, was offensichtlich auf einer Verwechslung mit dem basalen Schlußleistennetz beruht und überdies eine Verkennung der wirklichen Membr. praef. bedeutet, welche, wie gesagt, eine bindegewebige Basalmembran ist. Die letzte Konsequenz dieses zweifachen Irrtums ist dann die Identifizierung der Membr. praef. mit dem (primären) Schmelzoberhäutchen (vgl. S. 564), weil ja auch dieses unmittelbar an die Ganoblasten grenzt. Es müßte sich also in diesem Falle die ganze Schmelzbildung durch das von Anfang an vorhandene Schmelzoberhäutchen hindurch abspielen, was wohl den Gipfel der Unwahrscheinlichkeit bedeutet.

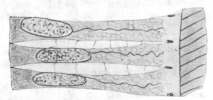

Abb. 67. Axialer Faden der Ganoblasten. *Maus*embryo. [Nach HELD (1926).]

Dieser von uns angenommene ununterbrochene Übergang der Ganoblasten in die Tomesschen Fortsätze schließt auch die unten näher gekennzeichnete Anschauung mancher Forscher aus [STUDNIČKA (1917), DE VRIES (1923), WEIDENREICH (1926a und 1930b), GÖLLNER (1930), in gewissem Sinne auch v. EBNER (1922) und SCHAFFER (1933)], diese Fortsätze (und auch die Prismen) entstünden erst irgendwie sekundär in der zunächst einheitlichen Cuticularmasse. Wir halten vielmehr die Prismen für unmittelbare Fortsetzungen der einzelnen Ganoblasten in die cuticulare Masse, so daß der Tomessche Fortsatz geradezu einen kontinuierlichen Übergang zwischen Cytoplasma und Cuticularsubstanz darstellt. Er bildet daher, wie schon viele [u. a. ANDRESEN (1902 1921)] hervorgehoben haben, eine Art Docht für das Prisma, das auch in seinen älteren (mehr dentinwärts gelegenen) Partien, wie wir sehen werden, eine gewisse zentrale Partie aufweist, die am langsamsten verkalkt. Die breiten Spalträume zwischen den Tomesschen Fortsätzen auf Abb. 66 und 69 sind sicher ein Kunstprodukt, da gerade diese zwischen widerstandsfähigeren Schichten — Ganoblasten einerseits und Schmelzprismen andererseits — gelegene Partie sehr schwer zu fixieren sein dürfte. Dort, wo die Tomesschen Fortsätze bereits in die Prismen hineinragen, entsteht bei Herausziehen der Fortsätze im Isolationspräparat oder an geschrumpften Stellen des Schnittes ein Wabenwerk. Ob wir in diesem Wabenwerk nur die

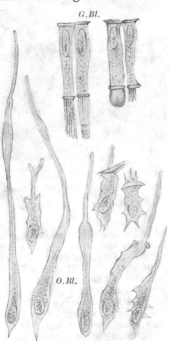

Abb. 68. Isolierte Ganoblasten (*G.Bl.*) und Odontoblasten (*O.Bl.*) von einem Schneidezahn des Neugeborenen. MÜLLERS Flüssigkeit. Vergr. 450fach. (Nach V. EBNER.)

(noch breitere) Kittsubstanz vor uns haben und nicht auch schon Wandschichten der Prismen, müssen wir wohl offen lassen. Insoferne die Prismen die Fortsetzung einzelner Ganoblasten darstellen, liegt es nahe, die Kittsubstanz als unmittelbare Fortsetzung des außerordentlich breiten basalen Schlußleistennetzes aufzufassen, wie es schon RUDAS (1902, 1906) angedeutet hat und wie es LAMS (1920, 1921) und ORBÁN (1926a) ausdrücklich ausgesprochen haben. Auch WALKHOFF (1927a, 1928), der zwar eine Kittsubstanz nicht gelten lassen will (vgl. S. 548), betrachtet doch die „Corticalschichte" der Prismen als Fortsetzung des Schlußleistennetzes. Doch möchten wir diese Bezeichnung für eine bloß räumliche, nicht aber genetische halten, da uns der Tomessche Fortsatz als der eigentliche Vermittler der Schmelzabscheidung erscheint.

Wenn wir die Beobachtungen über Tomessche Fortsätze und Membranbildungen durchgehen, so sehen wir, daß mehrere Forscher die von uns bestrittene Membran zwischen Ganoblasten und Tomesschen Fortsätzen ebenfalls nicht beobachtet oder ausdrücklich verneint haben, so J. Tomes (1848), Hannover (1856), Annell (1882), Studnička (1917), Lams (1920, 1921), de Vries (1923), Held (1926), Reichenbach (1928), Göllner (1930), v. Korff (1931, 1932a), welch letzterer ausdrücklich auf die Vortäuschung einer solchen Membran durch das Schlußleistennetz verweist und (gleich Reichenbach) auch eine richtige Darstellung der Membr. praef. als einer Grenzschichte des Bindegewebes gibt. Wir erwähnen hier auch die Beobachtung von H. Frey (1867), daß die Membr. praef. an der Wurzelspitze auf das Zahnsäckchen übergeht, sich also auch dadurch als Bindegewebsbildung erweist. Von den älteren Autoren haben A. Retzius (1837), Lent (1855), Huxley (1853, 1855, 1857), Kollmann (1869c) Membr. praef. und Schmelzoberhäutchen identifiziert, wobei übrigens Retzius, von einem richtigen Gefühl für die Lage der Membr. praef. geleitet, das Schmelzoberhäutchen deshalb an die innere (dentinseitige) Schmelzoberfläche verlegte, während die anderen hierbei von einer Membran zwischen Ganoblasten und Schmelz sprechen. Hannover (l. c.) wieder negierte eine Membr. praef. zwischen Ganoblasten und Schmelz, beschrieb aber an der Schmelzpulpagrenze der Ganoblasten eine „Membr. intermedia", die er, sowie die früher Genannten die Membr. praef., mit dem Schmelzoberhäutchen identifizierte. Daß man an beiden Enden der Ganoblasten „Membranen" beobachten kann, beweist auch die Beschreibung einer „Basalmembran"

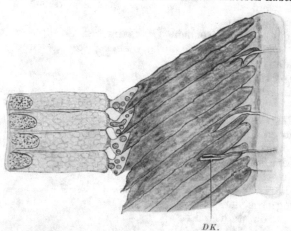

DK.

Abb. 69. Körnige Einschlüsse in den Tomesschen Fortsätzen der Ganoblasten und Dentinkanälchen (*DK.*) zwischen den jungen Schmelzprismen. *Schweins*embryo. [Nach Held (1926).]

schmelzpulpawärts und eines „Cuticularsaumes" schmelzwärts von den Ganoblasten durch Rudas (1906), was offensichtlich auf den beiden von Rudas übersehenen Schlußleistennetzen beruht. Eine Membran zwischen Ganoblasten und Schmelz beschrieb auch Williams (1896). Auch v. Ebner (1902a, 1902b) und Schaffer (1933) sprechen von einer homogenen Schichte in unmittelbarem Anschluß an die Ganoblasten, jenseits welcher erst die in Tomessche Fortsätze und Wabenwerk gegliederte Cuticularmasse beginne. Diese Beschreibung findet sich, modifiziert im Sinne zweier nur zeitlich aufeinanderfolgender und nicht auch gleichzeitig bestehender bleibender Stadien, auch bei Walkhoff (1927a, 1928), der angibt, die Ganoblasten scheiden als erste Schmelzbildung einen „Cuticularsaum" aus, an dessen Stelle dann später die Tomesschen Fortsätze und das Wabenwerk zwischen ihnen treten. Studnička (l. c.), welcher das Bestehen eines Cuticularsaumes oder membranartigen Abschlusses für beide Enden der Ganoblasten ausdrücklich in Abrede stellt, behauptet, daß eine wirkliche „Membr. praef. substantiae adamantinae" nur an der Schmelz-Dentingrenze existiere; sie bildet sich angeblich aus Querverbindungen fadenförmiger Ausläufer der Ganoblasten in der zunächst homogenen Cuticularmasse des „Präemails" an der Dentingrenze und bleibt auch dentinwärts von den Tomesschen Fortsätzen, die nach Studnička, ebenso wie die Prismen, erst sekundär unter dem Einflusse der von den einzelnen Ganoblasten ins Präemail sezernierten Massen entstehen. Er denkt sich hierbei den Tomesschen Fortsatz als eine säckchenförmige Wandschicht dieser abgeschiedenen Massen. Eine Studničkas Membr. praef. vergleichbare Schichte hat auch Held (1926) als zarte „Membr. epithelialis propria" (Abb. 66) vor der Schmelzbildung an der Basis der Ganoblasten beschrieben und als cuticulare Ausscheidung der Ganoblasten aufgefaßt, von welcher sich gelegentlich eine noch zartere „Membr. limitans accessoria" (Abb. 65) des angrenzenden Dentins abhebt. Die „Membr. epithelialis propria" bleibt nach einsetzender Schmelzbildung an der Dentingrenze und somit auch dentinwärts von den Tomesschen Fortsätzen und wird so zur „Membr.

limitans secunda". Die TOMESschen Fortsätze hält jedoch HELD, entgegen STUDNIČKA, für unmittelbar aus den Ganoblasten auswachende „Basalfortsätze". STUDNIČKAS Gedanke einer erst sekundären Entstehung der TOMESschen Fortsätze und Prismen in einer ursprünglich einheitlichen Cuticularmasse, der auch schon in den Vorstellungen v. EBNERS (l. c.) und SCHAFFERS (l. c.) vorliegt, findet sich dann noch bei DE VRIES (l. c.), WEIDENREICH (1926a, 1930b) und GÖLLNER (l. c.), deren Darstellungen im einzelnen etwas auseinandergehen. DE VRIES und GÖLLNER erklären die TOMESschen Fortsätze sogar für Kunstprodukte, die aus der homogenen cuticularen Masse erst durch mangelhafte Fixierung entstehen. Die Prismenbildung vergleicht DE VRIES mit der der Muschelschale, in welcher die Prismen sicher nicht das Produkt der einzelnen Matrixzellen sind; er übersieht hierbei aber, daß — abgesehen von allen anderen Einwänden — die Prismen der Muschelschale weitaus dickere Gebilde sind als die Matrixzellen, während Schmelzprismen und Schmelzzellen in ihren Dimensionen weitgehend übereinstimmen. GÖLLNER läßt wenigstens indirekt einen Zusammenhang zwischen Schmelzprismen und Schmelzzellen bestehen, insoferne er angibt, daß die Ganoblasten nach anfänglicher Abscheidung einer zarten einheitlichen Schichte nur mehr an den Zellrändern sezernieren und so ein Schlußleistennetz und in seiner Fortsetzung ein interprismatisches Wabenwerk produzieren. Beide Forscher negieren im übrigen das Bestehen einer trennenden Membran zwischen Ganoblasten und Schmelz. WEIDENREICH dagegen beschreibt — im Gegensatz zu der von diesen Forschern und auch schon von HELD u. a. gewonnenen Einsicht — wieder einen „Cuticularsaum" zwischen Ganoblasten und Schmelz und stellt die Prismenbildung ähnlich STUDNIČKA so dar, daß die Verschiedenheiten der Sekretausscheidung im Bereiche der Ganoblasten und zwischen ihnen in der zunächst homogenen Cuticularmasse zur Differenzierung von Prismen und Kittsubstanz führe. Die TOMESschen Fortsätze will WEIDENREICH durch Kalknadeln erklären. In gewissem Sinne wäre im Zusammenhang mit diesen Autoren auch MARCUS (1931a) zu nennen, der die auf den *Säugetier*-Schmelz beschränkte Prismenbildung mit Dentinkanälchen in Zusammenhang bringt, welche den Schmelz in einer in der *Säugetier*-Reihe zunehmenden Dichtigkeit durchsetzen und um die als Achse sich seiner Meinung nach die Prismen bilden. Hierbei soll diese axiale Dentinfaser auch der Flüssigkeitsableitung aus dem weichen Schmelz via Dentinkanälchen in die Zahnpulpa dienen. Die realen Beobachtungen über Dentinkanälchen in der Achse von Schmelzprismen (S. 560) scheinen uns derart weitgehende phylogenetische und entwicklungsphysiologische Spekulationen nicht genügend zu stützen. REICHENBACH (1928) beschreibt, ähnlich HELD, außer der vom Anfang der Entwicklung an vorhandenen mesodermalen Basalmembran auch eine zarte epitheliale Basalmembran der Ganoblasten. Auch nach seiner Darstellung sind die TOMESschen Fortsätze nicht membranartig von den Ganoblasten geschieden und eine von ihm (wohl nicht sehr glücklich) als „protoplasmatisch" bezeichnete Grenzschichte des Schmelzes existiert, wie er ausdrücklich hervorhebt, nur an der Dentingrenze. Die Fortsätze bilden sich seiner Meinung nach aus Plasmodesmen-artigen Ausläufern der Ganoblasten. Von fibrillären Strukturen der TOMESschen Fortsätze berichten auch BECKWITH-WILLIAMS (1926, 1927) beim *Meerschweinchen*. PRENANT (1924) vergleicht sogar — wohl in zu weitgehender Weise — den am langsamsten verkalkenden Kern der Prismen, den ja auch andere schon mit einem Docht (vgl. oben) verglichen haben, mit einem Cilienbesatz der Ganoblasten und den TOMESschen Fortsatz mit den Wimperwurzeln (cône tronqué fibrillé) dieser Cilien. Wir können also abschließend sagen, daß die Mehrzahl der Autoren die TOMESschen Fortsätze für reale Auswüchse oder Fortsätze der Ganoblasten hält, und nennen hier, die zum Teil schon angeführten Namen J. TOMES (l. c.), ANNELL (1882), SPEE (1887), ANDRESEN (1902, 1921), PRENANT (l. c.), JASSWOIN (1924b), ORBÁN (1925a), BECKWITH-WILLIAMS (l. c.), HELD (l. c.), WALKHOFF (l. c.), REICHENBACH (l. c.).

Über die Eigenart des Schmelzes unter den Cuticularbildungen wurde schon auf S. 528 einiges gesagt. Die dort erwähnte alte Anschauung von J. TOMES (1848) und anderen, daß die Schmelzprismen verkalkte Teile der Schmelzzellen seien, wird in dieser schroffen Form unter neueren Forschern nur mehr von JASSWOIN (1924b) vertreten. In gewissem Sinne bekämpft auch HELD (1926) die Charakteristik des Schmelzes als einer Cuticularbildung, insoferne er die Prismen als unmittelbare Fortsetzungen der Schmelzzellen auf einen innerhalb der „Membr. limitans secunda" (s. oben), also gewissermaßen intraepithelial sich abspielenden Sekretionsprozeß der Zellen zurückführt. Wir finden, daß auch diese Charakteristik den Begriff Cuticularbildung nicht umgehen und vermeiden kann. Wenn aber HELD die Berechtigung dieses Begriffes auch deshalb bestreitet, weil hier eine Epithelbasis und nicht eine freie (distale) Epitheloberfläche die Cuticularsubstanz abscheide, so ist dem entgegenzuhalten, daß wir zahlreiche Cuticularbildungen von basalen Epitheloberflächen kennen, z. B. die Linsenkapsel an der Linse des Auges. Wird in den bisher genannten Auffassungen die Charakteristik des Schmelzes als einer Cuticularbildung wegen der sichtbar bleibenden Anteile der einzelnen Schmelzzellen angefochten, so bestreiten umgekehrt andere Autoren zur Gänze oder doch teilweise die Abhängigkeit der Schmelzprismen von den einzelnen Schmelzzellen. Es wären hier STUDNIČKA (1917), DE VRIES

(1923), WEIDENREICH (1926a, 1930b) und GÖLLNER (1930) zu nennen, deren Anschauungen im einzelnen gerade oben besprochen wurden. Wir haben dort auch die extremste dieser Anschauungen, die von DE VRIES, welcher die Bildung der Schmelzprismen mit der von den Matrixzellen vollkommen unabhängigen Bildung der Muschelschalen-Prismen vergleicht, bereits kritisiert. Wir erwähnen hier, daß auch LARTSCHNEIDER (1930a, 1930b, 1931a) diesen Vergleich herangezogen hat, ohne allerdings damit behaupten zu wollen, daß Matrix-zellen und Einzelprismen nichts miteinander zu tun haben; in diesem Falle stimmt aber der Vergleich für die Muschelschale nicht. Schließlich erklärt auch KITCHIN (1933), die Prismen könnten keine individuellen Bildungen der Schmelzzellen sein, weil (am *Ratten*-Nagezahn) die Verkalkung in der ganzen Dicke des Schmelzes fast gleichzeitig erfolge, in jähem Wechsel zu in ganzer Dicke noch unverkalkten Partien; dagegen fehle eine in der Schmelzdicke abgestuft verlaufende Verkalkung, wie sie einem allmählichen Übergang zu den Ganoblasten entspräche. Uns erscheint dieses Argument durchaus nicht zwingend.

Was die **Verkalkung** des Schmelzes betrifft, so wollen wir zunächst die Frage erörtern, auf welchem Wege die — später genauer zu charakterisierenden — Kalkverbindungen zur Cuticularmasse gelangen und in dieser weitergeleitet werden. GORUP BESANETZ (1874) und HOFMANN (1883) beobachteten eine al-kalische Reaktion der Schmelzpulpa, die man mit der Anwesenheit von Kalk-salzen in Beziehung brachte. Heute wissen wir durch viel genauere histochemische Untersuchungen [HINTZSCHE-BAUMANN (1933)] bereits einiges über die Lokali-sierung der für den Verkalkungsprozeß wichtigsten Elemente Calcium, Kalium und Phosphor; sie erfahren im Bereiche des Schmelzorganes ihre stärkste An-reicherung in den Ganoblasten (vgl. oben), eine geringere im äußeren Schmelz-epithel, die geringste in der Schmelzpulpa. Entsprechend dieser offensichtlich zuleitenden Funktion der Ganoblasten sehen wir, daß die Verkalkung der Hauptsache nach von den Prismen und nicht von der interprismatischen Substanz ausgeht, wie es schon ANDREWS (1900, 1912) aus der Beobachtung körniger Massen im Prismenbereich erschlossen hat und wie es u. a. auch ANDRE-SEN (1902, 1921), WALKHOFF (1927a, 1928), GÖLLNER (1930) annehmen. Es ist aber weder notwendig noch mit anderen Beobachtungen in Einklang zu bringen, daß man deshalb annimmt, die Verkalkung der Prismen selbst gehe von ihrem Zentrum aus und nehme gegen ihre Peripherie zu ab [v. EBNER (1903a, 1903b), ADLOFF (1914g)]. Es sprechen vielmehr gewichtige Gründe dafür, daß die Prismen zuerst peripher verkalken [J. TOMES (1848); WALDEYER (1864, 1865a, 1871); HOLLAENDER (1877); ORBÁN (1925a, 1929c); BRAMMER-BRAUER (1926); ferner die schon obengenannten Autoren ANDREWS, ANDRESEN, GÖLLNER und WALKHOFF [auch 1903b, (1904a, 1924b)]. Es legt nämlich die annähernd zentrale Stellung des TOMESschen Fortsatzes im jüngsten Teil des Schmelzprismas den Gedanken nahe, daß auch in den älteren Teilen des Prismas das Zentrum in Fortsetzung dieses Stoffe zuleitenden Fortsatzes die leitungsfähige, am langsamsten verkalkenden Partie darstelle. Und in der Tat finden wir, z. B. an dauernd schwächer verkalkten Prismen im Bereiche von Schmelzbüscheln in einem nach BÖDECKER entkalkten Schnitt, zentrale stärker färbbare Partien, an welchen sich immer einseitig ein noch stärker färbbarer konvexer Rand nach Art der Prismenscheide feststellen läßt. Die wechselnde Größe (Abb. 42) dieser offenbar schwächer verkalkten zentralen Partien können wir uns wohl dadurch erklären, daß mit zunehmender Verkalkung dieser an organischer Substanz reichere Docht des Prismas immer dünner wird. Gleich-zeitig sieht man an unserer Abbildung Prismengrenzen, in welchen wir die Kitt-substanz einschließlich der Prismenscheiden vermuten müssen, ebenfalls etwas gefärbt, daher wohl schwächer verkalkt. Dieses Bild läßt sich mit dem Ver-kalkungsstadium der Abb. 41 nicht vollkommen in Einklang bringen und wir vermuten, daß das eben geschilderte Bild das Entwicklungsstadium einer Schmelzstelle mit dicht aneinanderschließenden Prismen ist (vgl. S. 538 und 546), die Abb. 41 dagegen zu einer Schmelzstelle wird, an der die Prismen weiter auseinander liegen. Eine zentrale stärker färbbare Partie in unvollkommen verkalkten Prismen wird auch von ORBÁN (1929 c, Abb. 7) abgebildet.

Weitaus die Mehrzahl der Forscher nimmt an, daß die Verkalkung schichtenweise vor sich geht, und es sind vor allem die Prismenquerstreifen und auch die RETZIUSschen Streifen, die fast allgemein auf diese Verkalkungsweise zurückgeführt werden, worüber bereits ausführlich auf S. 540 und 552 berichtet wurde. Da es sich wohl der Hauptsache nach beim Verkalkungsprozeß um ein Vordringen gelöster mineralischer Stoffe in einer organischen Substanz handelt, wurde sowohl an eine aus physikalischen Gründen wechselnde Anreicherung und Erschöpfung der mineralischen Lösung gedacht, wie auch an einen physiologischen Rhythmus in der Sekretion dieser Lösung.

Es erscheint uns als ein Beweis für die auch in der Prismenbildung noch gewahrte Individualität der einzelnen Ganoblasten, daß die Querstreifung in den benachbarten Prismen nicht durchwegs auf gleicher Höhe liegt, sondern regelmäßig oder doch häufig alterniert [v. EBNER (1890a), W. MEYER (1925d)]. Der von WEIDENREICH (1926a) aufgestellten Behauptung, daß die Querstreifung einer nicht von den Einzelprismen abhängigen Verkalkungswelle mit gerader Front entspreche (im Sinne seiner oben erläuterten Annahme einer erst sekundären Prismenentstehung) widerspricht eben der Tatbestand alternierender Prismenquerstreifung (vgl. S. 541).

Bestritten wird die schichtweise Verkalkung von v. BEUST (1928), der behauptet, daß der Schmelz an den Zahnkeimen des *Schweines* unter nur geringer Einlagerung anorganischer Substanzen sehr rasch in ganzer Dicke angelegt werde und erst später ziemlich gleichzeitig verkalke. Über ähnliche Beobachtungen KITCHINS (1933) an *Ratten*-Nagezähnen wurde schon oben (S. 576) berichtet.

Das Chemische (und Physikalisch-Chemische) des Verkalkungsprozesses müssen wir uns im allgemeinen Umrissen [nach ANDRESEN (1921)] so vorstellen, daß die organische Substanz der cuticularen Schmelzmasse für die eindiffundierenden Calciumverbindungen als „Kalkfänger" wirkt und in zunehmendem Maße von ihnen verdrängt wird. Chemisch ist für den Zahnkeim bemerkenswert, daß nach HINTZSCHE-BAUMANN (1933) speziell der Phosphorgehalt des jungen Schmelzes ein größerer ist als der von Dentin (und Knochen), während Calcium und Kalium in annähernd gleicher Menge vorkommen. Die Hauptfrage, warum es in verkalkten Geweben zu einer so hochgradigen Kalkanreicherung kommt, ist noch durchaus nicht gelöst. Sie wird für die Knochenentwicklung (und auch für Gefäßverkalkungen) u. a. von FREUDENBERG-GYÖRGY (1923) und von C. H. RABL (1923a, 1923b) erörtert und RABL hat daran gedacht, daß das Calcium in Form von Verbindungen mit Eiweißabbauprodukten (Aminosäuren und Peptiden) zugeführt werde, die dann am Niederschlagsorte zerfallen, wobei die organische Komponente bei ihrem Abbau Kohlensäure liefert. Für das Problem der Fällung und Lösung von Kalkverbindungen in Gallerten verweisen wir auch auf LIESEGANG (1924c).

Über die Änderungen der Doppelbrechung im Laufe der Verkalkung wurde bereits auf S. 535 berichtet.

Daß die Verkalkung mit dem Durchbruch noch nicht abgeschlossen ist, wird u. a. von RYGGE (1916), ECKERMANN (1919), R. WEBER (1930) erörtert. Über die — unserer Meinung nach unrichtige — Annahme ANDRESENs (1921) u. a., daß diese Nachhärtung durch Kalkaufnahme aus dem Speichel erfolge, haben wir schon auf S. 550 gesprochen.

14. Experimentelles.

Die zahlreichen Experimente, welche zum Nachweis eines Stoffwechsels im Schmelze angestellt wurden, haben wir bereits im Anschluß an die Kittsubstanz (S. 548) besprochen.

15. Pathologisches.

Wir verweisen für alle hier behandelten Fragen zunächst auf das Buch von Euler-Meyer (1927) und auch auf Günther (1934).

Von Mißbildungen des Schmelzes seien zuerst die sog. Schmelztropfen besprochen, welche in letzterer Zeit sehr ausführlich von Göllner (1928) behandelt wurden; wir verweisen ferner auf die Handbuchkapitel von Wedl (1870), Schlenker (1891), R. Loos (1902), Fleischmann (1922b). Es handelt sich um verschieden große höckerige Auswüchse des Zahnes, die am häufigsten in der Nähe der Wurzelverzweigungen mehrwurzeliger Zähne sitzen, seltener außerhalb des Schmelzbereiches an der Wurzel; sie können einen Dentinkern enthalten oder auch nur aus Schmelz bestehen. Während man früher alle Schmelztropfen auf Aussprossungen oder Spaltungen des Zahnkeimes zurückführen wollte [Baume (1890), Walkhoff (1896), Kantorowicz (1904)], nimmt Göllner diese Entstehungsweise nur noch für gewisse dentinhaltige Schmelztropfen an. Die besondere Häufigkeit der Schmelztropfen an den Wurzelverzweigungen erklärt er mit den komplizierteren Entwicklungsverhältnissen (Nahtbildungen) jener Region (vgl. S. 506), worauf auch Weski-Contreras (1924) hingewiesen haben. Die nicht mehr mit dem Schmelz zusammenhängenden Tropfen führt er, wie Gottlieb (1921d), Fischel (1922), Orbán (1924a) u. a., auf Reste der Epithelscheide zurück, in welchen gelegentlich die schmelzbildende Potenz zum Durchbruch kommt. Die Behauptung, daß solche Epithelreste nur im Kontakt mit Dentin zur Schmelzbildung angeregt werden [Lartschneider (1929f)], erscheint geradezu als eine Umkehrung der tatsächlichen Verhältnisse; W. Bauer (1928b) konnte nämlich durch experimentell gesetzte Zerstörungen an Zahnkeimen junger Hunde zeigen (vgl. S. 520), daß auf diese Weise abgetrennte Teile des Schmelzorganes umgekehrt auch auf Bindegewebe, welches nicht der Zahnpulpa entstammt, einen Anreiz zur Dentinbildung ausüben können. Im übrigen kommt es bei diesen Experimenten auch gelegentlich zur Bildung von Schmelztropfen am geschädigten Zahn selbst.

Mangelhafte Verkalkung kommt in verschiedensten Graden vor und läßt sich zusammen mit makroskopisch hervortretenden Bildungsdefekten unter dem Sammelnamen Hypoplasie zusammenfassen. Dieser Name wurde für Schmelzdefekte statt des irreführenden, auch von Berten (1896b) beanstandeten Ausdruckes „Erosionen" von Zsigmondy (1894) eingeführt und Zsigmondy hat ferner (1907, 1913) auf die mikroskopischen Unterschiede zwischen Hypoplasien (welche die ganze Schmelzdicke durchsetzen) und zwischen den ja auch schwächer verkalkten Retziusschen Streifen hingewiesen (vgl. S. 551). Wir erwähnen als Sammelstelle von viel Literatur Türkheim (1914) und geben nach der Hypoplasie-Studie von Friedeberg (1920) eine Einteilung der makroskopischen Defekte, die sich dem Grade nach als einzelne Grübchen, als horizontale Furchen (verschmolzene Grübchen) und als Defekte, welche die Horizontale der Höhe nach überschreiten, unterscheiden lassen. Die mikroskopisch nachweisbare mangelhafte Verkalkung zeigt sich vor allem durch Prismenquerstreifung verschiedenen Grades, durch verstärkte Retziussche Streifen und schließlich durch körnige Massen an Stelle normaler Prismen [vgl. auch Walkhoff (1913)]. Daß sich der Verkalkungsgrad durch die Zahnfarbe auch makroskopisch einigermaßen abschätzen läßt, wurde schon auf S. 527 erwähnt. Zu ganz groben Schmelzdefekten (Hutchinsonschen Zähnen) führt intrauterin übertragene Lues. Auffallende wellige Bildungsdefekte (die sich auch auf Dentin und Wurzel erstrecken) bildet Walkhoff (1901, 1924b) von einem ätiologisch nicht geklärten Fall ab. Für Rachitis bestreitet Fleischmann (1908c, 1909, 1910b) eine Mitbeteiligung des Schmelzes an den Zahndefekten, wohl aber treten seiner Meinung nach Schmelzdefekte bei der ätiologisch nahestehenden Tetanie (vgl. S. 520) auf. Daß aber auch andere Erkrankungen an den noch nicht durchgebrochenen Zahnkeimen Schmelzdefekte hervorrufen können, hat schon Baume (1882) behauptet, Walkhoff (1919) denkt hierbei nicht nur an Stoffwechselstörungen, welche mit der Krankheit verbunden sein können, sondern auch an unmittelbare bakterielle Schädigungen, während Friedeberg (l. c.) und Ruden (1922) glauben, daß die Einwirkung auf den Zahnkeim immer auf dem Umwege über das endokrine System erfolge. Daß auch der fertige Zahn Änderungen im Verkalkungszustand seines Schmelzes unterliegen kann und dadurch eine wechselnde Cariesdisposition zeigt, wurde schon auf S. 550 erwähnt. Für die Frage spielt die von Kranz-Liesegang (1914) und Liesegang (1915, 1924a) vertretene Säuretheorie der Entkalkung eine wichtige Rolle. Gassmann (1914) hat nämlich gegen die Annahme, daß Gewebssäfte von erhöhter Acidität die verkalkten Gewebe angreifen können, eingewendet, daß in vitro Calciumcarbonate und -phosphate nicht im gleichen Verhältnis abgebaut werden. Kranz-Liesegang konnten aber durch Modellversuche, bei welchen die beiden Salze in einer Gallerte verteilt waren, ein dem Abbau in der Natur gleichartiges Verhalten demonstrieren, weshalb Liesegang an der Möglichkeit von Entkalkungsprozessen in fertigen Zähnen, z. B. bei der Gravidität, festgehalten hat.

Über Schmelzfissuren hat A. Schwarz (1920) eine ausführliche Arbeit veröffentlicht, in welcher auch über die experimentelle Erzeugung von Fissuren berichtet wird. Zsigmondy (1903) glaubt, daß die Nahtstellen an den Wurzelverzweigungen mehrwurzeliger Zähne die Möglichkeit von Bildungsfehlern und damit bevorzugte Stellen für Fissuren abgeben.

WETZEL (1914) wollte diese zu Fissuren Anlaß gebenden Bildungsdefekte an den Wurzelverzweigungen auf Spaltungen der Zahnanlage im Sinne der BOLKschen Dimertheorie (S. 459) zurückführen, was wohl durchaus unbeweisbar ist. Aus der Arbeit A. SCHWARZ möchten wir vor allem hervorheben, daß experimentell erst Temperaturen, welche im Leben nie vorkommen, zu Sprüngen führen, daß wir daher vor allem auf Druckeinwirkungen als Ursache denken müssen. Da selbst an Zähnen von Ovarialcysten, welche nie einem äußeren Druck ausgesetzt waren, Fissuren vorkommen, dürften außer Pressungen beim Kauakt, sowie durch Antagonisten und (von der Seite her) durch Synergisten auch der Druck des Dentinkernes gelegentlich zu Fissuren Anlaß geben. Daß Fissuren Prädilektionsstellen für cariöse Prozesse darstellen, bestreitet SCHWARZ. Von der wahrscheinlich traumatischen Entstehung der Schmelzlamellen war schon auf S. 556 die Rede.

Vom Verhalten des Schmelzes bei Caries sollen hier nur einige für die Schmelzstruktur aufschlußreiche Fragen gestreift werden. Die ältere Anschauung, daß Retentionen von sich zersetzenden und so Säure produzierenden Nahrungsmitteln als erste Entstehungsursache cariöser Prozesse hinreichen [WILLIAMS (1898, W. D. MILLER (1902, 1903b)], wurde durch die von BAUMGARTNER (1911) begründete Annahme verdrängt, daß eine den Schmelz (außerordentlich langsam) entkalkende Säurewirkung immer von Bakterien ausgehe [siehe u. a. auch KANTOROWICZ (1911 und 1912), FLEISCHMANN (1921), BERETTA (1927b und 1927c)]. Histologisch interessant ist hierbei die unter Umständen außerordentlich langsame und schonende Entkalkung, welche Schmelzstrukturen oft noch besser erhält als das BÖDECKERsche Entkalkungsverfahren (S. 529), worauf z. B. FABER (1924b, 1928b) hingewiesen hat, der auch (wie schon BAUMGARTNER u. a.) die bevorzugte Ausbreitung der Caries in den an organischer Substanz reicheren Büscheln und Lamellen beobachtet hat. Über wechselnde Cariesdisposition [FLEISCHMANN (1913) u. a.] infolge Schwankungen des Verkalkungsgrades des fertigen Zahnes wurde gerade oben berichtet. Es wird aber auch behauptet, daß die einem schon bestehenden cariösen Prozeß benachbarten Schmelzpartien mit Verstärkung ihrer Verkalkung reagieren [BERETTA (l. c.), MUMMERY (1926 und 1927) (vgl. S. 527)].

16. Vergleichendes.

Eine ausführliche vergleichende Darstellung des Schmelzes enthalten die Lehrbücher von CH. TOMES (1923) und MUMMERY (1924a).

a) Fische.

Auch die Zähne der *Fische* besitzen bereits einen Schmelz. Bestritten wurde (und wird zum Teil heute noch) vor allem der Schmelzüberzug der *Selachier*-Zähne, und zwar durch OWEN (1840—1845), KLAATSCH (1890), RÖSE (1897), HERMANN (1922), TRETJAKOFF (1927), THOMASSET (1930). Die meisten dieser Autoren rechnen die fragliche Oberflächenschichte zum Dentin (nennen sie zum Teil „Vitrodentin"), THOMASSET bezeichnet sie als ein Mischgewebe. Wir haben aber keinen Grund, diese zwar meist nur dünne, aber doch vom Dentin deutlich verschiedene Schichte nicht als Analogon der sonst dickeren Schmelzbildungen aufzufassen, wie es schon HEINKE (1873) und HERTWIG (1874a) und später TREUENFELS (1896), CH. TOMES (1898b), FAHRENHOLZ (1914) und WEIDENREICH (1926a) getan haben. WEIDENREICH hat die von Fasern durchsetzte (wie bei allen *Fischen* prismenlose) Struktur des *Selachier*-Schmelzes neuerlich, auch entwicklungsgeschichtlich, untersucht und betrachtet im übrigen auch (1930b) den Überzug des *Placodermen*-Hautpanzers, gleich GEBHARDT (1907) und STENSIÖ (1927), als schmelzartiges Gewebe, ebenso das „Ganoin" am Hautskelet der *Ganoiden*. Für die Nicht-*Selachier* unter den *Fischen* wird das Vorhandensein eines Schmelzes ohnedies kaum bestritten; RETTERER (1926c) faßt allerdings, entsprechend seiner sonstigen Einstellung (S. 529), auch bei dieser Klasse den Schmelz als umgewandeltes Dentin auf, ebenso wie MOY-THOMAS (1934) den Schmelz von *Belone* und KERR (1924) den der *Dipnoer*. Auch der Angabe von PFLUGFELDER (1930), daß bei *Tetrodon*-Arten die Ganoblasten keinen Schmelz bilden, sondern in die Dentinbildung mit aufgehen, muß man wohl etwas mißtrauisch gegenüberstehen. Für *Sargus* (*Teleostier*-Familie *Sparidae*) beschreibt TRETJAKOFF (1932) einen prismenlosen Schmelz, der aber bald abgerieben wird, bei verschiedenen *Plectognathen* (*Teleostier*) einen Schmelz mit Prismen. Diese letztere Angabe widerspricht allen sonstigen neueren Beschreibungen des *Fisch*-Schmelzes und könnte auf einer abweichenden Deutung der (allgemein beschriebenen) Faserstrukturen beruhen. Bei der Schmelzentwicklung verschiedener *Gadidae* (*Schellfische*) hat CH. TOMES (1900) ein Verschwinden des inneren Schmelzepithels in gewissen Entwicklungsstadien beschrieben, das aber schon von CARTER (1918) nicht bestätigt wurde und auch nach MUMMERY (1924a) auf der schwierigen Fixierbarkeit des Materials beruhen dürfte.

b) Amphibien.

Auch die *Amphibien*-Zähne besitzen eine prismenlose Schmelzschicht. Wir verweisen auf die grundlegenden Arbeiten von HEINKE (1873), HERTWIG (1874b), CH. TOMES (1875—1876a und b) und auf RÖSE (1897).

c) Reptilien.

Auch der Schmelz der *Reptilien*-Zähne ist noch prismenlos, aber an allen Zahnbildungen nachgewiesen. Auch die bei *Varanus*-Arten *(Eidechsen)* vorkommenden Strukturen erklärt Marcus (1931a) in seiner Studie über die Phylogenie der Schmelzprismen durch einstrahlende Dentinfasern, aber noch nicht für echte Prismen. Wir nennen noch die Arbeiten von Ch. Tomes (1875/1876a und b), Credner (1893), Röse (1897), Levy (1898), Loher (1929), Weidenreich (1930b), Machado (1930), Schulte (1930), Nishiyama (1930), Tsusuki (1934), welche bei allen zahntragenden *Reptilien*-Gruppen eine Schmelzschichte feststellen, aber durchwegs eine prismenlose. Bei einem Vertreter der (fossilen) *Kotylosaurier* beschreibt Broili (1927) keinen Schmelz, aber ,,Vitrodentin" (vgl. das oben Gesagte).

d) Säugetiere.

Der hervorstechendste Unterschied des *Säugetier*-Schmelzes gegenüber dem der anderen *Wirbeltier*klassen ist die Prismenstruktur. Marcus (1931a) führt sie in seiner obenerwähnten phylogenetischen Studie darauf zurück, daß sich die Schmelzbildung um Dentinkanälchen als Achse vollzieht, welche in der *Säugetier*-Reihe in zunehmender Dichtigkeit den Schmelz durchsetzen. Wir haben auf die etwas ungesicherte morphologische Grundlage dieser Theorie schon auf S. 560 hingewiesen.

Schmelzlosigkeit zeigen [Hollaender (1877), Baume (1882)] der Stoßzahn des *Narwals (Monodon)* und die *Walroß*-Hauer, ferner verschiedene *Edentaten*, so das *Gürteltier* [Ballowitz (1892)] und das *Faultier* [Ch. Tomes (1874), W. J. Schmidt (1924b)].

Schmelzfreie Stellen finden sich [Baume (l. c.)] an den Hauern des *Ebers* und an der Spitze der *Elefanten*-Stoßzähne und schmelzfrei ist auch die Innenfläche der Nagezähne sowie die der Schneidezähne der *Antilopen*-Art *Cephalolophus* [Lönnberg (1903)]. Diese teilweise Schmelzfreiheit führt in den letzteren Fällen durch ungleiche Abnützung des Zahnes zur Entstehung einer ständig geschärften Schneide. Die Entwicklung solcher schmelzfreier Stellen wurde u. a. an den *Ratten*-Nagezähnen von Addison-Appleton (1921) untersucht.

Einige vergleichende Beobachtungen zur Prismendicke von G. Preiswerk (1895) wurden schon auf S. 538 erwähnt.

Das Verhalten des Schmelzes bei Röhrenbildungen der Krone, wie sie bei *Nagern* und *Huftieren* vorkommen, hat Friant (1931) untersucht.

Über Schmelzunterschiede der *Säugetier*-Ordnungen, die sich aus dem Prismenverlauf und auch aus den Retziusschen Streifen und Perikymatien ergeben, hat vor allem G. Preiswerk (l. c.) eingehende Untersuchungen angestellt und kommt hierbei zu dem Ergebnis, daß gewisse Gruppencharaktere so konstant sind, daß man sie sogar zur Entscheidung ungeklärter phylogenetischer Zusammenhänge mit heranziehen kann. Über Perikymatien bei *Carnivoren* und *Huftieren* siehe auch Weiss (1911).

Die vergleichenden Beobachtungen über Dentinkanälchen im Schmelz wurden schon auf S. 560 angeführt.

Wir nennen noch einige, zum Teil in den bisherigen Zusammenhängen unerwähnte Arbeiten, nach *Säugetier*-Ordnungen gruppiert. *Marsupialier:* J. Tomes (1849), Ch. Tomes (1897), Mummery (1914b, 1924a), Carter (1917, 1922), Sprawson (1930), Häusele (1932). *Nager:* J. Tomes (1850), Grasset (1891), Williams (1923), Friant (1931), Santoné (1935a)]. *Chiropteren:* Loher (1929, 1931). — *Ungulaten:* Grasset (1891), Mummery (1916, 1924a) [*Elefanten*-Molaren], Friant (1931). — *Simiae:* Sera (1917).

IV. Dentin.

1. Makroskopisches.

Das Dentin ist die mächtigste Hartsubstanz des Zahnes, welche, ebenso wie der Schmelz, im Bereiche der Schneiden und Höcker ihre dicksten Stellen hat. Während die Dicke des Schmelzes nach dem Durchbruch sich nicht mehr ändert, höchstens durch Abnützung sich verringern kann, bleibt das Dentin dauernd wachstumsfähig und seine Dicke nimmt während des ganzen Lebens zu. Dieser Prozeß beschränkt sich nicht nur auf die Bildung von ,,Schutzdentin" dort, wo Dentin durch Caries zerstört oder durch Abkauung bloßgelegt und abgenützt wird (vgl. S. 615), sondern stellt auch einen rein physiologischen Prozeß dar, durch welchen eine auffallende Altersverkleinerung der Pulpahöhle eintritt. Auch dieses physiologischerweise sich anbauende

Dentin ist histologisch durch gewisse Eigentümlichkeiten (Abb. 90, 91, 92) als „sekundäres Dentin" (S. 613) gekennzeichnet, ebenso wie die auf Reize entstehenden Dentinneubildungen.

Das Dickenwachstum des Dentins mit zunehmendem Alter wurde zunächst für einen nicht normalen, sondern durch irgendwelche Reize ausgelösten Prozeß gehalten, z. B. von CH. TOMES (1876) und auch noch von AVANZI (1894), bis SZABO (1900) zeigte, daß es sich um eine regelmäßige Erscheinung handelt. Dies wurde auch von R. LOOS (1903, 1909), RÖMER (1909) und vor allem durch die weitere eingehende Untersuchung von TRUEB (1909) bestätigt. Auch die neueren Arbeiten von FEILER (1923a), BÖDECKER (1925), WAGNER (1927), KIVIMÄKI (1930) kommen zu diesem Ergebnis. Wir entnehmen der ausführlichsten dieser Arbeiten, der von WAGNER, die Angabe, daß, abgesehen von der oft mehrere Millimeter betragenden Dickenzunahme des Dentins in der Richtung gegen die Kauflächen zu, auch im Wurzelbereiche sich sehr beträchtliche Verdickungen ergeben; die Dickenzunahme kann dort bei Molaren fast 1 mm, bei Prämolaren bis 0,4 mm, bei Canini 1,2 mm, bei Incisivi etwa 0,5 mm betragen.

Die Eigenfarbe des Dentins kann als ein leicht gelbliches Weiß (als Elfenbeinfarbe) charakterisiert werden. Auf ihr beruht die schon bei der Schmelzfärbung (S. 527) hervorgehobene leicht gelbliche Farbe der besonders kräftigen und gut verkalkten Zähne, deren vollkommen verkalkter und daher durchsichtigerer Schmelz die Eigenfarbe des Dentins zur Geltung kommen läßt, wie es schon BAUME (1882) hervorgehoben hat; weniger vollkommen verkalkte Zähne erhalten durch den als trübes Medium wirkenden Schmelz eine bläulich weiße Farbe, wie sie generell den Milchzähnen zukommt und zeigen auch infolge vermehrter Lichtreflexionen im Dentinbereiche eine mehr weiße Farbe des Dentins. Wenn wir den wechselnden Verkalkungsgrad der Hartsubstanzen als Ursache dieser Farbverschiedenheiten im Auge behalten, so liegt deren Abhängigkeit von der Cariesdisposition, von Stellungsanomalien, vom Temperament [URBANTSCHITSCH (1926)] im Bereiche der Möglichkeit, da ja alle diese Faktoren, welche zum Teil in das Gebiet konstitutioneller Unterschiede (S. 521) fallen, sich in wechselnden Verkalkungsgraden auswirken können. Es liegt daher auch eine Abhängigkeit der Zahneigenfarbe von endokrinen Einflüssen, die nach GÜNTHER (1934) noch umstritten ist, im Bereiche der Möglichkeit.

Verfärbungen des Dentins sind vor allem durch Blutungen im Bereiche der Pulpa möglich, bei welchen Blutfarbstoff in die Dentinkanälchen hineingelangt. Diese hämorrhagische Rotfärbung der Zähne wurde schon von WEDL-HEIDER (1864a) beobachtet. Außer dieser erwähnen SCHEFF-PASCHKIS (1910) auch eine auf Argyrie und auf Ikterus beruhende Verfärbung. Letztere hält URBANTSCHITSCH (1926) für nicht ganz sicher, wenn er auch Gallenfarbstoff im Dentin nachweisen konnte. Im übrigen aber bestreitet er eine auf Allgemeinerkrankungen beruhende temporäre Zahnverfärbung. Wir müssen hier aber doch an die seltene Erkrankung der Hämatoporphyrinurie (Ausscheidung von Hämatoporphyrin im Harn) erinnern, bei welcher MACKEY-GARROD (1922) eine Rosaverfärbung der Zähne des kindlichen Patienten beobachten; FRAENKEL (1924) erhielt durch Injektionen des aus dem Harn von Patienten gewonnenen Farbstoffes bei Versuchstieren starke kirschrote Dentinverfärbung, dagegen keine Färbung des Schmelzes (vgl. S. 549). Nach ST. LOOS (1931) kommt Porphyrin sonst nur in pulpitischen Zähnen vor.

Von künstlichen Färbungen des Dentins wird, soweit sie zur Erforschung des Dentinstoffwechsels vorgenommen wurden, noch auf S. 612 die Rede sein. Über die bei manchen Völkern aus kosmetischen Gründen üblichen künstlichen Zahnfärbungen finden sich bei GÜNTHER (1934) nähere Angaben.

Der normale Grad von Durchsichtigkeit (Transparenz) des Dentins kann gelegentlich sowohl verringert als verstärkt sein. Da die Durchsichtigkeit, wie wir schon beim Schmelz (S. 526) erörtert haben, in erster Linie von der Homogenität eines Mediums abhängt, können wir von vornherein erwarten, daß verringerte Transparenz, die bis zu opakem, kreidigem Aussehen der betreffenden Stellen gesteigert sein kann, mit Vermehrung der Inhomogenitäten der normalen Dentinstruktur zusammenhängt, wofür in erster Linie die bei mangelhafter Verkalkung vermehrten Interglobularräume in Betracht kommen.

Diesen Zusammenhang hat auch schon Baume (1882) beobachtet. Noch interessanter und vor allem wegen ihrer Nachbarschaft mit cariösen Prozessen viel erörtert sind die Stellen erhöhter Transparenz. Das makroskopische Phänomen erhöhter Transparenz hängt — in Übereinstimmung mit unseren obigen Ausführungen — mit einer schlechteren Sichtbarkeit der Dentinkanälchen im mikroskopischen Bild des Schliffes zusammen, und diese beruht nach den übereinstimmenden Ergebnissen von Fleischmann (1907b), Feiler (1913a, 1913b, 1923b) und Furrer (1922) auf Kalkablagerungen in den Dentinkanälchen, wobei sich die Odontoblastenfortsätze selbst als Sitz der Verkalkung erweisen. Dieser letztere Vorgang ist nach Liesegangs (1924b) Modellversuchen mit Gallerten und Calciumsalzlösungen im genaueren so zu erklären, daß das Protoplasma der Odontoblastenfortsätze normalerweise durch seine Atmung Säure produziert und dadurch die diffundierenden Kalksalze nicht ausfallen läßt, wohl aber, wenn die Fortsätze durch einen benachbarten cariösen Herd geschädigt sind und nicht mehr normal atmen. Für gewisse Stellen transparenten Dentins in den Wurzeln seniler Zähne zieht Feiler eine andersartige Veränderung der Dentinkanälchen in Betracht, nämlich ihre Verschmälerung und Einengung durch Zunahme der Grundsubstanz, ähnlich der von Walkhoff (1892, 1899, 1901, 1916, 1924b) — wohl zu Unrecht — für alle transparenten Stellen des Dentins geforderten Erklärung.

Der Gedanke Baumes (1885), daß die Undeutlichkeit der Dentinkanälchen an den transparenten Stellen auf verminderter Lichtbrechung der Grundsubstanz infolge Kalkentzug beruhe, hat sich als absolut unrichtig erwiesen; die richtige Erklärung wurde vielmehr schon von J. Tomes (1859) angebahnt, der eine Ausfüllung der Dentinkanälchen mit Kalk beschrieb. Dieser Erklärung gegenüber bedeutet die von Walkhoff (l. c.) und auch von G. Fischer-Landois (1908) vertretene, obenerwähnte Annahme, daß es sich um eine Einengung oder Ausfüllung der Dentinkanälchen durch Grundsubstanz handle, einen Abweg, der erst durch Fleischmann (l. c.) und Feiler (l. c.) wieder richtiggestellt wurde. Unabhängig von diesen beiden Autoren hat auch Furrer (l. c.) die Transparenz durch Kalkeinlagerung erklärt. Fleischmann konnte u. a. zeigen, daß bei Säurebehandlung, welche am schnellsten diesen eingelagerten Kalk auflöst, die Transparenz verschwindet. An wurzelbehandelten (pulpalosen) Zähnen pflegt sich durch Eindringen von Luft in die Dentinkanälchen eine Trübung, nämlich eine Verminderung der normalen Transparenz, einzustellen. Dies läßt nach Reuström (1922) durch Einbringen 10%iger Chloralhydratlösung in die Pulpahöhle vermeiden und Feiler konnte auch durch eine derartige Behandlung von Schliffen deren Transparenz erhöhen. Die Arbeit von W. D. Miller (1903a) äußert sich zwar nicht über die den transparenten Stellen zugrunde liegende mikroskopische Struktur, betont aber, daß es sich hierbei nicht um eine Entkalkung (im Sinne Baumes) handeln könne. Die histologische Erklärung der transparenten Stellen durch Kalkeinlagerungen in die Dentinkanälchen wird u. a. auch von Mummery (1926, 1927) und Fish (1930) übernommen.

2. Histologische Charakteristik.

Das Dentin (Zahnbein, Elfenbein, Substantia eburnea) ist eine dem Knochen nahestehende Hartsubstanz, die aber, im Gegensatz zu zellhaltigem Knochen, keine Zellen enthält, sondern nur von den Zellausläufern ihrer Bildungszellen durchsetzt ist. Diese Zellen, die Odontoblasten oder Zahnbeinzellen, sitzen an der Oberfläche der Zahnpulpa und ihre Fortsätze, die (Tomesschen) Zahnbeinfasern oder Odontoblastenfortsätze liegen in den Dentinkanälchen. Diese durchsetzen das Zahnbein in (ungefähr) radiärer Richtung bis zu seiner äußeren Oberfläche und dringen, wie wir gesehen haben (S. 559) auch in beträchtlicher Zahl in den Schmelz ein. Durch zahlreiche seitliche Verzweigungen der Dentinkanälchen, die mit Nachbarkanälchen anastomosieren können, kommt es zu einer sehr dichten Durchsetzung der Hartsubstanz mit protoplasmatischen Elementen. Eine dünne Wandschichte der Kanälchen unterscheidet sich von der übrigen Grundsubstanz durch Fehlen der Fibrillen und wird, so wie die analoge Scheide der Knochenlacunen, als Neumannsche Scheide bezeichnet.

Die übrige Grundsubstanz besteht dagegen aus einer verkalkten Kitt-substanz, in welche kollagene Fibrillenmassen eingelagert sind. Eine Entkalkung des Zahnbeins führt daher nicht, wie beim Schmelz, zu einer fast völligen Auflösung des Gewebes, sondern hinterläßt eine biegsame, schneid-bare Masse, die von den älteren Autoren als „Zahnknorpel" bezeichnet wurde, ähnlich wie man auch den entkalkten Knochen „Knochenknorpel" genannt hat. Beim Glühen ergibt Dentin eine spröde kreidige Masse in Übereinstimmung mit geglühtem („calciniertem") Knochen. Der Fibrillenverlauf erfolgt der Hauptsache nach senkrecht zu den Kanälchen, also parallel zu den Oberflächen, des weiteren annähernd in der Längsrichtung des Zahnes, wobei aber — ähnlich wie im lamellären Knochen — nicht sämtliche Fibrillen untereinander parallel angeordnet sind; vielmehr verlaufen sie in zwei Hauptrichtungen, die sich unter spitzen Winkeln überkreuzen. Außerdem beobachten wir auch gewisse von der Pulpa ausgehende radiäre Fibrillenbündel (v. KORFFsche Fasern). Die Ver-kalkung der Grundsubstanz ist auch in gut verkalkten Zähnen keine absolut vollständige. Die Ausbreitung der Kalksalze in kugeligen Grenzflächen bleibt vielmehr an manchen Stellen sichtbar (Globulardentin) und es können zwischen den kugelig begrenzten Kalkmassen sogar unverkalkte Interglobu-larräume übrig bleiben, die in getrockneten Zähnen leer und lufterfüllt sind. Die dichte Anhäufung kleiner Interglobularräume nahe der äußeren Dentin-oberfläche der Wurzel wird TOMESsche Körnerschichte genannt. Gewisse Linien im Dentin, die parallel zur Oberfläche verlaufen und gehäufte Inter-globularräume enthalten und wohl mit der schichtweisen Ablagerung zusammen-hängen, heißen die OWENschen Konturlinien.

Das Dentin ist, wie wir heute mit Sicherheit wissen, innerviert, und zwar dringen die marklosen Ausläufer markhaltiger Fasern in die Dentinkanälchen ein und lassen sich entlang den Odontoblastenfortsätzen verfolgen.

Da das Dentin sowohl an den Schmelz wie auch an das Zement grenzt, werden wir im folgenden außer den schon genannten Einzelheiten auch noch die Dentin-schmelzgrenze und die Dentinzementgrenze genauer zu besprechen haben.

Zur Histogenese sei hier nur erwähnt, daß die Dentingrundsubstanz in ähnlicher Weise von den Odontoblasten und ihren Fortsätzen abgeschieden wird, wie die Knochengrundsubstanz von den Osteoblasten, wobei aber von den Bildungszellen nur die sich ständig verlängernden Ausläufer ins Innere der Grundsubstanz zu liegen kommen. Das Dentin ist also, im Gegensatz zur ekto-dermalen Cuticularbildung des Schmelzes, mesodermalen Ursprunges. Die Fibrillenstrukturen der Grundsubstanz entstehen, so wie in sämtlichen Binde-gewebsgrundsubstanzen, durchaus extracellulär, und wir haben keinen Grund anzunehmen, daß die viel umstrittenen v. KORFFschen „Fasern", die übrigens nicht Fasern im eigentlichen Sinne, sondern fibrillenfreie „Prädentin"-Partien sind, hiervon eine Ausnahme machen.

Die Kanälchen des Dentins wurden schon von LEEUWENHOEK (1667—1722) beobachtet und hernach von PURKINJE (1835) und unabhängig von diesem auch von A. RETZIUS (1837) wiederentdeckt. J. MÜLLER (1835, 1836), LINDERER (1837) und HENLE (1841) glaubten noch an eine Ausfüllung der Kanälchen mit erdigen oder kalkigen Massen, und erst LESSING (1845) und KRUKENBERG (1849) haben diesen Irrtum richtiggestellt; allerdings erkannten sie noch nicht die Zellausläufer in den Kanälchen, sondern meinten, daß in ihnen lediglich eine Zirkulation von ernährender Gewebsflüssigkeit stattfinde. Die Feststellung proto-plasmatischer Ausläufer in den Dentinkanälchen wird mit dem Namen von J. TOMES (1856) verknüpft. Die schon viel früher von RASCHKOW (1835) beobachteten „Fasern" waren vielleicht KORFFsche Fasern, und dies mag auch von den Fasern gelten, die SCHWANN (1839) beschrieben hat, der sich auf RASCHKOW beruft. SCHWANN hat zwar Zellen an der Pulpaoberfläche festgestellt, doch hielt er die luftgefüllten Kanälchen (s. oben) wegen ihren weißen Aussehens im auffallenden Licht (und schwarzen Aussehens im durchfallenden Licht) für kalkerfüllt. [Vgl. hierüber auch STUDNIČKA (1934)]. Wohl aber hat LENT (1855) bereits Zahnbeinzellen mit Fortsätzen richtig beobachtet und ebenso HANNOVER (1856).

Die kollagenen Fibrillen der Dentingrundsubstanz hat erst v. Ebner (1875) in seiner klassischen Arbeit über das Knochengewebe einwandfrei nachgewiesen und in ihrer Anordnung vollkommen klar gestellt. Unabhängig von v. Ebner haben auch Cajal (1887) und Mummery (1891a, 1891b) den fibrillären Bau des Dentins beobachtet.

Sogar die wohl ohne weiteres klare und einleuchtende histogenetische Charakteristik des Dentins als einer knochenähnlichen Mesodermbildung ist vereinzelt angefochten worden. So betrachtet Beale (1865a) das Dentin der *Reptilien*-Zähne als ein Derivat des Epithels und für die *Amphibien*- und *Reptilien*-Zähne erwog Leydig noch 1873 eine Ableitung der Dentinschichte aus dem Mundepithel nach Art einer Cuticularbildung. Auch Retterer (1928) führen seine schon erwähnten (S. 529) Anschauungen über das Wesen und die Genese der Zahnsubstanzen zu der Auffassung, daß aus dem epithelialen Schmelzkeim (der seiner Meinung nach diesen Namen nicht verdient) auch Odontoblasten und Zahnpulpa hervorgehen. Eine Auseinandersetzung mit dieser Privathistologie wird man wohl von uns nicht verlangen. Die Streitfrage, daß man beim Dentin als einer mesodermalen Bildung von einer Abscheidung der Grundsubstanz durch die Bildungszellen oder von einer Umwandlung der Zellen in Grundsubstanz gesprochen hat, wird uns noch später (S. 590 und 610) beschäftigen.

Bei vergleichender Betrachtung, besonders bei Berücksichtigung der *Fische*, lassen sich verschiedene Arten von Dentin feststellen (vgl. S. 616). Außerdem will Weidenreich (1925), wenn auch in sehr verschiedener Ausbildung und in sehr verschiedenem Mengenverhältnis, bei allen *Wirbeltieren* ein „Manteldentin" und ein „zirkumpulpäres Dentin" unterscheiden. Er vergleicht ersteres dem primitiveren „Faserknochen", letzteres dem „Schalenknochen". Bei den *Säugetieren* wäre das „Manteldentin" nur schwach angedeutet in der an Korffschen Fasern reicheren Dentinschichte, welche den ältesten, zuerst abgeschiedenen Teil darstellt; bei den *Selachiern* bildet es noch die Hauptmasse (vgl. S. 602). Prenant (1924) glaubt, eine äußere, sehr schmale Randschichte des Dentins als eine Bildung der Ganoblasten auffassen zu müssen, was wir lediglich der Vollständigkeit halber registrieren wollen.

3. Zur Technik der Dentinuntersuchung.

Wir verweisen auch hier wieder auf Schaffers (1926) ausführliche Darstellung in Krauses Enzyklopädie.

Das Dentin bietet infolge seiner knochenähnlichen, von kollagenen Fibrillen durchsetzten Grundsubstanz viel weniger technische Schwierigkeiten als der Schmelz (vgl. S. 529), da sich von ihm unter Verwendung der gewöhnlichen Entkalkungsmethoden Schnitte fixierten und entkalkten Materials herstellen lassen, welche die Hartsubstanz samt den eingeschlossenen und benachbarten protoplasmatischen Gewebselementen zur Ansicht bringen.

Man hat aber auch hier, und zwar schon früher als für den Schmelz, versucht, auch die Schliffmethode mit einer Entkalkung der Weichteile zu kombinieren. Weil (1888) hat zum Studium der Pulpa im Zusammenhang mit dem Dentin auf eine von Koch für das Studium von Korallen ausgearbeitete Methode zurückgegriffen [vgl. Schaffer (1926), S. 1161], bei welcher die aus fixierten Zähnen herausgesägten, auch die Weichteile enthaltenden Scheiben über Alkohol in Canadabalsam überführt und so auf den Schleifapparat gebracht worden. Später haben dann u. a. Patten-Chase (1925) auf die Vorteile einer Anfertigung von Schliffen aus vorher fixiertem Material verwiesen und W. Meyer (1925b) hat die Koch-Weilsche Methode mit einer als „Kollolith" bezeichneten Masse neuerlich aufleben lassen (vgl. S. 529). So wertvoll diese Methode für die von Meyer angestrebte Darstellung des Schmelzes im Zusammenhang mit den Weichteilen des Epithelansatzes ist, wird man heute für das Studium des Dentins im Zusammenhang mit der Pulpa kaum mehr auf sie zurückgreifen, da für diesen Zweck Schnitte von entkalktem und eingebettetem Material auf einfachere Weise Vollkommeneres leisten.

Als eine Methode, welche herausgesägte Scheibchen zugleich entkalkt und einer Metallimprägnierung unterwirft, erwähnen wir die von Lepkowsky (1892) angegebene Anwendung der Ranvierschen Methode mit Ameisensäure und Goldchlorid. Auf die Möglichkeit, die Fibrillen des Dentins mit der Bielschowsky-Methode darzustellen, hat Studnička (1906) hingewiesen.

Die Untersuchung des Dentins mit ultraviolettem Licht [Dieck (1906)] hat keine, die gewöhnlichen optischen Methoden übertreffenden Ergebnisse gezeigt.

Die Luminescenz des Dentins, die sich bei Untersuchung mit dem Fluorescenzmikroskop beobachten läßt, wird von Tiede-Chomse (1934) auf den Kollagengehalt zurückgeführt. Sie konnten nämlich feststellen, daß Hydroxylapatit (der die in den verkalkten Hartsubstanzen überwiegende Calciumverbindung darstellt [vgl. unten]) durch Zugabe von Eiweißverbindungen unter Erhitzen auf 430° zur Luminescenz gebracht werden kann.

4. Chemismus, Härte, Doppelbrechung.

Das hervorstechendste Merkmal, welches den **Chemismus** des Dentins von dem des Schmelzes unterscheidet, ist die größere Menge an **organischer Substanz**, die 26—28% des Trockengewichtes beträgt [HAMARSTEN (1907)], was sich aus der Durchsetzung mit kollagenen Fibrillen erklärt. Schon J. MÜLLER (1835) hat aus Dentin, in ganz gleicher Weise wie aus Knochen, durch Kochen Leim dargestellt.

BÖDECKER (1931) glaubt, daß die Dentingrundsubstanz auch Fett enthalte, wenn auch nicht in mikroskopisch nachweisbarer Form. Hiermit ist nicht die gelegentliche Verfettung der Odontoblastenfortsätze gemeint, sondern ein Fettgehalt der Dentingrundsubstanz.

Die **anorganischen Substanzen** des Dentins sind der Hauptsache nach die gleichen wie im Schmelz (S. 531), d. h. wir können in der Dentinasche die Anwesenheit der Elemente Ca, Mg, K, Na, Cl, Fl, der Hydroxylgruppe, des Phosphorsäure- und des Kohlensäureradikals feststellen. Der Magnesiumgehalt ist aber größer als beim Schmelz und übertrifft sogar den der Knochenasche [ARON (1909)], der Fluorgehalt ist geringer als beim Schmelz, nämlich etwa 0,1% [JODELBAUER (1903)]. Nach HOPPE (1862) vermutete auch GASSMANN (1913) als vorherrschende Calciumverbindung des Knochens, Zahnbeins und Schmelzes ein apatitähnliches Doppelsalz mit Phosphorsäure und Kohlensäure. Eine ganz neue Arbeit von KLEMENT-TRÖMEL (1932) charakterisiert diesen Apatit genauer als Hydroxylapatit von der Formel $Ca_{10}(PO_4)_6(OH)_2$. Fluorapatit bildet ihrer Meinung nach nur eine der geringen Fluormenge entsprechende Beimengung, ebenso die Carbonate und Chloride von K, Na und Mg.

Wir erwähnen außer den schon genannten Arbeiten noch die Analysen von BERZELIUS (1840), v. BIBRA (1844), HOPPE SEYLER (1881), R. SCHULZ (1892), GABRIEL (1894), BERTZ (1899). Mit dem Fluorgehalt beschäftigt sich besonders auch WRAMPELMEYER (1893) und BERETTA (1928), mit der Menge der organischen Substanz GASSMANN (1908, 1909). Eine vergleichende chemische Untersuchung verschiedener Dentinarten (vom *Elefanten*-Stoßzahn, vom Hauer des *Warzenschweines* u. a.) haben HASENFRATZ-NEUVILLE (1931) angestellt. Der Calciumgehalt des Dentins wechselt in verschieden alten Partien desselben Zahnes wie GERLACH (1930) an *Rinder*- und *Menschen*-Zähnen gezeigt hat, indem die zuerst gebildeten Kronenteile Ca-reicher sind als die später gebildeten Wurzelteile. Die Angleichung im Ca-Gehalt der jüngeren Partien geht mit einem Fibrillenumbau Hand in Hand, den BRODERSEN (1930) genauer verfolgt hat (vgl. S. 597).

Über die **Härte** des Dentins haben PROELL-SCHUBERT (1928) mit derselben Apparatur, mit der sie den Schmelz (vgl. S. 532) untersuchten, festgestellt, daß sie geringer ist als die des Schmelzes. Für *Hunde*-Zähne werden von ihnen auch Zahlen angegeben, und zwar betrug das zur Erzielung eines Ritzers von bestimmter Breite als Belastung des Apparates erforderliche Gewicht 39 g, beim Schmelz dagegen 60 g. Nach v. EBNER (1922) übertrifft die Härte des Dentins etwas die des Knochens. Eigenartig ist auch die hohe **Elastizität** des Dentins, welche bei dem durch eine besonders komplizierte Struktur ausgezeichneten Elfenbein des *Elefanten*-Stoßzahnes (S. 618) wohl ihren höchsten Grad erreicht.

Die **Doppelbrechung** des Dentins ist einerseits von den positiv doppelbrechenden kollagenen Fibrillen, andererseits von den negativ doppelbrechenden mineralischen Einlagerungen abhängig, welch letztere auch hier, wie beim Schmelz, submikroskopische Apatitkryställchen sind. (Für die grundlegenden Begriffe der Doppelbrechung überhaupt können wir auf unsere Ausführungen bei der Schmelzdoppelbrechung auf S. 532 verweisen.)

So wie beim Knochen, überwiegt auch beim Dentin die **Fibrillendoppelbrechung** die mineralische und wir sehen, wie schon v. EBNER (1875, 1882) klargestellt hat, daß das Bild des Dentins im Polarisationsmikroskop von der Hauptverlaufsrichtung der Fibrillen (parallel zur Längsrichtung des Zahnes und jeweils ungefähr senkrecht zu den Dentinkanälchen) bestimmt wird.

Querschnitte (Abb. 33) ergeben daher keine sehr ausgesprochene Farbenerscheinung, sondern es überwiegt der rote Gipsgrund infolge optischer Inaktivität der meist quergetroffenen Fibrillen. Am Längsschliff (oder Längsschnitt) verlaufen die Dentinkanälchen in der Wurzel ziemlich senkrecht radiär zum Wurzelkanal, die Fibrillen daher diesem annähernd parallel. Da die Additionsrichtung in Abb. 34 ungefähr dem Wurzelkanal und somit diesen Fibrillen parallel geht, erscheinen beide Wände in der steigenden (blauen) Farbe, wie es den positiv doppelbrechenden Fibrillen entspricht. In der Krone dagegen richten sich die Kanälchen mehr auf und stehen jetzt nicht mehr senkrecht zur Längsachse; es werden daher die zu den Kanälchen senkrechten Fibrillen nur in der linken Hälfte der Abbildung annähernd der Additionsrichtung parallel laufen und steigende (blaue) Farbe bewirken, in der rechten Hälfte dagegen müssen sie senkrecht zur Additionsrichtung liegen und sinkende (gelbe) Farbe hervorrufen. Die äußerste Dentinschichte verhält sich, wie schon v. Ebner (1906 b) beobachtet hat, etwas abweichend im Farbton, was auch unsere Abb. 34 erkennen läßt. Es beruht dies auf den hier eingebauten, überwiegend radiär verlaufenden Korffschen Fasern (vgl. S. 602), welche in diesen ältesten, zuerst angelegten Dentinschichten an Stelle der gewöhnlichen Fibrillenanordnung zu finden sind [Keil (1934, 1935 b)]. Im übrigen kann man nach Keil beim Studium quergetroffener Dentinkanälchen an Schnitten, die tangential zur Rundung des Zahnes geführt sind, um die Kanälchen ein negatives Kreuz (in viel kleinerer Dimension, aber mit derselben Farbenverteilung wie an einem quergetroffenen Haversischen System im lamellären Knochen) beobachten, was dadurch zustande kommt, daß beide Verlaufsrichtungen der sich überkreuzenden Fibrillen (Abb. 79a) in die Schnittebene fallen; hierbei müssen die Fibrillen in den Additionsquadranten senkrecht zur Additionsrichtung verlaufen und daher gelb erscheinen.

Daß die eingangs geschilderten Doppelbrechungserscheinungen auf den kollagenen Fibrillen beruhen, wird auch durch ein Naturexperiment bewiesen. Schaffer (1890) konnte an fossilen Zähnen (wie vorher schon an fossilem Knochen) zeigen, daß die Doppelbrechung ihren Charakter ändert, wenn an fossilen Zähnen die kollagenen Fibrillen restlos zerstört und durch Mineralsalze ersetzt sind. Die Behauptung Aebys (1878 b), daß die Doppelbrechung fossiler Zähne nicht geändert sei, beruht offenbar, was das Dentin betrifft, auf nicht vollständig fossilem Material oder auf Beobachtungsfehlern.

Die widerspruchsfreie Aufklärung der auf der mineralischen Doppelbrechung beruhenden Erscheinungen verdanken wir vor allem W. J. Schmidt (1923, 1924a, 1932, 1934 a, 1934 b) und Keil (l. c.). Vorausgeschickt sei, daß die von diesen und anderen Forschern angenommenen Träger der mineralischen Doppelbrechung, die erwähnten submikroskopischen Apatitkryställchen, nicht nur durch die Ergebnisse der chemischen Analysen (s. oben), gefordert werden, sondern auch nach Funaoka (1926) und Hirose (1927) aus dem Röntgenspektrum zu erschließen sind. Schmidt und Keil haben unter anderem auch an Schliffen, die durch Auskochen in Glycerin-Kalilauge von den kollagenen Fibrillen befreit waren, Untersuchungen angestellt, und Schmidt hat die für die Anordnung der Kryställchen wesentlichste Gesetzmäßigkeit ermittelt, daß sie sich nämlich mit ihrer Hauptasche (zugleich optischen Achse) parallel den Fibrillen ablagern. Keil hat dann des weiteren die Doppelbrechung jener kugelschalenartigen Kalkausbreitungen in der Grundsubstanz untersucht, welche oft zu einem von kugeligen Strukturen durchsetzten „Globulardentin" (Abb. 86) Anlaß geben (vgl. S. 603). Das abweichende optische Verhalten derartiger „Semilunarfelder" war schon Cape-Kitchin (1930) aufgefallen. Keil konnte feststellen, daß die Annahme von „Calcosphäriten" (S. 603) in diesen kugeligen Strukturen auch durch die Doppelbrechungserscheinungen bestätigt wird, indem die Sphärite ein negatives Kreuz ergeben (Abb. 70), was sich dadurch erklären läßt, daß die Apatitkryställchen mit ihrer Hauptsache in den Radien der Sphärite liegen, wodurch dann diese negativ doppelbrechenden Kryställchen in den in die Additionsrichtung fallenden Quadranten gelbe, in den beiden anderen blaue Farbe hervorrufen müssen. Diese Anordnung stellt jedoch eine nur in Sphäriten erhalten bleibende Übergangserscheinung dar, welche von der vorherrschenden Lagerung der Kryställchen parallel zu den Fibrillen abgelöst wird. Außerdem beobachtete KEIL jedoch auch eine den Dentinkanälchen parallel gehende negative Doppelbrechung an fibrillenfreien Schliffen, so daß also auch parallel zu den Kanälchen eine Kryställchenablagerung stattfinden dürfte. Dies würde auf die Bestätigung einer Angabe FUNAOKAS (l. c.) hinauslaufen, die J. W. SCHMIDT (1932) bestritten hat. Wenn sich eine Angabe WEIDENREICHS (1925) für das *Meerschweinchen* über den Dentinkanälchen parallel laufende Fibrillen auch

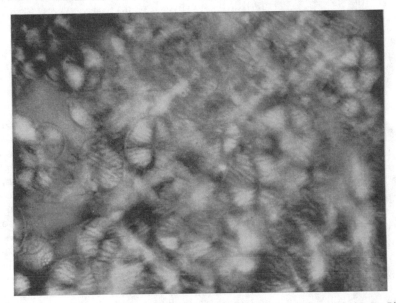

Abb. 70. Sphäritenkreuze im Globulardentin; fibrillenfrei gemachter Schliff im polarisierten Licht. Vergr. 232fach. [Aus KEIL (1934).]

für andere Objekte bestätigen sollte, so wäre diese Ablagerung der Kryställchen parallel zu den Kanälchen letzten Endes doch wieder an Fibrillen geknüpft, was aber hiermit nur als Möglichkeit angedeutet sein soll.

An Einzelheiten wären noch die durch ungeheuer dicke NEUMANNsche Scheiden beeinflußten Doppelbrechungsverhältnisse im Dentin des *Faultieres* zu erwähnen [W. J. SCHMIDT (1924c)]. Ferner sei erwähnt, daß v. EBNER (1890a) das Vorhandensein von Calcosphäriten in den Zahnbeinkugeln bestritten hat; es beruht dies darauf, daß er in ihrem Bereiche die Anordnung der Fibrillen unverändert und daher das normale Doppelbrechungsbild nicht gestört fand. Hierbei hat aber v. EBNER nicht berücksichtigt, daß sich nach Entfernung der Fibrillen eben doch die für Calcosphäriten zu fordernde mineralische Doppelbrechung geltend macht. Bei Erörterung der von den Fibrillen abhängigen Orientierung der Apatitkryställchen mußte W. J. SCHMIDT (1932) auch gegen die Behauptung von HENSCHEN-STRASSMANN-BUCHER (1932) Stellung nehmen, die Kryställchen der Knochensubstanz seien nicht in gesetzmäßiger Weise gerichtet; er zeigte vielmehr, daß sie auch hier den Fibrillen parallel orientiert sind. Auch die Behauptung WEIDENREICHS (1930a), die Fibrillen (des Knochens) enthielten Kryställchen, jedoch in geringerer Menge oder in anderer Orientierung als die Kittsubstanz, besteht nach SCHMIDT (l. c.) nicht zurecht. Vollständig verfehlt ist die, auch bereits von SCHMIDT (l. c.) kritisierte Anschauung von PROELL-DIENER (1933), welche die Doppelbrechungserscheinungen des Dentins, ohne die kollagenen Fibrillen überhaupt zu berücksichtigen, durch Orientierung der Apatitkryställchen mit der Hauptachse parallel zu den Kanälchen erklären wollten, was eine Umkehrung der tatsächlichen Verhältnisse bedeutet und nur in sehr beschränktem Maße (s. oben) zutrifft.

5. Odontoblasten und Dentinkanälchen.

Die **Odontoblasten** oder Zahnbeinzellen sind die oberflächlichen Zellen der Zahnpulpa, welche sich schon vor der Dentinablagerung zu mehr hochprismatischen Zellen differenzieren und die mit einem entsprechend der Dickenzunahme des Dentins immer länger werdenden Fortsatz das Dentin in ganzer Dicke durchsetzen. Außer diesem meist in Einzahl [Annell (1882)], selten in Zweizahl [Hoehl (1896)] vorhandenen Fortsatz (den wir erst weiter unten genauer besprechen wollen) besitzt der jugendliche Odontoblast (Abb. 65, 66) oft noch mehrere schwächere und kürzere Fortsätze, welche in die Dentinschichte hineinragen [Hoehl (l. c.) u. a.]. Die Odontoblasten gehen nicht, wie mehrfach angenommen wurde (s. unten), bei der Dentinbildung zugrunde, indem sie sich in Grundsubstanz „umwandeln". Wir müssen die Grundsubstanzbildung vielmehr als eine Art Abscheidungsprozeß seitens der Odontoblasten auffassen und dementsprechend sind die Odontoblasten **a u c h b e i m E r w a c h s e n e n** (Abb. 84, 101) **n o c h v o r - h a n d e n**. Allerdings zeigen sie nicht mehr jene außerordentliche Höhe wie am Beginn und während der lebhaften Dentinproduktion. Pulpawärts besitzen sie, da sie ja trotz epithelartiger Anordnung **k e i n E p i t h e l i m e i g e n t l i c h e n S i n n e** darstellen, keine scharfe Grenze und die einzelnen Zellen endigen verzweigt. So sehen wir auch, daß zwischen ihnen Capillaren vorkommen (Abb. 71), die ja in eigentliche Epithelien nur sehr selten eindringen. Andererseits zeigen die Odontoblasten am Dentinende eine **s c h l u ß l e i s t e n ä h n l i c h e B i l d u n g**. Wir sehen auf Abb. 71 eine zarte, im Farbton der Kerne mit Molybdänhämatoxylin gefärbte Schichte, dem (rotvioletten) Cytoplasma aufgelagert, welche die abgehenden Dentinfortsätze umgreift und sich als eine rasch zarter werdende und den kaum mehr verfolgbare Randschichte auf diese Fortsätze fortsetzt. Insoferne also können wir Th. Cohns (1897) Beschreibung eines Schlußleistennetzes bestätigen. Die Angabe, daß die Fortsätze durch eine Art Deckel vom Cytoplasma der Zelle getrennt seien [Morgenstern (1891), Sommer (1923)], geht offenbar auf diese Struktur zurück und beruht auf demselben Beobachtungsfehler, wie die zahlreichen Beschreibungen einer „Membran" zwischen Ganoblasten und ihren Tomesschen Fortsätzen (S. 571). Die Annahme einer Grundsubstanzabscheidung durch diese Randschichten hindurch erscheint uns durchaus möglich, und wir erinnern z. B. an die durch die „Kapsel" ebenfalls nicht gehemmte Grundsubstanzproduktion der Knorpelzelle. Daß wir im übrigen diese Schlußleistenschichte nicht mehr zur Zelle selbst, d. h. nicht mehr zum eigentlichen Cytoplasma rechnen, geht aus dem schon früher Gesagten und auch aus diesem Vergleiche hervor.

Die **K e r n e** liegen dem pulpaseitigen Ende genähert und Zentralapparat sowie Netzapparat liegen dentinseitig vom Kern. Der zuerst von Th. Cohn

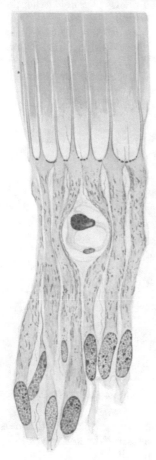

Abb. 71. Odontoblasten eines Zahnkeimes mit Mitochondrien und spärlichen Nebenfortsätzen; in der Mitte eine Capillare. Unterer Molar, 5tägige weiße *Ratte*. Molybdänhämatoxylin - Orange - Erythrosin. Vergr. 1400fach.

(1897) beschriebene Zentralapparat besteht auf unserer Abb. 72 aus einem Diplosom in einer helleren Sphäre. Der ovoide Netzapparat [CAJAL (1914), MASSCUTI (1914), TIMOFEJEW (1925), BEAMS-KING (1933)] liegt auf unserer Abb. 73 nahe dem Kern; schon CAJAL beobachtete seine mit der Lebhaftigkeit der Dentinproduktion zunehmende Ausdehnung. Wie wir es von Zellen mit lebhafter Grundsubstanzausscheidung erwarten können, enthalten die Odontoblasten reichlich Plastosomen (Abb. 71), die unter anderem von MANCA (1913), SHIBATA (1928 b), BEAMS-KING (l. c.) beschrieben wurden; SHIBATA behauptet ein Überwiegen fädiger Formen in den jüngeren und tätigeren Zellen, welche später von rundlichen Formen abgelöst werden. TSUNODA (1932) beobachtete Veränderungen des Plastosomengehaltes, sobald der Kalkstoffwechsel durch gesonderte oder kombinierte Exstirpation der Epithelkörperchen und der Schilddrüse gestört wurde. Seine Arbeit enthält auch Angaben über den Plastosomengehalt der Odontoblasten des fertigen Zahnes, der mit zunehmendem Alters abnimmt und auch in den verschiedenen Zahntypen desselben Individuums variiert. Auch Fetteinlagerung kann im

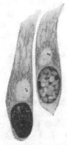

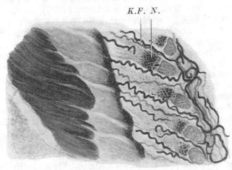

Abb. 72. Odontoblasten mit Zentrum. Unterer, mittlerer Schneidezahn, 3monatiger menschlicher Embryo. Eisenhämatoxylin. Vergr. 1050fach.

Abb. 73. Odontoblasten mit Netzapparat (N.), zwischen ihnen KORFFsche Fasern (K.F.); erster unterer Milchmolar, menschlicher Embryo, 39 cm gr. L. Tanninsilber nach RIO HORTEGA. Vergr. 770fach.

Körper der Odontoblasten, nicht nur in ihren Ausläufern (s. unten), vorkommen [NAKAMURA (1925), R. WEBER (1926a), KOKUBUN (1931)], und zwar nicht nur als Ausdruck der Degeneration, sondern auch bei gesteigertem Stoffwechsel zur Zeit lebhafter Dentinbildung.

Statt des Namens Odontoblasten [WALDEYER (1865b)] wurde auch der Ausdruck „Odontocyten" [FÜRBRINGER (1909)] vorgeschlagen auf Grund der — wohl unbegründeten! — Annahme, daß die Odontoblasten nicht die eigentlichen Bildner der Grundsubstanz seien (siehe nächster Absatz). HOPEWELL SMITH (1923) spricht von „Fibrilloblasten" im Hinblick auf die von ihm als „fibrills" (!) bezeichneten Ausläufer der Odontoblasten — womit wohl der Gipfel der Konfusion erreicht ist, da man unter Fibrillen sonst wohl immer die kollagenen Faserstrukturen der Bindegewebsgrundsubstanz versteht.

Ein Zugrundegehen der Odontoblasten infolge Umwandlung oder Auflösung in Grundsubstanz wurde vor allem von WALDEYER (1864, 1865a), wie auch von BEAL (1862) und CH. TOMES (1876) behauptet. TODD-BOWMAN (1859) glaubten, daß die Odontoblasten verkalken, HEITZMANN-BÖDECKER (1887/1888) und ABBOT (1888, 1894) beschreiben ihr Zugrundegehen als einen Zerfall in „Medullarkörperchen", woraus wohl klar zu erkennen ist, daß sich derartige Behauptungen auf unzulängliche Präparate gründen. MORGENSTERN (1891, 1896b) wieder hat das Zugrundegehen der Odontoblasten mit der Vorstellung verknüpft, daß der in das Dentin hineinragende Odontoblast immer wieder durch „Konjugation" (Verschmelzung) mit Zellen, die aus der Pulpa nachrücken, ergänzt werde, was auch HOEHL (1896) angenommen hat.

Andere Forscher wieder haben behauptet, daß die fortsatztragenden Odontoblasten nicht die Dentinbildner seien. Dieser Ansicht ist z. B. BAUME (1875), der das Dentin für ein Produkt der gesamten Pulpazellen mit Ausnahme der Odontoblasten hält; in etwas abweichender Weise stellt ANDREWS (1887, 1902) den fortsatztragenden Zellen fortsatzlose „matrix forming cells" als „the true odontoblasts" gegenüber, sowie auch

FÜRBRINGER (1909) eine Dentinproduktion durch die Odontoblasten bestreitet und sie deshalb „Odontocyten" nennen will (vgl. oben). Auch TRETJAKOFF (1924) stellt einen Unterschied zwischen „dentinogenen" und „dentinotrophen" Odontoblasten auf. Ebenso hat JASSWOIN (1924a) geglaubt, daß die eigentliche Grundsubstanzabscheidung nicht den Odontoblasten, sondern den zwischen ihnen eingeschobenen „radiären Zellen" zukomme, hat aber diese Meinung später (1929, 1933a) doch wesentlich modifiziert. Auch v. KORFF (1928 u. a. Orts) führen seine noch später (S. 597) zu erörternden Anschauungen über eine Einbeziehung der Fibrillen der Pulpa in das Dentin letztes Endes dazu, die doch so selbstverständliche Dentinbildung durch die Odontoblasten zu bestreiten. Anders zu beurteilen ist dagegen die Annahme einer Mitbeteiligung anderer Pulpazellen an der Grundsubstanzbildung. Eine solche wird z. B. auch von v. EBNER (1908) bei den besonders rasch wachsenden Nagezähnen angenommen, und grundsätzlich ist hierzu zu bemerken, daß schon der Übergang der inneren Randschichten des Dentins in die Pulpagrundsubstanz in Form der sog. KORFFschen „Fasern" dieser Vorstellung entgegenkommt.

Von jener Mehrzahl von Forschern, welche dagegen im Sinne unserer Darstellung der Meinung sind, daß die Odontoblasten dauernd erhalten bleiben und durch eine Art Abscheidungsprozeß die Grundsubstanz bilden, sollen hier nur die ältesten und älteren Autoren genannt sein, so LENT (1855), HANNOVER (1856), HERTZ (1866), KÖLLIKER (1867), BOLL (1868, 1872), KOLLMANN (1869c), WENZEL (1871), LÖWE (1881), ANNELL (1882), CANALIS (1886), SUDDUTH (1887), v. EBNER (1890a). Allerdings darf man sich diese Abscheidung, wie schon v. EBNER und auch LEGROS-MAGITOT (1881) ausführten, nicht als reinen Sekretionsprozeß vorstellen, sondern als einen eigenartigen, der Grundsubstanzbildung des gesamten Bindegewebes durchaus verwandten Prozeß. Wir können annehmen, daß immer wieder oberflächliche Zellpartien angebaut und umgebaut, in diesem Sinne also auch „umgewandelt" werden, wodurch wohl die Abscheidungs- und Umwandlungstheorie zu einer Synthese gebracht sind. Manche Autoren bringen nun durch die Benennung dieser abgeschiedenen und umgewandelten, jedenfalls vom eigentlichen Cytoplasma verschiedenen Schichten in erster Linie zum Ausdruck, daß es sich um umgewandeltes Cytoplasma handelt, so DISSE (1907, 1909a, 1909b) wenn er die frisch abgeschiedenen Dentinpartien als „hyaline Zone" schildert, oder RETTERER (1926a), wenn er die extracellulären Massen als „Hyaloplasma" bezeichnet, das sich dann größtenteils in „Granoplasma" umwandelt, oder TRETJAKOFF (1924), WESTIN (1926), GIANELLI (1931), wenn sie von „Exoplasma" sprechen. In diesem Sinne bezeichnet auch KERR (1924) das Dentin (der *Dipnoer*) als umgewandeltes Cytoplasma der Bildungszellen und PRENANT (1924) charakterisiert die Ausläufer der Odontoblasten als Reste des Zellprotoplasmas, welche der Umwandlung in Grundsubstanz entgangen („„échappé") sind. Es erscheint uns zwar zweckmäßiger, den einmal bestehenden Unterschied dieser Schichten gegenüber dem Cytoplasma, vor allem aber ihre Kontinuität gegenüber den getrennten Bildungszellen, durch den extracellulären Charakter dieser Schichten und durch ihre Bezeichnung als Grundsubstanz hervorzuheben, aber trotzdem brauchen solche Unterschiede in der Benennung kein Hindernis mehr für die sachliche Übereinstimmung zu bilden. Dieser Grundsubstanzproduktion durch die Bildungszellen stellt STUDNIČKA (1907, 1909) ein intususzeptionelles Wachstum der noch unverkalkten Grundsubstanz gegenüber, die er als eine für sich lebendige und wachstumsfähige Substanz betrachtet. Wir sind aber der Meinung, daß diese Art Wachstum die Abscheidung von Grundsubstanz durch die Bildungszellen vielleicht ergänzt, aber durchaus nicht ausschließt.

Im Anschluß an diese Erörterung über eine „Umwandlung" der Odontoblasten in Grundsubstanz ergibt sich auch die Frage, ob Odontoblasten von Grundsubstanz eingeschlossen werden können, nach Art von Osteocyten. Derartige Beobachtungen, die sich mehrfach auf das Wurzeldentin von *Rinder*-Zähnen beziehen, wurden von MORGENSTERN (1891), RUDAS (1893, 1902), WALKHOFF (1924b), ERVA (1934) gemacht und auch v. EBNER (1890a) ist der Ansicht, daß dies in den äußersten (ältesten) Dentinlagen vorkommen könne, und betrachtet dies als Beweis für die Fähigkeit der Pulpa zur Knochenbildung (vgl. S. 645). Auch im Bereiche irregulärer Dentinbildungen kann es nach REICH (1907), 1908, v. EBNER (1908), JASSWOIN (1933a) u. a. zum Einschluß von Zellen kommen (vgl. S. 614). Ferner werden sog. Riesendentinkanälchen (vgl. S. 595) von BARGMANN (1934) auf eingeschlossene Odontoblasten zurückgeführt.

Im Anschluß an den Odontoblastenkörper wollen wir zunächst die **Odontoblastenfortsätze** und ihr Verhältnis zur Wand der Dentinkanälchen besprechen. Bei Betrachtung der beiden, von entkalkten Schnitten stammenden Abb. 74 und 76 wird wohl kein Beobachter zweifeln, daß hier Zellausläufer mit stärker gefärbter Randschicht durch einen Hohlraum von der Kanälchenwand getrennt sind. Die quergeschnittenen Zellausläufer auf Abb. 76 sind offenbar stärker geschrumpft, als es der längsgetroffene auf Abb. 74 ist. Ob die

Ausläufer das Kanälchen in vivo ohne Zwischenspalt ausfüllen, wie W. MEYER (1926a, 1929a, 1932) oder auch BERKELBACH (1935) es annimmt, wollen wir zunächst unentschieden lassen. Wie dem aber auch sein mag, jedenfalls kann keine Rede davon sein, daß die Fortsätze — normalerweise! — von einer festen Substanz umgeben seien, die sich als eine Art „Hof" zwischen Fortsatz und Kanälchenwand einschiebt, wie es mehrfach (s. unten) angenommen wurde. Es sprechen im Gegenteil auch eine Reihe experimenteller Erfahrungen für die Existenz eines mit Gewebsflüssigkeit erfüllten Raumes um die Zellausläufer, so die Ablagerung von Blutfarbstoff [PAPSCH (1894)] oder Amalgamniederschlägen [APPLEBAUM (1929)] zwischen Zellausläufer und Kanälchenwand, sowie die Möglichkeit, diesen Raum von der Pulpa aus mit Rußgelatine [HANAZAWA (1923a)] oder mit Tusche [FRITSCH (1914), FISH (1926, 1928, 1930), URBANTSCHITSCH (1927a)] zu injizieren. So haben denn auch außer W. MEYER (l. c.) und den eben genannten Forschern unter anderen FLEISCHMANN (1905, 1906, 1907a, 1910a), FRITSCH (1914,

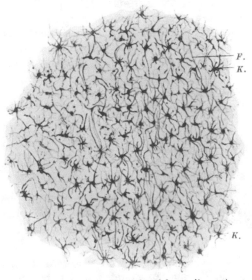

Abb. 75. Quergetroffene Dentinkanälchen mit anastomosierenden Seitenästen. Fuchsingefüllter Schliff eines getrockneten menschlichen Zahnes. Vergr. 380fach. [Aus SCHAFFER (1933).]

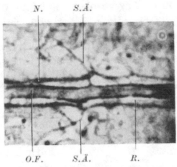

Abb. 74. Odontoblastenfortsatz (O.F.) mit Seitenästen (S.Ä.), von der NEUMANNschen Scheide (N.) des Dentinkanälchens durch einen deutlichen Raum (R.) getrennt. Nach einer etwa 5000fachen, hier auf unter die Hälfte verkleinerten Photographie. [In W. MEYER (1932).]

1917), URBANTSCHITSCH (1921), BÖDECKER (1922) das Vorhandensein eines solchen Raumes bestätigt. Daß überhaupt eine Diskussion über eine Ausfüllung dieses Raumes mit fester Substanz entstehen konnte, hängt nicht nur mit gelegentlichen wirklichen Kalkeinlagerungen in die Kanälchen, sondern auch mit den erwähnten Höfen zusammen, die sich aber, wie unten gezeigt werden wird, als Veränderungen der Grundsubstanz um die Kanälchen erweisen.

Die Seitenzweige der Odontoblastenfortsätze (Abb. 74, 75) machen die Verzweigungen der Dentinkanälchen mit, wie wir es ja von vornherein erwarten können und wie es schon frühzeitig LENT (1855) und KOLLMANN (1869c) durch Isolierungsversuche festgestellt haben. Es läßt sich dies aber auch an geeigneten Schnitten nachweisen [URBANTSCHITSCH (1920), W. MEYER (1932, Abb. 55, von uns als Abb. 74 wiedergegeben)]. SAAL (1930) behauptet, daß die Fortsätze auch durch eine Reihe feiner, faseriger Seitenzweige mit der Kanälchenwand verbunden seien, was von KORTE (1932) bestätigt wird. Über die Struktur der Zellausläufer läßt sich nicht allzuviel Sicheres aussagen. Wohl beobachtet man eine stärker hervortretende Randschichte (Abb. 74), wie es auch unter anderen HANAZAWA (1923a) und H. WOLF (1931) hervorgehoben haben,

doch ist die Annahme, daß es sich um hohle Röhren handelt [Römer (1909),
Bödecker (1922)] sicher zu weitgehend; Bödecker behauptet sogar, daß der
Hohlraum des Fortsatzes der Stoffleitung schmelzwärts, das Mantelrohr um den
Fortsatz der Rückleitung pulpawärts diene. Nach Berkelbach (1935) ist ein
Stoffwechsel im Protoplasma des Zellausläufers, der nach seiner Meinung das
Kanälchen vollkommen ausfüllt, viel wahrscheinlicher, denn mikrochemische
Reaktionen auf Calcium und andere Stoffe ergaben [Hintzsche-Baumann
(1933)] den stärksten Gehalt an diesen Stoffen im Zellausläufer. Daß Fetteinlagerung gelegentlich das Bild von Hohlfasern vortäuschen kann [Bargmann
(1934)] ist sogar sehr wahrscheinlich und Fetteinlagerung in den Zellausläufern
kommt sowohl nach Bargmanns wie auch nach Nakamuras (1925), R. Webers
(1926a) und Kokubuns (1935) Untersuchungen nicht nur in krankhaft veränderten, sondern auch in normalen Zellausläufern häufig vor. Eine auch nach
unseren eigenen Erfahrungen gelegentlich zu beobachtende Vakuolisierung dürfte
wohl meistens mit derartiger Fetteinlagerung zusammenhängen. Über pathologische Verfettung berichtet auch
Willner (1926), über Verfettung
nach übertriebener Fettfütterung Mori (1924). Vitalfärbung
mit Trypanblau hat Blote-
vogel (1923, 1924) an Zahnkeimen erzielt.

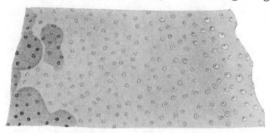

Abb. 76. Quergetroffene Dentinkanälchen am Schnitt durch
einen entkalkten Zahn, umgeben von der dunkler gefärbten
Neumannschen Scheide, in der Lichtung der geschrumpfte
Odontoblastenfortsatz; links Globulardentin. Milchschneide-
zahn eines 1jährigen Kindes. Hämatoxylin-Eosin.
Vergr. 370fach.

Das Historische über die Erkennung der (Tomesschen) „Zahnbeinfasern" als Odontoblastenausläufer wurde schon auf S. 583 erwähnt.

Die unmittelbar an das Kanälchenlumen grenzende Grundsubstanzschichte, die Neumann-
sche Scheide, ist durch stärkere Lichtbrechung und andere Färbbarkeit
(Abb. 76) ausgezeichnet und ist bei Behandlung des Zahnbeins mit starken
Säuren oder Alkalien auch isolierbar. Diese Methode war sogar die erste,
durch welche Kölliker (1852), Lent (1855) u. a. diese Scheiden dargestellt
haben. Allerdings hat erst Neumann (1863) die isolierten Gebilde als Kanälchen-
wände und als etwas von den auch isolierbaren Zellausläufern Verschiedenes
klar erkannt. In der gleichen Arbeit behandelt Neumann auch die analogen
Grenzschichten der Knochenlacunen, die auch Brösicke (1882) mit den
Scheiden der Dentinkanälchen verglichen hat. Übrigens hat bereits Hoppe
(1853, 1862) auf diese Analogie der von ihm isolierten „Zahnbeinröhrchen" mit
den „Knochenkörperchen" hingewiesen.

Die Isolierbarkeit der Scheiden wurde auch später wiederholt bestätigt, so unter
anderen von W. J. Schmidt (1924a) und Saal (1930). Auch Hertz (1866) hatte die Scheiden
isoliert, wenn er sie auch für die Zellausläufer gehalten hat, was schon durch Boll (1868)
berichtigt wurde, ebenso Hollaender (1877), der sich aber auch über die richtige Deutung
nicht klar war. W. Meyer (1932) bildet (l. c. Abb. 55) in sehr anschaulicher Weise die mit
dem Zellausläufer isolierte Scheide ab, wenn er auch theoretisch die Bezeichnung dieser
Schichte als Scheide — unserer Meinung nach zu Unrecht — bestreitet. Auch in dem durch
außerordentlich weite Dentinkanälchen ausgezeichneten Dentin von *Chimaera* erweisen sich
die sehr deutlichen Neumannschen Scheiden als isolierbar [Bargmann (1933)]. Die Behauptung Hanazawas (1923a), daß bei derartigen Isolierungen immer nur die Odontoblastenfortsätze isoliert würden, ist also sicher nicht richtig.

Die von der übrigen Grundsubstanz abweichende Beschaffenheit der Scheiden,
mit der auch die geschilderte Isolierbarkeit zusammenhängt, läßt sich kurz
dahin charakterisieren, daß hier eine fibrillenfreie Grundsubstanz vorliegt,

was ja auch wieder mit den Grenzscheiden der Knochenlacunen übereinstimmt. Auf diese Eigentümlichkeit der Scheiden hat unseres Wissens zuerst HOPPE (l. c.) hingewiesen. Er isolierte die Scheiden durch Behandlung der Schliffe mit Salzsäure (welche den Kalk auflöste) und mit Wasser (welches durch Verdünnung der Säure die von kollagenen Fibrillen durchsetzten Schichten zum Verquellen brachte) und schloß aus dem Übrigbleiben der Scheiden bei dieser Behandlung auf ihre nichtkollagene Beschaffenheit. KÖLLIKER (l. c.) isolierte mit erwärmter Kalilauge und erhielt die Scheiden im Zusammenhang mit einem die innere Dentingrenze bildenden Häutchen. Später hat FLEISCHMANN (1906, 1907a, 1910a) an diese in Vergessenheit geratene Entdeckung KÖLLIKERs erinnert und hat sie nachgeprüft. Es erweist sich also dieses „KÖLLIKERsche Häutchen" oder die „Lamina terminalis interna", wie FLEISCHMANN sie genannt hat, oder jene innere Randschichte des Dentins, die man auch als „Prädentin" (Abb. 80, 85) bezeichnet hat, als eine Grundsubstanz von gleicher Beschaffenheit wie die NEUMANNschen Scheiden, worauf auch v. EBNER (1922) hingewiesen hat. v. EBNER erklärt dadurch in sehr natürlicher Weise, daß die NEUMANNsche Scheide bei der mit dem Alter zunehmenden Einengung der Dentinkanälchen (vgl. S. 595) immer gleich dick bleibt; sie stellt eben die jeweils jüngste Dentinschichte, die Prädentinschichte im Bereiche der Kanälchen dar. Dem Prädentin entspricht beim Knochen die die Osteoblastensäume begleitende jüngste Grundsubstanzschichte, die „Appositionszone", die ebenfalls eine verkalkte, aber noch fibrillenfreie Grundsubstanz darstellt. Die von v. EBNER u. a. gebrauchte Bezeichnung „Präkollagen" für derartige fibrillenfreie Grundsubstanzschichten ist dagegen weniger treffend, weil es sich ja nicht um eine Vorstufe der kollagenen Fibrillen allein handelt, sondern um eine noch nicht in Fibrillen und Kittsubstanz differenzierte Grundsubstanz. Nach dem Gesagten wird es uns nicht wundern, daß die Scheiden sich auch ebenso als argyrophil erweisen wie das Prädentin [ANDREWS (1902), ORBÁN (1929b, 1929c), SAAL (1930)]; ANDREWS verknüpft daher auch diese Beobachtung mit dem Hinweis auf das analoge Verhalten der „hyalin layer" des neugebildeten Dentins und auch ORBÁN hebt die Gesetzmäßigkeit der Argyrophilie aller mit den Zellen und Zellausläufern in Kontakt stehenden Dentinschichten hervor. Charakteristischerweise fehlt daher eine separate NEUMANNsche Scheide im Bereiche der innersten (jüngsten) Dentinpartien [HOEHL (1896)]. Auch WEIDENREICH (1929, 1930b) fand die Scheiden bei seiner ausgezeichneten Fibrillenfärbung des Knochens und Zahnbeins fibrillenfrei. Sogar an fossilen Zähnen sind die Scheiden deutlich nachzuweisen, weil die fibrillenhaltigen Teile der Grundsubstanz offenbar einer andersartigen Mineralisierung unterliegen; dies beweist die Isolierbarkeit der Scheiden an fossilen Zähnen [HOPPE (1862)] und ihr deutliches Hervortreten an Schliffen von Zähnen des Höhlenbären [BREUER (1926)].

Die stärkere Lichtbrechung der Scheiden ist schon TODD-BOWMAN (1859) aufgefallen, die eine verdichtete Wand der Dentinkanälchen beschreiben, und ihre verschiedene Färbbarkeit wurde natürlich wiederholt beobachtet. SAAL (1930) und KORTE (1932) haben in den Scheiden Längsfasern und einen Spiralfaden beschrieben, doch werden diese Angaben von BARGMANN (1934) bestritten.

Kompliziert wird das Bild der NEUMANNschen Scheide dadurch, daß gelegentlich ein breiterer Grundsubstanzbezirk in ihrer Umgebung durch stärkere oder auch schwächere Färbbarkeit hervortritt, daß also die NEUMANNsche Scheide von einer Art Hof umgeben sein kann (Abb. 77). Diese Beobachtungen lassen sich in erster Linie an Schliffen machen, und da eine klare Erkennung der Zellausläufer in den Kanälchen sogar an Schliffen von fixiertem Material meist unsicher ist, weil die Zellausläufer herausgerissen sein können, an Schliffen getrockneter Zähne aber überhaupt unmöglich wird, so sind die Höfe mehrfach

als eine Ausfüllung des die Zellausläufer umgebenden Kanälchenlumens mit
fester Substanz beschrieben worden, während doch die wirkliche Neumannsche
Scheide nicht den Außenkontur dieser (viel größeren!) an eine Scheibe erinnernden Bildungen darstellt, sondern als Rand des Zentrums in ihrer Mitte zu suchen
ist! Die weitgehende Einengung vieler Dentinkanälchen mag dazu beigetragen
haben, daß dieses mit Farbe ausgefüllte und den Zellausläufern bereits mit
enthaltende Kanälchenlumen für den Zellausläufer allein gehalten wurde. Überhaupt muß zugegeben werden, daß im Falle solcher Hofbildungen die Feststellung
einer deutlichen Neumannschen Scheide auf Schwierigkeiten stoßen kann.

Neben Walkhoff, der in zahlreichen Arbeiten (1899, 1901, 1914b, 1916, 1924a) einen
von fester Substanz erfüllten (stärker lichtbrechenden) Hof um die Odontoblastenausläufer
beschrieben und somit die Neumannsche Scheide fälschlich in den Außenkontur (statt in
den Innenkontur) des Hofes verlegt hat, hat auch Römer (1899a, 1909) behauptet, die

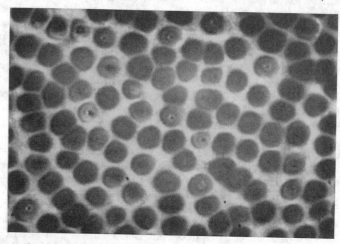

Abb. 77. Höfe um die Dentinkanälchen. Fuchsingefüllter Schliff durch einen menschlichen Molaren.
Photographie. Vergr. 1750fach. [Aus Smreker (1934).]

(hohlen) Odontoblastenfortsätze seien von einer festen, allerdings im Vergleich zur Umgebung weniger widerstandsfähigen Masse (offenbar handelt es sich um die Höfe!) ausgefüllt.
Ebenso hat sich Fasoli (1903, 1905) zu den Angaben Walkhoffs und Römers bekannt.
Die fraglichen Höfe hat auch Fritsch (1914, 1917) beobachtet, verlegt sie aber, da er an
dem Hohlraum um die Odontoblastenfaser nicht zweifelt, so wie wir nach außen von den
Neumannschen Scheiden; er nennt sie „Römersche Zone", wobei man sich aber vergegenwärtigen muß, daß Römer diese Höfe falsch lokalisiert hat. Die Höfe wurden offenbar
auch von Saal (1930) beobachtet, allerdings unserer Meinung nach nicht richtig gedeutet;
er spricht nämlich davon, daß im Laufe des Lebens mehrere Scheiden gebildet werden und
daher um die der jeweilige Scheide mindestens eine weitere in Verkalkung begriffene zu
finden sei. (In Wahrheit müssen ja jüngere Scheiden nach innen zu von den älteren liegen!)
Die von Wolf (1931) an Schnitten von entkalktem Dentin beobachteten hellen „Höfe"
gehören möglicherweise auch in dieses Kapitel. Eine ganz besonders ausführliche Beschreibung und Abbildung aller bei diesen Höfen vorkommenden Form- und Färbungsbilder
liefert Smreker (1934), dessen Beobachtungen durchwegs auf Schliffen beruhen, was im
Hinblick auf die oben erwähnte Unmöglichkeit, Zellausläufer und Rand des Kanälchenlumens zu unterscheiden, von Wichtigkeit ist. Ohne eine bestimmte Deutung seiner Bilder
zu geben, betont Smreker doch, daß der Außenkontur der oft großen Scheibchen (nach
unserer Deutung also des Hofes) nicht der Neumannschen Scheide entsprechen dürfte.

Bestritten wurden die Neumannschen Scheiden von Hanazawa (1923a), weil sie sich
von der übrigen Grundsubstanz nicht isolieren lassen; dies bildet aber unserer Meinung nach
kein ausreichendes Argument gegen die Sondernatur dieser Grenzschichte, abgesehen davon,
daß die Scheiden unzweifelhaft isolierbar sind (vgl. oben). Daß auch W. Meyer (l. c.) die
Unterscheidung dieser Grenzschichte als einer besonderen Scheide für nicht genügend
begründet hält, obwohl er selbst sie isoliert dargestellt hat, wurde ebenfalls schon erwähnt.

Die **Dentinkanälchen** zeigen eine mit dem Alter abnehmende **Weite**. Es erstreckt sich also die auf S. 580 erwähnte Zunahme der Dentingrundsubtanz nicht nur auf ihre Gesamtdicke (was zur Altersverkleinerung der Pulpa führen muß), sondern auch auf eine Einengung der Kanälchen. Nach Oschinsky (1921) beträgt die durchschnittliche Weite bei „Jugendlichen" 3,2 μ, bei 50jährigen 1,6 μ, bei 70jährigen 1,2 μ, so daß also der Kanälchendurchmesser allmählich auf die Hälfte und sogar noch darüber hinaus verkleinert wird. Durch diese Kanälcheneinengung kann es zu der auf S. 582 erwähnten Alterstransparenz des Dentins kommen.

Riesendentinkanälchen wurden von Hoehl (1896) im Wurzeldentin beobachtet und auch von Saal (1930) beschrieben. Nach Bargmann (1934) sind sie auf eingeschlossene Odontoblasten zurückzuführen.

Die **Zahl** der Dentinkanälchen wechselt nicht nur insoferne, als das Kronendentin ungefähr doppelt so viele Kanälchen enthält als das Wurzeldentin, sondern auch insoferne, als die pulpanahen, inneren Partien ungefähr die doppelte Anzahl Kanälchen pro Flächeneinheit besitzen als korrespondierende Partien nahe der äußeren Oberfläche [Feiler (1923a, 1923b)]. Diese beiden Gesetzmäßigkeiten gehen aus den Angaben aller Beobachter hervor, wenn auch die Zahlenangaben selbst zum Teil nicht unerheblich differieren (s. unten). Es ist wohl nicht von der Hand zu weisen, daß der größere Kanälchenreichtum der Krone mit den Beziehungen der Dentinkanälchen zu den Schmelzprismen (vgl. S. 560) zusammenhängt, und Hagenbusch (1931) hat bei vergleichender Untersuchung von Zähnen aller *Wirbeltier*klassen eine mit Kleinheit (und Menge) der Schmelzprismen Hand in Hand gehende Zunahme der Dentinkanälchenzahl festgestellt. Der größere Kanälchenreichtum der pulpanahen Schichten dagegen erklärt sich wohl aus den räumlich-geometrischen Verhältnissen, weil ja die Pulpaoberfläche des Dentins nicht unerheblich kleiner sein muß als seine äußere Oberfläche, die außen weiter auseinanderliegenden Kanälchen sich daher innen zusammendrängen müssen.

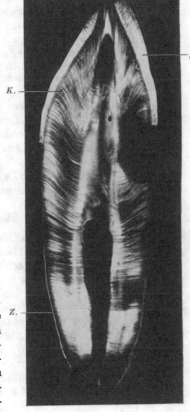

Abb. 78. Verlauf der Dentinkanälchen. Auflichtphotographie eines luftgefüllten Längsschliffes durch einen menschlichen Schneidezahn. Vergr. etwa 6fach. *K.* Konturlinien im Dentin, *S.* Schmelz, *Z.* Zement.

Römer (1909) hatte die Zahl der Dentinkanälchen pro 1 qmm an der Pulpagrenze mit 31 500, an der Schmelzgrenze mit 14 700 angegeben. Hopewell Smith (1923) reduziert diese Zahl von über 31 000 allerdings auf 600! Gebhardt (1922) berechnet die Kanälchenzahl pro 1 ccm und kommt für das Kronendentin auf 4—7 Millionen in der Pulpanähe und auf 1,5—4,5 Millionen in der Schmelznähe. Die analogen Zahlen für das Wurzeldentin belaufen sich auf 1,2—3,5 Millionen an der Pulpagrenze und 1,0—1,8 Millionen an der Zementgrenze.

Der **Verlauf der Hauptäste** der Dentinkanälchen (Abb. 78) ist im Wurzelbereiche ein ziemlich rein radiärer und zugleich senkrechter gegenüber der Längsachse. Kronenwärts erfahren sie eine zunehmende Aufrichtung, zeigen aber außerdem auch eine zweimalige sanfte Biegung in der Längsschnittsebene, und zwar ist die Konvexität der ersten {Biegung in der Nähe der Pulpa wurzelwärts gerichtet, die Konvexität der zweiten Biegung nahe der äußeren Oberfläche dagegen kronenwärts. Mit diesen zwei Hauptkrümmungen der Kanälchen fällt jene makroskopisch hervortretende Streifung eines Dentin-Längsschliffes zusammen, die man Schregersche Linien nennt [Schreger (1800)]; sie beruhen darauf, daß die den eigentlichen Seidenglanz des Dentins bewirkende Lichtreflexion von der Richtung der Kanälchen und der senkrecht zu diesen angeordneten Fibrillen abhängig ist. Außer diesen Hauptbiegungen zeigen die Kanälchen in der Querschnittsebene (Abb. 79c) einen Verlauf in Form einer flachen Wellenlinie. Die zunehmende Aufrichtung der Kanälchen im Bereiche der Krone entspricht nach Piette (1922) ungefähr den Kraftlinien des Kaudruckes.

Die Besonderheiten des Kanälchenverlaufes in den einzelnen Zahnformen (Schneidezähnen, Backenzähnen usw.) hat Szymonowicz (1895) genauer beschrieben. Den Schregerschen Linien analoge Streifungen finden sich auch an Zähnen verschiedener *Haustiere* [Weiss (1911)], in ganz besonderer Komplikation aber im Elfenbein des *Elefanten*-Stoßzahnes, das am eingehendsten von Gebhardt (1900) untersucht wurde (vgl. S. 618).

Die Kanälchenverzweigungen (Abb. 74, 75) führen nach Urbantschitsch (1920) größtenteils zu wirklichen Anastomosen zwischen den Hauptästen; blind endigende Seitenäste sind seiner Meinung nach vorwiegend auf die äußeren Dentinpartien beschränkt. Die von älteren Autoren [z. B. Hollaender (1877)] behauptete reichere Verzweigung im Wurzeldentin wird von Urbantschitsch bestritten. Nach Dieck (1906) kommen neben den vorherrschenden schiefwinkeligen Seitenästen auch rein rechtwinkelige vor.

6. Der Fibrillenverlauf im Zahnbein.

Der eigenartige Seidenglanz des Zahnbeines an Schliffflächen hat nach Angabe v. Ebners (1890a) bereits Cuvier auf den Gedanken gebracht, daß das Dentin eine fibrilläre Struktur besitzen müsse, so wie noch früher bereits Malpighi und Bichat einen faserigen Bau des Zahnbeins angenommen hatten. Mit der Wiederentdeckung der Dentinkanälchen durch Purkinje (1835) u. a. (vgl. S. 583) glaubte man in diesen die Ursache des Seidenglanzes gefunden zu haben, was aber nicht richtig ist, da er an einem ausgeglühten Schliff trotz erhaltener Dentinkanälchen verlorengeht, weil eben die Fibrillen zerstört sind.

v. Ebner hat bereits in seiner klassischen Arbeit über den Feinbau der Knochensubstanz (1875) auch den Fibrillenverlauf im Zahnbein klargestellt, trotzdem ihm noch keine vollendeten Methoden der Fibrillendarstellung, wie die Silberimprägnierung oder die Methode Weidenreichs (1925), zur Verfügung standen. Seine treffsicheren Beobachtungen gründen sich der Hauptsache nach auf das Studium dünner, von entkalktem Zahnbein abgeschabter Lamellen, sowie der Doppelbrechungserscheinungen. Die Hauptmasse der Fibrillen des Zahnbeins sind **Längsfibrillen**, die in der Längsrichtung des Zahnes verlaufen, zugleich aber **parallel zur Oberfläche und senkrecht zu den Dentinkanälchen** angeordnet sind, so daß sie in der Krone von der Längsachse des Zahnes erheblich abweichen. Die intimere Bindung an den Kanälchenverlauf ergibt im Zusammenhang mit den beiden Hauptkrümmungen der Kanälchen die schon oben erwähnten „Schregerschen Linien" der seidenglänzenden Schlifffläche. Außerdem aber verlaufen nicht sämtliche Fibrillen vollkommen parallel, sondern unbeschadet der geschilderten Längsrichtung überkreuzen sie sich in spitzen Winkeln und durch dieses Gitterwerk sind die Dentinkanälchen durchgesteckt, ganz so wie die Canaliculi der Knochenlacunen durch die überkreuzten Fibrillen im lamellären Knochen. Die in Abb. 79 wiedergegebene Originalabbildung v. Ebners (1890a) zeigt in a an einem tangentialen Längsschliff durch den Zahn diese Fibrillenüberkreuzung um die quergetroffenen Kanälchen, in b an einem radialen Längsschliff längsgetroffene Dentinkanälchen und senkrecht dazu verlaufende, auch längsgetroffene Fibrillen, in c an einem Querschnitt längsgetroffene Kanälchen und senkrecht zu ihnen verlaufende, jetzt aber quergetroffene Fibrillen, die zu deutlichen Bündeln geordnet sind. In welcher Weise sich diese Fibrillenanordnung auf die Doppelbrechung auswirkt, wurde bereits auf S. 585 erörtert, ebenso auch die Entstehung von Farbenkreuzen um die quergetroffenen Dentinkanälchen, welche eine den HAVERSischen Kreuzen des lamellären Knochens entsprechende Farbenverteilung zeigen [KEIL (1934, 1935 b)].

Nach BRODERSEN (1930) findet am *Menschen-* und *Rinder*-Zahne eine gewisse Altersumgruppierung der Längsfibrillen statt, die zunächst mehr den Oberflächen der Anbildungsschichten, den sog. Dentinlamellen (S. 607), parallel laufen, im älteren Zahn aber mehr der Längsachse des Zahnes parallel werden. BRODERSEN hat diese Einzelheiten des Fibrillenverlaufes durch die Spaltmethode (Anbringung von Stichen mit einem drehrunden Instrument an entkalkten Zähnen) ermittelt. Wie diese Umgruppierung der Fibrillen im verkalkten Dentin erfolgen soll, bleibt unerklärt. Über verdichtete Fibrillenzüge in regelmäßigen Abständen im menschlichen Zahnbein berichtet KORTE (1932). Die ausgedehnten vergleichenden Untersuchungen an *Säugetier*-Zähnen von GEBHARDT (1900) bestätigen die durch v. EBNER klargestellte Hauptgesetzmäßigkeit eines Längsverlaufes der Zahnbeinfibrillen. Komplikationen treten hauptsächlich im Zusammenhang mit einem komplizierteren Verlauf der Dentinkanälchen auf, wie z. B. im Elfenbein des *Elefanten*-Stoßzahnes (vgl. S. 618). Wirklich abweichende Verhältnisse zeigen dagegen anscheinend die Molaren des *Meerschweinchens*, in deren Dentin die Fibrillen nach

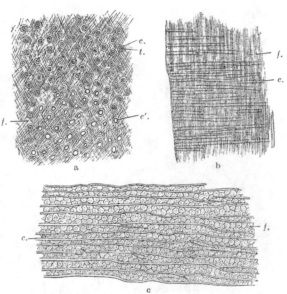

Abb. 79 a—c. Fibrillenverlauf im Dentin an ungefärbten Schnitten durch entkalktes Zahnbein. a tangentialer Längsschnitt des Zahnes mit quergetroffenen Dentinkanälchen, welche bei *c.* noch die TOMESschen Odontoblastenfortsätze (*t.*) enthalten, bei *c'.* leer sind; die Fibrillen (*f.*) spitzwinkelig überkreuzt in der Ebene des Schnittes. b Radiärer Längsschnitt durch den Zahn mit längsgetroffenen Kanälchen (*c.*), die Fibrillen (*f.*) wieder annähernd in der Schnittebene. c Querschnitt durch den Zahn mit längsgetroffenen Kanälchen (*c.*), die zu Bündeln vereinten Fibrillen (*f.*) quergetroffen. [Nach v. EBNER aus SCHAFFER (1933).]

WEIDENREICH (1925) größtenteils, nach SANTONÉ (1935 a) sogar ausschließlich, radiär und parallel zu den Kanälchen verlaufen.

Bei Erörterung der **radiär verlaufenden Fasersysteme** des Zahnbeins müssen wir zunächst die sog. v. KORFFschen Fasern besprechen. v. KORFF hat (1905, 1906a, 1906b) an Zahnkeimen die Beobachtung gemacht, daß das junge Dentinscherbchen, am deutlichsten wieder im Bereiche seiner jüngsten Partien an den Rändern, durch „Fasern", welche zwischen die Odontoblasten hineinragen und sich pulpawärts verjüngen, mit der Pulpa zusammenhängt (Abb. 80). Er glaubte damit den Beweis in den Händen zu haben, daß das Zahnbein der Hauptsache nach durch Einbau von Fibrillenmassen der Pulpa entstehe, wobei er sich vorstellte, daß die Fibrillen der Pulpa als lebende und sich selbständig vermehrende Gebilde lediglich von einer durch die Odontoblasten ausgeschiedenen Masse einzementiert werden. Diese Anschauungen hat v. KORFF auch in weiteren Arbeiten (1907, 1909) gegen die inzwischen gemachten Einwände aufrechterhalten und hat in die nie zur Ruhe gekommene

Polemik auch mit einigen erst in letzter Zeit erschienenen Arbeiten (1928, 1930 b, 1930 c, 1932 a) wieder eingegriffen. Theoretisch wäre zu diesem Gedankengang zu bemerken, daß er einen Sonderfall der Knochenbildung, nämlich den Einbau schon vorhandener Fibrillenmassen (Sharpeyscher Fasern) in die Grundsubstanz zu einem allgemeinen Bildungsgesetz erhebt, während doch in Wahrheit die ganz überwiegende Masse der Fibrillen, sowohl im Knochen wie im Zahnbein,

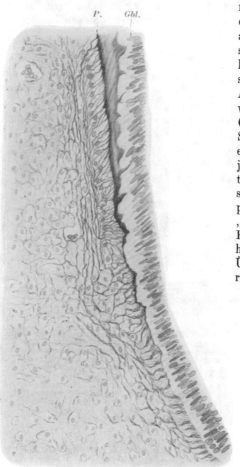

P.   Gbl.

natürlich erst in der von den Bildungszellen produzierten Grundsubstanz entstehen kann (vgl. auch S. 503). Was aber das Tatsächliche betrifft, so sind die Korffschen „Fasern" gar keine kollagenen Fibrillenbündel, wofür v. Korff sie gehalten hat, sondern kegelförmige Ausläufer von Prädentincharakter, durch welche sich die innere Dentinoberfläche mit der Grundsubstanz der Pulpa verbindet (Abb. 81). Schon v. Ebner (1906 b, 1906 c) hat in seiner ersten Polemik gegen v. Korff eingewendet, daß ja die Hauptmasse der Fibrillen des Zahnbeines tangential verlaufe, und zwar schon im Dentinscherbchen des Zahnkeimes, wie er an Flächenpräparaten (Abb. 82) zeigen konnte; die radiären „Fasern" v. Korffs können daher mit dieser Hauptmasse der Zahnbeinfibrillen nichts zu tun haben. Überdies konnte v. Ebner nicht die Überzeugung gewinnen, daß v. Korffs „Fasern" richtige Fibrillenbündel wären, und er hat damit auch tatsächlich das Richtige getroffen, obwohl er noch nicht wußte, daß die fraglichen „Fasern" schon durch ihre Argyrophilie (Abb. 80, 83) sich von kollagenen Fibrillen unterscheiden. Wie viele argyrophile Bindegewebsstrukturen färben sich zwar auch mit Kollagenfärbungen, z. B. nach Mallory, aber nur unvollständig. Dies ist auch der Grund dafür, daß die ersten Beobachter glaubten, diese „Fasern" seien auf den Zahnkeim beschränkt. Auch v. Ebner gibt an, daß sie bei einer Dentindicke von etwa 80 μ verschwinden. Durch Verwendung von Silbermethoden hat jedoch schon Studnička (1907, 1909) gezeigt, daß auch noch beim Erwachsenen

Abb. 80. Korffsche Fasern am Rand des Zahnscherbchens. 1. unterer Milchmolar, menschlicher Embryo von 39 cm gr. L. Tanninsilber nach Rio Hortega. Vergr. 200fach. Gbl. Ganoblasten, in deren Bereich noch kein Schmelz gebildet ist, P. Prädentin, gleich den Korffschen Fasern stärker silbergeschwärzt.

Korffsche Fasern vom Innenrande des Dentins in die Pulpa ziehen, was dann unter anderem von Urbantschitsch (1921) und Orbán (1929 b) bestätigt wurde. Besonders die Bilder und Präparate dieses letzteren Autors (Abb. 84) zeigen, in welch großem Ausmaß auch im fertigen Zahn noch dicke Korffsche „Fasern" vorhanden sind. Die Argyrophilie bzw. „präkollagene" Beschaffenheit (s. unten), wurde schließlich auch von Korff selbst (1909) zugegeben und wird unter anderem auch von Kantorowicz (1910 a), Masur (1910), Tretjakoff (1924), Plenk (1927) hervorgehoben. Dieses noch reichliche Vorkommen im fertigen Zahn erscheint uns als ein weiteres Argument gegen die von KORFF gegebene Deutung, weil doch, selbst wenn man eine Dentinanbildung auch in diesem Stadium annimmt, ihre Intensität kaum mit der der Frühstadien sich messen kann. Übrigens spricht auch die offensichtlich geringere Menge der „Fasern" im Bereiche der sicher lebhaft wachsenden dickeren Dentinpartien des Zahnscherbchens dagegen, daß die Fasern mit Dentinbildung etwas zu tun haben.

Die erste Beobachtung KORFFscher „Fasern" geht eigentlich auf HOEHL (1896) zurück, der bereits die von der Innenfläche des Dentinscherbchens gegen die Pulpa vorspringenden „Fasern" gesehen hat, die aber erst v. KORFF genauer studiert und zum

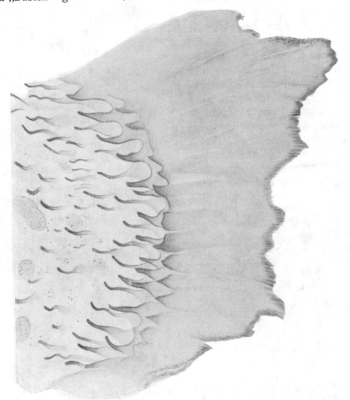

Abb. 81. KORFFsche „Fasern" als kegelförmige, argyrophile Ausläufer des Dentins zwischen die Odontoblasten, von welchen nur einige Kerne imprägniert sind. Flächenbild der inneren Dentingrenze aus einem Längsschnitt durch den ersten unteren Milchmolaren, menschlicher Embryo, 39 cm gr. L. Tanninsilber nach RIO HORTEGA. Vergr. 1100fach.

Ausgangspunkt weitgehender Folgerungen für die Dentinentwicklung gemacht hat. Auch der Gedanke, die Dentingenese als einen Einbau schon vorhandener Fibrillen darzustellen, findet sich schon bei MUMMERY (1891a, 1891b) und wird von ihm, trotz allem, was sich mittlerweile zur Aufklärung der KORFFschen Mißverständnisse ereignet hat, auch noch 1924a festgehalten. Auch HANSEN (1899) hat bereits die Entstehung der ersten Dentinschichte (vgl. S. 609) aus einem Fasernetze erwogen. Ziemlich widerspruchslos werden KORFFs Anschauungen auch von G. FISCHER-LANDOIS (1908) übernommen, und teilweise ähnliche Anschauungen wie KORFF entwickeln auch MASUR (1910) und SHIBATA (1928c). Dagegen hat eine ganze Reihe von Forschern den Kardinalpunkt der KORFFschen Lehre, daß die Gesamtheit der Dentinfibrillen, einschließlich der tangentialen, auf eingebaute Pulpafibrillen zurückzuführen sei, energisch abgelehnt, so außer v. EBNER (l. c.) auch FLEISCHMANN (1906, 1907a, 1910a), DISSE (1907, 1909a, 1909b), NEUGEBAUER (1909), LICKTEIG (1912), DE VRIES (1923), WEIDENREICH (1928, 1931a), ORBAN (1929b), ferner auch STUDNIČKA (1907, 1909), obwohl er Einzelheiten von KORFFs Beobachtungen gelten läßt (s. unten).

Wir halten nun diese argyrophilen KORFFschen „Fasern" nicht, so wie fast
alle Autoren [z. B. STUDNIČKA (l. c.), MASUR (1910), KUTEJ (1922), TRETJAKOFF
(1924), ORBÁN (1929 b)], ausschließlich für Fibrillenbündel, sondern wie schon
angedeutet wurde, für eine, zum mindesten in ihren oberflächlichen Partien
fibrillenfreie argyrophile Masse, eben für Prädentin. Zu dieser Anschauung ist LEHNER schon vor Jahren gekommen [vgl. die auf LEHNERs münd-
licher Mitteilung beruhende Darstellung bei PLENK (1927, S. 376)], womit
eigentlich v. EBNERs Meinung über die
„präkollagene" Natur dieser Gebilde,
die sich heute noch viel besser be-
gründen läßt, gewahrt bleibt. Wir
wollen hier (wie schon auf S. 593)
nochmals betonen, daß der eigentliche
Sinn des Wortes „präkollagen" der
einer noch fibrillenfreien Grundsubstanz ist; leider wird das Wort aber
auch zur Bezeichnung der vielfach die
Vorläufer der kollagenen Fibrillen
bildenden argyrophilen Fasern (Gitterfasern) verwendet. Für die Dentinentwicklung besitzen wir aber außerdem das unmißverständliche Wort

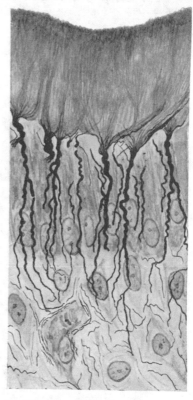

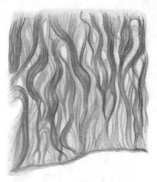

Abb. 82. Rand des Zahnscherbchens im Flächenbild, die tangential-längsverlaufenden Dentinfibrillen
durch MALLORY-Färbung dargestellt. Schneidezahn
eines 25 cm langen *Schwein*embryos.
[Nach V. EBNER aus SCHAFFER (1933).]

Abb. 83. KORFFsche „Fasern" samt den ins Dentin
einstrahlenden radiären Fibrillenkegeln, durch Kombination einer Silber-Goldimprägnierung mit Azan-
MALLORY-Färbung dargestellt. *Schwein*embryo. Das
farbige Bild aus ORBAN (1929 b) auf 415fache
Vergr. verkleinert.

Prädentin zur Kennzeichnung eines argyrophilen, noch fibrillenfreien Dentins,
das auch v. EBNER (1906 c) durchaus in diesem Sinne gebraucht hat und dessen
wir uns daher ausschließlich bedienen wollen.

v. EBNER (1906 b) hatte in seiner ersten Polemik gegen KORFF sogar den Gedanken
erwogen, daß die fraglichen „Fasern" Zellausläufer wären, weil er sich eben von ihrer
Beschaffenheit als Fibrillenbündel durchaus nicht überzeugen konnte. Später (1906 c,
1909) hat er diese Charakteristik allerdings durch die Bezeichnung als „präkollagen" oder
als „Prädentin" ersetzt. Übrigens hat erst kürzlich JASSWOIN (1933a) diesen — sicher nicht
richtigen Gedanken — wieder aufgegriffen und die KORFFschen Fasern auf (allerdings
fast zur Gänze „ektoplasmatisch" gewordene) Zellfortsätze zurückgeführt. Auch eine Verwechslung der KORFFschen Fasern mit Nervenfasern ist mehrmals vorgekommen (vgl.
S. 641), so z. B. durch FRITSCH (1914), dessen Irrtum schon WALKHOFF (1923) berichtigt hat.

v. EBNER (1909) hat gegenüber v. KORFF und auch gegenüber STUDNIČKA
(l. c.) ausdrücklich bestritten, daß KORFFsche „Fasern" in Form von Auf-

splitterungen, die man als „Fibrillenkegel" beschrieben hat, in die tangentialen Fibrillen übergehen und auch KANTOROWICZ (1910a) hat v. EBNER hierin beigepflichtet. Nun hat aber schon STUDNIČKA an Silberpräparaten (die EBNER wohl zu Unrecht nicht gelten lassen wollte) auf das klarste gezeigt, daß solche Fibrillenkegel vorliegen und daß diese Einzelheit an KORFFS eigenen Angaben zweifellos richtig ist. Dies geht auch aus den uns von Herrn Dozent ORBAN in freundlichster Weise zu Studium und Wiedergabe überlassenen Präparaten und Abbildungen (Abb. 83 und 84) [aus seiner Arbeit (1929b)] unwiderleglich hervor. Vielleicht beruhen auch die von WALKHOFF (1927b) in ultraviolettem

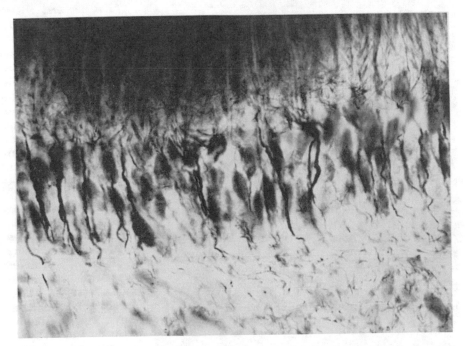

Abb. 84. KORFFsche „Fasern" am Rande der Pulpa des Erwachsenen; radiäre Fibrillenkegel strahlen in das Dentin ein, dessen Kanälchen und Odontoblastenfortsätze in der Mitte oben gut hervortreten. Prämolar eines 40jährigen *Menschen*, Technik wie Abb. 83, die 1100fach vergr. Photographie aus ORBAN (1929b) hier auf ³/₄ verkleinert.

Licht beobachteten bündeligen Fibrillenstrukturen nahe der inneren Dentinoberfläche auf diesen Aufsplitterungen, obwohl WALKHOFF nicht an sie gedacht hat. Unserer Meinung nach braucht man aber aus dieser Fibrillenanordnung durchaus keine Rückschlüsse auf einen Einbau von Pulpafibrillen zu ziehen, sondern sie erklärt sich ohne weiteres aus der Fibrillenentstehung in den Richtungen funktioneller Beanspruchung, der zufolge wir fibrilläre Strukturen, welche in diese Ausläufer des Dentins einstrahlen, von vornherein erwarten müssen. So wie in anderen Randschichten nehmen auch hier die Fibrillen in ihrem Bereiche argyrophilen Charakter an, soweit nicht überhaupt die ganze Masse homogen argyrophil und fibrillenfrei ist.

Auf diese Weise sind also die KORFFschen „Fasern" einbezogen in jene Prädentinschichte am inneren Rande des Dentins, die schon KÖLLIKER (1852) durch Kalilaugenbehandlung isoliert hat („KÖLLIKERsches Häutchen"), die dann FLEISCHMANN (1906, 1907a, 1910a) „Lamina terminalis interna" genannt hat. Sie stellt, wie schon auf S. 593 gesagt wurde, eine argyrophile, fibrillenfreie Randschichte dar, welche sich als NEUMANNsche Scheide auch in die Dentinkanälchen fortsetzt, was auch der Ansicht ORBÁNs (1929b) entspricht. Disse (1909a, 1909b) hat dieses Prädentin als „hyaline" Schichte, Williger (1907) als „unverkalkte" Randzone beschrieben. Auch Studnička (1909, S. 486) spricht von einer jüngsten, noch „unverkalkten" Schichte, die man immer an der inneren Fläche des Zahnscherbchens finde; er bestreitet allerdings (S. 487) gegenüber Fleischmann (1906), daß eine solche Schichte von Anfang an vorhanden wäre, und will sie erst beobachtet haben, wenn die in der ältesten (äußersten) Dentinschichte eingebauten Korffschen Fasersysteme samt ihren Fibrillenkegeln (s. unten) innen von einer später gebildeten, tangential gefaserten Dentinschichte überlagert sind. Wir werden auf diese Einzelheit noch bei den Anfangsstadien der Dentinentwicklung (S. 610) zu sprechen kommen.

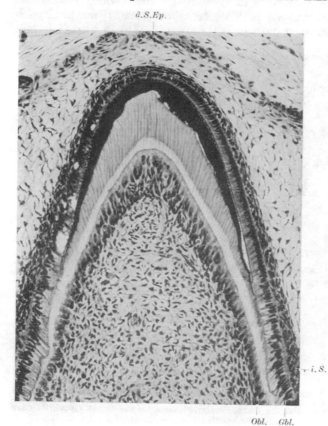

Abb. 85. Schmelz (schwarz), Dentin (grau) und Prädentin (lichtgrau) an der Spitze eines Kronenhöckers des 1. unteren Milchmahlzahnes. Menschlicher Embryo von 39 cm gr. L. Eisenhämatoxylin. *Obl.* Odontoblasten, *Gbl.* Ganoblasten, *i.S.* intermediäre Schichte. *ä.S.Ep.* äußeres Schmelzepithel. Vergr. 180fach.

Bei der erst später (S. 610) genauer zu besprechenden ersten Dentinentwicklung werden die besonders zahlreichen Korffschen „Fasern" samt Fibrillenkegeln in die Grundsubstanz mit eingebaut, wodurch die ältesten (äußersten) Dentinschichten dauernd radiäre Faserstrukturen enthalten. Diese Eigenart der am Beginn der Dentinbildung abgelagerten Schichten, die zuerst v. Korff geschildert hat, wird von Studnička (1907, 1909) durchaus bestätigt und durch weitere Angaben ergänzt. Auch v. Ebner hatte (1906b) das etwas abweichende Verhalten der äußeren Dentinoberfläche im Polarisationsmikroskop beschrieben, obwohl er später (1909) diese Einzelheit nicht ganz anerkannt hat, und Keil (1934, 1935b) hat diese Beobachtung bestätigt und genauer erklärt (vgl. S. 586). Als ein seltenes Vorkommen, das er für zufällig hält, gibt auch Gebhardt (1906) solche radiäre Faserstrukturen zu.

In viel größerem Ausmaße, nämlich durch die ganze Dicke des Dentins reichend, und sich in viel längere Faserbündel der Pulpa fortsetzend, finden sich radiäre Faserstrukturen bei *Selachiern*, wie schon Studnička (1909) beschrieben hat. Weidenreich (1925) erblickt in diesem radiärfaserig gebauten „Manteldentin" eine primitivere Dentinform, die bei höheren Tieren in wechselndem Ausmaße durch „circumpulpäres" Dentin verdrängt wird, so daß bei *Säugetieren* das Manteldentin meist nur auf die eben erwähnte Randschichte beschränkt ist. Die Korffschen Hypothesen über Dentinbildung im allgemeinen hat Weidenreich jedoch ausdrücklich abgelehnt (1928, 1931a) und hat betont, daß er einen Einbau von Pulpafibrillen nur für solches Manteldentin annehmen könne. Auf die radiären Fibrillen des *Selachier*-Dentins hat auch Walkhoff (1927b) hingewiesen. Von dem überwiegend, vielleicht sogar ausschließlich, radiärfaserigen Dentin der *Meerschweinchen-*

Molaren [Weidenreich (1925, Santoné (1935 a)] war schon oben die Rede. Es erscheint uns nicht ausgeschlossen, daß bei diesen dauernd wachsenden Zähnen diese Struktur mit den ungemein zahlreichen Korffschen Fasern, von deren mechanischer Bedeutung im folgenden die Rede sein wird, in Beziehung steht.

Inwieweit man die Korffschen Fasern an der inneren Dentinoberfläche mit Sharpeyschen Fasern vergleichen kann oder nicht, ist gewiß eine Frage, die der Erörterung wert ist. v. Ebner (1922) bestreitet das Vorhandensein Sharpeyscher Fasern für das Dentin des *Schweine*-Zahnes. Wir selbst möchten hervorheben, daß die typischen Sharpeyschen Fasern (z. B. Abb. 107) kollagene Fibrillenbündel darstellen, die, aus einem derben (fibrösen) Bindegewebe kommend, sich im Inneren des Knochens verschmälern. Die Korffschen Fasern dagegen sind gerade umgekehrt gegen die Pulpa zu verschmälert und entspringen aus dem Dentin mit einem Fibrillenkegel, soweit sie überhaupt Faserstrukturen enthalten. Trotzdem ist kaum zu bezweifeln, daß die Korffschen Fasern, sowie Sharpeysche Fasern, eine mechanische Bedeutung besitzen, wie man schon aus ihrer deutlichen Vermehrung am jeweiligen Rand des Dentinscherbchens, aber auch aus ihrer kolossalen Menge an dauernd wachsenden Zähnen (die wir auch selbst beobachtet haben) schließen muß. Und es ist möglich, daß ihre oben besprochene gewissermaßen inverse Anordnung gegenüber Sharpeyschen Fasern nur mit dem eigenartigen Bau des Pulpagewebes als eines zellreichen Bindegewebes ohne derbere Fibrillenbündel zusammenhängt. Interessanterweise beobachten wir nämlich im Wurzelbereiche bei einer mehr grob fibrillär gebauten Pulpa (Abb. 102) Fibrillenbündel, welche ganz nach Art Sharpeyscher Fasern ins Dentin hineinziehen.

7. Globulardentin, Interglobularräume und Tomessche Körnerschichte; Konturlinien.

Die Dentingrundsubstanz zeigt gelegentlich an entkalkten Schnitten eine ungleiche Färbbarkeit, indem in ihr wolkig-kugelige Figuren hervortreten (Abb. 76, 86). Derartige kugelig strukturierte Dentinpartien, die wir **Globulardentin** nennen können, beruhen darauf, daß sich die Kalksalze in der Grundsubstanz in Form von Kugelschalen ausbreiten. Bei vollständiger Verkalkung verschwinden diese jeweiligen Grenzflächen vollkommen. Tritt aber in irgendeinem Zeitpunkte eine Störung im Nachschub der Kalksalze ein, so kann sich an eine derartige Grenzfläche eine schwächer verkalkte oder sogar unverkalkte Partie anschließen. In letzterem Falle entstehen die vollständig unverkalkten, rings von verkalkten Kugelflächen begrenzten „Interglobularräume", die man auf Grund der ursprünglich auf Schliffe beschränkten Untersuchung des Dentins schon viel früher (s. unten) gekannt hat als den geringeren Grad ungleichmäßiger Verkalkung, das globuläre Dentin.

Schon Hollaender (1877) sind „areoläre" Dentinpartien aufgefallen und Couilliaux (1897) gibt bereits eine vollkommen richtige Erklärung dieses globulären Dentins, indem er hervorhebt, daß Interglobularräume verkalken, aber doch noch in Spuren zurückbleiben können. Ähnlich beschreibt auch Walkhoff (1901) das gelegentliche Zurückbleiben nachträglich verkalkter Interglobularräume in Form von „zarten Ringen". Von neueren Beobachtungen erwähnen wir die „Semilunarfelder" Cape-Kitchins (1930), das „Globulardentin" Kells (1934, 1935b), die „arkadenförmigen" Bildungen, die Korte (1932), und die Relikte „kugeliger Verkalkung", die W. Meyer (1932) und Erva (1934) beschrieben hat.

Seit Rainey (1858) bei Krystallisationsversuchen mit Kalklösungen kugelige Gebilde, sog. Calcosphärite, künstlich dargestellt hat, lag der Gedanke nahe, die Kugelformen im Dentin auf solche Gebilde zu beziehen, was auch bereits J. Tomes (1859) und Ch. Tomes (1876) angenommen haben. Harting (1872) hat derartige Versuche durch Einbringen von Kalklösungen in Hühnereiweiß fortgesetzt und Bütschli (1908) hat eine stark negative Doppelbrechung

der künstlichen Calcosphärite festgestellt. Nun nimmt das Verhalten der Dentinkugeln im polarisierten Lichte (vgl. S. 586 und Abb. 70) mit dieser Beobachtung
durchaus überein, wenn man nämlich fibrillenfreies Dentin untersucht, wie
Keil (1934, 1935b) es getan hat. An fibrillenhaltigem Dentin dagegen konnte
v. Ebner (1890a) keine Änderung der gewöhnlichen (Fibrillen-) Doppelbrechung
wahrnehmen, was ihn, wie auch Adloff (1930a), veranlaßt hat, das Vorhandensein von Calcosphärite in den Dentinkugeln zu bestreiten. Durch Keils Beobachtungen jedoch kann ihre Anwesenheit nunmehr als gesichert gelten.

Außer diesen kugeligen Strukturen kann man aber auch eine **Querstreifung
des Dentins** beobachten, die auf ein Vordringen der Kalksalze in gerader
Front, also auf eine strei-
fige Form der Verkalkung
schließen läßt. Diese Quer-
streifen haben mit den viel
weiter auseinanderliegenden
und anders angeordneten
Konturlinien (s. S. 607) nichts
zu tun und wurden unseres
Wissens zuerst von Andresen
(1898) beschrieben und auf
schichtweise Verkalkung zurückgeführt, welche Erklärung auch wir, in Übereinstimmung mit W. Meyer
(1932), beibehalten wollen.
Walkhoff (1901, 1924b), der
diese Strukturen ebenfalls als
etwas Besonderes anerkannt
und beschrieben hat, wollte
sie auf schichtenweise unverkalkte „v. Ebnersche Fibrillen" zurückführen, was
insoferne unrichtig ist, als die
kollagenen Fibrillen ja überall
unverkalkt sind und nur die

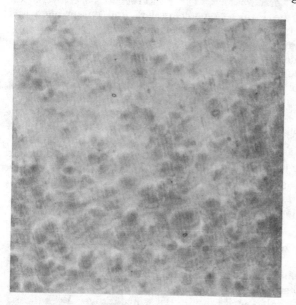

Abb. 86. Globulardentin am entkalkten Schnitt bei Hämatoxylin-
Kongorot-Färbung. 2. oberer Milchmolar. 2¹/₂jähriges Kind.
Vergr. etwa 100fach.

Kittsubstanz verkalkt. Auch Tojoda (1926) beschreibt bei menschlichen und
tierischen Zähnen an Bielschowsky-Präparaten neben der kugeligen Verkalkung auch eine schichtförmige, bei der die deutlich hervortretenden Schichten
wiederum eine sehr feine Unterteilung erkennen lassen. Sehr ausgeprägte Querstreifung hat auch Münch (1927b) beim *Gürteltier* beobachtet. W. Meyer, der
quergestreiftes Dentin vor allem in der Mitte des Kronendentins und auch im
Wurzeldentin beobachtet, bildet auch Stellen ab, an welchen streifige und kugelige
Form der Kalkausbreitung ineinander übergehen, und seiner Meinung nach
erklärt sich beides aus den von Liesegang (1909) bei Ausbreitung von Lösungen
in Gallerten beobachteten Figuren. Jedenfalls kann man diese engere auf Ver-
kalkungsdifferenzen beruhende Querstreifung ebenso mit den Prismenquerstreifen (S. 540) in Parallele setzen, wie man die weiter auseinander liegenden
Konturlinien den Retziusschen Linien (S. 550) vergleichen kann. Hervorzuheben wäre allerdings, daß die Prismenquerstreifung als eine an die Einzelprismen geknüpfte Verkalkungswelle nur gelegentlich als geradlinige Front auftritt, in der die Querstreifen in den Prismen auf gleicher Höhe liegen (vgl. S. 541).

Die auf vollständig unverkalkte Stellen zurückführende **Interglobularräume**
(Abb. 1, 87) erscheinen nur an Schliffen durch getrocknete Zähne, wenn die

rein organische Grundsubstanz dieser Stellen vertrocknet ist, als jene leeren Räume, derentwegen sie diesen Namen bekommen haben. W. MEYER (1925a, 1932) hat daher für diese Stellen den Namen „Interglobulardentin" vorgeschlagen. Der erste, der diese Bildungen beschrieben hat, war OWEN (1840, 1845), der sie noch für die Zellen des Zahnbeins hielt. Erst CZERMAK (1850) erkannte, daß es sich um (im Schliff leere) Räume handle, und gab ihnen den obigen Namen, glaubte aber noch, daß sie im Leben mit Flüssigkeit gefüllt seien. Aber schon KÖLLIKER (1852) vermutete mangelnde Verkalkung als die Besonderheit dieser zwischen den „Zahnbeinkugeln" gelegenen Stellen; so haben dann auch unter anderen KOLLMANN (1869b) und SALTER (1877) diese Räume als kalkfreien „Zahnknorpel" im Sinne dieses damals gebräuchlichen Wortes (S. 583) durchaus richtig charakterisiert und die von MORGENSTERN (1906a) neuerdings erwogene Erklärung durch fehlende oder poröse Grundsubstanz ist vollkommen abwegig. Nach den neuen Untersuchungen BARGMANNS (1934) sprechen diese interglobulären Grundsubstanzpartien gelegentlich auch auf Fettfärbung an. Auch der Umstand spricht für KÖLLIKERS Erklärung, daß schlecht verkalkte Zähne mit erhöhter Cariesdisposition vermehrte Interglobularräume zeigen, wie es schon MAC QUILLEN (1866) und BAUME (1882) beobachtet haben. So sind denn auch unter anderen WALKHOFF (1901), FEILER (1913a, 1923a), DIECKMANN (1925), ERVA (1934) bei dieser

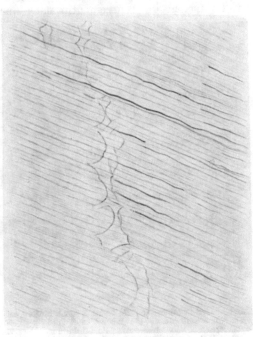

Abb. 87. Interglobularräume am Längsschliff durch einen menschlichen Backenzahn. Vergr. 240fach.

Erklärung geblieben. Sie findet ihre weitere Bestätigung darin, daß die Dentinkanälchen die Interglobularräume durchsetzen, ohne in ihnen eine Erweiterung zu erfahren oder zu enden. Dies wurde schon von einer Reihe älterer Autoren [WALDEYER (1871), HOLLAENDER (1877), SALTER (1877), HOEHL (1896), WALKHOFF (1901) u. a.] beobachtet und auch durch die neuesten umfassenden Untersuchungen [DIECKMANN (1925), ERVA (1934)] bestätigt. Auch die Fibrillenanordnung ist im Bereiche dieser kalkfreien Partien nicht gestört, was v. EBNER (1890a) durch die ungeänderte Doppelbrechung beweisen konnte.

Die Zurückführung der Interglobularräume auf Zellen wurde auch nach OWEN (l. c.) noch mehrfach versucht, so von HOPPE (1853), HANNOVER (1856), KOLLMANN (1869b, 1869c). WALDEYER (1871) und MORGENSTERN (1906a) behaupten, daß wenigstens gelegentlich Zellen eingeschlossen seien. Derartige, wohl im Bereiche des Möglichen liegende Zelleinschlüsse im Dentin (vgl. S. 590) haben aber dann mit den eigentlichen Interglobularräumen nichts zu tun und schon CH. TOMES (1876) und v. EBNER (1890a) haben sich dagegen ausgesprochen, daß man die Interglobularräume mit Zellen in Beziehung bringe. Seit man Schnitte von entkalktem Dentin herstellen kann, welche die Dentinkanälchen in der Grundsubstanz des Interglobulardentins erkennen lassen, ist auch eine andere Annahme gegenstandslos geworden, nämlich die, daß die Interglobularräume Erweiterungen der

Dentinkanälchen seien, wie es Lepkowski (1892) für die Tomessche Körnerschicht (s. unten) und Goldberg [1924 (!!)] sogar für alle Interglobularräume behauptet hat.

Interglobularräume wurden auch in *Säugetier*-Zähnen verschiedentlich beobachtet, so von Goldberg (1924) und Erva (1934) bei *Affen, Carnivoren* und *Huftieren*, von Breuer (1926) beim *Höhlenbären*, in besonders großer Zahl von Adloff (1930a) beim *Narwal*. Übrigens erwähnt schon Hollaender (1877) die auffallend stark hervortretenden Konturlinien (s. unten) bei *Cetaceen*. Dieckmann (1925) behauptet, daß sie in tierischen Zähnen durchschnittlich seltener sind als in menschlichen. Aber auch bei *Reptilien* wurden Interglobularräume beobachtet [Machado (1930), Schulte (1930)], ja sogar bei *Fischen* [Jacobshagen (1923)].

Eine Ansammlung kleiner und dichtgedrängter Interglobularräume, die man am häufigsten im Wurzeldentin nahe der Zementgrenze zu sehen bekommt

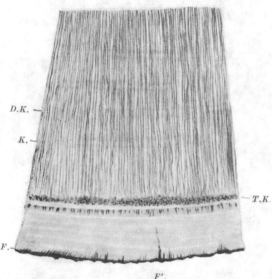

(Abb. 1, 88, 94), ist die **Tomessche Körnerschichte** [„granular layer", J. Tomes (1848)]. Auch bei diesen Interglobularräumen haben schon ältere Beobachter [Waldeyer (1871), Hollaender (1877), Hoehl (1896)] angegeben, daß sie von den Dentinkanälchen durchsetzt werden, was auch die neuesten Untersuchungen von Dieckmann (1925) und Erva (1934) bestätigen.

Es besitzt daher die Angabe, daß die Dentinkanälchen gerade diese Interglobularräume nicht durchsetzen, sondern daß sie in sie übergehen oder in ihnen endigen, oder wie immer man es ausgedrückt hat [Hertz (1866), Lepkowski (1892), Wetzel (1920), Mummery (1922b und 1924a), Hanazawa (1923b)], wenig Wahrscheinlichkeit. Da bei der Kleinheit dieser Räume die Feststellung ihrer schwächeren Lichtbrechung auf größere Schwierigkeiten stößt als bei den großen Interglobularräumen, so konnte hier auch die Deutung aufkommen, daß es sich um körnige Kalkmassen handle [Hannover (1856)]. Rudas

Abb. 88. Dentin (oben) und zellfreies Zement (unten) an einem Querschliff durch die Wurzel eines getrockneten Schneidezahnes vom *Menschen*. Fuchsinfüllung. Vergr. 80fach. *D.K.* Dentinkanälchen, *K.* Konturlinien, *T.K.* Tomessche Körnerschichte, *F.* Farbniederschlag an der Oberfläche, teilweise (*F'.*) in Röhrchen von Sharpeyschen Fasern eindringend. [Nach Schaffer (1933).]

(1901) glaubte Zellen in dieser Schichte zu beobachten und Weidenreich (1925, 1930b) glaubte, daß hier unverkalkte Fibrillen des „Manteldentins" (S. 602) vorliegen; auch Adloff (1930a) und W. Meyer (1932) vermuten, daß diese Schicht mit dem andersartigen Fibrillenverlauf des Manteldentins etwas zu tun habe.

Über Vorkommen und Verteilung der Interglobularräume läßt sich zunächst sagen, daß es menschliche Zähne ganz ohne Interglobularräume überhaupt nicht gibt, wenn auch ihre besondere Häufigkeit, wie schon oben erwähnt wurde, mit sonstigen Symptomen von schlechter Verkalkung und Cariesbereitschaft zusammenfällt [MacQuillen (1866), Baume (1882)]; auch nach Erva (1934) ergibt die Anamnese bei Zähnen mit besonders vielen Interglobularräumen meistens überstandene, stoffwechselstörende Krankheiten. Erva findet Interglobularräume in Milchzähnen durchschnittlich seltener als in Dauerzähnen. Dieckmann (1925) dagegen behauptet, sie seien in Milchzähnen zahlreicher, aber im allgemeinen kleiner. In den Dauerzähnen älterer Personen sind sie durchschnittlich seltener, offenbar weil die Möglichkeit einer sekundären Verkalkung mit der Lebensdauer zunimmt. Ganz allgemein läßt sich auch sagen, daß sie in den inneren, pulpanahen Dentinpartien seltener sind als in den äußeren [RUDAS (1901)]. Abgesehen von jenen Anhäufungen von Interglobularräumen, die sich im Bereiche der unten zu besprechenden Konturlinien finden, liegt die Mehrzahl der Interglobularräume nach DIECKMANN nahe der Schmelzdentingrenze in einem Streifen (Abb. 1), der im Bereiche der Schneiden (der Frontzähne) meist unterbrochen ist; am Zahnhals geht er in die TOMESsche Körnerschichte des Wurzeldentins über und im Milchzahn finden sich oft zwei Streifen von Interglobularräumen. Eine TOMESsche Körnerschichte ist im Wurzelbereiche nach GOLDBERG (1924) und ERVA immer zu finden, nach WALKHOFF (1924 b) und DIECKMANN aber doch nicht ganz konstant. Auch im Kronenbereiche kann sich nach RUDAS (l. c.) eine Körnerschichte finden und beim *Tapir* hat ADLOFF (1930 a), beim *Gürteltier* hat MÜNCH (1927 b) eine zusammenhängende Körnerschichte auch in der Krone festgestellt. Auch beim *Menschen* soll sie im Kronenbereiche in der Anlage regelmäßig zu finden sein (WALKHOFF, ERVA). Daß ihr gewöhnliches späteres Verschwinden im Kronenbereich jedoch auf Resorption von Dentinpartien an der Schmelzgrenze beruhe (WALKHOFF, MÜNCH), halten wir für durchaus unwahrscheinlich (vgl. S. 558).

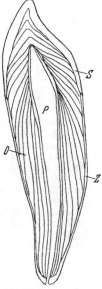

Eine befriedigende Erklärung für die konstante Entstehung einer Körnerschichte besitzen wir bis jetzt nicht. BENCZE (1927) will die Körnerschichte im Wurzelbereiche darauf zurückführen, daß die Verkalkung der oberflächlichen Dentinschichte im Zementbereiche Störungen ausgesetzt ist, die im Schmelzbereiche fehlen. DIECKMANN (l. c.) bringt die Anordnung der Räume in dem oben geschilderten Streifen mit bogenförmig verlaufenden Druckzonen in Zusammenhang, die im wachsenden Dentin durch die starre Hülle des Schmelzmantels entstehen. Daß den Interglobularräumen im allgemeinen und der Körnerschichte im besonderen eine mechanische Bedeutung zukomme, daß sie nämlich ein elastisches Ausweichen der Grundsubstanz bei Druckeinwirkungen ermöglichen, wird u. a. von PIETTE (1922) und GODBERG angenommen, während sich DIECKMANN gegen eine solche Funktion ausgesprochen hat und höchstens eine Speicherfunktion zugestehen will, was uns beinahe noch unwahrscheinlicher vorkommt. Ebenso beurteilen wir die Auffassung der Interglobularräume als „Lymphbahnen" [FISH (1930)], auch wenn man diesen Ausdruck durch die etwas weniger laienhafte Bezeichnung Stoffwechselbahnen ersetzt. Für eine nicht zufällige, sondern normale und funktionell bedingte Struktur hält auch MUMMERY (1922 b, 1924 a) die Körnerschichte, sagt aber nichts Näheres über ihre Bedeutung. BÖDECKER (1927 b) rechnet die Zonen von Interglobulardentin zu den sensitivsten Stellen des Zahnes, und es stimmt mit dieser Beobachtung überein, daß BERKELBACH (1934, 1935) Nervenverbindungen vom Periodontium durch das Zement bis ins Dentin für gesichert ansieht, und die Möglichkeit erwägt, daß diese Nerven im Bereiche der Körnerschichte einen Plexus bilden (vgl. S. 643).

Abb. 89. Schema der Dentinlamellen am Längsschliff eines menschlichen Schneidezahnes. *D.* Dentin, *P.* Pulpa, *S.* Schmelz, *Z.* Zement. [Aus v. EBNER (1890 a).]

Aus gehäuften Interglobularräumen bestehen schließlich auch die von OWEN (1840—1845) entdeckten **Konturlinien** (Abb. 78, 88), durch welche das Zahnbein manchesmal in deutliche „Dentinlamellen" zerlegt erscheint. Die Form dieser Lamellen auf der schematischen Abb. 89 läßt erkennen, daß sie jenen Schichten entsprechen, durch deren Anbildung das zuerst auf die Spitze des Zahnes beschränkte Dentinscherbchen (vgl. S. 476) allmählich die definitive Form gewinnt, wobei der fast der Längsrichtung parallele Verlauf der Konturlinien in der Wurzel zeigt, in welcher Weise sich das Längenwachstum der Wurzel mit der allmählichen Einengung des Wurzelkanales kombiniert. In letzter Zeit hat BRODERSEN (1930) dieses v. EBNERsche Schema der Dentinlamellen etwas modifiziert; er behauptet, daß die Grenzlinien der Lamellen in der lingualen Zahnhälfte etwas mehr parallel der Oberfläche, also steiler verlaufen als in der labialen. Schon CZERMAK (1850) führt die Konturlinien auf Interglobularräume zurück und diese Deutung wurde auch von KOLLMANN (1869 b) (wenigstens der Hauptsache nach), BAUME (1882), v. EBNER (1890 a), WALKHOFF

(1901), Weiss (1911), W. Meyer (1932) u. a. beibehalten. Walkhoff beweist diese Auffassung auch durch eine interessante Mißbildung, nämlich durch Zähne, welche als Bildungsdefekt auch äußerlich am Schmelz und Zement eine den Dentinlamellen entsprechende Schichtung erkennen lassen, die sich in außerordentlich deutliche, von besonders zahlreichen Interglobularräumen begleitete Konturlinien fortsetzt. Es entstehen also die Konturlinien höchst wahrscheinlich durch periodisch wiederkehrende Phasen schwächerer Verkalkung und die durch sie angedeutete Schichtung des Dentins läßt sich mit den durch Retziussche Streifen und Perikymatien angedeuteten Entwicklungsstadien des Schmelzscherbchens (S. 550) vergleichen. Daß auch eine den Prismenquerstreifen (S. 540) vergleichbare auf einem kürzeren oder kleineren Verkalkungsrhythmus beruhende Dentinquerstreifung, die viel enger ist als die Konturlinien, gelegentlich zu beobachten ist, wurde schon oben (S. 604) besprochen.

Eine zweite Art von Konturlinien, die nicht auf Interglobularräumen, sondern auf zonenweise vermehrten Seitenästchen der Dentinkanälchen beruht, hat Walkhoff (1901, 1924 b) beschrieben und Weiss (1911) hat ähnliche Bildungen auch bei einigen *Haustieren* beobachtet, ebenso Münch (1927 b) beim *Gürteltier*.

Die Konturlinien wurden von Mummery (1891) auf den schichtenweisen Einbau der Pulpafibrillen zurückgeführt; unsere Ansicht über einen Einbau von Pulpafibrillen in das Dentin haben wir schon auf Seite 599 auseinandergesetzt. Hollaender (1877) glaubte, die Konturlinien durch Krümmungen der Dentinkanälchen und einen dadurch wechselnden Fibrillenverlauf erklären zu können. Auch Kollmann (1869 b) will einen Teil der Konturlinien auf diesen Umstand zurückführen. Nun haben aber die durch Komplikationen im Kanälchen- und Fibrillenverlaufe bedingten Streifungen mit den eigentlichen Konturlinien nichts zu tun und beschränken sich beim Menschen auf die S. 606 besprochenen Schregerschen Streifen. Inwieweit die von Korte (1932) beschriebenen „arkadenförmigen" Strukturen mit Konturlinien zusammenhängen, entzieht sich unserer Beurteilung. Daß die Konturlinien den auf den Kraftlinien des Kaudruckes senkrechten „Niveauflächen" entsprechen, wurde von Piette (1922) angenommen; die kaum zu bezweifelnde entwicklungsgeschichtliche Erklärung ihres Verlaufes läßt wohl für diese mechanische Deutung der Konturlinien, die auf einem nur sehr beiläufigen Zusammenhang beruht, keinen Platz.

8. Dentinschmelzgrenze und Dentinzementgrenze.

Die Dentinschmelzgrenze wurde bereits im Kapitel Schmelz (S. 558) ausführlich besprochen. Die Dentinzementgrenze wird im Kapitel Zement (S. 622) erörtert werden.

9. Innervierung.

Die Innervierung des Dentins wird im Anschluß an die Nerven der Pulpa (S. 640) ihre Darstellung finden.

10. Dentinentwicklung.

Das Grundsätzliche der Dentinentwicklung wurde bereits bei Besprechung der Odontoblasten (S. 590) erörtert. Wir sind dort zu dem Ergebnis gekommen, daß die Dentingrundsubstanz der Hauptsache nach von den Odontoblasten produziert wird, und daß dieser Prozeß ein ähnlicher ist, wie er sich bei der Grundsubstanzbildung in allen Binde- und Stützgeweben abspielt. Hierbei haben wir auch die abweichenden Anschauungen über ein Zugrundegehen der Odontoblasten und über die Grundsubstanzbildung durch andere Pulpazellen besprochen und haben ferner gezeigt, daß die beiden viel umstrittenen Fragen, ob die Grundsubstanz von den Bildungszellen „abgeschieden" wird oder sich aus ihrem Cytoplasma durch „Umwandlung" bildet, sich gar wohl zu einer Synthese bringen lassen. Auch die Frage des Einbaues von Pulpafibrillen in die Grundsubstanz wurde in allen ihren literarischen Weiterungen gelegentlich der Korffschen Fasern (S. 598) besprochen und der dort gewonnene Standpunkt wird unten im Anschluß an die erste Dentinentwicklung auch in diesem Kapitel noch einmal kurz dargelegt werden.

Die **Entwicklung der Odontoblasten** vollzieht sich in einem Stadium, in dem das Schmelzorgan der Zahnanlage bereits Glockenform angenommen hat. Nach A. und E. LICKTEIG (1912) beobachtet man vor Ausbildung der hochprismatischen Odontoblasten (Abb. 17, 18) eine helle Randzone (die pulpawärts von der schon früher vorhandenen Membrana praeformativa liegt und nicht mit ihr identisch ist!), die als Ausdruck eines Spannungszustandes zwischen innerem Schmelzepithel und Pulpaoberfläche zu betrachten ist und in welcher sich Zellen wie Fasern dementsprechend radiär anordnen. Mit der Ausbildung der Odontoblasten als einer in der Richtung dieses radiären Zuges epithelartig angeordneten Zellreihe verschwindet diese helle Randzone. Die „primären" Odontoblasten [HOEHL (1896)] am Anfange der Dentinbildung (bzw. im Bereiche der jeweils jüngsten Dentinpartien an den Rändern des Dentinscherbchens) besitzen mehrere ins Dentin hineinragende Fortsätze [s. auch DE VRIES (1923), HELD (1926), v. KORFF (1928) u. a.], die sich später meist bis auf einen zurückbilden (Abb. 65, 66). Wie schon auf S. 570 erwähnt wurde, können einzelne Odontoblastenausläufer in diesen frühen Stadien bis zwischen die Ganoblasten vordringen. Weitere Einzelheiten im Bau der Odontoblasten, wie Zentriolen, Netzapparat, Plastosomen, wurden bereits auf S. 589 besprochen.

Die **Membrana praeformativa** [RASCHKOW (1838)] ist (vgl. S. 571) jene nur aus Grundsubstanz bestehende Grenzschichte des Bindegewebes gegenüber dem Epithel (z. B. Abb. 17), die wir heute als ein absolut gesetzmäßiges und allgemeines Vorkommen kennen, in diesem Sinne also gar nichts Besonderes und Auffallendes, wie schon MERKEL (1909) hervorgehoben hat. Eine solche Grenzschichte ist infolgedessen auch schon im Bereiche des Mundhöhlenepithels und der Zahnleiste (vgl. S. 477) nachzuweisen. Sobald daher die Dentinbildung einsetzt, muß diese bereits bestehende Grundsubstanzschichte in das Dentin mit eingebaut werden und muß andererseits an den Rändern des Dentinscherbchens in dieses übergehen (Abb. 80). Diese klare und einzig folgerichtige Auffassung der Membrana praeformativa hat schon v. BRUNN (1888) und nach ihm v. EBNER (1922) und v. KORFF (1932a) vertreten. Die an der Mehrzahl bindegewebiger Basalmembranen zu machende Erfahrung [PLENK (1927)], daß sie sich überkreuzende, netzartige Faserstrukturen enthalten, bestätigt sich auch hier. Schon HOEHL (1896) hat in der Membrana praeformativa überkreuzte Faserstrukturen beobachtet und die Angabe HANSENs (1899), daß das Dentin aus einem Fibrillennetze entstehe (vgl. unten), ist nur eine nicht sehr zweckmäßige Ausdrucksweise für obige Tatsache. Schon aus diesen Gründen sind alle Versuche, die Membrana praeformativa als eine epitheliale (cuticulare) Grenzhaut des inneren Schmelzepithels aufzufassen, vollkommen abwegig und der Gipfel der Konfussion wurde dadurch erreicht, daß eine Reihe älterer Autoren diese angeblich cuticulare Membrana praeformativa mit dem Schmelzoberhäutchen idenfiziert haben. Wir haben hierüber bei der Schmelzentwicklung (S. 574) ausführlich berichtet.

Dort wurde auch eine vielleicht wirklich existierende cuticulare Grenzschichte erwähnt, die aber erst bei der ersten Schmelzbildung auftritt, nämlich die von STUDNIČKA (1917) als „Membrana praeformativa substantiae adamantinae", von HELD (1926) als „Membrana epithelialis propria" beschriebene äußerst zarte Membran (Abb. 66). Nicht haltbar erscheint uns dagegen die Annahme PRENANTS (1924), daß eine cuticulare Grenzschichte zwischen Dentin und Ganoblasten existiere, aus welcher eine oberflächliche Dentinschichte „adamantinogenen" Ursprungs sich entwickeln soll.

Daß die **erste Dentinschichte** (und dementsprechend auch die jeweils jüngste Dentinschichte am Rande des Dentinscherbchens) Fasernetze enthält [HANSEN (1899)], haben wir gerade erwähnt und durch die ja unvermeidliche

Einbeziehung der netzfaserigen Membrana praeformativa erklärt. Im Bereiche dieser jüngsten Dentinpartien sind auch die bereits ausführlich besprochenen v. Korffschen „Fasern" (S. 597) am stärksten entwickelt (Abb. 80). Wir haben diese „Fasern" als kegelförmige Ausläufer der inneren Dentinoberfläche charakterisiert (Abb. 81), welche im Bereiche einer bereits etwas stärkeren Dentinschichte durch Fibrillenkegel in die tangentialen Fibrillen des Dentins übergehen. Die Korffschen „Fasern" selbst sind hier keine reinen Fibrillenbüschel, sondern, mindestens oberflächlich, fibrillenfreie argyrophile Grundsubstanz, also Prädentin, welches auch zwischen den Korffschen „Fasern" einen Saum in der inneren Dentinoberfläche bildet. Interessant ist die Beobachtung von de Vries (1923), daß diese Prädentinschichte sogar Plastosomen enthalten kann, was ja besonders eindrucksvoll für ihre „Abscheidung" durch die Odontoblasten spricht. Wie verhält sich nun diese, von vielen Autoren (vgl. S. 601) anerkannte Prädentinrandschichte im Bereiche der jüngsten Dentinpartien? Für diese hat nämlich Studnička (1907, 1909) das Vorhandensein der Prädentinschichte bestritten und soweit wir erst eine auf die Membrana praeformativa beschränkte Grundsubstanzschichte vor uns haben, existiert diese fibrillenfreie argyrophile Zone in der Tat nicht, was auch die unterste Partie der Abb. 80 erkennen läßt. Hier müssen auch die Fibrillenkegel der Korffschen „Fasern" in das flächenhafte Fasernetz der Membrana praeformativa und späteren jüngsten Dentinschichte übergehen, wie es von Korff schon in seinen ersten Arbeiten (1905, 1906a, 1906b, 1907) beschrieben und Studnička (l. c.) bestätigt hat. Diese frühesten, wirklich reine argyrophile Fibrillenbüschel darstellenden Korffschen Fasern werden auch in den jeweils zuerst gebildeten (ältesten und oberflächlichsten) Dentinpartien eingeschlossen, wodurch die (auch als „Manteldentin" charakterisierte) Eigenheit dieser Schichten (S. 602) zustande kommt. Das Fehlen von Prädentin bei der Bildung dieser allerersten Dentinanlage erklärt sich also aus den besonderen, offenbar mechanisch bedingten Strukturverhältnissen dieser jüngsten Randschichten und unserer Meinung nach ist Studnička (l. c.) nicht im Recht, wenn er deshalb die Prädentinrandschichte im übrigen Dentinbereiche nicht als Zeichen einer Grundsubstanzabscheidung durch die Odontoblasten gelten lassen will. Man wird viel eher annehmen können, daß das Auftreten einer deutlichen fibrillenfreien Prädentinschichte auf jene Stellen beschränkt bleiben muß, wo man schon von einer wirklichen Dentinschichte sprechen kann, deren Konsistenz eine solche, offenbar weniger widerstandsfähige Randschichte ermöglicht. Das gleiche gilt auch — mutatis mutandis — für die Appositionszone bei der ersten Knochenentwicklung. Auch die nur zarten Grundsubstanzschichten der von den alten Autoren fälschlich oft als (homogene) „Glashäute" beschriebenen Membranae propriae erweisen sich vom ersten Augenblick an als fibrillenhaltig, so daß wir auch für die in die Membrana praeformativa übergehenden Randschichten des Dentins nichts anderes erwarten können.

Von einem Einbau von Pulpafibrillen in das Dentin kann man also unserer Meinung nach (vgl. auch S. 598) nicht im Sinne v. Korffs u. a. sprechen; denn die Hauptmasse der tangentialen Dentinfibrillen ist sicher nicht auf diesen Einbau zurückzuführen. Ein solcher findet nur in jenem bescheidenen, gerade oben besprochenen Ausmaße in den jeweilig jüngsten Randschichten statt und macht sich daher auch dauernd in der Struktur des „Manteldentins" geltend. Auch A. und E. Lickteig (1912) sprechen bei dieser Übergangszone von einer „Maskierung" schon vorhandener Grundsubstanzschichten. Wir glauben, daß durch unsere Charakteristik der Korffschen „Fasern" und durch die ergänzenden obigen Ausführungen über die erste Dentinbildung diese Frage in einer natürlichen Weise gelöst wird. Wir schließen weder die (doch offensichtliche!)

Grundsubstanzbildung durch die Odontoblasten aus, noch lassen wir jene durch die absolute Kontinuität der extracellulären Massen gegebene Mitbeteiligung anderer Pulpazellen außer Acht, die man im Bereiche des durch die KORFFschen „Fasern" gegebenen Zusammenhanges zwischen Dentin und Pulpa annehmen muß.

Was die **Verkalkung** des Dentins betrifft, so sei zunächst aus der histochemischen Untersuchung von HINTZSCHE-BAUMANN (1933) hervorgehoben, daß sich schon vor der Dentinbildung in der Pulpa Calcium, Kalium und Phosphor nachweisen lassen, am deutlichsten in den Odontoblasten, im ganzen aber sind die Reaktionen schwächer als im Schmelzorgan (vgl. S. 576). Mit einsetzender Dentinbildung werden diese Reaktionen in den Odontoblasten deutlich stärker. Im Prädentin ist Kalium nicht nachweisbar und die Calciumreaktionen sind schwächer als in den tieferen Schichten. (Eine analoge Beobachtung läßt sich an der Appositionszone des Knochens machen.) Im Dentin nimmt der Kaliumgehalt mit dem Alter zu. Die über den Chemismus des Verkalkungsprozesses bestehenden Anschauungen wurden bereits bei der Schmelzverkalkung (S. 577) erörtert. Die Ausbreitung der Kalksalze wird überwiegend durch das Vordringen in Form kugeliger Figuren beherrscht, als deren Relikte wir das Globulardentin (S. 603) und die Interglobularräume (S. 604) kennengelernt haben. ANDRESEN (1921) vermutet, daß die bei Ausfällungen in Gallerten auftretenden „Keime" zum Ausgangspunkt solcher kugeliger Bildungen werden. Daß die „Zahnbeinkugeln" des Globulardentins oder in der Umgebung der Interglobularräume analoge Bildungen darstellen wie die künstlich hergestellten „Calcosphärite" wurde ebenfalls schon (S. 603) besprochen. Wir finden aber außer einem derartigen Vordringen der Kalksalze in von Kugelflächen begrenzten Fronten auch ein solches in geradlinigen Fronten, wodurch eine (im allgemeinen seltene) Dentinquerstreifung (S. 604) zustande kommen kann, die sich auch mit Globulardentin kombinieren kann [W. MEYER (1932)]. Die **Doppelbrechungserscheinungen** an fibrillenfreiem Dentin (S. 586) zeigen, daß die radiäre Anordnung der submikroskopischen Apatitkryställchen in den Calcosphäriten nur eine vorübergehende ist, welche der sonst üblichen (parallel zu den Fibrillen, zum Teil aber auch parallel zu den Kanälchen) Platz macht [KEIL (1934, 1935 b)]. Wir finden also durch diese Erfahrungen an den Feinstrukturen die Möglichkeit einer kugeligen wie einer streifigen Verkalkung gegeben. Dieser kleine **Rhythmus** der Verkalkung zeigt sich auch bei Vitalfärbungsversuchen [PROELL (1927)], ist aber im Dentin durchaus nicht mit der Regelmäßigkeit der Prismenquerstreifung im Schmelz zu beobachten. Außerdem finden wir auch noch einen — den Perikymatien und RETZIUSSchen Streifen des Schmelzes analogen — großen **Rhythmus**, durch welchen die Grenzflächen verschiedener Entwicklungsstadien des Dentinscherbchens in Form der Konturlinien (S. 607) festgehalten sein können.

In schlecht verkalkten Zähnen hat ORBÁN (1926a) gelegentlich beobachtet, daß den besser oder schlechter verkalkten Stellen des Dentins auch solche im Schmelz und Zement entsprechen. Dies läßt unserer Meinung nach darauf schließen, daß sich Entwicklungsstörungen in allen Hartsubstanzen des Zahnkeimes gleichzeitig geltend machen können.

Daß die Dentinentwicklung mit dem Zahndurchbruch noch nicht abgeschlossen ist, sondern das Dentin zeitlebens noch an Dicke zunimmt, haben wir schon am Anfang dieses Kapitels (S. 580) auseinandergesetzt. Wir werden dieses abweichend gebaute „sekundäre" Dentin im übernächsten Unterkapitel (S. 613) besprechen.

11. Experimentelles.

Die **Durchlässigkeit des Dentins für gelöste Stoffe** ist eine infolge der Durchsetzung mit Kanälchen von vorneherein zu erwartende Eigenschaft. Sie bestätigt sich unter anderem durch Versuche, die ADRION (1921) mit verschiedenen Salzen, WASSILIEW-MANJEWITSCH (1929) mit Chloriden angestellt haben. Die positiv ausgefallenen Versuche CHESSINAS (1929) über Diffusion von Ammoniak aus den absterbenden Zahngeweben wurden von Lukomsky-Rywkina (1929) und Lukomsky (1930) fortgesetzt und bestätigt; die Letztgenannten haben ferner, auch unter Heranziehung von Elektroosmose, die Durchgängigkeit für Ca-Salze erprobt und sie auch am lebenden Zahn bestätigt gefunden.

Von Vitalfarbstoffen wurde die Krappfärbung schon von Linderer (1837) erprobt, der, ebenso wie später Lieberkühn (1864), feststellen konnte, daß nur die während einer Fütterungsperiode neu gebildeten Grundsubstanzschichten gefärbt werden. Als wirksamen Farbstoff bei der Krappfütterung erkannte Gottlieb (1914) das Alizarin, welches eine Kalkverbindung eingeht. Das Historische dieser Färbetechnik ist ausführlich bei A. Bauer (1920) behandelt. Die Erfahrung, daß bei Krappfütterung nur die wachsenden Dentinpartien gefärbt werden, bestätigte auch die parenterale Einverleibung von alizarinsulfosaurem Natrium [Proell (1927)]. Auch mit Trypanblau erzielte Blotevogel (1923, 1924) nur eine Färbung der wachsenden unverkalkten, nicht aber der fertigen Dentingrundsubstanz, ebenso Proell (1927). Fish (1925) und Bertram (1934) berichten von einem Eindringen des Farbstoffes in die Kanälchen und überhaupt von keiner Färbung der Grundsubstanz Urbantschitsch (1927a) dagegen konnte an *Fledermaus*-Zähnen mit diesem Farbstoff auch die Grundsubstanz des fertigen Dentins färben, so wie er an diesem Objekt auch im Gegensatz zu anderen Untersuchern Vitalfärbung des fertigen Schmelzes (vgl. S. 549) beobachtet hat. Eine wirkliche Färbung fertiger Dentingrundsubstanz kommt auch durch Hämatoporphyrin zustande nach den schon auf S. 549 erwähnten Beobachtungen von Mackey-Garrod (1922) und Fraenkel (1924).

Von anderen am lebenden Zahn gemachten Erfahrungen und Versuchen wäre zunächst die schon von Papsch (1894) nach Pulpablutungen beobachtete Ausbreitung von Blutfarbstoff durch die Dentinkanälchen zu erwähnen, sowie die Beobachtung von Amalgamniederschlägen in den Kanälchen in der Nachbarschaft von Plomben [Applebaum (1929)]. Experimentell hat Fish (1927a, 1927b) in der Pulpa eines trepanierten *Hunde*-Zahnes Methylenblau in fester Form eingebracht und seine Weiterverbreitung durch die Dentinkanälchen festgestellt. Bertram (1934) deponierte in einen am lebenden *Hunde*-Zahn zwischen Schmelz und Dentin angefertigten Hohlraum verschiedene krystalloide und kolloide Farbstoffe, welche sich nach Abzementierung der Höhle in den Dentinkanälchen des lebenden Zahnes weiterverbreiteten, wobei sich die kolloiden Farbstoffe auf den Dentinstreifen im Bereiche der Farbkavität beschränkten.

Am toten putpahaltigen (und auch am mazerierten) Zahn hat Urbantschitsch (1927a) die Diffusion von Silbernitrat von den Kanälchen durch die Neumannschen Scheiden bis in die fibrillenhaltige Grundsubstanz beobachtet, was auch mit den Erfahrungen Smrekers (1926, 1930) bei Injektion von Silbernitrat in die Pulpahöhle übereinstimmt. Bei Kataphoreseversuchen mit Safranin erzielte Urbantschitsch ein gleiches Ergebnis.

Die schon auf S. 591 erwähnte Weiterverbreitung von Tusche in den Dentinkanälchen erfolgt nach den Experimenten von Fritsch (1914), Urbantschitsch (1927a) und Fish (1926, 1928, 1930) sowohl bei Injektion von der Pulpa aus wie bei Einbringung in die lebende Pulpa.

Über Fettgehalt der Odontoblastenfortsätze unter normalen und pathologischen Verhältnissen liegen die schon auf S. 592 besprochenen Arbeiten von Nakamura (1925), R. Weber (1926a), Willner (1926), Bargmann (1934) und Kokubun (1935) vor. Besonders bemerkenswert erscheint uns die Angabe des letzteren Autors, daß auch die unverkalkte Grundsubstanz von Interglobularräumen Fettfärbung zeigen kann. Über eine durch abnorme Fettfütterung erzielte Verfettung berichtet Mori (1924).

Das Vorhandensein eines Stoffwechsels im Dentin kann also gar keinem Zweifel unterliegen, und zwar muß man sich diesen nicht bloß als einen an die Capillaritätswirkung der Dentinkanälchen geknüpften Prozeß vorstellen, sondern als einen viel komplizierteren Vorgang, bei welchem auch die lebenden Zellausläufer in den Kanälchen eine Rolle spielen. Die Behauptung Fleischmanns (1911), auch das Dentin eines Zahnes mit devitalisierter Pulpa besitze noch einen richtigen Stoffwechsel, ist also höchst anfechtbar. Dieser Stoffwechsel, der ja auch die Voraussetzung für den kaum zu bestreitenden Schmelzstoffwechsel (S. 547) bildet, vollzieht sich sowohl von der Pulpa zur Schmelzgrenze, wie auch umgekehrt von dieser zur Pulpa. Für letztere Behauptung spricht unter anderem die oben angeführte Ausbreitung von Farben aus einem an der Schmelzgrenze angelegten Farbdepot [Bertram (1934)] sowie auch der Versuch von Noyes-Ladd (1929), welche Eisenverbindungen, die unter Druck auf die äußere Dentinoberfläche des *Hunde*-Zahnes appliziert worden waren, auch in submaxillaren Lymphknoten nachweisen konnten. Daß auch im fertigen Dentin noch ein Kalkstoffwechsel stattfindet [s. auch Sommer (1923), Pflüger (1932)], ergeben schon die Erfahrungen über verkalkte Interglobularräume (S. 606); aber auch der Abbau des Calciums im Dentin zur Neutralisierung des bei Diabetes erhöhten Säuregehaltes (Pflüger), gehört in dieses Kapitel, sowie die Beobachtungen über Verschlechterung des Verkalkungszustandes bei manchen Krankheiten (S. 556) oder bei den unten besprochenen Fällen von

Mangeldiät. Für die im Kalkstoffwechsel zutage tretende Beteiligung der Grundsubstanz sprechen ja auch einige der oben angeführten Färbungsexperimente. Schließlich sei auch noch an den transitorischen, in der Richtung zum und vom Schmelz verlaufenden Kalkstoffwechsel (PFLÜGER) erinnert, für welchen uns auch die Biologie des fertigen Schmelzes Anhaltspunkte liefert.

Von den zahlreichen, schon auf S. 522 genannten Untersuchungen über die Wirkung einer Mangeldiät und besonders von Avitaminosen erwähnen wir hier in erster Linie die Beobachtungen von HÖJER-WESTIN (1924) und WESTIN (1926) an Versuchstieren, welche an Skorbutsymptomen litten. Das fertige Dentin wird durch Abbau, welcher zu beträchtlicher Erweiterung der Kanälchen führt, porös und das in der Versuchsperiode neugebildete Dentin nimmt den Charakter eines porösen „Pulpaknochens" an. Die histologisch weniger eingehende Untersuchung HOWEs (1931) berichtet von einem Sistieren der Dentinneubildung.

Über die Experimente mit Hormonen und am endokrinen System wurde ebenfalls schon früher (S. 520) berichtet.

12. Sekundäres (irreguläres) Dentin und Pathologisches.

Wir verweisen für alle in diesem Abschnitt behandelten Fragen in erster Linie auf EULER-MEYER (1927).

Zu den erst nach dem Durchbruch entstehenden sekundären (irregulären) Dentinbildungen rechnet man einerseits die zur physiologischen Altersverdickung des Dentins (S. 580) führende Dentinanbildung und andererseits die auf außergewöhnliche Reize entstehenden Reaktionsformen (Dentikel, Schutzdentin u. ähnliches). Es gibt für diese Bildungen keine einheitlich anerkannte Namengebung, insoferne die Ausdrücke sekundäres Dentin und

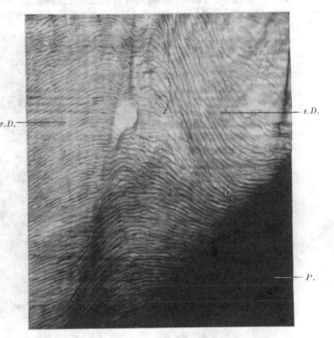

Abb. 90. Sekundäres Dentin (s.D.), dessen Kanälchenverlauf von dem des primären Dentins (pr.D.) abweicht, P. Pulpa. Goldpräparat, menschlicher Zahn. Etwa 500fach vergr. Photographie.

irreguläres Dentin beide sowohl als Sammelname wie auch als Teilbezeichnung gebraucht werden. So verwenden z. B. BUNTING (1912) oder SIGMUND-WEBER (1926) den Ausdruck „sekundäres Dentin" im althergebrachten Sinne als Sammelnamen sowohl für Altersdentin wie auch für Reaktionsformen. FLEISCHMANN (1911, 1922a) hat dagegen als „sekundäres Dentin" nur das Altersdentin bezeichnet, die ins pathologische Gebiet gehörenden Reaktionsformen dagegen als „Ersatzdentin" oder als „irreguläres Dentin". Seinem Beispiel haben sich unter anderem PORT-EULER (1920) und KANTOROWICZ (1927) angeschlossen. Der Schöpfer des Ausdruckes „irreguläres Dentin", P. REICH (1907, 1908), hat dagegen das Wort als Sammelnamen für physiologische und pathologische Dentinneubildungen gebraucht, wie z. B. auch G. FISCHER-LANDOIS (1908), G. FISCHER (1910b), KIVIMÄKI (1930). Man kann gegen den Sammelnamen „irreguläres Dentin" einwenden, daß das Altersdentin nichts Irreguläres (Unphysiologisches) sei, kann aber auch für ihn ins Treffen führen, daß das Altersdentin doch irregulär, nämlich abweichend gebaut sei. Das Beste wird wohl sein, wenn man rebus sic stantibus die beiden feindlichen Ausdrücke promiscue gebraucht, wie wir es hier tun, und dazu sagt, was man meint, was ja meist das Endergebnis des durch überflüssige Namensverbesserungen entstehenden Chaos ist.

Man hat ursprünglich geglaubt, die Bildungszellen der Dentinneubildungen müßten unbedingt der Odontoblastenreihe des primären Dentins entstammen, mußte aber diese allzu engherzige Annahme zugunsten der viel natürlicheren Auffassung revidieren, daß Odontoblasten für sekundäre Dentinbildungen jederzeit aus Pulpazellen entstehen können, wie es schon Weil (1890) vermutet hat und wie es später Andrews (1902), Fleischmann (1908 b), G. Fischer-Landois (1908), Euler (1927 a), G. Fischer (1933), Hattyasy (1933) u. a. annehmen.

Der abweichende Bau der Dentinneubildungen kann sich darauf beschränken, daß die Kanälchen von der Verlaufsrichtung im primären Dentin abweichen (Abb. 90, 92), was auch im‚unkompliziertesten Fall von Altersdentinverdickungen immer zu beobachten ist. Darüber hinaus finden sich dann Unregelmäßigkeiten im Kanälchenverlauf und Abknickungen [Wirth‚(1922), Feiler (1923 a)] oder kanälchenfreie Stellen [P. Reich (1908), Jasswoin (1933 a)] somit ein einem zellenlosen Knochen gleichendes Gewebe. Auch Gefäße können in sekundärem Dentin teils vereinzelt vorkommen [Avanzi (1894), Ch. Tomes (1923) Abb. 73 u. a.] teils so zahlreich, daß manche Autoren ein „Vasodentin" beschrieben haben, z. B. v. Metnitz (1903) in den an Reaktionsformen besonders reichen Elefanten-Stoßzähnen oder Wedl (1867) im Callus-Dentin bei Zahnfrakturen. Solche Stellen im irregulären

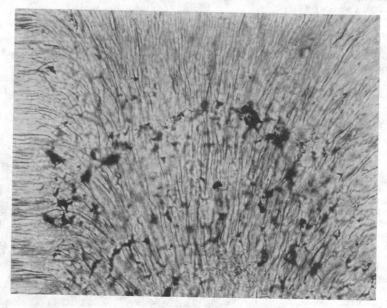

Abb. 91. Sekundäres Dentin mit besonders zahlreichen Interglobularräumen. Luftgefüllter Längsschliff, menschlicher Schneidezahn. Etwa 180fach vergr. Photographie.

Dentin entsprechen aber nicht genau dem bei Fischen vorkommenden eigentlichen „Vasodentin" (vgl. S. 617), wie besonders Adloff (1930 a) hervorgehoben hat unter Hinweis darauf, daß echtes Vasodentin bei Säugetieren überhaupt nicht vorkommt. Schließlich finden sich alle Übergänge von Dentin mit eingeschlossenen Odontoblasten [P. Reich (1908), Jasswoin (1933 a)] bis zu „Osteodentin". Letzteres wurde z. B. in retinierten Zähnen gefunden [Zuckerkandl (1885), Ellenberger-Baum (1892)], in angeborenen (vgl. S. 518) Zähnen [Schröder-Moral (1918), Pflüger (1926)], bei Zahnfrakturen [Hohl (1870), Wedl (1870)], in Dentikeln (s. unten) [v. Metnitz (1903), Rudas (1904 b u. a.)]. Hiermit kommen wir dann zu Fällen, wo die Pulpa auch ganz typisches Knochengewebe produziert, eine seinerzeit umstrittene Möglichkeit, an der heute wohl nicht mehr zu zweifeln ist (vgl. S. 645). Schließlich werden auch Verkalkungen der Pulpa beschrieben, welche unter den Begriff verkalkten Bindegewebes fallen (vgl. S. 503), z. B. von Rudas (1904 b), Delamore (1923), Fridrichowsky (1927), Gaini (1930).

Daß die Altersverdickung des Dentins (die Anlagerung von „sekundärem" Dentin im Sinne Fleischmanns u. a.) als ein physiologischer Prozeß zu betrachten ist, wurde schon unter Besprechung der einschlägigen Arbeiten und des Ausmaßes dieser Verdickung auf S. 580 auseinandergesetzt. Viele Forscher [z. B. G. Fischer (1910 b und 1933), Bunting (1912), Sigmund-Weber (1926), Mackauf (1927)] führen auch diese physiologische Dentinneubildung (ähnlich den pathologischen) auf einen Reiz zurück, als welcher die Kautätigkeit in Betracht kommt. Unsere Abbildungen 90 und 92 zeigen den abweichenden Verlauf der Kanälchen in den sekundären Altersdentinschichten, das Sekundärdentin der Abb. 91 zeigt außerdem auch gehäufte Interglobularräume. Die vom Kanälchenverlauf abhängige Fibrillen-anordnung bewirkt auch abweichende Färbung sekundärer Dentinpartien im Polarisations-mikroskop (Abb. 34). JASSWOIN (1933a) will die auch im Altersdentin vorkommenden Stellen kanälchenfreien Dentins durch Alleinvorkommen der von ihm als eigentliche Grundsubstanz-bildner betrachteten, fortsatzlosen „radiären Zellen" (vgl. S. 590) erklären. Unserer Meinung nach sind jedoch solche Stellen kein Beweis für eine alleinige Grundsubstanzbildung durch fortsatzlose Zellen, sondern gehören in das Gebiet der oben besprochenen atypischen Ge-websbildungen. Die mit einer sehr ausführlichen Literaturbesprechung aller Dentinneu-bildungen ausgestattete Arbeit von KIVIMÄKI (1930) bringt an eigenen Beobachtungen vor allem solche über Altersverdickungen des Wurzeldentins (neben Angaben über patho-logische Veränderungen im Wurzelbereiche). Der auch von ihm beobachtete abweichende Verlauf der Dentinkanälchen an den Wurzelverzweigungen wurde von uns schon bei Ent-stehung dieser Nahtlinien (S. 506) erwähnt.

Die bereits zu den pathologischen Reaktionsformen der Dentinneubildung zu zählenden Dentikel [ISZLAI(1891) nannte sie „Odonthele"] werden in adhärente (mit der Dentinwand

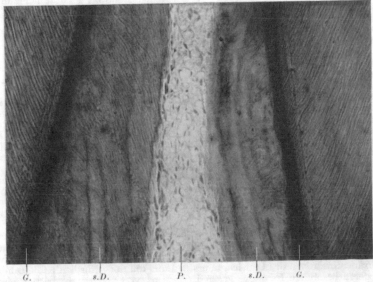

G.   s.D.   P.   s.D.   G.

Abb. 92. Starke Einengung der Pulpa (*P.*) durch sekundäres Dentin (*s.D.*), *G.* Grenze zum primären Dentin Schneidezahn vom Erwachsenen. Etwa 160fach vergr. Photographie.

der Pulpa in Verbindung stehende) und in freie unterschieden. Im Banne der Vor-stellung, daß Odontoblasten nur aus der Odontoblastenreihe stammen könnten, dachte man ursprünglich, daß alle Dentikel durch Abfaltung von der Dentinwand entstünden [z. B. WEDL-HEIDER (1864b)] und dementsprechend behauptete auch v. METNITZ (1903), selbst freie Dentikel seien ursprünglich wandständig. Dagegen führte die von WEIL (1890) auch für Dentikel vertretene Annahme einer Odontoblastenentstehung aus Pulpazellen dazu, daß man auch eine selbständige Entstehung freier Dentikel gelten ließ, ja sogar eine manchesmal sekundäre Entstehung adhärenter Dentikel aus freien in Erwägung zog [FLEISCHMANN (1908b)]. Für große „hochorganisierte" (aus annähernd normalem Dentin bestehende) Dentikel erwägt FRIDRICHOWSKY (1927) heute noch eine Entstehung durch Abfaltung während der Zahnentwicklung. Sonst aber glaubt er, daß Dentikel durch Epithel-nester in der Pulpa (vgl. S. 646) ausgelöst sein können; auch ORBÁN (1927e) veröffentlicht eine derartige am *Ziesel* gemachte Beobachtung, wobei es sich um Zellen der Epithel-scheide der Wurzel handelt. HATTYASY (1933) behauptet allerdings von einem hoch-organisierten freien Dentikel, den er in einem *Hunde*-Molaren gefunden hat, daß er ohne Reiz eines Epithelrestes frei an der Pulpa entstanden sein dürfte. Wir erwähnen noch die besondere Häufigkeit von Dentikeln in den Stoßzähnen des *Elefanten*, die offenbar sehr häufig Verletzungen ausgesetzt sind, worüber schon BUSCH (1889) viele Beobachtungen veröffentlicht [vgl. auch v. METNITZ (1903)], und an Einzelbeobachtungen die Arbeiten von RUDAS (1904b) und WILLNER (1907).

Die ausgesprochenste Reaktionsform unter den Dentinneubildungen stellt das sog. Ersatz- oder Schutzdentin dar, welches vor allem bei Caries und auch dann auftritt, wenn Dentin durch Abkauung verloren geht, so daß im letzteren Fall der Substanzverlust fast nie zu einer Eröffnung der Pulpahöhle führt (vgl. aber S. 646). Über die Bildung von sekundärem Dentin nach Abkauung berichtet auf Grundlage eines größeren Untersuchungsmaterials Antoniotti (1926). Schon Magitot (1866) beobachtete bei Caries einen die zerstörten Gewebspartien ersetzenden inneren Anbau von Dentin und Gysi (1900 b) führte schließlich den exakten Nachweis für das Bestehen einer derartigen Schutzdentinbildung, mit der sich unter anderem auch die Arbeiten von W. D. Miller (1903c), Williger (1907) und Wunsch-heim (1912) beschäftigen. Experimentelle Untersuchungen hierüber hat Fasoli (1911) angestellt. Daß die Pulpa durch Schutzdentin oft ganz verdrängt sein kann, hat schon J. Tomes (1848) beschrieben [auch Haas (1906)]. Eine Ersatzdentinbildung in Milchzähnen war zunächst bestritten, bis v. Metnitz (1889) sie nachwies, und selbst retinierte Zähne können, wenn sie arrodiert werden, Ersatzdentin bilden [Williger (1909), W. Bauer (1914)]. Wir erwähnen noch die neueren Beobachtungen über Schutzdentin bei Caries von Hanazawa (1923 b), Kivimäki (1930) und G. Fischer (1933), der schon bei Frühstadien von Caries eine durch Hypertrophie der Odontoblasten und sekundäre Dentinbildung sich äußernde Fernwirkung beobachtete. In das Gebiet der Ersatzdentinbildung gehört auch (zum Teil) das bei Zahnfrakturen auftretende Callusgewebe, wovon auch auf S. 645 und 662 die Rede sein wird.

Zu den Abweichungen vom normalen Bau des Dentins zählen schließlich auch die Altersveränderungen, von welchen wir die physiologische Verdickung schon besprochen haben. Wir erinnern ferner an den von Brodersen (1930) behaupteten Umbau der Fibrillen-anordnung (S. 597) und die nach Gerlach (1930) damit verbundene Zunahme des Ca-Gehaltes (S. 585), sowie an eine als Altersveränderung zu wertende besondere Art von Transparenz (S. 582 u. 595), die auf Einengung der Kanälchen beruht.

An **anderen pathologischen Veränderungen** erwähnen wir zunächst die Caries. Man führt die der Zerstörung vorausgehende Entkalkung des Dentins, sowie die des Schmelzes (vgl. S. 579), nicht auf primäre Säureproduktion durch retinierte, sich zersetzende Nahrungsmittel zurück, sondern auf Säureproduktion der durch Retentionen begünstigten Bakterien [Kantorowicz (1911, 1912)]. Die in der Nachbarschaft cariöser Herde reaktiv auftretende, auf Kalkeinlagerung in die Dentinkanälchen beruhende Transparenz wurde schon auf S. 582 besprochen. Nach Coyne-Cavalié (1905 b) kommt es im Bereich der zerstörten, wie auch der erst erweichten Dentinpartien zu Abbauvorgängen durch Ostoklasten. Als eine Caries-studie, die eine große Menge Literatur verarbeitet, erwähnen wir Hanazawa (1923 b). Von Schutzdentinbildung bei Caries war schon oben die Rede.

Bei der Resorption von Dentin macht Kronfeld (1927a) die Beobachtung, daß „unverkalkte" Dentinpartien, ebenso wie die „unverkalkten" Säume am Knochen, von der Resorption durch Ostoclasten verschont bleiben. Wir glauben, daß die gegen Kron-felds Beobachtungen am Knochen erhobenen Einwände (S. 662) auch für das Dentin Geltung haben, daß es sich nämlich bei den Appositionszonen am Knochen, ebenso wie bei den Prädentinsäumen des Dentins, in erster Linie um noch fibrillenfreie Grundsubstanz handelt, deren besondere Resistenz gegen Resorption von anderen bestritten wird. Wohl aber mag sich das Erhaltenbleiben solcher Säume aus dem oft innigen Ineinandergreifen von Resorption und Apposition erklären.

Über Verfettung der Odontoblastenfortsätze siehe S. 592, über abnorm transparentes Dentin S. 582.

Die Auswirkungen endokriner und hormonaler Störungen auf das Dentin ergeben sich in allgemeinen Umrissen aus den Besprechungen einschlägiger Arbeiten auf S. 520, bezüglich Mangeldiät und Avitaminosen verweisen wir auf S. 522. Das histologische Bild der als Skorbut bezeichneten Avitaminose wurde im vorigen Unterkapitel (S. 613) besprochen. Hier sei noch kurz auf die Dentinveränderungen bei Tetanie und Rachitis verwiesen, die nach Fleischmann (1909, 1910b) ganz ähnliche sind, wobei erstere Erkrankung mit gestörter Epithelkörperchenfunktion zusammenhängt, letztere eine Avitaminose ist; daß Hormone und Vitamine in ihren Wirkungen oder Ausfalls-erscheinungen sehr ähnlich sein können, ist ja eine auch sonst mehrfach belegte Erfahrung. Für die Rachitis behauptet Gottlieb (1920a, 1925b) eine Verlangsamung der Dentin-anbildung, W. Bauer aber (1925c) stellt eine solche bestimmt in Abrede und erblickt das wesentliche in einer abnormen Breite der „unverkalkten" Randschichte des Dentins.

13. Vergleichendes.

Wir verweisen zunächst, so wie beim Schmelz, auf die zusammenhängende vergleichende Darstellung bei Ch. Tomes (1923) und Mummery (1924a). Es sei ferner darauf aufmerksam gemacht, daß auch bereits in manchen der vorangehenden Unterkapitel sich Hinweise auf Vergleichendes finden.

a) Über verschiedene Dentinarten.

Es ist heute unmöglich, die von verschiedenen Autoren gegebenen Dentineinteilungen auf eine Formel zu bringen, und wir müssen uns darauf beschränken, die wichtigsten auf diesem Gebiete gebrauchten Namen in ihrer oft gegensätzlichen Verwendung zu charakterisieren. Hierbei wollen wir in erster Linie die begriffliche Bestimmung gewisser Bezeichnungen durch CH. TOMES (1876, 1878, 1889, 1898a, 1923) und MUMMERY (1924a) einerseits und RÖSE (1897) andererseits berücksichtigen. Ausführliche historische Auseinandersetzungen über diese Begriffe enthalten die Arbeiten von WEIDENREICH (1925, 1930b) und THOMASSET (1929, 1930), die aber beide selbst wieder zu neuen und abweichenden Einteilungen kommen.

Unter Orthodentin versteht man das für *Mensch* und *Säugetiere* typische Dentin, zellfrei und nur von den Odontoblastenausläufern durchsetzt (daher kanälchenhaltig) und ohne Blutgefäße. Doch kommen auch im *Säugetier*-Dentin in einigen wenigen Fällen (s. unten) habituell Gefäße vor, ganz abgesehen von den im sekundären oder irregulären Dentin häufig beobachteten Unregelmäßigkeiten. Übrigens ist das Orthodentin auch bereits bei *Fischen* in ausgedehntem Maße vertreten.

Unter Vasodentin hat OWEN (1840—1845) ursprünglich alle möglichen von Gefäßen durchsetzten Dentinvorkommen verstanden. CH. TOMES beschränkt jedoch diesen Ausdruck auf kanälchenfreies, von zahlreichen capillaren Blutgefäßen durchsetztes Dentin, wie es vor allem bei den *Schellfischen (Gadidae)* in charakteristischer Ausbildung zu finden ist, wo es aber auch fließende Übergänge zu kanälchenhaltigem Orthodentin aufweist. Auch RÖSE schließt sich dieser Begriffsbildung an und betont, daß sich echtes Vasodentin auf einige *Fisch*-Familien beschränke. Da TOMES (im Gegensatz zu anderen) unter „Osteodentin" (s. unten) ebenfalls ein kanälchenfreies Dentin mit Gefäßen verstanden hat, so bereitet ihm die Abgrenzung beider Begriffe (1878) begreifliche Schwierigkeiten.

CH. TOMES hat von den gefäßhaltigen Dentinvorkommen aber auch noch das sog. Plicidentin (1898a) abgespalten. Er versteht darunter ein im Gegensatz zum Vasodentin Dentinkanälchen enthaltendes Hartgewebe, das nicht von einfachen Capillaren, sondern von einem oft sehr komplizierten System gefäßhaltiger Pulpaverzweigungen durchsetzt ist, wodurch die Dentinsubstanz oft reich gefaltet erscheint. Dieser Begriff deckt sich mit RÖSES Trabeculardentin und man wird als wenig komplizierte Fälle dieser Dentinart auch die wenigen gefäßhaltigen Dentinvorkommen bei *Säugetieren* (S. 618) betrachten können. Der Begriff Plicidentin wird von THOMASSET (l. c.) allerdings wieder aufgelöst, worauf wir aber nicht näher eingehen wollen.

Osteodentin im Sinne OWENS (l. c.) ist ein Mischgewebe, das sowohl Knochenzellen wie Dentinkanälchen enthält. Auch RÖSE gebraucht das Wort in diesem Sinne. Von dem abweichenden (kaum recht haltbaren und abgrenzbaren) Begriff, den CH. TOMES mit diesem Worte verbindet, war schon oben die Rede. Naturgemäß kommen Übergänge zu reinem zellhaltigem Knochen, aber auch zu dem bei *Fischen* verbreiteten zellenlosen Knochen vor.

Das Wort Vitrodentin, das eine Anspielung auf die glasartig harte Beschaffenheit gewisser Schichten enthält, wird zwar immer für ein von Dentinkanälchen freies Gewebe verwendet, ist aber insoferne vieldeutig, als ein Teil der so bezeichneten Bildungen wohl dem Schmelz zuzuzählen ist (vgl. S. 579), so die bei *Selachiern* beschriebenen „Vitrodentin"-Schichten [OWEN (l. c.), KLAATSCH (1890), HERMANN (1922)]. Dies gilt wohl auch für das „Vitrodentin" an Zähnen fossiler *Kotylosaurier* [BROILI (1927)]. THOMASSET (l. c.) rechnet die fragliche Schichte bei *Selachier*-Zähnen zum „Syndentin", das er für ein Mischgewebe von Dentin und Schmelz hält. RÖSE verwendet das Wort Vitrodentin für alle Dentinpartien, die frei von Dentinkanälchen, Zellen und Gefäßen sind.

Zwei neue Begriffe hat WEIDENREICH (1925, 1930b) in die Dentinklassifikation eingeführt mit seinem Manteldentin und circumpulpären Dentin, die wir schon im Anschluß an die KORFFschen Fasern (S. 602) erwähnt haben. Es liegt dieser Unterscheidung die schon von STUDNIČKA (1907, 1909) gemachte Beobachtung zugrunde, daß in manchen *Selachier*-Zähnen ausgedehnte Dentinpartien radiärfaserig gebaut sind, während im menschlichen Zahn die radiären Faserstrukturen auf die älteste (äußere) Randschichte des Dentins beschränkt sind, in welcher es wirklich zu einem Einbau KORFFscher Fasern kommt (vgl. auch S. 610). WEIDENREICH stellt dieses beim *Säuger*-Zahn sehr reduzierte Manteldentin in Parallele zu dem primitiveren „Faserknochen" [geflechtartigen Knochen unserer Einteilung (S. 503)], das viel mächtigere circumpulpäre Dentin aber vergleicht er wegen der Fibrillenüberkreuzungen mit dem höher organisierten „Schalenknochen" (lamellären Knochen). Es läßt sich diese Einteilung aber keineswegs im Sinne einer im Laufe der Phylogenese zunehmenden Komplikation aufrechterhalten und ist schon bei *Selachier*-Zähnen nicht allgemein durchführbar. Auch v. KORFF (1928, 1930b, 1930c) hat gegen diese WEIDENREICHschen Begriffe polemisiert, allerdings auch gegen die (unserer Meinung nach durchaus berechtigte) Ablehnung, die WEIDENREICH seinen Anschauungen über die Fibrillenentstehung im Dentin zuteil werden läßt.

b) Fische.

Bei den *Fischen* kommen außer Orthodentin auch alle im vorigen Abschnitt erörterten Dentinformen vor. Auch Einzelheiten wie NEUMANNsche Scheiden, finden sich schon, sogar bei dem besonders primitiven *Selachier Chimaera* [Bargmann (1933)]; die circum-pulpären Dentinpartien bei *Chimaera* sind auch durch Einschluß von pigmentierten Zellen ausgezeichnet. Wir erwähnen ferner, daß bereits die ausgedehnten Hautknochenplatten der *Plakodermen* (die wir schon anläßlich der Hertwigschen Placoidschuppen-Zahn-Knochenskelet-Theorie auf S. 465 erwähnt haben), aus einem von Dentinkanälchen durchsetzten Gewebe bestehen [Stensiö (1927), Weidenreich (1930b)], sowie kanälchenhaltiges Dentin auch in den Ganoidschuppen von *Lepisosteus* vorkommt, was Weidenreich (l. c.) entgegen Tretjakoff (1930), der kanälchenfreies Dentin beschrieben hat, behauptet. Mit den Faserstrukturen des *Fisch*-Dentins beschäftigen sich vor allem Gebhardt (1900) und Weidenreich (1925, 1930b).

Im übrigen verweisen wir auf die im Abschnitt a) genannten Arbeiten und führen noch folgende, bisher nicht genannte Autoren an: Treuenfels (1896), Jacobshagen (1923), Tretjakoff (1924, 1926), Kerr (1924), Retterer (1926c), Walkhoff (1927b), Pflug-felder (1930), Grieb (1932).

c) Amphibien.

Wir erwähnen außer den grundlegenden Arbeiten von Heinke (1873) und Hertwig (1874b) noch Credner (1893) und Röse (1897), die sich mit dem Vorkommen komplizierter Faltungen der Dentinschichte bei den fossilen *Stegocephalen* beschäftigen.

d) Reptilien.

Bei dieser Klasse findet sich, besonders in dem am höchsten entwickelten Gebiß der *Krokodile,* vorherrschend hochorganisiertes, kanälchenhaltiges Dentin. An Arbeiten nennen wir, außer den schon im Abschnitt a) angeführten, noch: Levy (1898), Broili (1927), Machado (1930), Schulte (1930), Nishiyama (1934), Tsusaki (1934).

e) Säugetiere.

Das recht gleichartige Bild von Orthodentin im *Säuger*-Zahn wird in wenigen Fällen durch das habituelle Vorhandensein von Gefäßen kompliziert. Mummery (1924a) erwähnt als Vorkommen gefäßhaltigen Dentins den *Beutler Sarcophilus* und den Nager *Cynomys*. Wie auch Adloff (1930a) hervorhebt, handelt es sich bei solchen Fällen nicht um das auf *Fische* beschränkte eigentliche „Vasodentin". Wir können hier eher von Pulpaverzweigungen sprechen, welche sich ins Dentin hinein fortsetzen.

Vergleichende Beobachtungen über gewisse Einzelheiten der Dentinstruktur wurden bereits früher eingereiht, so über Neumannsche Scheiden (S. 587), über Interglobular-räume (S. 606) und Owensche Konturlinien (S. 608), über die vorwiegend oder ausschließlich vorhandenen Radiärfasern in den *Meerschweinchen*-Molaren (S. 597).

Dagegen haben wir die Besprechung gewisser Dentinvorkommen, die einen außerordentlich komplizierten Kanälchenverlauf besitzen, diesem Abschnitt vorbehalten. Auch dem Laien dürfte die reiche Maserung des Elfenbeins bekannt sein, auf der die eigenartige Schönheit dieses Materials zu guten Teil beruht. Querschliffe durch einen *Elefanten*-Stoßzahn zeigen zwei sich überkreuzende Systeme von Kurven, was bereits Kollmann (1869b, 1871a, 1873) sehr klar beobachtet hat. Schon er hat diese Strukturen auf einen sehr komplizierten Verlauf der Dentinkanälchen und eine in Abhängigkeit davon stark wechselnde Anordnung der Fibrillen zurückgeführt und er hat ähnlich komplizierte Strukturen auch in den Backenzähnen des *Elefanten* und des *Rhinozeros,* an Zähnen des *Flußpferdes* und an den Hauern des *Ebers* beobachtet. Die noch viel genauer auf das Problem eingehende, auch mathematische Berechnungen heranziehende Arbeit von Gebhardt (1900) bestätigt das Grundsätzliche der Kollmannschen Erklärung und führt auch die gürtelförmigen (konzentrischen und parallel zur Oberfläche verlaufenden) Linien im Querschliff des Stoßzahnes, die Owensche Konturlinien Schaffer (1890) durch Owensche Konturlinien erklären will, auf die Kanälchen- und Fibrillenanordnung zurück. Gebhardt findet außer den schon genannten Arten auch noch beim *Pottwal* ähnlich komplizierte Dentinstrukturen. Die spätere Beobachtung (1906) eines noch nicht durchgebrochenen Stoßzahnes eines jungen *Elefanten* ergab die interessante Tatsache, daß nur die bereits während funktioneller Beanspruchung gebildeten Dentinpartien dieses dauernd wachsenden Zahnes diese komplizierten Strukturen aufweisen, nicht aber die schon vor dem Durchbruch fertiggebildete Stoßzahnspitze. Es kann wohl kein Zweifel sein, daß der komplizierte Bau dieses Dentins mit der außerordentlichen mechanischen Beanspruchung zusammenhängt, der die *Elefanten*-Stoßzähne ausgesetzt sind, da sie von den gigantischen Tieren zum Aufstützen des eigenen Körpers, aber auch zum Heben von Lasten verwendet werden. Auch in den anderen Fällen handelt es sich um Zähne, welche einer bedeutenden Beanspruchung unterliegen, was auch für die Molaren des *Elefanten* zutrifft, die nach Kollmann (l. c.) auch von Miller-Dieck (1900) wieder untersucht wurden. So wie bei jeder Komplikation einer Struktur — wir erinnern an die zu Gürtelbildungen führende Anordnung der Schmelzprismen (S. 543) — finden auch hier Zug- und Druckkräfte, gleichgültig aus welcher Richtung sie kommen, ihren Widerstand in viel vollkommenerer Weise, als eine einfachere Anordnung der Fibrillen sie gewährleisten könnte. Gewisse, wenn auch nicht so weitgehende Komplikationen des Kanälchen- und Fibrillenverlaufes zeigen auch die Zähne einiger *Haustiere* [WEISS (1911)].

V. Zement.

1. Makroskopisches.

Das (oder der) Zement [Caement SCHAFFER (1921), Zahnkitt, Substantia osteoidea s. ossea, Cortex osseus, Crusta petrosa] beginnt an der Schmelzgrenze als eine etwa 20 μ dicke Schichte, die ihre größte Dicke an der Wurzelspitze und auch an den Wurzelverzweigungen (s. unten) erreicht. Die Schmelz-zementgrenze wurde in ihrem makroskopischen Verlauf auf S. 526 besprochen; an dieser Grenze wird normalerweise der zugeschärfte Schmelzrand vom Zement überlagert, es können aber auch beide sich gerade nur berühren oder sogar eine Strecke Dentin freilassen. Die mikroskopischen Besonderheiten des Schmelzes im Bereich dieser Grenze wurden auf S. 567 beschrieben.

Eine kleine Strecke weit, an der äußersten Wurzelspitze, beteiligt sich das Zement auch unmittelbar an der Begrenzung des Wurzelkanales (der Wurzelkanäle) — vgl. Abb. 1 — wie schon PURKINJE (1835) und J. MÜLLER (1836) beobachtet haben.

Die Ursachen der Zementverdickungen an der Wurzelspitze und an den Wurzel-verzweigungen sind umstritten. HÄUPL-LANG (1927) glauben, daß diese Verdickungen den Stellen stärkerer Druckbeanspruchung entsprechen, insoferne sich der Gegendruck der Alveole in erster Linie auf diese Stellen auswirken muß; hierzu kommt noch, daß auch die dem Zahn in der Alveole möglichen Bewegungen, wenn man den Zahn als einen zwei-armigen Hebel mit dem Ligamentum circulare (S. 649) als Drehpunkt betrachtet, sich auf Wurzelspitze und Wurzelverzweigungsstellen stärker auswirken müssen. KRONFELD (1927b) glaubt dagegen, diese Verdickungen aus dem kontinuierlichen Durchbruch im Sinne GOTT-LIEBS (S. 516) erklären zu können, indem er darauf hinweist, daß im Sinne dieser Theorie physiologische Vertikalbewegung des Zahnes aus der Alveole heraus rein geometrisch an diesen beiden Stellen zu einer stärkeren Vergrößerung des Periodontalraumes (S. 647) führt, die durch Zementverdickung kompensiert wird. Diese Erklärung steht und fällt natürlich mit dieser Theorie.

2. Histologische Charakteristik.

Das Zement wurde wohl schon von LEEUWENHOEK (1667—1722), sicher schon von BERTIN (1754), als eine besondere dritte Hartsubstanz des Zahnes erkannt. BICHAT (1801) erwähnt seiner wiederum nicht und auch noch von BERRES (1835) wird es als „Hornschicht" beschrieben, schließlich aber von PURKINJE (1835) und J. MÜLLER richtig als Knochengewebe charakterisiert. Es zeigt nur in seinen dickeren Partien das übliche Bild eines zellenhaltigen Knochens, besteht aber in seinen dünneren Partien im Anschluß an den Zahnhals aus vorwiegend zellfreier Knochengrundsubstanz.

Diese zellfreien Zementpartien werden von RETTERER (1926d) als „Proemail" dem Schmelz zugerechnet, womit ein uralter, längst begrabener Irrtum, nämlich die Auf-fassung des Schmelzoberhäutchens als einer Zementschichte (s. unten), eine seltsam groteske Umkehrung erfährt. Für RETTERER ergibt sich dieser Standpunkt dadurch, daß er den ge-samten Schmelz als eine Grenzbildung des Dentins auffaßt (vgl. S. 529, 584). LARTSCHNEIDER (1931a, 1931b) dagegen war es vorbehalten, das zellfreie Zement deshalb dem Schmelz zuzurechnen, weil er es für eine Cuticularbildung des inneren Blattes der Epithelscheide (S. 505) hält!

Die dünnen, vorwiegend zellfreien Partien (Abb. 88, 93, 105) zeigen fast aus-schließlich senkrecht auf die Oberfläche, also radiär verlaufende Fibrillen in deut-lichen 3—6 μ dicken Bündeln, so daß diese Teile als dicht gedrängte SHARPEY-sche Fasern, eingeschlossen in einer verkalkten Kittsubstanz, charakterisiert werden können. Diese Sharpeyschen Fasern durchsetzen das Zement entweder in ganzer Dicke, oder man unterscheidet am Querschliff (Abb. 88) oder Längsschliff mehrere Schichten, so daß die Radiärfasern nur sehr kurz, nämlich immer nur auf eine Schichtdicke beschränkt und dann wieder durch faserfreie Massen unterbrochen sind. Eine befriedigende Erklärung dieses geschichteten Baues, den unter anderem schon Baume (1875) beschrieben hat, wurde unseres Wissens bisher nicht gegeben. Wir glauben aber, daß dieser eigenartige Bau damit zusammenhängt, daß das Periodontium irgendwie der Durchbruchsbewegung des Zahnes angepaßt werden muß, eine Frage, die ja noch nicht befriedigend geklärt ist (vgl. S. 523 und 650). Daß ein solcher Zusammenhang besteht, geht wohl daraus hervor, daß gerade die am stärksten mit Sharpeyschen

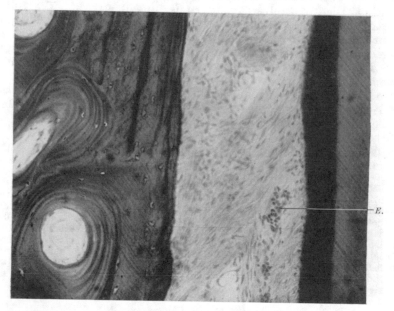

Abb. 93. Zellfreies Zement (dunkel) und Periodontium mit Epithelresten (*E.*) der Epithelscheide. Längsschnitt von einem Schneidezahn des Erwachsenen. Hämatoxylin-Eosin. Vergr. 360fach.

Fasern durchsetzte, in erster Linie der Aufhängung des Zahnes dienende Zementpartie diesen geschichteten Bau aufweist.

Entgegen dieser den Angaben v. Ebners (1890a, 1922) folgenden Darstellung, daß die Sharpeyschen Fasern die ungeschichteten dünnen Zementpartien, auch in ganzer Dicke durchsetzen können, beschreibt Kronfeld (1928) auf Grund von Bielschowsky-Präparaten bei *Mensch* und *Hund* ein Verschwinden der Fasern in den tieferen Schichten. Übrigens wurden diese dichtgedrängten Sharpeyschen Fasern der dünnen Zementschichten nach v. Ebners Angaben lange Zeit vielfach mißverstanden, z. B. gelegentlich mit Dentinkanälchen verwechselt, da unverkalkte Bündel am Schliff vertrocknet und durch einen leeren Raum ersetzt sein können. Eine zutreffende Darstellung vor v. Ebner gibt bereits Black (1887).

Eine Einteilung des Zementes auf Grund des Zellgehaltes in ein „primäres" (zellfreies) und ein „sekundäres" (zellhaltiges) nach dem Vorschlag Shmamines (1910) erscheint uns nicht angängig, weil sich beide nicht scharf trennen lassen und weil bei den soeben beschriebenen dünnen Zementpartien die Zellfreiheit nicht so sehr im Vordergrund steht als der Reichtum an Sharpeyschen Fasern. Auch Praeger (1926) will lieber dieses letztere Merkmal der Einteilung zugrunde legen als den Zellgehalt. In ähnlicher Weise spricht auch Bock (1926) von einem „Faserzement" und einem „Knochenzement". Mit dieser auch unserer Beschreibung dienenden Einteilung, die aber keine starren Grenzen ziehen will, folgen wir auch der Darstellung v. Ebners (1890a), der übrigens die Ausdrücke

„primäres" und „sekundäres" Zement in einem anderen Sinne gebraucht; er nennt nämlich das auf unverändertes glattrandiges Dentin aufgelagerte Zement primär, sekundär dagegen dasjenige, welches die Stelle vorher wegresorbierter Dentinpartien einnimmt (vgl. S. 622).

Der Übergang von diesem zellfreien zum **zellhaltigen Zement** (Abb. 94) ist ein ganz allmählicher und die zuerst auftretenden Knochenlacunen sind meist von unregelmäßiger Form nach Art derer im „geflechtartigen" Knochen (vgl. S. 503). Doch nimmt das Zement an dickeren Stellen gewöhnlich den Charakter regelrechten „lamellären" Knochens an, wobei die Lamellen nicht nur (nach Art von Generallamellen) parallel zur Oberfläche, sondern gruppenweise auch abgeändert verlaufen können. Zellfreies Zement ist oft als äußerste und innerste Schichte auch in diesen Bereichen zu verfolgen. Im lamellär gebauten Zement zeigen die Fibrillen die übliche Anordnung parallel zur Lamellenoberfläche, außerdem aber finden sich auch hier noch SHARPEYsche Fasern, aber nicht mehr so dicht wie in den dünnen Zementschichten. Blutgefäße finden sich in älteren Zähnen im Bereiche von Zementverdickungen immerhin so häufig, daß sie nicht als etwas Abnormes bezeichnet werden können [vgl. auch BROCKMÜLLER (1934)]. Naturgemäß können sie von konzentrisch angeordneten Lamellen begleitet sein, also in HAVERSischen Kanälen verlaufen oder auch Lamellensysteme durchbohren, somit zu VOLKMANNschen Kanälchen Anlaß geben, oder auch in nichtlamellären Partien vorkommen.

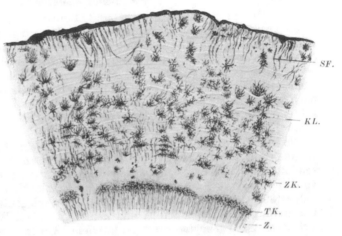

Abb. 94. Zellhaltiges Zement am fuchsingefüllten Querschliff durch das untere Wurzelende eines menschlichen Molaren. Vergr. 80fach. *KL.* Knochenlamellen (stärker lichtbrechende Schichten des schichtweise angebauten Zementes), *SF.* SHARPEYsche Fasern, *TK.* TOMESsche Körnerschichte, *Z.* Zahnbein, *ZK.* Zementkörperchen. [Aus SCHAFFER (1933).]

Unter diesen Gefäßen kommen auch solche vor, welche noch das Zahnbein durchsetzen und bis in die Pulpa ziehen [SALTER (1877) u. a.]. v. EBNER (1890a) bestätigt solche Fälle, bestreitet aber die viel zu weitgehende Annahme von DE SARRAN (1880), daß die Hauptblutversorgung der Pulpa vom Periodontium aus erfolge (vgl. S. 634).

Die im Zement eingeschlossenen Zellen — echte Knochenzellen — mit einem besonderen Namen zu bezeichnen, besteht kein Anlaß; das zur Benennung dieser Zellen von PRENANT-BOUIN-MAILLARD (1911) verwendete Wort „Zementoplasten" (im Gegensatz zu den „Zementoblasten" als Bildungszellen) ist überdies sprachlich anfechtbar und dem Namen der Entwicklungsstadien zu ähnlich. SCHAFFER (1921) hat an seiner Stelle den Ausdruck Petrocyten (Zement = Crusta petrosa) vorgeschlagen. FASOLI (1905) berichtet über die Darstellung der Osteocyten des Zementes durch die SCHMORL-Methode. MONTIS (1933) beschreibt drei Formen von Lacunen im menschlichen Zement, in der Rindenschicht kleine flachgedrückte von Kürbiskernform, in der Mitte spindelige Formen und zu innerst unregelmäßige. Dies würde sich mit den — von MONTIS allerdings nicht zum Vergleich herangezogenen — Lacunenformen des lamellären, parallelfaserigen und geflechtartigen Knochens decken. Über pathologische Verfettung der Osteocyten des Zementes berichtet KOKUBUN (1931).

Wie später (S. 627) noch besprochen werden soll, besitzen verschiedene *Ungulaten* und *Nager* auch ein sog. Kronenzement, welches den Schmelz jedoch nicht ersetzt, sondern ihn außen aufgelagert ist und das auch aus Knorpelgewebe bestehen kann. Den menschlichen Zähnen kommt eine derartige Bildung nicht zu. Wir haben schon auf S. 564

beim Schmelzoberhäutchen besprochen, daß nicht nur die Deutung dieser Schichte als „Zement" längst aufgegeben ist, sondern auch die Beschreibung von „Knochenkörperchen" durch Ch. Tomes im Bereiche von Kronenfurchen mehrhöckeriger Zähne auf einem Mißverständnis beruht. Anders zu beurteilen ist ein von Mühlreiter (1873) beschriebenes Zementvorkommen im Bereiche der Krone menschlicher Zähne. Mühlreiter findet am linken oberen Incisivus (in 1% der untersuchten Fälle) an der inneren (lingualen) Kronenoberfläche eine blindsackartige Einziehung, deren Schmelzauskleidung auch von zellfreiem Zement begleitet sein kann. Diese entwicklungsgeschichtlich unseres Wissens ungeklärte seltene Anomalie kann natürlich nicht als Beweis für Kronenzement beim *Menschen* aufgefaßt werden.

Als „Zementcuticula" haben manche Autoren, z. B. W. Bauer (1926), das sekundäre Schmelzoberhäutchen (S. 566) bezeichnet, soweit es sich bei tiefer gerücktem Epithelansatz bis auf das Zement erstreckt.

3. Zementdentingrenze.

Die Grenze zwischen Zement und Dentin kann entweder glattrandig oder buckelig verlaufen. Im letzteren Falle springt das Zement mit Höckern und Buckeln in die wie angenagt aussehende Dentinoberfläche vor und man erkennt an dem Fehlen einer Tomesschen Körnerschichte und an abgeschnitten endigenden Dentinkanälchen im Bereiche dieser Stellen, daß die natürliche Dentinoberfläche durch Resorption verändert ist. Diese Erscheinung ist nach v. Ebner (1890a) an Dauerzähnen im jugendlichen Alter selten zu beobachten, häufiger aber in späteren Lebensjahren; an den Wurzeln von Milchzähnen ist sie sogar etwas sehr Gewöhnliches.

So wie Dentinkanälchen in den Schmelz hinein sich fortsetzen (S. 559), so ist auch ein Übertritt von Dentinkanälchen in das Zement zu beobachten, wobei auch eine unmittelbare Kommunikation von Kanälchenausläufern mit Knochenlacunen von zahlreichen Beobachtern (s. unten) festgestellt wurde. Es ist also an dem Bestehen gelegentlicher protoplasmatischer Verbindungen, zwischen Pulpa und Zement auf dem Wege von Odontoblastenfortsätzen zu Osteocyten nicht zu zweifeln. Ob man aber deshalb bei Zähnen mit atrophisch gewordener Pulpa gleich von einer Ernährung der Pulpa vom Periodontium aus sprechen kann [G. Fischer (1910a)], erscheint uns zweifelhaft, wie ja wohl überhaupt die gelegentlichen Verbindungen zwischen Odontoblasten und Osteocyten noch nichts für protoplasmatische Zusammenhänge zwischen Periodontium und Pulpa, wie sie auch Cahn (1926) annimmt, beweisen. Wohl aber bestehen nach den neuesten Untersuchungen von Berkelbach (1934, 1935) solche protoplasmatische Zusammenhänge in Form von Nervenfasern des Periodontiums, welche durch das Zement hindurch bis in Dentinkanälchen zu verfolgen sind (vgl. S. 643). Daß das Dentin knapp unter der Zementgrenze fast immer eine Tomessche Körnerschichte zeigt, wurde auf S. 606 ausführlich besprochen. Im übrigen finden sich auch an dieser Dentinoberfläche oft blind endigende Seitenäste der Dentinkanälchen.

Nachdem schon A. Retzius (1837) die Kommunikation von Dentinkanälchen mit Knochenlacunen als wahrscheinlich hingestellt hatte, wurde sie bis in die neueste Zeit immer wieder beschrieben, so von Lessing (1845), Kölliker (1852), H. Frey (1867), J. Tomes (1873), Hollaender (1877), Ch. Tomes (1889), Morgenstern (1896), Bödecker sen. (1896), Evangelista (1907), G. Fischer (1910a), Weiss (1911) (bei *Haustieren*), v. Beust (1912b, 1912c), Urbantschitsch (1920) (auf Grund der Schmorl-Methode), Mummery (1922b, 1924a) (beim *Känguruh*), Demaria (1925), Cahn (1926), Smreker (1928) (bei der *Gemse*), Vollmar (1930) (beim *Fuchs*), Montis (1933), Berkelbach (1934, 1935). Auch v. Ebner, der zuerst (1890a) eine solche Kommunikation auf unverkalkt gebliebene und vertrocknete Sharpeysche Fasern zurückgeführt hatte, hat zuletzt (1922) das Vorkommen solcher Verbindungen zugestanden. Dieser erdrückenden Fälle positiver Angaben stehen nur wenige negative gegenüber, so Shmamine (1910), der solche Kommunikationen „nicht beobachtet" hat und W. Bauer (1927a), der sie energisch bestreitet; Dieckmann (1925) stellt in Abrede, daß Verbindungen zwischen Knochenlacunen und Tomesscher Körnerschicht bestehen.

BENCZE (1927) hat die auch im Bereiche des zellhaltigen Zementes häufig zellfreie innere Grenzschichte des Zementes als „intermediäre Zementschichte" bezeichnet und glaubt, daß die gelegentlichen Zelleinschlüsse in dieser Schichte mit der Durchlöcherung der sich auflösenden Epithelscheide (S. 505) zusammenhängen, indem gerade im Bereiche solcher Lücken Bindegewebszellen, die schon mit der Dentinoberfläche in Berührung waren, bei einsetzender Zementbildung mit eingeschlossen werden. Uns erscheint dagegen der gelegentliche Einschluß von Zementoblasten in sonst zellfreien Partien als eine in der Natur des Entwicklungsprozesses liegende Unregelmäßigkeit, die keiner besonderen Erklärung bedarf.

4. Zemententwicklung.

Die Zemententwicklung ist ein der „primären Verknöcherung" (S. 502) sehr ähnlicher Prozeß, der nur im Bereiche des vorwiegend zellfreien Zementes, welches die dichtgedrängten SHARPEYschen Fasern enthält, etwas eigenartig verläuft, weil ja hier die Bildungszellen, die „Zementoblasten" [KRAUSE (1876)], in die von ihnen produzierte Grundsubstanz nicht mit eingeschlossen werden.

Für das lateinisch-griechische Wort Cementoblasten hat SCHAFFER (1921) das rein griechische „Petroblasten" vorgeschlagen, dessen Verbreitung aber wohl der Umstand entgegensteht, daß die Bezeichnung „Crusta petrosa" für Zement ganz außer Gebrauch gekommen ist, abgesehen davon, daß man ja überhaupt mit dem Wort Osteoblasten das Auslangen finden kann.

Bevor es zur Zementablagerung kommt, ist die äußere Dentinoberfläche noch von der v. BRUNNschen Epithelscheide bedeckt, über deren Entstehung und Bedeutung wir alles Wichtige bereits auf S. 505 gesagt haben. Die Auflösung dieser Epithelscheide und ihre Durchwachsung mit dem

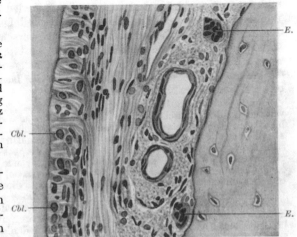

Abb. 95. Entwicklung von zellfreiem Zement, bei der die „Cementoblasten" (*Cbl.*) weder die Form, noch die gedrängte Anordnung von Osteoblasten zeigen. *E.* Epithelreste der Epithelscheide. Im Durchbruch befindlicher 2. oberer Milchmolar. 2½jähriges Kind. Hämatoxylin-Kongorot. Vergr. 420fach.

Bindegewebe des Zahnsäckchens gehen miteinander Hand in Hand, wie schon v. BRUNN (1891) beobachtet hat, und erst dadurch kommt das Bindegewebe mit der Dentinoberfläche in Berührung. FISCHEL (1922) vermutet, daß das äußere Schmelzepithel der Epithelscheide es ist, welches auf das Bindegewebe des Zahnsäckchens einen formativen Reiz zur Zementbildung ausübt, sowie das innere Schmelzepithel das Bindegewebe der Zahnpapille zur Odontoblasten- und Dentinbildung anregt. Unsere Abbildungen 93 und 95 zeigen bei *E*. Reste der Epithelscheide.

Bei der **Entwicklung der zellfreien Zementpartien** beobachtet man von Anfang an entlang der Dentinoberfläche dichtgedrängte radiär verlaufende (spätere SHARPEYsche) Fasern (Abb. 95), welche also hier nicht, so wie die Mehrzahl der Fibrillenstrukturen des Knochens, erst nach Abscheidung der Knochengrundsubstanz entstehen, sondern die hier gebildete Grundsubstanz hat die Aufgabe, als später verkalkende Kittsubstanz diese Faserbündel einzumauern. Die außerordentlich große Menge SHARPEYscher Fasern in diesen Partien bringt es offenbar mit sich, daß die Bildungszellen dieser Grundsubstanz, die Zementoblasten nicht unter dem gewöhnlichen Bilde deutlicher Osteoblasten auftreten. Das der Abb. 95 zugrunde liegende Präparat

zeigt an „Osteoblasten" oder „Zementoblasten" nichts anderes als Bindegewebszellen mit wenig Cytoplasma, welche, wie man bei starken Vergrößerungen an
den Kernen genau verfolgen kann, durch die Faserbündel eingedrückt oder
um sie herumgelegt erscheinen. Unser Präparat läßt auch keine absolut deutliche Reihenanordnung dieser Zellen erkennen, so daß die an proliferierenden
Periostschichten übliche Unterscheidung eigentlicher Osteoblasten von einer
mesenchymartig angeordneten „Cambiumschichte" hier kaum möglich ist.
Die von Eidmann (1923) reproduzierte Abbildung G. Fischers (1909) zeigt
deutlichere „Zementoblasten", macht aber den Eindruck des Schematisierten.
Auch Bock (1926) behauptet, daß sich deutliche Zementoblasten von dem angrenzenden Bindegewebe unterscheiden lassen, das eine „mesenchymale Struktur"
(d. h. also wohl den Charakter einer „Cambiumschichte") angenommen hat;
er polemisiert sogar gegen Fischer und Eidmann, daß sie diesen in ihrer Abbildung zum Ausdruck kommenden Unterschied im Text nicht berücksichtigen.
Wenn wir auch die Möglichkeit nicht ausschließen wollen, daß das Bild je nach
der Intensität des Zementanbaues etwas verschieden ist und daß unser Bild
vielleicht keiner intensiven Zementbildung entspricht, so gibt doch der Umstand
zu denken, daß wirklich klare und überzeugende osteoblastenähnliche Bilder
der „Zementoblasten" (aus dem Bereiche des faserreichen und zellfreien Zementes!) in der Literatur nicht vorliegen.

Auch Noyes (1897) bringt Flächenbilder von „Zementoblasten", welche sie als
verzweigte, den typischen Osteoblasten unähnliche Zellen darstellen. Shmamine (1910)
bildet (l. c. Tafel II) eine „äußere unverkalte Schichte" am wachsenden zellfreien Zement
ab, der entlang er flach gedrückte Bindegewebszellen einzeichnet. Diese „unverkalkte"
Schichte ist also wohl überhaupt nicht der üblichen Appositionszone am wachsenden Knochen
gleichzusetzen, weil eine derartige Schichte immer nur bei deutlichem Osteoblastensaum
(und dieser umgekehrt bei deutlicher Appositionszone) sichtbar ist, sondern es liegt hier
offenbar eine noch keinen eingemauerte Randschichte dicht gedrängter Sharpeyscher Fasern
vor. Anders natürlich steht es um Appositionszonen am zellhaltigen Zement (s. unten).
v. Ebner (1922) erwähnt nur die Existenz von Osteoblasten im Bereiche des zellfreien
Zementes und spricht im Anschluß daran über die oft auffallend abgeplatteten Osteoblasten
bei der Zementbildung; seiner Darstellung sind jedenfalls keine unseren Angaben widersprechenden Einzelheiten zu entnehmen. Auch W. Meyers (1932, Abb. 276) Darstellung
der „Zementoblasten" stimmt sehr gut mit unserer Abbildung, nicht aber mit dem gewöhnlichen Osteoblastenbild überein.

Bei Betrachtung des Faserverlaufes fällt auf, daß die im Einbau in
das Zement begriffenen Sharpeyschen Fasern fast rechtwinkelig abbiegend in
einen längsverlaufenden Faserzug (Abb. 95) übergehen. Dieser weist keinerlei
stärkere Verbindungen zum Alveolarknochen auf, und letzterer ist an diesem
Stadium überhaupt noch ohne Sharpeysche Fasern. Eine Auswertung dieser
Beobachtungen für die Anpassung des Periodontiums an die Durchbruchsbewegung im Laufe seiner Entwicklung soll dem Abschnitt über die Entwicklung
des Periodontiums (S. 650) vorbehalten bleiben. Daß auch der geschichtete Bau
des Zementes mit dieser Durchbruchsbewegung zusammenhängen dürfte, wurde
schon oben (S. 620) erwähnt und soll ebenfalls bei der Periodontiumentwicklung
zur Sprache kommen.

Zur Entwicklung des zellhaltigen Zementes ist nur zu sagen, daß sie ganz
nach Art einer „primären Verknöcherung" verläuft, daß hier deutliche Osteoblasten als rundliche plasmareiche Zellen (mit juxtanucleärer Vakuole) feststellbar sind und bei der Abscheidung der Grundsubstanz allmählich in diese
hineinrücken. Hier kommt es auch zu ausgesprochenen „kalklosen" Säumen
[W. Bauer (1926b)], d. h. zur Ausbildung der im Bereiche deutlicher Osteoblastensäume immer zu beobachtenden Appositionszone, welche ja nicht
kalkfrei, aber noch fibrillenfrei ist.

Zum Grundsätzlichen der Zement- und Knochenentwicklung wäre nach den voran-
gegangenen Ausführungen eigentlich nichts mehr zu sagen, doch zwingt uns der

Umstand, daß R. Weber (1925a) die eigenartige Mesenchymlehre von Hueck (1920) seinen Ausführungen zugrunde gelegt hat, zu einer kurzen Bemerkung. Der eine von uns [Plenk (1927, S. 317)] hat sich bereits mit Huecks Anschauungen auseinandergesetzt und an dieser Stelle sei lediglich betont, daß man den wirklichen Vorgängen bei der Knochenentwicklung nicht gerecht wird, wenn man, um vom Mesenchym zum Knochen zu gelangen, Mesenchymzellen in die Maschenräume des Mesenchyms (d. h. nämlich des Mesenchymschemas, denn das Mesenchym ist ja ein spaltenloses Gewebe ohne Maschenräume!) einwandern läßt. Man kann im Gegenteil konkret (ohne Schema und ohne Theorie) beobachten, daß Zellen aus einem Mesenchym (der „Cambiumschichte") auswandern und sich ausgesprochen reihenförmig gruppieren und damit Osteoblastencharakter annehmen. Daß im übrigen die Wertung der Grundsubstanz als „Ektoplasma" zu einer heillosen ständigen Verwechslung von Zellen und extracellulären Gewebsteilen führt, so daß z. B. R. Weber um die Zellen „verdichtetes Protoplasma" entstehen läßt, sei nur nebenbei bemerkt. Auch v. Korff (1932c) entwickelt über die Zementetwicklung eigenartige Anschauungen im Einklang mit seiner abweichenden Auffassung der Dentinbildung (S. 597) und Knochenbildung, die sich kurz dahin charakterisieren lassen, daß für ihn das Ei vor der Henne, nämlich die Grundsudstanz mit ihren Fibrillen vor den Zellen da ist, worauf wir nicht noch einmal näher eingehen wollen.

5. Funktionelles und Experimentelles.

Die Durchlässigkeit des Zementes ist, ähnlich wie die des Dentins (vgl. S. 611), eine von vornherein wahrscheinliche Eigenschaft, die daher auch nicht so vielfach untersucht und umstritten wurde wie die Durchlässigkeit des Schmelzes. Wir erwähnen, daß sowohl Adrion (1921), wie später Lukomsky-Rywkina (1929) und Lukomsky (1930) das Zement gleich dem Dentin für verschiedene Salze durchlässig fanden. Auch bei Vitalfärbungen erwies sich das Zement, gleich dem Knochen- und Dentingewebe der *Versuchstiere* als färbbar [Proell (1927), Urbantschitsch (1927a)]. Bei Diffusionsfärbungen mit Silbernitrat und Farbstoffen färbten sich die Zellen und ihre Ausläufer, nicht aber die Fibrillenstrukturen der Grundsubstanz [Urbantschitsch (l. c.)].

Über Verfettung der Knochenzellen des Zementes bei übersteigerter Fettfütterung berichtet Mori (1924).

Die Auswirkungen von Avitaminosen auf das Zement werden in der umfassenden Arbeit von Mellanby (1929) berücksichtigt. Hierher gehören auch die Beobachtungen W. Bauers (1925c) bei experimentell erzeugter *Hunde*-Rachitis.

Nach dem Grade der Zementetwicklung unterscheidet R. Weber (1930) Zähne mit hyperplastischem, normalem und hypoplastischem Zement. Diese Frage wird auch bei Günther (1934) angeschnitten. Eine gewisse Zementverdickung (Zementosis) ist nach Antoniotti (1926) in der Mehrzahl der Fälle mit der Abkauung der Zähne verbunden. Daß der normale Kau- und Okklusionsdruck zu einer ständigen Zementverdickung führe, wird von Grove (1921) bestritten.

Die von Gottlieb und seinen Anhängern aufgerollte Frage einer „Vitalität" des Zementes, die in einem Antagonismus zu der des Alveolarknochens stehen soll, wird zusammen mit dem „kontinuierlichen Durchbruch" beim Periodontium (S. 663) behandelt werden.

Schon Robin-Magitot (1861) haben behauptet, daß eine ständige Altersverdickung des Zementes stattfinde, und sie machen diese für die Alterslockerung der Zähne verantwortlich, womit wir ja wieder auf die gerade erwähnten, in Gottliebs Theorien erörterten Probleme stoßen. Die vor kurzem erschienene, auf ausgedehnten Messungen beruhende Studie von Wastlhuber (1933) kommt auch zu dem Ergebnis, daß eine Altersverdickung stattfinde. Außer dieser gewissermaßen normalen Verdickung kommen aber auch lokale Verdickungen vor, welche mit krankhaften Prozessen oder mit abnormen Lageveränderungen des Zahnes zusammenhängen und eigentlich in das folgende Unterkapitel gehören.

6. Pathologisches.

Wir verweisen für die hierher gehörenden Fragen in erster Linie auf Euler-Meyer (1927).

Zementanbau findet sich gewöhnlich an retinierten Zähnen oder Zahnfragmenten [Gottlieb (1922a), N. G. Thomas (1922), Zilz (1923), W. Bauer (1926a), Häupl-Lang (1927)] und ist als eine Art Abkapselung dieser als Fremdkörper empfundenen, oft auch durch spitze Bruchränder reizend wirkenden Gebilde zu betrachten, ähnlich wie auch an in Resorption begriffenen Milchzähnen [Oppenheim (1922)] ein Anbau von Zement oder von einem zementähnlichen Mischgewebe („Osteodentin") vorkommen kann. Eine einigermaßen ähnliche, auch unter den Begriff des „Schutzzementes" [N. G. Thomas (1922)] fallende Rolle spielt das Zement auch als Callusgewebe bei Frakturen [Gottlieb (1922a), W. Bauer (1927), s. auch S. 645 und 662)].

Daß Zementbildungen in der Pulpa, z. B. an Dentikeln (S. 615) oder bei Frakturen, vom Gewebe der Pulpa ausgehen können und nicht auf eingewachsenes Periodontium zurückgehen müssen, kann heute keinem Zweifel mehr unterliegen und wird im Kapitel Pulpa (S. 645) ausführlicher besprochen werden.

Gottlieb (1920a, 1920b) hat behauptet, daß die Zementresorption, ebenso wie die Resorption von Knochengewebe, vor den „unverkalkten" Säumen (d. h. vor den Appositionszonen) haltmache und dieser Meinung hat sich unter anderem auch Kronfeld (1927a) angeschlossen, der Ähnliches auch für die Prädentinsäume am Dentin beobachten will (vgl. S. 616). W. Bauer (1925b, 1925d, 1929a) hat diese größere Resistenz der unverkalkten Säume bestritten, ebenso auch, daß das Zement als Ganzes gegen Resorption widerstandsfähiger wäre als der Knochen, was Gottlieb auf Grund der unten erwähnten „Vitalität des Zementes" annimmt. Wir selbst glauben, daß sich das Erhaltenbleiben von Zementpartien mit Appositionszone neben dem Abbau von saumlosen Partien hinlänglich aus dem oft innigen Ineinandergreifen von Apposition und Resorption erklärt.

Die bereits im vorhergehenden Absatz gestreifte Frage einer besonderen Zementvitalität soll im Zusammenhang mit der Alveolarpyrrhöe (S. 663) behandelt werden.

Zementexostosen oder Exzementosen sind Anhänge der Zementoberfläche, welche nicht nur mit ihr zusammenhängen, sondern auch aus ihr hervorgehen; wir erwähnen hier von derartigen Vorkommen, z. B. die stachelförmigen, aus verkalkenden Sharpeyschen Faserbündeln entstehenden Exostosen, die sich an dauernd einseitig belasteten „Pfeifenraucherzähnen" bilden können [Gottlieb (1921d)]. Im Gegensatz hierzu bezeichnet man als Zementikel Zementmassen von mikroskopischer bis makroskopischer Größe, die im periodontalen Gewebe liegen [W. Bauer (1929b)], oder besser gesagt entstehen [Spring (1930)]. Letzteres ist wichtig, weil Zementikel, wie unter anderem schon Gottlieb (1921d) und Euler-Meyer (1927) angenommen haben, auch sekundär mit dem Zahnzement verwachsen sein können und in diesem Falle auf Grund der Bauerschen Definition von Exzementosen nicht zu trennen wären. Gerade derartige, meist große Zementikel besitzen als Hindernisse einer Extraktion auch praktische Bedeutung. Gottlieb (l. c.) nahm an, daß Zementikelbildung immer durch Epithelreste oder durch Schmelztropfen (S. 578) im Periodontium ausgelöst wird; auch Göllner (1928) beobachtete Zementikelbildung um Schmelztropfen und Spring (l. c.) will nur diese von Gottlieb angenommenen Entstehungsursachen gelten lassen. Fischel (1922) hatte in Anschluß an den von Gottlieb aufgedeckten Zusammenhang daran gedacht, daß es auch hier wieder eine spezifische Kontaktwirkung der Epithelscheidenreste (S. 623) sei, welche die Zementbildung anrege. W. Bauer (1929b) glaubt aber, daß die meist dystrophischen Epithelreste eine solche spezifische Wirkung nicht mehr ausüben, wenn er sie auch als Entstehungsursache gelten läßt, allerdings nur neben anderen Ausgangspunkten, wie z. B. verkalkten Stellen im periodontalen Bindegewebe. Dies nehmen unter anderem auch Euler-Meyer (l. c.) und Rywkind (1930) an, welch letzterer als Ausgangspunkt auch Venensteine beobachtet hat. Als Kern des Zementikels wird meist zellenloses Zement beschrieben.

Kanälchen im Zement, die keine Gefäßkanäle (S. 621) sind, werden von Brockmüller (1934) im Anschluß an Schmelztropfen des Wurzelverzweigungsbereiches beschrieben.

Von dem Zement im Kronenbereiche menschlicher Incisivi bei einer von Mühlreiter (1873) beobachteten, seltenen Mißbildung war auf S. 622 die Rede.

7. Vergleichendes.

Wir verweisen auch hier auf die Lehrbücher von Ch. Tomes (1923) und Mummery (1924a) mit ihrer ausführlichen Darstellung der *Wirbeltier*-Zähne. Ferner hat Weidenreich (1926b) eine vergleichende Studie über die Befestigungsweise der Zähne veröffentlicht, auf die wir uns noch mehrfach beziehen werden.

a) Fische.

Die Frage, ob die *Fisch*-Zähne ein Zement besitzen, läßt sich dahin beantworten, daß, unabhängig von den Einzelheiten der Befestigung des Zahnes, ein Sockel aus einer vom Dentin (fast immer) verschiedenen knöchernen Hartsubstanz, die sich auch vom angrenzenden Knochen histologisch unterscheiden läßt, vorhanden ist.

Aus einem dentinähnlichen (von Dentinkanälchen durchsetzten) Gewebe besteht der Sockel bei den Zähnen und Placoidschuppen der *Selachier*, wie Jacobshagen (1923) gegen Hertwig (1874a), der den Sockel für knöchern erklärt hatte, hervorgehoben hat. Diese auch von Weidenreich (1926b) bestätigte Angabe Jacobshagens bringt die alte Darstellung Williamsons (1849) wieder zu Ehren. Hertwig hatte den Sockel nicht nur mit den Zementbildungen der *Säuger*-Zähne homologisiert, sondern diese den Zähnen zugeordneten „knöchernen" Hautplatten auch zur Grundlage einer Theorie gemacht, welche die

Hautknochen und weiterhin den Großteil des *Fisch*-Skeletes aus den Sockeln von Haut-zähnen ableitet. Diese Theorie scheitert an den schon auf S. 465 angeführten Einwänden; der Dentincharakter des Sockels bei den *Selachiern* dagegen wäre mit der Theorie nicht unvereinbar, da dentinartiger Knochen auch sonst in Hautplatten der *Fische* vorkommt (S. 618), und die Homologisierung des Zahnsockels überhaupt mit den Zementbildungen erweist sich, wie schon gesagt wurde und noch gezeigt werden soll, als ein richtiger Gedanke.

Die Verbindung der *Fisch*-Zähne mit ihrer Umgebung, die auch MUMMERY (l. c.) ein-gehend behandelt hat, kann eine knöcherne Verwachsung (Ankylosis) oder auch eine faserige durch nicht verkalktes Gewebe sein, wobei die letztere ebenfalls starr oder (bei gewissen in einer Richtung umklappbaren Fangzähnen) elastisch-beweglich sein kann. Einen solchen gelenkig verbundenen, umklappbaren Fangzahn zeigt Abb. 60 von *Belonesox*. Wie schon eingangs erwähnt wurde, ist in allen diesen Fällen der Zahnsockel ("Bone of attachement", wie ihn MUMMERY nennt) von abweichender Beschaffenheit gegenüber dem umgebenden Knochen, was auch WEIDENREICH hervorhebt. MUMMERY beschreibt beim *Schellfisch (Gadidae)* eine Form des „Bone of attachement", welche auch dadurch, daß sie eine Fort-setzung der Zahnpulpa umschließt, eine wurzelähnliche Bildung darstellt, an der das Dentin allerdings nur im Anfangsteil beteiligt ist, und WEIDENREICH hebt eine gewisse wurzel-ähnliche Gestaltung des Sockels bei *Sargus*-Arten hervor. Er kann daher mit einer gewissen Berechtigung sagen, daß das Vorkommen von Zement nicht rein von der phylogenetischen Stellung, sondern von den funktionellen Bedingungen abhängt.

Wir erwähnen noch die Arbeiten von TRETJAKOFF (1926, 1932), der bei *Plectognathen* und bei *Sargus* ebenfalls knöcherne Sockel beschrieben hat, ebenso wie GRIEB (1932) an Schlundzähnen von *Cyprinoiden*.

b) Amphibien.

Bei dieser Klasse hat schon OWEN (1840—1845) knöcherne Sockel an den Zähnen be-schrieben und HERTWIG (1874 b) homologisiert diese Bildungen aus zellhaltigem Knochen mit dem Zement. Auch CREDNER (1893) beschreibt bei den fossilen *Stegocephalen* Zement. Daß CH. TOMES (1875—1876 a) Zement beim *Frosch* bestreitet, beruht auf abweichender Auffassung der Sockelbildungen.

c) Reptilien.

In dieser Klasse kommt es bei den *Krokodilen*, welche vielfach bereits eine den *Säuge-tier*-Zähnen ähnliche Alveolenbildung zeigen (S. 465), zur Ausbildung von Zementschichten, welche denen der *Säugetiere* schon unmittelbar vergleichbar sind, so daß auch CH. TOMES (1875/76 b) dieser Gruppe (und gewissen fossilen *Sauriern*) ein Zement zuspricht, wie dies auch in einer neuen Arbeit von MACHADO (1930) geschieht. Sockelbildungen von abweichend gebautem Knochengewebe kommen aber allen *Reptilien*-Zähnen zu, auch den knöchern verwachsenen *Schlangen*-Zähnen [MUMMERY (l. c.)], so daß die Bestreitung einer Zementbildung bei diesen Zähnen [CH. TOMES, HOLLAENDER (1877)] wieder auf eine ver-schiedene Benennung hinausläuft.

Bei *Eidechsen (Varanus)* beschreibt REINHOLZ (1923) das der Befestigung der Zähne dienende Knochengewebe im Sinne einer Zementbildung, dem Eizahn einer *Gecko*-Art fehlt nach TSUSAKI (1934) eine Zementschichte.

Wir verweisen auch noch auf die verschiedene *Reptilien*-Ordnungen berücksichtigende Arbeit von RÖSE (1893 c).

d) Säugetiere.

An den in Alveolen steckenden *Säugetier*-Zähnen bildet das Zement im Wurzelbereiche ein ganz regelmäßiges Vorkommen. Außer diesem kommt aber einer Reihe von *Huftieren* und *Nagetieren* auch ein sog. Kronenzement (Abb. 96) zu, welches an gewissen Molaren mit kompliziert gestalteter und gefalteter Oberfläche den Schmelz überzieht, an abgekauten Zähnen die Täler zwischen den Schmelzleisten ausfüllt. Hierbei kommt außer dem ver-breiteterem Knochenzement auch Knorpelzement (*Meerschweinchen*-Molaren) vor. KOLL-MANN (1869 c) hatte solche Kronenzementschichten noch aus der Schmelzpulpa abgeleitet, aber schon v. BRUNN (1891) hat vollkommen richtig erkannt, daß diese Zementschichten auf Bindegewebe in der Umgebung des Schmelzorganes zurückgehen, welches auch in die Falten des Schmelzorganes hineinwächst. Dies hat nicht verhindert, daß später PARAT (1925 b) das Knorpelzement beim *Meerschweinchen* wiederum vom Schmelzorgan herleitet. In ähnlicher Weise führt RETTERER (1925 b) das Kronenzement beim *Kalb* mittelbar auf das Schmelzorgan zurück, da er es vom Dentin ableitet, dieses aber (vgl. S. 584) aus dem Schmelzorgan entstehen läßt. Demgegenüber kommen alle im folgenden angeführten Arbeiten zu einer Ableitung des Kronenzementes, welche die grundsätzlichen Erkennt-nisse v. BRUNNs bestätigt. Wir nennen an Arbeiten über die *Meerschweinchen*-Molaren noch GOTTLIEB-GREINER (1923) und SANTONÉ (1933, 1935a), an solchen, welche außerdem auch die (mit Knochenzement überzogenen) *Kaninchen*-Molaren behandeln, R. WEBER

(1925b), Mach (1925) und v. Korff (1932b, 1932c), der auch das *Rind* untersucht hat. Über das *Rind* liegt eine sehr eingehende neue Untersuchung von Küpfer (1935) vor, einige Angaben finden sich auch bei Weiss (1911). Über verschiedene (auch exotische) *Nagetiere* siehe Friant (1931).

Eine eigenartige Einrichtung sind auch die sog. Zementperlen, rundliche Komplexe eines sehr faserreichen Zementes, welche die von Schmelz überzogenen Partien unterbrechen können und der Befestigung des Zahnes dienen. Ihren Bau und auch ihre Entwicklung an den dauernd wachsenden *Meerschweinchen*-Molaren hat besonders Santoné (1935a) eingehend beschrieben. Auch v. Korff (1935) beschäftigt sich mit diesen Zementperlen des *Meerschweinchens* und beschreibt sie auch beim *Warzenschwein*.

Mit dem besonders komplizierten Faserverlauf im Zement gewisser Zähne *(Elefant, Flußpferd, Eber, Pottwal)* beschäftigte sich Gebhardt (1900, 1906), nachdem schon

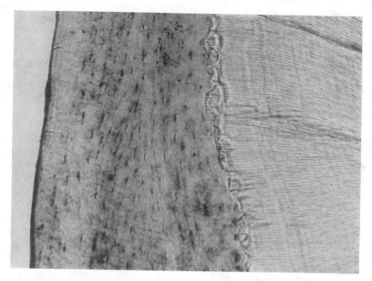

Abb. 96. Kronenzement vom Charakter zellhaltigen Knochens. Mit Methylenblau gefüllter Querschliff vom Schneidezahn eines *Pferdes*. Vergr. 174fach.

Kollmann (1871b, 1873) diese Objekte untersucht hatte. Diese besonderen Komplikationen hängen mit der außerordentlichen Beanspruchung dieser Zähne zusammen, welche ja auch einen eigenartigen Bau des Dentins (S. 618) zur Folge hat.

Wir erwähnen noch die Arbeit von Evangelista (1907), der das aus lamellärem Knochen bestehende Zement beim *Pferd* beschreibt (vgl. Abb. 96), und die von W. J. Schmidt (1924b, 1924c), welcher auch an den wurzellosen Zähnen des *Faultieres* Zement feststellte.

VI. Zahnpulpa.

1. Makroskopisches.

Die Zahnpulpa [Zahnpapille, Zahnkeim, Zahnmark, Abbozzo dentario (Zahnknospe)] unterliegt einer physiologischen Alterseinengung, die wir schon beim Dauerwachstum des Dentins (S. 580 u. 614) besprochen haben.

Die Verzweigungen der Pulpa im Zusammenhange mit den Wurzelkanalverzweigungen an der Wurzelspitze wurden auf S. 461 behandelt.

2. Bau des Bindegewebes.

Das Pulpabindegewebe ist seinem geweblichen Charakter nach am ehesten als ein gallertiges Bindegewebe zu bezeichnen, worunter wir ein spaltenloses Gewebe mit verzweigten anastomosierenden Zellen (Abb. 97) verstehen, in welchem die intercellulären Räume lückenlos von Grundsubstanz erfüllt sind. Die Fibrillen dieser Grundsubstanz sind zunächst argyrophil und werden mit zunehmendem Alter immer mehr kollagen, womit Eigenschaften des „embryonalen" und „reifen" Gallertgewebes [im Sinne der Bindegewebseinteilung SCHAFFERs (1933)] durchlaufen werden. SCHAFFER selbst [s. auch (1930)] charakterisiert dieses Gewebe als ähnlich dem embryonalen Gallertgewebe oder auch dem Knorpelgewebe, womit er einen von v. EBNER (1906 b) herangezogenen Vergleich aufgreift, der sich unter anderem darauf gründet, daß frisch herauspräparierte Pulpen (von *Schweine*-Zähnen) sich ähnlich wie Knorpel ohne Einbettung schneiden lassen. Knorpelähnlich ist auch die Fibrillenanordnung

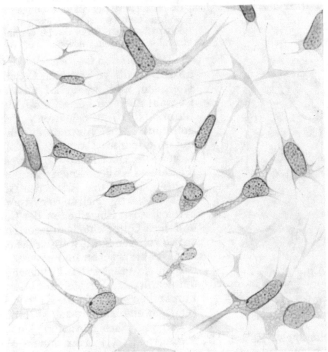

Abb. 97. Positivbilder der verzweigten Pulpazellen durch Molybdänhämatoxylin-Färbung. Milchmolar, menschlicher Embryo 30 cm gr. L. Vergr. 1200fach.

in Form eines wirren Faserfilzes (Abb. 98) ohne jene Bündelbildung, wie sie für „lockeres" (lamelläres, interstitielles) Bindegewebe charakteristisch ist und wie sie im Pulpabindegewebe nur stellenweise (Abb. 99) und erst in fertigen und älteren Zähnen vorkommt. In diesem Vergleiche mit Knorpelgewebe kommt auch zum Ausdruck, daß bei diesem Bindegewebe die stützende Funktion (als Schutz- und Stützgewebe der zahlreichen Gefäße und Nerven) stark betont ist. Dies zeigt sich auch darin, daß dieses Gewebe ausnahmsweise (bei *Fledermäusen*) durch Fettgewebe ersetzt sein kann [v. EBNER (1922), SCHAFFER (1930)], obwohl solches in der Mehrzahl der Fälle, so auch bei *Huftieren* [DOUSSE (1934)], nicht vorkommt. Wir selbst haben eine obiger Darstellung entsprechende Charakteristik des Pulpagewebes schon in der auf LEHNERs Präparaten und mündlichen Angaben fußenden Beschreibung dieses Gewebes bei PLENK (1927) gegeben, in welcher vor allem die restlose Ausfüllung der Intercellularräume durch Grundsubstanz und die durchaus extracelluläre Natur der Fasern betont wird, welche mit Zellausläufern (entgegen vielfach geäußerten Vermutungen) nichts zu tun haben. Dies geht sehr schön aus der von Lehner gewählten Färbung mit Molybdänhämatoxylin hervor (Abb. 97), durch welche man gewissermaßen Positivbilder der Bindegewebszellen ohne Mitfärbung von Fasern bekommt, während die Tanninsilberpräparate (Abb. 98) Negativbilder der Zellen und das reiche Fasergewirr der Grundsubstanz zeigen.

Ähnlich obiger Darstellung charakterisiert Dousse (1934) das Pulpagewebe verschiedener *Huftiere* als ein gallertiges Bindegewebe mit artweise wechselndem Zellreichtum, Elkner (1925) das des *Schweine*-Zahnes sogar als „chondroides" Gewebe, was wohl nicht ganz der Prägung dieses Begriffes durch Schaffer (l. c.) entspricht. Jedenfalls aber ist W. Meyers (1932) Beschreibung dieses Gewebes als eines „lockeren ungeformten Bindegewebes" anfechtbar und unzulänglich, da in diesem Begriff des „ungeformten" Bindegewebes Gallertgewebe, lockeres und womöglich noch retikuläres Bindegewebe vereinigt und durcheinander geworfen werden.

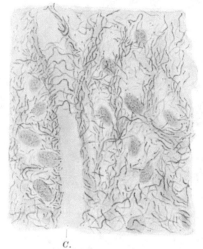

Abb. 98. Negativbilder der Pulpazellen mit schwach angedeuteten Kernen bei Gitterfaserfärbung nach Rio-Hortega, dasselbe Objekt wie Abb. 97. Vergr. 920fach. *C.* das Lumen einer Capillare, deren Wand weiter oben flächenhaft getroffen ist.

Daß von den Zellen des Pulpabindegewebes die verzweigten Zellen durch Anastomosen, also syncytial zusammenhängen, ist wohl nicht zu bezweifeln [entgegen R. Andrews (1902) u. a.], wenn nebenbei auch getrennte Zellen vorkommen dürften, wie es unter anderen Cabrini (1932) annimmt. Gegen die Oberfläche der Pulpa zu werden die Zellen im allgemeinen zahlreicher und verdichten sich in der Reihe der Odontoblasten zu epithelartig gedrängter Anordnung. Die cytologischen Einzelheiten der Odontoblasten und ihre Unterschiede im fertigen und sich entwickelnden Zahn wurden schon auf S. 588 und 609 besprochen und gewisse Einzelheiten der an sie grenzenden Pulpaschichte werden unten erörtert. Die Mehrzahl der verzweigten Pulpazellen gehört in die Kategorie der „fixen Bindegewebszellen" oder „Fibrocyten" (Inocyten) und ihre Einteilung in „spindelige" und „unregelmäßige" Zellen [R. Andrews (l. c.)] trifft nichts Wesentliches. Dagegen kann man von ihnen eine auch im „lockeren" Bindegewebe vorkommende Zellform, die „Histiocyten" (Abb. 100) unterscheiden, welche durch ein vakuolisiertes Cytoplasma auffallen und oft in der Umgebung von Gefäßen anzutreffen sind. Sie sind als eine auf Phagocytose eingestellte Sonderform (vielleicht auch nur Reaktionsform) der Bindegewebszellen aufzufassen und Goffung (1928), Jasswoin (1933b) und Jasswoin-Mechteis (1933) haben die Histiocyten der Pulpa nach Vitalfarbstoffinjektionen studiert, während Orbán (1929a) ihr Verhalten bei entzündlichen Prozessen beobachtet hat. Von cytologischen Einzelheiten der Pulpazellen erwähnen wir die Centriolen, die zuerst Th. Cohn (1897) beschrieben hat, den Netzapparat [Cajal (1914), Masscuti (1914), Beams-King (1933)] und die Plastosomen [Manca (1913), Shibata (1928b und 1929)]. Fett und auch doppelbrechende Lipoide fehlen im allgemeinen in den Pulpazellen des fertigen gesunden Zahnes, finden sich aber in überraschender Menge in Entwicklungsstadien und bei pathologischen Veränderungen der Pulpa [R. Weber (1926a), Willner (1926)]. Kokubun (1931) betrachtet feintropfige Lipoidverteilung in Pulpazellen noch als physiologisch. In Orbáns (l. c.) Arbeit werden auch die im Pulpabindegewebe als Wanderzellen vorkommenden Leukocytenformen besprochen; Mastzellen fehlen nach seiner Angabe in der Pulpa.

Die Faserstrukturen der Pulpa sind, wie erwähnt, anfänglich fast rein argyrophil und ein Teil von ihnen bleibt es zeitlebens, so besonders im Zusammenhang mit den KORFFschen „Fasern" (Abb. 80, 81, 83, 84), welche wir schon bei der Dentinfaserung (S. 597) und Dentinentwicklung (S. 610) ausführlich besprochen haben und auch im folgenden Abschnitt noch einmal erwähnen werden. Wie auch schon eingangs erwähnt wurde, zeigen die Fibrillen der Hauptsache nach eine nichtbündelige Anordnung, soweit nicht Übergänge des Pulpagewebes zu einem mehr „lockeren" Bindegewebe vorliegen (s. unten). Die nichtargyrophilen Fasern müssen als kollagene angesprochen werden, deren Vorkommen in der Pulpa (mit Ausnahme der Umgebung von Gefäßen und Nerven) sogar vollkommen bestritten wurde [RÖSE (1893b)]. Daß kollagene

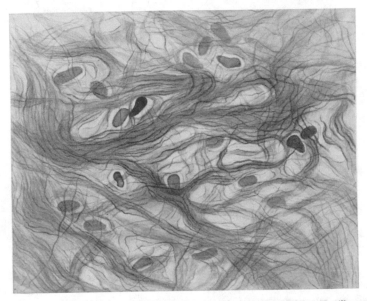

Abb. 99. Normale Pulpa vom Erwachsenen mit kollagenen Fibrillenbündeln. Versilberung und MALLORY-Färbung. Vergr. 630fach. Präparat von Dozent ORBÁN.

Fibrillen in embryonalen Pulpen (des *Schweine*-Zahnes) fehlen, wird auch von v. EBNER (1906b) und ELKNER (1925) behauptet, doch werden wohl auch in diesem Falle wenigstens spärliche kollagene Fibrillen vorkommen. Für die vorgeschrittenen Stadien der menschlichen Pulpa hatte schon v. EBNER (1906b) das Vorhandensein kollagener Fibrillen auf Grund ihres Verlaufes (vgl. z. B. Abb. 99), ihrer Quellung und Doppelbrechung behauptet und M. KRAUS (1917) hat dann am hiesigen Institute auch noch den Nachweis geführt, daß ein aus der Pulpa durch Kochen gewonnener Auszug zum Gelatinieren gebracht werden kann, was bisher [RÖSE (l. c.)] nicht gelungen war; es mußte dabei der Kunstgriff verwendet werden, daß die Pulpen (von *Rinder*-Zähnen) vor dem Auskochen einem 10tägigen Fäulnisprozeß im Thermostaten ausgesetzt wurden, durch welchen die einer Gelatinierung im Wege stehende Substanz, wahrscheinlich die hier in viel reicherem Maße vorhandene Kittsubstanz, zerstört wurde. Die modernen Gitterfasermethoden, z. B. Tanninsilber nach RIO HORTEGA, zeigen mühelos das Vorkommen bloß gebräunter Fasermassen neben geschwärzten argyrophilen, und so wird das gleichzeitige Vorkommen kollagener und argyrophiler Fasern heute wohl allgemein anerkannt [z. B. von CABRINI (1932), W. MEYER (1932)].

Elastische Fasern fehlen dem eigentlichen Pulpagewebe, soweit sie nicht in Gefäßwänden vorkommen. Hiervon haben wir uns auch an zahlreichen eigenen, mit saurem
Orcein gefärbten Präparaten überzeugt. Die Vermutung Rygges (1902), daß gewisse durch
vitale Methylenblaufärbung tingierte Faserstrukturen elastische Fasern gewesen seien,
ist also wohl nicht richtig. Auch die Beobachtung glatter Muskelbündel im Pulpagewebe unabhängig von Gefäßen [Coyne-Cavalié (1905a)] wurde seither nicht bestätigt
und dürfte auf Verwechslung mit marklosen Nervenfasern beruhen.

Einer besonderen Erörterung bedarf noch die Pulparandschichte unter
den Odontoblasten, weil durch die Behauptung Weils (1887/1888), daß sich
an die Basis der Odontoblasten zunächst eine etwa 25 μ dicke, absolut zellfreie
und dann eine zellarme Schichte anschließe, eine ausgedehnte, aber ziemlich

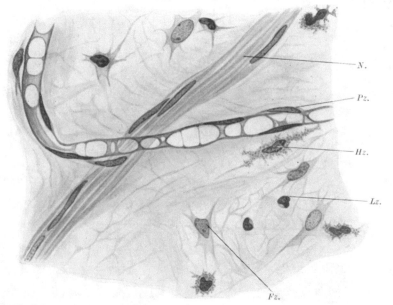

Abb. 100. Normale Pulpa vom Erwachsenen; Hämatoxylin-Eosin-Azur II; Vergr. 660fach. *Fz.* Fibrocyt;
Hz. Histiocyt; *Lz.* Lymphocyt als Wanderzelle; *N.* Nervenstämmchen; *Pz.* Pericyt einer Capillare.
Präparat von Dozent Orbán.

unfruchtbare Diskussion entstanden ist. Wir möchten zunächst darauf hinweisen, daß eine ausgezeichnet fixierte, normale erwachsene Pulpa (Abb. 101)
im Anschluß an die sehr niedrig und klein gewordenen Odontoblasten zellhaltiges
Gallertgewebe ohne irgendwelche Besonderheiten zeigt. Man kann vielleicht
hie und da eine etwas zellärmere Stelle feststellen, und dies mag mit dem bei
gewöhnlichen Färbungen ja fast unsichtbar bleibenden subodontoblastischen
Nervenplexus (S. 638) zusammenhängen, was ja auch der Anschauung verschiedener Autoren (s. unten) entspricht. Hiermit mag es auch zusammenhängen,
daß eine „Weilsche Schichte" von manchen Autoren gerade für die Stellen
der stärksten Nervenanhäufung, die Pulpahörner, zugestanden wird. Die
Capillaren liegen, wie die Abb. 101 zeigt, in dieser erwachsenen Pulpa durchwegs
in einigem Abstand von den Odontoblasten und nicht wie in einer embryonalen
oder jüngeren Pulpa (Abb. 71), auch noch zwischen ihnen und dies mag mit
der Verkleinerung der Odontoblasten zusammenhängen. Vielleicht sind diese,
ursprünglich von Odontoblasten eingenommenen Räume ebenfalls in manchen
Fällen eine Veranlassung zur Entstehung einer etwas zellärmeren Schichte.
Eine gewisse Andeutung dieses ursprünglich größeren Odontoblastenbereiches

erblicken wir auch darin, daß die KORFFschen „Fasern" an einem Silberpräparat der eben besprochenen erwachsenen Pulpa weit über die Odontoblastenbasis hinaus noch als parallele Züge in die Pulpa zu verfolgen sind (Abb. 84).

Die Beobachtung der „WEILschen Schichte" wurde von WEIL an Präparaten gemacht, die nach einer mit Erhaltung der Weichteile verbundenen Schlifftechnik (vgl. S. 584) hergestellt waren. v. EBNER (1890a, 1899), der sich von der Existenz einer solchen Schichte nicht überzeugen konnte, hielt sie für ein durch diese Technik bedingtes Kunstprodukt, das durch Retraktion der am Zahnbein festgehaltenen Odontoblasten von der stark schrumpfenden Pulpa zustande komme, ähnlich auch RÖSE (1892b, 1893d). Auch WALKHOFF, der zwar anfangs (1899) eine besondere Stoffwechselfunktion dieser Schichte erwog,

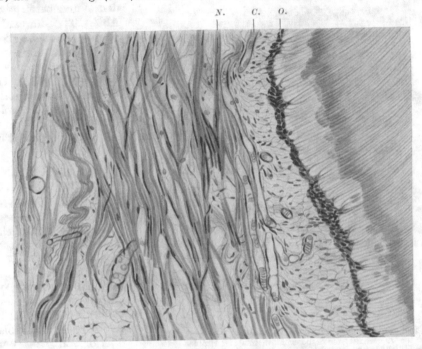

Abb. 101. Oberflächliche Schichte einer normalen Pulpa vom Erwachsenen; die Odontoblasten (*O.*) erscheinen verkleinert, so daß die Capillaren (*C.*) nur bis in die anschließende Schichte von Gallertgewebe reichen; zahlreiche Nervenstämmchen (*N.*) nahe der Oberfläche. Hämatoxylin-Eosin-Azur II; Vergr. 220fach. Präparat von Dozent ORBÁN.

hielt sie später (1901, 1924b) nicht mehr für etwas Konstantes, sondern für eine durch die Odontoblastenverkleinerung bedingte Alterserscheinung, was ja auch wir mit in Erwägung gezogen haben. Von älteren Beobachtern, welche das Tatsächliche an WEILS Beschreibung bestätigen, ohne eine Erklärung geben zu können, erwähnen wir PARTSCH (1892), HOEHL (1896), G. FISCHER-LANDOIS (1908), RÖMER (1909). Im übrigen werden die auch auf unserer Abb. 101 sichtbaren, den Odontoblasten zunächst liegenden Capillaren gewöhnlich in die „WEILsche Schichte" einbezogen, wie die Beschreibung von Capillaren in dieser Schichte durch PARTSCH (l. c.), LEPKOWSKI (1901), PERNA (1928) u. a. beweist. Nun wurde schon vor WEIL ein „subodontoblastischer" Nervenplexus als feine Schichte unmittelbar unter der Odontoblastenbasis von BLACK (1887) beobachtet. Während dieses feine Nervengeflecht, auch nach Meinung von BERKELBACH (1935), in die „WEILschen Schichte" fällt, hat MUMMERY, der schon 1891 das Vorhandensein einer „WEILschen Schichte" bestätigt hatte, seit 1892 in vielen Arbeiten (auch 1924a) diese Schichte mit dem gröberen, tiefer gelegenen Nervenplexus von RASCHKOW (1835) identifiziert, was sicher falsch ist. Die Konfusion wird nun dadurch geradezu trostlos, daß BERKELBACH, sowie auch andere Autoren (vgl. S. 638) unter RASCHKOWschem Plexus wieder das von RASCHKOW sicher noch gar nicht beobachtete subodontoblastische Geflecht verstehen! PERNA (1928) bestreitet, sowie wir, eine ausgesprochene „WEILsche Schichte" und verlegt in ihren Bereich die feinen Nervenfasern.

Über die Korffschen „Fasern", welche auch noch im fertigen Zahne
das Dentin mit dem Pulpabindegewebe verbinden, wurde alles Wesentliche
schon auf S. 597 und 610 gesagt.

Eine Altersveränderung des Pulpabindegewebes vollzieht sich vor allem
in der Richtung, daß es den Charakter embryonalen Gallertgewebes verliert
und durch Vermehrung der kollagenen Fibrillenmassen in einer gelegentlich
schon bündeligen Anordnung (Abb. 99) den von reifem Gallertgewebe oder
fast schon „lockerem" Bindegewebe annimmt. Es wird Hand in Hand damit
auch zellärmer. Eine noch weiter in dieser Richtung veränderte Partie aus
dem Wurzelbereiche zeigt Abb. 102, in welcher man auch an einer Stelle
ins Dentin eintretende Sharpeysche Fasern sieht (vgl. S. 603). Über
weitergehende, schon ins Gebiet des Pathologischen fallende Altersveränderungen der Pulpa s. S. 646.

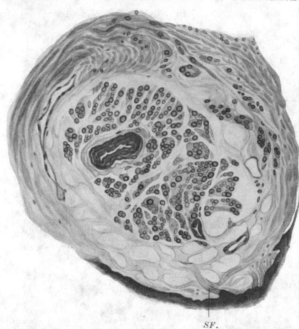

Abb. 102. Gefäße und (überwiegend markhaltige) Nerven der Wurzelpulpa im Querschnitt; die derberen Fibrillenbündel strahlen gelegentlich als Sharpeysche Fasern (SF.) ins Dentin ein. Osmierter Gefrierschnitt von einem menschlichen Prämolaren. Eisenhämatoxylin.
Vergr 240fach.

3. Blutgefäße.

Nach Zuckerkandl (1902) gibt die Arteria alveolaris der Kiefer für
jeden Zahn ein Ästchen, außerdem aber auch selbständige Ästchen für das
Periodontium ab [s. auch Vallois-Bennejeart (1914)]. Unterbindungs-
versuche Eulers (1922) an der Art. alveolaris inferior von Hunden und
Katzen, nach welchen sich keine nachweislichen Degenerationen in den
Pulpen der in Betracht kommenden Zähne zeigten, lassen darauf schließen,
daß sich Abzweigungen dieser Arterie zu einem Kollateralkreislauf ausge-
stalten können. Eine Betrachtung der Arterienverzweigungen ergibt,
daß die Arteriae dentales sich bei mehrwurzeligen Zähnen entsprechend der
Wurzelzahl teilen, an die einzelne Wurzel jedoch meist noch unverzweigt
herantreten. Schon vor dem Eintritt in das Foramen apicale werden reichlich
Seitenäste an das dicke Periodontium der Wurzelspitze abgegeben. Schweitzer
(1909), der diese Beobachtung de Sarrans (1880) bestätigt, bestreitet aber
dessen wohl zu weitgehende Annahme, daß die Pulpablutversorgung nur eine
die Nervenstämmchen begleitende Abzweigung des periodontalen Kreislaufes
sei. Nach Schweitzer ist auch im nun folgenden Wurzelkanal eine Abgabe
von zahlreichen Seitenästen festzustellen, die zunächst an die eine kurze
Strecke weit den Kanal begrenzende Zementschicht abgegeben werden; gelegentlich durchbohren aber für das Zement bestimmte Ästchen auch noch das Dentin
in dem anschließenden, bereits von Dentin ausgekleideten Teil des Wurzelkanales (vgl. auch S. 621). Die Arterienstämmchen sind meist in die Nervenbündel

eingebettet (Abb. 102), wie schon BÖDECKER sen. (1883) und WEIL (1887/1888) beobachtet haben, was aber ohne funktionelle Bedeutung ist.

Die aus den Arterien hervorgehenden Capillaren nehmen gegen die Pulpaoberfläche an Zahl zu und bilden den dichtesten Plexus in der Nähe der Odontoblasten (Abb. 101). Solange diese noch hohe Zellen sind (Abb. 71), trifft man auch zwischen ihnen noch Capillaren, was nach ANNELL (1882) auch LEPKOWSKI (1897, 1901), WILLINGER (1907), RÖMER (1909) u. a. beobachtet haben. Außer den Endothelkernen beobachtet man an den Capillaren auch außen in regelmäßigen Abständen angelagerte Kerne (Abb. 100), die wir den „Pericyten" zurechnen. Wir halten diese im Sinne K. W. ZIMMERMANNS (1923) [vgl. auch PLENK (1927 und 1929)] für die modifizierten Muskelelemente der Capillaren. Ihre Auffassung als „undifferenzierte perivasculäre Mesenchymzellen" [ORBÁN (1929a), W. MEYER (1932, Abb. 98)] erscheint uns nicht angängig und höchstens für manche den Capillaren angelagerte Zellen zutreffend. BERKELBACH (1935) bestreitet das Vorkommen von Pericyten an den Pulpacapillaren, obwohl ihr Fehlen an dieser Stelle von vornherein unwahrscheinlich ist. Die gleiche Auffassung der Pericyten wie wir hat WELLINGS (1926) vertreten, und er nimmt an, daß die von ihm an den Capillaren (meist in Zweizahl) beobachteten marklosen Nervenfasern der Innervierung der Pericyten dienen. Der eine der Verfasser (PLENK) hat selbst schon an verschiedenen Organen eine Reihe von Beobachtungen über Capillarnerven gemacht, ist aber über ein Verhältnis der Nerven zu den Pericyten bisher nicht ins Klare gekommen.

Die postcapillaren Venen bilden die Hauptmasse des Gefäßgeflechtes in den nicht ganz oberflächlichen Pulpaschichten, wie sehr schön aus der Abbildung einer injizierten Pulpa bei W. MEYER (1932, Abb. 104) hervorgeht. Gewöhnlich wird von diesen kleinen Venen angegeben, daß keine Muskelelemente an ihnen zu entdecken seien. Dies ist für gewöhnlich gefärbte Präparate in der Tat richtig und beruht darauf, daß diese Gefäße noch Muskelelemente von verzweigter Pericytenform besitzen, die sich der gewöhnlichen Beobachtung fast entziehen. Nach noch unveröffentlichten Beobachtungen PLENKS haben eben auch relativ große „kleine Venen" immer noch verzweigte pericytenähnliche Muskelelemente. Daraus mögen sich die nach WELLINGS (l. c.) von den Capillaren dem Bau nach angeblich ununterscheidbaren „Riesencapillaren" erklären. Die sich in der Achse der Pulpa sammelnden Venen sind nach HOPEWELL SMITH (1923) durchwegs klappenlos und verlassen dann gewöhnlich als einheitliches Gefäß den Wurzelkanal.

Die Verfettung von Gefäßen, welche sich auf das Endothel aber auch auf den Gefäßinhalt erstrecken kann, wurde von WILLNER (1926) genauer studiert.

Zum Funktionellen des Pulpakreislaufes möchten wir bemerken, daß LANDSBERGER (1913, 1914b) einen Antagonismus zwischen Pulpakreislauf und Kreislauf des Periodontiums behauptet hat; er glaubte sogar eine therapeutische Anregung der periodontalen Zirkulation (zur Bekämpfung der Alveolarpyrrhöe) durch Devitalisierung der Pulpa herbeiführen zu können. Nach SICHER-PETER (1914) beruht aber diese Annahme auf anatomisch falschen Voraussetzungen, da die periodontalen Gefäße nach ZUCKERKANDL (1902) nicht nur von den Zahnarterien, sondern außerdem auch selbständig interdental aus der Alveolararterie entspringen. — Eine Selbsttamponierung der abführenden Pulpagefäße durch starke Pulpahyperhämie, die sogar zu Pulpagangrän führen könne, wurde von TANZER (1908) und SCHACHTEL (1908) behauptet.

4. Lymphgefäße.

Die Angabe, daß Lymphgefäße in der Pulpa vorkommen, geht vor allem auf die eingehenden Untersuchungen SCHWEITZERS (1907, 1909) zurück.

Vor ihm behaupteten zwar schon SAPPEY (1873, 1885) und BÖDECKER sen. (1896) dieses Vorkommen, ohne es aber glaubwürdig zu beweisen. So bestreiten denn auch KOERNER (1897), COUILLIAUX (1897), OLLENDORF (1898) und PARTSCH (1899), zum Teil auch auf Grund eigener negativ verlaufener Injektionsversuche, Lymphgefäße in der Pulpa, ebenso CARRERAS (1894), weil er gewisse in die Pulpa eingebrachte Stoffe im Harn nicht nachweisen konnte. KOERNER (l. c.) beobachtete zwar einen Abtransport von Farbteilchen aus der Pulpa in regionäre Lymphknoten, ließ dies aber, wie schon erwähnt, nicht als Beweis für Lymphgefäße gelten.

SCHWEITZERs positiv verlaufene Injektionsversuche beziehen sich auf je ein junges Exemplar von *Hund* und *Affe* und einen etwa 9monatigen menschlichen Embryo; es gelang ihm, Lymphgefäße (teilweise bei gelungener Gegeninjektion der Blutgefäße) stückweise im Canalis mandibulae, als dentale Äste, im Wurzelkanal und in der Wurzelpulpa und beim embryonalen Objekt auch büschelförmige Äste in der Kronenpulpa zu injizieren. Auf Grund der Angaben SCHWEITZERs hält auch OERTEL (1922) das Vorhandensein von Lymphgefäßen für gesichert. MAGNUS (1922) behandelte dann die herauspräparierte Pulpa unter dem Mikroskop mit Wasserstoffsuperoxyd, von der Erwägung ausgehend, daß die Lymphkatalase in den Lymphgefäßen eine verstärkte Sauerstoffabscheidung hervorrufen müsse. Diese nach seiner Angabe positiv verlaufenen Versuche wurden von SOLKOWER (1927) wiederholt und dieser schildert, wie nach anfänglicher Sauerstofffüllung oberflächlicher Blutgefäße schließlich die sogar sehr zahlreichen Lymphgefäße, welche im ganzen Pulpabereiche die Blutgefäße begleiten, durch stärkere Gasfüllung hervortreten, und auf Grund der gelegentlich beobachtbaren Varicositäten (Klappen) und der eigenartigen Anordnung zweifelt er nicht, daß es sich wirklich um Lymphgefäße handelt. Als einen neueren gelungenen Versuch, in die Pulpa eingebrachte Stoffe (Eisensalze) in regionären Lymphknoten nachzuweisen, erwähnen wir NOYES-LADD (1929). Wir möchten aber hinzufügen, daß uns die Existenz von Lymphgefäßen in der Pulpa trotz alledem, sowie auch HOPEWELL SMITH (1923), BERKELBACH (1935) u. a., immer noch problematisch erscheint, weil bisher keine einzige konkrete Beobachtung von Lymphcapillaren an gewöhnlichen, nichtinjizierten Pulpapräparaten vorliegt und auch wir selbst (gleich BERKELBACH) nie etwas Ähnliches gesehen haben. Und schließlich ist es doch auffallend, daß diese, von gleich großen Venen durch ihre noch dünnere Wand und das Fehlen roter Blutkörperchen sonst gut unterscheidbaren Gefäße, welche in den verschiedensten Geweben gar nicht so selten in klaffendem, der Beobachtung zugänglichem Zustande zu sehen sind, hier noch niemals zur Beobachtung gelangt sind.

Die regionären Lymphknoten, welche nicht nur als Durchgangsstellen der noch umstrittenen dentalen, sondern auch der zweifellos vorhandenen periodontalen (S. 653) Lymphgefäße in Betracht kommen, werden bereits bei KOERNER (1897), OLLENDORF (1898), PARTSCH (1899, 1903), besonders eingehend aber bei SCHWEITZER (1907, 1909) behandelt, der auch bei einigen *Haustieren* (*Carnivoren, Nagetieren, Huftieren*) und *Affen* die grundsätzlich gleichartige Gestaltung der Lymphwege festgestellt hat. Wir erwähnen hier, daß nach seiner Anschauung als „dentale" Lymphknoten, welche von den angenommenen dentalen Lymphgefäßen durchsetzt werden, sowohl die submaxillaren Knoten, wie auch die tiefen cervicalen am Zusammenfluß der Venae facialis communis und jugularis interna in Betracht kommen. Auch OERTEL (1922) bringt eine Zusammenstellung der Lymphknoten, zu welchen die Zähne einschließlich Periodontium und Zahnfleisch in Beziehung stehen.

5. Nerven.

Wohl die vollständigste und gründlichste (auch historische) Behandlung findet die Innervierung des Zahnes samt allen damit zusammenhängenden Fragen in der erst jüngst erschienenen Arbeit von BERKELBACH (1935) aus dem Institut BOECKEs. Auch wir behandeln in diesem Unterkapitel das Gesamtproblem der Zahninnervierung, weil viele Fragen untrennbar zusammenhängen.

Die **Nerven der Pulpa** sind ungemein zahlreich und bilden einen beträchtlichen Teil des Pulpagewebes, was uns ja erst heute, seit die Innervierung des Dentins nicht mehr als Problem, sondern als gesicherte Tatsache betrachtet werden muß, im ganzen Umfange verständlich ist. Am Foramen apicale treten mehrere Bündel markhaltiger Fasern und auch marklose Fasern in den Wurzelkanal ein und verlaufen sowohl in diesem wie auch weiterhin überwiegend in der Pulpaachse, wobei sie die Blutgefäße einschneiden (Abb. 102). Man findet aber auch Arterienabschnitte samt begleitenden Venen, welche gerade von keinen Nervenstämmchen umgeben sind. Es sei gleich hier vorweggenommen, daß jene Hauptmassen von Nervenfasern, welche zur Innervierung des Dentins bestimmt sind, markhaltige Fasern sind. Die schon beim Eintritt in den Zahn marklosen Fasern sind nach BERKELBACH wohl ausschließlich für die Gefäße bestimmt. Nun muß man aber in Betracht ziehen, daß auch die markhaltigen Fasern nicht erst dann, wenn sie in den unten besprochenen Plexus unter den Odontoblasten eintreten, ihr Mark verlieren, sondern in ganz wechselnder Weise schon früher marklos werden. Nach BERKELBACH kann man diese „nicht mehr markhaltigen" Fasern von den von vornherein marklosen bei Silberimprägnierung wenigstens noch eine Zeitlang durch größere Dicke und einen mehr eckigen Verlauf unterscheiden. Im allgemeinen aber wird man unter den auch noch an gewöhnlichen Präparaten (ohne spezifische Nervenmethoden) sichtbaren Bündelchen (Abb. 100, 101), eine Zugehörigkeit zu den ursprünglich markhaltigen oder ursprünglich marklosen Nervenfasern nicht mehr feststellen können, um so mehr, als auch die eventuell noch beigemischten markhaltigen Fasern bei geringem Kaliber bei dieser Methode nicht mehr besonders hervortreten.

Diese in der Pulpa also sehr zahlreichen Bündelchen markloser Nervenfasern sind von den bei dieser Faserart ja viel zahlreicheren schmalen Neurilemmkernen (SCHWANNschen Kernen) begleitet. Die Bemerkung von BERKELBACH jedoch, daß durch diese (wohl symplasmatischen) Neurilemmelemente die Nervenbündelchen zu einem Teil des protoplasmatischen Zellnetzwerkes des Pulpagewebes werden, bedarf unserer Meinung nach des Vorbehaltes, daß die Neurilemmzellstränge wohl sicher ektodermalen, nervösen Ursprunges sind. Für die peripheren markhaltigen Nervenfasern hat PLENK (1934) nachgewiesen, daß die bis dahin mit zur „SCHWANNschen Scheide" gerechnete abschließende Membran eine von Gitterfasern durchsetzte Bindegewebsbildung ist, wodurch wohl die ektodermale Herkunft der SCHWANNschen Zellen jedem Zweifel entrückt ist. Der analoge Schluß für die Fasern mit marklosem Neurilemm wird noch durch die Tatsache unterstützt, daß auch diese peripheren Nervenfasern von Gitterfasermembranen umgeben sind. Bei fettiger Degeneration des Pulpagewebes zeigen auch die Neurilemmzellen der Nervenstämmchen Fetteinlagerung [WILLNER (1926)].

Was die Verteilung betrifft, so läßt sich zunächst eine fächerförmige Aufsplitterung der axialen Bündel im Bereiche der Pulpahörner [RÖMER (1899b) u. a.] verfolgen. Ferner glaubt BERKELBACH als eine gewisse Gesetzmäßigkeit in all der Unregelmäßigkeit feststellen zu können, daß die Bündel meist nicht durch dichotome Verzweigung, sondern durch ständige Abgabe von Einzelfasern und Bündelchen sich verjüngen und ihre Endstellen erreichen. Diese abgetrennten Fasern und Bündel verlaufen dann oft noch lange dem Hauptbündel parallel und erreichen ihr Ziel überdies oft erst nach mehrfachen Schleifenbildungen und Umwegen.

Die bisher gezeigte Unregelmäßigkeit im Verlauf und in der Verteilung der für das Dentin bestimmten Nervenfasern zeigt sich auch noch weiterhin, insoferne das Herantreten der Nervenfasern an die einzelnen Odontoblasten in der Regel nicht durch ein zielstrebiges senkrechtes Abbiegen aus der Längsrichtung erfolgt, sondern unter Bildung eines mehr oder weniger ausgesprochenen „subodontoblastischen Plexus". Auch in Ästchen dieses Plexus beobachtet Berkelbach, daß sich oft zweien aus einer bestimmten gleichen Pulpafaser stammenden Fibrillen eine aus einer ganz anderen Pulpafaser hervorgegangene beimischt, und er schließt aus dieser Gesamtheit der Nervenverteilung, daß keine Einrichtung für eine Lokalisierung der aus dem Dentinbereiche vermittelten Empfindungen besteht (vgl. S. 643). Es ist auch noch zu bemerken, daß dieser Plexus außer den von den sensiblen markhaltigen Nervenfasern stammenden, „nicht mehr markhaltigen" Nervenfasern auch primär marklose, nämlich Gefäßnerven (Capillarnerven), enthalten kann. Vereinzelt beobachtet Berkelbach aber auch im Bereiche des Plexus noch markhaltige Fasern. Dieser Nervenplexus unter den Odontoblasten wird von mehreren Autoren mit dem von Raschkow (1835) beschriebenen Nervenplexus der Pulpa identifiziert, doch erscheint es uns ganz ausgeschlossen, daß Raschkow diesen feinen, bei gewöhnlichen Präparaten fast unsichtbaren subodontoblastischen Plexus bereits beobachtet haben kann. Wohl aber mag er jene gewisse Anreicherung überwiegend längs verlaufender gröberer Nervenbündel nahe der Pulpaoberfläche (Abb. 101) beobachtet haben, die auch an gewöhnlichen Präparaten schon sichtbar sind, und die durch eine (ja problematische) „Weilsche Schichte" (S. 632) von den Odontoblasten getrennt werden, nicht aber, wie der subodontoblastische Plexus, in diese Schichte hineinfallen.

Ein subodontoblastisches Geflecht wurde schon vor Feststellung des auffallenden Charakters dieser Schichte durch Weil (1887/1888) von Black (1887) beobachtet und wird auch von Calderon (1930) und Berkelbach (wenigstens im Wurzelbereiche) bestätigt, während Law (1908) und Papa (1928) ein solches Geflecht bestreiten. Auch Mummerys (1923, 1924a) nicht haltbaren Angaben über Ganglienzellen im Bereiche der Odontoblastenbasis (s. unten) liegen wohl Beobachtungen zugrunde, die durch dieses feine Nervengeflecht verursacht sind. Daß Mummery in richtiger Weise mit dem „Raschkowschen Plexus" das tiefere und gröbere Nervengeflecht identifiziert, wurde schon auf S. 633 erwähnt, nur verlegt er es zu Unrecht in die „Weilsche Schichte". Dies tut auch Papa, da er trotz Bestreitung eines subodontoblastischen Plexus von einem „Raschkowschen Plexus" in der Weilschen Schichte spricht. Berkelbach dagegen, der den feinen Nervenplexus richtigerweise in die Weilsche Schichte verlegt (soweit eine solche überhaupt anzuerkennen ist), identifiziert ihn wieder zu Unrecht mit dem „Raschkowschen Plexus", ebenso auch Münch (1934b), so daß man dieses unglückselige Fossil (ähnlich der „Membrana praeformativa"!) gar nicht mehr zitieren sollte und nie hätte ausgraben sollen! Gordon-Jörg (1933) bestreiten einen „Raschkowschen Plexus" und meinen damit wohl das „subodontoblastische Geflecht."

Als Gefäßnerven dürften nach Berkelbach wohl alle von Anfang an marklosen (und nicht erst in der Pulpa ihr Mark verlierenden) Nervenfasern aufzufassen sein und wir müssen wohl annehmen, daß die Pulpagefäße, in gleicher Weise wie alle anderen, innerviert sind. Es ist daher die Vermutung Münchs (1934a, 1935b), daß die die Gefäße (teilweise) einscheidenden markhaltigen Nervenbündel (Abb. 102) „Vasoconstrictoren" seien, mit einem Rufzeichen zu versehen, wie es schon Berkelbach getan hat; denn abgesehen davon, daß diese Einscheidung der Nervenbündel durch Gefäße auch fehlen kann und offenbar nicht funktionell bedingt ist, finden wir ja auch sonst an Gefäßen markhaltige Fasern nur in der Minderzahl und können sie vielleicht mit ihrer sensiblen Innervierung in Beziehung bringen. Ganz dezidierte Angaben über sensible und sympathisch-motorische Endigungen, wie sie jedoch Montfort (1923) an einer Arteriole der Zahnpulpa macht, müssen heute im Hinblick auf diese noch nicht geklärten Probleme zurückhaltend beurteilt werden. Das gleiche meint Berkelbach auch für die schon auf S. 635 erwähnten Angaben von Wellings (1926) über Innervierung der Pericyten an Pulpacapillaren; die Existenz von Pericyten an diesen Capillaren bezweifelt Berkelbach aber

wohl zu Unrecht. In der Wand kleiner Arterien und Venen hat er selbst Nerven-
verzweigungen beobachtet, die er (wohl ganz mit Recht) mit der Innervierung
der Gefäßmuskulatur in Beziehung bringt. Auch von MUMMERY (1923, 1924a,
1924b) liegen Beobachtungen über Gefäßnerven vor, besonders an Arteriolen.
Gleich RABINOWITSCH (1932) berichtet auch er von marklosen Nervenfasern.
Auch CALDERON (1930) fand bei *Mäusen* den Gefäßen zugeordnete und wohl
als Gefäßnerven zu beurteilende Nervenfasern und berichtet auch über ganz
ausnahmsweise im Bereiche der Gefäßnerven vorkommende sympathische
Ganglienzellen. Diese haben wohl, auch wenn sich die Beobachtung bewahrheiten sollte, mit den unten besprochenen, zweifellos phantastischen Annahmen
von Ganglienzellen im Bereich der Odontoblastenschichte nichts zu tun.

MUMMERY (1924a, S. 205) übernimmt auch die Anschauung von BAYLISS (1920), daß
sensible (markhaltige) Nervenfasern, welche an Gefäßwände herantreten, auch „antidrom"
(in zentrifugaler Richtung) vasodilatorische Impulse vermitteln können. Die Abbildung
einer aus einem markhaltigen Nervenstämmchen zu einer Gefäßwand abbiegenden Nervenfaser genügt natürlich nicht, um eine derartige rein spekulative Theorie zu beweisen, und
die Zahnpulpa mit ihrer ungeheuerlichen Zusammendrängung von Nerven und Blutgefäßen
dürfte gerade nicht das geeignete Schlachtfeld für die Entscheidung dieses Kampfes sein!

Die Angaben über Ganglienzellen im Bereiche der Odontoblastenschicht
wurden von BERKELBACH in sehr überzeugender Weise in den Bereich der Phantasie verwiesen und dürften, abgesehen von der Mißdeutung von Artefakten und unklar imprägnierten Stellen, auch darauf beruhen, daß Metallimprägnierungen immer wieder zu Unrecht als etwas für die nervösen Elemente Spezifisches angesehen, und daher wohl auch
Bindegewebszellen gelegentlich als Nervenelemente in Anspruch genommen werden. Außer
in den ach Gipfel der Kritiklosigkeit erreichenden Arbeiten von MORGENSTERN (1899,
1906a) werden solche „Ganglienzellen" auch von MUMMERY (1920, 1924a) beschrieben.
Schon das von ihm beigebrachte (die Wirklichkeit seiner Befunde ohnedies bereits ideali-
sierende) Schema, in welchem eine Nervenfaser unmittelbar nach Verlust der Markscheide
in besenartige Telodendrien aufsplittert, welche dann die „Ganglienzelle" umgreifen, von
der ein Ausläufer in ein Dentinkanälchen abgeht, mutet nervenfremd an und setzt auch
mit dieser fast endständigen Einschaltung eines neuen Neurons einen nach allen sonstigen
Erfahrungen über Sinnesendstellen unerhörten Tatbestand voraus. (Die Sinnesganglienzellen der Riechschleimhaut schalten sich ja erst im Bulbus olfactorius des Zentralnervensystems um und ersetzen im übrigen die bei diesem Sinnesorgan fehlenden bipolaren Ganglienzellen!). Ähnliches wie für MUMMERYs Befunde gilt auch für die in wiederholt wechselnden Anschauungen von MONTFORT (zuletzt 1924) beschriebenen Ganglienzellen. Auch
eine von MÜNCH (1934b) als Ganglienzelle gedeutete Bildung hält wohl ernster Kritik
nicht stand.

Als Ursprungsganglienzellen der sensiblen Dentinnervenfasern
kommen naturgemäß in erster Linie die Spinalganglienzellen des Ganglion
semilunare Gasseri in Betracht, wofür auch experimentelle Beobachtungen
vorliegen. Schon SPITZER (1910) fand bei einseitiger Excision eines Stückes
des Nervus mandibularis (bei *Hunden*) Degenerationen in einem Teil der Ganglienzellen des gleichseitigen Ganglion Gasseri. Dieses zeigte auch bei zahnlosen
menschlichen Individuen Degenerationen an seinem Zellbestand. Die Experimente von ALLEN (1925), welcher nach Extraktion von Zähnen, und die von
WINDLE (1927), welcher nach Pulpazerstörung bei *Hunden* ebenfalls unzweifel-
hafte Degenerationen im Ganglion Gasseri feststellte, suchen auch die als
Ursprungszellen in Betracht kommenden Ganglienzelltypen genauer aufzuklären,
wobei WINDLE zu dem Ergebnis kommt, daß vor allem mittelgroße und kleine
Ganglienzellen den vorwiegend mittelgroßen und kleinen markhaltigen Nervenfasern der Pulpa zum Ursprung dienen.

Die Frage nach Nervenendigungen in der Pulpa hängt wohl in erster
Linie davon ab, ob Nervenendigungen an den Odontoblasten vorhanden sind.
Nach der uns durchaus überzeugenden Darstellung von BERKELBACH glauben
wir, daß eine solche „Innervierung" der Odontoblasten nicht vorliegt, was im
folgenden Abschnitt über die Dentininnervierung ausführlicher dargelegt werden
soll. Angaben, wie die MAJUTS (1922), über zahlreiche Nervenendstellen in der

Pulpa vertragen keine kritische Nachprüfung. Nach Meinung von Berkelbach beschränken sich daher die Nervenendstellen in der Pulpa wahrscheinlich auf die (im einzelnen problematischen) Endigungen der Gefäßnerven.

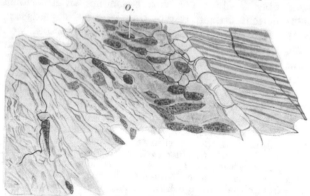

Abb. 103. Dentinnerven in der Pulpa, zwischen den Odontoblasten (*O.*), deren Kerne mitimprägniert sind, und in den Dentinkanälchen. Menschlicher Prämolar, Gefrierschnitt; versilbert nach Bielschowsky-Gros. [Aus Berkelbach (1935).]

Die **Innervierung des Dentins** stellt das zentrale Problem der Zahninnervierung dar. Seit die schon von vielen Untersuchern gemachten, aber immer noch angezweifelten und anfechtbaren Angaben über **ein Eindringen von Nervenfasern in die Dentinkanälchen** (Abb. 103 und 104) durch Berkelbachs von einem führenden nervenhistologischen Institute approbierte Untersuchungen (1929, 1934, 1935) bestätigt wurden, erscheint ein in zahllosen Arbeiten umstrittenes Problem endlich und endgültig in einer unseren sonstigen histologischen Erfahrungen entsprechenden Weise gelöst. Berkelbachs entscheidende Präparate sind vor allem nach einer modifizierten Cajal-Methode (deCastro) und einer modifizierten Bielschowsky-Methode (Gros) hergestellt.

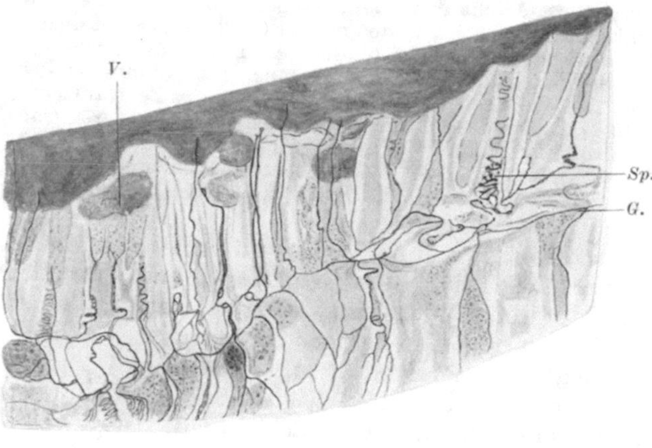

Er faßt (1935, S. 15) das Wesentlichste seiner Befunde selbst in folgendem Satze zusammen: ,,In *Menschen-* und *Tier-*Zähnen treten viele marklose Nervenfasern aus der Pulpa in die Odontoblastenschichte über, tauschen viele feine Fibrillenzüge aus, besonders in der Schichte zwischen Odontoblastenleibern und Prädentin, treten intrakanalikulär mit (in oder an)

Abb. 104. Dentinnerven mit spiraligen Windungen (*Sp.*) um die Ursprünge der Odontoblastenfortsätze und mit Endösen. *G.* Grenze der Odontoblasten gegen das Dentin, *V.* verkalkte, mit Silber imprägnierte Stelle im Prädentin. Das gleiche Objekt und die gleiche Technik wie Abb. 103. [Aus Berkelbach (1935).]

Tomes-Fasern ins Prädentin über, verlaufen den Tomes-Fasern im Prädentin und Dentin entlang und enden mit Endösen". Wir möchten aus diesen Angaben einige Punkte besonders hervorheben, weil sie gewissen oft (s. unten) gemachten Behauptungen widersprechen. Es liegen keine Nervenendigungen an den Odontoblastenkörpern vor. Eine Endigung von Nervenfasern an den Odontoblasten (oder eine Verbindung zwischen beiden) wurde nämlich nicht nur von jenen zahlreichen Autoren, welche die Nerven am Rande des Dentins endigen ließen, angenommen, sondern z. B. auch von Münch (1934a, 1934b), der Nerven im

Dentin beobachtet hat. Schon KÖLLIKER (1867) hat jedoch ehrlich zugegeben, daß eine Endigung nicht exakt zu beobachten sei und von den neuen Beobachtern, welche schon Nervenfasern in den Dentinkanälchen gesehen haben, hat auch TOJODA (1927, 1934) solche Endigungen ausdrücklich in Abrede gestellt. Die wirklichen Endigungen finden sich erst im Bereiche der Odontoblastenfortsätze in Form von Endösen. Gegenüber vielen, von vornherein unwahrscheinlichen Angaben sei auch darauf hingewiesen, daß die Nerven im Dentin ausschließlich in den Dentinkanälchen, nirgends aber in der Grundsubstanz verlaufen. Hinzufügen möchten wir noch, daß die auf Abb. 104 den Anfangsteil der TOMES-Fasern umgebenden Spiraltouren so häufig sind, daß sie nach BERKELBACHs Meinung wohl kaum ein Kunstprodukt darstellen dürften.

Unter den positiven Angaben über Nerven im Dentin beruhen die über ein Eintreten von Nervenfasern in Dentinkanälchen sicher überwiegend auf richtigen Beobachtungen und in diesem Sinne kann man von früheren Arbeiten wohl DEPENDORF (1913a) und FRITSCH (1914) und die neueren Untersuchungen von MUMMERY (1920, 1924a, 1924b), URBANTSCHITSCH (1921), MONFORT (1924), TOJODA (1927, 1934), ADRION (1927), PERNA (1918), MÜNCH (1927, 1934a, 1934b) anführen. Von diesen Autoren verquicken jedoch DEPENDORF und FRITSCH ihre Angaben mit der zweifellos falschen Beschreibung von Nervenfasern, welche quer die Grundsubstanz durchsetzen, was auch von RIEGELE (1934) und GORDON-JÖRG (1933) wieder behauptet wird; da RIEGELE sogar begleitende Kerne im Dentin beschreibt, GORDON-JÖRG aber gerade die Fasern in den Kanälchen bestreiten, dürften sie von den wirklichen Nervenfasern nicht viel gesehen haben. Auch TOJODA beschreibt Nerven außerhalb der Dentinkanälchen in der Grundsubstanz. MUMMERY, MONFORT und MÜNCH (1934b) wieder schalten unberechtigterweise Ganglienzellen vor den Dentinnerven ein (s. oben), wie es auch bereits MORGENSTERN getan hat. Gerade die Arbeiten des letzteren (1892, 1895, 1896a, 1899, 1906a, 1906b) haben die gute Sache, nämlich das Vorkommen von Nervenfasern im Dentin, auf das schwerste in Verruf gebracht. An MÜNCHs Angaben bekämpft BERKELBACH auch die Beschreibung von Nervenendigungen an den Odontoblastenzellkörpern, die ja bei einmal festgestelltem Eindringen der Nerven in die Dentinkanälchen auch ganz unmotiviert wären. Auch eine Verwechslung der KORFFschen Fasern mit Nervenfasern dürfte mehrfach vorgekommen sein, so z. B. bei FRITSCH (1914) und MUMMERY (1924b). Gewisse frühe Beobachtungen sind wieder technisch ganz unzulänglich und nicht beweiskräftig [LATHAM (1902), MUMMERY (1912)]. Nur dem Phantasiebereiche gehört schließlich die Angabe von BOLL (1868) an, daß es Dentinkanälchen mit Odontoblastenfortsätzen und solche mit Nervenfasern als Inhalt gebe, und eine der seltsamsten „Beobachtungen" ist wohl die von LIND (1900) an Methylenblaupräparaten von Zahnkeimen, daß die Pulpanerven bis in die Schmelzpulpa eindringen, und daß sich um sie herum das Dentin entwickle! RÖMER hat zunächst (1899a, 1899b) trotz kritischer Bedenken gegen die von ihm selbst und von anderen erzielten Resultate doch theoretisch die Forderung eines Eintretens von Nervenfasern ins Dentin aufrecht erhalten, hat sie aber später (s. unten) wieder aufgegeben. KLEINSORGEN (1906) glaubt aus theoretischen Gründen an ein Eintreten von Nervenfasern ins Dentin, ähnlich auch TÜRKHEIM (1922d, 1924), da eine Vermittlung von Schmerzempfindungen ohne eigentliche perzipierende Nervenelemente allen unseren sonstigen Erfahrungen widersprechen würde (vgl. auch unten, S. 642).

Bei der großen Schwierigkeit der Darstellung von Nervenenden, besonders im Zahnbein, konnte es an negativen Angaben nicht fehlen und die Fülle von offensichtlich phantastischen und unrichtigen Behauptungen, mit welchen auch die spärlichen positiven Befunde verknüpft waren, hat es mit sich gebracht, daß wohl kein histologisches Kind so oft mit dem Bade ausgeschüttet wurde als gerade dieses Problem der Dentininnervierung. Wir nennen hier die Namen von G. RETZIUS (1892, 1893, 1894) (alle Klassen der *Wirbeltiere* betreffend), RÖSE (1893a), HOEHL (1896), BÖDECKER sen. (1896), G. C. HUBER (1899), WALKHOFF (1899, 1901, 1923), GYSI (1900a, 1901), RYGGE (1902), LAW (1908), RÖMER (1909), STEWART (1927, 1928), PAPA (1928), CALDERON (1930), CABRINI (1932). Psychologisch interessant ist es, welche Fülle von Argumenten sich für ein Fehlen und Fehlenmüssen der Nerven im Dentin beibringen läßt [HOPEWELL SMITH (1924)]. Daß alle diese Autoren die Nerven im Bereiche der Odontoblastenkörper endigen ließen, ist naheliegend, doch liegen wirklich klare und überzeugende Bilder von solchen Endigungen nach BERKELBACH in der ganzen Literatur nicht vor.

Die Rolle der Odontoblasten bei der Dentininnervierung ist nach BERKELBACH wohl die von Geleitzellen, deren Cytoplasma den anscheinend

nicht mehr von Kernen begleiteten Fibrillenausläufern zur Anlagerung oder
Einlagerung dient. Es haben also die Endstellen dieser Nervenfasern, die Endösen, und nicht die Odontoblastenausläufer als das perzipierende Element zu
gelten. Daß die Funktion dieser Nervenendstellen nur eine sensible (rezeptorische)
sein kann, soll später (S. 643) erörtert werden, ebenso auch, zu welcher Art
Empfindungen die hier perzipierten Reize Anlaß geben.

Unangebracht ist daher der Vergleich der Odontoblasten mit perzipierenden Sinneszellen, an welchen zentripetale Nervenfasern enden; diesen Vergleich mußten aber, ob
eingestanden oder uneingestanden, alle jene machen, welche die Nervenfasern an der Dentingrenze enden ließen. Es ändert nicht viel am Wesen dieses Vergleiches, wenn man hierbei
von „pseudosensorischen Zellen" spricht [Sommer (1923), Cabrini (1932)], oder wenn man
nur den Odontoblastenfortsatz als „nervös" (gleichsam als gigantisches Sinneshärchen)
bezeichnet [Hertz (1866)]. Noch abwegiger ist natürlich der Vergleich der Odontoblasten
mit den einzigen bei *Wirbeltieren* vorkommenden Sinnesganglienzellen, den Sinneszellen
des Riechepithels [Legros-Magitot (1881)]. Daß solche ganz periphere Ganglienzellen
als Zellen zwischen den Odontoblasten beschrieben wurden (vor allem durch Mummery),
wurde schon auf S. 639 erwähnt.

Die vom Periodontium ausgehende Dentininnervierung wird
unten (S. 643) besprochen werden.

Eine **Schmelzinnervierung** auf dem Wege von Nervenfasern, die mit
Odontoblastenausläufern in Dentinkanälchen bis in den Schmelz gelangen,
liegt nach Berkelbach wohl im Bereiche der Möglichkeit. Er selbst hat Nervenfasern auch noch ganz an der äußeren Dentinoberfläche imprägniert gefunden.
Montfort (1924) behauptet ausdrücklich ein Eindringen von Nervenfasern in
den Schmelz und die Schmelzkolben (S. 560) wurden nach Römer (1899b) auch in
neuerer Zeit wieder [Weidenreich (1926a), Eller Vainicher (1929)] als nervöse
Endorgane aufgefaßt. Doch sind alle diese letzteren Angaben und Annahmen
noch nicht durch so klare Beobachtungen gesichert wie die Dentininnervierung.

Die **Innervierung des Periodontiums** ist eine außerordentlich reiche, wie
schon in älteren Werken [Black (1887), Wedl (1870) und 1901)] richtig angegeben wird. Soweit nicht Gefäßnerven vorliegen, handelt es sich auch hier um
ursprünglich markhaltige Nervenfasern, welche in der ganzen Tiefenausdehnung
der Alveole aus Markräumen des Knochens hervortreten können. Berkelbach
(s. auch 1934) hebt als Eigenart in der Verteilung hervor, daß in den äußeren
(alveolennäheren) Schichten ein gewisser konzentrischer Verlauf der Bündel
zu beobachten ist, aus welchen dann marklos gewordene Fasern in radiärer
Richtung nach innen ziehen, so daß Berkelbach für die im Bindegewebe festgestellten Endigungen (s. unten) den Eindruck hat, daß sie individuell innerviert
sind, nämlich lokalisierte Empfindungen vermitteln können, im Gegensatz zu
der schon besprochenen Eigenart der Dentininnervierung. Über Nervenendigungen liegt in der Literatur vor Berkelbach an exakten Angaben nur
die Beobachtung Kolmers (1925) vor, der im Periodontium junger *Krokodil*-
Zähne Lamellenkörperchen feststellte. Berkelbach hat (an de Castro-Prä-
paraten junger *Mäuse*) irgendwelche eingekapselte Endkörperchen nicht beobachtet, wohl aber zwei Typen freier Nervenendigungen. Zunächst Nervenend-
netze um Bindegewebskerne von rätselhafter Bedeutung; ferner Schlußringe,
welche von einem „periterminalen Netzwerk", d. h. in diesem Falle von
aus einem Fasernetz gebildeten größeren Ring, umgeben sind und ganz ausgesprochen den (der Hauptachse nach radiären) kollagenen Bündeln des Periodontiums aufgelagert sind. In diesen ringförmig gestalteten Endstellen vermutet er Organe, für welche der adäquate Reiz durch Dehnung des Ringes bei
Anspannung des Bündels gegeben ist, welche also über dessen Spannungszustand
unterrichten (vgl. S. 643). Ein bedeutender Teil der periodontalen sensiblen
Nervenfasern ist gar nicht zur Endigung im Periodontium bestimmt, sondern
bildet nahe der Zementoberfläche einen Plexus, aus welchem Fasern durchs

Zement hindurch in das Dentin übertreten. BERKELBACH konnte ein Eindringen derartiger periodontaler Nervenfasern in Dentinkanälchen exakt beobachten und er sah sie dort mit außerordentlich kleinen Endösen, also grundsätzlich gleich den aus der Pulpa kommenden Dentinnerven, endigen. Eine nochmalige Plexusbildung solcher periodontaler Nervenfasern im Dentin selbst, nämlich in der TOMESschen Körnerschicht (S. 606), hält BERKELBACH für wahrscheinlich.

Aus der Literatur wäre noch hervorzuheben, daß ein Übertritt von Nerven aus dem Periodontium ins Dentin schon von MORGENSTERN (1906a, 1906b) und MORGENSTERN-PECKERT (1909) behauptet wurde, sowie alle MORGENSTERNschen Angaben aber vom Bereich des Falschen und Phantastischen nicht zu trennen ist. Vermutet hat einen solchen Übertritt auch schon CORAINI (1908). Andere Autoren, wir nennen hier nur DEPENDORF (1913b), KADANOFF (1929), RABINOWITSCH (1932), haben bis in die neueste Zeit immer nur bis in die Bindegewebsschichten Nerven verfolgen können und hierbei, wie schon gesagt, weder Endkörperchen noch sog. freie Nervenendigungen feststellen können.

Zusammenfassend sei über die **Funktion der Zahnnerven** festgestellt, daß die von vornherein marklosen Nervenfasern, die wir dem sympathischen Nervensystem zurechnen dürfen (noch vorsichtiger gesagt: soweit wir sie dem sympathischen System zurechnen dürfen), wohl ausschließlich Gefäßnerven sind. Diesen Nervenfasern kommt dadurch (gewissermaßen indirekt) auch eine trophische Funktion zu, während die Annahme einer solchen für die aus den markhaltigen Fasern entspringende Hauptmasse der Dentinnerven (mit BERKELBACH) wohl als ein ,,Testimonium paupertatis" zu bezeichnen ist! Für eine solche indirekt trophische Wirkung der Gefäßnerven sprechen auch die schon auf S. 522 ausführlich analysierten experimentellen Erfahrungen an dauernd wachsenden Zähnen.

Für die die Hauptmasse darstellenden, zweifellos sensiblen Dentinnerven nimmt BERKELBACH auf Grund der ringförmig gestalteten Endigungen an, daß der adäquate Reiz in einer Dehnung dieser Ringe liege, wie sie beim Kauakt zustande kommen dürfte, da sich die Zusammenpressung des Dentins wohl in minutiöser Weise als Formveränderung der Kanälchen auswirken müsse. Hiermit wäre die Dentininnervierung zu einer sehr empfindlichen Registrierung des Kaudruckes auf die Zähne befähigt, durch welche reflektorisch die Betätigung der Kaumuskulatur reguliert werden könnte. Für diese Funktion ist nach BERKELBACHs Meinung die Vermittlung einer im Zahn genauer lokalisierbaren Empfindung überflüssig und nach der ganzen Art der Aufteilung der Dentinnerven in der Pulpa auch anatomisch gar nicht wahrscheinlich. Die Entstehung von Schmerzempfindungen bei unphysiologischer Beanspruchung der Dentinnerven liegt, wie bei allen sensiblen Nervenendstellen, im Bereiche der Möglichkeit, ohne daß man spezifische ,,Schmerznerven" annehmen müßte. Eine Vermittlung von Temperaturempfindungen durch die Dentinnerven ist nach BERKELBACH nicht einwandfrei festgestellt und es scheint, daß nur durch Überleitung auf die im Zahnfleisch zweifellos vorhandenen Endstellen für Temperaturempfindungen eine gewisse Temperaturempfindlichkeit des Dentins besteht.

Eigene ,,Schmerznerven" werden auch von TÜRKHEIM (1931) abgelehnt. Die Zahl der Schmerzpunkte ist aber bei der ungeheuer reichen Dentininnervierung außerordentlich groß, und wird nach TÜRKHEIM (1922d) für 1 qmm mit 15000—30000 geschätzt. Über das Übergreifen dentaler Neuralgien auf andere Nervengebiete vgl. BILEJKIN (1930), über ihre Auslösung durch Schwellungen der regionären Lymphknoten vgl. PARTSCH (1903). Zur Temperaturempfindlichkeit sei erwähnt, daß nach CECCONI (1902/1903) erst sehr bedeutende Wärmegrade (70—90°) und Kälte unter —15° wahrgenommen werden, was sich eben aus der notwendigen indirekten Temperaturreizung des Zahnfleisches erklären dürfte.

Von den Nervenendstellen im Periodontium hält BERKELBACH die ringförmig gebauten, in ausgesprochener Weise den kollagenen Bündeln aufgelagerten wiederum für Stellen, welche durch Dehnung des Ringes bei Anspannung des Bündels in adäquater Weise gereizt werden. Hier dürfte aber nach der Art der Nervenaufteilung die Vermittlung lokalisierter Empfindungen möglich sein, durch welche ein die Grenze der wünschenswerten Beanspruchung darstellender gespannter Zustand bestimmter Stellen des periodontalen Bandapparates angezeigt und reflektorisch zu dementsprechender Umstellung der Kaumuskulatur verwertet wird.

Als Zusammenfassung dieser Betrachtung mögen die Worte Berkelbachs (1935, S. 82) dienen: „Da eine so ausgiebige Nervenversorgung des Zahnes vorhanden ist, könnten wir vielleicht den Zahn als einen Nervenendkörper deuten, durch seinen besonderen Aufbau zur Kaufunktion geeignet. Er enthält intradentale Nervenendigungen, die diffus innerviert sind und adäquat gereizt werden durch Formveränderung des Zahnes, daneben extradentale Nervenendigungen, die individuell innerviert sind und adäquat durch Stellungsänderung des Zahnes gereizt werden. Beide Arten von Nervenendigungen regulieren reflektorisch den Kauakt."

6. Entwicklung.

Zur Pulpaentwicklung haben wir nur mehr Weniges nachzutragen und können uns der Hauptsache nach auf schon Gesagtes beziehen.

Das gallertige Bindegewebe ist in den Anfangsstadien der Zahnpapille (vgl. S. 490) am zellreichsten (z. B. Abb. 13, 15, 16, 17). Hoehl (1896) behauptet, daß jene Umwandlung, die zu einem Größerwerden der Zellen, zu ihrer stärkeren Verzweigung und damit auch zu ihrem Auseinanderrücken führt, von der Peripherie der Pulpa gegen ihre Mitte zu fortschreitet. Im ganzen läßt sich ferner, ganz entsprechend der allmählichen Entstehung des gesamten Zahnkeimes, feststellen, daß die zu den Spitzen oder Höckern der Zahnanlage Teile der Papille in der Entwicklung am weitesten voraus sind [s. auch Jasswoin (1929)]. Die ursprünglich ausschließlich oder doch überwiegend argyrophilen Fasern der Grundsubstanz verwandeln sich dann in zunehmendem Maße in kollagene Fibrillen. Die Entwicklung der Odontoblasten wurde schon auf S. 609 geschildert.

Wir verweisen hier auch nochmals auf die Untersuchungen der sich entwickelnden Pulpa auf Glykogen [Sundberg (1924)], auf Vitalfarbstoffspeicherung [Blotevogel (1923, 1924)] und auf histochemisches Verhalten [Hintzsche-Baumann (1933)], Untersuchungen, durch welche einheitlich die Odontoblastenschicht als Stelle regsten Stoffwechsels erwiesen wird.

Einzelheiten zur Gefäßentwicklung enthalten die Arbeiten von Lepkowski (1897, 1901) und Jasswoin (1929).

7. Funktionelles und Pathologisches.

Wir verweisen für die Biologie der Pulpa auf G. Fischer-Landois (1908) und G. Fischer (1933), für die Pathologie auf Euler-Meyer (1927).

Die für die Stoffwechselvorgänge in den Pulpazellen aufschlußreichen Beobachtungen über Farbstoffspeicherung, Glykogengehalt und histochemische Reaktionen wurden gerade im vorhergehenden Unterkapitel erwähnt. Über Fettgehalt der Pulpazellen siehe S. 630.

Über Schädigung und rasche Degeneration der Pulpazellen durch Radium bei Einbringung radioaktiver Einlagen in die Pulpahöhle berichtet Leist (1927b). Mehrfach untersucht wurde wegen ihrer praktischen Bedeutung die Frage, ob Leitungsanästhesien auf die Pulpa der innervierten Zähne einen schädigenden Einfluß haben. In den Arbeiten von G. Fischer (1929), Grandi (1929), Palazzi (1930) wird diese Frage einstimmig verneint.

Sehr empfindlich reagiert die Pulpa auf den Ausfall von Hormonen und Vitaminen. Die aufschlußreichsten Versuche an endokrinen Drüsen stammen von Tsunoda (1932), der an Ratten zum Teil kombinierte Exstirpationen der Schilddrüse und der Epithelkörperchen vornahm. Die auftretenden Störungen, an welchen der Ausfall der Epithelkörperchen den Hauptanteil hat, verraten sich vor schwereren Veränderungen bereits in Veränderungen des Plastosomenbestandes der Odontoblasten. So ist auch das erste an den Zähnen

nachweisbare Skorbutsymptom nach HÖJER-WESTIN (1924) eine Veränderung der Odontoblastenschicht, der dann eine weitergehende degenerative, vor allem hydropische Umwandlung der Pulpa folgt.

Die wichtigsten Reaktionen der nicht freigelegten Pulpa wurden schon bei
den sekundären (irregulären) Dentinbildungen besprochen und betreffen das bei Abkauung
und Caries sich bildende Ersatz- oder Schutzdentin und die Dentikel (S. 615) und die
Callusbildung bei Zahnfrakturen. Bei letzteren wird überwiegend ein knochenartiges Gewebe
gebildet, wie bereits WEDL (1867, 1870) und HOHL (1870) beobachtet haben. Schon diese
Autoren haben, ebenso wie WUNSCHHEIM (1904), angenommen, daß dieser Knochencallus
zum Teil von der Pulpa selbst gebildet wird, was ja mit den zahlreichen sonstigen Erfahrungen
über die Fähigkeit des Pulpagewebes zur Zement- oder Knochenbildung (s. unten) übereinstimmt und wofür ja auch die Variabilität des irregulären Dentins in der Richtung zu
„Osteodentin" oder typischem Knochengewebe (S. 614) spricht. Die Schutzdentinbildung
nach künstlichem Abschleifen von Zähnen (die als Brückenträger zurechtgeschliffen wurden)
hat VOGELSANG (1922) in den Anfangsstadien untersucht und hat deutliche histologische
Veränderungen der Pulpa, vor allem Hyperhämie und Odontoblastenneubildung, beobachtet. Zu einer besonders ausgedehnten Schutzdentinbildung, die aus einem knochenähnlichen („osteoiden") Gewebe besteht, kommt es nach SANTONÉ (1935a) in der Pulpa
der dauernd wachsenden *Meerschweinchen*-Molaren im Bereiche der später durch Abkauung
verloren gehenden Wand. Übrigens kann es bei tierischen Zähnen, wenn die Schutzdentinbildung mit der Abkauung nicht Schritt hält, sogar zu einer Eröffnung der Pulpahöhle
kommen und HOYER-BABIK (1924) haben in solchen Fällen bei verschiedenen *Raubtieren*
einen schützenden Hartgewebsabschluß des Pulparestes in der Wurzel gefunden, bei *Nagern*
und beim *Wildschwein* aber eine Mumifizierung der ganzen Pulpa. Über Veränderungen
der Pulpa von Zähnen, die durch eine Unterkieferfraktur in Mitleidenschaft gezogen waren,
berichtet GREVE (1927).

Viel untersucht wurden die Reaktionen der freigelegten Pulpa, vor allem natürlich im Hinblick auf das Verhalten der Wurzelstümpfe nach Spitzenresektionen. STITZEL
(1922) untersuchte wurzelbehandelte und in üblicher Weise durch Füllungen abgeschlossene
Tier- und *Menschen*-Zähne mit resezierten Wurzelspitzen hinterher histologisch und konnte
feststellen, daß die abgetötete Pulpa resorbiert, und daß das ebenfalls teilweise resorbierte
Wurzeldentin durch Knochengewebe ersetzt war. R. WEBER (1925c) beobachtete die
„dystrophische" Verkalkung des Pulpagewebes nach Spitzenresektion und Einbringung
von „Pulpinal" in die Pulpa, woran sich ein Einwachsen von Knochengewebe von außen
her anschloß. Ein Einwachsen von Bindegewebe von außen her hatte auch O. MÜLLER
(1920) nach Spitzenresektion beobachtet, wobei sich in diesem Bindegewebe verkalkte
Stellen oder auch richtige Knocheneinschlüsse entwickelt hatten. Ganz planmäßig haben
dann W. BAUER (1922, 1925a) und EULER (1923a) an *Hunden* und *Katzen* Wurzelspitzen
gesunder Zähne reseziert und haben einen knöchernen Abschluß der Pulpa am sichersten
dann eintreten gesehen, wenn Füllungen und antiseptische Einlagen vermieden wurden.
PALAZZI (1927) und HELLNER (1930) haben auch noch die Reaktionsfähigkeit der freigelegten, aber nicht ihrer Gefäßzufuhr beraubten Pulpa untersucht, indem sie Pulpafenster
im Kronenbereich anbrachten und abzementierten. Während PALAZZI über vollständige
Degeneration der so lädierten Pulpa berichtet, und die Meinung von REBEL (1922), jede
Pulpafreilegung führe zur Nekrose der Pulpa, für bestätigt hielt, fand HELLNER, daß trotz
weitgehender Degenerationen im Kronenbereiche doch die Wurzelpulpa Abwehrreaktionen,
auch unter Bildung von abschließendem Hartgewebe nach Art zellfreien Zementes, zeigte.
Auch KRONFELD (1929) berichtet über Ausheilungsvorgänge eines Restbezirkes der Pulpa
in der Wurzelspitze nach Freilegung der Pulpa im Wurzelbereiche, wobei es zu einem Abschluß dieses Bezirkes gegen die eröffnete Stelle durch knochenähnliches Hartgewebe kam,
an dessen Bildung sich außer dem Periodontium auch der Pulparest beteiligte.

Schon die beiden letzten eben erwähnten Versuche ergeben eine bejahende Beantwortung der Frage nach einer Zement- oder Knochenbildung durch die Pulpa.
Man hat eine solche mehrfach bestritten [BAUME (1882), G. FISCHER (1910b), SHIMAMINE
(1910), ZILZ (1914)], in einer Überschätzung der Eigenart des Pulpabindegewebes, von
welchem man annahm, daß es nur zur Dentinbildung befähigt sei, weshalb man glaubte,
daß Knochengewebe in der Pulpa immer nur vom Periodontium aus entstehen könne.
Nach einer Beschreibung HOHLS (1866) von „Knochenkörperchen" in der offenen Pulpa
stark cariöser Zähne, die wahrscheinlich nur eingebissene Steinzellen von Birnen waren
(vgl. S. 564), hat schon SALTER (1877) Knochengewebe in der Pulpa einwandfrei beobachtet. Außer den gelegentlich der Zahnfrakturen obengenannten älteren Autoren hat
auch v. EBNER (1890a) an die Fähigkeit der Pulpa zur Knochenbildung geglaubt, auf
Grund des Vorkommens zellhaltiger Dentinpartien. Abgesehen von dem Vorkommen
mehr oder minder typischen Knochengewebes in Dentikeln [RUDAS (1904b) u. a.] und
anderen irregulären Dentinbildungen liegen solche Beobachtungen auch in erdrückender
Fülle von geschädigtem oder in irgendeiner Abwehrreaktion befindlichem Pulpagewebe

vor und wir nennen hier nur summarisch die Arbeiten von EULER (1909, 1910, 1920, 1921), REBEL (1920), HESSE (1921), N. G. THOMAS (1922), ADRION (1923), ORBÁN (1925b), RYWKIND (1926), WANNENMACHER (1927), W. MEYER (1931). Auch bei Skorbut kommt es nach HÖJER-WESTIN (1924) zum Ersatz des Dentins durch ein poröses knochenähnliches Gewebe.

Von den degenerativen Prozessen der Pulpa haben wir die mit dem Alter zunehmende Verarmung an Zellen schon auf S. 634 erwähnt. Solche „atrophische" Pulpen finden sich in individuell sehr wechselnder Weise. Bei starker ödematöser Durchtränkung des Gewebes spricht man von „hydropischer" Degeneration, die namentlich bei akuteren Degenerationsprozessen, z. B. bei Skorbut [HÖJER-WESTIN (1924)], auftritt. Über Pulpa-polypen siehe die Arbeiten von ADRION (1923) und DOLAMORE (1923). Verkalkungen schließen sich zum Teil nach Veranlassung und Vorkommen an die verschiedenen oben besprochenen Verknöcherungsprozesse an, zum Teil gehen sie von Gefäßen aus [EULER (1932)]. In der Pulpa kommen auch rein bindegewebige Cysten vor, die EULER (1930) zum Teil auf nicht infektiöse Prozesse, vielleicht Stoffwechselstörungen oder Traumen, zum Teil auf Infektionen, nämlich auf gereinigte Abscesse, zurückführt. Bei Infektionen, welche auf die Pulpa übergreifen, kann es nämlich zu einer Abkapselung von Abscessen kommen [WUNSCHHEIM (1912)], ohne daß die ganze Pulpa der Einschmelzung verfällt.

Von Epithel in der Pulpa, das von Epithelresten im Periodontium eingewachsen sein muß, wird im Anschluß an die Wurzelspitzengranulome (S. 664) die Rede sein.

8. Vergleichendes.

STUDNIČKA (1929) hat die Pulpa verschiedener *Selachier*-Zähne als retikuläres Bindegewebe charakterisiert. Wir glauben nicht, daß hier zwischen den verzweigten Zellen mit den eingelagerten Faserstrukturen (die STUDNIČKA zum Exoplasma rechnet) leere Räume vorhanden sind, wie sie in den von freien Zellen erfüllten Maschenräumen des eigentlichen retikulären Bindegewebes vorliegen, und halten daher diese Benennung für irreführend. Für die Pulpa der *Plectognathen*-Zähne betont TRETJAKOFF (1926) das Fehlen von KORFF-schen Fasern.

Die gewebliche Charakteristik der Pulpa verschiedener *Säugetier*-Zähne durch ELKNER (1925) und DOUSSE (1934) haben wir schon auf S. 629 erwähnt, ebenso das Vorkommen von Fettgewebe in der Pulpa von *Fledermaus*-Zähnen.

Von der Bildung eines „osteoiden" Schutzgewebes gegen Abkauung in den *Meerschwein-hen*-Molaren [SANTONÉ (1935a)] und von der gelegentlichen Eröffnung der Pulpahöhle durch Abkauung bei verschiedenen tierischen Zähnen [HOYER-BABIK (1924)] war schon auf S. 645 die Rede.

VII. Wurzelhaut, Alveolar- und Kieferknochen.

1. Zum Paradentiumbegriff.

Die Wurzelhaut (Periodontium, Zahnperiost, Alveolarperiost) verbindet das Zement des Zahnes mit dem Knochen der Alveole, so daß Zahn und Alveole in keiner starren (ankylotischen) Verbindung durch Hartgewebe, sondern in einer gelenkartigen, etwas federnden Verbindung durch straffes Bindegewebe stehen, die ein gewisses Ausweichen gestattet. Es läßt sich daher dieses Bindegewebe, das Periodontium, gar nicht nur für sich allein betrachten, sondern es bildet mit den Hartsubstanzen, die es verbindet, eine funktionelle und, wie wir sehen werden, bis zu einem gewissen Grade auch genetische Einheit. Überdies geht das Periodontium ohne irgendeine scharfe Grenze in den Bindegewebs-apparat des Zahnfleisches über und gerade die Schädigungen, die von diesem, äußeren Einwirkungen in erster Linie ausgesetzten Teil der Zahnumgebung ausgehen, wirken sich in sehr einschneidender Weise auch auf Periodontium und Alveolarknochen aus. Diese einheitliche Betrachtungsweise, der ganzen Zahnumgebung als eines genetisch, funktionell und auch in den Reaktionen auf pathologische Einflüsse [SIGMUND (1928)] zusammengehörenden Systems soll durch das Wort Paradentium zum Ausdruck kommen.

Schon WUNSCHHEIM (1911) gebrauchte das Eigenschaftswort „paradental", doch hat unseres Wissens zuerst WESKI (1921) das Wort „Paradentium" in obigem Sinne, gewissermaßen programmatisch, verwendet. Überspitzt wurde der Begriff unserer Meinung nach durch LANDSBERGER (1923, 1925a, 1926, 1928, 1933), der die dem Begriffe zugrunde liegende genetische Einheit von Zahn und Alveole in dem Sinne deuten wollte, daß er den Kiefer als das End-ergebnis der getrennt entstehenden und sich erst sekundär vereinigenden Alveolen auffaßte. Wir haben schon auf S. 500 ausgeführt, daß trotz aller Abhängigkeit von der Zahnanlage, die bei Bildung der „definitiven" Alveole besteht, doch die „primären" Alveolen in sichtlicher Abhängigkeit von der höheren Einheit des Kieferknochens sich entwickeln. Ein Verhältnis der Alveole zum Zahn nach Art eines „Os sacculi dentis" (S. 524) stellt eben einen auf den „horizontalen Zahnwechsel" gewisser *Säugetiere* beschränkten Ausnahmefall dar.

Vielleicht hat diese Überspannung des Paradentiumbegriffes mit zu seiner Bekämpfung beigetragen. So haben STEIN-WEINMANN (1925) und WEINMANN (1926, 1927) eingewendet, daß die ständige Horizontalwanderung der fertigen Zähne im Kiefer (s. S. 660) diesem Begriffe widerspreche, da ja nicht der Zahn samt einer ihn unverändert umgebenden Alveo-larwand im Kieferknochen verschoben werde, sondern die Verschiebung durch Abbau der mesialen und Anbau der distalen Alveolenwand zustande komme. Auch ORBÁN (1926b) hat sich diesen Argumenten angeschlossen und hat sie durch Beobachtungen über das Verhalten von Epithelresten im Gefäß- und Nervenkanal des Alveolenbodens unterstützt; auch Einzelheiten während des Zahndurchbruches, bei welchem die Alveole nicht als Ganzes die Bewegung des Zahnes mitmacht, werden von ihm (1927b) ins Treffen geführt. W. MEYER (1927c, 1932) hat beobachtet, daß sich im Zusammenhang mit der Horizontalverschiebung der Zähne sogar am Foramen apicale des Wurzelkanales Umbauvorgänge abspielen, und verwertet dies als weiteres Argument gegen den Paradentiumbegriff.

Wir möchten aber in grundsätzlicher Übereinstimmung mit WEIDENREICH (1926b), ZEIGER (1933), GROSS (1934) betonen, daß die Auffassung des Para-dentiums als einer funktionellen, lebendigen, daher auch veränderlichen Einheit durch diese Einwände nicht getroffen wird, daß diese vielmehr nur die starre, rein morphologische Auffassung des Begriffes zu Fall bringen. Es erscheint uns also die Ablehnung des Paradentiumbegriffes aus seiner unrichtigen Fassung, nicht aber aus seinem Wesen zu entspringen.

2. Der Periodontalraum.

Der Zahn ist, wie schon gesagt, in seiner Alveole durch den Bandapparat der Wurzelhaut aufgehängt, so daß ein gewisses Nachgeben bis zu stärkster Anspannung dieser Wurzelhaut stattfinden kann. Die feineren Einzelheiten dieser minimalen Verschieblichkeit sind dadurch gegeben, daß nach den ein-gehenden Untersuchungen von A. KLEIN (1928) der Zwischenraum zwischen Zahn- und Alveolenoberfläche, der sog. Periodontalraum, nicht überall gleich breit ist, sondern eine schmalste Zone aufweist, die beim Hineinpressen des Zahnes in die Alveole durch Kräfte in der Richtung der Zahnachse zur Unterstützungsfläche werden muß, während die Umgebung der Wurzelspitze dadurch vor einer gleich starken Zusammenpressung geschützt ist. Schräge Krafteinwirkungen müssen dazu führen, daß dann der Zahn um eine Stelle dieser Unterstützungsfläche als Drehpunkt kleine Schwankungen ausführen kann. Nach dieser Überlegung müssen wir eine Verbreiterung des Periodontal-raumes im Bereiche der Wurzelspitze und auch in der Nähe des Alveolenrandes erwarten, was auch tatsächlich der Fall ist. Nun liegt die schmalste Stelle des Periodontalraumes und damit Unterstützungsfläche und Drehpunkt etwas unterhalb der Wurzelmitte, also schon in ihrer unteren Hälfte, wobei immer an die „klinische" Wurzel zu denken ist, d. h. an den in der Alveole steckenden Wurzelteil, der sich mit der „anatomischen", d. h. von Zement bedeckten Wurzel nur dann deckt, wenn der „Epithelansatz" (S. 667) noch nicht auf das Zement übergreift. Die obere Wurzelhälfte stellt also den längeren Hebel-arm dar, dem daher die größte Breite des Periodontalraumes am Alveolenrand entsprechen muß.

Nach A. Klein beträgt in Übereinstimmung mit obigen Ausführungen die Breite des Periodontalraumes am Alveolenrand 0,39 mm, an der engsten Stelle 0,17 mm, an der Wurzelspitze 0,21 mm, der Abstand der Wurzelspitze vom Alveolenboden 0,25 mm. Besonders breit wird der Raum auch an Wurzelverzweigungsstellen (0,32 mm). Die besprochene Lage der engsten Stelle unter der Wurzelmitte gilt für 74% bei funktionierenden Zähnen, aber nur für 54% bei nichtfunktionierenden.

Durchschnittswerte der Periodontalbreite zeigen eine deutliche Abhängigkeit von der funktionellen Beanspruchung. Es verknüpft sich nämlich eine deutliche Breitenzunahme mit dem Alter (20—25jährige 0,23 mm, 25—50jährige 0,25 mm), ferner zeigen funktionierende, ganz frei stehende Zähne den höchsten Durchschnittswert (0,28 mm), einseitig frei stehende schon einen kleineren (0,26 mm), antagonistenlose, also funktionslose Zähne den kleinsten (0,20 mm). Auch Kellner (1928) berichtet über die geringere Periodontalbreite funktionsloser Zähne. Schließlich ergibt auch ein Vergleich der Durchschnittswerte Unterschiede, wenn man ihnen bloß den labialen (äußeren) oder bloß den lingualen (inneren) Periodontalraum zugrunde legt, und es zeigt sich, daß im Oberkiefer die labiale Durchschnittsbreite (0,27 mm) größer ist als die linguale (0,24 mm), im Unterkiefer umgekehrt (0,21 mm und 0,22 mm). Es hängt dies mit der Nach-außen-Drängung der Oberkieferzähne und der Nach-innen-Drängung der Unterkieferzähne beim Überbeißen des Oberkiefers zusammen.

Diese an allen geschilderten Einzelheiten zu verfolgende Abhängigkeit der Breite des Periodontalraumes von funktioneller Beanspruchung spricht dafür, daß auch die verbreiterten Stellen am Alveolenrand und an der Wurzelspitze durch die funktionelle Beanspruchung des Zahnes sich bilden. Gottlieb-Orbán (1931) sprechen von einer „biologischen" Breite des Periodontalraumes, die an nichtfunktionierenden Zähnen und auch an funktionierenden Zähnen im Bereiche der engsten Stelle, am Drehpunkt, realisiert ist, im Gegensatz zur (größeren) „physiologischen" Breite, die sich unter dem Einfluß der Funktion herausbildet.

3. Das Bindegewebe des Periodontiums.

Der **Charakter des Bindegewebes** der Wurzelhaut ist überwiegend der eines fibrösen Bindegewebes, das der Hauptsache nach aus den ins Zement einstrahlenden Sharpeyschen Fasern (Abb. 105) besteht, die wiederum — abgesehen von den aus dem Zahnfleisch stammenden Fasermassen und sonstigen Ausnahmen — zugleich auch Sharpeysche Fasern des Alveolarperiostes sind. Die Zellen dieses straffen Bindegewebes zeigen, ähnlich wie in Sehnengewebe, überwiegend parallel zur Längsrichtung der Faserbündel gelagerte, längliche Kerne, die Fibrillen sind fast ausschließlich kollagener Natur; elastische Fasern sind in diesen Partien wohl kaum anzutreffen. Lockeres Bindegewebe beschränkt sich auf die Umgebung der Gefäße und Nerven (s. unten), welche zum Teil in größeren, von den fibrösen Bündeln freigelassenen Lücken liegen, und findet sich auch in der Umgebung der Wurzelspitze.

Diese Charakteristik des Bindegewebes entspricht der bereits von v. Ebner (1890a) gegebenen, die auch in ganz neuen Darstellungen [z. B. Häupl (1931), W. Meyer (1932)] beibehalten ist. Die Gefäß- und Nervenansammlungen wurden von einem, offenbar nicht mit histologischen Kenntnissen beschwerten Beobachter [Box (1924)] für eine ganz neue, bisher nicht richtig gewürdigte Bindegewebsart gehalten, ein Irrtum, den schon Gottlieb (1926) und Orbán (1928b) richtig gestellt haben.

Der **Faserverlauf**, der besonders eingehend von Wetzel (1920) dargestellt wurde und auch bei W. Meyer (1932) sehr anschaulich beschrieben ist, läßt sich zunächst dahin charakterisieren, daß im Wurzelbereiche ein Teil der Faserbündel (in bezug auf einen mit der Krone nach oben gerichteten Zahn gedacht) eine gegen die Wurzelspitze zunehmend steiler „absteigende" Richtung einhält. Es sind dies also Fasern, die einem Hineinpressen des Zahnes in seine Alveole entgegenwirken und den Zahn entgegen dem in axialer Richtung wirkenden Kaudruck in seiner Alveole aufgehängt erscheinen lassen. Diese Bündel verlaufen gegen den Alveolenrand zu (Abb. 106) immer mehr horizontal

(rein radiär) und werden im Bereich des den Alveolenrand überragenden Zahn-
halses von „aufsteigenden" Faserbündeln abgelöst, welche also bereits eine
solche Richtung einhalten, daß sie einem Herausziehen des Zahnes aus der Alveole
entgegenwirken. Die horizontalen Fasern am Alveolenrande sind aber nicht die
einzigen im Wurzelbereiche; vielmehr gibt es solche auch sonst im Bereiche der
„absteigenden" Fasern, so daß auch eine gewisse geflechtartige Faseranordnung
vorliegt und diese auch von WUNSCHHEIM (1912) und SCHRÖDER (1932) neben
den schrägen Fasern beobachteten

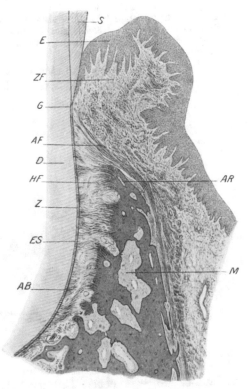

„radiären" (d. h. rein radiären) Fasermassen haben nach SCHRÖDER wohl
die Bedeutung, den Kippbewegungen
des Zahnes entgegenzuwirken.

Die „aufsteigenden" Fasern,
welche sich vom Alveolenrande an
deutlich verfolgen lassen (s. auch die
nichtschematische Abb. 105), gehören
zugleich bereits jenem Teile des
Bandapparates an, der seine Fasern
teilweise aus dem straffen Bindegewebe des Zahnfleisches bezieht,
und diese durch Insertion am
Zahnhals gekennzeichneten Fasermasse hat man auch als „Ligamentum circulare dentis" bezeichnet.
Dieser Ausdruck stammt nach Angabe
v. EBNERS (1890a) von KÖLLIKER.
In diesem Faserkomplex (Abb. 106a)
finden wir, in umgekehrter Reihenfolge wie im Wurzelbereiche, zunächst „aufsteigende" (größtenteils
vom Alveolenrand stammende), dann
horizontale und — nicht sehr ausgeprägt — auch wieder „absteigende"
Fasern; die horizontalen Fasern sind
an den mesialen und distalen Oberflächen, also interdental, besonders
deutlich und verbinden hier unmittelbar das Halszement der Nachbar-
zähne (Abb. 106 b). Außer diesen
schärfer ausgeprägten Faserrich-
tungen gibt es hier [nach W. MEYER
(l. c.)] auch zirkulär verlaufende,
also überhaupt nicht am Zement

Abb. 105. Periodontium und Zahnfleisch am Längsschnitt
durch den Zahnhals eines unteren Milchmolaren, 3jäh-
riges Kind, MALLORY-Färbung, Vergr. 26fach. *AB* und
AF absteigende und aufsteigende Fasern des Periodontiums, *AR* Alveolenrand, *D* Dentin, *E* Zahnfleischepithel,
ES Epithelscheidenreste, *G* Grenze des Schmelzes gegen
das Zement, *HF* Horizontalfasern des Periodontiums,
M Markräume im Alveolarknochen, *S* Schmelz (im Präparat herausgelöst), *Z* Zement, *ZF* Zahnfleisch im Bereiche der hohen Papillen des „äußeren Saumepithels".
[Aus SCHAFFER (1933).]

inserierende Fasern und W. MEYER bestreitet die Berechtigung, von einem „Ligamentum circulare dentis" zu sprechen, deshalb, weil die Zahl dieser wirklich zirkulären Fasern zu gering sei und das Band eigentlich die Form einer Schirmantenne
habe (es stellt einen nach außen immer höher werdenden Ring um den Zahnhals
dar). Wir glauben, daß das Band seinen Namen sicher nicht wegen der zirkulären
Fasern bekommen hat, und daß durch diesen Namen nur die auffallende, auf den
Zahnhals einstrahlende Fasermasse gekennzeichnet werden sollte. Im übrigen
soll man diesen Namen, wie die meisten Bändernamen, nicht allzu ernst nehmen,
da es sich ja immer um mehr oder weniger willkürliche Abgrenzungen handelt.
Eine wirkliche Absetzung der am Zahnhals inserierenden Fasern gegenüber

den gleichfalls sehr dichten Fasern in der Höhe des Alveolenrandes erscheint wohl nicht gegeben, und das wäre unserer Meinung nach der Haupteinwand gegen das „Ligamentum circulare dentis", für das auch wir keine Lanze brechen wollen.

Die funktionell bedingte Faseranordnung der Wurzelhaut wurde auch von PIETTE (1922) und BENNINGHOFF (1934) in den Kreis ihrer Betrachtungen gezogen. PIETTE betont auch, daß durch die Aufhängung des Zahnes in seiner Alveole das Foramen apicale mit den eintretenden Gefäßen und Nerven in sehr zweckmäßiger Weise einer Druckeinwirkung entzogen sei. Die sich mit der Wurzelhaut beschäftigende Untersuchung von PECZ (1934) war uns nicht zugänglich. LARTSCHNEIDER (1931 b) entdeckt im Zuge seiner in vielen Abteilungen erschienenen „Kritischen Beleuchtung", daß das Ligamentum circulare dentis aus glatten Muskelfasern bestehe, womit wir wohl unsere kritische Beleuchtung abbrechen können.

Die **Entwicklung** des Periodontiums ist der Hauptsache nach durch das Auftreten radiärer, ins Zement einstrahlender Fasermassen gekennzeichnet, während

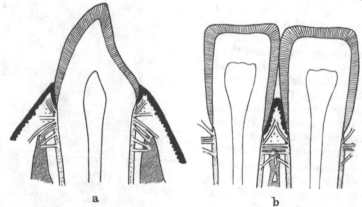

a

b

Abb. 106 a und b. Schematische Darstellung des Faserverlaufes im Periodontium des Alveolenrandes und im Zahnfleisch. a Sagittalschnitt durch einen Schneidezahn, b Frontalschnitt durch zwei benachbarte Schneidezähne. [Aus W. MEYER (1932).]

das vorher die bindegewebige Umgebung der Zahnanlage darstellende Zahnsäckchen (S. 491) Faserstrukturen aufweist, die parallel seiner Oberfläche verlaufen. In zwei neuen Untersuchungen der Periodontiumentwicklung an *Katzen*-Zahnanlagen beschreiben J. HUBER (1929) und v. LANZ (1931) übereinstimmend einen Verlauf dieser Zahnsäckchenfasern in „meridionaler" Richtung (parallel zur Längsachse der Zahnanlage) und in darauf senkrechter „äquatorialer" Richtung. Die Periodontiumfasern zeigen dagegen eine ganz andere, nämlich radiäre Richtung und sind offensichtlich eine aus undifferenziertem Bindegewebe entstehende Neubildung. Derartiges undifferenziertes Gallertgewebe beschreibt auch BERKELBACH (1935) im embryonalen Periodontium.

Das weitaus interessanteste Problem der Periodontiumentwicklung, auf das bei J. HUBER und v. LANZ nicht näher eingegangen wird, ist jedoch die Anpassung an die Durchbruchsbewegung. Für dauernd wachsende Zähne (vgl. S. 523), und zwar für *Meerschweinchen*-Molaren, hat SICHER (1923 b, 1925) behauptet, daß die einerseits aus dem Zement, andererseits aus dem Alveolarknochen entspringenden SHARPEYschen Fasern, die beide einen meist schrägradiären Verlauf zeigen, nicht unmittelbar ineinander übergehen, sondern in einen „Plexus intermedius" von sich durchflechtenden, teilweise fast längs verlaufenden Fasern eintreten. In diesem soll sich auf Grund einer eigenartigen geflechtartigen Anordnung eine gewisse Verschiebung abspielen können. Ein derartiger Plexus intermedius wird allerdings bei dauernd wachsenden Zähnen von anderen Autoren bestritten, und zwar von MACH (1925) für Nagezähne, von SANTONÉ (1935a) für die *Meerschweinchen*-Molaren, wobei MACH ebenso wie sein Lehrer WEIDENREICH (1926b, 1927a), eine unserer Meinung nach unrichtige Vorstellung über eine nur scheinbare Durchbruchsbewegung der Zähne entwickelt (vgl. S. 508). ORBÁN (1927b, 1927d) hat jedoch eine abweichend verlaufende Mittelschichte des Periodontiums nicht nur an Nagezähnen bestätigt, sondern sie auch bei der Periodontiumentwicklung gewöhnlicher Zähne beobachtet. Auch uns erscheint, ohne auf das spezielle Problem des Periodontiums dauernd wachsender Zähne eingehen zu wollen, bei der Periodontiumentwicklung gewöhnlicher Zähne eine an den „Plexus intermedius" erinnernde Einrichtung vorzuliegen. Wir beobachten in Anfangsstadien der Periodontiumentwicklung (Abb. 95), daß die in eine erst schmale Zementschichte eingebauten SHARPEY-schen Fasern in eine fast längsverlaufende, derbere, flächenhafte Faserhülle übergehen, während von SHARPEYschen Fasern im Bereiche des Alveolarknochens hier überhaupt noch nichts zu sehen ist. Auch BERKELBACH (1935) beobachtet, wenigstens stellenweise, einen „Plexus intermedius" und er hebt, sowie wir, den Längsverlauf seiner Fasern hervor. Auch wenn die Annahme SICHERS, daß die Faseranordnung dieses Plexus Verschiebungen ermögliche, nicht richtig sein sollte, so kann er immerhin eine Stelle sein, an der Umbauvorgänge stattfinden. Übrigens erscheint uns, wenn wir die zahlreichen Abbildungen bei ORBÁN (1927b) überblicken, auch der Umstand eine Rolle zu spielen, daß ein Fasereinbau in die Alveolenwand erst sehr spät stattfinden dürfte. Als fast sicher möchten wir schließlich annehmen, daß auch der geschilderte Schichten-bau des Zementes (S. 620), vor allem seiner faserreichsten und fast zellfreien Partien, mit der Durchbruchsbewegung zusammenhängt. Wir stellen uns vor, daß die in einer bestimmten Durchbruchsetappe eingebauten SHARPEYschen Fasern während einer wohl periodisch-schubweise zu denkenden Durchbruchs-periode ihre Verbindungen mit dem Periodontium verlieren, und daß in gleich-falls rhythmisch zu denkenden Pausen der Durchbruchsbewegung wieder Zement-schichten mit Faserbündeln, die gegenüber den früheren verschoben sind, ange-baut werden. Interessanterweise ist auch der mit der Horizontalwanderung der Zähne (S. 660) verknüpfte Knochenanbau an den distalen Alveolenwänden mit sehr deutlicher Schichtung des Faserknochens verbunden und spielt sich wohl ebenfalls als ein rhythmischer Prozeß ab.

Die Hauptverlaufsrichtung der SHARPEYschen Fasern während der Durchbruchsbewegung ist eine schräg „ansteigende" im Gegensatz zur schräg „absteigenden" des fertigen Zahnes, was auch W. MEYER (1932) als einen sinnfälligen Beweis einer Herausbewegung des Zahnes aus seiner Alveole in diesem Durchbruchsstadium betrachtet.

Daß das Periodontium mit zunehmendem Alter dünner wird auf Kosten eines sich verdickenden Zementes, wird von NOYES (1897) behauptet, und von funktionslosen Zähnen berichtet KELLNER (1928) ein gleiches. Beobachtungen über eine Altersverdickung des Zementes wurden schon auf S. 625 erwähnt.

Die histogenetische Auffassung TELLIERS (1924), daß nur der fibröse Bandapparat mesodermalen Ursprungs sei, die „Wurzelhaut" dagegen auf das ektodermale Epithel der Epithelscheide zurückgehe, wollen wir mit Schweigen (das keine Zustimmung bedeuten soll!) übergehen. TELLIER behauptet hiermit eine von der Epithelscheide ausgehende Binde-gewebsbildung, genau so wie PARAT (1925a, 1925b) den Resten der Zahnleiste diese Fähig-keit zugeschrieben hat, was auch schon von anderer Seite ad absurdum geführt wurde (vgl. S. 495).

4. Epithelreste im Periodontium.

Das Schicksal der Epithelscheide wurde schon bei der morphogenetischen Wurzelentwicklung (S. 507) und auch bei der Zemententwicklung (S. 623) erwähnt. Diese kann erst einsetzen, wenn die Epithelscheide von der Dentin-oberfläche abrückt, so daß das (dem Zahnsäckchen zuzurechnende) Bindegewebe an die Dentinoberfläche herankommt. In diesem Stadium ist die Epithelscheide bereits durchlöchert.

Reste der Epithelscheide (Abb. 93, 95, 105) sind im Periodontium keine Aus-nahmeerscheinung, sondern ein ganz regelmäßiger Befund [G. Fischer (1932), W. Meyer (1932)]. Nach W. Meyer zeigen sie, wenigstens bei jüngeren Individuen, noch eine an tangential geführten Flachschnitten hervortretende netzartige Anordnung. G. Fischer erklärt diese für ein bei Menschen selteneres, bei verschiedenen Pflanzenfressern regelmäßiges Vorkommen. Im übrigen hebt er die besondere Häufigkeit von Epithelresten in der Nähe des Wurzelloches, der Wurzelverzweigungen und des Zahnhalses hervor. Die Zellen, die wir wohl als funktionslos betrachten müssen, zeigen dement-sprechend um den mehr oder weniger pyknotischen Kern einen meist nur schmalen Zellkörper und ihre Gruppen lassen gelegentlich noch die Zwei-schichtigkeit der Epithelscheide erkennen. W. Meyer hebt hervor, daß die Zellstränge der Epithelreste näher zum Zahn, also weiter innen liegen als die Gefäßnetze, und daß sie außerdem nicht wie die Gefäße in Lücken des straffen Bindegewebes, sondern eingekeilt in seine Bündel zu finden sind.

Historisch wäre zu erwähnen, daß die Epithelreste noch von Black (1887) für mit Epithel ausgekleidete, mit Lymphzellen erfüllte „Lymphkanäle" gehalten wurden, während verschiedene ältere Autoren sie als „Drüsen" des Periodontiums beschrieben hatten. Ihre Herkunft aus der Epithelscheide hat Malassez (1885, 1887) richtig erkannt (S. 476, 507). In diesen Arbeiten wurde aber von Malassez, wie auch Adloff (1923) hervorgehoben hat, zugleich auch auf die von der Zahnleiste selbst und von ihren anderen Derivaten zurück-bleibenden Epithelreste verwiesen, so daß der Name „Malassezsche Epithelreste" nicht eindeutig für Epithelscheidenreste verwendet werden kann.

Unterschiede zwischen Zahnleisten- und Epithelscheidenresten bestehen nach Lartschneider (1929e) insoferne, als erstere (die „ligamentären" Epithelreste), zu Neubildungen mit Schmelzgewebe und zu „multilokulären" Cysten (S. 664) Anlaß geben können, während aus den „pararadikulären" Epithelscheidenresten nur einfachere Cysten hervorgehen. In ähnlicher Weise hebt auch Adloff (1930b) hervor, daß bei den Zahnleistenresten embryonale Entwicklungstendenzen erhalten bleiben können, während die Epithelscheidenreste sich wohl meistens nur wie die Reste eines verbrauchten Organes verhalten.

Zu den Epithelscheidenresten außerhalb des eigentlichen Periodontiums gehören außer den auf S. 664 besprochenen Epithelvorkommen im Wurzelkanal [Orbán (1926c)] und in der Pulpa auch Epithelreste im Nervengefäßkanal des Alveolenbodens [Orbán (1926b)]. Epithelnester im interdentalen Alveolarknochen führt Orbán (1926e) auf einen überzähligen Zahnkeim und somit auf die Zahnleiste zurück, während Robin-sohn (1928) der Meinung ist, daß beim Umbau der Alveolen gelegentlich ihrer Horizontal-wanderung (S. 505) Epithelscheidenreste des Periodontiums vom Knochen eingeschlossen werden können.

5. Blutgefäße des Periodontiums.

Die Blutgefäße des Periodontiums entspringen, wie Zuckerkandl (1902) beschreibt, als selbständige Abzweigungen aus den Kieferarterien und übertreffen sogar an Zahl und Mächtigkeit die Arteriae dentales. Die Annahme Landsbergers (1913, 1914b), durch Verödung der Arteria dentalis, nämlich durch Devitalisierung der Pulpa, eine Anregung des periodontalen Kreislaufes erzielen zu können, dürfte also, wie schon auf S. 635 ausgeführt wurde, durch die anatomischen Verhältnisse hinfällig sein. Die ziemlich reiche Gefäßversorgung des Periodontiums erfolgt im übrigen nicht allein durch Gefäße aus dem Knochen-kanal am Alveolenboden, sondern auch durch Abzweigungen aus dem Gefäßnetz des Alveolarknochens, das nach Schweitzer (1909), übersicht-lich betrachtet, in seiner längsmaschigen Anordnung als ein umhüllender Mantel oder als eine Fortsetzung des längsmaschigen Wurzelhautgefäßnetzes erscheint.

Im Periodontium selbst zeigen die lockeren Bindegewebspartien, in welchen die Gefäße liegen, an tangential geführten Flachschnitten eine netzartige Anordnung um die quer getroffenen fibrösen Bündel.

Die bemerkenswerteste Einzelheit sind die von WEDL (1881) entdeckten Gefäßknäuel, deren etwas wechselnde Form, Größe und Anordnung dann SCHWEITZER (1909) genauer untersucht hat. Er findet an der Zementgrenze des Periodontiums längliche, mit ihrer Längsachse senkrecht zur Zementoberfläche und senkrecht zur Alveolenachse stehende Konvolute von Capillarschlingen, welche ziemlich dicht nebeneinander liegen. Größere Capillarkonvolute, die mit ihrer Längsachse parallel der Alveolenachse liegen, finden sich vereinzelt an der Knochengrenze. Die Gefäßknäuel an der Zementseite machen beim Übergang vom Zahnhals zum Zahnfleischepithel den gewöhnlichen Capillaren der Zahnfleischpapillen Platz, sie sind am höchsten im Bereiche der mesialen und distalen (interdentalen) Zahnoberflächen. Schon WEDL hat angenommen, daß diesen Gefäßknäueln eine mechanische Bedeutung zukomme; bei Anspannung der Faserbündel des Periodontiums dürfte es zu Stauungen in diesen „Glomeruli" kommen, so daß diese dann als mit Flüssigkeit gefüllte Hohlräume einem Hineinpressen des Zahnes in die Alveole einen durchelastischen Widerstand entgegensetzen. Dieser Meinung sind auch unter anderen SCHWEITZER, HÄUPL (1931), W. MEYER (1932).

6. Lymphgefäße des Periodontiums.

Die Lymphgefäßversorgung des Periodontiums ist nach den genauen Untersuchungen SCHWEITZERs (1909) eine sehr ausgiebige und besteht aus Lymphcapillaren in der Umgebung der Blutgefäße, die aber die erwähnten Gefäßknäuel nicht ganz bis an die Zementoberfläche begleiten, sondern bereits in einiger Entfernung vom Zement aufhören. Sie hängen mit Lymphgefäßen im Alvcolarknochen, mit dem Lymphgefäßnetz des Zahnfleisches (s. S. 671) und auch mit den die Zahnblutgefäße angeblich begleitenden Lymphgefäßen (vgl. S. 636) zusammen. Auch die Arbeit OERTELs (1927) enthält Angaben über die Lymphgefäße der Wurzelhaut.

7. Nerven des Periodontiums.

Die sehr reiche Innervierung des Periodontiums wurde bereits im vorigen Kapitel (S. 642) ausführlich besprochen.

8. Bau und Entwicklung des Alveolen- und Kieferknochens.

Im fertigen Knochen setzt sich die aus Compacta bestehende Rinde auch noch in die Alveolenwände fort.

Die Verteilung und Dichtigkeit der Spongiosa erweist sich nach der genaueren Untersuchung von MACMILLAN (1926a, 1926b) in vielen Einzelheiten abhängig von funktioneller Beanspruchung. So zeigt der Alveolarknochen im Bereiche der zwei oberen Drittel der Wurzel eine kompaktere Struktur als im unteren Drittel. Die (labiale oder buccale) Außenwand der Alveole ist im Unterkiefer von dichterer Struktur als die (linguale) Innenwand, weil die Zahnwurzeln durch das Überbeißen des Oberkiefers nach außen gedrängt werden; im Oberkiefer zeigt sich das Umgekehrte. Auch der Kieferknochen zeigt an den Biegungsstellen eine Verdichtung der Spongiosa. Hierher gehört auch die Beobachtung KELLNERs (1928), daß die Spongiosabälkchen der Alveolen funktionsloser (antagonistenloser) Zähne rarefiziert erscheinen.

Auch die mikroskopische Architektur der Compacta erweist sich als funktionsbedingt. Wie schon auf S. 468 erwähnt wurde, hat bereits WINKLER (1921) aus Helligkeitsunterschieden des Röntgenbildes auf funktionell bedingte

Strukturdifferenzen der Compacta geschlossen und Benninghoff (1934) hat dann solche durch das Auftreten von Spaltlinien bei Anwendung der Spalt- methode nachgewiesen. Die jedem Kenner des Knochengewebes bekannten Umbauvorgänge, die der Hauptsache nach in einer teilweisen Zerstörung von Haversischen Lamellensystemen (Osteonen) und auch anderen Lamellensystemen durch Volkmannsche Kanälchen und in einem neuerlichen Knochenanbau um diese neu entstandenen Gefäßanastomosen bestehen, sind zweifellos funktions- bedingt und dienen wohl, wie auch Petersen (1932) ausgeführt hat, der Her- stellung einer im Sinne der funktionellen Beanspruchung optimalen Compacta- Architektur. Zeiger (1933) verweist darauf, daß der Kieferknochen solche

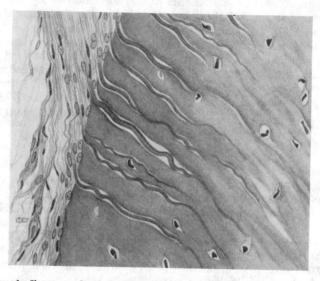

Abb. 107. Sharpeysche Fasern an der Außenfläche des Alveolarknochens. Längsschnitt im Bereiche eines unteren Dauereckzahnes. Hämatoxylin-Eosin. Vergr. 280fach.

Umbauvorgänge und damit den Charakter einer „Knochenbreccie" in ganz besonders ausgeprägter Weise zeigt.

Die Hauptmasse des Alveolen- und Kieferknochens besteht beim Erwachsenen, wie schon auf S. 503 ausgeführt wurde, aus lamellärem Knochen, auch im Bereiche der Spongiosa. Eine histologische Eigenart der Spongiosa gegenüber der Compacta besteht nur insoferne, als ihre mikroskopisch feinen Ausläufer, also ihre dünnsten Bälkchen, keine Gefäßkanäle („Haversischen Kanäle") mehr enthalten; in ihnen gruppieren sich die Lamellen ausschließlich um Markräume („Haversische Räume"). Geflechtartiger Knochen, der die embryonalen Kiefer (fast) ausschließlich zusammensetzt, findet sich im fertigen Knochen nur im Bereiche starker Einlagerungen Sharpeyscher Fasern (Abb. 107), ist also gerade in jenem Teil der Alveolenwände, in welchen das Periodontium einstrahlt, das Vorherrschende; ebenso findet er sich an den Außenwänden der Alveolarfortsätze dort, wo das derbe Bindegewebe des Zahnfleisches ein- strahlt und an jenen Stellen des Kieferknochens, wo Sehnen oder Bänder ein- strahlen. Diese Verteilung der beiden wichtigsten Arten des Knochengewebes heben auch Weidenreich (1926 b) und Mach (1925) hervor unter der Bezeichnung „Schalenknochen" und „Faserknochen". Weinmann (1926) betont, daß „Bündel- knochen" (d. h. geflechtartiger oder Faserknochen) nur in der Umgebung funk- tionierender Zähne zu finden ist, während in der Umgebung von retinierten

Zähnen, Zähnen in Dermoidcysten usw., die Faserknochenzone vollständig fehlen kann. Auch die von STEIN-WEINMANN (1925) genauer erforschte physiologische Horizontalwanderung der fertigen Zähne (S. 660) beeinflußt den Faserknochen der Alveolenwand; der Abbau an den mesialen Alveolenwänden bringt es nämlich mit sich, daß dort der Faserknochen meist wegresorbiert ist und der lamelläre bis an die innere Oberfläche heranreicht, während sich an den distalen Alveolenwänden neue Schichten von Faserknochen auf den alten aufgelagert haben.

Die **Entwicklung** des Alveolen- und Kieferknochens wurde in ihren morphogenetischen Einzelheiten bereits im II. Kapitel (S. 499) behandelt. Die sehr frühzeitige Entstehung „primitiver Alveolen" (S. 499) um die Zahnanlage bringt es mit sich, daß unter dem Einfluß der wachsenden Zahnanlage die Innenwand der primitiven Alveole einem ständigen, d. h. im genaueren wohl rhythmisch wechselnden Abbau unterliegt, während außen angebaut wird. Dies zeigt sehr deutlich die Abb. 108 mit den zahlreichen Ostoklasten an der Innenwand und mit den Osteoblastensäumen entlang lichter gefärbter „Appositionszonen" an der Außenwand einer primitiven Alveole.

Daß nicht nur der Alveolarknochen, sondern der ganze Kieferknochen in sog. primärer Ossifikation (ohne knorpelige Vorbildung des Skeletstückes) entsteht, wurde ebenfalls bereits im II. Kapitel (S. 502) ausgeführt, und es wurde dort auch auseinandergesetzt, daß diese Behauptung auch für den Unterkiefer trotz Anlage des MECKELschen Knorpels Geltung hat.

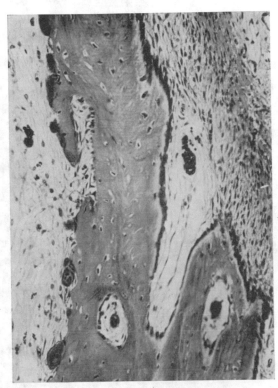

Abb. 108. Abbau durch Ostoklasten (links) und Anbau durch Osteoblasten (rechts) am geflechtartigen Knochen der primitiven Alveole des ersten unteren Milchmolars; menschlicher Embryo; 39 cm gr. L. Molybdänhämatoxylin-Erythrosin. Vergr. 190fach.

Da der zuerst entstehende Knochen geflechtartiger Knochen ist (mit Ausnahme der unten erwähnten „parallelfaserigen" Partien), so muß bei allen Skeletstücken (auch bei den auf knorpeliger Grundlage verknöchernden) ein Umbau des geflechtartigen Knochens zu lamellärem stattfinden. Wir sehen solche lamelläre Partien bereits im Kiefer eines Neugeborenen (Abb. 109 und 110) auftreten.

Neben dem überwiegend in der ersten Anlage vorhandenen geflechtartigen Knochen kommen aber auch Partien vor, die (vielleicht schon von der ersten Anlage an) den ausgesprochenen Charakter parallelfaserigen Knochens haben (Abb. 111). Die Fibrillen verlaufen hier durchwegs parallel in einer Richtung in deutlich bündeliger Anordnung. Er ist als ein Spezialfall des geflechtartigen Knochens zu betrachten und zeigt wie dieser keinerlei Lamellenbildung.

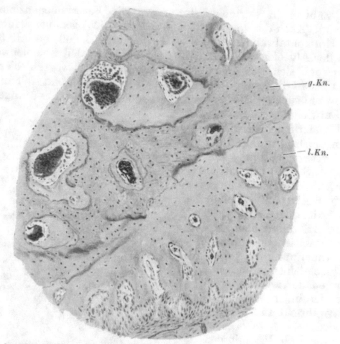

Abb. 109. Umbau des Unterkieferknochens; der geflechtartige Knochen (*g.Kn.*) ist an der Oberfläche und in der Umgebung der Gefäße und Haversischen Räume durch den (im Bilde helleren) lamellären Knochen (*l.Kn.*) ersetzt. Neugeborener. Del. Hämatoxylin-Eosin. Vergr. 80fach.

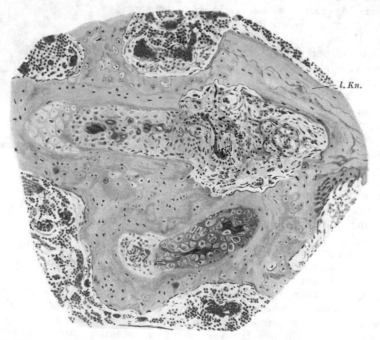

Abb. 110. Umbau des Unterkieferknochens; die mit rotem Knochenmark erfüllten Haversischen Räume sind zum Teil von lamellärem Knochen (*l.Kn.*), zum Teil von Knorpel (Mitte unten) und chondroidem Knochen umgeben. Neugeborener. Del. Hämatoxylin-Eosin. Vergr. 100fach.

Bis zu dieser Beobachtung (LEHNERs) im embryonalen Kiefer war er der Hauptsache nach nur aus den langen Röhrenknochen der *Vogel*extremitäten bekannt [vgl. SCHAFFER (1933)].

Die abgebildete Stelle ist ein Querschnitt durch den horizontalen Ast eines Unterkiefers im Milchmolarenbereiche. Ob solche Stellen auch sonst im embryonalen Kiefer oder auch im erwachsenen Kiefer vorkommen, konnten wir noch nicht genauer untersuchen.

In größerem Ausmaße als bei anderen Knochen treten bei der Kieferknochenentwicklung knorpelähnliche Mischgewebe auf. Seit den Untersuchungen von ZAWISCH OSSENITZ (1929a) wissen wir, daß auch in den „perichondral" verknöchernden Partien von „indirekt" (auf knorpeliger Grundlage) ossifizierenden Knochen „basophile Inseln" auftreten können, die den Resten verkalkter Knorpelgrundsubstanz im „endochondral" entstandenen Knochen ähnlich sehen, aber sicher nicht auf Knorpelreste zurückgehen. Sie stammen vielmehr von Zellen, die eine basophile Grundsubstanz produzieren und sich oft auch zur Gänze in solche umwandeln. Außer diesen Inseln gibt es auch eine andere Mischform zwischen Knorpel- und Knochengewebe, sog. „Chondroidknochen", mit Zellen, die verschiedene an Knorpel erinnernde Einzelheiten zeigen und mit einer ebenfalls mehr basophilen Grundsubstanz umgeben sind. Gerade von solchem Chondroidknochen zeigen die Kieferknochen mannigfaltige Beispiele. Unsere Abb. 110, 112, 113, 114 stammen sowohl aus dem Bereich des horizontalen Unterkieferastes wie des Alveolarrandes. Letzterer als eine Zone verstärkten und dauernden Wachs-

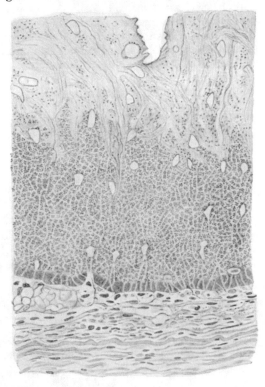

Abb. 111. Parallelfaseriger Knochen mit quergetroffenen Fibrillenbündeln; Alveolarknochen im Bereich des unteren Milchmolaren, menschlicher Embryo, 39 cm gr. L.; versilbert nach BIELSCHOWSKY. Vergr. 480fach.

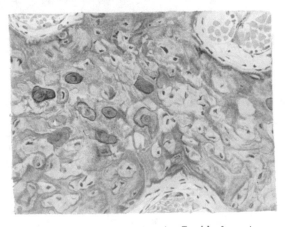

Abb. 112. Chondroider Knochen im Bereich der unteren Schneidezähne; menschlicher Embryo, 39 cm gr. L. Hämatoxylin-Eosin. Vergr. 200fach.

tums (S. 469) zeigt solche Mischgewebe besonders häufig. Wir finden in solchen Partien alle Übergänge zu typischen Knochenzellen, aber auch Zellen, welche in wechselndem Ausmaße der Ausläufer der Knochenzellen entbehren und auch von Grundsubstanzschichten umgeben sein können, die an die „Kapseln", manchesmal auch an die „Zellhöfe" des Knorpels erinnern; auch eine „kataplastische" Umwandlung ganzer Zellen in Grundsubstanz (Abb. 112) läßt sich beobachten. Dazu kommt noch an manchen Stellen (Abb. 113, 114) eine Art des Anbaues, welche keine Osteoblastensäume und keine von vornherein weit auseinander gerückten jungen Osteocyten zeigt, sondern an die dichtgedrängte Anordnung der jüngsten Knorpelzellen entlang einem Perichondrium erinnert. Auch an den anderen Stellen verstärkten Wachstums, an der Symphyse und

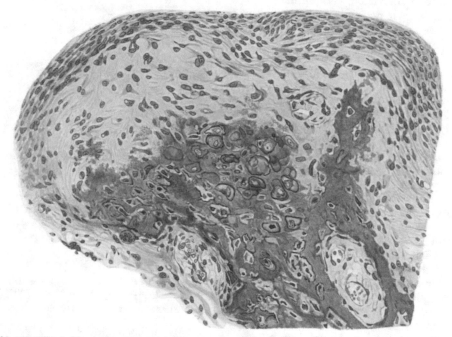

Abb. 113. Chondroider Knochen des Alveolarrandes, dessen Apposition an den Übergang in ein Perichondrium erinnert; Bereich der unteren Schneidezähne, menschlicher Embryo, 39 cm gr. L.; Delafieldsches Hämatoxylin-Eosin; Vergr. 200fach.

an den beiden Fortsätzen des vertikalen Unterkieferastes (S. 504), kommt es zu sekundärer Knorpelbildung und wohl auch zur Entstehung von Mischgeweben. Schließlich sei auch an die durch den Meckelschen Knorpel entstehenden Komplikationen erinnert; dieser Knorpel geht teils ohne Zusammenhang mit den durch direkte Ossifikation entstandenen Partien zugrunde, teils wird er so wie der Knorpel bei endochondraler Ossifikation zerstört (S. 504).

Von einer Bildung der „definitiven" Alveole (S. 499) können wir eigentlich erst zur Zeit der Wurzelbildung, ja sogar erst der Zementbildung, sprechen. Auch Orbán (1927b) hat betont, daß die „eigentliche" Alveolenbildung erst mit der Zementbildung Hand in Hand gehe und nur für diesen Entwicklungsabschnitt kann man mit Weidenreich (1926b) oder Landsberger (1924, 1925b) sagen, daß sich der Alveolarknochen aus der Außenschichte des Zahnsäckchens entwickle, sowie das Zement aus seiner Innenschichte. Eine sehr wesentliche Einsicht wird dadurch unserer Meinung nach nicht vermittelt, da gerade der eigentlich geformte Teil des Zahnsäckchens, die auf S. 650 erwähnten „meridionalen" und „äquatorialen" Fasern, weder in die eine noch in die andere Bildung eingehen und sowohl das Zement wie auch der ins „Paradentium" eingezogene Teil des Alveolarknochens aus einem jungen, zunächst mesenchymähnlichen Bindegewebe entstehen müssen, das an die schon am Anfange dieser Entwicklung auftretenden, radiär gerichteten SHARPEYSCHEN Fasern grenzt. Hierbei verläuft die Zemententwicklung (S. 623) ohne wirklich ausgesprochene Osteoblasten, während die Entwicklung dieser Faserknochenschichten der Alveolenwand ein etwas anderes Bild bieten dürfte. Wir stützen uns hierbei zunächst auf die Analogie mit der Entwicklung anderer (geflechtartiger) Knochenpartien, in welche SHARPEYSCHE Fasern eingebaut werden. Schon v. EBNER (1890a) bringt eine sehr klare Abbildung einer solchen Stelle vom Außenrande einer „primitiven" Alveole, d. h. also von der Außenfläche eines embryonalen Alveolarfortsatzes, mit zahlreichen einstrahlenden SHARPEY-

schen Fasern des Periosts. Man sieht zwischen den SHARPEYSCHEN Faserbündeln Osteoblasten (mit größerem Zellkörper als bei der Bildung des zellfreien Zementes) in beträchtlicher Zahl, wenn auch die Anordnung in einem epithelartigen Saum, wohl infolge der SHARPEYSCHEN Fasern, unterbleibt; doch ist der Einschluß von Osteoblasten in die Grundsubstanz und eine deutliche hellere Appositionszone zu verfolgen. Aus der mit zahlreichen Abbildungen belegten Arbeit ORBÁNs (1927b), der die Periodontiumentwicklung unseres Wissens am vollständigsten beschrieben hat, gewinnt man den Eindruck, daß die Ausbildung

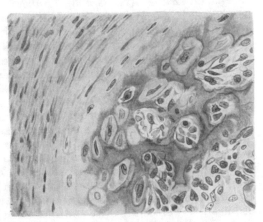

Abb. 114. Chondroider Knochen mit knorpelähnlicher Apposition. Unterkiefer vom Neugeborenen im Schneidezahnbereiche. Hämatoxylin-Eosin. Vergr. 310fach.

dieser Faserknochenschichte erst sehr spät erfolgt und wir finden auf seinen Bildern deutliche Osteoblastensäume mit Appositionszone vor allem dort, wo noch keine Fasern eingebaut werden. Aussagen über die Menge und Deutlichkeit der Osteoblasten sowie das Hervortreten einer Appositionszone während des abschließenden Fasereinbaues sind ferner dadurch erschwert, daß auch sonst diese beiden Einzelheiten außerordentlich mit der Intensität des Anbaues wechseln.

Im Zusammenhang mit der Histologie und Histogenese des Zahnes haben WESTIN (1926) und L. FREY (1927) auch eigenartige Anschauungen über die Knochenhistogenese entwickelt. WESTIN betrachtet die Knochengrundsubstanz als die Ektoplasmaschichte der syncytialen Knochenzellen, in der es zur Ausbildung von Fibrillen und zur Einlagerung von Kalksalzen kommt. Der alte ehrliche Grundsubstanzbegriff vermittelt die Kontinuität der Binde- und Stützsubstanzen, ohne daß, wie hier, der syncytiale Charakter der Zellen in einer das Tatsächliche überschreitenden Weise überspannt wird! L. FREY wieder läßt die Grundsubstanz aus eigener Machtvollkommenheit wachsen, so daß für ihn die Osteoblasten hypertrophierte Bindegewebszellen sind, welche sich in einer Abwehrreaktion gegen diese selbstherrliche Grundsubstanz befinden.

9. Funktionelles und Experimentelles vom Paradentium.

Von Stoffwechselversuchen erwähnen wir die Beobachtungen über Veränderungen des Paradentiums bei Avitaminosen [HÖJER-WESTIN (1924), MELLANBY (1929)], bei Fettüberschuß [MORI (1924)] und bei Alkaliüberschuß der Diät [JONES-SIMONTON (1926)]. Radiumbestrahlung erwies sich bei Periostitis des Zahnes im Stadium eines vor dem Durchbruch stehenden Abscesses als unwirksam, wohl aber nach dem Durchbruch oder bevor es zu Absceßbildung kam [LEIST (1927)]. Leitungsanästhesien erzeugen im

Periodontium (ebenso wie in der Pulpa) keine histologisch nachweisbaren Schädigungen [Grandi (1929), Palazzi (1930)].

An die physiologische Beweglichkeit des Zahnes in seiner Alveole hat Sicher (1928) die Betrachtung geknüpft, daß sie „als die notwendige, aber nicht unbedingt zweckmäßige Folge der höchst zweckmäßigen Aufhängevorrichtung des Zahnes" angesehen werden müsse. Wir glauben, daß es nicht angeht, der Aufhängung des Zahnes in seiner Alveole, also seiner nichtankylotischen Verbindung mit der Alveole, Zweckmäßigkeit zuzugestehen und sie dann für das Wesentliche dieser Aufhängung, nämlich für die Beweglichkeit, zu negieren. Auch Adloff (1928b) hat sich gegen diese Gedankengänge Sichers ausgesprochen.

Zu den biologisch interessantesten Vorgängen im Gebiß gehört die horizontale Wanderung funktionierender Zähne. Auch im Laufe der Entwicklung und des Zahnwechsels kommt es zu Horizontalverschiebungen von Zahnanlagen und Zähnen (vgl. S. 505), die aber nur zum Teil auf den gleichen Faktoren beruhen, wie die Wanderungen funktionierender Zähne. Diese beruhen trotz verschiedener Anlässe, durch die sie ausgelöst werden können, auf einem einheitlichen Prinzip, das wir Kontaktbedürfnis nennen können. Die Horizontalverschiebung erfolgt gegen die Mitte des Zahnbogens zu und zeigt sich am auffallendsten, wenn Zähne fehlen oder entfernt werden. Der Zahn sucht nicht nur in horizontaler Richtung Anlehnung bei seinen Nachbarn, sondern auch in vertikaler Richtung Kontakt mit seinem Antagonisten, wodurch es auch zu Vertikalverschiebungen kommen kann (s. unten). Diese schon von Wiessner (1908) beobachtete Wanderungstendenz hat Godon (1907/1908) damit in Zusammenhang gebracht, daß bei fehlendem Nachbar eine Kippung eintritt, welche zu einseitigen Belastungen der Alveolenwände führt, und Trauner (1911) hat das Zustreben auf die Mitte des Zahnbogens mit jener Kippungsrichtung in Zusammenhang gebracht, die durch eine gewisse „Vorderlastigkeit" des Dauergebisses (die Kronen bilden einen etwas größeren Bogen als die Wurzeln) bedingt ist. Verschiedene neuere Beobachtungen sprechen nun dafür, daß eine solche Horizontalwanderung nicht nur fallweise bei auftretenden Lücken eintritt, sondern ständig stattfindet. Adloff (1921) bringt dies mit einer stärkeren Abnützung der Kontaktflächen in Zusammenhang, die zu einer Verschmälerung der Zähne führt, und Wundenberg (1933) glaubt, daß auch die Abkauung der distaltsten (breitesten) Kronenpartien zu einer Verkleinerung der Einzelglieder des Zahnbogens Anlaß gibt. Dieser Meinung ist auch v. Schumacher (1929); bei tierischen Gebissen mit sehr starker Abkauung *(Reh)* findet eine solche Horizontalverschiebung zur Aufrechterhaltung von Kontaktflächen sogar in sehr ausgesprochener Weise statt. Histologisch wissen wir aus allen anderen Erfahrungen an Knochengewebe, daß Verschiebungen durch sinngemäße Abbau- und Anbauvorgänge vor sich gehen. Solche finden wir nun auch an den Alveolenwänden (vgl. S. 655), und zwar findet, wie es die Richtung der Verschiebung erwarten läßt, an den mesialen Wänden Abbau statt, so daß dort der Faserknochen ganz fehlen kann und der lamelläre bis an die innere Oberfläche reicht, während an der distalen Wand eine durch Anbau entstandene Schichtung des Faserknochens zu beobachten ist. Stein-Weinmann (1925) haben als erste diese Verhältnisse histologisch untersucht und auch an normalen Gebissen (ohne auszufüllende Lücken) beobachtet, so daß sie, wie Adloff, an eine ständige Horizontalwanderung glauben, was auch von Weinmann (1926, 1927), Gottlieb (1926), Orbán (1926b, 1928b, 1929c), Robinsohn (1928), Sicher-Tandler (1928), v. Schumacher (1929), W. Meyer (1927c, 1932), Wundenberg (1933) angenommen wird. Häupl-Lang (1927), W. Bauer (1928a), Bauer-Lang (1928) glauben allerdings, daß diese Wanderung nicht ständig vor sich gehe. Wie wir schon bei Erörterung des Paradentiumbegriffes (S. 647) erwähnt haben, wurde von einigen der obengenannten Autoren der Umbau (Abbau und Anbau) der Alveole bei diesen Verschiebungen zum Anlaß genommen, den Paradentium-begriff zu negieren, was unserer Meinung aber nur für eine starr-morphologische Fassung dieses Begriffes berechtigt ist.

Eine Vertikalverschiebung funktionierender Zähne wird, wie schon oben erwähnt wurde, ebenfalls durch das „Kontaktbedürfnis" der Zähne veranlaßt, in diesem Falle durch das der Kauflächen, und zeigt sich am auffallendsten bei Fehlen des Antagonisten. Diese schon von GODON (1907/1908) festgestellte Tendenz zu Vertikalwanderungen hat bereits O. LOOS (1909) durch einen Knochenanbau am Alveolenboden erklärt. Diese Eigentümlichkeit bewirkt es, daß auch bei ungleichmäßiger stärkerer Abnützung einzelner Zähne die Kaufläche immer eben bleibt. Außer einem Knochenanbau am Alveolenboden spielt vielleicht auch Zementverdickung eine gewisse Rolle. Wenigstens findet ANTONIOTTI (1926) Zementverdickung weit häufiger bei abgekauten (also einer Vertikal-verschiebung bedürftigen) Zähnen als bei nicht abgekauten. Die auffallendsten Beispiele von Vertikalwanderung zeigen jedoch gewisse Pflanzenfressergebisse mit einer durch erdige Beimengungen der Nahrung extrem gesteigerten Ab-kauung und wurden von der *Gemse* [STROH (1920), v. SCHUMACHER (1929)], von *Schafen* [BEHR (1927)] und vom *Pferd* [JOEST (1926)] beschrieben. JOEST und v. SCHUMACHER erwähnen, daß bei *Pferd* und *Gemse* die Abkauung zunächst durch eine Art Dauerwachstum (ein sehr lange anhaltendes Wurzelwachstum) und schließlich durch Anbau am Alveolenboden kompensiert wird. GOTTLIEB und seine Schule glauben, daß eine Vertikalwanderung nicht nur als kompen-satorischer Prozeß bei Abnützung auftrete, sondern auch einen ständig vor sich gehenden (physiologischen) Prozeß darstelle im Sinne eines „kontinuier-lichen Durchbruchs" (S. 516). Wir halten aber einen derartigen Ausstoßungs-vorgang des Zahnes für einen bereits pathologischen Prozeß und werden ihn daher im nächsten Unterkapitel (S. 663) behandeln.

An den Knochenanbau am Alveolenboden bei Vertikalverschiebungen des Zahnes schließt sich sinngemäß das Verhalten leer gewordener Alveolen nach Ausfall oder Entfernung des Zahnes an. Wie schon WEDL-HEIDER (1865) beobachtet haben, füllen sich derartige leer gewordene „Zahnzellen" mit Knochen-bälkchen, d. h. die Alveole wird allmählich ausgefüllt. In größeren zahnlos gewordenen Abschnitten des Kiefers kommt es ja bekanntlich zu jener Rück-bildung des ganzen Processus alveolaris, die das Hauptmerkmal des „Greisen-kiefers" darstellt.

Die weitgehende Selbstregulierung, welche uns in den besprochenen Wande-rungen der Zähne entgegentritt, läßt es verständlich erscheinen, daß die Zahn-stellung auch künstlichen Regulierungen zugänglich ist, in einem Ausmaße, das alle früheren Erfahrungen weit übertrifft. Das Geheimnis dieser ungeahnten Erfolge der Zahnorthopädie ist die Verwendung natürlicher, biologischer Methoden, bei welchen Gewaltanwendung vermieden wird und die natürlichen Abbau-und Anbauprozesse im Paradentium in den Dienst der Regulierung gestellt werden. Ältere Autoren, welche an die damals üblichen zahnorthopädischen Methoden eine histologische Untersuchung angeschlossen haben, berichten von mehr oder minder schweren traumatischen Gewebsveränderungen [KINGLSLEY (1881), HECHT (1900), SANDSTETT (1904/1905)] und vor allem war es der Knochen, dessen Plastizität (vgl. S. 504) noch zu einer Zeit, als Histologen längst um ihr Geheimnis (Abbau und Anbau) wußten, von Zahnärzten im wört-lichen Sinne (von Zusammendrückbarkeit und Elastizität) verstanden wurde [WALKHOFF (1900)]. Schon ANGLE (1908) hat aber erkannt, daß auch die regu-latorischen Veränderungen im Paradentium auf Abbau und Anbau beruhen, und ein Bahnbrecher organischer Methoden in der Zahnorthopädie ist OPPEN-HEIM (1911, 1913, 1922, 1933) geworden. Auf genauere Einzelheiten der Methoden einzugehen, ist natürlich nicht unsere Sache und wir verweisen hier z. B. auf die Polemik OPPENHEIMS (1933) gegen GOTTLIEB-ORBÁN (1931) und A. M. SCHWARZ (1932). Daß bei den an *Hunden* gewonnenen orthodontischen Erfahrungen die teilweise vom *Menschen* abweichende Gestaltung der Alveolarknochenspongiosa zu berücksichtigen ist, haben gleich OPPENHEIM auch GUBLER (1931) und BRINCH (1933) hervorgehoben.

Über die an Wurzelspitzenresektionen angeschlossenen histologischen Untersuchungen wurde schon auf S. 645 berichtet. Bei dem meist erfolgenden knöchernen Abschluß der eröffneten Wurzelpulpa spielt wohl das Periodontium die Hauptrolle, da die ihrer Gefäßzufuhr beraubte Pulpa einer raschen Degeneration verfallen dürfte. Über die meist Epithelreste des Periodontiums enthaltenden Wurzelspitzengranulome siehe S. 664.

Eine ganz erstaunliche Regenerations- und Heilungskraft zeigt das Periodontium bei der Implantation von Zähnen. Die recht weit zurückreichende Erfahrung [vgl. die Literaturangaben bei FREDEL (1886)], daß frisch ausgezogene oder ausgebrochene Zähne wieder anheilen, wenn sie in ihre Alveole zurückgebracht und durch längere Zeit gegen Verschiebungen geschützt werden, wurde immer wieder auch therapeutisch verwertet. Wir verweisen für die sehr ausgedehnte Literatur auf Arbeiten und Buchkapitel aus verschiedenen Zeitabschnitten [WEIL (1891), SCHEFF (1892), RÖMER (1901), SCHEFF (1924), A. LOOS (1924), WEISER (1925)] und möchten hervorheben, daß es sowohl zu knöchernen Verwachsungen mit dem implantierten Zahn als auch zu Resorptionsprozessen kommen kann.

10. Zur Pathologie des Paradentiums.

Wir verweisen für die hier behandelten Fragen in erster Linie auf EULER-MEYER (1927) und auch auf G. FISCHER (1933).

An der Heilung von Traumen ist das Periodontium wohl immer mitbeteiligt, wenn nicht hauptbeteiligt. Auch bei den schon auf S. 614, 625, 645 besprochenen Zahnfrakturen geht die Callusbildung wenigstens zum Teil vom Periodontium aus. Auch Absplitterungen und Rißfrakturen, bei welchen Zement- oder Knochenteile zusammen mit Periodontium abgesprengt werden, können zu Callusbildung Anlaß geben [EULER (1927b), HÄUPL (1931), ADRION (1932)]. Eine besondere Betrachtung verdienen hierbei jene Traumen, die vom Boden der Zahnfleischtasche (S. 667) ausgehen, bei welchen vom Epithel des Epithelansatzes aus Komplikationen entstehen können (HÄUPL). Auch die Epithelreste im Periodontium selbst dürften nach ADRION gelegentlich durch ihre Wucherung den Heilungsprozeß erschweren. Knochen- oder Zahnsplitter, die nicht anheilen, können in wechselnder Weise entweder eine Knochenauflagerung erfahren, oder sie können resorbiert oder auch ausgestoßen (sequestriert) werden; GOTTLIEB (1922a) macht dieses Schicksal vom Zustande des umgebenden Bindegewebes abhängig, doch erscheint uns der Umstand wesentlicher, daß der Splitter offenbar je nach den Umständen, ob er durch Form und Lage einen Reiz ausübt oder nicht, ein verschiedenes Schicksal erleidet.

Knöcherne Verwachsungen von Zähnen mit der Alveole kommen in erster Linie bei retinierten Zähnen vor, wie zuerst ZUCKERKANDL (1885) festgestellt hat [vgl. auch SCHEFF (1891), ELLENBERGER-BAUM (1892), RÖSE (1893c)]. Ähnlich ist knöcherne Verwachsung umgelegter Wurzeln zu beurteilen [GOTTLIEB (1921b)]. DOMRICH (1922) berichtet von der Retention der Wurzeln von vier abgebrochenen Incisivi in Alveolen, die nach außen fast vollkommen knöchern abgeschlossen waren. Es ist aber auch mit knöcherner Verwachsung durchgebrochener Zähne aus verschiedenen Ursachen zu rechnen, z. B. nach Wurzelbehandlungen [SICHER (1928b)], sowie mit der Verwachsung der Wurzeln benachbarter Zähne [OPPENHEIM (1922)]. Daß implantierte Zähne in der Regel knöchern verwachsen, wurde schon oben erwähnt.

Bei all diesen Knochenneubildungen kann die Knochenbildung sowohl vom Zement wie von der Alveole ausgehen [EULER (1920)].

Resorptionsprozesse betreffen (abgesehen von den normalerweise zur Resorption bestimmten Milchzähnen) in erster Linie retinierte und implantierte Zähne, sowie auch Zahn- und Knochensplitter, und es dürfte von Form und Lage dieser Gebilde abhängen, ob sie gerade diese Art von Fremdkörperreaktion auslösen. FARGIN-FAYOLLE (1921) beschäftigen sich mit Resorptionsvorgängen an den Wurzeln durchgebrochener permanenter Zähne, die z. B. im Anschluß an die Periostitis des Milchzahnes vorkommen können. GOTTLIEB (1920a, 1920b) hat behauptet, daß die Resistenz von „Osteoid" gegen Resorption ungleich größer sei als die von verkalkter Grundsubstanz, und ORBÁN (1927c), KRONFELD (1927a), STEIN (1928) haben diese Anschauung unterstützt, während HÄUPL-LANG (1927a, 1927b) sie als ganz unbegründet ablehnen. Wir selbst möchten darauf hinweisen (vgl. auch S. 616, 626), daß das „Osteoid", oder besser die Appositionszone, nicht unverkalkt, sondern (nach Art des Prädentins) nur zunächst noch fibrillenfrei ist. Der

Eindruck, daß diese Zonen von der Resorption „verschont bleiben", kommt wohl dadurch zustande, daß Apposition und Resorption oft auf das engste benachbart sind, wobei dann natürlich die gerade im Anbau begriffenen Stellen (und nur solchen kommt ein Saum von „Osteoid" zu!) nicht gleichzeitig resorbiert werden können.

Die von allen Erkrankungen des Paradentiums wohl am meisten erörterte Erkrankung, die Alveolarpyrrhöe (Paradentalpyrrhöe, Paradentitis), soll von uns nur im Hinblick auf einige für die Biologie des Paradentiums wichtige Probleme gestreift werden. Dies erweist sich vor allem deshalb als notwendig, weil GOTTLIEB und Schüler von ihm (s. unten) die Meinung verfechten, der im Gefolge der Alveolarpyrrhöe sich einstellende Zahnbettschwund (Paradentose), nämlich ein Seichterwerden der Alveole unter immer weiterer Ausstoßung des Zahnes, sei ein natürlicher, physiologischer Prozeß, der sich im Rahmen des das ganze Leben andauernden „kontinuierlichen Durchbruches" (vgl. S. 516) vollziehe; es wäre also die Paradentitis, wenigstens in der Mehrzahl der Fälle, umgekehrt eine sekundäre Folgekrankheit, die sich an den der Alterslockerung und Altersausstoßung unterliegenden Zähnen einstellen kann. Wir verweisen auf die schon auf S. 516 angeführten Anhänger und auf die große Schar der Gegner dieser Lehre vom kontinuierlichen Durchbruch, die auch uns aus einer verfehlten Art der Naturbetrachtung zu entspringen scheint. Der Zahnbettschwund kommt im Bereiche des Knochens durch Anbau am Alveolenboden und Abbau am Alveolenrand zustande und GOTTLIEB hält im Sinne seiner Lehre auch den letzteren für einen physiologischen Prozeß, für eine Art Altersatrophie. Schon gegen diesen Punkt wurde von pathologisch-anatomischer Seite [LANG (1923)] eingewendet, daß Knochen-„Atrophie" sich immer im Zusammenhang mit charakteristischen Gefäßverkalkungen finde, der Knochenschwund bei der Alveolarpyrrhöe dagegen unter dem Bilde einer mit Abbau durch Ostoklasten verbundenen „Ostitis" verlaufe [vgl. auch W. MEYER (1924b, 1924c)]. Auch WESKI (1921) schildert den Knochenabbau am Alveolenrand bei Alveolarpyrrhöe als eine lacunäre (mit HOWSHIPschen Lacunen, also Ostoklastentätigkeit verknüpfte), rarefizierende Ostitis. Auf die Ursachen der Alveolarpyrrhöe (als einer selbständigen Erkrankung und nicht bloß Folgeerkrankung physiologischen Zahnbettschwundes) wollen wir nicht näher eingehen, wollen aber doch darauf hinweisen, daß eine Reihe von Beobachtungen dafür vorliegen, daß diese Erkrankung mit charakteristischen Stoffwechselstörungen verknüpft ist, mit einer deutlichen Erhöhung des Calciumspiegels im Blut [CITRON (1928), WEINMANN (1930)] und mit einem Mangel an Vitamin C [HANKE (1929)]. Auch BACK (1930), der bei Alveolarpyrrhöe capillarmikroskopisch charakteristische Gefäßveränderungen im Zahnfleisch feststellte, glaubt an Stoffwechselstörungen bei dieser Krankheit. Die von CAHN (1926) bei Alveolarpyrrhöe beobachtete außerordentlichte Weite der Dentinkanälchen wollen wir, ohne Schlüsse auf die Gesamtfrage zu ziehen, lediglich registrieren. Bei der Alveolarpyrrhöe ist nun der Knochenabbau am Alveolenrande von Zementanbildungen begleitet. GOTTLIEB greift nicht nach der nächstliegenden Erklärung für diese Erscheinung — die mit der Ausstoßungsbewegung verbundenen Umbauvorgänge im Periodontium führen offenbar zu ähnlichen Zementauflagerungen wie bei der natürlichen Durchbruchsbewegung —, sondern er führt dies auf eine besondere „Vitalität des Zementes" zurück, welche die des Knochens übertreffen soll. GOTTLIEB denkt hierbei nicht nur an eine Ausfüllung des durch den Knochenschwund geschaffenen Raumes durch eine Zementverdickung, sondern er stellt sich außerdem vor, daß das Zement durch seine „Vitalität" vice versa auch die des vom „natürlichen" Abbau bedrohten Knochens wieder anregen könne, wenn es sich eben um ein mit besonderer Vitalität begabtes Zement handle. Diese Anschauung wurde von GOTTLIEB selbst in zahlreichen Arbeiten [(1920b, 1921b, 1921c, 1921d, 1922b, 1923, 1924a, 1924b, 1925a, 1925b); FLEISCHMANN-GOTTLIEB (1920); GOTTLIEB-ORBÁN (1931)] und ebenso auch von Schülern GOTTLIEBS vertreten [ZILZ (1923), SICHER (1924), ORBÁN (1927c), KRONFELD (1928), KELLNER (1928), KORKHANS (1932)]; auch KANTOROWICZ (1927) beruft sich auf diese Anschauung und schon vor GOTTLIEB hat HOPEWELL SMITH (1911) einen primären Abbau des Alveolenrandes als Einleitung des Zahnbettschwundes in Erwägung gezogen. Man hat für diese Vitalität des Zementes sogar die Bildung von „Schutzzement" (um retinierte Zähne cder Zahn- und Knochensplitter) herangezogen (ZILZ), bei welchem doch überhaupt gar kein Unterschied zwischen „Zement" und „Knochen" besteht! So wurde denn auch diese Lehre, welche überdies behauptet, daß Zement gegen Resorption weit widerstandsfähiger sei als Knochen, von pathologisch-anatomischer Seite vollkommen abgelehnt [HÄUPL (1925, 1926); HÄUPL-LANG (1927a, 1927b); W. BAUER (1925b, 1925d, 1929a)]. W. MEYER (1927a) untersucht im Zusammenhang mit der „Zementvitalität" die Stellen regelmäßiger, schichtenweiser Zementverdickung (Wurzelverzweigungen und Wurzelspitze) und kommt zu dem Ergebnis, daß die Rückbildungserscheinungen an den Knochenzellen der älteren Schichten wohl mit der Neuauflagerung von Schichten zusammenhängen dürften, und daß diese wieder funktionell bedingt sein dürfte. Wenn auch das Zement im Gegensatz zum Knochen von regelmäßigen Resorptionserscheinungen verschont bleibe, so fehlen ihm doch andererseits wieder die eigenartigen Umbauerscheinungen des Knochens. PRAEGER (1926), der einen zur

Sektion gekommenen Fall von Alveolarpyrrhöe histologisch untersuchen konnte, stellte fest, daß dem beobachteten (mit GOTTLIEBS Theorie übereinstimmenden) sehr lebhaften Zement-anbau ein so lebhafter Knochenabbau entsprach, daß man von einer Anregung der bedrohten Widerstandskraft des Knochens durch dieses offenbar besonders „vitale" Zement nicht sprechen konnte. Künstliche Zementverletzungen an Zähnen, die an Alveolarpyrrhöe erkrankt waren, führten nach DEMARIA (1925) zu ausgedehnten Zerstörungen und zeigten geringere Heilungstendenz als an gesunden Zähnen, ergaben somit keine bevorzugte Zement-vitalität. GOTTLIEB hat auch Epithelwucherungen am Boden der Zahnfleischtasche von einer wechselnden Zementvitalität abhängig gemacht, während sich solche Wucherungen nach BECKS (1929, 1930, 1931) wohl viel natürlicher als eine Schutz- oder Heilungsreaktion nach Verletzungen erklären lassen. Wir werden auf die Frage des kontinuierlichen Durch-bruchs noch ein drittesmal, bei Besprechung der Zahnfleischtasche (S. 670), zu sprechen kommen.

Für die cystischen Bildungen im Paradentium und im Kiefer verweisen wir auf die sehr viel Literatur berücksichtigende Arbeit von W. BAUER (1927b). Wir wollen, teil-weise auf seiner Einteilung fußend, zunächst Blutungshohlräume und epithelfreie Absceß-höhlen allen anderen mit Epithel ausgekleideten Vorkommen gegenüberstellen. Das Epi-thel der verschiedenen cystischen Bildungen stammt in ganz überwiegendem Maße von Resten der Zahnleiste und ihrer Derivate, im Wurzelbereiche also vor allem von der Epithel-scheide, wie es schon MALASSEZ (1885, 1887) und vor ihm schon MAGITOT (1884) ange-nommen hat. Diese auch von BÖDECKER sen. (1896) übernommene Erklärung wurde das erstemal durch GONKA (1901) an Serienschnitten von Embryonen klar bewiesen. Die ausschließliche Zurückführung des Cystenepithels auf Abfaltungen des Mund- oder Kiefer-höhlenepithels hat außer GRAWITZ (1906) und SCHUSTER (1908) überhaupt keine Anhänger gefunden und eine derartige Herkunft des Epithels wird nur für die Minderzahl der Fälle in Betracht gezogen. Die große Mehrzahl der Forscher hat, speziell für die Cysten im Wurzelbereiche und die besonders häufigen Epithelbefunde in Wurzelspitzengranulomen (s. unten), ausschließlich oder vorwiegend eine Ableitung von „MALASSEZschen Epithel-resten" in Betracht gezogen [ASTACHOW (1909), PROELL (1911), ADLOFF (1912), DEPEN-DORF (1912), RYWKIND (1924), SIGMUND-WEBER (1926), TSUZUKI (1928), LARTSCHNEIDER (1929e u. a. O.), TSCHISTOWITSCH-MECHTEIS (1930)]; GREVE (1926) läßt die Herkunft des Epithels unentschieden. Ein gewisser Unterschied in den prospektiven Potenzen wird zwischen Epithelscheidenresten und sonstigen Zahnleistenresten und -derivaten von LART-SCHNEIDER (1929e) und ADLOFF (1930b) angenommen (vgl. S. 652); während erstere als Reste eines verbrauchten Organes wohl nur zu einfacheren Cysten führen, leiten sich die im folgenden erwähnten komplizierteren, aber nie malignen Cysten mit Zahngeweben wohl von unmittelbaren Abspaltungen der Zahnleiste oder der Zahnanlagen ab. An solchen komplizierteren Cystenbildungen unterscheidet W. BAUER (1927b) „multilokuläre Cystome" und „Follikularcysten", wobei er zu ersteren auch gewisse umfangreichere von einem Ober-flächenepithel ausgekleidete Bildungen rechnet. Die „Follikularcysten" leitet W. BAUER (s. auch 1929c), sowie auch LARTSCHNEIDER (1909, 1927, 1928, 1929c, 1929d, 1931a), DIEULAFÉ-HERPIN (1909), KANTOROWICZ (1927 u. a.) von Zahnfollikeln, d. h. also von Zahnkeimen, ab und besonders LARTSCHNEIDER vertritt die Vorstellung, daß die Schmelz-pulpa des Zahnkeimes zum Ausgangspunkt des cystischen Hohlraumes wird. LART-SCHNEIDER lehnt auf Grund des wohl sehr langsamen Wachstumes solcher follikulärer Cysten die Annahme MAYRHOFERS (1912), daß sie bereits angeboren sein können, ab. PARTSCH (1917) läßt ihre Herkunft unbestimmt, LAPIDUS (1928) und BLOCH-JÖRGENSEN (1930) behaupten, daß Zahnkeime erst sekundär in derartige, auf andere Weise entstandene Cysten hineinkommen.

Die im Bereiche resezierter Wurzelspitzen entstehenden Wurzelspitzengranulome sind eine bevorzugte Stelle für Epithelwucherungen, wenn es naturgemäß auch epithel-freie Granulome gibt [W. WEBER (1926)]. Daß dieses in reaktiven Neubildungen begriffene Bindegewebe die Wucherung vorhandener Epithelreste anregt, scheint auch daraus hervor-zugehen, daß gelegentlich ein Eindringen von Epithel in die Pulpa, gewöhnlich natürlich in Pulpareste des Wurzelkanales, vorkommt [RÖMER (1924), ORBÁN (1926e, 1927e), O. MÜLLER (1928)]. In den Epitheleinschlüssen von Granulomen wurden gelegentlich sowohl Becherzellen [HÄUPL-BAUER (1929); LARTSCHNEIDER (1929b, 1930b)], wie Flimmer-zellen [RÖMER (1921), STEIN (1929a)] gefunden. STEIN führt Flimmerzellen auf Abschnü-rungen des Epithels der Highmorshöhle zurück, doch erscheint uns die in den prospektiven Potenzen embryonalen Mundhöhlenepithels enthaltene Möglichkeit zur Flimmerzellenbildung solche Vorkommen auch bei Ableitung von MALESSEZschen Resten zu erklären. Das gleiche gilt für Becherzellen (muköse Drüsenzellen). Jedenfalls ist LARTSCHNEIDERS Ideengang, daß der Embryo nach dem biogenetischen Grundgesetz zur Zeit der Zahnleistenbildung Stadien von Vorfahren mit Becherzellen im Hautepithel durchlaufe (er denkt hierbei an das Mantelepithel der *Muscheln!*), nicht nur überflüssig, sondern natürlich auch zoologisch ganz indiskutabel. Aus den Zelleinschlüssen eines Granuloms kann auch ein verhornender

Epithelbelag des Zementes in der Nähe der Wurzelspitze hervorgehen [GOTTLIEB (1921c), YUMIKURA (1925c), MÜNCH (1926b)]. Von der Bindegewebsbildung, im günstigsten Falle Knochenbildung, im Bereiche resezierter Wurzelspitzen war schon im vorigen Unterkapitel (S. 662) und beim Verhalten der freigelegten Pulpa (S. 645) die Rede. Gewisse Bindegewebswucherungen haben den ausgesprochenen Charakter einer Schutzeinrichtung, die zur Abkapselung von Infektionsherden führt [WUNSCHHEIM (1912)].

11. Vergleichendes.

Die zwei wichtigsten Beiträge zur wechselnden Gestaltung des Paradentiums im *Tier*reiche sind schon in früheren Kapiteln enthalten. Wir erinnern an den eigenartigen Bau des Periodontiums bei dauernd wachsenden Zähnen (S. 523) und an die verschiedenartige Befestigungsform der Zähne bei niederen *Wirbeltier*klassen (S. 626).

Hier sei lediglich noch auf die eingehendere Darstellung des Paradentiums der *Katze* [J. HUBER (1929)] und des *Hundes* [ORBÁN (1924b), GUBLER (1931), BRINCH (1933)] verwiesen.

VIII. Zahnfleisch und Nachbargebiete.

1. Histologische Charakteristik.

Das Zahnfleisch (Gingiva) ist jener Teil der Mundschleimhaut, der die Randpartien der Alveolarfortsätze überzieht und durch eine mehr blaßrote Farbe ausgezeichnet ist. Der sichtbare Teil seines Epithelüberzuges, der die Außen- und Innenflächen des Alveolarfortsatzes bedeckt und „äußeres Saumepithel" genannt wird, biegt am Alveolenrand (Limbus alveolaris) in einen (normalerweise) mit der Zahnoberfläche innig verbundenen Epithelstreifen um, in das sog. „innere Saumepithel" oder „Taschenepithel" (Abb. 115, 116), welches im 2. Unterkapitel separat besprochen werden soll.

Das sehr straffe **Bindegewebe** des Zahnfleisches wurde wegen seines fibrösen Charakters von alten Autoren [z. B. LINDERER (1837)], ähnlich dem als „Lidknorpel" bezeichneten Tarsus, „Cartilago gingivalis" genannt. Es springt, wie fast überall im Bereiche geschichteten Pflasterepithels, gegen das Epithel in Papillen vor (nur nicht im Bereiche des „inneren Saumepithels"). Dieses fibröse Bindegewebe strahlt ohne Submucosa in Form SHARPEYscher Fasern in den Rand und in die Außenfläche der knöchernen Alveolen ein. Dieser Umstand bedingt nicht nur die Unverschieblichkeit des Zahnfleisches auf seiner knöchernen Unterlage, sondern das Fehlen einer von größeren Gefäßen durchsetzten Submucosa trägt (neben der später zu besprechenden Verhornung des Epithels) auch zur blaßroten Farbe bei. Im Gegensatz zum Periodontium, das bis auf die Gefäßwände von elastischen Fasern fast frei ist, zeigen sich im Zahnfleisch (ähnlich wie in manchen Hautpartien) auch die derben kollagenen Bündel mit elastischen Fasern durchsetzt; diese bilden außerdem in den hypepithelialen Schichten und in den Papillen dichte feinfaserige Geflechte. Bei Veraschung von Schnitten beginnt die Verkohlung im Bereiche dieser elastischen Strukturen (und der verhornten Schichte des Epithels) und diese Stellen bleiben auch am längsten schwarz, sind also am reichsten an Kohlenstoff [EICKEN (1932)]. Die Verlaufsrichtung der derben kollagenen Faserbündel ist eine ausgesprochen funktionsbedingte, von der Richtung der Zugtrajektorien bestimmte [BENNINGHOFF (1934)]. Diese Faseranordnung schließt sich ohne Trennungslinie und in fließendem Übergang an die des Periodontiums an und wir haben daher die als „Ligamentum circulare dentis" bezeichneten, am Zahnhals inserierenden Fasern, obwohl sie zum größeren Teil aus dem Zahnfleisch stammen, schon beim Periodontium (S. 649) besprochen; sie sind in der schematischen Abb. 106 dargestellt. Lockeres Bindegewebe findet sich außer in der dem Stratum papillare der Cutis entsprechenden Schichte nur in Begleitung der Gefäße und Nerven. Weski (1922) beschreibt Rundzellenanhäufungen im papillären und subpapillären Bindegewebe des Zahnfleischrandes als etwas Normales, was nicht nur mit allen sonstigen Erfahrungen, sondern auch mit den Beobachtungen über ein Fehlen solcher Infiltration am Zahnfleischrand in Widerspruch steht, so daß wir letzteres als Normalzustand betrachten müssen.

Das **Epithel** ist ein geschichtetes Pflasterepithel, welches im Bereiche des „äußeren Saumepithels" auf sehr hohen und unregelmäßigen Papillen aufsitzt, daher seinerseits teilweise sehr lange und unregelmäßige Epithelzapfen in die Tiefe sendet; für gewöhnlich ist es verhornt [Yumikura (1925a), Wolpe (1927), Orbán (1931a), W. Meyer (1932)]. Das bedeutend niedrigere „innere Saumepithel" (vgl. das 2. Unterkapitel) sitzt nicht auf Papillen und ist normalerweise unverhornt. Das „äußere Saumepithel" läßt im Bereiche der als „Stratum germinativum" zusammenfaßbaren unverhornten Schichten, ähnlich wie in der Haut, ein basales „Stratum cylindricum" und an der Grenze gegen die verhornten Schichten Zellen mit Keratohyalinkörnchen erkennen und zeigt ausgesprochene Intercellularbrücken. Der Grad der Verhornung in den oberflächlichen Zellschichten ist ein wechselnder und dementsprechend können ihre Kerne in wechselndem Ausmaße erkennbar bleiben. Von dem größeren Reichtum des Str. corneum an Kohlenstoff [Eicken (1932)] war gerade oben die Rede.

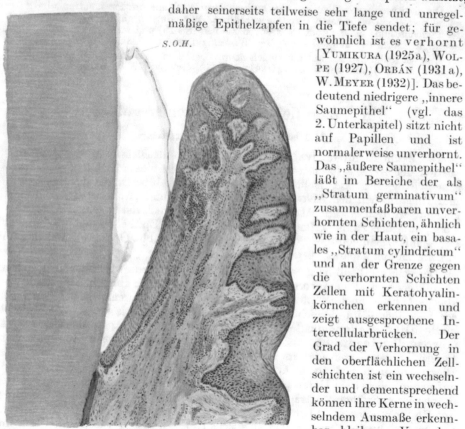

Abb. 115. Epithelansatz und (primäres) Schmelzoberhäutchen (*S.O.H.*), das infolge Herauslösung des Schmelzes beim Entkalken teilweise disloziert ist. Erwachsener *Mensch*. Vergr. 52fach. *Z*. Zement. (Präparat von Prof. Gottlieb.)

Die **Epithelreste** der Zahnleiste bilden im Zahnfleisch gelegentlich **Epithelperlen**, die schon Serres (1817) makroskopisch dargestellt und für „Drüsen" gehalten hat. Schon Linderer (1837) erkannte aber, daß diesen Gebilden keine eigentlichen Ausführungsgänge zukommen. Beobachtungen über diese Epithelperlen im Zahnfleisch, die man vorwiegend bei Embryonen und Neugeborenen antreffen kann, finden sich unter anderem bei Eppstein (1880), Wetzel (1920), Lund (1924). Die Anschauung, daß die Epithelreste in ihrer Gesamtheit eine Bedeutung als Leitbahn für die Durchbruchsbewegung besitzen, die von neueren Autoren nur mehr wenige [Capedepont (1920), James (1909), Mummery (1922c, 1924a)] vertreten, haben wir schon auf S. 512 als unwahrscheinlich gekennzeichnet.

Das Zahnfleisch im interdentalen Bereiche wird auch als „Interdentalpapille" bezeichnet. Diese Stelle, welche in erhöhtem Maße traumatischen Schädigungen und den Einwirkungen retinierter Speisereste ausgesetzt ist, wird von Roos (1918) in einer besonderen Studie behandelt.

2. Epithelansatz und Zahnfleischtasche.

Die Verbindung des Zahnfleischepithels mit der Zahnoberfläche bildet ein viel erörtertes Problem, das daher einer eingehenden gesonderten Darstellung bedarf. Zur Namengebung wäre zu bemerken, daß wir den vom Limbus alveolaris an die Zahnober-fläche eine Strecke weit be-gleitenden Epithelstreifen, wie schon gesagt, als „inneres Saumepithel" [Weski (1921)] oder „Taschenepithel" [Orbán (1931 b)] bezeichnen. „Epithel-ansatz" hat Gottlieb (1921 a) die mit der Zahnoberfläche in fester Verbindung stehende Fläche des Taschenepithels ge-nannt, und zwar handelt es sich hierbei, wie wir hören werden, nicht nur um die tiefste Stelle dieses Epithels, sondern normalerweise um viel größere Flächen. „Zahnfleisch-tasche" nennt man einen Spalt-raum von sehr wechselnder Ausdehnung, der zwischen Taschenepithel und Zahnober-fläche oder (traumatisch) auch im Taschenepithel selbst auf-treten kann. Wir verweisen für die hier erörterten Fragen in erster Linie auf die, auch auf die neue Literatur sehr ausführlich eingehende Dar-stellung Orbáns (1931 b), die auch mit einer Fülle ausge-zeichneter Mikrophotogramme ausgestattet ist.

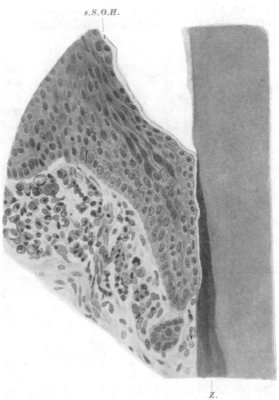

Abb. 116. Sekundäres Schmelzoberhäutchen (*s.S.O.H.*), den Epithelansatz entlang des (herausgelösten) Schmelzes und ent-lang einer Strecke des Zementes (*Z.*) begleitend. Erwachsener *Mensch*. Vergr. 330fach. (Präparat von Prof. Gottlieb.)

Ursprünglich hatte man geglaubt, daß zwischen Taschenepithel und Zahn-oberfläche immer ein bis zum tiefsten Punkte des Taschenepithels reichender Spaltraum vorhanden sei, daß die **Zahnfleischtasche** also von Anfang an sehr tief sei (Abb. 117, 1). Gottlieb (1921 a, 1921 c) hat jedoch als erster gezeigt, daß Taschenepithel und Zahnoberfläche normalerweise innig verwachsen sind, so daß also der Epithelansatz sich für gewöhnlich nicht auf den tiefsten Punkt des Epithels beschränkt, sondern viel ausgedehnter ist und die Tasche gewöhn-lich nur eine geringe Tiefe besitzt. Dieser Befund Gottliebs wurde von allen späteren Untersuchern anerkannt, trotzdem verschiedene Anschauungen über Lage und Entstehung einer Zahnfleischtasche geäußert wurden. Gottlieb selbst hat von Anfang an die Anschauung vertreten (Abb. 117, 2), daß die physiologische Taschenbildung durch allmähliche Loslösung des Taschen-epithels von der Zahnoberfläche zustande komme, und diese Anschauung hat er auch in weiteren Arbeiten [(1924a, 1927, 1928, 1930); s. auch GOTTLIEB-GREINER (1923)] aufrechterhalten, sowie auch ORBÁN [(1924b, 1924d, 1931b); s. auch ORBÁN-KÖHLER (1924) und ORBÁN-MUELLER (1929)], NEUWIRTH (1925), ADRION (1926), KRONFELD (1930) grundsätzlich bei diesem Standpunkt geblieben sind. WELIKANOWA (1928) betrachtet eine Taschenbildung als einen bereits pathologischen Vorgang, zählt also mit dieser Anschauung jedenfalls zu keiner der im folgenden genannten Gruppe. Hingegen haben WESKI (1921, 1922) und EULER (1923b) die Tasche als eine Rißbildung erklärt (Abb. 117, 3), die im Bereiche des Taschenepithels auftritt, bei der also Zellen des Epithels regelmäßig und immer an der Zahnoberfläche haften bleiben. Eine eigenartige

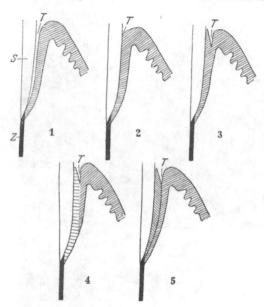

Modifikation hat diese Anschauung durch BECKS (1929, 1930, 1931) erfahren, der annimmt, daß die Stelle der Rißbildung im Taschenepithel der Trennungslinie zwischen zwei genetisch verschiedenen Anteilen dieses Epithels entspreche (Abb. 117, 4), einer aus dem Mundepithel stammenden dunkleren und einer aus dem Schmelzepithel stammenden helleren Zellmasse. GROSS (1930) wieder hat die ebenfalls zur Norm erhobene Rißbildung im Taschenepithel dadurch erklärt (Abb. 117, 5), daß das Taschenepithel eigentlich eine Epithelfalte darstelle, so daß eine basale Zellschichte nicht nur an das Bindegewebe, sondern auch an die Zahnoberfläche grenze; der Spalt entspreche den sich allmählich trennenden freien Oberflächen der beiden Epithelblätter dieser Falte.

Abb. 117. Schematische Darstellung der Anschauungen über Lage und Entstehung der Zahnfleischtasche. (Erklärung im Text.) *S* Schmelz; *T* Tasche; *Z* Zement.

Diese mannigfaltigen Anschauungen erscheinen uns durch die eingangs erwähnte Untersuchung ORBÁNs (1931b), die sich auf ein sehr großes Beobachtungsmaterial stützt, durchaus in dem Sinne geklärt, daß die physiologische Taschenbildung durch Epithelablösung von der Zahnoberfläche, nicht aber durch Rißbildung im Taschenepithel zustande kommt. Auch ORBÁN leugnet zwar die Rißbildung im Taschenepithel nicht, doch erblickt er in diesen, auch von ihm selbst in reicher Fülle beobachteten Fällen nicht die Norm, sondern bereits eine traumatische Veränderung. Daß die Annahme von BECKS, der sich auch SKILLEN (1930) angeschlossen hat, nicht richtig sein kann, zeigt ORBÁN sehr überzeugend daran, daß die gelegentlich wirklich zu beobachtenden helleren Zellen, die BECKS für früher degenerierendes Schmelzepithel hält, nur durch ihre breitere Form heller erscheinen als die dunkleren, dem Zahnfleischepithel zugerechneten, aber keine Degenerationserscheinungen zeigen, wie es der Annahme BECKS entsprechen würde. Überdies ist ja (vgl. unten) im Taschenepithel älterer Zähne überhaupt kaum mehr damit zu rechnen, daß noch Zellen des Schmelzorganes vorhanden sind. Die verschiedene Form dieser helleren und dunkleren, durchaus vollvegetierenden und mit Intercellularbrücken ausgestatteten Zellen erklärt sich vielmehr viel besser durch die eigenartige funktionelle Beanspruchung des Taschenepithels, das einerseits mit der

Zahnoberfläche fest verbunden, andererseits Zerrungen, die vom Zahnfleischrand ausgehen, ausgesetzt ist. Es werden daher Zellen in einem der Epithelbasis parallelen Streifen durch einen vom Zahnfleischrand ausgehenden Zug in die Länge gezogen, während in einer nicht mehr unter dieser Zugwirkung stehenden Zone die Zellen breiter bleiben. Auch die von Gross behauptete zweite Schichte von Basalzellen entlang der Zahnoberfläche beruht wohl sicher nicht auf einer Faltung des Taschenepithels, sondern darauf, daß die mit der Zahnoberfläche fest verbundenen Zellen relativ höher bleiben, während die weiter von der Zahnoberfläche entfernten Schichten einer Zugwirkung ausgesetzt sind und sich abplatten, was Gross als die aneinanderstoßenden freien Oberflächen der beiden Epithelblätter gedeutet hat. Orbán vermag also die abweichenden Anschauungen von Becks und Gross sehr überzeugend zu widerlegen und die ihnen zugrunde liegenden Beobachtungen in viel besserer Weise als funktionelle Struktur des Taschenepithels zu erklären. Die Häufigkeit von Taschenbildungen durch Risse im Taschenepithel und die Prädilektionsstellen solcher Risse werden aus seinen Darlegungen ebenfalls verständlich.

Das **Taschenepithel** oder **innere Saumepithel** sitzt auf einer ebenen, papillenfreien Bindegewebsunterlage, was wohl damit zusammenhängt, daß seine Höhe, die gegen den tiefsten Punkt des Epithels immer mehr abnimmt, geringer ist als die des äußeren Saumepithels. Nach übereinstimmenden Angaben Orbáns, Eulers, Neuwirths u. a. bleibt es normalerweise unverhornt. Selbst die mit der physiologischen Art der Taschenbildung verknüpfte Ablösung von der Zahnoberfläche erfolgt nicht eigentlich durch eine Verhornung, sondern durch bloße Degeneration der Zellen. Als Grenzschichte gegen die meist ja in großer Ausdehnung an das Epithel grenzende Zahnoberfläche findet man in wechselnder Ausbildung, gelegentlich aber sehr deutlich beobachtbar, eine cuticulare Schichte, die wir als Gottliebs „sekundäres Schmelzoberhäutchen" oder „Cuticula des Epithelansatzes" bereits auf S. 566 ausführlich besprochen haben (Abb. 116). Bei dem später noch zu besprechenden gelegentlichen Tieferrücken des Epithels über die Schmelzzementgrenze hinaus kann diese Cuticula auch als „Zementcuticula" an Zement grenzen, wofür Orbáns zitierte Arbeit schöne Beispiele enthält und auch unsere Abbildung als Beweis dienen kann.

Entwicklungsgeschichtlich stammt das Taschenepithel teilweise aus dem Schmelzorgan. Wie die Ausführungen auf S. 511 (vgl. auch Abb. 29) ergeben haben, kommen beim Durchbruch zuletzt Schmelzorganreste und Mundepithel zur Berührung und wohl zur Verschmelzung, so daß die dem Schmelz angelagerte, an ihm herabdrückende Epithelpartie wohl immer auch Schmelzorganreste enthält [vgl. auch Gross (1927)]. Eine sichere Unterscheidungsmöglichkeit des Zellmaterials des Taschenepithels in Schmelzepithel und Zahnfleischepithel besteht jedoch nicht und für das Taschenepithel des voll durchgebrochenen oder gar älteren Zahnes muß man mit Orbán (1931b) wohl als sicher annehmen, daß bei der üblichen Mauserung des Epithels, d. h. bei der üblichen Zellabstoßung und Zellneubildung aus den Keimschichten, sein Zellbestand längst allein aus dem Zahnfleischepithel stammt.

Epithelfreie Schmelzpartien nahe der Schmelzzementgrenze wurden von W. Meyer (1929b, 1930b, 1932) beobachtet. Orbán (1931b) hat an Schnittserien nachgewiesen, daß derartige Stellen nie von großer Ausdehnung sind, und hat außerdem an Zahnkeimen gezeigt, wie sie zustande kommen dürften. Da jedes Stück Schmelzoberfläche zum mindesten zur Zeit seiner Bildung von einem Epithel, den Ganoblasten plus übrigem Schmelzorgan, bedeckt gewesen sein muß, so ist von vornherein an eine sekundäre Entfernung oder Verdrängung des Schmelzorganes zu denken. Orbán fand nun an Zahnkeimen an derartigen epithelfreien Randpartien des Schmelzes immer den Ausläufer des

Schmelzorganes abgehoben und in einer Linie mit den Epithelresten der Epithelscheide liegend gelegentlich auch nur das äußere Schmelzepithel in dieser Weise abgehoben, die Ganoblasten noch am Schmelz haftend. Möglicherweise gibt die Verbindung des Schmelzorganrandes mit der Epithelscheide gelegentlich Anlaß zu diesen Dislokationen. Daß dann solche sekundär vom Schmelzorgan entblößte Stellen dauernd auch vom Epithelansatz freigelassen werden, ist naheliegend, wenn es auch vorkommen mag, daß eine epithelfrei gewesene Stelle (den Beweis hierfür bieten Resorptionen der Schmelzoberfläche) sekundär vom Taschenepithel überwachsen wird [Orbán (l. c., Abb. 14)].

Von der funktionellen Struktur des Taschenepithels war schon oben die Rede.

Die Beobachtungen über ein Tieferrücken des Epithelansatzes zwingen uns, in diesem Zusammenhange nochmals zur Lehre vom kontinuierlichen Durchbruch (vgl. S. 516 und 663) Stellung zu nehmen. Gottliebs Untersuchungen auf diesem Gebiet haben, wie schon auf S. 667 ausgeführt wurde, zu dem überraschenden Ergebnis geführt, daß der Epithelansatz an einem (in gewöhnlichem Sinne) „vollkommen" durchgebrochenen Zahn mit abgeschlossenem Wurzelwachstum viel weiter kronenwärts reicht als man früher angenommen hatte, daß nämlich das Taschenepithel mit einer beträchtlichen Strecke des Schmelzes und nicht erst mit einer Stelle an der Schmelzzementgrenze fest verbunden ist. Andererseits hat man aber auch die Erfahrung gemacht, daß der Epithelansatz auch wurzelwärts beträchtlich über die Schmelzzementgrenze hinausgehen, daß also das Taschenepithel auch an Zement grenzen kann. Eine Ableitung solcher an das Zement grenzender Epithelpartien aus Resten der Epithelscheide [Münch (1926 b)] kommt wohl nach den wiederholt einwandfrei beobachteten Zusammenhängen mit dem Taschenepithel gar nicht in Frage. Gottlieb und die Verfechter eines kontinuierlichen Durchbruchs deuten dieses Tieferwachsen so, daß eine physiologische Grenze für den Epithelansatz weder kronen- noch wurzelwärts vorhanden ist; für sie ist der Abschluß des Wurzelwachstums mit seinem noch weit auf den Schmelz hinaufreichenden Epithelansatz nur ein Momentbild des Durchbruchprozesses gleich den vorhergehenden Stadien mit einer noch weniger weit freigelegten Krone und einer noch unvollendeten Wurzel. Und ebenso bedeutet ihnen die immer weitere Freilegung der Krone und das schließliche Übergreifen des Epithels auf das Zement einen durchwegs physiologischen Prozeß. Orbán führt auch in seiner letzten Arbeit (1931 b) für diese Anschauung den Umstand ins Treffen, daß man Fälle eines solchen tiefgerückten Epithelansatzes ohne alle entzündlichen Veränderungen beobachten kann. Hiergegen läßt sich aber doch einwenden, daß man das Zustandsbild eines abgeklungenen Entzündungsprozesses vor sich haben kann, daß aber der tiefer gerückte Epithelansatz doch die Folge einer Ausstoßungsbewegung darstellt, die ursprünglich durch paradentale Entzündungen ausgelöst wurde. Uns will scheinen, daß man diesen weiten Spielraum des Epithelansatzes auch ohne die Annahme einer physiologischen kontinuierlichen Durchbruchsbewegung und unter der Voraussetzung, daß normalerweise nur die schmelzbedeckte Krone zum Durchbruch bestimmt ist, verstehen kann. Vom histologischen Standpunkt bedeutet jedenfalls die Verbindung des lebendigsten, rein cellulären Gewebes, nämlich eines Epithels, mit Hartsubstanzen ein schwieriges Problem, das anscheinend nicht ohne einen, wenn auch langsamen Terrainverlust seitens des Epithels zu lösen ist. Im Hinblick darauf besteht eine beträchtliche Raumreserve, d. h. es ist zunächst auch eine beträchtliche Schmelzstrecke in diese Epithelverbindung einbezogen. Die Umstände, welche zu einer beschleunigten Ablösung des Epithels von der Zahnoberfläche, also zu einer abnormen Taschenbildung und damit auch zu einem Tieferwuchern des Epithelansatzes führen, können so mannigfach sein, daß wir die Behauptung einer physiologischen Tiefenwucherung immer noch für anfechtbar halten.

3. Blutgefäße.

Die Blutgefäße des Zahnfleisches treten sowohl aus dem Alveolarknochen wie aus dem Periodontium in das Zahnfleisch ein und liefern die in den Papillen des äußeren Saumepithels gelegenen Capillarschlingen. Diese wurden von BACK (1930) und BACK-REDISCH (1930) episkopisch (durch Capillarmikroskopie) studiert. Diese Autoren behaupten, daß in normalem Zahnfleisch der aufsteigende und der absteigende Schenkel dieser Capillarschlingen nicht wesentlich verschieden ist, bei endokrinen Störungen beobachtet man unregelmäßig gruppierte, auch gehäufte Capillarschlingen. Chronisch-entzündlich verändertes Zahnfleisch zeigt deutliche Hyperämie des venösen Schenkels und verwischte Schlingen.

4. Lymphgefäße.

Lymphgefäße im Zahnfleisch wurden schon von SAPPEY (1873, 1885) festgestellt. Die eingehenderen Untersuchungen und weitergehenden Befunde SCHWEITZERs (1907, 1909) bedürfen einer gewissen kritischen Sichtung. Außer größeren, klappenführenden Lymphgefäßen, welche zum Zahnfleisch hinziehen, beschreibt SCHWEITZER ein tieferes „submuköses" und ein oberflächliches, subpapilläres Netz. Hierzu ist zunächst zu bemerken, daß wir eine ausgesprochene Submucosa im Zahnfleisch nicht haben, daß aber trotzdem eine gewisse Verteilung gröberer, in Lücken des straffen Bindegewebes eingelagerter Lymphgefäße in den tieferen Schichten möglich ist.

Dagegen ist die Behauptung, daß sich aus dem oberflächlichen Plexus „körbchenartige Lymphcapillaraufbauten" in die Papillen hinein erstrecken, welche die Blutcapillaren umgeben und überragen, höchst anfechtbar. Die zu kleinen Dimensionen dieser „Lymphcapillaren", die auf SCHWEITZERs Abbildungen ganz wesentlich kleiner sind als die Blutcapillaren, ihre fast das ganze Papillengewebe erfüllende Menge, überdies der Umstand, daß SCHWEITZER auch Injektionsmasse in den Intercellularräumen des Epithels beobachtet, alles dieses spricht dafür, daß es sich hier um eine Injektion von Räumen, die nicht mehr zum Lymphgefäßsystem gehören, also um Extravasate, handelt. Auch nach Analogie der Haut, in der die Lymphgefäße in den Papillen nicht so weit an die Oberfläche gelangen wie die Blutgefäße und weiter sind als diese, ist anzunehmen, daß SCHWEITZERs Deutung unrichtig ist.

5. Innervierung.

Die Innervierung des Zahnfleisches ist nicht nur eine sehr reiche, sondern auch nach der Art der vorkommenden Nervenendkörperchen und freien Endigungen (ähnlich wie die der Haut) recht mannigfaltige. Wir besitzen hierüber eine neue, auf BIELSCHOWSKY-Präparaten beruhende Untersuchung des menschlichen Zahnfleisches von KADANOFF (1928), die sich mit der auch mit Silbermethoden arbeitenden Studie von KOKUBUN (1929) und den Befunden von JURJEWA (1913), der Methylenblaupräparate (auch von verschiedenen Haustieren) untersuchte, wenigstens teilweise in Übereinstimmung bringen läßt.

An **Endkörperchen** unterscheidet KADANOFF zunächst ovale bis zylindrische (KRAUSEsche) Endkolben; aus einer oder zwei markhaltigen Nervenfasern entspringt ein (wahrscheinlich geschlossener) markloser Knäuel, der von einer Bindegewebshülle eingeschlossen wird. Diese Endkolben liegen in den Papillen oder auch tiefer, und zwar fast ausschließlich in dem äußeren, dem Vestibulum oris zugekehrten Zahnfleischüberzug. Ihr Vorkommen erwähnt auch KOKUBUN und auch JURJEWA beschreibt einen wohl damit identischen Typus. GOLGI-MAZZONIsche Körperchen in der Nähe der Papillen werden von KOKUBUN beschrieben und die Beschaffenheit dieser Endkörperchen, die weniger Lamellen besitzen als die VATER-PACINIschen und von besonders langgestreckter Form sind, deckt sich vielleicht mit den von JURJEWA beschriebenen „modifizierten VATER-PACINIschen Körperchen". KADANOFF beobachtete auch noch MEISSNERsche Körperchen (diese zeigen innerhalb der Bindegewebshülle quergestellte mehr scheibenförmige Zellen, an welchen Endretikolaren der Nerven sich ausbreiten); sie sind entsprechend ihrem sonstigen Verhalten durchwegs in Papillen gelegen, sind nur spärlich vertreten und seltener als in der übrigen Mundschleimhaut.

Ein den Krauseschen Endkolben ähnlicher Typus von besonders langer, wurmförmiger Gestalt, den Jurjewa bei der *Katze* feststellte, ist vielleicht auf dieses *Tier* beschränkt. Andere Endkörperchen mit Endplättchen der Nervenfaserverzweigungen, die Jurjewa beim *Pferd* schildert, könnten in die Gruppe Ruffinischer Spindeln und Sehnenspindeln gehören. Pacinische Körperchen wurden im Zahnfleisch des *Elefanten* von Gallipe (1891) beschrieben.

An **anderen extraepithelialen Nervenbildungen** werden uneingekapselte Nervenknäuel von allen drei Beobachtern in erster Linie in der Kuppe der Papillen beschrieben. Kadanoff beschreibt außer diesen „dichten" Knäueln in der Papillenkuppe auch „lockere" in den basalen Teilen der Papille; aus beiden steigen Fasern in das Epithel auf. Jurjewa findet freie Nervenknäuel auch in tieferen Bindegewebslagen. Kadanoff behauptet mit Bestimmtheit, daß auch freie Endverästelungen im Bindegewebe vorkommen. Es ist wohl nicht unwahrscheinlich, daß die Knäuel in den Papillen vielleicht nur mit der Anhäufung von Nervenfasern infolge reicher Nervenversorgung des Epithels zusammenhängen. Kadanoff findet die freien Knäuel und auch die intraepithelialen Nerven in dem inneren (lingualen) Zahnfleischüberzug, dem die Endkolben fast fehlen, beträchtlich vermehrt.

Endoepithelial finden sich nach Kadanoff und auch nach Kokubun Endknöpfe, welche den Zellen anliegen. Außerdem werden von Kadanoff und Jurjewa übereinstimmend Merkelsche Tastscheiben beschrieben: eine bis zum Epithel markhaltige Nervenfaser trägt am Ende ihrer Verzweigungen Endretikolaren, die charakteristischerweise an der basalen Fläche von Epithelzellen in der Nähe einer Papillenkuppe sitzen.

Auch Kolmer (1925) hat im Zahnfleisch des *Krokodils* „Merkelsche Tastzellen" beschrieben. Kokubun berichtet von Langerhansschen Zellen, welche mit Nervenendigungen in Verbindung treten; die Bedeutung dieser durch Silbermethoden in der Epidermis darstellbaren verzweigten Zellen ist heute noch umstritten.

6. Entwicklung.

Zur **morphogenetischen Entwicklung** des Zahnfleisches wäre zunächst zu bemerken, daß der Epithelüberzug der äußeren Zahnfleischoberfläche, wie schon auf S. 472 ausgeführt wurde, von der Vestibularleiste stammt, aus der sich die Vestibularfurche entwickelt (Abb. 118). Die zur Zahnfleischbildung bestimmte Gewebsmasse ist bereits von Anfang an durch die Zahnleiste in einen umfangreicheren äußeren (labio-buccalen) Teil und einen inneren (lingualen) Teil geschieden [West (1925)]. Entsprechend den Milchzahnanlagen bildet auch die Oberfläche des Zahnfleisches Vorwölbungen und das Bindegewebe jedes dieser „Segmente" ist frühzeitig in der Nähe der Zahnanlage stärker vaskularisiert.

Das embryonale Epithel ist durch blasige Zellen von ganz auffallender Größe ausgezeichnet, die durch sehr deutliche Intercellularbrücken verbunden sind (Abb. 119); die basale, mehr hochprismatische Zellschicht erscheint infolgedessen auffallend kleinzellig. Der blasige Charakter dieser Zellen beruht auf ihrem Glykogengehalt, wie sich bei Bestscher Carminfärbung (Abb. 118) zeigt.

Von den Epithelresten der Zahnleiste und ihrer Derivate (s. den linken Teil der Abb. 118) war schon auf S. 666 die Rede.

7. Experimentelles und Pathologisches.

Wir erwähnen hier den Einfluß einer Nervendurchschneidung auf das Zahnfleisch, den Hopff (1924) an *Kaninchen* nach Durchschneidung des Nervus alveolaris inferior studierte. Es stellten sich an der operierten Seite schwere Schädigungen und Ablösungen des Zahnfleisches ein im Zusammenhang mit einer sichtlichen Vermehrung retinierter

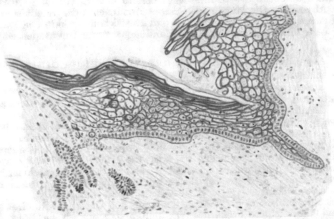

Abb. 118. Embryonales Kieferepithel mit Glykogenfärbung durch BESTsches Carmin; links Zahnleisten-ursprung, rechts Vestibularleiste. Oberkiefer im Milchmolarenbereiche, 3monatiger menschlicher Embryo. Vergr. 120fach.

Speisereste und der Zahnsteinbildung, was ja offenbar durch die Ausschaltung der Sensi-bilität und die dadurch verhinderte Entfernung von Schädlichkeiten bewirkt wird.

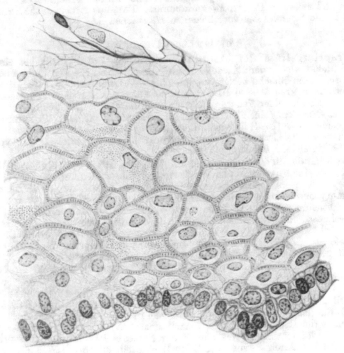

Abb. 119. Epithel des embryonalen Kieferrandes mit Darstellung der Intercellularbrücken durch Molybdän-hämatoxylin. Unterkiefer im Milchmolarenbereiche, menschlicher Embryo, 63 mm St.-Sch.L. Vergr. 750fach.

Für die Gesamtheit der Pathologie des Zahnfleisches verweisen wir in erster Linie auf EULER-MEYER (1927).

Die abnorme Taschenbildung durch Risse im Taschenepithel wurde auf S. 668, die Tiefenwucherung des Epithelansatzes auf S. 670 behandelt.

8. Nachbargebiete.

Da die Nachbargebiete des Zahnfleisches bereits in dem von v. Schumacher (1927) bearbeiteten Abschnitt „Die Mundhöhle" dieses Handbuches dargestellt sind, so soll hier lediglich auf einige auffallende Einzelheiten und Entwicklungsrelikte eingegangen werden, über die der Leser eines zahnhistologischen Handbuches unter Umständen eine Aufklärung erwartet.

a) Zur Entwicklung des Vestibulum orale.

Das Vestibulum orale, der Raum zwischen Kieferrand und Lippen (bzw. Wangen), entsteht aus der außen (labial) von der Zahnleiste sich bildenden Vestibularleiste (S. 472, 478), in deren Mitte von der Abfaltungsstelle ausgehend allmählich eine Dehiszenz auftritt, wodurch die Leiste zur Vestibularfurche wird. Es entsteht also aus den Epithelabhängen der Vestibularfurche einerseits das äußere (labial-buccale) Zahnfleischepithel, andererseits das Epithel an der Innenfläche der Lippen und Backen. Da auch die Backenregion ursprünglich analog Oberlippe und Unterlippe durch den queren Spalt der Mundhöhle in zwei Hälften geschieden ist, wird die Backe von einer Verwachsungslinie durchsetzt und diese Wangennaht ist selbst noch in der Wangenschleimhaut des Erwachsenen gelegentlich durch eine Epithelvorwölbung angedeutet, in deren Bereich auch freie Talgdrüsen vorkommen [vgl. v. Schumacher (1924, 1927)].

Das Vestibulum orale wird in der Mitte der Ober- und Unterlippe durch ein Frenulum unterteilt, das eine seichtere Stelle des Vestibulum darstellt. Nach Bolk (1911b) entstehen diese Frenula gewissermaßen als Aussparung bei der Anlage der Vestibularfurche; es erscheint hierdurch eine Trennung der beiden Lippenhälften, wie sie bei niederen *Primaten* zeitlebens besteht, auch beim *Menschen* noch angedeutet. Verbreiterungen des Frenulum wären also nicht als Hypertrophie, sondern als eine Art Entwicklungshemmung zu beurteilen.

Weitere Unterteilungen des Vestibulum orale außer durch das mediane Frenulum können nach Favaro (1901) durch „Plicae laterales" zustande kommen, und zwar können beim *Menschen* solche Falten (von geringerer Höhe als das Frenulum) zwischen Incisivi und Canini und zwischen P_2 und M_1 vorkommen. Favaros Arbeit enthält auch Angaben über diese Plicae laterales bei verschiedenen *Haustieren*.

b) Harter Gaumen.

Die Ursprungslinie der Zahnleiste wird von Bolk (1912) bei einem Embryo aus dem 5. Monat als „innere Alveolarfurche" beschrieben, die den „Alveolarwall", d. h. den gegen die Gaumenfläche bereits vorgewölbten Alveolarteil, innen (palatinal) begrenzt; am hinteren Ende kreuzt diese Alveolarfurche allerdings den Kamm des Alveolarwalles und verliert sich an seiner äußeren (buccalen) Seite. Diese Beteiligung der Zahnleistenfurche an der Gestaltung des embryonalen Gaumenreliefs hat auch Woerdemann (1921b) bestätigt. Nach Lund (1924) läßt sich diese „Alveolarfurche" aber auch noch bei Kindern, gelegentlich sogar bei Erwachsenen, gaumenwärts vom Zahnfleischrand verfolgen und ist auch eine Fundstelle für Epithelreste.

Die Raphe in der Medianlinie des harten Gaumens ist als Verschlußstelle der Gaumenspalte wiederum eine Fundstelle von Epithelresten, die schon Leboucq (1881) ganz richtig auf diesen Verwachsungsprozeß zurückgeführt hat. Bergengrün (1909) hat gezeigt, daß bei Embryonen nicht nur einzelne Epithelperlen, sondern zunächst noch zusammenhängende Epithelmassen in der Tiefe zurückbleiben. Die Meinung Peters (1914), daß diese Epithelmasse eine funktionelle Bedeutung für die Verfestigung der frisch verwachsenen Gaumenhälften besitze und nachher spurlos verschwinde, wurde schon von Lund (1924) angefochten, der auch bei älteren Individuen Epithelperlen fand, ebenso auch von Grohs (1934), der ebenfalls noch bei Erwachsenen Epithelreste feststellte. Auch Hochstetter (1935) hat sich gegen Peters funktionelle Deutung der Epithelreste beim Embryo ausgesprochen.

Die Papilla palatina ist der in der Medianlinie hinter den mittleren Schneidezähnen gelegene Teil des harten Gaumens, dessen seitliche Begrenzungslinien damit zusammenhängen, daß die beiden Gaumenplatten zunächst in einem Punkte, der der analwärts gerichteten Spitze der Papille entspricht, zusammenstoßen; die oralwärts wieder auseinanderweichenden Ränder umrahmen das Gebiet der späteren Papille. Die Entwicklung dieses Vordergaumens hat durch Peter (1923, 1924) eine eingehende Darstellung erfahren und wurde auch durch Rawengel (1923) und Rydzek (1923) und später neuerdings von Grohs (1934) untersucht. Eine weitere Klärung ist sie durch die auf einer überwältigenden Fülle von Beobachtungsmaterial beruhende Gaumenentwicklungsstudie Hochstetters (1935) erfahren. Auch die im Papillenbereiche eine Zeitlang bestehende Verbindung mit dem Nasenraum, welche zu einem ganz oder teilweise persistierenden Ductus oder Tractus nasopalatinus (Peter) Anlaß geben kann, erfährt bei Hochstetter eine wohl endgültige Klärung. Aus den zitierten Arbeiten von Peter, Rydzek, Rawengel und einer

Einzelbeobachtung von WERMUTH (1927) ist zu ersehen, daß dieser Gang oder Epithelstrang auch noch beim Erwachsenen gelegentlich vorkommt; RAWENGEL hat 19 Neugeborene und 8 Erwachsene untersucht und einen kontinuierlichen Gang 4mal bei Neugeborenen und 1mal auch bei Erwachsenen beobachtet, neben den häufiger anzutreffenden getrennten oralen oder nasalen Relikten. In der Mundhöhle liegen die Abgangsstellen dieses Ganges oder Epithelstranges im Bereiche der mittleren Incisivi. Außer diesen Ductus oder Tractus nasopalatini sind aber auch die Ränder der Papilla palatina begreiflicherweise Fundstellen für Epithelreste [PETER (1923), RAWENGEL (1923)].

c) ACKERKNECHTsches Organ.

Man versteht darunter ein rudimentäres Organ des Mundhöhlenbodens in dem Raume zwischen Incisivi und der Karunkel am Ansatz des Zungenfrenulums. Dieses Organ wurde von ACKERKNECHT (1912, 1913) zuerst bei verschiedenen *Ungulaten* und *Carnivoren* beschrieben [vgl. auch ELLENBERGER-BAUM (1926)]. Weitere Untersuchungen von KELLER (1922) und ACKERMANN (1924) haben seine Verbreitung auch bei allen anderen daraufhin untersuchten *Säugetier*-Ordnungen (*Marsupialiern, Edentaten, Insectivoren, Chiropteren, Rodentia, Primaten*) ergeben. Bei *Sorex (Insectivoren)* hatte bereits AERNBAECK CHRISTIE (1912) eine offenbar analoge Bildung beschrieben, und die entwicklungsgeschichtlichen Arbeiten über *Talpa* von SICHER (1916) und über einen *Prosimier* von GREINER (1929) erwähnen diese Rudimente ebenfalls. Bei *Edentaten* hat COEBERGH (1930) das Organ neuerlich untersucht. Schließlich liegen auch entwicklungsgeschichtliche Untersuchungen vor, am *Schaf* [TANNER (1826)] und an *Hunden, Katzen* und menschlichen Embryonen [EBERLE (1925/1926)]. EBERLE fand bei 2 von 15 untersuchten menschlichen Embryonen ebenfalls Epithelsprosse in demselben Bereiche, in dem bei *Tieren* die Rudimente vorkommen.

In der Mehrzahl der Fälle finden sich paarige, knapp hinter den mittleren Incisivi gelegene Epithelstränge mit oder ohne Hohlraum, die bei pigmentiertem Mundhöhlenboden durch ihren Pigmentmangel auffallen; außerdem aber kommen auch unpaarige und in Mehrzahl vorhandene Rudimente vor. ACKERKNECHT und KELLER vermuten in diesen Gebilden das Rudiment einer bei *Reptilien* wohlentwickelten „Glandula sublingualis anterior", die aus einem vorderen, oberflächlichen, unpaaren, in zahlreichen Ausführungsgängen mündenden Teil dicht hinter den Zähnen besteht, der sich in zwei zu beiden Seiten der Zunge divergierend in die Tiefe ziehende, paarige Schenkel fortsetzt. In der bei *Pferd* und *Ziege* vorhandenen paarigen „Glandula paracaruncularis" dürfte ein noch funktionierender Rest dieser *Reptilien*-Drüse erhalten sein, der den am weitesten in die Tiefe gerückten caudalen Teilen entspricht, während sich die oralwärts gelegenen Partien nur als meist paarige oder auch unpaarige Epithelrudimente, immerhin aber regelmäßig, bei allen *Säugetier*-Ordnungen erhalten haben.

Literatur.

Abbott, F.: (a) The minute anatomy of dentine and enamel. Dent. Cosmos **1880**. (b) A contribution to the study of the minute anatomy of enamel. Dent. Cosmos **1887**. (c) Odontoblastes and their relation to developing dentine. Dent. Cosmos **1888**, 773. (d) Über die Zähne des Unterkiefers bei der Geburt. Dtsch. Mschr. Zahnheilk. **12**, 24—25 (1894). — **Abel, O.:** (a) Die Stellung des *Menschen* im Rahmen der *Wirbeltiere*. Jena: Gustav Fischer 1931. (b) Artikel „Zähne". Handwörterbuch der Naturwissenschaft, 2. Aufl., Bd. 10, S. 731—747. Jena: Gustav Fischer 1935. — **Abraham:** Die Durchschneidung des Nervus mandibularis. Arch. mikrosk. Anat. **54**, 224—253 (1899). — **Ackerknecht, E.:** (a) Ein eigenartiges Organ im Mundhöhlenboden der *Säugetiere*. Anat. Anz. **41**, 434—439 (1912). (b) Zur Topographie des präfrenulären Mundhöhlenbodens vom *Pferd*. Arch. f. Anat. **1913**, 93—156. — **Ackermann, O.:** Neues über das Vorkommen des ACKERKNECHTschen Organs in der *Säugetierreihe*. Anat. Anz. **57**, 449—472 (1924). — **Addison, W. H. F.** and **J. L. Appleton:** (a) The structure and growth of the incisor teeth of the *Albino rat*. J. Morph. a. Physiol. **26**, 43—96 (1915). (b) On the development of the ameloblasts of the molars of the *Albino rat*, with special reference to the enamel-free areas. Anat. Rec. **21**, 43 (1921). (c) The vascularity of the enamel-organ in the developing molar in the Albino rat. Amer. J. Anat. **31**, 161—169 (1922). — **Adloff, P.:** (a) Zur Entwicklungsgeschichte des *Nagetier*gebisses. Jena. Z. Naturwiss. **32**, 347—410 (1898). (b) Über den gegenwärtigen Stand unserer Kenntnis von den Dentitionen. Dtsch. Mschr. Zahnheilk. **17**, 457—464 (1899). (c) Zur Entwicklungsgeschichte des Zahnsystems von *Sus scrofa domest.* Anat. Anz. **19**, 481—490 (1901). (d) Über den Zahnwechsel von *Cavia cobaja.* Anat. Anz. **25**, 141—147 (1904a). (e) Zur Theorie des Mechanismus des Zahnwechsels. Österr.-ung. Vjschr. Zahnheilk. **20**, 581—592 (1904b). (f) Zur Frage der überzähligen Zähne im menschlichen Gebiß. Dtsch. Mschr. Zahnheilk. **25**, 622—624 (1907). (g) Überreste einer prälaktealen Zahnreihe beim *Menschen*. Dtsch. Mschr. Zahnheilk. **27**, 828 (1909). (h) Zur Entwicklungsgeschichte des *Nagetier*gebisses. Anat. Anz. **37**, 257—271 (1910). (i) Über die Phylogenese des *Primaten*-gebisses und das Zukunftsgebiß des *Menschen*. Z. Morph. u. Anthrop. **13**, 505—532 (1911a). (k) Über plakoide Zahnanlagen beim *Menschen*. Anat. Anz. **40**, 177 (1911b). (l) Zur Frage der Herkunft des Epithels in den Wurzelzysten. Dtsch. Mschr. Zahnheilk. **30**, 188 (1912). (m) Zur Entwicklungsgeschichte des menschlichen Zahnsystems nebst Bemerkungen zur Frage nach der prälaktealen Dentition, der sog. Konkreszenztheorie und der Entwicklung des *Säugetier*gebisses überhaupt. Arch. mikrosk. Anat. **82**, 1—38 (1913). (n) WALKHOFFS Kariestheorie und die Umformung der menschlichen Kiefer und Zähne seit der Diluvial-zeit. Dtsch. Mschr. Zahnheilk. **32**, 169—196 (1914a). (o) Noch einmal WALKHOFFS Theorie der Zahnkaries und der stammesgeschichtlichen Umformung der Kiefer und Zähne beim *Menschen*. Dtsch. Mschr. Zahnheilk. **32**, 836—840 (1914b). (p) Zur Entwicklungsgeschichte des *Cerviden*gebisses, ein Beitrag zur Frage der prälaktealen Dentition. Anat. Anz. **46**, 309 (1914c). (q) Zur Frage der Bezahnung der *Myrmecophagidae*. Anat. Anz. **46**, 309 (1914d). (r) Über überzählige Zähne in der Molargegend des *Menschen*. Dtsch. Mschr. Zahnheilk. **32**, 625—628 (1914e). (s) Probleme der Gebißentwicklung. Z. Morph. u. Anthrop. **17**, 433—448 (1914f). (t) Zur Frage der Kittsubstanz der Schmelzprismen. Dtsch. Mschr. Zahnheilk. **32**, 454—462 (1914g). (u) Die Entwicklung des Zahnsystems der *Säuge-tiere* und des *Menschen*. Eine Kritik der Dimertheorie von BOLK. Berlin 1916a. (v) Über Wurzelvariationen an menschlichen unteren Molaren. Anat. Anz. **49**, 116—122 (1916b). (w) Zur Entwicklungsgeschichte des Zahnsystems von *Centetes ecaudatus* nebst Bemerkungen zur Frage der Existenz einer präpermanenten Dentition. Anat. Anz. **49**, 593—600 (1917a). (x) Zur Frage der Konkreszenztheorie. Anat. Anz. **50**, 286—288 (1917b). (y) Einige Be-merkungen über das Problem der Entstehung der Zahnform. Anat. Anz. **50**, 348—354 (1917c). (z) Einige Bemerkungen über die überzähligen Zähne in der Schneidezahngegend des *Menschen*. Dtsch. Mschr. Zahnheilk. **36**, 1—5 (1918). (a') Zur Ontogenie des *Elefanten*-gebisses. Anat. Anz. **52**, 534—540 (1920a). (b') Über das Problem der Entstehung der Zahnform. Anat. Anz. **53**, 175—191 (1920b). (c') Experimentelle Untersuchungen zur Regeneration des Gebisses. Dtsch. Mschr. Zahnheilk. **38**, H. 9 (1920c). (d') Einige kritische Betrachtungen zu den Arbeiten FLEISCHMANNS und GOTTLIEBS über die Ätiologie der Alveolarpyorrhöe. Vjschr. Zahnheilk. **37**, 148 (1921). (e') Diskussionsbemerkung. Vjschr. Zahnheilk. **39**, 100 (1923). (f') Einige besondere Bildungen an den Zähnen des *Menschen* und ihre Bedeutung für seine Vorgeschichte. Anat. Anz. **58**, 497—508 (1924a). (g') Über neuere Begriffe in der Zahnhistologie und Biologie. Vjschr. Zahnheilk. **40**, H. 4 (1924b). (h') Zu ROBINSOHNs Theorie der hormonalen Morphogenese der Zähne. Z. Stomat. **24**, 389—396 (1926a). (i') Zweckmäßigkeiten des menschlichen Gebisses. Vjschr. Zahnheilk. **42**, 116—128 (1926b). (k') Bemerkungen zu der Arbeit von LANDSBERGER: „Der makro-skopische Beweis für die organische Einheit des Zahnes". Dtsch. Mschr. Zahnheilk. **44**, 454—455 (1926c). (l') Das Gebiß des *Menschen* und der *Anthropoiden* und das Abstammungs-problem. Z. Morph. u. Anthrop. **26**, 431—449 (1927). (m') Die Tubercula paramolaria BOLKs. Bemerkungen zu der Arbeit von TH. E. DE JONGE-COHEN usw. Dtsch. Mschr. Zahnheilk. **46**, 866—867 (1928a). (n') Die physiologische Beweglichkeit der Zähne. Z. Stomat. **26**, 635—637 (1928b). (o') TOMESsche Körnerschicht, Interglobulardentin und Vasodentin in einigen *Säugetier*zähnen, zugleich ein Beitrag zur Kenntnis des Gebisses von *Orycteropus* und zur Stammesgeschichte dieser *Tier*form. Vjschr. Zahnheilk. **46**, 207—258 (1930a). (p') Über Fragen der Zahnentwicklung und einiger mit ihnen in Zusammenhang stehender pathologischer Vorgänge. Z. Stomat. **28**, 59—67 (1930b). (q') Zweckmäßig-keiten und Unzweckmäßigkeiten im Gebiß und die Ursachen ihrer Entstehung III. Vjschr. Zahnheilk. **47**, 348—365 (1931). (r') Über die Zahnentwicklung des *Pferdes*. Bemerkungen zu der gleichnamigen Arbeit von F. MOSER. Gegenbaurs Jb. **73**, 446—450 (1934a). (s') Wel-cher Dentition gehören die Molaren an? Bemerkungen zu der Arbeit von W. MEYER: Die Entwicklung der Milchmolaren und der bleibenden Molaren des *Menschen*. Z. Stomat. **32**, 262—264 (1934b). (t') Das Tuberculum molare des ersten Milchmolaren und die Tuber-cula paramolaria der Molaren des *Menschen* nebst einigen Bemerkungen zur Abstammungs-frage. Anat. Anz. **78**, 342—351 (1934c). (u') Über die COPE-OSBORNEsche Trituberkular-theorie und über eine neue Theorie der Differenzierung des *Säugetier*gebisses von M. FRIANT-Paris. Anat. Anz. **80**, 96—119 (1935). — **Adrion, W.:** (a) Experimentelle Untersuchungen über Diffusionsvorgänge in den harten Zahnsubstanzen. Dtsch. Mschr. Zahnheilk. **39**, 658—663 (1921). (b) Beiträge zur Histologie der Pulpitis chronica granulomatosa. Dtsch. Mschr. Zahnheilk. **41**, 47 (1923). (c) Vergleiche histologischer Untersuchungen über das Verhalten des Epithels am Zahnhals. Dtsch. Mschr. Zahnheilk. **44**, 305—325 (1926). (d) Der Nachweis von Nerven im Dentin. Zahnärztl. Rdsch. **26**, Nr 27 (1927). (e) Gewebsverände-rungen in der Zugzone des Paradentium unter traumatischem Einfluß. Paradentium **4**, 135—137 (1932). — **Aeby, Chr.:** (a) Die Architektur unvollkommen getheilter Zahnwurzeln. Arch. mikrosk. Anat. **15**, 360—371 (1878a). (b) Das histologische Verhalten fossilen Knochen-und Zahngewebes. Arch. mikr. Anat. **15**, 371—382 (1878b). — **Aernbaeck-Christie, Augusta:** Der Bau der *Soriciden* und ihre Beziehungen zu anderen *Säugetieren*. II. Zur

Entwicklungsgeschichte der Zähne. Gegenbaurs Jb. 44, 201—296 (1912). — **Ahrens, H.:** (a) Zur Frage der prälaktischen Zahnanlage. Anat. Anz. 42, 506—514 (1912). (b) Die Entwicklung der menschlichen Zähne. Arb. anat. Inst. 48, 167—266 (1913a). (c) Die Entstehung des Schmelzstranges im Schmelzorgan von *Schweine*embryonen. Sitzgsber. Ges. Morph. u. Physiol. München 1913b. (d) Die Anlage der ersten bleibenden Molaren beim *Menschen*. Dtsch. Zahnheilk., Sonderh. WALKHOFF-Festschrift 1920. — **Aichel, O.:** (a) Das Problem der Entstehung der Zahnform. Arch. f. Anat. 1915, Suppl.-Bd., 32—140. (b) Kausale Studie zum ontogenetischen und phylogenetischen Geschehen am Kiefer unter besonderer Berücksichtigung von *Elephas* und *Manatus*. Abh. preuß. Akad. Wiss., Physik.-math. Kl. 1918. (c) Über Kieferwachstum. Anat. Anz. 51, 502—510 (1918/19). (d) Zur Diskussion über das Problem der Zahnform. I.—VI. Anat. Anz. 52, 81—90, 145—152, 193—206, 207—213, 241—260, 417—439 (1920). (e) Über Zahndurchbruch und Kieferresorption, sowie über das Os sacculi dentis. Anat. Anz. 61, 42—43 (1926). — **Akamatsu, K.:** (a) Nochmals zur traumatischen Entstehung der sog. Lamellen und Büschel des Zahnschmelzes. Vjschr. Zahnheilk. 44, 551—567 (1928). (b) Das Vorkommen von Fett im Schmelz des Zahnes. Vjschr. Zahnheilk. 45, 33—47 (1929). — **Albarran, J.:** Du développement des dents de seconde dentition. C. r. Soc. Biol. Paris 1887, 492—496. — **Albrecht:** Dentition. EULENB. Real.-Enzykl., Bd. 4. Wien 1882. — **Allen, W. F.:** Identification of the cells and fibers concerned in the innervation of the teeth. J. comp. Neur. 39, 325—343 (1925). — **Ambronn, H.:** Über die akzidentelle Doppelbrechung im Zelloidin und in der Zellulose. Nachr. Ges. Wiss. Göttingen, Math.-physik. Kl. 1919. — **Ameghino, F.:** Sur l'évolution des dents des *mammifères*. Bol. Acad. Nac. Cordoba Buenos Aires 14, 381—517 (1894). — **Anderson, B. G.:** The fate of the ameloblastic cells of the enamel organ. J. dent. Res. 9, 689—694 (1929). — **Andres, J.:** Hat die *Hauskatze* im Unterkiefer Molaren? Anat. Anz. 61, 244—247 (1926). — **Andresen, Viggo:** (a) Die Querstreifung des Dentins. Dtsch. Mschr. Zahnheilk. 16, 386—389 (1898). (b) Beitrag zur Histologie des Schmelzes. Dtsch. Mschr. Zahnheilk. 20, 345—351 (1902). (c) Über Mineralisation und Remineralisation des Zahnschmelzes. Dtsch. Mschr. Zahnheilk. 39, 97—122 (1921). — **Andrews, C. W.:** On some similarities in the evolution of the dentition in the *Sirenia* and *Proboscidea*. Ann. nat. Hist. 13, 304—309 (1924). — **Andrews, R. R.:** (a) Über den Ursprung der Zahnbeinfasern. Dtsch. Mschr. Zahnheilk. 5, 521 (1887). (b) A contribution to the study of the development of enamel. Brit. J. dent. Sci. 43, 1009—1022 (1900). (c) The embryology of the dental pulp. J. amer. med. Assoc. 38, 1619—1622 (1902). (d) Calcification. Dent. Cosmos 54, 47—54 (1912). (e) The development of the teeth and some of the contested points in regard to their development and structure. J. dent. Res. 1, 353—385 (1919). — **Angle, E. H.:** Behandlung der Okklusionsanomalien der Zähne. Berlin 1908. — **Annell, G.:** Beiträge zur Kenntnis der zahnbildenden Gewebe des *Menschen* und der *Säugetiere*. Biologische Untersuchungen von G. RETZIUS, Bd. 2, S. 33—70. 1882. — **Anson, Barry J.:** (a) „Denticles" in shape and arrangement suggestive of *selachian* teeth on the inner surface of the lip of the *cat*. Anat. Rec. 31, 93—121 (1925). (b) The comparative anatomy of the lips and labial villi of *vertebrates*. J. Morph. a. Physiol. 47, 335—413 (1929). — **Anthony, R.:** (a) La dentition de *l'oryctérope*. Morphologie. Développement. Structure. Interprétation. Ann. des Sci. natur., Zool. 17, 289—322 (1934a). (b) Données nouvelles sur l'évolution de la morphologie dentaire et cranienne des *Tubulidentata (oryctéropes)*. Bull. Soc. Zool. France 59, 256—266 (1934b). — **Antoniotti, D.:** La Hiperplasia de cemento en los Dientes abrasionados. Buenos Aires: A. Baiocco 1926. — **Apffelstaedt:** Randbemerkungen zu RETTERERS Hypothese über Struktur und Ursprung des Schmelzes der Nagezähne. Zahnärztl. Rdsch. 36, 377—378 (1927). — **Apituley, H. D. J.:** Onderzockingen over de histiogenese van email en membraan van Nasmyth. Inaug.-Diss. Amsterdam 1925. — **Applebaum, E.:** Lymph channels in dentine and enamel stained by amalgam. J. dent. Res. 9, 487—502 (1929). — **Arnim, S. S.:** A method for preparation of serial sections of teeth and surrounding structures of the *rat*. Anat. Rec. 62, 321—330 (1935). — **Arnold, Fr.:** Kurze Angabe einiger anatomischer Beobachtungen. Salzburg. med. Ztg 1831, 236. — **Aron, Hans:** Zähne. Handbuch der Biochemie von C. OPPENHEIMER, Bd. 2, 2. Hälfte. S. 207 bis 212. Jena: Gustav Fischer 1909. — **Aronson, W. A.:** Über den Einfluß der innersekretorischen Drüsen auf das Wachstum und die Verknöcherung des Knochengerüstes und auf den Durchbruch der Zähne. Dtsch. Mschr. Zahnheilk. 46, 759—768 (1928). — **Aschner, B.:** Über die Folgeerscheinungen nach Exstirpation der Hypophyse. Verh. dtsch. Ges. Chir. 39, 45—46 (1910). — Zbl. Chir. 37 (1910). — **Ascoli, G. u. T. Legnani:** Die Folgen der Exstirpation der Hypophyse. Münch. med. Wschr. 59, 518—521 (1912). — **Asper, H.:** Über die braune RETZIUSsche Parallelstreifung im Schmelz der menschlichen Zähne. Diss. med. Zürich 1917. — **Astachow, N. A.:** (a) Über die Pathogenese der Zahnwurzelzysten. Dtsch. Mschr. Zahnheilk. 27, 644, 727 (1909). (b) Die Zähne und das Geschlecht. Dtsch. Mschr. Zahnheilk. 43, 435—441 (1925). (c) Konstitutionelle Fragen in der odontologischen Klinik. Dtsch. Mschr. Zahnheilk. 44, 241—252 (1926). — **Avanzi, R.:** Über die pathologischen Formen von Dentinmetaplasie der Zahnpulpa. Österr.-ung. Vjschr. Zahnheilk. 10, 236—253 (1894).

Back, H.: Untersuchungen über die Ätiologie der chronischen Alveolarpyorrhöe und Versuch einer kausalen Therapie. Z. Stomat. **28**, 1087—1098 (1930). — **Back, H. u. W. Redisch:** Die Kapillaroskopie der Gingiva. Z. Stomat. **28**, 552—557 (1930). — **Ballowitz, E.:** (a) Das Schmelzorgan der *Edentaten* usw. Arch. mikrosk. Anat. **40**, 133—156 (1892). (b) Eine seltene Zahnanomalie im Zwischenkiefer eines menschlichen Schädels. Arch. f. Anat. **1895**, 286—288. — **Bargmann, W.:** (a) Die Zahnplatten von *Chimaera monstrosa*. Z. Zellforsch. **19**, 536—561 (1933). (b) Zur Histologie des Dentins. Z. Zellforsch. **20**, 442—458 (1934). — **Bauchwitz:** Diffusionsvorgänge in dem harten Zahngewebe. Zahnärztl. Rdsch. **31**, Nr 5 (1922). — **Bauer, A.:** Geschichtlich-physiologische Grundlagen zur Wiederbelebung der Krappanwendung. Z. Urol. **14**, 180—182 (1920). — **Bauer, W.:** (a) Histologie retinierter Zähne mit besonderer Berücksichtigung der Genese der Ostoklasten. Erg. Zahnheilk. **4**, 10—26 (1914). (b) Histologische Befunde an Zähnen mit Wurzelspitzenamputation. Z. Stomat. **20**, 601—606 (1922). (c) Mikroskopische Befunde an Zähnen und Paradentien nach experimenteller Wurzelspitzenamputation unter besonderer Berücksichtigung der Bedeutung funktioneller Auswirkungen. Z. Stomat. **23**, 122—135 (1925a). (d) Die Appositions- und Resorptionsvorgänge an Knochen und Zähnen. Z. Stomat. **23**, 188—205 (1925b). (e) Die Veränderungen der Zähne und Kiefer bei experimenteller *Hunde*rachitis usw. Z. Stomat. **23**, 407—420 (1925c). (f) Zum Kapitel der Knochen und Zähne im Wechsel ihrer formalen Erscheinungen unter physiologischen und pathologischen Umständen. Z. Stomat. **23**, 559—566 (1925d). (g) Zur Kenntnis der Zementauflagerung am Schmelz retinierter Zähne. Z. Stomat. **24**, 229—243 (1926a). (h) Zur Kenntnis der bisher als „Zementkutikula" bezeichneten Epithel-Hyalinmembran im Wurzelgebiet von Zähnen. Z. Stomat. **24**, 606—623 (1926b). (i) Über traumatische Schädigungen des Zementmantels der Zähne mit einem Beitrag zur Biologie des Zementes. Dtsch. Mschr. Zahnheilk. **45**, 769—791 (1927a). (k) Über zystische Bildungen im Kiefer. Z. Stomat. **25**, 205—269 (1927b). (l) Veränderungen des Zahnbettes beim Wandern der Zähne. Z. zahnärztl. Orthop. **20**, 112 (1928a). (m) Mechanisch erzeugte Entwicklungsstörungen des Zahnkeimes („Experimentelle Zahnkeimmißbildungen"). Dtsch. Mschr. Zahnheilk. **46**, 737—751 (1928b). (n) Der lacunäre Abbau der unverkalkten Zahnhartgewebe. Virchows Arch. **273**, 780—793 (1929a). (o) Über Zementikel und zementikelähnliche Einlagerungen in der Wurzelhaut. Vjschr. Zahnheilk. **45**, H. 3 (1929b). (p) Die Entstehung der Follikularzysten. Z. Stomat. **27**, 1071—1089 (1929c). — **Bauer, W. u. F. J. Lang:** Über das Wandern der Zähne. Vjschr. Zahnheilk. **44**, 321 (1928). — **Baum, H.:** Anatomische Betrachtungen über die Zähne der *Säugetiere*. Anat. Anz. **53**, Erg.-H. 17—27 (1920). — **Baume, R.:** (a) Der Durchbruch der Zähne. Dtsch. Vjschr. Zahnheilk. **13**, 25—56, 193—196 (1873). (b) Bemerkungen über die Entwicklung und den Bau des *Säugetier*zahnes. Dtsch. Vjschr. Zahnheilk. **15**, 125—142, 265—285 (1875). (c) Odontologische Forschungen. I. Teil. Versuch einer Entwicklungsgeschichte des Gebisses. II. Teil. Die Defekte der harten Zahnsubstanzen. Leipzig: Artur Felix 1882. (d) Lehrbuch der Zahnheilkunde, 2. Aufl. 1885. (e) Lehrbuch der Zahnheilkunde, 3. Aufl. 1890. — **Baumgartner, E.:** (a) Pathohistologie des Foramen apicale. Österr. Z. Stomat. **1909**, H. 3. (b) Über das Wesen der Zahnkaries usw. Dtsch. Mschr. Zahnheilk. **29**, 321—371 (1911). — **Bayliss, W. M.:** Principles of Physiology. 3rd ed. 1920. — **Beale, S. L.:** (a) Die Struktur der einfachen Gewebe. Übersetzt von CARUS. (Archives of Dentistry, Vol. 1.) Leipzig 1862. (b) Über die frühesten Veränderungen bei der Entwicklung der Zähne und über die Bildung der Zahngewebe aus einer epithelialen Struktur. Dtsch. Vjschr. Zahnheilk. **5**, 195—199 (1865). — **Beams, H. W. and R. L. King:** The GOLGI apparatus in the developing tooth, with special reference to polarity. Anat. Rec. **57**, 29—39 (1933). — **Bean, R. B.:** The eruption and decay of the permanent teeth. Preliminary Report. Anat. Rec. **8**, 299—302 (1914). — **Beard, J.:** (a) The nature of the teeth of the *Marsipobranch fishes*. Gegenbaurs Jb. **3**, 727—753 (1889). (b) Notes on *Lampreys* and *Hags (Myxine)*. Anat. Anz. **8**, 59—60 (1893). — **Beauregard, H.:** Considérations sur les deux dentitions des *mammifères*. C. r. Soc. Biol. Paris **4**, 230—239, 259—261 (1888). — **Becks, H.:** (a) Normal and pathologic pocket formation. J. amer. dent. Assoc. **1929**, 2167. (b) Zur Frage der Taschenbildung. Paradentium **2**, 137—149 (1930). (c) Mund- und Schmelzepithel in ihrem beiderseitigen Verhalten zur Zahnoberfläche. Paradentium **3**, 52—74 (1931). — **Beckwith, T. D. and A. Williams:** (a) The examination of *guinea pig* dental enamel matrix by celloidin section. Proc. Soc. exper. Biol. a. Med. **24**, 76—78 (1926). (b) The fibrillar structure of the dental enamel matrix of the *Guinea pig*. Science (N. Y.) **65**, Nr 1676, 165—166 (1927). — **Begelmann, J.:** Die elektrische Leitfähigkeit als Methode zur Bestimmung der Permeabilität des Schmelzes. Z. Stomat. **28**, 1058—1070 (1930). — **Behr:** Die Abnutzung der Zähne bei den *Karakul-Schafen* usw. Diss. Halle 1927. — **Behrends, G.:** Über Hornzähne. Nova acta Leop. Carol. dtsch. Akad. Naturforsch. **58**, 439—475 (1892). — **Bencze, L.:** Befunde an der Dentin-zementgrenze. Z. Stomat. **25**, 887—896 (1927). — **Benninghoff, A.:** Die Architektur der Kiefer und ihrer Weichteilbedeckung. Paradentium **6**, Nr 3 (1934). — **Beretta, A.:** (a) Histological and embryological studies on the enamel cuticule. Dent. Cosmos **54**, 829 (1912).

(b) Contributo alla fina architetturo dello smalto. Monit. zool. ital. **24**, 208—217 (1914a).
(c) La cuticola dello smalto. Parte II. III. Morfologia del rivestimento epitheliale pericoronario del dente prima dell' eruzione, nel *cane* (I). Stomatologia **12**, 206—212 (1914b).
(d) La cuticola dello smalto nell' *uomo* e in diverse *animali*. Stomatologia **12**, 401—417 (1914c). (e) Zwei Fälle von Zahndurchbruch bei der Geburt. Rev. dc Stomat. **1921**, No 9.
(f) La composition de l'émail n'est pas stabile; elle se modifie avec l'age. Revue de Stomat. **29**, 1—10 (1927a). (g) Pathologie de la carie dentaire par rapport à la théorie vitalistique de l'émail. Revue de Stomat. **29**, 11—26 (1927b). (h) Teoria trofo microbica dei processi cariosi del dente. Stomatologia **25**, Nr 5 (1927c). (i) Il contenuto in fluore nello smalto e nel dente in toto. Stomatologia **26** (1928). — **Bergengrün, P.:** „Epithelperlen" und Epithelstränge in der Raphe des harten Gaumens. Arch. Entw.mechan. **28**, 277—326 (1909). — **Berger, H.:** Die Bedeutung der neueren Konstitutionsforschung für die Orthodontie. Dtsch. Mschr. Zahnheilk. **46**, 849—865 (1928). — **Berkelbach van der Sprenkel, H.:** (a) Thema: Dentininnervierung. Proc. Akad. Wetensch. Amsterd. **32**, 151 (1929). (b) Treten periodontale Nervenfasern in das Dentin über? Z. mikrosk.-anat. Forsch. **36**, 509—515 (1934).
(c) Zur Neurologie des Zahnes. Z. mikrosk.-anat. Forsch. **38**, 1—86 (1935). — **Berres, J.:** (a) Anthropotomie oder Lehre von dem Bau des menschlichen Körpers, 2. Aufl., Bd. 1. Wien: C. Gerold 1835. (b) Anatomie der mikroskopischen Gebilde des menschlichen Körpers. Wien: C. Gerold 1837. — **Berten, J.:** (a) Chronologische Reihenfolge des Durchbruchs der bleibenden Zähne. Dtsch. Mschr. Zahnheilk. **13**, 266—280 (1895a). (b) Hypoplasie des Schmelzes. Dtsch. Mschr. Zahnheilk. **13**, 541—548 (1895b). (c) Über das Stehenbleiben der Milchzähne. Österr.-ung. Vjschr. Zahnheilk. **12**, 304—306 (1896a). (d) Die Hypoplasie des Zahnschmelzes usw. Münch. med. Wschr. **1896 II**, 1027—1028. (e) Über das Stehenbleiben der Milchzähne, seine Deutung und Bedeutung. Korresp.bl. Zahnärzte **29**, 338—345 (1900a). (f) Der Mechanismus des Zahndurchbruches. Dtsch. zahnärztl. Wschr. **1900b.** (g) Über Zahnretention. Korresp.bl. Zahnärzte **39**, 289—302 (1910). — **Bertin:** Traité d'osteologie, Tome 2, p. 257. 1754. — **Bertram, H.:** Der Nachweis des Stoffwechsels im *Hunde*zahnbein durch Farbwanderung. Dtsch. Zahn- usw. Heilk. **1**, 105—116 (1934). — **Bertz, F.:** Über die chemische Zusammensetzung der Zähne. Inaug.-Diss. Würzburg 1899. — **Berzelius, J. J.:** (a) Sur le fluorate calcaire contenu dans les os et dans l'urine. Ann. de Chim. **1807.** (b) Lehrbuch der Chemie. Übersetzt von F. WOEHLER, 3. Aufl., Bd. 9. Dresden u. Leipzig: Arnold 1840. — **Beust, T. B. v.:** (a) Der Stoffwechsel des Schmelzes und seine Beziehung zur Kariesresistenz. Arch. Zahnheilk. **13**, Nr 1 (1912a). (b) Über das Gefäßsystem der harten Zahnsubstanzen. Arch. Zahnheilk. **13**, 30—34 (1912b). (c) A contribution to the study of immunity to dental caries. Dent. Cosmos **54**, 659—663 (1912c).
(d) Ist der Zahnschmelz durch innerlich verabreichte Erdsalze zu beeinflussen? Österr. Z. Stomat. **11**, 218—222 (1913). (e) Remarks on the stratification of the enamel. Dent. Cosmos **66**, 614—619 (1924). (f) The capillaries of the enamel and their relation to mottled teeth. J. amer. dent. Assoc. **13**, 980—998 (1926). (g) Intrafollicular enamel development. J. amer. dent. Assoc. **15**, 2021—2031 (1928). — **Bibra, E. v.:** Chemische Untersuchungen über die Knochen und Zähne. Schweinfurt 1844. — **Bichat, X.:** Anatomie générale, N. P. T. III., p. 84—104. Paris: Brosson, Gabon et Cie. 1801. — **Bild, A.:** Die Entwicklungsgeschichte des Zahnsystems bei *Sus domesticus* und das Verhältnis der Lippenfurchenanlage zur Zahnleiste. Anat. Anz. **20**, 401—410 (1901). — **Bilejkin:** Über den Zusammenhang von Zahnerkrankungen und Affektionen des Nervensystems. Z. Stomat. **28**, 933—953 (1930). — **Black, G. V.:** (a) System of dentistry, 1887. (b) Descriptive anatomy of the human teeth. 4the ed. Philadelphia 1897. (c) Konservierende Zahnheilkunde. Übersetzt von H. PICHLER. Berlin: H. Meusser 1914. — **Bloch, Jörgensen K.:** Beobachtungen bezüglich der sog. follikulären Zahnzysten. Z. Stomat. **28**, 245—256 (1930). — **Blochmann, F.:** Zur Epithelfrage bei *Cestoden.* Zool. Anz. **20** (1897). — **Blotevogel, W.:** (a) Über den vitalen Farbstofftransport bei der Zahnentwicklung. Anat. Anz. **57**, Erg.-H., 213—220 (1923).
(b) Der vitale Farbstofftransport während der Zahnbildung. Vjschr. Zahnheilk. **40**, 185—196 (1924). — **Blumentritt, W.:** Die Tiefenverhältnisse der physiologischen Zahnfleischtasche und der physiologische Zahndurchbruch. Z. Stomat. **26**, 819—835 (1928). — **Bluntschli, H.:** (a) Die menschlichen Kieferwerkzeuge in verschiedenen Alterszuständen. Anat. Anz. **61**, Erg.-H., 163 (1926). (b) Die Gebiß- und Zahntheorien von LOUIS BOLK. Fortschr. Zahnheilk. **7**, 1—47 (1931). — **Bluntschli, H. u. R. Winkler:** Kaubewegungen und Bissenbildung. Handbuch der normalen und pathologischen Physiologie, Bd. 3, S. 345. 1927. — **Bock, C.:** Die Histogenese des Faserzementes der Zahnwurzel. Dtsch. Mschr. Zahnheilk. **44**, 497—500 (1926). — **Bödecker, C. F. W.** (senior): (a) Secundäres Dentin, Pulpa, Pericement. (Auszüge aus Arbeiten im Dental Cosmos 1878—1882.) HEITZMANNS mikroskopische Morphologie. Wien: Wilhelm Braumüller 1883. (b) Die Anatomie und Pathologie der Zähne. Wien: Wilhelm Braumüller 1896. — **Bödecker, C. F.** (junior): (a) Eine Entkalkungsmethode für Gewebe, welche wenig organische Substanz enthalten, insbesondere Zahnschmelz. Z. Mikrosk. **22**, 190—192 (1905). (b) Enamel of the teeth decalcified by the celloidin decalcifying method and examined with ultra violet light. Dent. Rev. **1906**, 3—23. (c) Vorläufige

Mitteilung über organische Gebilde im menschlichen Zahnschmelz. Anat. Anz. **34**, 310 (1909). (d) The soft fiber of Tomes, a tubular structure and its relation to dental caries and the desensitization of dentin. J. nation. dent. Assoc., April **1922**, 1—14. (e) Three proofs of the organic nature of the matrix of human adult enamel. J. amer. dent. Assoc., Dez. **1923**, 1—3. (f) 4 Aufsätze über die organische Substanz des Schmelzes mit verschiedenen Titeln. J. dent. Res. **6**, 117—141 (1924—1926). (g) A consideration of some of the changes in the teeth from youth to old age. Dent. Cosmos, Juni **1925**, 1—8. (h) Discussion concerning the organic content in dental enamel by J. Leon William D. D. S., William J. Gies Ph. D. and Charles F. Bödecker D.D.S. Dent. Cosmos, Febr. **1927**, 123—136 (1927a). (i) The most sensitive areas of the teeth and their operative treatment. J. amer. dent. Assoc., Sept. **1927**, 1—6 (1927b). (k) Das Vorkommen von Fett in den Zahngeweben und seine Bedeutung für die Zahncaries. Vjschr. Zahnheilk. **47**, 208—213 (1931). — **Bödecker, C. F. u. W. J. Gies:** Histo-chemical proof of the presence of protein matter in dental enamel. Proc. Soc. exper. Biol. a. Med. **22**, Dez.-H., 175—176 (1924). — **Bolk, L.:** (a) Über die Phylogenese des *Primatengebisses* und das Zukunftsgebiß des *Menschen*. Z. Morph. u. Anthrop. **13**, 31—56 (1911). (b) Zur Entwicklungsgeschichte der menschlichen Lippe. Anat. H. **44**, 227—272 (1911b). (c) Über die Gaumenentwicklung und die Bedeutung der oberen Zahnleiste beim *Menschen*. Z. Morph. u. Anthrop. **14**, 241—304 (1912). (d) Odontologische Studien. I. Die Ontogenie der *Primatenzähne* usw. Jena: Gustav Fischer 1913. (e) Odontologische Studien. II. Die Morphogenie der *Primatenzähne* usw. Jena: Gustav Fischer 1914a. (f) Über überzählige Zähne in der Molarengegend des *Menschen*. Dtsch. Mschr. Zahnheilk. **32**, 197—216 (1914b). (g) Welcher Gebißreihe gehören die Molaren an? Z. Morph. u. Anthrop. **17**, 83—116 (1915a). (h) Bemerkungen über Wurzelvariationen am menschlichen unteren Molaren. Z. Morph. u. Anthrop. **17**, 605—610 (1915b). (i) Über die Entstehung des Schmelzseptums. Anat. Anz. **48**, 20—31, 33—54 (1915c). (k) Über ein Gebiß mit vaskularisierten Schmelzorganen. Anat. Anz. **48**, 328—335 (1915d). (l) Die Beziehungen zwischen *Reptilien*-, *Beutler*- und *Plazentaliergebiß*. Z. Morph. u. Anthrop. **20**, 259—338 (1917a). (m) Die überzähligen oberen Incisivi des *Menschen*. Dtsch. Mschr. Zahnheilk. **35**, 185—227 (1917b). (n) Odontologische Studien. III. Zur Ontogenie des *Elefantengebisses*. Jena: Gustav Fischer 1919. (o) Odontological essays. I. On the development of the palate and alveolar ridge in *man*. II. On the development of the enamelgerm. J. of Anat. **55**, 138—186 (1921a). (p) Odontological essays. III. On the tooth-glands in *reptils* and their rudiments in *mammals*. J. of Anat. **55**, 219—234 (1921b). (q) Die „Nebenleiste" der *Säugetiere* und die „Zahndrüsenleiste" der *Reptilien*. Dtsch. Mschr. Zahnheilk. **42**, 129—137 (1924a). (r) Über das Kinnproblem. Versl. Akad. Wetensch. Amsterd., Wis- en natuurkd. Afd. **33**, 85—101 (1924b). (s) Das Gewicht der Zähne. Anat. Anz. **59**, 572—574 (1925). (t) Über die Bedeutung der Schmelzpulpa und die Natur des Schmelzseptums. Anat. Anz. **66**, 241—256 (1928). — **Boll, F.:** (a) Untersuchungen über die Zahnpulpa. Arch. mikrosk. Anat. **4**, 73—87 (1868). (b) Untersuchungen über den Bau und die Entwickelung der Gewebe. Arch. mikrosk. Anat. **8**, 28—68 (1872). — **Box, H. K.:** Studies in periodontal pathology. The Canadian dental research foundation, Mai 1924. — **Braikoff, B. N.:** Kauwerkzeuge bei *Ratte* und *Maus*. Dtsch. Mschr. Zahnheilk. **45**, 193—203 (1927). — **Brammer, F.:** (a) Über Schmelzuntersuchung im entkalkten Präparat. Eine Entgegnung auf die Ausführungen W. Meyers. Dtsch. Mschr. Zahnheilk. **44**, 904—909 (1926). (b) Über Lamellen und Büschel im Schmelz menschlicher Zähne. Dtsch. Mschr. Zahnheilk. **48**, 753—764 (1930). — **Brammer, F. u. K. Brauer:** Über organische Substanz im Schmelz menschlicher Zähne. Dtsch. Mschr. Zahnheilk. **44**, 473—494 (1926). — **Brandes, G.:** Der Durchbruch der Zähne beim *Orang-Utan*. Zool. Garten **1**, 25—28 (1928). — **Brandt, L.:** Vollständiges Fehlen der bleibenden Zähne. Dtsch. Mschr. Zahnheilk. **13**, 135—136 (1895). — **Brash, J. C.:** The growth of the alveolar bone and its relation to the movements of the teeth, including eruption. Internat. J. orthodont., oral surg. a. radiogr. **14**, 196—223, 283—293, 398—405, 487—504 (1928). — **Braunschweiger, H.:** Die Bedeutung der Spongiosa des Unterkiefers für das Röntgenbild. Dtsch. Zahnheilk. **1922**, H. 56, 64. — **Breitner, C. u. M. Leist:** Über den Einfluß des vegetativen Nervensystems auf die Zähne, II. Z. Stomat. **25**, 772—776 (1927). — **Breuer, R.:** Demonstration mikroskopischer Bilder von Zahnschliffen des *Höhlenbären*. Z. Stomat. **24**, 429—439 (1926). — **Brinch, O.:** Über das *Hunde*paradentium als wissenschaftliches Versuchsobjekt. Zahnärztl. Rdsch. **1933**. — **Broch, H.:** Bemerkungen über anatomische Verhältnisse bei der *Kegelrobbe*. II. Anat. Anz. **46**, 194—200 (1914). — **Brockmüller, A.:** Kanäle im Zahnzement. Diss. Breslau 1934. — **Brodersen, M.:** Altersveränderungen am Zahnbein. I. Die Umschichtung der Zahnbein-lamellen und Umbauten am Tuberculum dentale. Gegenbaurs Jb. **65**, 465—480 (1930). — **Broili, F.:** Über den Zahnbau von *Seymouria*. Anat. Anz. **63**, 185—188 (1927). — **Broom, R.:** On the milk dentition of *Orycteropus*. Ann. African Mus. **5**, 381—384 (1906—1909). — **Broomell, J. N. and P. Fischelis:** Anatomy and histology of the mouth and teeth. 6th edit. Philadelphia: Blakiston 1922. — **Brösike, G.:** Über die feinere Struktur des normalen Knochengewebes. Arch. mikrosk. Anat. **21**, 695—765 (1882). — **Brubacher, H.:** Übermäßiges, ungewöhnliches Wachstum der Schneidezähne bei *Nagetieren.* Dtsch. Mschr. Zahnheilk. **10**, 1—5 (1892). — **Brunn, A. v.:** (a) Notiz über unvollkommene Schmelzentwicklung auf den Mahlzähnen der *Ratte, Mus decumanus.* Arch. mikrosk. Anat. **17**, 241—243 (1879). (b) Über die Ausdehnung des Schmelzorganes und seine Bedeutung für die Zahnbildung. Anat. Anz. **1**, 259 (1886). (c) Über die Ausdehnung des Schmelzorganes und seine Bedeutung für die Zahnbildung. Arch. mikrosk. Anat. **29**, 367—383 (1887). (d) Über Membrana praeformativa und Cuticula dentis. Anat. Anz. **3**, 506—508 (1888). (e) Beiträge zur Kenntnis der Zahnentwicklung. Arch. mikrosk. Anat. **38**, 142—156 (1891). — **Bujard, E.:** (a) A propos de l'éruption dentaire. C. r. Soc. Physique et Hist. natur. Genève **42**, 123—126 (1925). (b) Des limites de l'ossification (a propos de développement de la mandibule). Bull. Assoc. Anat. Paris **1929**, 95—100. — **Bujor, P.:** Contribution à l'étude de la métamorphose de l'*Amocoetes branchialis* en *Petromyzon Planeri.* Rev. Biol. Nord France **3**, No 8 (1891). — **Bünte, H. u. H. Moral:** (a) Die Leitungsanästhesie im Ober- und Unterkiefer auf Grund der anatomischen Verhältnisse. Berlin 1910a. (b) Anatomie der Zähne. Erg. Zahnheilk. **1**, 30—96 (1910b). (c) Anlagerung von Knochensubstanz an das Dentin. Dtsch. Mschr. Zahnheilk. **28**, 400—414 (1910c). — **Bunting, R.:** Secondary calcifications of the toothpulp. Dent. Cosmos 1912. — **Burckhardt, R.:** Die Entwicklungsgeschichte der Verknöcherung des Integumentes und der Mundhöhle der *Wirbeltiere.* O. HERTWIGS Handbuch der vergleichenden und experimentellen Entwicklungsgeschichte der *Wirbeltiere*, Bd. 2, 1. u. 2. Teil, S. 348—462. Jena: Gustav Fischer 1906. — **Burg:** Neue spezielle Härtebestimmungen der Hartsubstanzen des Zahnes. Diss. Jena 1921. — **Busch, F.:** (a) Die Überzahl und Unterzahl in den Zähnen des menschlichen Gebisses mit Einschluß der sog. Dentitio tertia. Dtsch. Mschr. Zahnheilk. **4**, 447—464; **5**, 8—20, 56—72 (1886—87). (b) Über Verletzungen, Abscesse und Dentikel am Stoßzahn des *Elefanten.* Verh. dtsch. odontol. Ges. **1**, H. 1 (1889). (c) Über Verschmelzung und Verwachsung der Zähne des Milchgebisses und des bleibenden Gebisses. Dtsch. Mschr. Zahnheilk. **15**, 477 (1897). — **Bütschli, O.:** Untersuchungen über organische Kalkgebilde nebst Bemerkungen über organische Kieselgebilde usw. Abh. Ges. Wiss. Göttingen, Math.-physik. Kl., N. F. **6** (1908).

Cabrini, R.: Histologia de la pulpa dentaria. Rev. Odontol. Buenos Ayres **1932**. — **Caccia, V.:** Appunti sull'apparato dentale nel *Cervus elaphus fossilis (C. primigenius* Kaup) e nel *Cervus euryceros* (Aldovrandi). Nuova Rass. Odontoiatr. **9**, 402—410 (1928). — **Cahn, L. R.:** A preliminary report on the dentinal-cemental communication, with special reference to the abnormally large channels seen in pyorrhetic teeth. Dent. Items, Juli **1926**. — **Cajal, S. R. y:** (a) Manual de Histología normal y Técnica. Madrid 1887. (b) Algunas variaciones fisiologicas y pathologicas del aparato reticolar de GOLGI. Trab. Labor. Invest. biol. Univ. Madrid **12**, 127—227 (1914). — **Calderón, L.:** Contribution a la connaissance de l'innervation des Dents. Nerfs de la pulpe dentaire et leurs terminaisons. Trav. Labor. Invest. biol. Univ. Madrid **26**, 245—262 (1930). — **Calembrune:** Ursprung und Bildung der Zähne. Korresp.bl. Zahnärzte **1883**, H. 1. — **Came:** Eine neue Theorie des Zahndurchbruchs. Brit. dent. J., Mai **1924**. — **Canalis, P.:** Sullo sviluppo dei denti nei *mammiferi.* Anat. Anz. **1**, 187—188 (1886). — **Capdepont:** Quelques considérations anatomiques sur le sac folliculaire. Revue de Stomat. 1902. — **Cape, A. T. and P. C. Kitchin:** Histologic phenomena of tooth tissues as observed under polarized light; with a note on the Roentgenray spectra of enamel and dentin. J. amer. dent. Assoc. **17**, 193—227 (1930). — **Carabelli:** Systematisches Lehrbuch der Zahnheilkunde. Wien 1844. — **Carlsson, A.:** (a) Über die Zahnentwicklung bei einigen *Knochenfischen.* Zool. Jb., Abt. Anat. **8**, 217—244 (1895). (b) Über den Zahnersatz bei *Agama colonorum.* Anat. Anz. **11**, 758—766 (1896a). (c) Über die Schmelzleiste bei *Sterna hirundo.* Anat. Anz. **12**, 72—75 (1896b). (d) Über Zahnentwicklung der diprotodonten *Beuteltiere.* Zool. Jb., Abt. Anat. **12**, 407—424 (1899). — **Carreras:** Über die Absorptionsfähigkeit der Zahnpulpa. Österr.-ung. Vjschr. Zahnheilk., Juli **1894**. — **Carter, J. Th.:** (a) The cytomorphosis of the marsupial enamelorgan and its significance in relation to the structure of the completed enamel. Philos. trans. roy. Soc. Lond. B **208** (1917). (b) On the cytomorphosis of the Enamel Organ in the Hake. Quart. J. microsc. Sci. **63**, 387—400 (1918). (c) On the structure of the enamel in the *Primates* and some other *Mammals.* Proc. zool. Soc. Lond. **1922 III**, 597—608. — **Casarotto:** Rapporto fra la struttura istologica dello smalto e la predisposizione alla carie dentale. Stomatologia **1926**, 153. — **Caush, D. E.:** (a) NASMYTH's membrane. Brit. dent. Assoc. J. **1898**. (b) Is there uncalcified tissue in the enamel? Dent. Cosmos **47**, Febr.-H. (1905). — **Cecconi, G.:** Beitrag zum Studium des Empfindungsvermögens gesunder Zähne. Stomatologia **1**, Nr 3 (1902—03). — **Cederblom, E.:** Über den Zahnwechsel bei den *Nagern.* Zool. Jb., Abt. System. **13**, 269—286 (1900). — **Chase, S. W.:** (a) The absence of supplementary prismes in human enamel. Anat. Rec. **28**, 79—89 (1924). (b) The origin, structure and duration of NASMYTH's membrane. Anat. Rec. **33**, 357—376 (1926). (c) The enamel prisms and the interprismatic substance. Anat. Rec. **36**, 239—258 (1927). — **Chessina, A. R.:** Zu den Lebenseigenschaften des Zahnschmelzes und der anderen Zahngewebe. III. Mitt.

Zum Ammoniakstoffwechsel in überlebenden Zähnen. Dtsch. Mschr. Zahnheilk. **47**, 1233 bis 1236 (1929). — **Citron, J.:** Die Paradentosen als Symptom von endokrinen und Stoffwechselstörungen. Z. klin. Med. **108** (1928). — **Coebergh, H.:** Das Organ von Ackerknecht bei *Bradypodidae*. Anat. Anz. **69**, 12—18 (1930). — **Cohn, Theodor:** Über epitheliale Schlußleisten an embryonalen und ausgebildeten Geweben. Verh. physik.-med. Ges. Würzburg **31**, 171—200 (1897). — **Constant, T. E.:** The eruption of the teeth. Brit. J. dent. Sci. **43**, 773—785 (1900). — **Cope, E. D.:** (a) On the genera of *Felidae* and *Canidae*. Proc. Acad. natur. Sci. Philad. **1879** II, 168—194. (b) On the tritubercular molar in human dentition. J. Morph. a. Physiol. **2**, 7—26 (1888a). (c) The mechanical causes of the origin of the dentition of the *Rodentia*. Amer. Naturalist **22**, 3—13 (1888b). (d) On the mechanical origin of the sectorial teeth of the *Carnivora*. Proc. amer. Assoc. odont. Sci. **36**, 254—257 (1888c). (e) The mechanical causes of the developement of the hard parts of the *Mammalia*. J. Morph. a. Physiol. **3**, 137—290 (1889). — **Coraini, E.:** Primo caso di carie interna od a ritroso con speciale contributo all'intendimento della sensibità e dell'iperestesia della dentina ed allo studio delle varie funzioni della membrana alveolo-dentale. Stomatologia **6**, No 7—9 (1908). — **Corning, H. K.:** Lehrbuch der Entwicklungsgeschichte des *Menschen*, 2. Aufl. München: J. F. Lehmann 1925. — **Couilliaux, L.:** Anatomie, Physiologie, Pathologie der Zahnpulpa. Korresp.bl. Zahnärzte **1897**. — **Coyne** et **Cavalié:** (a) Sur la structure de la pulpe dentaire. Présence d'un muscle lisse dans la pulpe etc. C. r. Soc. Biol. Paris **57**, 320—321 (1905a). (b) Les ostéoclastes dans la carie dentaire etc. C. r. Soc. Biol. Paris **57**, 515—517 (1905b). — **Credner, H.:** Zur Histologie der Faltenzähne paläozoologischer *Stegocephalen*. Abh. sächs. Ges. Wiss., Math.-naturwiss. Kl. **20**, 473—551 (1893). — **Cristoff, K.:** Schmelzrand am Zement und seine Beziehungen zur Halscaries. Dtsch. Mschr. Zahnheilk. **45**, 596—618 (1927). — **Czermak, J.:** Beiträge zur mikroskopischen Anatomie der menschlichen Zähne. Z. Zool. **2**, 297—322 (1850).

Dalldorf, G. and **C. Zall:** Tooth growth in experimental scurvy. J. of exper. Med. **52**, 57—63 (1930). — **Debierre, Ch.** et **J. Pravaz:** Contributions à l'odontologie. Arch. de Physiol. **1886**, 40—83. — **Degener, L. M.:** The developement of the dentary bone and teeth of *Amia Calva*. J. Morph. a. Physiol. **39**, 113—155 (1924). — **Delabarre:** (a) (zit. nach Malassez 1887). Thèse doct. Paris, 31. Dez. 1806. (b) Traité de la seconde dentition. Paris 1819. — **Demaria, A. J.:** El cemento dentario en la piorrea alveolar. Buenos Aires: Tesis 1925. — **Demolis, P.:** La carie et la structure des dents. Schwciz. Mschr. Zahnheilk. **43**, 392—412 (1933). — **Dependorf, Th.:** (a) Zur Entwicklungsgeschichte des Zahnsystems der *Säugetier*gattung *Galeopithecus Pall.* Jena. Z. Naturwiss. **30**, 623—673 (1896). (b) Zur Entwicklungsgeschichte des Zahnsystems der *Marsupialia*. Denkschr. med. naturwiss. Ges. Jena **6**, 243—402 (1898). (c) Zur Frage der sog. Konkreszenztheorie. Jena. Z. Naturwiss. **42**, 539—566 (1907a). (d) Zur Frage der überzähligen Zähne im menschlichen Gebisse. Z. Morph. u. Anthrop. **10**, 171—196 (1907b). (e) Der Diphyodontismus der *Säuger* und die Stellung der Milchzahnreihe in diesem System. Korresp.bl. Zahnärzte **36**, 97—110 (1907c). (f) Zur Pathogenese der Zahnwurzelzysten. Dtsch. Mschr. Zahnheilk. **30**, 809 (1912). (g) Beiträge zur Kenntnis der Innervierung der menschlichen Zahnpulpa und des Dentins. Dtsch. Mschr. Zahnheilk. **31**, 689—718 (1913a). (h) Nervenverteilung in der Zahnwurzelhaut des *Menschen*. Dtsch. Mschr. Zahnheilk. **31**, 853 (1913b). — **Dewey, M.:** The enamel and its relation to cavity preparation. Western dent. J. **28**, 4—9 (1914). — **Dieck, W.:** Mikrophotographische Aufnahmen mit ultravioletten Strahlen und ihre Bedeutung für die Untersuchung der Hartgewebe von Zahn und Knochen. Dtsch. Mschr. Zahnheilk. **24**, 16—37 (1906). — **Dieckmann, E.:** Ein Beitrag zur Kenntnis von den sog. „Interglobularräumen" im menschlichen und tierischen Zahn. Dtsch. Mschr. Zahnheilk. **43**, 653—672 (1925). — **Dieulafé** et **Herpin:** Anatomie de la bouche et des dents. Paris: J. B. Bailliére 1909. — **Dietlein, W.:** Neue Beiträge zum Zahnwechsel und verwandten Fragen. 3. Neue Beiträge zur Reduction des menschlichen Gebisses. Österr.-ung. Vjschr. Zahnheilk. **11**, 159—172 (1895). — **Disse, J.:** (a) Über die Bildung des Zahnbeins. Sitzgsber. Ges. Naturwiss. Marburg **1907**, 137—147. (b) Die Entstehung des Knochengewebes und des Zahnbeins. Ein Beitrag usw. Arch. mikrosk. Anat. **73**, 563—606 (1909a). (c) Wie entsteht die Grundsubstanz des Zahnbeins? Anat. Anz. **35**, 305—318 (1909b). — **Djerassi:** Die Verästelung des apikalen Wurzelkanals nebst Folgerungen, die sich daraus ergeben. Vjschr. Zahnheilk. **38**, 297—323 (1922). — **Dolamore, W. H.:** Hyperplasie der Pulpa. Brit. dent. J. **44** (1923). — **Domrich, H.:** Retention abgebrochener Zahnwurzeln. Anat. Anz. **56**, 137—138 (1922). — **Donaldson, H. H.** and **H. E. French:** On the growth in the diameters of the molar teeth of the *albino rat*, after eruption. Anat. Rec. **34**, 277—299 (1927). — **Dousse, G.:** La pulpe dentaire chez quelques *mammifères*. Diss. Lausanne 1934. — **Downs jr., Wm. G.:** Observations on the rôle of the endocrines in dental development. J. dent. Res. **8**, 557—561 (1928). — **Dressel, H.:** Über die Zahnentwicklung bei *Didelphys*. Gegenbaurs Jb. **68**, 434—456 (1931). — **Driak, F.:** (a) Beitrag zur Kenntnis der *Elefanten*molaren. Gegenbaurs Jb. **73**, 257—288 (1933). (b) Studien der Zahnanlagen an einem Fetus von *Elephas Indicus*. Gegenbaurs Jb. **75**, 1—14 (1935a). (c) Künstlich erzeugte Wachstumsanomalien des unteren Eckzahnes beim männlichen *Papuaschwein*. Z. Stomat. **33**, 647—658 (1935b). — **Dursy, E.**: Entwicklungsgeschichte des Kopfes. Tübingen 1869. — **Duval, M.**: Précis d'histologie. Paris: Masson 1897. — **Dybrowsky, B.**: Studien über *Säugetier*zähne. Verh. zool. bot. Ges. Wien **39**, 1889.

Eberle, W.: Zur Entwicklung des Ackerknechtschen Organes. Anat. Anz. **60**, 263 bis 279 (1925—26). — **Ebner, V. v.**: (a) Über den feineren Bau der Knochensubstanz. Sitzgsber. Akad. Wiss. Wien, Math.-naturwiss. Kl. III, **72**, 49 (1875). (b) Untersuchungen über die Ursachen der Anisotropie organisierter Substanzen. Leipzig: Wilhelm Engelmann 1882. (c) Histologie der Zähne mit Einschluß der Histogenese. Scheffs Handbuch der Zahnheilkunde. Wien: Alfred Hölder 1890a. (d) Strittige Fragen über den Bau des Zahnschmelzes. Sitzgsber. Akad. Wiss. Wien, Math.-naturwiss. Kl. III, **99**, 57 (1890b). (e) Erwiderung auf Herrn Dr. Wells Bemerkung zur Histologie der Zahnpulpa. Österr.-ung. Vjschr. Zahnheilk. **7**, H. 1 (1891). (f) Die Zähne. Köllikers Handbuch der Gewebelehre des *Menschen*, 6. Aufl., Bd. 3. Leipzig 1902a. (g) Histologie der Zähne usw. Scheffs Handbuch der Zahnheilkunde, 2. Aufl., Bd. 1. Wien: Alfred Hölder 1902b. (h) Über das Hartwerden des Zahnschmelzes. Sitzgsber. Akad. Wiss. Wien, Math.-naturwiss. Kl. III, **112** (1903a). (i) Das Hartwerden des Schmelzes. Österr. Z. Stomat. **1**, 451—460 (1903b). (k) Über die Kittsubstanz der Schmelzprismen. Dtsch. Mschr. Zahnheilk. **21**, 505—529 (1903c). (l) Schmelzstruktur und Höllenstein. Dtsch. Mschr. Zahnheilk. **22**, 26—30 (1904). (m) Über die histologischen Veränderungen des Zahnschmelzes während der Erhärtung, insbesondere beim *Menschen*. Arch. mikrosk. Anat. **67**, 18—81 (1906a). (n) Über die Entwicklung der leimgebenden Fibrillen, insbesondere im Zahnbein. Sitzgsber. Akad. Wiss. Wien, Math.-naturwiss. Kl. III, **115**, 281—346 (1906b). (o) Über die Entwicklung der leimgebenden Fibrillen im Zahnbein. Anat. Anz. **29**, Erg.-H., 137—138 (1906c). (p) Histologie der Zähne usw. Scheffs Handbuch der Zahnheilkunde, 3. Aufl. Wien: Alfred Hölder 1908. (q) Über scheinbare und wirkliche Radiärfasern des Zahnbeines. Anat. Anz. **34**, 289 (1909). (r) Histologie der Zähne usw. Scheffs Handbuch der Zahnheilkunde, 4. Aufl. Wien: Alfred Hölder 1922. — **Eckermann, R.**: Dental caries in relation to oral osmosis. Lund 1919. — **Eichler, M.**: (a) Dentition. Scheffs Handbuch der Zahnheilkunde, 1. Aufl. Wien: Alfred Hölder 1891. (b) Dentition. Scheffs Handbuch der Zahnheilkunde, 3. Aufl. Wien: Alfred Hölder 1909. (c) Dentition. Scheffs Handbuch der Zahnheilkunde, 4. Aufl. Wien: Alfred Hölder 1922. — **Eicken, E.**: Histo-topochemische Untersuchungen am Zahnfleisch unter Anwendung der Schnittveraschung. Paradentium **4**, 72—99 (1932). — **Eidmann, H.**: Die Entwicklungsgeschichte der Zähne. Berlin: H. Meusser 1923. — **Elkner, A.**: O tkance chondroidalnej w brodawec zcbowcj zarodka świni (Sur le tissu chondroide dans la pulpe dentaire de l'embryon du porc). Przegl. dentyst. poln. **1925**, Nr 7. — **Ellenberger, W. u. H. Baum**: (a) Ein Beitrag zu dem Kapitel Zahnretentionen und Zahnrudimente. Arch. f. Anat. **1892**, 40—66. (b) Handbuch der vergleichenden Anatomie der *Haustiere*, 16. Aufl. Berlin: Julius Springer 1926. — **Eller Vainicher, G.**: Lo smalto dei denti. Stomatologia **27**, 353—387 (1929). — **Engelhardt, H.**: Über die Zahnentwicklung bei *Aepyprymnus rufescens*. Gegenbaurs Jb. **71**, 77—94 (1932). — **Entin, D. A.**: Zur physikalisch-chemischen Theorie der Karies. Z. Stomat. **27**, 239—274 (1929). — **Epstein, A.**: Über Epithelperlen in der Mundhöhle neugeborener Kinder. Z. Zahnheilk. **1** (1880). — **Erdheim, J.**: Tetania parathyreopriva. Mitt. Grenzgeb. Med. u. Chir. **16**, 632—744 (1906). (b) Zur Kenntnis der parathyreopriven Dentinveränderung. Frankf. Z. Path. **7**, 2, 238 (1911a). (c) Über die Dentinverkalkung im Nagezahn bei der Epithelkörperchentransplantation. Frankf. Z. Path. **7**, 2, 295—342 (1911b). — **Erva, F.**: Untersuchungen über das sog. Interglobulardentin und die Tomessche Körnerschicht. Acta Inst. anat. Helsingfors **5**, 189 (Ann. Acad. Sci. fenn. A **40**) (1934). — **Éternod, A. d'**: (a) Des lois mathématiques et mécaniques régissant la distribution des prismes de l'émail. Rev. et Arch. Suisse odont. **1887**, No 9. (b) Toutes les dents humaines sont des bicuspidées modifiées. Anat. Anz. **38**, Erg.-H., 144—156 (1911). — **Euler, H.**: (a) Ein eigenartiger Fall von Zementneubildung im Wurzelkanal. Dtsch. Mschr. Zahnheilk. **27**, 633—644 (1909). (b) Weitere Beiträge zu dem Vorkommen von Zement im Wurzelkanal. Dtsch. Mschr. Zahnheilk. **28**, 205 (1910). (c) Das Morgensternsche System und die Resultate neuerer Forschungen. Dtsch. Mschr. Zahnheilk. **29**, 865 (1911). (d) Abnormes Gewebe und Gewebsveränderungen im menschlichen Zahn. Dtsch. Mschr. Zahnheilk. **38**, 152—167 (1920). (e) Metaplasie der Pulpa. Vjschr. Zahnheilk. **37**, 303 (1921). (f) Über die Blutversorgung im Unterkiefer und den Zähnen nach Unterbindung der Arteria alveolaris inferior. Dtsch. Mschr. Zahnheilk. **40**, 193—201 (1922). (g) Experimentelle Studie über den Heilverlauf nach Wurzelspitzenresektionen und über den Einfluß verschiedener Wurzelfüllungsmaterialien auf den Heilverlauf. Dtsch. Mschr. Zahnheilk. **41**, 321—334 (1923a). (h) Der „Epithelansatz" in neuerer Beleuchtung. Eine vergleichend anatomische und kritische Betrachtung. Vjschr. Zahnheilk. **39**, 103—129 (1923b). (i) Sekundäre Odontoblastenbildung. Dtsch. Mschr. Zahnheilk. **45**, 488—493 (1927a). (k) Die Rißfraktur am Wurzelzement. Z. Stomat. **25**, 801—814 (1927b). (l) Über Zystenbildung in der Pulpa. Z. Stomat. **28**, 1019—1030 (1930). (m) Kalkeinlagerungen

und Pulpagefäße. Paradentium 4, 102—111 (1932). — **Euler, H. u. W. Meyer:** Pathohistologie der Zähne mit besonderer Berücksichtigung der Pathobiologie. München: J. F. Bergmann 1927. — **Eustachius, B.:** Tractatus de dentibus. (Erschienen 1562.) Delphis 1726. —
Evangelista, A.: Sulla terminazione dei canalini dentinali nel cemento etc. Boll. Soc. natur.
Napoli, I. s. **20**, 15—27 (1907). — **Eyken, B. van der:** Gebiß- und Zahnentwicklung bei der
Irisforelle (Salmo irideus). I. Unterkiefer und II. Zunge. Proc. roy. Acad. Amsterd. **38**,
912—921, 1099—1106 (1935).

Faber, F.: (a) Zur Frage nach dem Leben des menschlichen Zahnschmelzes. Z. Stomat.
22, 663—682 (1924a). (b) Die Schmelzlamellen und ihre Beziehungen zu parasitären Prozessen. Vjschr. Zahnheilk. **40**, 197—208 (1924b). (c) Das organische Gewebe des menschlichen Zahnschmelzes. Z. Anat. **86**, 1—70 (1928a). (d) Die Caries an der Schmelzdentingrenze. Dtsch. Mschr. Zahnheilk. **46**, 695—699 (1928b). (e) Die Frage der Vitalität des
menschlichen Zahnschmelzes im Lichte der neueren Forschung. Z. Stomat. **27**, 530—545
(1929). (f) Zur Kenntnis der kolbenförmigen Fortsätze im menschlichen Zahnschmelz.
Paradentium **2**, Nr 2 (1930a). (g) Zur vorstehenden Abhandlung von Prof. Dr. Walkhoff:
„Ein Beitrag zur Kenntnis der Leistungen der Mikrophotographie mit sichtbarem und
ultraviolettem Licht bei histologischen Untersuchungen insbesondere des Schmelzes."
Eine Entgegnung. Dtsch. Mschr. Zahnheilk. **48**, 1209—1212 (1930b). — **Fahrenholz, C.:**
Über die Verbreitung von Zahnbildungen und Sinnesorganen im Vorderdarm der *Selachier*
und ihre phylogenetische Beurteilung. Jena. Z. Naturwiss. **53**, 389—444 (1914). — **Fargin**
u. **Fayolle:** (a) Beitrag zur Resorption der Wurzeln bleibender Zähne. Revue de Stomat.
1921, No 11. (b) La carie dentaire. Revue de Stomat. **1924**, 617. — **Fasoli, G.:** (a) Sulla
struttura della dentina. Stomatologia **3**, 5—8 (1903). (b) Über die feinere Struktur des
Knochengewebes. Arch. mikrosk. Anat. **66**, 471—484 (1905). (c) Ricerche sullo sviluppo
della dentina secondaria. Revista Stomat. **1911**, 291—300. (d) Sul riassorbimento dei denti
decidui. Ric. anat. Stomat. **1922**, 193—208. — **Favaro, G.:** Contributo alla filogenesi ed
all'ontogenesi del vestibulo orale. Ric. Labor. Anat. norm. Roma 8, 157—179 (1901). —
Fazzari, I.: La papilla dentaria si origina dall'epitelio dell'organo dello smalto? (A proposito di una nota del dott. Ed. Retterer.) Monit. zool. ital. **39**, 103—114 (1928). —
Feibusch, L.: Zur Frage der sog. „Diffusionsvorgänge im harten Zahngewebe". Dtsch.
Mschr. Zahnheilk. **40**, 631—639 (1922). — **Feiler, E.:** (a) Die zirkuläre Karies, ein Beitrag
zur Pathogenese der Zahnkaries. Dtsch. Zahnheilk. in Vorträgen **1913**a, H. 29. (b) Beiträge zum Stoffwechsel der Zähne. Dtsch. Mschr. Zahnheilk. **31**, 748—754 (1913b). (c) Zur
Anatomie des Foramen apicale. Dtsch. Mschr. Zahnheilk. **33**, 26—33 (1915). — (d) Bei-
träge zur Biologie des Zahnbeins und der Pulpa. Dtsch. Mschr. Zahnheilk. **41**, 66—72
(1923a). (e) Die Transparenz des Zahnbeins. Z. Stomat. **21**, 595—614 (1923b). —
Fischel, A.: Zur Eröffnung des neuen Institutes für Embryologie. Wien. klin. Wschr. **1922** II,
355—360. — **Fischer, G.:** (a) Über die feinere Anatomie der Wurzelkanäle menschlicher
Zähne. Dtsch. Mschr. Zahnheilk. **24**, H. 9 (1907). (b) Beiträge zur Behandlung erkrankter
Zähne mit besonderer Berücksichtigung der Anatomie und Pathologie der Wurzelkanäle.
Dtsch. Zahnheilk. in Vorträgen **1908**, H. 4/5. (c) Beiträge zum Durchbruch der bleibenden
Zähne, nebst Untersuchungen über die Genese der Ostoklasten und Riesenzellen. Arb.
anat. Inst. **38**, 617—725 (1909). (d) Die Biologie der menschlichen Zahnpulpa. Dtsch.
Mschr. Zahnheilk. **28**, 1 (1910a). e) Die Pathologie der Zahnpulpa im Lichte experimenteller
Forschungen. Dtsch. Mschr. Zahnheilk. **28**, 774—785 (1910b). (f) Bau und Entwicklung
der Mundhöhle des *Menschen* unter Berücksichtigung der vergleichenden Anatomie des
Gebisses und mit Einschluß der speziellen mikroskopischen Technik. Leipzig 1910c. (g) Der
heutige Stand der Wurzelbehandlung mit Rücksicht auf die feinere Anatomie menschlicher Wurzelkanäle insbesondere am Foramen apicale. Dtsch. Mschr. Zahnheilk. **30**, 81—111
(1912). (h) Die Zähne. Brüning und Schwalbes Handbuch für allgemeine Pathologie
und pathologische Anatomie des Kindesalters, Bd. 2, 1. Abt. Wiesbaden 1913. (i) Erwiderung auf die Arbeit von Djerassi: „Über die Verästelung des apikalen Wurzelkanales".
Vjschr. Zahnheilk. **39**, 90—91 (1923). (k) Lokalanästhesie. Fortschr. Zahnheilk. **1929**.
(l) Über die Bedeutung des Epithels im periodontalen Raum menschlicher und tierischer
Zähne. Vjschr. Zahnheilk. **48**, 413—425 (1932). (m) Spezielle Biologie des Zahnsystems.
Fortschr. Zahnheilk. **9**, 305—358 (1933). — **Fischer, G. u. F. Landois:** Zur Histologie der
gesunden und kranken Zahnpulpa mit besonderer Berücksichtigung ihrer harten Neu-
gebilde. Dtsch. Zahnheilk. in Vorträgen **1908**, H. 7/9. — **Fish, E. W.:** (a) Circulation of
lymph in the dentin. Proc. roy. Soc. Med. **18**, sect. dent. 35—37 (1925). (b) Circulation
of lymph in the dentinal tubules, with some observations on the metabolism of the dentin.
Proc. roy. Soc. Med. **19**, sect. dent., 59—72 (1926). (c) The lymph supply of the dentin
and enamel. Proc. roy. Soc. Med. **20**, sect. Odont. 1—12 (1927a). (d) The circulation of
lymph in dentin and enamel. J. amer. dent. Assoc. **1927**, 1—14 (1927b). (e) The physiology of dentine and its reaction to injury and disease. Brit. dent. J. 1. Juni **1928**, 1—12.
(f) A resume of recent research work on the dentine. Tijdschr. Tandheelk. **37**, 178—187
(1930). — **Fleischmann, A.:** Mitteilung über die Zahnentwicklung von *Hyrax*. Abh. natur-hist.

Ges. Nürnberg **10** (1897). — **Fleischmann, Leo:** (a) Über Bau und Inhalt der Dentinkanälchen. Arch. mikrosk. Anat. **66**, 501—524 (1905). (b) Entwicklung der Zahnscheiden; gleichzeitig ein Beitrag zur Entwicklung der Zahnbeingrundsubstanz. Arch. mikrosk. Anat. **68**, 297—310 (1906). (c) Zur Bildung der Zahnbeingrundsubstanz. Arch. mikrosk. Anat. **70**, 190—192 (1907a). (d) Das transparente Dentin. Österr.-ung. Vjschr. Zahnheilk. **23**, H. 1 (1907b). (e) Eine einfache Methode zur Darstellung der organischen Bestandteile des Zahnschmelzes. Z. Mikrosk. **25**, 316—318 (1908a). (f) Über die Entwicklung der Dentikel. Österr.-ung. Vjschr. Zahnheilk. **24**, H. 3 (1908b). (g) Beziehungen zwischen Tetanie und Schmelzdefekten. Mitt. Ges. inn. Med. **7**, 182—184 (1908c). (h) Die Ursache der Schmelzhypoplasien. Österr.-ung. Vjschr. Zahnheilk. **25**, H. 4 (1909). (i) Histologie und Histogenese. Erg. Zahnheilk. **1**, 1—28 (1910a). (k) Rachitische Veränderungen des Dentins. Österr.-ung. Vjschr. Zahnheilk. **26**, 1—21 (1910b). (l) Die praktische Bedeutung des irregulären Dentins. Österr. Z. Stomat. **9**, H. 5 (1911). (m) Die temporäre Disposition zur Karies. Österr. Z. Stomat. **11**, 153—162 (1913). (n) Zur Pathogenese der Zahnkaries. Z. Stomat. **19**, 153—164 (1921). (o) Das irreguläre Dentin. J. SCHEFFs Handbuch der Zahnheilkunde, 4. Aufl., 1922a. (p) Schmelztropfen. J. SCHEFFs Handbuch der Zahnheilkunde, 4. Aufl. 1922b. — **Fleischmann, L. u. B. Gottlieb:** Beiträge zur Histologie und Pathogenese der Alveolarpyorrhöe. Österr. Z. Stomat. **18**, 43—58 (1920). — **Flower, W.:** On the milkdentition of *Mammalia*. Trans. odont. Soc. Lond. **3** (1871). — **Forshufvud, S.:** Effets de régimes carencés avec ou sans extraction dentaire sur la dentition du *cobaye*. Ann. d'Anat. path. **12**, 279—292 (1935). — **Forster, A.:** (a) L'adaptation dans le dispositif et la configuration des molaires supérieures chez certains *Rongeurs*. (Le *cobaye*,, *Hydrochoerus capybara, Myopotamus coypus, Hystrix cristata*, le *rat* et le *lapin*). Archives d'Anat. **12**, 125—149 (1930). (b) Considération sur l'appareil masticateur du *Castor*. Archives d'Anat. **13**, 187—224 (1931). — **Fraenkel, E.:** Experimentelles über Hämatoporphyrie. Virchows Arch. **248**, 125—136 (1924). — **Frechkop, S.:** Notes sur les *mammifères*. XV. Les relations entre les molaires antagonistes chez les *mammifères* végétariens. Bull. Mus. Hist. natur. Belg. **9**, No 41, 1—35 (1933). — **Fredel, L.:** Über Zahnpflanzung vom historischen und experimentellen Gesichtspunkte. Österr.-ung. Vjschr. Zahnheilk. **2**, 24—44, 181—201, 278—306 (1886). — **Freisfeld, H.:** Über die Kaumuskulatur des menschlichen Neugeborenen. Vjschr. Zahnheilk. **43**, 552 (1927). — **Freudenberg, E. u. P. György:** Der Verkalkungsvorgang bei der Entwicklung des Knochens. Erg. inn. Med. **24**, 17—28 (1923). — **Frey, H.:** Handbuch der Histologie und Histochemie des *Menschen*, 2. Aufl. Leipzig: Wilh. Engelmann 1867. — **Frey, L.:** Os. Dents. Calcification et décalcification. Déductions pathologiques. Revue de Stomat. **29**, 658; **30**, 1—25, 65—88 (1927 u. 1928). — **Friant, M.:** (a) Note préliminaire sur les dents tubulées des *rongeurs* et leur explication. Archives d'Anat. **13**, 255—268 (1931). (b) L'état de la dention de l'ours blanc (*Ursus Thalassarctos maritimus*), nouveauné. Bull. Assoc. Anat. **27**, 291—300 (1932a). (c) L'influence de la grandeur du corps sur la morphologie dentaire chez les *mammifères*. C. r. Acad. Sci. Paris **194**, 482—483 (1932b). (d) L'abrasion des molaires in utero chez les *rongeurs* de la famille des *caviidés*. C. r. Acad. Sci. Paris **194**, 1980—1981 (1932c). (e) Contribution a l'étude de la differenciation des dents jugales chez les mammifères. Essai d'une théorie de la dentition. Préface de R. ANTHONY. Publ. Mus. nation. Hist. natur. **1933** Paris, No 1. — **Fridrichovsky, J.:** Zur Histologie der Dentikel. Z. Stomat. **25**, 124—157 (1927). — **Friedeberg, H.:** (a) Die Hypoplasie des Schmelzes in makroskopischer und mikroskopischer Darstellung. Österr. Vjschr. Zahnheilk. **36**, 214—229 (1920). (b) Schmelzuntersuchungen mit weißem und ultraviolettem Licht. Dtsch. Mschr. Zahnheilk. **39**, 680—689 (1921). (c) Die Untersuchung der Schmelzdentingrenze mit dem Opakilluminator. Dtsch. Mschr. Zahnheilk. **40**, 57—59 (1922). — **Fritsch, C.:** (a) Untersuchungen über den Bau und die Innervierung des Dentins. Arch. mikrosk. Anat. **84**, 307—320 (1914). (b) Zur Frage über den Bau des normalen Zahnbeins. Dtsch. Mschr. Zahnheilk. **35**, 96—99 (1917). — **Fuchs, H. L.:** (a) Zur Entwicklungsgeschichte der Zahnform und deren Anwendung auf das *Primaten*gebiß. Dtsch. Mschr. Zahnheilk. **32**, 21—44 (1914). (b) Zur Stammesgeschichte des *Primaten*gebisses. Dtsch. Mschr. Zahnheilk. **39**, 669—671 (1921). — **Funaoka, S.:** Untersuchungen über die transmikroskopische Struktur des Lebewesenskörpers, I. und II. Acta Scholae med. Kioto **9**, 37—39, 41—43 (1926). — **Fürbringer:** Band I von GEGENBAURs Anatomie des *Menschen*, 8. Aufl. Leipzig 1909. — **Furrer, B.:** Die Verkalkungszonen bei der Dentinkaries. Schweiz. Mschr. Zahnheilk. **32** (1922).

Gabriel, S.: Chemische Untersuchungen über die Mineralstoffe der Knochen und Zähne. Z. physiol. Chem. **18**, 257—263 (1894). — **Gaini, B.:** Calcificazione della polpa del denta e dentina secondaria. Arch. ital. Anat. **27**, 549—568 (1930). — **Galippe:** Recherches d'anatomie normale et pathologique sur l'appareil dentaire de l'éléphant. J. d'Anat. **4**, 285—343 (1891). — **Gantz, S. J. Z.:** Studies of the foetal development of the human jaws and teeth. Dent. Cosmos **64**, 131—240 (1922). — **Ganzer, H.:** Die physiologische Injektion zum Studium der Histogenese des Zahnschmelzes. Anat. Anz. **28**, 436—442 (1906). — **Gassmann, Th.:** (a) Chemische Untersuchungen der Zähne, I. Teil. Hoppe-Seylers Z. **55**, 455—465 (1908).

(b) Chemische Untersuchungen der Zähne, II. Teil. Hoppe-Seylers Z. **63**, 397—400 (1909). (c) Die Darstellung eines dem Apatit-Typus entsprechenden Komplexsalzes und seine Beziehungen zum Knochenbau. Hoppe-Seylers Z. **83**, 403—408 (1913). (d) Bemerkungen zu der Arbeit „Innere Sekretion in Beziehung zur Kieferbildung und Zahnentwicklung" von Dr. med. Kranz usw. Dtsch. Mschr. Zahnheilk. **32**, 433—435 (1914). — Gaudry, A.: Les enchaînements du monde animal dans les temps géologiques; etc. Paris 1878. — Gebhardt: Vergleichende Untersuchungen über die Zahl der Dentinkanälchen am bleibenden Gebiß. Inaug.-Diss. Frankfurt a. M. 1922. — Gebhardt, W.: (a) Über den funktionellen Bau einiger Zähne. Arch. Entw.-Mechan. **10**, 135—360 (1900). (b) Ein interessantes Bildungsgesetz (*Elefanten*stoßzahn). Anat. Anz. **29**, Erg.-H., 218—256 (1906). (c) Über das älteste bekannte Vorkommen von Knochengewebe *(Plakodermen)*. Verh. anat. Ges. Würzburg 1907, 72—90. — Gegenbaur, C.: (a) Vergleichende Anatomie der *Wirbeltiere*, Bd. 1. Leipzig: Wilh. Engelmann 1898. (b) Vergleichende Anatomie der *Wirbeltiere* usw., Bd. 2 (Zähne: S. 277—285). Leipzig: Wilh. Engelmann 1901. — Gerlach, H.: Altersveränderungen am Zahnbein, II. Die Calciumverteilung im Zahnbein und ihre Verschiebung mit zunehmendem Alter. Gegenbaurs Jb. **65**, 481—496 (1930). — Giannelli, L.: Contributo allo studio dello sviluppo della dentina. Monit. zool. ital. **42**, 203—208 (1931). — Godon: Betrachtungen über die mechanische Wirkung des Kiefers und die Anwendung auf die praktische Zahnheilkunde. Z. zahnärztl. Orthop. 1907, H. 6, 10, 11, 12; 1908, H. 1 (1907—08). — Goffung, E. M.: Zur Frage über das aktive Mesenchym der Pulpa. Dtsch. Mschr. Zahnheilk. **46**, 1260—1267 (1928). — Goldberg, F.: Die Bedeutung der Interglobularräume. Dtsch. Mschr. Zahnheilk. **42**, 461—468 (1924). — Göllner, L.: (a) Über Schmelztropfen. Dtsch. Mschr. Zahnheilk. **46**, 225—240 (1928). (b) Über die Entwicklung des Schmelzgewebes, Teil I. Dtsch. Mschr. Zahnheilk. **48**, 1336—1355 (1930). — Gońka: Sur l'origine de certains kystes de la muqueuse des gencives. Arch. polonaises Sci. biol. et méd. **1**, 1—5 (1901). — Goodrich, E.: *Vertebrata craniota. Cyclostomes* and *fiches*. A treatise on Zoology by Ray Lankester, Part. IX. 1909. — Goodsir: On the origin and development of the pulp and sacs of the human teeth. Edinburgh med. J. 1838. — Gordon, M. A. u. M. E. Jörg: Die sensible Innervation des menschlichen Dentins. Bol. Inst. Clin. quir. Univ. Buenos Aires **9**, No 73, 18—31 (1933). — Gorup Besanez, E. F. v.: Lehrbuch der physiologischen Chemie, 3. Aufl. Braunschweig: F. Vieweg 1874. — Göttlich, S. F.: Over het glazuurorgan van de molaar van de witte muis voor de doorbraak. Tijdschr. Tandheelk. **32**, H. 6 (1925). — Gottlieb, B.: (a) Die vitale Färbung der kalkhaltigen Gewebe. Anat. Anz. **46**, 179—194 (1914). (b) Untersuchungen über organische Substanzen im Schmelz. Vjschr. Zahnheilk. **31**, 19—33 (1915). (c) Schmelzhypoplasie und Rachitis. Vjschr. Zahnheilk. **36**, H. 2 (1920a). (d) Zur Ätiologie und Therapie der Alveolarpyorrhöe. Österr. Z. Stomat. **18**, 59—82 (1920b). (e) Der Epithelansatz am Zahne. Dtsch. Mschr. Zahnheilk. **39**, 142—147 (1921a). (f) Histologische Befunde an umgelegten Wurzeln. Ein weiterer Beitrag zur Lehre vom „Schutzzement". Z. Stomat. **19**, 1—14 (1921b). (g) Ätiologie und Prophylaxe der Zahnkaries. Österr. Z. Stomat. **19**, 129—152 (1921c). (h) Zementexostosen, Schmelztropfen und Epithelnester. Österr. Z. Stomat. **19**, 515—526 (1921d). (i) Histologische Untersuchung einer geheilten Zahnfraktur. Z. Stomat. **20**, 286—301 (1922a). (k) Die Paradentalpyorrhöe der *Ratten*molaren. Vjschr. Zahnheilk. **38**, 273—291 (1922b). (l) Die diffuse Atrophie des Alveolarknochens. Weitere Beiträge zur Kenntnis des Alveolarschwundes usw. Z. Stomat. **21**, 195—262 (1923). (m) „Die Behandlung der sog. Alveolarpyorrhöe usw." Randbemerkungen zu dem unter diesem Titel erschienenen Buche von Professor Dr. Robert Neumann, Berlin. Z. Stomat. **22**, 458—473 (1924a). (n) Ein Fall von scheinbarer Verkürzung eines oberen seitlichen Schneidezahnes. Z. Stomat. **22**, 501—508 (1924b). (o) Die Appositions- und Resorptionsvorgänge an Knochen und Zähnen. Z. Stomat. **23**, 375—379 (1925a). (p) „Die Veränderungen der Zähne und Kiefer bei experimenteller *Hunde*rachitis." Bemerkungen zu der unter diesem Titel erschienenen Arbeit von W. Bauer. Z. Stomat. **23**, 554—558 (1925b). (q) Paradentalpyorrhöe und Alveolaratrophie. Fortschr. Zahnheilk. **2**, 363 (1926). (r) Paradentalpyorrhöe und Alveolaratrophie. Fortschr. Zahnheilk. **3**, 366—407 (1927). (s) Paradentalpyorrhöe und Alveolaratrophie. Fortschr. Zahnheilk. **4**, 398—433 (1928). (t) Paradentalpyorrhöe und Alveolaratrophie. Fortschr. Zahnheilk. **6**, 350—360 (1930). — Gottlieb, B. u. E. Greiner: Der histologische Bau der *Meerschweinchen*molaren und ihres Befestigungsapparates. Z. Stomat. **21**, 565—580 (1923). — Gottlieb, B. u. B. Orbán: Die Veränderungen der Gewebe bei übermäßiger Beanspruchung des Kiefers. Leipzig: Georg Thieme 1931. — Gräff, S.: (a) Zur Frage der Entstehung der Lamellen und Büschel des Zahnschmelzes. Verh. dtsch. path. Ges. 1922 (Verslg in Jena). (b) Zur Orthologie und Pathologie des Schmelzes. Paradentium **1**, 40—41 (1929). — Grandi, G.: Ricerche sperimentali sui risentimenti pulpari e periodontali determinati da iniezioni plessiche di novochina-adrenalina a scopo anestetico. Nuova Rass. Odontoiatr. 1929, No 10. — Grasset, L.: Recherches sur la distribution mathématique des prismes de l'émail dentaire. Internat. Mschr. Anat. u. Physiol. **8**, 65—78 (1891). — Grawitz, P.: Die epithelführenden Zysten der Zahnwurzeln. Greifswald 1906. — Green, H. L.: A description of the egg tooth of *Ornithorhynchus*, together with some note on the development of the palatine processes of the premaxillae. J. of Anat. 64, 512—522 (1930). — **Gregory, W. K.:** (a) The origin and evolution of the human dentition. A Paläontological review. J. dent. Res. 2, Nr 1/4; 3, Nr 1 (1920—21). (b) Palaeontology of the human dentition. Pt. II. Ten structural stages in the evolution of the cheek teeth. Internat. J. of Orthodont. etc. 12, 1038—1042 (1926). (c) A half century of trituberculy. The COPE-OSBORNE theory of dental evolution etc. Proc. amer. philos. Soc. 73 (1934). — **Gregory, W. K. and M. Hellman:** The crown patterns of fossil and recent human molar teeth and their meaning. Natural history 26, 300—309 (1926). — **Greiner, E.:** (a) Ein Fall von überzähligen Schneidezähnen. Z. Stomat. 19, 745—750 (1921). (b) Zur Entwicklungsgeschichte des Gebisses von *Tarsius spectrum*. Z. Anat. 89, 102—122 (1929). — **Greve, H. Chr.:** (a) Chronologische Geschichte der Anatomie der Zähne bis zu Beginn des 19. Jahrhunderts. Dtsch. Mschr. Zahnheilk. 33, 418—432 (1915). (b) Gedanken und Betrachtungen über das „Problem der Entstehung der Zahnform" im Anschluß an die gleichnamige Arbeit von Prof. Dr. AICHEL in Kiel. Dtsch. Mschr. Zahnheilk. 35, 129—145 (1917a). (c) Ein Beitrag zur Entstehungsgeschichte der überzähligen Zähne. Dtsch. Mschr. Zahnheilk. 35, 385—389 (1917b). (d) Paradentale Erkrankungen. Dtsch. Zahnheilk. 1920. (e) Besprechung der Arbeit: ADLOFF „Über das Problem der Entstehung der Zahnform". Anat. Anz. 53 (1920). Dtsch. Mschr. Zahnheilk. 39, 350—351 (1921). (f) Granulom-Studien. Dtsch. Mschr. Zahnheilk. 44, 97—107 (1926). — **Greve, Karl:** Der Heilverlauf von einfachen und komplizierten Unterkieferfrakturen usw. Dtsch. Zahnheilk. 1927, H. 67. — **Grieb, A. W.:** Zur Frage über den Wechsel der Schlundzähne bei den *Karpfenfischen*. Anat. Anz. 73, 366—374 (1932). — **Grieves, C.:** The effect of defective diets on teeth. J. amer. med. Assoc. 79, 1567—1573 (1922). — **Grohs, R.:** (a) Veränderung der Schmelzepithelien während der Entwicklung und beim Durchbruch des Zahnes. Z. Stomat. 25, 328—346 (1927). (b) Embryonale Epithelreste und Zysten in der Medianebene des Oberkiefers. Z. Stomat. 32, H. 14 (1934). — **Groß, H.:** (a) Zur Genese der vertieften Zahnfleischtasche. Paradentium 2, 70 (1930). (b) Histologische Untersuchungen über das Wachstum der Kieferknochen beim *Menschen*. Dtsch. Zahnheilk. 1934, H. 89. — **Grosser, P.:** Körperliche Geschlechtsunterschiede im Kindesalter. Erg. inn. Med. 22, 211—244 (1922). — **Grove, C. J.:** Nature's method of making perfect root fillings following pulp removal, with a brief consideration of the development of secondary cementum. Dent. Cosmos 63, 968—982 (1921). — **Gubler, W.:** Zur Frage der orthodontisch verursachten Wurzelresorption. Schweiz. Mschr. Zahnheilk. 1931, 1011. — **Guillot, N.:** Recherches sur la genèse et l'évolution des dents et des machoires. Ann. des Sci. natur., IV. s. Zool. 9 (1858). — **Günther, H.:** Die konstitutionelle Morphologie des menschlichen Gebisses. Erg. Path. 29, 145—304 (1934). — **Gutheim:** Untersuchungen über die Vorgänge beim Zahnwechsel. Gießen 1871. — **Gysi, A.:** (a) An attempt to explain the sensitiviness of dentin. Brit. J. dent. Sci. 43, 865—868 (1900a). (b) Ein Fall von Selbsthilfe einerl erkrankten Pulpa. Schweiz. Vjschr. Zahnheilk. 10, 254 (1900b). (c) Versuch zur Erklärung der Empfindlichkeit des Dentins. Schweiz. Vjschr. Zahnheilk. 11, 3—8 (1901).

Hagenbusch, B.: Untersuchung über die Zahl der Dentinkanälchen. Dtsch. Mschr. Zahnheilk. 49, 513—518 (1931). — **Hamarsten, O.:** Lehrbuch der physiologischen Chemie, 6. Aufl. Wiesbaden: J. F. Bergmann 1907. — **Hanazawa, Kanae:** (a) Eine Studie über den genauen Bau des Dentins usw. Vjschr. Zahnheilk. 39, 289—340 (1923a). (b) Eine histologische Studie über die Karies des Dentins. Vjschr. Zahnheilk. 39, 417—488 (1923b). **Hanke, M. T.:** The relation of diet to dental disorders. Amer. J. Physiol. 90, 376—377 (1929). — **Hannover, A.:** Die Entwicklung und der Bau des *Säugetier*zahnes. Nova acta Akad. Caes. Leop. natur. curiorum 25 II, 902 (1856). — **Hansen, F. C. C.:** Über die Genese einiger Bindegewebsgrundsubstanzen. Anat. Anz. 16 (1899). — **Hansen, Heinrich:** Anatomie und Entwicklung der *Zyklostomen*zähne unter Berücksichtigung ihrer phylogenetischen Stellung. Jena. Z. Naturwiss. 56, 85—118 (1919). — **Harrison, H. S.:** The development and succession of teeth in *Hatteria punctata*. Quart. J. microsc. Sci. 44, 161 (1901). — **Harting:** On the artificial production of some of the principal calcareous formations. Quart. J. microsc. Sci., N. s. 12, 118—123, 390—391 (1872). — **Hasenfratz, V. and H. Neuville:** Sur la composition chimique de quelques dentines (*Elephas, Hippopotamus, Phacochoerus, Physeter*). Archives d'Anat. 13, 129—140 (1931). — **Hassal, A.:** The microscopical anatomy of the human body. Deutsch. von KOHLSCHÜTTER. Leipzig 1852. — **Hasskó, A.:** Der Zahnwechsel, das Milchgebiß und der Unterkiefer-Balkenbau des *Orang-Utan*. Állat. Közl. 27, 131—143 (1930). — **Hattyasy, D.:** Zur Frage der Hartsubstanzneubildung in der Pulpa, zugleich ein Beitrag zur Frage „dens in dente". Z. Stomat. 31, 1118—1126 (1933). — **Häupl, K.:** (a) Mikroskopische Befunde bei Gingivitis marginalis und bei den durch sie bedingten Veränderungen der Alveolarkuppe, nebst einigen Bemerkungen zur Frage der sog. Alveolarpyorrhöe. Vjschr. Zahnheilk. 41, 1—48 (1925). (b) Zur Pathogenese der Paradentitis profunda. Vjschr. Zahnheilk. 42, 377, 544 (1926). (c) Kritische Bemerkungen zur „Schmutzpyorrhöe", „Paradentalpyorrhöe" und „Alveolaratrophie" und Erwiderung der hauptsächlichsten Einwendungen gegen die marginale Paradentitis und ihre Folgewirkungen.

Vjschr. Zahnheilk. 44, 122—143, 197—228 (1928). (d) Über funktionell-mechanisch und traumatisch verursachte Gewebsveränderungen im Paradentium. Paradentium 3, 89—94 (1931). — Häupl, K. u. W. Bauer: Über die apikale Paradentitis. Z. Stomat. 27, 275—312 (1929). — Häupl, K. u. F. J. Lang: (a) Die marginale Paradentitis. Berlin: H. Meusser 1927a. (b) Marginale Paradentitis. Entgegnung auf die Randbemerkungen B. Orbáns. Z. Stomat. 25, 1110—1122 (1927b). — Hausamann, H.: Untersuchungen über die erste Anlage des Wiederkäuergebisses. Dtsch. Vjschr. Zahnheilk. 18, 29—41 (1878). — Häusele, F.: Über den Schmelz von Beuteltieren. (Zahnstudie IX.) Z. Zellforsch. 16, 484 bis 496 (1932). — Head, J.: Enamel softening and rehardening as a factor in erosion. Dent. Cosmos 52, 46 (1910). — Hecht, H.: Über die Vorgänge, die sich bei der künstlichen Regulierung der Zähne in dem Alveolarfortsatz abspielen. Korresp.bl. Zahnärzte 1900. — Heddema, E. H.: Der Zusammenhang von Veränderungen des Zahnfleischwalles und Veränderungen in den tieferen Teilen des Paradentiums mit besonderer Berücksichtigung der Alveolarpyrrhöe. Dtsch. Mschr. Zahnheilk. 44, 513—542 (1926). — Heincke, F.: Untersuchungen über die Zähne niederer Wirbeltiere. Z. Zool. 23, 495—591 (1873). — Heitzmann, C. and C. F. Bödecker (sen.): Contributions to the history of development of the teeth. Independ. Practition. 8, 9 (1887—88). — Held, H.: Über die Bildung des Schmelzgewebes. Z. mikrosk.-anat. Forsch. 5, 668—687 (1926). — Hellner, E.: Pathologische und röntgenologische Untersuchungen über die Pulpaamputation. Z. Stomat. 28, 742—774, 855—870 (1930). — Henle, J.: Allgemeine Anatomie. Leipzig: L. Voss 1841. — Hennig, E.: Die Entstehung des Säugetierzahns und die Paläontologie. Naturwiss. Wschr., N. F. 18, 745—751 (1920). — Hennig, W.: Beschreibung der Zahnleiste in einem Unterkiefer von Caiman sclerops. Gegenbaurs Jb. 68, 487—495 (1931). — Henschen, C., R. Straßmann u. R. Bucher: Ergebnisse röntgenspektrographischer Untersuchungen am Knochen. I. Mitt. Dtsch. Z. Chir. 236, 485—514 (1932). — Heringa, G. C. and H. A. Lohr: Over de kollagene fibrillen, hun onstaan, structuur en rangschikking. Verslg. Akad. Wetensch. Amsterd., Wis-en natuurkd. Afd. 33 (1924). — Hermann: (a) Einiges über die Vorgänge bei der 2. Zahnung. Diss. Halle 1869. (b) Die harten Zahngewebe der Vertebraten unter besonderer Berücksichtigung der Schmelz-Dentin-Streitfrage der Selachierzähne. Korresp.bl. Zahnärzte 48, 16, 30, 58 (1922). — Herpin, A.: (a) Considérations sur l'évolution des tissus dentaires et des dents. Revue de Stomat. 30, 261—269 (1928). (b) Anatomie comparée: Les dents des lémuriens. Revue de Stomat. 32, 905—911 (1930). (c) Note sur la morphogénèse des dents. Revue de Stomat. 33, 211—215 (1931a). (d) Les dents des lémuriens. Revue de Stomat. 33, 541—552 u. 588—598 (1931b). (e) Des actions mécaniques dans la morphogénèse des dents. Bull. Assoc. Anat. Paris 27, 358—361 (1932). — Herpin, A. and R. Dieulafé: De la denture temporaire. Bull. Assoc. Anat. Paris 1929, 302—305. — Hertwig, O.: Über Bau und Entwicklung der Placoidschuppen und der Zähne der Selachier. Jena. Z. Naturwiss. 8, 331—404 (1874a). (b) Über das Zahnsystem der Amphibien usw. Arch. mikrosk. Anat. 11, Suppl.-H., 1—208 (1874b). — Hertz, H.: Untersuchungen über den feineren Bau und die Entwicklung der Zähne. Virchows Arch. 37, 272—322 (1866). — Heß, W.: (a) Zur Anatomie der Wurzelkanäle des menschlichen Gebisses usw. Schweiz. Vjschr. Zahnheilk. 47, 1 (1917). (b) Zur Frage der Wurzelramifikationen. Österr.-ung. Vjschr. Zahnheilk. 35 (1919). — Hesse, G.: (a) Zur Frage der Resorption der Milchzahnwurzeln. Dtsch. Mschr. Zahnheilk. 29, 793—804 (1911). (b) Über persistierende Milchzähne bei unterzähligen Gebissen, zugleich ein Beitrag zur Frage, ob die Pulpa Zement bildet. Dtsch. Mschr. Zahnheilk. 39, 161—179 (1921). — Hjelmman, G.: Über das Carabellische Höckerchen und dessen Vorkommen an den oberen Mahlzähnen der Finnen. Finska Tandläk.sällsk. Förh. 1929, Nr 39. — Hinton, M. A. C.: The dental formula of the Muridae, with especial reference to the „mp. 4 Theory". Ann. nat. Hist. 11, 162—170 (1923). — Hirose, O.: The X-ray examination of anatomic inner structure of various tissues. Biophysics 2, 9—18 (1927). — Hintzsche, E. u. M. Baumann: Beitrag zur Histochemie der Zahnentwicklung. Z. mikrosk.-anat. Forsch. 32, 333—352 (1933). — Hochstetter, F.: Beiträge zur Entwicklungsgeschichte des menschlichen Gaumens. Gegenbaurs Jb. 77, 179—272 (1936). — Hoehl, E.: Beitrag zur Histologie der Pulpa und des Dentins. Arch. f. Anat. 1896, 31—54. — Hoffmann, Hilde: Beiträge zur Entwicklung der Zähne von Lepus cuniculus. Z. mikrosk.-anat. Fortschr. 2, 366—390 (1925). — Hofmann: Lehrbuch der Zoochemie, 1883. — Hohl: (a) Knochenkörperchen mit eigentümlichen Kapseln in der Zahnpulpa usw. Arch. mikrosk. Anat. 2, 349—350 (1866). (b) Über Zahnfrakturen. Dtsch. Vjschr. Zahnheilk. 10, 181—192 (1870). — Hohlbaum, J.: Beiträge zur Kenntnis der Epithelkörperchenfunktionen. Beitr. path. Anat. 53, 91—104 (1912). — Höjer, A. u. G. Westin: Skorbut der Kiefer und Zähne beim Meerschweinchen. Eine histopathologische Studie. Vjschr. Zahnheilk. 40, 247—261 (1924). — Hollaender, L.: Die Anatomie der Zähne des Menschen und der Wirbeltiere sowie deren Histologie und Entwicklung nach Ch. S. Thome' Manual of dental anatomy etc. bearbeitet von H. L. Berlin: August Hirschwald 1877. — Hopewell Smith, A.: (a) Pyorrhöa alveolaris. Dent. Cosmos 53, 397, 981 (1911). (b) Normal and pathological histology of the mouth. Philadelphia: Blakistons Son 1918. (c) Some observations on the histology, physiology and pathology of the dental pulp. Proc. roy. Soc. Med. **16**, sect. odont., 58—71 (1923). (d) The non-innervation of dentin. Proc. roy. Soc. Med. **17**, sect. odont., 63—79 (1924). (e) Concerning human enamel: facts, explanations and applications. Dent. Cosmos **69**, 360—380 (1926). (f) Evidences against the theory of the metabolic properties of human enamel. Proc. roy. Soc. Med. **24**, 1598—1599 (1931). — **Hopewell Smith, A.** and **H. W. M. Tims:** Tooth-germs in the *Wallaby*. Proc. zool. Soc. Lond. **1911**. — **Hopff, R. J.:** Effets de la section du nerf dentaire inférieur chez le lapin. C. r. Soc. Biol. Paris **91**, No 20, 25 (1924). — **Hoppe, F.:** (a) Über die Gewebselemente der Knorpel, Knochen und Zähne. Virchows Arch. **5**, 170—188 (1853). (b) Untersuchungen über die Constitution des Zahnschmelzes. Virchows Arch. **24**, 13—32 (1862). — **Hoppe-Seyler, F.** (= **Hoppe, F.**): Physiologische Chemie. Berlin 1881. — **Howe, P.:** Dental hygiene. Dent. Sci. J. Austral. **3**, 558 (1931). — **Hoyer, H. u. J. Babik:** Über Zähne von *Säugetieren* mit an der Krone offenen Pulpahöhlen. Bull. internat. Acad. Sci. pol. B **1924**, 445. — **Huber, G. C.:** Die Innervation der Zahnpulpa. Korresp.bl. Zahnärzte **28**, 2—19 (1899). — **Huber, Joseph:** Der Faserverlauf des Periodontiums und seine Entwicklung im Milch- und im bleibenden Gebiß, dargestellt an einem unteren Schneidezahn der *Katze*. Z. Anat. **90**, 64—114 (1929). — **Hübner, O.:** Überzählige Zähne bei *Anthropomorphen*. Z. Stomat. **28**, 397—408 (1930). — **Hueck, W.:** Über das Mesenchym. Beitr. path. Anat. **66** (1920 . — **Hunter, J.:** Natural history of the human teeth etc. London 1771. (In deutscher Übersetzung Leipzig 1780.) — **Huxley, Th. H.:** (a) On the development of the teeth and on the nature and import of NASMYTH's „Persistent capsule." Quart. J. microsc. Sci. **1**, 149 bis 164 (1853). (b) On the enamel and dentine of the teeth. Quart. J. microsc. Sci. **3**, 127—130 (1855). (c) Besprechung einer Arbeit von A. HANNOVER. Quart. J. microsc. Sci. **5**, 166—171 (1857). (d) On the application of the laws of evolution to the arrangement of the *Vertebrata* and more particularly of the *Mammalia*. Proc. zool. Soc. Lond. **1880**.

Ihde: Über angebliche Zahnanlagen bei *Vögeln*. Arch. mikrosk. Anat. **79**, 247—275 (1912). — **Ikuta, Nobuyasu:** On the relation between endocrine organs and the development of teeth. Acta medicin. Keijo **11**, 35—45 (1928). — **Imbert:** Ist der menschliche Schmelz lebend oder tot? Übersetzung des Titels nach Ref. in Dtsch. Mschr. Zahnheilk. **45**, 177 (1927). Semaine dent. **1926**, H. 4. — **Imms, A. D.:** On the oral and pharyngeal denticles of elasmobranch *fishes*. Proc. zool. Soc. Lond. **1905** I, 41—49. — **Iselin, H.:** Wachstumshemmung infolge Parathyreoidektomie bei *Ratten*. Dtsch. Z. Chir. **93**, 494—500 (1908). — **Iszlai:** Diskussionsbemerkung. Verh. internat. med. Kongr. Berlin **5**, 14. Abt., 21—22 (1891). — **Izard, G.:** Modifications de l'arcade dentaire chez l'homme, au cours de la croissance. Revue de Stomat. **28**, 449—474 (1926).

Jacobshagen, E.: Placoidorgane und *Selachier*zähne. Kritik der morphologischen Herleitung von Zement und Knochen nach O. HERTWIG. Anat. Anz. **57**, Erg.-H., 174—179 (1923). — **Jacoby, M.:** Die Hornzähne der *Cyclostomen* nach Untersuchungen an *Myxine glutinosa*, *Petromyzon fluviatilis* und *marinus*. Arch. mikrosk. Anat. **43**, 117—148 (1894). — **Jaekel, J.:** Über *Menaspis armata* Ewald. Sitzgsber. Ges. naturforsch. Freunde Berl. **1891**, 115—131. — **James, W. W.:** A preliminary note on the eruption of the teeth. Proc. roy. Soc. Med. **2**, odont. sect. 121—144 (1909). — **Jasswoin, G. W.:** (a) Über die Histogenese der Dentingrundsubstanz der *Säugetiere*. Arch. mikrosk. Anat. u. Entw.mechan. **102**, 291—310 (1924a). (b) On the structure and development of the enamel in mammals. Quart. J. microsc. Sci. **69**, 97—118 (1924b). (c) Über den Mechanismus des Zahndurchbruches auf Grund morphologischer Untersuchung. Anat. Anz. **67**, 381—387 (1929). (d) Beiträge zur vergleichenden Histologie des Blutes und des Bindegewebes. X. Über die Genese einiger Grundsubstanzen. Z. mikrosk.-anat. Forsch. **32**, 469—505 (1933a). (e) Beiträge zur Biologie der Zahnpulpe. Dtsch. Mschr. Zahnheilk. **51**, 117—118 (1933b). — **Jasswoin, G. W. u. J. A. Mechteis:** Beiträge zur Biologie der Zahnpulpe. I. Über die Elemente des reticulo-endothelialen Systems im Zahne (und in dessen Nachbargeweben). Dtsch. Mschr. Zahnheilk. **51**, 118—130 (1933). — **Jodlbauer:** Über den Fluorgehalt der Knochen und Zähne. Z. Biol. **44**, 259—267 (1903). — **Joest, E.:** (a) Odontologische Notizen. Berl. tierärztl. Wschr. **1915** I. (b) Handbuch der speziellen pathologischen Anatomie der *Haustiere*, Bd. 1. Berlin 1926. — **Jones, M. R. u. F. V. Simonton:** Changes in the alveolar process about the teeth in *dogs* on experimental diets. Proc. Soc. exper. Biol. a. Med. **23**, 734—739 (1926). — **Jonge Cohen, Th. E. de:** (a) Die Nomenklatur in der Zahnanatomie. Dtsch. Mschr. Zahnheilk. **36**, 218—219 (1918). (b) Die Kronenwurzelgrenze der unteren Zähne. Wien. Vjschr. Zahnheilk. **35**, 138—156 (1919). (c) Die Kronen-Wurzelgrenze der unteren Zähne. Arb. anat. Inst. **58**, 193—212 (1920a). (d) Die Kronenstruktur der unteren Prämolaren und Molaren. Dtsch. Zahnheilk. **1920** b, H. 43, 8—82. (e) Gebißreduktionen im Lichte normaler und pathologischer Anatomie. Dtsch. Mschr. Zahnheilk. **44**, 358—366 (1926). (f) MÜHLREITERs Anatomie des menschlichen Gebisses, 5. Aufl. Leipzig: Artur Felix 1928. (g) Einige Betrachtungen anläßlich der Untersuchungen GOTTARDIS. Anat. Anz. **71**, 353 bis 367 (1931a). (h) Ein neuer Beitrag zur Morphogenese des „Dens in dente". Z. Anat. **96**, 215—219 (1931b). (i) Maximal-, Minimal- und Mittelwerte der mediodistalen Dimensionen der postcaninen Zähne des menschlichen Gebisses. Z. Anat. **99**, 324—337 (1932a).

(k) Gebißreduktionen im Lichte normaler und pathologischer Anatomie. Anat. Anz. 74, 369—379 (1932b). (l) Rückbildung der Schneidezähne im Ober- und Unterkiefer. Proc. roy. Acad. Amsterd. 35, 1161—1165 (1932c). (m) Die Höckerformation der postcaninen unteren Zähne usw. Anat. Anz. 74, 141—153 (1932d). (n) Molarisation der oberen Prä-molaren beim *Menschen*. Z. Anat. 100, 819—823 (1933). — Jordan, H. E.: (a) Further evidence concerning the function of osteoclasts. Anat. Rec. 20, 281—292 (1921a). (b) The comparative histology of the enamel of the mammalian tooth, with special reference to its blood supply. Amer J. Anat. 29, 379—405 (1921b). (c) The significance of the blood vessels within the enamel organ of the molar teeth of the *albino rat*. Anat. Rec. 25, 291—300 (1923). — Josefson, A.: Dentition und innere Sekretion. Neur. Zbl. 30, 834—840 (1911). — Jung, F. T. u. W. G. Skillen: Effects of thyroparathyroidectomy on the teeth of the *rat*. Proc. Soc. exper. Biol. a. Med. 26, 598—600 (1929). — Junghenn, F.: Die Darstellung der Pulpa und ihrer Ramifikationen bei menschlichen Zähnen. Erg. Zahnheilk. 7, 106—129 (1924). — Jungner, H.: Beitrag zur Frage von der Kittsubstanz der Schmelzprismen. Nord. Tandläkaretidskr. 1905, 319—326. — Jurjewa, E.: Die Nervenendigungen im Zahnfleisch des *Menschen* und der *Säugetiere*. Fol. neurobiol. 7, 772—780 (1913).

Kaas: Drei Fälle von vollständiger Ausfüllung der Pulpahöhle durch Dentinneubildung bei jugendlichen Zähnen. Österr.-ung. Vjschr. Zahnheilk. 22, H. 1 (1906). — Kadanoff, D.: (a) Die Innervation des Zahnfleisches beim *Menschen*. Z. Zellforsch. 6, 637—646 (1928). (b) Die Nerven und Nervenendigungen in der Zahnwurzelhaut des *Menschen*. Verh. physik. med. Ges. Würzburg 54, 27—32 (1929). — Kadner, A.: Entwicklungsgeschichte und Histo-genese. Fortschr. Zahnheilk. 2, 761—772 (1926). — Kallhardt, O.: Beiträge zum Durchbruch der bleibenden Zähne. Österr.-ung. Vjschr. Zahnheilk. 20, 7 (1904). — Kantorowicz, F. A.: (a) Über den Bau und die Entstehung der Schmelztropfen. Dtsch. Mschr. Zahnheilk. 22, 17—23 (1904). (b) Zur Histogenese des Dentins, insbesondere des Ersatzdentins. Dtsch. Mschr. Zahnheilk. 28, 545—564 (1910a). (c) Histologische Befunde an retinierten Zähnen. Dtsch. Mschr. Zahnheilk. 28, 809 (1910b). (d) Bakteriologische und histologische Studie über die Karies des Dentins. Dtsch. Zahnheilk. in Vorträgen 1911, H. 21. (e) Die Probleme der Zahnkaries. Erg. Zahnheilk. 3 (1912). (f) Über die Ernährung des Schmelzes. Dtsch. Mschr. Zahnheilk. 31, 925—947 (1913). (g) Klinische Zahnheilkunde, 2. Aufl. Berlin: Hermann Meusser 1927. — Kaschkaroff, D.: Materialien zur vergleichenden Morphologie der *Fische*. Vergleichendes Studium der Organisation von *Plectognathi*. Bull. Soc. Natural. Moscou, N. s. 26 (1914). — Kehrer, F. A.: (a) Über die Vorgänge beim Zahnwechsel. Zbl. med. Wiss. 1867, 737—740. (b) Über die Einschmelzung der Milchzahnwurzel bei der zweiten Dentition. Zbl. med. Wiss. 1870, 705—708. — Keil, A.: (a) Über Doppelbrechung und Feinbau des menschlichen Zahnbeins. Z. Zellforsch. 21, 635—652 (1934). (b) Über den Wandel der Doppelbrechung des Zahnschmelzes bei Entkalkung, Wärmeeinwirkung und Caries. Z. Zellforsch. 22, 633—649 (1935a). (c) Über den Feinbau der harten Zahn-substanzen nach Untersuchungen in polarisiertem Licht. Dtsch. Zahn-, Mund- u. Kiefer-heilk. 2, 741—748 (1935b). — Keller, E.: Über ein rudimentäres Epithelialorgan im prä-frenularen Mundboden der *Säugetiere*. Anat. Anz. 55, 265—285 (1922). — Kellner, E.: (a) Ein Fall von bukkaler Knickung der Wurzelspitze eines palatinal verlagerten Zahnes. Dtsch. Mschr. Zahnheilk. 44, H. 1 (1926). (b) Histologische Befunde an antagonistenlosen Zähnen. Z. Stomat. 26, 271—283 (1928). — Kerr, J. G.: The teeth of Dipnoi and their relation to the general problems of toothstructure. Dent. Rec. 1924. — Kingery, H. M.: The blood supply of the enamel organ in developing molar teeth of mammals. Amer. J. Anat. 33, 175—196 (1924). — Kingsley, N. W.: Die Anomalien der Zahnstellung. Leipzig 1881. — Kitchin, P. C.: Some observations on enamel development as shown on the mandibular incisor of the white *rat*. J. dent. Res. 13, 25—37 (1933). — Kivimäki, J.: (a) Beitrag zur Kenntnis des Vorkommens von irregulär gebautem Dentin in den Wurzeln der mensch-lichen Zähne. Ann. Acad. Scient. fenn. 31, Nr 3 (1930). Acta Inst. Anat. Univ. Helsinki 3 (1930). (b) Über die Form der Wurzelkanäle in *Affen*zähnen. Acta Inst. Anat. Helsingfors 5 (1934). — Klaatsch, N.: Zur Morphologie der *Fisch*schuppen und zur Geschichte der Hartsubstanzgebilde. Gegenbaurs Jb. 16 (1890). — Klein, Alexander: Systematische Untersuchungen über die Periodontalbreite. Z. Stomat. 26, 417—439 (1928). — Klein-sorgen, F.: Nachweis des Fehlens eines Schmelzoberhäutchens und des Vorhandenseins von Nerven in den harten Zahngeweben. Zahnärztl. Rdsch. 1906, Nr 7/8. — Klement, R. u. G. Trömel: Hydroxylapatit, der Hauptbestandteil der anorganischen Knochen- und Zahn-substanz. Hoppe-Seylers Z. 213, 263—269 (1932). — Klever, E.: Zur Kenntnis der Morpho-genese des *Equiden*bisses. Gegenbaurs Jb. 15, 308—330 (1889). — Knetschowsky, K.: Die innere Sekretion und ihre Beziehungen zu Kiefer und Zähnen. Med. dent. Diss. Breslau 1921. — Knorr, W.: Beziehungen der Beschaffenheit des Schädels zum Gebiß. Dtsch. Mschr. Zahnheilk. 40, 417—439 (1922). — Koerner, H.: Über die Beziehungen der Erkran-kungen der Zähne zu den chronischen Schwellungen der regionären Lymphdrüsen. Berlin 1897. — Köhler, J. u. B. Orbán: Ätiologische Faktoren der sog. Alveolarpyorrhöe mit be-sonderer Berücksichtigung der Überlastungslehre. Z. Stomat. 22, 136—142 (1924). —

Köhler, L. u. **Sonnenburg:** Eine neue histologische Methode zur Untersuchung der Zähne. Vjschr. Zahnheilk. **39**, 230—235 (1923). — **Kokubun, Shiro:** (a) Über die Nervenversorgung des menschlichen Zahnfleisches. Dtsch. Mschr. Zahnheilk. **47**, 881—892 (1929). (b) Beiträge zur Lehre der Fettstoffwechselstörungen der Zahnpulpa unter Berücksichtigung der Pulpagefäße. Vjschr. Zahnheilk. **47**, 139—163 (1931). — **Kölliker, A.:** (a) Handbuch der Gewebelehre des Menschen, 1. Aufl. Leipzig: Wilhelm Engelmann 1852. (b) Die Entwicklung der Zahnsäckchen der *Wiederkäuer.* Z. Zool. **12**, 455—460 (1862). (c) Handbuch der Gewebelehre, 5. Aufl. Leipzig: Wilhelm Engelmann 1867. (d) Entwicklungsgeschichte des *Menschen,* 2. Aufl. Leipzig: Wilhelm Engelmann 1879. (e) Die Verbreitung und Bedeutung der vielkernigen Zellen in Knochen und Zähnen. Verh. physik.-med. Ges. Würzburg, N. F. **2**, 243 (1872). (f) Die normale Resorption des Knochengewebes und ihre Bedeutung für die Entstehung der typischen Knochenformen. Leipzig: F. C. W. Vogel 1873. — **Kollmann, J.:** (a) Über die Schmelzoberhäutchen und die Membrana praeformativa. Sitzgsber. Akad. Wiss. München Math.-physik. Kl. **1869**, 162—180 (1869a). (b) Die Interglobularräume in der Substantia eburnea der Zähne. Sitzgsber. Akad. Wiss. München, Math.-physik. Kl. **1869**, 376 (1869b). (c) Entwicklung der Milch- und Ersatzzähne beim *Menschen.* Z. Zool. **20**, 145—235 (1869c). (d) Über die Struktur der *Elefanten*zähne. Sitzgsber. Akad. Wiss. München, Math.-naturwiss. Kl. **1871**, 242—253 (1871a). (e) Über Linien im Schmelz und Cement der Zähne. Sitzgsber. Akad. Wiss. München, Math.-naturwiss. Kl. **1871**, 302—310 (1871b). (f) Zahnbein, Schmelz und Zement. Z. Zool. **23**, 354—401 (1873). — **Kolmer, W.:** Dienen die Zähne der *Krokodilier* einer speziellen Tastfunktion? Z. Anat. **76**, 315—319 (1925). — **Koneffke, K. L.:** Das chemische Moment der Kariesätiologie in seinen salivatorischen Bedingungen. Dtsch. Mschr. Zahnheilk. **39**, 435—438 (1921). — **Koppen, H.:** Über Epithelien mit netzförmig angeordneten Zellen und über die Flossenstacheln von *Spinax niger.* Zool. Jb., Abt. Anat. **14**, 477—522 (1901). — **Korff, K. v.:** (a) Die Entwicklung der Zahnbeingrundsubstanz der *Säugetiere.* Arch. mikrosk. Anat. **67**, 1—17 (1905). (b) Die Analogie in der Entwicklung der Knochen- und Zahnbeingrundsubstanz der *Säugetiere* nebst kritischen Bemerkungen über die Osteoblasten- und Odontoblastentheorie. Arch. mikrosk. Anat. **69**, 515—543 (1906a). (c) Über die Entwicklung der Zahnbein- und Knochengrundsubstanz der *Säugetiere.* Anat. Anz. **29**, Erg.-H., 132—136 (1906b). (d) Zur Histologie und Histogenese des Bindegewebes, besonders der Knochen- und Dentingrundsubstanz. Erg. Anat. **17**, 247 bis 299 (1907). (e) Entgegnung auf die v. Ebnersche Abhandlung „Über scheinbare und wirkliche Radiärfasern des Zahnbeins". Anat. Anz. **35**, 257—280 (1909). (f) Über die Entwicklung der Elfenbeinzellen und ihre Beziehungen zur Dentingrundsubstanz. Anat. Anz. **64**, 383—395 (1928). (g) Die Zusammensetzung und Entstehung der sog. Nasmythschen Membran und der Cuticula dentis primitiva. Dtsch. Mschr. Zahnheilk. **48**, 817—830 (1930a). (h) Über das Wachstum der Dentingrundsubstanz verschiedener *Wirbeltiere.* Z. mikrosk.-anat. Forsch. **22**, 445—468 (1930b). (i) Über die Weidenreichsche Theorie von zwei verschiedenen Bildungsarten der Knochen- und Dentingrundsubstanz. Anat. Anz. **71**, 65—76 (1930c). (k) Die Entwicklung der Zahnkeime verschiedener *Wirbeltier*klassen. Z. mikrosk.-anat. Forsch. **25**, 252—291 (1931). (l) Vergleichend-anatomische Untersuchungen über die Differenzierung der Membrana praeformativa des Zahnkeimes zur Dentinanlage und über das spätere Wachstum der Dentingrundsubstanz. Erg. Anat. **29**, 586—617 (1932a). (m) Zusammensetzung und Formbildung der kompliziert gebauten Zähne. Z. mikrosk.-anat. Forsch. **29**, 561—591 (1932b). (n) Zur Histologie und Histogenese der verschiedenen Zementarten, insbesondere die Beteiligung derselben am Aufbau der kompliziert zusammengesetzten Zähne. Z. Zellforsch. **16**, 608—652 (1932c). (o) Der Zahndurchbruch mit seinen Begleiterscheinungen. Z. Zellforsch. **22**, 353—398 (1935). — **Korkhaus, G.:** (a) Die Vererbung der Kronenform und -größe menschlicher Zähne. Z. Anat. **91**, 594 (1930a). (b) Die Vererbung der Zahnstellungsanomalien und Kieferdeformitäten. I. Teil. Z. Stomat. **28**, 22—59 (1930b). (c) Ätiologie der Zahnstellungs- und Kieferanomalien. Fortschr. Orthodont. **1931**, 136. (d) Moderne orthodontische Therapie. Berlin: R. Meusser 1932. — **Korte, H.:** Beobachtungen über den feineren Bau des menschlichen Zahnbeins. (Zahnstudie, VIII.) Z. Zellforsch. **15**, 331—342 (1932). — **Kotányi, E.:** (a) Histologische Befunde an retinierten Zähnen. Z. Stomat. **22**, 747—790 (1924). (b) Histologische Befunde an Milchzahnresten. Z. Stomat. **23**, 516—521 (1925). (c) Ein weiterer klinischer Beweis des kontinuierlichen Zahndurchbruches. Z. Stomat. **28**, 1055—1957 (1930). — **Kranz, P.:** (a) Innere Sekretion, Kieferbildung und Dentition. Österr. Z. Stomat. **11**, 41—54, 89—100 (1913). (b) Die innere Sekretion als biologischer Faktor bei der Entwicklung des Skelets, speziell der Zähne der *Säugetiere.* Dtsch. Mschr. Zahnheilk. **34**, 493—520, 555—578 (1916). — **Kranz, P.** u. **R. E. Liesegang:** Zur Säuretheorie des Kalkabbaues. Dtsch. Mschr. Zahnheilk. **32**, 628—630 (1914). — **Kraus, M.:** Über die leimgebende Natur der Fasern in der Zahnpulpa. Sitzgsber. Akad. Wiss. Wien, Math.-naturwiss. Kl. III **126**, 47—61 (1917). — **Krause, W.:** Allgemeine und mikroskopische Anatomie. Hannover 1876. — **Kretschmer, E.:** Körperbau und Charakter. Berlin: Julius Springer 1926. — **Krogman, W. M.:** Studies in growth changes in the skull and face of *anthropoids.* I. The eruption of the teeth in *anthropoids* and old world *apes.*

Amer. J. Anat. 46, 303—313 (1930a). — Kromik, F.: Beitrag zur Frage der Vitalität des Schmelzes, besonders an der Schmelz-Dentingrenze an Hand von Schliffen menschlicher Zähne. Diss. Würzburg 1930. — Kronfeld, R.: (a) Spielt die Qualität der Hartsubstanzen bei der Resorption eine Rolle? Z. Stomat. 25, 1099—1109 (1927a). (b) Die Zementhyperplasien an nicht funktionierenden Zähnen. Z. Stomat. 25, 1218—1228 (1927b). (c) Einige histologische Befunde an Schafzähnen. Schweiz. Mschr. Zahnheilk. 1927c. (d) Zement und Sharpeysche Fasern. Z. Stomat. 26, 714—734 (1928). (e) Über den Ausgang traumatischer Pulpenschädigung. Z. Stomat. 27, 846—866 (1929). (f) The epithelial attachment and so-called Nasmyth's membrane. J. amer. dent. Assoc. 17, 1889—1907 (1930). — Kronfeld, R. u. R. Ullik: Brechen auch bei „wilden Tieren" die Zähne kontinuierlich durch? Z. Stomat. 26, 84—102 (1928). — Krukenberg, A.: Beitrag zur Lehre von dem Röhrensystem der Zähne und Knochen. Arch. Anat. u. Physiol. 1849, 403—424. — Kühns, C.: Untersuchung über die chemische Zusammensetzung der harten Zahnsubstanzen des Menschen in verschiedenen Altersstufen. Dtsch. Mschr. Zahnheilk. 13, 361—377 u. 450—465 (1895). — Kükenthal, W.: (a) Über den Ursprung und die Entwicklung der Säugetierzähne. Jena. — Z. Naturwiss. 26, 469—489 (1892). (b) Zur Entstehung des Gebisses des Dugong, ein Beitrag zur Lösung der Frage nach dem Ursprunge der Säugetierzähne. Anat. Anz. 45, 561—577 (1914). — Küpfer, M.: Beiträge zur Erforschung der baulichen Struktur der Backenzähne des Hausrindes (Bos taurus). Denkschr. Schweizer naturforsch. Ges. 70, Abh. 1 (1935). — Kustria, D.: Das Wachstum neuer Zähne bei alten Katern nach Verjüngungsoperationen. Z. exper. Med. 43, 201—205 (1924). — Kutěy, E.: Contribution à l'étude des fibrilles de la substance fondamentale du dentine. Public. haute école veter. Brünn R. C. S. 1922. Ref. Anat. Ber. 3, 205. — Kyle, H. M.: Über die Entstehung und Bildung der Hartsubstanz bei Fischen. Z. mikrosk.-anat. Forsch. 9, 317—384 (1927).

Laaser, P.: Die Zahnleiste und die ersten Zahnanlagen der Selachier. Diss. Jena 1903. — Lams, H.: (a) Histogénèse de la dentine et de l'émail chez les mammifères. C. r. Soc. Biol. Paris 83, 800 (1920). (b) Recherches sur la structure des partes constituantes de la dent chez les mammifères usw. Archives de Biol. 31 (1921). — Landsberger, R.: (a) Der Einfluß der Zähne auf die Entwicklung des Schädels. Arch. f. Anat. 1911. (b) Der hohe Gaumen. Arch. f. Anat. 1912. (c) Kreislauf und Kreislaufstörungen im Kiefer und Zahngewebe. Dtsch. Mschr. Zahnheilk. 31, 865—875 (1913). (d) Das zentrifugale Wachstum der Zähne. Arch. f. Anat. 1914, 206—212 (1914a). (e) Die Kürzung des Kreislaufs im Zahn- und Kiefergewebe. Dtsch. Mschr. Zahnheilk. 32, 777—783 (1914b). (f) Histologische Untersuchungen über das alveolare Wachstum in seiner Beziehung zu der Entwicklung des Zahnkeimes. Dtsch. Mschr. Zahnheilk. 41, 417—429 (1923). (g) Das Endorgan der Epithelscheide. Dtsch. Mschr. Zahnheilk. 42, 353—361 (1924). (h) Was ist im biologischen Sinne der Alveolarfortsatz? Dtsch. Mschr. Zahnheilk. 43, 735—739 (1925a). (i) Vom Wachstum des Zahnkeimes und dem der Alveole. Z. Stomat. 23, 57—61 (1925b). (k) Der makroskopische Beweis für die Einheit des Zahnorgans. Dtsch. Mschr. Zahnheilk. 44, 291—295 (1926). (l) Die organische Einheit und der Zahndurchbruch. Zahnärztl. Rdsch. 37, 1685 (1928). (m) Das Zahnorgan. Zahnärztl. Rdsch. 42, 1139 (1933). — Lang, F. J.: Zur Kenntnis des Knochenschwundes und -anbaues bei der bisher als „Alveolarpyorrhöe" bezeichneten Paradentitis. Vjschr. Zahnheilk. 39, 489—501 (1923). — Lanz, v.: Zur Entwicklung der konstruktiven Form der Wurzelhaut. Anat. Anz. 72, Erg.-H., 183—195 (1931). — Lapidus, F.: Die Ätiologie der follikulären Zysten im Lichte der Röntgenstrahlen. Z. Stomat. 26, 1096 bis 1105 (1928). — Lartschneider, J.: (a) Zweizellige Oberkieferzyste, entstanden durch zystische Entartung der beiden linken Backenzahnfollikel. Österr.-ung. Vjschr. Zahnheilk. 25, H. 2 (1909). (b) Die Zahnfollikelzysten. Z. Stomat. 25, 1137—1163 (1927). (c) Weitere Beiträge zur Kenntnis der Entstehung und des Wesens der Zahnfollikelzysten. Z. Stomat. 26, 871—882 (1928). (d) Kritische Beleuchtung einiger Kapitel der Zahnentwicklung und der Zahnpathologie. I. Die Hertwigsche Epithelscheide. Z. Stomat. 27, 944—963 (1929a). (e) Kritische Beleuchtung einiger Kapitel der Zahnentwicklung und der Zahnpathologie. II. Was bedeutet das Vorkommen von Becherzellen in Zahnwurzelgranulomen? usw. Z. Stomat. 27, 1108—1138 (1929b). (f) Die Pathogenese usw. der follikulären Zahnzysten usw. Z. Stomat. 27, 210—238 (1929c). (g) Über die Entstehung von follikulären Zahnzysten. Z. Stomat. 27, 546—557 (1929d). (h) Die sog. „Malassezschen paradentären Epithelnester" und ihre biologische und pathogene Bedeutung usw. Z. Stomat. 27, 476—480 (1929e). (i) Beiträge zur Kenntnis der für die Entstehung und die Lokalisation der „Schmelztropfen" maßgebenden biologischen und pathologischen Momente. Z. Stomat. 27, 751—756 (1929f). (k) Kritische Beleuchtung einiger Kapitel der Zahnentwicklung und der Zahnpathologie. III. Die Uranfänge der Cuticularbildungen. Die Cuticula der Geißel- und Flimmerzellen. Die „Stäbchenzellen" als Urform der „Schmelzzelle". Z. Stomat. 28, 156—168 (1930a). (l) Kritische Beleuchtung einiger Kapitel der Zahnentwicklung und der Zahnpathologie. IV. und V. Aufbau und stammesgeschichtliche Bedeutung des Zahnschmelzes. Z. Stomat. 28, 422—462, 713—741 (1930b). (m) Kritische Beleuchtung einiger Kapitel der Zahnentwicklung und der Zahnpathologie. VI. Die Zahnscherbchen und ihr Schmelzüberzug. Schmelzorgan und Zahnschmelz usw. Z. Stomat. **29**, 153—169 (1931a). (n) Kritische Beleuchtung einiger Kapitel der Zahnentwicklung und der Zahnpathologie. VII. und VIII. Z. Stomat. **29**, 652—673, 1191—1201, 1266—1276 (1931b). — **Lataste, F.:** Considérations positives sur les deux dentitions des *mammifères*. C. r. Soc. Biol. Paris 1888, 203, 475. — **Latham, V. A.:** Resume of the histology of the dental pulp. J. amer. med. Assoc. **39**, 63—74 (1902). — **Law, W. J.:** On the termination of the nerves in the teeth of mammalia. Brit. J. dent. Sci. **51**, 481 (1908). — **Léboucq:** Note sur les perles épithéliales de la voute palatine. Archives de Biol. **2** (1881). — **Leche, W.:** (a) Studien über die Entwicklung des Zahnsystems bei den *Säugetieren*. Gegenbaurs Jb. **19**, 502—547 (1892). (b) Nachträge zu „Studien über die Entwicklung des Zahnsystems bei den *Säugetieren*". Gegenbaurs Jb. **20**, 113—142 (1893). (c) Zur Entwicklungsgeschichte des Zahnsystems der *Säugetiere*. Teil II. Phylogenie. Bibliotheca zoologica, Stuttgart 1902. (d) Zur Frage nach der stammesgeschichtlichen Bedeutung des Milchgebisses bei den *Säugetieren*. II. Zool. Jb., Abt. System. **38**, 275—370 (1915). — **Leeuwenhoek, A. de:** De formatione dentis *Elephantini*, ac dentis suilli etc. Opera omnia, I. 1. Continuatio epistolarum 1—12 (1667—1722). — **Legros, Ch. et E. Magitot:** (a) Morphologie du follicule dentaire chez les *mammifères*. J. Anat. et Physiol. 1879. (b) Développement de l'organe dentaire chez les *mammifères*. J. Anat. et Physiol. 1881, 84. — **Lehne, R.:** Die menschlichen Zähne in ihrer morphologischen Beziehung zur Nahrung vom vergleichend-anatomischen Standpunkt. Vjschr. Zahnheilk. **46**, 99—134 (1930). — **Lehner, J.:** Ein Beitrag zur Kenntnis vom Schmelzoberhäutchen (Cuticula dentis). Z. mikrosk.-anat. Forsch. **27**, 613—629 (1931). — **Leist, M.:** (a) Experimentelle Untersuchungen über die Einwirkung der Röntgenstrahlen und des Radiums auf die zweite Dentition. Z. Stomat. **24**, 452—460 (1926a). (b) Odontologischer Befund bei 6 Kindern von intra graviditatem mit Röntgenstrahlen bzw. Radium bestrahlten Müttern. Z. Stomat. **24**, 448—452 (1926b). (c) Einfluß des vegetativen Nervensystems auf die Zähne, I. Z. Stomat. **25**, 765—771 (1927a). (d) Über Radiumwirkung bei akuter Periostitis und Pulpitis. Z. Stomat. **25**, 1209—1218 (1927b). (e) Überzählige Nagezähne bei einer weißen *Ratte*. Z. Stomat. **27**, 38—44 (1929). — **Lenhossék, M. v.:** Makroskopische Anatomie des Gebisses. J. SCHEFFs Handbuch der Zahnheilkunde, 4. Aufl. Wien-Leipzig: Alfred Hölder 1922. — **Lent, E.:** Über die Entwicklung des Zahnbeins und des Schmelzes. Z. Zool. **6**, 121—134 (1855). — **Lepkowski, W.:** (a) Beitrag zur Histologie des Dentins mit Angabe einer neuen Methode. Anat. Anz. **7**, 274—282 (1892). (b) Über die Gefäßverteilung in den Zähnen von *Säugetieren*. Anat. H. **8**, 563—590 (1897). (c) Die Verteilung der Gefäße in den Zähnen des Menschen. Anat. H. **17**, 181—196 (1901). — **Lessing, J. G.:** Über ein plasmatisches Gefäßsystem in allen Geweben, insbesondere aber in den Knochen und Zähnen. Mitt. Verh. naturwiss. Ges. Hamburg 1845, 51—73. — **Levy, H.:** Beiträge zur Kenntnis des Baues und der Entwicklung der Zähne bei den *Reptilien*. Jena. Z. Naturwiss. **32**, 313—346 (1898). — **Lévy-Rothschild:** Nouvelles études sur la physiopathologie du corps thyreoide, 1911. — **Leydig, F.:** Die Zähne einheimischer *Schlangen* nach Bau und Entwicklung. Arch. mikrosk. Anat. **9**, 1—35 (1873). — **Lichtwitz, A.:** Die Durchbruchszeit der ersten Milchzähne. Dtsch. zahnärztl. Wschr. **1920** I, 265—266. — **Lickteig, A. u. E.:** Beitrag zur Kenntnis der Anlage und Entwicklung der Zahnbeingrundsubstanz der *Säugetiere*. Arch. mikrosk. Anat. **80**, 117—156 (1912). — **Lieberkühn, E.:** (a) Über Knochenwachstum. Arch. Anat. u. Physiol. **1864**, 598—613. (b) Über das Wachstum des Unterkiefers und der Wirbel. Marburg. Sitzgsber. **1867**, Nr 10. — **Liesegang, R. E.:** (a) Beitrag zur Kolloidchemie des Lebens. Dresden 1909. (b) Über die Zahnentkalkung während der Gravidität. Dtsch. Mschr. Zahnheilk. **33**, 187—188 (1915). (c) Zur Kalkchemie der Zähne. Dtsch. zahnärztl. Wschr. **1924**, 103 (1924a). (d) Die Transparenz des Zahnbeins. Z. Stomat. **22**, 649—650 (1924b). (e) Chemische Reaktionen in Gallerten, 8. Aufl. Dresden u. Leipzig: Th. Steinkopff 1924c. — **Lind:** Die Innervierung des Zahnbeins und die Entwicklung der Zähne. Odont. Bl. **5**, 1—9 (1900). — **Lindenthal, H.:** Über Degenerationserscheinungen an Kiefern und Zähnen mit besonderer Berücksichtigung der Beziehungen von Nerven- und Geisteskrankheiten zum Zahnsystem. Dtsch. Mschr. Zahnheilk. **39**, 267—282 (1921). — **Linderer, J.:** Handbuch der Zahnheilkunde. Berlin 1837. — **Livingston, A.:** The permeability of enamel. Proc. roy. Soc. Med. **1925**, odont. sect., August-H. — **Loher, R.:** (a) Beitrag zum gröberen und feineren (submikroskopischen) Bau des Zahnschmelzes und der Dentinfortsätze von *Myotis myotis*. Zahnstudie I. Z. Zellforsch. **10**, 1—37 (1929). (b) Weitere Resultate über den Feinbau des Zahnschmelzes und der Dentinfortsätze von *Myotis myotis*. Z. Zellforsch. **12**, 579—599 (1931). — **Lönnberg, E.:** (a) Material for the study of the *ruminants*. Nova acta regiae Soc. scient. Upsaliensis, III. s. **20** (1903). (b) The homologies of the incisors of the higher *primates* in the light oft some "anomalies" in the dentition of *gibbons*. Ark. Zool. (schwed.) **22**, Nr 6, 1—6 (1931). — **Lonneberg, E.:** On a new *Orycteropus* from Northern Congo, and some remarks on the dentition of the *Tubulidentata*. Arch. of Zool. **3** (1906). — **Loos, A.:** Neuere Versuche über die Replantation der Zähne. Vjschr. Zahnheilk. **40**, 129—184 (1924). — **Loos, O.:** Histologische Befunde bei der sog. Verlängerung von Zähnen. Verh. 5. internat. zahnärztl. Kongr. **1909** I, 133. — **Loos, R.:** (a) Der anatomische Bau des

Unterkiefers. Wien: Alfred Hölder 1899. (b) Bau und Topographie des Alveolarfortsatzes im Oberkiefer. Wien: Alfred Hölder 1900. (c) Zementhyperplasie, Schmelztropfen, äußere Odontome. J. Scheffs Handbuch der Zahnheilkunde, 2. Aufl. Bd. 1. 1902. (d) Odonthele. J. Scheffs Handbuch der Zahnheilkunde, 2. Aufl. 1903. (e) Topographie der Pulpahöhle. Österr.-ung. Vjschr. Zahnheilk. **25**, 40 (1909). — **Loos, Stephan:** Über das Vorkommen von Porphyrin in menschlichen Zähnen und im Zahnstein. Z. Stomat. **29**, H. 11 (1931). — **Löwe, L.:** Beiträge zur Kenntnis des Zahnes und seiner Befestigungsweise im Kiefer. Arch. mikrosk. Anat. **19**, 703 (1881). — **Lukomsky, J. H.:** Zu den Lebenseigenschaften des Zahnschmelzes und der anderen Zahngewebe. IV. Mitt. Schlußbemerkungen. Dtsch. Mschr. Zahnheilk. **48**, 31—36 (1930). — **Lukomsky, J. H. u. D. E. Rywkins:** Zu den Lebenseigenschaften des Zahnschmelzes und der anderen Zahngewebe. I. Mitt. Die Permeabilität des Zahngewebes für Calcium. Dtsch. Mschr. Zahnheilk. **47**, 1113—1122 (1929). — **Lund, O.:** Histologische Beiträge zur Anatomie des Munddaches und Paradentiums. Vjschr. Zahnheilk. **40**, 1—21 (1924). — **Luniatschek, F.:** Ursachen und Formen der Zahnretention. Dtsch. Mschr. Zahnheilk. **24**, 365—404 (1906).

    MacCollum, E. V., N. Simmonds, E. M. Kismey u. C. J. Grieves: The relation of nutrition to tooth development and tooth preservation. Hopkins Hosp. Bull. **33**, 202—215 (1922). — **Mach, H.:** Über die Fixation dauernd wachsender Zähne. Korresp.bl. Zahnärzte **49**, Nr 2/3 (1925). — **Machado, D.:** Über die Zähne der großen *Reptilien.* Rev. méd. Cordoba **17**, 76—80 (1930). — **Mackauf, M.:** Über irreguläre Hartsubstanzbildung am Zahn. Inaug.-Diss. Breslau 1927. — **Mackey, L. u. A. E. Garrod:** On congenital Porphyrinuria with hydroa aestival and pink teeth. Quart. Journ. med. **15**, Nr 60 (1922). — **MacMillan, H. W.:** Structural characteristics of the alveolar process. Internat. J. Orthodont. etc. **12**, 166—177, 722—732 (1926a u. b). — **MacQuillen:** Die Interglobularräume im Dentin. Dent. Cosmos **1866.** — **Magitot, E.:** (a) Mémoire sur les lésions anatomiques de l'émail et de l'ivoire dans la carie dentaire. J. Anat. et Physiol. **3**, 561—583 (1866). (b) Traité des anomalies du système dentaire chez *l'homme* et les *mammifères.* Paris 1877. (c) Sur l'origine du kystes des mâchoires. C. r. Soc. Biol. Paris 1884, **174**, 232. (d) Sur les deux dentitions des *mammifères.* C. r. Soc. Biol. Paris 1888, 261—263. — **Magnus, G.:** Über den Nachweis der Lymphgefäße in der Zahnpulpa. Dtsch. Mschr. Zahnheilk. **40**, 661—666 (1922). — **Majut, H.:** Zur Analogie von Zahn und Knochen. Dtsch. Mschr. Zahnheilk. **40**, 241—249 (1922). — **Malassez, M. L.:** (a) Sur l'existence d'amas épitheliaux autour de la racine des dents etc. C. r. Soc. Biol. Paris 1885, 639. (b) Sur la structure du «gubernaculum dentis» et la théorie paradentaire. C. r. Soc. Biol. Paris 1887, 416—418. — **Malleson, H. C.:** A preliminary note on the structure of human enamel as revealed in decalcified sections. Brit. dent. J. **45**, 601—609 (1924). — **Manca, P.:** Sulla presenza di condrioconti nelle cellule degli abbozzi dentarii. Monit. zool. ital. **24**, 121—127 (1913). — **Marcus, H.:** (a) Zur Phylogenie der Schmelzprismen. (Zahnstudie V.) Z. Zellforsch. **12**, 395—429 (1931a). (b) Zur Zahn- und Gebißentwicklung bei *Gymnophionen, Krokodilen* und *Marsupialiern* (Zahnstudie VII.) Gegenbaurs Jb. **68**, 457—486 (1931b). — **Marcusen:** Über die Entwicklung der Zähne der *Säugetiere.* Melanges biol. tirés Bull. physico-math. Acad. impèr. St. Petersbourg **1849 I**, 109. — **Marks, M.:** Ein Fall von symmetrischer Persistenz von Milchzähnen im Unterkiefer. Dtsch. Mschr. Zahnheilk. **41**, 127—128 (1923). — **Marshall, J. A.:** Changes in tooth structure resulting from deficient diets. J. amer. med. Assoc. **81**, 1665—1667 (1923). — **Masseuti, V.:** L'apparato reticolare interno del Golgi nel germe dentale. Monit. zool. ital. **25** (1914). — **Masur, A.:** (a) Beiträge zur Histologie und Entwicklungsgeschichte der Schmelzpulpa. Anat. H. **35**, 265—292 (1907). (b) Die Bindegewebsfibrillen der Zahnpulpa und ihre Beziehungen zur Dentinbildung. Anat. H. **40**, 397—421 (1910). — **Matiegka, J.:** Das Zahnalter als Merkmal der Gesamtentwicklung. (Übersetzung des čechischen Titels.) Biol. Listy (tschech.) **8**, Nr 3/4 (1922). — **Mayrhofer, B.:** Lehrbuch der Zahnkrankheiten. Jena: Gustav Fischer 1912. — **Meissner, A.:** Der Zahnwechsel in Dermoidcysten der Ovarien. Diss. München 1914. — **Mellanby, M.:** Diet and the teeth: An experimental study. Pt. I. Dental structure in *dogs,* Vol. 8. London: His Majesty's stat. office 1929. — **Merkel, F.:** Betrachtungen über die Entwicklung der Bindegewebes. Anat. H. **115**, 321—392 (1909). — **Metnitz, J. v.:** (a) Das Schwinden der Milchzahnwurzel. Österr.-ung. Vjschr. Zahnheilk. **5**, 1—15, 116—124 (1889). (b) Lehrbuch der Zahnheilkunde. Wien 1891. (c) Osteodentin, Vasodentin, Absceßhöhlen im Dentin. Wien. zahnärztl. Mschr. **5**, Nr 4 (1903). — **Meyer, Wilhelm:** (a) Ein Beitrag zur traumatischen Schädigung von Zahnkeimen. Dtsch. Mschr. Zahnheilk. **42**, 497—510 (1924a). (b) Histologische Untersuchungen über Entstehung und Verlauf der sog. Alveolarpyorrhöe beim *Hund* usw. Vjschr. Zahnheilk. **40**, 209—228 (1924b). (c) Die Bereitschaftsstellung des Paradentiums und der Knochenabbau bei der sog. Alveolarpyorrhöe alter *Hunde.* Z. Stomat. **22**, 591—608 (1924c). (d) Über die sog. Interglobularräume des Dentins. Dtsch. Mschr. Zahnheilk. **43**, 175—179 (1925a). (e) Die Anfertigung histologischer Schliffe. Vjschr. Zahnheilk. **41**, 111—116 (1925b). (f) Gibt es eine interprismatische Substanz im Schmelz? Dtsch. Mschr. Zahnheilk. **43**, 828—829 (1925c). (g) Strittige Fragen in der Histologie des Zahnschmelzes. Vjschr. Zahnheilk.

41, H. 3 (1925 d). (h) Die feinere Histologie der Dentinkanälchen. Dtsch. Mschr. Zahnheilk. 44, 649—675 (1926 a). (i) Schmelzlamellen und Schmelzbüschel. Dtsch. Mschr. Zahnheilk. 44, 750—769 (1926 b). (k) Die Vitalität des Zementes. Vjschr. Zahnheilk. 43, 488—502 (1927 a). (l) Die Einwirkung örtlicher Schädigungen auf die Keime des bleibenden Zahns. Dtsch. Mschr. Zahnheilk. 45, 462—477 (1927 b). (m) Ist das Foramen apicale stationär? Dtsch. Mschr. Zahnheilk. 45, 1016—1026 (1927 c). (n) Mikroskopische Befunde an isolierten Odontoblastenfortsätzen. Paradentium 1, 15—20 (1929 a). (o) Neue Befunde am Epithelansatz. Paradentium 1, 21 (1929 b). (p) Über strittige Fragen in der Histologie des Schmelzoberhäutchens. Vjschr. Zahnheilk. 46, 42—54 (1930 a). (q) Neue Befunde am Epithelansatz. Z. Stomat. 28, 775—782 (1930 b). (r) Ein neuer Fall von Metaplasie der Pulpa. Paradentium 3, 48—52 (1931). (s) Lehrbuch der normalen Histologie und Entwicklungsgeschichte der Zähne des *Menschen*. München: J. F. Lehmann 1932. (t) Die Entwicklung der Milchmolaren und der bleibenden Molaren des *Menschen*. Z. Stomat. 31, 1461—1478 (1933). — **Mijsberg, W. A.:** Überzählige Milchmolaren und Prämolaren im Gebiß des *Siamangs* und des *Menschen*. Z. Anat. 96, 98—118 (1931). — **Milke, J.:** Treten die Dentin- oder Zahnbeinröhrchen in den Schmelz über? Arch. Zahnheilk. 15, 111—114 (1914). — **Miller, G. S.:** A second instance of the development of *rodent*like incisors in an *artiodactyl*. Proc. Unit. Stat. nat. Mus. 66, 1—4 (1924). — **Miller, W. D.:** (a) Das Vorkommen eines Bacterienhäutchens auf der Oberfläche der Zähne und seine Bedeutung. Dtsch. Mschr. Zahnheilk. 20, H. 5 (1902). (b) Über die Transparenz des Zahnbeins und Wirkung von Säuren auf den Schmelz. Dtsch. Mschr. Zahnheilk. 21, 182—200 (1903 a). (c) Lehrbuch der konservierenden Zahnheilkunde, 1903 b. (d) Über die Selbstheilung der Pulpa. Dtsch. Mschr. Zahnheilk. 21, 445 (1903 c). — **Miller-Dieck, W.:** Über den Bau des Molaren von *Elephas indicus*. Dtsch. Mschr. Zahnheilk. 18, 385—390 (1900). — **Milne, Edwards, H.:** Leçons sur la physiologie et l'anatomie comparée de *l'homme* et des *animaux*. Tome 6, p. 101—219. Paris 1860. — **Minzenmay, A.:** Die Mundregion der *Cypriniden*. Zool. Jb., Abt. Anat. 57, 191—286 (1933). — **Mittag, W.:** Über das Wachstum der *Kaninchen*schneidezähne unter verschiedenen Funktionsbedingungen und ihr teleologisches Verhalten. Roux' Arch. 126, 104—122 (1932). — **Modelmog, A.:** Das Gebrauchskauflächenbild des menschlichen Gebisses im mittleren Alter. Diss. Greifswald 1934. — **Mongiardino, T.:** Osservazioni sullo sviluppo dei denti nei *mammiferi:* Origine e formazione della membrana di Nasmyth nel *Bos taurus*. Arch. ital. Anat. 11, 508—526 (1912—13). — **Montfort:** (a) (Enthält Angaben über Gefäßnerven der Pulpa.) Dent. Cosmos 65, 917—937 (1923). (b) Untersuchungen über die Innervation der Zähne (Titelübersetzung nach dem Ref. Dtsch. Mschr. Zahnheilk. 43). Semaine dent. 1924, No 22/24. — **Montis, S.:** (a) Sulla grandezza e sulla morfologia dei molari dell'*uomo* con particolare riguardo al tubercolo di Carabelli. Studi sassar. 8, 229—236 (1930). (b) Forma e distribuzione delle lacune del cemento nei denti umani. Monit. zool. ital. 44, 18—21 (1933). — **Moral, H.:** (a) Über Pulpenausgüsse. Dtsch. Mschr. Zahnheilk. 32, 617—624 (1914). (b) Über das Vorkommen eines vierten Kanales in oberen Molaren. Österr.-ung. Vjschr. Zahnheilk. 31, 313—325 (1915). (c) Eine seltene Zahnmißbildung (dens in dente). Österr.-ung. Vjschr. Zahnheilk. 34, 1—11 (1918). — **Moral, H. u. G. Hosemann:** Über den Einfluß der Nerven auf das Wachstum der Zähne. Arb. anat. Inst. 57, 201—249 (1919). — **Moramarco, G.:** Come e perchè manca il terzo dente molare umano. Riv. Antrop. 29, 583—592 (1933). — **Moreau, L.:** La dent des mammifères et la série paleontologique et la dent de *l'homme*. J. Anat. et Physiol. 1914, 81—91. — **Morgenstern, M.:** (a) Entwicklungsgeschichte der Zähne. Scheffs Handbuch der Zahnheilkunde, 1. Aufl., Bd. 1, S. 263—290. 1891. (b) Vorläufige Mitteilung über das Vorkommen von Nerven in den harten Zahnsubstanzen. Dtsch. Mschr. Zahnheilk. 10, 436—437 (1892). (c) Weiteres über Vorkommen von Nerven in den harten Zahnsubstanzen und über eine Methode, sie aufzufinden und zu konservieren. Dtsch. Mschr. Zahnheilk. 13, 111—114 (1895). (d) Über die Innervation des Zahnbeines. Arch. f. Anat. 1896, 378—394 (1896 a). (e) Die Zahnbildung unter dem Einfluß funktioneller Reize. Schweiz. Vjschr. Zahnheilk. 6, 341 (1896 b). (f) Beitrag zur Histogenesis der Interglobularräume. Schweiz. Vjschr. Zahnheilk. 7 (1897). (g) Der gegenwärtige Standpunkt unserer Kenntnis der Zahnbeinnerven. Korresp.bl. Zahnärzte 28, H. 2 (1899). (h) Einige überraschende zahnhistologische Tatsachen. Dtsch. Mschr. Zahnheilk. 24, 615—623 (1906 a). (i) Über die neuen Schmelzforschungen. Korresp.bl. Zahnärzte 35, H. 2 (1906 b). — **Morgenstern u. Peckert:** Untersuchungen über die anatomischen Grundlagen für die Stoffwechsel- und Sensibilitätsvorgänge in den harten Zahnsubstanzen. Dtsch. Mschr. Zahnheilk. 27, 713—727 (1909). — **Mori, Ryo:** Über die Veränderungen der Zähne und ihrer Stützgewebe des *Kaninchens* bei der Fütterung mit Fettsubstanzen. Trans. jap. path. Soc. 14, 222—223 (1924). — **Moser, F.:** Über die Zahnentwicklung beim *Pferd*. (Zahnstudie Nr. X.) Gegenbaurs Jb. 73, 238—256 (1933). — **Moy-Thomas, J. A.:** On the teeth of the larval *Belone vulgaris*, and the attachment of teeth in *fishes*. Quart. J. microsc. Sci. 76, 481—498 (1934). — **Mühlreiter, E.:** (a) Die Natur der anomalen Höhlenbildung im oberen Seitenschneidezahne. Dtsch. Vjschr. Zahnheilk. 13, 367—372 (1873). (b) Anatomie des menschlichen Gebisses,

5. Aufl. Bearb. von TH. E. DE JONGE-COHEN. Leipzig: Arthur Felix 1928. — **Muller, J.:** On the occurence of vascularized enamel-organs. Proc. Akad. Wetensch. Amsterd. **30**, 298—307 (1927). — **Müller, Johannes:** (a) Handbuch der Physiologie des Menschen, 3. Aufl., Bd. 1, 1. Abt., S. 385—389. Coblenz 1835. (b) Jahresbericht über die Fortschritte der anatomisch-physiologischen Wissenschaften im Jahre 1835, S. I—V. Arch. Anat. u. Physiol. **1836.** — **Müller, Kurt:** Über die Zahnentwicklung bei *Perameles*. Gegenbaurs Jb. **61**, 457—488 (1929). — **Müller, Oskar:** (a) Histologische und bacteriologische Befunde nach Pulpa-Amputation. Schweiz. Vjschr. Zahnheilk. **1920**, H. 1. (b) Epithel im Wurzelkanal. Dtsch. Mschr. Zahnheilk. **46**, 561—563 (1928). — **Mummery, J. H.:** (a) Some points in the structure and development of dentine. Proc. roy. Soc. Lond. **49**, 319—320 (1891a). (b) Some points in the structure and development of dentine. Philos. trans. roy. Soc. Lond. **65**, (1891b). (c) Basal layer of WEIL. J. brit. dent. Assoc. **13**, 777—781 (1892). (d) On the distribution of the nerves of the dental pulp. Philos. trans. roy. Soc. Lond. B **202**, 337—349 (1912). (e) On the process of calcification in enamel and dentine. Philos. trans. act. roy. Soc. B **205**, 95—113 (1914a). (f) On the nature of the tubes in *marsupial* enamel etc. Philos. trans. roy. Soc. Lond. B **205**, 295—313 (1914b). (g) On the structure and arrangement of the enamel prisms, especially as shown in the enamel of the *elephant*. Proc. roy. Soc. Med. **9**, odont. sect. 121—138 (1916). (h) On the structure and development of the tubular enamel of the *Sparidae* and *Labridae*. Philos. trans. roy. Soc. Lond. B **208**, 251—269 (1917). (i) On the nerve-end-cells of the dental pulp. Philos. trans. roy. Soc. Lond. **209**, 321—328 (1920). (k) NASMYTHS Membrane. Dent. Cosmos **64**, 32—40 (1922a). (l) On the external epithelium of the enamel organ and the granular layer of the dentin. Dent. Cosmos **64**, 144—151 (1922b). (m) The epithelial rests (or socalled glands) of SERRES. Dent. Cosmos **64**, 275—282 (1922c). (n) Thema: Vasomotorische Nerven in der Zahnpulpa. Brit. dent. J. **44** (1923). (o) The microscopic and general anatomy of the teeth etc. Second Edition. Oxford: H. Milford 1924a. (p) The nerve supply of the dentine. Proc. roy. Soc. Med. **17**, sect. odont. 23—47 (1924b). (q) The translucent zones in enamel. Brit. dent. J. **1926**. Ref. Fortschr. Zahnheilk. Lit. Arch. 1927. (r) The structure of enamel and dentin with reference to the pathology of the tooth. J. amer. dent. Assoc. **1927**. Ref. Fortschr. Zahnheilk. Lit. Arch. **1928**. — **Münch, J.:** Beitrag zur Struktur der Zähne des *Orang-Utan* unter besonderer Berücksichtigung der Linien des Retzius. Dtsch. Mschr. Zahnheilk. **44**, 137—148 (1926a). (b) Histologische Untersuchungen über eine eigenartige Anomalie an der Wurzel eines menschlichen Zahnes. Z. Stomat. **24**, 218—229 (1926b). (c) Untersuchungen über die Innervierung der menschlichen Zahnpulpa und des Dentins. Vjschr. Zahnheilk. **43**, 503—523 (1927a). (d) Die Zähne von *Dasypus novemcinctus* nebst Bemerkungen zur Schmelzdentingrenze und zur Querstreifung im Dentin. Dtsch. Mschr. Zahnheilk. **45**, 228—236 (1927b). (e) Nimmt das äußere Schmelzepithel an der Bildung des Schmelzoberhäutchens teil? Vjschr. Zahnheilk. **45**, 80—83 (1929a). (f) Beitrag zur Frage der Vitalität des Schmelzes. Vjschr. Zahnheilk. **45**, 532—542 (1929b). (g) Über die Innervierung des menschlichen Zahnbeins. Z. Zellforsch. **21**, 596—603 (1934a). (h) Sinnesphysiologische und histologische Untersuchungsresultate zur Frage der Innervierung menschlicher Zähne. Dtsch. Zahnheilk. **1**, 49—61 (1934b).

Nakamura: Morphologische Studien über Zahnfett. Hokuetsu Igakukwai Zasshi (jap.) **40** (1925). — **Nasmyth, H.:** On the structure, physiology and pathology of the persistent capsula of the teeth. Med.-chir. Trans. **22** (1839). — **Nauck, E. Th.:** Lageentwicklung und Formentwicklung (z. T. auf Grund von Untersuchungen über die Lageentwicklung des Ersatzzahnes). Gegenbaurs Jb. **73**, 451—460 (1934). — **Nelle, W.:** Die Beschaffenheit des Gebisses bei kongenitalem Myxödem. Dtsch. Mschr. Zahnheilk. **40**, 49—57 (1922). — **Nemtzoglou, Z.:** Einfluß einer Halssympathicusdurchschneidung auf das Wachstum der Zähne junger *Hunde*. Dtsch. Mschr. Zahnheilk. **44**, 196—203 (1926). — **Neugebauer:** Kritisches zur v. KORFFschen Hypothese über die Entwicklung des Knochens. Anat. H. **40**, 179—192 (1909). — **Neumann, E.:** Beitrag zur Kenntnis des normalen Zahnbein- und Knochengewebes. Leipzig 1863. — **Neuville, H.:** (a) Remarques odontologiques sur quelques mammifères. Archives d'Anat. **14**, 123—164 (1931). (b) Recherches comparatives sur la dentition des cétodontes etc. Ann. des Sci. natur. Zool. **15**, 185—362 (1932). (c) Remarques à propos du développement des dents du cachalot (*Physeter macrocephalus* L.). Ann. des Sci. natur., Zool. **18**, 171—195 (1935). — **Neuwirth, F.:** (a) Die Schmelzmembran und der Epithelansatz am Zahn. Z. Stomat. **23**, 318—363 (1925). (b) Zur Frage des physiologischen Kronendurchbruchs. Z. Stomat. **26**, 411—417 (1928). — **Nilsson, T.:** Zwei Rekonstruktionen als Beitrag zum Studium der Zahnentwicklung des *Menschen*. Anat. Anz. **66**, 1—6 (1928). — **Nishiyama, Yukio:** (a) Über den Einfluß des N. alveolaris inferior auf den Durchbruch der Unterkieferschneidezähne beim *Kaninchen*. Keijo J. Med. **2**, 217—236 (1931). (b) Beiträge zur Kenntnis der Morphologie, Bedeutung und Entwicklungsgeschichte des Rudimentärzähnchens beim *Kaninchen*. Keijo J. Med. **3**, 138—159 (1932). (c) Über die Zahnentwicklung beim *Hemidactylus bowringii* (GRAY). Keijo J. Med. **5**, 13—26 (1934). — **Norberg, Olof:** (a) Zur Ablehnung neuerer Begriffe in der Zahnhistologie und -biologie.

Vjschr. Zahnheilk. **40**, 22 (1924). (b) Ein Fall von sog. schizogener Variation bei einem Unterkieferincisiv. Z. Anat. **82**, 781—786 (1927). (c) Untersuchungen über das dentogingivale Epithelleistensystem im intrauterinen Leben des *Menschen*. Stockholm: Fahlcrantz 1929. (d) Die Morphogenese der primitiven Zahnalveolen beim *Menschen* und ihre Bedeutung für die Stellungsanomalien der Zähne. Embryologische Studie. Z. Anat. **100**, 394—432 (1932). — **Noyes, F. B.**: The structure of the peridental membrane. Dent. Rev. **11**, Nr 6 (1897). — **Noyes, F. B.** and **R. L. Ladd:** The lymphatics of the dental region. Dent. Cosmos **71**, 1041—1047 (1929). — **Noyes, F. B.** and **N. G. Thomas:** A text-book of dental histology and embryology, including laboratory directions. 3rd ed. Philadelphia and New York: Lea and Febiger 1921.

Oertel: Die Lymphgefäße in ihren Beziehungen zu den Zähnen und zum Zahnfleisch. Dtsch. Vjschr. Zahnheilk. **5**, H. 2/3 (1922). — **Öhrlein, A.:** (a) Über den Durchbruch der Zähne. Dtsch. Zahnheilk. **1923**, H. 59, 1—23. (b) Histologie und Entwicklung des Gebisses. Leipzig 1924. (c) Entwicklungsgeschichte und Histogenese. Fortschr. Zahnheilk. **1**, 163—170 (1925). — **Ollendorf, A.:** Über den Zusammenhang der Schwellungen der regionären Lymphdrüsen zu den Erkrankungen der Zähne. Dtsch. Mschr. Zahnheilk. **16**, 249—265 (1898). — **Oppel, A.:** Über die gestaltliche Anpassung der Blutgefäße unter Berücksichtigung der funktionellen Transplantation. Mit einer Originalbeigabe von Prof. W. Roux, enthaltend seine Theorie der Gestaltung der Blutgefäße usw. Vorträge und Aufsätze über Entwicklungsmechanik des Organismus, 1910. H. 10. — **Oppenheim, A.:** (a) Die Veränderungen der Gewebe, insbesondere des Knochens, bei der Verschiebung der Zähne. Österr.-ung. Vjschr. Zahnheilk. **27**, H. 4 (1911). (b) Die Veränderungen der Gewebe während der Retention. Österr.-ung. Vjschr. Zahnheilk. **29**, H. 3 (1913). (c) Histologische Befunde beim Zahnwechsel. Z. Stomat. **20**, 545—563 (1922). (d) Die Krise in der Orthodontie. Berlin-Wien: Urban & Schwarzenberg 1933. — **Orbán, B.:** (a) Der gegenwärtige Stand der Lehre von den Vitaminen und die Bedeutung der letzteren für das Gebiß. Z. Stomat. **21**, 420—427 (1923). (b) Ein besonderer Befund an einem Schmelztropfen. Z. Stomat. **22**, 188—190 (1924a). (c) Das normale Paradentium der *Hunde*. Z. Stomat. **22**, 847—857 (1924b). (d) Zur Entwicklung und feineren Struktur des Schmelzes. Z. Stomat. **23**, 599—622 (1925a). (e) Der histologische Bau des *Kaninchen*gebisses. Vjschr. Zahnheilk. **41**, 263—287 (1925b). (f) Zur Histologie des Schmelzes und der Schmelzdentingrenze. Vjschr. Zahnheilk. **42**, 336—353 (1926a). (g) Ist das „Paradentium" eine organische Einheit? Z. Stomat. **24**, 515—525 (1926b). (h) Einige Besonderheiten des *Chamäleon*gebisses. Dtsch. Mschr. Zahnheilk. **44**, 345—358 (1926c). (i) Schmelz- und Zahnoberhäutchen. Schmelzlamellen und Büschel. Z. Stomat. **24**, 136—167 (1926d). (k) Einige besondere Epithelbefunde. Schweiz. Mschr. Zahnheilk. **1926**, H. 10 (1926e). (l) Schmelzlamellen und Schmelzbüschel. Dtsch. Mschr. Zahnheilk. **45**, 334—341 (1927a). (m) Beziehungen zwischen Zahn und Knochen. Bewegung der Zahnkeime. Z. Anat. **83**, 804—816 (1927b). (n) „Marginale Paradentitis". Randbemerkungen zu dem unter obigen Titel erschienenen Buch von HÄUPL und LANG. Z. Stomat. **25**, 827—835 (1927c). (o) Schlußbemerkung zur Erwiderung WEIDENREICHs. Z. Anat. **83**, 819 (1927d). (p) Epithel in der Pulpa. Schweiz. Mschr. Zahnheilk. **37**, 610—614 (1927e). (q) Entwicklungsgeschichte und Histogenese. Fortschr. Zahnheilk. **3**, 749—791 (1927f). (r) Entwicklung und Wachstum der Zahnleiste und Zahnkeime. Z. Anat. **85**, 724—733 (1928a). (s) Beitrag zur Kenntnis der physiologischen Vorgänge im Periodontium. Z. Stomat. **26**, 973—978 (1928b). (t) Contribution to the histology of the dental pulp and periodontal membrane, with special reference to the cells of "defense" of these tissues. J. amer. dent. Assoc. **16**, 965—996 (1929a). (u) The development of the dentin. J. amer. dent. Assoc. **16**, 1547—1586 (1929b). (v) Dental histology and embryology. Second. Edition. Philadelphia: Blakistons Son (1929c). (w) Verhornung des Zahnfleisches. Z. Anat. **94** (HOCHSTETTER-Festschrift), 459—473 (1931a). (x) Zahnfleischtasche und Epithelansatz. Z. Stomat. **29**, 858—879, 1005—1040, 1359—1376 (1931b). — **Orbán, B.** u. **J. Köhler:** Die physiologische Zahnfleischtasche. Epithelansatz und Epitheltiefenwucherung. Z. Stomat. **22**, 353—425 (1924). — **Orbán, B.** u. **E. Mueller:** Die Entwicklung der Bifurkation mehrwurzeliger Zähne. Z. Anat. **90**, 115—128 (1929). — **Orbán, B.** u. **J. Weinmann:** Die ursächlichen Bedingungen für den Abbau der Hartsubstanzen. Virchows Arch. **267**, 446—455 (1928). — **Osborn, H. F.:** (a) The history and homologies of the human molar cusps. Anat. Anz. **7**, 740—747 (1892). (b) Recent researches upon the succession of the teeth in mammals. Amer. Naturalist **27**, 318 (1893). — **Oschinsky:** Vergleichende Untersuchungen über die Weite der Dentinkanälchen im permanenten Gebiß. Inaug.-Diss. Frankfurt a. M. 1921. — **Oudet, E.:** Expériences sur l'accroissement continué et la reproduction des dents chez les lapins etc. J. de Physiol. **3**, 1; **4**, 70 (1923—24). — **Owen, R.:** Odontographie, 1840—1845.

Palazzi, S.: (a) Experimentelle Untersuchungen über das Problem der Heilungsvorgänge in der bloßgelegten gesunden Pulpa usw. Z. Stomat. **25**, 91—123 (1927). (b) Plexusanästhesien und Veränderungen der Pulpa und des Periodontiums. Z. Stomat. **28**, 339—361 (1930). — **Papa, N.:** Premier essai sur l'étude de l'innervation de la dent. Revue de Stomat. **30**, 121—122 (1928). — **Papsch, A.:** Über vitale Vorgänge in den Zähnen. Österr.-ung.

Vjschr. Zahnheilk. **10**, 269—285 (1894). — **Parat, M.:** (a) Sur la destinée de la lame dentaire. C. r. Soc. Biol. Paris **93**, 1220—1222 (1925a). (b) Transformation, chez le cobaye, de l'épithélium de l'organe de l'émail en tissu cartilagineux. C. r. Soc. Biol. Paris **93**, 1286—1288 (1925b). — **Parreidt, J.:** Über stehengebliebene Milchzähne. Dtsch. Mschr. Zahnheilk. **34**, 149—158 (1916). — **Partsch, C.:** (a) Die von Weil beschriebene Schicht unter den Odontoblasten. Dtsch. Mschr. Zahnheilk. **10**, 319—323 (1892). (b) Erkrankungen der Zähne und der Lymphdrüsen. Odont. Bl. **1899**. (c) Ein Beitrag zur Klinik der Zahnkrankheiten. Österr. Z. Stomat. **1**, 285—291, 317—322 (1903). (d) Handbuch der Zahnheilk., Bd. 1. Wiesbaden: J. F. Bergmann 1917. — **Pascalis, E.:** La vascularisation des follicules dentaires des *carnassiers* et de *l'homme*. Thèse 1918. — **Patten, B. M.** and **S. W. Chase:** Simple apparatus for sawing and grinding sections of bone and teeth. Anat. Rec. **30**, 123—138 (1925). — **Patzelt, V.:** Histologische und biologische Probleme der menschlichen Haut. Z. mikrosk.-anat. Forsch. **17**, 253—302 (1929). — **Paul, F. T.:** (a) Nasmyth's membrane. Dent. Rec. **14**, 561—568 (1894). (b) The enamel organ. Dent. Rec. **16**, 493—498 (1896). — **Peckert, H.:** Die Mißbildung des Gebisses. E. Schwalbes: Die Morphologie der Mißbildungen des *Menschen* und der *Tiere*, Teil III, Lief. IV. Jena: Gustav Fischer 1911. — **Peez, R. O.:** Über die Struktur und Gefäßversorgung der Wurzelhaut menschlicher Zähne, nach dem neuesten Stand der Forschung. Diss. Würzburg 1934. — **Perna, A.:** Osservazioni sulla istologia della polpa dentale e sulla innervazione della dentina. Stomatologia **26**, 1201—1217 (1928). — **Peteff, D.:** Kaukraft und Kaudruck bei großen und kleinen *Tieren*. Dtsch. Mschr. Zahnheilk. **45**, 919—929 (1927). — **Péter, F.:** Die Überbelastungstheorie usw. Z. Stomat. **22**, 126—135 (1924). — **Peter, K.:** (a) Atlas der Entwicklung der Nase und des Gaumens beim *Menschen* usw. Jena: Gustav Fischer 1913. (b) Über die funktionelle Bedeutung der sog. Epithelperlen am harten Gaumen von Feten und Kindern. Dtsch. med. Wschr. **1914 I**. (c) Die Entwicklung der Nasengaumenstränge und anderer Epithelzüge im vorderen Teil des menschlichen Gaumens. Arch. mikrosk. Anat. **97**, 523—553 (1923). (d) Die Entwicklung des *Säugetier*gaumens. Erg. Anat. **25**, 448—565 (1924). — **Petersen, H.:** Über Konstruktionsanalyse und das Reich der vernachlässigten Dimensionen in der Anatomie. Med. Welt **1932**, Nr 19. — **Petrescu, G.:** Contributiuni la studiul des voltării dintilor. Spital. (rum.) **1922**, 193—197. — **Peyer, B.:** (a) Die Flossenstacheln der *Welse*. Anat. Anz. **52**, 63—64 (1919). (b) Zum „Problem der Entstehung der Zahnform". Anat. Anz. **53**, 107—111 (1920). **Pfeiffer, H. u. O. Mayer:** Experimentelle Beiträge zur Kenntnis der Epithelkörperchenfunktion. Mitt. Grenzgeb. Med. u. Chir. **18**, 377—440 (1907). — **Pflüger, H.:** (a) Histologische Untersuchungsbefunde an einem angeborenen Zahn. Dtsch. Mschr. Zahnheilk. **44**, 784—790 (1926). (b) Die Lebensvorgänge im gesunden und kranken Zahnbein. Paradentium **4**, 126—129 (1932). — **Pflugfelder, O.:** Das Gebiß der *Gymnodonten*. Ein Beitrag zur Histogenese des Dentins. Z. Anat. **93**, 543—566 (1930). — **Pickerill, H. P.:** (a) The structure of enamel. Dent. Cosmos **55**, 969—988 (1913a). (b) Verhütung von Zahnkaries und Mundsepsis. Autorisierte deutsche Übersetzung, 1. Aufl. Berlin: Hermann Meusser 1913b. (c) Verhütung von Zahnkaries und Mundsepsis. Autorisierte deutsche Übersetzung, 2. Aufl. Berlin: Hermann Meusser 1924. — **Piette, E.:** Zahnstruktur als Kraftfeld. Anat. Anz. **56**, 202—206 (1922). — **Pirilä, H.:** Untersuchungen an 16 *Pferde*schädeln über die Formveränderungen der Zähne und ihre Lage im Kiefer in den verschiedenen Altersstadien. Z. Anat. **102**, 107—168 (1933). — **Plenk, H.:** (a) Über argyrophile Fasern (Gitterfasern) und ihre Bildungszellen. Erg. Anat. **27**, 302—412 (1927). (b) Perizyten an Capillaren des Zentralnervensystems. Anat. Anz. **66**, 369—377 (1929). (c) Die Schwannsche Scheide der markhaltigen Nervenfasern. Z. mikrosk.-anat. Forsch. **36**, 191—214 (1934). — **Plötz, R.:** Über die Beschaffenheit und physiologische Bedeutung der Schmelzoberfläche usw. Z. Stomat. **29**, 1201—1209, 1277—1294 (1931). — **Pohle, H.:** (a) Über den physiologischen Zahnausfall. Sitzgsber. Ges. naturforsch. Freunde Berl. **1922**, 115—122. (b) Über den Zahnwechsel der *Bären*. Zool. Anz. **55**, 266—277 (1923). — **Pölzl, A.:** Zur Entwicklungsgeschichte des menschlichen Gaumens. Anat. H. **27**, 243—281 (1905). — **Port-Euler:** Lehrbuch der Zahnheilkunde, 1920. — **Pouchet, G. u. F. Tourneux:** Précis d'histologie humaine et d'histogénie, 2. Edit. Paris 1878. — **Poulton, E. P.:** The true teeth and the horny plates of *Ornithorhynchus*. Quart. J. microsc. Sci. **29** (1889). — **Praeger, W.:** Studien über das sekundäre Zement bei einem Fall von Paradentalpyrrhöe. Dtsch. Mschr. Zahnheilk. **44**, 66—77 (1926). — **Preiswerk, G.:** (a) Beiträge zur Kenntnis der Schmelzstruktur bei *Säugetieren*. Diss. Basel 1895. (b) Die Rolle des Zwischenkiefers bei der Bildung von Zahn- und Kieferanomalien. Dtsch. Mschr. Zahnheilk. **26**, 32—43 (1908). (c) Über den Einfluß der Parathyreoidektomie auf die Nagezähne der *Ratten*. Dtsch. Mschr. Zahnheilk. **29**, 641—680 (1911). (d) Lehrbuch und Atlas der Zahnheilkunde, 2. Aufl. München: J. F. Lehmann 1920. — **Preiswerk, P.:** (a) Herstellung von Korrosionspräparaten der Wurzelkanäle mit leichtflüssigem Metall. Österr.-ung. Vjschr. Zahnheilk. **17** (1901). (b) Die systematische Untersuchung des Verhaltens der Zähne bei angeborenen Spaltbildungen im Bereiche der Mundhöhle. Dtsch. Mschr. Zahnheilk. **26**, 473—507 (1908). — **Prenant, A.:** Contribution à l'histogénèse de l'émail dentaire. Arch. de Morph. **1924**. —

Prenant-Bouin-Maillard: Traité d'Histologie. Paris 1911. — **Proell, F.:** (a) Zur Mikroskopie der Granulome und Zahnwurzelzysten. Dtsch. Mschr. Zahnheilk. **29**, 161 (1911). (b) Vitalfärbung bei *Tieren* zum Studium der Verkalkungs- und Stoffwechselvorgänge in Kiefern und Zähnen. Vjschr. Zahnheilk. **43**, 467—487 (1927). — **Proell-Diener:** Über den Feinbau gesunder und kranker Zähne. (Vorl. Mitt.) Z. Zellforsch. **19**, 774—777 (1933). — **Proell-Schubert:** Die Ritzhärte des Schmelzes. Z. Stomat. **26**, 1047—1063 (1928). — **Proell, F. u. R. Wyrwoll:** Experimentelle Untersuchungen über das Wachstum des Unterkiefers und der Zähne. Dtsch. Zahnheilk. **1**, 81—94 (1934). — **Purkinje:** Die Befunde PURKINJES sind enthalten in der unter seiner Leitung angefertigten Dissertation: L. FRÄNKEL: De penitiori dentium humanorum structura observationes. Vratislaviae (Preßburg) 1835. Ref. Arch. Anat., Physiol. u. wiss. Med. **1836**.

Rabinowitsch, A.: Über die vegetative Innervation des Paradentiums. Paradentium **4**, 31—42 (1932). — **Rabl, C. R. H.:** (a) Über die Kalkablagerung bei der Knochenentwicklung. Klin. Wschr. **2**, 1644 (1923a). (b) Zum Problem der Verkalkung. Virchows Arch. **245**, 542—563 (1923b). — **Rabl, H.:** Über geschichtete Niederschläge bei Behandlung der Gewebe mit Argentum nitricum. Sitzgsber. Akad. Wiss. Wien, Math. naturwiss. Kl. **102**, 342 (1893). — **Radošević, E.:** (a) Einige osmotische Untersuchungen an den Zähnen. Dtsch. Mschr. Zahnheilk. **40**, 464—473 (1922). b) Das Grundprinzip des Stoffwechsels im Zahne. Dtsch. Mschr. Zahnheilk. **45**, 145—168 (1927). — **Rainey, G.:** On the mode of formation of the shells of animals, of bone and of several structures by a process of molecular coalescence. London 1858. — **Raschkow:** Meletemata circa dentium *mammalium* evolutione. Vratislaviae (Preßburg) 1835. — **Rawengel, G.:** Die Nasen-Gaumengänge und andere epitheliale Gebilde im vorderen Teile des Gaumens bei Neugeborenen und Erwachsenen. Arch. mikr. Anat. **97**, 507—522 (1923). — **Rebel, H. H.:** (a) Beitrag zur inneren Zementbildung durch echte Metaplasie. Österr. Z. Stomat. **18**, 335—346 (1920). (b) Über die Ausheilung der freigelegten Pulpa. Dtsch. Zahnheilk. **1922**, H. 55. — **Reich, P.:** (a) Das irreguläre Dentin der Gebrauchsperiode. Jena: Gustav Fischer 1907. (b) Einiges über das „irreguläre Dentin" und vorläufige Bemerkungen zur Kritik desselben. Österr.-ung. Vjschr. Zahnheilk. **24**, 83—99 (1908). — **Reichenbach, E.:** (a) Die Umwandlungen der Schmelzpulpa und der Schmelzepithelien während der Entwicklung des Zahnes, Teil I. Z. Anat. **80**, 524—546 (1926). (b) Die Umwandlungen der Schmelzpulpa und der Schmelzepithelien während der Entwicklung des Zahnes, Teil II u. III. Z. Anat. **85**, 490—540 (1928). — **Reinholz, H.:** Über die Befestigung der Zähne von *Varanus niloticus*, ein Beitrag zur Frage nach der Herkunft des Zementes. Jena. Z. Naturwiss. **59**, 155—170 (1923). — **Renaut, J.:** Traité d'histologie pratique, Tome 2, Fasc. 1. p. 350—374. 1897. — **Retterer, E.:** (a) De l'origine et de l'évolution de l'émail dentaire. C. r. Soc. Biol. Paris **92**, 784—786 (1925a). (b) Développement de l'émail dans les dents composées. C. r. Soc. Biol. Paris **92**, 1019—1021 (1925b). (c) Organe producteur de l'émail dans les dents à allongement continu. C. r. Soc. Biol. Paris **93**, 1059—1061 (1925c). (d) De la valeur cellulaire et de l'évolution de la dentine ou ivoire. C. r. Soc. Biol. Paris **94**, 986—988 (1926a). (e) La forme et la structure de la dent dépendent du genre de travail qu'elle fait. C. r. Soc. Biol. Paris **94**, 1053—1055 (1926b). (f) Structure des dents de poissons. C. r. Soc. Biol. Paris **95**, 173—176 (1926c). (g) Des tissus durs qui revêtent les dents simples. C. r. Soc. Biol. Paris **95**, 1527—1529 (1926d). (h) Les conceptions anciennes et modernes de la dent saine et malade. Semaine dent. **8** (1926e). (i) Origine de la dent. Semaine dent. **10**, 31—39 (1928). — **Retzius, A.:** Bemerkungen über den inneren Bau der Zähne mit besonderer Berücksichtigung auf den im Zahnknochen vorkommenden Röhrenbau. Arch. Anat. u. Physiol. **1837**, 486 bis 571. — **Retzius, G.:** (a) Zur Kenntnis der Nervenendigungen in den Zähnen. Biol. Unters. N. F. **4**, 65—66 (1892). (b) Über die Nervenendigungen in den Zähnen bei *Amphibien*. Biol. Unters., N. F. **5**, 40—41 (1893). (c) Zur Kenntnis der Endigungsweise des Nerven in den Zähnen der *Säugetiere*. Biol. Unters., N. F. **6**, 64 (1894). — **Reuström, V.:** Beibehaltung der Transparenz und Farbe des Zahnes nach Exstirpation der Pulpa. Nord. odont. Arch. **1922**. — **Reuther, G.:** Die Zahnleiste von *Hypogeophis*. Beitrag zur Kenntnis der *Gymnophionen* Nr. 14. Gegenbaurs Jb. **68**, 105—112 (1931). — **Rhomberg, R.:** Zahngestalt und Zahnentwicklung, untersucht am Gebisse des *Hausschweines* (*Sul scrofa* L.). (2. Teil von A. FLEISCHMANN: Die Kopfgegend der *Nabeltiere*.) Z. Anat. **99**, 146—202 (1932). — **Riege, H. H.:** Vergleichende Untersuchungen über die Beschaffenheit des Schädels und des Gebisses. Dtsch. Mschr. Zahnheilk. **40**, 65—78 (1922). — **Riegele:** Beitrag zur Kenntnis der Innervation des menschlichen Dentins. Z. Zellforsch. **20**, 432—441 (1934). — **Riha, F. G.:** Radiographische Dentitionsbilder als Index für die Altersbestimmung von Föten und Neugeborenen. Z. Stomat. **20**, 633—637 (1922). — **Robin, P.:** Die Rolle des Kauaktes und des Follikelsackes beim Durchbruche der Zähne (ins Deutsche übersetzt von GREVE). Leipzig: Artur Felix 1901. — **Robin, C. u. E. Magitot:** (a) Mémoire sur la génèse et le développement des follicules dentaires jusqu'à l'époque de l'eruption des dents. J. de Physiol. **3**, 300, 663; **4**, 145 (1860—61). (b) Observations sur la production du cortical osseux autour de la racine des dents. Gaz. méd. **1861**, Nr 27. — **Robinsohn, J.:** (a) Odonto-Diagnostographie.

Österr. Z. Stomat. **11**, 348—364 (1913). (b) Versuch einer einheitlichen Erklärung des normalen und pathologischen Wachstums der Zähne und des Kiefers. (Theorie der Odontepithelokrinie.) Z. Stomat. **22**, 285—313 (1924). (c) Weitere Beiträge zur Theorie der hormonalen Morphogenese der Zähne usw. Z. Stomat. **24**, 1—34 (1926). (d) Weitere Beiträge zur Theorie der Odontepithelokrinie. Z. Stomat. **26**, 173—217 (1928). — **Römer, O.:** (a) Zahnhistologische Studie. 1. Teil: Die Köllikerschen Zahnbeinröhrchen und Tomesschen Fasern. 2. Teil. Nerven im Zahnbein. Freiburg i. B. 1899a. (b) Über Sensibilität des Zahnbeins. Dtsch. Mschr. Zahnheilk. **17**, 393—397 (1899b). (c) Über Replantation von Zähnen. Dtsch. Mschr. Zahnheilk. **19**, 297 (1901). (d) Atlas der pathologisch-anatomischen Veränderungen der Zahnpulpa nebst Beiträgen zur normalen Anatomie von Zahnbein und Pulpa beim *Menschen*. Freiburg i. B. 1909. (e) Beitrag zur Histologie der Zahnwurzelzysten. Dtsch. Mschr. Zahnheilk. **39**, H. 18 (1921). (f) Periodontitis und Periostitis alveolaris. J. Scheffs Handbuch der Zahnheilkunde, 4. Aufl. Wien-Leipzig: Hölder-Pichler 1924. (g) Die Pathologie der Zähne. Henke-Lubarsch' Handbuch der speziellen pathologischen Anatomie und Histologie, Bd. 4, Teil 2. 1928. — **Roos, W.:** I. Über Anatomie, Physiologie und Pathologie des Interdentalraumes. Schweiz. Vjschr. Zahnheilk. **1918**, H. 2. — **Röse, C.:** (a) Über die Entwicklung der Zähne des *Menschen*. Arch. mikrosk. Anat. **38**, 447—491 (1891). (b) Über die Entstehung und Formveränderungen der menschlichen Molaren. Anat. Anz. **7**, 392—421 (1892a). (c) Zur Histologie der Zahnpulpa. Dtsch. Mschr. Zahnheilk. **10**, H. 2 (1892b). (d) Über die Nervenendigungen an den Zähnen. Dtsch. Mschr. Zahnheilk. **11**, 58—60 (1893a). (e) Contributions to the histogeny and histology of bony and dental tissues. Dent. Cosmos **25**, Dez.-H. (1893b). (f) Über die Verwachsung von retinierten Zähnen mit dem Kieferknochen. Anat. Anz. **8**, 82—89 (1893c). (g) Über die Nichtexistenz der sog. Weilschen Basalschicht der Odontoblasten. Anat. Anz. **8**, 272—285 (1893d). (h) Über die Zahnentwicklung vom *Chamäleon*. Anat. Anz. **8**, 566—577 (1893e). (i) Über die Zahnentwicklung der *Krokodile*. Morph. Arb. **3**, 195 (1893f). (k) Das Zahnsystem der *Wirbeltiere*. Erg. Anat. **4**, 542—591 (1894). (l) Überreste einer vorzeitigen prälactealen und einer vierten Zahnreihe beim *Menschen*. Österr.-ung. Vjschr. Zahnheilk. **11**, 45—50 (1895). (m) Über die verschiedenen Abänderungen der Hartgewebe bei niederen *Wirbeltieren*. Anat. Anz. **14**, 21—31, 33—69 (1897). (n) Über die Rückbildung der seitlichen Schneidezähne des Oberkiefers und der Weisheitszähne im menschlichen Gebisse. Dtsch. Mschr. Zahnheilk. **24**, H. 5 (1906). — **Röse, C. u. O. Bartels:** Über die Zahnentwicklung des *Rindes*. Morph. Arb. **6**, 49—113 (1896). — **Roseberry, H. H., A. B. Hastings** u. **J. K. Morse:** X-ray analysis of bone and teeth. J. of biol. Chem. **90**, 395—407 (1931). — **Rosenberg, E.:** Über Umformungen an den Incisiven der zweiten Zahngeneration. Gegenbaurs Jb. **22**, 265—339 (1895). — **Rosse, W.:** Das Schmelzoberhäutchen der Zähne, seine Entwicklungsgeschichte, sowie seine chemische und physikalische Beschaffenheit. Zahnärztl. Inaug.-Diss. Hamburg 1922. — **Rottenbiller:** Zur Frage der Wurzelramifikation. Österr.-ung. Vjschr. Zahnheilk. **35** (1919). — **Rötter, F.:** (a) Über Entwicklung und Wachstum der Schneidezähne bei *Mus musculus*. Gegenbaurs Jb. **15**, 457—477 (1889). (b) Über die vergleichende Entwicklungs- und Wachstumsgeschichte der Zähne. Dtsch. Mschr. Zahnheilk. **8**, 423—431 (1890). — **Rousseau:** Anatomie comparée du système dentaire. Paris 1839. — **Rubbrecht, O.:** Les variations maxillo-faciales sagittales et hérédité. Rev. belge Stomat. **1930**. — **Rudas, G.:** (a) Aus dem Gebiet des erkrankten und gesunden Zahnes. Sitzgsber. med. naturwiss. Sekt. Siebenbürg. Museumsver. **18** (1893). (b) Interglobularfelder und Körnerschicht. Dtsch. Mschr. Zahnheilk. **19**, 448—454 (1901). (c) Beiträge zur Histologie des Zahnschmelzes. Stomat. Közl. **1902**. (d) Demonstration einiger bekannter und weniger bekannter Präparate aus dem Gebiete der Zahn- und Knochenhistologie. Dtsch. Mschr. Zahnheilk. **22**, 721—735 (1904a). (e) Beiträge zur histologischen Struktur und Entwicklung des Odonthels. Österr. Z. Stomat. **2**, 85—91 (1904b). (f) Beitrag zur Schmelzentwicklung. Stomat. Közl. **1906**, Nr 6. — **Ruden:** Über den Einfluß der Konstitution auf die Zahnentwicklung. Dtsch. zahnärztl. Wschr. **1922**, 335—337, 347—350, 361—364. — **Ruffini, A.:** Fisiogenia. Mailand: F. Vallardi 1925. — **Runge, H.:** Die Beziehungen der Zahnkeime und Zahnwurzeln zur Oberkieferhöhle während des Kindesalters. Z. Anat. **85**, 734—761 (1928). — **Rusconi, C.:** Das Gebiß des *Paläolamas* im Verhältnis zu anderen *Kamel*arten. Rev. méd. vét. **13**, 250—273 (1931). — **Rydzek, A.:** Über den vorderen Gaumenschluß beim *Menschen*. Arch. mikrosk. Anat. **97**, 486—506 (1923). — **Rygge, J.:** (a) Über die Innervation der Zahnpulpa. Internat. Mschr. Anat. u. Physiol. **19**, 158—164 (1902). (b) Über die Schmelzbildung und Schmelzstruktur. Norske Tandlaegefor. Tid. **1916**, H. 7. — **Rywkind, A. W.:** (a) Pathologische Histologie der Zahngranulome. J. odont. Stomat. **1924**, Nr 1—2. (b) Über Zementablagerung in den Wurzelkanälen und der Pulpakammer. Z. Stomat. **24**, 923—934 (1926). (c) Zur Frage der Zementikelbildung. Z. Stomat. **28**, 1178—1194 (1930).

Saal, R. v.: Beobachtungen über den feineren Bau des menschlichen Zahnbeines. (Zahnstudie IV.) Z. Zellforsch. **11**, 638—657 (1930). — **Sachse, B.:** Beiträge zur Kenntnis der Entwicklung der Schneidezähne bei *Mus musculus*. Dtsch. Mschr. Zahnheilk. **13**, 156, 205

(1895). — **Salter:** Dental Pathology and Surgery. Ref. Dtsch. Vjschr. Zahnheilk. **17**, 41 bis 50 (1877). — **Sandstedt, C.:** Einige Beiträge zur Theorie der Zahnregulierung. Nord. Tandläkaretidskr. 1904—1905. — **Santoné, P.:** (a) Osservazioni sulla struttura e sulla genesi del cosideto cemento cartilagineo nei molari di *Cavia cobaya*. Arch. ital. Anat. **31**, 582—597 (1933). (b) Studien über den Aufbau, die Struktur und die Histogenese der Molaren der *Säugetiere*. 1. Molaren von *Cavia cobaya*. Z. mikrosk.-anat. Forsch. **37**, 49—100 (1935a). (c) Ricerche sulla struttura dell'organo dello smalto. Stomatologia **33**, H. 7/8 (1935b). — **Sappey, Ph. C.:** (a) Traité d'anatomie descriptive, Tome 2. Paris: Delahaye 1873. (b) Description et iconographie des vaisseaux lymphatiques considerées chez *l'homme* et les *vertébrés*. Paris: Delahaye 1885. — **Sarran, A. de:** Vaisseaux sanguines des racines dentaires. Gaz. méd. Paris 1880. — **Schachtel,** Gesteigerter intradentärer Blutdruck. Dtsch. Mschr. Zahnheilk. **26**, 226—229 (1908). — **Schaffer, J.:** (a) Die Verknöcherung des Unterkiefers und die Metaplasiefrage. Arch. mikrosk. Anat. **32**, 266 (1888). (b) Verhalten fossiler Zähne im polarisierten Licht. Sitzgsber. Akad. Wiss. Wien, Math.-naturwiss. Kl. III **99**, 146—152 (1890). (c) Bemerkungen zur Geschichte der Bohrkanäle in Knochen und Zähnen. Anat. Anz. **10**, 459—464 (1895). (d) Unterkieferverknöcherung und Transplantation. Zahnärztl. Rdsch. **25**, 337—339 u. 345—349 (1916). (e) Vorschläge zur Verbesserung der histologischen Nomenklatur nebst Bemerkungen über die Begriffe „Endothel" und Vorknorpel. Erg. Anat. **23**, 501—534 (1921). (f) Knochen und Zähne. R. Krauses Enzyklopädie der mikroskopischen Technik, 3. Aufl. Bd. 2, S. 1148—1200. Berlin u. Wien: Urban & Schwarzenberg 1926. (g) Die Stützgewebe. Bd. 2/2 dieses Handbuches, 1930. (h) Lehrbuch der Histologie und Histogenese, 3. Aufl. Leipzig: Wilhelm Engelmann 1933. — **Schalit, A.:** Überzählige Wurzeln am unteren Weisheitszahn. Z. Stomat. **25**, H. 5 (1927). — **Schaper, A. u. C. Cohen:** Beiträge zur Analyse des tierischen Wachstums, Teil II. Arch. Entw.-mechan. **19**, 348—445 (1905). — **Scheff, J.:** (a) Retention; Rudimentärzähne; Verwachsung des Zahnbeins mit dem Knochen. Scheffs Handbuch der Zahnheilkunde, 1. Aufl. Wien: Alfred Hölder 1891. (b) Die Re-, Trans- und Implantation. Scheffs Handbuch der Zahnheilkunde, 1. Aufl., Bd. 2, Abt. 2. Wien: Alfred Hölder 1892. (c) Argyria dentium. Österr.-ung. Vjschr. Zahnheilk. **11**, 1—5 (1895). (d) Die Re- und Implantation der Zähne. Scheffs Handbuch der Zahnheilkunde, 4. Aufl. Wien u. Leipzig: Hölder-Pichler usw. 1924. — **Scheff-Paschkis:** Hämorrhagie und Verfärbung der Zähne. Scheffs Handbuch der Zahnheilkunde, 2. Aufl., Bd. 2/2. Wien u. Leipzig: Alfred Hölder 1910. — **Schenk, Fr.:** Die erste Anlage des Unterkiefers und der Zahnalveolen. Österr.-ung. Vjschr. Zahnheilk. **12**, 368 (1896). — **Scherbel, H.:** Über blasse Sklera, Zwergwuchs und Dentition. Z. Stomat. **24**, 244—249 (1926). — **Schiefer, O.:** Retention von Zähnen. Dtsch. Mschr. Zahnheilk. **40**, 383—399 (1922). — **Schlein, H.:** Ein Fall von überzähligen Schneidezähnen. Z. Stomat. **22**, 861—863 (1924). — **Schlenker:** Schmelztropfen, äußere Odontome usw. J. Scheffs Handbuch der Zahnheilkunde, 1. Aufl., Bd. 1. Wien: Alfred Hölder 1891. — **Schmidhuber, K. Fr.:** Experimentelle Untersuchungen über den Anteil der Zähne und des Kiefergelenkköpfchens am Längenwachstum des Unterkiefers des *Hundes*. Dtsch. Mschr. Zahnheilk. **48**, 1025—1044, 1105—1127 (1930). — **Schmidt, W. J.:** (a) Doppelbrechung und Feinbau des Zahnschmelzes. Sitzgsber. niederrhein. Ges. Natur- u. Heilk., Naturwiss. Abt. **1923** (Separatum Bonn 1925). (b) Über den Feinbau tierischer Fibrillen. Naturwiss. **12**, 269 bis 275, 296—303 (1924a). (c) Über die Neumannschen Scheiden im Zahnbein des *Faultiers*. Dtsch. Mschr. Zahnheilk. **42**, 25—30 (1924b). (d) Über das Dentin von *Bradypus tridactylus*. Anat. Anz. **58**, 97—107 (1924c). (e) Die Bausteine des *Tierkörpers* in polarisiertem Lichte. Bonn 1924d. (f) Die Ergebnisse der Naegelischen Micellarlehre bei der Erforschung des Organismus. Naturwiss. **16**, 900—906 (1928a). (g) Der submikroskopische Bau der tierischen Gewebe, erschlossen aus der Polarisationsoptik. Arch. exper. Zellforsch. **6**, 350—366 (1928b). (h) Dichroitische Färbung tierischer und pflanzlicher Gewebe. Abderhaldens Handbuch der biologischen Arbeitsmethoden, Abt. V, Teil 2, H. 16, S. 1835—1924. 1931. (i) Über Bedeutung und Herstellung kollagenfreier Knochenschliffe. Z. Mikrosk. **49**, 418—426 (1932). (k) Einige Bemerkungen zur Arbeit von Proell und Diener „Über den Feinbau gesunder und kranker Zähne". Z. Zellforsch. **20**, 798—802 (1934a). (l) Polarisationsoptische Analyse des submikroskopischen Baues von Zellen und Geweben. Abderhaldens Handbuch der biologischen Arbeitsmethoden, Abt. V, Teil 10, H. 3, S. 435—665. 1934b. (m) Gewebe der *Tiere* (submikroskopischer Bau). Handwörterbuch der Naturwiss., 2. Aufl., Bd. 5, S. 167—179. 1934c. — **Schmitz, E.:** Zur normalen und pathologischen Physiologie des Mundes. Dtsch. zahnärztl. Wschr. **1928**. — **Schnitzer, E. v.:** Versuche zur Rekonstruktion des Verlaufes menschlicher Schmelzprismen. (Vorl. Mitt.) Dtsch. Mschr. Zahnheilk. **43**, 294—296 (1925). — **Schour, I.:** The effect of tooth injury on other teeth. I. The effect of a fracture confined to one or two incisors and their investing tissues upon the other incisors in the *rat*. Physiologic. Zool. **7**, 304—329 (1934). — **Schour, J. u. H. B. van Dyke:** Histologic changes in the *rat* incisor following hypophysectomy. A preliminary report. J. dent. Res. **11**, 873—875 (1931). — **Schreger, C. H. T.:** Beiträge zur Geschichte der Zähne. Beitr. vergl. Zergliederkunst **1** (1800). — **Schröder, B.:** (a) Das

Wurzelmerkmal. Dtsch. Mschr. Zahnheilk. 44, 107—111 (1926). (b) Zur Entstehung der Zahnwurzelformen. Vjschr. Zahnheilk. 45, 431—448 (1929). (c) Die Achsenrichtungen der Zähne und ihre Beziehungen zur Kautätigkeit. Vjschr. Zahnheilk. 48, 261—277 (1932). — Schröder-Moral: Über angeborene Zähne. Dtsch. Mschr. Zahnheilk. 36, 97—115 (1918). — Schulte, H.: Über die Struktur des *Krokodilzahnes.* (Zahnstudie III.) Z. Zellforsch. 10, 456—470 (1930). — Schulz, H.: Schmelzsprünge oder Lamellen? Z. mikrosk.anat.- Forsch. 33, 1—22 (1933). — Schulz, R.: Zusammensetzung der normalen menschlichen Zähne verschiedenen Alters. Bad Freienwald 1892. — Schulze, M.: Beitrag zur vergleichenden Histologie der Hartsubstanzen der *Wildkatzenzähne.* Diss. Würzburg 1930. — Schumacher, S. v.: (a) Über das Vorkommen von Eckzähnen im Zwischenkiefer und die Variabilität des Verlaufes der Sutura incisiva. Anz. Anz. 29, 403—415 (1906). (b) Der Bau der Wangen usw. Z. Anat. 73, 247—276 (1924). (c) Die Mundhöhle. Bd. 5/1 dieses Handbuches, 1927. (d) Über das „Wandern" der Zähne bei *Gemse* und *Reh.* Vjschr. Zahnheilk. 45, 505—531 (1929). — Schuster, E.: Zur Frage der Herkunft des Epithels in Zahnwurzelcysten. Dtsch. Mschr. Zahnheilk. 26, 841—848 (1908). — Schwalbe, G.: Über Theorien der Dentition. Anat. Anz. 9, Erg.-H., 5—45 (1894). — Schwann, Th.: Mikroskopische Untersuchungen über die Übereinstimmung in der Struktur und dem Wachstum der *Tiere* und Pflanzen. Berlin 1839. — Schwarz, A. M.: (a) Untersuchungen über die Verbreitung, Ursache und Bedeutung der Schmelzsprünge beim *Menschen* und einigen *Säugetieren.* Dtsch. Mschr. Zahnheilk. 38, 97—142 (1920). (b) Die Ontogenese des menschlichen Gebisses in ihren Beziehungen zur Orthodontik. I. Untersuchungen über die embryonale Progenie. Fortschr. Orthodont. 1, 8—20 (1931). (c) Gewebsveränderungen bei orthodontischen Maßnahmen. Fortschr. Orthodont. 2, H. 3/4; 3, H. 1/2 (1931—32). (d) Die Ontogenese des menschlichen Gebisses in ihren Beziehungen zur Orthodontik, Teil III. Die Lage der Milchzahnkeime beim Neugeborenen. Fortschr. Orthodont. 3, 130—151, 251—259 (1933). — Schwarz, Ernst: (a) Das Gebiß der *Lemuridengattung Lepilemur* J. Geoffroy und seine Bedeutung für die Gebißformel der *Primaten.* Zool. Anz. 87, 47—48 (1930a). (b) Der fehlende Schneidezahn der *Primaten.* Zool. Anz. 89, 36—38 (1930b). — Schweitzer, G.: (a) Über die Lymphgefäße des Zahnfleisches und der Zähne beim *Menschen* und bei *Säugetieren,* Teil I und II. Arch. mikrosk. Anat. 69, 807—906 (1907). (b) Über die Lymphgefäße des Zahnfleisches und der Zähne beim *Menschen* und bei *Säugetieren,* Teil III und IV. Arch. mikrosk. Anat. 74, 927—999 (1909). — Seidner, S.: Fall eines überzähligen, mit dem rechten oberen Sapiens verwachsenen Zahnes. Z. Stomat. 28, 635—637 (1930). — Sera, G. L.: La pieghettatura dello smalto nei denti di *antropomorfi.* Stomatologia 15, 1—8 (1917). — Serres, M.: Essai sur l'anatomie et la physiologie des dents ou nouvelle theorie de la dentition. Paris 1817. — Shibata, Makoto: (a) The histological explanation about the effect of parenteral injection of tooth cellingredients upon the construction and development of teeth. Sci. Rep. Inst. inf. Dis. Tokyo 5, 411—421 (1927). (b) The influence of the parenteral injection of tooth cell substances on growth and structure of teeth, II. Jap. J. of exper. Med. 7, 87—93 (1928a). (c) On Altmann's granules in the tooth cells. Sci. Rep. Inst. inf. Dis. Tokyo 6, 281—283 (1928b). (b) An histological investigation of lattice fibre in dental pulp and its contribution to the formation of dentine. Sci. Rep. Inst. inf. Dis. Tokyo 6, 383—390 (1928c). (e) On the reduced silver granules in dental cells. Jap. J. of exper. Med. 7, 253—254 (1929). — Shmamine, T.: Das sekundäre Zement. Dtsch. Zahnheilk. 1910, H. 13. — Sicher, H.: (a) Bemerkungen zu der Arbeit R. Landsbergers: „Der hohe Gaumen". Z. angew. Anat. 1, H. 3 (1914). (b) Die Entwicklung des Gebisses von *Talpa europaea.* Anat. H. 54, 33—112 (1916). (c) Über Wachstum und Formbildung des menschlichen Kieferapparates. Vjschr. Zahnheilk. 39, 541 (1923a). (d) Bau und Funktion des Fixationsapparates der *Meerschweinchenmolaren.* Z. Stomat. 21, 580—594 (1923b). (e) Zur Verteidigung „neuerer Begriffe in der Zahnhistologie und -biologie". Z. Stomat. 22, 556—569 (1924). (f) Über die Fixation und das Wachstum dauernd wachsender Zähne. Zugleich Bemerkungen zu der Arbeit von Dr. Hans Mach, Heidelberg. Korresp.bl. Zahnärzte 49, 332—336 (1925). (g) Die physiologische Beweglichkeit der Zähne. Z. Stomat. 26, 397—398 (1928a). (h) Die sog. verkürzten Zähne. Z. Stomat. 26, 396 (1928b). — Sicher, H. u. F. Peter: Kritische Bemerkungen zu der Arbeit R. Landsbergers: „Kreislauf und Kreislaufstörungen im Kiefer und Zahngewebe". Dtsch. Mschr. Zahnheilk. 32, 388—394 (1914). — Sicher, H. u. J. Tandler: Anatomie für Zahnärzte. Wien u. Berlin: Julius Springer 1928. — Sigmund, H.: Die odontogene Ostitis des Kieferknochens. Beitr. path. Anat. 83, 289 (1928). — Sigmund-Weber: Pathologische Histologie der Mundhöhle. Leipzig: S. Hirzel 1926. — Simpson, G. G.: (a) The dentition of *Ornithorhynchus* as evidence of its affinities. Amer. Mus., Nov. 1929, Nr 390, 1—15. (b) The "plagiaulacoid" type of mammalian dentition. A study of convergence. J. Mammal. 14, 97—107 (1933). — Skillen, W. G.: (a) A report on the formation of dentin and cementum relative to the structure of the root end. J. nat. dent. Assoc. 8 (1921). (b) The morphology of the gingivae of the *rat* molar. J. amer. dent. Assoc. 17, 645—668 (1930). — Smreker, E.: (a) Ein Vorschlag zur Benennung der Zähne. Österr.-ung. Vjschr. Zahnheilk. 8, H. 2 (1892). (b) Über die Darstellung der Kittsubstanz des

Schmelzes menschlicher Zähne. Anat. Anz. **22**, 467—476 (1903). (c) Über die Form der Schmelzprismen menschlicher Zähne und die Kittsubstanz des Schmelzes. Arch. mikrosk. Anat. **66**, 312—331 (1905). (d) Über Fortsetzungen von Zahnbeinkanälchen in den Schmelz menschlicher Zähne. Vjschr. Zahnheilk. **39**, 521—527 (1923). (e) Über Injektion des Schmelzes durch die Zahnbeinkanälchen. Z. Stomat. **24**, 460—467 (1926). (f) Über Anastomosen zwischen Dentinkanälchen und Zementkörperchen bei der *Gemse*. Sitzgsber. Akad. Wiss. Wien, Math.-naturwiss. Kl. **1928**, 277—278. (g) Histologische Untersuchungen über den Bau des Schmelzes der *Hunde*zähne. Z. Stomat. **28**, 1030—1038 (1930). (h) Die Querschnittsform menschlicher Schmelzprismen. Z. Stomat. **31**, 310—312 (1933). (i) Über den Bau der Dentinkanälchen. Z. Stomat. **32**, 246—261 (1934). — Solkower, E. A.: Zur Frage über das Vorhandensein von Lymphgefäßen in der Zahnpulpa. Anat. Anz. **64**, 73 bis 84 (1927). — Sommer, K.: Über Stoffwechsel und Sensibilität des Zahnbeins. Dtsch. zahnärztl. Wschr. **26**, 219—222, 233—237, 254—257 (1923). — Spee, Graf: Über die ersten Vorgänge der Ablagerung des Zahnschmelzes. Anat. Anz. **2**, 89—92 (1887). — Spillmann, F.: Beiträge zur Biologie des Milchgebisses der *Chiropteren*. Abh. senkenberg. naturforsch. Ges. **40**, 251—255 (1927). — Spitzer, B.: Die Veränderung des Ganglion Gasseri nach Zahnverlust. Arb. neur. Inst. Wien **18**, 216—227 (1910). — Sponer: Die Ätiologie abnormer Wurzelkrümmungen usw. Dtsch. Vjschr. Zahnchir. **5** (1923). — Sprawson, E.: (a) On the vascular supply of the enamel organ of *felis domestica*. Proc. roy. Soc. Med. **16**, sect. odont. 47—54 (1923). (b) On the histological evidences of the organic content and reaction of *marsupial* enamel, with a note on *human* enamel. Proc. roy. Soc. Lond. **106**, 376—387 (1930). — Spring, K.: Beitrag zur Kenntnis der Exzementosen. Z. Stomat. **28**, 972—987 (1930). — Stach, J.: (a) Über die Entstehung des Ersatzgebisses und der Backenzähne bei den *Säugetieren*. Bull. Acad. Sci. Cracovie, Cl. math. nat. **1904**, 283—299. (b) Die Ontogenie der Schneidezähne von *Lepus cuniculus* L. usw. Bulletin Acad. Sci. Cracovie, Cl. math. nat. **1910**. — Stadtmüller, F.: (a) Entwicklung und Bau der papillenförmigen Erhebungen (Filterfortsätze) auf den Branchialbogen der *Salamandriden*larven. Z. Morph. u. Anthrop. **24**, 125—156 (1924). (b) Filterfortsätze und Sinnesknospen an dem Hyobranchialapparat einiger *Urodelen (Necturus, Spelerpes, Desmognathus)*. Gegenbaurs Jb. **55**, 382—401 (1925). Stein, G.: (a) Plantationsstudien. Z. Stomat. **26**, 284—309 (1928). (b) Histologische Untersuchungen im Wurzelspitzengebiet pulpatoter Zähne. Z. Stomat. **27**, 108—149 (1929 a). (c) Untersuchungen über die Durchgängigkeit der Wurzelkanäle an 500 Zähnen. Z. Stomat. **27**, 414—443 (1929 b). — Stein, G. u. J. Weinmann: Die physiologische Wanderung der Zähne. Z. Stomat. **23**, 733—744 (1925). — Steiner, B.: Kasuistik und Bemerkungen zur Vererbung von Kiefer- und Zahnanomalien. Z. Stomat. **25**, 300—307 (1927). — Steinmetz, H.: Beobachtungen und Messungen zum Verhalten nichtfunktionierender Schneidezähne des *Kaninchens*. Roux' Arch. **126**, 123—147 (1932). — Stensiö, E. A.: The downtonian and devonian *vertebrates* of Spitzbergen etc. Skrifter om Svalbard og Nordiskavet **1927**, Nr 12. — Stewart, D.: (a) The problem of the innervation of the dentine. J. of Anat. **61**, 439—451 (1927). (b) Further observations on the innervation of the teeth and the fibres of MUMMERY. J. of Anat. **63**, 1—6 (1928). — Stizel, W.: Untersuchungen zur Frage der Totalexstirpation der Pulpa. Vjschr. Zahnheilk. **38**, 401—444 (1922). — Stroh: Die Altersbestimmung des *Gemswildes* nach Gebiß und Krucke. Jb. Inst. Jagdkde **4** (1920). — Struck, W.: (a) Die Befestigung der Zähne im Bereiche der *Wirbeltier*reihe. Dtsch. Mschr. Zahnheilk. **33**, 135 bis 143 (1915 a). (b) Die wechselseitigen Beziehungen zwischen der Dichtigkeit der Zahngewebe, der Mehrrreihigkeit und dem Ersatz der Zähne im Bereich der Wirbelreihe. Dtsch. Mschr. Zahnheilk. **33**, 386—392 (1915 b). — Studnička, F. K.: (a) Über einige Modifikationen des Epithelgewebes. Sitzgsber. böhm. Ges. Wiss., Math.-naturwiss. Kl. **1899**, Nr 14. (b) Über die Anwendung der Methode von BIELSCHOWSKY zur Imprägnation von Bindegewebsfibrillen im Knochen, Dentin und Hyalinknorpel. Z. Mikrosk. **23**, 414—422 (1906). (c) Die radialen Fibrillensysteme bei der Dentinbildung und im entwickelten Dentin der *Säugetierzähne*. Anat. Anz. **30**, 202—228 (1907). (d) Zur Lösung der Dentinfrage. Anat. Anz. **34**, 487—502 (1909). (e) Über die Histogenese der Schmelzschicht der *Säugetiere*. Anat. Anz. **50**, 225—243 (1917). (f) Sur l'épithélium réticulé et sur les tissus à substance fondamentale réticulé. C. r. Soc. biol. Paris **103**, 653 (1929). (g) Die Grundlagen der Zellenlehre von THEODOR SCHWANN. Anat. Anz. **78**, 246—257 (1934). — Sudduth, W. X.: Dental embryology and histology. The American System of Dentistry, Vol. 1. Edingburgh 1887. — Sundberg, C.: Das Glykogen in menschlichen Embryonen von 15, 27 und 40 mm. Z. Anat. **73**, 168—246 (1924). — Szabo, J.: Die Größenverhältnisse des Cavum pulpae nach Altersstufen. Österr.-ung. Vjschr. Zahnheilk. **14**, 12—24 (1900). — Szymonowicz, W.: Ein Beitrag zur Histologie des Dentins. Anz. Akad. Wiss. Krakau, Febr. **1895**.

Talbot, E. S.: (a) The so-called NASMYTH's membrane, the so called sheath of HERTWIG, the so called glands of SERRES. Dent. Cosmos **64**, 66—69 (1922a). (b) Studies in dental histology. On the tooth follicle and its development. Dent. Cosmos **64**, 419—431, 513—524 (1922b). — Tanner, C.: Die Entwicklung des ACKERKNECHTschen Organes beim *Schaf*. Anat. Anz. **61**, 289—302 (1926). — Tanzer, F.: Meine Theorie vom gesteigerten „intradentären"

Blutdruck. Dtsch. Mschr. Zahnheilk. **26**, 434—445 (1908). — **Taviani, S.:** (a) Studi di morfologia dentaria. Scritti biol. **1**, 119—162 (1926). (b) Considerazioni sul peso dei denti. Scritti biol. **5**, 171—177 (1930a). (c) Come si possa risalire dalla morfologia dentaria alla interpretazione dei fattori morfogenetici dentali. Scritti biol. **5**, 377—396 (1930b). — **Tellier:** Das Periodontium, ein bindegewebiges epitheliales Mischgewebe (Titelübersetzung nach Ref. Dtsch. Mschr. Zahnheilk. **43**). Revue de Stomat. **1924**, H. 2. — **Terra, P. de:** Vergleichende Anatomie des menschlichen Gebisses und der Zähne der *Vertebraten.* Jena: Gustav Fischer 1911. — **Thewlis, J.:** Crystal orientation in tooth enamel. Philosophic. Mag., VII. s. **19**, 291—297 (1935). — **Tholuck, H. J.:** Der Kaudruck. Dtsch. Zahnheilk. **1923**, H. 59, 24—44. — **Thomas, N. G.:** Studies in protective cementum development. Dent. Cosmos **64**, 385—395 (1922). — **Thomas, O.:** (a) On the homologies and succession of teeth in the *Dasyuridae* etc. Philos. trans. roy. Soc. Lond. B**178**, 443—462 (1887). (b) A milk dentition in *Orycteropus.* Proc. roy. Soc. Lond. **47**, 246—248 (1890). (c) Notes on Dr. W. Kükenthals discoveries in *mammalian* dentition. Ann. a. Mag. nat. hist. **1892**, 308—313. — **Thomasset, J. J.:** (a) Remarques sur les canalicules de l'émail dentaire. C. r. Acad. Sci. Paris **186**, 459—461 (1928). (b) Essai de classification des variétés de dentine chez les *poissons.* C. r. Acad. Sci. Paris **187**, 1075—1076 (1929). (c) Recherches sur les tissus dentaires des *poissons* fossiles. Archives d'Anat. **11**, 5—153 (1930). — **Tibiriçá, P. Q. T.:** Über das übermäßige Wachstum der Schneidezähne des *Kaninchens.* Ann. Fac. Med. São Paulo **5**, 252—257 (1931). — **Tiede, E. u. H. Chomse:** Über die Luminescenz der Zähne. Ber. dtsch. chem. Ges. **67**, 1988—1992 (1934). — **Timofejew, S.:** Der Anteil des Golgischen Binnennetzes an histochemischen Prozessen. Arch. russ. d'Anat. etc. **4** (1925). — **Tims, H. W. M.:** (a) Toothgenesis in the *Caviidae.* J. Linnean Soc. **28**, 261—290 (1901). (b) A suggestion as to the nature of the horny teeth of the *Marsipobranchii.* Proc. Cambridge philos. Soc. **13**, 383—386 (1906). — **Todd, R. B. u. W. Bowman:** The physiological anatomy and physiology of man. London 1859. — **Tojoda, Minora:** (a) Beitrag zur Kenntnis der Dentinverkalkung. Korresp.bl. Zahnärzte **50**, 374—388 (1926). (b) Übersetzung des Titels: Über die Innervation des Dentins. Ref. Brit. dent. J. **48**, 1325—1327 (1927). (c) Die Innervation des menschlichen Zahnbeins. Dtsch. zahnärztl. Wschr. **1934** I, 641—645, 670—673. — **Tomes, Ch. S.:** (a) On the existence of an enamel organ in an *Armadillo (Tatusia peba).* Quart. J. microsc. Sci. **14**, 44 (1874). (b) On the development of the teeth of the *Newt, Frog, Slowworm* and green *Lizard.* Philos. trans. roy. Soc. Lond. **165**, 285—296 (1875 76a). (c) On the structure and development of the teeth of *Ophidia.* Philos. trans. roy. Soc. Lond. **165**, 297—302 (1875—76b). (d) Manual of dental anatomy human and comparative, 1. Aufl. London 1876. (e) On the structure and development of vascular dentin. Philos. trans. roy. Soc. Lond. **169** I, 25 (1878). (f) Manual of dental anatomy human and comparativ, 3. Aufl. London: J. u. A. Churchill 1889. (h) On the development of marsupial and other tubular enamels. Philos. trans. roy. Soc. Lond. B **189**, 107 (1897). (i) Upon Röse's proposed classification of the forms of dentine. Anat. Anz. **14**, 343 (1898a). (k) Upon the structure and development of the enamel of elasmobranch *fishes.* Proc. roy. Soc. Lond. **1898**, 386—399 (1898b). (l) Upon the development of the enamel in certain *osseous Fishes.* Philos. trans. roy. Soc. Lond. **186** (1900). (m) A manual of dental anatomy human and comparative. 8th edit. by H. W. Marret Tims and C. Bowdler Henry. London: J. and A. Churchill 1923. — **Tomes, J.:** (a) A course of lectures on dental physiology and surgery. London 1848. (b) On the structure of the dental tissues of *marsupial* animals and more especially of the enamel. Philos. trans. roy. Soc. **1849**, 403—412. (c) On the structure of the dental tissues of the order of *Rodentia.* Philos. trans. roy. Soc. Lond. **1850** II. (d) On the presence of fibrils of soft tissue in the dentinal tubes. Philos. trans. roy. Soc. Lond. **146**, 515—522 (1856). (e) A system of dental surgery. London 1859. (f) A system of dental surgery. London 1873. — **Tomes, J. u. de Morgan:** Observations on the structure and development of bone. Philos. trans. roy. Soc. Lond. **1853**. — **Toverud, C.:** (a) The influence of diet on teeth and bones. J. of biol. Chem. **57**, 583—600 (1923). (b) Experimental studies on the physiological and the pathological chemistry of the teeth. Norske Tandlaegeforen. Tidende. **1926**, Suppl., Nr 8. — **Toyofuku, Tamaki:** Über die parathyreoprive Veränderung des *Ratten-zahnes.* Frankf. Z. Path. **7** II, 249 (1911). — **Train, P.:** Über Gebißuntersuchungen an *Anthropomorphen* mit einem Ausblick auf die zukünftige Gestaltung des menschlichen Gebisses. Diss. Leipzig 1934. — **Trauner, F.:** Studie zum Thema: Die Ursachen des Wanderns der Zähne nach vorne zur Kiefermitte. Österr.-ung. Vjschr. Zahnheilk. **27**, H. 11 (1911). — **Tretjakoff, D.:** (a) Das Dentin und das Pseudodentin bei den *Selachiern.* Ber. wiss. Forsch.-inst. Odessa **1**, 52—63 (1924). (b) Die Zähne der *Plectognathen.* Z. Zool. **127**, 618—644 (1926). (c) Die Hautschuppen von *Raja clavata.* Arch. russ. d'Anat. etc. **6**, 179—318 (1927). (d) Die Hautschuppen der *Anamnier.* Z. Zool. **136**, 314—354 (1930). (e) Das Schmelzorgan bei den *Beißbrassen.* Z. Zellforsch. **15**, 69—92 (1932). — **Treuenfels, P.:** (a) Die Zähne von *Myliobatis aquila.* Diss. Basel 1896. (b) Mikroskopische Untersuchungen über die Resorption der Milchzähne. Dtsch. Mschr. Zahnheilk. **19**, 193—205 (1901). — **Triska, W.:** Experimentelle Studien über die Beißkraft. Pflügers Arch. **204**, 660—667 (1924). — **Trueb, K.:** Größenverhältnisse des Cavum pulpae nach Altersstufen. Dtsch. Mschr. Zahnheilk. **27**, 401 (1909). — **Tschistowitsch, Th. u. J. Mechteis:** Über die Rolle des Epithels in den Wurzelgranulomen. Z. Stomat. **28**, 1163—1171 (1930). — **Tsunoda, Tsutae:** Beziehung der Schilddrüsen- und Epithelkörperchenfunktionen zu den Zellengranula der Zähne der weißen *Ratte*; einiges von denjenigen der menschlichen Zähne hinzugefügt. Trans. jap. path. Soc. **22**, 255—263 (1932). — **Tsusaki, Takamichi:** Beiträge zur Kenntnis des Eizahns bei den *Reptilien.* Keijo J. Med. **5**, 27—34 (1934). — **Tsuzuki, Masao:** Beiträge zur Histologie der Zahnwurzelzysten mit besonderer Berücksichtigung der Wände großer Cysten. Dtsch. Mschr. Zahnheilk. **46**, 65—75 (1928). — **Türkheim, H.:** (a) Zur Kenntnis der Schmelzhypoplasien. Dtsch. Mschr. Zahnheilk. **32**, 729—763 (1914). (b) Vorschläge für eine einheitliche Bezeichnung der Zähne und ihrer Teile. Dtsch. Mschr. Zahnheilk. **36**, 44—47 (1918). (c) Untersuchungen über Wurzelbehandlung. Dtsch. Mschr. Zahnheilk. **40** (1922a). (d) Die Ernährung und die physikalische Chemie des Schmelzes. Vjschr. Zahnheilk. **38**, 486—499 (1922b). (e) Über die Bedeutung der Schmelzfärbung. Z. Stomat. **20**, 653—657 (1922c). (f) Untersuchungen über das Empfindungsvermögen des Dentins. Erg. Zahnheilk. **6**, H. 3/4 (1922d). (g) Die Verästelungen des apikalen Wurzelkanals usw. Von Zahnarzt Dr. DJERASSI, Sofia. Kritische Bemerkungen zu dem gleichnamigen Artikel usw. Vjschr. Zahnheilk. **39**, 92—94 (1923). (h) Die Schmerzempfindung im Dentin und ihre physiologischen Grundlagen. Dtsch. zahnärztl. Wschr. **27**, 51—52 (1924). (i) Über den sog. Schmelzstoffwechsel. Z. Stomat. **23**, 642—646 (1925). (k) Über Injektion des Schmelzes durch die Zahnbeinkanälchen. Erwiderung auf den gleichnamigen Aufsatz im 5. Heft dieser Zeitschrift von Dr. ERNST SMREKER, Zahnarzt in Wien. Z. Stomat. **24**, 887—889 (1926). (l) Physiologische Chemie. Fortschr. Zahnheilk. **1, 2, 3** (1926—27—28). (m) Schmerzempfindung in den Zähnen. KANTOROWICZ' Handwörterbuch, Bd. 4, S. 2672—2676. 1931.

Unglaube, A.: Die normalen Durchbruchszeiten der bleibenden Zähne. Dtsch. Mschr. Zahnheilk. **42**, 382—390 (1924). — **Urbantschitsch, E.:** (a) Supernumeräre Zähne. Österr.-ung. Vjschr. Zahnheilk. **24**, 283—290 (1908). (b) Über das Kanalsystem des Dentins mit besonderer Berücksichtigung der SCHMORLschen Knochenfärbung. Wien. Vjschr. Zahnheilk. **36**, 1—15 (1920). (c) Beitrag zu einigen Streitfragen über den feineren Bau des Dentins. Vjschr. Zahnheilk. **37** (1921). (d) Ursachen und Bahnen der endogenen Zahnverfärbungen. I. Die Ursachen. Z. Stomat. **24**, 1050—1075 (1926). (e) Ursachen und Bahnen der endogenen Zahnverfärbungen. II. Bahnen. Z. Stomat. **25**, 19—34, 789—800, 1054—1072 (1927).

Valentin, G.: Die Untersuchung der Pflanzen- und der *Tier*gewebe im polarisierten Lichte. Leipzig 1861. — **Vallois, H. u. Ch. Bennejeart:** Le développement du canal dentaire inférieur et la vascularisation des dents de la machoire inférieure au différents âges. Bull. Soc. Anthrop. Paris, VI. s. 4, 568—584 (1914). — **Vecchiso, B. de:** Die Durchlässigkeit des Schmelzes. Übersetzung des Titels nach Ref. Dtsch. Mschr. Zahnheilk. **45**, 620. Stomatologia **25**, 73—106 (1927). — **Virchow, E.:** Über Bildung und Umbildung von Knochengewebe im menschlichen Körper. Berl. klin. Wschr. **1875 I.** — **Virchow, H.:** (a) Über das Gebiß von *Mycetes ursinus.* Dtsch. Mschr. Zahnheilk. **37**, 361—388 (1919). (b) Das Gebiß von *Orycteropus aethiopicus.* Z. Morph. u. Anthrop. **34**, 413—435 (1934a). (c) Das Gebiß von *Orycteropus aethiopicus.* Z. Anat. **103**, 694—730 (1934b). — **Vogelsang:** Die Reaktion der Pulpa auf plötzlichen Schmelzmangel. Dtsch. Mschr. Zahnheilk. **40**, 97—116 (1922). — **Vollmar, K.:** Histologische Untersuchungen der Hartsubstanzen an *Fuchs*zähnen. Diss. Würzburg 1930. — **Vries, J. J. de:** (a) De histogenese van het glazuur en tandbeen bij het *Kalf.* Diss. Groningen 1923. (b) De beteekenis van de emailpulpa bij de entwikkeling der tanden. Tijdschr. Tandheelk. **31**, 6 (1924).

Wagner, Friedrich: Untersuchungen über die Größenverhältnisse des Cavum pulpae und seiner Wände. Dtsch. Mschr. Zahnheilk. **45**, 1027—1045 (1927). — **Waldeyer, W.:** (a) Untersuchungen über die Entwicklung der Zähne, 1. Abt. Königsberg. med. Jb. **4** (1864). (b) Untersuchungen über die Entwicklung der Zähne, 2. Abt. Z. rat. Med., 3. Reihe **24**, 169 (1865a). (c) Über den Ossifikationsproceß. Arch. mikrosk. Anat. **1**, 354—375 (1865b). (d) Bau und Entwicklung der Zähne. S. STRICKERs Handbuch der Lehre von den Geweben, Bd. 1, Leipzig 1871. — **Walkhoff, O.:** (a) Neue Untersuchungen über die Pathohistologie des Zahnbeins. Dtsch. Mschr. Zahnheilk. **10**, 81—97, 451—468 (1892). (b) Über den Bau und die Entstehung einiger Zahnmißbildungen. Dtsch. Mschr. Zahnheilk. **14** (1896). (c) Das sensible Dentin und seine Behandlung. Braunschweig: A. Limbach 1899. (d) Beitrag zur Lehre von den Kieferveränderungen beim Richten der Zähne. Korresp.bl. Zahnärzte **1900**. (e) Der menschliche Unterkiefer im Lichte der Entwicklungsmechanik. Dtsch. Mschr. Zahnheilk. **18**, 529—538; **19**, 2—22, 49—60, 111—121 (1900—01). (f) Die normale Histologie menschlicher Zähne, 1. Aufl. Leipzig: Artur Felix 1901. (g) Der Unterkiefer der *Anthropomorphen* und des *Menschen* in seiner funktionellen Entwicklung und Gestaltung. SELENKA: *Menschenaffen*, 4. Lief. 1902. (h) Beitrag zur Lehre von der Struktur des Schmelzes. Dtsch. Mschr. Zahnheilk. **21**, 625—635 (1903a). (i) Strittige Fragen über den Bau des Schmelzes. Wien. zahnärztl. Mschr. **1903**, 233 (1903b). (k) Ergebnisse der neueren Arbeiten über die Schmelzstruktur. Dtsch. Mschr. Zahnheilk. **22**, 161—166 (1904a). (l) Die menschliche Sprache in ihrer Bedeutung für die funktionelle Gestalt des Unterkiefers. Anat. Anz. 24, 127 (1904 b). (m) Gegenkritik der Aufsätze von Weidenreich und Fischer über die Kinnbildung. Dtsch. Mschr. Zahnheilk. 24 (1906). (n) Neue Untersuchungen über die menschliche Kinnbildung. Dtsch. Zahnheilk. 1911, H. 22, 1—7¹. (o) Die Erdsalze in ihrer Bedeutung für die Zahnkaries. Berlin: Hermann Meusser 1913. (p) Adloffs Theorie der Schmelzernährung und der stammesgeschichtlichen Umformung der Kiefer und Zähne beim *Menschen*. Dtsch. Mschr. Zahnheilk. 32, 593—609 (1914 a). (q) Über den feineren Bau der Dentinkanälchen. Österr.-ung. Vjschr. Zahnheilk. 30, 23 (1914 b). (r) Normales und transparentes Zahnbein. Eine histologische Studie. Dtsch. Mschr. Zahnheilk. 34, 451—469 (1916). (s) Biologische Studien über das Wesen der Zahnkaries. Dtsch. Zahnheilk. 1919, H. 42, 1—81. (t) Die Nervenfrage im Zahnbein. Dtsch. Zahnheilk. 1923, H. 60, 1—43. (u) Neue Untersuchungen über den feineren Bau der Dentinkanälchen. Dtsch. Mschr. Zahnheilk. 42, 521—540 (1924 a). (v) Die normale Histologie menschlicher Zähne, 2. Aufl. Leipzig: Artur Felix 1924 b. (w) Über das vermeintliche Leben im Zahnschmelz durchgebrochener Zähne. Z. Stomat. 23, 93—110 (1925). (x) Studien über die erste Entwicklung des Zahnschmelzes. Dtsch. Mschr. Zahnheilk. 45, 49—95 (1927 a). (y) Fibrillen des Zahnbeins. Dtsch. Mschr. Zahnheilk. 45, 256—260 (1927 b). (z) Studien über die erste Entwicklung des Schmelzes, Teil II. Dtsch. Mschr. Zahnheilk. 46, 785—808 (1928). (a') Ein Beitrag zur Kenntnis der Leistungen der Mikrophotographie mit sichtbarem und ultraviolettem Licht bei histologischen Untersuchungen insbesondere des Schmelzes. Dtsch. Mschr. Zahnheilk. 48, 1201—1208 (1930). — **Wallisch, W.:** (a) Der Durchbruch der Zähne. Österr.-ung. Vjschr. Zahnheilk. 14, 264—286 (1900). (b) Der retinierte Zahn und seine Bewegung. Z. Stomat. 23, 777—785 (1925). — **Waltgott:** Über Dilaceration von Zähnen, sowie Knickungen und Krümmungen von Wurzeln usw. Diss. Halle 1923. — **Wannenmacher:** Ein Beitrag zur pathologischen Histologie der Pulpa. Dtsch. Mschr. Zahnheilk. 45, 12—38 (1927). — **Warren, E.:** On the teeth of *Petromyzon* and *Myxine*. Quart. J. microsc. Sci. 45, 631—636 (1902). — **Wassiljew, G. A. u. N. I. Manjewitsch:** Zu den Lebenseigenschaften des Zahnschmelzes und der anderen Zahngewebe. II. Mitt. Die Permeabilität der Zahngewebe für Chlor. Dtsch. Mschr. Zahnheilk. 47, 1165—1170 (1929). — **Wastlhuber, J.:** Über die Dicke des Zementes in verschiedenem Alter. Diss. München 1933. — **Weber, M., O. Abel u. H. M. Burlet:** Die *Säugetiere*. Jena: Gustav Fischer 1927—28. — **Weber, R.:** (a) Beiträge zur Morphologie und Bedeutung einiger Anomalien des Zahnsystems. Dtsch. Zahnheilk. 1923, H. 57, 52—80. (b) Über die feineren Vorgänge bei der Histogenese des Zementes. Dtsch. Mschr. Zahnheilk. 43, 217—224 (1925a). (c) Vergleichende Anatomie der Molaren vom *Lepus cuniculus* und *Cavia cobaya*. I. Morphologischer Teil. Dtsch. Mschr. Zahnheilk. 43, 245—257 (1925b). (d) Ein Beitrag zur Histologie der amputierten Pulpa. Dtsch. Mschr. Zahnheilk. 43, 333—339 (1925c). (e) Über experimentelle Erzeugung atypischer Epithelwucherungen am wachsenden Zahnkeim. (I. Mitt.). Dtsch. Mschr. Zahnheilk. 43, 384—393 (1925d). (f) Zur Kasuistik der histologischen Veränderungen an retinierten Zähnen. Dtsch. Mschr. Zahnheilk. 43, 812—818 (1925e). (g) Zur Kenntnis des Auftretens von Fett am Zahn. Vjschr. Zahnheilk. 42, 64—72 (1926a). (h) Über experimentelle Erzeugung atypischer Epithelwucherungen am wachsenden Zahnkeim. (II. Mitt.). Dtsch. Mschr. Zahnheilk. 44, 217—240 (1926b). (i) Experimentelle Untersuchungen über die Frage der Remineralisation des Zahnschmelzes durch den Speichel. Z. Stomat. 27, 912—926 (1929). (k) Gebiß und Zähne. Brugsch-Levys: Die Biologie der Person, Bd. 3, S. 287—336. 1930. — **Weber, W.:** Periodontitis granulomatosa. Dtsch. Mschr. Zahnheilk. 44, 675—695 (1926). — **Wedl, C.:** (a) Über einen im Zahnbein und Knochen keimenden Pilz. Sitzgsber. Akad. Wiss. Wien, Math.-naturwiss. Kl. III, 50 (1864). (b) Zwei Fälle von geheiltem Bruch von Zähnen. Dtsch. Vjschr. Zahnheilk. 7, 5—11 (1867). (c) Pathologie der Zähne, 1. Aufl. Leipzig: Artur Felix 1870. (d) Über Gefäßknäuel im Zahnperiost. Virchows Arch. 85, 175 (1881). (e) Pathologie der Zähne, 2. Aufl., herausgeg. von J. v. Metnitz und G. v. Wunschheim. Leipzig: Artur Felix 1901. — **Wedl, C. u. M. Heider:** (a) Beiträge zur Pathologie der Zähne. Dtsch. Vjschr. Zahnheilk. 4, H. 1 (1864a). (b) Beiträge zur Lehre der Neubildungen von Zahnsubstanzen. Dtsch. Vjschr. Zahnheilk. 4, H. 2 (1864b). (c) Über die Vernarbung der Zahnzellen nach der Extraction. Dtsch. Vjschr. Zahnheilk. 5, H. 2 (1865). — **Weidenreich, F.:** (a) Die Bildung des Kinns und seine angebliche Beziehung zur Sprache. Anat. Anz. 24, 545 (1904). (b) Knochenstudien I.: Über Bau und Entwicklung des Knochens usw. Z. Anat. 69, 382 (1923). (c) Bedingen die Zähne die Bildung eines Processus alveolaris? Anat. Anz. 58, Erg.-H., 63—74 (1924). (d) Über den Bau und die Entwicklung des Zahnbeins in der Reihe der *Wirbeltiere*. (Knochenstudien IV. Teil.) Z. Anat. 76, 218—260 (1925). (e) Über den Schmelz der *Wirbeltiere* und seine Beziehungen zum Zahnbein. (Knochenstudien V. Teil.) Z. Anat. 79, 292—351 (1926a). (f) Über die Beziehungen zwischen Zahn, Alveolarwand und Kiefer. (Knochenstudien VI. Teil.) Z. Anat. 81, 420—435 (1926b). (g) Über Periodontium und Alveolarwand. Z. Anat. 83, 817—818 (1927a). (h) Rasse und Körperbau. Berlin: Julius Springer 1927b. (i) Bemerkungen zu Korffs Ausführungen: „Über die Entwicklung der Elfenbeinzellen usw." Anat. Anz. **64**, 396—397 (1928). (k) Dentin. KANTOROWICZ' Handwörterbuch der gesamten Zahnheilkunde, Bd. 1, S. 456—472. 1929. (l) Das Knochengewebe. Dieses Handbuch, Bd. 2/2, S. 391—520. 1930a. (m) Die Hartsubstanzgewebe des Zahnes in phylogenetischer Betrachtung. Paradentium **2**, 193—207 (1930b). (n) v. KORFFs Polemik in Sachen der Knochen- und Zahnbeingrundsubstanzen. Anat. Anz. **72**, 46 (1931a). (o) Körperbautypus, Gesichts- und Kiefergestaltung und die Selbstregulierung von Disharmonien. Paradentium **3**, 8 (1931b). (p) Das Menschenkinn und seine Entstehung. Erg. Anat. **31**, 1—124 (1934). — **Weil, L. A.:** (a) Zur Histologie der Zahnpulpa. Dtsch. Mschr. Zahnheilk. **5**, 335—356, 403—413; **6**, 10—21 (1887—1888). (b) Die Odonthele der Zahnpulpa. Verh. Ges. dtsch. Naturforsch. Bremen **1890**. (c) Über Re- und Implantation der Zähne. Dtsch. Mschr. Zahnheilk. **9**, H. 8 (1891). — **Weinmann, J.:** (a) Das Knochenbild bei Störungen der physiologischen Wanderung der Zähne. Z. Stomat. **24**, 397—423 (1926). (b) Zur Frage der organischen Einheit von Zahn und Alveolarknochen. Z. Anat. **83**, 771—777 (1927). (c) Stoffwechseluntersuchungen bei der diffusen Atrophie des Alveolarfortsatzes. Z. Stomat. **28**, 1154—1163 (1930). (d) Untersuchungen an Knochen und Zähnen der *Ratte* bei Verfütterung von großen Dosen D-Vitamin. Ein Beitrag zur Biologie der Hartgewebe (Schluß). Dtsch. Mschr. Zahnheilk. **51**, 577—603, 625—654 (1933). — **Weiser, R.:** Ältere und neuere Beobachtungen beim Replantieren von Zähnen. Z. Stomat. **23**, 755—776 (1925). — **Weiss, Hans:** Vergleichende Untersuchungen über die Zähne der *Haussäugetiere*. Diss. Zürich 1911. — **Weissenborn, H.:** Abhängigkeit und Wachstum der *Nagetier*schneidezähne von den Tageszeiten, von Zahnfleischverletzungen und von Betäubungsmitteln. Roux' Arch. **126**, 90—103 (1932). — **Weitz, W.:** Über die Bedeutung der Erbmasse für das Gebiß nach Untersuchungen an eineiigen Zwillingen. Dtsch. Mschr. Zahnheilk. **42**, 89—93 (1924). — **Welikanowa, M.:** Zur Frage der Histogenese der NASMYTHschen Membran. Dtsch. Mschr. Zahnheilk. **46**, 1073—1089 (1928). — **Wellings, A. W.:** Some points in the anatomy of the capillary of the tooth pulp. Proc. roy. Soc. Med. **19**, sect. odont. 27—35 (1926). — **Wenzel:** (a) Untersuchungen über das Schmelzorgan und den Schmelz, insbesonders bei den dauernd wachsenden Zähnen der *Nagetiere*. Arch. Heilk. **1868**. (b) Untersuchung über die Entwicklung der Zahnsubstanzen. Leipzig 1871. — **Wermuth, H.:** Beitrag zur Histologie der Gegend seitlich von der Papilla palatina. Dtsch. Mschr. Zahnheilk. **45**, 203—208 (1927). — **Weski, O.:** (a) Röntgenologisch-anatomische Studien aus dem Gebiete der Kieferpathologie. II. Die chronisch-marginalen Entzündungen des Alveolarfortsatzes mit besonderer Berücksichtigung der Alveolarpyorrhöe, 1. Teil. Vjschr. Zahnheilk. **37**, 1 (1921). (b) Röntgenologisch-anatomische Studien aus dem Gebiete der Kieferpathologie II. Die chronisch-marginalen Entzündungen des Alveolarfortsatzes mit besonderer Berücksichtigung der Alveolarpyorrhöe, 2. Teil. Vjschr. Zahnheilk. **38**, 1—29 (1922). — **Weski, O. u. R. Contreras:** Befunde und Vorgänge im Interradikulärraum mehrwurzeliger Zähne. Vjschr. Zahnheilk. **40**, 229—246 (1924). — **West, C. M.:** The development of the gums and their relationship to the deciduous teeth in the *human* fetus. Contributions to embryol. **16**, 23—45 (1925) (Carnegie institution of Washington Publication Nr. 361). — **Westin, G.:** Abbau und Aufbau von Hartsubstanzen im Organum dentale beim skorbutischen und normalen *Meerschweinchen*. Vjschr. Zahnheilk. **42**, 48—63 (1926). — **Wetzel, G.:** (a) Eine Beziehung zwischen der Stammesgeschichte der menschlichen Zähne und ihren Erkrankungen. Dtsch. Mschr. Zahnheilk. **32**, 271—277 (1914). (b) Lehrbuch der Anatomie für Zahnärzte. Jena: Gustav Fischer 1920. (c) Die Regulationen der *Nagetier*schneidezähne. Roux' Arch. **112**, Festschrift DRIESCH Bd. 2, 455—479 (1927). (d) Die *Nagetier*schneidezähne vom Standpunkt der funktionellen Anpassung. Anat. Anz. **71**, Erg.-H., 26—28 (1931). — **Wiessner, V.:** Die Einwirkung mechanischer Energie auf die Zähne. Österr.-ung. Vjschr. Zahnheilk. **24**, 46—83, 257—283 (1908). — **Williams, J. L.:** (a) Studies in the histogenesis of the teeth and contiguous parts. Dent. Cosmos **24**, 229 (1882). (b) On the formation and structure of dental enamel. Dent. Cosmos **38**, 101, 269, 453 (1896). (c) On structural changes in *human* enamel, with special reference to chimical observations on hard and soft enamel. Dent. Cosmos **40** (1898). (d) Disputed points and unsolved problems in the normal and pathological histology of enamel. J. dent. Res. **5**, 27—116 (1923). — **Williamson, W. C.:** On the microscopic structure of the scules and dermal teeth of some ganoid and placoid *fishes*. Philos. trans. roy. Soc. Lond. **1849**, 435—475. — **Williger, F.:** (a) Über die Einwirkung pathologischer Reize auf die Odontoblasten menschlicher Zähne, nebst einigen Bemerkungen über die sog. WEILsche Schicht. Dtsch. Mschr. Zahnheilk. **25**, 5—24 (1907). (b) Resorptions-Erscheinungen an einem retinierten Eckzahn. Korresp.bl. Zahnärzte **38**, H. 1 (1909). — **Willner, H.:** Untersuchungen über das Vorkommen von Fett in der Zahnpulpa. Z. Stomat. **24**, 1084—1099 (1926). — **Wilson, J. T. u. J. P. Hill:** Observations on the tooth developement in *Ornithorhynchus*. Quart. J. microsc. Sci. **51** (1907). — **Windle, W. F.:** Experimental proof of the types of neurons that innervate the tooth pulp. J. comp. Neur. **43**, 347—356 (1927). — **Winkler, R.:** (a) Über den funktionellen Bau des Unterkiefers. Z. Stomat. **19**, 403—427 (1921). (b) Über Wachstum und Formbildung des menschlichen Kieferapparates. Vjschr. Zahnheilk. **39**, 541—556 (1923). — **Wirth:** Der

Bau des Dentins bei hypoplastischen Zähnen. Inaug.-Diss. Frankfurt a. M. 1922. — Wissmer, A.: Le développement et l'organisation statique de la mandibule foetale chez *l'homme*. Archives d'Anat. 7, 335—425 (1927). — Woerdeman, M. W.: (a) Beiträge zur Entwicklungsgeschichte von Zähnen und Gebiß der *Reptilien*. Beitrag I., II., III. Arch. mikrosk. Anat. I 92, 104 (1919a), 183 (1919b), 231 (1919c). (b) Die Bolksche Dimer-Theorie. Dtsch. Zahnheilk. 1920, H. 43, 1—7. (c) Beiträge zur Entwicklungsgeschichte von Zähnen und Gebiß der *Reptilien*. Beitrag IV. Über die Anlage und Entwicklung der Zähne. Arch. mikrosk. Anat. I 95, 265—395 (1921a). (d) Beiträge zur Entwicklungsgeschichte von Zähnen und Gebiß der *Reptilien*. Beitrag V. Über die Beziehungen der Mundhöhlendrüsen zum Zahnsystem. Arch. mikrosk. Anat. I 95, 396—413 (1921b). — Wolf, Hermann: Ein Beitrag zur Histologie der Zahnbeinfasern. Z. Stomat. 29, 584—588 (1931). — Wolpe, P.: Über Verhornungserscheinungen am Zahnfleischepithel. Dtsch. Mschr. Zahnheilk. 45, 1—12 (1927). — Wood-Elmer, H. u. F. D. Wood: Refutation of the alleged diametric growth of erupted *rat* molares. Anat. Rec. 48, 169—183 (1931). — Woodward, M. J.: (a) On the developement of the teeth of the *Macropodidae*. Proc. zool. Soc. Lond. 1893. (b) On the milk dentition of the *Rodentia* with a description of a vestigial milk incisor in the *Mouse* (*Mus muculus*). Anat. Anz. 9, 619—631 (1894). — Wortmann, A.: Versuche zu den Ursachen der Markhöhlenerweiterung und -verengung an funktionslosen Nagezähnen des *Kaninchens*. Diss. Greifswald 1934. — Wrampelmeyer, E.: Über den Fluorgehalt der Zähne. Z. analyt. Chem. 32, 550—553 (1893). — Wundenberg, H.: Wanderung der Zähne im Wechsel- und bleibenden Gebiß. Diss. München 1933. — Wunschheim, G. v.: (a) Frakturen, Infraktionen und Knickungen der Zähne. Österr.-ung. Vjschr. Zahnheilk. 20, 45—99 (1904). (b) Die paradentalen Entzündungen der Zähne. Österr.-ung. Vjschr. Zahnheilk. 27, H. 4 (1911). (c) Schutzvorrichtungen der Zähne. Österr.-ung. Vjschr. Zahnheilk. 28, H. 4 (1912).

Yumikura, Shigeie: (a) Eine neue Färbemethode für gingivale Epithelverhornung und für das sog. sekundäre Schmelzoberhäutchen bzw. Cuticula dentis Gottliebs. Z. Stomat. 23, 868—872 (1925a). (b) Auspflanzungsversuche mit Schneidezähnen *(Kaninchen)*. Virchows Arch. 254, 17—55 (1925b). (c) Über einen rätselhaften Fall von Cuticula dentis an einer vom Periodontium entblößten Wurzelspitze. Z. Stomat. 23, 860—868 (1925c).

Zawisch Ossenitz, C. v.: (a) Die basophilen Inseln und andere basophile Elemente im menschlichen Knochen. Z. mikrosk.-anat. Forsch. 18, 393—486 (1929a). (b) Über Förderung des Knochenwachstums durch Injektion von Knochenextrakt. Wien. klin. Wschr. 1929b I. (c) Historisch Kritisches und Neues zur Frage der Ostoklasten usw. Z. mikrosk.anat. Forsch. 27, 106—210 (1931). — Zeiger, K.: (a) Entwicklungsphysiologie und konstruktionsanalytische Probleme am menschlichen Kieferapparat. Paradentium 5, Nr 1 (1933). (b) Erb- und Umweltfaktoren bei der Gestaltung des menschlichen Gaumens. Anat. Anz. 78, Erg.-H., 19—27 (1934). — Zeiger, K. u. R. Winkler: Zahnunterzahl bei Zwillingen. Paradentium 3, 20—25 (1931). — Zielinsky, W.: (a) Das Wachstum der Kiefer und Zähne und ihre Beziehungen zur Kaufunktion. Dtsch. Mschr. Zahnheilk. 26, 804—840 (1908). (b) Über die Einstellung des ersten bleibenden Molars hinter dem Milchgebiß. Dtsch. Mschr. Zahnheilk. 28, H. 7 (1910). — Zilz, J.: (a) Zementbildung in der Pulpakammer mit einem seltenen Epithelbefund in Zahnwurzelgranulomen. Österr.-ung. Vjschr. Zahnheilk. 30, 73 (1914). (b) Reaktionszement (Schutzzement) bei retinierten überzähligen Zahnkeimen eines Paramolaren. Z. Stomat. 21, 125—140 (1923). — Zimmermann, K. W.: Der feinere Bau der Blutcapillaren. Z. Anat. 68 (1923). — Zsigmondy, O.: (a) Über die Veränderungen des Zahnbogens bei der zweiten Dentition. Arch. f. Anat. 1890, 367—390. (b) Beiträge zur Kenntnis der Entstehungsursache der hypoplastischen Schmelzdefecte. Trans. Worlds' Columbian dent. Congr. Chicago 1894. (c) Über die Entstehung der Fissuren in der die Kauflächenfurchen überkleidenden Schmelzdecke bei Prämolar- und Molarzähnen. Österr.-ung. Vjschr. Zahnheilk. 19, H. 3 (1903). (d) L'hypoplasie de l'émail. Communication faite au Premier Congr. franç. Stomatologie Paris 1907. (e) Die Kieferbaugrundlagen des anomalen Arcus dentium mit Rücksicht auf die Odontorthopädie. Österr. Z. Stomat. 7, 338—339 (1909). (f) Über die Retziusschen Parallelstreifen im menschlichen Schmelze. Österr. Z. Stomat. 11, 237—247, 287—296 (1913). (g) Zur Kariestheorie. Österr. Z. Stomat. 12, H. 5 (1914). — Zuckerkandl, E.: (a) Beiträge zur Anatomie des menschlichen Körpers. VI. Über Zahnretention. Med. Jb. Ges. Ärzte Wien 1885, 1—37. (b) Makroskopische Anatomie des Gebisses. Scheffs Handbuch der Zahnheilkunde, 1. Aufl. Wien: Alfred Hölder 1891a. (c) Über das epitheliale Rudiment eines vierten Mahlzahnes beim *Menschen*. Sitzgsber. Akad. Wiss. Wien, Math.-naturwiss. Kl. III, 100, 315—352 (1891b). (d) Makroskopische Anatomie der Zähne. J. Scheffs Handbuch der Zahnheilkunde, 2. Aufl. Wien: Alfred Hölder 1902.

Der Atmungsapparat.

Von **R. Heiss**, Königsberg i. Pr.

Mit 101 Abbildungen.

I. Nasenhöhle.

A. Allgemeiner Aufbau und Entwicklung.

Anatomisch unterscheiden wir an dem Binnenraum der paarigen, mit dem Nasenloch beginnenden und an den Choanen endigenden Nasenhöhle das Cavum nasi externi und das Cavum nasi interni mit den hier ausmündenden Nebenhöhlen. Cavum nasi externi und interni grenzen sich gegeneinander an der Apertura piriformis ab.

Zum Cavum nasi externi rechnen wir die Pars vestibularis anterior, von der äußeren Nasenöffnung bis

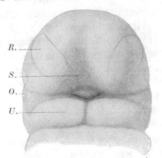

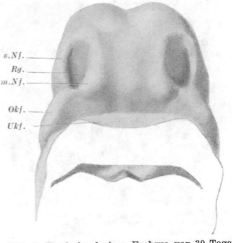

Abb. 1. Kopf eines Embryo (etwa vom 26. Tage) von vorn. Nach PETER. *O.* Oberkieferfortsatz. *R.* Riechfelder. *S.* Stirnfortsatz. *U.* Unterkieferfortsatz.

Abb. 2. Vorderkopf eines Embryo von 30 Tagen. Nach PETER. *m.Nf.* medialer Nasenfortsatz. *Okf.* Oberkieferfortsatz. *Rg.* Riechgrube. *s.Nf.* seitlicher Nasenfortsatz. *Ukf.* Unterkieferfortsatz.

zum unteren Rand des Seitenknorpels reichend, der sich im Binnenraum der Nase lateral als Limen nasi vorbuchtet, und von hier an bis zur Apertura piriformis die Übergangszone der Pars vestibularis posterior, die sich histologisch, nicht immer aber makroskopisch als gut abgegrenzter Abschnitt unterscheiden läßt.

Das Cavum nasi interni, an der Apertura piriformis beginnend, wird durch die Choanen begrenzt. Seine Einteilung in einen Atmungs- und einen Riechabschnitt erfolgt lediglich auf Grund histologischer Unterschiede, da ein Locus luteus, der beim *Tiere* Atmungs- und Riechabschnitt gegeneinander abgrenzt, beim *Menschen* nicht gefunden wird, wie BRAUS (1924), bestätigt von KOLMER (1927), angibt.

Bezüglich des Cavum nasi interni haben wir uns im nachfolgenden nur mit dem ersten der beiden Abschnitte, der Regio respiratoria zu beschäftigen, da die Regio olfactoria bei dem Kapitel Geruchsorgan eine gesonderte Darstellung erfahren hat.

Im Gegensatz zu dieser einfachen Gliederung der definitiven Nasenhöhle erscheint ihr Entwicklungsgang sehr verwickelt.

Diese Tatsache ist vor allem darauf zurückzuführen, daß die ersten Phasen als Entwicklung eines Sinnesorganes, nämlich des Geruchsorganes in Erscheinung treten, das erst sekundär mit der primitiven Mundhöhle in offene Verbindung tritt. Später wird dann ein Teil des Raumes der primitiven Mundhöhle dem Raum der primitiven Nasenhöhle zugeteilt, wodurch das ursprünglich die Entwicklung beherrschende Sinnesorgan in den Atmungsweg eingeschaltet wird.

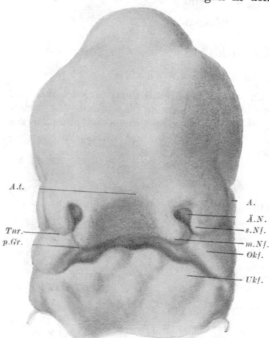

Abb. 3. Gesicht eines Embryo vom 31. Tage. Nach Peter.
A. Augen. *Ä.N.* Äußere Nasenöffnung = Riechgrube.
A.t. Area triangularis. *p.Gr.* primitive Gaumenrinne.
Tnr. Tränennasenrinne. Übrige Bezeichnungen wie in
Abb. 2.

Nach Peter, dem wir unsere Kenntnisse von der Entwicklung der Nasenhöhle beim *Menschen* verdanken, haben wir zwei Entwicklungsperioden zu unterscheiden, die Entwicklung der primitiven und der sekundären, definitiven Nasenhöhle. Die primitive Nasenhöhle entsteht gegen Ende der dritten Woche als eine paarige Einsenkung der ektodermalen Riechfelder (Abb. 1) am ventralen Umfang des Vorderkopfes. Die als Riechgruben (Abb. 2) bezeichneten Einsenkungen kommen durch zwei ineinandergreifende, gleichzeitig ablaufende Vorgänge zustande; einmal durch das aktive Einstülpen des hohen Epithels der Riechfelder und zweitens durch das Höherwerden des Randes infolge starker Proliferation des Bindegewebes. Die Überhöhung der Ränder erfolgt nicht am ganzen Umfang der Riechgruben mit gleicher Intensität. An der lateralen und oralen Begrenzung erfolgt sie stärker als am medialen und aboralen Rand, was zur Folge hat, daß die Riechgruben lateral und oral tiefer sind als medial und aboral. Der Vorderkopf hat durch diese Vorgänge eine Gliederung seiner Oberfläche erfahren. Der mediane Bezirk ist eingesunken; er wird als mittlerer Stirnfortsatz bezeichnet. Er geht seitlich über in die überhöhten, medialen Ränder der Riechgruben, die medialen Nasenfortsätze, die sich namentlich oralwärts stärker vorwulsten. Dieser Wulst wird später als Processus globularis bezeichnet. Lateral von den Riechgruben liegen die seitlichen Nasenfortsätze. Der Oberkieferfortsatz ist aus seiner ursprünglich lateralen, weit von den Riechfeldern entfernten Lage (Abb. 1) medianwärts vorgewachsen und hat sich an die beiden Nasenfortsätze angelagert, mit ihnen an der Oberfläche Furchen bildend, und zwar mit dem seitlichen Nasenfortsatz die Tränennasenfurche, mit dem mittleren Nasenfortsatz die primitive Gaumenrinne, die aboral in die Riechgrube einmündet (Abb. 3). Mit dieser schärferen Herausbildung und gleichzeitigen Verschmelzung der Gesichtsfortsätze haben sich die Riechgruben zu den Riechschläuchen umgebildet. Sie stellen als solche gegen das Epitheldach der Mundhöhle gerichtete Blindsäcke dar. Diese Vertiefung der ursprünglichen

Riechgruben geschieht, wie PETER ausdrücklich betont, nicht durch aktives Einwachsen des Sinnesepithels, sondern durch Verwachsung der Gesichtsfortsätze. Die Rinne, welche die Verwachsung des Oberkieferfortsatzes mit dem medialen Nasenfortsatz markiert, die primitive Gaumenfurche, setzt sich als solides Epithelseptum fort und steht mit dem Boden des epithelialen Riechschlauches bis zu seinem blinden Ende in kontinuierlicher Verbindung. Diese epitheliale Verbindung wird später aufgelöst, indem sich das Bindegewebe des Oberkieferfortsatzes mit dem des medialen Nasenfortsatzes vereinigt. Nur am hintersten Ende des im Laufe der Entwicklung sich erweiternden Blindsackes der Riechschläuche bleibt die epitheliale Verbindung erhalten; sie liefert hier als dünne Epithellamelle den Abschluß der Riechschläuche gegen die Mundhöhle (Abb. 4). Diese Partie erscheint am Dach

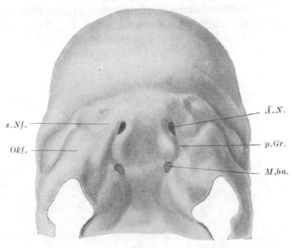

Abb. 4. Gesicht und Munddach eines Embryo vom 37. Tage nach Wegnahme des Unterkiefers. Nach PETER. *M.bn.* Membrana bucconasalis. Übrige Bezeichnungen wie in Abb. 3.

der primitiven Mundhöhle als ein ovales, paariges Fenster, verschlossen durch die Membrana bucconasalis (HOCHSTETTER), eine Bezeichnung, die PETER durch den geeigneteren Namen Membrana palatonasalis zu ersetzen wünscht.

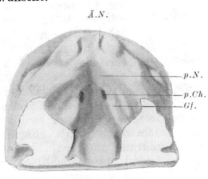

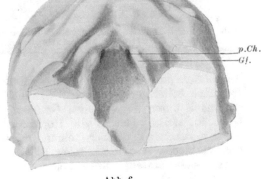

Abb. 5. Abb. 6.

Abb. 5. Munddach eines Embryo von 7 Wochen. Nach PETER. *Ä.N.* Verklebte äußere Nasenöffnung. *Gf.* Gaumenfortsätze. *p.Ch.* primitive Choane. *p.N.* primitiver Nasenboden.
Abb. 6. Munddach eines Embryo der 8. Woche. Nach PETER. Bezeichnungen wie in Abb. 5.

Wie die Membrana palatonasalis den Boden des hintersten, blinden Endes des Riechschlauches darstellt, so bilden in der Ausdehnung der primitiven Gaumenrinne (Abb. 4) die bindegewebig verwachsenen Oberkiefer- und mittleren Nasenfortsätze die ventrale Wand gegen die Mundhöhle bis zum oralen Umfang der äußeren Nasenöffnung. Diese ganze Gewebsbrücke von der äußeren Nasenöffnung bis zur Membrana palatonasalis wurde früher als primitiver

Gaumen und wird jetzt treffender von PETER als primitiver Nasenboden bezeichnet.

Etwa in der 7. Embryonalwoche reißt die Membrana palatonasalis ein; die Riechschläuche eröffnen sich in die Mundhöhle, ihre hintere Öffnung wird primitive Choanen genannt (Abb. 5). Die primitive Nasenhöhle besteht also aus einem Rohr, das vorne mit der äußeren Nasenöffnung, den Narinen, beginnt und durch die hintere Öffnung, die primitiven Choanen in die Mundhöhle ausmündet.

Die Umgestaltung der primitiven in die definitive Nasenhöhle erfolgt dadurch, daß durch Entwicklung des sekundären Gaumens ein Teil der primitiven Mundhöhle in die Nasenhöhle einbezogen wird. Es treten nämlich zu beiden Seiten am Dach der primitiven Mundhöhle sagittal verlaufende Leisten auf (Abb. 6), die vor und unterhalb der primitiven Choanen beginnen und nach hinten bis zu dem Schlund reichen. Diese Gaumenfortsätze wenden zuerst ihre freien Ränder nach unten und fassen die am Mundhöhlenboden sich vorwölbende Zunge zwischen sich (Abb. 7). Die primitiven Choanen, die sich mittlerweile zu sagittalen Spalten nach hinten verlängert und auch einander genähert haben, erscheinen, von der

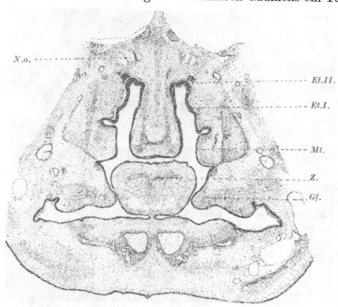

Abb. 7. Schnitt durch die primitive Choane des Embryo von Abb. 6. Nach PETER. *Et.I., Et.II.* erstes, zweites Ethmoturbinale. *N.o.* Nervus olfactorius. *Mt.* Maxilloturbinale. *Z.* Zunge. *Gf.* Gaumenfortsätze.

Mundhöhle aus gesehen, in dem Maße tiefer verlagert, als die Gaumenfortsätze höher geworden sind. Schließlich gibt die Zunge den Raum zwischen den nach unten abgebogenen Gaumenfortsätzen frei, diese richten sich auf (Abb. 8), stellen sich in die Horizontale und wachsen mit ihren nunmehr median sehenden Rändern einander bis zur Berührung entgegen. Schließlich verkleben ihre epithelialen Flächen, fortschreitend in der Richtung von vorne nach hinten, untereinander und zugleich mit dem Septum narium, der Substanzbrücke zwischen den beiden primitiven Choanen. Auf die epitheliale Verklebung folgt eine bindegewebige Konsolidierung, indem die epitheliale Scheidewand vom durchwachsenden Bindegewebe durchbrochen und schließlich zum Verschwinden gebracht wird.

Auf diese Weise wird unterhalb und namentlich dorsal von den primitiven Choanen, die sich im Zusammenhang mit den an der primitiven Nasenhöhle sich abspielenden Veränderungen umgestaltet haben, eine neue Scheidewand zwischen Nasen- und Mundhöhle gebildet. Die Kommunikation der beiden liegt nunmehr, dorsal verlagert, über dem hinteren Ende der neuen Zwischendecke und wird als sekundäre Choane bezeichnet.

Es ist schwierig, die Grenze zwischen der primitiven Nasenhöhle und ihrer Ergänzung zur sekundären Nasenhöhle, mithin die Lage der primitiven Choanen innerhalb der definitiven Nasenhöhle zu bestimmen. Unter Berücksichtigung der späteren Wachstumsverschiebungen kann man mit PETER annehmen, daß die Lage der primitiven Choanen gegeben ist durch eine Ebene, die man vom Eingang in den Rest des nur bei *Tieren* sich erhaltenden Ductus nasopalatinus zum Rostrum sphenoidale des Keilbeinkörpers legt.

Was die Entwicklung des Innenreliefs der Nase anlangt, so beginnt die Entwicklung des Muschelapparates schon zur Zeit der primitiven Nasenhöhle, in

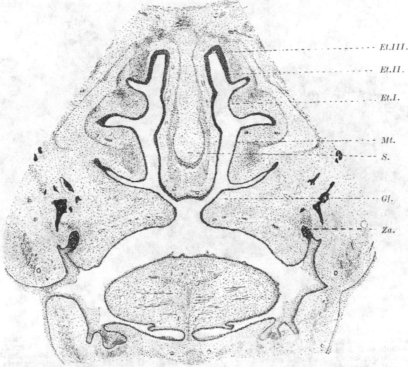

Abb. 8. Schnitt durch die Nasenhöhle eines 26 mm langen Embryo aus der 8. Woche. Nach PETER. *Et.III.* Drittes Ethmoturbinale. *S.* Knorpeliges Septum. *Za.* Zahnanlagen. Sonstige Bezeichnungen wie früher.

deren Wand alle drei Muscheln, die beim *Menschen* regelmäßig festzustellen sind, gebildet werden (Abb. 7). Der Bildungsvorgang ist der, daß nicht die Muscheln als Einwüchse in den Raum der Nasenhöhle entstehen, sondern daß sie stehengebliebene Teile der Seitenwände der Riechsäcke darstellen, indem das Epithel im Bereiche der späteren Nasengänge lateral und aufwärts rinnenartig vorwächst, und so die Muscheln gewissermaßen aus der Seitenwandung der Nasenhöhle herausschneidet. Es entsteht zuerst die untere Muschel als Längswulst der Seitenwandung, dann die obere und mittlere Muschel als Wülste des Septum, die im Laufe der Entwicklung von der Scheidewand auf die laterale Wand verlagert werden.

B. Feinerer Aufbau.

1. Wand des Cavum nasi externi.

Bevor wir auf die Darstellung der Pars vestibularis ant. eingehen, sollen die besonderen Verhältnisse der Haut in der Gegend der äußeren Nasenöffnung kurz berücksichtigt werden. Die hier im nachfolgenden veröffentlichten Angaben entnehme ich den Untersuchungen von K. Alverdes.

Die knorpelige [1] Grundlage der Nase reicht nicht bis zur äußeren Nasenöffnung, so daß ein Hautstreifen von wechselnder Breite die äußere und innere Umrandung des Nasenloches bildet, die am Ansatz des Nasenflügels durchschnittlich 0,7 cm, gegen die Nasenspitze zu etwa nur 0,5 cm dick ist (Abb. 9). Das Corium der äußeren und inneren Hautbekleidung ist durch kreuz- und querverlaufende Bindegewebszüge unverschieblich verbunden, grenzt sich aber sowohl außen wie innen von der gemeinsamen Unterhaut ab. Die Subcutanschicht

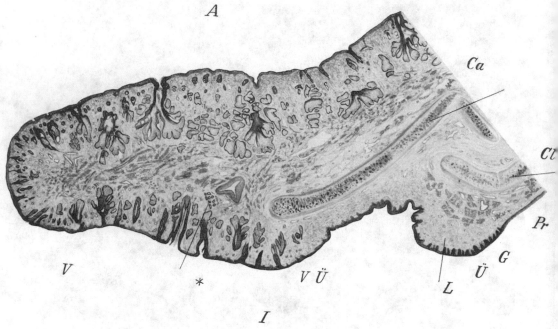

Abb. 9. Schnitt durch den Nasenflügel senkrecht zum Nasenloch. 41jähriger Hingerichteter. Nach einer farbigen Abbildung von Alverdes. *Cl* Seitenknorpel, *Ca* lateraler Schenkel des großen Flügelknorpels mit zusammenhängendem Sesamknorpel. *V—V* Vibrissenzone, bei * zwischen Blutgefäß und Talgdrüse eine apokrine Drüse. *Ü—Ü* Übergangszone, *G* Grenzzone, *Pr* Pars respiratoria, *L* Limen nasi, mit darunter liegenden Glandulae nasales. *A* Außenseite, *I* Innenseite.

ist nahezu fettlos, ihre derben Bindegewebszüge sind von der Nasenmuskulatur durchsetzt.

Die Unverschieblichkeit der Haut in dieser unteren Nasenpartie steht im Gegensatz zu der Haut des Nasenrückens, die gegen Nasenbein und Seitenknorpel gut verschieblich ist und durch die Kontraktion der Gesichtsmuskulatur

---

[1] Die Nasenknorpel bestehen aus hyalinem Knorpel. Die Verknöcherung von Knorpelteilen der äußeren Nase scheint nicht so häufig zu sein wie bei anderen permanenten Hyalinknorpeln, jedenfalls ist erst in letzter Zeit ein derartiger Fall beschrieben worden [K. Alverdes (1932a)]. Die Verknöcherungserscheinungen fanden sich an einigen kleinen Sesamknorpeln im Limen nasi eines 51jährigen Mannes. Der Prozeß beginnt an einer vorspringenden Kante des Knorpelstückes, die oxyphile Randzone der Grundsubstanz wird aufgelöst und durch ein Knochenblatt ersetzt; dann erst wird der Vorgang durch gefäßreiches Bindegewebe ins Innere getragen und läuft enchondral unter Bildung unregelmäßiger Lamellen weiter. Durch nachträglich einsetzende Resorption erhält das Knochenstückchen ein zerklüftetes Aussehen, die Hohlräume werden durch Fettmark und Blutgefäße ausgefüllt. Wenn die Vorgänge an sich auch unbedeutend sind, so zeigen sie doch, daß ebenfalls Teile des Knorpelskeletes der äußeren Nase zu verknöchern vermögen, wie dies ja von den anderen Hyalinknorpeln des *Menschen* seit langem bekannt ist.

in Falten gelegt werden kann. Das dünne und fettarme Stratum subcutaneum ist hier nur ganz locker mit der knöchernen bzw. knorpeligen Unterlage verbunden, und die aus diesem Stratum entspringende Muskulatur liegt zumeist dicht unter dem Corium und nahe der Oberfläche.

Von dem Perichondrium des freien Knorpelrandes ziehen fächerförmig kräftige Bindegewebsfasern in das Corium der äußeren und inneren Hautbekleidung. Sowohl an der Nasenspitze wie an den Nasenflügeln sind Cutis und Subcutis reich an elastischen Fasern, die am knorpelfreien Abschnitt des Nasenflügels mit dem elastischen Netz der Innenseite sich untrennbar vereinigen.

Auch an dem Septum mobile, dem untersten Abschnitt der Nasenscheidewand, verhalten sich Cutis und Subcutis übereinstimmend wie an den knorpelfreien Teilen der Nasenflügel.

Das nahezu horizontal gestellte äußere Nasenloch liegt nicht in gleicher Ebene wie das innere, das sich nach hinten und oben öffnet.

Die mediale Wand der Pars vestibularis anterior ist vom Septum mobile, dem vorderen Abschnitt des Septum cartilagineum und dem Crus mediale des großen Flügelknorpels gebildet. Die breitere, laterale Wand besteht aus dem knorpelfreien Teil des Nasenflügels und dem Crus laterale der Cartilago alaris. Der nach außen konvexen Krümmung des Flügelknorpels entsprechend kommt im Inneren eine Höhlung zustande, von MIHALOVICS (1900) Fossa vestibuli genannt. Der freie Rand des Nasenflügels beteiligt sich an der Bildung dieser Grube, indem er sich bei seiner Befestigung an der Oberlippe etwas einrollt. Zwischen medialer und lateraler Wand der Pars vestibularis ant. liegt unter der Nasenspitze der Recessus apicus [v. BRUNS (1892)] auch Ventriculus narium genannt [v. MIHALOVICS (1900)]. Seine knorpelige Grundlage bildet eine länglich ovale Grube an der Innenseite der Cartilago alaris, da wo sich Crus mediale und laterale vereinigen. Die Auskleidung der Pars vestibularis ant. folgt allenthalben den beschriebenen Nischen.

Die Fortsetzung der äußeren Haut überzieht noch, am äußeren Nasenloch nach innen umbiegend, die knorpelfreien Abschnitte der Nasenflügel und das Septum mobile (Abb. 9 u. 14). Das auffallendste Merkmal dieser Region sind die Vibrissae, so daß ALVERDES (1932) vorschlägt, zur leichteren Verständigung von einer Vibrissenzone (Abb. 9 *V—V*) zu sprechen, zumal er auch in den Schichten der Cutis besondere Merkmale unterscheidet.

Kurz nach der Umschlagstelle am äußeren Nasenloch wird die Epidermis bis zu 90 μ hoch, ihre einzelnen Schichten werden deutlicher. Die regelmäßigen, hohen, gefäßführenden Coriumpapillen dürften die stärkere Rötung der Haut bedingen.

Die Vibrissenzone ist die einzige Hautstelle, an der, wie ALVERDES zeigt, trotz des Vorhandenseins aller anderen Anhangsgebilde, keine ekkrinen Schweißdrüsen vorkommen.

Die charakteristische Haarart dieser Gegend ist, neben den spärlicher vorhandenen Lanugohaaren, die Vibrisse. Die Vibrissen sind bei der Geburt noch ohne freien Schaft, ihre Anlage in der Epithelhülle ist aber schon 0,15—0,2 mm lang. Die völlige Ausbildung erfolgt rasch, bei jungen Kindern sind die Vibrissen schon vorhanden, nehmen aber mit zunehmenden Jahren an Länge und Stärke ganz bedeutend zu. Wie lange die Vibrissen werden können, ist heutzutage schwer festzustellen, da man sie sich aus kosmetischen Gründen abschneiden läßt. GOTTFRIED KELLER erzählt vom Ritter Maus, dem Zahllosen, der zum Zeichen seiner Stärke die Vibrissen 6 Zoll lang wachsen ließ, sie zu Zöpfchen flocht und mit roten Bandschleifen verzierte. Man kann nicht wissen, ob diese Haartracht nicht doch noch einmal zeitgerecht wird. Dann könnten die Angaben des Schrifttums über die Länge der Vibrissen ergänzt werden.

Die Vibrisse besitzt keinen Musc. arector pili, aber zumeist eine oral und eine aboral vom Haare liegende Talgdrüse. Im Gegensatz zu Schiefferdecker (1900) und Stieda (1902) konnte Alverdes keine freien Talgdrüsen finden. Die anscheinend freien Drüsen konnten bei genauer Beobachtung als zugehörig einem noch unausgebildeten, jungen Haare gedeutet werden.

Nach den Angaben von Zuckerkandl (1893), Schiefferdecker (1900), v. Mihalovics (1900) und Kallius (1905) sollen ekkrine Schweißdrüsen mit weiten Schläuchen vorzugsweise am Septum gelegen sein, Schumacher (1925) hingegen vermißt sie gerade dort. Alverdes (1932) ist diesen Angaben nachgegangen und hat festgestellt, daß es sich nicht um gewöhnliche ekkrine Schweißdrüsen, sondern um Drüsen mit apokrinem Sekretionsmodus handelt, die in die Follikeltrichter der Vibrissen einmünden.

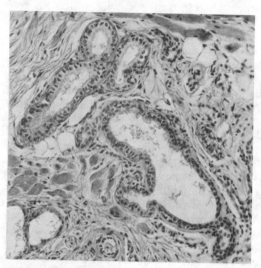

Die Grundform dieser Drüsen ist knäuelartig, die Plattenmodelle von Alverdes zeigen dies, sowie auch die vorkommenden Aussackungen und Seitensprossen (Abb. 10). Die Drüsenkörper sind kleiner als bei den Mollschen Drüsen des Augenlides und den Ceruminaldrüsen des äußeren Gehörganges. Die Weite der Schläuche wechselt zwischen 20 und 150 μ, je nachdem die Zellen geladen sind oder nicht, und ob die umhüllende, glatte Muskulatur kontrahiert ist oder nicht. Der sezernierende Drüsenabschnitt liegt an der Coriumgrenze, teilweise schon im Stratum subcutaneum und geht mit verengertem Kaliber in den

Abb. 10. Trüber Teil einer a-Drüse mit verschieden weiten Lumina und Aussackungen. Lebhafte Sekretion. Links unten degenerierende Abschnitte. Nasenflügel 51jähriger, Mann. Nach Alverdes. Bouin.10μ, Hämatoxylin-Eosin. Vergr. 150fach. Bei der Wiedergabe auf ⁸/₁₀ gebracht.

Ausführungsgang über, der ein mehrschichtiges Epithel besitzt. Der steil nach aufwärts, nahezu gerade verlaufende Ausführungsgang mündet mit feiner Öffnung oberhalb der Talgdrüsen an der oralen Seite in den Follikeltrichter der zugehörigen Vibrisse.

Die Ausbreitung dieser von Alverdes zuerst beschriebenen Drüsen beschränkt sich auf eine schmale Zone, entlang den unteren Kanten des großen und kleinen Flügelknorpels (Abb. 9). In der Fossa vestibuli sind sie zahlreicher, spärlicher am Dach des Pars vestibularis ant. und am Septum.

Alverdes betont, daß diese Drüsen keine Beziehung zur Sexualfunktion des Trägers haben, und in allen Altersstufen vorkommen. Über die mutmaßliche Funktion der Drüsen läßt sich nicht viel sagen; ihre Ausmündung in den Follikeltrichter legt die Vermutung nahe, daß ihr Sekret ähnlich wie das der Talgdrüse zum Haar gelangt. Aber ob ihr Sekret Schweiß ist, und sie selbst als Schweißdrüsen, wie die Glandulae axillares bezeichnet werden können, ist doch sehr fraglich. „Die Tatsache, daß die Hauptmasse der Drüsen gerade dort im Vestibulum gelegen ist, wo sich das aus der Nasenhöhle stammende Sekret anzusammeln pflegt, und sie wahrscheinlich zu dessen Vermehrung beitragen werden, ist alles andere als eine befriedigende Erklärung für ihre Funktion. Erfahrungsgemäß treten, wenn überhaupt, gerade an dieser Stelle kleinere Abscesse auf, ähnlich den Entzündungserscheinungen der MOLLschen Drüsen, gewissermaßen ‚Gersten-körner‘ des Nasenvorhofs; ein unerfreuliches und für den Betroffenen schmerz-haftes Zeichen für die Anwesenheit der Drüsen.“ ALVERDES schlägt vor, diese Drüsen Glandulae vestibulares nasi zu nennen.

Über die Entwicklung dieser Glandulae vestibulares nasi berichtet ALVERDES (1933) in einer weiteren Untersuchung. Die Histogenese vollzieht sich im wesentlichen in der für die a-Haardrüsen des Körpers angegebenen Weise. Oberhalb der Talgdrüsenanlage bildet sich an der oralen Seite von 150—300 μ langen Haaranlagen eine kolbenförmige Verdickung [adenogene Anschwellung, SCHIEFFERDECKER (1922)]. Diese wächst rasch zu einem soliden Zellstrang heran, dessen verdicktes Ende in gleicher Höhe mit der Papillenanlage des zu-gehörigen Haares liegt. Es folgt die Kanalisation des Gebildes und die Gliederung in Aus-führungsgang und Drüsenkörper. Während der Ausführungsgang bald seine bleibende

Form gewinnt, bleibt der künftige Drüsen-körper als zweischichtiger Epithelschlauch eine Zeitlang auf indifferenter Stufe stehen, bis durch stärkeres Längenwachstum sowie Umbildung der epithelialen Wand in Drüsen und Muskelschicht der fertige Zustand er-reicht wird. Schon während der Embryonal-entwicklung können sich die Aussackungen und Nebenarme bilden, welche bei der Be-sprechung der Drüsen von Erwachsenen er-wähnt wurden.

Zeitlich beginnt der Entwicklungsvor-gang im 5. Embryonalmonat, nach dem 7. Monat findet eine Neubildung ganzer Drüsen nicht mehr statt. Die Drüsen des Neugeborenen sind bereits in sekretions-fertigem Zustand.

Die Heranbildung der Drüsen setzt nicht an allen Abschnitten des Vorhofes gleichzeitig ein, sondern beginnt am Boden des Vorhofs, breitet sich von hier auf Nasenflügel und Septum aus und erreicht zuletzt den Teil auf der Innenseite der Nasenspitze.

Es hat sich gezeigt, daß nur dort Drüsen angelegt werden, wo sie der Er-wachsene besitzt, also in dem schmalen, am Boden des Vorhofes verbreiterten Gür-tel an der aboralen Grenze der Vibrissen-zone; außerhalb dieses Gebietes kommen niemals Anzeichen von Drüsenbildungen zur Beobachtung. Es findet demgemäß keine Rückbildung bereits angelegter a-Drüsenanlagen statt, wie beispielsweise in der Haut der Parotisgegend [SCHIEFFERDECKER (1922)] oder in der Leistenbeuge [CAROSSINI (1913), STEINER (1926)], vielmehr erreicht jede Drüse ihren fertigen Zustand. Bemerkenswert ist die Tatsache, daß ein Haar mit anhängender Glandula vestibularis nasi niemals ein Lanugohaar bleibt, sondern sich bald nach der Geburt zu einer Vibrisse ausbildet.

Die Gesamtzahl der Drüsen beträgt jederseits 35—45.

Auf keinem Stadium der Entwicklung werden in der Pars vestibularis anterior Anlagen ekkriner Schweißdrüsen angetroffen, sondern diese Gegend besitzt neben den Talgdrüsen nur die Glandulae vestibulares nasi.

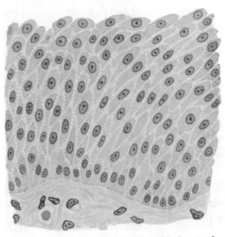

Abb. 11. Geschichtetes Zylinderepithel aus der Übergangszone zwischen Reg. vestibularis und Reg. respiratoria vom Neugeborenen. Nach SCHU-MACHER. (MÜLLERS Fl. Formol; Eisen-Häma-toxylin.) Vergr. 550fach. In der oberflächlichen Lage finden sich noch einige mehr abgeplattete Zellen. Sehr deutliche Intercellularbrücken namentlich in den mittleren Lagen.

An die Vibrissenzone schließt sich aboral ein Abschnitt der Pars vestibularis ant. an, der durch vollständigen Mangel an Haaren und Hautdrüsen gekenn-zeichnet ist. ZUCKERKANDL (1893) bezeichnet ihn als Bindegewebsfilz, SCHIEFFER-DECKER (1900) als Übergangszone. Das Epithel dieses Abschnittes ist ver-hornendes. mehrschichtiges Plattenepithel, hat vermehrte Zellagen und ist 120 μ dick. Die hohen Bindegewebspapillen dieser Zone haben schon SCHIEFFER-DECKER und SCHUMACHER u. a. m. erwähnt. Gegenüber den flachen, kegel-förmigen Papillen der äußeren Nasenöffnung sind nach Angabe von ALVERDES die Papillen innen sehr viel schlanker und höher. Hier fehlt die Subcutan-schicht, Perichondrium und Corium sind nicht mehr so innig vereinigt wie in der Vibrissenzone. Schiefferdecker (1900) und Kallius (1905) haben gefunden, daß an der Innenseite Perichondrium und Knorpel sich lange nicht so scharf gegeneinander abgrenzen wie an der Außenseite, sondern allmählich

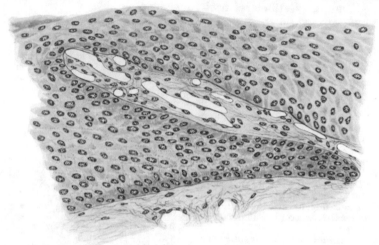

Abb. 12. Gefäßreiche Papille an der Grenze zwischen Platten- und Zylinderepithel (rechts vom Leser). Nach Alverdes. Hingerichteter. Zenker. 10 μ Azan. Vergr. 225fach.

ineinander übergehen. Alverdes sieht in der funktionell verschiedenen Inanspruchnahme den Grund zu dieser Erscheinung. Das elastische Gewebe, das sich auch im Alter kaum vermindert, bildet in dieser Gegend gleichmäßig zarte

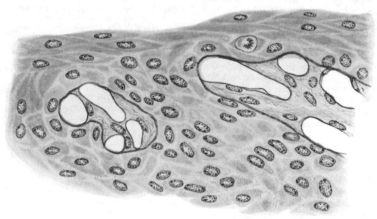

Abb. 13. Gefäßreiche Papille an der Grenze zwischen Platten- und Zylinderepithel. Nach Alverdes. In der Keimschicht eine Mitose. Links vom Leser Ausschnitt eines Zipfels ohne Zusammenhang mit der Papille. Hingerichteter. Zenker. 10 μ Azan. Vergr. 450fach.

Gitter, die sich unter dem Epithel, nach Schiefferdecker (1900) auch in der Nähe des Knorpels verdichten können.

Aboral von dem oben erwähnten, vom unteren Rand des Seitenknorpels gebildeten Limen nasi der lateralen Seitenwand und der medial am Septum vorspringenden Hautfalte, setzt sich das Epithel samt seiner bindegewebigen Grundlage unverändert fort und überzieht die Pars vestibularis posterior. Je näher der Grenze zwischen Cavum nasi externi und interni, desto höher und

gefäßreicher werden die Papillen und desto spärlicher sind die Verhornungserscheinungen. Aus
dem verhornenden ist allmählich ein unverhorntes
mehrschichtiges Plattenepithel geworden. Eine
genaue Grenze der Verhornung läßt sich nicht
angeben, es liegen individuell große Verschiedenheiten vor. Man findet Verhornungen noch bis
an das innere Nasenloch. Auch die ersten Glandulae nasales werden in dieser Region gefunden.
KALLIUS (1905) gibt an, daß sie hier gewissermaßen aus der Pars respiratoria, an die sie sonst
gebunden sind, heraustreten. Diese beim Erwachsenen im allgemeinen gemischt serös-mukösen
Drüsen sind beim Kind und bei Hypertrophie
nahezu rein serös [ALVERDES (1931)].

Zur Pars vestibularis post. gehört auch die
Grenzschicht (v. SCHUMACHER nennt sie im
eigentlichen Sinne „Übergangszone"), in der
das mehrschichtige Plattenepithel über ein geschichtetes Zylinderepithel in das mehrreihige
Flimmerepithel der Pars respiratoria übergeht.
Diese Grenzschicht ist sehr verschieden ausgedehnt; manchmal ein schmaler, manchmal ein
breiter Streifen, der zwischen Pars vestibularis
post. und Pars respiratoria eingeschoben ist.
Die Zellgrenzen des von SCHIEFFERDECKER
(1900) und v. SCHUMACHER
(1925) als mehrschichtiges
Zylinderepithel bezeichneten
Epithels treten deutlich hervor (Abb. 11). Die Papillen
der Unterlage sind, wie auch
SCHIEFFERDECKER angibt,
stark entwickelt; ALVERDES
hat gefunden, daß sie zum
größten Teil aus Capillaren bestehen und nur wenig Bindegewebe führen, also eher als
Gefäßknäuel wie als Bindegewebszapfen anzusprechen
sind. Die Capillarschlingen,
aus dem sehr gefäßreichen
Corium stammend, durchsetzen in schräger Richtung nahezu das ganze Epithel (Abb. 12).
Die Papille läuft an der Spitze
in einen oder mehrere Zipfel
aus, deren Capillarschlinge fast
ohne umhüllendes Bindege-
webe der dünnen Basalmem-
bran anliegt. An dem der
Basalmembran aufliegenden,
mehr oder weniger deutlichen

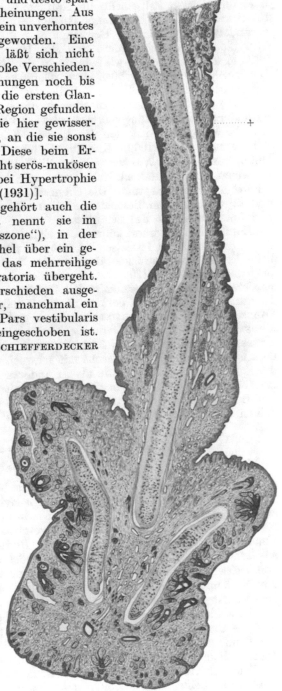

Abb. 14. Frontalschnitt durch das Septum nasi. Bei +
rechts Beginn des mehrzeiligen, flimmernden
Zylinderepithels.

Stratum germinativum erkennt man, daß die Gefäßschlingen unter und nicht über der tiefsten Zellschicht des Epithels liegen (Abb. 13). Das Epithel selbst führt keine Gefäße [Alverdes (1930)]. Auch die Epithelunterlage hat sich verändert. Das kollagene Gewebe und mit ihm die elastischen Fasern sind fast plötzlich verschwunden, und die Unterlage wird zur zellreichen, retikulären Tunica propria, wie wir sie in der Regio respiratoria dann antreffen. Der Reichtum an Blutgefäßen, deren Gefäßschlingen, wie oben beschrieben, in das Epithel hineinreichen, ist auffallend groß.

Diese histologisch leicht zu erkennende Grenzschicht ist infolge sehr großer individueller Schwankungen örtlich schwer zu begrenzen. v. Schumacher macht sich die Mühe, die Ansichten der Autoren Ecker (1858), Hildebrand (1900), Schiefferdecker (1900), Kallius (1905), Schönemann (1902), Oppikofer (1906) anzuführen. Wie verschieden die örtliche Lage der Grenzschicht sogar bei einem und demselben Individuum sein kann, zeigt Abb. 14 ein Frontalschnitt durch das Septum. Die Grenzschicht ist mit einer Marke + versehen und liegt rechts vom Beschauer noch im Bereiche des abgebildeten Schnittes und links außerhalb des Schnittes.

Entzündliche Prozesse können das Epithel verändern und auf die Häufigkeit dieser entzündlichen Prozesse sind wohl die großen Schwankungen der Grenzen beim Erwachsenen zurückzuführen. Beim Neugeborenen und bei älteren Feten liegt nach Chariton (1905) die Grenzschicht in einer Frontalebene, die vor dem vorderen Ende der unteren Muschel liegt und ein wenig nach hinten absteigt. In der Pars vestibularis post. wird eine Stelle der Nasenscheidewand in der Grenzschicht als Kiesselbachscher Fleck bezeichnet. Dieser Kiesselbachsche Fleck wird als der Hauptsitz des habituellen Nasenblutens angesprochen. Kiesselbach führt an, daß hier Blutungen relativ leicht zustande kommen, da an dieser Stelle Schwellgewebe mit schwacher Muskulatur zu finden sei, und die Schleimhaut fester anhafte als an anderen Stellen, an denen das Schwellgewebe zu finden ist. Donogany, der ähnliches fand, glaubte hier einen Rest des Schwellkörpers des Jakobsonschen Organes zu sehen. Alverdes fand keinen Schwellkörper, wohl aber die oben beschriebenen Gefäßschlingen.

2. Wand des Cavum nasi int. (Pars respiratoria).

a) Epithel und Drüsen.

In der Pars respiratoria ist das Cavum nasi interni von der sog. Respirationsschleimhaut ausgekleidet. Das mehrreihige Zylinderepithel mit vielen Becherzellen besitzt eine sehr kräftige Basalmembran. Charakteristisch für die Pars respiratoria sind auch die zahlreichen, sero-mukösen Drüsen, und die mächtigen Venengeflechte mit schwellkörperähnlichen Bildungen. Der Schleimhautüberzug wiederholt im allgemeinen das Relief der knöchernen Grundlage; nur an Stellen von Drüsenanhäufungen und Schwellkörpern kann die Schleimhaut eine Dicke von 3—5 mm erreichen (Zuckerkandl). Besonders dünn ist sie dagegen an den Eingängen zu den Nebenhöhlen.

Die Schleimhaut überzieht ihre Unterlage aber nur stellenweise glatt, häufig zeigt sie Unregelmäßigkeiten in Form von kleinen Warzen, Leisten und Falten. Bei Kindern besonders sind an der Nasenscheidewand Leisten in wechselnder Zahl zu finden, die schräg von hinten nach vorne absteigen.

Eine scharfe Abgrenzung zwischen normalen und pathologisch hypertrophischen Schleimhauterhebungen ist kaum möglich (s. u.).

α) **Epithel und Drüsen.** In der Regio respiratoria beginnt das für den Respirationsweg bis in die kleinsten Bronchien charakteristische, mehrreihige flimmernde Zylinderepithel, mit den in dieser Gegend besonders zahlreichen

Becherzellen. Diese von manchen Autoren als Respirationsschleimhaut bezeichnete Auskleidung ist nicht zu verwechseln mit dem Plattenepithel der Lungenalveolen, das „respiratorisches Epithel" genannt wird.

Über die Dicke dieses papillenlosen Zylinderepithels findet man bei den Autoren verschiedene Angaben. Bei SCHIEFFERDECKER ist es 30—70 μ, bei v. EBNER 40 μ, bei OPPIKOFER 32—200 μ dick. Die Cilienlänge, die mit etwa 6 μ angegeben wird, ist unabhängig von der Dicke des Epithels, das in den Nebenhöhlen und an der konkaven Seite der Muschel am niedrigsten ist.

Die Form der Kerne paßt sich im allgemeinen der Zellform an, der sie zugehören, so daß sie in den Basalzellen mehr kugelig sind und gegen die Oberfläche zu mehr oval werden. Die Zellen des Zylinderepithels werden im Gegensatz zu denen des Pflasterepithels nicht abgestoßen, so daß im Nasensekret im allgemeinen keine Epithelzellen gefunden werden. Sehr lebhaft kann aber die Migration weißer Blutkörperchen sein, so daß bei entzündlichen Prozessen die Leukocyten die Epithelien nahezu verdecken. Dabei kommt es wohl auch zu den von OPPIKOFER beschriebenen Degenerationsräumen, die GLAS intraepitheliale Vakuolen, Cysten und Leukocytenhäufchen nennt, die an Stellen von zugrunde gegangenen, benachbarten Epithelzellen entstehen, in die Leukocyten eingewandert sind.

Der Flimmerstrom der Cilien ist gegen die Choanen gerichtet, in den Nebenhöhlen gegen die Nasenhöhle (SCHIEFFERDECKER). Im Pharynx, der zum größten Teil kein Flimmerepithel besitzt, hat der Flimmerstrom ein Ende. v. SCHUMACHER erwähnt, daß zwar die Strömung in den Bronchien in der Richtung gegen den Kehlkopfeingang geht, also dem Flimmerstrom der Nase entgegengesetzt ist, daß aber an den cilienlosen Teilen des Pharynx sich der mit Staubteilchen und Fremdkörpern vermischte Schleim ansammelt und von hier aus verschluckt oder ausgestoßen werden kann.

Im Epithel der Regio respiratoria finden sich viele Schleim- oder Becherzellen, teils als einzellige Gebilde, teils als zusammenhängende Drüsen. KALLIUS beschreibt sie als schlanke, lange Zellen, deren schleimführender Anteil manchmal fast durch das ganze Epithel reiche, manchmal aber auch nur im oberflächlichen Teil kleine Schleimbecher zeige. Neben den schlanken finden sich faßförmige Zellen, die öfters zusammenhängen und das Flimmerepithel stellenweise durchbrechen oder auch schlauchförmig bis in die Schleimhaut reichen. Diese von SCHAFFER als endoepithelial, von anderen Autoren als intraepithelial bezeichneten Drüsen sind häufig beschrieben worden (BÖMMINGHAUS, CORDES, CITELLI, GLAS, HAJEK, KASHIWABARA, OKADO, ZARNIKO). Zu der Frage, ob sie als pathologische Erscheinungen anzusprechen seien, hat besonders HAJEK Stellung genommen, der sagt, daß sich die Zellen dieser Drüsen in keiner Weise von gewöhnlichen Becherzellen unterscheiden, und der sie als verschleimte Krypten im hyperplastischen Epithel anspricht.

KALLIUS und OPPIKOFER, der sie Becherzellenknospen nennt, haben ihre Knospen in ganz normaler Schleimhaut gefunden. KANO konnte sie an der nasalen Fläche des weichen Gaumens bei Feten und Neugeborenen nachweisen. v. SCHUMACHER bestätigt die Auffassung von HAJEK, fügt aber hinzu, daß die Ausbildung dieser endoepithelialen Drüsen in krankhaft veränderter Schleimhaut deutlicher und auffälliger wird.

Man findet in der Nasenschleimhaut viele Epitheleinsenkungen, die der hauptsächlichste Sitz der Becherzellen und vorzugsweise die Ausmündungsstellen der Glandulae nasales sind. Schleimzellen können sich wahrscheinlich auf Kosten von Flimmerzellen vermehren, ja Flimmerzellen sich direkt in Becherzellen umwandeln (HAJEK).

Von den Glandulae nasales, tubulo-alveolären, verzweigten, gemischten Drüsen von vorwiegend muskösem Charakter, liegen die kleineren unter dem Epithel in den oberen Schichten der Schleimhaut, die größeren reichen in das gefäßreiche Stratum des Schwellgewebes.

Der große Drüsenreichtum der Regio respiratoria ist am auffallendsten auf der medialen Fläche der mittleren Muschel (Schiefferdecker, Coyne, Cavalié, Kubo, Oppikofer).

Die ersten Anlagen der kleinen Drüsen sind nach Peter in der 10. Embryonalwoche zu finden, solide Sprossen treten in der 14., Lumen und Verzweigung in der 19. Woche auf. Boguszewska-Janicka fand die ersten Drüsenanlagen im 3. Embryonalmonat.

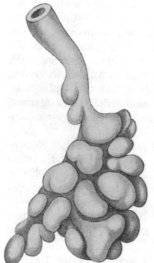

Die Glandulae nasales (Abb. 15) tragen an unregelmäßig verzweigten Drüsengängen kugelige bis ovoide Drüsenendstücke, von sezernierendem Epithel ausgekleidet. Ihrem sero-mukösen Charakter entsprechend enthalten die Endstücke teilweise Schleim- und Eiweißzellen, die letzteren halbmondförmig sitzend, ferner Endstücke mit rein mukösen und andere mit rein serösen Drüsenzellen. Der Streit der Autoren über den gemischten Charakter der Glandulae nasales ist noch nicht lange beigelegt. Kölliker betrachtete sie als reine Schleimdrüsen, ebenso Paulsen, auch Schiefferdecker findet keine gemischten und serösen Endstücke, Kallius fand beim Neugeborenen rein seröse Glandulae nasales. Stöhr hat zuerst ihren gemischten Charakter nachgewiesen und Schmincke hat dies bestätigt, da es ihm gelang, die den serösen Abschnitten eigenen Sekretcapillaren nachzuweisen. Alverdes neuerdings hat gefunden, daß die Drüsen bei Hypertrophie wieder fast rein serös werden. Auf Grund dieser Beobachtung erscheint die Verschiedenheit der Befunde verständlich.

Abb. 15. Plattenmodell einer Glandula nasalis von einem 6jährigen Kinde. Aus Schumacher. (Nach einer Abbildung von Maziarski.)

Nach Schiefferdecker gehen die von einer Membrana propria umkleideten Endstücke ohne Schaltstücke und Sekretröhrchen in den Ausführungsgang über, der senkrecht oder schräg die Schleimhaut durchsetzt. In größeren Ausführungsgängen ist das Epithel teilweise zweireihig, für gewöhnlich aber einfaches Zylinderepithel. Nahe der Mündung hat das Epithel der Ausführungsgänge die Merkmale des Oberflächenepithels: Flimmercilien und zahlreiche Becherzellen, die das Bild beherrschen können.

b) Tunica propria.

Die Mehrzahl der Autoren rechnet die Basalmembran, die sich auch färberisch wie Bindegewebe verhält, den Bindegewebselementen zu. Schiefferdecker hat beobachtet, daß die Basalmembran kein festes und konstantes, sondern ein relativ veränderliches Gebilde ist; sie kommt nur vor, wo Flimmerepithel vorhanden ist und fehlt daher in der Pars vestibularis ant. und post. Ihre Dicke schwankt zwischen 1,6 und $10\,\mu$, kann bei hypertrophischer Schleimhaut noch viel dicker sein. Beim Neugeborenen hat Suchannek sie nicht gefunden, Kubo dagegen gibt an, daß sie wohl vorhanden, aber noch nicht vollständig entwickelt sei. Von Schiefferdecker haben wir auch die Angabe, daß es oft den Anschein erweckt, als ob Bindegewebsfibrillen und Zellfortsätze direkt in die Basalmembran übergingen; besonders gut ist dieser Vorgang wieder bei der hypertrophischen

Schleimhaut zu beobachten. KALLIUS allerdings sieht auch basale Fortsätze der Epithelzellen in die Membran eindringen.

Ebenso wie das Eindringen der Fibrillen in die Membran lassen sich auch die sog. Basalkanälchen am besten bei hypertrophischer Schleimhaut nachweisen, können aber nach SCHIEFFERDECKER auch in der normalen Schleimhaut gefunden werden. Diese Basalkanälchen durchsetzen die Membran in gerader oder schräger Richtung, haben bei normaler Schleimhaut 1,6—3,3, bei hypertrophischer bis 4 μ Durchmesser und können durchwandernde Leukocyten oder Fortsätze von Bindegewebszellen enthalten. SCHIEFFERDECKER, der die Kanälchen nicht in direkter Kommunikation mit den Lymphgefäßen, aber doch mit den Gewebsspalten des Bindegewebes fand, sieht ihre hauptsächliche Funktion darin, daß sie den Durchtritt von Flüssigkeit von den Saftspalten des Bindegewebes durch das Epithel hindurch gestatten und als Flüssigkeitsregulatoren wirken. SCHÖNEMANN hat bei hochgradiger Stauung einzelne Capillarschlingen in den Kanälchen gefunden und KUBO, der eine maximale, natürliche Injektion erzeugte, konnte die Capillaren in den Basalkanälchen bis an das Epithel verfolgen. CHATELLIER glaubte, die Kanälchen nur in hypertrophischer Schleimhaut zu finden und v. EBNER stellt zur Diskussion, ob es mit Leukocytenemigration auftretende und verschwindende, temporäre Gebilde sind. SCHIEFFERDECKER jedoch dürfte den Beweis erbracht haben, daß sie auch in der normalen Schleimhaut angetroffen werden.

Die papillenlose Schleimhaut des Zylinderepithels läßt, außer der eben geschilderten Basalmembran, wie v. SCHUMACHER angibt, folgende Schichten erkennen: 1. Die subepitheliale, auch lymphoide oder adenoide Schicht; 2. die Drüsenschicht und 3. den Schwellkörper.

Es ist nun nicht so, daß die drei Schichten sich gut trennbar gegeneinander absetzen, vielmehr kann die Drüsenschicht sich einerseits weit bis an die Oberfläche vorschieben, andererseits bis an das Schwellgewebe reichen. Nur wo besonders viele Drüsen zusammenliegen, kommt es zu einer gesonderten Drüsenschicht. Schwellgewebe dagegen ist nur an bestimmten Stellen deutlich ausgebildet.

Die subepitheliale Schicht ist sehr zellenreich und hat zahlreiche, in verschiedenen Richtungen verlaufende, sich überkreuzende Fibrillenbündel. Die Lymphocyten können so zahlreich auftreten, daß die ganze Schicht lymphoiden Charakter annimmt. ZUCKERKANDL und SCHIEFFERDECKER haben auch Lymphknötchen gefunden und SCHMINCKE beschreibt größere Leukocytenansammlungen um die Drüsen und ihre Ausführungsgänge. Die Drüsen der Drüsenschicht sind die schon beim Epithel beschriebenen Glandulae nasales.

Gegenüber dieser subepithelialen Schicht erweisen sich die übrigen Bindegewebsschichten als zellarm; die Fibrillenbündel sind nicht mehr so zart, aber auch noch nicht so derb wie im Periost, mit dem die Bindegewebsschicht kontinuierlich verbunden ist.

In den Bindegewebszellen besonders der mittleren Muschel fand OPPIKOFER häufig pigmentierte Zellen mit gelbbraunen Pigmentkörnchen. v. BRUNN erwähnt, daß das Vorkommen dieser Pigmentzellen individuell sehr verschieden ist. Die grob gekörnten eosinophilen Mastzellen, ähnlich den Zellen des Markgewebes der Muscheln, kommen vereinzelt in allen Schleimhautschichten vor. Elastische Fasern sind im allgemeinen spärlich eher noch in der Umgebung des Periostes als in der Umgebung der Drüsen zu finden. Der Schichtung der Schleimhaut entsprechend unterscheidet ZUCKERKANDL auch ein subepitheliales, ein glanduläres und ein periostales Capillarsystem. Da die subepitheliale Schicht keine Papillen hat, sind die Gefäßschlingen flach, mit engen arteriellen und weiten venösen Schenkeln. Die Drüsen und ihre Ausführungsgänge sind von dichten Capillarnetzen umsponnen.

Kölliker und Kohlrausch haben zuerst die sog. Schwellkörper der Regio respiratoria beschrieben, Zuckerkandl hat sie am ausführlichsten bearbeitet. Er findet sie an der unteren Muschel, am Rande der mittleren Muschel und an ihrem hinteren Ende am stärksten entwickelt. In den oberen Teilen der Nasenschleimhaut treten an die Stelle der Schwellkörper Venennetze. Schieffer-decker hat auch in der Gegend des Tuberculum septi Schwellkörper gefunden.

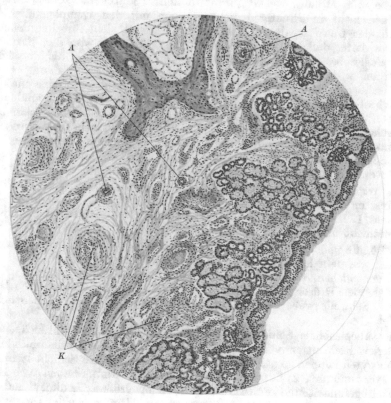

Abb. 16. Leicht hyperplastische Schleimhautgrundlage. Unteres Ende der mittleren Muschel. Im lockeren Grundgewebe bei *A* Arterien. *K* Kavernöse Hohlräume. Nach Runge.

Die Schwellkörper werden von kleinen Venen versorgt, die sich in größere, ableitende Venenstämme sammeln. Von dem echten kavernösen Gewebe unterscheiden sich die Schwellkörper der Nase also dadurch, daß ihnen das Blut durch Venen und nicht durch modifizierte Arterien zugeführt wird. Das echte Schwellgewebe ist zwischen arterielle und venöse Blutbahn eingeschaltet, während nach den Untersuchungen von Zuckerkandl im Schwellgewebe der Nase nirgends zuführende Arterien gefunden werden. Auch die Muskulatur verhält sich hier anders als beim echten, kavernösen Gewebe. Während bei den echten Schwellkörpern die ganze Muskulatur unabhängig von den Gefäßwandungen ist, und die Wand der Venenräume im wesentlichen nur aus Gefäßendothel besteht, ist in den Schwellkörpern der Nase die Venenwandung sehr reich an Muskulatur. v. Schumacher schlägt deshalb vor, die Schwellkörper der Nase als pseudo-kavernöses von dem echten kavernösen Gewebe zu unterscheiden.

Das pseudokavernöse Gewebe der Schwellkörper läßt nach v. Schumacher zwei Gefäßschichten unterscheiden: ein oberflächliches aus feinen und ein tieferes aus gröberen Gefäßen gebildetes Netz. Diese Netze, aus modifizierten mit vielfach ausgebuchteten Wandungen versehenen Venen bestehend, stehen untereinander in Verbindung. Die Venenwandung ist, wie schon oben gesagt, sehr muskelreich, die glatten Muskelbündel sind aber, im Gegensatz zu der Muskulatur gewöhnlicher Venen, nicht gesetzmäßig angeordnet, sondern verlaufen ziemlich regellos. Die reichlich vorhandene Adventitia, mit elastischen Fasern durchsetzt, hebt sich gut von dem übrigen Bindegewebe ab. Muskulatur

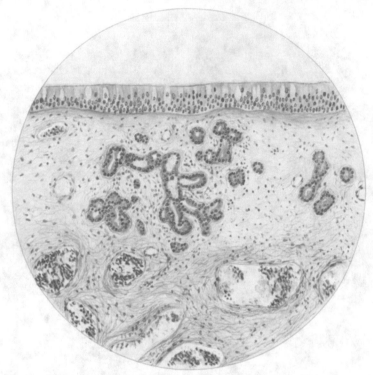

Abb. 17. Normale Schleimhaut der Nasenhöhle, unteres Ende der Muschel.

und elastisches Bindegewebe sind aber, wie Kubo betont, schwächer entwickelt als bei Arterien. Bei maximaler Füllung, die Kubo experimentell erzeugt hat, indem er das Objekt mit dem Kopf nach unten hängen ließ, erscheint die Wandung verdünnt, die Lichtung hat abgerundete Umrisse, weil die durch die vorspringenden Muskelbündel hervorgerufenen Wülste und Buchten ausgeglichen sind.

Zuckerkandl und Herzfeld nehmen an, daß alle Muskulatur des pseudokavernösen Gewebes der Gefäßwand angehört; Schiefferdecker, Kallius, Coyne, Cavalié und Kubo finden Muskelbündel, allerdings in geringer Zahl, die nicht den Gefäßen zugehören.

Über die Funktion dieser pseudokavernösen Schwellkörper findet man bei Zuckerkandl die Angabe, daß ihre Einschaltung in die venöse Blutbahn den Blutdruck in der Schleimhaut erhöhe, die Stromgeschwindigkeit des Blutes dagegen verlangsame, so daß hier ein Stauwerk vorliege, das der Sekretion und Wärmeausstrahlung zugute komme. Mink dagegen glaubt nicht an diese

Funktion der Schwellkörper, sondern nimmt an, daß ihre Bedeutung in der Regulierung der Luftmenge bei Ein- und Ausatmung durch Veränderung der Weite des Nasenraumes zu suchen sei.

Über die Lymphgefäße der Schleimhaut liegen hauptsächlich Untersuchungen von André und Most vor. Most findet im Gebiet der unteren und mittleren Muschel das Lymphgefäßnetz am stärksten ausgebildet. André weist auf den

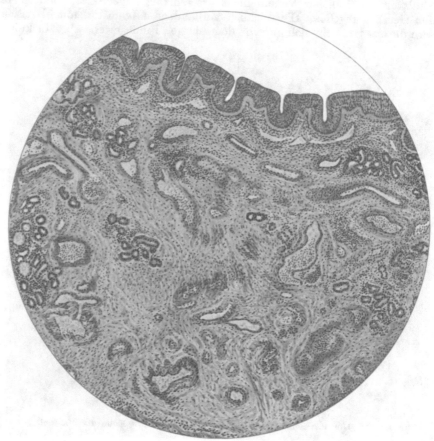

Abb. 18. Hyperplastisch-fibröse Schleimhautgrundlage. Unteres Ende der mittleren Muschel. Im Vergleich zu Abb. 22 erkennt man, daß das Gewebe fester ist, sowie den Ausfall der Drüsen. Nach Runge.

Zusammenhang der mächtigen, capillaren Lymphnetze mit den Systemen der Partes vestibularis ant. und post., der Nebenhöhlen, des Rachens und der anderen Gesichtshälfte hin. Eine gewisse Selbständigkeit bewahrt nur das Lymphgefäßnetz der Regio olfactoria. Schiefferdecker nimmt an, daß die Kanälchen der Basalmembran in die Lymphbahn eingeschaltet sind.

Über die Nerven der Nasenhöhle ist seit Retzius nichts wesentlich Neues gesagt worden, seine Befunde sind durch die Arbeiten von Schiefferdecker und Kallius bestätigt. Die sensiblen Fasern liegen dicht unter dem Epithel und geben in kleinen Abständen senkrecht abzweigende Äste ab, deren letzte Enden bis dicht unter den Flimmersaum reichen. Runge, der im Handbuch der speziellen, pathologischen Anatomie und Histologie von Henke-Lubarsch das Kapitel „Nase und Nebenhöhlen" bearbeitet hat, unterscheidet auf Grund

seiner ausgedehnten Untersuchungen außer der beschriebenen, normalen Nasenschleimhaut noch einen hyperplastischen und einen hyperplastisch-fibrösen
Schleimhauttypus. Diese verschiedenen Typen sind, ohne krankhafte Veränderungen zu zeigen, so häufig anzutreffen, daß man sie schon als mögliche
Varianten einer normalen Schleimhaut ansehen muß.

Das Kennzeichen der hyperplastischen Schleimhaut ist der lockere Aufbau,
UFFENORDE bezeichnet sie daher als ödematöse Form der Schleimhaut. Schon das
mehrschichtig gewordene Zylinderepithel, bei dem im Gegensatz zum mehrreihigen
die Zellen die gemeinsame Basis verloren haben, weist auf eine gewisse Hypertrophie hin. Die Basalmembran, die für gewöhnlich auch an Stellen, an denen das
Epithel stets Falten aufweist, wie an den Muscheln, glatt verläuft, ist hier gefältelt.
Der große Drüsenreichtum (vgl. Abb. 16 mit 17), welchen die gleiche Partie der
Nasenhöhle bei gleicher Vergrößerung zeigt, fällt auf. Auch die Zahl der Gefäße
ist vermehrt, die Capillaren
der adenoiden Schicht sind
weiter und zahlreicher.

Bei der hyperplastisch-
fibrösen Form ist auf die
Hyperplasie eine fibröse Umwandlung gefolgt. Abb. 18
zeigt, neben dem sehr hohen,
mehrschichtigen Epithel eine
in ihrem Gesamtvolumen

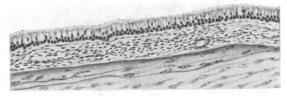

Abb. 19. Normale Schleimhaut einer Siebbeinzelle.
Nach RUNGE.

stark verdickte Schleimhaut, die an der gewählten Stelle schon zu einer Verdrängung der ursprünglich vermehrten Drüsen geführt hat. Die fibrösen Umwandlungen gehen vom Periost und der Bindegewebsschicht aus und machen
sich besonders um die pseudokavernösen Hohlräume herum geltend.

3. Die Nebenhöhlen.

Die Nebenhöhlen der Nase, zu denen wir die Stirn-, Kiefer- und Keilbein-
höhle und die Siebbeinzellen rechnen, nehmen im 2. bis 3. Monat ihre Entstehung von dem mittleren bzw. oberen Nasengang und von der hinteren,
oberen Nische der Nasenhöhle als Ausstülpungen der Schleimhaut. Die Aus-
stülpungsstelle entspricht der späteren Mündung der betreffenden Höhle. Hier
steht die Schleimhaut der Nebenhöhlen in direktem Zusammenhang mit der
Schleimhaut der Regio respiratoria. Sie trägt daher, besonders an den Eingängen
zu den Nebenhöhlen, alle Charakteristica dieser Schleimhaut, die sie in ihrer
weiteren Ausbreitung nur in viel geringerem Maße beibehält.

ZUCKERKANDL hat schon darauf hingewiesen, daß gegen den Eingang der
Nebenhöhlen alle Schichten der Schleimhaut sich verdünnen. SCHIEFFER-
DECKER gibt an, daß die Epitheldicke, die in der Nasenhöhle 30—70 μ betrage,
in den Nebenhöhlen zwischen 13,5 und 38 μ schwanke. Das Epithel ist hier
zumeist mehrreihig mit 2—3 Kernreihen, im Gegensatz zu den 4—5 in der
Nasenhöhle (Abb. 19). Die Becherzellen sind zahlreich, in den Flimmerzellen
können nach CUTORE Fettkörnchen und endoepitheliale Mastzellen gefunden
werden. SCHIEFFERDECKER hat in den Nebenhöhlen keine Basalmembran
gefunden. CUTORE, KALLIUS und OPPIKOFER haben sie bei relativ dickem
Epithel als ganz dünne Membran gesehen. Die Drüsen sind weniger zahlreich
und weniger stark entwickelt. An der medialen und oberen Wand der Kiefern-
höhle sind die meisten, wie sie überhaupt an Stellen getroffen werden, wo die
Schleimhaut dicker ist, folglich in der Nähe des Hiatus. Die zarte Lamina
propria ist vom Periost nicht zu trennen. Elastische Fasern sind noch eher in
der Kiefernhöhlenschleimhaut, weniger in Stirn-, Keil- und Siebbein zu finden.

Die Schleimhaut zeigt spärliche Gefäße und keine Venengeflechte. Zwischen den Gefäßen der Kieferhöhle und denen der Spongiosa vom Oberkiefer bestehen nach Strubell Anastomosen, dagegen an diesen Stellen keine Lymphgefäß-verbindungen, während die Lymphbahnen der Nebenhöhlen mit denen der Nasenhöhle zusammenhängen.

II. Der Kehlkopf.

A. Allgemeiner Aufbau und Entwicklung.

Der Kehlkopf ist ein Schleimhautrohr mit einem in drei Etagen zerfallenden Binnenraum, in dessen Wand Skeletelemente im weitesten Sinne, nämlich Knorpel, elastische Membranen und außerdem als aktiver Bewegungsapparat quergestreifte Muskulatur eingebaut sind. Die Gliederung des Kehlkopfes kommt zustande durch zwei medianwärts einspringende Faltenpaare, ein oberes, die Plicae ventriculares, ein unteres, die Plicae vocales. Zwischen den beiden Falten erstreckt sich nach auf- und lateralwärts eine blindgeschlossene Schleimhautbucht, der Ventriculus laryngis. Der ganze, zwischen den beiderseitigen Stimm- bzw. Taschenbändern gelegene, sagittal spaltförmige Raum wird als Isthmus laryngis oder Cavum intermedium bezeichnet. Oberhalb, im sog. Cavum laryngis superius seu Vestibulum laryngis, erweitert sich das Lumen trichterförmig bis zum Aditus laryngis, desgleichen unterhalb im Cavum laryngis inferius, das sich vom unteren Rand des Ringknorpels in die Lichtung der Luftröhre fortsetzt.

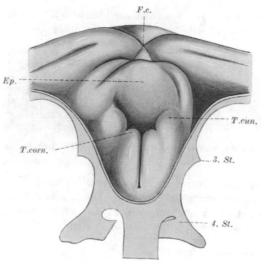

Abb.20. Larynxeingang eines Embryos von 28—29 Tagen (8—9 mm). Vergr. 33 : 1. [Nach Kallius (1897).] *Ep.* Epiglottis. *F.c.* Foramen caecum linguae. *3., 4. St.* Dritte und vierte Schlundtasche. *T.cun.* Tuberculum cuneiforme. *T.corn.* Tuberculum corniculatum.

Der Kehlkopf entsteht aus dem ventralen Teil des kranialen Vorderdarm-abschnittes, und zwar findet sich seine Anlage unterhalb der letzten Schlund-tasche. Es treten hier zwei symmetrische Wülste auf, welche die Seitenwände des Vorderdarmes zusammendrücken und median- und kranialwärts vorbuchten, die sog. Arytänoidwülste (Kallius). Sie sind durch eine enge, sagittal-mediane Spalte getrennt, die sich nach hinten in den untersten Abschnitt des Schlund-raumes in einem vertikalen Schlitz öffnet (Abb. 20). Die kraniale Begrenzung der Arytänoidwülste zeigt schon frühzeitig zwei kleine Vorwölbungen, eine mediale, das Tuberculum corniculatum und eine laterale, das Tuberculum cuneiforme, in denen später die gleichnamigen Knorpel entstehen. Die beiden Arytänoidwülste verkleben schließlich mit ihren medialen Flächen bis auf einen schmalen, dorsal gelegenen Streifen, in dessen Bereich ein Kehlkopflumen bestehen bleibt, das am unteren Ende des vertikalen Schlitzes seine Kommuni-kation mit dem Schlundraum besitzt (Abb. 21). Soulié und Bardier haben diesen engen Kanal als Canalis pharyngo-trachealis bezeichnet. Ventral von den Arytänoidwülsten entsteht ein Querwulst (Abb. 22), der den Eingang in den Kehlkopf von vorne begrenzt und aus dessem hinteren Abhang die Anlage der Epiglottis abgegliedert wird. Sie steht zunächst mit den lateralen und kranialen Ausläufern der Arytänoidwülste breit in Verbindung. Mit weiterer Differenzierung kommt es an dieser Verbindungsstelle zur Ausbildung der Plicae aryepiglotticae. Im Laufe der Weiterentwicklung lösen sich die ver-

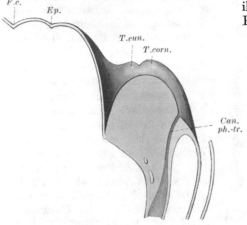

klebten Arytänoidwülste. In der Mitte ihrer wieder freigewordenen, medialen Fläche entsteht als seitliche Ausbuchtung

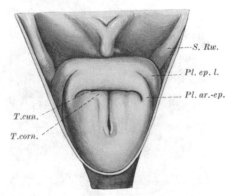

Abb. 21. Konstruierter Medianschnitt des Larynx der Abb. 20. Vergr. 33 : 1. [Nach KALLIUS (1897).] *Can. ph.-tr.* Canalis pharyngo-trachealis. Sonstige Bezeichnungen wie in Abb. 20.

Abb. 22. Larynxeingang eines Embryos von 40—42 Tagen (15—16 mm). Vergr. 15 : 1. [Nach KALLIUS (1897).] *Pl. ar.-ep.* Plica aryepiglottica. *Pl. ep. l.* Plica epiglottica lateralis. *S. Rw.* Seitlicher Rachenwulst. Sonstige Bezeichnungen wie in Abb. 20.

der Ventriculus laryngis, mit dessen Auftreten die Stimm- und Taschenfalten und auch die Etagengliederung des Kehlkopfraumes deutlich wird.

B. Feinerer Bau der Mucosa.

1. Epithel und Drüsen.

Das Epithel des Kehlkopfes ist, entsprechend den Etagen des Binnenraumes, nicht einheitlich. Das typische, flimmernde, mehrreihige Zylinderepithel des Respirationstractus wechselt mit ge-schichtetem Plattenepithel. Gerade im Cavum laryngis sup. findet man in der Ausbreitung des Epithelüberzuges die größten Variationsmöglichkeiten. Nach RHEINER ist die ganze linguale und oft auch die laryngeale Fläche der Epiglottis mit Plattenepithel überzogen. PATZELT gibt die Epithelhöhe an der laryngealen Epiglottisseite mit 70—90 μ, an der lingualen mit 90—130 μ an, entsprechend den hier vorhandenen zahl-reichen, hohen Papillen. Das Platten-epithel setzt sich meistens auf die ary-epiglottischen Falten fort und kann den freien Rand der Taschenfalten erreichen.

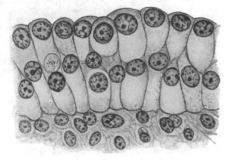

Abb. 23. Epiglottis eines etwa 7 Wochen alten Embryos (Nr. 1). Nach PATZELT. 33 μ hohes zweischichtiges Zylinderepithel; die Zellen sind hell, ihre Kerne liegen ganz an die Oberfläche gerückt. Vergr. 755fach.

v. EBNER und KANO fanden mehr oder weniger ausgebreitet das Plattenepithel im ganzen Kehlkopf bis zur Trachea. Inseln von papillenfreiem Plattenepithel zwischen den mit Flimmerepithel ausgekleideten Kehlkopfpartien haben auch andere Autoren beschrieben (DRASCH, HEYMANN, KANTHAK, PATZELT usw.),

die teilweise die Ansicht vertreten, daß es sich dabei um pathologische Veränderungen handelt. Zilliacus gibt auf Grund seiner Untersuchungen an, daß
die starke Variabilität in der Beschaffenheit des Epithels normalerweise nur
bis zur Stimmritze vorkommt und daß man in diesen Partien sowohl Flimmer-
epithelinseln im vorhandenen Plattenepithel und umgekehrt, Anhäufungen von

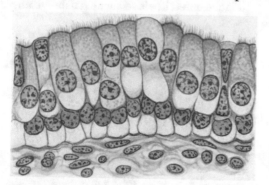

Plattenepithel in der vorhandenen
flimmernden Epithelauskleidung
findet, daß aber die Epithelver-
hältnisse unterhalb der Stimmritze ziemlich konstant sind.

Patzelt hat die Epithelver-
hältnisse des Kehlkopfes während der Entwicklung untersucht.
Er fand bei einem 7 wöchigen
Embryo (Abb. 23) allenthalben
ein 2—3 schichtiges, glykogen-
reiches Zylinderepithel mit randständigen, der Oberfläche zugekehrten Kernen. Die Umwandlung des Epithels beginnt etwa
in der 8. Embryonalwoche an der
laryngealen Fläche der Epiglottis
(Abb. 24), die Kerne rücken an

Abb. 24. Epiglottis eines etwa 9 Wochen alten Embryos
(Nr. 5). Nach Patzelt. 40 μ hohes, zweischichtiges
Zylinderepithel; die Zellen an der Oberfläche tragen
großenteils bereits einen Flimmersaum und werden
dichter, während die Kerne gleichzeitig in die Tiefe
rücken. Vergr. 725fach.

die Zellbasis und im weiteren Verlaufe, 11.—13. Woche, differenziert sich das
geschichtete zu einem mehrreihigen, flimmernden Epithel (Abb. 25). Aber noch
im 9. Fetalmonat fand Patzelt geschichtetes Flimmerepithel an der laryngealen Seite der Epiglottisspitze (Abb. 26). Noch vor der Geburt werden hier

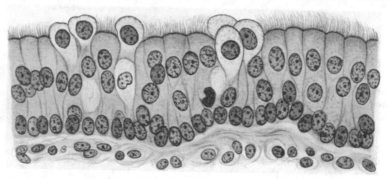

Abb. 25. Epiglottis eines etwa 13 Wochen alten Embryos (Nr. 12). Nach Patzelt. 40 μ hohes,
zweireihiges Flimmerepithel mit hellen Glykogenzellen, die sich teilweise stark über die Oberfläche
vorwölben. Vergr. 575fach.

die Cilien abgestoßen. Am Übergang des Kehlkopfes in die Luftröhre traten
zeitweise (14. Woche) große Anhäufungen von Becherzellen auf. Das Plattenepithel breitet sich erst im Verlaufe der Entwicklung auf Kosten des ursprünglich
im ganzen Kehlkopf vorhandenen Flimmerepithels aus (Abb. 27).

Das Plattenepithel trägt alle Kennzeichen des geschichteten Epithels; die
Intercellularbrücken liegen in den tiefen Schichten. Das Epithel regeneriert
nicht ausschließlich von der Basis aus; die mittlere Zellschicht kann schwer
lösliches Glykogen enthalten. Die „epidermoidale" Umwandlung der oberflächlichen in eine dem Stratum corneum ähnliche Schicht dürfte aber auf
pathologische Einflüsse zurückzuführen sein.

Wie schon aus der Beschreibung von „Zellinseln", sei es von Plattenepithel im Zylinderepithel (Abb. 28) oder umgekehrt hervorgeht, können die beiden Epi-thelarten unmittelbar, ohne jede Übergangsform neben-einander liegen. Andererseits beschreibt HEYMANN aber auch ein allmähliches Höher-werden der abgeplatteten, oberflächlichen Zellen, so daß zwischen die beiden Formen ein Übergangsepithel einge-schoben erscheint.

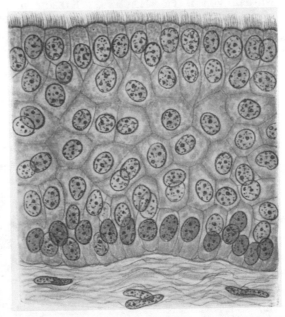

Das die übrigen Partien des Kehlkopfes vorherrschend bekleidende Epithel ist mehr-reihiges, flimmerndes Zylin-derepithel, das nach v. EBNER 54—90 μ dick ist und in der Zahl seiner Kernreihen schwankt. Allenthalben zeigt es drei charakteristische Zell-arten: die niedrigen Basal-zellen, die Zwischen- oder Keilzellen der mittleren Rei-hen, deren Kerne in ver-schiedenen Höhen liegen und die bis an die freie Ober-fläche heranreichenden Flim-mer- und Becherzellen, deren

Abb. 26. Epiglottis eines etwa 31 Wochen alten Embryos (Nr. 30). Nach PATZELT. 78 μ hohes, geschichtetes Epithel, dessen Zellen eine dichtere Beschaffenheit angenommen haben und an der Oberfläche durchwegs einen Flimmersaum tragen. Vergr. 795fach.

zahlenmäßiges Verhältnis sehr wechselnd ist. Im allgemeinen wird ange-geben, daß die Flimmerzellen die Becherzellen überwiegen. v. EBNER, CITELLI

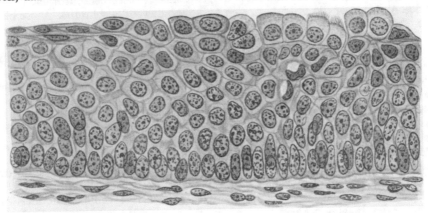

Abb. 27. Epiglottis eines etwa 35 Wochen alten, frühgeborenen Kindes (Nr. 33). Nach PATZELT. 56 μ hohes, vielschichtiges Epithel im physiologischen Umbau zu Pflasterepithel. Links liegen bereits platte Zellen an der Oberfläche, während rechts Flimmerzellen und Entwicklungsstadien von solchen allmählich abgestoßen werden. Vergr. 770fach.

und v. SCHUMACHER allerdings fanden in den Falten des Ventriculus laryngis große Anhäufungen von Becherzellen, so daß das Schnittbild an die endo-epithelialen Drüsen der Regio respiratoria der Nase gemahnt.

In dem geschichteten Plattenepithel, hauptsächlich an der laryngealen Seite des Kehldeckels (Abb. 29) und an der Innenfläche der aryepiglottischen Falten wurden von Davis, Heymann, Kiesow u. a. Geschmacksknospen gefunden. H. Rabl sah diese Geschmacksknospen, auf Papillen aufsitzend, an der Hinterfläche des Kehldeckels in einem sonst papillenfreien Epithel, an der lingualen Kehldeckelfläche auf der Stimmlippe; an der Taschenfalte und am Proc. vocalis werden sie nur ganz vereinzelt gefunden.

Die Stimmlippe ist im allgemeinen von geschichtetem Plattenepithel überzogen, dessen Ausbreitung aber individuell schwankt. Heymann gibt an, daß vom freien Rand der Stimmlippe aus gegen die Morgagnische Tasche und gegen das Cavum laryngis inferius sich ein Plattenepithelstreifen von $1^1/_2$—2 mm Breite ausdehnt. Von anderen Autoren wird die doppelte Breite angenommen. Am freien Rande und an der oberen Fläche der Stimmlippe ist das Epithel am niedrigsten, Garten zählt hier 2—3 Schichten, während die Höhe unterhalb

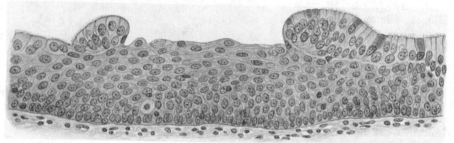

Abb. 28. Epiglottis einer 75 Jahre alten Frau (Nr. 60). Nach Patzelt. Insel von geschichtetem Pflasterepithel mit Mitosen, die sich an der Basis des mehrreihigen Flimmerepithels ausbreitet, während dieses sich am Rande der Insel emporschiebt und eine wallförmige Erhebung bildet. Vergr. 324fach.

des Randes rasch bis auf 10—20 Schichten zunimmt, um sich gegen das Flimmerepithel hin mit niedriger werdendem Übergang abzusetzen. In den Schichten des Plattenepithels der Stimmlippen hat Garten Intercellularbrücken nachgewiesen, denen er die Fähigkeit, sich zu kontrahieren, zuschreibt. Diese elastische Epithelschicht würde bei Verlängerung und Verkürzung des Stimmbandes stets eine glatte Oberfläche gewährleisten.

Die Kehlkopfdrüsen sind gemischte tubulo-alveoläre Speicheldrüsen mit vorwiegend serösen Endstücken. Die Untersuchungen von Fuchs-Wolfring haben gezeigt, daß die Kehlkopfdrüsen nicht, wie vielfach angenommen wurde, rein muköse, sondern gemischte Drüsen sind. Die Lichtung der Drüsenendstücke ist weiter als bei den großen Speicheldrüsen, Glandula parotis und submaxillaris. Die Endstücke gehen unvermittelt in die Ausführungsgänge über, ohne Schaltstücke und Sekretröhren. Die Endstücke besitzen eine Hülle von dünner Basalmembran mit anliegenden Korbzellen; die Ausführungsgänge, die sehr lang sein können und schräg verlaufen, sind von kubischen oder niedrigzylindrischen Zellen ausgekleidet und von Schleimzellen durchsetzt. Das Oberflächenepithel des Kehlkopfes greift nicht selten mit seinen Flimmer- und Becher- oder Plattenepithelzellen auf die trichterförmig erweiterten Enden der Ausführungsgänge über. v. Ebner gibt die Größe der Kehlkopfdrüsen mit 0,2—2 mm an. Obwohl die Schleimhaut des Kehlkopfes allenthalben reich an Drüsen ist, werden doch drei Gruppen von Drüsenanhäufungen besonders bezeichnet: Glandulae laryngeales anteriores, mediae und posteriores. Die Glandulae laryngeales ant. finden sich auf der laryngealen Seite im freien Teil des Kehldeckels und auf der lingualen Seite in der Epiglottiswurzel; doch münden auch die lingual gelegenen Drüsen zumeist laryngeal; ihre Ausführungsgänge

durchsetzen den Knorpel. Die Glandulae laryngeales mediae liegen im Bereiche
der Taschenfalte, des WRISBERGSchen Knorpels und in den Wänden des Ventriculus laryngis und endlich die Glandulae laryngeales post. an der Hinterwand des Kehlkopfes, zwischen den Muskelbündeln des M. arytaenoideus transversus. v. EBNER beschreibt noch abgeplattete, kleinere Drüsen im freien Teil
des Kehldeckels, an den Plicae aryepiglotticae und caudalwärts von den Ligg.
vocalia.

Der Streit um das Vorhandensein oder Fehlen von Drüsen im Stimmband
dürfte durch FRÄNKEL beigelegt sein. FRÄNKEL zeigt, daß eine horizontale
Zone der Stimmlippe, ihr freier Rand und ein Epithelstreifen in Ausdehnung
von etwa 2 mm nach oben und von 1—1¹/₂ mm nach unten drüsenfrei ist, bis

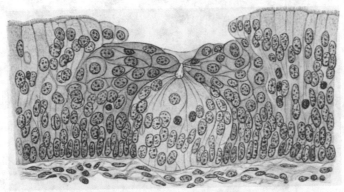

Abb. 29. Epiglottis einer 75 Jahre alten Frau (Nr. 60). Nach PATZELT. Geschmacksknospe mit
einem Mantel von Pflasterepithel im 90 μ hohen, mehrreihigen Flimmerepithel der Wurzel.
Vergr. 433fach.

auf eine Drüse, die er nahezu regelmäßig am hinteren Ende der Stimmlippe
gefunden hat. Abgesehen von dieser drüsenfreien Zone liegen Drüsen gruppenweise an der Oberfläche der Stimmlippe, ihre Ausführungsgänge nach oben
sendend und etwa an der Grenze zwischen Platten- und Zylinderepithel ein-
mündend. Die Übergangslinie markiert sich auch makroskopisch und wird
von REINKE als Linea arcuata sup. und inf. bezeichnet. An diesen Stellen
fand HEYMANN die oben beschriebenen Einsenkungen des Platten- und Zylinderepithels in die trichterförmig erweiterten Drüsenausführungsgänge. Die Drüsenkörper liegen zum Teil zwischen den Bündeln des M. vocalis. FRÄNKEL und
HEYMANN geben an, daß bei der Kontraktion des Muskels die Drüsen komprimiert werden. Die an der Unterfläche der Stimmlippe gelegenen Drüsen richten
ihre Ausführungsgänge schräg aufwärts und münden ebenfalls an der Grenzzone zwischen Platten- und Zylinderepithel.

Besonders reich an Drüsen ist die Taschenfalte, die im wesentlichen aus einer
Schleimhautduplikatur mit eingelagerten Drüsenkomplexen besteht. Sehr
deutlich erkennbar ist diese Anordnung in unmittelbarer Nähe der Cartilago
arytaenoidea; die Drüsen bilden hier die wesentliche Substanz der Taschenfalte.
Die hier einheitliche Drüsengruppe teilt sich weiter vorne in ein oberes und unteres
Drüsenlager. Die beiden Lager sind nach HEYMANN von einer, die mittlere
Lage des Taschenbandes bildenden, lockeren Bindegewebsschichte getrennt.
Die an der oberen Seite des Taschenbandes gelegenen Drüsen nehmen nach vorne
rasch ab, ihre Ausführungsgänge münden an der Oberfläche des Bandes, während
die Drüsen der unteren Drüsenlager, von der Mitte des Bandes an kleiner werdend,
eine zusammenhängende Schicht bilden, ihre Ausführungsgänge nach unten
richten und mit ihrem Sekret den freien Rand der Taschenfalte befeuchten.

2. Die Struktur der Lamina propria.

Das Kehlkopfepithel sitzt, wie die epitheliale Auskleidung des respiratorischen Teiles der Nasenhöhle, einer Basalmembran auf, die hier im allgemeinen schwächer entwickelt ist, aber doch individuell große Schwankungen zeigt. Im Kehlkopf des Neugeborenen und im frühesten Kindesalter fehlt sie nach Angaben von Heymann, Merkel und Kanthak. Im Bereiche des Plattenepithels, in den Stimmlippen wird sie selten und dann zumeist nur sehr schwach

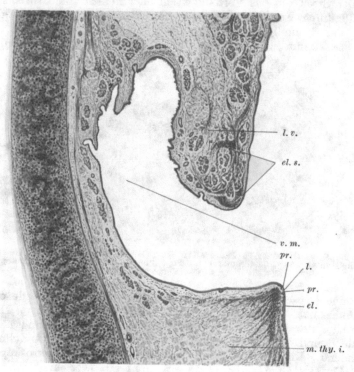

Abb. 30. Frontaldurchschnitt durch die normale Stimmlippe 12 : 1. Nach Hajek. Elasticafärbung e. Epithel der Stimmlippe. *pr.* Propria. *el.* Elastisches Band des Lig. vocale. *m. thy. i.* Musculus thyreoarytaenoideus internus. *l. v.* Ligamentum ventriculare. *v. m.* Ventriculus Morgagni. *el. s.* Elastische Substanz, welche die Schleimdrüsen umspinnt.

gefunden. Sie steht allenthalben mit dem subepithelialen Bindegewebe in Verbindung, enthält auch gelegentlich Bindegewebszellen, weiße Blutkörperchen und Capillarschlingen. Die Anschauung Friedrichs, daß sie ein elastisches Netz bilde, ist durch die Untersuchungen von P. Heymann und Kano widerlegt, wohl aber zeigt sie bei besonderen Färbemethoden Faserstruktur.

Die Lamina propria besteht auch im Kehlkopf aus einer subepithelialen, zellreichen, retikulären, wegen der zahlreichen eingelagerten Lymphocyten auch als „lymphoid" bezeichneten Schicht und einer tieferen, durch Zellarmut und stärkere Fibrillenbündel charakterisierten, faserreichen Schicht. In der tiefen Schicht werden in den Lücken zwischen den weitmaschigen Fibrillenbündeln Drüsen und Fettläppchen gefunden. Besonders locker erscheint die Lamina propria in den Plicae aryepiglotticae, fester gefügt am Kehldeckel (Abb. 30). Im Bereiche der Stimmlippen interessiert ihr Verhalten wegen der praktischen Bedeutung dieser Region. Am freien Rande der Lippen hat Reinke durch subepitheliale Injektion von gefärbter Gelatine mittels feiner Nadel einen lockeren Bindegewebsraum nachgewiesen, der gegen die Umgebung scharf abgrenzbar ist (Abb. 31). HAJEK, der die REINKESCHEN Versuche nachgeprüft hat, bestätigt die Befunde und zeigt, daß der Bindegewebsraum sich vom vorderen Sesamknorpel bis zum Proc. vocalis und zwischen einer oberen und unteren Begrenzungslinie ausdehnt, die ziemlich genau der von REINKE beschriebenen Linea arcuata sup. und inf. und damit der Grenze zwischen Platten- und Zylinderepithel entspricht. Dieser Bindegewebsraum ist auch der Sitz des Ödemes im Stimmbandrande (Abb. 32). Im weiteren Bereiche des Labium vocale hat die Lamina propria eine besonders angeordnete Struktur. FRÄNKEL hat

gezeigt, daß dem freien Rand der Stimmlippe parallel 10—20 leistenförmige Erhebungen der Lamina propria verlaufen, die durch sekundäre, schräge Leisten miteinander verbunden sind. BENDA, HEYMANN, REINKE und v. SCHUMACHER bestätigen diesen Befund. Mit dem Nachweis dieser Schleimhautleisten konnte auch der Streit älterer Autoren beigelegt werden über die Frage, ob an der Schleimhaut des Stimmbandes Papillen vorkommen. Die Schleimhautleisten können auf Schnittbildern sehr leicht Papillen vortäuschen. v. SCHUMACHER hat diese Schleimhautleisten sehr schön zur Darstellung gebracht (Abb. 33) durch Maceration des Epithels in 30% Alkohol. Die parallel laufenden

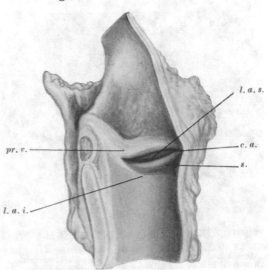

Abb. 31. Flächenansicht der Stimmlippe nach der subepithelialen Injektion mit einer blaugefärbten Leinmasse. Nach HAJEK. *s.* Subepitheliales Ödem der Stimmlippe. *c. a.* Commissura anterior. *pr. v.* Processus vocalis. *l. a. s.* Linea arcuata superior. *l. a. i.* Linea arcuata inferior.

und schräg konvergierenden Leisten sind hier vielfach von sekundären, niedrigen Papillen besetzt, allerdings nicht nur im Bereiche des Proc. vocalis und am vorderen Ende der Stimmlippe, wo auch andere Autoren, BENDA u. a., Papillen beschrieben haben. REINKE sieht in diesen Schleimhautleisten funktionelle Strukturen; die Leisten haben sich in der Richtung konstanten Zuges ausgebildet.

Die Lamina propria des Kehlkopfes ist sehr reich an elastischen Fasern, die besonders in ihrer tieferen Lage stark ausgebildet sind, evtl. aber doch durch die oberflächliche Schicht bis an die Basalmembran herantreten. Die elastischen Elemente der Lamina propria, die in ihrer speziellen Ausbildung zu starken Bändern und elastischen Membranen hier eine funktionelle Rolle spielen, werden im 3. Abschnitt dieses Kapitels bei den Stützapparaten gesondert abgehandelt.

Der Reichtum des Stratum subepitheliale an lymphoidem Gewebe, der schon oben erwähnt wurde, zeigt sich nicht nur in Form vorwiegend von Lymphocyten, aber auch von Leukocyten, eosinophilen und Plasmazellen, die mehr oder minder dicht die Maschen des Reticulum ausfüllen, sondern das lymphoide Gewebe tritt auch in Form von Lymphknötchen mit und ohne Keimzentren auf. Die Angaben der Autoren über Menge und Verteilung des lymphoiden Gewebes sind außerordentlich verschieden, was in Anbetracht der individuellen Schwankungen und der schwer feststellbaren Grenze zwischen normalem und pathologischem Verhalten sehr verständlich ist. Ziemlich allgemein wird angegeben, daß der mediale Teil der Labia vocalia und seine Umgebung frei von lymphoiden Infiltrationen ist, daß dagegen zwischen den Glandulae laryng. post. und an der laryngealen Seite des Kehldeckels viele Lymphocyten und auch Mastzellen gefunden werden (Heymann, Patzelt).

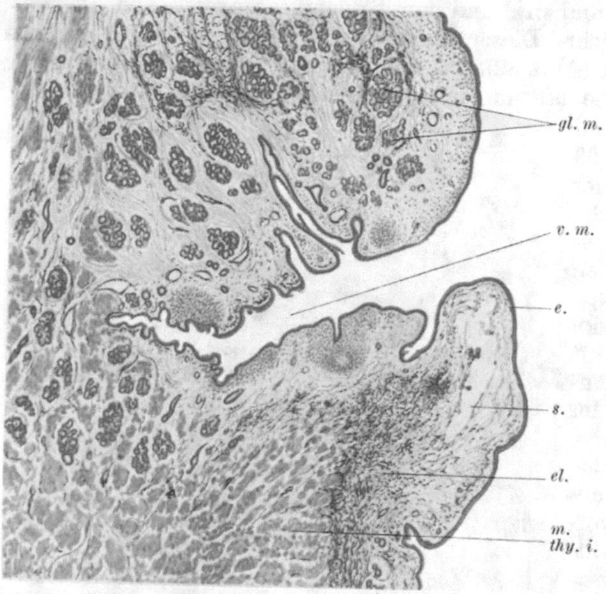

Eine besonders starke Anhäufung von lymphoidem Gewebe, Lymphknötchen mit Keimzentren, zusammen mit zahlreichen Drüsen und Kryptenbildungen findet sich im Anhang zum Ventriculis laryngis. Fränkel hat diesen Komplex, der alle Charakteristica einer Tonsille enthält, als Larynxtonsille bezeichnet, eine Benennung, die von der Mehrzahl späterer Autoren (Citelli, Fojanini, Imhofer u. a.) übernommen wurde. Nach den Untersuchungen von Imhofer tritt die lymphoide Gewebsdurchtränkung des Anhanges des Ventriculus laryngis im 4. Monat, die Lymphknötchen erst im 2. Lebensjahre auf.

Abb. 32. Subakutes Ödem des Stimmbandrandes (pathologisch-anatomisches Präparat). Nach Hajek. Elasticafärbung (ähnlich wie Abb. 30). *e.* Epithel. *s.* Subepitheliales Ödem (Reinkesche Schichte). *el.* elastisches Band. *m. thy. i.* Musculus thyreo-arytaenoideus internus. *v. m.* Ventriculus Morgagni. *gl. m.* Glandulae mucosae.

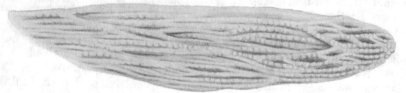

Abb. 33. Untere Fläche der Stimmlippe eines Mannes nach Entfernung des Epithels durch Maceration in 30%igem Alkohol unter der stereoskopischen Lupe bei schwacher Vergrößerung gezeichnet. Nach Schumacher. v. Gegend des vorderen, h des hinteren Stimmbandansatzes. Die leistenförmigen Erhebungen, die sich vielfach spitzwinkelig untereinander verbinden, zeigen vielfach sekundäre, papillenartige Erhebungen, besonders deutlich in der Gegend des Proc. vocalis des Gießbeckenknorpels, wo schließlich an der Stelle der Leisten Papillen treten.

3. Die knorpeligen, bindegewebigen und elastischen Stützapparate der Schleimhaut.

Das Skeletgerüst des Kehlkopfes besteht aus drei unpaaren und drei paarigen Knorpeln verschiedener Größe, zu denen noch kleinere Knorpelchen nach Art der Sesambeine kommen. Der Grundknorpel des Kehlkopfes und Träger der Knorpel, an denen der Stimmapparat haftet, ist der unpaarige Ringknorpel, der die Form eines Siegelringes hat. Seine breite Platte mit den beiden Stellknorpeln sieht nach hinten, der dünnere Knorpelreif nach vorne. Der Bogen des Ringknorpels hat einen kleineren Durchmesser als die Krümmung des unpaaren Schildknorpels, dessen hintere Ränder über Ringknorpel und Stellknorpel ragen und sich wie ein schützendes Schild vor die Stützen des Stimmapparates legen. Der Schildknorpel trägt den Kehldeckel. Seine nach vorne sehende Platte ist median geknickt und eingeschnitten. Nach oben verbinden sich die Außenwände der Platte mittels des Lig. thyreo-hoideum mit dem Zungenbein, nach unten mittels des Lig. crico-thyreoideum medium oder conicum und mittels der Gelenkverbindungen zwischen unteren Hörnern des Schildknorpels und Gelenkflächen des Ringknorpels mit dem Ringknorpel. Am Ringknorpel sitzen auch die paarigen, kleinen Pyramiden der Stell- oder Gießbeckenknorpel mit den paarigen SANTORINIschen Spitzenknorpeln, zu denen manchmal noch

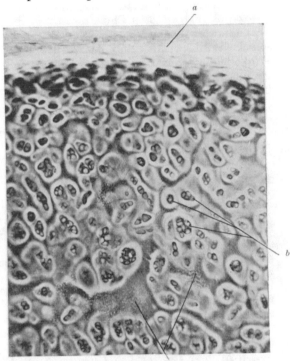

die WRISBERGschen Knorpel kommen. Der dritte, unpaare Knorpel ist der Kehldeckel, dessen Stil hinter den Schildknorpel reicht und mit Bandmaßen an ihm befestigt ist.

Das Knorpelgerüst des Kehlkopfes baut sich aus hyalinem, elastischem und Bindegewebsknorpel auf. Die hyaline Substanz bildet den Schildknorpel, Ringknorpel und den Hauptanteil des Gießbeckenknorpels.

RHEINER unterscheidet am hyalinen Knorpel drei Zonen, die oberflächliche, dem Perichondrium ohne Grenze anliegende Knorpellage mit abgeplatteten Zellen, auf die eine intermediäre, durch polygonale, rundliche Knorpelzellen ausgezeichnete Schicht folgt, und schließlich die zentrale Knorpelschicht, deren Zellen länglich und meist in querer Richtung orientiert sind. Im hyalinen Knorpel findet man Asbestfasern; diese parallelen, lichtbrechenden Fasern entstehen durch

Abb. 34. Oberes Thyreoidhorn vom *Menschen*. Querschnitt. Nach PETERSEN. Schwarze Färbung mit angesäuertem Toluidinblau, Kapseln. Territorien, Interterritorien sichtbar. *a* Perichondrium. *b* Zellgruppen mit Kapseln. *c* Interterritorien in „Asbestfasern" umgewandelt. Phot. 55 ×.

Einschmelzung und faserige Umwandlung der hyalinen Grundsubstanz (Abb. 34). Nach MERKEL sind sie schon nach dem 5. Lebensjahre in den Schildknorpeln zu sehen. PETERSEN findet sie in Knorpeln älterer Personen, etwa vom 30. Lebensjahre an.

HENCKEL hat in neuester Zeit die Kehlkopfknorpel mit allen geeigneten, vor allem mit der Spaltmethode untersucht und sehr klare Befunde erhoben. Er geht vom Trachealknorpel aus, der an seiner äußeren und inneren Oberfläche vertikal verlaufende Spaltlinien zeigt, auf die eine Schicht von ellipsoiden, parallel zur Oberfläche abgeplatteten Knorpelzellen folgt (BENNINGHOFF nennt diese Schicht Perichondrium sensu strictiori), die in der „Übergangszone" sich in Territorien zu gliedern beginnen und als kleine sphärisch-isodiametrische Chondrone in Erscheinung treten. In dieser Schicht erfolgt unter Arkadenbildung die Umwandlung der im Perichondrium sensu strictiori noch oberflächenparallelen Fasern. In der mächtigen Zentralschicht des Trachealknorpels finden sich

vorwiegend ellipsoide Chondrone, deren Längsachsen in der Horizontalebene von
außen nach innen verlaufen. Die größere Druckfestigkeit ellipsoider Chondrone
in der Längsrichtung befähigen den Knorpel, dem von der Außenfläche einwirkenden Druck guten Widerstand zu leisten.

Der Ringknorpel ist architektonisch nahezu übereinstimmend mit dem
Trachealknorpel gebaut. Sehr kompliziert ist aber das Spaltbild des Schildknorpels. Hier, wie auch bei den noch übrigen Kehlkopfknorpeln verlaufen die
Spaltlinien, den andersgearteten, mechanischen Verhältnissen entsprechend,
an Außen- und Innenfläche verschieden. Die Zentralschicht mit elliptischen,
horizontal angeordneten Chondronen und die Übergangszonen sind auch beim
Schildknorpel vorhanden. Eine wesentliche Änderung dieses Grundplanes findet
sich im mittleren Abschnitt des Schildknorpels, wo die beiden Laminae unter
Winkelbildung zusammenstoßen und durch einen medianen Knorpelstreifen
verbunden werden, der sich durch Maceration isolieren läßt. Auch dieser Streifen
besteht aus hyalinem Knorpel, er ist aber nicht deutlich territorial gegliedert,

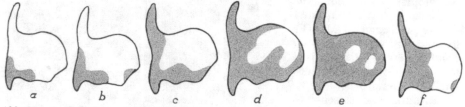

Abb. 35a—f. Verknöcherung des Schildknorpels; Knochen dunkel, Knorpel hell. a—e Fortlaufende
Reihe der Verknöcherung im männlichen Schildknorpel. f Verknöcherung im weiblichen
Schildknorpel. Aus Schumacher. (Nach Chievitz.)

es fehlt ihm auch die Zentralschicht der ellipsoiden Chondrone. Im Gegensatz
zu den für gebogene Knorpelelemente geltenden Regeln ist das Perichondrium
im Bereiche des Knorpelstreifens an der Innenfläche dicker wie außen. Die
funktionelle Erklärung dieses Umstandes dürfte gegeben sein durch die Tatsache, daß durch die Ursprünge der Ligamenta vocalia und thyreo-epiglotticum
und der Mm. vocales der Knorpelstreifen besonders stark auf Zug beansprucht
wird. Auch die Schildknorpelhörner, die Aryknorpel und das Zungenbein
weisen in ihrer territorialen Gliederung der Chondrone und ihren Spaltlinien-
bildern eindeutig auf die funktionelle Struktur ihrer Elemente hin.

Wie alle aus hyaliner Substanz gebildeten, verknöchern auch die Knorpel
des Kehlkopfes. Mit ihrer Ossifikation beschäftigt sich schon frühzeitig Chievitz,
dessen Befunde hauptsächlich durch röntgenologische Nachprüfungen jüngerer
Autoren bestätigt wurden.

Der Verknöcherungsvorgang selbst unterscheidet sich in keiner Weise von
der enchondralen Ossifikation platter, knorpelig vorgebildeter Knochen. Auf
die aus dem Perichondrium in den Knorpel eindringenden, gefäßführenden
Knospen folgt die Auflösung der Knorpelgrundsubstanz und die Ablagerung
von Knochenbälkchen. Pascher nennt die Knochenbildung der Kehlkopfknorpel atrophisch, Haverssche Kanäle und Lamellensysteme werden nur
selten gefunden, der Abbau der Knochensubstanz geht nach Chievitz ohne
Osteoclasten vor sich.

Die Ossifikation des Schildknorpels beginnt beim Manne im allgemeinen
mit der Pubertät, beim Weibe etwa im 20. Lebensjahre. Trotz der stark aus-
einandergehenden Angaben der Autoren über Zeitpunkt und Ablauf der Verknöcherung läßt sich doch eine gewisse Konstanz in der Reihenfolge aufstellen,
in der die Verknöcherung der einzelnen Knorpeln einsetzt und fortschreitet
und in welcher die verschiedenen Knorpel ossifizieren. In der Abb. 35 ist die

fortlaufende Reihe der Verknöcherung des Schildknorpels nach CHIEVITZ wiedergegeben. Die Ossifikation setzt am hinteren Rande, gleichzeitig am unteren Horn und Tuberc. thyreoid. inf. ein. Die rasch verschmelzenden Knochenkerne bilden einen knöchernen Winkel; von einem mittleren Knochenkern am Angulus thyreoideus, einem weiteren im oberen Horn und einem zungenförmig nach oben gerichteten Kern sich ausbreitende Knochenmassen treffen mehr oder weniger rasch zusammen, so daß nur zwei kleine Knorpelinseln im Schilde übrig bleiben, die aber auch verknöchern können. Beim Weibe kommt es nach den Befunden von SCHEIER zu keiner Verschmelzung der Knochenkerne, da der mediane Kern sehr häufig fehlen soll.

Am Ringknorpel bleibt meist eine knorpelige Zone, entlang dem unteren Rand erhalten. Die ersten Knochenkerne treten an den Gelenkflächen für die Stellknorpel und für das Unterhorn des Schildknorpels auf. Von diesen Zentren aus schreitet die Ossifikation bis zur Verschmelzung beider Seiten weiter.

Der Gießbeckenknorpel verknöchert von der Basis aus.

Elastisches Knorpelgewebe findet sich im Kehlkopf in der Epiglottis, im Proc. vocalis (Abb. 36) und der Spitze des Gießbeckenknorpels und mit einer gewissen Einschränkung in der Cartilago cuneiformis und den akzessorischen Sesamknorpeln. Schon für das bloße Auge sieht, gegenüber dem bläulich-weißen, glasigen, hyalinen, der elastische Knorpel gelblich aus. Mikroskopisch enthält die Knorpelgrundsubstanz zahlreiche, elastische, netzförmig verbundene Fasern, die in der zentralen Schicht die Grundsubstanz vollständig durchsetzen können. Die oberflächliche Schicht ist zumeist faserarm. Der elastische Knorpel ist sehr biegsam und verknöchert normalerweise nicht.

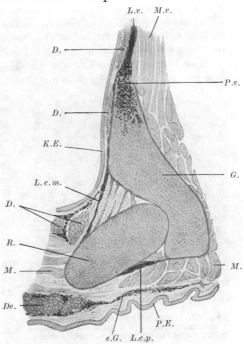

Abb. 36. Aus einem Horizontalschnitt durch den Kehlkopf eines 9jährigen Mädchens in der Höhe des Stimmbandes. Nach SCHUMACHER. (Formol; Resorcin-Fuchsin.) *R.* Ringknorpel. *G.* Gießbeckenknorpel. *L.c.p.* Dorsaler Anteil des Lig. cricoarytaenoideum posterius. *L.c.m.* Dessen medialer Anteil, in dem Bindegewebsstränge mit Fettzellagen abwechseln und dessen oberflächlichster Teil reich an elastischen Fasern ist, die sich gegen das Ligam. vocale *(L.v.)* hin fortsetzen. *P.v.* Proc. vocalis des Gießbeckenknorpels. *M.v.* Musculus vocalis. *M.* Muskulatur. *D.* Drüsen. *K.E.* Epithel der Kehlkopfschleimhaut. *P.E.* Epithel der Pharynxschleimhaut. *De.* Deren Drüsen. *e.G.* Elastische Grenzschicht der Pharynxschleimhaut.

Der Kehldeckel ist ein, besonders an der Basis und an der laryngealen Seite stark von Drüsen durchsetzter elastischer Knorpel. Da, wie PATZELT gezeigt hat, die Drüsen früher zur Ausbildung kommen als die Knorpelgrundsubstanz, sind in diesen Teilen Gruben und Lücken von Knorpel ausgespart, denen das Perichondrium allenthalben folgt. Im bindegewebigen Rand des Kehldeckels finden sich des öfteren abgesprengte, kleine Knorpelstückchen. Die dichten, elastischen Netze im zentralen Epiglottisteil verlaufen hauptsächlich quer durch die Dicke des Knorpels. In der Knorpelsubstanz der Epiglottis beim Neugeborenen werden Fettzellen gefunden, die später ganz verschwinden. Die rundlichen, polygonalen Knorpelzellen zeigen Höfe, die sich mit basischen Farbstoffen stark färben. Im Alter kann eine schleimige Umwandlung der

Grundsubstanz auftreten (Patzelt); diese Altersumwandlung geht einher mit Verlust der Elastizität und Brüchigwerden des Knorpels.

Am Gießbeckenknorpel sind Proc. vocalis und meist auch die obere Spitze elastischer Natur.

Für alle übrigen Knorpel, Cartilago cuneiformis, corniculata und die akzessorischen Sesamknorpel, die dem elastischen Knorpel zugerechnet werden, trifft das nur teilweise und oft nur im Hinblick auf ihre phylogenetische Herkunft von der Epiglottis zu, da sie ihrer Beschaffenheit nach dem Bindegewebsknorpel häufig sehr nahe stehen. Beim *Menschen* sind diese Knorpel rudimentär, so daß es nicht weiter befremdet, wenn man sie, wie alle rudimentären Organe, in wechselnder Ausbildung und veränderlichem cellulärem Aufbau findet.

Der Wrisbergsche Knorpel, Cartilago cuneiformis, liegt in einem bindegewebigen Strang der aryepiglottischen Falten, etwa in 50% der Fälle als einheitlicher,

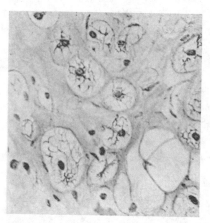

im übrigen in Teilstücken aneinandergereihter Knorpel. Kringel fand in ihm fettähnliche, große, runde Zellen, die vom Perichondrium aus mit einem Flechtwerk elastischer und bindegewebiger Fasern umsponnen sind. Die Angaben von Kringel passen auf das von Schaffer und neuerdings von Elkner beschriebene, blasige Stützgewebe (Abb. 37, nach Elkner), das Schaffer im tierischen, Elkner im menschlichen Kehlkopf gefunden hat.

Zu den Stützapparaten der Kehlkopfschleimhaut gehören als wesentliche Komponente auch die elastischen Membranen. Das Lumen des Kehlkopfraumes ist in der Mitte des Organes durch Falten verengt, die von beiden Seiten in das Innere des Kehlkopfraumes vorspringen: die Stimmfalten und die über ihnen

Abb. 37. Vesiculöses Stützgewebe vom Taschenband aus der Gegend vor der Fossa triangularis des Aryknorpels. Nach Elkner.

stehenden Taschenfalten. Im Kehlkopfinneren zieht von den Stimmbändern zum oberen Rand des Ringknorpels eine aus elastischem Bindegewebe bestehende Membran, der Conus elasticus, dessen in der Mittellinie der Vorderseite verstärkte Partie zum Schildknorpel zieht als Lig. crico-thyreoideum seu conicum. Die seitlichen Teile des Conus elasticus wenden sich in ganzer Länge den Stimmbändern zu und schließen am Proc. vocalis des Stellknorpels ab. Die Platte des Ringknorpels ergänzt diesen Abschluß nach hinten. Die verdickten, freien Ränder des Conus bilden die Stimmbänder. Ähnlich wie der Conus elasticus die Fortsetzung der Stimmbänder nach unten, so bildet die Membrana quadrangularis die Fortsetzung der Taschenbänder nach oben. Ihr hinterer, oberer Rand endet in der Plica aryepiglottica, der vordere schließt sich dem Lig. thyreo-hyoideum an.

Im Lig. vocale verlaufen unter dem oben beschriebenen Plattenepithelbezug und der leistenförmig angeordneten Propria elastische Fasern, parallel zur Längsrichtung der Stimmlippen. Gegen die Ansatzstelle des Stimmbandes am Proc. vocalis des Gießbeckenknorpels löst sich die festgefügte Parallelfaserung auf in ein elastisches Flechtwerk. Auch in den lateralen Partien trifft man neben sagittalen, schräg und frontal gerichtete Elemente, die schließlich den M. vocalis mit einem feinfaserigen, elastischen Netz umspinnen. Am vorderen Ende des Stimmbandes sind die elastischen Fasern fast vollständig durch derbe Bindegewebszüge ersetzt. v. Schumacher zeigt (Abb. 38), daß ein Teil dieser

Fibrillen in die Lamina mediana des Schildknorpels einstrahlt, andere bogenförmig nach der kontralateralen Seite ziehen, sich mit den Fibrillenbündeln dieser Seite spitzwinkelig überschneidend. Schließlich steigen von hier aus derbe Züge senkrecht auf, als Ursprungsfasern des Lig. thyreo-epiglotticum. Der an dieser Stelle durch die vielfache Durchflechtung derber Bindegewebszüge zustande kommende Filz wird von v. SCHUMACHER als „Faserwulst" bezeichnet. Von seiten des Schildknorpels liefert das verdickte Perichondrium die Ansatzstelle für die Stimmbänder; jederseits ragt ein kurzer Fortsatz der Lamina mediana, der Proc. vocalis ant. in den Wulst hinein. Knorpelzellen sind beim Neugeborenen nicht (LEWIS), beim Erwachsenen einige spärliche, im Anschluß an den Schildknorpel vorhanden (v. SCHUMACHER). Nahe der vorderen Ansatzfläche findet sich, äußerlich durch gelbliche Verfärbung erkennbar, im Stimmbande ein etwa stecknadelkopfgroßes, längliches Knötchen. Es ist beim Kinde gut abgrenzbar, besteht aus einem Fasergewirr elastischer Elemente mit zahlreichen Zellen bindegewebiger Natur, aber keinen Knorpelzellen (v. SCHUMACHER). Beim Erwachsenen verfilzt das Knötchen. IMHOFER bezeichnet es als Nodulus elasticus chordae vocalis. GERHARDT und LUSCHKA hatten es, annehmend, daß es aus Faserknorpel bestehe, Cartilago sesamoida ant. genannt. Die Bezeichnung trifft nach den Erfahrungen einer größeren Zahl von Autoren nicht zu.

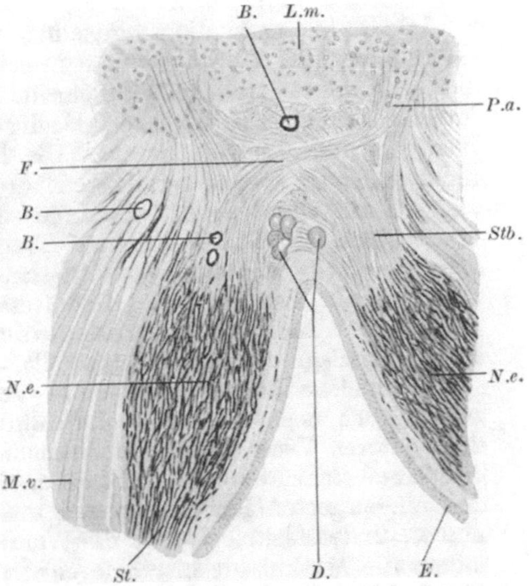

Wesentlich verschieden von der Struktur des vorderen Stimmbandansatzes, des „Faserwulstes", ist die hintere Befestigung des Stimmbandes am Proc. vocalis des Gießbeckenknorpels. Auch am hinteren Stimmbandende

Abb. 38. Vorderer Stimmbandansatz. Aus einem Horizontalschnitt durch den Kehlkopf eines 5jährigen Mädchens. Nach SCHUMACHER. (Formol; Resorcin-Fuchsin. Bindegewebsfärbung nach VAN GIESON.) Vergr. 20fach. *St.* Elastische Fasern des Stimmbandes, die im Nodulus elasticus *(N.e.)* ihr Ende finden. *Stb.* Bindegewebige Fortsetzung des Stimmbandes aus dem Vorderende des Nodulus elasticus, die jederseits in den Faserwulst eintritt. *L.m.* Lamina mediana des Schildknorpels. *P.a.* Proc. vocalis anterior. *D.* Drüsen. *B.* Blutgefäße. *E.* Epithel. *M.v.* Fasern des M. vocali.

findet sich ein wahrnehmbarer, gelber Fleck, der jedoch dem elastischen Knorpel des Proc. vocalis entspricht. Das Stimmband behält hier seine elastische Natur, wenn auch die Fasern nicht mehr gleichgerichtet, sondern vielfach spitzwinkelig durchflochten endigen (REINKE, LEWIS). Nach REINKE sind Richtung und Ansatz der elastischen Elemente des Stimmbandes als funktionelle Struktur aufzufassen, ausgebildet entsprechend der konstanten Richtung des Zuges und senkrecht zur konstanten Druckrichtung.

Zu den wesentlichen Bestandteilen des Stimmapparates gehört der Musc. vocalis, der in enger Beziehung zum Stimmband steht. Zwar ist die frühere Auffassung verlassen worden, das Lig. vocale als elastische Sehne des Musc. vocalis anzusehen, da nirgends ein direkter Übergang der Muskelfasern in die elastischen Elemente nachgewiesen werden konnte, doch übernimmt nach FRÄNKEL das Stimmband immerhin die Rolle einer Fascie dem Muskel gegenüber. Die elastischen Fasern des Bandes umspinnen zum Teil Muskelfasern, andere Muskelfasern verlaufen abbiegend im Lig. vocale.

Reich an elastischem Gewebe sind auch die übrigen Kehlkopfbänder, die im Kehlkopfinneren Bestandteile des Conus elasticus bilden; jedoch verlaufen die Fasern hier unregelmäßiger, sie sind feiner, häufiger netzförmig angeordnet und überall stark mit Bindegewebselementen untermischt.

Die Muskulatur des Kehlkopfes ist quergestreifte Skeletmuskulatur.

III. Luftröhre, Bronchien, Bronchiolen.

A. Allgemeiner Aufbau und Entwicklung.

Die Luftröhre ist die unmittelbare Fortsetzung des Kehlkopfes nach unten. Gegenüber dem als Stimmorgan in seinem anatomischen Aufbau hochspezialisierten Kehlkopf stellt sie ein mehr indifferentes Rohr dar, das durch knorpelige, hufeisenförmige Einlagerungen ständig offen gehalten, die Verbindung zwischen Kehlkopf und Lunge herstellt. Die knorpeligen Stützen der Luftröhre sind nicht zu Knorpelringen geschlossen; ihre Hufeisenform wird durch glatte Muskelzüge, deren Ursprung auf die Innenseite der freien Knorpelenden übergreift, zum Ring ergänzt. Die einzelnen Trachealringe sind bindegewebig verbunden, Ligg. anularia; ausgekleidet wird das Rohr durch eine innere, die Lichtung überziehende Schleimhaut. Die Gesamtheit der hinteren, muskulös-bindegewebigen Wand wird als Paries membranaceus dem die Knorpel enthaltenden Paries cartilagineus gegenübergestellt.

Die gleiche Schichtenfolge und Verteilung von Knorpel und Muskulatur zeigen auch noch die beiden Luftröhrenäste oder Hauptbronchien. Erst mit der weiteren Verzweigung der Bronchien ändert sich der Aufbau. Gegenüber den zwei Schichten der Luftröhre, der Tunica fibro-elastica einerseits mit den eingelagerten Knorpelspangen und glatten Muskelzügen und der Tunica mucosa andererseits, besteht die Wand der Bronchialäste aus drei Schichten, indem die Muskulatur hier eine eigene Schichte bildet innerhalb der äußeren Knorpel-Faserlage und zwischen dieser und der Schleimhaut.

Als Bronchioli bezeichnet man die knorpel- und drüsenfreien Endverzweigungen des Bronchialbaumes, die schließlich als Bronchiolus terminalis den Stamm des im Lungenläppchen zusammengefaßten Arbor alveolaris bilden.

Die Luftröhre wird angelegt als ventrale Rinne des kranialen Vorderarmabschnittes. Die Trachealrinne geht an ihrem caudalen Ende in die Lungenanlage über, kranialwärts verbindet sie sich mit der Anlage des Kehlkopfes zur Laryngotrachealrinne. Diese Rinne schnürt sich in caudokranialer Richtung fortschreitend ab und wird durch ein kopfwärts vorwachsendes Septum (Septum oesophagotracheale) bis zum Aditus laryngis vom Vorderdarm abgetrennt.

Während die Luftröhre aus einer selbständigen Anlage hervorgeht, entsteht der Bronchialbaum aus der indifferenten Lungenanlage als Summe aller der Stengelglieder, die bei der Teilung der Endknospen während des fetalen Wachstums der Lunge gebildet werden. Die besonderen Strukturen in der Wand der Luftröhre und des Bronchialbaumes wie Knorpel, fibro-elastisches Bindegewebe und Muskulatur sind Produkte des umgebenden Mesenchyms. Ihre Bildung erfolgt an der Trachea beginnend peripherwärts auf den Bronchialbaum fortschreitend.

B. Feinerer Bau.

1. Der mechanische Apparat.

Der mechanische Apparat der Luftröhre und der beiden Hauptbronchien umfaßt das aus derb kollagenen und elastischen Fasern bestehende Rohr, welches von Braus (1924) als Tunica fibroelastica, von v. Schumacher (1925) als Grundmembran der Luftröhre, Membrana elastica tracheae bezeichnet wurde. In dieses Rohr sind im Bereiche seines vorderseitlichen Umfanges in mehr minder regelmäßigen Abständen Knorpelspangen, die Cartilagines tracheales eingelassen, die etwa $2/3$ des ganzen Umfanges der Luftröhre umgreifen. Das hintere knorpelfreie Drittel enthält glatte Muskulatur, in ihrer Gesamtheit als M. trachealis bezeichnet. Die hufeisenförmigen Cartilagines tracheales bestehen in der Hauptsache aus hyalinem Knorpel, der in den tieferen Lagen eine deutliche territoriale Gliederung zeigt. Dieses charakteristische histologische Bild des gefärbten Knorpelschnittes stimmt, wie BENNINGHOFF (1922) gezeigt hat, mit der Architektur der Knorpelgrundsubstanz, d. h. mit der Verteilung und Richtung der

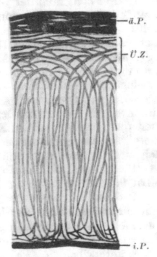

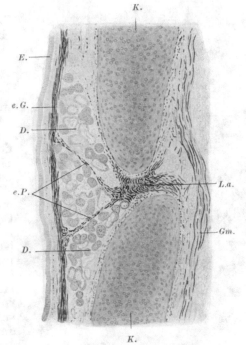

Abb. 39. Trachealknorpel vom *Rind*. Nach BENNINGHOFF. Schnitt quer zur Trachea. Nur durchgehende Zwischenschichten von den Einerpackungen an aufwärts dargestellt. *ä.P.* Äußeres Perichondrium. *i.P.* Inneres Perichondrium. *Ü.Z.* Übergangszone = subperichondrale Schichte mit deutlichen Arkaden.

Abb. 40. Längsschnitt durch die knorpelige Wand der Trachea eines 9jährigen Mädchens. Nach SCHUMACHER. (Formol; Resorcin-Fuchsin, Hämatoxilin-Eosin.) Vergr. 40fach. Die Knorpelringe *(K.)* sind nahe aneinander gerückt, so daß das Ligam. annulare *(L.a.)* verkürzt erscheint. *e.P.* Elastische Pfeiler, die das Ligam. annulare mit der elastischen Grenzschichte *(e.G.)* verbinden. *Gm.* Grundmembran. *D.* Gemischte Drüsen. *E.* Flimmerepithel.

kollagenen Fibrillen in ihr überein (Abb. 39). Das die Knorpelringe überziehende Perichondrium ist an der Außenseite um ein mehrfaches dicker als an der Innenseite und besteht in der Hauptsache aus zirkulären, die Trachea umgreifenden kollagenen Fasern. Eingestreut sind vereinzelte elastische Fasern, die sich, wie CZYLHARZ, PRZEWOSKI und DE KERVILY angegeben haben, in die Knorpelgrundsubstanz fortsetzen. Aber es besteht wegen der paar elastischen Fasern, die nur in den Rändern der Knorpel und an ihren Enden gefunden werden, kein Grund, die Trachealknorpel als elastische zu bezeichnen, wie dies DE KERVILY tut; v. SCHUMACHER wendet sich mit Recht dagegen. Im höheren Lebensalter verknöchern auch die Trachealknorpel teilweise. Mit Ausnahme der zwei obersten Spangen, die zuletzt verknöchern, verläuft der Prozeß von oben nach unten, und zwar geht er vom äußeren Perichondrium lateral aus und schreitet sowohl gegen die Mitte als auch nach hinten zu fort. Die hinteren freien Spangenenden bleiben knorpelig (Chievitz, Drey-fuss, Heller, v. Schröter).

Was nun die Anordnung der fibroelastischen Membran in der Luftröhre betrifft, so sind es hauptsächlich die Knorpel, die ihre Verteilung maßgeblich bestimmen (Abb. 40). Ein Teil, und zwar nach v. Schumacher die Hauptmasse, verläuft an der Außenseite der Knorpel, ein zweiter schwächerer Teil an der Innenseite und schließlich stellen einen dritten Abschnitt die Ligg. anularia

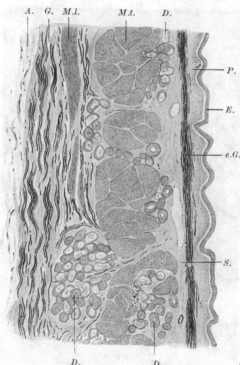

Abb. 41. Längsschnitt durch die membranöse Wand der Trachea eines 9jährigen Mädchens. Nach Schumacher. (Formol; Resorcin-Fuchsin, Hämatoxilin-Eosin.) Vergr. 40fach. E. Epithel, unter dem eine starke Basalmembran sichtbar ist. P. Lam. propria der Schleimhaut. e.G. Elastische Grenzschichte. S. Submucosa. M.t. Transversale, M.l. Longitudinale glatte Muskelbündel. G. Grundmembran mit groben elastischen Fasern. A. Adventitia. D. Gemischte Drüsen, teils innen an den Muskelbündeln, teils zwischen und teils außen diesen aufliegend.

dar, die die einander zugewendeten Ränder der Knorpelringe verbinden. In allen drei Abschnitten verlaufen die Fasern longitudinal, außen und innen als kontinuierliche Lage, die mittlere unterbrochen durch die Knorpel, die Ligg. anularia bildend. Hier treten die drei Schichten der Grundmembran miteinander in Verbindung (Abb. 40). Die dünne innere verschmilzt vollständig mit den Fasern der Ligg. anularia, die kräftige äußere bleibt da und dort getrennt von ihnen durch eingelagertes lockeres Fett-Bindegewebe (Abb. 40), gelegentlich auch durch ein vorgeschobenes Drüsenläppchen der gerade in diesen Zonen besonders stark ausgebildeten Glandulae tracheales. Im Bereich der Knorpelringe verbindet sich die äußere und innere Lage der Grundmembran innig mit dem Perichondrium, sie sind aber von ihm besonders außen durch die verschiedene Faserzusammensetzung und den verschiedenen Faserverlauf deutlich zu unterscheiden. Die feinen, elastischen Züge des Perichondriums, deren Einstrahlungen in den Knorpel oben erwähnt wurden, verlaufen mit dem kollagenen Hauptteil zumeist zirkulär, während die elastischen Elemente der Grundmembran durch derbe, longitudinale Faserzüge gebildet werden. In den Zwischenräumen zwischen den einzelnen Knorpelspangen, im Bereiche der Ligg. anularia herrscht die elastische Substanz ziemlich stark vor, die Membran hat hier tatsächlich das Aussehen eines elastischen, gelben Bandes, wenngleich v. Schumacher auf Grund von Bindegewebsfärbungen festgestellt hat, daß der Gehalt an kollagenen und elastischen Fasern ungefähr gleich ist.

In der von Knorpelteilen freien, hinteren Wand der Luftröhre, Paries membranaceus, hat die Grundmembran bezüglich ihres äußeren Anteils gleichen Bau wie im Bereiche der Knorpelringe: Bindegewebs- und elastische Fasern verlaufen hauptsächlich längsgerichtet, an Stelle der Knorpelringe sind horizontal verlaufende Muskelbündel in die Membran eingelagert, teilweise durchsetzt von Drüsenkörpern, die sich vielfach zwischen den Muskelbündeln hindurch bis in die Grundmembran vorschieben (Abb. 41).

Die queren Züge glatter Muskulatur der hinteren Luftröhrenwand, in ihrer Gesamtheit als M. transversus tracheae bezeichnet, setzen mit feinen, elastischen Sehnen am Perichondrium der Innenseite der Knorpelspangen bzw. an den Ligg. anularia an (LUSCHKA, STIRLING, MERKEL). Im Vergleich zu dieser ist die Längsmuskelschichte schwach ausgebildet. Sie liegt nach außen von dem M. transversus tracheae, bildet keine zusammenhängende Muskellage, steht aber auch vermittels elastischer Sehnen mit der äußeren Schichte der Grundmembran in Verbindung (CRAMER, v. EBNER, MERKEL). Häufig, aber nicht konstant, ziehen einige dieser longitudinal verlaufenden Muskelbündel von der Trachea schräg nach abwärts zur Vorderwand der Speiseröhre (M. tracheo oesophagus Luschka). Einwärts von der Muskelschichte (Abbildung 41) treffen wir eine zweite innere, dichte Lage längsverlaufender elastischer Fasern, die auch im knorpeligen Teil vorhanden ist. v. SCHUMACHER, der sie als elastische Grenzschichte bezeichnet, rechnet sie der Lage nach zur Schleimhaut. Das Vorkommen vereinzelter glatter Muskelfasern zwischen den elastischen Elementen bestärken ihn in der Auffassung, daß die Grenzschichte der Luftröhre einer Muscularis mucosae entspricht, also zur Schleimhaut gehört und die Grenze gegen die Submucosa bildet. PETERSEN (1931) stellt diese Grenzschichte als Elastica interna der Elastica externa, d. i. der v. SCHUMACHERSCHEN Grundmembran gegenüber und betont mit Recht, daß „das Ganze eine Fortsetzung der Konstruktion des Kehlkopfes ist". Die fibroelastische Grundlage des unteren Kehlkopfabschnittes bildet der Conus elasticus. Er heftet sich einesteils am oberen Rande des Ringknorpels an, anderenteils setzen sich seine Fasern an der Innenseite des Ringknorpels — im Bereiche des Lig. conicum auch an der Außenseite — unter der Schleimhaut nach unten gegen die Luftröhre fort (Abb. 42) und bilden dort die elasti-

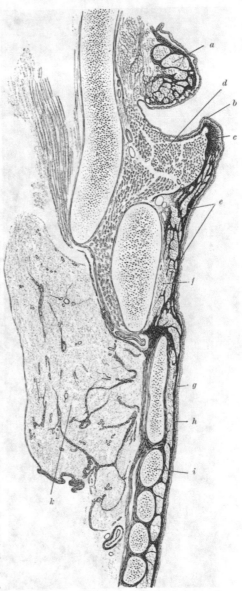

Abb. 42. Frontalschnitt durch den Kehlkopf eines 1jährigen Kindes. Nach PETERSEN. Orcein; die elastischen Fasern ganz schwarz gezeichnet, 7 ×. *a* Taschenband. *b* Stimmlippe. *c* Stimmband. *d* Musculus vocalis. *e* Conus elasticus. *f* Drüsen. *g* Epithel der Luftröhre. *h* Elastica interna. *i* Trachealknorpel. *k* Schilddrüse.

sche Grenzschichte und die Grundmembran. Die vielfachen, elastischen Verbindungen der beiden untereinander (Abb. 40 und 42) weisen auf ihre konstruktive Zusammengehörigkeit hin. Damit entfällt auch, abgesehen von anderen,

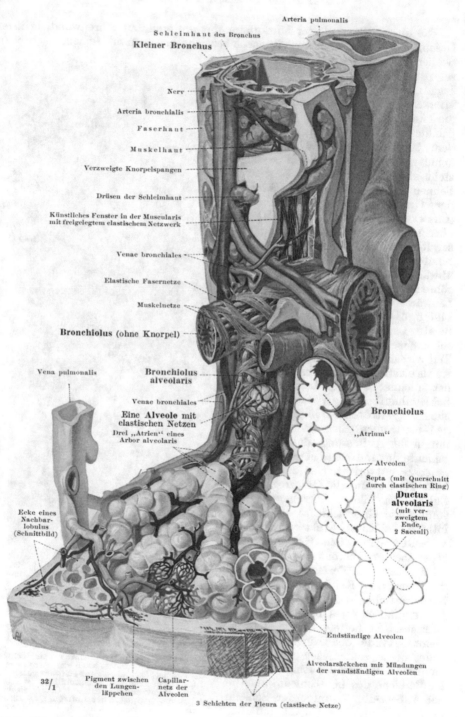

Abb. 43. Stück eines Lungenläppchens (Acinus). Lunge eines jugendlichen Hingerichteten. Aus BRAUS. Freie Rekonstruktion von A. VIERLING. Die Abstände in senkrechter Richtung sind beim Bronchialbaum schematisch verkürzt, d. h. der kleine Bronchus, mit welchem die Zeichnung oben beginnt, geht in Wirklichkeit allmählicher in die Bronchioli über, auch diese sind in Wirklichkeit länger gestreckt. Rechts vom Beschauer das Schnittbild eines Alveolarganges als Kontur (nicht plastisch, Größenverhältnisse nicht verändert). Schleimhaut und Drüsen grün, Knorpel hellblau. Muskeln und Arteria bronchialis gelbrot, elastische Fasern schwarzblau. Arteria pulmonalis carminrot. Vena pulmonalis und Vena bronchialis dunkelblau.

das Wesentliche einer derartigen Unterscheidung betreffenden Momenten, auf die später bei der Schleimhaut einzugehen ist, die Berechtigung die sie trennende bzw. verbindende derb-kollagene Bindegewebsschichte mit den eingelagerten Drüsen als Submucosa anzusprechen.

Die geschilderte Struktur des mechanischen Apparates der Luftröhre gilt auch noch für ihre Äste, die beiden sog. Hauptbronchien. Am linken Hauptbronchus läßt sich diese Anordnung des Baumateriales bis zur Abgangsstelle des Oberlappenbronchus verfolgen, rechts bis kurz oberhalb des Mittellappenbronchus. Von diesen Stellen ab ändert sich das Verhalten. Es tritt eine Umschichtung ein derart, daß der Knorpel-Fasermantel die ganze Circumferenz der Bronchialröhre umgreift und die Muskulatur eine nach innen abgedrängte, eigene Schichte bildet, die ohne Beziehungen zu den Knorpeln eine zusammenhängende Lage von netzförmig angeordneten Bündeln darstellt. Die knorpeligen Einlagerungen in die membranöse Bronchialwandung sind unregelmäßig; man findet geschlossene Knorpelringe, Knorpelplatten und Spangen, Fragmente von verschiedener Form und Größe (Abb. 43), die mit der Größenabnahme auch allmählich ihre Struktur ändern. Bei den größeren Knorpelstücken sind die zentralen Partien noch hyalinknorpelig (Abb. 44), die peripheren, subperichondralen Anteile von elastischen Fasernetzen durchsetzt. Der hyaline Knorpel wird mehr und mehr verdrängt, so daß DE KERVILY und CUTORE die Knorpelfragmente der Bronchien als elastischen Knorpel bezeichnen. Daß es sich dabei nicht um eine Alterserscheinung handelt, geht daraus hervor, daß CUTORE gefunden hat, daß im Gegensatz zu den elastischen Fasern im Perichondrium die elastischen Elemente im Knorpel der Bronchien bei Kindern stärker entwickelt sind als bei alten Leuten. Mit der Größenabnahme der Bronchien geht die der knorpeligen Einlagerungen Hand in

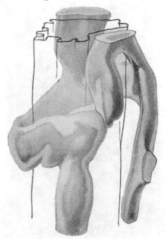

Abb. 44. Bronchialknorpel, *Mensch*. Nach BRAUS. Die verzweigte Knorpelspange der Abb. 43 isoliert (eigene graphische Rekonstruktion). Die dunkleren Partien sind hyaliner Knorpel, die helleren elastischer Knorpel. Oben und unten ist der Knorpel künstlich abgeschnitten. Die gefältelte Konturlinie entspricht dem Innenrand der Schleimhaut.

Hand, bis sie in den feineren Bronchien ganz verschwinden. Die letzten Knorpelstückchen finden sich als kleine Zwickel in den Teilungswinkeln der Bronchien. Nach KÖLLIKER findet man in Bronchien von 0,85 mm Durchmesser keine Knorpel mehr; FRANKENHÄUSER nimmt als Grenze 0,4 mm an.

Die Knorpel der Bronchien sind wie die Knorpelspangen der Luftröhre in eine bindegewebige Grundmembran eingelagert, die auch hier stark mit elastischen Fasern durchsetzt, aber nirgends so scharf gesondert ist als in der Luftröhre. Die einzelnen Knorpelstücke sind häufig durch elastische Züge miteinander verbunden (LEFAS, YOKOYAMA). Das bronchiale Bindegewebe läßt sich aber nicht scharf abgrenzen; es steht einerseits mit dem intermuskulären Bindegewebe und dem Perichondrium, andererseits mit dem interlobulären Bindegewebe der Lunge in Verbindung. Die charakteristische Luftröhrengrenzschichte elastischer Längsfasern ist in der Lagerung unter der Schleimhaut nicht mehr anzutreffen. Dagegen treten Anhäufungen longitudinaler, elastischer Fasern in den gegen das Lumen vorspringenden Schleimhautfalten innerhalb der Tunica propria auf. Die starke Längsfaltung der Schleimhaut, durch die das Lumen der Bronchien an der Leiche sternförmig erscheint, ist mehr durch die elastischen Längszüge als durch die Kontraktion der Muskulatur bedingt. FLINT weist darauf hin, daß diese Längsfalten schon in fetaler Zeit auftreten und strukturell bedingt sind, da sie sich an Korrosionspräparaten der Lunge, die ja wenigstens bei Celloidininjektion unter länger dauerndem, erheblichem Druck hergestellt werden, als deutliche Kannelierung des Ausgusses der Bronchialröhren abformen.

Die glatte Muskulatur der Bronchien, die Reisseisen als erster beschrieben hat und die daher auch Reisseisenscher Muskel genannt wird, bildet in den

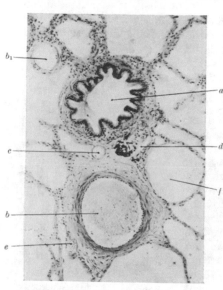

Abb. 45. Lunge. Bronchiolus und Arteria pulmonalis. Hämatoxylin. Phot. 66×. Nach Petersen. *a* Bronchiolus. *b* Arteria pulmonalis. *b* Kleinerer Ast der Arteria pulmonalis. *c* Arteria bronchialis. *d* Lymphgefäß, daneben im Bindegewebe der Bronchialscheide Kohlezellen. *e* Vena bronchialis. *f* Alveole.

feineren Bronchien und Bronchiolen ein mehr oder minder engmaschiges Geflecht schräg verlaufender Bündel, dessen Netzmaschen häufig von Drüsenausführungsgängen durchsetzt werden (Abb. 43). Aber auch da noch, wo keine Drüsen mehr vorhanden sind, ist das Muskelnetz in der Wand der Endverzweigungen der Bronchiolen überall gut ausgebildet (Abb. 45).

Bezüglich der Wirkung der Muskulatur nimmt Braus an, daß sie eine Verengerung des Lumens zustande bringt, gleichzeitig aber, dem schrägen Verlauf entsprechend, auch eine Verkürzung der Röhren, wodurch ein völliger Verschluß unmöglich wird. Braus kommt zu dem Schluß: „Es ist sehr wichtig, daß da, wo die Knorpelspangen aufhören und nicht mehr die Bronchiolen vor dem Kollabieren schützen, die Muskeln durch ihre Schräglage diese Aufgabe übernehmen". Ganz zwingend scheint mir diese Schlußfolgerung nicht zu sein. Denn ein völliger Verschluß wird durch die Verkürzung der Bronchiolen nicht nur nicht verhindert, sondern eher begünstigt, da bei der Kontraktion das innerhalb des Muskelnetzes gelegene Gewebsmaterial nicht nur in radiärer, sondern auch in axialer Richtung unter Einengung, möglicherweise Verschluß des Lumens zusammengeschoben wird.

2. Die Schleimhaut.

Die Schleimhaut der Luftröhre, Bronchien und Bronchiolen besteht aus dem Epithel, der Basalmembran und der Tunica propria. Eine Submucosa fehlt den Luftwegen, sofern man mit dieser Bezeichnung die Schichte begreift, die zwischen Mucosa und Muscularis liegt und die in sehr charakteristischer Weise in der Wand des Darmkanales ausgebildet ist. Petersen (1931) stellt sie beim Darmrohr als Hilfsschichte den beiden Hauptschichten Mucosa und Muscularis gegenüber und definiert sie funktionell als Verschiebeschichte. Gegenüber dieser klaren Definition erscheint es mir wenig sinnvoll, jeweils das als Submucosa anzusprechen, was, dem nichtssagenden Namen entsprechend, lediglich unter der Mucosa liegt. Gerade bei der Luftröhre und den verschiedenen Abschnitten des Bronchialbaumes mit wechselnder Schichtenfolge und -zahl kommt man bei der herkömmlichen Unterscheidung in die Verlegenheit, verschiedenes mit dem gleichen Namen zu bezeichnen, abgesehen davon, daß das wesentliche Kriterium für die Annahme einer Submucosa, nämlich die Verschieblichkeit der Schleimhaut für weite Strecken des Tracheobronchialbaumes gar nicht gegeben ist. In der Luftröhre und den großen Bronchien ist die Schleimhaut so gut wie unverschieblich, in den kleinen Bronchien und Bronchiolen, wo es zu beträchtlicher Zusammenschiebung der Schleimhaut mit Faltenbildung kommt, ist es aber die Propria, die durch ihr lockeres Gefüge in den tieferen Schichten ein Gleiten der Schleimhaut gegen die Muscularis ermöglicht, und nicht die hier von den Autoren außerhalb der Muskulatur angenommene Submucosa, die man hier besser als Adventitia bezeichnen sollte.

Das Epithel der Luftröhre ist ein mehrreihiges, flimmerndes Zylinderepithel mit Becherzellen, im wesentlichen ein Epithel von gleicher Struktur, wie es

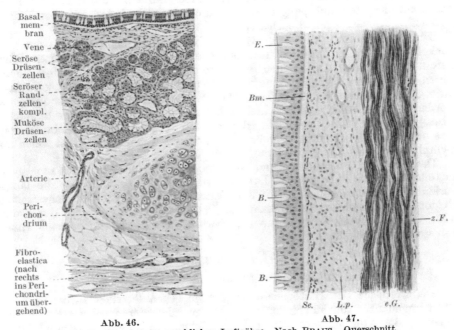

Basal-
mem-
bran

Vene

Seröse
Drüsen-
zellen

Seröser
Rand-
zellen-
kompl.

Muköse
Drüsen-
zellen

Arterie

Peri-
chon-
drium

Fibro-
elastica
(nach
rechts
ins Peri-
chondri-
um über-
gehend)

E.

Bm.

B.

z.F.

B.

Se.   L.p.   e.G.

Abb. 46.   Abb. 47.

Abb. 46. Wand der menschlichen Luftröhre. Nach BRAUS. Querschnitt.
Abb. 47. Schleimhaut aus einem Längsschnitt durch den unteren Teil der Trachea vom Hingerichteten. Nach SCHUMACHER. (Formol; Resorcin-Fuchsin, Hämatoxylin.) Vergr. 130fach. *E.* Mehrreihiges flimmerndes Zylinderepithel mit Becherzellen *(B)*. *Bm.* Basalmembran. *Se.* Subepitheliale Schichte zarter, zirkulär verlaufender elastischer Fasern. *L.p.* Lam. propria der Schleimhaut. *e.G.* Elastische Grenzschichte aus dicken longitudinalen Fasern bestehend. *z.F.* Zirkuläre elastische Fasern.

für die hauptsächlichsten Partien des Kehlkopfes beschrieben wurde. Der Flimmerstrom ist gegen den Kehlkopf gerichtet. Im Bereiche der größeren Bronchien zeigen sich zwischen Luftröhren- und Bronchialepithel keinerlei Unterschiede. Das mehrreihige, flimmernde Zylinderepithel enthält viele Becherzellen und durchwandernde Leukocyten. In den Bronchien bei etwa 1 mm Durchmesser dagegen wird das Epithel niedriger, die Becherzellen fehlen, und schließlich bei 0,5 mm Durchmesser verliert das einreihig gewordene Zylinderepithel seinen Flimmerbesatz und macht kubischem Epithel Platz.

Im oberen Teil der Trachea kann es gelegentlich noch zu Plattenepithelinseln an der hinteren Luftröhrenwand kommen (BARABAN). Zu Verlust gegangenes Flimmerepithel kann durch Plattenepithel ersetzt werden, wie DRASCH experimentell gezeigt hat.

Die Drüsen der Luftröhre sind, wie die des Kehlkopfes, gemischte seromuköse Drüsen (Abb. 46). In der Mucosa selbst beschreiben v. EBNER und

Frankenhäuser nur vereinzelte, kleine Drüsen; das Hauptkontingent liegt außerhalb, und zwar in den Knorpelzwischenräumen und im Paries membranaceus, hier meist außerhalb der glatten Muskelzüge, welche die Enden der Knorpelspangen verbinden. Die Größe der Drüsen beträgt nach v. Ebner 0,6—2 mm im Durchmesser. Frankenhäuser gibt an, daß sie in 3—5 Reihen übereinander geschichtet sein können. Die Drüsen selbst und ihre Ausführungsgänge sind von feinen, elastischen Fasern umsponnen. Das Zylinderepithel der Mucosa greift häufig auf die trichterförmig erweiterten Mündungsstellen über, wie das auch bei den Kehlkopf- und Bronchialdrüsen beobachtet wird.

Die Drüsen der Bronchien unterscheiden sich nur hinsichtlich ihrer Größe von den Trachealdrüsen. Sie liegen meist außerhalb des Knorpels oder seitlich von ihm. Mit den knorpeligen Einlagerungen verschwinden bei den kleinen Bronchien zumeist auch die Drüsen.

Die dem Epithel anliegende Basalmembran ist in der Luftröhre gut entwickelt (Abb. 47), sie kann nach v. Ebner etwa $11\,\mu$ betragen. Miller (1932) betont, entgegen der allgemeinen Annahme der Basalmembran als einer homogenen, strukturlosen Membran, auf Grund von Färbungen nach Bielschowsky ihren faserigen, netzartigen Aufbau. Der Basalmembran unmittelbar anliegend werden in der subepithelialen Schichte und konstant am Paries membranaceus feine, elastische Fasern gefunden, die zirkulär angeordnet sind (Yokoyama). Das im übrigen zartgefügte, zellreiche Stratum subepitheliale ist reich an Lymphocyten und Lymphocytenanhäufungen.

Das Epithel der Bronchien und Bronchiolen wird durch eine nur mehr sehr zarte Basalmembran gegen die Lamina propria abgegrenzt, in der die längsverlaufenden, elastischen Fasern in den Falten der Mucosa das Bild beherrschen. Regionär verschieden reichlich kann die Propria mit Lymphocyten durchsetzt sein. Größere Ansammlungen bzw. Solitärknötchen liegen immer nach außen von der Muskelschichte.

IV. Lunge.

A. Allgemeiner Aufbau und Entwicklung.

Die Probleme der Histogenese der Lunge gehen letztlich zurück auf alte Streitfragen über die Morphologie der Lunge, über deren schwammigen oder blasigen Bau von Malpighii (1661) bis Reisseisen (1803) Unstimmigkeiten herrschten, die vor 130 Jahren durch des letzteren klassische Arbeit: De pulmonum structura für 40 Jahre zur Ruhe kamen. Reisseisen hatte mit dem Nachweis, daß die Lungen mit Blindsäcken endigen, die Malpighische Anschauung von den Ampullenendigungen mit ihren kommunizierenden Luftzellen widerlegt. Reisseisen gibt an, daß die Luftzellen die blinden Endigungen der Bronchialröhren, und wie diese selbst von einer gewöhnlichen, mukösen Membran ausgekleidet sind. Im Jahre 1842 hat William Addison zuerst von Lungenepithel gesprochen, 1843 greift auch Thomas Addison die Reisseisensche Auffassung an und seit dieser Zeit wogt bald heftiger, bald gemächlicher der Kampf der Meinungen. Oppel hat 1905 äußerst langwierig, nicht immer absolut zutreffend, diesen Kampf analysiert, der heute zwischen den Vertretern der epithelialen und der histiocytären Theorie wieder außerordentlich zeitgemäß geworden ist. Obwohl sich der heutige Streit nur um die Zugehörigkeit der alveolären Zellelemente zu Epithel oder Bindegewebe, um das Vorhandensein oder Fehlen einer epithelialen Alveolenauskleidung dreht, steht letztlich hinter der Entscheidung im einen oder anderen Sinne auch wieder das Problem der mehr oder weniger offenen Lufträume oder des geschlossenen Drüsensystemes.

Seit Kölliker ist es gebräuchlich, die Lunge mit einer Drüse zu vergleichen und die Nomenklatur des Drüsenbaumes auf ihre embryologischen Formen zu übertragen. Lange Zeit stehen vergleichend-anatomische Probleme im Vordergrund des Interesses, der Streit geht um die paarige oder unpaare Lungenanlage, um monopodische oder dichotomische Teilung der Knospen. Man hatte sich daran gewöhnt, die Drüse in ihrer Totalität über dem Gangsystem zu übersehen, man sprach von der Entwicklung des Bronchialbaumes und nicht von der Lunge.

HEISS hat 1919 zuerst klar hervorgehoben, daß man unter der Lungenanlage die indifferente, embryonale Lunge zu verstehen hat, in der implizite alles, das gesamte Alveolengebiet und der ganze Bronchialbaum enthalten ist. Wenn auch BENDER (1925) in seiner Arbeit „Über die Entwicklung der Lungen" sagt, daß bisher (d. h. bis 1925) das Erfassen der Lunge als einer lebendigen Formeinheit fehle, weil das Problem der Organentwicklung nicht berücksichtigt worden sei, so wird doch, trotz der lebhaften Betonung der Verschiedenheit in der Auffassung der einzelnen Vorgänge der Lungenentwicklung, keiner bestreiten können, daß der Grundgedanke der Organentwicklung der Lunge als eines Ganzen von mir 1919 zuerst ausgesprochen ist, ob nun die Pneumonomerenteilung lediglich im Sprossungstyp oder in der Form von Sprossung und Abfaltung erfolgt.

1. Mikroskopische Anatomie der fetalen Lunge.
Die Lunge entsteht als paariges, epitheliales Drüsenbäumchen, dessen Zweige und Sprossen sich beiderseits in ein von Leibeshöhlenepithel überzogenes Mesenchymlager einsenken. Die Wachstumsvorgänge, die sich sowohl an den Epithelsprossen wie an dem umgebenden Bindegewebslager abspielen, hat FLINT (1906) beim *Schwein* untersucht. Die nachfolgenden Abbildungen, von Abb. 48—55, sind der Arbeit von FLINT entnommen. Ich habe selbst die Lungenentwicklung beim *Schweine* nachgeprüft; die Bilder meiner Befunde decken sich im großen und ganzen mit den FLINTschen Reproduktionen.

Die hohlen, sich verzweigenden Epithelsprossen des in frühen Stadien noch plumpen, gedrungenen Lungenbäumchens sind von einem sehr zellreichen

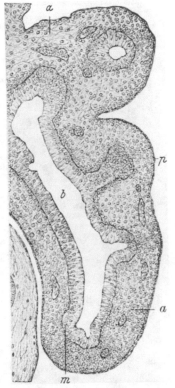

Abb. 48. Längsschnitt durch die linke Lunge eines *Schweine*embryos von 13 mm Länge. *a* mesodermale Lunge. *b* entodermale Lunge. *p* Pleura[1]. Nach FLINT.

Mesenchymlager umgeben, besonders dicht an den aufgetriebenen Enden der vorwachsenden Sprossen, das zum großen Teil noch von einem undifferenzierten Zellsyncytium gebildet ist (Abb. 48). Das Epithelrohr setzt sich gegen das embryonale Bindegewebe mit einer Basalmembran ab, die nach FLINT bindegewebiges Produkt und fibrillär gebaut ist. An der Lungenwurzel beginnt eine Auflockerung des Bindegewebes und eine Ausscheidung feiner, kollagener Fibrillen.

Die Differenzierung des Mesenchymlagers im Sinne der Fibrillenbildung und der relativen Verminderung des Zellreichtums durch Bildung eines weiten Saftlückensystems wird mit zunehmendem Wachstum immer deutlicher. An den größeren Epithelsprossen beginnt das hohe Zylinderepithel sich zum mehrreihigen umzuschichten, in den kleineren, jungen Sprossen ist das Epithel

---

[1] Die Hinweislinien *m* in der Abb. 48 und *c* in den Abb. 52 u. 53, deren nachträgliche Entfernung nicht möglich war, beziehen sich in der englischen Originalarbeit auf Sonderausführungen im Text, die für unsere Nomenklatur ungebräuchlich und verwirrend sind.

niedriger und einreihig (Abb. 49 und 50). Das Bindegewebe in der Umgebung der Sprossen ist auffallend gefäßreich, jede Endknospe ist von einem dichten Netz

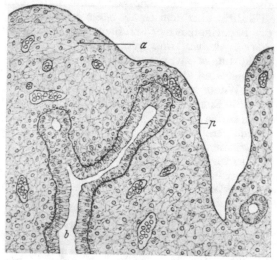

von capillären Blutgefäßen eingehüllt. Diese Tatsache ist gegenüber gegenteiligen Angaben, wie sie da und dort in der Literatur, zuletzt bei Bender gemacht werden, hervorzuheben. Die Basalmembran um die größeren Sprossen wird deutlicher, an den Sprossen häufen sich zirkulär angeordnete, spindelförmige Bindegewebszellen.

Beachtenswert sind die Lymphgefäße, die von der Lungenwurzel aus in das Bindegewebslager vordringen. Sie sind bei kleinen Embryonen nur in der Nähe der Epithelsprossen und Gefäße zu finden. Ihre Bedeutung für das Zustandekommen des Lungenläppchens wird erst aus späteren Stadien des embryonalen Wachstums ersichtlich.

Abb. 49. Schnitt durch die Lunge eines 3 cm langen *Schweine*embryos. *a* mesodermale Lunge. *b* entodermale Lunge. *p* Pleura. Nach Flint.

Charakteristische Wachstums- und Differenzierungsfortschritte finden sich beim Embryo von 7 cm Länge (Abb. 51). Das Bindegewebe um die Hauptäste des sprossenden, epithelialen Lungenbäumchens differenziert sich immer mehr. Neben Basalmembran und den zu einer Muscularis entwickelten, spindelförmigen Zellen sieht man Differenzierungen des Syncytium zu Vorknorpel, der die Anlagen der Knorpelringe für Trachea und Bronchien bildet. Die kleinen Zweige und Endknospen des Lungenbäumchens sind noch von jungem, indifferentem, gefäßreichem Bindegewebe umgeben.

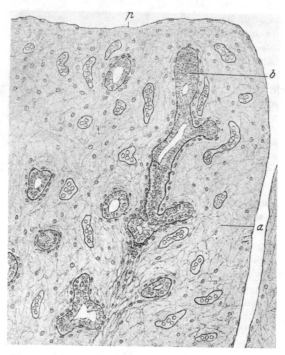

Abb. 50. Schnitt durch die Lunge eines 5 cm langen *Schweine*embryos. *a* mesodermale Lunge. *b* entodermale Lunge. *p* Pleura. Nach Flint.

Gekennzeichnet aber wird dieser Abschnitt der Lungenentwicklung durch das auffallende Verhalten der Lymphgefäße. Die im vorausgehenden Stadium noch spärlichen an der Lungenwurzel eintretenden Lymphgefäße sind zu großen Lymphspalten geworden, die in den inneren Partien die Gefäß- und Endothelsprossen begleiten, peripherwärts aber ihren Verlauf, getrennt von diesen Gebilden, durch das Bindegewebe direkt auf die Pleura zu nehmen. Die weiten Lymphspalten umfassen einen Lungenabschnitt, in dem zentral Epithelsprossen und Gefäße liegen. Hier beginnt deutlich die Läppchenbildung der Lunge, die sich als eine Folge der Entwicklung der Lymphplexus erweist, jedenfalls durch deren Auftreten erst deutlich wird.

Noch deutlicher sind diese, von weiten Lymphräumen eingefaßten Lungenläppchen im nächsten Stadium (Abb. 52), an dem auch die Entwicklung

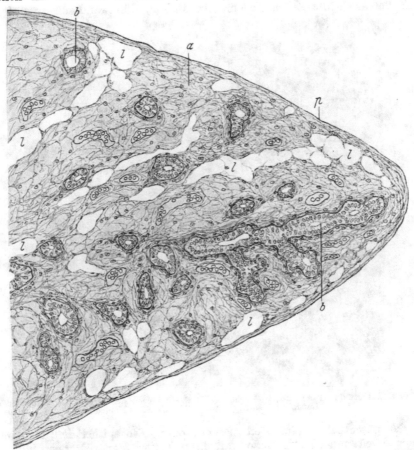

Abb. 51. Schnitt durch die Lunge eines 7 cm langen *Schweine*embryos. *a* mesodermale Lunge. *b* entodermale Lunge. *p* Pleura. *l* Lymphgefäße. Nach FLINT.

sekundärer Läppchen angedeutet ist durch das Eindringen der Lymphspalten in die Substanz des Primärläppchens.

Alle Unterschiede zwischen diesem und den nächstfolgenden Stadien sind graduell (Abb. 53). Die knorpeligen Elemente, die zuletzt noch im Stadium des Vorknorpels angetroffen wurden, sind jetzt schon wohlgeformt. Als auffälligste Veränderung am Gesamtbilde erscheint neben der Läppchenbildung der Umstand, daß durch die starke Vermehrung der epithelialen Hohlsprossen, die in großer Zahl auf einem Schnitt getroffen werden, die Epithelgebilde mit ihren erweiterten Lumina sehr in den Vordergrund treten und die bindegewebige Zwischensubstanz immer mehr zurücktritt (Abb. 54). Mit zunehmender Erweiterung der Lichtung beherrschen die Epithelsprossen das Bild immer mehr, sie liegen im Läppchen näher zusammen, das Bindegewebe zwischen ihnen erscheint zusammengepreßt, die Kerne relativ wieder zahlreicher. Die enorm erweiterten und dünnwandigen Lymphgefäße des interlobulären Lymphsystems fallen deutlich auf und beherrschen das Bild der in einzelne Läppchenterritorien gegliederten, fetalen Lunge.

Kurz vor der Geburt (Abb. 55), beim Embryo von 27 cm, ist das Bindegewebe an der Lungenwurzel, in den Septen zwischen den Läppchen und unter der Pleura, zu deutlichen, fibrillären Bälkchen organisiert, in deren Maschenwerk vereinzelt die Zellen liegen. Die weiten, dünnwandigen Lymphgefäße

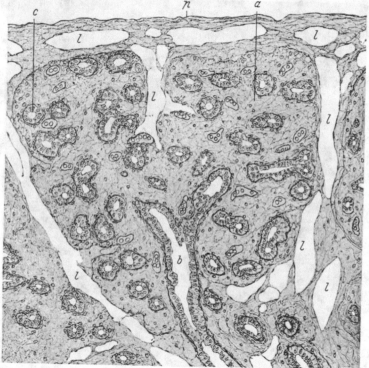

Abb. 52. Schnitt durch ein Lungenläppchen eines 13 cm langen *Schweinefetus*. *a* mesodermale Lunge. *p* Pleura. *l* Lymphgefäße. Nach Flint.

sind der wesentliche Bestandteil dieser Septen. Die epithelialen, sich immer stärker erweiternden Hohlsprossen mit ihren feinsten Verzweigungen bilden auf dem Schnitt ein sehr kompliziertes Raumsystem, an dem aber von den definitiven, bei der Lunge der Erwachsenen beschriebenen Röhrenabschnitten noch nichts zu unterscheiden ist.

Zusammenfassend läßt sich über die mikroskopische Anatomie der fetalen Lunge sagen, daß aus dem primitiven Lungensack beiderseits epitheliale Sprossen auswachsen, die, baumartig sich verzweigend, in ein gefäßreiches Mesodermlager der Leibeshöhle hineinwachsen. Die epithelialen Rohre werden von bindegewebigen, fibrillären Auflagerungen umkleidet, die Basalmembran, Muskulatur und Knorpelringe für die Luftröhre und ihre großen Äste liefern.

Etwa beim Embryo von 8 cm setzt die Läppchenbegrenzung der Lunge ein, deren Grundlage weite Lymphspalten bilden, die am Lungenhilus, Epithelrohre und Gefäße begleitend, eintreten und, nach kürzerem oder längerem Verlaufe mit diesen Gebilden, auf direktem Wege im Bindegewebe der Pleura zustreben.

Zusammen mit dem zu Trabekeln geformten Bindegewebe bilden sie Septen, Läppchen von Lungensubstanz einfassend, in deren Zentrum das Epithelrohr und die Gefäße liegen. Das lebhafte Wachstum der sich immer feiner verzweigenden Epithelsprossen, deren Lichtung zunehmend weiter wird, beansprucht immer mehr Raum im Lungenläppchen, so daß die bindegewebige Grundlage, die in den ersten Stadien das Bild beherrschte, immer weiter zurückgedrängt wird. Sie ist zwar in Form der differenzierten fibrillären und muskulären Bestandteile am Aufbau des Lungenläppchens wesentlich beteiligt, tritt aber

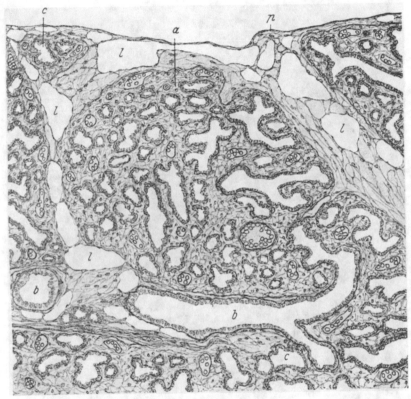

Abb. 53. Lungenläppchen von einem 19 cm langen *Schweine*fetus. *a* mesodermale Lunge. *b* entodermale Lunge. *p* Pleura. *l* Lymphgefäße. Nach FLINT.

nur noch in den die Läppchen trennenden Septen und unter der Pleura als zusammenhängendes Bindegewebslager in Erscheinung.

Wie sich das fetale und postfetale Wachstum der epithelialen Lungenanteile im einzelnen abspielt, wird in den nächsten Abschnitten behandelt.

2. Fetales Wachstum des epithelialen Lungenbäumchens. Die fetalen Wachstumsvorgänge am epithelialen Lungenbäumchen sind häufig der Gegenstand embryologischer Untersuchungen gewesen, histologisch einwandfrei an vorbildlich behandeltem Material und mit ausgezeichneten Methoden sind die Vorgänge 1925 von BENDER, einem Schüler HEIDENHAINS, dargestellt worden.

Die älteren Autoren beschäftigen sich hauptsächlich mit dem Teilungsmodus des wachsenden Bäumchens. KÖLLIKER läßt die verdickten Enden der primitiven Drüsenbläschen durch Zwei- und Dreiteilung in neue, gestielte Drüsenbläschen übergehen, HIS sieht in den Endknospen die einzige Produktionsstätte neuer Formbestandteile, deren Umgestaltung auf dem Wege der

dichotomischen Teilung erfolge und nur in den Anfängen und bei Entstehung
der Alveolargebiete einen anderen Entwicklungsmodus einschlage. Aeby glaubte
mit der Aufstellung seines monopodischen Teilungsprinzipes den Bauplan der

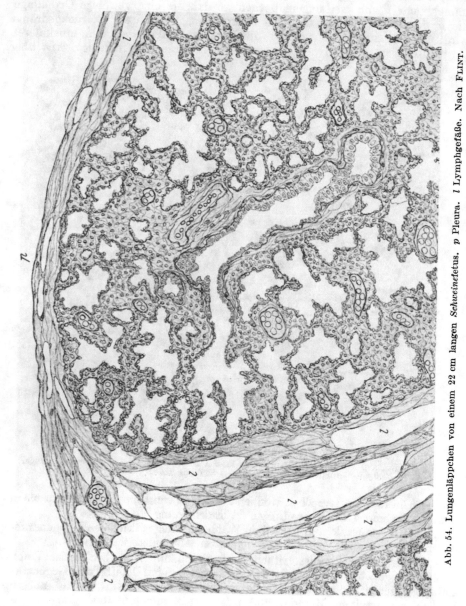

Abb. 54. Lungenläppchen von einem 22 cm langen Schweinefetus. *p* Pleura. *l* Lymphgefäße. Nach Flint.

Lunge endgültig festgelegt zu haben. Seit Aeby ist nicht mehr von einer Lungenanlage und einer Lungenentwicklung, sondern nur noch von der Anlage des
Stammbronchus und dem sich entwickelnden Bronchialbaum die Rede.

Nachdem die Fragestellung von diesem toten Geleise wieder in richtige
Bahnen gelenkt, und die gesamte Organentwicklung als der Kernpunkt des
Problemes erkannt war, erschien die Lunge auch für die Methoden und die

komplizierte Ausdrucksweise der synthetischen Morphologie reif. BENDER
verdeutscht die Problemstellung der synthetischen Theorie HEIDENHAINs
bezüglich der Lunge zu folgenden Fragen: Sind in der Lunge teilungsfähige
Systeme verschiedener Ordnung zu erkennen und geht von ihnen der Aufbau
des gesamten Organes aus? Wie wächst die Lunge und wie entspricht der Bau
der fertigen Lunge der Wachstumsform?

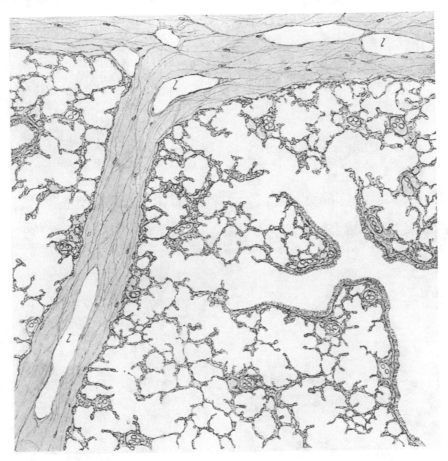

Abb. 55. Lungenläppchen von einem 27 cm langen *Schweine*fetus. *l* Lymphgefäße. Nach FLINT.

Wir rechnen die Lunge nach Bau und Entwicklung den drüsigen Organen
zu. Die embryonalen Drüsen haben in ihren frühen Entwicklungsstadien an
den blinden Enden sämtlicher Drüsenzweige kugelige Anschwellungen, die
Acini. Die traubenähnliche Form des Organes erhält sich als typische
Drüsenmodellierung unter wesentlicher Vermehrung der Endbeeren über
die ganze Dauer der Entwicklung. Wieso diese Formerhaltung bei der
großen, zahlenmäßigen Zunahme der Acini möglich ist, das konnte aus
den bisher üblichen Vorstellungen vom Drüsenwachstum nicht erklärt werden.
Die Tatsache, daß bie Drüsenacini dauernd erhalten bleiben und sich dabei
massenhaft vermehren, deutet darauf hin, daß die Entwicklungsvorgänge
an den Scheitelenden der wachsenden Drüsenzweige durchaus spezifischer
Natur sind.

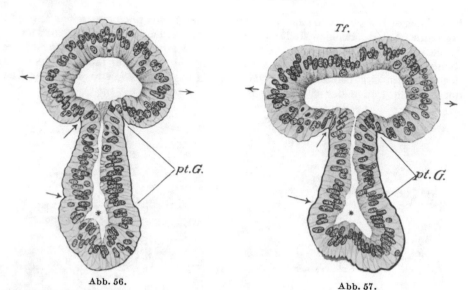

Abb. 56.   Abb. 57.

Abb. 56. Menschliche Lunge, embryonal. Nach Bender. 10. Woche. Vergr. 310fach. Scheitelknospe
mit Abplattung des Scheitelpoles und beginnender transversaler Verbreiterung. Überwallung des
Endganges.

Abb. 57. Menschliche Lunge, embryonal, 10. Woche. Vergr. 310fach. Nach Bender. Scheitelknospe
in transversaler Ausdehnung begriffen, sog. „Hammerform". Bei *Tf.* beginnende Einfurchung am
apikalen Pol mit Verdickung der Basalmembran, die sich in der Richtung auf die Tochterscheitel
hin stark verdünnt. Scharfe Absetzung des Endganges (*pt.G.*) von der Knospe.

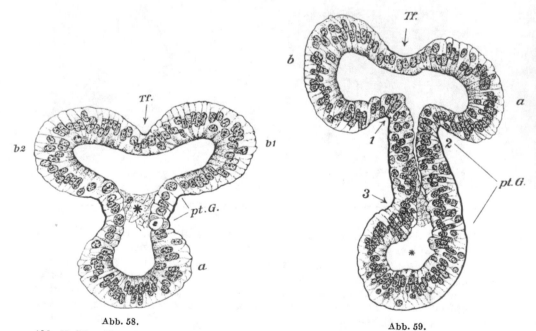

Abb. 58.   Abb. 59.

Abb. 58. Menschliche Lunge, embryonal, 10. Woche. Vergr. 310fach. Nach Bender. Flachschnitt
durch das dreigeteilte Ende eines Drüsenästchens; bei *a* ruhende Scheitelknospe, deren Schwesterknospe in Durchteilung begriffen ist (*b₁ + b₂*). Bei ✳ Abgang des tragenden Zweiges.

Abb. 59. Menschliche Lunge, embryonal, 10. Woche. Vergr. 310fach. Nach Bender. Scheitelknospe
in fortgeschrittener Durchteilung begriffen: Verbreiterung der Trennungsfurche, Einengung des
Lumens im Mittelteil der Knospe. Das niedrige Epithel im Gebiet der Trennungsfurche gleicht
dem des Endganges.

HEIDENHAIN hat gezeigt, daß die Drüsenacini nicht im Längenwachstum der Drüsenröhren aufgebraucht werden, sondern daß sie teilbare Drüseneinheiten sind, die vor allem in die Brei-te wachsen und sich dann in der Längsrichtung teilen. Das Längenwachstum der Drüsen-zweige erfolgt erst in zweiter Linie, und zwar von der Basis der Acini aus.

Die teilungsfähigen Drüsen-einheiten, in Anpassung an die HEIDENHAINschen Adenome-ren bei der Lunge Pneumo-nomeren genannt, stellen teil-bare, gewebliche Systeme dar, die an Hand der BENDER-schen Schnittbilder in ver-schiedenen Teilungsphasen ge-zeigt werden.

Die acht ersten Bilder die-ses Abschnittes stammen von menschlichen Embryonen aus der 10. Woche. Die Pneumo-

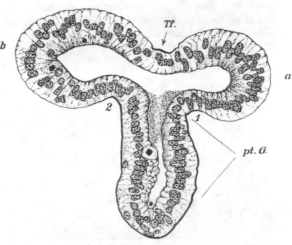

Abb. 60. Menschliche Lunge, embryonal, 10. Woche. Vergr. 310fach. Nach BENDER. Riesige hammerförmige Teilungsfigur, mit zwei völlig voneinander getrennten Tochterknospen *a* und *b*.

nomere mit ihren schönen, hohen Zylinderzellen ist gut geformt, und setzt sich deutlich ab von dem präterminalen Gang. Schon in Abb. 56 ist der

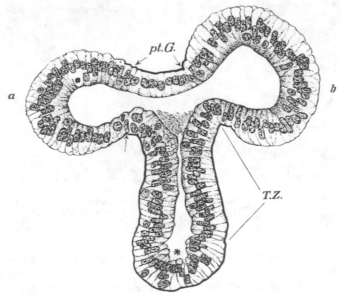

Abb. 61. Menschliche Lunge, embryonal, 10. Woche. Vergr. 310fach. Nach BENDER. Zwei voll-ständig entwickelte Tochterknospen mit dazwischen eingeschobenem Endgang; die Entstehung aus einer hammerförmigen Teilungsfigur ist noch deutlich sichtbar.

transversale Durchmesser der Knospe etwas größer als der sagittale, in den folgenden Stadien (Abb. 57 und 58) wird ganz deutlich, daß sie nicht in der Richtung des Scheitelpoles, sondern transversal wächst. Die Pneumonomere wird keulen- und hammerförmig. Gegenüber den seitlichen Wachstumszonen bleibt der Scheitel zurück (Abb. 59 und 60), er sinkt ein, so daß sich das Lumen der Knospe an dieser Stelle verengt. Die Basalmembran ist über dem eingesunkenen Scheitelpol stärker als seitlich, ein deutlicher Hinweis darauf, daß der Pol im Wachstum zurückbleibt, da man immer beobachten kann, daß die Basalmembran an wachsenden Partien sehr dünn ist und sich verliert.

Gegen den Endgang setzt sich die Pneumonomere viel schärfer ab, das Epithel des Ganges erscheint in das Lumen vorgewulstet, da die Knospe rückläufig auslädt. Die Zerlegung der Scheitelknospe in zwei Tochterknospen wird durch das tiefe Einschneiden der Trennungsfurche immer ausgeprägter, das Epithel der

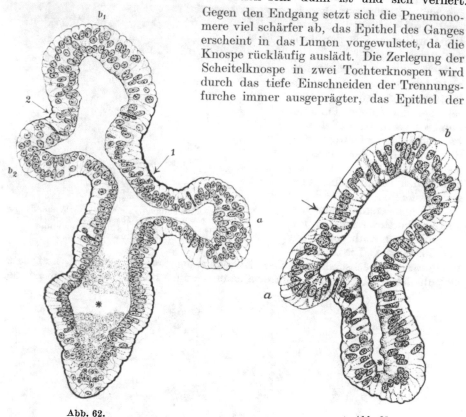

Abb. 62.   Abb. 63.

Abb. 62. Menschliche Lunge, embryonal, 9. Woche. Vergr. 260fach. Nach Bender. Axial getroffener kleiner Endast mit zurückgebliebenen Knospen bei a und b_2. Bei 1 Dichotomie durch Teilung der erstmals vorhandenen Mutterknospe; bei 2 ungleiche Teilung einer Tochterknospe in die nach der Gangachse zu aufgerichtete Knospe b_1 und die lateral abgedrängte Knospe b_2. Beginnende Umsetzung der symmetrischen Dichotomie auf die sympodiale Form. Bei * Abgang des tragenden Zweiges.

Abb. 63. Menschliche Lunge, embryonal, 10. Woche. Vergr. 310fach. Nach Bender. Eigenartige hammerförmige Knospe, in Teilung begriffen. Bei a kleine lateral abgedrängte Tochterknospe; bei b deren bedeutend kräftiger entwickelte Schwesterknospe, die in die Richtung des Ganges sich eingestellt hat. Breite äquatoriale Abflachung, hier Verdickung der Basalmembran.

trennenden Furche immer niedriger. Im weiteren Verlauf der Entwicklung, in der auch die Trennung des Lumens sich deutlich ausprägt, schiebt dieses niedere, sich ausdehnende Epithel der Trennungsfurche die beiden Tochterknospen immer weiter auseinander und im folgenden Stadium (Abb. 61) ist das Gebiet des früheren Scheitelpoles zum präterminalen Gangstück geworden. Daraus geht hervor, daß die Pneumonomere bei ihrer Teilung nicht nur zwei Tochterknospen liefert, sondern auch neue Stengelglieder für das Röhrensystem, den Bronchialbaum der Lunge. Der die Stengelglieder liefernde Endgang entsteht also nicht, wie die Autoren früher angenommen haben, dadurch, daß die vorhandenen Zweigenden sich strecken, sondern die Endknospe erzeugt sie als selbständiges Element, das den Stil der neuen Knospe bildet und so erst die beiden Tochterknospen vollständig voneinander trennt.

Der beschriebene Teilungsmodus der Pneumonomere kann aber in irgendeiner Weise gehemmt werden, sei es, daß eine der Tochterknospen in

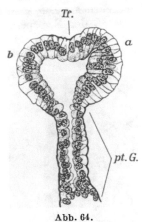

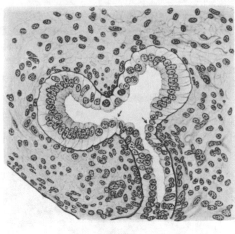

Abb. 64.   Abb. 65.

Abb. 64. Menschliche Lunge, embryonal, 14. Woche. Vergr. 310fach. Nach BENDER. Kleine Knospe in Teilung begriffen, mit Einfurchung und Verdickung der Basalmembran am Scheitelpol. Gabelung des Lumens. Scharfe Abgrenzung des hohen Knospenepithels gegenüber den niedrigen Gangzellen.

Abb. 65. Menschliche Lunge, embryonal, 14. Woche. Vergr. 310fach. Nach BENDER. Durchgeteilte Scheitelknospe, an deren Basis scharfe Absetzung von Knospen- und Gangepithel. Umwandlung der Knospenzellen in Gangzellen im Bereiche der Trennungsfurche.

der Entwicklung zurückbleibt und durch das stärkere Wachstum der anderen lateral abgedrängt wird, so daß die sich stärker entwickelnde Knospe nahezu in

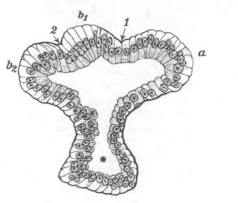

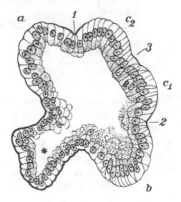

Abb. 66.   Abb. 67.

Abb. 66. Menschliche Lunge, embryonal, 14. Woche. Vergr. 310fach. Nach BENDER. Mehrlingsbildung mit 3 Tochterscheiteln a, b_1, b_2. Durch 1 geht die ältere, durch 2 die jüngere Trennungsebene.

Abb. 67. Menschliche Lunge, embryonal, 14. Woche. Vergr. 310fach. Nach BENDER. Blumenkohlartige Mehrlingsbildung mit 4 Tochterscheiteln; die Trennungsebenen gehen durch 1, 2, 3. Daselbst Verdickung der Basalmembran, während über den Wachstumszentren diese verdünnt ist. Das Lumen entspricht der äußeren Form.

der Richtung des Stammes weiterwächst, sei es, daß eine Hemmung in der Entwicklung der präterminalen Gänge auftritt, so daß bei fortgesetzter Pneumonomerenteilung die Tochterknospen ungestielt aneinander sitzen bleiben. Im ersteren Falle kommt es zur Bildung von Lateralknospen, die sich erst später zu Zweigen entwickeln, im letzteren Falle entstehen Mehrlingsbildungen, die aber in diesem Stadium der Entwicklung vorübergehende Erscheinungen sind und durch die nachträgliche Ausbildung der Gänge wieder verschwinden (Abb. 62 und 63).

Im 3.—4. Fetalmonat, von dem die nächsten vier Stadien gewonnen sind, treten anfänglich diese asymmetrischen Teilungsbilder zurück. Die Pneumonomeren werden kleiner, ihre Größe beträgt noch etwa $^3/_4$ der Knospengröße bei jüngeren Lungen (Abb. 64). Das Epithel der Pneumonomere ist schönes, gleichmäßig hohes Zylinderepithel, während das Gangepithel wesentlich niedriger

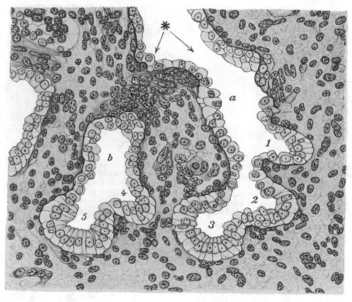

Abb. 68. Menschliche Lunge, embryonal, 20. Woche. Vergr. 360fach. Nach Bender. Axial getroffener kleiner Endast; bei * dichotomische Verzweigung in *a* und *b* durch Gabelung entsprechend der Teilung einer Mutterknospe; *b* in Teilung begriffen, *a* aufgeteilt in *1* aus erster, *2* und *3* aus zweiter Teilungsfolge. *1* ausgebildete laterale Knospe, *2* und *4* in laterale Stellung übergehend.

erscheint. Die Änderung des histologischen Charakters an den Zellen der Teilungsfurche ist auf Abb. 65 deutlich zu sehen, die hohen Pneumonomerenzellen werden zu kubischen Gangzellen mit hellerem Plasma und größeren Kernen. Der Vorgang der Pneumonomerenteilung verläuft, wie an Abb. 64 und 65 zu sehen ist, ebenso wie in den früheren Stadien. Nur kommt es infolge der sehr rasch aufeinander folgenden Teilungen der Tochterknospen häufiger zu den oben schon erwähnten Mehrlingsbildungen, wie sie in Abb. 66 und 67 wiedergegeben sind. Im Verlaufe der Entwicklung sind diese Mehrlinge Erscheinungen, die im 4. Fetalmonat häufig gefunden werden. Sie verschwinden dann wieder, treten aber gegen Ende des intrauterinen Daseins bei der Entstehung der Alveolargänge wieder auf. Sowohl die Mehrlinge, die sich leicht auf regelmäßige, dichotomische Teilungsfiguren zurückführen lassen, wie auch die unregelmäßigen Riesenknospen mit ihrem großen Lumen müssen, da sie in dieser Periode eine vorübergehende Bildung sind, durch nachträgliche Ausbildung der Gänge sich zu Lungenästen auswachsen.

Gegen die Mitte des fetalen Lebens, da die Mehrlingsbildung wieder zurücktritt, findet man neben den symmetrischen Teilungen häufiger die Entwicklung lateraler Knospen, die schon früher vereinzelt vorkamen und durch das

ungleiche Wachstum der beiden Tochterknospen bedingt waren. Diese Lateral-
knospen zeigt anschaulich Abb. 68, ein auf dem Schnitt axial getroffener
Endast, dessen Mutterknospe sich bei dem * dichotomisch
geteilt hat; an den Tochterknospen *a* und *b* werden
Knospe 2 und 4 durch asymmetrische Teilung in laterale
Stellung gedrängt.

Diese Lateralknospen dienen in der Lunge der Aus-
nützung des vorhandenen Raumes; sie sind also zweifels-
ohne spezifische Formbildungen.

Die histologische Differenzierung zwischen dem Epithel der Knospe und des Ganges wird auch weiterhin
ausgeprägter, die Pneumonomeren selbst werden immer
kleiner. In Abb. 69 aus der 20. Fetalwoche liegt die
Trennungsebene senkrecht zur Gangachse, die Tochterknospen zeigen ein großes, endständiges und ein kleines,
laterales Gebilde. Abb. 70 zeigt einen Endzweig mit
zurückgebliebener Knospe bei *a*, ungleich geteilter Knospe
bei b_1 und b_2.

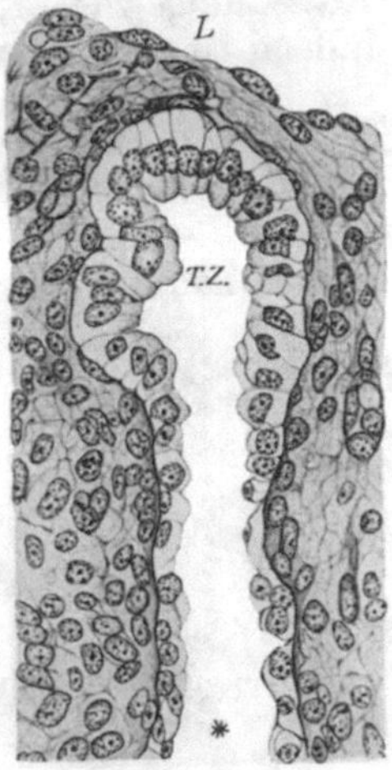

Je weiter die fetale Entwicklung fortschreitet, desto
deutlicher wird die Größenabnahme der Pneumonomeren,
die neu entstehenden Gangabschnitte werden kürzer,
ihr Epithel ganz flach. Auch das Epithel der Pneumonomeren, die an den Gangendigungen sitzen, wird
niedriger, es wechselt zylindrisches mit kubischem
Epithel.

In der zweiten Hälfte des intrauterinen Lebens ge-
stalten sich die Untersuchungen an der embryonalen,
menschlichen Lunge immer schwieriger. Nicht nur, daß
das Material sehr selten und kostbar wird, bei fortschreitender Entwicklung werden auch die Endknospen immer kleiner, die
Gänge feiner, das Drüsengeäst wird im Raume zusammengedrängt und

Abb. 69. Menschliche Lun-
ge, embryonal, 20. Woche.
Vergr. 360fach. Nach
BENDER. (Unter Immer-
sion gezeichnet.) In Tei-
lung begriffene Pneumo-
nomere mit „umgekehrt
kegelförmiger“ Tren-
nungszelle (*T.Z.*). Trennungsebene senkrecht zur
Gangachse. Teilung in ein
großes und ein kleines, lateral sitzendes Tochterge-
bilde. Bei *L* Lymphgefäß.

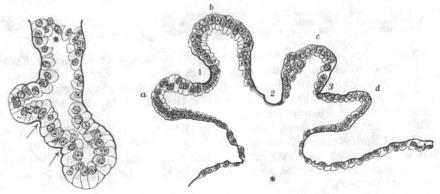

Abb. 70.

Abb. 71.

Abb. 70. Menschliche Lunge, embryonal, 18. Woche. Vergr. 360fach. Nach BENDER. Endzweig
mit stark zurückgebliebener Knospe bei *a*, einer ersten Teilung entsprechend. Bei 2 weitere
dichotomische Teilung in eine kleine lateral abgedrängte Knospe b_1 und eine große Knospe b_2.

Abb. 71. Embryonale Lunge der *Katze*, spätes Stadium. Vergr. 300fach. Nach BENDER. Kleiner
Ast mit Teilungsfiguren. Abflachung der Gangepithelien.

liegt in den peripheren Teilen so dicht ineinandergeschoben, daß es für
die Wuchsform der Lunge keine klaren Bilder mehr gibt.

Bender beschreibt daher die späten, fetalen Perioden an Hand der Lungen von *Katzen*embryonen. Abb. 71 gibt ein spätes Stadium der embryonalen *Katzen*lunge wieder, das an einem kleinen Ast zwei Teilungsfiguren trägt. Auffallend ist der Unterschied zwischen dem Epithel der Pneumonomeren und dem der sehr kurzen Endgänge. Die verdickte Basalmembran weist auch hier auf die Stellen geringerer Wachstumsintensität hin. Die aufgeteilte Mutterknospe sitzt mit kurzem Stiel auf einem größeren Zweig; die Tätigkeit der Pneumonomere, an ihrem basalen Teil einen Gang zu bilden, nimmt allmählich ab, immer häufiger werden die Mehrlingsbildungen und Lateralknospen.

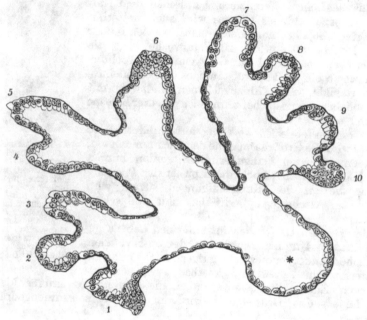

Abb. 72. Embryonale Lunge der *Katze*, spätes Stadium. Vergr. 300fach. Nach Bender. Axial getroffene Verzweigung mit endständigen Pneumonomeren bei *1—10*. Beginnende Rudimentierung der präterminalen Gänge. *1* in transversaler Ausbreitung, *2—3* und *4—5* durchgeteilt.

Abb. 72 zeigt eine axial getroffene Verzweigung der embryonalen *Katzen*lunge späten Stadiums. Große, weite Gänge gehen peripher in nierenbeckenförmige, große Hohlräume über, von denen rudimentäre, präterminale Gänge mit ihren Endknospen abzweigen. Auch hier flaches Gangepithel neben hohem Zylinderepithel der Pneumonomere.

Gegen Ende der Tragzeit, kurz vor der Geburt, trifft der Axialschnitt von Abb. 73 ein Endästchen mit seiner Aufteilung. An den endständigen Pneumonomeren findet sich regelmäßiges Zylinderepithel, an den Gangrudimenten Plattenepithel. Die Pneumonomeren dieses Stadiums fallen in das Gebiet der definitiven Alveolen.

Bender stellt somit fest, daß die respirierende Lungenalveole eine physiologisch ausdifferenzierte Pneumonomere ist, die durch ihre mannigfaltige Vermehrungsweise einerseits die Bronchialarchitektur, andererseits die Alveolargebiete erzeugt.

Die Benderschen Befunde über das fetale Lungenwachstum zusammenfassend, läßt sich sagen, daß die Lunge in ihrer Form einer sich entwickelnden Drüse gleicht, deren Architektur eine Wachstumsfunktion des gesamten embryonalen Organes ist (vgl. Heiss: Die embryonale Lunge enthält das ganze Material, das ganze Alveolengebiet und den ganzen Bronchialbaum). Das Wachstum

beruht auf einer dichotomischen Verzweigung der Scheitelenden, deren hohl-
kugelartigen Scheitelknospen, Pneumonomeren, die Fähigkeit der Zweiteilung
besitzen. Sie sind morphologisch begrenzt und zeigen histologische Besonderheiten. Die Vermehrung der Pneumonomere erfolgt durch Längsteilung, der
Teilung geht eine transversale Verbreiterung des Endganges voraus, die Tochterscheitel entstehen rechts und links von der im Mittelteil sich einfurchenden
Mutterknospe. Dieser sich einfurchende Mittelteil verengt[1] sein Lumen,
streckt sich, die Tochterknospen aus-
einanderschiebend und wird so zum
präterminalen Gang, so daß die Entstehung des Ganges als eine Teilungs-
funktion der Endknospen angesehen
werden kann. Entgegen den bei den
Speicheldrüsen beobachteten Abfal-
tungsvorgängen, die zentripetal verlaufen, wächst die Lunge nach BENDER
ausschließlich im Sprossungstyp, d. h.
eine Generation folgt auf die andere
durch fortgesetzte Teilung der embryonalen Histosysteme und der
Bronchialbaum als ausführender Or-
ganteil, setzt sich aus der Summe
von Stengelgliedern zusammen, die
bei der Teilung der Scheitelknospen
entstehen.

Gemäß der Forderung, die HEIDEN-
HAIN, der Begründer der synthetischen
Morphologie, an ein wachsendes Gebilde stellt — nämlich, daß es als „ge-
netisches System" die Untersysteme
oder Histomeren umschließt, d. h.
systematisierte Zellverbände, die eine
„histodynamische Einheit" bilden,

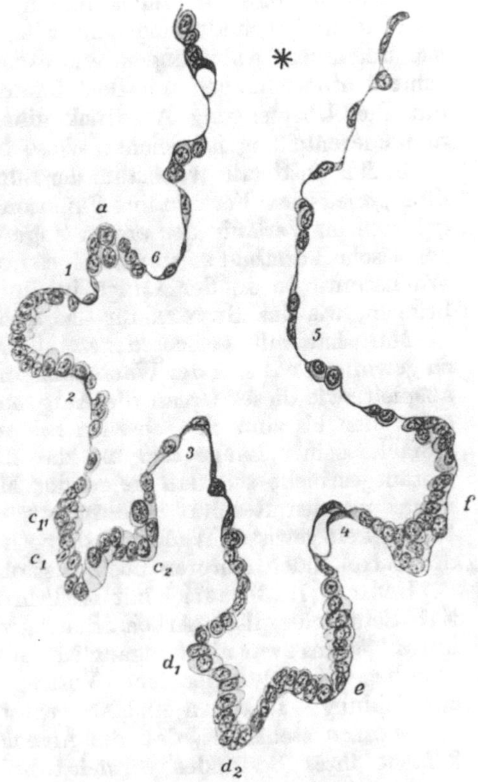

Abb. 73. Embryonale Lunge der *Katze*, Ende der
Tragzeit. Vergr. 420fach. Nach BENDER. Axialer
Schnitt durch ein Endästchen mit dessen Auf-
teilung; $a—f$ Pneumonomeren, die zum Teil zu
Mehrlingen vereinigt sind: $c_1 \cdot _1 — c_2 — c_3$ und
$d_1 — d_2 — e$. Die von den Endästchen abgehenden
Zweige sind sehr kurz entwickelt, ihr Epithel
abgeflacht.

[1] Dieses charakteristische Einsinken des
Scheitelpoles und die Differenzierung seiner
Zellen zu präterminalen Gangzellen ist der
morphologische und histologische Ausdruck
für das, was ich an meinen Modellen beobachtet und als zentripetal fortschreitende Vorgänge bezeichnet habe. Wenn BENDER histologisch nachweist, daß das Röhrensystem
nicht allein durch Längenwachstum der
Röhren entsteht, sondern daß die neuen Stengelglieder aus den eingesunkenen, zu Gangepithelien umgebildeten Teilungsfurchen der Pneumonomeren entstehen, so liegt in dem
Einsinken des Poles und in dem rückläufigen Anschluß des neugebildeten präterminalen
Ganges an vorhandene Gänge zweifellos eine zentripetale Bewegung. Ich kann mich,
trotz BENDER, auch heute noch nicht davon überzeugen, daß zwischen den Potenzen
der Pneumonomere und der Adenomere, die nicht nur neue Gangteile anlagert, sondern
auch rückläufig das zuführende Rohr ergreift und in mehrere Röhren aufteilt, mehr denn ein
gradueller Unterschied besteht.

Diese bei jeder Teilung immer wieder auftretende Einfurchung habe ich 1919 als zentripetale Septierung bzw. Abfaltung bezeichnet, die neben und zusammen mit der zentri-
fugalen Sprossung die Architektur der Lunge hervorbringt. Ausdrücklich weise ich darauf hin,
daß dieser Septierungsvorgang vollständig mißverstanden wurde, wenn SEEMANN (1931)
schreibt, ich betonte, daß sowohl bei der ersten Anlage als auch bei ihrer späteren Teilung
eine wichtige, aktive Rolle den in entgegengesetzter Richtung vorwachsenden Mesenchymsepten zugeschrieben werden muß. Von Mesenchymsepten habe ich niemals gesprochen!

dank unvollständiger Teilungen in geweblichem Zusammenhang bleiben und ihre innere Verfassung in der äußeren Form zum Ausdruck bringen —, hat Bender diese Prinzipien an der wachsenden Lunge geprüft und die Ergebnisse in der Heidenhainschen Sprache der synthetischen Morphologie ausgedrückt, ja, teilweise die schon von anderen Autoren beschriebenen Vorgänge in diese Sprache übersetzt. Denn es ist kein wesentlicher Unterschied mit His zu sagen, daß die einzige Produktionsstätte neuer Formbestandteile die Endknospen sind oder mit Bender, daß das Wachstum eine Funktion der Pneumonomerenteilung ist.

Neu und grundlegend sind die ausgezeichneten, histologischen Untersuchungen und Abbildungen, und es ist deshalb sehr zu bedauern, daß Bender seine Untersuchungen mit dem fetalen Wachstum der Lunge beschließt und nur der Überzeugung Ausdruck gibt, daß im postfetalen Leben die Pneumonomerenteilung in gleicher Weise fortgesetzt wird.

3. Das postfetale Wachstum der Lunge. Mit der Geburt geht die Lunge aus ihrer genetischen Form in ihre Funktionsform über. Die Entfaltung des Alveolengebietes im Verlaufe der ersten Tage des extrauterinen Lebens verwischt das genetische Formbild so stark, daß es praktisch kaum möglich ist, die postfetalen Wachstumsorte an der Lunge in ähnlich präziser Weise zur Darstellung zu bringen, wie das Bender für das fetale Wachstum erreicht hat.

Man hat mit verschiedenen Methoden versucht, eine klare Vorstellung zu gewinnen, wie sich der Wachstumsprozeß an den einzelnen Lungenabschnitten abspielt, wie dieses Organ die Aufgabe bewältigt, sich vom Stadium des Neugeborenen bis zum Erwachsenen bei ununterbrochener Funktion um das etwa 2,8fache seiner Länge und um das 22fache seines Volumens zu vergrößern. Vorausgeschickt sei, daß keine der Methoden bis jetzt zu einem unbedingt überzeugenden Resultat geführt hat, und daß der eindeutige Beweis für die Richtigkeit gewisser Wachstumshypothesen trotz nachdrücklicher Versicherung der betreffenden Autoren noch aussteht.

Broman (1923) hat sich mit den Prinzipien des postfetalen Wachstums beschäftigt. Seine schwedische Arbeit „Beitrag zur Entwicklungsgeschichte der *Säugetier*lunge" ist uns zwar nicht zugänglich, aber die wesentlichsten Befunde seiner Studien liegen in einem deutschen Vortrag vor, betitelt: Zur Kenntnis der Lungenentwicklung. I. Wann und wie entsteht das definitive Lungenparenchym.

Broman stellt fest, daß die Alveolen bei Erwachsenen sich etwa um das 32fache ihres Bestandes vermehrt haben, und daß der Bronchialbaum um mehrere Zweiggenerationen wächst. Beide Befunde sind durchaus plausibel, aber die Methoden sowohl, die zu diesen Resultaten führten, wie auch die weiteren Schlußfolgerungen sind nicht einwandfrei und überzeugend. Broman stellt fest, daß bis nahezu an das Ende des fetalen Lebens nur der Bronchialbaum sich entwickelt, daher vorzeitig geborene *Säuger* und *Menschen* mit dem Bronchialbaum atmen, und daß das Lungenparenchym des Neugeborenen im postfetalen Leben restlos in den Wänden der alveolenfreien Bronchioli durch aktives Wachstum der Bronchialmuskulatur aufgeht und der Erwachsene mit einem vollständig neuen Lungenparenchym atmet[1].

---

[1] In einem Nachtrag zu seinem Vortrag schreibt Broman in bezug auf mein Referat: „Bau und Entwicklung der *Wirbeltier*lunge", ich hätte postuliert, „daß sich die Lungen nach der Geburt ausschließlich durch proximalwärts fortschreitende Aufspaltung kompliziere", er aber habe „unwiderleglich bewiesen, daß vorzeitig geborene Kinder keine Lungenalveolen besitzen und mit ihrem Bronchialbaum atmen". Das eine ist so unrichtig wie das andere. Ich habe niemals obige, abstruse Forderung gestellt und den unwiderleglichen Beweis seiner Atmungstheorie ist uns Broman schuldig geblieben, denn in Deutschland atmen sogar 7 Monatskinder mit Lungen und nicht mit Bronchialbäumen. Das „Unglück, meine Ansicht (nämlich über die Entwicklung der Lunge als Organeinheit) an die unrichtige Seite der Wahrheitsgrenze gesetzt zu haben" teile ich mit so ausgezeichneten Forschern, daß ich mich in ihrer Gesellschaft sehr wohl befinde.

BROMAN hat, um die Entstehung der Alveolen zu studieren, Schnittserien von Feten an der Grenze der Lebensfähigkeit und eine Reihe von Korrosionspräparaten des Bronchialbaumes anfertigen lassen. Als Testobjekt seiner Hypothese, daß vorzeitig geborene Früchte mit dem Bronchialbaum atmen, führt er einen 30 cm langen menschlichen Fetus an, der 3 Tage extrauterin gelebt hat und bei dem er noch keine Alveolen gefunden hat. Daraus, wie aus seinen Befunden bei *Kaninchen-* und *Maus*feten, die er zur Zeit der Geburt am Atmen verhindert bzw. kurz hat atmen lassen und bestätigt durch Resultate von SELENKA (1887), NARATH (1890) und BREHMER (1904), gewinnt BROMAN die Überzeugung, den Beweis erbracht zu haben, daß das definitive Lungenparenchym des *Menschen* und anderer *Placentalier* zum großen Teil erst nach der Geburt gebildet wird. Er schließt weiter, daß vorzeitig geborene Früchte zur Zeit der Geburt noch kein aus Alveolen gebildetes Lungenparenchym besitzen, und daß auch bei den *Placentalieren* bis zum *Menschen* hinauf (wie obenerwähnte Autoren für *Monotremen* und *Marsupialier* behaupten) der Bronchialbaum die Fähigkeit besitzt, in den Dienst der Atmung zu treten.

BENDER hat es abgelehnt, BROMANs Abbildungen seiner Präparate als Beweis für die Auffassung gelten zu lassen, daß die untersuchten Feten zur Zeit ihrer Geburt noch kein aus Alveolen gebildetes Lungenparenchym besitzen. BENDER, der zweifellos histologisch die besten Präparate hergestellt hat und über die größte Erfahrung in dieser Technik verfügt, erkennt in den BROMANschen Abbildungen die Produkte einer unzweckmäßigen Konservierungstechnik, die nur nach der negativen Seite bewertet werden können. Die BROMANschen Lufträume sind nach BENDERs Erfahrungen dadurch zustande gekommen, daß in eine lufthaltige Lunge Fixierungsflüssigkeit eindringt, wobei es an bestimmten Stellen zu Luftansammlungen kommt, weil die Luft bestrebt ist, sich durch ihre Oberflächenspannung zu Blasen abzurunden. Neben diesen, von deformierenden Luftblasen emphysematisch aufgetriebenen, peripheren Bezirken finden sich dann immer atelektalische Lungenabschnitte. Die gleichen Artefakte lassen sich an dem BROMANschen vorzeitig geborenen menschlichen Fetus von 30 cm Länge erkennen, der 3 Tage geatmet hatte.

BROMAN geht so weit, anzunehmen, daß bei der Geburt durch passive Ausdehnung der Wände der Bronchialzweige, da wo sie dünn geblieben sind, Alveolen entstehen. Er stützt seine Theorie auf die Arbeit eines HEIDENHAIN-Schülers, BALTISBERGER, der über die glatte Muskulatur der Lunge Untersuchungen veröffentlicht hat. BROMAN denkt sich die Alveolenbildung etwa folgendermaßen: Nach der Geburt, im Anschluß an die ausdehnende Wirkung der Atmung setzt die Alveolenbildung an unzähligen Stellen der Bronchialwand nebeneinander und unabhängig voneinander ein. Da sich an der Erwachsenenlunge sowohl mehr Zweiggenerationen wie auch mehr Alveolen finden als beim Neugeborenen, muß nach der Geburt ein Spitzenwachstum stattfinden, wobei Alveolengänge, Alveolensäckchen und Alveolen gebildet werden. Je mehr Lungenparenchym angebaut wird, desto mehr reduzieren sich die zuerst gebildeten Alveolen, und zwar so, daß die wachsenden Bronchien ihre glatte Muskulatur vermehren, die Alveolen in ihre Wand einbeziehen und durch Überwachsen zum Verschwinden bringen. Die ersten Bronchioli respiratorii sollen auf diese Art zu Bronchioli veri umgebaut werden.

Es ist wiederum BENDER, der diese Auffassung BROMANs zuerst zurückgewiesen hat. BROMAN hat die Befunde von BALTISBERGER in einem, der Meinung des Autors entgegengesetzten Sinne gedeutet. BALTISBERGER zieht aus seinen Befunden die Folgerung, daß die Anordnung der glatten Muskulatur in der Lunge nicht die Ursache (wie BROMAN deutet), sondern die Folge einer bestimmten Entstehungsweise der Alveolen ist, und daß sich die Anordnung der Muskulatur in den Bronchioli respiratorii und Alveolargängen im Prinzip von der Muskulatur der Bronchien und Bronchiolen nicht unterscheide. Die Muskulatur in der Lunge tritt immer in Form von Geflechten auf; die Stellen, die sonst mit Bindegewebe ausgefüllt sind, werden in fortschreitendem Maße mit Alveolen besetzt. Zur Zeit der Geburt haben die peripheren Verzweigungen überhaupt keine Muskulatur, die Elemente der Muskelplexus breiten sich auch niemals über die Alveolen aus. Die Broman-sche Rückbildung der Alveolen, ihr mechanisches Aufgenommenwerden durch die stärker sich entwickelnden Bronchialwände hält Bender für nicht zutreffend.

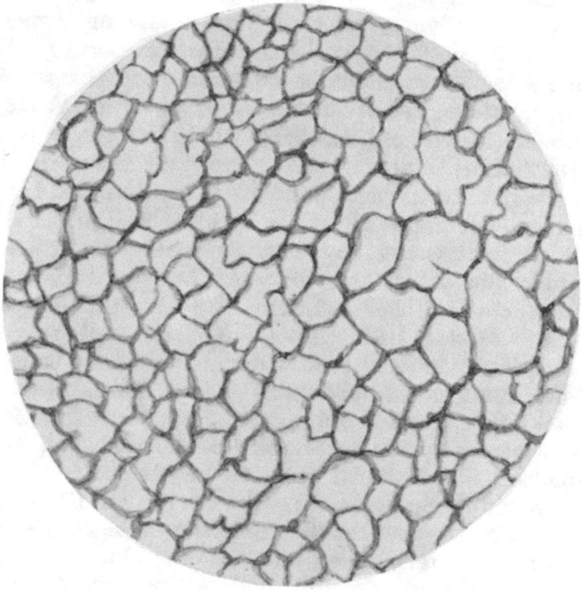

Broman hat die Frage nach der Entstehung des definitiven Lungenparenchyms auch dadurch zu beantworten gesucht, daß er an Lungen von Neugeborenen und Erwachsenen die Ordnungszahl der Bronchialverzweigungen bis zu deren Aufteilung in die Alveolargebiete an korrodierten Lungen durch Zählen der aufeinanderfolgenden Stengelglieder bestimmt hat.

Willson (1928) hat die Zählmethode bei kleineren *Säugern* versucht. Er hat die fixierten Lungen einer neugeborenen *Maus* in situ, nachdem er den Thorax entkalkt hatte, und einer erwachsenen *Maus* nach üblicher Präparation in Paraffin eingebettet und in 30 μ Transversalschnitte zerlegt. Die erwachsene

a

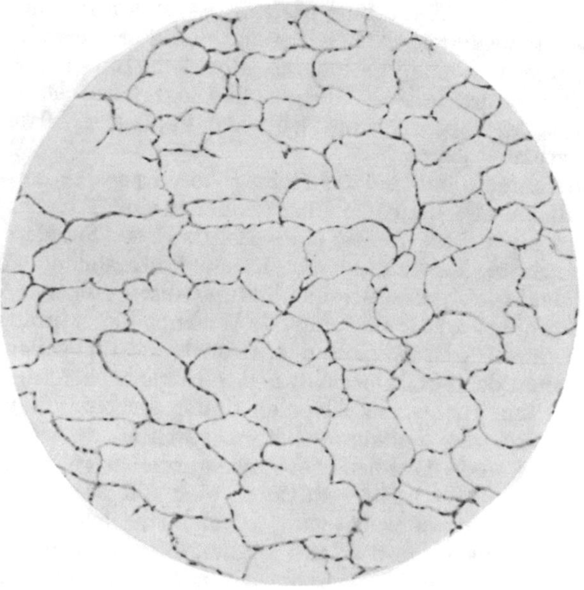

b

Abb. 74 a und b. a Subpleurale Alveolen der neugeborenen *Katze* auf dem Schnitt. b Subpleurale Alveolen der erwachsenen *Katze* auf dem Schnitt.

Maus ergab 370, die neugeborene 167 Schnitte. Von der Lungenbasis bis zur Trachea beträgt der Unterschied in der Gesamtzahl der Äste in der rechten Lunge 6, in der linken Lunge 9. Bender hat 7—8 Zusatzgenerationen errechnet.

Ein jeder, der Erfahrung mit Präparation und Korrosion von Lungen gemacht hat, wird den zweifelhaften Wert dieser Zählungen kennen.

BROMAN hat ferner ganz bestimmte Stellen der Lungenoberfläche, nachdem er die Lunge der frisch getöteten, jungen und erwachsenen *Tiere* in Inspirationsstellung gebracht und den Brustkorb entfernt hatte, in 12facher Vergrößerung photographiert und beim gleichen Individuum die größte Länge der Lunge gemessen. Aus dem Vergleiche der auf einen Quadratmillimeter treffenden Alveolenzahl bei Neugeborenen und Erwachsenen, unter Hinzuziehung der Tatsache, daß die Lunge des Erwachsenen bei seinen Versuchs*tieren* durchschnittlich 3mal so lang war wie beim Neugeborenen, schließt BROMAN, daß die Zahl der oberflächlichen Alveolen sich nach der Geburt beträchtlich vermehrt.

WILLSON (1928) kritisiert an dieser Methode, daß bei dieser geringen Vergrößerung die Lungenalveole des *Kaninchens* nicht zu sehen sein kann. Er hält das, was BROMAN als Alveole anspricht, für gröbere, durch Bindegewebe getrennte Komplexe von Lungenalveolen. Nach den Photogrammen von BROMAN ist diese Streitfrage nicht zu entscheiden.

Zu dieser Frage kann ich auf Grund eigener Untersuchungen Stellung nehmen.

Abb. 74 zeigt Schnitte durch die Lunge einer neu-

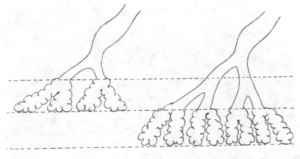

Abb. 75. Schema des postfetalen Wachstums. Nach BROMAN.

geborenen und einer erwachsenen *Katze*. Bei gleicher Vergrößerung stellen sie Ansichten der subpleuralen Alveolen dar. Die neugeborene Lunge zeigt im Gesichtsfeld 193 Alveolen, auf gleicher Fläche hat die erwachsene Lunge 63 Alveolen, also nur ein Drittel der Alveolen des Neugeborenen. Mit anderen Worten, die Alveolen des Neugeborenen haben sich auf das 3fache in der Flächenausdehnung erweitert. Da aber eine 8mal größere Fläche beim Erwachsenen mit Alveolen zu bedecken ist, muß neben der Vergrößerung auch eine Vermehrung der Alveolen stattfinden, und zwar um das 2,6fache ihres ursprünglichen Bestandes. Die Tatsache, daß der Erwachsene nicht nur weitere, sondern auch erheblich mehr Alveolen besitzt, ist in der neueren Literatur unbestritten.

Anders verhält es sich bezüglich der Meinungen über die Art des postfetalen Wachstums des Bronchialbaumes.

BENDER nimmt an, daß die Pneumonomerienteilung postfetal in der gleichen Weise weitergeht, wie sie im vorausgehenden Kapitel für die fetale Lunge beschrieben wurde, nur daß die den Pneumonomeren und präterminalen Gängen analogen Abschnitte jetzt Alveolen und terminale Bronchien heißen.

Die vorausgehend geschilderte Wachstumstheorie von BROMAN, die BENDER abgelehnt hat, läßt sich am Schema (Abb. 75) kurz erläutern. Die bei der Geburt vorhandenen Alveolarsäckchen (a) sollen mit ihren peripheren Abschnitten weiterwachsen; über ihre ursprünglich peripheren mit Alveolen besetzten Abschnitte wuchert die Muskulatur der Bronchien und bringt sie zum Verschwinden. Die Bronchien verlängern und vermehren sich auf diese Weise, so daß die Zone (a) jetzt Bronchialbaum ist, während (b) das neugebildete Alveolengebiet darstellt.

Dieser Prozeß, in mehrfacher Wiederholung fortgesetzt, würde ebenso eine Vermehrung der Alveolen wie der terminalen Bronchien zur Folge haben, so daß Broman angibt, wir Erwachsenen atmeten mit einem vollständig neuen Lungenparenchym. Dieser Annahme können, abgesehen davon, daß die Alveolenrückbildung und das Vorwachsen der Muskulatur histologisch nicht belegt und nach Benders Darlegungen auch sehr unwahrscheinlich ist, Befunde entgegengestellt werden, die eine andere Deutung zulassen. Daß der zahlenmäßige Unterschied zwischen den Bronchialenden der Neugeborenen und der Erwachsenen nicht so groß ist, wie man versucht ist anzunehmen, habe ich an vielen Vergleichsobjekten feststellen können. In Abb. 76 sind zwei Querschnitte wiedergegeben, die durch den unteren Rand des linken Unterlappens gehen.

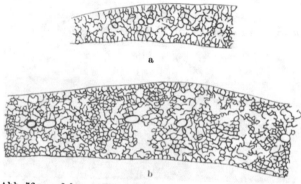

Abb. 76a und b. a Querschnitt durch den Unterlappen der neugeborenen *Katze*. Schnitt parallel zum unteren Rand geführt. b Querschnitt durch den Unterlappen einer 5monatlichen *Katze* (ebenso).

Sie sind parallel zum Rand geführt, damit die senkrecht zu diesem Lungenteil absteigenden Bronchien als Querschnitte nebeneinander angetroffen werden. Die Schnitte sind ungefähr proportional identisch, d. h. der Schnitt an der Lunge der 5monatlichen *Katze* wurde, entsprechend ihrer Vergrößerung, in gleicher Höhe und Ausdehnung geführt wie bei der neugeborenen *Katze*. Überraschenderweise ist hier die Zahl der terminalen Bronchien sich gleich geblieben, vermehrt hat sich das Alveolengebiet. Ich habe diesen Befund sehr oft und an den verschiedensten Objekten nachgeprüft und immer wieder gefunden, daß hauptsächlich das Alveolengebiet zunimmt.

Um das Verhalten des Alveolenbäumchens bezüglich seiner Ausbildung in verschiedenen Entwicklungsstadien von der Geburt an zu verfolgen, habe ich von der neugeborenen bis zur erwachsenen *Katze* Stadien in größeren Zeitabschnitten untersucht. Die hier wiedergegebenen Umrißzeichnungen der terminalen Luftwege und Lufträume (Abb. 77, 78, 79 und 80) stammen von einem Fetus aus dem letzten Drittel der Tragezeit, der dem eben getöteten Mutter*tier* entnommen und durch Hautreize zum Atmen gebracht war, von einer neugeborenen, einer 5wöchentlichen, einer 5monatlichen und einer ausgewachsenen *Katze*. Die Objekte sind dem Lobus lingualis des Oberlappens der linken Lunge entnommen, die Vergrößerungen sind allenthalben gleich. Soweit es bei der Variabilität möglich ist, sind nach der Ordnungszahl sowohl wie nach Verlauf ähnliche Bronchien mit ihren Endverzweigungen gewählt.

An dem Alveolenbäumchen der vorzeitig geborenen *Katze* (Abb. 77) trägt der vom axialen Stamm abgehende Seitenast 3 Äste mit zylindrischem Epithel [1], an die sich Alveolensäckchen anschließen mit jener unregelmäßigen, epithelialen Auskleidung, die schon in Abb. 73 auffiel. Beim Neugeborenen (Abb. 78) ist eine wesentliche Entfaltung der Alveolensäckchen festzustellen. Die Bronchien

---

[1] Auf diesem und den folgenden Abbildungen sind die Strecken, die zylindrisches Epithel besitzen mit schwarz ausgezogenen Linien, die Strecken mit abgeflachtem Epithel mit punktierten, schwarzen Linien, die Alveolen mit unvollständigem Epithel mit rot ausgezogenen Linien bezeichnet.

mit dem kubischen, zusammenhängenden Epithel gehen in die mit Alveolen besetzten, unregelmäßigen Alveolensäckchen über. Die histologisch auffallendste Beobachtung ist, daß von diesem Stadium an mit der Entfaltung der Lungen bei der Atmung das hohe Zylinderepithel der Pneumonomere vollkommen zum Verschwinden kommt. Verglichen mit dem fertigen Alveolenbäumchen fehlen hier die Bronchioli respiratorii und die Ductus alveolares, also die ganzen zentralen Partien des Arbor alveolaris.

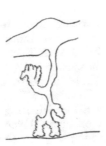

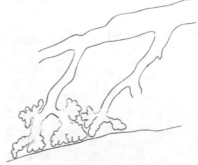

Abb. 77. Umrißzeichnung eines fetalen Alveolenbäumchens *(Katze)*.

Abb. 78. Umrißzeichnung eines Alveolenbäumchens der neugeborenen *Katze*.

Bei dem Objekt (Abb. 79), 5 Wochen alte *Katze*, hat sich das Bild wesentlich geändert. Die Alveolensäckchen sind reicher gegliedert und dichter mit Alveolen besetzt, die Säckchen selbst gehen von einer Alveolen tragenden, röhrenförmigen Strecke, dem Alveolengang ab, der seinerseits aus dem Bronchiolus respiratorius hervorgeht, an dem vereinzelte

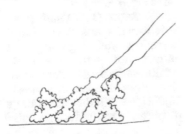

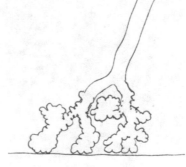

Abb. 79. Umrißzeichnung eines Alveolenbäumchens der 5wöchentlichen *Katze*.

Abb. 80. Umrißzeichnung eines Alveolenbäumchens der 5monatlichen *Katze*.

Alveolen sitzen. An den mit schwarzen Punkten vermerkten Stellen der Alveolengänge sind Epithelinseln anzutreffen, die übrigen rot ausgezogenen Teile haben das typische, unvollständige Alveolenepithel. Die Abschnitte des Alveolenbäumchens sind hier noch kurz, aber sie sind erkenntlich und gegenüber dem Alveolenbäumchen des Neugeborenen deutlich differenziert.

Etwa die Hälfte der postfetalen Wachstumszeit hat die 5 Monate alte *Katze* hinter sich. Bronchioli respiratorii und Alveolengänge sind als Verbindungsstücke zwischen den Alveolensäckchen und terminalen Bronchien stärker ausgeprägt (Abb. 80). Die Alveolensäckchen selbst sind erweitert, reicher gegliedert, die Septen zwischen den Alveolen sind höher geworden.

Abb. 81 zeigt das Alveolenbäumchen der erwachsenen *Katze*, an dem die charakteristischen Teile in voller Ausbildung vorhanden sind. Der Bronchiolus terminalis verus teilt sich in zwei, teilweise mit Alveolen besetzte Bronchioli respiratorii auf, an die sich in wechselnder Zahl ganze Büschel von Alveolargängen anschließen, die peripher in den erweiterten Alveolarsäckchen endigen.

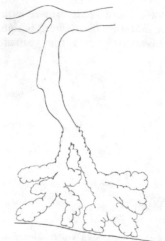

Vergleicht man das Alveolenbäumchen des Neugeborenen und des Erwachsenen, so ist es neben der Ausweitung, Verlängerung und Vermehrung vor allem die Gliederung des Alveolarsystems, die ins Auge fällt. An den auswachsenden, peripheren Bronchialenden entstehen die Bronchioli respiratorii und Ductus alveolares, die beim Alveolenbäumchen des Neugeborenen noch fehlen. Der postfetale Wachstumsmodus der Lunge ist histologisch noch nicht geklärt. Die als Pneumonomeren erkennbaren Wachstumszentren, die wir in der fetalen Lunge sehen, sind im postfetalen Leben nicht mehr zu finden. Die relative Verarmung des Bronchialsystemes, dessen Bereicherung in keinem Verhältnis steht zu der enormen Alveolenvermehrung, läßt es immerhin möglich, ja wahrscheinlich erscheinen, daß bei der Teilung der Knospen die Bildung der Stengelglieder zumeist unterbleibt und

Abb. 81. Umrißzeichnung eines Alveolenbäumchens der erwachsenen *Katze*.

daß die Ausdifferenzierung der Bronchioli respiratorii und Ductuli alveolares auf einem anderen Wege zustande kommt, nämlich dadurch, daß an den in die Länge wachsenden Bronchioli terminales sekundär alveoläre Ausbuchtungen entstehen, also entgegen Broman die Enden des Bronchialsystems teilweise gewissermaßen alveolisiert und in das alveoläre Parenchym einbezogen werden.

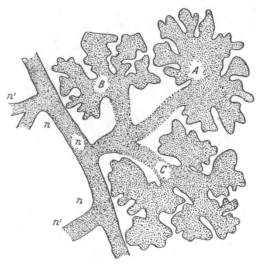

WILLSON (1928) hat seine Beobachtungen aus dem Jahre 1922 korrigiert und ergänzt; er hatte damals auf Grund von Rekonstruktionen terminaler Bronchien eines Erwachsenen und eines etwa 13jährigen Kindes die Lunge des jüngeren Individuums als die Miniaturausgabe der erwachsenen Lunge bezeichnet. Beim Vergleich der Diagramme (Abb. 82 und 83), deren erstes von einem vorzeitig geborenen 6½ Monate alten Fetus, der 5 Tage gelebt hatte, deren zweites vom 13jährigen Kind stammt, fällt ohne weiteres auf, um wieviel komplexer die Lunge des 13jährigen ist. WILLSON reproduziert weiterhin 18 Schnittzeich-

Abb. 82. Graphische Rekonstruktion einer Lunge von einem vorzeitig geborenen 6½ Monate alten Fetus, der 3 Tage gelebt hat *(Mensch)*. Nach WILLSON[1].

nungen von je 1 qmm Lunge in 100facher Vergrößerung von 10 verschiedenen Kindern unterschiedlichen Alters. Die auffallende Tatsache, daß die kindlichen Alveolen teilweise stark emphysematisch wirken und vom 7. Lebensjahre an kleiner werden, kann nicht allein dem Umstand zugeschrieben

[1] Die Buchstaben bzw. Ziffern der Abb. 82 und 83 beziehen sich auf Bilder von Wachsplattenrekonstruktionen der gleichen Arbeit von WILLSON. Sie sind für unsere Zwecke ohne Bedeutung, konnten aber aus technischen Gründen nicht gelöscht werden.

werden, daß die Objekte bei Autopsien gewonnen wurden und die Lungen
in verschiedenem Grade lufthaltig waren. WILLSON weist nachdrücklich auf den
Unterschied in der Größe der Lufträume hin, und wenn es ihm selbstverständlich erscheint, daß entsprechend dem Wachstum des Individuums auch die
Lunge wächst, so vermag er die auffallende Verschmälerung der Lufträume nicht
anders zu erklären, als daß gleichzeitig mit der Sprossung auch eine Invagination
der Alveolen stattfindet, daß also nach der Geburt in der Lunge zentrifugale
und zentripetale Wachstumserscheinungen nebeneinander einhergehen.

STRUKOW (1932), der sehr reichhaltiges Kindermaterial zur Verfügung
hatte (30 Kinderleichen vom vorzeitig geborenen bis zum 12jährigen Kinde),

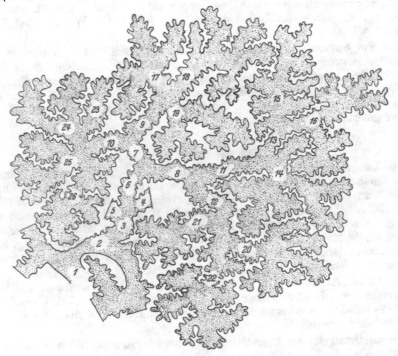

Abb. 83. Graphische Rekonstruktion einer Lunge eines ungefähr 13 Jahre alten Kindes *(Mensch)*.
Nach WILLSON.

das allerdings, nach seinen Mikrophotogrammen zu urteilen, nicht gut erhalten
war, teilt die Lungenentwicklung nach der Geburt in mehrere Perioden ein.
Von der Geburt bis zum 2. Lebensjahre haben die Acini primitiven Charakter,
die Alveolensäckchen besitzen Muskulatur; vom 2. Lebensjahre an entwickeln
die Bronchien die stärkste Wachstumsintensität, dann beginnt die Differenzierung
der Acini, deren einzelne Abschnitte beim 6—7jährigen Kinde erkenntlich
vorhanden sind, die Alveolensäckchen sind jetzt muskelfrei; nach dem 7. Lebensjahre ist die Lunge ausdifferenziert, von da an wächst sie in ihren einzelnen
Teilen. Durch Zählung der Bronchioli respiratorii in je 1 qmm Lungensubstanz
seiner Gefrierschnitte will STRUKOW festgestellt haben, daß von der Geburt
bis zum 7. Lebensjahre die Bronchioli respiratorii abnehmen. Es ist aber sehr
fraglich, ob die menschliche Neugeborenenlunge überhaupt schon Bronchioli
respiratorii hat. Nach meinen Befunden bei der *Katze* werden sie erst postnatal
gebildet, so daß sie in dieser Periode, weil noch nicht vorhanden, auch nicht
abnehmen könnten. Es handelt sich wohl auch bei STRUKOW um eine relative
Verarmung des Bronchialsystemes gegenüber der Zunahme als alveolären

Parenchyms, wie ich sie auf Abb. 76 gezeigt habe. Die Neubildung der Lungenalveolen beruht nach Strukow zuerst nicht so sehr auf einer Volumenszunahme
als auf der Differenzierung der Elemente des Acinus in Lungenalveolen und
Alveolargänge. Der Durchmesser der Bronchioli bleibt bis zum 7. Lebensjahre
nahezu gleich; von da an wachsen sie, ihr Durchmesser verdoppelt sich; die
Vergrößerung der Alveolen beginnt erst später, etwa im 12. Lebensjahre.

Strukow bezeichnet die Zeit von der Geburt bis zum 7. Lebensjahre als
Periode der Lungendifferenzierung, vom 7. Jahre an als Wachstumsperiode
der differenzierten Elemente.

Man kann sich des Eindruckes nicht erwehren, daß die deutsche Sprache
Strukow Schwierigkeiten macht; es bleibt unklar, wie er den Wachstumsmodus
der Lunge im postfetalen Leben deutet. Die Arbeit von Willson ist ihm unbekannt geblieben.

Die Frage nach dem postfetalen Lungenwachstum ist, wie aus dem Vorstehenden hervorgeht, noch keineswegs eindeutig entschieden. Zwar hat die
Bendersche Untersuchung über das fetale Wachstum das Chaos gelichtet und
den Weg gebahnt, aber es wird ähnlich ausdauernder, technisch einwandfreier
Arbeiten an tierischem Material bedürfen, ehe wir dieses Problem als histologisch gelöst ansehen dürfen.

4. Bau des Arbor alveolaris.

Die Lunge entwickelt sich und wächst wie eine Drüse; wie bei der Drüse
trennen wir auch hier das eigentliche Lungenparenchym von den Ausführungsgängen, den Bronchien. An der Grenze zwischen der rein bronchialen und der
rein alveolären Lungenkomponente stehen die Bronchioli terminales, deren jeder
in seinen weiteren Aufteilungen einen Arbor alveolaris bildet. Das Alveolenbäumchen, oder wie es bei vielen Autoren wegen seiner beerenförmigen Gestalt
genannt wird, der Lungenacinus ist die Einheit, welche dem zusammengesetzten
Lungenparenchym zugrunde liegt.

Die besten Arbeiten über den Lungenacinus haben Loeschke (1921) mit
ausgezeichneten Metallausgüssen der Lunge und Husten (1921) ein Schüler
Aschoffs geliefert. Die folgenden Abbildungen und die Nomenklatur sind diesen
Arbeiten entnommen.

Die Endigungen des eigentlichen Bronchialsystemes, seine feinsten Verzweigungen sind die sog. Bronchioli terminales, die engsten Stellen des luft-
zuführenden Apparates mit einer lichten Weite von etwa 0,5 mm. Die Wand
des Bronchiolus terminalis ist knorpelfrei, er ist von einreihigem Flimmerepithel ausgekleidet, in dem sich noch vereinzelte Becherzellen finden und verläuft zusammen mit einem Ast der Arteria pulmonalis.

Der Bronchiolus terminalis teilt sich in der menschlichen Lunge regelmäßig
in zwei Äste, die beträchtlich weiter sind als der Endbronchiolus. An diesen
beiden Ästen, die noch flimmerndes Epithel ohne Becherzellen haben (Abb. 84),
treten ausgebuchtete Stellen auf, die vom Muskelgeflecht der Bronchioluswand
nicht umfaßt werden und mit flachen Zellen bekleidet sind; diese mehr oder
weniger regelmäßigen Ausbuchtungen sind die ersten Alveolen. Diese beiden
Bronchioli respiratorii 1. Ordnung teilen sich dichotomisch weiter. Ihre
Teilungsprodukte, Bronchioli respiratorii 2. Ordnung haben größtenteils schon
kubisches Epithel; nur die vom Zweige der Arteria pulmonalis begleitete Röhren-
wand besitzt noch höhere Epithelzellen (Abb. 85). Die gegenüberliegende
Wand ist schon dichter mit Alveolen besetzt, die auch größer sind als die
Alveolen der Bronchioli respir. 1. Ordnung. Nach nochmaliger, dichotomischer
Teilung in zwei Bronchioli respiratorii 3. Ordnung, in denen sich nur noch an

der, der Arterie zugewendeten Bronchialwand ein schmaler, kubischer Epithelstreifen befindet, während die übrigen Wandteile mit zahlreichen, größeren

Alveolen besetzt sind
(Abb. 86), erfolgt der
Übergang in ein System
von Alveolargängen, die
keinen Bronchialcharak-
ter mehr haben und nicht
mehr von kubischem,
sondern durchweg von
sog. respiratorischem Epithel ausgekleidet sind.

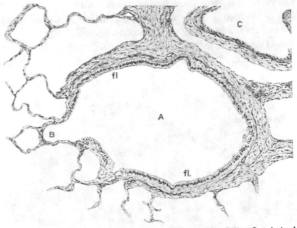

Die Ductus alveolares
sind kurz und weit, ihre
Wandung besteht zu-
meist aus reihenförmig
angeordneten Alveolen,
zwischen denen etliche
glatte Wandstrecken lie-
gen, die plexusförmig an-
geordnete Muskulatur

Abb. 84. Bronchiolus resp. I. Ordnung (A) mit begleitender Arterie
(C) und wandständiger Alveole (B). Das Epithel des Bronchiolus
resp. I ist Flimmerepithel (fl.). Nach HUSTEN.

und elastische Fasern enthalten, die wir auf Längsschnitten durch Alveolengänge als Pfeiler erkennen. Bei den Ductus alveolares ist der Eindruck eines

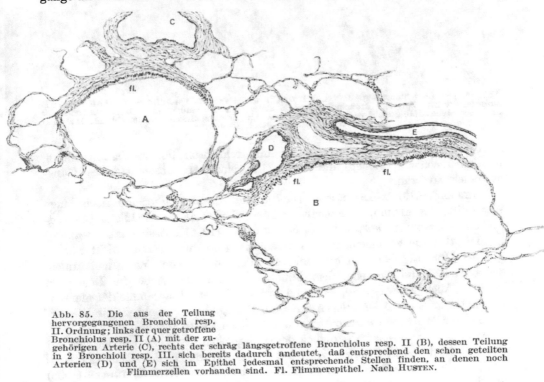

Abb. 85. Die aus der Teilung
hervorgegangenen Bronchioli resp.
II. Ordnung; links der quer getroffene
Bronchiolus resp. II (A) mit der zu-
gehörigen Arterie (C), rechts der schräg längsgetroffene Bronchiolus resp. II (B), dessen Teilung
in 2 Bronchioli resp. III. sich bereits dadurch andeutet, daß entsprechend den schon geteilten
Arterien (D) und (E) sich im Epithel jedesmal entsprechende Stellen finden, an denen noch
Flimmerzellen vorhanden sind. Fl. Flimmerepithel. Nach HUSTEN.

Ganges dadurch gewahrt (s. Abb. 43 nach BRAUS), daß die freien Säume
der Alveolarsepten, die netzartig zusammenhängen, auf einem Zylindermantel

liegen. Diese Alveolengänge teilen sich ein letztes Mal und aus dieser Teilung gehen die terminalen Abschnitte des Lungenparenchyms, die Alveolensäckchen hervor. An den Saculi alveolares sitzen ohne trennende glatte Wandstrecken die Alveolen. Die halbschematische Abb. 87 zeigt die einzelnen, den Arbor alveolaris zusammensetzenden Abschnitte.

HUSTEN weist darauf hin, daß nicht immer alle Strecken des Alveolenbäumchens vollständig zur Ausbildung kommen. Die Alveolengänge und

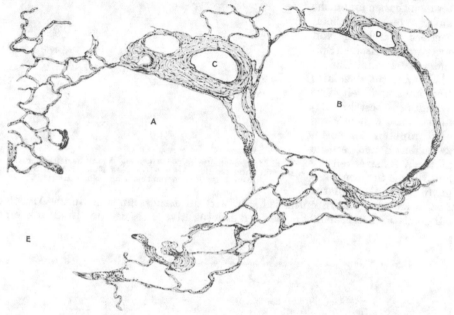

Abb. 86. Der Bronchiolus resp. III* A teilt sich in die Alveolargänge auf, von denen einer bei E zu erkennen ist. Von dem Bronchiolus resp. B der vorigen Abbildung ist im Bilde nur mehr der in dieser Stelle zufällig nicht von Alveolen besetzte Alveolargang B sichtbar, der von der Arterie D begleitet wird. Nach HUSTEN.

Alveolensäckchen können unmittelbar mit dem Bronchius respir. 2. Ordnung in Zusammenhang stehen, die Länge der einzelnen Abschnitte des Gangsystemes variieren.

MILLER (1913) will zwischen Ductus und Saculus alveolaris noch einen Abschnitt, das Atrium, eingeschaltet wissen, den er als regelmäßigen Bestandteil der *Katzen*lunge anspricht. F. E. SCHULTZE (1915) hat an der *Ratten*lunge gezeigt, daß die zu einem Ductus alveolaris gehörenden Saculi nicht alle in gleicher Höhe abgehen, sondern hintereinander, so daß von einer gemeinsamen, erweiterten Mündungsstelle, dem MILLERschen Atrium, nicht die Rede sein könnte. Auch OGAWA (1920) lehnt die Atrien ab; seine Diagramme der menschlichen Lunge sind als Unterlagen für seine Darlegungen brauchbar; die Wiedergabe seiner Wachsplattenrekonstruktionen jedoch ist unmöglich.

Große Variationsbreite bezüglich der Teilstrecken des Acinus findet sich bei den verschiedenen *Tier*spezies. Während BAUMGÄRTNER beim *Rinde* den Lungenacinus in all seinen Komponenten gefunden hat, haben F. E. SCHULTZE (1908) an der *Cetaceen*lunge und FIEBIGER (1916) beim *Delphin* nachgewiesen, daß knorpelhaltige Bronchien unmittelbar in die Alveolensäckchen übergehen, daß also Bronchioli veri und respiratorii fehlen.

Der Lungenacinus umfaßt, analog den sezernierenden Abschnitten des Drüsenläppchens, alle respirierenden Elemente. Nach HUSTEN beginnt er mit dem Bronchiolus respiratorius 1. Ordnung, ebenso wie bei F. E. SCHULTZE, der diesen Bronchialabschnitt als Bronchulus alveolaris bezeichnet. LOESCHKE (1921) läßt den Acinus mit dem Bronchiolus terminalis beginnen; er würde also zwei der Acini nach HUSTEN und SCHULTZE umfassen. Aber HUSTEN vermutet, daß der Bronchiolus terminalis von LOESCHKE seinem Bronchiolus

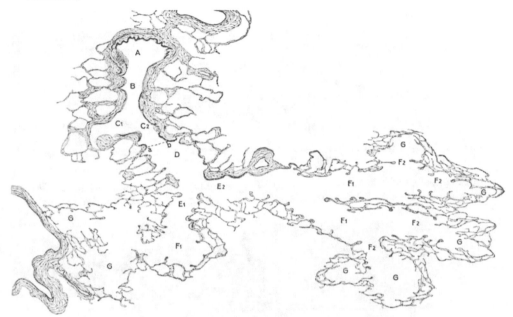

Abb. 87. Halbschematische, aus mehreren Schnitten ergänzte Darstellung eines Lungenacinus. Nach HUSTEN. Aus dem Bronchiolus A geht der Bronchiolus terminalis B hervor, der sich in die beiden Bronchioli resp. I. Ordnung C₁ und C₂ teilt. Das von dem Bronchiolus resp. C₂ ausgehende System ist als Acinus aufzufassen und kommt weiter zur Darstellung. Es schließt sich an dem Bronchiolus resp. II. Ordnung D, von dem die mit höherem Epithel bekleidete, der Arterie entsprechende Wand nicht zur Darstellung kommt, sondern nur die mit Alveolen besetzten Teile der Wand. Der Bronchiolus resp. II. Ordnung D teilt sich in die beiden Bronchioli III. Ordnung, E₁ und E₂. Von dem Bronchiolus resp. E₁ sind gleichfalls nur die mit Alveolen besetzten Wandabschnitte im Schnitt getroffen, während vom Bronchiolus resp. III. Ordnung E₂ gerade die mit höherem Epithel bekleidete Wandstelle getroffen ist. Die Bronchioli resp. III. Ordnung E₁ und E₂ gehen nun in die Alveolargänge F₁ über. Rechts im Bilde sieht man zwei Alveolargänge F₁, die sich in je zwei weitere Alveolargänge F₂ teilen. An die Alveolargänge schließen sich die Alveolarsäcke G an. Das Epithel der Abschnitte A, B und C ist Flimmerepithel. Das Epithel im Bronchiolus resp. III. Ordnung E₂ oberhalb der Bezeichnung E₂ ist zum Teil hohes Zylinderepithel mit Flimmerzellen. Der Bronchiolus resp. I. Ordnung C₂ teilt sich, was hier im Bilde nicht sichtbar ist, etwa in der Linie a—b in 2 Bronchioli resp. II. Ordnung, von denen nur der eine (D) auf der Zeichnung zur Darstellung gekommen ist. Die von dem nicht dargestellten Bronchiolus resp. II. ausgehenden Gangsysteme füllen u. a. auch den Raum zwischen E₁ und E₂ aus.

respiratorius 1. Ordnung gleichzusetzen sei, und daß die vorhandenen, sehr kleinen Alveolen bei den Metallausgüssen nicht zum Abdruck kamen.

Abb. 88 zeigt einen isolierten Acinus der menschlichen Lunge nach einem Ausguß des Arbor alveolaris mit WOODschen Metall von LOESCHKE. Der Bronchiolus terminalis teilt sich dichotomisch in zwei Bronchioli respiratorii, an denen die alveolenfreien Wandseiten mit der Rinne für die sich anlegende Arteria pulmonalis zu sehen ist; auch die Alveolengänge, mit Alveolen besetzt, und die blind endigenden Alveolensäckchen sind deutlich zu erkennen.

Abb. 89 zeigt einen Lobulus, der sich aus einer wechselnden Zahl von Acini zusammensetzt. Der Drüsenausführungsgang ist hier ein kleiner, noch knorpelhaltiger Bronchus, an dessen Verzweigungen, den Bronchioli terminales, die

einzelnen Alveolenbäumchen oder Acini sitzen. Das Läppchen ist bindegewebig um-
rahmt. Schon bei der Histogenese der Lunge waren die zu Trabekeln geordneten,

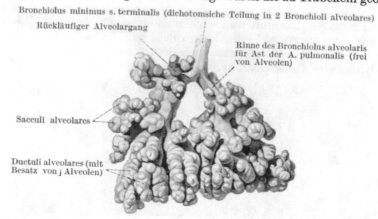

Bronchiolus minimus s. terminalis (dichotomsiche Teilung in 2 Bronchioli alveolares)

Rückläufiger Alveolargang

Rinne des Bronchiolus alveolaris
für Ast der A. pulmonalis (frei
von Alveolen)

Sacculi alveolares

Ductuli alveolares (mit
Besatz von j Alveolen)

Abb. 88. Isolierter Acinus der menschlichen Lunge. Ausguß des Arbor alveolaris mit Woodschem
Metall. Aus Braus, nach Loeschcke.

bindegewebigen Elemente mit ihren großen Lymphspalten aufgefallen, die als Septen die einzelnen Epithelsprossen mit ihren Verzweigungen voneinander trennten.

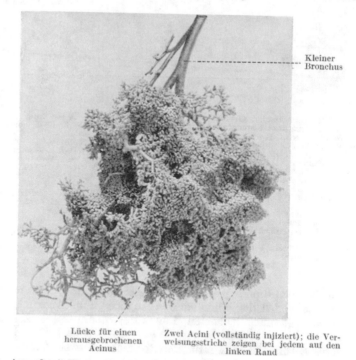

Kleiner
Bronchus

Lücke für einen
herausgebrochenen
Acinus

Zwei Acini (vollständig injiziert); die Ver-
weisungsstriche zeigen bei jedem auf den
linken Rand

Abb. 89. Lobulus. Ausguß mit Woodschem Metall. Aus Braus. Der kleine Bronchus gabelt sich.
Der rechte dickere Ast entspricht dem birnförmigen Lobulus, der dem Beschauer zugewendet ist
(hell beleuchtet). Der linke dünnere Ast geht zu einem links liegenden Nachbarlobulus, der nur
zum Teil sichtbar ist (linke, stark beschattete Seite des Präparats). Original nach Loeschcke.

Die Aufteilung des Lungengewebes in Einheiten durch derbere, bindegewebige Scheidewände ist an der fetalen und kindlichen Lunge deutlicher als

beim Erwachsenen. Die Unterschiede sind auch hier wieder in den einzelnen *Tier*spezies groß. Sehr deutlich ist die Läppchenzeichnung mit ihrer bindegewebigen Umrahmung beim *Schwein*; bei den *Carnivoren* dagegen ist sie vollkommen verwischt.

Über den feineren Bau des Arbor alveolaris s. den folgenden Abschnitt dieses Bandes von W. BARGMANN.

5. Die lymphatischen Apparate der Lunge.

In den vorausgehenden Kapiteln über das Wachstum der fetalen Lunge hat sich immer wieder Gelegenheit geboten, auf die auffallend zahlreichen und

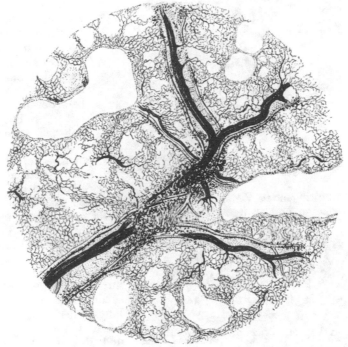

Abb. 90. Ein Ast der Arteria pulmonalis (schwarz) mit seinen Lymphgefäßen (hell). Nach MILLER. Die Figur zeigt auch die Beziehung des Pigmentes zu den Lymphgefäßen; der große Pigmenthaufen liegt an der Stelle, wo sich der Bronchus teilt. Die Lunge war in gleicher Weise injiziert wie in Abb. 6. Die Injektionsmasse hatte sich in der Arterie durch Schrumpfung stark von der Wand entfernt, so daß die Lymphgefäße besser zu Gesicht kommen. Vergr. 20 : 1.

großen Lymphräume hinzuweisen, die im Mesenchymlager auftreten, in welches das epitheliale Lungenbäumchen hineinwächst. Sie waren in den Bindegewebssepten beim *Schweine*fetus von 22 cm besonders groß, gegen Ende des fetalen Lebens hatten sie an Zahl und Größe wesentlich abgenommen.

Die widersprechenden Angaben älterer Autoren über die Lymphsysteme der Lunge mögen mit der schwierigen Technik ihrer Darstellung zusammenhängen. MILLER, der wie bei den Blutgefäßen sich auch hier als Meister der Technik erwiesen hat, diagnostiziert viele Injektionspräparate, bei denen Lymphspalten, Stigmata und Stomata der Gewebe dargestellt sind, auf Grund seiner Erfahrungen als Kunstprodukte, die durch willkürliches Einstechen und Verbreitung von Injektionsflüssigkeit in Bindegewebsspalten oder durch Platzen der dünnwandigen Gefäße und Extravasate zustande gekommen sind.

Auf Grund seiner Untersuchungen beschreibt MILLER Lymphgefäße der Bronchien, der Arterien, der Venen und der Pleura.

Die großen Bronchien besitzen an ihrer hinteren Fläche meist mehrere Lymphgefäße, die evtl. mit bloßem Auge sichtbar sind. Sie besitzen Klappen und bilden reichliche Anastomosen einerseits mit den innerhalb der Bronchialwand gelegenen Lymphplexus, andererseits mit den Bronchial- und Hilusdrüsen.

Die Lymphgefäße innerhalb der Bronchialwände, die schon im Abschnitt der Bronchien erwähnt wurden, beschreibt Mliler als ein Netzwerk länglicher Maschen, das mit Abnahme des Kalibers der Bronchien und mit Verschwinden der Knorpel selbst allmählich abnimmt, bis es an den Ductuli alveolares in drei dünnen Gefäßen

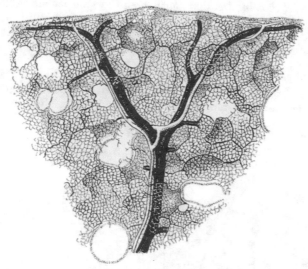

Abb. 91. Lymphgefäße eines Astes der Vena pulmonalis, der zur Pleura geht. Nach Miller. Schwarz: Vena pulmonalis. Hell: Lymphgefäße.

endigt, deren zwei sich den hier entspringenden Venen, das dritte der Arterie anschließt. Jenseits der Alveolargänge und in den Alveolen hat Miller keine Lymphgefäße gefunden. Diese Verbindung zwischen den Lymphgefäßen der Bronchien, Arterien und Venen besteht aber nicht nur an den Alveolargängen, sondern auch an den Teilungsstellen der Bronchien. An diesen Vereinigungsstellen und überall, wo Lymphgefäße zusammentreffen, finden sich kleine, dreieckige Erweiterungen die mit dem adenoiden Gewebe, das Arnold (1880), Klein (1875), Burdon-Sanderson (1868) beschrieben haben, im Zusammenhang stehen. An diesen Stellen finden sich auch Kohlestaubanhäufungen (Abb. 90). Auf dem gleichen Bilde kommt auch zur Darstellung, daß die Äste der Art. pulmonalis zumeist von zwei, die kleineren von einem Lymphgefäßstämmchen begleitet sind.

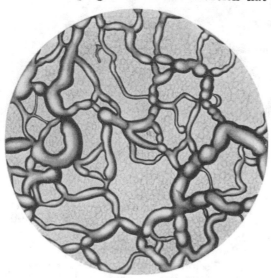

Abb. 92. Lymphgefäße der Pleura, von der Fläche. Nach Miller. Man beachte die zahlreichen Klappen sowie die Unregelmäßigkeit in der Maschenbildung und in der Größe der Gefäße. Die Lymphgefäße waren mit einer durch Zusatz von Ultramarinblau gefärbten Panschschen Masse injiziert. Vergr. 20 : 1.

Die die Venen begleitenden Lymphgefäße verlaufen stärker geschlängelt. Abb. 91 zeigt den Verlauf von Vene und Lymphgefäß zur Pleura, wo sie sich mit dem Netzwerk der Pleura verbinden[1]. Auch hier kommt es in den Lacunen zu Kohlestaubanhäufungen.

Abb. 92 zeigt das unregelmäßige Netz der pleuralen Lymphgefäße, deren ungleich großer Durchmesser schon von SAPPEY (1874) erwähnt wird. MILLER betont, daß es sich nur um *ein* Netzwerk handelt, aus größeren und kleineren Gefäßen bestehend, und nicht, wie manche Autoren beschreiben, um ein doppeltes, da alle Gefäße in einer Ebene liegen (Abb. 93), was sich an Querschnitten nachweisen läßt.

Die Lymphgefäße der Pleura sind klappenreich und verhindern das Übertreten der Injektionsmasse aus diesen in die Lymphgefäße der Lunge. Den von fast allen anderen Autoren beschriebenen Zusammenhang der pleuralen mit den pulmonalen Lymphgefäßen lehnt MILLER ab. Er hat wohl beobachtet, daß sich den Lungenwänden entlang die großen Lymphgefäße ein Stück weit in das Lungengewebe hineinsenken, aber sie gelangen nach kurzer Strecke wieder an die Oberfläche. Äste gehen von derartigen Schleifen nicht ab, weder zu den Lungengefäßen noch zur Pleura. Eigentliche Lymphcapillaren finden sich nach MILLER nirgends in der Lunge.

Im Gegensatz zu MILLER betont BAUM, der sich technisch und wissenschaftlich sehr gründlich mit den Lymphgefäßen beschäftigt hat, daß das pleurale und pulmonale Lymphgefäßnetz zusammenhängen.

Der enge genetische Zusammenhang der weiten Lymphspalten in den Lungensepten und im subpleuralen Bindegewebe beim Fetus läßt es schwer verständlich erscheinen, daß postfetal keine Verbindung bestehen soll.

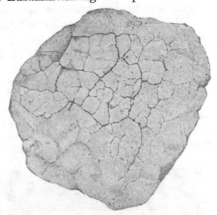

Abb. 93. Diese Abbildung gibt einen Befund wieder, den man sehr häufig erhält, wenn man sich zur Injektion der Lymphgefäße der Einstichmethode bedient. Im vorliegenden Falle war als Injektionsmasse wäßrige Berlinerblaulösung gewählt worden. Unter dem Mikroskop konnte festgestellt werden, daß dabei nicht ein einziges Lymphgefäß injiziert war. Vergr. 7 × 5 : 1.

GUIEYSSE-PELLISSIER (1927) spricht von dem ausgedehnten lymphoiden Organ der Lunge, das, dem Fachwerk ihres Baues dicht angelagert, sich aus zwei Teilen zusammensetzt, dem diffusen und dem kompakten. Der diffuse Anteil, der die Alveolarwände einnimmt, wird von kleinen Zellgruppen gebildet, die hauptsächlich an den Verbindungsstellen der Alveolenwände sog. Kernnester bilden, in denen sich auch unförmige Riesenkerne befinden. Die kompakten Teile liegen in der Adventitia der Bronchien und Gefäße in Form von mehr oder minder umfangreichen Ansammlungen, die manchmal richtige Hüllen bilden können, welche breiter sind als die Bronchien selbst. Kleine kompakte Gruppen findet man auch mitten im Lungenparenchym und, nach anderen Autoren, in der Pleura. Diffuse und kompakte Regionen gehen kontinuierlich ineinander über. Die kompakten Lymphformationen verhalten sich außerordentlich verschieden, manchmal fehlen sie vollkommen, in anderen Fällen sind sie sehr zahlreich. Der diffuse Anteil ist sozusagen latent, er entwickelt sich mit unglaublicher Schnelligkeit bei der geringsten Lungenreizung. Die kompakten Partien scheinen beständiger zu sein, zwar können sie bei experimentellen Reizungen auch stärker proliferieren; sie tun es jedoch viel langsamer. Wir verstehen nun auch die wichtige Rolle, welche diesem lymphoiden Organ

[1] Um so erstaunlicher ist, daß trotz dieser schönen Abb. 140 MILLER daran festhält, daß zwischen den Lymphgefäßen der Pleura und der Lunge keine Verbindung besteht.

innerhalb der Lunge zufällt. Es vermag die respiratorische Lunge, dieses an und für sich passive Organ, zu einem Organ von außerordentlicher Sensibilität umzuformen.

Die Anhäufung von Kohlenstaub und Rußpartikelchen in den Lymphdrüsen des Atmungsapparates und in den bindegewebigen Septen der Lunge, sowie in subpleuralen Bindegewebe spricht ohne Zweifel für den Zusammenhang des gesamten lymphatischen Apparates von Lunge und Pleura. Die in den oberen Teilen des Respirationstractus nicht abgefangenen Kohle-, Ruß- und Staubteilchen, die bis in die Alveolen gelangen, werden von Phagocyten der Alveole im Selbstreinigungsprozeß der Lunge aufgenommen, wie im Kapitel „Alveolarphagocyten" zur Sprache kommt. Diese kohlestaubbeladenen Zellen verschwinden wieder aus den Alveolen, sie werden im interstitiellen Lungengewebe, in den interlobulären Septen, in der Adventitia der Gefäße, ebenso in den Lymphknoten gefunden, wo der Kohlenstaub intracellulär in Makrophagen oder in den Zellen des Endothels liegt.

V. Die Pleura[1].

Die Pleura gehört zu den serösen Häuten, die den Wandüberzug der Leibeshöhle bilden und sich auf die raumfüllenden Organe umschlagen, auch diese mit einem serösen Überzug bekleidend. In der Pleurahöhle, die unter normalen Verhältnissen keine Höhle, sondern nur ein Spalt ist, liegen die beiden Blätter,

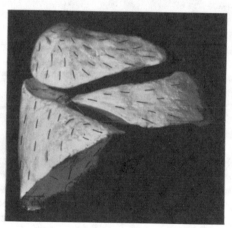 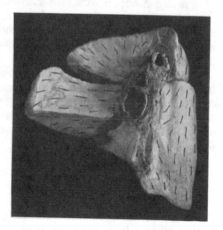

Abb. 94.   Abb. 95.

Abb. 94 und 95. Rechte Lunge eines Neugeborenen, Trockenpräparat. Von lateral und medial gesehen. Der Verlauf der Spaltlinien ist schematisch eingezeichnet. [Aus Blechschmidt (1935).]

die den Brustraum überziehende Pleura parietalis und die die Lunge überziehende Pleura visceralis einander an, nur durch eine dünne Flüssigkeitsschicht getrennt. Petersen mißt den serösen Höhlen den Wert von Beweglichkeitseinrichtungen zu; der Spalt trennt die selbständig beweglichen Eingeweide, hier die Lungen, von der Brustwand, auf diese Weise die Bewegungsfreiheit des Brustkorbes und der Lunge garantierend.

Die auskleidende, seröse Haut setzt sich aus zwei Komponenten, dem einschichtigen Epithel, von Petersen Mesothel genannt, und der Bindegewebsschichte zusammen, die von zahlreichen, elastischen Netzen, von Blutgefäßen

---

[1] Die nach Ablieferung des Manuskriptes (im April 1933) erschienenen Arbeiten dieses Kapitels hat Herr Dr. Bargmann, Zürich liebenswürdigerweise ergänzend referiert.

und Nerven mit Endkörperchen [McLaughlin (1933)] durchsetzt ist. Eine unmittelbar unter dem Epithel befindliche Lage von Kollagenfasern nennt Argaud (1919) „Endopleura". Sie wird durch eine elastische Membran von dem subpleuralen Bindegewebe getrennt.

Favaro [zit. nach Monroy (1933)] unterscheidet das Stratum epitheliale (Epipleura) von der fibroelastischen Schicht (Mesopleura). Die Hypopleura besteht aus einer oberflächlichen locker gebauten und einer tieferen kompakteren Bindegewebslage. Nach Monroy tritt das elastische Gewebe zuerst bei Feten von etwa 30 cm Länge in der dichten Schicht der Mesopleura auf, dann in der Hypopleura und schließlich in der lockeren Lage der Mesopleura. Die Entwicklung des elastischen Gewebes der Mesopleura soll erst bei 20—30jährigen *Menschen* abgeschlossen sein, in der Hypopleura dagegen bis ins Alter zunehmen.

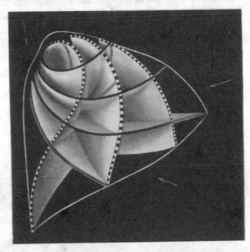

Abb. 96. Modell zur Darstellung der Pleurafasern der rechten Lunge. Ansicht von lateral. Die schwarzen bzw. gestrichelten Kurven geben den Faserverlauf an. Die Bronchien sind für den Oberlappen schematisch eingezeichnet. Die Lappengrenzen sind in der Fortsetzung der drei Pfeile zu denken, entsprechend dem Verlauf der Hauptspannungsflächen. [Aus Blechschmidt (1935).]

Das einschichtige Plattenepithel (Tunica serosa) zeigt auf dem Silberlinienbild unregelmäßige Zellgrenzen. Die Kerne sind flach-oval. An dem visceralen Blatt der Pleura kann die Form der Epithelzellen wechseln; man beobachtet hier neben den platten auch kubische Zellen.

Eine Schichtung des Epithels ist selten zu beobachten [Argaud (1919)]. Je nach der Fixation der Lunge in Expirations- oder Inspirationsstellung sind die Zelleiber mehr oder weniger abgeflacht. Wie die meisten Epithelzellen der serösen Häute, weisen die epithelialen Elemente der Pleura einen Bürstensaum auf [Argaud, Kolossow (1893), v. Brunn

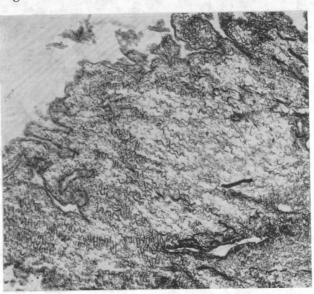

Abb. 97. Flachschnitt durch die Kollagenfaserschicht der Pleura (Mittellappen). Pikrofuchsinfärbung. Schnittpräparat. [Aus Blechschmidt (1935).]

(1901)], dessen einzelne Härchen in einem Basalknötchen enden sollen. Besonders bei experimentell erzeugten Resorptions- und Reizungsvorgängen scheint der Bürstensaum gut ausgebildet zu sein (v. Brunn), ja geradezu einen besonderen Reaktionszustand der Zelle zu kennzeichnen, da er von Desbaillet (1927) an den Pleuraepithelien gesunder *Meerschweinchen* vermißt wurde. Bezüglich ihrer Potenzen sowie des Verhaltens in vitro dürften die Pleuraepithelien den Mesothelien der Bauchhöhle weitestgehend ähneln [vgl. hierzu Maximow, Handbuch II/1. 1927, Schopper (1932)]. Bezügl. Pleura vgl. noch Vincenzi (1902).

Es ist fraglich, ob die von Luschka beschriebenen Pleurazotten der menschlichen Lunge wirklich normale Bildungen darstellen. Nach Merkel (1902) bilden die Villi pleurales Fortsätze von etwa 1—0,04 mm Länge, die kolbige oder auch birnförmige Gestalt aufweisen oder auch gelappt und

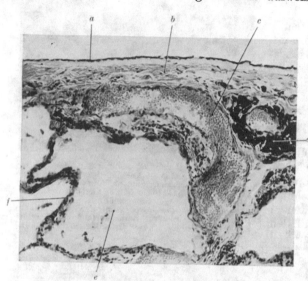

Abb. 98. Pleura pulmonalis (S). Häm.-P. phot. 100×. Nach Petersen. *a* Mesothel. *b* Bindegewebe der Pleura. *c* Vene. *d* Septum interlobulare mit Kohleeinlagerung am Ansatz der Pleura. *e* Alveole. *f* Alveolarwand.

mehrfach geteilt sein können. Vielleicht handelt es sich um abnorme Wucherungen. Desbaillet z. B. hat im Experiment solche Zottenbildungen beim *Meerschweinchen* erzeugen können. Diese Zotten tragen ein hypertrophiertes kubisches bis zylindrisches Epithel, ihr bindegewebiges Stroma zeigt areolären Bau.

Das Bindegewebe der Tunica subserosa enthält zahlreiche, elastische Netze, die, wie Braus angibt, von außen nach innen immer weitmaschiger werden. Ich verweise hier nochmals auf die Abbildung des Braus-schen Schemas vom Lungenläppchen (Abb. 43). Braus schreibt zur Erklärung der Anordnung: „Die schräg gerichteten Längsachsen der Maschen stehen in den übereinandergeschichteten Netzen der Subserosa abwechselnd senkrecht aufeinander. Bei der Expiration verkürzen sie gemeinsam nach dem Parallelogramm der Kräfte die Höhe und Breite der Lunge, welche vorher bei der Inspiration durch die Bewegungen des Brustkorbes besonders gedehnt worden waren. Im ganzen unterstützt die Elastizität der pulmonalen Pleura die inneren elastischen Kräfte der Lunge."

Diese Schilderung von Braus stellt den Versuch dar, in den Bindegewebsstrukturen der Pleura mehr als nur eine „Faserhaut" zu erkennen, deren Vorhandensein ohne Bezugnahme auf das Lungenganze lediglich registriert wird. Die Betrachtungsweise der funktionellen Morphologie läßt uns heute Anordnung und Verlauf solcher Strukturen vielfach sinnvoll und verstehbar erscheinen [vgl. v. Möllendorff (1936)]. In einer neueren gründlichen Untersuchung an der Lunge des Neugeborenen versucht E. Blechschmidt (1935) den mechanischen Zusammenhang zwischen Pleura, Lungenlappung und Bronchialbaum aufzudecken. Den Verlauf der pleuralen Kollagenfasern verdeutlicht die Spaltlinienmethode [Abb. 94 (1) und 95 (2)]. Je näher die Fasern an die Lungenkanten bzw. die Haftstellen des Lig. pulmonale herankommen, desto steiler laufen sie auf diese zu. Sie bilden rechtwinklige Maschen in harmonischer Verteilung. An den Lungenspitzen verlaufen die Fasersysteme annähernd in Kreistouren (vgl. Abb. 96). Am Unterlappen gibt es im wesentlichen ein Fasersystem, ebenso am Mittellappen (Abb. 97). Beide Systeme lassen sich in gleicher Richtung über die Incisuren hinaus auf die Nachbarlappen verfolgen. Über der Kollagenfaserschicht befindet sich ein sehr dichtes

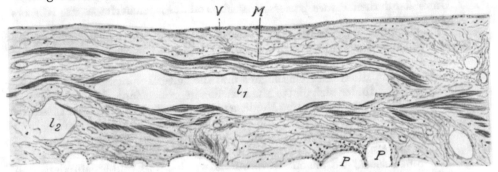

Abb. 99. Teil eines interlobulären Septums. Nach BALTISBERGER. Vergr. 74,5 fach. l_1 und l_2 Lymphgefäße. V Wand einer benachbarten Vene. M Muskelmantel.

elastisches Netz, dessen Fasern wie die Kollagenfasern orientiert sind. Die Bronchien bilden vom Hilus der Lunge aus divergierende Büschel. Je mehr sie sich der Lungenoberfläche nähern, desto steiler verlaufen sie gegen diese Oberfläche

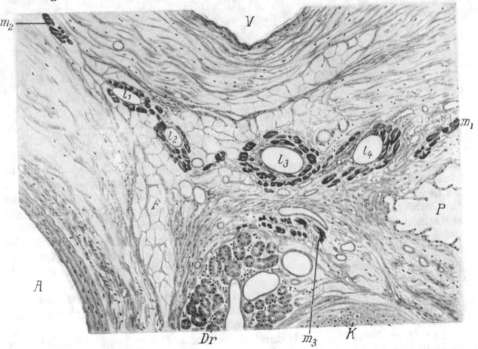

Abb. 100. Bindegewebszwickel zwischen einer Vene (V), einer Arterie (A) und einem Bronchus, dessen Nähe durch die Drüse (Dr) und den Knorpel (K) deutlich ist. Vergr. 58,5fach. l_1 bis l_4 vier Lymphgefäße. m_1 bis m_3 drei Muskelblätter. P Parenchym. f Fettgewebe. Nach BALTISBERGER.

hin. Bronchien und Pleurafasern zusammen stellen ein durch rechtwinklige Verschneidungen gekennzeichnetes System dar (Abb. 96), das BLECHSCHMIDT „als Bild des mechanischen Kraftfeldes der Lunge" auffaßt. Dabei entsprechen die Pleurafasern Zugkurven, die Bronchien Druckkurven für den Fall maximaler Inspiration. Die Verformung der Lunge, die durch diese Strukturen im Verein mit der Lappung ermöglicht wird, muß fernerhin zur Anordnung der Rippen und der Muskelfaserzüge des Zwerchfells in Beziehung gesetzt werden.

Unter der derben Pleura parietalis ist ein Teil des Speicherfettes des Körpers abgelagert.

Abb. 98 gibt einen Schnitt durch die Pleura pulmonalis wieder, an dem der Zusammenhang des subpleuralen mit dem Bindegewebe des Septums interlobulär zu sehen ist. In diesem interstitiellen Bindegewebe der Lunge, das die Läppchen trennt, die Gefäße einscheidet und die Unterlage des serösen Lungenüberzuges bildet, finden sich glatte Muskelzellen in großer Zahl. Über diese interstitielle Muskulatur der Pleura und Bindegewebssepten finden sich in der Literatur erstaunlich wenig Angaben. Nur die Pathologen wissen von einer Vermehrung der interstitiellen, muskulären Elemente bei bestimmten Erkrankungen.

Zuerst hat HEIDENHAIN (1906) in der Lunge auf „Unmassen glatter Muskulatur hingewiesen, wo sie nicht vermutet wurden". Er hat gefunden, daß

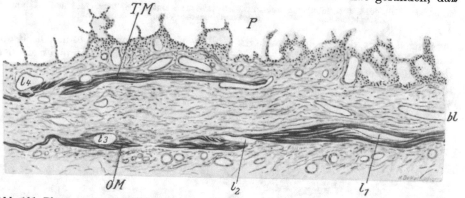

Abb. 101. Pleura visceralis mit Muskulatur. Nach BALTISBERGER. Vergr. 58,5fach. *OM* oberflächliche Lage, *TM* tiefe Lage der Muskulatur. l_1 bis l_3 Lymphgefäße des oberflächlichen Plexus. l_4 Lymphgefäß, dem tiefen Plexus zugehörig. *P* Lungenparenchym. *bl* Blutgefäß.

parallel den großen Bronchien, zwischen diesen und den Gefäßen, aber unabhängig von beiden, sehr starke Züge glatter Muskulatur entlangziehen, die in die derben Scheidewände der Lungenläppchen einstrahlen. BALTISBERGER hat die Verhältnisse genauer mit der ausgezeichneten HEIDENHAINschen Technik untersucht und HEIDENHAINs Beobachtungen bestätigt und ergänzt. Er hat sowohl in den interlobulären Septen der Lunge, als auch, mantelförmig um die Lymphgefäße gelegt und ohne typische Anordnung in Septen und Pleura im perivasculären Gewebe, Muskelblätter und Muskelplexus in großer Zahl als durchaus normale Erscheinungen gefunden.

Die glatte Muskulatur des interstitiellen Gewebes ist zumeist flächenhaft in Membranen und Blättern ausgebreitet (Abb. 99 u. 100), also nicht sphincterförmig verlaufend, wie die Muskelnetze der Bronchien.

Der Querschnitt (Abb. 101) durch die viscerale Pleura zeigt neben den zwei Muskellagern im Gegensatz zu MILLER einen oberflächlichen und einen tiefen Lymphplexus.

Bezüglich der Funktion dieser interstitiellen Muskulatur kann angenommen werden, daß sie sich gleichsinnig mit der Muskulatur des Parenchyms kontrahiert und dabei auf die bindegewebigen Anteile der Lunge sowie auf die dünnwandigen Lymphgefäße im verkürzenden Sinne wirkt.

Über die verschiedenen Formen der Pleurapigmentierung vgl. KREIPE (1936). Depigmentierte Streifen entstehen durch die massierende Wirkung der Rippen.

Literatur.

1. Nasenhöhle.

Alverdes, K.: (a) Die Beziehungen der Blutgefäße zum Epithel im Vestibulum nasi des *Menschen*. Z. mikrosk.-anat. Forsch. **22** (1930). (b) Die apokrinen Drüsen im Vestibulum nasi des *Menschen*. Z. mikrosk.-anat. Forsch. **28** (1932). (c) Über Verknöcherungserscheinungen am Knorpelskelet der äußeren Nase. Z. mikrosk.-anat. Forsch. **32** (1933). (d) Die Entwicklung der Glandulae vestibulares nasi des Menschen. Z. mikrosk.-anat. Forsch. **35** (1934). **André, J. M.:** Contribution à l'étude des lymphatiques du nez et des fosses nasales. Thèse de Paris 1905. — **Anton, W.:** Über ein transitorisches Faltensystem im Sulcus nasalis posterior und im rückwärtigen Teil des Nasenbodens nebst Beiträgen zur Histologie des weichen Gaumens. Arch. f. Laryng. **28** (1914). — **Arvisset, L.:** Contribution à l'étude du tissu érectile des fosses nasales. Thèse de Lyon 1887. — **Aschenbrandt:** Über den Einfluß der Nerven auf die Sekretion der Nasenschleimhaut. Würzburg. Mschr. Ohrenheilk. **1885**. — **Aunap, E.:** Über intraepitheliale Drüsen der Nasenschleimhaut des *Menschen*. Z. mikrosk.-anat. Forsch. **20** (1930).

Bartels, P.: Das Lymphgefäßsystem. Bardelebens Handbuch der Anatomie, 1909. — **Benciolini, F.:** Il tessuto adenoidea rinofaringeo in rapporto alla morfologia del cavo. Arch. ital. Laring. **50** (1930). — **Bilancioni, G.:** Alcune osservazioni sullo stato della mucosa nasale nei due sessi e in età diversa. Arch. ital. Laring. **50** (1930). — **Boenninghaus:** Über Schleimdrüsen im hyperplastischen Epithel der Nasenschleimhaut. Arch. f. Laryng. **3** (1895). — **Boguszewska-Janicka:** Beiträge zur Histologie der Nasenschleimhaut bei menschlichen Embryonen. Inaug.-Diss. Bern 1910. — **Boulai, Jean:** Etude sur les vaisseaux de la muqueuse nasale. Pseudotissu éréctiel. Thèse de Paris 1896. — **Broman, Ivar:** (a) Über eine bisher unbekannte infraseptale Nasenhöhlendrüse bei den *Säugern*. Anat. Anz. **49** (1916). (b) Über extrakapsuläre Nasenhöhlendrüsen bei den *Beuteltieren*. Anat. Anz. **50** (1917). (c) Über die Entwicklung der konstanten, größeren Nasenhöhlendrüse bei den *Nagetieren*. Z. Anat. **60** (1921). — **Brunn, A. v.:** Beiträge zur miskroskopischen Anatomie der menschlichen Nasenhöhle. Arch. mikrosk. Anat. **39** (1892).

Chariton, F.: Beitrag zur Kenntnis der epithelialen Auskleidung des Vestibulum nasi des *Menschen* und der *Säugetiere*. Z. Ohrenheilk. **49** (1905). — **Chatellier, H.:** (a) Sur les canalicules du basement-membrane de la muqueuse nasale hypertrophiée. Bull. Soc. Anat. Paris **62**; Ann. Mal. Oreille **13** (1887). (b) Hypertrophie de la muqueuse nasale. Lésions histologiques. C. r. Soc. Biol. Paris **1888**. — **Citelli, S.:** Zur Frage der Regeneration der Nasenschleimhaut beim *Menschen*. Arch. f. Laryng. **14** (1903). — **Cordes, H.:** (a) Über schleimige Metamorphosen des Epithels der Drüsenausführungsgänge, speziell der Nasenschleimhaut. Arch. f. Laryng. **10** (1900). (b) Über intraepitheliale Drüsen und schleimige Metamorphosen der Drüsenausführungsgänge, speziell der Nasenschleimhaut. Z. Ohrenheilk. **49** (1905).

Della Valla, Ch.: Contributo alla conoscenza della circulazione sanguinea nella mucosa nasale dei *mammiferi* adulti. Ric. Labor. Anat. norm. Univ. Roma **8** (1901). — **Dermann, E.:** Beiträge zum histologischen Bau der knorpeligen Nasenscheidewand mit besonderer Berücksichtigung des Hämatoms. Inaug.-Diss. Bern 1909. — **Donogány, Z.:** Beiträge zum histologischen Bau der knorpeligen Nasenscheidewand mit besonderer Berücksichtigung des Nasenblutens. Arch. f. Laryng. **9**. — **Drennova, K. A.:** Das reticuloendotheliale System der oberen Luftwege beim *Meerschweinchen*. Z. Hals- usw. Heilk. **23** (1929).

Felisegg: Beitrag zur Histologie der Schleimhäute in den Lufthöhlen des *Pferde*kopfes. Arch. Tierheilk. **4** (1878).

Gegenbaur, C.: Über das Rudiment einer septalen Nasendrüse beim *Menschen*. Gegenbaurs Jb. **11** (1886). — **Glas, E.:** Über intraepitheliale Drüsen, Cysten und Leukocytenhäufchen der menschlichen Nasenschleimhaut. Arch. f. Laryng. **16** (1904). — **Goerke, M.:** Beiträge zur Kenntnis der Drüsen in der Nasenschleimhaut. Arch. mikrosk. Anat. **50** (1897). — **Grosser, O.:** (a) Zur Anatomie der Nasenhöhle und des Rachens der einheimischen *Chiropteren*. Gegenbaurs Jb. **29** (1900). (b) Die Glandula nasalis lateralis und das Nasenturbinale beim *Menschen*. Anat. Anz. **43** (1913). — **Grünwald, L.:** Die Lymphgefäße der Nebenhöhlen der Nase. Arch. f. Laryng. **23** (1910). — **Guerrini, G.:** Sugli elementi elastici delle vie respiratorie superiori. Internat. Mschr. Anat. u. Physiol. **15** (1898). — **Gylek, Fr.:** Untersuchungen über das Planum nasale der *Hauscarnivoren* und den Befeuchtungsmodus an demselben. Anat. Anz. **40** (1912).

Hayek, M.: (a) Beitrag zur Anatomie der Drüsen der Nasenschleimhaut. Verh. dtsch. Naturforsch. **76**. Verslg Breslau **1904**. (b) Ein Beitrag zur Kenntnis der sog. „intraepithelialen" Drüsen der Nasenschleimhaut. Arch. f. Laryng. **17** (1905). — **Heidenhain, A.:** Über die acinösen Drüsen der Schleimhäute, insbesondere der Nasenschleimhaut. Inaug.-Diss. Breslau 1870. — **Herzfeld, J.:** Beiträge zur Anatomie des Schwellkörpers der Nasenschleimhaut. Arch. mikrosk. Anat. **34** (1889). — **Hildebrand:** Über das Verhalten des Epithels im respiratorischen Teil der Nasenschleimhaut. Jb. Hamb. Staatskrk.anst. **6**

(1900). — **Hoyer, H.:** (a) De tunica mucosa narium structura. Inaug.-Diss. Berlin 1857. (b) Über die mikroskopischen Verhältnisse der Nasenschleimhaut verschiedener *Tiere* und *Menschen.* Arch. Anat., Physiol. u. wiss. Med. **1860.**

Iliesco, G. M.: (a) Recherches anatomiques sur les cavités nasales chez le *chat.* Archives d'Anat. **5.** (b) Recherches anatomiques sur les cavités nasales chez le *chien.* Archives d'Anat. **6.** — **Illig, H.:** Beitrag zur Kenntnis der Nebenhöhlen der Nase bei *Haussäugern.* Über den histologischen Aufbau der Schleimhaut der Nebenhöhlen der Nase bei den *Haussäugetieren.* Die Entwicklung der Nebenhöhlen beim *Rind.* Anat. Anz. **43** (1913). — **Isch-Wall:** Du tissu érectile des fosses nasales. Progrès méd. **1887.**

Jung, L. R., Tagand et **F. Chavanne:** Sur l'innervation excito-sécrétoire de la muqueuse nasale. C. r. Soc. Biol. Paris **95.**

Kano, Sakutaro: Über das Epithel des weichen Gaumens; zugleich ein Beitrag zur Lehre von den intraepithelialen Drüsen. Arch. f. Laryng. **23** (1910). — **Kashiwabara:** Über intraepitheliale Drüsen der Nasenschleimhaut. Tokyo Iji-Shinshi 1907, Nr 1511. — **Kikushi, J.:** Der histologische Bau der Knochenblasen in der Nase nebst Bemerkungen über Wachstum und Entstehung derselben. Arch. f. Laryng. **14** (1903). — **Klein, E.:** (a) The glands of the nasal cavity of the *Guinea-pig.* Quart. J. microsc. Sci. **20** (1880). (b) Contributions to the minute anatomy of nasal mucous membrane. Quart. J. microsc. Sci. **21** (1881). — **Kohlrausch:** Über das Schwellgewebe an den Muscheln der Nasenschleimhaut. Arch. Anat., Physiol. u. wiss. Med. **1853.** — **Kopetzky, S. J.:** Über das Vorkommen von elastischen Fasern in der hypertrophischen unteren Nasenmuschel. Arch. f. Laryng. **16** (1904). — **Kormann, Bodo:** Vergleichende histologische Untersuchungen über den Nasenvorhof der *Haussäugetiere* und über die Nasentrompete des *Pferdes.* Anat. Anz. **28** (1906). — **Kubo, Inokichi:** Beiträge zur Histologie der unteren Nasenmuschel des *Menschen.* (Histologische Untersuchungen an den Muscheln von Neugeborenen.) Arch. f. Laryng. **19** (1907).

Levy, S.: Des modifications de la muqueuse nasale à la suite d'irritations. Thèse de Nancy **1906.**

Maziarski: Über den Bau und die Einteilung der Drüsen. Anat. H. **18.** — **Meyer, W.:** Beiträge zur Kenntnis der Anatomie und Histologie der lateralen Nasendrüse. Anat. Anz. **24** (1904). — **Mink, P. J.:** Die Rolle des kavernösen Gewebes der Nase. Arch. f. Laryng. **30** (1906). — **Mitsuhashi, Hisomu:** Untersuchungen über den Cchalt der Nasen , Kohlkopf und Luftwegeschleimhaut und das Vorkommen von Fetten, fettähnlichen Stoffen und Pigmenten in normalen und krankhaften Zuständen. Virchows Arch. **261.**

Neumayer, L.: Zur Histologie der Nasenschleimhaut. Sitzgsber. Ges. Morph. u. Physiol. München **14.**

Oppikofer, E.: Beiträge zur normalen und pathologischen Anatomie der Nase und ihrer Nebenhöhlen. Arch. f. Laryng. **19** (1906). — **Osawa, G.:** Über das Epithelium der Respirationsorgane. Nissin Igaku Mod. Med. (jap.) **2** (1912).

Pallestrini, Ernesto: Ricerche anatomiche sulle ghiandole nasali della porzione respiratoria. Arch. ital. Anat. **23.** — **Paulsen, E.:** (a) Über die Drüsen der Nasenschleimhaut, besonders die Bowmanschen Drüsen. Arch. mikrosk. Anat. **26** (1886). (b) Über die Schleimhaut, besonders der Drüsen der Oberkieferhöhle. Arch. mikrosk. Anat. **32** (1888). — **Peter, Karl:** Die Entwicklung der Nasenmuscheln bei *Mensch* und *Säugetieren.* 2. Die Entwicklung der Nasenmuscheln beim *Menschen.* Arch. mikrosk. Anat. **80** (1912). — **Pilliet:** Note sur le tissu érectile des fosses nasales. Bull. Soc. Anat. Paris **66.** — **Poli, Camillo:** Sur la distribution du tissu adénoide dans la muqueuse nasale. Arch. internat. Laryng. etc. **1905.** — **Proskauer:** „Chromatophore" Zellen in der Nasenschleimhaut. Berl. klin. Wschr. **1914.**

Rémy, Ch.: La membrane muqueuse des fosses nasales. Thèse de Paris **1878.** — **Rugani, Luigi:** (a) Sulla disributione del tessuto elastico nella mucosa nasale e delle cavità accessorie. Monit. zool. ital. **15** (1904). (b) Studio istologico comparativo della mucosa delle cavità nasali e delle cavità accessorie. Nota praevent. 7. Congr. ital. Otol. ecc. (c) Intorno alla minuta struttura della mucosa delle fosse nasali e delle cavità accessorie: Ricerche di istologia comparata. Arch. ital. de Biol. (Pisa) **5** (1906).

Schaaf, W.: Zur Histologie der Respirationsschleimhaut der Nasenhöhle der *Haussäugetiere.* Inaug.-Diss. Zürich 1911. — **Schiefferdecker, F.:** (a) Untersuchung der menschlichen Nasenschleimhaut. Sitzgsber. niederrhein. Ges. Natur- u. Heilk. Bonn **1896.** (b) Über einige Befunde bei der Untersuchung der menschlichen Nasenschleimhaut. Sitzgsber. niederrhein. Ges. Natur- u. Heilk. Bonn **1896.** (c) Histologie der Schleimhaut der Nase und ihrer Nebenhöhlen. Heymanns Handbuch der Laryngologie und Rhinologie, Bd. 3. Wien 1900. — **Schminke:** Zur Kenntnis der Drüsen der menschlichen Regio respiratoria. Arch. mikrosk. Anat. **61** (1903). — **Schönemann:** Die Umwandlung (Metaplasie) des Zylinderepithels zu Plattenepithel in der Nasenhöhle des *Menschen* und ihre Bedeutung für die Ätiologie der Ozaena. Virchows Arch. **1902.** — **Schumacher, S.:** (a) Eine „Pigmentdrüse" in der Nasenhaut der *Hasen.* Anat. Anz. **50** (1917). (b) Weitere Bemerkungen über die „Pigmentdrüse". Anat. Anz. **54** (1921). (c) Histologie der Luftwege usw. Denker-Kahlers Handbuch der Hals-, Nasen-, Ohrenheilkunde, Bd. 1. 1925. — **Seeberg:** Disquisitiones microscopicae de textura membranae pituitariae nasi. Dorpat 1856. — **Shambaugh jun., George E.:** The basement membrane in the mucosa of the upper respiratory passages. Arch. of Otolaryng. **13** (1931). — **Steinbrügge, H.:** Über die histologische Beschaffenheit der unteren Nasenmuscheln sowie die von ihnen entspringenden teleangiektatischen Fibrome. Z. Ohrenheilk. **8** (1879). — **Stieda, L.:** Das Vorkommen freier Talgdrüsen am menschlichen Körper. Z. Morph. u. Anthrop. **4** (1902). — **Stöhr, Ph.:** Über den feineren Bau der respiratorischen Nasenschleimhaut. Beiträge zur mikroskopischen Anatomie des menschlichen Körpers. Verh. physik.-med. Ges. Würzburg **20** (1886). — **Suchannek, H.:** (a) Beiträge zur normalen und pathologischen Histologie der Nasenschleimhaut. Anat. Anz. **7** (1892). (b) Beiträge zur mikroskopischen Anatomie der menschlichen Nasenhöhle, speziell der Riechschleimhaut. Z. Ohrenheilk. **24** (1893). — **Sußdorf, M. v.:** Der Respirationsapparat. Ellenbergers Handbuch der vergleichenden mikroskopischen Anatomie der *Haustiere*, Bd. 3. 1911.

Trimarchi, Alf.: Sulle Ghiandole del vestibulo nasale nell'uomo ed in alcuni altri *mammiferi*. Arch. ital. Otol. **40** (1929).

Viollet, P.: Les glandes de la muqueuse nasale. Rev. de Laryng. etc. **31** (1910).

Zarniko, Carl: Über intraepitheliale Drüsen der Nasenschleimhaut. Z. Ohrenheilk. **45** (1903). — **Zuckerkandl, Emil:** (a) Das Schwellgewebe der Nasenschleimhaut und deren Beziehung zum Respirationsapparat. Wien. med. Wschr. **1884**, Nr 39. (b) Über den Zirkulationsspalt in der Nasenschleimhaut. Denkschr. Wien. Akad. **49** (1884). (c) Beiträge zur Anatomie des menschlichen Körpers: 8. Das adenoide Gewebe der Nasenschleimhaut. Med. Jb., N. F. **1** (1886).

2. Kehlkopf, Luftröhre und Bronchien.

Baraban: L'épithélium de la trachée et des bronches chez un supplicié. Rev. méd. Est. **1890.** — **Bauersachs:** Beiträge zur vergleichenden Histologie der Trachea der *Wiederkäuer*. Inaug.-Diss. Zürich 1911. — **Benda:** Über die Schleimhautleisten des wahren Stimmbandes des *Menschen*. Verh. physiol. Ges. Berlin **1894/95**; Arch. Anat. u. Physiol. **1895**; Arch. f. Laryng. **3** (1895). — **Benninghoff:** Über den funktionellen Bau des Knorpels. Anat. Anz. **35** (1922). — **Bockendahl, A.:** Über die Regeneration des Trachealepithels. Arch. mikrosk. Anat. **24** (1885). — **Boldyrew, W.:** Beiträge zur Kenntnis der Nerven, Blut- und Lymphgefäße der Kehlkopfschleimhaut. Arch. mikrosk. Anat. **7** (1871). — **Bonne, Ch.:** Sur la structure des glandes bronchiques. Bibliogr. Anat. **9** (1901); C. r. Assoc. Anat. Lyon **1901.** — **Borri, C.:** Il sistema reticolo-endotheliale nei tessuti della laringe. Studio istologico in laringi di cavie con colorazione vitale. Arch. ital. Otol. **40.** — **Borzim, S. G.:** Einige Beiträge zur mikroskopischen Struktur der Stimmlippen. Z. Laryngol. usw. **15.** — **Brites, Geraldino:** (a) Parenté des cellules constituant l'épithélium de la trachée humaine au cinquième mois de la vie intra-utérine. C. r. Soc. Biol. Paris **102** (1929). (b) Structure de la tunique fibro-cartilagineuse et du chorion de la muqueuse de la trachée humaine au cinquième mois de la vie intra-uterine. C. r. Soc. Biol. Paris **102** (1929). (c) Structure et développement des glandes de la trachée humaine chez le fetus de cinq mois; parenté des cellules composant l'épithélium trachéal. C. r. Soc. Biol. Paris **102** (1929). — **Büttner-Wobst, W.:** Über die Flimmerbewegung in Trachea und Bronchien des lebenden *Säugetieres*. Inaug.-Diss. Jena 1909/10. — **Burow, W.:** Beiträge zur Anatomie und Histologie des Kehlkopfes einiger *Haussäugetiere*. Inaug.-Diss. Zürich 1901/02.

Capaldo: Contribution à l'étude de la structure fine des cordes vocales inférieures. Arch. internat. Laryng. etc. **16** (1908). — **Chievitz, J. H.:** Untersuchungen über die Verknöcherung des Kehlkopfknorpels. Arch. f. Anat. **1882.** — **Citelli, S.:** (a) Studio sulla struttura della mucosa laringea nell'uomo. Arch. ital. Laring. **21** (1901). (b) Sulla presenza di ghiandole mucose pluricellari intraepiteliali nella tromba Eustachio e nella mucosa laringea dell'uomo. Anat. Anz. **26** (1905). (c) Sulla cosidetta tonsilla laringea nell'uomo in condizione normali e patologiche. Anat. Anz. **29** (1906). — **Coyne, P.:** Recherches sur l'anatomie normale de la muqueuse du larynx. Thèse de Paris; Monthly microsc. J. **12** (1874). — **Czilharz, E. v.:** Über ein Pulsationsdivertikel der Trachea mit Bemerkungen über das Verhalten der elastischen Fasern an normalen Tracheen und Bronchien. Zbl. Path. **8** (1897).

Debove: Mémoire sur la couche endothéliale sous-épithéliale des membranes muqueuses. Arch. de Physiol. **6** (1874). — **Drasch, O.:** Über Regeneration des Flimmerepithels der Trachea. Sitzgsber. Akad. Wiss. Wien, Math.-naturwiss. Kl. **80** (1879); **83** (1881); **93** (1886).

Eichler, E.: Zur Frage: Sind Drüsen im wahren Stimmbande vorhanden? Arch. f. Laryng. **7** (1899). — **Eichler, Hans:** Beiträge zur Histologie des Kehlkopfes der *Haussäugetiere* Arch. f. Anat. **1910.** — **Elkner, A.:** Recherches sur le tissu conjonctif basophile du larynx de *l'homme*. Bull. Acad. Pol. Krakau **1931.** — **Espinosa, E.:** Beitrag zur Histologie des Kehlkopfes. Inaug.-Diss. Bern 1913.

Feßler, I.: Über Bau und Innervation des Larynxepithels. Mitt. morph. physiol. Ges. München 1883. — **Fränkel, B.:** (a) Zur feineren Anatomie der Stimmbänder. Berl. klin. Wschr. 1888. (b) Zur Histologie der Stimmbänder. Virchows Arch. **118** (1889). (c) Studien zur feineren Anatomie des Kehlkopfes. 1. Das Stimmband, seine Leisten und Drüsen. 2. Der Ventriculus Morgagni. Arch. f. Laryng. **1** (1893). — **Frankenhäuser, C.:** Untersuchungen über den Bau der Tracheo-Bronchialschleimhaut. Inaug.-Diss. Dorpat 1879. — **Franzmann, A. F.:** Beiträge zur vergleichenden Anatomie und Histologie des Kehlkopfes der *Säugetiere* mit besonderer Berücksichtigung der *Haussäugetiere*. Bonn 1907. — **Friedrich, E. P.:** Die elastischen Fasern im Kehlkopf. Arch. f. Laryng. **4** (1896). — **Fuchs-Wolfring, Sophie:** Über den feineren Bau der Drüsen des Kehlkopfes und der Luftröhre. Arch. mikrosk. Anat. **52** (1898); **54** (1899).

Garten, S.: Die Intercellularbrücken der Epithelien und ihre Funktion. Arch. Anat. u. Physiol. 1895. — **Gerhardt, C.:** Die gelben Flecken der Stimmbänder. Virchows Arch. **19** (1860). — **Giacomo, G. de:** Contributo alla conoscenza delle cosidette ghiandole intraepiteliali pluricellulari. Anat. Anz. **36** (1910). — **Göppert:** Über die Herkunft des Wrisbergschen Knorpels. Gegenbaurs Jb. **21** (1894). — **Grosser, O.:** Die Entwicklung des Kiemendarms und des Respirationsapparates. Keibel-Malls Handbuch der Entwicklungsgeschichte des *Menschen*, Bd. 2. Leipzig 1911. — **Guerrini, G.:** Sugli elementi elastici delle vie respiratorie superiori. Internat. Mschr. Anat. u. Physiol. **15** (1898). — **Guiyesse, A.:** Sur quelques points d'anatomie des muscles de l'appareil respiratoire. J. Anat. et Physiol. **34** (1898).

Haidar, Kiamil: Das Vorkommen der adenoiden Substanz im Kehldeckel. Mitt. embryol. Inst. Wien 1878. — **Hajek, W.:** Beiträge zur Anatomie der Stimmlippen. Z. Hals- usw. Heilk. **13** (1925). — **Haycraft** and **Carlier:** Note on the transformation of ciliated into stratified squamous epithelium as an result of the application of friction. Quart. J. microsc. Sci. **30** (1890). — **Heitler, M.:** Über das Vorkommen von adenoider Substanz in der menschlichen Kehlkopfschleimhaut. Wien. med. Jb. 1874. — **Henckel, K. O.:** Zum funktionellen Bau der Kehlkopfknorpel. Anat. Anz. **76** (1933). — **Heymann, P.:** (a) Die Anordnung der Drüsen im Stimmbande. Verh. naturforsch. Verslg Heidelberg 1889. (b) Über die am Rande des wahren Stimmbandes vorkommenden Schleimhautleisten. Wien. klin. Rdsch. **9** (1895). (c) Histologie des Kehlkopfes. Handbuch der Laryngologie und Rhinologie, Bd. 1. Wien 1898. — **Heymann, R.:** Beitrag zur Kenntnis des Epithels und der Drüsen des menschlichen Kehlkopfes in gesundem und krankem Zustand. Virchows Arch. **118** (1889). — **Hönigschmid:** Beiträge zur mikroskopischen Anatomie über die Geschmacksorgane der *Säugetiere*. Z. Zool. **29** (1880). — **Hoffmann:** Über die Verbreitung der Geschmacksknospen beim *Menschen*. Virchows Arch. **62** (1875). — **Huckert, G.:** Die Muskulatur des Bronchialbaumes. Inaug.-Diss. Marburg 1913.

Imhofer, R.: (a) Die elastischen Einlagerungen am Vorderende der Stimmbänder. Z. Heilk. **26** (1905). (b) Das lymphatische Gewebe des Ventriculus Morgagni usw. Z. Laryng. usw. **6** (1913). (c) Über das elastische Gewebe im Stimmband alter Individuen usw. Zbl. Path. **25** (1914).

Jakofieff, Alexandrine: Recherches sur la structure fine de la muqueuse de l'épiglotte chez *l'homme*. Thèse de Lausanne 1910.

Kanthak, A.: (a) Beiträge zur Histologie der Stimmbänder mit spezieller Berücksichtigung des Vorkommens von Drüsen und Papillen. Virchows Arch. **117** (1889). (b) Studien über die Histologie der Larynxschleimhaut. Virchows Arch. **118** u. **119** (1889 u. 1890). — **Kano, Sakutaro:** Beiträge zur Lehre vom feineren Bau des Kehlkopfes. Z. Ohrenheilk. **161** (1910). — **Kaplan, Lia:** Die Drüsen des Stimmbandes und ihre Ausführungsgänge. Inaug.-Diss. Bern 1905. — **Katzenstein, J.:** Über die elastischen Fasern im Kehlkopfe mit besonderer Berücksichtigung der funktionellen Struktur und der Funktion der wahren und falschen Stimmlippe. Arch. f. Laryng. **13** (1903). — **Kervilly, M. de:** (a) Les fibres élastiques du cartilage des bronches chez le foetus humain. J. Anat. et Physiol. **46** (1910). (b) La membrane basale des bronches chez l'embryon et le foetus de *l'homme*. J. Anat. et Physiol. **50** (1914). — **Kiesow, F.:** Sulla presenza di calici gustativi nella superficie linguale dell'epiglottide umana ect. Giorn. med. Torino **65** (1902). — **Koige, Shige:** Über die elastischen Systeme des Tracheobronchialbaumes. Arch. f. Laryng. **27** (1913). — **Kotzenberg, W.:** Zur Entwicklung der Ringmuskelschicht an den Bronchien der *Säugetiere*. Arch. mikrosk. Anat. **60** (1902). — **Kringel, O.:** Beitrag zur Struktur des Wrisbergschen Knorpels. Arch. f. Laryng. **33** (1920).

Lewinstein, O.: Die Appendix ventriculi Morgagni (Tonsilla laryngea). Arch. f. Laryng. **22** (1909). — **Lewis, Dean.:** The elastic tissue of the human larynx. Amer. J. Anat. **4** (1905). — **Linser, P.:** Über den Bau und die Entwicklung des elastischen Gewebes in der Lunge. Anat. H. **13** (1900). — **Livini, F.:** Intorno alla struttura della trachea. Monit. zool. ital. **7** (1896). — **Loginoff, W.:** Zur Morphologie der Flimmerzellen des Trachealepithels einiger *Haussäugetiere*. Anat. Anz. **38** (1911).

Maziarsky, St.: Über den Bau und die Einteilung der Drüsen. Anat. H. **18** (1901). — **Meves, Fr.** u. **R. Tsugaguchi:** Über das Vorkommen von Plastosomen im Epithel von Trachea und Lunge. Anat. Anz. **46** (1914). — **Michelson, P.:** Über das Vorhandensein von Geschmacksempfindung im Kehlkopf. Virchows Arch. **123** (1891). — **Miller, W. S.:** (a) The lymphatics of the lung. Anat. Anz. **12** (1896). (b) The trachealis muscle etc. Anat. Rec. **7** (1913).

Nardi, I.: Ricerche istologiche sulla struttura della regione ipoglottica. Arch. ital. Laring. **22** (1902). — **Nunami** u. **Nakayamam:** Über elastische Fasern des Kehlkopfes. Tokyo-Jji-Shinshi **1907.**

Pascher, M.: Zur Kenntnis der Altersveränderungen in den menschlichen Kehlkopfknorpeln usw. Virchows Arch. **246** (1922). — **Patzelt, V.:** Über die menschliche Epiglottis und die Entwicklung des Epithels in den Nachbargebieten. Z. ges. Anat. I **70** (1923). — **Paul, O.:** Beiträge zur vergleichenden Histologie der Trachea von *Pferd, Schwein* und *Katze.* Inaug.-Diss. Leipzig 1913. — **Prenant, A.:** Sur les cellules ciliées et muqueuses de l'épithélium bronchique de *l'homme.* C. r. Soc. Biol. Paris **62** (1907).

Rabl, Hans: Notiz zur Morphologie der Geschmacksknospen auf der Epiglottis. Anat. Anz. **11** (1898). — **Reinke, F.:** Über die funktionelle Struktur der menschlichen Stimmlippe mit besonderer Berücksichtigung des elastischen Gewebes. Anat. H. **9** (1898). — **Reißeisen:** Über den Bau der Lungen. Berlin 1808 u. 1822. — **Rheiner, H.:** (a) Beiträge zur Histologie des Kehlkopfes. Inaug.-Diss. Würzburg 1852. (b) Die Ausbreitung des Epithels im Kehlkopfe. Verh. physik.-med. Ges. Würzburg **3** (1852). — **Ropes, Marian W.:** Phagocytic activity and morphological variations of the ciliated epithelical cells of the trachea and bronchi in *rabbits.* Contrib. to Embryol. **22** (1930). — **Rothley, Heinrich:** Über den feineren Bau der Luftröhre und der Lunge der *Reptilien.* Z. Morph. u. Ökol. Tiere **20** (1930). — **Ruppricht, W.:** Bindegewebe in der Trachealschleimhaut vom *Meerschweinchen.* Internat. Mschr. Anat. **24** (1907).

Schnitzler, A.: Beitrag zur Kenntnis der Trachealschleimhaut unter besonderer Berücksichtigung der Basalmembran. Inaug.-Diss. München 1893. — **Schumacher, S.:** Histologie der Luftwege usw. Denker-Kahlers Handbuch der Hals-, Nasen- und Ohrenheilkunde, Bd. 1. 1925. — **Simanowsky, N.:** Beiträge zur Anatomie des Kehlkopfes. 1. Der Taschenbandmuskel. 2. Die Nervenendigungen in den wahren Stimmbändern des *Menschen* und der *Säugetiere.* 3. Über die Regeneration des Epithels der wahren Stimmbänder. Arch. mikrosk. Anat. **22** (1883). — **Soulié, A.** et **E. Bardier:** Recherches sur le développement du larynx chez *l'homme.* J. Anat. et Physiol. **43** (1907). — **Steinlechner, M.:** Über das histologische Verhalten der Kehlkopfmuskeln in bezug auf das Semonsche Gesetz. Arch. f. Laryng. **8** (1898). — **Stirling, W.:** The trachealis muscle of *man* and *animals.* J. Anat. a. Physiol. **17** (1883).

Torrigiani, C. A.: Osservazioni sulla struttura del locus Valsalvae. Monit. zool. ital. **37.** — **Tourneux, M. F.:** Sur le développement der l'épithélium et des glandes du larynx et de la trachée chez *l'homme.* C. r. Soc. Biol. Paris **1885.**

Verson, E.: (a) Beiträge zur Kenntnis des Kehlkopfes und der Trachea. Wien. akad. Ber. **57** (1868). (b) Kehlkopf und Trachea. Strickers Handbuch der Gewebelehre, Bd. 1. Leipzig 1871.

Waldapfel, Richard: Über Knorpelbildung in der Hinterwand der Trachea. Z. Anat. **96** (1931). — **Waller, C.** u. **G. Björkman:** Studien über den Bau der Trachealschleimhaut mit besonderer Berücksichtigung des Epithels. Biol. Unters. v. Retzius **2** (1882).

Yokoyama, Y.: Untersuchungen über den elastischen Apparat des Tracheobronchialbaumes, seine physiologische und pathologische Bedeutung. Arch. f. Laryng. **28** (1914).

Zilliacus, W.: Die Ausbreitung der verschiedenen Epithelarten im menschlichen Kehlkopfe und eine neue Methode, dieselbe festzuhalten. Anat. Anz. **26** (1905).

3. Lunge.

Abelous, J. et **C. Soula:** Cholestérine du sang du coeur droit te du coeur gauche. Action cholestérolytique du poumon. C. r. Soc. Biol. Paris **85** (1921). — **Addison, T.** and **W. H. How:** On the prenatal and neonatal lung. Amer. J. Anat. **15** (1913). — **Aigner, Aibert:** Über Trugbilder von Poren in den Wänden normaler Lungenalveolen. Sitzgsber. Akad. Wiss. Wien, Math.-naturwiss. Kl. III **108,** 11 (1899). — **Alexeieff, A.:** Sur les cellules à poussière du poumon et les „Herzfehlerzellen". Z. Bakter. **103** (1927). — **Anthony, A.:** Über die Durchblutungsversuche der Lunge mit corpusculären Elementen. Z. exper. Med. **63** (1928). — **Arnold, J.:** (a) Zur Histologie der Lunge. Arch. path. Anat. **28,** 433—473 (1863). — (b) Über das Vorkommen lymphatischen Gewebes in den Lungen. Virchows Arch. **80,** 315—326 (1880). (c) Untersuchungen über Staubinhalation und Staubmetastase. Leipzig 1885. — **Aschoff, L.:** (a) Über capilläre Embolie von riesenkernhaltigen Zellen. Virchows Arch. **134** (1893). (b) Das reticuloendotheliale System. Erg. inn. Med. **26** (1924). (c) Bemerkungen zur Physiologie des Lungengewebes. Z. exper. Med. **50** (1926). — **Aufrecht, E.:** Über das Epithel der Lungenalveolen. Zbl. med. Wiss. **1875,** Nr 22, 341—343.

Baer: Beiträge zur Kenntnis der Anatomie und Physiologie der Atmungswerkzeuge bei den *Vögeln*. Z. Zool. **61** (1895). — **Bakody, Th.:** Der Streit über das Epithel der Lungenbläschen. Virchows Arch. **33**, 264—285 (1865). — **Baltisberger, W.:** Über die glatte Muskulatur der menschlichen Lunge. Z. Anat. **61** (1921). — **Bard, L.:** (a) Du rôle de l'élasticité et de l'extensibilité du poumon dans la physiologie normale et pathologique de l'appareil pleuropulmonaire. Clin. méd. Univ. Lyon. Arch. méd.-chir. Appar. respirat. **1** (1926). (b) De la nature et du rôle physiologique du revêtement des alvéoles pulmonaires. Ann. d'Anat. path. **6** (1929). — **Battaglia, F.:** Fagocitosi in polmone fetale. Riv. Pat. sper. **6** (1930). — **Baudrimont, A.:** (a) Existence de fibres musculaires lisses dans la paroi des alvéoles pulmonaires de *l'homme* et des *mammiferes*. C. r. Soc. Biol. Paris **100** (1929). (b) Dispositif musculaire des alvéoles et des canaux alvéolaires du poumon des *vertébrés*. Bull. Assoc. Anat. **18** (1929). — **Baumgärtner, H.:** Beitrag zur Histologie des normalen Lungenacinus des *Rindes*. Arch. Tierheilk. **65** (1932). — **Bender, W.:** Über die Entwicklung der Lungen. Z. Anat. **75** (1925). — **Beneke, R.:** Die Fettresorption bei natürlicher und künstlicher Fettembolie und verwandten Zuständen. Beitr. path. Anat. **22** (1897). — **Binet:** Questions physiologiques d'actualité. Paris: Masson & Cie. 1927. — **Binet, L.:** Recherches histophysiologiques sur le poumon. Presse méd. **34** (1926). — **Binet, L. et Champy:** Sur les cultures de poumon in vitro. C. r. Soc. Biol. Paris **94** (1926). — **Blisnianskaja, Grunia:** Zur Entwicklungsgeschichte der menschlichen Lunge: Bronchialbaum, Lungenform. Diss. med. Zürich 1904. — **Bloom, W.:** Immune reaction in tissue culture. I. Reaction of lungs from normal and immunized *rabbits* to *pigeon* erythrocytes. Arch. of Path. **3** (1927). — **Börner-Patzelt:** Zur Kenntnis der intravitalen Speicherungsvorgänge im reticuloendothelialen Apparat. Z. exper. Med. **34** (1923). — **Bohr, C.:** (a) Sur la respiration pulmonaire. Bull. Ac. Danoise 1889. (b) Über die Bestimmung der Gasdiffusion durch die Lunge und ihre Größe bei Ruhe und Arbeit. Zbl. Physiol. **23** (1909). — **Bonheim, P.:** Über die Entwicklung der elastischen Fasern in der fetalen Lunge. Jb. Hamb. Staatskrk.anst. **7 II** (1902). — **Bratiano, S. et C. Guerriero:** (a) Sur la fonction de colloidopexie et le pouvoir phagocytaire des élements cellulaires du poumon des *oiseaux*. C. r. Soc. Biol. Paris **104** (1930). (b) Etude cytophysiologique sur le poumon des *oiseaux*. Bull. Histol. appl. **7** (1930). — **Bremer, John Lewis:** On the lung of the *Opossum*. Amer. J. Anat. **3**, Nr 1, 67—73 (1904). — **Brickner:** The role of the capillaries and their endothelium in the distribution of colloidal carbon by the blood stream. Proc. N. Y. path. Soc. **26**. — **Briscoe:** An experimental investigation of the phagocytic action of the alveolar cells of the lung. J. of Path. **12** (1908). — **Broman, I.:** (a) Grundriß der Entwicklungsgeschichte des *Menschen*. München u. Wiesbaden 1921. (b) Zur Kenntnis der Lungenentwicklung. Verh. anat. Ges. **32**; Erg. z. Anat. Anz. **57**. — **Businco, A. e G. Giunti:** Su l'apparato distrettuale respiratorio in funzione reticolo-endoteliale. Haematologica Arch. **11** (1930).

Cadiat: Des rapports entre le développement du poumon et sa structure. J. Anat. et Physiol. **13** (1877). — **Caffier, P.:** Das Mesenchymgewebe der menschlichen embryonalen Lunge usw. Verh. 2. internat. Zellforscherkongr. Amsterdam 1930. — **Cappell, D.:** Intravital and supravital staining. III. The nature of the normal lining of the pulmonary alveoli and the origin of the alveolar phagocytes in the light of vital and supravital staining. J. of Path. **32** (1929). — **Caradonna, G.:** (a) Contributo alla istologia del polmone: Lo stroma elastico nel parenchima polmonare. Atti Soc. ital. St. naz. Milano **50** (1911). (b) Sur la présence des communications dans la paroi des alvéoles pulmonaires etc. Arch. ital. de Biol. (Pisa) **60** (1913). (c) Contributo alla istologia del polmone: La dispositione e la distribuzione delle fibre muscolari liscie nel polmone. Monit. zool. ital. **1922**, No 4. — **Carleton, H. M.:** (a) The pulmonary lesions produced by the inhalation of dust in *Guinea-Pigs*. Archives de Zool. **1923**; J. of Hyg. **22** (1924); Proc. roy. Soc. Lond. B **213** (1925). (b) The origin of dust-cells in the lungs. Quart. J. microsc. Sci. **71** (1927). — **Chiodi, V.:** (a) Sui mezzi di difesa istiogena del polmone. Atti Soc. lombarda Sci. med. e biol. **16** (1927). (b) Sulla natura delle cellule libere del polmone e del rivestimento dell'alveolo polmonare. Arch. d'Anat. **8** (1928). — **Chrzonszczewsky, N.:** (a) Über das Epithel der Lungenbläschen der *Säugetiere*. Würzburg. med. Z. **4**, 206—211 (1863). (b) Zur Lehre von dem Lungenepithel. Virchows Arch. **35**, 165—168 (1866). — **Claisse et Josué:** Recherches expérimentales sur les pneumoconioses. Arch. Méd. exper. et Anat. path. **9** (1897). — **Cohnheim u. Litten:** Über die Folgen der Embolie der Lungenarterien. Virchows Arch. **65** (1875). — **Colberg, A.:** (a) Observationes de penitore pulmonum structurae physiologica et pathologica. Halis 1863. (b) Beiträge zur normalen und pathologischen Anatomie der Lungen. Dtsch. Arch. klin. Med. **2** (1866). — **Cordato de Noronha:** (a) Sur la morphologie de l'épithélium des alvéoles pulmonaires chez les *amphibiens*. C. r. Soc. Biol. Paris **97** (1927). (b) La stratification de l'épithélium alvéolaire du poumon chez les amphibiens. C. r. Soc. Biol. Paris **98** (1928). — **Councilman, W. T.:** The lobule of the lung and its relation to the lymphatics. J. Boston med. Soc. **4**, Nr 7, 165 (1901). — **Coutière, H.:** Histo-physiologie du poumon. Biologie méd. **16** (1926). — **Cowdry:** Studies on the etiology of jagziekte. I. The primary lesions. II. Origin of the epithelial proliferations, and subsequent changes. J. of exper. Med. **42** (1925).

Da Costa, A. C.: Détection histologiques dans les organes de la graisse injectée dans les vaisseaux. C. r. Anat. Strasbourg **1924**. — **Delarue, J.:** Les formes anatomo-cliniques des „granulies" pulmonaires. Paris: Masson & Cie. 1930. — **Doubrow, S.:** Sur certaines réactions histophysiologiques de la trame conjonctive du poumon. Bull. Assoc. Anat. 18 (1929). — **Dragoiu** et **Fauré-Frémiet:** (a) Histogenèse et époque d'apparition des différents tissus pulmonaires chez le *mouton*. C. r. Acad. Sci. Paris **171** (1920). (b) Développement des canaux aériens et histogenèse de l'épithélium pulmonaire chez le *mouton*. C. r. Acad. Sci. Paris **171** (1920). — **Dubreuil, G.:** Gaines séreuses lymphatiques périvasculaires du poumon du *boeuf*. C. r. Soc. Biol. Paris **94** (1926). — **Duthie, E. S.:** Phagocytosis by bronchial epithelium in the lungs of *mice*. J. of Path. **33** (1930).

Eberth: (a) Der Streit über das Epithel der Lungenbläschen. Virchows Arch. **24** (1862). (b) Über den feineren Bau der Lunge. Z. Zool. **12** (1863). (c) Zu den Kontroversen über das Lungenepithel. Würzburg. naturwiss. Z. **5** (1864). — **Ebner, V. v.:** Von den Lungen. Köllikers Handbuch der Gewebelehre des Menschen, Bd. 3. 1902. — **Elenz, E.:** Über das Lungenepithel. Würzburg. naturwiss. Z. **5** (1864).

Fauré-Frémiet: (a) A propos des „cellules à graisse" de l'alvéole pulmonaire. C. r. Soc. Biol. Paris **83** (1920). (b) Action de différents composés chimique sur la cellule épithéliale pulmonaire. C. r. Acad. Sci. Paris **170** (1920). (c) Lois de croissance des tissus constituant le poumon foetal du *mouton*. C. r. Acad. Sci. Paris **173** (1921). — **Fauré-Frémiet et Dragoiu:** Charactérisation microchimique d'un composé sulfuré dans la cellule épithéliale granuleuse du poumon. C. r. Soc. Biol. Paris **89** (1923). — **Fauré-Frémiet, Dragoiu et de Vivier du Streel:** (a) La croissance du poumon foetal chez le *mouton* et les variations concomitantes de sa composition. C. r. Acad. Sci. Paris **171** (1920). (b) Sur une réaction microchimique de la cellule épithéliale pulmonaire. Bull. Soc. Chim. biol. Paris **2** (1920). (c) La différenciation histo-chimique de l'épithélium pulmonaire foetal du *mouton*. C. r. Acad. Sci. Paris **171** (1920). — **Favaro, Giuseppe:** Contributo allo studio dell'istologia comparata e dell'istogenese delle pleure. Internat. Mschr. Anat. u. Physiol. **26**. — **Fiebiger, J.:** Über Eigentümlichkeiten im Aufbau der *Delphin*lunge und ihre physiologische Bedeutung. Anat. Anz. **48** (1916). — **Fischer, B.:** Über experimentelle Erzeugung großer Flimmerepithelblasen der Lunge usw. Frankf. Z. Path. **27** (1922). — **Flint, J. M.:** (a) The developement of the lungs. Amer. J. Anat. **6**. (b) The development of the lungs in the *pig*. Anat. Anz. **29** (1906). — **Foot, N. Ch.:** On the origin of the pulmonary „dust cell". Amer. J. Path. **3** (1927). — **Franck, R.:** Ein Beitrag zur Chemie gesunder und pathologisch veränderter Lungen. Z. exper. Med. **36** (1923). — **Fried, B. M.:** The origin of histiocytes (macrophages) in the lung. Arch. Path. a. Labor. Med. **3** (1927).

Gardner, U. Leroy and **D. T. Smith:** The origin of the alveolar phagocyte studied in paraffin sections of tissue stained supravitally with neutral red. Amer. J. Path. **3** (1927). — **Gerlach u. Finkeldey:** (a) Zur Frage mesenchymaler Reaktionen. Die Beteiligung der Lunge an den Abwehrreaktionen des normalen und leistungsgesteigerten Organismus. Verh. dtsch. path. Ges. **1926**. (b) Zur Frage mesenchymaler Reaktionen. I. Die morphologisch faßbaren biologischen Abwehrvorgänge in der Lunge normergischer und hyperergischer *Tiere*. Krkh.forsch. **4** (1927). (c) Zur Frage mesenchymaler Reaktionen. II. Die morphologisch faßbaren biologischen Abwehrvorgänge in der Lunge verschieden hochsensibilisierter *Tiere*. Krkh.forsch. **6** (1928). — **Gilbert** et **Jomier:** (a) Note sur les cellules à graisse et à poussière du poumon. C. r. Soc. Biol. Paris **58** (1905). (b) Sur la présence de gros blocs graisseux coalescents dans les capillaires sanguins du poumon normal. C. r. Soc. Biol. Paris **58** (1905). (c) Etude histologique générale de la graisse du poumon. Paris méd. **14** (1924). — **Göppert, E.:** Die Entwicklung des Mundes und der Mundhöhle mit Drüsen und Zunge; die Entwicklung der Schwimmblase, der Lunge und des Kehlkopfes bei den *Wirbeltieren*. O. Hertwigs Handbuch der vergleichenden und experimentellen Entwicklungslehre der Wirbeltiere (Lief. 6—8), Bd. 2, 1, S. 1—108. Jena 1902. — **Gräper, L.:** Die anatomischen Veränderungen kurz nach der Geburt. IV. Zum Mechanismus der Erweiterung der Pleurahöhlen. Z. Anat. **79** (1926). — **Grancher, J.:** Note sur les lymphatiques du poumon. Gaz. méd. Paris 1877, No 9, 103—105. — **Granel, F.:** (a) Sur les cellules à graisse des cavités alvéolaires du poumon. C. r. Soc. Biol. Paris **82** (1919). (b) Sur l'élaboration de la graisse dans l'épithélium pulmonaire. C. r. Soc. Biol. Paris **82** (1919). (c) Les lipoides de l'épithélium pulmonaire. C. r. Assoc. Anat. **16** (1921). (d) Recherches histologiques sur le fer et le charbon du poumon. C. r. Soc. Biol. Paris **98** (1928). (e) Le vacuome de la cellule granuleuse du poumon des *mammifères*. C. r. Soc. Biol. Paris **103** (1930). (f) Recherches histologiques expérimentales sur l'élimination pulmonaire. C. r. Soc. Biol. Paris **103** (1930). — **Granel, F.** et **L. Hédon:** (a) Recherches expérimentales sur le fer du poumon des *mammifères* et sur la formation du pigment mélanique. C. r. Soc. Biol. Paris **99**. (b) Le pigment mélanique du poumon des *mammifères*. Bull. Histol. appl. **5** (1928). — **Groß, F.:** Über die alveoläre Reaktion der Lunge gegenüber Ruß, Quarzstaub und Phthisebacillen und die hier herrschenden Lokalisationsprozesse. Beitr. path. Anat. **76** (1927). — **Guieysse-Pellissier:** (a) Origine épithéliale de la cellule à poussières des alvéoles pulmonaires. C. r.

Soc. Biol. Paris 82 (1919). (b) Modifications et lésions des cellules épithéliales pulmonaires dues aux gaz suffocants. C. r. Acad. Sci. Paris 170 (1920). (c) Absorption par le poumon d'huile renferment les produits de macération des bacilles tuberculeux. C. r. Soc. Biol. Paris 83 (1920). (d) Recherches sur l'absorption de l'huile dans le poumon. C. r. Soc. Biol. Paris 83 (1920). (e) Etude sur l'absorption de l'huile dans le poumon chez le lapin et chez le *chien*. Congr. de Physiol. Paris 1920. (f) Sur la présence de formations lymphoides diffuses dans le poumon. C. r. Soc. Biol. Paris 85 (1921). (g) Recherches sur quelques réactions expérimentales du poumon. Ann. Méd. 11 (1922). (h) Recherches expérimentales sur le poumon (organe lymphoide, absorption, éosinophilie). Archives Anat. microsc. 19 (1923). (i) Sur la présence de nodules lymphoides dans le poumon chez le cobaye. C. r. Soc. Biol. Paris 90 (1924). (k) Nouvelles recherches sur les cellules libres de l'alvéole pulmonaire. C. r. Assoc. Anat. Liège 1926. — Guieyesse-Pellissier, A.: Disposition en épithélium de revêtement de la cellule alvéolaire pulmonaire. C. r. Soc. Biol. Paris 98 (1928). — Guieysse-Pellissier, A.: L'organe lymphoide du poumon. Archives Anat. microsc. 23 (1927). — Gunkel, P.: Beitrag zur Epithelmetaplasie der Lungenalveolen auf chronisch entzündlicher Grundlage. Virchows Arch. 266 (1927).

Hansemann, D.: Über die Poren der normalen Lungenalveolen. Sitzgsber. preuß. Akad. Wiss., Physik.-math. Kl. 9 (1895). (b) Über V. v. Ebners Zweifel an der Existenz normaler Poren zwischen den Lungenalveolen. Arch. mikrosk. Anat. 55 (1900). — Hayakawa, M.: Über die epitheloiden Histiocyten nach Hamazaki. II. Studien über die wandständigen epitheloiden Zellen der Lungenalveolen. Trans. jap. path. Soc. 19 (1929). — Haythorn, S. R.: Some histological evidences of the disease importance of pulmonary anthracosis. J. med. Res. 29 (1913). — Heidenhain, M.: Über die teilungsfähigen Drüseneinheiten oder Adenomeren. Arch. Entw.mechan. 49 (1921). — Heiß, R.: (a) Über die frühe Entwicklung der menschlichen Lunge, nebst einem Versuch einer mechanischen Begründung der Lappen. Anat. Anz. 41 (1912). (b) Zur Entwicklungsgeschichte der menschlichen Lunge. Sitzgsber. Ges. Morph. u. Physiol. München 1914. (c) Zur Entwicklung und Anatomie der menschlichen Lunge. Arch. Anat. u. Physiol. 1919. (d) Zur Frage nach den maßgebenden Faktoren bei der Entwicklung der asymmetrischen Lunge des *Menschen.* Verh. anat. Ges. Marburg 1921; Anat. Anz. 54, Erg.-H. (e) Bau und Entwicklung der *Wirbeltier*lunge. Erg. Anat. 24 (1922). (f) Entwicklung der Lunge oder Entwicklung des Bronchialbaumes. Anat. Anz. 56 (1923). — Hirschmann, H.: Zur Lehre über den feineren Bau des Lungenparenchyms bei *Säugetieren.* Mit einem Nachtrag von N. Chrzonszczewsky. Arch. path. Anat. 36, 335—341 (1866). — His, W.: Zur Bildungsgeschichte der Lungen beim menschlichen Embryo. Arch. f. Anat. 1887, 89—104. — Hochheim: Über einige Befunde in den Lungen von Neugeborenen und die Beziehung derselben zur Aspiration von Fruchtwasser. Festschrift für Orth, 1903. — Honnorat: Processus histologique de l'oedème pulmonaire d'origine cardiaque. Thèse méd. Lyon 1887. — Huguenin, R., P. Foulon et J. Delarue: Le revêtement de l'alvéole pulmonaire; ses destinées pathologiques. Ann. d'Anat. path. 6 (1929). — Husten, K.: Über den Lungenacinus und den Sitz der acinösen phthisischen Prozesse. Beitr. path. Anat. 68 (1921).

Ins, v.: (a) Experimentelle Untersuchungen über Kieselstaubinhalationen. Inaug.-Diss. Zürich 1876. (b) Einige Bemerkungen über das Verhalten des inhalierten Staubes in der Lunge. Virchows Arch. 73 (1887).

Jalan de la Croix: Die Entwicklung des Lungenepithels beim menschlichen Fetus und der Einfluß der Atmung auf dasselbe. Arch. mikrosk. Anat. 22 (1883). — Jaulmes: (a) La cellule pulmonaire, histophysiologie normale et pathologique. Thèse de Lyon 1924. (b) La cellule pulmonaire. Bull. Histol. appl. 2, 192 (1925). — Jeker, Louis: Über die kernlosen Platten im Alveolarepithel der Lunge. Anat. Anz. 77 (1933). — Jousset: Les pigmentations pulmonaires et la fiction de l'anthracose. Presse méd. 1928, No 30. — Juillet, A.: (a) Phases avancées du développement du poumon chez le *poulet.* C. r. Soc. Biol. Paris 70 (1911). (b) Recherches anatomiques, embryologiques, histologiques et comparatives sur le poumon des *oiseaux.* Thèse sci. 1912; Archives de Zool., V. s. 9, 207 (1912).

Kölliker, A.: (a) Epithel der menschlichen Lungenalveolen. Sitzgsber. physik.-med. Ges. Würzburg 1880. (b) Zur Kenntnis des Baues der Lunge des *Menschen.* Verh. physik.-med. Ges. Würzburg 16, 1 (1881). (c) Weitere Mitteilungen über den Bau der menschlichen Lunge. Sitzgsber. physik.-med. Ges. Würzburg, Sitz. vom 21. Febr. 1880. Verh. physik.-med. Ges. Würzburg 15, 24—26 (1881). (d) Entwicklungsgeschichte des *Menschen* und der höheren *Tiere*, 2. Aufl. Leipzig 1897. — Küttner: Studien über das Lungenepithel. Virchows Arch. 66, 12—26 (1876).

Laguesse: (a) Recherches sur le développement embryonnaire de l'épithélium dans les voies aériennes. Thèse de Paris 1883; J. Anat. et Physiol. 22, 211 (1883). (b) Trois leçons sur la structure du poumon. Echo méd. du Nord 1901. — Laguesse, E.: Sur la structure des septa et des bourrelets septaux alvéolaires dans le poumon de *l'homme.* C. r. Assoc. Anat. Renne 14 (1912). — Laguesse, G. E.: Sur les pores interalvéolaires du poumon humain.

Arch. Sci. med. 51 (1927). — **Laguesse, E.** et **A. d'Hardiviller:** (a) Sur la topographie du lobule pulmonaire. Bibliogr. Anat. 6, 125 (1898); C. r. Soc. Biol. Paris 1898. (b) Bronchioles respiratoires et canaux alvéolaires. C. r. Assoc. Anat. 1. sess. Paris 1899. Bibliogr. Anat. Suppl. 1899, 53—55. (c) Présentation d'un acinus pulmonaire de *l'homme*. C. r. 5. Congr. franç. Méd. Lille 1899, 3. Lille 1900. — **Laguesse et Marchand:** Sur les pores du poumon humain. C. r. Soc. Biol. Paris 70 (1911). — **Lambertini, Gastone:** Le modificazioni morfologiche dell'epitelio polmonare prima e dopo la nascita nell'uomo e nei *mammiferi*. Arch. di Antrop. crimin. 52 (1932). — **Lang, F. J.:** (a) The reaction of lung tissue to tuberculous infection in vitro. J. inf. Dis. 37, 430 (1925). (b) Rôle of endothelium in the production of polyblasts (mononuclear wandering cells) in inflammation. Arch. Path. a. Labor. Med. 1, 41 (1926). (c) Über Gewebskulturen der Lunge. Ein Beitrag zur Histologie des respiratorischen Epithels und zur Histogenese der Alveolarphagocyten. Arch. exper. Zellforsch. 2 (1926). (d) Über die Alveolarphagocyten der Lunge. Virchows Arch. 275 (1930). — **Lange:** Untersuchungen über das Epithel der Lungenalveolen. Frankf. Z. Path. 3, 170 (1909). — **Lecloux, J.:** A propos des cellules cadmiophiles du poumon. Bull. Soc. Chim. biol. Paris 10 (1928). — **Lenzi, L.:** Sullo sviluppo del tessuto elastico nel polmone dell'uomo. (Estratto dalla Tesi di Laurea presentata e discussa dinanzi alla facoltà medica di Firenze, 5. Juli 1898.) Monit. zool. ital. 9, No 11, 213—220 (1898). — **Lewis, M. R.:** Origin of the phagocytic cells of the lung of the *frog*. Bull. Hopkins Hosp. 36, 361 (1925). — **Linser, Paul:** Über den Bau und die Entwicklung des elastischen Gewebes in der Lunge. Anat. 1900, H. 42/43 (13, H. 2/3), 307—335. — **Loeschke, H.:** Die Morphologie des normalen und emphysematösen Acinus der Lunge. Beitr. path. Anat. 68, 213 (1921). — **Luisada, A.:** Ricerche sperimentali sulla funzione dei muscoli lisci dell'apparato polmonare. Boll. Soc. Biol. sper. 3 (1928).

Marchand, R.: (a) Les pores alvéolaires du poumon chez *l'homme* et quelques animaux. Thèse méd. Lille 1912. Bibliogr. Anat. 22, 57 (1912). (b) Les pores alvéolaires du poumon chez les animaux. C. r. Soc. Biol. Paris 70. (c) Les pores des alvéoles pulmonaires. Bibliogr. Anat. 22. — **Marcus, H.:** (a) Lungenstudien. Gegenbaurs Jb. 58 (1927). (b) Zur vergleichenden Anatomie der Lungen. Anat. Anz. 63 (1927). (c) Lungenstudien III u. IV. Gegenbaurs Jb. 59 (1928). (d) Lungenstudien V. Vergleichende Untersuchungen über die respiratorische Oberfläche und ihr Verhältnis zum Körpergewicht. Gegenbaurs Jb. 59 (1928). (c) Über den Bau der Lungen und die Ventilation ihrer Spitze. Sitzgsber. Ges. Morph. u. Physiol. München 38 (1928). — **Mashima, U.:** Über das Verhalten der Alveolarepithelien bei der Pneumonie und die dabei im Alveolarlumen auftretenden verschiedenen Wanderzellen. Verh. jap. path. Ges. 10. Tag. 1920, 171. Kioto Igaku Zasshi (jap.) 17, H. 8 (1920). — **Mauriac, P.** et **R. Dumas:** Sur la fonction glycolytique du poumon. C. r. Soc. Biol. Paris 90, 1050 (1924). — **Maximow, A.:** (a) Über undifferenzierte Blutzellen und mesenchymale Keimlager im erwachsenen Organismus. Klin. Wschr. 1926, Nr 47, 2193. (b) Morphology of the mesenchymal reactions. Arch. of Path. 4, 557 (1927). — **Mayer, Guieysse-Pellissier** et **Fauré-Frémiet:** Lésions pulmonaires déterminées par les gaz suffocants. C. r. Acad. Sci. Paris 170, 1289 (1920). — **Mayer, Guieysse-Pellissier, Plantefol** et **Fauré-Frémiet:** Lésions pulmonaires déterminées par les gaz vésicants. C. r. Acad. Sci. Paris 170, 1532 (1920). — **Merkel:** Atmungsorgane. Bardelebens Handbuch der Anatomie des Menschen, 1902. — **Meves** et **Tsukaguchi:** Über das Vorkommen von Plastosomen im Epithel von Trachea und Lunge. Anat. Anz. 46, 289 (1914). — **Miller, W. Sn.:** (a) The lobule of the lung and its blood-vessels. Anat. Anz. 7 (1892). (b) The structure of the lung. J. Morph. a. Physiol. 8, 165—188 (1893). (c) A comparative study of the lung with special reference to the communication of one Air-sac with another (Abstr.). Proc. amer. Assoc. Advancem. Sci., 42. Meeting 1893, 232—233. Salem 1894. (d) The lymphatics of the lung (prelimin. paper). Anat. Anz. 12, Nr 4/5, 110—114 (1896). (e) Das Lungenläppchen, seine Blut- und Lymphgefäße. Arch. f. Anat. 1900, 197—228. (f) Anatomy of the lungs. Reference Handbook of the medical sciences 1902, 575—586. (g) The air spaces in the lung of the *cat*. J. Morph. a. Physiol. 24, 459 (1913). (h) A study of the factors underlying the formation of alveolar pores in pneumonia. J. of exper. Med. 38, 707 (1923). (i) The alveolar pores of pneumonia. J. of exper. Med. 42, 779 (1925). (k) The reticulum of the lung. J. of Path. 3, 217, 315 (1927). (l) The epithelium of the lower respiratory tract. Cowdrys Special Cytology 1, 69 (1928). — **Moser:** Beiträge zur vergleichenden Entwicklungsgeschichte der *Wirbeltier*lunge. Arch. mikrosk. Anat. 60 (1902). — **Motta, Giuseppe:** Su alcuni elementi cellulari del polmone e sul loro comportamento in gravidanza. Boll. Soc. Biol. sper. 1 (1926). — **Motta, G.:** Su alcuni elementi cellulari del polmone e sul loro comportamento in gravidanze. Archives d'Anat. 6 (1927). — **Müller, J.:** Zur vergleichenden Histologie der Lungen unserer *Haussäugetiere*. Arch. mikrosk. Anat. 69, 1 (1907). — **Munk, Ph.:** Über das Epithel der Lungenalveolen. Virchows Arch. 24, 603—606 (1862).

Narath, Albert: (a) Die Entwicklung der Lunge von *Echidna aculeata*. Zoologische Forschungsreisen in Australien und dem Malayischen Archipel, Bd. 2, Lief. 3 (des ganzen

Werkes Lief. 6), S. 245—274. 1896. (b) Der Bronchialbaum der *Säugetiere* und des *Menschen*. Eine vergleichend-anatomische und entwicklungsgeschichtliche Studie. Bibliotheca medica, Ab. A: Anat. 1901, H. 3. — **Nicolas, A.:** Appareil respiratoire: Larynx, Trachée, Poumons, Plèvres. Poiriers Traité d'anatomie humaine, Tome 4, H. 2, p. 393—556. Paris 1898.

Oberling, Ch. et **C. Raleanu:** Recherches expérimentelles sur l'histo-physiologie des revêtements alvéolaires et bronchiques. C. r. Soc. Biol. Paris **105** (1930). — **Oertel:** Über die Alveolarporen in den *Säugetier*lungen. Festschrift für Fürbringer. Sitzgsber. Heidelberg. Akad. Wiss., Math.-naturwiss. Kl. **1919.** Festschrift für Fürbringer. — **Ogawa, C.:** Contributions to the histology of the respiratory spaces of the *vertebrate* lungs. Amer. J. Anat. **27**, 333 (1920). — **Ogawa, Chikanosuke:** The finer ramification of the human lung. Amer. J. Anat. **1927.** — **Ohtaka, M.:** Über die Phagocyten der Lunge. Verh. jap. path. Ges. **13**, 71 (1923); Z. jap. mikrob. Ges. **17** (1923). — **Olkon, M. D.** and **Minas Joannides:** (a) Capillaroscopic appearance of the pulmonary alveoli in the living *dog*. Anat. Rec. **45** (1930). (b) The capillary circulation in the alveolus pulmonalis of the living *dog*. Arch. int. Med. **45** (1930). — **Oppel, A.:** Lehrbuch der vergleichenden mikroskopischen Anatomie der Wirbeltiere, Bd. 6, Atmungsapparat. Jena 1905. — **Orsos, F.:** Über das elastische Gerüst der normalen und der emphysematösen Lunge. Beitr. path. Anat. **41**, 95 (1907).

Paviot, Chevallier et **Revol:** De la véritable nature chimique de l'anthracose pulmonaire. J. Méd. Lyon **5**, 11 (1928). — **Permar:** (a) An experimental study of the mononuclear phagocytes of the lungs. J. med. Res. **42**, 9 (1920). (b) The development of the mononuclear of the lung. J. med. Res. **42**, 147 (1920). (c) Migration and the fate of the mononuclear phagocytes of the lung. J. med. Res. **42**, 209 (1920). (d) The pathogenesis of exper. pneumonia in the *rabbit*. J. med. Res. **44**, 1 (1923). — **Pierret, A.** et **J. Renaut:** Mémoire sur les sacs lymphatiques périlobulaires semi-cloisonnés et communicants du poumon du *boeuf*. Arch. de Physiol. **13** (II. s 8), 672—693 (1881). — **Policard, A.:** (a) Sur la nature du revêtement des alvéoles pulmonaires des *mammifères*. Bull. Histol. appl. **3** (1926). (b) Les nouvelles idées sur la disposition de la surface respiratoire pulmonaire. Presse méd. **1929 II.** (c) Sur la fixation de poussières minérales dans le poumon humain. Bull. Histol. appl. **7** (1931). — **Policard, A.** et **S. Doubrow:** (a) Recherches histochimique sur l'anthracose pulmonaire. Méd. du travail **1929**, No 1, 58. (b) Sur les mécanismes qui interviennent dans la fixation des poussières minérales. Presse méd. **1929.** (c) Fixation des poussières minérales par le poumon. Presse méd. **1929**, No 21. (d) Etude histochimique de l'anthracose pulmonaire. Presse méd. **1929**, No 55. — **Policard, A., S. Doubrow** et **D. Pillet:** Application de la téchnique histochimique de la micro-incinération à l'étude des pigments anthracosiques pulmonaires. C. r. Soc. Biol. Paris **98** (1928).

Rainey, G.: Critical examination of the evidence for and against the presence of epithelium in the air cells of the human lung. Brit. a. Foreign Med. Chir. Rev. **16**, 491 (1855). — **Reißeisen, F. D.:** Über den Bau der Lungen. Berlin 1822. — **Ridella, A.:** Modifications qui ont lieu dans le poumon avant et après la naissance etc. Arch. ital. de Biol. (Pisa) **59**, 371 (1913). — **Roger, H.:** (a) Action du poumon sur quelques substances toxiques. Presse méd., 7. Juni, **1889.** (b) Quelques considérations sur la physiologie du poumon. Presse méd. **1921**, 793. (c) Questions actuelles de biologie medicale. Paris: Masson & Cie. 1924. — **Roger** et **L. Binet:** (a) La fonction lipolytique du poumon. Bull. Acad. Méd. Paris, 4. Okt. **1921.** (b) Le pouvoir lipolytique du sang et des tissus. C. r. Soc. Biol. Paris **86**, 79 (1922). (c) Le pouvoir lipolytique (lipodiérèse) du sang artériel et du sang veineux. C. r. Soc. Biol. Paris **86**, 203 (1922). (d) Nouvelles recherches sur la lipopexie et la lipodiérèse pulmonaires. C. r. Soc. Biol. Paris **87**, 24 (1922). (e) Le métabolisme des graisses: Lipopexie et lipodiérèse pulmonaires. Presse méd. **1922**, 227. (f) Lipodiérèse pulmonaire. C. r. Soc. Biol. Paris **88**, 1079 (1923). — **Roger, Binet** et **Verne:** Le processus histologique de la lipodiérèse pulmonaire. 1. C. r. Soc. Biol. Paris **88**, 1140, 5. Mai 1923. 2. J. Physiol. et Path. gén. **21**, 461 (1923). — **Roger, Rathery** et **Binet:** Action du poumon sur le sucre du sang. C. r. Soc. Biol. Paris **90.** 1228 (1924). — **Rose, S. B.:** The finer structure of the lung, with special referende to its vascular character and its pathologic significance. Arch. of Path. **6** (1928). — **Rosin, A.:** Über Vorkommen und Herkunft vitalgefärbter Zellen und über die celluläre Reinigungsvorgänge in der Lunge. Beitr. path. Anat. **79**, 625 (1928). — **Rossignol:** Recherches sur la structure intime du poumon de *l'homme* et des principaux *mammifères*. Mémoires des concours et des savants étrangers, publ. p. Acad. R. Méd. Belg. **1**, 70 p. Mém. prés, 4. Jan. 1846. Bruxelles 1847. — **Rothley, H.:** Über den feineren Bau der Luftröhre und der Lunge der *Reptilien*. Z. Morph. u. Ökol. Tiere **20** (1930).

Schmidt, Ch.: De l'épithélium pulmonaire. Thèse méd. Strasbourg 1866. — **Schmidt, M. B.:** Verh. Ges. dtsch. Naturforsch. Braunschweig 1898. — **Schmidtmann, M. u. O. Lubarsch:** Staubeinatmungskrankheiten der Lunge. Henke-Lubarsch' Handbuch der speziellen pathologischen Anatomie und Histologie, Bd. 3, Teil 2, S. 76. 1930. — **Schulze, Fr. E.:** Die Lungen. Strickers Handbuch der Lehre von den Geweben. 1871. — **Schulze, Franz Eilh.:** (a) Zur Anatomie der *Cetaceen*lunge. Sitzgsber. preuß. Akad. Wiss., Physik.-math. Kl. **1908.** (b) Über die Alveolarbäumchen und Löcher in den Alveolarscheidewänden.

Sitzgsber. preuß. Akad. Wiss., Physik.-math. Kl. 14 (1915). — **Seemann, G.:** (a) Zur Biologie des Lungengewebes. Beitr. path. Anat. 74, 345 (1925). (b) Vitalfärbungsversuche an überlebenden *Hunde*lungen. Beitrag zur Theorie der vitalen Färbung. Z. exper. Med. 58 (1927). (c) Weitere experimentelle Untersuchungen zur Biologie des Lungengewebes und über die mesenchymalen Abwehrvorgänge im allgemeinen. 1. Mitt.: Beitr. path. Anat. 78 (1927). (d) 2. Mitt.: Vitale Färbung und Einführung von Aufschwemmungen. Beitr. path. Anat. 79 (1927). (e) 3. Mitt.: Parenterale Eiweißeinführung. Beitr. path. Anat. 79 (1927). (f) Zur Morphologie der Stoffwechsel- und Abwehrvorgänge im Lungengewebe. Z. ärztl. Fortbildg (russ.) 1928, Nr 6. (g) Über den feineren Bau der Lungenalveole. Beitr. path. Anat. 81 (1929). (h) Über das Schicksal des ins Blut eingeführten Cholesterins, insbesondere über die Filtrations- und Abwehrvorgänge im Lungengewebe. Beitr. path. Anat. 83, 705 (1930). (i) Über die Beziehungen zwischen Lymphocyten, Monocyten und Histiocyten, insbesondere bei Entzündung. Beitr. path. Anat. 85, 303 (1930). (k) Histobiologie der Lungenalveole. Jena 1931. — **Seemann, G. u. G. Merkulow:** Über die Abwehrvorgänge in der *Vogel*lunge. Z. mikrosk.-anat. Forsch. 20 (1930). — **Seemann u. Theodorowitsch:** Untersuchungen über die künstliche Einführung von arteigenen, durch Phagocytose markierten Blutzellen ins Blut. Z. exper. Med. 69, 742 (1930). — **Sewell:** The phagocytic properties of the alveolar cells of the lung. J. of Path. 22, 40 (1918—19). — **Sicard, Fabre et Forestier:** La lipodiérèse chez *l'homme*. Bull. Soc. Chim. biol. Paris 5, 413 (1923); C. r. Soc. Biol. Paris 88, 564, 1255 (1923). — **Siegmund:** Über das Schicksal eingeschwemmter Reticuloendothelien (Bluthistiocyten) in Lungengefäßen. Z. exper. Med. 50, 73 (1926). — **Simoes Raposo, L.:** Le revêtement alvéolaire et les cellules à poussières du poumon. C. r. Soc. Biol. Paris 104 (1930). — **Simpson, M.:** The experimental production of macrophages in the circulating blood. J. med. Res. 43, 77 (1922). — **Slavjansky, K.:** Experimentelle Beiträge zur Pneumonokoniosislehre. Virchows Arch. 48, 326 (1869). — **Slye, Holmes and Wells:** The primary spontaneous tumors of the lungs in *mice*. J. med. Res. 30, 417 (1914). — **Stewart, F. W.:** An histogenetic study of the respiratory epithelium. Anat. Rec. 25, 181 (1923). — **Stieda:** Einiges über den Bau und Entwicklung der *Säugetier*lungen. Z. Zool. 30, Suppl., 106 (1878). — **Strukow, A. I.:** Die Grundsätze der Lungenhistostruktur. Z. Anat. 98 (1932). — **Suchard, E.:** Structure du poumon du *triton* et de la *salamandre maculée*. Archives Anat. microsc. 6, 170 (1903).

Teploff, I.: Über den Entwicklungsgang der vitalen Carminspeicherung im Organismus. Z. exper. Med. 45, 548 (1925). — **Timofejewsky, A. u. S. Benowolenskaja:** Zur Frage über die Reaktion von Gewebskulturen auf Tuberkuloseinfektion. Virchows Arch. 255, 613 (1925). — **Töppich, G.:** (a) Die cellularen Abwehrvorgänge in der Lunge bei Erst- und Wiederinfektion mit Tuberkelbacillen. Krkh.forsch. 2, 15 (1925). (b) Der Abbau der Tuberkelbacillen in der Lunge durch Zellvorgänge usw. Krkh.forsch. 3, 335 (1926). — **Toyama, K.:** Experimentelle Forschung über die Lungencapillaren. Z. exper. Med. 46, 168 (1925). — **Tchistovitch, N.:** Des phénomènes de phagocytose dans les poumons. Ann. Inst. Pasteur 3, 337 (1889). — **Tchistovitch, Th.:** Etude sur la phagocytose dans une infection mortelle. Ann. Inst. Pasteur 14, 802 (1900). — **Tschistowitsch, A.:** Zur Frage der Herkunft der Alveolarphagocyten. 2. Pathologenkongr. UdSSR. Baku 1930. — **Tschistowitsch, A. N.:** Über die Genese der Alveolarphagocyten. I. Mitt. Z. Zellforsch. 11 (1930).

Ukawa, S.: (a) Zur Frage der Macrophagen der Lunge. Trans. jap. path. Soc. 15, 8 (1925). (b) Über die tuberkulöse Infektion im transplantierten Lungengewebe. Trans. jap. path. Soc. 16, 5 (1926).

Vandendorpe, F.: La musculature du canal alvéolaire dans le poumon de l'enfant. C. r. Soc. Biol. Paris 100 (1929). — **Veragut, B.:** Über die Veränderungen des Lungenepithels bei künstlich hervorgerufenen pneumonischen Prozessen. Virchows Arch. 82, 238 (1880). — **Verne, J.:** Sur la destinée de la graisse dans les capillaires pulmonaires au point de vue histologique. C. r. Assoc. Anat. 19, 259 (1924). — **Verne et Binet:** Les processus histologiques de l'absorption des graisses par la plèvre. Bull. Histol. appl. 2, 14 (1925). — **Virchow, R.:** Über das Lungenschwarz. Virchows Arch. 35, 186 (1866).

Wearn, Joseph T., J. S. Barr and **W. J. German:** The behavior of the arterioles and capillaries of the lung. Proc. Soc. exper. Biol. a. Med. 24 (1926). — **Wenslaw, Ad.:** (a) Etude cytologique comparée de l'épithélium pulmonaire. Batraciens. C. r. Soc. Biol. Paris 95 (1926). (b) Etude cytologique comparée de l'épithélium pulmonaire. *Reptiles*. C. r. Soc. Biol. Paris 95 (1926). (c) Recherches sur les cellules à grains lipoidiques du poumon des *oiseaux*. C. r. Soc. Biol. Paris 95 (1926). (d) Recherches sur les cellules nuclées de l'épithélium pulmonaire des *mammifères*. C. r. Soc. Biol. Paris 97 (1927). (e) Nouvelles recherches sur la cellule nuclée de l'épithélium pulmonaire des vertébrés. C. r. Soc. Biol. Paris 103 (1930). (f) Sur l'ontogenèse de l'épithélium pulmonaire chez *l'homme*. C. r. Soc. Biol. Paris 104 (1930). — **Wentzlaff:** (a) Experimentelle Bluthistiocytose beim *Frosch*. Beitr. path. Anat. 72, 710 (1924). (b) Untersuchungen über die Vitalfärbung an *Frosch*lungen. Z. Zellenlehre 1, 562 (1924). — **Westhues, H.:** Herkunft der Phagocyten in der Lunge. Beitr. path. Anat. 70, 223 (1922). — **Westhues, H. u. M.:** Beitr. path. Anat. 74, 432 (1925). —

Williams, T.: Epithelium of the air cells of the human lungs. Med. Tim. a. Gaz. **11**, 361 (1855). (Zit. nach Miller in Cowdry.) — **Willson, H. G.:** Postnatal development of the lung. Amer. J. Anat. **41** (1928). — **Wislocki:** On the fate of carbon particles injected into the circulation with especial reference to the lungs. Amer. J. Anat. **32**, 423 (1924). — **Wislocki, G. B.:** On the structure of the lungs of the porpoise. Amer. J. Anat. **44** (1929). — **Wittich, W. v.:** Über die Beziehungen der Lungenalveolen zum Lymphsystem. Mitt. physiol. Labor. Königsberg 1878, 1—23.

   Young, J. S.: Further experiments on the production of hyperplasia in the alveolar epithelium of the lung of the *rabbit*. J. of Path. **31** (1928).

   Zaaijer, E. L.: Le pouvoir lipolytique du poumon. Arch. néerl. Physiol. **8**, 184 (1923). (Zit. nach Jaulmes.)

4. Pleura.

   Argaud, R.: Sur l'endoplèvre. C. r. Soc. Biol. Paris **82**, 857 (1919).

   Baltisberger, W.: Über die glatte Muskulatur der menschlichen Lunge. Z. Anat. **61**, 249—282 (1921). — **Blechschmidt, E.:** Über den Konstruktionsplan der Neugeborenen-lunge. Z. Anat. **105**, 1—14 (1935). — **Braus, H.:** Anatomie des *Menschen*, 1. Aufl. Berlin 1924. — **Brunn, v.:** Über die Entzündung seröser Häute, mit besonderer Berücksichtigung der Rolle der Serosadeckzellen. Beitr. path. Anat. **30**, 417—456 (1901).

   Desbaillet, E.: Contribution à l'Histophysiologie de la Plèvre. Réactions de la Plèvre du cobaye vis-à-vis du Goudron et de l'huile d'olive. Thèse Univ. de Genève 1927, No 1221, 1—51.

   Kolossow, A.: Über die Struktur des Pleuroperitoneal- und Gefäßepithels (Endothels). Arch. mikrosk. Anat. **42**, 318—383 (1893). — **Kreipe, G.:** Über anthrakotische Pleura-pigmentierung und Pleuraknötchen. Beitr. path. Anat. **96**, 66—76 (1936).

   McLaughlin, A. I. G.: Nerves and endings in the visceral pleura of the cat. J. of Physiol. **80**, 101—104 (1933). — **Merkel, F.:** Atmungsorgane. v. Bardelebens Handbuch der Ana-tomie, Bd. 6, Abt. 1, S. 121. 1902. — **Möllendorff, W. v.:** Fortschritte der funktionellen Betrachtung im Bau des menschlichen Körpers. Jkurse ärztl. Fortbildg, Jan. **1936**, 1—9. — **Monroy, A.:** Particolarità strutturale della pleura umana. Monit. zool. ital. **44**, Suppl., 166—169 (1933).

   Petersen, H.: Histologie und mikroskopische Anatomie. München 1935.

   Schopper, W.: Explantationsstudien an Blutgefäßen und serösen Häuten. Beitr. path. Anat. **88**, 451—537 (1932).

   Vincenzi, L.: Sulla struttura della limitante (Bizzozero) delle sierose *umane*. Anat. Anz. **20**, 492—495 (1902).

Die Lungenalveole.

Von W. BARGMANN, Zürich.

Mit 37 Abbildungen.

A. Allgemeines. Zahl, Größe und Form der Lungenalveolen.

Die Entwicklung der *Wirbeltier*lunge zum wichtigsten Respirationsorgan der *Landtiere* wird vom Prinzip der Oberflächenvergrößerung beherrscht, das auch in der Ontogenie zum Ausdruck kommt. Glattwandige Lungensäcke, wie sie — zwar als Ergebnis eines Rückbildungsvorganges — bei rezenten Urodelenformen anzutreffen sind, wandeln sich infolge der Ausbildung von Primärsepten in gekammerte Hohlorgane um, aus denen vermittels weiterer Septierung die wabig gebauten Lungen der *Reptilien* entstehen. Entsprechend dem gesteigerten Sauerstoffbedürfnis erreicht die Vergrößerung der inneren Lungenoberfläche ihren Höhepunkt bei den *Homoiothermen,* deren Lungen nach dem Typus zusammengesetzter tubuloalveolärer Drüsen gegliedert sind. Der Bauplan der Lunge des *Menschen* ist somit ebenfalls der einer tubulo-alveolären Drüse (KOELLIKER). Das den Ausführungsgängen entsprechende luftleitende Kanalsystem des Bronchialbaumes trägt an seinen letzten Ver-ästelungen die den Drüsenendstücken vergleichbaren Alveolen und Alveolen-gänge, die Stätten der spezifischen Organleistung. Die Lungenalveole (Lungen-bläschen, Alveolus pulmonalis B.N.A., Air-cell Miller) stellt die letzte morpho-logische und funktionelle Einheit des Lungenorganes dar.

Bei *Tier*formen, an deren Respirationsapparat besonders hohe Anforderungen gestellt werden *(Insectivoren, Chiropteren, Vögel)* kommt es zu einer Verwischung des während der Embryonalentwicklung noch eindeutigen Drüsencharakters des Atmungsgewebes. Ihr Lungenparenchym ist zu einem im wesentlichen aus Blutcapillaren bestehenden Raumgitter aufgelockert. Die phylogenetische Reihe fällt also nicht mit der Stufenleiter des Differenzierungsgrades zusammen.

Es ist die Frage, ob an die drüsige Struktur der Lunge auch ein sekretorisches Geschehen in ihren Endkammern gebunden ist. Wir wissen, daß in den viel-fach als Lungenvorläufer betrachteten Schwimmblasen der *Fische* eine Gas-sekretion stattfindet. Nach den Darlegungen BETHES (1925) kann dieser Prozeß aber nicht mit dem Vorgange der Atmung verglichen werden, da er lediglich der Regulierung eines hydrostatischen Apparates dient. Nach Ansicht der meisten Forscher ist eine ähnliche aktive Leistung der Alveolarwand beim respiratorischen Gaswechsel nicht nachweisbar [WINTERSTEIN (1921)]. Sicher-lich hat die Homologielehre, nach der die Lunge sich unmittelbar aus der Schwimmblase entwickelt haben soll, der Vergleichung des Gassekretions-prozesses mit dem Atmungsvorgange mehr oder minder Vorschub geleistet. Die neuere Anschauung, derzufolge beide Organe als von vornherein ver-schiedene Bildungen des Vorderdarms aufzufassen sind, dürfte der physiologi-schen Parallelisierung die phylogenetischen Grundlagen entziehen.

Der Atmungsprozeß in der Lungenalveole läßt sich mit BETHE und LIL-JESTRAND (1925) nach den Gesetzen der Diffusion erklären, während BOHR und HALDANE glaubten, sekretorische Vorgänge bei der Lungenatmung annehmen zu müssen. [Lit. bei BETHE (1925), LILJESTRAND (1925)]. Es entspricht der

Grundhaltung des Morphologen, wenn er, wie Braus, in den lebenden Form-
bestandteilen der Alveolarwand gelegene biologische Faktoren für den
Gasaustausch mitverantwortlich machen möchte. Von klinischer Seite wurde
erwogen, ob Veränderungen der lebenden Trennungsschicht zwischen Blut und
Luft — z. B. Quellung oder fettige Degeneration der Alveolarepithelien — den
Ablauf des Gaswechsels wesentlich beeinflussen können (Pneumonose Brauer).
Damit ist freilich eine aktive Beteiligung der Alveolarzellen im Sinne der
Sekretionstheorie nicht gemeint, wohl aber der Blick auf die vernachlässigte
Tatsache hingelenkt, daß wir in der Alveolarwand eine lebende Membran
vor uns haben. Auch hinsichtlich der Durchlässigkeit der Lungenalveole für
saure Farbstoffe scheint die vitale Tätigkeit der Lungenzellen eine Rolle zu
spielen [Hirakawa (1935)]. Die Frage, ob die Permeabilität der die Atmungsfläche besetzenden Zellelemente einer nervösen Steuerung unterworfen ist,
behandeln z. B. Becker, Hochrein und Mathes (1933).

Die Erforschung des Substrates des Atmungsvorganges, d. h. des Feinbaues
der lebenden Membran der Lungenalveole, gehört seit langem zu den wichtigsten
und reizvollsten Aufgaben der Morphologie. Neben der Atmung jedoch spielen
sich in der Lungenalveole andere, unzweifelhaft an Zelltätigkeit gebundene
Prozesse ab, z. B. Verdauungs-, Ausscheidungs- und Abwehrvorgänge, deren
Ablauf für den Organismus von vitaler Bedeutung sein kann. Besonders im
Hinblick auf diese Vorgänge ist gerade in den letzten Jahren eine reiche Fülle
von Untersuchungen über die Struktur der Lungenalveole und das Verhalten
ihrer Zellelemente entstanden. Wir sind indessen von einer einheitlichen Vorstellung über den Bau der Lungenalveole weit entfernt, so daß man — wie
vor 90 Jahren — mit Hyrtl den Satz „Quot capita, tot sententiae" jeder
zusammenfassenden Schilderung des Forschungsstandes voranstellen kann.

Der Wunsch, die Rätsel der Lungenalveole des *Menschen* zu lösen, hat viele
Untersucher dazu veranlaßt, tierisches Material zur Bearbeitung grundsätzlicher Fragen des Feinbaues der menschlichen Lungenalveole heranzuziehen
und ihre Ergebnisse mehr oder weniger vorsichtig auf die Verhältnisse beim
Menschen zu übertragen. Im folgenden wird daher — soweit erforderlich — auf
die Befunde der vergleichenden Histologie eingegangen, der wir — bei kritischer
Beurteilung — wesentliche Einblicke verdanken können.

Zahl und Größe der Lungenalveolen, Atmungsoberfläche. Die Lunge des
Menschen zeichnet sich durch ungeheuren Reichtum an Alveolen aus, über
deren Zahl begreiflicherweise sehr unterschiedliche Angaben vorliegen.
Huschke [nach Sömmering (1844)] schätzte sie auf 1800 Millionen, während
Aeby (1880) für den Mann eine Alveolenzahl von 404 Millionen, für das Weib
von 322 Millionen errechnete, entsprechend einer Oberfläche von 40—50 qm
(Expiration) bis zu 103—129 qm (Inspiration). Nach Zuntz (1882) verfügt
die Lunge über 725 Millionen Alveolen mit einer respiratorischen Oberfläche
von 90 qm bei mittlerer Füllung. Dagegen errechnete F. E. Schulze (1906)
für den Erwachsenen nur 150 Millionen Alveolen mit einer Atemfläche von
30 qm. Nach den Untersuchungen von Wilson (1922) dagegen nimmt die
gesamte innere Oberfläche der Lunge des Erwachsenen, einschließlich Bronchialbaum, etwa 70 qm ein. Marcus (1928) gibt für eine menschliche Lunge, die
1880 ccm verdrängte, 444 Millionen Alveolen von je 150 μ Durchmesser und eine
respiratorische Oberfläche von etwa 50 qm an. Gertz (1928) fand bei Annahme
eines Atmungsraumvolumens von 3000 ccm eine Atmungsoberfläche von 48 qm.
Die Werte sollen zwischen 40 und 60 qm schwanken. Arthus (1927) gibt eine
alveoläre Oberfläche von 200 qm an.

Die Angaben von Rossignol (1847) lassen erkennen, daß die Durchmesser
der menschlichen Alveolen je nach dem Lebensalter verschieden sind. Sie

betragen zwischen 18 und 20 Jahren 0,2 mm, im 25. Jahre 0,22—0,25 mm, zwischen 35 und 40 Jahren 0,25 mm, zwischen 70—80 Jahren 0,33—0,55 mm. Nach FREY (1859) schwanken die Werte zwischen 0,05—0,1667 mm. KOELLIKER-v. EBNER (1902) gibt für die Leichenlunge die Alveolendurchmesser 0,37—0,22 —0,16 mm an und meint, daß die Lungenbläschen während des Lebens bei mittlerer Füllung mindestens um ein Drittel weiter sind. Die Bronchioli alveolares tragen nach einer anderen Mitteilung KOELLIKERs (1880) Alveolen von 0,06 bis 0,09 mm Durchmesser. OGAWA (1920) ermittelte folgende Durchschnittswerte für den Erwachsenen: der Tiefen- und Breitendurchmesser der Alveole des 30jährigen beträgt 0,1 mm, während beim 56jährigen 0,15 mm bzw. 0,19 mm gefunden wurden. WILSON (1922) kam für den Erwachsenen auf die Durch-schnittszahlen 0,075 × 0,09 × 0,125 mm, entsprechend den drei Richtungen des Raumes. Zentral gelegene Alveolen sind im allgemeinen kleiner als periphere. Nach neueren Untersuchungen von CLAUS (1935) erreicht der Alveolendurch-messer des Erwachsenen 300—600 μ. Beim Neugeborenen schwankt er zwischen 45—60 μ, beim Vierjährigen zwischen 100—150 μ.

Für *Rind* und *Pferd* geben ELLENBERGER und TRAUTMANN (1921) je nach In- oder Exspirationsstellung eine Alveolenweite von 0,3 bzw. 0,12—0,22 mm an. Die kleinsten Alveolendurchmesser beobachtete F. E. SCHULZE bei Sorex minutus (25 μ) und Vesperugo pipistrellus (30 μ). Die Alveolen der *Delphin*-Lunge besitzen eine Tiefe von 0,26 mm, einen Querdurchmesser von 0,14 mm [FIEBIGER (1915)]. Besonders große, aber auch flachere Alveolen sind in den Spitzenteilen der *Delphin*-Lunge zu finden.

Nach biologischen Gesichtspunkten hat F. E. SCHULZE (1906) Größe und Zahl der Lungenalveolen in der *Tier*reihe untersucht, indem er Körpergröße, Lebensweise und Art der Muskelaktion zu den gefundenen Werten in Beziehung setzte. Der Vergleich der Lunge des dreizehigen *Faultieres* mit der einer gleich-großen *Katze* ergibt z. B., daß die Lungenalveolen des trägen *Edentaten* einen Durchmesser von 400 μ aufweisen und in der Zahl von 6250000 eine Atmungs-fläche von 5 qm ausmachen, während die *Katze* mit ihrer höheren Stoffwechsel-intensität mit etwa 400 Millionen Alveolen von je 100 μ Durchmesser über eine respiratorische Fläche von 20 qm verfügt. Ein *Delphin*, etwa von der Größe eines *Menschen*, übertrifft dessen Alveolenzahl (150 Millionen) mit 437 Millionen von je 150 μ Durchmesser, ebenso dessen respiratorische Fläche (30 qm) mit annähernd 43 qm. Sein reger Stoffwechsel bedarf einer größeren Atmungsfläche als der des *Menschen*. Nach MARCUS (1928) hat SCHULZE große Fehler bei der Schätzung des Lungenvolumens begangen, das den Berechnungen zugrunde liegt. Soweit die Berechnungen von MARCUS die alveolenhaltigen *Wirbeltier*-lungen betreffen, werden sie hier wiedergegeben. Den niedrigen Index (respir. Oberfläche in Quadratzentimeter pro 1 kg Körpergewicht) des *Menschen*, welcher den der *Reptilien* nicht sehr übertrifft und dem des *Faultieres* ähnelt, bringt MARCUS mit dem energiesparenden aufrechten Gang in Zusammenhang. *Meeresschildkröten* und *Meeressäuger* besitzen nach ROTHLEY (1930) die größte respiratorische Oberfläche.

Die angeführten Werte können natürlich nur ungefähre Vorstellungen von der Zahl und Größe der Lungenalveolen und damit dem Ausmaße der Respira-tionsfläche vermitteln. Fehlerquellen liegen in der histologischen Technik (tracheale oder vasculäre Fixation, Schrumpfung) begründet, außerdem in der Unmöglichkeit einer einigermaßen zuverlässigen Auszählung der Struktur-einheiten. Die Zunahme der Alveolengröße mit steigendem Lebensalter (vgl. ROSSIGNOL, SCHULZE) sind ebenfalls zu berücksichtigen, desgleichen individuelle Volumschwankungen der Lunge [MARCUS (1928)]. KROGHs (1929) allgemein gegebene Anregung, quantitative Anatomie zu treiben, um die Grundlagen

	Durchschnitt-liche Alveolen-durchmesser μ	Alveolenzahl Millionen	Respiratorische Oberfläche	Respiratorische Oberfläche pro 1 g Tier qcm
Didelphis.	200	5	1 qm	31
Maus	30	266	1200 qcm	54
Ratte	50	45	5625 qcm	33
Katze	100	144	7,2 qm	28
Mensch	150	444	50 qm	7
Fledermaus.	25	160	5000 qcm	100
Galeopithecus	150	2,5	2687 qcm	10
Kitz	120	200	14,4 qm	21
Kalb.	160	600	76,8 qm	13
Pferd	140	5000	500 qm	11

für quantitative physiologische Untersuchungen zu schaffen, verdient besonders hinsichtlich der Lunge Beachtung, stößt hier aber auch auf ganz besondere Schwierigkeiten. Genauere Angaben über die Größe der atmenden Lungen-oberfläche wären besonders im Hinblick auf das schon von Claude Bernard (1857) erörterte Problem der Resorption seitens der respiratorischen Ober-fläche der *Menschen*lunge erwünscht [Went (1922), vgl. Gellhorn (1929), Heubner (1925)].

Kleine, dickwandige Alveolen sind in Lungenpartien mit physiologischer Atelektase zu beobachten, die als Reservebezirke für den Fall gesteigerter Organbeanspruchung zu gelten haben [Seemann (1931), Policard (1935)].

Form der Lungenalveole. Die Form der Lungenbläschen einer frischen kollabierten Lunge ist annähernd kugelig oder ovoid [Koelliker-v. Ebner (1902)], die von pleuranahen Alveolen vieleckig. In der Inspirationsphase platten die Lungenalveolen sich gegenseitig ab und nehmen daher rundlich-eckige Umrisse an, so daß das Lungengewebe eine ausgesprochene Wabenstruktur erhält [M. Cloetta (1911, 1922)]. Ogawa (1920) findet diese polygonalen Umrisse nach gleichmäßiger trachealer oder arterieller Injektionsfixation bei uneröffnetem Thorax. Die Alveolen besitzen dann meist 5, seltener 6 Ober-flächen.

B. Die Zellauskleidung der Lungenalveole.

1. Die Forschungsperiode von Malpighi bis Koelliker.

Die Erkenntnis, daß die „Luftzellchen" der Lunge die abgerundeten blinden Enden des Bronchialbaumes sind, verdanken wir Reisseisen (1808), der sich damit — nach seinen Ausführungen — an Malpighis (1661) Grundidee von der Lunge anschließt, „daß sie nämlich nichts als die Ausbreitung der Luftröhre sei". Helvetius (1718, zit. nach Reisseisen) hatte dagegen zu zeigen versucht, daß Malpighis Lungenbläschen eine unregelmäßige gekammerte Masse darstellen, gebildet von den Ausbreitungen der Blutgefäße. In dieses Schwammwerk sollte die Luft durch die Enden der Luftröhre hineingeleitet werden. Malpighi bezeichnete die Lungenbläschen als „alveoli".

Erst mit dem Aufblühen der Zellen- und Gewebelehre wurde die Frage nach dem feineren Aufbau der Lungenalveole im Sinne der heutigen Histologie gestellt. Die technischen, noch heute zum Teil nicht überwundenen Schwierigkeiten, die sich der histologischen Analyse der Alveole entgegenstellen, machen das Nebeneinander von vier verschiedenen Auffassungen ihres Feinbaues in der Zeitspanne von etwa 1840—1864 erklärlich. Es ist das Verdienst von Jaulmes (1925), Jeker (1933) und Bremer (1935), die Vielheit der Meinungen historisch geordnet zu haben.

In erster Linie galt das Interesse der Frage nach dem Wesen der Zellauskleidung des Lungenbläschens. Eine Reihe von Forschern, darunter Th. Addison (1843), Rayney (1855), Zenker (1862), Bakody (1865), Henle (1866), lehnte die Existenz eines Epithels an der inneren Oberfläche der Alveole ab. Für Zenker wurde damit auch die Analogie der Lunge mit einer Drüse hinfällig. Nach W. Addison (1842) und Williams (1855) dagegen sollte das Mesenchym nur stellenweise unvermittelt an die Außenwelt angrenzen, da zwischen den Capillaren der Alveolarwand — diskontinuierlich — platte, mehrkernige Epithelzellen gelagert seien. Untersucher wie DONDERS (1856), ECKER [zit. nach LEYDIG (1857)], EBERTH (1862a, b, c), HERTZ (1863), ARNOLD (1863), WEBER (1864) u. a. vertraten gleichfalls die Anschauung, daß einzelne oder in Nestern beisammenliegende Zellen die Alveolen diskontinuierlich auskleiden, jedoch handele es sich um einkernige kubische Elemente in den Capillarnischen, aus denen durch Teilung unter Umständen Eiter- bzw. Tuberkelkörperchen (WEBER) hervorgehen könnten. Mit dem Satze: „In der Wand der kleinen Lungenbläschen, nur unvollständig gedeckt durch ein ganz dünnes Zellenlager, verbreiten sich die feinsten Haargefäße", schloß R. VIRCHOW (1862) sich dieser Autorengruppe an. Auf Grund allerdings mangelhafter Anwendung der Höllensteinimprägnation glaubte CHRONSCZEWSKY (1863) sich für eine kontinuierliche Auskleidung der Lungenalveole einsetzen zu können; er wollte gesehen haben, daß das Alveolarepithel bei *Säugetieren* aus polygonalen Einzelzellen zusammengefügt sei [vgl. ELENZ (1864)]. Auf der Untersuchung embryonalen Materials fußend nahm COLBERG (1863) ein Zusammenfließen der Alveolarepithelien zu einer kontinuierlichen kernhaltigen „Membrana epithelica" an.

Schon LEYDIG (1857) hatte den Versuch unternommen, durch Beobachtungen am Darmepithel von Cobitis barbatula die Lehre von der diskontinuierlichen Epithelauskleidung der Alveole zu stützen. Das Bestreben, die vergleichend-morphologische Methode zur Lösung der Alveolenfrage heranzuziehen, trat in der Folge noch stärker in Erscheinung. Symptomatische Bedeutung kommt in dieser Beziehung der bereits erwähnten Arbeit EBERTHs zu, der sich von der Vorstellung eines gemeinsamen Gesetzes im Bau der *Wirbeltier*lunge leiten ließ. Wie bei den *Säugern*, so befindet sich nach seinen Forschungen auch bei den *Vögeln* und *Reptilien* kein kontinuierliches Epithel auf den respiratorischen Capillaren. In der *Amphibien*lunge werden sie von einer strukturlosen Membran überzogen; die Epithelinseln liegen dieser „Cuticula" in den Maschen zwischen den Blutcapillaren auf.

Das Untersuchen tierischer Lungen verschiedensten Ursprungs zur Bearbeitung von Lungenproblemen des *Menschen* und der *Säuger* bürgerte sich — zum Teil wohl aus Gründen der Materialbeschaffung — seit EBERTH stillschweigend unter die Arbeitsmethoden der Morphologen ein, ohne daß sich die späteren Autoren allzuviel Rechenschaft über die biologischen Besonderheiten der ihnen gerade vorliegenden Formen und deren systematische Stellung gegeben hätten. So ist es möglich geworden, daß für die *Säuger*- und *Menschen*lunge aufgeworfene Fragen nach morphologischen und physiologischen Eigenschaften der Alveolarauskleidung an der *Vogel*lunge [SEEMANN und MERKULOW (1930)] oder an der *Amphibien*lunge [TESTA (1929)] bearbeitet wurden. Die unvoreingenommene Untersuchung der einzelnen Species, nicht die a priori gemachte Annahme grundsätzlicher Übereinstimmung kann erst die Grundlage vergleichender Betrachtungen bilden.

„In dem glücklichen Auffinden neuer Methoden ruht der Schwerpunkt für die Fortschritte der modernen Histologie" (BILLROTH, Zürich 1. Nov. 1860). Die durch RECKLINGHAUSEN eingeführte Methode der Zellgrenzenimprägnation mit Silbernitrat ließ ELENZ (1864) zum Mitbegründer der sog. klassischen Lehre vom Feinbau der Lungenalveole werden, nachdem über Sein oder Nichtsein eines Epithels EBERTH, HERTZ, MEYER (1864), ARNOLD (1863) u. a. entschieden hatten. An Hand ausgezeichneter Abbildungen legt ELENZ dar, daß die Atmungsoberfläche von *Amphibien, Reptilien* und *Säugern* ein vollständiges geschlossenes Epithel trägt. Das Lungenepithel der *Amphibien* besteht aus abgeplatteten polygonalen Elementen, deren kernhaltige Abschnitte in den Maschen zwischen den Blutcapillaren liegen. Bei den *Reptilien* muß man zwischen Inseln kleiner kernhaltiger Zellen und „größeren abgeplatteten inhaltslosen" (d. h. kernlosen) Zellen unterscheiden. Erstere bevorzugen die intercapilläre Lage. Das während der Fetalzeit noch gleichmäßige, allenthalben kernhaltige Alveolarepithel der *Säuger (Katze)* wandelt sich nach der Geburt in ein ungleichmäßiges, d. h. aus Zellinseln und kernlosen „größeren, membranartigen, unregelmäßigen Platten" bestehendes Epithel um. Die auffallende Größe der kernlosen Platten in den Lungen älterer *Katzen* führt ELENZ auf Verschmelzungsvorgänge zurück. Weniger günstige Ergebnisse erzielte er an den Alveolen von *Kaninchen* und *Meerschweinchen*, ebenso gelang es mit der neuen Methode nicht, die Verhältnisse in der *Vogel*lunge zu klären.

Nach einer Kontroverse mit CHRZONSCZEWSKY (1866) bestätigte F. E. SCHULZE (1871) die Auffassung von ELENZ. Er verweist auf das körnige Aussehen der kernhaltigen Elemente, die stets in den Maschen des Capillarnetzes liegen [vgl. FREY (1873), ORTH (1881)]. An der Lunge des *Menschen* erhob auch KÜTTNER (1876) die Befunde von ELENZ, die er mit einer guten, kernlose Platten und kernhaltige Zellelemente eindeutig zeigenden Abbildung belegt, leider ohne genauere textliche Angaben über das Fehlen oder Vorhandensein von Zellkernen in den naturgetreu wiedergegebenen Platten zu machen. KÜTTNER betont ausdrücklich den Zusammenhang des Alveolarepithels mit dem Epithel des Bronchialbaumes.

Von rein historischem Interesse ist die Auffassung von BUHL (1872), der die Alveolarkammern als lufterfüllte Lymphräume betrachtet, die vom Endothel der Lymphgefäße ausgekleidet werden.

2. Die klassische Lehre KOELLIKERs (1880).

Die Untersuchungen von ELENZ und KÜTTNER besaßen nicht jene Durchschlagskraft, welche KOELLIKERs Schilderung der menschlichen Lungenalveole zur klassischen Lehre von der Auskleidung des Lungenbläschens erhob. An den Alveolen der Lunge eines Hingerichteten, der unmittelbar nach dem Tode eine 0,05 %ige Silbernitratlösung tracheal eingeführt worden war, beobachtete KOELLIKER zweierlei, seiner Meinung nach aus dem Entoderm stammende Elemente in geschlossener Schicht: 1. kleinere, rundlich polygonale, kernhaltige Zellen von 7—15 μ Durchmesser, in den Maschen der Capillaren liegend, 2. größere unregelmäßig geformte, kernlose, ganz dünne Platten von 22—45 μ Durchmesser, die vorzugsweise auf den Capillaren ausgebreitet sind. Form und Anordnung der beiden Bestandteile des von KOELLIKER sog. respiratorischen Epithels geht aus der beigefügten Abbildung KOELLIKERs (Abb. 1) hervor. Die Platten verdanken ihre Entstehung den kernhaltigen, sog. kubischen Alveolarepithelzellen, die sich infolge der Aufblähung der Alveolen nach der Geburt abplatten. Möglicherweise verschmelzen auch größere Zellen zu größeren Platten. Für KOELLIKER stellen die kubischen Elemente die Ausgangsformen für die in manchen Alveolen anzutreffenden runden oder

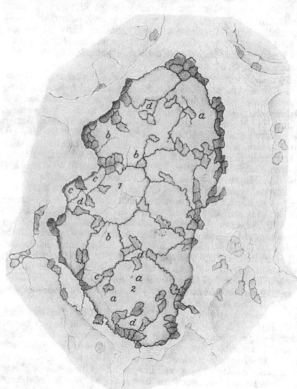

Abb. 1. Alveole mit respiratorischem Epithel, 352mal vergrößert. Aus KOELLIKER (1881). *aa* Linien, die von kleinen Pflasterzellen aus in große Platten sich erstrecken und Teilungen derselben andeuten. *bb* Eine zweite Art solcher Trennungslinien. *cc* Kleine, kernlose Platten. *dd* Nicht ringsherum begrenzte solche Platten.

länglichen gequollenen Zellen dar, die gelegentlich das ganze Alveolarlumen ausfüllen. Viele dieser Gebilde weisen Fettkörnchen und Pigment im Cytoplasma auf, ein Teil besitzt 2—3 Kerne und erinnert infolgedessen an Riesenzellen.

KOELLIKER wandte gegen KÜTTNERs Schilderung der menschlichen Alveole ein, sie passe nur auf die Lungenbläschen der Bronchioli respiratorii und nicht der Infundibula, ferner habe KÜTTNER die kernhaltigen Alveolarepithelzellen unter der Bezeichnung von Schaltzellen als etwas von den kleinen Pflasterzellen der Bronchioli respiratorii, Ductus alveolares und Alveolenränder Verschiedenes aufgefaßt. Trotz dieser Einwände sollte aber KÜTTNER auf Grund seiner erwähnten Abbildung einiges Verdienst an der Klärung der Verhältnisse der menschlichen Alveole zugestanden werden.

KOELLIKERS Lehre vom Aufbau des respiratorischen Epithels aus kubischen Zellen und kernlosen Platten beherrschte die Darstellungen der Lehr- und Handbücher [STÖHR (1886), v. EBNER (1902), BÖHM und DAVIDOFF (1903), SCHAFFER (1920), ELLENBERGER und TRAUTMANN (1921), BRAUS (1924)] fast unwidersprochen bis zu POLICARDS kritischem Essay (1926), das eine Flut von Neubearbeitungen der Alveolenfrage nach sich zog. Das einzige plastische Schema der Lungenalveole [BRAUS (1924)] steht ebenfalls auf dem Boden der klassischen Lehre (Abb. 2). Nur OPPEL (1905) bediente sich des Argumentes, daß analoge Fälle kernloser Platten in einem Epithelverbande nicht existierten und faßt die Platten als abgeflachte Fortsätze der kubischen Epithelzellen auf [vgl. auch SCZYMONOWICZ (1901) und OSAWA (1911)]. Zahlreiche histogenetische Untersuchungen älterer wie neuerer Autoren stützen dagegen die KOELLIKERsche Anschauung mehr oder weniger nachdrücklich.

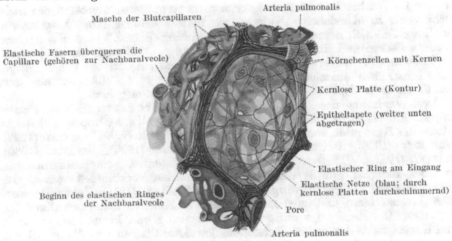

Abb. 2. Einzelne Alveole. Schema nach BRAUS. Elastische Fasern blauschwarz, Arteria pulmonalis und die von ihr ausgehenden Capillaren rot, Vena pulmonalis und die in ihr sich sammelnden Capillaren hellblau. Freie Rekonstruktion von A. VIERLING. Die Capillaren der vom Beschauer abgewendeten Wand der Alveole schimmern (blaßrosa) durch, ebenso die elastischen Fasern (blaßblau). Züge glatter Muskulatur können dem elastischen Ring am Eingang eingebettet sein.

3. Die Histogenese des Alveolarepithels.

Die nach der Geburt erfolgende Atmungsdehnung sollte nach KOELLIKER für die Umbildung der schon in der Fetalzeit abgeplatteten Epithelzellen [STIEDA (1878)] zu kernlosen Platten von Bedeutung sein. JALAN DE LA CROIX (1883) macht die erste inspiratorische Flächenausdehnung des ursprünglich gleichmäßigen kubischen Alveolarepithels für dessen Umformung zu dem ungleichmäßig strukturierten Epithel KOELLIKERS verantwortlich (vgl. KÜTTNER). Eine ähnliche Meinung äußern ADDISON und HOW (1913), während RIDELLA (1913) an der bereits durch Atmung erweiterten Alveole ein noch nicht gänzlich abgeplattetes Epithel beschreibt, dessen endgültige Abflachung erst allmählich erfolgen soll.

In einer gründlichen Untersuchung bestätigt OGAWA (1920) das Silberlinienbild von ELENZ-KÜTTNER-KOELLIKER für eine Anzahl verschiedener *Säuger*, ausgenommen *Maulwurf* und *Fledermaus*. Er zeigt am gefärbten Schnittpräparat, daß die Alveolen des *Kaninchen*embryos abgeplattete Epithelzellen besitzen, deren Zellkerne die Erscheinungen von Pyknose und Karyorrhexis aufweisen. Schon vor Beginn der Atmung gehen die kernlosen Platten durch Kernverlust aus diesen Elementen hervor, so daß grobmechanische Faktoren wie Dehnung und Zerrung (DE LA CROIX), die auch von späteren Untersuchern abgelehnt werden [SEEMANN (1929)], für die Plattenentstehung oder auch die diskontinuierliche Epithelanordnung nicht in Frage kommen. EBERTH (1862) sprach geradezu von einer „Zerreißung" des Epithels mit dem Beginn der Atmung und der stärkeren Füllung der Blutcapillaren. Das aktive Wachstum der Alveolarwände und Capillaren dürfte nach OGAWA die Abflachung herbeiführen. Zugrunde gegangene kernlose Platten werden möglicherweise durch die kubischen Epithelzellen ersetzt.

Am Lungengewebe sich abspielende Wachstumsvorgänge, nicht aerodynamische Kräfte verursachen auch nach Untersuchungen von FAURÉ-FREMIET, DRAGOIU und VIVIER DE STREEL (1920) in der Schafslunge die Ausdifferenzierung des respiratorischen Epithels [vgl. BENDER (1925), LAMBERTINI (1932)]. Kurz vor der Geburt bleibt das Alveolarepithel gegenüber dem gefäßreichen Bindegewebe im Wachstum zurück und vermag die vergrößerte Alveolarfläche nicht mehr völlig zu überziehen. Die kernlosen Platten nehmen ihren Ausgang von zu dieser Zeit sich herausdifferenzierenden kubischen bzw. etwas abgeflachten Zellen zwischen und über den Capillaren. In den Capillarnischen findet man die kubischen Epithelien, die sich durch Mitochondrien und den Besitz fettiger u. a. Einschlüsse auszeichnen. Die Entstehung beider Zellformen aus dem undifferenzierten Epithel soll in 2—3 Tagen vonstatten gehen.

Den Werdegang des Alveolarepithels verfolgte STEWART (1923) an Rattenlungen. Am 18. Tag der Fetalzeit werden die Epithelzellen hydropisch, vielleicht infolge der Resorption von inhalierter Amnionflüssigkeit [vgl. HOCHHEIM (1903), WISLOCKI (1920), BALTHAZARD et PIEDDELIÈVRE (1920), SZLÁVIK (1932), BREMER (1935)]. Ihr Cytoplasma nimmt transparentes, homogenes Aussehen an. Die zunächst gut darstellbaren Mitochondrien verklumpen später. Im Zusammenhang mit Verfettungsvorgängen [GRANEL (1919), FAURÉ-FREMIET (1920)] treten osmio- und sudanophile Granula im Zelleib auf, der sich allmählich abplattet. Der Kern zeigt unregelmäßige Lagerung und Form. Karyorrhexis und Karyolyse deuten auf die Entstehung kernloser Platten hin, die im Schnittpräparat schwer diagnostizierbar sind, können sie doch mit kernfernen Zellfortsätzen der Epithelien verwechselt werden. Der Druck der Amnionflüssigkeit, gesteigert durch intrauterine Atembewegungen, mag an der Abplattung der dehnbar gewordenen Epithelzellen beteiligt sein. Manche Capillaren werden schon vor der Geburt von ihrem Überzug entblößt. Auch BENSLEY und GROFF (1935) beobachteten die vor der Geburt einsetzende Abflachung des Alveolarepithels der Rattenlunge.

Seit den Untersuchungen von HOCHHEIM (1903) und SZLÁVIK (1932) an älteren menschlichen Feten und Neugeborenen wissen wir, daß der Umbau der von geschlossenem Epithel ausgekleideten Alveolarwände unter dem Bilde der sog. Myelinisation verläuft [ASCHOFF (1935)]. Durch Zerfall von Alveolarepithelien mit Kernpyknose entstehen Myelinmassen, die in den Alveolen fetaler menschlicher Lungen als mit Hämatoxylin gut färbbare amorphe Schollen auftreten. Die nicht zugrunde gehenden Zellen entsprechen den Nischenzellen, die in ihrem Cytoplasma zunächst noch deutliche Myelintropfen aufweisen. Als bewegliche Elemente können sie sich bei starker Fruchtwasseraspiration bzw. Fruchtwasserpneumonie von ihrer Unterlage lösen und dem Alveoleninhalt beimengen. Mit Einsetzen der Atmung verschwinden die freien Myelinmassen rasch. Bezirke mit fetalen Atelektasen sind durch Myelinansammlungen ausgezeichnet.

Die Umgestaltung des Alveolarepithels in Körnerzellen und kernlose Platten ist angeblich mit chemischen Umwandlungsprozessen im Cytoplasma verknüpft, indem aus den Vorstufen der granulierten Elemente das reichlich vorhandene

Glykogen verschwindet, um durch Fett ersetzt zu werden [BINET (1926)]. Mit chemischen Methoden hat sich ebenfalls eine allmähliche Zunahme des Fettgehaltes der Lunge während der Fetalzeit bis zur Geburt nachweisen lassen, die besonders in die beiden letzten Fetalmonate fallen soll. Ein Teil des Lungenfettes, der nicht in Gestalt von Fetttröpfchen deponiert ist, könnte nach KANITZ (1933) das Lungenepithel in feiner Schicht überziehen „und dann die Oberflächenspannung in der Lunge irgendwie beeinflussen", gleichzeitig auch eine Schutzdecke gegen die mit dem ersten Atemzuge einströmenden Erreger darstellen. Schon ABELOUS und SOULA (1921) vermuteten eine ähnliche Rolle des Lungencholesterins. Die Beziehungen zwischen der Myelinisation und der Zunahme des Fettgehaltes der Lunge müßten genauer untersucht werden.

Das Alveolarepithel menschlicher Feten kann schon zu Beginn des 6. Monats diskontinuierlich sein [ALICE (1933)], nach LAMBERTINI (1932) setzt die Abplattung des respiratorischen Epithels gegen Ende des 6. Monats ein. Diese Feststellungen schließen nicht aus, daß zur Zeit der Geburt noch Pneumonomeren vorhanden sein können, „deren histophysiologische Umdifferenzierung (HEIDENHAIN) zu Alveolen noch nicht sinnfällig in Erscheinung getreten ist" [BENDER (1925)]. COSTA (1932) findet im 6. Fetalmonat in der menschlichen Lunge drei Alveolentypen vertreten: 1. Alveolen mit kontinuierlichem kubischem Epithel, 2. mit unregelmäßig abgeplattetem lamellenartigem Epithel und 3. solche mit teilweise nackten Blutcapillaren.

4. Die Alveolarepithelzelle.

Die Alveolarepithelzellen, deren Zahl in den peripheren, stärker beatmeten Lungenabschnitten größer ist als in den zentral gelegenen, schwanken außerordentlich in ihrem Umfange (9—20 μ Durchmesser nach SEEMANN, 2—15 μ Länge und 5 μ Höhe nach BINET). Auf ihre diskontinuierliche Anordnung und Lage in den intercapillären Nischen verweisen GROSS (1927) und SEEMANN (1931) (Abb. 3). Vielfach sind kleinere Komplexe von 2—5 eng aneinandergeschmiegten Nischenzellen anzutreffen, bald an dieser, bald an jener Stelle der Alveolarwand (Abb. 4). Größere Gruppen findet man in den Alveolen der Bronchioli respiratorii. Tangentialschnitte durch den Alveolengrund bzw. Durchschnitte durch massive Wandteile können eine intraseptale Lage der Zellen vortäuschen, ebenso technisch bedingte Faltungen der Alveolarwände. Die ursprünglich als kubisch bezeichneten Elemente weisen vielfach sehr unregelmäßige Konturen auf, entsprechend der Form der Capillarnischen, in die sie eingefügt sind. Ihr Zellkern ist kugelig oder ovoid. Nicht selten findet man unregelmäßig geformte Kerne mit fingerähnlichen Fortsätzen, ferner solche mit großen hyalinen Einschlüssen. An den Deckzellen der *Kaninchen*lunge stellte M. CLARA (1936) gelegentlich reichlich Amitosen fest. Bei *Säugern* wurden verschiedentlich Mitosen beobachtet [SEEMANN (1931), BARGMANN (1935), M. CLARA (1936)]. Häufig sieht man — besonders bei niederen *Säugern* — kleine pseudopodienartige Fortsätze des Cytoplasmas [LANGE (1909)], das in seiner Struktur sehr wechselt. Jugendformen zeigen nach LANGE dunkleres Cytoplasma als die größeren „erwachsenen" Formen. Der Zelleib erscheint bald körnig (KOELLIKER), körnig-fädig [v. EBNER (1903)] strukturiert, bald vacuolär oder schaumig. Die von GRANEL unterschiedenen „Cellules granuleuses" und „Cellules vacuolaires" hält SEEMANN für verschiedene Zustandsbilder derselben Zellart. In den Alveolen der *Maus* beobachtete BRODERSEN (1933) neben Staubzellen noch einschlußfreie Körnerzellen und vacuolenreiche Schaumzellen, die keine Lipoide enthalten sollen. Die Schaumzellen gehen angeblich durch Verflüssigung der Granula aus den Körnerzellen hervor.

Allerdings hält Brodersen alle diese Elemente für umgewandelte Bindegewebszellen. Cappell (1929) unterscheidet in den Alveolen kleinerer *Nager* nur zwei,
in situ phagocytierende Zellformen, flache, kernhaltige Epithelien und kubische
epitheliale „Septal"zellen.

Nach Meves und Tsukaguchi (1914) kommen in den Alveolarepithelien der
Ratte reichlich Plastosomen in Gestalt von Stäben, Körnchen und Fäden
vor (Abb. 5), außerdem auch große, nicht
plastosomale granuläre Einschlüsse. Paraplastische Granula lassen sich mit Neutralrot supravital anfärben [Gardener (1927)].
Foot (1927) beschreibt längliche, häufig
Y-förmige Mitochondrien [vgl. auch Pagel
(1925)]. Zentriolen und Zentrosphäre
erwähnt Lang in seiner
Schilderung in vitro
gezüchteter Alveolar-
wandzellen. Dem Va-
cuom von Parat und
dem Golgi-Apparat
soll nach Granel (1930)
ein „leerer Raum" in
den granulierten Zellen
der *Säuger*lunge ent-
sprechen. Im Impräg-
nationspräparat stellt
der Golgi-Apparat
einen gebogenen un-
gleichmäßigen Ring um
den Zellkern herum dar
[Skoblionok (1931)].
Alice (1933) schreibt
den Epithelzellen der
menschlichen Alveole
ein umfängliches „La-
cunom" zu.

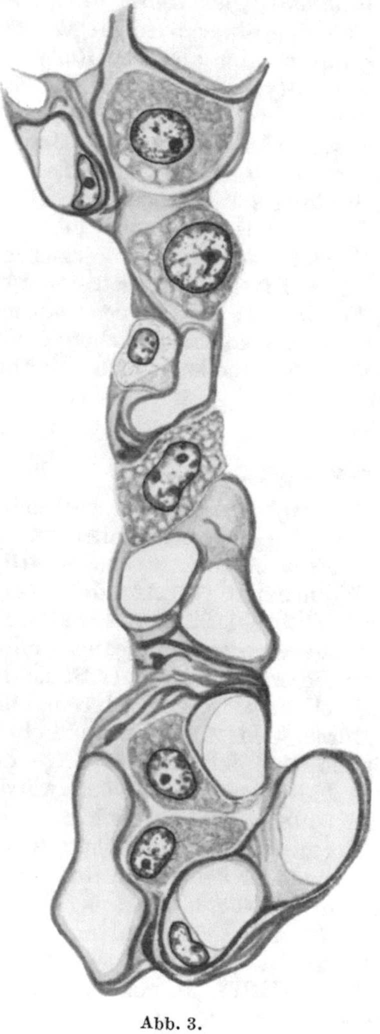

Zahlreiche Alveo-
larepithelien besitzen
Fett- bzw. Lipoid-
einschlüsse [Parrot
(1871), Konstantino-
witsch (1902), Gilbert
und Jomier (1905),
Weslaw (1934) u. a.],
die nach Seemann aller-
dings nur den Reizfor-
men, nicht den ruhen-
den Zellen eigen sind
(Fettgehalt der aktiven

Abb. 3. 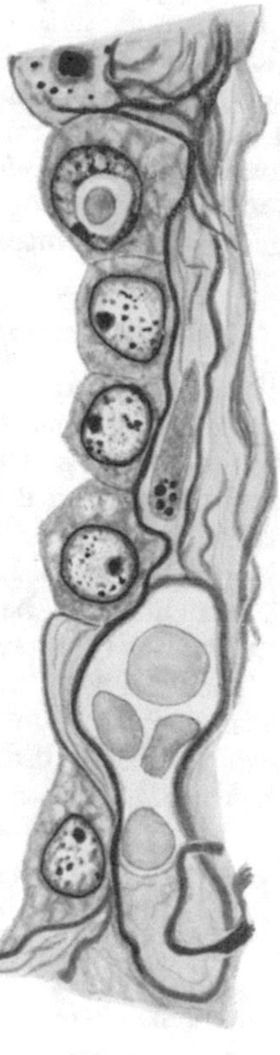   Abb. 4.

Abb. 3. Alveolarseptum aus der menschlichen Lunge (Hingerichteter,
Material Prof. M. Clara, Leipzig). Nischenzellen. — Formol-Alkohol, 5 μ,
Azan (M. Heidenhain). Vergr. etwa 1500fach.
Abb. 4. Gruppe von Alveolarepithelzellen. Oben eine Zelle mit Kern-
einschluß (sonstige Angaben wie bei Abb. 3) (gez. Bargmann).

Staubzellen). Ebenso findet M. Clara Lipoideinschlüsse nur in den aktivier-
ten Alveolardeckzellen (Epicyten).

Fauré-Fremiet (1920) nimmt starken Cholesteringehalt der Lipoide an.
Die granuläre Lipoideinlagerung ist nach Granel an die Umformung der Chondriosomen gebunden; sie ist der Ausdruck eines Sekretionsvorganges. Eine

kadmiophile Substanz umgibt nach FAURÉ-FREMIET die Lipoidtröpfchen als Hülle; sie soll als Katalysator beim Gasaustausch eine Rolle spielen. Während der Gravidität kommt es zu einer Vermehrung der lipoidhaltigen Epithelzellen der Alveole [MOTTA (1926, 1927)], was mit der Steigerung der hormonalen und antitoxischen Fähigkeiten des Organismus zusammenhängen dürfte. Besonders starke Lipoidstapelung in den menschlichen Alveolarepithelien wurde bei NIEMANN-PICKscher Erkrankung (PICK-Zellen) beobachtet [BLOOM (1925, 1928), BAUMANN, ESSER und WIELAND (1936), ferner HAMPERL (1929), Morbus Gaucher].

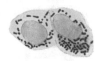

Die morphologisch faßbare Beteiligung der Alveolarepithelien am Lipoid- und Fettstoffwechsel wurde durch neuere Untersuchungen in den Vordergrund gerückt, nachdem ASCHOFF (1926) ganz allgemein auf die Wichtigkeit der Resorptions- und Verdauungsvorgänge in der Lunge hingewiesen hatte. Die Alveolarepithelzellen nehmen nicht nur sehr schnell kolloidal verteiltes, in die Lunge eingespritztes Fett auf [Versuche von SACKS, vgl. ASCHOFF (1924)], sondern beladen sich auch mit Cholesterin, das auf dem Blutwege an sie herangetragen wurde (SEEMANN). Sie kommen als Vermittler der alveolären Ausscheidung fettiger und fettähnlicher Substanzen in Betracht, analog ihrer Rolle bei der Elimination von Bakterien aus dem Blute [vgl. KAGEYAMA (1925), QUENSEL (1932)] oder von Flüssigkeiten [SIEGMUND (1926)]. Tracheal zugeführtes Öl (Lipiodol) soll nach BALLON (1928) meist unbeachtet in den Alveolen liegen bleiben [vgl. hierzu BÉZANÇON, DELARUE und VALLET-BELLOT (1935)]. JECKELN (1933/34) hat im *Tier*versuch

Abb. 5. Kernhaltige Alveolarepithelien der *Ratte* mit Plastosomen (Chondriosomen). Aus MEVES und TSUKAGUCHI. ALTMANNsche Färbung.

(Kaninchen) mit trachealer Milch- und Olivenölinjektion gezeigt, daß es zu einer mehr oder weniger raschen Aufnahme der Fettsubstanzen durch die sich ablösenden Alveolarepithelzellen kommen kann. Das Ausmaß der cellulären Bearbeitung der Fette hängt von ihrem jeweiligen Dispersitätsgrade ab, von der Aktivierung der Epithelien infolge des Wasser-Salz-Gehaltes der Milch oder der Anwesenheit von Begleitstoffen der benutzten Fette, auch von der Stärke der Alveolenfüllung. Eine „Plombierung" wirkt hemmend auf die Resorption. Fettspeicherung in den Alveolarepithelien erwähnt auch JANKOVICH (1933/34). Literatur vgl. LUBARSCH und PLENGE (1931).

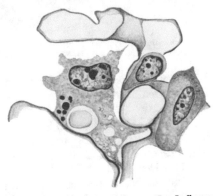

Abb. 6. Alveolarepithelzelle aus der *Igel*lunge mit phagocytiertem Erythrocyten. Rechts zwei einschlußfreie Deckzellen. Bouin, 5 μ, Azan. Vergr. etwa 1500fach. (Aus BARGMANN 1935.)

Das Phagocytosevermögen der seßhaften Elemente äußert sich weiterhin in der Aufnahme von Bakterien [Tuberkelbacillen HERXHEIMER (1903), BINET und VERNE (1926), Staphylokokken SEEMANN (1928)], von körpereigenen Erythrocyten [BRISCOE (1908), BARGMANN (1935)] oder von artfremden, tracheal bzw. durch Einspritzung ins Lungengewebe zugeführten [GERLACH und FINKELDEY (1927), BECKER (1927), EIDLIN (1933)] (Abb. 6). Vitalfärbungsversuche ergaben eine feinkörnige Speicherung von Trypanblau [SEEMANN (1928)] in den Alveolarepithelien der *Maus*. Auch nach subcutaner Trypanblauinjektion ist in den wandständigen Alveolenzellen des *Meerschweinchens* eine Speicherung

nachzuweisen [Tschistowitsch (1935)]. Nach Rosin (1928) erfolgt die Aufnahme tracheal eingeführter Pyrrholblausubstanz durch die Epithelzellen
der *Meerschweinchen*alveole schon nach 2 Minuten, während eine körnige
Speicherung nach Infundierung einer wässerigen Lösung nach Ablauf von
20—30 Minuten eintritt. Carminspeicherung erwähnt Westhues (1922). Neben
Farbstoffen, Bakterienaufschwemmungen und Teersubstanzen bewirken die verschiedensten Elektrolytlösungen eine Mobilisierung und Proliferation der seßhaften Alveolardeckzellen [Young (1930)]. Injektion artfremden Serums führt
zu Schwellung und Abschilferung der Epithelien [Drouet und Florentin (1935)].

In der Gewebekultur zeichnen sich die mobilisierten, mitotisch sich teilenden
Alveolarepithelien nach Timofejewsky und Benewolenskaya (1925) durch
amöboide Beweglichkeit und lebhafte Phagocytose von Erythrocyten und

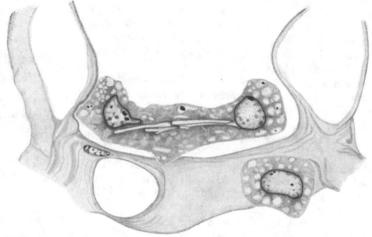

Abb. 7. Konfluierte (?) Alveolarepithelzellen aus der Lunge des *Hundes* mit Krystalleinschlüssen. Bouin, 5 μ
Azan. Vergr. etwa 1500fach (gez. Bargmann).

Leukocyten aus, ferner nehmen sie Ruß und Carmin auf [Carleton (1925)].
Fibrinfäden werden wie nach einer fibrinösen Pneumonie angefressen [Binet
und Champy (1926)].

Eisenhaltige Zelleinschlüsse in den Alveolarepithelien sind verhältnismäßig
häufig. Granel (1928) unterscheidet schwarze, braune und ungefärbte eisenhaltige Einschlüsse. In diffuser, seltener in granulärer Verteilung wies Seemann
(1927) Eisen in den Alveolarepithelien von *Ratten* und *Mäusen* nach, ebenso
krystallinische, vielleicht aus Eiweißkörpern bestehende Nadeln, die der Verfasser auch in den Alveolarwandzellen des *Hundes* beobachtete (Abb. 7). Nicht
selten sieht man solche krystallhaltigen Elemente zu größeren, riesenzellähnlichen
Komplexen vereinigt. Im Spodogramm der Lunge stellte Tschopp (1929)
besonders im Zellkern der Alveolarwandzellen Eisen fest, dagegen nur eine
leichtere „Verrostung" im Cytoplasma.

Die angeführten Beispiele beleuchten die physiologische Vielseitigkeit der
sog. kubischen Alveolarepithelzellen zur Genüge. Binet und Verne (1926)
meinen, daß sie vielleicht auch noch die Fähigkeit zur Absonderung ferment-
artiger Stoffe besäßen.

5. Der Alveolarphagocyt.

Unter den in der Lungenalveole teils frei, teils wandständig vorkommenden
Zellformen fallen besonders jene Elemente auf, deren Cytoplasma mehr oder

weniger große Mengen schwarzer bzw. bräunlicher Körner enthält, die **Staub-zellen** (Cellules a poussière) oder **Alveolarphagocyten** (Abb. 8). Diese bis zu 30 μ großen, mit eingeatmetem Kohlen-staub [KNAUFF (1867), KONRADI (1869)] und anderen Fremdkörpern beladenen Zellen sind in den Lungen des Groß-städters, aber auch aller im Bereiche menschlicher Zivilisation lebenden höhe-ren *Wirbeltiere* regelmäßig zu finden. Bei Kindern, wohl auch bei wild leben-den *Tieren*, deren Lungen schon makro-skopisch durch rosenrote Färbung aus-gezeichnet sind [SCHAFFER (1933)], ist der Gehalt an Alveolarphagocyten ver-hältnismäßig gering. Über beruflich und experimentell bedingte Pneumokoniosen vgl. ARNOLD (1885), GROSS (1927), POLI-CARD (1929), GARIN und POLICARD

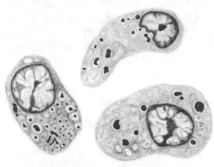

Abb. 8. Einzelne freie Staubzellen aus der Lunge des *Menschen* (3jähr.), Formol 10%, 10 μ, Hämatoxylin-Eosin. Vergr. etwa 1600fach (gez. BARGMANN).

(1930) sowie die Lehr- und Handbücher der Pathologie. In manchen mit braunem Pigment erfüllten Staubzellen tierischer Lungen läßt sich Eisen

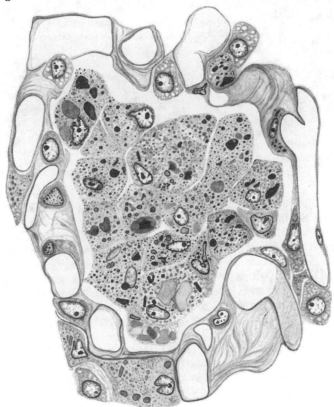

Abb. 9. Tangentialschnitt durch eine Staubzellengruppe am Alveolengrunde. Angaben wie bei Abb. 3. Vergr. etwa 1500fach (gez. BARGMANN).

nachweisen [WESLAW (1934)]. Die seßhaften Staubzellen liegen wie die kubischen einschlußfreien Epithelien in den Nischen zwischen den Capillaren; wie diese

sind sie gelegentlich zu größeren Gruppen vereinigt und zeigen dann häufig
polygonale Umrisse (Abb. 9). Ihr Cytoplasma kann derart mit Pigment durchsetzt sein, daß die unregelmäßig geformten, vielfach exzentrisch gelagerten
Zellkerne schwer festzustellen sind. Häufig sieht man — wie bei den Alveolarepithelien — gelappte, mit Fortsätzen ausgestattete Kerne. Bilder von Mehr-
kernigkeit und Kernfragmentierung lassen sich mitunter nicht scharf voneinander trennen. In atelektatischen *Meerschweinchen*lungen sah Weslaw
(1934) Riesensyncytien von Staubzellen. Auch nach Einatmung von Kieselgurstaub beobachtete Beintker (1935) die Verschmelzung offenbar epithelialer
Abwehrelemente zu Riesenzellen. Viele der seßhaften Zellen besitzen zarte

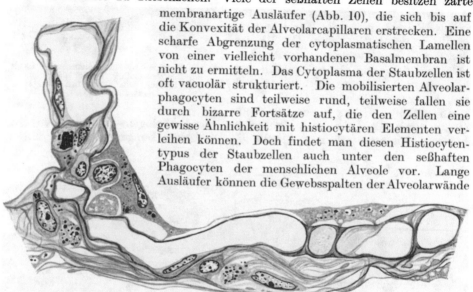

membranartige Ausläufer (Abb. 10), die sich bis auf
die Konvexität der Alveolarcapillaren erstrecken. Eine
scharfe Abgrenzung der cytoplasmatischen Lamellen
von einer vielleicht vorhandenen Basalmembran ist
nicht zu ermitteln. Das Cytoplasma der Staubzellen ist
oft vacuolär strukturiert. Die mobilisierten Alveolarphagocyten sind teilweise rund, teilweise fallen sie
durch bizarre Fortsätze auf, die den Zellen eine
gewisse Ähnlichkeit mit histiocytären Elementen verleihen können. Doch findet man diesen Histiocyten-
typus der Staubzellen auch unter den seßhaften
Phagocyten der menschlichen Alveole vor. Lange
Ausläufer können die Gewebsspalten der Alveolarwände

Abb. 10. Seßhafte Staubzelle mit membranartigen Fortsätzen: anscheinend Verbindung mit dem Cytoplasma
einer Nachbarzelle. Lunge vom Hingerichteten. (Material Prof. M. Clara, Leipzig.) Azan, 3 μ.
Vergr. etwa 1500fach (gez. Bargmann).

durchsetzen und entfernte Zellen miteinander durch Kontakt in Beziehung
bringen. Das Schicksal der Staubzellen besteht zum Teil darin, daß sie aus-
gespuckt oder verschluckt werden [Rosin (1928)]. Man kann Einzelzellen oder
große Gruppen von Staubzellen, zum Teil in Form von Zylindern [Petersen
(1935)], im Kanalsystem der Lunge antreffen [Schottelius (1878)]. Ein
weiterer Teil bleibt jedoch in der Lunge zurück, um auf dem Lymphwege
in regionäre Lymphknoten oder andere Organe zu gelangen [Knauff (1867),
Polson (1928), Schmidtmann und Lubarsch (1930) u. a.]. *Tier*versuche
haben gezeigt, daß die Aufnahme intratracheal zugeführter Partikel (Farbstoffe, Erythrocyten, Öle u. dgl.) durch die Phagocyten sehr rasch vor sich
geht [Westhues (1922), Seemann (1927), Rosin (1928)]. Herxheimer (1903)
bildet sogar schon pigmentführende Staubzellen mit phagocytierten Tuberkelbacillen ab, die eine halbe Stunde nach trachealer Injektion einer Bacillen-
emulsion in der Lunge eines *Meerschweinchens* gefunden wurden [vgl. auch
Watanabe (1902)]. Stark mit Ruß beladene Zellen können nach Westhues
kein Carmin mehr speichern. Sie sind in ihrer Vitalität geschädigt. Nach
T. und F. Sjöstrand (1936) sollen in den Alveoleninterstitien und Wänden
gewisser „Blutsinus" der Lunge (vgl. hierzu S. 844) eisenhaltige granulierte
Zellen vorkommen, die nichts mit den Phagocyten zu tun haben. Ihre Granula

lassen sich teils mit Lipoidfarbstoffen darstellen, teils schwärzen sie sich nach Behandlung mit Aldehyden. Angeblich kann es zu einer Entleerung der Körnchen in die Blutbahn kommen, die den Ausdruck eines „unbekannten intracellulären Stoffwechsels" darstellen.

Nach Ansicht zahlreicher Autoren, wie KNAUFF (1867), RUPPERT (1878), ARNOLD (1885), BAUMGARTEN (1885), WATANABE (1902), HERXHEIMER (1903), BRISCOE (1908), SEWELL (1918), ASCHOFF (1926), WESTHUES (1922), TIMOFE-JEWSKY und BENEWOLENSKAYA (1925), haben die Alveolarphagocyten als Abkömmlinge der kubischen Epithelzellen KOELLIKERS zu gelten, desgleichen die Herzfehlerzellen und großen Exsudatzellen der Pathologen. In neueren Untersuchungen schließen besonders GROSS (1927), SEEMANN (1925—1931) und M. CLARA (1936) sich der Epithellehre an. Bei der Umformung der wandständigen Epithelzellen in Phagocyten wird nach Befunden von WESLAW (1934) an tierischem Material das Cytoplasma acidophil; es soll seine typischen Lipoidgranula verlieren, die sich in Fetttropfen umwandeln. Den Fettgehalt der freien Staubzellen hebt besonders SEEMANN (1931) hervor.

6. Die Lehre von der histiocytären Auskleidung der Lungenalveole.

Das Eindringen funktioneller Betrachtungen in das Lehrgebäude der deskriptiven Histologie führte zu einer Erschütterung der Lehre KOELLIKERS vom Bau des respiratorischen Epithels [vgl. hierzu HUGUENIN, FOULON und DELARUE (1929)]. Die seit RIBBERT und EHRLICH in steigendem Maße angewandte Arbeitsmethode der Vitalfärbung ermöglichte es, auf dem von METSCHNIKOFF beschrittenen Wege des Experimentierens an der Zelle erfolgreich weiterzuschreiten. Die Vitalfärbung sollte Schlüsse auf die Leistungen der untersuchten Zellformen gestatten. Insbesondere die Vitalfärbung der Zellen des interstitiellen Bindegewebes, das nur als mechanisch bedeutsame Füllmasse gegolten hatte, rückte die aktiven Leistungen des Mesenchyms und seiner Abkömmlinge, seine Reinigungs-, Verdauungs- und Abwehrfunktionen in den Vordergrund des Interesses. Die Fähigkeit der Speicherung saurer Vitalfarbstoffe und der Phagocytose corpusculärer Elemente hob die von GOLDMANN Pyrrholzellen genannten Histiocyten als lebhafte Abwehreinheiten aus der Schar der Bindegewebszellen heraus. Diese „beweglichen Bewohner des Bindegewebes" reihte ASCHOFF in sein funktionelles reticulo-endotheliales System im weiteren Sinne ein.

Dem für die Lebensäußerungen der Bindegewebszellen geschärften Auge des Histologen konnten die Ähnlichkeiten im morphologischen und funktionellen Verhalten von Histiocyten und phagocytierenden Alveolarwandzellen unter normalen, besonders aber pathologischen Bedingungen nicht entgehen. Infolgedessen wurde die Frage nach der epithelialen oder mesenchymalen Natur der Lungenphagocyten aufgeworfen, damit aber auch ganz allgemein nach dem Wesen der Alveolarauskleidung, gehörten doch Phagocyten und seßhafte, einschlußfreie Wandzellen nach Ansicht der meisten Forscher genetisch zusammen („Unitarische Lehre").

Unter dem Einfluß der Phagocytenlehre METSCHNIKOFFS und der COHNHEIM-schen Entzündungslehre neigte eine Anzahl älterer Autoren zunächst dazu, die im Auftreten der Alveolarphagocyten sich manifestierenden Abwehrmaßnahmen aus der Blutbahn stammenden Elementen zuzuschreiben. SLAWJANSKY (1869) betrachtet die Lungenphagocyten als „weiße Blutkörperchen" [vgl. v. INS (1876), N. TSCHISTOWITCH (1889), CHANTEMESSE und PODWYSSOTSKY (1901) u. a.]. Mit zunehmender Verfeinerung der Blutdiagnostik wurden die sog. Monocyten aus der Masse der „weißen Blutkörperchen" herausdifferenziert und für identisch mit den Lungenfreßzellen erklärt. Nach der Meinung von Miller (1911) stimmt die Kernstruktur der Lungenphagocyten keineswegs mit derjenigen der Alveolarepithelien übereinen, an denen er keine Phagocytose beobachten konnte. Die Staubzellen sind mononukleäre Lymphocyten, die aus dem lymphoiden Gewebe der Lunge oder aus dem Blutstrome stammen. Foot (1927) hält die Alveolarphagocyten für Monocyten, weil sie wie diese im Supravitalpräparat Neutralrot- und Nilblausulfatgranula aufweisen. Mit Recht macht Rosin darauf aufmerksam, daß Fettfarbstoffe sehr wohl paraplastische Einschlüsse in Epithelzellen anfärben können. Wenn Urban und Wilson (1935) durch Tusche- und Carminspeicherung markierte, aus künstlich hervorgerufenem Exsudat gewonnene Monocyten (Meerschweinchen) nach intravasaler Injektion in den Lungencapillaren, dem Lungenstroma und frei in den Alveolen wiederfanden, so besagt dies wenig für den Mechanismus der physiologischen Abwehrvorgänge in der Alveole. Es ist nicht erstaunlich, daß ein Teil der im Übermaße in den Organismus eingeführten Elemente in der Lunge angetroffen wird.

Die Beteiligung der verschiedensten Blutzellformen an Abwehrvorgängen in der Alveole kann grundsätzlich nicht in Abrede gestellt werden. Schon ältere Autoren, so z. B. Schottelius (1878), nahmen dementsprechend einen epithelialen und mesenchymalen Ursprung der Alveolarphagocyten an. Wir wissen jedoch heute, daß eine so rasche Emigration aus den Lungencapillaren, wie sie den tatsächlich im Alveolarlumen zunächst statthabenden Phagocytosevorgängen entsprechen müßte, nicht erfolgen kann [Beispiele bei Seemann (1931)]. Nach Cappell (1929), der mit markierten Monocyten arbeitete, wandern nur sehr wenige dieser Zellen in die Lungenbläschen aus. Länger anhaltende entzündliche Vorgänge freilich sind mit der Emigration phagocytierender Elemente aus der Blutbahn verbunden. Einen Teil der bei Entzündungen auftretenden Alveolarphagocyten leitet neuerdings Firle (1935) von den Lymphocyten des strömenden Blutes ab. Aus dem Lymphocyten geht nach seinen an menschlichem Leichenmaterial erhobenen Befunden ein Polyblast hervor, der sich zum Makrophagen entwickelt [vgl. hierzu Bargmann (1936)]. In der *Vogel*lunge besonders sollen sich emigrierte Monocyten an der Speicherung von Fremdkörpern beteiligen [Wenslaw (1934)]; die tracheale Farbstoffinjektion führt dort zu Ansammlungen hämatogener Makrophagen [Bargmann (1935)].

Auch die Endothelzellen der Lungencapillaren wurden für die Stammzellen der Alveolarphagocyten gehalten [Haythorn (1913), Permar (1923), Foot (1923), Töppich (1926)] behauptet die Durchwanderung abgelöster Endothelien durch die Capillarwände der *Meerschweinchen*lunge beobachtet zu haben. Die Endothelzellen wandeln sich nach seinen Angaben in große mononukleäre Zellen um und phagocytieren intratracheal zugeführte Tuberkelbacillen. Nicht allein die Unsicherheit der morphologischen Grundlage dieser Untersuchungen, auch unsere sonstigen Kenntnisse von den Fähigkeiten der Endothelien in den Lungencapillaren (s. S. 845) sprechen gegen die Lehre vom endothelialen Ursprung der Alveolarphagocyten. Foot (1927) selbst rückte in einer späteren Publikation von seiner ursprünglichen Ansicht ab, die heute allgemein als verlassen gelten kann. Die beachtliche Auswanderung amöboider, Tuberkelbacillen fressender Monocyten aus Mutterstücken in vitro gezüchteter *Kaninchen*lunge führt Haagen (1928) — ohne näher auf die Alveolenfrage einzugehen — auf die Anwesenheit von „Reticuloendothel" zurück.

Die Tatsache der überaus schnellen Aufnahme körperfremder Substanzen seitens der Phagocyten — nach Aschoff (1926) handelt es sich oft um Sekunden — lenkt den Blick auf in der Alveolarwand ansässige, mobilisierbare Zellformen, ebenso das rasche Auftreten intraalveolärer Exsudatzellen [Ph. Schwartz

(1935)]. Das sofortige Erscheinen von Erythrophagen nach Lungenverletzungen ohne Beimengung von ausgewanderten Blutelementen kann in der forensischen Medizin bei Zeitbestimmungen sogar eine Rolle spielen [EIDLIN (1933)]. Lungeneigene Histiocyten könnten sich nach KIYONO (1918) und WISLOCKI (1924) an der Phagocytose von Ruß beteiligen. Auch nach FRIED (1927, 1928, 1930, 1931, 1934) sollen, wie überall im Organismus, die mesodermalen Makrophagen in der Lunge Schutz- und Abwehrfunktionen übernehmen. Die Alveolarwandzellen verhalten sich ähnlich wie die Sternzellen der Leber, die Splenocyten, die Reticulumzellen in Knochenmark und Lymphknoten, indem sie Vitalfarbstoffe ebenso wie hochvirulente Erreger (Tuberkelbacillen, Anthrax) aufnehmen, unter deren Einwirkung es zu Proliferation und Mobilisierung der Zellen kommt. GARDENER und SMITH (1927) machen einen Unterschied zwischen Alveolarepithelzellen und Phagocyten, da erstere bei Supravitalfärbung nur wenige Neutralrotgranula besitzen, während die Phagocyten stärkere Anfärbung zeigen und daher als Histiocyten anzusprechen sind. Die funktionellen Eigentümlichkeiten der Alveolarphagocyten, nämlich Phagocytose, Speicherung, Pseudopodienbildung und amöboide Beweglichkeit, sollen sie auch nach TSCHISTOWITSCH (1931, 1935) als Bindegewebszellen von den zu Wucherungen neigenden Alveolarepithelien abgrenzen. HAYAKAWA (1929) leitet die Exsudat- und Staubzellen von epitheloiden Histiocyten ab, die neben echten Alveolarepithelien in der Wand der Lungenalveolen vorkommen. Sie sollen ins Lungenparenchym einwandern können [vgl. ferner BATTAGLIA (1930)]. Die Mehrzahl der Forscher steht jedoch auf dem Boden der unitarischen Lehre, sei es mesenchymaler oder epithelialer Richtung, d. h. sie betrachtet Alveolarwandzellen und Phagocyten als zusammengehörig. Vgl. weiter NAKANOIN (1921), SAKAMOTO (1917), MASHIMA (1920).

Nach den Vorstellungen von MAXIMOW (1922) ist die Methode der Gewebezüchtung dazu berufen, genauere gewebliche Analysen als die übliche histologische Technik zu ermöglichen, die prospektive Entwicklungspotenz bestimmter Zellarten aufzudecken und ihre spezifischen funktionellen Besonderheiten experimentell zu erforschen. LANG (1926, 1929) versuchte daher, die Abstammung der Alveolarphagocyten aus ihrem Verhalten in vitro zu erschließen. In Gewebekulturen von Kaninchenlungen zeigt sich nach LANG, daß die Staubzellen amöboide phagocytierende Zellen wie die Makrophagen METSCHNIKOFFs, die Polyblasten oder die mobilisierten Reticulumzellen MAXIMOWs sind. Sie lösen sich in der Kultur von ihrem Lager, teilen sich mitotisch, phagocytieren Carmin- und Rußkörnchen. Die Alveolarphagocyten leiten sich von den sog. körnigen Alveolarepithelien ab, die aber wie erstere bindegewebige Zellelemente darstellen und nicht nur der Wand der Alveole anliegen, sondern auch innerhalb der Septen, zum Teil in der Gefäßadventitia, sich befinden: Septumzellen. Die auch von PERMAR Septumzellen genannten Elemente sind im Rahmen des reticulo-endothelialen Systems gelegene bindegewebige Zellelemente mit embryonalen Entwicklungsfähigkeiten, sie gehören zum „histiocytären System". Wegen seines Reichtums an Septumzellen muß das Lungenbindegewebe als Quelle des Nachschubes immer neuer Alveolarphagocyten gelten. Unbefriedigend sind LANGs Ergebnisse bezüglich der kernlosen Platten, außer denen es keine Alveolarepithelien geben soll. Sie entstehen vermutlich „durch Hinübergleiten von Epithel aus den Bronchien — unter Abplattung der Zellen und Verlust der Kerne". Die von LANG hervorgehobene intraseptale Lage der Alveolardeckzellen ist für die Beurteilung ihrer Natur nicht zu überschätzen. Einmal nämlich muß mit Täuschungen durch Anschnitte von Alveolarsepten gerechnet werden, weiter mit der von GUIEYSSE-PELLISSIER erwähnten Möglichkeit der Abwanderung oberflächlich gelegener Zellen in die Tiefe.

Die Befunde von Lang konnte Verfasser an Gewebekulturen von Lungen neugeborener bzw. drei Wochen alter *Mäuse* bestätigen (unveröffentl. Beobachtungen). Wie auch von anderen Züchtern festgestellt wurde, zeichnen sich solche Kulturen durch sehr rasches Auftreten makrophagenähnlicher, abgerundeter Zellen in der Umgebung des Mutterstückes aus (Abb. 11). Diese nicht immer absolut sicher von abgerundeten Fibrocyten unterscheidbaren Zellen teilen sich mitotisch. Ihr vielfach schaumiges Cytoplasma, in dem gelegentlich Staubkörnchen liegen, entsendet feine Pseudopodien. Hie und da sieht man Übergänge zwischen rundzelligen und fibrocytär ausgebreiteten Elementen.

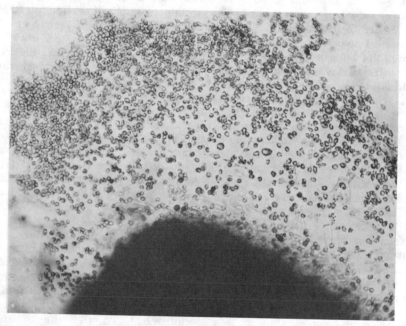

Abb. 11. Typisches Bild einer lebenden Lungengewebskultur (*Maus*lunge) 2 Tage nach Explantation. Rundzellenwall. Vergr. etwa 30fach.

Manche dieser Zellen haben Detrituspartikel oder zugrunde gegangene Blutzellen phagocytiert. Zusatz von Trypanblau ruft eine fein- bis grobkörnige Farbstoffspeicherung hervor. Schnittpräparate der Mutterstücke (Abb. 12) ergeben, daß die ausgewanderten „Makrophagen" von den die Alveolarwände bekleidenden Zellen nicht zu unterscheiden sind. Die auf den kollabierten Alveolarsepten befindlichen Deckzellen befinden sich in allen Stadien der Mobilisierung. Über die Deutung solcher Befunde vgl. S. 820.

Alle jene Befunde, die der Histiocytenlehre das Wort reden, faßt Policard (1926, 1929, 1935) in bestechender Form zu einer radikalen Ablehnung der klassischen Anschauung Koellikers zusammen. Die kubischen Zellen wie die umstrittenen Staubzellen gleichen bezüglich ihres Speicherungs- und Phagocytosevermögens den Elementen des reticulo-endothelialen Systems. Von den kernlosen Platten kennt man allein die vielfach unregelmäßigen Grenzen, ohne sie selbst auf andere Weise sichtbar machen zu können. „La plaque anucleé..est une illusion; rien de semblable n'existe dans la réalité." Obwohl Policard hervorhebt, daß den kernlosen Platten entsprechende Strukturelemente bisher nicht nachweisbar gewesen seien, deutet er doch das Silberlinienbild zugunsten der Histiocytenhypothese als die Imprägnation „des plis de la membrane de l'histiocyte. Ils sont tout a fait semblables a ceux que l'on constate d'une façon

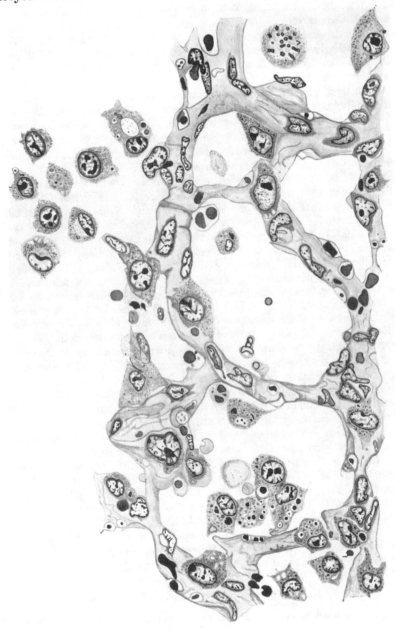

Abb. 12. Randpartie des Mutterstückes einer Lungenkultur (*Maus*lunge) 2 Tage nach Explantation. Fix. Susa, Ölcelloidin n. JORDAN, 3 μ, Eisen-Hämatoxylin (HEIDENHAIN). Kollabierte Alveolarsepten, Mobilisierung der Alveolardeckzellen. Vergr. etwa 1500fach (gez. BARGMANN).

banale dans les histiocytes étalés dans une culture". Überdies sind nach POLICARD, zufolge den Untersuchungen von MARCHAND (1912), JUILLET (1912), OGAWA (1920) u. a., die Wandungen der Lungencapillaren verschiedener *Tiere*

(Insectivoren, Chiropteren, Vögel) nackt, eine Tatsache, die der epithelialen Auffassung der Alveolarauskleidung zuwiderläuft. Auch in den Lungenalveolen des *Menschen* besteht ein unmittelbarer Kontakt zwischen Atemluft und Bindegewebe bzw. Capillaren.

Die POLICARDsche Anschauung wird durch einige neuere, zum Teil vergleichend-histologische Untersuchungen gestützt. Nach CHIODI (1928) soll das Alveolarepithel zahlreicher *Säuger* während der Fetalzeit zugrunde gehen und die Alveolarauskleidung von mesenchymalen Zellen übernommen werden, die den „kleinen Epithelzellen" anderer Autoren entsprechen. Aus ihnen entwickeln sich die amöboiden Staubzellen, die sich stark mit Vitalfarbstoffen beladen. ROSE (1928), der ebenfalls die Septumzellen für mesodermale Elemente hält, geht so weit zu behaupten, die Alveole könne überhaupt nicht als Knospe des Bronchialbaumes betrachtet werden. Die Alveolenlumina stellen Aussparungen im Mesenchym dar. Für die respiratorische Oberfläche der *Vogel*lunge, *Insectivoren*- und *Chiropteren*alveole wird ein Überzug aus einzelnen Histiocyten angegeben [BRATIANU und ANGHELESCU (1931, 1932), MATHIS (1931)], ferner für die Atmungsoberflächen von *Meerschwein* und *Kröte* [TESTA (1929)] und *Maus* [BRODERSEN (1933)], schließlich von *Kaninchen* und *Meerschweinchen* [JOSSELYN (1935)]. An embryonalen tierischen Lungen zwar läßt sich nach SKOBLIONOK (1931) ein kubischer Epithelüberzug nachweisen. Nach der Geburt aber wird diese Zellschicht durch mesenchymale Elemente, die Alveolarphagocyten, ersetzt. Die Epithelzellen sollen nicht phagocytieren können. An der Form des GOLGI-Apparates sind die Abkömmlinge des Epithels und Mesenchyms voneinander zu unterscheiden. Das biologische Verhalten in vitro gezüchteter Alveolarphagocyten vom *Meerschweinchen* [SCHOPPER (1935a, b)], die Fähigkeit dieser Zellen, sich in „ausgereifte Fibrocyten" zu verwandeln [HENKE und SILBERBERG (1931)] sprechen weiterhin für ihre mesenchymale Natur.

Die LANG-POLICARDsche Mesenchymhypothese wirft nicht nur die Frage nach der mesenchymalen oder epithelialen Natur der kernhaltigen Alveolarwandzellen auf, sondern auch nach der Existenz der kernlosen Platten. Zunächst ist zu prüfen, ob die von den Anhängern der mesenchymalen Genese der Alveolenzellen erbrachten Befunde und Argumente es rechtfertigen, die bisher für Epithelien gehaltenen Formelemente des Lungenbläschens für Histiocyten zu erklären. Ferner wird man sich fragen müssen, ob wir imstande sind, die Entstehung des KOELLIKERschen Silberlinienbildes auf andere Struktureigentümlichkeiten der Alveole als auf kernlose Platten zurückzuführen oder gar die Imprägnationslinien als Trugbild der histologischen Technik zu entlarven. Nach CHIODI (1931) werden durch Silbernitrat auch andere Strukturbesonderheiten als nur Zellgrenzen dargestellt (vgl. auch SEEMANN). Für die Biologie der Alveole ist die Entscheidung über das Wesen der kernhaltigen Elemente als ihrer aktivsten Bestandteile von größerer Bedeutung als die Beantwortung der zweiten, die kernlosen Platten betreffenden Frage.

7. Kritische Betrachtung der Histiocytenlehre.

Die neue Auffassung von der Natur der kubischen Epithelzellen KOELLIKERS und der von ihnen abstammenden Alveolarphagocyten stützt sich auf morphologische und funktionelle Ähnlichkeiten dieser Zellen mit den Histiocyten. Besonders die abgelösten Formen erinnern unzweifelhaft an mesenchymale Elemente. Ferner aber liegt der Histiocytenhypothese die Vorstellung zugrunde, Speicherung und Phagocytose seien Erscheinungen des Zellebens, die als spezifisch für dem Mesenchym entstammende Zellformen angesehen werden müßten, dagegen epithelialen, d. h. in diesem Falle besser von entodermalem Epithel abzuleitenden Zellen nicht eigen seien. Im Einklange mit SEEMANN (1931) ist zu betonen, daß die Fähigkeit der Speicherung und Phagocytose den verschiedensten Epithelzellen (Nebenhoden, Niere, Leber, Haut) unter gewissen Umständen zukommen kann. Mobile, Pseudopodien treibende Epithelzellen phagocytieren besonders auch in vitro [MAXIMOW (1925), z. B. Mamma-Epithel]. Die Aufnahme von Partikelchen durch solche Elemente als etwas von der Phagocytose der bindegewebigen Zellen Verschiedenes zu betrachten [SCHOPPER (1935)], liegt bis jetzt kein Anlaß vor. Auch die Epithelzellen der Trachea und der Bronchien [ROPES (1930)], von denen manche eine auffallende Ähnlichkeit mit den Alveolarphagocyten besitzen, können speichern und phagocytieren [vgl. GUIEYSSE-PELLISSIER (1929), DUTHIE (1930), BRATIANU und GUERRIERO (1930), OBERLING und RAILEANU (1930), WESLAW (1934), BARGMANN (1935), BEINTKER (1935)]. Aus in vitro gezüchtetem Bronchialepithel gehen Einzelzellen mit amöboiden und phagocytären Eigenschaften hervor [STRELIN (1934)]. Das Phagocytose- und Speicherungsvermögen ist keinesfalls ausschließlich den Abkömmlingen des Mesenchyms vorbehalten, wenn diese auch unbestritten in erster Linie an den verschiedensten Abwehr- und Verdauungsprozessen speichernd und phagocytierend teilnehmen. Die Phagocytose allein ist auch kein entscheidendes Merkmal für die Zugehörigkeit zum reticulo-endothelialen System [ASCHOFF (1924)]. Was von manchen Epithelzellen nur ausnahmsweise geleistet wird, vollbringen die Alveolarwandzellen im Dienste der Selbstreinigung der Alveole als Dauerfunktion. Auf Grund des gleichen biologischen Verhaltens der Histiocyten und Alveolarzellen kann ein genetischer Schluß nicht gezogen werden (vgl. z. B. SCHOPPER, HENKE und SILBERBERG). MATHIS (1931) hält z. B. die Alveolarzellen der *Fledermaus* wegen ihrer Phagocytose von Staubteilchen „für richtige bindegewebige, histiocytäre und speichernde Zellelemente". Da die Histiocyten dem Mesenchym entstammen, wird man verlangen müssen, daß die mesenchymale Herkunft der Alveolarphagocyten auf dem Wege histogenetischer Untersuchungen bewiesen werde. Das ist jedoch bis heute noch nicht geschehen.

Ganz im Gegenteil sprechen die Ergebnisse der histogenetischen Forschung für die Identität der Alveolardeckzellen des Neugeborenen und der kubischen Epithelzellen der fetalen Alveole (OGAWA, STEWART, FAURÉ-FREMIET, BREMER, vgl. S. 805). Die Mesenchymhypothese scheint zum Teil das Ergebnis einer singulären Betrachtungsweise zu sein, die vergißt, daß das Lungenbläschen kein für sich allein existierendes Gebilde darstellt, sondern die letzte, an der Formbildung beteiligte Knospe des eine Ganzheit bildenden Drüsenorgans, dessen kontinuierliche epitheliale Komponente sogar in vitro die Fähigkeit zu besitzen scheint, organspezifische, alveoläre Strukturen zu bilden [CAFFIER (1931), SCHOPPER (1935)]. Welche Rolle dem Epithel der Bronchien und ihrer Endverästelungen einschließlich Alveolen bei etwaigen Regenerationsvorgängen [vgl. HILBER (1934)] zufällt, wäre noch zu prüfen. Nach experimentellen Untersuchungen von TIEMANN (1936) wird operativ entferntes junges Lungengewebe zum Teil durch Neubildung ersetzt.

In der Alveole des ausdifferenzierten Lungenorganes mag eine weitgehende Anpassung der entodermalen Zellauskleidung an die zu leistende Atmungsfunktion statthaben, ein völliges Verschwinden der Epithelzellen ist weder wahrscheinlich noch bewiesen. SKOBLIONOK meint zwar, die fetalen kubischen Zellen würden durch mesenchymale, die Alveolarphagocyten, ersetzt. Dem Versuch von SKOBLIONOK jedoch, das Aussehen des GOLGI-Apparates zur Differentialdiagnose Epithelzelle oder Mesenchymzelle heranzuziehen, ist entgegenzuhalten, daß die GOLGI-Masse im Zusammenhang mit Änderungen des Funktionszustandes der Zelle morphologische Umgestaltungen erleiden kann.

Die verschiedenen Bilder können ebensogut ruhenden und aktiven Zellen derselben Herkunft, also seßhaften Epithelzellen und freien epithelialen Phagocyten, entsprechen.

Wie verwirrend übrigens die Verwendung funktioneller Befunde in der Alveolenfrage sich auswirkt, geht aus einer Untersuchung von Dogliotti und Amprino (1932) hervor, derzufolge die Alveolarzellen des *Kaninchens* gerade wegen ihrer geringen Speicherungsintensität saurer Vitalfarbstoffe keine Histiocyten, sondern Epithelzellen sein sollen, während nach anderen Angaben gerade das erhebliche Speicherungsvermögen für ihre Makrophagennatur spricht.

Die von vielen Forschern an die neue Methode der Gewebezüchtung geknüpften Erwartungen zielen auf eine Erweiterung der klassischen Histologie. In der Gewebekultur sollte gewissermaßen das klarer hervortreten, was in der Aera des gefärbten Schnittpräparates nur ungenau zu ermitteln war. Daß nach dem heutigen Stande der Erkenntnis in vitro gezüchtete Gewebsstückchen als unabhängige Organismen zu betrachten sind, deren Lebensäußerungen nicht ohne Vorbehalte auf ihr Verhalten im Gesamtorganismus schließen lassen, bedeutet nach den Darlegungen von A. Fischer (1932, 1933) „eine gewisse Enttäuschung für den Histologen alter Schule". Desgleichen auch die Tatsache, daß wir über keine sicheren Kriterien verfügen, die eine genaue Genesebestimmung der jeweils beobachteten Elemente erlauben. In vitro lassen sich, wie Fischer hervorhebt, einzelne Leberepithelzellen nicht von einzelnen Mammaepithelzellen unterscheiden. Epithelzellen verhalten sich in vitro „wie lebhaft amöboide Zellen". Weder Zellform, noch Beschaffenheit der Zellorganellen und paraplastischen Einschlüsse gestatten eine Klassifizierung. Besonderheiten von Zellen verschiedener Herkunft und Bedeutung lassen sich zwar mit physiologischen Methoden ermitteln, die jedoch für das Alveolenproblem noch nicht herangezogen wurden. Hieraus erhellt, daß die an Lungenkulturen erhobenen Befunde nichts über die Genese der Alveolardeckzellen aussagen können. Es bleibt der Willkür überlassen, ob man die in vitro beobachteten Zellelemente der Alveole als epithelial oder mesenchymal betrachten will. Gleichwohl muß hervorgehoben werden, daß die Behauptung der Histiocytennatur der Alveolenzellen außerordentlich belebend in die Erforschung der Lungenalveole eingegriffen hat.

Ein grundsätzlicher Einwand ist ferner gegen die unbedenkliche Heranziehung von Befunden der vergleichend-histologischen Forschung zu erheben. Es wäre sehr wohl vorstellbar, daß innerhalb der *Wirbeltier*reihe Formen vorhanden sind, deren respiratorische Lungenoberfläche infolge weitgehender Reduktion des Epithelüberzuges — im Zusammenhang mit besonderen Atmungsleistungen — von mesenchymalen Abwehrelementen verteidigt wird. Man wird trotzdem gut daran tun, einen Sonderfall nicht als Schlüssel zum Verständnis des Feinbaues „der" Lungenalveole zu betrachten. Ebensowenig kann es umgekehrt als ausgemacht gelten, daß alle lungenbesitzenden Vertebraten einen Epithelüberzug der Alveolen aufweisen, weil er sich bei manchen darstellen läßt. Ein Strukturplan der Lungenalveole in der Form, wie Elenz ihn annahm, ist nicht vorhanden (vgl. ferner die vergleichend-histologischen Ausführungen S. 834).

Neben den Ergebnissen der Entwicklungsgeschichte sprechen zahlreiche Befunde der Pathologie für das Vorhandensein einer epithelialen Alveolarauskleidung. In Alveolen atelektatischer Lungenbezirke kommen Lamellen kubischen Epithels vor, die als Pseudometaplasien aufgefaßt werden mögen, d. h. als Anpassungsformen der Alveolardeckzellen an die entspannte Unterlage („histologische Akkommodation" v. Hansemann). Hierher gehören vielleicht die von DOGLIOTTI und AMPRINO nach künstlichem Pneumothorax beobachteten Bilder kubischen Alveolarepithels in der Kaninchenlunge [vgl. auch WENSLAW (1931)]. In vielen Fällen jedoch, in denen die Deckzellen ununterbrochene ein- und mehrschichtige Zellagen bilden, die mit dem Bronchialepithel in kontinuierlichem Zusammenhang stehen, haben wir es zweifellos mit der Entfaltung von Epithelbildungspotenzen zu tun [GUIEYSSE-PELLISSIER (1928)] (Abb. 13). Bei Pneumokokkenpneumonie können in den Alveolen der *Meerschweinchen*lunge drüsige Hyperplasien des Alveolarepithels auftreten, ebenso sind reine primäre Hyperplasien in den Alveolen an „Jagziekte" erkrankter

Schafe zu beobachten (SEEMANN).
Indirekte Metaplasien führen zur Entwicklung verschiedener Epithelformen in den Lungenbläschen. Nach intratrachealer Schmierölinjektion [A. N. TSCHISTOWITSCH (1935)] treten in den Alveolen der *Kaninchen*lunge adenomatöse Epithelwucherungen auf, die sogar nach dem Typus des mehrschichtigen Plattenepithels mit Verhornung und Perlenbildung gebaut sein können. Über experimentell erzeugte Wucherungen des Alveolarepithels berichten weiterhin BRANDT (1926), YOUNG (1928), SCHMIDTMANN (1930), GARSCHIN und PIGALEW (1931) sowie SCHABAD (1933), der besonders auf die Bedeutung der atypischen, außerhalb des Zusammenhanges mit den Bronchien auf-

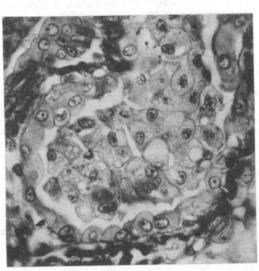

Abb. 13. Lungenalveole vom *Igel*, von geschlossener Epithelschicht ausgekleidet. Im Lumen abgestoßene Deckzellen. Azanfärbung. Vergr. etwa 600fach. (Aus BARGMANN 1935.)

tretenden Epithelwucherungen in der Alveole als Existenzbeweis des Alveolarepithels hinweist. Die metaplastische Bildung von Plattenepithel stellt die Zellschicht der Lungenalveole in eine Reihe mit der bekanntlich recht häufig zu Plattenepithelmetaplasien neigenden Bronchialschleimhaut. Dasselbe gilt für die experimentell hervorgerufene Entstehung von mehrschichtigem Zylinderepithel im Lungengewebe [B. FISCHER (1922)]. Auch die Umwandlung der Alveolarzellen in Carcinomgewebe bestätigt offenbar ihre Epithelnatur. WEISSMANN (1935) schildert Fälle von primärem, doppelseitigem diffusen Alveolarcarcinom [vgl. auch SWEANCY (1935)], bei denen die Alveolen mit kubischem und zylindrischem Epithel austapeziert waren.

Wieweit die Angaben von W. ZSCHOKKE (1919) über metaplastische Bildung von Knochengewebe seitens der Alveolarepithelien in der *Rinder*- und *Ziegen*lunge einer Nachprüfung standhalten, bleibt dahingestellt.

8. Kernlose Platten, kontinuierliches oder diskontinuierliches Alveolarepithel.

Eine epitheliale Zellauskleidung der Lungenalveole wird zwar von der Mehrzahl der Forscher angenommen, über ihre Form bestehen jedoch beträchtliche Meinungsverschiedenheiten. Besonders die kernlosen Platten begegnen Zweifeln und Widersprüchen. Ob derartige Formbestandteile des Epithels überhaupt nirgends vorkommen, wie POLICARD behauptet, wäre noch zu untersuchen. Folgende Möglichkeiten der Strukturierung des Alveolarepithels werden vertreten:

1. Die Alveole wird von kubischen Zellen — in den Capillarnischen gelegen — und kernlosen Platten — auf den Capillaroberflächen befindlich — kontinuierlich ausgekleidet (Koelliker, Ogawa).

2. Kernlose Platten existieren für sich allein nicht, sondern sind die membranösen Fortsätze der kubischen Zellen. Die Auskleidung des Lungenbläschens stellt eine kontinuierliche Schicht von dünnem Epithel dar [Schulze, Osawa, Cappell, Miller, Chrzsonsczewsky, Schulha, Lambertini, Oppel, Orsós (1933)].

3. Die kubischen Zellen sind mit flügelförmigen Fortsätzen versehen, welche die Blutcapillaren nur teilweise bedecken [Dogliotti und Amprino (1932), Businco (1933), Bremer (1935)].

4. Das Alveolarepithel besteht aus diskontinuierlich gelagerten, in den Capillarnischen befindlichen Zellgruppen oder Zellindividuen ohne größere Fortsätze. Die Capillaren liegen also überall nackt zutage [Seemann (1931), Loosli (1935), M. Clara (1936)].

Besonders die beiden letztgenannten, mehr graduell voneinander abweichenden Meinungen haben unter den Normalhistologen und Pathologen Beachtung gefunden. Nach Bremers Untersuchungen an *Kaninchen*- und *Oppossum*lungen überziehen überaus zarte, mitochondrienfreie cytoplasmatische Häutchen — von den kernhaltigen Zellabschnitten ausgehend — die Capillaren. Diese halbflüssigen Membranen können sich infolge ihrer Kontraktilität den Atmungsschwankungen der Alveolarwand anpassen; sie sind vermutlich unter der Grenze der Sichtbarkeit gelegen. Die Feststellung entblößter Capillaroberflächen post mortem könnte unter Umständen mit einer Retraktion der empfindlichen Gebilde erklärt werden.

Nach trachealer Injektion von Silbernitrat in die Lunge von *Mäusen, Meerschweinchen, Katzen* und *Hunden,* läßt sich nach Seemann ein charakteristisches Silberlinienbild in den Alveolarwänden feststellen, das innerhalb einer homogenen Alveolarmembran gelegen ist, die sich zwischen Epithelzellen und Blutcapillaren vorfindet. Der außerordentlich regellose Verlauf der Imprägnationslinien und die verschiedenen Ausmaße der von ihnen umrahmten Bezirke lassen sich nicht mit der Lehre der kernlosen Platten vereinbaren. Die Frage muß offen bleiben, ob die Linien vielleicht Faltungen der Alveolarmembran (vgl. S. 836) oder irgendwelchen anderen Struktureigentümlichkeiten der Alveole entsprechen. Mit den argyrophilen Gitterfasern haben sie jedenfalls nichts zu tun. Die Oberfläche der Alveolarwand wird nur von einer Membran überzogen, der in den Capillarnischen die von Seemann fortsatzlos abgebildeten Epithelzellen aufsitzen. Auch Orsós (1933) findet die Alveolen der menschlichen Lunge von einer unter 1 μ dünnen, stellenweise siebartig durchlöcherten Membran ausgekleidet, in welche die körnigen Epithelzellen „eingebaut" sind. Es handle sich um eine elastisch dehnbare Membran entodermaler Abkunft, mit der die Cytoplasmaleiber zugrunde gehender Epithelzellen stellenweise verschmelzen. Die Bezeichnung „kontinuierliche Epithelmembran" dürfte wohl für eine so beschaffene Alveolenmembran nicht ganz zutreffend sein, da es sich bei den Befunden von Orsós lediglich um ein Grundhäutchen mit vereinzelt aufsitzenden Deckzellen, nicht aber um eine kontinuierliche Zellmembran zu handeln scheint.

Die Ansichten von Dogliotti und Amprino, Businco, Seemann und Bremer gelten zwar als Beispiele für die Epithelauffassung der Alveolarauskleidung, stimmen aber trotzdem mit der Policardschen Hypothese in einem Punkte überein. Nach den genannten Autoren nämlich kommt die Atemluft stellenweise mit den Capillarwänden in Kontakt, d. h. die Capillaren sind zum Teil — wie auch Policard glaubt — nackt. Nach der rein morphologischen Fassung des

Epithelbegriffes, die sich einzig auf die Zellsituation als verläßliches Kriterium stützt (v. HANSEMANN), müßte die von SEEMANN, BREMER u. a. geschilderte diskontinuierliche Alveolarauskleidung eigentlich als nichtepithelial bezeichnet werden, da uns die Ableitung der Alveolarzellen vom entodermalen Epithel nicht zu der Bezeichnung Epithel berechtigt [BARGMANN (1935)].

Mit WESLAW (1934) muß darauf hingewiesen werden, daß ganz im Gegensatz zu den Angaben von SEEMANN das Charakteristikum des alveolären

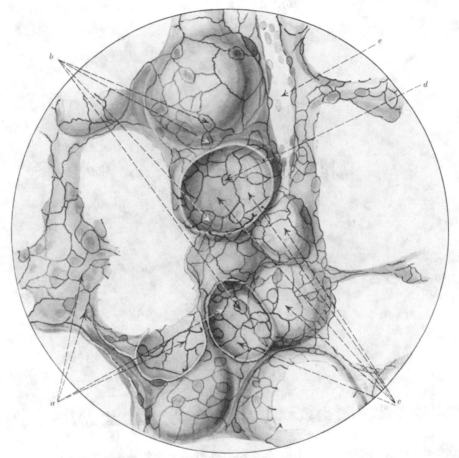

Abb. 14. Schnitt durch die Lunge einer 5 Tage alten *Katze* mit bronchialer Versilberung. Leitz Obj. 7, Ok. 2. Ununterbrochenes Netz der Zellgrenzen. *a* Zellgrenzen, *b* kernhaltige Zellen, *c* kernlose Platten, *d* Alveolarpore, *e* Gefäß. (Aus JEKER 1933.)

Silberlinienbildes gerade seine jederzeit reproduzierbare, auffallende Regelmäßigkeit ist (vgl. die Abbildungen in den Lehrbüchern von STÖHR- VON MÖLLENDORFF, PETERSEN), vorausgesetzt technisches Gelingen des Präparates und Verwendung von Lungen jugendlicher *Tiere*. Einwandfrei ist ferner die Zuordnung des Linienwerkes zu den Konturen der kleinen Epithelzellen festzustellen. Durch tracheale Silbernitratinjektion gewonnene Zellgrenzenbilder haben ein völlig anderes Aussehen als diejenigen der Capillarendothelien, welche durch Injektion der Silbernitratlösung in die Blutbahn erzielt werden können. Es kann keine Rede davon sein, daß die typischen alveolären Linienbilder den Grenzen der Endothelien in den Septumcapillaren entsprechen, wie Loosli (1935) behauptet. Jeker (1933) hat erstmalig versucht — veranlaßt durch den Hinweis auf Lungen junger *Tiere* in den technischen Vorschriften —, Beziehungen zwischen dem Alter der zu untersuchenden *Tiere* und der Regelmäßigkeit des Imprägnationsbildes zu finden (Material: *Katze, Hund, Maus, Ratte, Kaninchen, Meerschweinchen, Kalb, Schwein*). In der Tat lassen sich bei jungen *Tieren* die typischen Befunde von Elenz, Koelliker und Ogawa erheben (Abb. 14), bei älteren die von Seemann u. a. gemachten Angaben bestätigen (Abb. 15). An einer Serie von Lungen verschieden alter

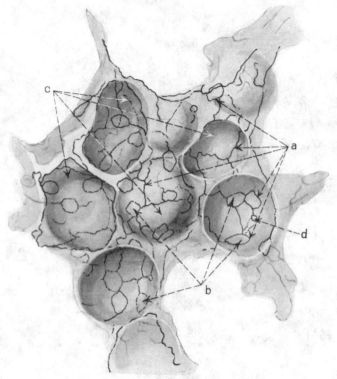

Abb. 15. Alveolen einer 4 Wochen alten *Katze*, bronchial versilbert. Vergr. wie Abb. 14. Die Zellgrenzen sind unterbrochen, unregelmäßig, fehlen teilweise, zeigen freie Endigungen. Bezeichnungen wie bei Abb. 14. (Aus Jeker 1933.)

Katzen konnte gezeigt werden, daß die Platten bei jungen *Tieren* als gleichartige, überall konturierte Felder auftreten. Mit zunehmendem Alter dagegen tritt ein Imprägnationsbild mit Unterbrechungen und freien Endigungen der Silberlinien auf, die Jeker auf Verschmelzungen und Infraktionen der kernlosen Platten zurückführt. Es muß damit gerechnet werden, daß diese Elemente einer respiratorischen Dehnung der Alveolarwand und postfetalen Wachstumsvorgängen ausgesetzt sind. Sie bleiben in modifizierter Form als kontinuierlicher Belag zeitlebens bestehen. Die Untersuchungen Jekers bestätigen die klassische Lehre Koellikers.

Wir sind bisher zwar außerstande, die kernlosen Platten selbst darzustellen, und kennen nur ihre Grenzen und die Tatsache, daß das Silberlinienbild vom Dehnungszustande der Alveolen abhängig ist [Schaffer (1927)]. Die Angaben Beltramis (1936), der die kernlosen Platten mit einer besonderen Methode isoliert haben will, konnten von M. Clara (1936) nicht bestätigt werden. Trotzdem dürfte die Annahme einzelner lamellärer, wohlumrissener Formelemente auf Grund des immer wieder durch Regelmäßigkeit ausgezeichneten Versilberungs-bildes mehr Wahrscheinlichkeit für sich haben als die der Imprägnation von Knicken und Falten (OPPEL, SEEMANN), für welche wir kein sicheres Analogon in der Versilberungstechnik kennen. Auch in der *Amphibien*lunge beobachtet man keine derartigen Knickimprägnationen, obwohl sie hier eher zu erwarten wären. SCHULHA (1933) behauptet zwar, solche Versilberungen gesehen zu haben. Nach der Erläuterung seiner Abbildungen zu schließen, scheint der Autor die scharfkonturierten Kernmembranen der Epithelzellen der *Froschl*unge für Knicklinien zu halten. Weiter zeigt die vergleichende Histologie, daß die

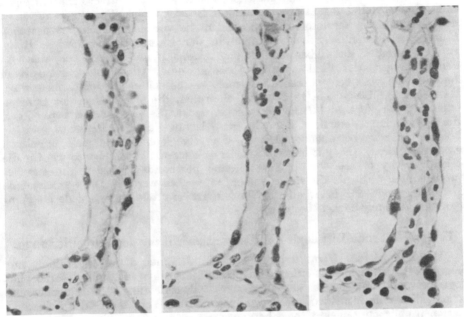

Abb. 16. Drei Schnitte von einer Serie, die das Epithel von der Oberfläche der Alveolenwand durch ein Exsudat abgehoben zeigen. Aus COWDRY. Nach MILLER.

Atmungsfläche ein deutliches Silbergrenzenbild tragen kann, ohne daß man an jeder Lunge im Schnittpräparat den Nachweis cytoplasmatischer Membranen auf den Capillaren führen könnte. Erst an kollabierten Lungen oder beson-ders großzelligen Objekten *(Amblystoma)* gelingt es, eine Cytoplasmahaut auf der Capillaroberfläche sichtbar zu machen und so das Imprägnationsbild durch das Färbungsbild zu ergänzen.

Für das Vorhandensein lamellärer Strukturen auf der Alveolarwand jedenfalls sprechen nicht nur die Befunde von MILLER (1928), der durch ein experimentell erzeugtes subepitheliales Ödem eine feine, mit den kernhaltigen Elementen ver-bundene Membran auf den Capillaren zur Abhebung brachte (Abb. 16), sofern es sich nicht um eine Basalmembran handelte, sondern auch die leicht zu treffende Feststellung, daß sich in manchen Lungen zarte, membranartige Fortsätze auf die Capillarwände erstrecken (Abb. 669 bei PETERSEN). Am gefärbten Schnitt-präparat ist es nicht möglich, diese feinen Häutchen als selbständige Gebilde von den Nischenzellen abzugrenzen. Anderseits lassen sie sich in der Regel nur eine kurze Strecke weit verfolgen, so daß die referierten Ansichten von DOGLIOTTI und AMPRINO sowie BREMER nicht ohne weiteres abgelehnt werden können.

Man wird sich angesichts der funktionellen Variabilität der Lungenalveole
— Orsós (1933) hält einen ständigen Umbau des Alveolarepithels für möglich —,
ferner bei Berücksichtigung von Altersveränderungen (Jeker) fragen müssen,
ob nicht sowohl mit dem Vorkommen kernloser Platten gerechnet werden kann
als auch mit der Verwirklichung des von Dogliotti und Amprino, Bremer
und Seemann angenommenen Strukturplanes einer diskontinuierlichen Epithel-
ausscheidung ohne kernlose Platten. Es ist zweifelhaft, ob die umgeformten
Platten zeitlebens erhalten bleiben. Verschwinden sie ganz oder teilweise, so
bleiben die Nischenzellen zurück, die in verschiedenen Funktionsformen — mit
oder ohne Zellfortsätze — auftreten können. Weiter ist daran zu denken, daß
der Alveole des *Menschen* und mancher *Säuger (Katze)* kernlose Platten eigen
sein können, den Lungenbläschen anderer Spezies nicht. Für die Frage nach
der Existenz der kernlosen Platten spielen die verschiedentlich an tierischen
Lungen erhobenen negativen Befunde in der Literatur eine gewisse Rolle.
Ogawa vermißte das Silberlinienbild bei *Maulwurf* und *Fledermaus*, was von
den Anhängern der Histiocytenhypothese — unter Umgehung der positiven
Befunde Ogawas bei anderen *Tier*formen — besonders hervorgehoben wird.
Baer (1896), Marchand (1912) u. a. behaupten, die Oberflächen der Lungencapillaren der *Vögel* und *Insectivoren* seien nackt. Es wurde schon betont, daß
die Verwendung derartiger Befunde zur Klärung der den *Menschen* und die
höheren *Säuger* betreffenden Fragen der Alveolenhistologie sich unheilvoll
auswirken kann. Das gilt hinsichtlich der kernlosen Platten ebenso wie für die
Histiocytenhypothese. An der Alveole einer bestimmten Spezies erhobene Befunde sollten nicht als allgemein bindend angesehen werden. Die vergleichende
Histologie zeigt, daß innerhalb der *Wirbeltier*reihe große Unterschiede im Feinbau der Atmungsflächen bestehen.

C. Vergleichende Histologie der Atmungsoberfläche der Wirbeltierlunge.

Der Feinbau der *Wirbeltier*lunge kann im Rahmen dieser Darstellung nur
begrenzt berücksichtigt werden. Das Hauptgewicht wurde auf das morphologische und funktionelle Verhalten der Zellauskleidung der Lungenorgane
gelegt, das vielfach mehr oder weniger kritisch zum Verständnis des Feinbaues
der menschlichen Lungenalveole herangezogen wird.

1. Dipnoer, Amphibien.

Die Zellauskleidung der *Dipnoer*lunge besteht in ihren respiratorischen
Abschnitten aus einer Schichte abgeplatteter, die Blutcapillaren überziehender
Epithelien, durch die gelegentlich Leukocyten und Erythrocyten hindurchwandern
[Parker (1888, 1892)]. Das Capillarnetz in den sog. Alveolen der *Protopterus*-
lunge läßt sich zwanglos mit dem der *Amphibien* vergleichen [Gérard (1931)].
In den intercapillären Nischen befinden sich gruppenweise vereinigte oder einzelne
Epithelzellen, deren Cytoplasma osmiumreduzierende Granula enthält. Diese
Zellform entspricht der Körnerzelle der *Amphibien-*, *Reptilien-* und *Säuger*lunge.
Stellenweise ist eine Abschuppung solcher hypertrophierter, mit vergröberten
Granulis beladener Elemente in das Lungenlumen zu beobachten.

Der Feinbau der *Amphibien*lunge hat seit Eberth (1862) und Arnold (1863)
eine große Zahl von Forschern beschäftigt, deren Untersuchungsergebnisse
darin übereinstimmen, daß in den Maschen des Capillarnetzes bei *Anuren* und
Urodelen Epithelzellen einzeln oder in Gruppen von 2—8 und mehr Elementen
liegen. Von den in den Nischen befindlichen Zellen aus erstrecken sich abgeplattete Cytoplasmafortsätze auf die Außenfläche der Capillaren [Elenz
(1864)], um dort mit den Fortsätzen der benachbarten Zellen zusammenzustoßen.

Auf diese Weise bilden die Epithelzellen nach OPPEL (1889) einen „Tunnel", in dem die Blutcapillaren liegen [MURATA (1909)]. Das Endothel der Capillaren, ihr Grundhäutchen und die abgeflachten Fortsätze der Epithelzellen stellen die Trennungsschicht zwischen Blutstrom und Atemluft dar. Durch Höllenstein-imprägnation gelingt die Darstellung der für kernhaltige und lamelläre Zellanteile gemeinsamen Umgrenzungen, die in der Aufsicht etwa 5- oder 6-eckig sind [OGAWA (1920)]. Der Durchmesser der fortsatzhaltigen Zellen von *Rana esculenta* soll etwa 50 μ betragen [BÖHM und DAVIDOFF (1903)]. Liegen Zellinseln zwischen den Capillaren, so nehmen nur die randständigen Elemente

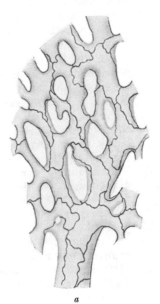 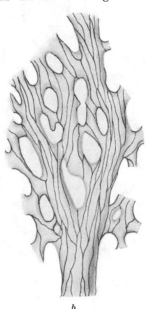

a   b

Abb. 17. Arterienende, in das Capillarnetz der *Frosch*lunge eintretend; bei *a* langgestreckte Form der arteriellen Endothelzellen, bei *b* tritt der respiratorische Charakter schon im Arterienstamm hervor.
(Aus K. W. ZIMMERMANN 1923.)

an der Lamellenbildung teil (OPPEL). Die zentralen, meist kleineren Zellen solcher Komplexe haben annähernd kubische Form. BINET (1926) unterscheidet bei *Triton* kleinere granulierte Zellen und abgeflachte über den Capillaren, bei *Rana* außerdem noch granulierte Formen mit Ausbuchtungen. In den kernhaltigen Zellabschnitten bzw. den kleinen kubischen Zellen kommen nach WESLAW (1934) reichlich Lipoidgranula vor. ROTHLEY (1930) macht darauf aufmerksam, daß lipoidhaltige Epithelzellen bereits in den Lungen der *Larven* von *Salamandra maculosa* auftreten. Die Reaktion des Lungenepithels auf von außen zugeführte Fremdstoffe (Tusche, Vitalfarbstoffe) ist recht schwach. In der Hauptsache kommt es zu einer Leukocytenemigration, gelegentlich zu einer Desquamation einzelner Epithelzellen [vgl. WENSLAW (1931)]. Es liegt kein Grund vor, den Zellüberzug der Lungencapillaren der *Amphibien* für adventitiell zu erklären [TESTA (1929)].

Die Blutcapillaren der *Anuren*lunge besitzen ganz im Gegensatz zu den meisten Capillaren der *Säuger*lunge nur einen am Gasaustausch unmittelbar beteiligten Wandabschnitt. Wie aus den Untersuchungen von K. W. ZIMMERMANN (1923) hervorgeht, ist die Wandung der Lungencapillaren des *Frosches* insofern entsprechend der Richtung des Gasaustausches strukturiert als auf der respiratorischen, d. h. der Epithelseite, große Endothelzellen liegen, auf der entgegengesetzten Leibeshöhlenseite wesentlich kleinere [Silbernitratverfahren, vgl. Eberth (1865)]. Auf 14 Kerne bzw. Zellen der Epithelseite entfallen 52 der Leibeshöhlenseite, d. h. die respiratorischen Endothelien sind durchschnittlich viermal größer als die gegenüberliegenden (Abb. 17). Derselbe Befund gilt auch für das Endothel der in das Capillarnetz eintretenden Arterienenden und der Venenanfänge. Nach Zimmermann sprechen diese Beobachtungen für eine Beteiligung des Endothelcytoplasmas am Gasaustausch. Welcher Art allerdings diese Beteiligung sein soll, bleibt dahingestellt. Das Verhalten der Pericyten

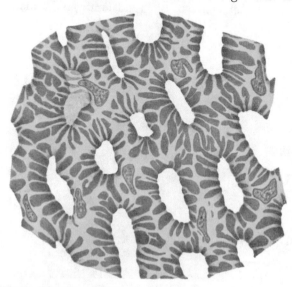

an den Lungencapillaren von *Frosch* und *Kröte* entspricht dem der Endothelzellen (Abb. 18). Die kernhaltigen Teile der Pericyten liegen auf der dem Epithel abgewandten Seite der Capillarwand, um den Gasaustausch nicht zu behindern, während sich auf der Epithelseite nur die letzten Ausläufer der verzweigten Elemente befinden. Übrigens ist die Lunge der *Anuren* die einzige, an deren Capillaren Pericyten nachgewiesen wurden. Aktive Kontraktionen an den Lungencapillaren des *Frosches* wurden nicht beobachtet [Tiemann und Roeder (1932), Tiemann und Daiber (1933)].

Abb. 18. *Kröten*lunge. Capillarnetz mit Dekhuyzens Silberlösung injiziert. Negativbild der Pericyten. Kerne nachgefärbt. Vergr. 830 fach. (Aus K. W. Zimmermann 1923.)

Über den Feinbau der Lymphgefäße in der *Amphibien*lunge, deren Anordnung und Verteilung Panizza (1833), Hoffmann (1875), Suchard (1900, 1905) und Miller (1900, 1905) beschreiben, scheinen keine genaueren Angaben vorzuliegen. Suchard (1905) bildet die Endothelgrenzen der Lymphgefäße ab.

Die elastischen Fasern stellen nach Miller (1900) in der Lunge von *Necturus* ein oberflächliches und ein feineres, tiefer gelegenes Netzwerk dar. Gitterfasern sind in oder auf dem Grundhäutchen der Lungencapillaren der *Anuren* nachzuweisen. Sie umspinnen die Capillaren zirkulär (Testa, Bargmann). Nach Stirling (1882) und Miller ist in der Lungenwandung des *Molches* bzw. von *Necturus* ein Netz von markhaltigen und marklosen Nervenfasern und Nervenzellen vorhanden. Genauere Untersuchungen über das Verhalten der Nerven in der *Amphibien*lunge hat Wolff (1902) angestellt, nach dessen gut belegten Angaben in der Lunge von *Siredon pisciformis* intraepitheliale Nervenendigungen durch die Methylenblaumethode dargestellt werden können. Subepitheliale Endnetzplatten hat Wolff in der Lunge des *Frosches* anschließend an Cuccati (1888) nachweisen können. Leider macht Wolff keine genauere Mitteilung über die Art der von Nerven versorgten Epithelzellen [vgl. ferner Egeron (1879), Kandarazki (1881), Smirnow (1888), Krause (1922)].

2. Reptilien.

Die Auskleidung der *Reptilien*lunge unterscheidet sich nicht grundsätzlich von derjenigen der *Amphibien*lunge (Schulze und Osawa). Nach den Untersuchungen Ogawas (1922) liegen die kernhaltigen Teile der intercapillären Epithelzellen im Gegensatz zu denen der *Amphibien* etwa in gleicher Höhe mit der respiratorischen Wandfläche der Blutcapillaren, d. h. mit ihren eigenen abgeflachten Abschnitten. Infolgedessen stellen diese Zellen fast gänzlich abgeplattete Gebilde dar. Die nicht abgeflachten Zellen in den Capillarnischen sind unregelmäßig geformt und reihen sich besonders längs den Capillarwänden

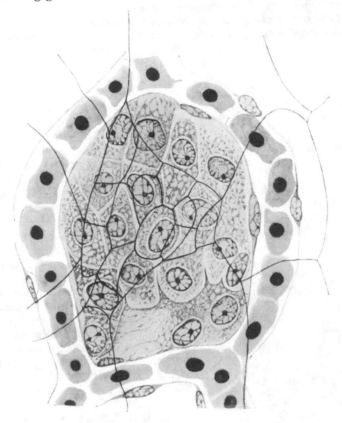

Abb. 19. *Testudo graeca.* Capillarmasche aus einer Lungenalveole von der Fläche gesehen. — ZENKER, Eisen-hämatoxylin, Vergr. 1275fach. Alveolarepithelzellen mit körnig-schaumigem Cytoplasma in der Masche. Bei hoher Einstellung des Objektivs sind die Grenzlinien der Zellen eingezeichnet, einmal um die Unregelmäßig-keit in der Kernverteilung zu zeigen, die durch den zur Oberfläche geneigten Verlauf der Seitenwände der Epithelzellen bedingt wird, dann auch um die Verteilung der Zellarten zu veranschaulichen. In der Capillarmasche kleine, über den Gefäßen große Zellen. (Aus ROTHLEY 1930.)

auf. Im Cytoplasma dieser den kubischen Elementen der *Amphibien*lunge ver-gleichbaren Zellen lassen sich, besonders mit Hämatoxylin Boehmer, große

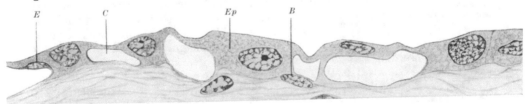

Abb. 20. *Testudo graeca.* Querschnitt durch eine Alveole. ZENKER, Hämalaun-Eosin, Vergr. 1275fach. Die Epithelzellen (*Ep*) liegen mit ihrer Hauptmasse zwischen den Capillaren (*C*), nur an einer Stelle über den Gefäßen. *E* Endothelkern, *B* Kerne im Bindegewebe. (Aus ROTHLEY 1930.)

Mengen von Granulis darstellen (WESLAW). Kernlose Platten, wie ELENZ sie für *Coluber natrix* u. a. beschrieb, hat OGAWA nicht gesehen. WENSLAW (1926) allerdings behauptet, bei *Blindschleiche* und *Ringelnatter* viele kernlose Platten gefunden zu haben, die über den Capillaren liegen, während die kleineren kernhaltigen Zellen sich in den Capillarmaschen befinden. Letztere zeichnen sich durch Einschlüsse von Lipoidtröpfchen aus.

Die erste auf umfangreichem Material fußende Untersuchung über den Feinbau der *Reptilien*lunge verdanken wir ROTHLEY (1930), der auf die Unterschiede bei den einzelnen Arten hinweist.

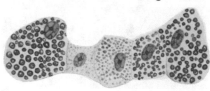

Abb. 21. *Trionyx ferox.* Lungenalveolarepithel.
FLEMMING, Eisenhämatoxylin. Vergr. 760fach.
Lipoidtröpfchen im Cytoplasma.
(ROTHLEY 1930.)

Ein „*Reptilien*typus" der Lungenauskleidung, wie man ihn nach OGAWAS Angaben vermuten könnte, existiert nicht. So liegt das respiratorische Epithel bei der *Schildkröte Chelydra serpentina* in verhältnismäßig dicker Schichte auf den Capillaren, bei *Testudo graeca* schiebt sich dagegen ein dicker kernhaltiger Teil zwischen die Blutcapillaren, über die sich ein dünner plattenartiger Fortsatz der Zelle erstreckt (Abb. 19, 20). Manchmal kann auch der Zellkern auf den Capillaren gelegen sein. Das Epithel ist mit einem Schlußleistennetz versehen und wird bei *Tropidonotus* und *Schildkröte* durch einen feinen Streifen nach außen abgeschlossen. Bei den *Schildkröten* ist die Form der Epithelzellen sehr verschieden. In kleineren, besonders zwischen den Capillaren gelegenen Zellen findet man — besonders bei *Trionyx ferox* — reichlich Lipoidtröpfchen (Abb. 21), während die größeren, die Capillaren bedeckenden Elemente einschlußfrei sind. Bei den *Schlangen* und *Eidechsen* wölben sich die Blutcapillaren erheblich ins Lungenlumen vor (Abb. 22), so daß die verdickten kernhaltigen Abschnitte der Epithelzellen tief zwischen die Capillaren hineinsinken. Auch bei diesen Arten kann man kleine lipoidhaltige und größere auf der Capillaroberfläche befindliche lipoidfreie Zellen unterscheiden. Nirgends sind in die geschlossene Epithelschicht kernlose Platten eingelassen. In den sog. Alveolen von *Alligator sinensis* befinden sich über das Niveau der Capillaren hinausragende vacuolisierte Epithelzellen von hellem Aussehen, die an Becherzellen erinnern [TAGUCHI (1920)]. Den epithelialen Kryptenzellen der *Reptilien*lunge kommt nach CHIODI (1931) keine phagocytäre Fähigkeit zu; im

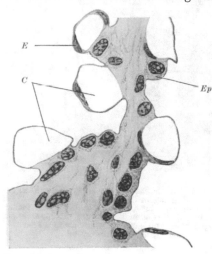

Abb. 22. *Tropidonotus natrix.* Querschnitt durch ein Lungenseptum. ZENKER, Eisenhämatoxylin. Vergr. 1360fach. Epithelzellen (*Ep*) zwischen den Capillaren (*C*) kubisch, über ihnen sehr dünn. Beachte die Kernlage! Nach dem Lumen der Lunge wird das Epithel von einer feinen Linie abgeschlossen.
(Aus ROTHLEY 1930.)

Experiment werden stärkere Abwehrreaktionen des Epithels vermißt [WENSLAW (1931), WESLAW (1934)].

Über das Lymphgefäßsystem der Lunge von *Lacerta*, vgl. SUCHARD (1907). Die Bindegewebsstrukturen der *Reptilien*lunge behandeln TAGUCHI (1920), OGAWA (1920), KRAUSE (1922) und ROTHLEY (1930). Sensible Nervenendigungen im respiratorischen Epithel, Netze von Nervenfibrillen in der Wand der Lungencapillaren fand JONES (1926), vgl. dazu MURATORI (1931).

3. Vögel.

Der Feinbau der *Vogel*lunge, deren Luftwege ein sehr kompliziertes Röhrensystem darstellen [G. FISCHER (1905), H. J. VOS (1934)], hat der Erforschung besondere Schwierigkeiten bereitet. Das im Dienste der Atmungsfunktion stehende Parenchym stellt ein ungeheuer capillarreiches Gewebe dar, das die Lungenpfeifen (Parabronchien, Bronchen III. Ordnung, Canaliculi aeriferi SCHULZE, Bronchi fistularii FISCHER) umgreift. Bei guten *Fliegern* ist es kaum gegen den Bereich benachbarter Pfeifen abgegrenzt, bei schlechten dagegen von einem gefäßführenden Bindegewebsmantel umhüllt (Abb. 23).

Im Schnittbild erinnern die Areale der Pfeifen an die polygonalen Läppchen bindegewebsreicher Lebern. Eine genauere Untersuchung der Läppchengliederung der *Vogel*lunge wäre erwünscht.

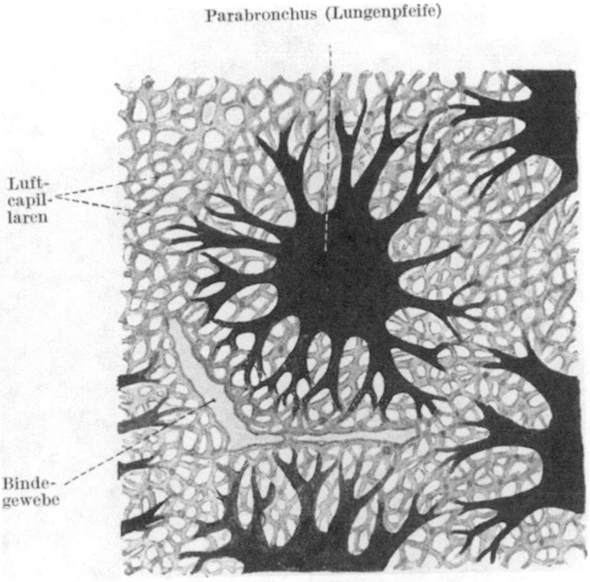

Das Atmungsparenchym der *Vogel*lunge läßt sich bezüglich des Vorhandenseins von Alveolen nicht mit dem der *Säuger*lunge vergleichen. Zwar geben SCHULZE (1871), GADOW (1891) und KRAUSE (1922) an, daß die Lungen der *Vögel* Alveolen besitzen. Seit G. FISCHERs an großem Material angestellten Forschungen läßt sich diese Behauptung nicht mehr aufrecht erhalten. Die Atemluft gelangt von den Lungenpfeifen aus in die radiär vom Lumen abgehenden Atrien, die von muskelhaltigen Randsäumen (KRAUSE) eingefaßt werden. Die größeren Aufzweigungen der Atrien, die Infundibula, lösen sich in ein Labyrinth luftführender Kanäle auf, die sog. Luftcapillaren.

Abb. 23. Schema der Parabronchien der *Vögel*; links Typus ihrer Endverzweigungen bei einem schlechten *Flieger (Gallus domesticus)*. Die Luftcapillaren zweier benachbarter Pfeifen gehen nicht überall ineinander über. Rechts Typus eines guten *Fliegers (Buteo vulgaris)* mit allseitig kommunizierenden Luftcapillaren (Blutcapillaren fortgelassen). Schema nach Befunden und Abbildungen von G. FISCHER 1905. (Aus HAMBURGER 1934.)

Diese bei guten *Fliegern* mit den Luftcapillaren der benachbarten Pfeifen kommunizierenden Kanälchen lassen sich durch tracheale Injektion von Leimmassen, Tusche u. dgl. als ein Röhrchensystem darstellen (Abb. 23). Der Ausdruck „Luftcapillaren" ist insofern unzutreffend, als es sich nicht um Capillaren mit einer wohldefinierten eigenen Wandung handelt, sondern um ein Spaltensystem zwischen den Blutcapillaren. Wie schon RAYNEY (1849) behauptete, ziehen die Blutcapillaren frei durch die Lufträume hindurch. Das Kanallabyrinth der Capillaren, die vielfach nur einen Erythrocyten passieren lassen, und der sog. Luftcapillaren besitzt annähernd gleiches Kaliber. Begreiflicherweise gehen die Ansichten über die Struktur der respiratorischen Oberfläche, also der Grenzfläche Blutcapillaren-Luftcapillaren, sehr auseinander (vgl. OPPEL, G. FISCHER). BAER (1896) und OGAWA (1920) geben an, die Blutcapillaren seien gänzlich nackt, nach GADOW werden sie vermutlich von einem Epithel überzogen, das KRAUSE sogar als aus platten polygonalen Zellen bestehend schildert. Auch ORSÓS (1933) behauptet die Existenz einer kontinuierlichen Epithellage im Atmungsparenchym von Huhn und Rabe. Nach seinen Angaben zu schließen, hat er jedoch nur die Wandungen der Lungenpfeifen und Atrien berücksichtigt, nicht die der Luftcapillaren. SEEMANN und MERKULOW (1930) glauben isolierte Epithelzellen nachgewiesen zu haben, die in Entzündungsversuchen Zellreihen aus hyperplasierten Elementen entstehen lassen. A. WENSLAW (1931) und W. WESLAW (1934) bezweifeln diese Angabe. Nach WESLAW kann man das Epithel der Atrien (Vestibula) nicht bis auf die Oberfläche der Blutcapillaren verfolgen. Nach Untersuchungen von BARGMANN (1935) an *Ente, Huhn* und *Taube* lassen sich auf dem Grundhäutchen der Lungencapillaren, besonders nach Leerspülung des Gefäßsystems, unregelmäßig geformte, mit Ausläufern versehene Zellelemente (Deckzellen) darstellen, deren Cytoplasma schwach

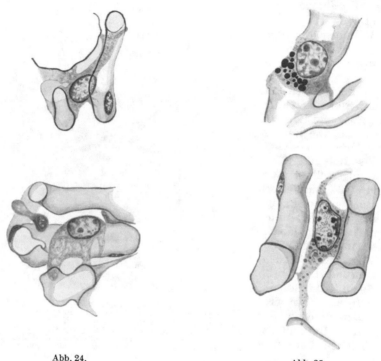

Abb. 24.   Abb. 25.

Abb. 24 u. 25. Verästelte Lungendeckzellen aus der *Tauben*lunge, rechts mit Tusche- bzw. Trypanblauspeicherung. 5 μ, Azocarminfärbung. Vergr. etwa 1400fach. (Aus BARGMANN 1935.)

vacuolisiert oder feingranuliert ist (Abb. 24). Ein Befund, der auch von M. STANISLAUS (unveröffentl.) an der Capillaren der *Kolibri*lunge erhoben werden konnte. Den Körnchenzellen der *Säuger* entsprechende Elemente kommen in der *Vogel*lunge nicht vor [BRODERSEN (1933)]. Die besonders im Experiment (tracheale Farbstoff- und Bacillenzuführung) in Erscheinung tretenden Abwehrvorgänge im Lungenparenchym werden nach BRATIANU und ANGHELESCU (1932) und BRATIANU und GUERRIERO (1930) von einem interstitiellen Histiocytenapparat bewältigt, nach WESLAW von emigrierten Monocyten und pseudoeosinophilen Granulocyten. Die von BARGMANN beschriebenen Lungendeckzellen speichern intratracheal zugeführtes Trypanblau feingranulär, ebenso Tusche (Abb. 25). Nach Injektion von Fremdstoffen tritt ferner eine Ansammlung hämatogener Speicherzellen im Lungenparenchym auf. Die Frage, ob die verästelten Deckzellen sich vom Ento- oder Mesoderm ableiten lassen, wird von BARGMANN auf Grund histogenetischer Studien am *Hühnchen* dahin beantwortet, daß die Wandung der Atrien und Infundibula epithelial angelegt wird, nicht aber der Überzug der respiratorischen Blutcapillaren. Das Infundibularepithel plattet sich frühzeitig ab; ein Eindringen dieses Epithels in das Parenchym und Übergreifen auf die Capillaroberfläche wurde nicht beobachtet. Die Deckzellen stammen von dem Mesenchym ab, das die Grundlage des respiratorischen Gewebes der Parabronchien darstellt. Somit scheint die Lunge der *Vögel* eine Sonderstellung unter den Lungen der *Wirbeltiere* einzunehmen. Das respiratorische Parenchym der *Vogel*lunge wird von MONKOWSKI (1935) als eine phylogenetisch späte mesenchymatische Erwerbung aufgefaßt.

Über Gewebekulturen der *Hühnchen*lunge berichtet VERNE (1932). Von dem abgeplatteten Epithel der Parabronchien und ihrer Divertikel geht eine Proliferation aus. Die Zellen lösen sich aus dem Verbande, bilden Plasmodien und phagocytieren. [Vgl. ferner noch SCHOPPER (1935)].

4. Säuger.

Die Histologie der *Säuger*alveole wird an dieser Stelle nur soweit erörtert, als es sich um besonders der Klärung bedürfende Streitfragen handelt. Ähnlich wie für die *Vogel*lunge wurde auch für die Lunge der *Insectivoren* und *Chiropteren*

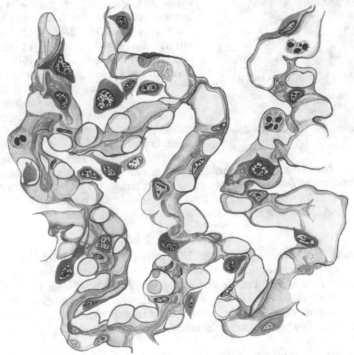

Abb. 26. Lungencapillaren des *Igels* mit verästelten Deckzellen. Azan, 5 μ. Bindegewebsfasern blau. Vergr. etwa 1000fach. (Aus BARGMANN 1935.)

die Frage nach der Existenz eines die Capillaren überziehenden Epithels aufgeworfen. Während OGAWA (1920) nur beim jungen *Maulwurf* in den Intercapillarräumen der Alveolen kernhaltige Elemente sah, vermißte er ein respiratorisches Epithel beim erwachsenen *Maulwurf* und der *Fledermaus*. Auf der Oberfläche der Lungencapillaren von *Igel*, *Spitzmaus* und *Maulwurf* befinden sich nach A. WENSLAW unregelmäßig geformte granulierte Zellen epithelialer Natur. MATHIS (1931) dagegen hält die Alveolarzellen der *Fledermaus* wegen der Staubphagocytose für Histiocyten [vgl. auch SCHAFFER (1933)], ebenso

betrachten BRATIANU und ANGHELESCU (1931, 1932) die in den Alveolen des
Igels vorkommenden Elemente als Histiocyten. Die isolierten Alveolarepithelien
von *Plecotus auritus* enthalten nach WESLAW (1934) reichlich Lipoidgranula.
Nach den Untersuchungen von BARGMANN (1935) sitzen auf den geschlängelten,
um Bindegewebsachsen gewundenen Capillaren der *Igel*lunge unregelmäßig
gestaltete Zellen, mit langen, Spalträume überbrückenden Ausläufern versehen
(Abb. 26). Ihr Cytoplasma ist feingranuliert oder feinschaumig bzw. grob-
vacuolisiert. In Abwanderung von der Capillarwand begriffene Zellen zeich-

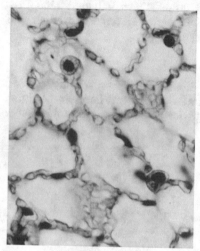

nen sich vielfach durch Einschlüsse von
phagocytierten Erythrocyten u. a. aus. In
atelektatischen Lungenbezirken sind alle
möglichen Übergangsstadien zwischen den
erwähnten verästelten Zellen und einer
völlig geschlossenen Schichte kubischen
Epithels zu finden, das kontinuierlich mit
dem Bronchialepithel zusammenhängt. In
der *Fledermaus*lunge tragen die Capillaren
vereinzelte, besonders die Alveolenwinkel
bevorzugende große Zellen mit rundlichen
Kernen (Abb. 27). Ihr Cytoplasma kann
durch die Alveolarporen in das Lumen
von Nachbaralveolen hineinhängen. Diese
staubphagocytierenden Elemente teilen sich
vielfach mitotisch. Sie gleichen morphologisch völlig den Bronchialepithelzellen.
Für die mesenchymale Natur der Alveo-

Abb. 27. Deckzellen in den Alveolen der
*Fledermaus*lunge. Hämatoxylin-Eosin.
Vergr. etwa 600fach. (Aus BARGMANN 1935.)

larzellen von *Insectivoren* und *Chiropteren*
liegen bisher keine Anhaltspunkte vor. Histogenetische Untersuchungen fehlen leider.
Die Alveolarwände der genannten Formen sind in ein Gitterwerk aus Capillaren
zur Vergrößerung der respiratorischen Oberfläche aufgelöst [SCHULZE (1906),
MARCHAND (1912), OERTEL (1919)], was angesichts der gewaltigen Stoffwechsel-
intensität der *Chiropteren* und *Insectivoren* verständlich ist.

5. Gesamtüberblick.

Legt man der Betrachtung der Lungenorgane der *Wirbeltiere* den Kanon
der Systematik zugrunde — wie es hier geschehen ist —, so muß man feststellen,
daß die zunehmende Höherdifferenzierung der Atmungsfläche nicht an die uns
geläufige aufsteigende Reihe der *Wirbeltier*klassen bzw. -ordnungen gebunden
ist. Entsprechend der Strukturierung der Atmungsoberfläche geordnet, ergibt
sich nach dem Stande unserer Erkenntnis folgende „biologische Reihe" der
Wirbeltiere:

I. *Dipnoer, Amphibien, Chelonier.* Die Trennungsschichte zwischen Luft
und Blutflüssigkeit besteht aus Epithel, Capillargrundhäutchen und Endothel.
Capillarenendothel und Pericyten sind bei den *Anuren* bereits entsprechend
der Richtung des Gasaustausches orientiert. Ein stationärer mesenchymaler
Abwehrapparat ist noch nicht nennenswert entwickelt.

II. *Saurier, Ophidier.* Die starke Vorbuchtung der Capillaren in das Lungenlumen bedingt eine erhebliche Verdünnung der die Capillarwände überziehenden
epithelialen Zellanteile. Das Epithel ist überall geschlossen.

III. Zahlreiche *Säuger, Mensch.* Die Capillaren werden durch extrem abgeflachte, morphologisch kaum mehr nachweisbare Zellfortsätze vermutlich nur
noch stellenweise bedeckt. Ein Höchstmaß an Membranbildung wird durch

Kernverlust der Epithelzellen (kernlose Platten) erzielt. Der zunehmenden Entblößung des Gefäßbindegewebsapparates entspricht das Auftreten eines höchst aktiven Abwehrsystems, dessen Vorposten die epithelialen Nischenzellen sind. Lokale, lungeneigene Bindegewebszellen und rasch aus der Blutbahn auswandernde Elemente können die weitere Sicherung der freigelegten Parenchymteile übernehmen. Die Bildung von Alveolarporen zeugt von der Tendenz zunehmender Oberflächenvergrößerung.

IV. *Säuger* mit besonderer Intensität des Stoffwechsels. *Insectivoren, Chiropteren.* Die Alveolen verlieren den Charakter von Endbläschen durch Auflockerung zu einem nackten Capillargitter, auf dem einzelne, lebhaft phagocytierende Epithelzellen sich befinden. Auch Inseln eng zusammengefügter Epithelzellen fehlen.

V. *Vögel.* Die Reduktion des entodermalen Epithels hat ihren Höhepunkt erreicht. Es erstreckt sich nur noch bis zu den Eingängen in das respiratorische Capillarlabyrinth (Infundibula). Verästelte, dem Mesenchym entstammende Zellen besiedeln die Capillaroberflächen. Ihre Abwehrtätigkeit wird durch ein leicht mobilisierbares Heer von Makrophagen unterstützt.

Die *Wirbeltier*lungen — ausgenommen die Lunge der *Vögel* — weisen eine gemeinsame Eigentümlichkeit auf, den Besitz granulierter Epithelzellen. BRODERSEN macht zwar einen Unterschied zwischen den Körnerzellen der *Säuger* und der *Amphibien* und *Reptilien*, da deren Granula sich beim *Frosch* z. B. färberisch wie Lipoide verhalten, bei der *Maus* aber nicht. Ganz im Gegensatz hierzu hebt WENTZLAFF (1924) auf Grund von Vitalfärbungsversuchen an der *Frosch*lunge hervor, daß die Epithelzellengranula sich mit lipoidfärbenden Substanzen gar nicht oder kaum tingieren lassen. Die intra vitam stark lichtbrechenden Körnchen, mit Neutralrot, Bismarckbraun und Nilblausulfat vital färbbar, sollen beim *Frosch* als Tröpfchen vom Zelleib abgesondert werden und ein „mucoides" Sekret bilden. Auch BRODERSEN schildert — allerdings an fixiertem Material — die Abgabe von Sekretkugeln durch die Körnerzellen der *Mäuse*lunge in Alveole und Gewebe, nachdem die *Tiere* Dämpfe rauchender Salpetersäure eingeatmet hatten. Diese in ihrer Bedeutung noch rätselhaften Sekretionsvorgänge bedürfen der Bearbeitung. Wie erwähnt (S. 813), gelten die granulierten Zellen der *Säuger*alveole allgemein als Stammformen der phagocytierenden Staubzellen. Die Körnerzellen sind in der ganzen *Wirbeltier*reihe den Stätten des Gasaustausches möglichst entrückt, indem sie intercapillär liegen. Man geht wohl nicht fehl, hieraus ihre Nichtbeteiligung am Atmungsprozeß zu erschließen und kann daher mit SEEMANN den von KOELLIKER geprägten Ausdruck „respiratorisches Epithel" fallen lassen. Die von Gasen passierten Formbestandteile der Atmungsfläche sind in erster Linie die Capillarendothelien, erst in zweiter die abgeflachten Partien entodermaler Epithelzellen. Auch vom vergleichend-morphologischen Standpunkte aus erscheint die Lungenatmung vorzugsweise als Leistung der Capillarwände, d. h. der Endothelzellen, auf deren Bedeutung für die Sauerstoffsättigung des Blutes auch von klinischer Seite hingewiesen wurde [KROETZ (1929)].

Die vorliegende Skizze einer vergleichenden Histologie der Atmungsfläche der *Wirbeltier*lunge ist für die Erforschung der Lungenalveole des *Menschen* insofern von Bedeutung, als sie zeigen dürfte, daß trotz im großen bestehender Gemeinsamkeiten Spezialfragen der menschlichen Alveole nicht an beliebigem Vertebratenmaterial bearbeitet werden können. Weder der Hinweis auf das geschlossene Epithel der *Amphibien*lunge (z. B. SCHULHA) noch auf das angebliche Fehlen jeglicher Zellauskleidung bei den *Vögeln* (z. B. POLICARD) kann bestimmend für die Beurteilung von Strukturverhältnissen bei *Mensch* und *Säuger* sein. Dasselbe gilt für die Frage der kernlosen Platten.

D. Der Stütz- und Gefäßapparat der Lungenalveole.

1. Die sog. Membrana propria.

Zu den strittigsten Fragen der Lungenhistologie gehört die der Existenz einer Membrana propria, die als Basalmembran des Alveolarepithels den Abschluß des Lungenparenchyms gegen die Atemluft übernehmen soll. Sie wird als „helle, fast strukturlose, hie und da deutlich faserige Bindegewebslage" bezeichnet [Fr. E. Schulze (1871)], als „völlig strukturloses Häutchen" [Toldt (1888), Sczymonowicz (1901)], als „in der Gegend des Infundibulums kaum mehr wahrnehmbar" [Böhm und Davidoff (1901)], als „leichtgestreift" [Linser (1900), Stöhr (1903)]. Nach Ellenberger und Günther (1901) sind in das „strukturlose Häutchen" zahlreiche elastische Fasern und Capillarschlingen eingelagert. Sussdorff (1888) spricht von einer elastischen Haut, J. Müller (1906) von einer homogenen elastischen Membran. Die verschiedentlich beschriebenen faserigen und körnigen Strukturen gehören nach Müller den unter ihr liegenden interalveolären Substanzen an. Russakoff (1909) dagegen konnte eine solche elastische Membran nicht entdecken, desgleichen Ogawa (1920), der ebenfalls von einem strukturlosen Häutchen spricht. Nach Russakoffs Befunden liegt unter dem Alveolarepithel ein Netz von Gitterfasern, die aus den mit den Capillaren in die Alveolarwand eindringenden Fasern und den Begleitfasern der elastischen Bündel hervorgehen. Dieses subepitheliale Netz ist den fibrillär gebauten Basalmembranen anderer Drüsen gleichzustellen. Es ist nicht ganz klar, ob von einem Teil der Autoren vielleicht elastische Strukturen für eine Basalmembran gehalten wurden. Eine Basalmembran, wie sie Drüsenepithelien eigen ist, scheint Bender (1925) in seiner Untersuchung embryonaler Lungen als gegeben anzunehmen. Nach Plenks (1927) Eindruck sind die Capillarwände der Lungenalveolen so mit dem Alveolargrundhäutchen verbunden, daß sie es ersetzen, d. h. dort, wo eine Capillare verläuft, soll überhaupt kein besonderes Grundhäutchen vorhanden sein. Seemann (1931) will bei *Maus*- und *Kalbs*embryonen nach Mallory-Färbung eine blaugefärbte Basalmembran mit darunterliegenden Capillaren festgestellt haben. Diese Membran stellt nach seiner Meinung auch in den Alveolen des erwachsenen *Menschen* eine dünne und feste „strukturlose, zellose" Umhüllung des Alveolarparenchyms dar, die an den Stellen der Alveolarporen durchlöchert wird. Bargmann (1935) dagegen vermißte eine solche homogene oder auch fibrillär strukturierte besondere Membran bei verschiedenen *Wirbeltieren*. Vielleicht wird eine Nachuntersuchung der voneinander abweichenden Angaben Klarheit schaffen können. Besonders wäre dabei die Frage zu berücksichtigen, ob das in Rede stehende Strukturelement eine homogene „strukturlose" Häutchenbildung im Sinne der älteren Autoren darstellt und damit zu den Membranae propriae im engeren Sinne, d. h. nach Plenk epithelialer Abkunft, gehört oder zu den bindegewebigen Basalmembranen mit faseriger Struktur. Plenk jedenfalls gibt an, daß die Alveolarmembran — soweit überhaupt vorhanden — durch flächenhafte Fasernetze charakterisiert ist und somit zu den bindegewebigen Membranen zählt. Nach M. Clara (1936) entspricht das intercapilläre argyrophile Netzwerk der Alveolargrundmembran der älteren Autoren. Was Seemann als homogene strukturlose Alveolarmembran beschreibt, dürfte als die zwischen den Maschen des Netzes von Silberfibrillen befindliche Grundsubstanz anzusprechen sein. Eine besondere Basalmembran, die das Grundhäutchen der Capillaren überzieht, ist in der Alveole nicht vorhanden. Nach neueren (unveröffentlichten) Untersuchungen an der Lunge von Hingerichteten hat Verf. allerdings den Eindruck, daß eine kontinuierliche, den Capillaren aufgelagerte Alveolarmembran im Sinne Seemanns vielleicht doch vorhanden sei. Die große Ähnlichkeit der Befunde mit denen von MILLER (vgl. Abb. 16) und ORSÓS (1933) legt die Frage nahe, ob beider Abbildungen nicht die einer Membran mit außen anhaftenden Zellen sind. ORSÓS spricht von einer Membran, in welche die kernhaltigen Epithelzellen eingebaut sind. Nach seiner Darstellung haben wir es mit einer Basalmembran des entodermalen Epithels zu tun. Eine geschlossene Basalmembran fehlt sicherlich in den zu Capillargittern aufgelockerten Alveolen der *Chiropteren* und *Insectivoren*.

2. Gitterfasern, Kollagenfasern, elastische Netze.

Wie aus PLENKs Darlegungen ersichtlich, läßt sich bisher keine scharfe Grenze zwischen den Gitterfasern der Blutcapillaren und einer noch hypothetischen Basalmembran ziehen. Die Untersuchungen von RUSSAKOFF (1909) ergeben außer den erwähnten Fibrillennetzen das Vorhandensein mit der BIELSCHOWSKYSCHEN Imprägnationsmethode darstellbarer Zirkulärfasern auf der Oberfläche der Capillaren, die in ihrer Anordnung an die Ringfasern der Milzsinus gemahnen. Sie sollen eine Fortsetzung jenes Fasersystems sein, das unter dem Endothel der Arterien und Venen liegt. Vielleicht stellen diese Gitterfasern Teile besonderer Häutchen dar. Auf den bei allen *Wirbeltieren* festzustellenden zirkulären Verlauf der vielfach gewellten Fibrillen des Capillargrundhäutchens, der vielleicht mit einer bevorzugten Dehnungsrichtung der Capillarwände zusammenhängt, machen ferner TESTA (1929), SEEMANN (1931) und BARGMANN (1935) aufmerksam (Abb. 28). In den Alveolarwänden verschiedener *Säuger* und des *Menschen* ist außerdem ein Netzwerk geschlängelter argyrophiler Fäserchen festzustellen (OGAWA), die zum Teil in Längsrichtung der Capillaren verlaufen und meistens in Beziehung zu den Gitterfasern der Blutcapillaren treten (SEEMANN). Auf das Vorhandensein eines Reticulinfasernetzes in der Alveolarwand hat bereits MALL (1891) hingewiesen. Im Bereich des Alveolarepithels formen die zahlreich vorhandenen retikulären Fasern nach FRANCESCON (1931a, b) die Basalmembran. Die Reticulinfasern sind mit elastischen Fasern, Muskulatur und Capillaren eng verflochten. Nach LOOSLI (1935) übertreffen sie die elastischen Fasern zahlenmäßig und sind mit ihnen, den Fibroblasten und Capillaren in eine amorphe Grundsubstanz eingeschlossen. Die Silberfibrillen der Capillaren, von SEEMANN ohne nähere Belege in genetische Beziehung zu den Gefäßwandelementen gebracht, dürfen als Fortsetzungen der paracapillären, gewellten Kollagenfasern im Sinne HERINGAs (1934) aufgefaßt werden (vgl. OGAWA, Abb. 36). Die Existenz kollagenen Bindegewebes in der Alveolarwand — noch von v. EBNER (1902) abgestritten — ist nach den Untersuchungen von ORSÓS (1907) nicht mehr zweifelhaft. Im VAN GIESON-Präparat tritt es ,,als ein alle Alveolarwände umspinnendes Fasergerüst" zutage. Mindestens der gröbere Teil der Gitterfasern dürfte übrigens im Säurefuchsinpräparat als Netzstruktur

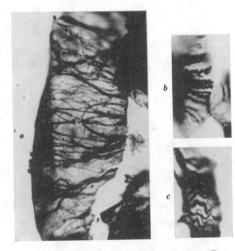

Abb. 28. Imprägnation der Gitterfasern (BIELSCHOWSKY-MARESCH) der Lungencapillaren von *Lepidosiren paradoxa* (*a*, Vergr. etwa 1200fach), *Tropidonotus natrix*. (*b*) und *Homo spaiens* (*c*, Vergr. etwa 1500fach). (Aus BARGMANN 1935.)

wiederkehren. Zwischen den Kollagenfasern sind einzelne Fibrocyten nachzuweisen.

Das besondere Interesse des Anatomen, vor allem aber des Pathologen und
Klinikers (Sputumdiagnostik) beanspruchen seit langem die Netze von elastischen
Fasern (Abb. 30), die eine reversible Erweiterung der Alveolen etwa um das
dreifache ihres Durchmessers gestatten [F. E. SCHULZE (1870), EPPINGER (1876),
SUDSUKI (1899)]. Die Retraktion der Alveolarwand führt v. NEERGARD (1929)
allerdings in erster Linie auf eine Wirkung der Oberflächenspannung an der

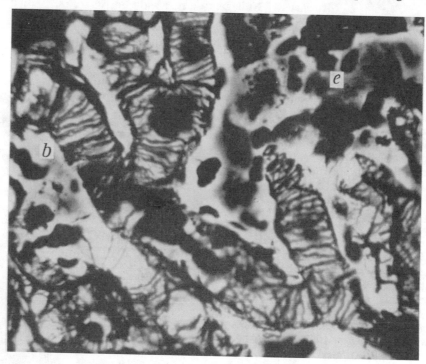

Abb. 29. Immersionsvergrößerung (¹/₉) eines 6 μ dicken, nach PAP imprägnierten Schnittes aus einer akutin-
filtrierten Lunge. Capillarlängsschnitte mit adventitiellen zirkulären (pericapillaren) Fasern. Bei *b* ist besonders
gut sichtbar, daß die bei schwächerer Vergrößerung einheitlich erscheinenden zirkulären Fasern eigentlich
bündelförmig aus viel feineren zusammengesetzt sind. Den Capillaroberflächen anhaftend sind an mehreren
Stellen die Schräg- und Querschnitte der intercapillaren Fibrillen zu sehen. *e* stark imprägnierte intraalveolare
Zellen. (Aus ORSÓS 1936.)

Grenzfläche Alveolarepithel-Alveolarluft zurück. ORSÓS (1907) unterscheidet zwei,
in ihren feineren Verzweigungen teilweise zusammenhängende Systeme elastischer
Fasern in der Lunge bzw. den Alveolarwänden, das respiratorische und das intercapilläre System. Ersteres besteht aus starken Fasern und ist in seinem Verlauf
nicht von den Capillaren abhängig. Es stellt das eigentliche Stützgerüst der Alveolen dar, die sich angeblich schon durch die Verschiebung der elastischen Fasern
erweitern können, bevor es zu deren Zugbeanspruchung kommt. Während das
respiratorische System mit den elastischen Elementen der Luftwege zusammenhängt, stammt das intercapilläre, aus weitaus feineren Fäserchen gebildete
System vom elastischen Gewebe der größeren Gefäße ab. In den Alveolarwänden
bilden die intercapillären Fasern zarte Netze, deren verschieden gestaltete
Knotenpunkte in den intercapillären Nischen liegen. Die scharfe Trennung des
elastischen Fasergerüstes der Lunge bzw. der Alveolen in zwei Systeme im Sinne
von ORSÓS hat keinen Eingang in die Lehrbücher gefunden, denn unzweifelhaft

stellt das elastische Gerüst nicht nur genetisch und morphologisch, sondern auch funktionell eine Einheit dar. An den Eingängen in die Alveolen („Basis") bilden die elastischen Fasern dicke Ringe (Abb. 31); von diesen aus ziehen nach SCHULZE isolierte dünne Fasern, „sich mehrfach Y-förmig teilend und netzartig verbindend", in Bogen über die Alveole hin, so daß es zur Bildung von Faserkörben kommt. Durch Verwachsung der „Basal"ringe entstehen die dicken Alveolarsepten (vgl. S. 808). Da die Wandung einer Alveole gleichzeitig die einer benachbarten bildet, gehört das elastische Netz einer

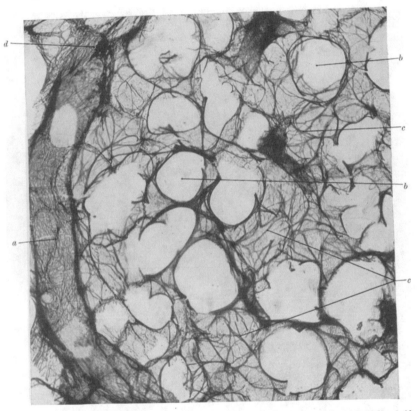

Abb. 30. Lunge; elastisches Gerüst, 100 μ, Schnitt. Orcein P. phot. 70mal. *a* Arteria bronchialis, *b* Alveolen-eingang mit „Ring", *c* Alveolenwand von der Fläche, *d* Kohle in der Arterienwand. (Aus PETERSEN 1935.)

Alveolarwand zwei Lungenbläschen an. An den Berührungsflächen mehrerer Alveolen sieht man T-förmige Teilungen der elastischen Fasern, deren Dicke nach v. EBNER zwischen 1 μ und 4,5 μ schwankt. Unter den Fasern der Alveolarwand, die teils eine Verstärkung der argyrophilen Grundhäutchen darstellen sollen (SCHAFFER), nach anderer Ansicht durch eine homogene, nicht elastische Grundsubstanz miteinander verkittet sind [BRAUS (1924)], fallen Ringfasern auf [LINSER (1900)], welche die Alveolarstomata einrahmen. SUDSUKI (1899) dagegen bestreitet die Umsäumung der Stomata durch elastische Fasern. Nach OGAWA (1920) wechselt das Verhalten der Fasern um die Poren herum von Fall zu Fall. Die elastischen Fasern der beatmeten Neugeborenenlunge färben sich angeblich intensiver als die der fetalen Lunge (WEIGERTsche Färbung), was OTTOLENGHI (1903) mit Veränderungen der Fasern im Gefolge der Atmung in Zusammenhang bringt.

Elastische und kollagene Fasern dürften sich zahlenmäßig etwa die Waage halten (Orsós). Letztere begleiten zum Teil die elastischen Netze, deren Fasern sie vielfach spiralig umwickeln. An der Innenseite der elastischen, die Alveolenöffnungen umgreifenden Ringe, sollen stets Kollagenfasern zu finden sein. Eine Vorstellung von dem Gesamtbesitz der Alveolarwände an Faserstrukturen ist nur mit Imprägnationsmethoden zu gewinnen, die alle Faser- und Fibrillenarten erfassen. Alle Fasern der Alveolarwand sind nach Policard (1935) in eine hyaline Grundsubstanz eingebettet.

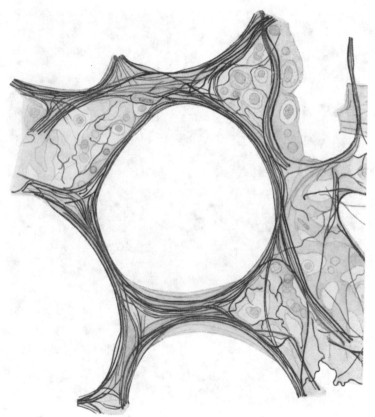

Abb. 31. Elastischer Ring an der Alveolen„basis". Menschliche Lunge. 45 μ, Resorcin-Fuchsin. Vergr. etwa 700 fach (gez. Bargmann).

Das elastische Bindegewebe der Lunge und im einzelnen auch der Alveole scheint nach Sudsuki und Linser bezüglich der Quantität erheblichen individuellen Schwankungen zu unterliegen. Neuerdings hebt auch Orsós (1936) die Bedeutung der Beschäftigung für die Entwicklung des elastischen Gerüstes hervor. Linser glaubt bei Männern, besonders bei körperlich stark beanspruchten, mehr elastische Fasern als bei anderen gefunden zu haben. Junge elastische Fasern sind beim *Menschen* schon von der Mitte des 5. Fetalmonats an um die Alveolen herum zu finden, doch soll die Hauptentwicklungsperiode des elastischen Netzes in den 1. Lebensmonat fallen, in dem angeblich der spätere Ausbildungsgrad fast gänzlich erreicht wird. Bei der *Ratte* ist dieser Zustand nach Linser schon 2—3 Wochen nach dem Wurf eingetreten. Auf Grund der Untersuchungen der Lungen von *Schwein*,

Kuh, Hund, Kaninchen, Feldhase, Pferd, Reh und *Hirsch* stellt LINSER fest, daß — gewisse Ausnahmen zugegeben — mit zunehmender Schnelligkeit der *Tiere* und Steigerung der körperlichen Arbeit die Menge der elastischen Fasern in der Lunge bzw. in den Alveolen, wächst. Das zierlichste elastische Netz umspinnt nach J. MÜLLER die Lungenalveolen der *Katze*, während die dicksten Fasern (5 μ und darüber) beim *Rinde* zu finden sind. Bezüglich der Menge an elastischem Gewebe der Lunge ergibt sich nach EBERTH (1862) die absteigende Reihe *Manatus, Rind, Pferd, Mensch, Feldhase, Fuchs* und *Schwein*.

Auffallend arm an elastischen Fasern ist das respiratorische Parenchym der *Vogel*lunge, was vielleicht mit dem Fehlen der Pleurahöhle infolge Adhäsion der Lungen an der Thoraxwandung zusammenhängt. Es wäre von Interesse zu erfahren, ob auch bei *Säugern* mit angeblich physiologisch obliterierter Pleurahöhle [*Elefant*, vgl. BOAS (1906), RUGE (1906), GOLDSCHMIDT (1909, 1910 u. a.)] ein abweichendes Verhalten bezüglich der elastischen Fasern feststellen ist.

3. Glatte Muskulatur in der Alveolarwand.

Lange Zeit hindurch war es zweifelhaft, ob die den luftführenden Kanälen der Lunge eigene glatte Muskulatur bis in die Alveolen verfolgt werden könne.

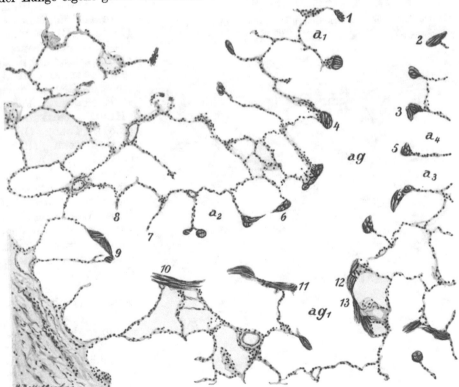

Abb. 32. Längsschnitt durch einen Alveolargang (*ag*). (Aus BALTISBERGER 1921.) Vergr. 74,5fach *ag₁* seitlich abzweigender Alveolargang. Länge des Alveolarganges *ag* 1,645 mm, anfänglicher Durchmesser 0,31 mm.

MOLESCHOTT (1860) will in den Alveolen des *Rindes* glatte Muskelzellen gesehen haben, während EBERTH (1862) bei einer größeren Zahl tierischer Lungen keine Spur von ihnen entdeckte. Beim *Menschen* fanden RINDLFEISCH (1872) und

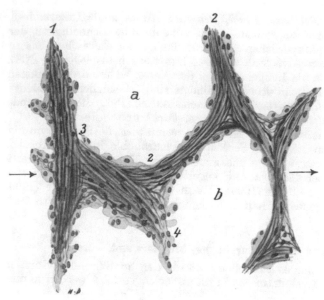

Abb. 33. Tangentialschnitt durch einen Alveolargang. (Aus Baltisberger 1921.) Vergr. 288,3fach. Dicke des Bündels bei 117,9 μ, bei 214,5 μ, zwischen 3 und 430,7 μ. a und b. Zwei Alveolen des Alveolarganges.

Koelliker (1881) die Eingangsebenen der Alveolen von sphincterartigen Muskelringen eingefaßt, wie Sussdorf (1879) sie auch beim *Rinde* beobachtete. Muskelfasern umkreisen auch nach Miller(1900) die Mündungen der Alveolen. Gut ausgebildete Muskelringe sah J. Müller (1906) bei der *Katze* und besonders beim *Schaf*. Für die Fortsetzung der glatten Muskelzellen bis in die Alveolarsepten setzen sich Gerlach (1848), Moleschott (1860), Colberg (1863), Hirschmann (1863), Piso-Borme (1870), J.Müller(1906) und Caradonna (1913) ein, im Gegensatz zu F. E. Schulze, Frey, Henle, Koelliker (1881), Toldt (1888) und Miller (1900). Ogawa (1920), der Ringe glatter Muskulatur an den Alveolenostien von *Katze* und *Hund* beschreibt, erwähnt vereinzelte Muskelzellen auch in den Alveolarwänden dieser Formen, während er bei anderen negative Befunde erhob.

Ein gewisser Abschluß in der Frage der glatten Muskulatur der menschlichen Lungenalveole dürfte durch die gründlichen Untersuchungen von Baltisberger (1921) erreicht sein. Die Muskulatur

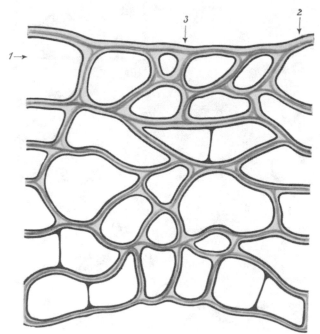

Abb. 34. Schema eines der Länge nach aufgeschnittenen Alveolarganges. (Aus Baltisberger 1921.) Alveolenmündungen schwarz umrändert. Muskulatur grau.

der Alveolen ist im Zusammenhang mit dem gesamten Muskelapparat des Bronchialbaumes zu betrachten (vgl. Heiss, dieses Handbuch S. 768), der ein Geflechtsystem darstellt, in dessen Lücken vom Bereich der Bronchioli respiratorii an abwärts die Alveolarostien eingelassen sind. Infolgedessen erscheinen die Ränder der Alveolenkörbchen im Durchschnitt knopfförmig verdickt (Abb. 32). Die Abb. 4 BALTISBERGERs zeigt schematisch einen längs der alveolenfreien Wand aufgeschnittenen Bronchiolus respiratorius mit seinem Flechtwerk glatter Muskelbündel. Grundsätzlich das gleiche Bild wiederholt sich bei der schematischen Darstellung eines Alveolenganges (Abb. 34). Dieses Schema, besonders aber das Schnittbild Abb. 33 erhellt, daß die Bezeichnung Muskelsphincter wohl im funktionellen, nicht aber im anatomischen Sinne zutrifft. Infolge ihrer Verflechtung stehen die Muskelbündel einer Alveolen-mündung mit denen der Nachbaralveole in kontinuierlichem Zusammenhang. Im übrigen scheinen die Alveolarwände nach BALTISBERGER und LUISADA (1928) frei von Muskelzellen zu sein. Allerdings können von der interstitiellen, besonders die Gefäße begleitenden Muskulatur einzelne Bündel zwischen die Alveolen ausstrahlen. BAUDRIMONT (1929) hat auch im Alveolenseptum und Alveolengrund glatte Muskelzellen festgestellt, die — beim Neugeborenen noch deutlich vorhanden — mit zunehmendem Alter spärlicher werden.

Über die Bedeutung der glatten Muskulatur des Lungengewebes vgl. ASCHOFF (1926) und VERZÁR (1934, Lit.).

4. Die Capillaren.

Das im Dienste des Gasaustausches stehende Capillarsystem der Lungen-alveolen wird aus der A. pulmonalis gespeist, deren Endästchen an den Rand der Alveole herantreten, um sich in ihrer Wandung in ein engmaschiges Capillar-netz aufzulösen. Am Grunde jeder Alveole leitet eine feine V. pulmonalis das arterialisierte Blut zu Venenstämm-chen ab, die im interlobulären Binde-gewebe verlaufen. Ausschließlich der Ernährung des Lungenparenchyms die-nen die Bronchialarterien, so daß die A. pulmonalis ohne irreparable Schädi-gung des Gewebes unterbunden werden kann [SAUERBRUCH (1924)]. Zwischen beiden Gefäßsystemen bestehen Anasto-mosen [F. RUYSCH (1721), R. VIRCHOW (1846), KÜTTNER (1878), ZUCKERKANDL (1883)]. Bezüglich des Capillarsystems vgl. MILLER (1900).

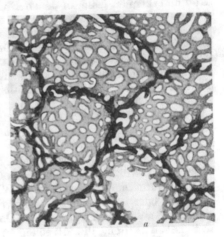

Abb. 35. Schnitt aus der injizierten Lunge des *Kaninchens*. (Aus SZYMONOWICZ.) Die Alveolen sind von der Fläche gesehen: bei *a* ist ein Alveolus angeschnitten. Die grauen Balken sind Gefäß-capillaren, die hellen Felder dagegen Maschen des Capillarnetzes. Etwa 300mal vergrößert.

„Das Capillarnetz der Alveolen gehört zu den feinsten, dichtesten und gleich-förmigsten" [HENLE (1866)] (Abb. 35). Schon MALPIGHI bezeichnet es als ein „rete mirabile". Nach MILLER (1892) und F. E. SCHULZE (1906) sind die Capillarmaschen der subpleuralen Alveolen wesentlich weiter als die der übrigen Lungenbläschen, nach MILLER (1900) und SCHULZE sogar 3—4mal. Dasselbe gilt ferner für alle anderen, nicht an Nachbaralveolen angrenzenden Alveolarflächen, z. B. solche, die sich an Bronchien oder Gefäße anlehnen. Diese Erscheinung ist nach SCHULZE ent-wicklungsgeschichtlich begründet. Durch Vereinigung der Capillarsysteme zweier aneinanderstoßender Alveolen sollen die engmaschigen Netze zustande kommen. Schon RAYNEY (1845) stellte fest, daß zwei oder mehrere Alveolar-wände ein gemeinsames Capillarnetz besitzen. Eine Ausnahme bilden die

Nachbaralveolen in den Lungen der *Waltiere* [MARCUS (1928)]. In den dicken Alveolarsepten der *Delphin*lunge sind doppelte Capillarnetze vorhanden [FIEBIGER (1915), WISLOCKI (1929)].

Neben der respiratorischen Aufgabe des Capillarnetzes steht nach HOCHREIN und KELLER (1932, 1934), HOCHREIN (1934), R. A. PFEIFFER (1934) und SJÖSTRAND (1934) die seiner Depotfunktion. Die ungeheure Zahl der alveolären Capillaren reiht die Lunge unter die Blutspeicher im Sinne von BARCROFT. Als Blutbehälter ist sie nach PFEIFFER ein Wechseldepot, „dazu geschaffen, den quantenmäßigen Ausgleich zwischen dem Schlagvolumen der rechten und linken Herzkammer zu regulieren und der wechselnden Beanspruchung des Herzens anzupassen". Die Maschenweite des Capillargeflechts ist durch elastischen Wechsel ausgezeichnet. Durch steilen Kaliberabfall der Arterien zum Capillarnetz hin und umgekehrt steilen Anstieg nach der Vene zu, scheint die Möglichkeit zu raschem Wechsel des Füllungsgrades gegeben zu sein.

Die Erforschung der Angioarchitektonik der Lunge steht noch in den Anfängen. Von ihr ist nach HOCHREIN zu erwarten, „daß unsere physiologischen Beobachtungen eine weitere Erklärung, unsere klinischen Vorstellungen eine schärfere Gliederung und breitere Basis erhalten". Besondere Aufmerksamkeit muß der von HOCHREIN angeschnittenen Frage nach dem Vorhandensein von Kurzschlußsystemen geschenkt werden, durch die eine rasche Füllung von Depotbezirken ermöglicht werden könnte. REIN (1933) bezweifelt zwar die Depotnatur der Lunge, da der Feinbau des Organs keine divertikelähnlichen Räume erkennen lasse, in denen Blut gespeichert werden könnte. „Kapazitätsänderung ist eben ... noch längst nicht identisch mit Depotfunktion". Es ist die Frage, ob diese Ablehnung für alle Lungenorgane gelten darf. Möglicherweise stehen z. B. die arteriellen Muskelsphincteren in der Lunge des *Meerschweinchens* [BAUDRIMONT, MAUGEIN-MERLET (1933), V. VOLKMANN (1934)] mit Speicherleistungen der Lunge in Zusammenhang [vgl. hierzu ALOISI (1934)]. In der Lunge des *Menschen* jedenfalls wurden bisher keine Speichereinrichtungen gefunden. Die verschiedentlich in tierischen Lungen beobachteten herdförmigen „physiologischen" Atelektasen [SEEMANN (1931), TOYAMA (1925) u. a.] könnten jedoch als Reservebezirke aufgefaßt werden, die sich im Bedarfsfalle mit Blut füllen.

Die Angaben von SJÖSTRAND (1934, 1936), daß die alveolären Capillaren sich zu sinusartigen Ampullen erweitern können, in denen größere Blutmengen vorübergehend Aufnahme finden, steht in Widerspruch zu allen bisherigen, am Schnittpräparat oder am lebenden Objekt erhobenen Befunden. Lebendbeobachtungen der Lungencapillaren des *Hundes* [OLKON und MINAS JOANNIDES (1930)] zeigen, daß neben weiten, die Alveolen umgreifenden Capillaren enge vorkommen, die nur für einen Erythrocyten passierbar sind. Diese Capillaren verschwinden bei Zunahme des intrapulmonalen Druckes, während sie sich bei Unterdruck und Lungendehnung erweitern. Doch sollen sie auch unabhängig von der Größe der Alveole ihr Kaliber ändern können. Nach den Beobachtungen von WEARN, BARR und GERMAN (1926) an der lebenden *Katze* hängt die Durchblutung der Alveolarcapillaren vom Steigen und Fallen des intravasculären Druckes ab. Am Rande der Lunge sind nach den Vitalbeobachtungen am *Kaninchen* von REINHARDT (1934) nicht alle Capillaren durchströmt. Bei der Einatmung ist ein großer Teil verschlossen. In den zentralen Lungenbezirken dagegen wird das Capillarsystem vollständig durchblutet. Die Capillaren verlaufen stets gestreckt. Geschlängelte Haargefäße, wie sie uns vom Schnittpräparat her geläufig sind, fehlen angeblich in der normalen Lunge. PFEIFER findet geschlängelte Septalgefäße in atelektatischen Lungen. Ganz allgemein sind die Capillaren bei der Einatmung enger als bei der Ausatmung, doch soll die

Einatmungsischämie nach REINHARDT kurz vor Beginn der Alveolendehnung einsetzen, die Ausatmungshyperämie vor Beginn der Alveolenverengerung. Mit diesen Angaben wird die bekannte Tatsache bekräftigt, daß die Füllung der Alveolencapillaren keine reine Funktion der Dehnung der Lunge darstellt. Für eine gewisse Selbständigkeit des Gefäßsystems der Lunge scheinen mir auch die erwähnten Angaben über die atelektatischen Herde zu sprechen. Nach den theoretischen Ableitungen von SAUERBRUCH (1920), die sich auf Angaben von v. SPEE stützen, führt die Erweiterung der Alveolen beim Überdruckverfahren der Lungenchirurgie zu einer Kompression der Capillaren, während beim Unterdruckverfahren eine Capillarerweiterung zu erwarten sein

soll [vgl. hierzu CLOETTA (1911), BRUNS (1912)]. Als Capillardurchmesser werden von CLAUS (1935) für die Neugeborenen 5—6 μ angegeben, für den Vierjährigen 6—8 μ. Die Dehnbarkeit der Alveolarcapillaren gestattet eine Ausweitung ihres Lumens bei Stauungszuständen auf 15—18 μ Durchmesser.

Von den allgemein anzutreffenden Formbestandteilen der Capillaren — Pericyten, Grundhäutchen und Endothelzellen — wurden die Pericyten an den Lungencapillaren bisher vermißt, aus-

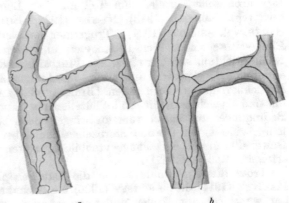

a　　　　　　　　*b*

Abb. 36. Lunge der *Katze*. Capillare aus der Wand einer der Pleura zugekehrten Alveole. *a* respiratorische, *b* pleurale Seite. (Aus K. W. ZIMMERMANN 1923.)

genommen bei den *Anuren* [K. W. ZIMMERMANN (1923)]. Die argyrophilen Fibrillenstrukturen des Capillargrundhäutchens fanden bereits Erwähnung (S. 837).

Schon EBERTH (1865) gelang die Darstellung der Endothelgrenzen in den Lungencapillaren von *Schwein* und *Hund* einwandfrei. Eine „respiratorische Orientierung" des Endothels, ähnlich wie in der *Anuren*lunge (S. 827), beobachtete K. W. ZIMMERMANN (1923) an einer präcapillaren Arterie der *Katzen*lunge, nahe der Lungenoberfläche (Abb. 36). Neben den Größenunterschieden der Zellareale sind die komplizierten Zellkonturen auf der respiratorischen Seite gegenüber der pleuralen bemerkenswert. Im übrigen dürften derartige Unterschiede in den Capillaren der Alveolarsepten wegfallen, da diese der Atemluft von zwei Seiten her zugänglich sind.

Es wurde bereits darauf hingewiesen, daß eine Reihe von Forschern den Endothelzellen der Lungencapillaren besondere phagocytäre Eigenschaften zuschreibt und sie als Stammzellen von Makrophagen betrachtet (S. 814). OELLER (1925) berichtet über Desquamation des Endothels beim sensibilisierten *Meerschweinchen* in Form größerer, schwach basophiler Elemente vom Typ der Blutmonocyten sowie spätere Endothelwucherung. Phagocytose von Kokken, Umwandlung der Endothelien in mononucleäre Übergangsformen und Leukocyten glauben DOMAGK (1924) und TÖPPICH (1926) gesehen zu haben. Gelegentliche Pyrrholblauspeicherung der Lungenendothelzellen verzeichnet BOERNER-PATZELT (1923), während nach SIEGMUND (1926) diese Endothelien normalerweise weder von der Blut- noch Luftseite her speichern, auch feindisperse Stoffe nicht. Dagegen sollen sie im sensibilisierten Organismus anschwellen und die Fähigkeit erlangen, vorüberschwimmende Partikel „zum Haften zu bringen" [vgl. auch FORSSMAN und SKOOG (1925), FOOT, HAYTHORN]. Nach BINET und VERNE

(1926) phagocytieren die Endothelien nur unter pathologischen Umständen. Auch nach den Untersuchungen GLASUNOWs (1929) und CLARAS (1936) unterscheiden sie sich in keiner Weise von den Endothelien anderer Körperprovinzen. ASCHOFF (1926) und seine Schüler WESTHUES (1922), SEEMANN (1928), ANTHONY (1928) u. a. konnten weder ein besonderes Speicherungsvermögen der Lungenendothelien feststellen, auch bei hochgetriebener Speicherung nicht [PRATT (1927)], noch die Fähigkeit zu hyperplastischen und blutbildenden Reaktionen [SEEMANN (1928, 1931)]. Dicke Alveolarsepten, wie sie in den physiologisch atelektatischen Bezirken der *Mäuse*lunge auftreten, können zu Verwechslungen mit Endothelschwellungen und Wucherungen Anlaß geben. Die Speicherzellen in den Lungencapillaren sollen große, zum Teil aus der Leber eingewanderte Histiocyten sein [vgl. KUSAMA (1913), NISSEN (1922), SIMPSON (1922), KIYONO (1914), SACKS, vgl. ASCHOFF (1924)]. Trugbilder von Endothelreaktionen können durch Phagocytose seitens der Leukocyten und Monocyten des Blutes entstehen. Nach Injektion von Carmin in die Blutbahn sind Speicherzellen, dem reticuloendothelialen Apparat angehörig, im Lungenbindegewebe, um Gefäße und Bronchien herum, anzutreffen [BINET und VERNE (1926)]. Es dürfte wohl hie und da gelingen, die Endothelzellen der Lungencapillaren unter günstigen Bedingungen zur Speicherung zu bringen, doch besitzen sie unzweifelhaft nicht jene Avidität, wie sie den Sternzellen der Leber z. B. eigen ist. Auch in der Gewebekultur soll eine Phagocytenbildung seitens der Lungenendothelien nicht erfolgen [BLOOM (1927)].

Trotz dieser Befunde haben die Lungencapillaren nach KIYONO (1914), MACNEE (1914) und ASCHOFF (1926) als hochaktive Stätten raschen Abbaues der verschiedensten Zellen und Substanzen zu gelten. Der Filterapparat der Capillaren hält nicht nur Plazentarriesenzellen [SCHMORL (1893)], Knochenmarksriesenzellen bei Verbrennungen und Diphtherie zurück [ASCHOFF (1893)], sondern auch Krebszellen [M. B. SCHMIDT (1897)] und unter physiologischen, besonders aber pathologischen Umständen Histiocyten, die aus Leber und Milz eingeschleppt wurden. Alle diese Elemente können, wie auch anfällige Granulocyten [CHRISTELLER und EISNER (1928/29)], in den Lungencapillaren vernichtet werden, ohne daß wir bisher genauere Aussagen über den Mechanismus dieser Abbauvorgänge zu machen imstande wären. Vielleicht handelt es sich um fermentative Prozesse (ASCHOFF). Beim *Menschen* sieht man vielfach die Kerne von Megakaryocyten ohne die dazugehörigen Cytoplasmaleiber im Capillarlumen. Das Schicksal dieser nackten Kerne ist unbekannt. KOSUGI und PAK (1931) finden beim *Menschen* und bei Laboratoriumsnagern fast stets solche Riesenzellkerne in gesunden Lungenbezirken. Nach Lithiumcarmininjektion soll ihre Menge parallel mit der Monocytenvermehrung ansteigen. Diese Gebilde haben angeblich nichts mit den Knochenmarksriesenzellen zu tun, sondern entstehen durch Verschmelzung aus den Kernen abgebauter Monocyten und Makrophagen. Polypenartige Riesenzellen und ihre freien Kerne kommen vorzugsweise in den Lungencapillaren von *Insectivoren (Erinaceus, Centetes)* vor (BARGMANN), auch in denen des *Gürteltieres Chaetophractus villosus* (unveröffentl.). Über lipolytische Vorgänge in den Capillaren der Lunge vgl. die Arbeiten von BENEKE (1897), GILBERT und JOMIER (1905a, b, c), VERNE (1924), ROGER (1924, 1934), BINET und VERNE (1926), ROGER, BINET und VERNE (1928), CHONGYOUNG (1930). Über bactericide Fähigkeiten des Lungenendothels vgl. ASCHOFF (1924).

5. Lymphgefäße.

Es ist nicht endgültig entschieden, ob in der Alveolarwand Lymphgefäße vorkommen. WYWODZEFF (1865) behauptet in den Lungenalveolen des *Hundes*

„wandungslose" Lymphräume gesehen zu haben, welche die Blutcapillaren kreuzen. Ebenso wies SIKORSKI (1870) bei *Hund* und *Katze* durch Injektion von carminsaurem Ammoniak ein Lymphnetz mit „Knotenräumen" von sternförmigem Umriß in den Lungenalveolen nach. Vgl. ferner WITTICH (1878), BUHL (1872), KLEIN (1875) und KÜTTNER (1875, 1878). Eine ablehnende Haltung nehmen TEICHMANN (1861) und MILLER (1900) ein, nach dessen Untersuchungen distalwärts von den Alveolargängen keine Lymphgefäße mehr vorhanden sein sollen. Es ist nicht unmöglich, daß durch das tracheale Eingießen von Farblösungen, wie viele ältere Autoren es ausführten, eine Anfärbung der zwischen den Blutcapillaren liegenden Wandteile der Alveole erfolgte und so netzartige Kanalsysteme hervorgezaubert wurden. Neuerdings hat KUTSUNA (1935) in der Lunge des *Hundes* durch Stichinjektion blauer Farbmasse bei gleichzeitiger Gefäßinjektion mit Carminleim ein weitmaschiges Lymphgefäßnetz sichtbar gemacht, das wie die Blutcapillaren korbgeflechtartig in den Alveolarwänden liegt. Die Lymphräume oberflächlicher Alveolen kommunizieren mit den subpleuralen Lymphbahnen. Die den Bronchialbaum und die Pulmonargefäße begleitenden Lymphstämme nehmen die aus den Alveolen abfließenden Lymphe auf.

E. Die Nerven der Lungenalveole.

Die Innervationsverhältnisse der Lungenalveole bedürfen ganz besonders der Klärung [vgl. STÖHR (1928)], wozu die neueren Methoden, wie sie von STÖHR jun., BOEKE u. a. geübt werden, eine Handhabe bieten dürften. In der Lunge eines 15 cm langen menschlichen Embryos verfolgte RETZIUS (1892/93) mit der GOLGI-Methode bis zum Alveolareingang verlaufende Nervenfasern. BERKLEY (1893) erwähnt ein reiches interalveoläres Geflecht. Für die *Katzen*lunge beschreibt TISUTKIN (1905) markhaltige Nerven in den interalveolären Septen. Nach Verlust der Markscheide splittern sie sich in Fäserchen auf, die sich geflechtartig vereinigen. In einem Falle sah der Autor baumförmig verästelte Nervenendigungen in den Alveolarsepten. Nach ARIMOTO, KIOSHI und MIYAGAMA (1930) verlaufen in der Alveolarwand marklose Fasern, die durch verdickte Endigungen mit der Basalmembran der Epithelzellen in Verbindung stehen. PONZIO (1906) gelang der Nachweis eines engmaschigen nervösen Netzes in den Lungen verschiedener *Säuger*, dessen inter-, peri- und intracelluläre Fibrillen sich bis zum Alveolargrunde erstrecken (Methylenblaumethode BETHE, CAJAL-Imprägnation). Die von PONZIO abgebildeten Fibrillen werden allerdings von LARSELL (1921) für elastische Fäserchen gehalten. Distal von den Atria (Infundibula KRAUSES und SCHULZES) sollen keine Nervenendigungen mehr vorkommen. Nach neueren Untersuchungen von LARSELL und Dow (1933) sendet der periarterielle, aus postganglionären Fasern des oberen thorakalen sympathischen Ganglions herrührende Plexus Nerven in das Lungenparenchym, um ein feines Geflecht zu bilden, das die Lungencapillaren einhüllt und angeblich in ihren Wänden endet.

F. Die Alveolarporen.

Vom morphogenetischen Standpunkt aus betrachtet, stellt die Lungenalveole des *Menschen* und der *Säuger* das Endstück einer tubuloalveolären Drüse dar. In Anpassung an die spezifische Organleistung hat sie allerdings infolge der innigen Verbindung ihrer Wandung mit dem respiratorischen Capillarnetz einen Großteil ihres drüsigen Charakters eingebüßt, der noch in der Fetalzeit klar ersichtlich ist. Die bindegewebige Komponente des Lungenorganes hat quantitativ die Oberhand über die epitheliale gewonnen. Weiterhin trifft der Endstückvergleich insofern nicht mehr restlos zu, als die Alveole kein isolierbares Bläschen darstellt, da ihre Wände in der Regel — wie die eines Zimmerkomplexes — gleichzeitig die Wände angrenzender Alveolen darstellen. Zu den Struktureigentümlichkeiten des Endstückes gehört fernerhin die Kontinuität der Wandung. Auch diese ist in vielen Fällen nicht mehr gewahrt, in Ausnutzung der letzten Möglichkeit einer Oberflächenvergrößerung. Alveolarporen setzen bei vielen *Säugern* und beim *Menschen* benachbarte Lungenbläschen untereinander in Verbindung (Abb. 37).

Die Existenz solcher feinen Öffnungen war lange Zeit hindurch heftig umstritten. Henle (1866) spricht von „Kommunikation der einander berührenden
Alveolen, durch Vermittlung kreisrunder, scharfrandiger Öffnungen", die jedoch
von Ribbert (1894), Laguesse und d'Hardivillier (1898), Aigner (1899),
Oppel (1905), Miller (1900, 1913), Moolten (1935) u. a. abgelehnt bzw. als
pathologische Bildungen angesehen wurden. Für das Vorkommen von Alveolarstomata setzen sich Hauser (1893), Nicolas (1898), Hansemann (1895, 1900),
Sobotta (1902), Merkel (1902), Stöhr (1903), K. W. Zimmermann (1900),

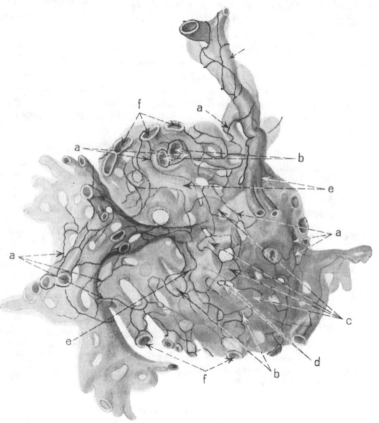

Abb. 37. 4 Wochen alte *Katze*, bronchiale Versilberung der Alveolen. Vergr. Leitz Obj. 7, Ok. 2. Darstellung
der Gefäße durch Stauung. Die kernhaltigen Zellen liegen zum größten Teil in den Capillarnischen. Die Grenzlinien sind unregelmäßig, verlaufen teilweise parallel, teilweise quer über die Capillaren hinweg. *a* Zellgrenzen,
b kernhaltige Zellen, *c* kernlose Platten, *d* Alveolarporen, *e* Gefäß, *f* abgeschnittene Gefäße. (Aus Jeker 1933.)

Ogawa (1920) und Petersen (1935) ein. Nach J. Müller (1906) hängt das
Auftreten der Alveolarporen bei den *Haussäugern* „von dem mehr oder weniger
anstrengenden Gebrauch der Lunge" ab, da sie in den Lungen junger *Tiere*
nicht zu sehen sein sollen [vgl. dagegen F. E. Schulze (1906)]. An dem Vorhandensein der Stomata in der normalen *Menschen*lunge kann nicht gezweifelt
werden [Macklin (1935)]. Zu ihrer Sichtbarmachung empfiehlt sich die Verwendung dicker Schnittpräparate, besonders von mit Silbernitrat zur Zell-
grenzendarstellung behandelten Material. Die Stomata erscheinen dann als runde
oder ovale helle Fenster von ziemlich gleichmäßigen Ausmaßen. Seit Kohn
(1893) ist das Bild der Poren in den Alveolarwänden jedem Pathologen geläufig,
sieht man doch in Präparaten an fibrinöser Pneumonie erkrankter Lungen

Fibrinfäden durch die Öffnungen von einer Alveole in die andere hineinziehen. Die Fibrinausfällungen erhalten dadurch vielfach eine charakteristische Sanduhrform [vgl. HANSEMANN (1895), Abb. 45a bei BORST (1922)]. Das gleiche Bild sah HÜCKEL (1929) durch die Faserpilze ektopisch in der Lunge wachsenden Gliagewebes zustande kommen.

Die Alveolarporen der menschlichen Lunge, deren Entstehungsweise unklar ist, stellen eine Anbahnung jener Auflösung des respiratorischen Parenchyms in ein Raumgitter dar, wie sie bei den *Insectivoren* und *Chiropteren* ihren Höhepunkt gefunden hat (MARCHAND, OERTEL, BARGMANN). Die Maschenweite des Gitters schwankt je nach dem Füllungszustande der Capillaren. Die auf den Capillaren sitzenden Epithelzellen können sich vermittels ihrer Fortsätze bis ins Lumen benachbarter Alveolen erstrecken. Nach F. E. SCHULZE (1906) ist es oft schwierig, bei den genannten Formen eine Abgrenzung der Einzelalveolen vorzunehmen. Sehr spärlich sollen die Stomata bei den durch Trägheit ausgezeichneten *Edentaten (Bradypus, Myrmecophaga)* sein.

Literatur.

Abelous, J. et **C. Soula:** Cholestérine du sang du coeur droit et du coeur gauche. Action cholestérolytique du poumon. C. r. Soc. Biol. Paris **85** (1921). — **Addison, T.:** Observations on pneumonia and its consequences. Guy's Hosp. Rep. **1843.** — **Addison and H. How:** On the prenatal and neonatal lung. Amer. J. Anat. **15,** 199 (1913). — **Aeby, Chr.:** Der Bronchialbaum der *Säugetiere* und des *Menschen.* Leipzig 1880. — **Aigner, A.:** Über Trugbilder von Poren in den Wänden normaler Lungenalveolen. Sitzgsber. Akad. Wiss. Wien, Math.-naturwiss. Kl. III **108,** 395—404 (1899). — **Aloisi, M.:** Sulla struttura dei sistemi vascolari sanguiferi polmonari ed epato-intestinali in rapporto alla regolazione del circolo. Arch. ital. Anat. **33,** 726—812 (1934). — **Anthony, A.:** Über die Durchblutungsversuche der Lunge mit corpusculären Elementen. Z. exper. Med. **63,** 1—13 (1928). — **Arimoto, Kiyoshi u. Rempei Miyagawa:** Histologische Studien über die Innervation der Lungen. Mitt. med. Akad. Kioto **4,** 100—103 (1930) u. deutsche Zusammenfassung. — **Arnold, J.:** (a) Zur Histologie der Lunge. Arch. f. path. Anat. **28,** 433—473 (1863). (b) Über das Vorkommen lymphatischen Gewebes in den Lungen. Virchows Arch. **80,** 315—326 (1880). (c) Untersuchungen über Staubinhalation und Staubmetastase. Leipzig 1885. — **Aschoff, L.:** (a) Über capilläre Embolie von riesenkernhaltigen Zellen. Virchows Arch. **134** (1893). (b) Das reticuloendotheliale System. Erg. inn. Med. **26** (1924). (c) Bemerkungen zur Physiologie des Lungengewebes. Z. exper. Med. **50,** 52—63 (1926). (d) Über den Lungenacinus. Frankf. Z. Path. **48,** 449—455 (1935).

Baer, M.: Beiträge zur Kenntnis der Anatomie und Physiologie der Atmungswerkzeuge bei den *Vögeln.* Z. Zool. **61,** 420 (1895). — **Bakody, Th.:** Der Streit über das Epithel der Lungenbläschen. Virchows Arch. **33,** 264—285 (1865). — **Ballon, H. C.:** Liéiodol bei Lungentuberkulose. Frankf. Z. Path. **36,** 207 (1928). — **Balthazard et Pieddelievre:** La mort du foetus par la submersion intrauterine. Bull. Acad. Méd. Paris **83,** 141 (1920). — **Baltisberger, W.:** Über die glatte Muskulatur der menschlichen Lunge. Z. Anat. **61,** 249—282 (1921). — **Bargmann, W.:** (a) Zur vergleichenden Histologie der Lungenalveole. Z. Zellforsch. **23,** 335—360 (1935). (b) Über die Zellauskleidung der Lungenalveole und die Alveolarphagocyten. Bemerkungen zu der Untersuchung von W. FIBLE in Frankf. Z. Path. **48,** 1 (1935); **49** (1936). — **Battaglia, F.:** Fagocitosi in polmone fetale. Riv. Pat. sper. **6,** 208—213 (1930). — **Baudrimont, A.:** (a) Dispositif musculaire des alvéoles et des canaux alvéolaires du poumon des vertébrés. Bull. Assoc. Anat. **18** (1929). (b) Existence de fibres musculaires lisses dans la paroi des alvéoles pulmonaires de l'homme et des mammifères. C. r. Soc. Biol. Paris **100** (1929). — **Baudrimont et Maugein-Merlet:** Sur un dispositif musculaire fonctionel des artères et artérioles pulmonaires chez le lapin *(Oryctrolagus cuniculus L.)* et le cobaye *(Cavia cobaya L,).* Bull. Histol. appl. **10,** 201—209 (1933). — **Baumann, Esser u. Wieland:** Neuere Untersuchungen über Klinik und Pathogenese der Niemann-Pickschen Krankheit. Schweiz. med. Wschr. **1936** I, 6. — **Becker, Hochrein u. Mathes:** Über den Einfluß des Vago-sympathicusreizung auf den Gasaustausch in der Lunge. Naunyn-Schmiedebergs Arch. **173,** 466 (1933). — **Beintker, E.:** Die Reaktion von Kaninchenlungen auf die Einatmung von Kieselgurstaub. Virchows Arch. **294,** 546—569 (1935). — **Bellini, O.:** Ricerche sperimentali sugli elementi del rivestimento polmonare nei mammiferi adulti. Boll. Soc. Biol. sper. **7,** 794 (1932). — **Beltrami, G.:** Monit. zool. ital. **47,** 35 (1936). — **Beneke, R.:** **Bender, W.:** Über die Entwicklung der Lungen. Z. Anat. **75,** 639—704 (1925). — **Beneke, R.:** Die Fettresorption bei natürlicher und künstlicher Fettembolie und verwandten Zuständen.

Beitr. path. Anat. **22**, 343 (1897). — **Bensley, S. H.** and **M. B. Groff:** Changes in the alveolar epithelium of the rat at birth. Anat. Rec. **64**, 27—39 (1935). — **Berkley:** (a) The intrinsic pulmonary nerves by the silver method. J. comp. Neur. **1893**. (b) The intrinsic pulmonary nerves in *Mammalia*. Hopkins Hosp. Rep. **1894**. — **Bethe, A.:** Atmung. Allgemeines und Vergleichendes. Handbuch der normalen und pathologischen Physiologie, Bd. 2 (125), S. 1—36. — **Bettini, D.** ed **A. Celotti:** La istologia del polmone in condizioni fisiologiche, nel pneumotorace, frenicotomia, toracoplastica (Contributo sperimentale). Tuberculosi **25**, 109 (1933). — **Bézançon, J. Delarue** et **M. Vallet-Bellot:** Le sort du Lipiodol dans le parenchyme pulmonaire chez *l'homme*. Ann. d'Anat. path. **12**, 229—261 (1935). — **Binet, L.:** Recherches histophysiologiques sur le poumon. Presse méd. **34**, 931—933 (1926). — **Binet** et **Champy:** Sur les cultures du poumon in vitro. C. r. Soc. Biol. Paris **94**, 1133—1134 (1926). — **Binet** et **Verne:** Le pouvoir fixateur du poumon (étude histo-physiologique). Arch. méd.-chir. Appar. respirat. **1**, 234—242 (1926). — **Bloom, W.:** Immune reaction in tissue culture. I. Reaction of lungs from normal and immunized rabbits to pigeon erythrocytes. Arch. of Path. **3**, 608 (1927). — **Boas, J. E. V.:** Fehlen der Pleurahöhle beim indischen *Elefanten*. Gegenbaurs Jb. **35**, 494—495 (1906). — **Boattini, G.:** Über den Bau der Lungenalveole. Arch. Anat. ed Istol. pat. **2**, 1381 (1931). — **Böhm** u. **Davidoff:** Lehrbuch der Histologie des *Menschen*, 3. Aufl. Wiesbaden 1903. — **Boerner-Patzelt, D.:** Zur Kenntnis der intravitalen Speicherungsvorgänge im reticulo-endothelialen Apparat. Z. exper. Med. **34**, 336 (1923). — **Bonheim, P.:** Über die Entwicklung der elastischen Fasern in der fetalen Lunge. Jb. Hamb. Staatskrk.anst. **7** II (1902). — **Borrel, A.:** Tuberculose pulmonaire expérimentale. Ann. Inst. Pasteur **7**, 593 (1893). — **Borst, M.:** Pathologische Histologie. Leipzig 1920. — **Brandt, M.:** Über Regenerationserscheinungen in der Lunge und ihre Beziehungen zum primären Lungenkrebs. Virchows Arch. **262**, 211—274 (1926). — **Bratianu, S.** u. **C. Guerriero:** (a) Étude cytophysiologique sur le poumon des *oiseaux*. Bull. Histol. appl. **7**, 201—219 (1930). — (b) Sur la fonction de colloidopexie et le pouvoir phagocytaire des élements cellulaires du poumon des *oiseaux*. C. r. Soc. Biol. Paris **104** (1930). — **Bratianu** et **Anghelesco:** (a) Étude histo-physiologique du poumon des *hérissons*. C. r. Soc. Biol. Paris **108** (1931). (b) Étude histophysiologique sur le poumon de *hérisson* (*Erinaceus europaeus*). Archives Anat. microsc. **28** (1932). — **Braus, H.:** Anatomie des *Menschen*, 1. Aufl. Berlin 1924. — **Bremer, J. L.:** (a) On the lung of the *opossum*. Amer. J. Anat. **3**, 67—73 (1904). (b) Postnatal development of alveoli in the mammalian lung in relation to the problem of the alveolar phagocyte. Contrib. to Embryol. **25**, 83—112 (1935). — **Briscoe:** An experimental investigation of the phagocytic action of the alveolar cells of the lung. J. of Path. **12** (1908). — **Brodersen:** Über die Staub-, Körner- und Schaumzellen der Lunge und ihre Funktion. Z. mikrosk.-anat. Forsch. **32**, 73—83 (1933). — **Bruns, O.:** Über die Blutzirkulation in der atelektatischen Lunge. Dtsch. Arch. klin. Med. **108**, 469—493 (1912). — **Businco, A.:** La struttura del polmone alla luce delle vecchie e nuove ricerche. Monit. zool. ital. **44** (1933). — **Businco, A.** e **G. Giunti:** Su l'apparato distrettuale respiratorio in funzione reticolo-endoteliale. Haematologica Arch. **11** (1930). — **Caffier, P.:** (a) Das Mesenchymgewebe der menschlichen embryonalen Lunge. Verh. 2. internat. Zellforscherkongr. Amsterdam **1930**. (b) Die embryonale *Menschen*lunge im Explantat. Arch. exper. Zellforsch. **10**, 267—298 (1931). (c) Gewebezüchtung als Methode zur Darstellung organspezifischer Strukturen (Studien an fetaler menschlicher Lunge in vitro). Z. Zellforsch. **12**, 382—394 (1931). — **Cappell, D.:** Intra vitam and supravital staining. III. The nature of the normal lining of the pulmonary alveoli and the origin of the alveolar phagocytes in the light of vital and supravital staining. J. of Path. **32**, 675—707 (1929). — **Caradonna, G.:** (a) Contributo alla istologia del polmone: Lo stroma elastico nel parenchima polmonare. Atti Soc. ital. naz. Milano **50** (1911). (b) Sur la présence des communications dans la paroi des alvéoles pulmonaires. Arch. ital. de Biol. (Pisa) **60** (1913). (c) Contributo alla istologia del polmone. La disposizione e la distribuzione delle fibre muscolari liscie nel polmone. Monit. zool. ital. **1922**. — **Carleton, H. M.:** (a) The pulmonary lesions produced by the inhalation of dust in Guinea-pigs. Archives de Zool. **1923**; J. of Hyg. **22** (1924); Proc. roy. Soc. Lond. B **213** (1925). (b) La cellule a poussière: son origin. Bull. Histol. appl. **2**, 375—383 (1925). (c) The origin of dust cells in the lunges. Quart. J. microsc. Sci. **71** (1927). — **Chantemesse** et **Podwyssotsky:** Path. gén. expér. **1**, 352 (1901). — **Chini, V.:** Ricerche sperimentali sul pneumotorace. Boll. Soc. Biol. sper. **4**, 906 (1929). — **Chiodi, V.:** (a) Sui mezzi di difesa istiogena del polmone. Atti Soc. lombarda Sci. med. e biol. **16** (1927). (b) Sulla natura delle cellule libere del polmone e del rivestimento dell'alveolo polmonare. Archives d'Anat. **8** (1928). (c) Ulteriori osservazioni sugli elementi granulopessici e sull'epitelio respiratorio del polmone. Bull. Histol. appl. **8**, 61—71 (1931). — **Chongyoung, Pak.:** Beiträge zur Morphologie der Lungenfunktion. I. Mitt. Über die Lipolyse der Lunge. Trans. jap. path. Soc. **20**, 118—120 (1930). — **Christeller, E.** u. **G. Eisner:** Über die Verteilung arteigener in die Blutbahn transplantierter Leukocyten im Organismus und ihre Bedeutung für die Entzündung. Beitr. path. Anat. **81**, 524—546 (1928/29). — **Chrzonszczewsky, N.:** (a) Über das Epithel der Lungenbläschen der *Säugetiere*. Würzburg med. Z. 4, 206—211 (1863). (b) Zur Lehre von dem Lungenepithel. Virchows Arch. 35, 165—168 (1866). — Clara, M.: Vergleichende Histobiologie des Nierenglomerulus und der Lungenalveole. Nach Untersuchungen beim *Menschen* und beim *Kaninchen*. Z. mikrosk.-anat. Forsch. 40, H. 1/2 (1936). — Claus, M.: Über den feineren Gefäßaufbau gesunder und kranker Lungen. Z. mikrosk.-anat. Forsch. 37, 245—258 (1935). — Cloetta, M.: Über die Zirkulation in der Lunge und deren Beeinflussung durch Über- und Unterdruck. Arch. f. exper. Path. 66, 409—464 (1911). — Colberg, A.: (a) Observationes de penitiore pulmonum structura et physiologica et pathologica. Halis 1863. (b) Beiträge zur normalen und pathologischen Anatomie der Lungen. Dtsch. Arch. klin. Med. 2, 453 (1866). — Costa, A.: Ricerche sulla embriogenesi dell'alveolo e sulla granulopessia nel polmone fetale in riferimento ai moderni problemi dell'alveolo polmonare. Sperimentale 86, 505 (1932). — Costa, A. u. G. Parenti: Formen und Grenzen der Fettresorption in den trachealen, bronchialen und Alveolarepithelien sowie in den mesodermischen Epithelien (Mesothelien). Z. exper. Med. 93, 403 (1934). — Costa, A. e S. Signorelli: Ricerche sperimentali sui fenomeni allomorfici, metaplasici e rigenerativi del bronco e dell'alveolo polmonare. Sperimentale 85, 541 (1932). — Costantin, P.: Experimentelle Untersuchungen über Heilungsvorgänge in der Lunge. Arch. Anat. ed Istol. pat. 4, 852 (1933). — Cuccati, G.: Sopra il distribuimento e la terminazione delle fibre nervee nei polmoni della *rana temporaria*. Internat. Mschr. Anat. u. Physiol. 5, 194 (1888).

Dogliotti e Amprino: (a) Trasformazione nella costituzione del rivestimento dell'alveolo polmonare nel pneumotorace artefiiciale. Boll. Soc. Biol. sper. 6, 1—2 (1931). (b) Sulla struttura dell'alveolo polmonare. Bull. Histol. appl. 8, 181—189 (1931). (c) Ricerche sulla struttura dell'alveolo polmonare. Arch. ital. Anat. 30 (1932). — Domagk, G.: Untersuchungen über die Bedeutung des reticulo-endothelialen Systems für die Vernichtung von Infektionserregern usw. Virchows Arch. 253, 594 (1924). — Donders: Physiologie des Menschen. Leipzig 1859. — Dragoiu et Fauré-Frémiet: (a) Histogenèse et époque d'apparition des différents tissus pulmonaires chez le *mouton*. C. r. Acad. Sci. Paris 171 (1920). (b) Développement des canaux aériens et histogenèse de l'épithelium pulmonaire chez le *mouton*. C. r. Acad. Sci. Paris 171 (1920). — Drouet, P. L. et P. Florentin: Modifications du parenchym pulmonaire du rat à la suite d'injections répétées d sérum de cheval. C. r. Soc. Biol. Paris 118, 1548 (1935). — Duthie, E. S.: Phagocytosis by bronchial epithelium in the lungs of *mice*. J. of Path. 33 (1930).

Eberth: (a) Der Streit über das Epithel der Lungenbläschen. Virchows Arch. 24 (1862). (b) Über den feineren Bau der Lunge. Z. Zool. 12, 1—30 (1863). (c) Zu den Kontroversen über das Lungenepithel. Würzburg. naturwiss. Z. 5 (1864). (d) Über den Bau und die Entwicklung der Blutkapillaren. Naturwiss. Z. 6, 1—8 (1865). — Ebner, V. v.: Von den Lungen. KÖLLIKERs Handbuch der Gewebelehre des *Menschen*, Bd. 3. 1902. — Egoron, W.: Über die Nerven der Lunge. Zbl. med. Wiss. 1879. — Eidlin, L. M.: Zur pathologischen Anatomie der Lungenverletzungen. Dtsch. Z. gerichtl. Med. 22, 444—451 (1933). — Elenz, E.: Über das Lungenepithel. Würzburg. naturwiss. Z. 5, 1—18 (1864). — Ellenberger u. Günther: Grundriß der vergleichenden Histologie der *Haussäugetiere*, 2. Aufl. 1901. — Ellenberger u. Trautmann: Histologie der *Haussäugetiere*. Leipzig 1921. — Eppinger: Das Emphysem der Lungen. Prag. Vjschr. prakt. Heilk. 132 (1876).

Fauré-Frémiet: (a) A propos des „cellules à graisse" de l'alvéole pulmonaire. C. r. Soc. Biol. Paris 83 (1920). (b) Action de differents composés chimique sur la cellule épithéliale pulmonaire. C. r. Acad. Sci. Paris 170 (1920). (c) Lois de croissance des tissus constituant le poumon foetal du *mouton*. C. r. Acad. Sci. Paris 173 (1921). — Fauré-Frémiet et Dragoiu: Charactérisation microchimique d'um composé sulfuré dans la cellule épithéliale granuleuse du poumon. C. r. Soc. Biol. Paris 89 (1923). — Fauré-Frémiet, Dragoiu et de Vivier du Streel: (a) La croissance du poumon foetal chez le *mouton* et les variations concomitantes de sa composition. C. r. Acad. Sci. Paris 171 (1920). (b) Sur une réaction microchimique de la cellule épithéliale pulmonaire. Bull. Soc. Chim. biol. Paris 2 (1920). (c) La différenciation histo-chimique de l'épithélium pulmonaire foetal du *mouton*. C. r. Acad. Sci. Paris 171 (1920). — Fiebiger, J.: Über Eigentümlichkeiten im Aufbau der *Delphin*lunge und ihre physiologische Bedeutung. Anat. Anz. 48, 540—565 (1915). — Firle, W.: Über die großen Exsudatzellen und das „Epithel" in der Lungenalveole. Frankf. Z. Path. 48, 1—19 (1935). — Fischer, A.: (a) Proliferation und Differenzierung der Gewebszellen in vitro. Protoplasma (Berl.) 14 (1932). (b) Gewebezüchtung und ihre Beziehung zur allgemeinen Biologie. Zool. Anz. 6, Suppl., 83—99 (1933). — Fischer, B.: Über experimentelle Erzeugung großer Flimmerepithelblasen der Lunge. Frankf. Z. Path. 27, 98—184 (1922). — Fischer, G.: Vergleichend-anatomische Untersuchungen über den Bronchialbaum der *Vögel*. Zoologica, herausgeg. von Chun, Bd. 19. 1905—07. — Foot, N. Ch.: (a) On the origin of the pulmonary „dust" cell. Amer. J. Path. 3, 413—444 (1927). (b) The endothelial phagocyte. Anat. Rec. 30, 15 (1925). — Forssmann u. Skoog: Acta path. et skand. (København.) 2 (1925). — Francescon, A.: (a) Ricerche sulla colorazione vitale del polmone in particolari condizioni sperimentali. Atti Soc. med.-chir. Padova 8, 130—133 (1931). (b) Osservazioni e considerazioni sulla disposizione del tessuto reticolato nel polmone dei *mammiferi*. Atti Soc. med.-chir. Padova 8, 203—206 (1931). (c) Istiociti e fibre reticolari nel polmone dei *mammiferi*. Arch. Zool. ital. 16, 697—700 (1931). — Frey, H.: Das Mikroskop und die mikroskopische Technik. Leipzig 1873. — Fried, M.: (a) The origin of histiocytes (macrophages) in the lungs. Arch. of Path. 3, 751—767 (1927). (b) The defensive and metabolic apparatus of the lungs. Arch. of Path. 6, 1008—1029 (1928). (c) The infection of rabbits with the anthrax bacillus by way of the trachea. Arch. of Path. 10, 213—223 (1930). (d) The infection of rabbits with the tubercle bacillus by way of the trachea. Arch. of Path. 12, 689—714 (1931). (e) The lungs and the macrophage system. Arch. of Path. 17, 76—101 (1934).

Gadow: *Vögel*. BRONNS Klassen und Ordnungen, Bd. VI, 4, I. 1891. — Gardner, U. Leroy and D. T. Smith: The origin of the alveolar phagocyte studied in paraffin sections of tissue stained supravitallay with neutral red. Amer. J. Path. 3 (1927). — Garschin u. Pigalew: Experimentelle Untersuchungen über atypische Epithelwucherungen. Atypische Epithelwucherungen in den Lungen bei Entzündungen, die durch intrapulmonale Steinkohlenteerinjektionen hervorgerufen werden. Z. Krebsforsch. 33, 631—653 (1931). — Gérard, P.: Les sacs aériens des crossoptérygiens et les poumons des dipneustes. Archives de Biol. 42 (1931). — Gerlach u. Finkeldey: (a) Zur Frage mesenchymaler Reaktionen. Die Beteiligung der Lunge an den Abwehrreaktionen des normalen und leistungsgesteigerten Organismus. Verh. dtsch. path. Ges. 1926. (b) Zur Frage mesenchymaler Reaktionen. I. Die morphologisch faßbaren biologischen Abwehrvorgänge in der Lunge normergischer und hyperergischer *Tiere*. Krkh.forsch. 4 (1927). (c) Zur Frage mesenchymaler Reaktionen. II. Die morphologisch faßbaren biologischen Abwehrvorgänge in der Lunge verschieden hochsensibilisierter *Tiere*. Krkh.forsch. 6 (1928). — Gertz, H.: Über die Größe der Atmungsfläche der Lungen. Z. Biol. 88, 172 (1928). — Giese, W.: Experimentelle Untersuchungen zur Staublungenfrage. Beitr. path. Anat. 94, 442—490 (1934/35). — Gilbert et Jomier: (a) Note sur les cellules à graisses et à poussière du poumon. C. r. Soc. Biol. Paris 58 (1905). (b) Sur la présence de gros blocs graisseux coalescents dans les capillaires sanguins du poumon normal. C. r. Soc. Biol. Paris 58 (1905). (c) Étude histologique générale de la graisse du poumon. Paris méd. 14 (1924). — Glasunow, M.: Beobachtungen an den mit Trypanblau vitalgefärbten *Meerschweinchen*. II. Z. Zellforsch. 9, 697—733 (1929). — Goldschmidt, W.: Über das Fehlen der Pleurahöhle beim indischen *Elefanten*. Gegenbaurs Jb. 42, 73—77 (1910). — Granel, F.: (a) Sur les cellules à graisse des cavités alvéolaires du poumon. C. r. Soc. Biol. Paris 82 (1919). (b) Sur l'élaboration de la graisse dans l'épithélium pulmonaire. C. r. Soc. Biol. Paris 82 (1919). (c) Les lipoides de l'épithélium pulmonaire. C. r. Assoc. Anat. 16 (1921). (d) Recherches histologiques sur le fer et le charbon du poumon. C. r. Soc. Biol. Paris 98 (1928). (e) Le vacoume de la cellule granuleuse du poumon des *mammifères*. C. r. Soc. Biol. Paris 103 (1930). (f) Recherches histologiques expérimentales sur l'élimination pulmonaire. C. r. Soc. Biol. Paris 103 (1930). — Granel, F. et L. Hédon: (a) Recherches expérimentales sur le fer du poumon des *mammifères* et sur la formation du pigment mélanique. C. r. Soc. Biol. Paris 99. (b) Le pigment mélanique du poumon des *mammifères*. Bull. Histol. appl. 5 (1928). — Groß, F.: Über die alveoläre Reaktion der Lunge gegenüber Ruß, Quarzstaub und Phthisebacillen und die hier herrschenden Lokalisationsprozesse. Beitr. path. Anat. 76 (1927). — Guieysse-Pellissier: (a) Origine épithéliale de la cellule a poussiéres des alvéoles pulmonaires. C. r. Soc. Biol. Paris 82 (1919). (b) Modifications et lésions des cellules épithéliales pulmonaires dues aux gaz suffocants. C. r. Acad. Sci. Paris 170 (1920). (c) Absorption par le poumon d'huile renferment les produits de macération des bacilles tuberculeux. C. r. Soc. Biol. Paris 83 (1920). (d) Recherches sur l'absorption de l'huile dans le poumon. C. r. Soc. Biol. Paris 83 (1920). (e) Étude sur l'absorption de l'huile dans le poumon chez le lapin et chez le *chien*. Congr. de Physiol. Paris 1920. (f) Sur la présence de formations lymphoides diffuses dans le poumon. C. r. Soc. Biol. Paris 85 (1921). (g) Recherches sur quelques réactions expérimentales du poumon. Ann. Méd. 11 (1922). (h) Recherches expérimentales sur le poumon (organe lymphoide, absorption, éosinophilie). Archives Anat. microsc. 19 (1923). (i) Sur la présence de nodules lymphoides dans le poumon chez le cobaya. C. r. Soc. Biol. Paris 90 (1924). (k) Nouvelles recherches sur les cellules libres de l'alvéole pulmonaire. C. r. Assoc. Anat. 1926. — Guieysse-Pellissier, A.: Disposition en épithélium de revêtement de la cellule alveolaire pulmonaire. C. r. Soc. Biol. Paris 98 (1928). — Guieysse-Pellissier, S.: L'organe lymphoide du poumon. Archives Anat. microsc. 23 (1927). — Gunkel, P.: Beitrag zur Epithelmetaplasie der Lungenalveolen auf chronisch entzündlicher Grundlage. Virchows Arch. 266 (1927).

Haagen, E.: Das Verhalten von Lungengewebskulturen gegenüber Tuberkelbacillen. Arch. exper. Zellforsch. 5, 157—167 (1928). — Hamburger, C.: Atemorgane. BÜTSCHLI, Vorlesungen über vergleichende Anatomie, 6. Lieferung. Berlin 1934. — Hamperl: Über pathologisch-anatomische Veränderungen bei Morbus Gaucher im Säuglingsalter. Virchows Arch. 271, 47 (1929). — Hansemann, D. v.: (a) Über die Poren der normalen Lungenalveolen. Sitzgsber. preuß. Akad. Wiss., Physik.-math. Kl. 9 (1895). (b) Über V. v. EBNERS Zweifel an der Existenz normaler Poren zwischen den Lungenalveolen. Arch. mikrosk. Anat. **55** (1900). — **Hauser:** Über die Entstehung des fibrinösen Infiltrates bei der croupösen Pneumonie. Münch. med. Wschr. **1893 I.** — **Hayakawa, M.:** Über die epitheloiden Histiocyten nach HAMAZAKI. II. Studien über die wandständigen epitheloiden Zellen der Lungenalveolen. Trans. jap. path. Soc. **19** (1929). — **Haythorn, S. R.:** Some histological evidences of the disease importance of pulmonary anthracosis. J. med. Res. **29** (1913). — **Henke** u. **Silberberg:** Die Weiterentwicklung der sog. Alveolarepithelien bei der Lungentuberkulose (Auspflanzungsversuche). Verh. path. Ges. 26. Tgg **1931**, Erg.-Heft Zbl. Path. **52**, 114—117. — **Henle, J.:** Handbuch der systematischen Anatomie des *Menschen*. Eingeweidelehre, 1. Aufl. 1866, 2. Aufl. 1873. — **Heringa, G. C. u. C. Hooft:** Über den Zusammenhang der Argyrophilie der Bindegewebsfasern mit dem Stoffwechsel der Zellen. Z. mikrosk.-anat. Forsch. **36**, 1—9 (1934). — **Hertz, H.:** Zur Histologie des Lungengewebes. Virchows Arch. **26** (1863). — **Herxheimer, G.:** Über die Wirkungsweise des Tuberkelbazillus bei experimenteller Lungentuberkulose. Beitr. path. Anat. **33**, 363—408 (1903). — **Heubner, W.:** Durchlässigkeit der Lunge für fremde Stoffe. Handbuch der normalen pathologischen Physiologie, Bd. 2, S. 473—485. 1925. — **Hilber, H.:** Experimenteller Nachweis des formativen Einflusses der Atemluft auf regenerierende *Ratten*lungen. Gegenbaurs Jb. **74** 171—220 (1934). — **Hirakawa, K.:** Über die Permeabilität der Lungenalveolen. Matsuo, Biologische Untersuchungen über Farbstoffe, Bd. 2, S. 962—970. Kioto 1935. — **Hirschmann, H.:** Zur Lehre über den feineren Bau des Lungenparenchyms bei *Säugetieren*. Mit einem Nachtrag von N. CHRZONSZCZEWSKY. Arch. path. Anat. **36**, 335—341 (1866). — **Hochheim, K.:** Über einige Befunde in den Lungen von Neugeborenen und die Beziehung derselben zur Aspiration von Fruchtwasser. Festschrift für ORTH, Pathologisch-anatomische Arbeiten, S. 421. Berlin: August Hirschwald 1903. — **Hochrein, M.:** Zur Anatomie und Physiologie des Lungendepots. Z. Kreislaufforsch. **26**, 898—906 (1934). — **Hoffmann** u. **Langerhans:** Über den Verbleib des in die Zirkulation eingeführten Zinnobers. Virchows Arch. **48**, 304 (1869). — **Hückel, R.:** Über Gliaektopien in der Lunge bei angeborener vorderer Hirnhernie. Verh. dtsch. path. Ges. 24. Tagg Wien **1929**, 272 bis 279. — **Huguenin et Delarue:** Recherches expérimentales sur les réactions pathologiques initiales de l'alvéole pulmonaire. Ann. d'Anat. path. **6**, 1181—1195 (1929). — **Huguenin, R., Foulon** et **J. Delarue:** Le revêtement de l'alvéole pulmonaire; ses destinées pathologiques. Ann. d'Anat. path. **6**, 775—805 (1929). — **Hyrtl, J.:** Lehrbuch der Anatomie des *Menschen*. Wien 1881.

Ins, v.: (a) Experimentelle Untersuchungen über Kieselstaubinhalationen. Inaug.-Diss. Zürich 1876. (b) Einige Bemerkungen über das Verhalten des inhalierten Staubes in der Lunge. Virchows Arch. **73** (1887).

Jalan de la Croix: Die Entwicklung des Lungenepithels beim menschlichen Fetus und der Einfluß der Atmung auf dasselbe. Arch. mikrosk. Anat. **22** (1883). — **Jankovich, L.:** Ein Beitrag zur Fettspaltung in der Lunge. Beitr. path. Anat. **92**, 110—118 (1933/34). — **Jaulmes:** (a) La cellule pulmonaire, histophysiologie normale et pathologique. Thèse de Lyon 1924. (b) La cellule pulmonaire. Bull. Histol. appl. **2**, 192 (1925). — **Jeckeln, E.:** Über die Rolle der Lungen beim Fettstoffwechsel. Beitr. path. Anat. **92**, 357—380 (1933/34). — **Jeker, L.:** Über die kernlosen Platten im Alveolarepithel der Lunge. Anat. Anz. **77**, 65—80 (1933). — **Jones, A. C.:** Innervation and nerve terminations of the *reptilian* lung. J. comp. Neur. **40**, 371—388 (1926). — **Josselyn, L. E.:** The nature of the pulmonary alveolar lining. Anat. Rec. **62**, 147—177 (1935). — **Juillet, A.:** (a) Phases avancées du développement du poumon chez le *poulet*. C. r. Soc. Biol. Paris **70** (1911). (b) Recherches anatomiques, embryologiques, histologiques et comparatives sur le poumon des *oiseaux*. Thèse sci. **1912**; Archives de Zool., V. s. **9**, 207 (1912).

Kageyama, S.: Über die frühzeitigen Reaktionen des retikulo-endothelialen Systems bei phthisisch-tuberkulöser Infektion. Beitr. path. Anat. **74**, 356 (1925). — **Kandarazaki, M.:** Über die Nerven der Respirationswege. Arch. Anat. u. Physiol. **1881**, 1. — **Kanitz, H. R.:** Über den Fettgehalt der Lungen von Feten. Virchows Arch. **291**, 410—417 (1933). — **Kiyono:** Die vitale Karminspeicherung. Jena 1914. — **Knauff:** Das Pigment der Respirationsorgane. Virchows Arch. **39**, 442 (1867). — **Kölliker, A.:** (a) Epithel der menschlichen Lungenalveolen. Sitzgsber. physik.-med. Ges. Würzburg **1880**. (b) Zur Kenntnis des Baues der Lunge des *Menschen*. Verh. physik.-med. Ges. Würzburg **16**, 1—24 (1881). (c) Weitere Mitteilungen über den Bau der menschlichen Lunge. Sitzgsber. physik.-med. Ges. Würzburg, Sitzg 21. Febr. **1880**. Verh. physik.-med. Ges. Würzburg **15**, 24—26 (1881). (d) Entwicklungsgeschichte des *Menschen* und der höheren *Tiere*, 2. Aufl. Leipzig 1897. — **Kohn:** Zur Histologie der indurierenden, fibrinösen Pneumonie. Münch. med. Wschr. **1893**, Nr 3, 42. — **Konstantinowitsch:** Zur Frage über die fettige Degeneration. Physiologische Fettablagerung im Organismus verschiedener *Wirbeltiere*. Inaug.-Diss. (russ.) Kiew 1903. — **Kosugi, T. u. Ch. Pak:** Über die Herkunft der in den Lungenblutcapillaren vorkommenden Riesenkerne. Trans. jap. path. Soc. **21**, 577—580 (1931). — **Krause, R.:** Mikroskopische Anatomie der *Wirbeltiere* in Einzeldarstellungen. Berlin u. Leipzig: de Gruyter & Co. 1922. — **Kroetz:** Gasanalytische Untersuchungen über die Endothelfunktion der Lungen.

Verh. dtsch. Ges. inn. Med. 41. Kongr., Wiesbaden 1929, 449. — Krogh, A.: Anatomie und Physiologie der Capillaren, 2. Aufl. Berlin 1922. — Küttner: (a) Studien über das Lungen-epithel. Virchows Arch. 66, 12 (1876). (b) Beitrag zur Kenntnis der Kreislaufverhältnisse der *Säugetier*lunge. Virchows Arch. 73, 476—523 (1878). — Kusama, S.: Über Aufbau und Entstehung der toxischen Thrombose und deren Bedeutung. Beitr. path. Anat. 55, 459 (1913). — Kutsuna, M.: Die Lymphgefäße in der Lunge. Fol. anat. jap. 13, 385—388 (1935).
Laguesse: (a) Recherches sur le développement embryonnaire de l'épithélium dans les voies aériennes. Thèse de Paris 1883; J. Anat. et Physiol. 22, 211 (1883). (b) Trois leçons sur la structure du poumon. Echo méd. du Nord 1901. — Laguesse, E.: Sur la structure des septa et des bourrelets septaux alvéolaires dans le poumon de *l'homme*. C. r. Assoc. Anat. Renne 14 (1912). — Laguesse, G. E.: Sur les pores interalvéolaires du poumon humain. Arch. Sci. med. 51 (1927). — Laguesse, E. et A. d'Hardiviller: (a) Sur la topographie du lobule pulmonaire. Bibliogr. Anat. 6, 125 (1898); C. r. Soc. Biol. Paris 1898. (b) Bronchioles respiratoires et canaux alvéolaires. C. r. Assoc. Anat. 1. sess. Paris 1899. Bibliogr. Anat. 1899, Suppl., 53—55. (c) Présentation d'un acinus pulmonaire de *l'homme*. C. r. 5. Congr. franc. Méd. Lille 1899, 3. Lille 1900. — Laguesse et Marchand: Sur les pores du poumon humain. C. r. Soc. Biol. Paris 70 (1911). — Lambertini, Gastone: (a) Ancora sulle modifi-cazioni morfologiche dell'epitelio polmonare prima e dopo la nascitá nell'uomo e nei *mammi-feri*. Monit. zool. ital. 42, Suppl. (1931). (b) Le modificazioni morfologiche dell'epitelio polmonare prima e dopo la nascitá nell'uomo e nei *mammiferi*. Arch. di Antrop. crimin. 52 (1932). — Lang, F. J.: (a) The reaction of lung tissue to tuberculous infection in vitro. J. inf. Dis. 37, 430 (1925). (b) Rôle of endothelium in the production of polyblasts (mono-nuclear wandering cells) in inflammation. Arch. Path. a. Labor. Med. 1, 41 (1926). (c) Über Gewebskulturen der Lunge. Ein Beitrag zur Histologie des respiratorischen Epithels und zur Histogenese der Alveolarphagocyten. Arch. exper. Zellforsch. 2 (1926). (d) Über die Alveolarphagocyten der Lunge. Virchows Arch. 275 (1930). — Lange: Untersuchungen über das Epithel der Lungenalveolen. Frankf. Z. Path. 3, 170 (1909). — Larsell, O.: Nerve terminations in the lung of the *rabbit*. J. comp. Neur. 33, 105—132 (1921). — Larsell u. Dow: The innervation of the human lung. Amer. J. Anat. 52, 125—146 (1933). — Lecloux, J.: A propos des cellules cadmiophiles du poumon. Bull. Soc. Chim. biol. Paris 10 (1928). — Lenzi, L.: Sullo sviluppo del tessuto elastico nel polmone dell'uomo. (Estratto dalla Tesi di Laurea presentata e discussa dinanzi alla facoltà medica di Firenze, 5. Juli 1898.) Monit. zool. ital. 9, No 11, 213—220 (1898). — Lewis, M. R.: Origin of the phagocytic cells of the lung of the *frog*. Bull. Hopkins Hosp. 36, 361 (1925). — Leydig, F.: Lehrbuch der Histologie des *Menschen* und der *Tiere*. Frankfurt a. M. 1857. — Liljestrand, G.: Chemismus des Lungen-gaswechsels. Handbuch der normalen und pathologischen Physiologie, Bd. 2, S. 190—223. 1925. — Linser, P.: Über den Bau und die Entwicklung des elastischen Gewebes in der Lunge. Anat. H. 13, 309—334 (1900). — Loosli, Cl. G.: The *rabbits* lung after phrenicotomie an pneumothorax. Anat. Rec. 62 (1935). — Loreti, F. u. Aldo Zaietta: L'attitudine granu-lopessica delle cellule polmonari ai colori vitali acidi (bleu pirrolo) ed ai colloidi metallici (Thorotrast). Arch. Sci. med. 60, 661—668 (1935). — Lubarsch u. Plenge: Ablagerung und Speicherung von Fettstoffen. Henke-Lubarsch, Handbuch pathologischer Anatomie und Histologie, Bd. III, 3, S. 633. 1931. — Luisada, A.: Ricerche sperimentali sulla fun-zione dei muscoli lisci dell'apparato polmonare. Boll. Soc. Biol. sper. 3, 434—436 (1928).
Machein, Ch. C.: Pulmonic alveolar vents. J. of Anat. 69, 188—192 (1935). — MacNee: Experiments on haemolytic icterus. J. of Path. 18, 325 (1914). — Mall, F.: Das retikulierte Gewebe und seine Beziehungen zu den Bindegewebsfibrillen. Abh. sächs. Ges. Wiss., Math.-physik. Kl. 17, 299 (1891). — Marchand, R.: (a) Les pores alvéolaires du poumon chez *l'homme* et quelques animaux. Thése méd. Lille 1912. Bibliogr. Anat. 22, 57 (1912). (b) Les pores alvéolaires du poumon chez les animaux. C. r. Soc. Biol. Paris 70. (c) Les pores des alvéoles pulmonaires. Bibliogr. Anat. 22. — Marcus, H.: (a) Lungenstudien. Gegenbaurs Jb. 58 (1927). (b) Zur vergleichenden Anatomie der Lungen. Anat. Anz. 63 (1927). (c) Lungen-studien III u. IV. Gegenbaurs Jb. 59 (1928). (d) Lungenstudien V. Vergleichende Unter-suchungen über die respiratorische Oberfläche und ihr Verhältnis zum Körpergewicht. Gegenbaurs Jb. 59 (1928). (c) Über den Bau der Lungen und die Ventilation ihrer Spitze. Sitzgsber. Ges. Morph. u. Physiol. München 38 (1928). — Mashima, U.: Über das Verhalten der Alveolarepithelien bei der Pneumonie und die dabei im Alveolarlumen auftretenden verschiedenen Wanderzellen. Verh. jap. path. Ges. 10. Tagg 1920, 171. Kioto Igaku Zasshi (jap.) 17, H. 8 (1920). — Mathis, J.: Bemerkung zur Frage nach der Natur der Alveolar-phagocyten in der *Säugetier*lunge. Wien. klin. Wschr. 1931 II, Nr 27. — Mauriac, P. et R. Dumas: Sur la fonction glycolytique du poumon. C. r. Soc. Biol. Paris 90, 1050 (1924). — Maximow, A.: (a) Über undifferenzierte Blutzellen und mesenchymale Keimlager im er-wachsenen Organismus. Klin. Wschr. 1926, Nr 47, 2193. (b) Morphology of the mesen-chymal reactions. Arch. of Path. 4, 557 (1927). (c) Untersuchungen über Blut und Binde-gewebe. Arch. mikrosk. Anat. 96, 494—513 (1922). — Merkel: Atmungsorgane. Barde-leben s Handbuch der Anatomie des *Menschen*. 1902. — Meves et Tsukaguchi: Über das

Vorkommen von Plastosomen im Epithel von Trachea und Lunge. Anat. Anz. **46**, 289 (1914). — **Meyer, K.:** Untersuchungen über die histologische Entwicklung des Tuberkels. Virchows Arch. **31** (1864). — **Miller, W. Sn.:** (a) The lobule of the lung and its blood-vessels. Anat. Anz. **7** (1892), 181—190. (b) The structure of the lung. J. Morph. a. Physiol. **8**, 165—188 (1893). (c) A comparative study of the lung with special reference to the communication of one Air-sac with another (Abstr.). Proc. amer. Assoc. Advancem. Sci., **42**. Meeting 1893, 232—233. Salem 1894. (d) The lymphatics of the lung (prelimin. paper). Anat. Anz. **12**, Nr 4/5, 110—114 (1896). (e) Das Lungenläppchen, seine Blut- und Lymphgefäße. Arch. f. Anat. **1900**, 197—228. (f) Anatomy of the lungs. Reference Handbook of the medical sciences, 1902. p. 575—586. (g) The blooce and lymph vessels of the lung of *Necturus maculatus*. Amer. J. Anat. **4**, 445—452 (1905). (h) The distribution of Lymphoid Tissue in the lung. Anat. Rec. **5**, 99—119 (1911). (i) The air spaces in the lung of the *cat*. J. Morph. a. Physiol. **24**, 459—478 (1913). (k) A study of the factors underlying the formation of alveolar pores in pneumonia. J. of exper. Med. **38**, 707 (1923). (l) The alveolar pores of pneumonia. J. of exper. Med. **42**, 779 (1925). (m) The reticulum of the lung. J. of Path. **3**, 217, 315 (1927). (n) The epithelium of the lower respiratory tract. Cowdrys Special Cytology **1**, 69 (1928). — **Moleschott:** Ein Beitrag zur Kenntnis der glatten Muskelzellen. Untersuchungen zur Naturlehre, Bd. 6. 1860. — **Monkowski, J.:** Sur la structure microscopique du poumon des oiseaux et sur l'histophysiologie des dispositifs élastiques et musculaires de cet organe. C. r. Soc. Biol. Paris **120**, 478—481 (1935). — **Moolten, E. S.:** A simple apparatus for fixation of lungs in the inflated state. Arch. of Path. **20**, 77—80 (1935). — **Moser, F.:** Beiträge zur vergleichenden Entwicklungsgeschichte der *Wirbeltier-lunge*. Arch. mikrosk. Anat. **60**, 587—668 (1902). — **Motta, Giuseppe:** Su alcuni elementi cellulari del polmone e sul loro comportamento in gravidenza. Boll. Soc. Biol. sper. **1** (1926). — **Motta, G.:** Su alcuni elementi cellulari del polmone e sul loro comportamento in gravidanza. Archives d'Anat. **6** (1927). — **Müller, J.:** Zur vergleichenden Histologie der Lungen unserer *Haussäugetiere*. Arch. mikrosk. Anat. **69**, 1—62 (1907). — **Munk, Ph.:** Über das Epithel der Lungenalveolen. Virchows Arch. **24**, 603—606 (1862). — **Murata, N.:** Über die Verbreitungsweise der Blutkapillaren in den inneren Organen von *Cryptobranchus japonicus*. Mitt. med. Fak. Tokyo **9**, 133—148 (1909). — **Muratori, G.:** Ricerche istologiche sull innervazione del polmone dei *sauropsidi*. Arch. zool. ital. **16**, 711—713 (1931).

Nakanoin, T.: Die Ausscheidung verschiedener Substanzen und dadurch hervorgerufene entzündliche Veränderungen in den Respirationsorganen. 1. Mitt. Verh. jap. path. Ges. **11**, 99 (1921). — **Neergaard, K. v.:** Neue Auffassungen über einen Grundbegriff der Atemmechanik. Z. exper. Med. **66**, 373—394 (1929). — **Nicolas, A.:** Appareil respiratoire: Larynx, Trachée, Poumons, Plèvres. Poiriers Traité d'Anatomie Humaine, Tome 4, p. 393—556. Paris 1898. — **Nissen:** Zur Frage der Wirkung von Schutzkolloiden bei kolloidalen Metallösungen. Z. exper. Med. **28**, 193 (1922).

Oberling, Ch. et **C. Raileanu:** Recherches expérimentelles sur l'histo-physiologie des revêtements alvéolaires et bronchiques. C. r. Soc. Biol. Paris **105** (1930). — **Oeller:** Experimentelle Studien zur pathologischen Physiologie des Mesenchyms und seiner Stoffwechselleistungen bei Infektionen. Krkh.forsch. **1**, 28—58 (1925). — **Oertel:** Über die Alveolarporen in den *Säugetier*lungen. Festschrift für FÜRBRINGER. Sitzgsber. Heidelberg. Akad. Wiss., Math.-naturwiss. Kl. **1919**. — **Ogawa, C.:** Contributions to the histology of the respiratory spaces of the *vertebrate* lungs. Amer. J. Anat. **27**, 333 (1920). — **Ogawa, Chikanosuke:** The finer ramification of the human lung. Amer. J. Anat. **1927**. — **Ohtaka, M.:** Über die Phagocyten der Lunge. Verh. jap. path. Ges. **13**, 71 (1923); Z. jap. mikrob. Ges. **17** (1923). — **Olkon, M. D.** and **Minas Joannides:** (a) Capillaroscopic appearance of the pulmonary alveoli in the living *dog*. Anat. Rec. **45** (1930). (b) The capillary circulation in the alveolus pulmonalis of the living *dog*. Arch. int. Med. **45**, 201—205 (1930). — **Oppel, A.:** (a) Beiträge zur Anatomie des *Protopterus anguineus*. Arch. mikrosk. Anat. **34**, 511—572 (1889). (b) Lehrbuch der vergleichenden mikroskopischen Anatomie der *Wirbeltiere*, Bd. 6, Atmungsapparat. Jena 1905. — **Orsós, F.:** (a) Über das elastische Gerüst der normalen und der emphysematösen Lunge. Beitr. path. Anat. **41**, 95 (1907). (b) Das Epithel der Lungenalveolen. Zbl. Path. **57**, 81—88 (1933). (c) Die Gerüstsysteme der Lunge und deren physiologische und pathologische Bedeutung. I. Teil: Normal-anatomische Verhältnisse. Beitr. Klin. Tbk. **87**, 568—609 (1936). — **Orth:** Cursus der normalen Histologie. Berlin 1881. — **Osawa, G.:** Beiträge zur Lehre von den Eingeweiden der *Hatteria punctata*. Arch. mikrosk. Anat. **49**, 113—226 (1897). — **Ottolenghi, S.:** Die elastischen Fasern in der fetalen Lunge und in der Lunge des Neugeborenen. Vjschr. gerichtl. Med. III. F. **26**, 46—57 (1903).

Pagel, W.: Beiträge zur Histologie der Exsudatzellen bei käsiger Pneumonie. Virchows Arch. **256**, 641 (1925). — **Pagel, W.** u. **F. Henke:** Lungentuberkulose. HENKE-LUBARSCH, Handbuch der speziellen pathologischen Anatomie und Histologie, Bd. 3, Teil 2, S. 139. 1930. **Panizza, B.:** Sopra il sistema linfatico dei Rettili ricerche zootomiche. Pavie 1833. — **Parker, W. N.:** Zur Anatomie und Physiologie von *Protopterus annectens*, S. 1—16. Inaug.-Diss.

Freiburg i. Br. 1888. — **Parrot:** Note sur la stéatose viscerale, que l'on observe a l'état physiologique chez quelques animaux. Arch. Physiol. norm. et Path. Paris **4** (1871/72). — **Permar:** (a) An experimental study of the mononuclear phagocytes of the lungs. J. med. Res. **42**, 9 (1920). (b) The development of the mononuclear of the lung. J. med. Res. **42**, 147 (1920). (c) Migration and the fate of the mononuclear phagocytes of the lung. J. med. Res. **42**, 209 (1920). (d) The pathogenesis of exper. pneumonia in the *rabbit.* J. med. Res. **44**, 1 (1923). — **Petersen, H.:** Histologie und mikroskopische Anatomie. München 1935. — **Pfeifer, R. A.:** Die Angioarchitektonik der Lunge mit Rücksicht auf ihre Depotfunktion. Z. Kreislaufforsch. **26**, 906—916 (1934). — **Pfuhl:** Zur physiologischen Anatomie der Blutkapillaren. Z. Zellforsch. **20** (1933). — **Piso-Borme:** Anatomisch-physiologische Studien über die Gegenwart glatter Muskelfasern in den Lungenbläschen der *Wirbeltiere.* Untersuchungen zur Naturlehre, Bd. 10. 1870. — **Plenk, H.:** Über argyrophile Fasern und ihre Bildungszellen. Erg. Anat. **27** (1927). — **Policard, A.:** (a) Sur la nature du revêtement des alvéoles pulmonaires des *mammifères.* Bull. Histol. appl. **3**, 236—251 (1926). (b) Les nouvelles idées sur la disposition de la surface respiratoire pulmonaire. Presse méd. **1929 II**, 2C5. (c) Sur la fixation de poussières minérales dans le poumon humain. Bull. Histol. appl. **7** (1931). (d) Six conférences d'Histophysiologie normale et pathologique. Paris: Masson & Cie. 1935. — **Policard, A. et S. Doubrow:** (a) Recherches histochimiques sur l'anthracose pulmonaire. Méd. du travail **1929**, No 1, 58. (b) Sur les mécanismes qui interviennent dans la fixation des poussières minérales. Presse méd. **1929**. (c) Fixation des poussières minérales par le poumon. Presse méd. **1929**, No 21. (d) Étude histochimique de l'anthracose pulmonaire. Presse méd. **1929**, No 55. — **Policard, A., S. Doubrow et D. Pillet:** Application de la technique histochimique de la micro-incinération a l'étude des pigments anthracosiques pulmonaires. C. r. Soc. Biol. Paris **98** (1928). — **Polson, C.:** The fate of colloidal iron administered intravenously. J. of Path. **31**, 115 (1928); **32**, 247 (1930). — **Ponzio, F.:** Le terminazioni nervose nel polmone. Anat. Anz. **28**, 74—80 (1906). — **Pratt, W. D.:** Experimentelle Untersuchungen über die Kapillarwände der Leber, die Beziehungen der Kupfferschen Sternzellen zu ihnen, nebst Beobachtungen über die Tätigkeit der Kapillarendothelien in verschiedenen Kapillargebieten. Beitr. path. Anat. **78**, 544—550 (1927).

Quensel, U.: Zur Frage des Vorkommens von Fettstoffen im Sputum und in den Lungen. Uppsala Läk.för. Förh. **38** (1932).

Rayney, G.: Critical examination of the evidence for and against the presence of epithelium in the air-cells of the human lung. Brit. a foreign med.-chir. Rev. **16**, 491 (1855). — **Rein, H.:** Die Blutreservoire des *Menschen.* Klin. Wschr. **1933 I**, 1—5. — **Reinhardt, E.:** Beiträge zur Kenntnis der Lunge als neurovasculären und neuromuskulären Organs nach Beobachtungen an der Lunge des lebenden *Kaninchens.* Virchows Arch. **292**, 322—355 (1934). — **Reisseisen, F. D.:** Über den Bau der Lungen. Berlin 1822. **Retzius:** Zur Kenntnis der Nervenendigungen in den Lungen. Biol. Unters., N. F. **1892/93**. — **Rice, H. G.** and **C. M. Jackson:** The histological distribution of fats in the liver, kidney, trachea, lung and skin of the rat at various postnatal stages. Anat. Rec. **59**, 142—145 (1934). — **Ridella, A.:** Modifications qui ont lieu dans le poumon avant et apres la naissance etc. Arch. ital. de Biol. (Pisa) **59**, 371 (1913). — **Rindfleisch:** (a) Die Muskulatur der kleinen Bronchien. Zbl. med. Wiss. **1872.** (b) Lehrbuch der pathologischen Gewebelehre mit Einschluß der pathologischen Anatomie. Leipzig 1878. — **Roger, H.:** (a) Action du poumon sur quelques substances toxiques. Presse méd., 7. Juni **1889**. (b) Quelques considérations sur la physiologie du poumon. Presse méd. **1921**, 793. (c) Questions actuelles de biologie médicale. Paris: Masson & Cie. 1924. (d) Les fonctions internes du poumon. Rev. Soc. argent. Biol. **10**, Suppl., 456—466 (1934). — **Roger et L. Binet:** (a) La fonction lipolytique du poumon. Bull. Acad. Méd. Paris, 4. Okt. **1921**. (b) Le pouvoir lipolytique du sang et des tissus. C. r. Soc. Biol. Paris **86**, 79 (1922). (c) Le pouvoir lipolytique (lipodiérèse) du sang artériel et du sang veineux. C. r. Soc. Biol. Paris **86**, 203 (1922). (d) Nouvelles recherches sur la lipopexie et la lipodiérèse pulmonaires. C. r. Soc. Biol. Paris **87**, 24 (1922). (e) Le métabolisme des graisses: Lipopexie et lipodiérèse pulmonaires. Presse méd. **1922**, 227. (f) Lipodiérèse pulmonaire. C. r. Soc. Biol. Paris **88**, 1079 (1923). — **Roger, Binet et Verne:** Le processus histolique de la lipodiérèse pulmonaire. 1. C. r. Soc. Biol. Paris **88**, 1140, 5. Mai 1923. 2. J. Physiol. et Path. gén. **21**, 461 (1923). — **Roger, Rathery et Binet:** Action du poumon sur le sucre du sang. C. r. Soc. Biol. Paris **90**, 1228 (1924). — **Ropes, M. W.:** Phagocytic activity and morphological variations of the ciliate epithelial cells of the trachea and bronchi in *rabbits.* Contrib. to Embryol. **1930**, Nr 128, 77—90, Publ. 414 of Carnegie Inst. Washington.— **Rose, S. B.:** The finer structure of the lung, with special reference to its vascular charakter and its pathologic significance. Arch. of Path. **6** (1928). — **Rosin, A.:** Über Vorkommen und Herkunft vitalgefärbter Zellen und über die celluläre Reinigungsvorgänge in der Lunge. Beitr. path. Anat. **79**, 625 (1928). — **Rossignol:** Recherches sur la structure intime du poumon de *l'homme* et des principaux *mammifères.* Mémoires des concours et des savants étrangers, publ. p. Acad. R. Méd. Belg **1**, 70 p. Mém. prés, 4. Jan. **1846**. Bruxelles 1847. — **Rothley, H.:** Über den feineren Bau der Luftröhre und der Lunge der *Reptilien.* Z. Morph. u. Ökol.

Tiere 20, 1—62 (1930). — **Ruge, G.**: Form des Brustkorbes und Lagerung der Lungen im Brustkorbe beim indischen *Elefanten*. Gegenbaurs Jb. 35, 496—505 (1906). — **Ruppert:** Experimentelle Untersuchungen über Kohlenstaubinhalation. Virchows Arch. 72, 14 (1878). — **Russakoff:** Über die Gitterfasern der Lunge unter normalen und pathologischen Verhältnissen. Beitr. path. Anat. 45, 476—506 (1909). — **Ruysch, F.**: Opera omnia, Tome 1. Amstelod 1721.

Sauerbruch, F.: Der gegenwärtige Stand des Druckdifferenzverfahrens. Erg. Chir. 1, 356—412 (1920). — **Schabad, L. M.**: (a) Studien über primäre Lungengeschwülste bei *Mäusen* und ihr Verhalten zum Steinkohlenteer als kanzerogenem Faktor. Z. Krebsforsch. 30, 24 (1929). (b) Experimentelle atypische Epithelwucherungen nach intratracheobronchialer Einführung des Steinkohlenteers in die Lungen. Z. Krebsforsch. 38, 154—177 (1933). — **Schaffer, J.**: Das Epithelgewebe. Handbuch der mikroskopischen Anatomie des Menschen, Bd. 2, 1. Berlin 1927. — **Schmidt, Ch.**: De l'épithelium pulmonaire. Thèse méd. Strasbourg 1866. — **Schmidt, M. B.**: Über Krebszellenembolien in den Lungenarterien. Verh. Verslg dtsch. Naturforsch. Braunschweig 1897. — **Schmidtmann, M.**: Experimentelle Untersuchungen über die Wirkung von Einatmung kleiner Benzin- und Benzolmengen auf Atmungsorgane und Gesamtorganismus. Klin. Wschr. 1930 II, 2106—2108. — **Schmidtmann u. Lubarsch:** Staubeinatmungskrankheiten der Lunge. HENKE-LUBARSCH, Handbuch der speziellen pathologischen Anatomie und Histologie, Bd. 3, Teil 2, S. 76. 1930. — **Schmorl:** Pathologisch-anatomische Untersuchungen über Puerperaleklampsie. Leipzig: F. C. W. Vogel 1893. — **Schopper, W.**: (a) Filmdemonstration von Flimmerepithel, Bronchialmuskelkontraktionen und Alveolarphagocyten von Lungenkulturen vom embryonalen *Huhn* und *Meerschweinchen*. Verh. dtsch. path. Ges. 28. Tagg Jena 1935, Erg.-H.; Zbl. Path. 63, 138—141 (1935). (b) Embryonales und erwachsenes Lungengewebe vom *Meerschweinchen* und *Huhn* in der Kultur usw. Virchows Arch. 295, 623—644 (1935). — **Schottelius, W.**: Experimentelle Untersuchungen über die Wirkung inhalierter Substanzen. Virchows Arch. 73 (1878), 524—550. — **Schulha, M.**: Zur Frage des respiratorischen Epithels. Z. Zellforsch. 17, 199—216 (1933). — **Schulze, Fr. E.**: (a) Die Lungen. STRICKERs Handbuch der Lehre von den Geweben, 1871. (b) Beiträge zur Anatomie der *Säugetier*lungen. Sitzgsber. preuß. Akad. Wiss., Physik.-math. Kl. VI, 1906, 225—243. (c) Zur Anatomie der *Cetaceen*lunge. Sitzgsber. preuß. Akad. Wiss., Physik.-math. Kl. 1908. (d) Über die Alveolarbäumchen und Löcher in den Alveolarscheidewänden. Sitzgsber. preuß. Akad. Wiss., Physik.-math. Kl. 14 (1915). — **Schwartz, Ph.**: Empfindlichkeit und Schwindsucht. Leipzig: Johann Ambrosius Barth 1935. — **Sczymonowicz:** Lehrbuch der Histologie. Leipzig 1901. — **Seemann, G.**: (a) Zur Biologie des Lungengewebes. Beitr. path. Anat. 74, 345 (1925). (b) Vitalfärbungsversuche an überlebenden *Hund*elungen. Beitrag zur Theorie der vitalen Färbung. Z. exper. Med. 58 (1927). (c) Weitere experimentelle Untersuchungen zur Biologie des Lungengewebes und über die mesenchymalen Abwehrvorgänge im allgemeinen. 1. Mitt. Beitr. path. Anat. 78 (1927). (d) 2. Mitt. Vitale Färbung und Einführung von Aufschwemmungen. Beitr. path. Anat. 79 (1927). (e) 3. Mitt. Parenterale Eiweißeinführung. Beitr. path. Anat. 79 (1927). (f) Zur Morphologie der Stoffwechsel- und Abwehrvorgänge im Lungengewebe. Z. ärztl. Fortbildg (russ.) 1928, Nr 6. (g) Über den feineren Bau der Lungenalveole. Beitr. path. Anat. 81 (1929). (h) Über das Schicksal des ins Blut eingeführten Cholesterins, insbesondere über die Filtrations- und Abwehrvorgänge im Lungengewebe. Beitr. path. Anat. 83, 705 (1930). (i) Über die Beziehungen zwischen Lymphocyten, Monocyten und Histiocyten, insbesondere bei Entzündung. Beitr. path. Anat. 85, 303 (1930). (k) Histobiologie der Lungenalveole. Jena 1931. — **Seemann, G. u. G. Merkulow:** Über die Abwehrvorgänge in der *Vogel*lunge. Z. mikrosk.-anat. Forsch. 20 (1930). — **Seemann u. Theodorowitsch:** Untersuchungen über die künstliche Einführung von arteigenen, durch Phagocytose markierten Blutzellen ins Blut. Z. exper. Med. 69, 742 (1930). — **Sewell:** The phagocytic properties of the alveolar cells of the lung. J. of Path. 22, 40 (1918/19). — **Sicard, Fabre** et **Forestier:** La lipodiérèse chez *l'homme*. Bull. Soc. Chim. biol. Paris 5, 413 (1923); C. r. Soc. Biol. Paris 88, 564, 1255 (1923). — **Siegmund:** Über das Schicksal eingeschwemmter Reticuloendothelien (Bluthistiocyten) in Lungengefäßen. Z. exper. Med. 50, 73 (1926). — **Sikorski, J.**: Über die Lymphgefäße der Lungen. Zbl. med. Wiss. 1870, 817—819. — **Simoes Raposo, L.**: Le revêtement alvéolaire et les cellules à poussières du poumon. C. r. Soc. Biol. Paris 104 (1930). — **Simpson, M.**: The experimental production of macrophages in the circulating blood. J. med. Res. 43, 77 (1922). — **Sjöstrand, T.**: Funktionieren die Leber und die Lunge als Blutdepots? Klin. Wschr. 1934 I, 169—173. — **Sjöstrand, T. u. F.**: Über das Vorkommen von Melanogen in der Lunge und über Melaninbildung durch eine neue enzymatische Reaktion. Klin. Wschr. 1936 I, 598—600. — **Skoblionok, S.**: Über die bekleidenden Elemente der Lungenalveolen bei *Säugetieren* und der Ursprung der Alveolarphagocyten. Arch. russ. d'Anat. etc. 10, 169—188 (1931). — **Slavjansky, K.**: Experimentelle Beiträge zur Pneumoconiosislehre. Virchows Arch. 48, 326 (1869). — **Sobotta:** Atlas und Grundriß der Histologie und mikroskopischen Anatomie des *Menschen*. München 1902. — **Stewart, F.**: An histogenetic study of the respiratory epithelium. Anat. Rec. **25**, 181—200 (1923). — **Stieda:** Einiges über den Bau und die Entwicklung der *Säugetier*lungen. Z. Zool. **30**, Suppl., 106 (1878). — **Stirling, W.:** On the nerves of the lungs of the newt. J. Anat. a. Physiol. **16**, 96—105 (1882). — **Stöhr, Ph.:** Lehrbuch der Histologie und der mikroskopischen Anatomie des *Menschen*, 1903. — **Strelin, G. S.:** Über in vitro-Kulturen der Bronchien des *Kaninchens*, mit besonderer Berücksichtigung des Epithels. Arch. exper. Zellforsch. **9**, 297—322 (1929). — **Suchard, E.:** (a) Des vaisseaux sanguins et lymphatiques du poumon du *Triton creté*. Archives Anat. microsc. **3**, 140 (1900). (b) Structure du poumon du *Triton* et de la *Salamandre maculée*. Archives Anat. microsc. **6**, 170—190 (1903/04). — (c) Des vaisseaux sanguins et lymphatiques du poumon de la grenouille. Archives Anat. microsc. **7**, 239—256 (1905). (d) Vaisseaux lymphatiques du poumon du lézard. Archives Anat. microsc. **9** (1907). — **Sudsuki:** Über Lungenemphysem. Virchows Arch. **157** (1899). — **Sussdorf, M.:** (a) Über die Lungenseuche des *Rindes*. Dtsch. Z. Tiermed. u. vergl. Path. **5** (1879). (b) Siehe ELLENBERGER: Vergl. Histologie der *Haussäugetiere*, 1887. (c) Lehrbuch der vergleichenden Anatomie der *Haustiere*, Bd. 1. Stuttgart 1895. — **Sweaney, H. C.:** A so-called alveolar cell cancer of the lung. Arch. of Path. **19**, 202—207 (1935). — **Szlavik, F.:** Über Lungenveränderungen bei Neugeborenen mit besonderer Berücksichtigung der Fruchtwasseraspiration. Beitr. path. Anat. **89**, 40—60 (1932).

Taguchi, H.: Beiträge zur Kenntnis über die feinere Struktur der Eingeweideorgane der *Krokodile*. Mitt. med. Fak. Tokyo **25**, 118/119 (1920). — **Teichmann, L.:** Das Saugadersystem. Leipzig 1861. — **Teploff, I.:** Über den Entwicklungsgang der vitalen Carminspeicherung im Organismus. Z. exper. Med. **45**, 548 (1925). — **Testa, M.:** Le cellule di rivestimento degli alveoli polmonari: loro genesi mesenchimale e loro comportamento nell infezione tubercolare sperimentale. Haematologica (Palermo) **10** (1929). — **Tiemann:** Ber. 48. Kongr. dtsch. Ges. inn. Med. Münch. med. Wschr. **1936 I**, 867. — **Tiemann** u. **Daiber:** Beobachtungen an Lungenkapillaren, 2. Teil. Z. exper. Med. **86**, 464—482 (1933).— **Tiemann** u. **F. Roeder:** Beobachtungen an Lungenkapillaren, 1. Teil. Z. exper. Med. **80**, 540—561 (1932). — **Timofejewesky, A. u. S. Benewolenskaja:** Zur Frage über die Reaktion von Gewebskulturen auf Tuberkuloseinfektion. Virchows Arch. **255**, 613 (1925). — **Tišutkin, N. P.:** Über die Nerven der Lunge. Trudy obestva Petersburg **72**, 361 (1905). Vgl. Jber. N.F. Anat., **11** (1907) (Lit. 1905). — **Töppich, G.:** (a) Die cellularen Abwehrvorgänge in der Lunge bei Erst- und Wiederinfektion mit Tuberkelbacillen. Krkh.forsch. **2**, 15—42 (1925). (b) Der Abbau der Tuberkelbacillen in der Lunge durch Zellvorgänge usw. Krkh.-forsch. **3**, 335 (1926). — **Toldt:** Lehrbuch der Gewebelehre, 3. Aufl. 1888. — **Toyama, K.:** Experimentelle Forschung über die Lungencapillaren. Z. exper. Med. **46**, 168 (1925). — **Tchistovitch, N.:** Des phénomènes de phagocytose dans les poumons. Ann. Inst. Pasteur **3**, 337 (1889). — **Tchistovitch, Th.:** Étude sur la phagocytose dans une infection mortelle. Ann. Inst. Pasteur **14**, 802 (1900). — **Tschistowitsch, A.:** Zur Frage der Herkunft der Alveolarphagocyten. 2. Pathologenkongr. UdSSR. Baku 1930. — **Tschistowitsch, A. N.:** (a) Über die Genese der Alveolarphagocyten. I. Mitt. Z. Zellforsch. **11** (1930). (b) Über die Vitalfärbung des Lungengewebes. Über die Genese der Alveolarphagocyten. II. Mitt. Z. Zellforsch. **13**, 324—333 (1931). (c) Über die Veränderungen des Lungenparenchyms und Stromas bei der Entzündung. III. Mitt. Über die Genese der Alveolarphagocyten. Z. Zellforsch. **22**, 457—466 (1935). — **Tschopp:** Die Lokalisation anorganischer Substanzen in den Geweben (Spodographie). Handbuch der mikroskopischen Anatomie des *Menschen*, Bd. 1. 1929.

Ukawa, S.: (a) Zur Frage der Macrophagen der Lunge. Trans. jap. path. Soc. **15**, 8 (1925). (b) Über die tuberkulöse Infektion im transplantierten Lungengewebe. Trans. jap. path. Soc. **16**, 5 (1926). — **Ungar and Wilson:** Monocytes as a source of alveolar phagocytes. Amer. J. Path. **11**, 681—691 (1935).

Vandendorpe, F.: La musculature du canal alvéolaire dans le poumon de l'enfant. C. r. Soc. Biol. Paris **100** (1929). — **Veraguth, B.:** Über die Veränderungen des Lungenepithels bei künstlich hervorgerufenen pneumonischen Prozessen. Virchows Arch. **82**, 238 (1880). — **Verne, J.:** Sur la destinée de la graisse dans les capillaires pulmonaires au point de vue histologique. C. r. Assoc. Anat. **19**, 259 (1924). — **Verne et Binet:** Les processus histologiques de l'absorption des graisses par la plèvre. Bull. Histol. appl. **2**, 14 (1925). — **Verzár, F.:** Die Vergrößerungen des Lungenvolumens bei erhöhtem Sauerstoffbedarf, als „dritte Form" der Atmungsregulation. Schweizer. med. Jb. Basel **1934**. — **Virchow, R.:** Über das Lungenschwarz. Virchows Arch. **35**, 186 (1866). — **Vos, H. J.:** Über den Weg der Atemluft in der *Enten*lunge. Z. vergl. Physiol. **21**, 552—578 (1934).

Watanabe, K.: Versuche über die Wirkung in die Trachea eingeführter Tuberkelbacillen auf die Lunge von *Kaninchen*. Beitr. path. Anat. **31**, 367—382 (1902). — **Wearn, J. T., J. S. Barr** and **W. J. German:** The behavior of the arterioles and capillaries of the lung. Proc. Soc. exper. Biol. a. Med. **24** (1926). — **Weber, C. O.:** Über die Entwicklung des Epithelkrebses in inneren Organen nebst Bemerkungen über die Struktur der Leber und Lunge. Virchows Arch. **29** (1864). — **Weissmann, S.:** Über das diffuse primäre Alveolarepithelcarcinom der Lunge. Frankf. Z. Path. **47**, 534—551 (1935). — **Wenslaw, Ad.:** (a) Étude cytologique comparée de l'épithélium pulmonaire. Batraceins. C. r. Soc. Biol. Paris **95** (1926). (b) Étude cytologique comparée de l'épithélium pulmonaire. *Reptiles*. C. r. Soc. Biol. Paris **95** (1926). (c) Recherches sur les cellules à grains lipoidiques du poumon des *oiseaux*. C. r. Soc. Biol. Paris **95** (1926). (d) Recherches sur les cellules nuclées de l'épithélium pulmonaire des *mammiféres*. C. r. Soc. Biol. Paris **97** (1927). (e) Nouvelles recherches sur la cellule nuclée de l'épithélium pulmonaire des vertébrés. C. r. Soc. Biol. Paris **103** (1930). (f) Sur l'ontogenèse de l'épithélium pulmonaire chez *l'homme*. C. r. Soc. Biol. Paris **104** (1930). (g) Étude experimentale comparée du pouvoir phagocytaire de l'épithélium pulmonaire. Les phénomènes de phagocytose dans les poumons des batraciens etc. C. r. Soc. Biol. Paris **106** (1931). — **Wentzlaff:** (a) Experimentelle Bluthistiocytose beim *Frosch*. Beitr. path. Anat. **72**, 710 (1924). (b) Untersuchungen über die Vitalfärbung an *Froschlungen*. Z. Zellenlehre **1**, 562—589 (1924). — **Weslaw, W.:** Contribution a l'Histophysiologie et l'Histopathologie de l'Epithélium pulmonaire des Vertébrés. Posen 1934. — **Westhues, H.:** Herkunft der Phagocyten in der Lunge. Beitr. path. Anat. **70**, 223 (1922). — **Westhues, H.** u. **M.:** Beitr. path. Anat. **74**, 432 (1925). — **Williams, T.:** Epithelium of the air cells of the human lungs. Med. Tim. a. Gaz. **11**, 361 (1855). (Zit. nach MILLER in Cowdry.) — **Willson, H. G.:** (a) The terminals of the human bronchiole. Amer. J. Anat. **30**, 267—296 (1922). (b) Postnatal development of the lung. Amer. J. Anat. **41** (1928). — **Winterstein, H.:** Die physikalisch-chemischen Erscheinungen der Atmung. Handbuch der vergleichenden Physiologie, Bd. 1, 2. 1921. — **Wislocki:** On the fate of carbon particles injected into the circulation with especial reference to the lungs. Amer. J. Anat. **32**, 423 (1924). — **Wislocki, G. B.:** On the structure of the lungs of the porpoise. Amer. J. Anat. **44** (1929). — **Wittich, W. v.:** Über die Beziehungen der Lungenalveolen zum Lymphsystem. Mitt. physiol. Labor. Königsberg 1878, 1—23. — **Wolff, M.:** Über die EHRLICHsche Methylenblaufärbung und über Lage und Bau einiger peripherer Nervenendigungen. Arch. Anat. u. Entw.gesch. 1902, 155—188. — **Wywodzeff:** Die Lymphwege der Lunge. Wien. med. Jb. **11** (1866).

Young, J. S.: (a) Further experiments on the production of hyperplasia in the alveolar epithelium of the lung of the *rabbit*. J. of Path. **31** (1928). (b) Epithelial proliferation in the lung of the *rabbit*, brought about by intrapleura injection of solutions of electrolytes. A physico-chemical interpretation of the phenomenon. J. of Path. **33**, 363—381 (1930).

Zaaijer, E. L.: Le pouvoir lipolytique du poumon. Arch. néerl. Physiol. **8**, 184 (1923). (Zit. nach JAULMES.) — **Zenker, F. A.:** Beiträge zur normalen und pathologischen Anatomie der Lunge. Dresden 1862. — **Zimmermann, K. W.:** (a) Über Anastomosen zwischen den Tubuli der serösen Zungendrüsen des *Menschen*. Anat. Anz. **18**, 473—476 (1900). (b) Der feinere Bau der Blutcapillaren. Z. Anat. **68** (1923). — **Zschokke, W.:** Über Ossifikationen in der Lunge von *Tieren*. Inaug.-Diss. Med.-Vet.-Fak. Zürich 1919. — **Zuckerkandl, E.:** (a) Über die Anastomosen der Venae pulmonales mit den Bronchialvenen und mit dem mediastinalen Venennetze. Sitzgsber. Akad. Wiss. Wien, Math.-naturwiss. Kl. III (1881). (b) Über die Verbindungen zwischen den arteriellen Gefäßen der menschlichen Lunge. Sitzgsber. Akad. Wiss. Wien, Math.-naturwiss. Kl. III 87 (1883). — **Zuntz, N.:** HERMANNs Handbuch der Physiologie, Bd. 4, S. 90. 1882.

Namenverzeichnis.

Die *kursiven* Zahlen weisen auf die Literaturverzeichnisse hin.

BERGER, H. 462, *679.*
— LARDENNOIS, G. und LAMY *426.*
— L. und P. MASSON 150,*430.*
BERGERET und M. RENAND 348, *438.*
BERKELBACH VAN DER SPRENKEL, H. 16, *406,* 591, 592, 607, 622, 633, 635, 636, 637, 638, 639, 640, 641, 642, 643, 644, 650, 651, *679.*
BERKLEY, H. J. 320, 321, 406, 847, *850.*
BERNARD, CL. 105, 110, 174, *406,* 802.
— und A. B. MARFAN 128, *429.*
BERRES, J. 31, 40, 41, 52, 53, 54, 61, 64, 226, 265, 267, 268, 269, 272, 303, 304, 307, 355, *407,* 491, 619, *679.*
BERRY, R. J. A. 28, 30, 65, 215, 217, 220, 265, 268, 364, 366, 369, 370, 372, 377, *407.*
— und L. A. H. LACK 369, 370, 372, 377, *407.*
BERTEN, J. 510, 516, 517, 519, 524, 551, 578, *679.*
BERTIN 528, 619, *679.*
BERTRAM, H. 549, 612, *679.*
BERTZ, F. 532, 585, *679.*
BERZELIUS, J. J. 531, 532, 547, 585, *679.*
BETHE, A. 799, *850.*
BETTINI, D. und A. CELOTTI *850.*
BEUST, T. B. v. 525, 527, 548, 549, 553, 557, 558, 560, 561, 577, 622, *679.*
BÉZANÇON, J. DELARUE und M. VALLET-BELLOT 809, *850.*
BIBRA, E. v. 530, 531, 532, 585, *679.*
BICHAT, X. 477, 596, 619, *679.*
BIEDERMANN, W. 2, 75, 85, 90, 108, 153, 156, 252, 254, 257, 266, 272, 359, *407.*
BIEN, G. 30, 37, 50, 51, 52, 72, *407.*
BIENENFELD, B. 14, 233, 234, 235, 237, 238, 239, 242, *407.*
BIKFALVI, K. 186, *407.*
BILANCIONI *787.*
BILD, A. 457, 479, 525, *679.*
BILEJKIN 643, *679.*
BILLARD, G. und R. ARGAUD 230, *404.*
BILLROTH, TH. 214, 322, *407.*
BINET, L. *792,* 807, 827, *850.*
— und CHAMPY *792,* 810, *850.*

BINET und ROGER 103, *438,* *796, 856.*
— — und RATHERY *796, 856.*
— und J. VERNE 445, *797,* 809, 845, 846, *850.*
— — und ROGER *796, 856.*
BISCHOFF, TH. W. L. 174, *407.*
BISCOSSI, A. 84, 90, 109, *407.*
BIZZOZERO, G. 8, 93, 111, 112, 116, 117, 119, 126, 152, 153, 154, 155, 156, 157, 158, 160, 163, 164, 165, 166, 168, 192, 209, *407.*
— und G. VASSALE 96, 152, 154, *407.*
BJÖRKMANN, G. und C. WALLER *791.*
BLACK, G. V. 469, 620, 633, 638, 642, *679.*
BLACKMANN, M. W. 390, 391, 392, *407.*
BLAKE, J. H. 250, 252, 294, 295, 351, *407.*
BLANCHARD, R. 76, 357, 359, *407.*
BLECHSCHMIDT, E. 784, 785, *798.*
BLEULAND, J. 267, 303, 308, *407.*
BLISNIANSKAJA, GRUNIA *792.*
BLOCH, C. E. 32, 35, 38, 55, 74, 124, 128, 132, 134, 135, 137, 166, 189, *407.*
— und K. FABER 259, *415.*
— JÖRGENSEN K. 644, *679.*
BLOCHMANN, F. 489, *679.*
BLOOM, W. *792,* 809, 846, *850.*
BLOTEVOGEL, W. 488, 489, 490, 549, 570, 592, 612, 644, *679.*
BLUMENBACH 308, *407.*
BLUMENTRITT, W. 517, *679.*
BLUNTSCHLI, H. 456, 463, 464, 465, *679.*
— und R. WINKLER *679.*
BOAS, J. E. V. 841, *850.*
BOATTINI, G. *850.*
BOCK, G. 620, 624, *679.*
BOCKENDAHL, A. *789.*
BODENHAMER, W. 68, 394, *407.*
BÖDECKER, C. F. (jun.) 454, 529, 530, 546, 548, 549, 550, 555, 557, 561, 581, 585, 591, 592, 607, *679.*
— und W. J. GIES 531, 547, 549, 664, *680.*
— C. F. W. (sen.) 529, 530, 541, 548, 561, 622, 635, 639, 641, *679.*
— und C. HEITZMANN, 589, *688.*
BÖHM und v. DAVIDOFF 175, 176, 186, 192, 208, 233, 287, 311, 329, *407,* 805, 827, 836, *850.*

BOEHM, L. 157, 158, 174, 215, 263, *407.*
BÖHNE, C. 370, *407.*
BOEKE, J. 313, 324, *407,* 847.
BÖKER, H. 296, *407.*
BOENNINGHAUS 721, *787.*
BOERNER-PATZELT, D. 124, 125, 126, 127, 128, 129, 130, 131, 132, 136, 203, *407,* *792,* 845, *850.*
— und W. SCHWARZACHER 18, 19, *407.*
BOGGINO, J. 105, 195, *408.*
BOGOMOLETZ 172, 173, 174, 185, 186, *408.*
BOGUSZEWSKA-JANICKA 722, *787.*
BOHÊME, P. und M. RIVALLAND 357, *408.*
BOHR, C. *792.*
— und HALDANE *799.*
BOIS, C. S. DU 204, *408.*
— -REYMOND, R. DU 280, *408.*
BOLDYREW, W. *789.*
BOLK, L. 24, *408,* 454, 455, 461, 462, 466, 467, 470, 477, 478, 479, 481, 484, 486, 490, 491, 492, 493, 494, 495, 499, 504, 579, 674, *680.*
BOLL, F. 590, 592, 641, *680.*
BOLTON, L. L. 200, *408.*
BONDI, J. und S. 110, 168, *408.*
BONFERT, A. 5, 251, 261, *408.*
BONHEIM, P. *792,* *850.*
BONNE, CH. *789.*
BONNEAU 286.
— R. *408.*
BONNET, A. *408.*
— R. 5, 39, 73, *408.*
BORMAN, V. L. und P. M. KROLEVEZ 62, 369, *408.*
BORNHAUPT *408.*
BORREL, A. *850.*
BORRI, C. *789.*
BORST, M. 849, *850.*
BORZIM, S. G. *789.*
BOS, VAN DEN 351.
— J. J. L. VAN DEN und VAN DEN HORN *408.*
BOSTIAN, G. 330, *408.*
BOULAY, H. *408.*
BOUIN, P. und A. PRENANT 185, *437.*
BOULAI, JEAN *787.*
BOULART und PILLIET 174, *436.*
BOULAY 313.
BOVERI, TH. G *408.*
BOWERS, M. A. 253, *408.*

56

Sachverzeichnis.

Printed in the United States
By Bookmasters